NEUROLOGIA INFANTIL
FUNDAMENTOS E PRÁTICA CLÍNICA

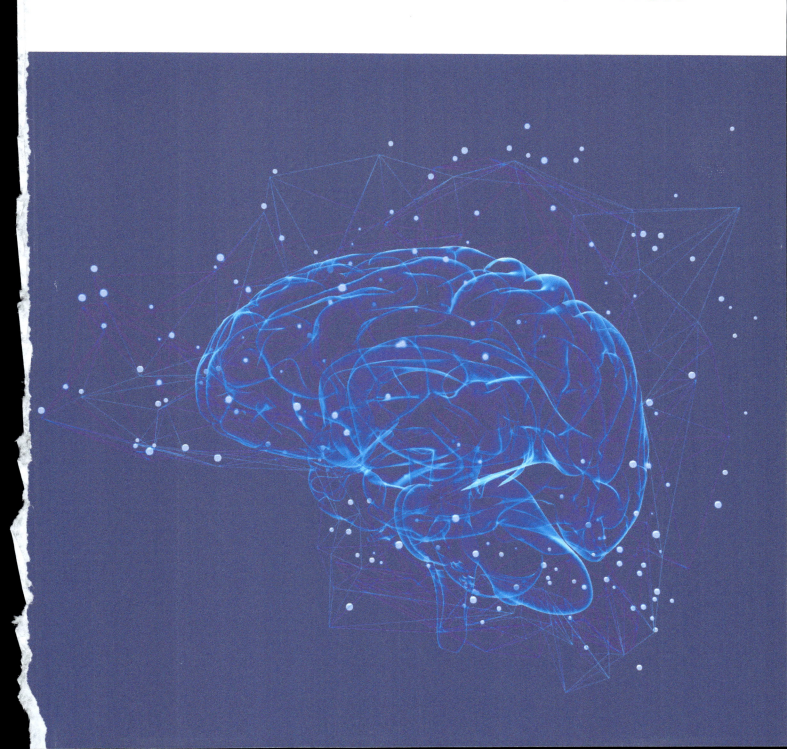

NEUROLOGIA INFANTIL
FUNDAMENTOS E PRÁTICA CLÍNICA
Volume 2

Marcelo Masruha • Luiz Celso Vilanova

2023

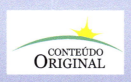

NEUROLOGIA INFANTIL – FUNDAMENTOS E PRÁTICA CLÍNICA – VOLUME 2

MARCELO MASRUHA e LUIZ CELSO VILANOVA

Produção editorial: Triall Editorial Ltda

Copydesk: Tânia Cotrim / Maite Zickuhr

Revisão: Giuliana Biggi

Diagramação: 3Pontos Apoio Editorial Ltda

Capa: 3Pontos Apoio Editorial Ltda

Ilustração: Margarete Baldissara

Imagem de Capa: Depositphotos

© 2023 Editora dos Editores

Todos os direitos reservados. Nenhuma parte deste livro poderá ser reproduzida, sejam quais forem os meios empregados, sem a permissão, por escrito, das editoras. Aos infratores aplicam-se as sanções previstas nos artigos 102, 104, 106 e 107 da Lei nº 9.610, de 19 de fevereiro de 1998.

ISBN: 978-85-85162-51-1

Editora dos Editores

São Paulo: Rua Marquês de Itu, 408 - sala 104 – Centro.
(11) 2538-3117

Rio de Janeiro: Rua Visconde de Pirajá, 547 - sala 1121 – Ipanema.

www.editoradoseditores.com.br

Impresso no Brasil
Printed in Brazil
1ª impressão – 2023

Este livro foi criteriosamente selecionado e aprovado por um Editor científico da área em que se inclui. A Editora dos Editores assume o compromisso de delegar a decisão da publicação de seus livros a professores e formadores de opinião com notório saber em suas respectivas áreas de atuação profissional e acadêmica, sem a interferência de seus controladores e gestores, cujo objetivo é lhe entregar o melhor conteúdo para sua formação e atualização profissional. Desejamos-lhe uma boa leitura!

Dados Internacionais de Catalogação na Publicação (CIP)
(Câmara Brasileira do Livro, SP, Brasil)

Neurologia infantil : fundamentos e prática clínica / [editores] Marcelo Masruha, Luiz Celso Vilanova. -- São Paulo, SP : Editora dos Editores Eireli, 2023.

Vários colaboradores.
Bibliografia.
ISBN 978-85-85162-51-1

1. Neurologia infantil I. Masruha, Marcelo. II. Vilanova, Luiz Celso.

22-129675

CDD-618.928075
NLM-WS 340

Índices para catálogo sistemático:

1. Neurologia infantil : Pediatria 618.928075
Eliete Marques da Silva - Bibliotecária - CRB-8/9380

Dedicatória

À minha esposa Taís. Este livro não seria possível sem o seu amor, carinho e compreensão.
Aos meus filhos Pedro, Lucas e Felipe. Vocês são a realização mais importante de minha vida.
Aos meus pais, Murilo e Valéria, por seu exemplo de trabalho, honestidade e retidão moral.
Aos meus professores de Neurologia Infantil: Murilo Gimenes Rodrigues e Luiz Celso Pereira Vilanova.
A todos os amigos que se especializaram em Neurologia Infantil na Escola Paulista de Medicina, sob minha orientação e do Professor Luiz Celso Vilanova, e que hoje engrandecem a Neurologia Infantil brasileira.

MARCELO MASRUHA RODRIGUES

Aos meus grandes mestres na Ciência Neurológica: Prof. Raymundo Manno Vieira, Prof. Geraldo Camargo Lima e Prof. Antônio Branco Lefèvre.
À minha esposa Maria Lucia, por me acompanhar, compartilhar e me dar a tranquilidade de poder executar todos os meus desafios pessoais e profissionais.
Aos meus filhos Tatiana, Viviane, Rodrigo e Luiz Gustavo, por compreenderem minha ausência em muitos momentos em prol da Neurologia e comprovarem, a cada dia, que o amor e a família são alicerces fundamentais para qualquer projeto na vida.
Aos meus queridos netos: Maria Eduarda, Beatriz, Sophia, Felipe, João Pedro e João Guilherme, por me mostrarem – a cada dia – os encantos, as belezas e os mistérios da vida em cada idade.
Aos colegas da Escola Paulista de Medicina e, em especial, àqueles da Disciplina de Neurologia da Universidade Federal de São Paulo - UNIFESP.
Aos colegas do Setor de Neurologia Infantil da UNIFESP e ao amigo Marcelo, coeditor desta obra, que demonstraram que o Nós é sempre mais forte do que o Eu.

LUIZ CELSO PEREIRA VILANOVA

Sobre os Editores

Marcelo Masruha Rodrigues
- Neurologista e Neurologista Infantil.
- Diretor do Instituto de Neurociência do Espírito Santo.
- Livre-docente em Neurologia pela Escola Paulista de Medicina da Universidade Federal de São Paulo (EPM-UNIFESP).
- Professor Orientador do Programa de Pós-graduação em Neurologia e Neurociências da EPM-UNIFESP.
- Professor Associado de Neurologia Infantil do Departamento de Neurologia e Neurocirurgia da EPM-UNIFESP (2010-2019).
- Coordenador da Residência Médica em Neurologia Infantil da EPM-UNIFESP (2004-2019).
- Professor Adjunto de Semiologia Médica do Departamento de Clínica Médica da Universidade Federal do Espírito Santo (2009-2011).
- Presidente da Sociedade Brasileira de Neurologia Infantil (SBNI) durante o biênio 2014-2015.

Luiz Celso Pereira Vilanova
- Professor Associado-doutor da Disciplina de Neurologia do Departamento de Neurologia e Neurocirurgia da EPM-UNIFESP.
- Chefe do Setor de Neurologia Infantil da EPM-UNIFESP (1987-2018).
- Supervisor da Residência Médica em Neurologia Infantil da EPM-UNIFESP (1989-2018).
- Professor do curso de Fonoaudiologia da EPM-UNIFESP (1983-2018).
- Doutor em Neurologia pela EPM-UNIFESP.
- Presidente da SBNI durante o biênio 2012-2013.
- Membro Titular da Academia Brasileira de Neurologia.

Sobre os Colaboradores

Adélia Maria de Miranda Henriques-Souza
Neurologista infantil do Instituto de Medicina Integral Professor Fernando Figueira (IMIP) e do Hospital da Restauração, Recife – PE. Mestre e doutora em Neuropsiquiatria e Ciências do Comportamento – Universidade Federal de Pernambuco (UFPE). Coordenadora do Centro de Terapias Cetogênicas do IMIP.

Alejandra González
Neurologista e neurologista infantil. Médica associada do Serviço de Neurologia Pediátrica do Hospital Italiano de Buenos Aires – Argentina.

Alessandra Bernardes Caturani Wajnsztejn
Psicóloga e psicopedagoga pela Universidade Metodista de São Paulo. Neuropsicóloga e especialista em neuroaprendizagem pelo Centro Universitário da Faculdade de Medicina do ABC (FMABC). Mestre e Doutoranda em Ciências da Saúde pela FMABC. Psicóloga assistente da Disciplina de Neurologia Infantil da FMABC. Coordenadora do Núcleo Especializado em Avaliação Interdisciplinar Multiprofissional em Neuroaprendizagem da FMABC. Docente e coordenadora de cursos de pós-graduação.

Alexandre Ribeiro Fernandes
Doutor em neurologia pela Universidade Federal Fluminense (UFF). Professor associado da UFF. Membro da Comissão de Ensino da Sociedade Brasileira de Neurologia Infantil (SBNI).

Alfredo Löhr Júnior
Professor adjunto de neuropediatria do Departamento de Pediatria da Escola de Medicina da Pontifícia Universidade Católica do Paraná (PUCPR).

Alulin Tácio Quadros Santos Monteiro Fonseca
Neurologista e neurologista infantil. Preceptor da Residência Médica em Neurologia Infantil e médico do Ambulatório de Doenças Neuromusculares da Infância da Escola Paulista de Medicina da Universidade Federal de São Paulo (EPM-UNIFESP). Mestrado em Neurologia pela EPM-UNIFESP.

Ana Beatriz Alvarez Perez
Médica geneticista. Professora afiliada do Departamento de Morfologia e Genética da Escola Paulista de Medicina da Universidade Federal de São Paulo (EPM-UNIFESP). Coordenadora do Centro de Genética Médica da EPM-UNIFESP.

Ana Carolina Coan
Professora livre-docente de Neurologia Infantil do Departamento de Neurologia da Faculdade de Ciências Médicas da Universidade Estadual de Campinas (FCM-UNICAMP). Chefe da Disciplina de Neurologia Infantil do Departamento de Neurologia da FCM-UNICAMP.

Ana Carolina Meneghin Moraes
Neurologista e neurologista infantil. Mestrado em Neurologia pela Escola Paulista de Medicina da Universidade Federal de São Paulo (EPM-UNIFESP).

Ana Flávia Pincerno Pouza
Médica assistente do Serviço de Neurologia do Instituto de Assistência Médica ao Servidor Público Estadual (IAMSPE-SP). Responsável pelo Ambulatório de Doenças Neuromusculares do Serviço de Neurologia do IAMSPE-SP. Médica colaboradora do Ambulatório de Miastenia Gravis do Hospital das Clínicas da Faculdade de Medicina da Universidade de São Paulo (HC-FMUSP).

Ana Flávia Varella e Silva
Neurologista infantil pela Universidade Estadual de Campinas (UNICAMP).

Ana Paula Alves Fonseca
Médica especialista em radiologia e diagnóstico por imagem pelo Colégio Brasileiro de Radiologia (CBR) e Associação Médica Brasileira (AMB). Médica especialista em neurorradiologia diagnóstica pela Sociedade Brasileira de Neurorradiologia (SBNR), CBR e AMB. Médica neurorradiologista pela Faculdade de Ciências Médicas da Santa Casa de São Paulo (FCMSCSP). Neurorradiologista da rede DASA.

Ana Paula Andrade Hamad
Professora Doutora de Neurologia Infantil do Departamento de Neurociências e Ciências do Comportamento da Faculdade de Medicina de Ribeirão Preto da Universidade de São Paulo (FMRP-USP). Especialista em neurofisiologia clínica (eletroencefalografia) do Centro de Cirurgia de Epilepsia (CIREP) da FMRP-USP.

André Luís Santos do Carmo
Título de Especialista em Pediatria, com Área de Atuação em Neurologia Pediátrica pela Sociedade Brasileira de Pediatria (SBP) e Associação Médica Brasileira (AMB). Mestre em saúde da criança e do adolescente pela Universidade Federal do Paraná (UFPR). Especialização em preceptoria em saúde pela Universidade Federal do Rio Grande do Norte (UFRN) e em cuidados paliativos pediátricos pelo Instituto Sírio-Libanês de Ensino e Pesquisa. Neuropediatra no Centro de Neuropediatria do Hospital das Clínicas da UFPR. Membro do Departamento Científico de Neurologia da SBP.

Andréa Maria Cappellano
Oncologista Pediátrica do Instituto de Oncologia Pediátrica da Escola Paulista de Medicina da Universidade Federal de São Paulo (EPM-UNIFESP). Doutorado em Pediatria pela EPM-UNIFESP. Vice-diretora clínica do Instituto de Oncologia Pediátrica da EPM-UNIFESP. Vice-presidente da Sociedade Latino-Americana de Oncologia Pediátrica (SLAOP) e Integrante do Comitê Científico da Sociedade Internacional de Oncologia Pediátrica (SIOP).

Andrea Savransky
Neurologista e neuroimunologista infantil do Serviço de Neurologia do Hospital Nacional de Pediatria Dr. Juan P. Garrahan. Coordenadora do Programa Nacional de Neuroimunologia Pediátrica, Buenos Aires – Argentina.

Antônio José da Rocha
Professor adjunto da Faculdade de Ciências Médicas da Santa Casa de São Paulo (FCMSCSP). Doutor em Medicina pela Escola Paulista de Medicina da Universidade Federal de São Paulo (EPM-UNIFESP). Médico especialista em radiologia e diagnóstico por imagem pelo Colégio Brasileiro de Radiologia (CBR) e Associação Médica Brasileira (AMB) e em neurorradiologia diagnóstica pela Neurorradiologia Diagnóstica pela Sociedade Brasileira de Neurorradiologia (SBNR), CBR e AMB. Membro dos Conselhos Consultivos da Sociedade Paulista de Radiologia (SPR) e da SBNR. Neurorradiologista da Santa Casa de Misericórdia de São Paulo e da Rede DASA.

Bernardo Assumpção de Monaco
Neurocirurgião funcional. Doutorando pelo Departamento de Neurologia da Faculdade de Medicina da Universidade de São Paulo (FMUSP). Clinical Fellow em Neurocirurgia no Jackson Memorial Hospital, University of Miami – EUA.

Camila dos Santos El Halal
Neuropediatra. Professora adjunta do Núcleo de Neurociências da Escola de Medicina da Pontifícia Universidade Católica do Rio Grande do Sul (PUCRS). Mestre e doutora em medicina pela PUCRS. Especialização em neurofisiologia clínica pela PUCRS. Título de Especialista em Neurologia Infantil pela Academia Brasileira de Neurologia (ABN), Sociedade Brasileira de Pediatria (SBP) e Associação Médica Brasileira (AMB).

Carlos Augusto Takeuchi
Residência em Pediatria e Neurologia Infantil pelo Hospital das Clínicas da Faculdade de Medicina da Universidade de São Paulo (HC-FMUSP). Coordenador do Serviço de Neurologia Infantil do Hospital Sabará e médico do Hospital Israelita Albert Einstein (HIAE).

Carlos Gadia
Neuropediatra. Diretor associado do Dan Marino Center – Nicklaus Children's Hospital. Professor assistente do Departamento de Neurologia - University of Miami Miller School of Medicine. Professor associado Clínico de Neurologia – Herbert Wertheim College of Medicine – Florida International University. Professor associado Clínico de Pediatria – Nova Southeastern University.

Cesar Augusto Pinheiro Ferreira Alves
Postdoctoral Fellow – The Children's Hospital of Philadelphia, EUA.

Ciro Matsui Júnior
Neurologista Infantil e Pediatra pela Faculdade de Medicina da Universidade de São Paulo (FMUSP). Médico colaborador do ambulatório de doenças neuromusculares do Hospital das Clínicas da FMUSP.

Clarissa Bueno
Neurologista infantil do Departamento de Neurologia do Hospital das Clínicas da Faculdade de Medicina da Universidade de São Paulo (HC-FMUSP). Médica do sono do Setor de Polissonografia do Instituto da Criança do HC-FMUSP. Doutora em fisiologia humana pela Faculdade de Medicina da Universidade de São Paulo (FMUSP).

Daniel Almeida do Vale
Neuropediatra do Hospital Pequeno Príncipe – Paraná. Professor da Faculdade de Medicina da Universidade Positivo – Paraná. Mestre em medicina interna e ciências da saúde pela Universidade Federal do Paraná (UFPR).

Daniel de Faria Guimarães
Médico especialista em radiologia e diagnóstico por imagem pelo Colégio Brasileiro de Radiologia (CBR) e Associação Médica Brasileira (AMB) e em neurorradiologia diagnóstica pela Neurorradiologia Diagnóstica pela Sociedade Brasileira de Neurorradiologia (SBNR), CBR e AMB. Médico neurorradiologista pela Faculdade de Ciências Médicas da Santa Casa de São Paulo (FCMSCSP). Neurorradiologista da rede DASA.

Dayane Danieli
Neurologista infantil do Departamento de Pediatria da Universidade Federal do Mato Grosso do Sul (UFMS). Professora assistente de Neurologia Infantil da Universidade Anhanguera UNIDERP. Residência Médica em Neurologia Infantil e mestrado em Neurologia pela Escola Paulista de Medicina da Universidade Federal de São Paulo (EPM-UNIFESP).

Edmar Zanoteli
Professor associado da Disciplina de Neurologia Experimental do Departamento de Neurologia da Faculdade de Medicina da Universidade de São Paulo (FMUSP).

Eduardo de Paula Estephan
Neurologista pela Faculdade de Medicina de São José do Rio Preto (FAMERP). Membro do Grupo de Doenças Neuromusculares do Hospital das Clínicas da Faculdade de Medicina da Universidade de São Paulo (HC-FMUSP) e do Grupo de Doenças Neuromusculares do Hospital Santa Marcelina, São Paulo – SP.

Eduardo Ferracioli Fusão
Neurologista infantil do Hospital Joana de Gusmão, Florianópolis – SC. Residência Médica em Neurologia Infantil na Escola Paulista de Medicina da Universidade Federal de São Paulo (EPM-UNIFESP).

Eduardo Jorge Custodio da Silva
Professor da Faculdade de Ciências Médicas da Universidade do Estado do Rio de Janeiro (UERJ). Membro do Departamento de Neurologia da Sociedade Brasileira de Pediatria (SBP). Membro do Comitê de Neonatologia da Liga Brasileira de Epilepsia (LBE).

Eduardo Perrone
Médico Geneticista do Ambulatório de Genética Médica da Escola Paulista de Medicina da Universidade Federal de São Paulo (EPM-Unifesp). Doutor em Ciências pelo Departamento de Pediatria da EPM-Unifesp. Especialista em Genética Médica pela Sociedade Brasileira de Genética Médica e Genômica (SBGM).

Elisa Victória Costa Caetano Funck
Residência Médica em Pediatria no Hospital Infantil Nossa Senhora da Glória, Vitória – ES e em Neurologia Infantil no Hospital das Clínicas da Faculdade de Medicina da Universidade de São Paulo (HC-FMUSP). Especialização em Neurofisiologia Clínica pela Faculdade de Medicina da Universidade de São Paulo (FMUSP). Membro titular da Sociedade Brasileira de Neurologia Infantil (SBNI), da Sociedade Brasileira de Neurofisiologia Clínica (SBNC) e Liga Brasileira de Epilepsia (LBE).

Elza Márcia Targas Yacubian
Professora adjunta livre-docente da Disciplina de Neurologia Clínica do Departamento de Neurologia e Neurocirurgia da Escola Paulista de Medicina da Universidade Federal de São Paulo (EPM-UNIFESP). Chefe da Unidade de Pesquisa e Tratamento das Epilepsias da EPM-UNIFESP.

Enrico Ghizoni
Professor livre-docente de Neurocirurgia da Faculdade de Ciências Médicas da Universidade de Campinas (FCM-UNICAMP). Diretor da Disciplina de Neurocirurgia da FCM-UNICAMP. Visiting Professor of Pediatric Neurosurgery – Kaiser Permanente Hospital Oakland. Neurocirurgião Pediátrico do Hospital de Crânio e Face Sobrapar. Neurocirurgião Pediátrico do Hospital Infantil Boldrini.

Fabiano Moulin de Moraes
Médico Neurologista do Departamento de Neurologia e Neurocirurgia da Escola Paulista de Medicina da Universidade Federal de São Paulo (EPM-UNIFESP). Mestre e Doutor pela EPM-UNIFESP. Membro Titular da Academia Brasileira de Neurologia (ABN).

Fábio Fieni Toso
Neurologista pela Escola Paulista de Medicina da Universidade Federal de São Paulo (EPM-UNIFESP). Membro Titular da Academia Brasileira de Neurologia (ABN). Pesquisador no estudo Brazilian Autoimmune Encephalitis Network (BrAIN) – Hospital Israelita Albert Einstein (HIAE).

Felipe Alba Scortegagna
Médico especialista em Radiologia e Diagnóstico por Imagem pelo Colégio Brasileiro de Radiologia (CBR) e Associação Médica Brasileira (AMB) e em Neurorradiologia Diagnóstica pela Sociedade Brasileira de Neurorradiologia (SBNR), Colégio Brasileiro de Radiologia (CBR) e Associação Médica Brasileira (AMB). Visiting Fellow em Neurorradiologia pelo Mount Sinai Hospital – EUA. Neurorradiologista da rede DASA.

Felipe Torres Pacheco
Médico especialista em Radiologia e Diagnóstico por Imagem pelo Colégio Brasileiro de Radiologia (CBR) e Associação Médica Brasileira (AMB) e em Neurorradiologia Diagnóstica pela Sociedade Brasileira de Neurorradiologia (SBNR),

Colégio Brasileiro de Radiologia (CBR) e Associação Médica Brasileira (AMB). Médico Neurorradiologista pela Faculdade de Ciências Médicas da Santa Casa de São Paulo (FCMSCSP). Doutor em Ciências Médicas pela FCMSCSP. Visiting Fellow em Neurorradiologia pelo Mount Sinai Hospital – EUA. Neurorradiologista da Santa Casa de Misericórdia de São Paulo e da Rede DASA.

Fernanda Wagner Fredo dos Santos

Título de Especialista em Pediatria com Área de Atuação em Neurologia Pediátrica pela Sociedade Brasileira de Pediatria (SBP), Academia Brasileira de Neurologia (ABN) e Associação Médica Brasileira (AMB). Mestre em Saúde da Criança e do Adolescente pela Universidade Federal do Paraná (UFPR). Especialização em Preceptoria em Saúde pela Universidade Federal do Rio Grande do Norte (UFRN). Neuropediatra e Coordenadora da Residência Médica em Neurologia Pediátrica no Centro de Neuropediatria do Hospital das Clínicas da UFPR.

Fernando Mendes Paschoal Júnior

Professor adjunto da Faculdade de Medicina da Universidade Federal do Pará (UFPA). Neurologista especialista em Neurossonologia e Hemodinâmica Cerebral pelo Hospital das Clínicas da Faculdade de Medicina da Universidade de São Paulo (HC-FMUSP). Chefe da Seção de Neurologia Clínica do Hospital da Aeronáutica de Belém – PA. Doutorado em Neurologia pela Faculdade de Medicina da Universidade de São Paulo (FMUSP).

Fernando Norio Arita

Chefe da Disciplina de Neuropediatria do Departamento de Pediatria da Faculdade de Ciências Médicas da Santa Casa de São Paulo (FCMSCSP). Doutor em Medicina pela FCMSCSP. Aperfeiçoamento em Neurologia Pediátrica na Universidade Católica de Louvain, Bruxelas – Bélgica (Serviço do Prof. Gilles Lyon).

Flávia Cristina de Lima Pinto

Neurologista e Neurologista Infantil. Mestrado em Neurologia pela Escola Paulista de Medicina da Universidade Federal de São Paulo (EPM-UNIFESP).

Flávia Nardes dos Santos

Professora Adjunta da Faculdade de Medicina da Universidade Federal do Rio de Janeiro (UFRJ). Coordenadora do Ambulatório de Doenças Neuromusculares e do Curso de Especialização em Neurologia Infantil do Instituto de Puericultura e Pediatria Martagão Gesteira (IPPMG – UFRJ). Investigadora do Grupo de Pesquisa Clínica em Doenças Neuromusculares do IPPMG-UFRJ. Mestre e Doutora em Clínica Médica pela UFRJ. Título de Especialista em Pediatria pela Sociedade Brasileira de Pediatria (SBP) e em Neurologia Infantil pela Associação Médica Brasileira (AMB).

Flávio Rodrigues de Santana

Residência Médica em Pediatria pelo Hospital Universitário Professor Alberto Antunes – Universidade Federal de Alagoas (UFAL). Residência Médica em Neurologia Infantil pela Escola Paulista de Medicina da Universidade Federal de São Paulo (EMP-UNIFESP). Neurologista Infantil do Hospital Universitário Professor Alberto Antunes (UFAL).

Francine Eloisa Eamanach

Neurologista Infantil pela Universidade Estadual de Campinas (UNICAMP).

Graciela Conceição Pignatari

Bióloga. Doutora em Biologia Molecular pela Universidade Federal de São Paulo (UNIFESP).

Gustavo Novelino Simão

Médico Radiologista da Central de Diagnóstico Ribeirão Preto (CEDIRP). Médico Colaborador do Serviço de Neurorradiologia do Hospital das Clínicas da Faculdade de Medicina de Ribeirão Preto, da Universidade de São Paulo (HC-FMRP-USP). Mestre e Doutor pela Faculdade de Medicina de Ribeirão Preto da Universidade de São Paulo (FMRP-USP). Membro Titular do Colégio Brasileiro de Radiologia (CBR).

Gustavo Ouriques
Neurologista Infantil do Hospital Joana de Gusmão, Florianópolis – SC. Residência Médica em Neurologia Infantil na Escola Paulista de Medicina da Universidade Federal de São Paulo (EPM-UNIFESP).

Hélio van der Linden Júnior
Neurologista Infantil e Neurofisiologista Clínico pela Faculdade de Medicina da Universidade de São Paulo (FMUSP). Neurologista Infantil e Neurofisiologista Clínico do Centro de Reabilitação Dr. Henrique Santillo, Goiânia – GO. Membro titular da Academia Brasileira de Neurologia (ABN). Doutorando pela Universidade Federal de Pernambuco (UFPE).

Igor Campostrini Pagiola
Neurologista pela Faculdade de Ciências Médicas da Santa Casa de São Paulo (FCMSCSP). Título de Especialista pela Academia Brasileira de Neurologia (ABN). Neurorradiologista pela Escola Paulista de Medicina da Universidade Federal de São Paulo (EPM-UNIFESP). Título de especialista em Neurorradiologia Terapêutica pelo Colégio Brasileiro de Radiologia (CBR). Fellowship em Neurorradiologia Intervencionista no NEURI Bicêtre, CHU Bicêtre, Paris – França. Fellowship em Neurorradiologia Intervencionista no Hospital Alfried Krupp, Essen – Alemanha. Médico da Unidade de AVC e do Departamento de Neurorradiologia Intervencionista do Hospital Estadual Central (HEC – SESA), em Vitória – ES.

Igor de Assis Franco
Neurologista pelo Universidade Federal de Juiz de Fora (UFJF). Neurologista Infantil pela Escola Paulista de Medicina da Universidade Federal de São Paulo (EPM-UNIFESP). Mestre em Neurologia pela EPM-UNIFESP. Preceptor da Residência de Clínica Médica do Hospital e Maternidade São José de Conselheiro Lafaiete. Membro titular da Academia Brasileira de Neurologia (ABN).

Igor Gomes Padilha
Médico especialista em Radiologia e Diagnóstico por Imagem pelo Colégio Brasileiro de Radiologia (CBR) e Associação Médica Brasileira (AMB) e em Neurorradiologia Diagnóstica pela Sociedade Brasileira de Neurorradiologia (SBNR), CBR e AMB, e pela European Society of Neuroradiology (ESNR). Médico Neurorradiologista pela Faculdade de Ciências Médicas da Santa Casa de São Paulo (FCMSCSP). Clinical Fellow em Neurorradiologia pela Universidade de Montreal – Canadá. Neurorradiologista da Rede DASA.

Jaime Lin
Neurologista Infantil. Mestre em Neurologia e Neurociências Escola Paulista de Medicina da Universidade Federal de São Paulo (EPM-UNIFESP). Doutor em Ciências da Saúde pela Universidade do Extremo Sul Catarinense (UNESC).

Janise Dal Pai
Fisioterapeuta pela Universidade Luterana do Brasil (ULBRA-RS). Mestre em Morfologia pela Escola Paulista de Medicina da Universidade Federal de São Paulo (EPM-UNIFESP). Doutora em Neurociências pela EPM-UNIFESP. Doutorado Sanduíche na New York University – EUA. Pós-doutorado no Instituto do Cérebro (InsCer), da Pontifícia Universidade Católica do Rio Grande do Sul (PUCRS).

Joelma Karin Sagica Fernandes Paschoal
Professora adjunta da Faculdade de Medicina da Universidade Federal do Pará (UFPA). Neurologista Infantil pela Escola Paulista de Medicina da Universidade Federal de São Paulo (EPM-UNIFESP). Mestre e doutora em Neurologia pela EPM-UNIFESP.

José Albino da Paz (*in memoriam*)
Mestre e doutor em Neurologia pela Faculdade de Medicina da Universidade de São Paulo (FMUSP). Médico Assistente da Unidade de Neurologia do Instituto da Criança do Hospital das Clínicas da Faculdade de Medicina da Universidade de São Paulo (HC-FMUSP).

José Luiz Pedroso

Professor livre-docente do Departamento de Neurologia e Neurocirurgia da Escola Paulista de Medicina da Universidade Federal de São Paulo (EPM-UNIFESP). Membro Titular da Academia Brasileira de Neurologia (ABN). Membro da International Parkinson and Movement Disorder Society (MDS).

José Marcos Vieira de Albuquerque Filho

Neurologista e Neurologista Infantil pela Escola Paulista de Medicina da Universidade Federal de São Paulo (EPM--UNIFESP). Fellow em Doenças Neuromusculares e Neurogenética pela EPM-UNIFESP. Preceptor da Residência em Neurologia da EPM-UNIFESP.

Juliana Barbosa Goulardins

Fisioterapeuta pela Universidade Estadual Paulista "Júlio de Mesquita Filho" (UNESP). Doutora em Ciências (Biodinâmica do Movimento Humano) pela Escola de Educação Física e Esporte da Universidade de São Paulo (EEFE-USP), com estágio sanduíche na Curtin University – Austrália. Mestre em Ciências (Pediatria) pela Faculdade de Medicina da Universidade de São Paulo (FMUSP). Especialista em Fisioterapia Neurofuncional na Criança e no Idoso pela Associação Brasileira de Fisioterapia Neurofuncional (ABRAFIN).

Juliana Cristina Fernandes Bilhar Marques

Fisioterapeuta pela União Bandeirante de Ensino (UNIBAN). Doutora em Ciências pela Universidade de São Paulo (USP). Especialista em Fisioterapia Neurofuncional na Criança e no Adolescente. Coordenadora Clínica da Clínica Neurologic Reabilitação Neurofuncional – SP.

Juliana Gurgel Giannetti

Professora associada da Faculdade de Medicina da Universidade Federal de Minas Gerais (UFMG). Coordenadora do Serviço de Neuropediatria do Hospital das Clínicas da UFMG. Doutora em Neurologia pela Universidade de São Paulo (USP). Pós-doutora pela Columbia University em Nova York.

Juliana Harumi Arita

Mestre e Doutora em Neurologia e Neurociências pela Escola Paulista de Medicina da Universidade Federal de São Paulo (EPM-UNIFESP). Preceptora do Ambulatório de Doenças Neurogenéticas do Setor de Neurologia Infantil da EPM-UNIFESP.

Juliana Silva de Almeida Magalhães

Neurologista Infantil e Mestre em Neurologia pela Escola Paulista de Medicina da Universidade Federal de São Paulo (EPM-UNIFESP). Professora da Escola Bahiana de Medicina e Saúde Pública (EBMSP). Preceptora do Ambulatório de Doenças Neuromusculares da EBMSP. Preceptora da Residência Médica em Neurologia Infantil do Hospital Martagão Gesteira. Diretora Técnica do Centro de Referência Estadual para Pessoas com Transtorno do Espectro Autista (CRE--TEA) na Bahia.

Kamila Castro Grokoski

Nutricionista. Doutora em Saúde da Criança e Adolescente pela Universidade Federal do Rio Grande do Sul (UFRGS). Pós-doutoranda do Programa de Pós-graduação em Ciências, Tecnologias e Inclusão da Universidade Federal Fluminense (UFF). Coordenadora do Departamento de Pesquisa, Desenvolvimento e Inovação do Instituto Priorit. Nutricionista na Polaris - Autismo Integrativo.

Karen Baldin

Neurologista Infantil e Psiquiatra Infantil. Título de Especialista em Pediatria pela Sociedade Brasileira de Pediatria (SBP) e Associação Médica Brasileira (AMB). Título de Área de Atuação em Neurofisiologia Clínica pela Sociedade Brasileira de Neurofisiologia Clínica (SBNC), Academia Brasileira de Neurologia (ABN) e Associação Médica Brasileira (AMB). Residência Médica em Pediatria no Hospital Infantil Municipal Menino Jesus – SP. Residência Médica em Neurologia Infantil na Universidade Estadual de Campinas (UNICAMP). Pós-graduação em Psiquiatria Infantil *Lato Sensu*. Médica colaboradora do Serviço de Neurologia Infantil do Hospital Guilherme Álvaro (HGA) e Santa Casa de Santos.

Karlyne Palhares Brum
Pediatria pelo Instituto de Assistência Médica ao Servidor Público Estadual (IAMSPE-SP). Neurologista Infantil pela Escola Paulista de Medicina da Universidade Federal de São Paulo (EPM-UNIFESP).

Katia Maria Ribeiro Silva Schmutzler
Neurologista Infantil, assistente do Departamento de Neurologia e da Divisão de Neonatologia do Centro de Atenção Integral a Saúde da Mulher da Universidade Estadual de Campinas (UNICAMP). Mestre e Doutora em Neurologia pela Escola Paulista de Medicina da Universidade Federal de São Paulo (EPM-UNIFESP). Pós-doutorado em Polissonografia Neonatal pela Pontifícia Universidade Católica do Rio Grande do Sul (PUCRS). Certificação em Medicina do Sono pela EPM-UNIFESP. Membro do Grupo de Pesquisa do Conselho Nacional de Desenvolvimento Científico e Tecnológico (CNPq) sobre Anormalidades Neurovasculares da Infância e Adolescência.

Laura Maria de Figueiredo Ferreira Guilhoto
Residência Médica em Neurologia Infantil no Hospital das Clínicas da Faculdade de Medicina da Universidade de São Paulo (HC-FMUSP). Mestre e Doutora em Medicina (Neurologia) pela Faculdade de Medicina da Universidade de São Paulo (FMUSP). Neurophysiology Research Fellow Rush-Presbyterian St. Luke's Medical Center, Chicago – EUA. Pós-doutorado no Boston Children's Hospital, Harvard University – EUA. Médica responsável pelo Ambulatório de Epilepsia na Infância do Departamento de Neurologia e Neurocirurgia da Escola Paulista de Medicina da Universidade Federal de São Paulo (EPM-UNIFESP). Médica responsável pelo Setor de Neurofisiologia Clínica do Hospital Universitário da FMUSP. Presidente de honra da Associação Brasileira de Epilepsia (ABE).

Laura Silveira Moriyama
Professora livre-docente e coordenadora do Serviço de Distúrbios do Movimento do Departamento de Neurologia da Universidade Estadual de Campinas (UNICAMP). Honorary Clinical Lecturer – UCL Queen Square Institute of Neurology, London – Reino Unido.

Letícia Santoro Azevedo Soster
Neurologista Infantil, neurofisiologista clínica e médica do sono. Doutora em Ciências pela Faculdade de Medicina da Universidade de São Paulo (FMUSP). Responsável pelo Serviço de Sono Infantil do Instituto da Criança do Hospital das Clínicas -FMUSP. Neurofisiologista e coordenadora da Pós-graduação em Sono do Hospital Israelita Albert Einstein (HIAE).

Letícia Pereira de Brito Sampaio
Doutora em neurologia pelo Hospital das Clínicas da Faculdade de Medicina da Universidade de São Paulo (HC--FMUSP). Médica assistente do Departamento de Neurologista Infantil do Instituto da Criança do HC-FMUSP. Neurologista Infantil e Neurofisiologista Clínica no Hospital Israelita Albert Einstein (HIAE). Presidente da Sociedade Brasileira de Neurologia Infantil (2020-2021).

Linoel Curado Valsechi
Neurocirurgião Pediátrico do Hospital da Criança e Maternidade da Faculdade de Medicina de São José do Rio Preto (FAMERP). Mestre em Neurologia e Neurociências pela Escola Paulista de Medicina da Universidade Federal de São Paulo (EPM-UNIFESP). Especialização em Neurocirurgia Pediátrica pela Disciplina de Neurocirurgia da EPM-UNIFESP.

Lívia Almeida Dutra
Neurologista. Doutora em Neurociências pela Escola Paulista de Medicina da Universidade Federal de São Paulo (EPM--UNIFESP). Fellow pelo American College of Physicians. Membro Titular da Academia Brasileira de Neurologia (ABN). Professora da Faculdade Israelita de Ciências da Saúde Albert Einstein. Supervisora do Programa de Residência em Neurologia do Hospital Israelita Albert Einstein (HIAE). Coordenadora do estudo BrAIN.

Lucas de Souza Rodrigues Dos Santos
Neurocirurgião pela Universidade Estadual de Campinas (UNICAMP).

Lucas Victor Alves

Neurologista Infantil do Instituto de Medicina Integral Professor Fernando Figueira (IMIP) e do Hospital das Clínicas da Universidade Federal de Pernambuco (HC-UFPE). Mestre em Neurologia pela Escola Paulista de Medicina da Universidade Federal de São Paulo (EPM-UNIFESP). Doutor em Saúde Integral pelo IMIP.

Luciane Bizari Coin de Carvalho

Psicóloga. Doutora pelo Instituto de Psicologia da Universidade de São Paulo (IPUSP). Pós-doutora em Distúrbios de Sono pela Escola Paulista de Medicina da Universidade Federal de São Paulo (EPM-UNIFESP). Estágio no Setor de Distúrbios de Sono do Children's National Medical Center (Washington – DC, EUA). Professora visitante e professora afiliada, pesquisadora da Disciplina de Neurologia e chefe do Ambulatório Neuro-Sono da EPM-UNIFESP.

Lucila Bizari Fernandes do Prado

Médica especialista em Pediatria, Neurofisiologia Clínica e Medicina do Sono. Responsável pelo Laboratório de Polissonografia do Setor Neuro-Sono da Disciplina de Neurologia da Escola Paulista de Medicina da Universidade Federal de São Paulo (EPM-UNIFESP). Preceptora do Programa de Residência Médica em Medicina do Sono da EPM-UNIFESP.

Luís Garcia Alonso (in memoriam)

Médico geneticista. Professor associado e livre-docente do Departamento de Morfologia e Genética da Escola Paulista de Medicina da Universidade Federal de São Paulo (EPM-UNIFESP). Ex-presidente do Departamento de Genética Médica da Associação Paulista de Medicina (APM).

Magda Lahorgue Nunes

Neurologista Infantil. Professora Titular de Neurologia da Escola de Medicina da Pontifícia Universidade Católica do Rio Grande do Sul (PUCRS).

Mara Lúcia Schmitz Ferreira Santos

Neuropediatra do Hospital Pequeno Príncipe – Paraná (HPP-PR). Coordenadora do Ambulatório de Doenças Raras do HPP-PR. Coordenadora da Residência Médica em Neuropediatria do HPP-PR. Pós-graduação na Universidade Autônoma de Barcelona.

Marcela Amaral Avelino Jacobina

Mestre pela Escola Paulista de Medicina da Universidade Federal de São Paulo (EPM-UNIFESP). Residência médica em Neurologia e Neurologia Infantil pela EPM-UNIFESP. Título de Especialista em Neurologia pela Academia Brasileira de Neurologia (ABN) e Associação Médica Brasileira (AMB). Título de Especialista na Área de Atuação em Neurologia Pediátrica pela Sociedade Brasileira de Pediatria (SBP), Academia Brasileira de Neurologia (ABN) e Associação Médica Brasileira (AMB).

Marcela Rodriguez de Freitas

Pediatria e neurologista infantil pela Faculdade de Medicina da Universidade de São Paulo (FMUSP). Doutora em Ciências pela FMUSP. Professora Adjunta de Pediatria da Universidade Federal Fluminense (UFF). Neurologista infantil do Instituto Nacional da Mulher, da Criança e do Adolescente Fernandes Figueira – FIOCRUZ.

Marcelo de Melo Aragão

Neurologista e neurologista infantil. Médico assistente dos Setores de Neurologia Infantil, Pronto-socorro de Neurologia e do Instituto de Oncologia Pediátrica da Escola Paulista de Medicina da Universidade Federal de São Paulo (EPM-UNIFESP). Mestre em Neurologia pela EPM-UNIFESP.

Marco Antônio Arruda

Neurologista Infantil. Mestre e Doutor em Neurologia pela Faculdade de Medicina de Ribeirão Preto da Universidade de São Paulo (FMRP-USP). Membro Titular da Academia Brasileira de Neurologia (ABN). Membro do Comitê de Cefaleias na Infância da International Headache Society.

Marcondes Cavalcante França Júnior
Professor livre-docente de Neurologia da Faculdade de Ciências Médicas da Universidade Estadual de Campinas (FCM-UNICAMP). Chefe do Setor de Doenças Neuromusculares e Neurogenética do Hospital das Clínicas (HC-UNICAMP).

Marcos Devanir Silva da Costa
Neurocirurgião pediátrico. Assistente da Disciplina de Neurocirurgia da Escola Paulista de Medicina da Universidade Federal de São Paulo (EPM-UNIFESP). Neurocirurgião pediátrico do Instituto de Oncologia Pediátrica da EPM-UNIFESP.

Marcos Rosa Júnior
Neurorradiologista do Hospital Universitário Cassiano Antônio Moraes, da Universidade Federal do Espírito Santo (HUCAM-UFES). Professor adjunto de Neurorradiologia da UFES. Médico especialista em Radiologia e Diagnóstico por Imagem pelo Colégio Brasileiro de Radiologia (CBR) e Associação Médica Brasileira (AMB). Médico especialista em Neurorradiologia Diagnóstica pela Sociedade Brasileira de Neurorradiologia (SBNR), CBR e AMB. Médico neurorradiologista pela Faculdade de Ciências Médicas da Santa Casa de São Paulo (FCMSCSP). Título de Especialista em Preceptoria em Saúde pela Universidade Federal do Rio Grande do Norte (UFRN). Mestre e Doutor em Medicina (Neurorradiologia) pela FCMSCSP. MBA em Administração em Saúde pela Fundação Getúlio Vargas (FGV). Título de Especialista em Administração em Saúde pela Associação Brasileira de Medicina Preventiva e Administração em Saúde (SOMPAS).

Maria Augusta Montenegro
Professora assistente de Neurologia Infantil do Departamento de Neurologia da Universidade Estadual de Campinas (UNICAMP).

Maria Isabel Melaragno
Professora titular livre-docente da Disciplina de Genética do Departamento de Morfologia e Genética da Escola Paulista de Medicina da Universidade Federal de São Paulo (EPM-UNIFESP).

Maria Luiza Giraldes de Manreza
Doutora em Medicina pela Faculdade de Medicina da Universidade de São Paulo (FMUSP). Médica assistente do Serviço de Neurologia Infantil da Divisão de Clínica Neurológica do Hospital das Clínicas da Faculdade de Medicina da Universidade de São Paulo (HC-FMUSP). Presidente da Sociedade Brasileira de Neurologia Infantil (SBNI).

Mariana Braatz Krueger
Neurologista Infantil pela Escola Paulista de Medicina da Universidade Federal de São Paulo (EPM-UNIFESP). Mestre e Doutora em Ciências pela EPM-UNIFESP. Neurologista Infantil e Preceptora da Residência Médica do Hospital Infantil Albert Sabin e Hospital Universitário Walter Cantídio.

Marilisa Mantovani Guerreiro
Professora titular de Neurologia Infantil do Departamento de Neurologia da Universidade Estadual de Campinas (Unicamp).

Marina Bellintani de Freitas
Médica especialista em Radiologia e Diagnóstico por Imagem pelo Colégio Brasileiro de Radiologia (CBR) e Associação Médica Brasileira (AMB), e em Neurorradiologia Diagnóstica pela Sociedade Brasileira de Neurorradiologia (SBNR), CBR e AMB. Médica neurorradiologista pela Faculdade de Ciências Médicas da Santa Casa de São Paulo (FCMSCSP). Neurorradiologista da rede DASA.

Mário Luiz Ribeiro Monteiro
Professor associado livre-docente da Disciplina de Oftalmologia da Faculdade de Medicina da Universidade de São Paulo (FMUSP). Coordenador do Programa de Pós-graduação em Oftalmologia da FMUSP.

Mayara Cantalice Vogel da Silva

Pediatra pela Universidade Federal do Paraná (UFPR). Neurologia Infantil pela Escola Paulista de Medicina da Universidade Federal de São Paulo (EPM-UNIFESP). Mestre em Neurologia pela EPM-UNIFESP.

Murilo Gimenes Rodrigues

Professor Associado de Neurologia Infantil do Departamento de Pediatria da Universidade Federal do Espírito Santo (1979-2015). Chefe do Serviço de Neuroinfeccções do Hospital Infantil Nossa Senhora da Glória, Vitória – ES (1972 a 2008). Doutor em Neurologia pela Escola Paulista de Medicina da Universidade Federal de São Paulo (EPM-UNIFESP).

Nasjla Saba da Silva

Coordenadora do Setor dos Tumores do Sistema Nervoso Central do Instituto de Oncologia Pediátrica da Escola Paulista de Medicina da Universidade Federal de São Paulo (EPM-UNIFESP). Mestre em Ciências Aplicadas à Pediatria pela EPM-UNIFESP.

Nayara Rodrigues da Silva

Neuropediatra. Professora da Faculdade de Medicina do Centro Universitário de Várzea Grande (UNIVAG- MT).

Orlando Graziani Povoas Barsottini

Professor associado livre-docente da Disciplina de Neurologia do Departamento de Neurologia e Neurocirurgia da Escola Paulista de Medicina da Universidade Federal de São Paulo (EPM-UNIFESP). Chefe do Setor de Neurologia Geral e Ataxias da EPM-UNIFESP. Coordenador Geral do Programa de Residência Médica em Neurologia da EPM-UNIFESP.

Paulo Breinis

Neurologista Infantil. Professor colaborador da Disciplina de Neurologia da Faculdade de Medicina do ABC (FMABC) e da Faculdade de Medicina de Jundiaí. Coordenador do Ambulatório de Doenças Raras e Erros Inatos do Metabolismo da FMABC. Médico assistente do Departamento de Pediatria da Faculdade de Ciências Médicas da Santa Casa de São Paulo (FCMSCSP).

Paulo Breno Noronha Liberalesso

Neuropediatra do Setor de Neurofisiologia do Hospital Pequeno Príncipe (HPP-PR). Pós-graduação em Eletroencefalografia na Escola Paulista de Medicina da Universidade Federal de São Paulo (EPM-UNIFESP). Pós-graduação em Análise do Comportamento Aplicada (ABA). Mestre em Neurociências pela EPM-UNIFESP. Doutor em Distúrbios da Comunicação pela Universidade Tuiuti (UTP-PR). Diretor da Clínica CERENA – Intervenção Comportamental, Curitiba - PR.

Pedro Henrique Marte de Arruda Sampaio

Neurologista e Neurofisiologista Clínico. Mestre em Neurologia pela Faculdade de Medicina de Ribeirão Preto da Universidade de São Paulo (FMRP-USP). Doutor em Neurologia pela Faculdade de Medicina da Universidade de São Paulo (FMUSP). Membro do grupo de Miopatias do Hospital das Clínicas da Faculdade de Medicina da Universidade de São Paulo (HC-FMUSP). Neurologista do Hospital Sírio-Libanês.

Pedro Henrique Martins da Cunha

Neurocirurgião pela Fundação Hospitalar do Estado de Minas Gerais (FHEMIG) (Hospital João XXIII e H. Felício Rocho)--MG. Médico da Dor pelo Departamento de Neurologia da Faculdade de Medicina da Universidade de São Paulo (FMUSP). Pesquisador e doutorando do Departamento de Neurologia da FMUSP. Membro Titular da Sociedade Brasileira de Neurocirurgia (SBN). Membro da Sociedade Brasileira para o Estudo da Dor (SBED). Membro da Sociedade Brasileira de Estereotaxia e Neurocirurgia Funcional (SBENF).

Rafael Guerra Cintra

Neurologista Infantil pela Faculdade de Medicina do ABC (FMABC). Mestre em Ciências da Saúde pela FMABC. Médico assistente responsável pelo Ambulatório Geral de Neurologia Infantil e de Cefaleia na Criança e no Adolescente.

Raphael Rangel Almeida
Pediatra e Neuropediatra pela Faculdade de Ciências Médicas da Santa Casa de São Paulo (FMSCSP). Fellowship em Neurofisiologia (Eletroencefalograma e Videoeletroencefalograma) e Epilepsia Infantil pela Unicamp. Mestre em Neurociência pela Unicamp. Membro do Conselho Fiscal da SBNI (2022-2024).

Renata de Andrade Prado Gobetti
Neurologista Infantil pela Escola Paulista de Medicina da Universidade Federal de São Paulo (EPM-UNIFESP). Doutoranda em Neurociências, com ênfase em Medicina do Sono pela Faculdade de Medicina da Universidade de São Paulo (FMUSP). Médica colaboradora do Ambulatório e Laboratório de Medicina do Sono do Instituto da Criança do Hospital das Clínicas da Faculdade de Medicina da Universidade de São Paulo (HC-FMUSP).

Renato Arruda
Neurologista pelo Hospital das Clínicas da Faculdade de Medicina de Ribeirão Preto da Universidade de São Paulo (HC-FMRP-USP). Colaborador do Ambulatório de Cefaleia Infantil do HC-FMRP-USP. Mestre em Cefaleias pelo Danish Headache Centre, University of Copenhagen – Dinamarca. Editor Assistente da Revista Headache: The Journal of Head and Face Pain.

Renato Hoffmann Nunes
Médico especialista em Radiologia e Diagnóstico por Imagem pelo Colégio Brasileiro de Radiologia (CBR) e Associação Médica Brasileira (AMB) e em Neurorradiologia Diagnóstica pela Sociedade Brasileira de Neurorradiologia (SBNR), CBR e AMB. Médico Neurorradiologista pela Faculdade de Ciências Médicas da Santa Casa de São Paulo (FCMSCSP). Research Fellow em Neurorradiologia pela Universidade da Carolina do Norte – EUA. Head de Diagnóstico em Neurologia da rede DASA.

Renato Soibelmann Procianoy
Professor titular de Pediatria da Universidade Federal do Rio Grande do Sul (UFRGS). Membro titular da Academia Brasileira de Pediatria (ABP). Editor-Chefe do Jornal de Pediatria. Preceptor da Residência de Neonatologia do Hospital das Clínicas da Universidade Federal do Rio Grande do Sul (HC-UFRGS). Membro do Departamento de Neonatologia da Sociedade Brasileira de Pediatria (SBP).

René de Araújo Gleizer
Neurologista pela Faculdade de Medicina da Universidade de São Paulo (FMUSP). Preceptor da Residência de Neurologia do Hospital Sírio Libanês. Neurologista do Departamento de Pacientes Graves do Hospital Israelita Albert Einstein (HIAE). Instrutor da Faculdade de Medicina do HIAE. Coordenador da Pós-graduação de Neurointensivismo do HIAE. Neurologista no Hospital Moisés Deustch (Mboi Mirim). Membro Titular da Academia Brasileira de Neurologia (ABN).

Ricardo Silva Pinho
Professor adjunto Doutor da Disciplina de Neurologia do Departamento de Neurologia e Neurocirurgia da Escola Paulista de Medicina da Universidade Federal de São Paulo (EPM-UNIFESP). Chefe do Setor de Neurologia Infantil e Coordenador do Programa de Residência Médica em Neurologia Infantil da EPM-UNIFESP. Neurologista do Instituto de Oncologia Pediátrica da EPM-UNIFESP.

Rita de Cassia Silveira
Professora titular do Departamento de Pediatria da Faculdade de Medicina da Universidade Federal do Rio Grande do Sul (UFRGS). Neonatologista, preceptora da Residência Médica do Hospital das Clínicas da Universidade Federal do Rio Grande do Sul (HC-UFRGS). Membro do DC de Neonatologia da SBP.

Roberta Paiva Magalhães Ortega
Médica assistente da Disciplina de Neuropediatria da Faculdade de Ciências Médicas da Santa Casa de São Paulo (FCMSCSP).

Rodrigo de Holanda Mendonça

Neurologista com Residência Médica pelo Hospital das Clínicas da Faculdade de Medicina da Universidade de São Paulo (HC-FMUSP). Doutorado pelo Departamento de Neurologia da FMUSP.

Rubens Wajnsztejn

Neurologista Infantil pela Faculdade de Medicina da Universidade de São Paulo (FMUSP). Mestre pela Escola Paulista de Medicina da Universidade Federal de São Paulo (EPM-UNIFESP). Doutor pela Faculdade de Medicina do ABC (FMABC). Professor assistente da Disciplina de Neurologia. Coordenador do Programa de Residência Médica em Neurologia Infantil e Orientador Permanente do Programa de pós-graduação do Centro Universitário da FMABC. Presidente da Sociedade Brasileira de Neurologia Infantil (2016-2017). Presidente da Associação Pan-americana de Medicina Canabinoide (APMC).

Rudimar dos Santos Riesgo

Neuropediatra. Chefe da Unidade de Neuropediatria do Hospital das Clínicas da Universidade Federal do Rio Grande do Sul (HC-UFRGS). Professor de Medicina da UFRGS.

Sandro Luiz de Andrade Matas

Coordenador dos Setores de Líquido Cefalorraquiano, Neuroinfecção e Hipertensão Intracraniana Idiopática da Disciplina de Neurologia e Neurocirurgia da Escola Paulista de Medicina da Universidade Federal de São Paulo (EPM--UNIFESP). Coordenador Geral dos Serviços de Neurologia dos Hospitais São Camilo Pompeia, Hospital SEPACO, Hospital Leforte Liberdade, Hospital Santa Virginia e Pronto-Socorro do Hospital Oswaldo Cruz.

Sérgio Antonio Antoniuk

Neurologista pediátrico do Centro de Neuropediatria do Hospital das Clínicas da Universidade Federal do Paraná (HC-UFPR). Professor associado do Departamento de Pediatria da Universidade Federal do Paraná (UFPR). Mestre e Doutor em Pediatria pela UFPR.

Sérgio Cavalheiro

Professor titular da Disciplina de Neurocirurgia da Escola Paulista de Medicina da Universidade Federal de São Paulo (EPM-UNIFESP). Chefe do Grupo de Neurocirurgia do Instituto de Oncologia Pediátrica da EPM-UNIFESP.

Sílvia N. Tenembaum

Neurologista Infantil. Chefe de Clínica do Serviço de Neurologia do Hospital Nacional de Pediatría Dr. Juan P. Garrahan, Buenos Aires – Argentina. Diretora do Programa Nacional de Neuroinmunología Pediátrica. Membro do Comitê Executivo da International Child Neurology Association (ICNA). Ex-Coordenadora do Comitê Executivo e Membro Ativo da International Pediatric Multiple Sclerosis Study Group (IPMSSG).

Simone Consuelo de Amorim

Neurologista Infantil e Neurofisiologista Clínica pela Faculdade de Medicina da Universidade de São Paulo (FMUSP). Doutora em Neurociências pelo Departamento de Neurologia do Hospital das Clínicas da Faculdade de Medicina da Universidade de São Paulo (HC-FMUSP). Coordenadora do Ambulatório de Bloqueio Neuromuscular com Toxina Botulínica da Disciplina de Neurologia Infantil do HC-FMUSP. Médica assistente do Grupo de Neuro-ortopedia do HC--FMUSP. Diretora da Clínica Vita – SP.

Sophie Marie Motta Metral

Pediatria pelo Instituto de Medicina Integral Professor Fernando Figueira (IMIP), Recife-PE. Neurologista infantil pela Escola Paulista de Medicina da Universidade Federal de São Paulo (EPM-UNIFESP).

Taíssa Ferrari Marinho

Especialista em Epilepsia e Eletroencefalografia pela Escola Paulista de Medicina da Universidade Federal de São Paulo (EPM-UNIFESP). Mestre em Neurologia e Neurociências pela EPM-UNIFESP. Doutora em Ciências da Saúde pela Faculdade Israelita em Ciências da Saúde Albert Einstein (FICSAE). Pós-doutora em Epilepsia e Eletroencefalografia no Instituto Neurológico de Montreal – McGill University – Canadá. Membro titular da Academia Brasileira de Neurologia (ABN).

Tatiana Fonseca Del Debbio Vilanova
Membro da Sociedade Brasileira de Fonoaudiologia (SBF). Especialização em Distúrbios da Comunicação Humana pela Escola Paulista de Medicina da Universidade Federal de São Paulo (EPM-UNIFESP). Especialização em Voz pelo Centro de Estudos da Voz. Especialização em Motricidade Oral e Disfagia pela Fundação Antônio Prudente - AC Camargo Cancer Center. Doutora em Neurociências pela EPM-UNIFESP.

Tatiana Iutaka
Médica especialista em Radiologia e Diagnóstico por Imagem pelo Colégio Brasileiro de Radiologia (CBR) e Associação Médica Brasileira (AMB) e em Neurorradiologia Diagnóstica pela Sociedade Brasileira de Neurorradiologia (SBNR), CBR e AMB. Médica neurorradiologista pela Faculdade de Ciências Médicas da Santa Casa de São Paulo (FCMSCSP). Neurorradiologista da rede DASA.

Thiago Yoshinaga Tonholo Silva
Residência Médica em Neurologia pela Escola Paulista de Medicina da Universidade Federal de São Paulo (EPM-UNIFESP). Pós-graduando do Setor de Neurologia Geral e Ataxias da EPM-UNIFESP.

Ubirajara de Oliveira Barroso Júnior
Professor adjunto livre-docente e chefe da Disciplina de Urologia do Departamento de Cirurgia da Universidade Federal da Bahia (UFB). Professor Adjunto da Escola Bahiana de Medicina (EBM). Fellowship em Urologia Pediátrica no Children's Hospital of Michigan - Wayne State University - Detroit, Michigan, EUA. Doutorado em Urologia pela Escola Paulista de Medicina da Universidade Federal de São Paulo (EPM-UNIFESP).

Umbertina Conti Reed
Professora titular da Disciplina de Neurologia Infantil do Departamento de Neurologia da Faculdade de Medicina da Universidade de São Paulo (FMUSP).

Valéria Raymundo Fonteles
Residência Médica em Neurologia Infantil pela Universidade Federal do Rio Grande do Sul (UFRGS). Título Especialista na Área de Atuação em Neurologia Pediátrica pela Sociedade Brasileira de Pediatria (SBP), Academia Brasileira de Neurologia (ABN) e Associação Médica Brasileira (AMB). Capacitação em Eletroencefalografia pelo Hospital das Clínicas da Universidade Federal do Rio Grande do Sul (HC-UFRGS). Neuropediatra do Hospital Moinhos de Vento, Hospital Materno-infantil Presidente Vargas e Hospital da Criança Conceição, onde é responsável pela UTI Neonatal e pelo Ambulatório Desenvolver (Acompanhamento Ambulatorial do Desenvolvimento Neuropsicomotor de Pacientes Prematuros).

Victor Hugo Pantoja Leão
Neurologista e neurologista infantil. Preceptor da Residência Médica em Neurologia Infantil da Escola Paulista de Medicina da Universidade Federal de São Paulo (EPM-UNIFESP).

Victor Hugo Rocha Marussi
Membro titular do Colégio Brasileiro de Radiologia e Diagnóstico por Imagem (CBR). Diploma de especialista em neurorradiologia emitido pela Sociedade Europeia de Neurorradiologia. Médico neurorradiologista do Hospital Beneficência Portuguesa, de São Paulo.

Walkiria Monteiro Lopes,
Neurologista e neurologista infantil pela Escola Paulista de Medicina da Universidade Federal de São Paulo (EPM-UNIFESP). Mestre em Neurologia pela EPM-UNIFESP.

Agradecimentos

É com satisfação, que vemos esta obra concluída, testemunhando desde já o quanto poderá contribuir para a especialidade da Neurologia Infantil. Um livro com esta qualidade gráfica não seria possível sem o apoio financeiro da empresa PTC Therapeutics Brasil, a quem externamos nossa gratidão.

Marcelo Masruha Rodrigues
Luiz Celso Pereira Vilanova

Prefácio

Nas últimas décadas houve uma verdadeira revolução na Medicina e, talvez com ainda maior intensidade, na Neurologia Infantil. Centenas de novas doenças neurológicas com impacto na população pediátrica foram descritas, graças, sobretudo, aos avanços das técnicas de Neuroimagem e da Genética Molecular. Exames complementares que até vinte anos atrás eram impensáveis, passaram a fazer parte da prática clínica, como o sequenciamento completo do exoma. Novos tratamentos têm surgido rapidamente, como as reposições enzimáticas e as terapias gênicas.

É neste cenário de mudanças, que ocorrem em ritmo vertiginoso, que idealizamos o livro **"Neurologia Infantil – Fundamentos e Prática Clínica"**. Nossa intenção foi reunir, em um único livro, os fundamentos para a prática da Neurologia Infantil, com ênfase no diagnóstico preciso e tratamento adequado das enfermidades neurológicas que acometem crianças e adolescentes. Obviamente que uma tarefa tão ambiciosa como essa não poderia ser realizada por apenas dois autores. Logo, foi fundamental a participação de colegas dotados de profundo conhecimento em suas áreas e que, generosamente, dedicaram boa parte de seu tempo para possibilitar esse intento. A eles, nossos mais sinceros e profundos agradecimentos.

Infelizmente, durante a elaboração desta obra, dois queridos colegas vieram a falecer. O Dr. José Albino da Paz, neurologista infantil do Instituto da Criança da Universidade de São Paulo, e o Dr. Luís Garcia Alonso, médico geneticista e professor da Universidade Federal de São Paulo. Registre-se nossa homenagem e gratidão eterna a ambos.

O livro foi dividido em quatorze seções, abrangendo as grandes áreas do conhecimento em Neurologia Infantil. Há capítulos específicos sobre o exame neurológico que não pretendem abordar o assunto em profundidade, mas fornecer os fundamentos da propedêutica do sistema nervoso em crianças, incluindo os recém-nascidos. Provavelmente os não especialistas em Neurologia Infantil acharão esses capítulos ainda mais proveitosos.

Realisticamente, temos que aceitar que erros não intencionais ocorreram e nos desculpamos por tais situações. Seria muito bem-vindo que esses sejam trazidos à nossa atenção, junto com comentários e sugestões para a melhora de futuras edições e reimpressões.

Agradecemos o empenho e competência da equipe da Editora dos Editores, sobretudo ao seu Presidente, Alexandre Massa Rzezinski, e à equipe da 3Pontos Apoio Editorial Ltda, em especial a Andrea Del Arco Esposito.

Esperamos, sinceramente, que esta contribuição se mostre à altura da Neurologia Infantil brasileira. Uma ótima leitura!

São Paulo, outubro de 2022.

Marcelo Masruha Rodrigues
Luiz Celso Pereira Vilanova

Sumário

Volume 1

SEÇÃO 1 INTRODUÇÃO 1

Coordenador: Marcelo Masruha Rodrigues

Capítulo 1 Propedêutica Neurológica...3
- Marcelo Masruha Rodrigues
- Luiz Celso Pereira Vilanova
- Murilo Gimenes Rodrigues

Capítulo 2 O Exame Neurológico do Recém-nascido...31
- André Luís Santos do Carmo
- Sérgio Antonio Antoniuk
- Magda Lahorgue Nunes

SEÇÃO 2 MANIFESTAÇÕES CARDINAIS DAS DOENÇAS NEUROLÓGICAS 43

Coordenador: Marcelo Masruha Rodrigues

Capítulo 3 Alterações da Consciência e Morte Encefálica...45
- Marcelo de Melo Aragão
- Marcelo Masruha Rodrigues

Capítulo 4 Crises Epilépticas e o Estado de Mal Epiléptico..63
- Ana Carolina Coan
- Marilisa Mantovani Guerreiro
- Maria Augusta Montenegro

Capítulo 5 Atraso e Regressão do Desenvolvimento...79
- Mayara Cantalice Vogel da Silva
- Marcelo Masruha Rodrigues

Capítulo 6 Fraqueza Muscular e a Síndrome do Lactente Hipotônico..87
- Ana Carolina Meneghin Moraes
- Juliana Gurgel Giannetti

Capítulo 7 Cãibras, Rigidez Muscular e Intolerância ao Exercício 119
  ▸ Flávia Nardes dos Santos

Capítulo 8 Distúrbios Sensitivos e Autonômicos 131
  ▸ Juliana Silva de Almeida Magalhães
  ▸ Ubirajara de Oliveira Barroso Júnior
  ▸ Fabiano Moulin de Moraes

Capítulo 9 Ataxia
  ▸ Thiago Yoshinaga Tonholo Silva
  ▸ Orlando Graziani Povoas Barsottini
  ▸ José Luiz Pedroso

Capítulo 10 Distúrbios dos Nervos Cranianos e do Sistema Visual 179
  ▸ Mariana Braatz Krueger
  ▸ Mario Luiz Ribeiro Monteiro

Capítulo 11 Alterações do Volume e da Forma do Crânio 241
  ▸ Igor de Assis Franco
  ▸ Sergio Cavalheiro
  ▸ Marcos Devanir Silva da Costa
  ▸ Marcelo Masruha Rodrigues

SEÇÃO 3   NEUROLOGIA FETAL E NEONATAL   277

Coordenador: Magda Lahorgue Nunes

Capítulo 12 Crises Convulsivas e Síndromes Epilépticas 279
  ▸ Magda Lahorgue Nunes

Capítulo 13 Encefalopatia Hipóxico-isquêmica 289
  ▸ Eduardo Jorge
  ▸ Rita de Cássia Silveira
  ▸ Renato Soibelmann Procianoy

Capítulo 14 Acidente Vascular Cerebral Isquêmico e Trombose Venosa Cerebral 305
  ▸ Camila dos Santos El Halal
  ▸ Valéria Raymundo Fonteles

Capítulo 15 Hemorragias Intracranianas 313
  ▸ Katia Maria Ribeiro Silva Schmutzler
  ▸ Francine Eloisa Eamanach
  ▸ Lucas de Souza Rodrigues dos Santos
  ▸ Enrico Ghizoni
  ▸ Ana Flávia Varella e Silva

Capítulo 16 Encefalopatias Metabólicas 333
  ▸ Rita de Cássia Silveira
  ▸ Renato Soibelmann Procianoy
  ▸ Eduardo Jorge

Capítulo 17 Infecções Congênitas 347
  ▸ José Marcos Vieira de Albuquerque Filho
  ▸ Marcelo Masruha Rodrigues
  ▸ Marcos Rosa Júnior

Capítulo 18	Lesões Traumáticas 367
	▸ André Luís Santos do Carmo
	▸ Sérgio Antônio Antoniuk
	▸ Fernanda Wagner Fredo dos Santos
Capítulo 19	Efeitos Teratogênicos de Drogas e Adição Passiva 375
	▸ Janise Dal Pai
	▸ Magda Lahorgue Nunes

SEÇÃO 4 MALFORMAÇÕES DO SISTEMA NERVOSO E ESTRUTURAS RELACIONADAS 387

Coordenador: Renato Hoffmann Nunes

Capítulo 20	Distúrbios do Desenvolvimento do Tubo Neural, da Medula Espinal e da Coluna Vertebral 389
	▸ Igor Gomes Padilha
	▸ Antônio José da Rocha
	▸ Marina Bellintani de Freitas
Capítulo 21	Distúrbios do Desenvolvimento do Rombencéfalo e do Mesencéfalo 405
	▸ Felipe Alba Scortegagna
Capítulo 22	Distúrbios do Desenvolvimento do Prosencéfalo 425
	▸ Ana Paula Alves Fonseca
	▸ Renato Hoffmann Nunes
	▸ Tatiana Iutaka
	▸ Antônio José da Rocha
Capítulo 23	Distúrbios do Desenvolvimento do Córtex Cerebral 449
	▸ Felipe Torres Pacheco
Capítulo 24	Distúrbios do Desenvolvimento das Meninges e do Crânio 467
	▸ Daniel de Faria Guimarães
	▸ Antônio José da Rocha

SEÇÃO 5 TRANSTORNOS DO NEURODESENVOLVIMENTO 483

Coordenador: Luiz Celso Pereira Vilanova

Capítulo 25	Deficiência Intelectual e Atraso Global do Desenvolvimento 485
	▸ Carlos Augusto Takeuchi
Capítulo 26	Distúrbios da Comunicação na Infância 507
	▸ Tatiana F. Del Debbio Vilanova
	▸ Luiz Celso Pereira Vilanova
Capítulo 27	Transtorno do Espectro do Autismo 521
	▸ Rudimar dos Santos Riesgo
	▸ Graciela Conceição Pignatari
	▸ Carlos Gadia
	▸ Kamila Castro Grokoski
Capítulo 28	Transtorno do Déficit de Atenção e Hiperatividade 541
	▸ Eduardo Ferracioli Fusão
	▸ Rubens Wajnsztejn
	▸ Alessandra Caturani Wajnsztejn

Capítulo 29	Transtornos Específicos da Aprendizagem	549
	▸ Eduardo Ferracioli Fusão	
	▸ Rubens Wajnsztejn	
	▸ Alessandra Caturani Wajnsztejn	
Capítulo 30	Neuropsicofarmacologia	557
	▸ Victor Hugo Pantoja Leão	
	▸ Marcelo Masruha Rodrigues	

SEÇÃO 6 EPILEPSIAS 589

Coordenador: Elza Márcia Targas Yacubian

Capítulo 31	Epilepsias Generalizadas Genéticas	591
	▸ Elza Márcia Targas Yacubian	
Capítulo 32	Epilepsias Focais Genéticas	603
	▸ Taíssa Ferrari Marinho	
Capítulo 33	Epilepsias Focais Estruturais	619
	▸ Ana Paula Andrade Hamad	
Capítulo 34	Encefalopatias Epilépticas e do Desenvolvimento	635
	▸ Laura Maria De Figueiredo Ferreira Guilhoto	
Capítulo 35	Encefalopatias Epiléptico-Discinéticas	643
	▸ Lucas Victor Alves	
	▸ Adélia Maria de Miranda Henriques-Souza	
Capítulo 36	Fármacos Anticrises	663
	▸ Maria Luiza Giraldes de Manreza	
Capítulo 37	Terapias Cetogênicas no Tratamento da Epilepsia	683
	▸ Letícia Pereira de Brito Sampaio	

SEÇÃO 7 DISTÚRBIOS PAROXÍSTICOS NÃO EPILÉPTICOS E DISTÚRBIOS DO SONO 689

Coordenador: Marcelo de Melo Aragão

Capítulo 38	Cefaleias	691
	▸ Marco Antônio Arruda	
	▸ Renato Arruda	
Capítulo 39	Síncope e Síndrome da Taquicardia Postural Ortostática	719
	▸ Marcelo de Melo Aragão	
Capítulo 40	Distúrbios do Sono	727
	▸ Renata de Andrade Prado Gobetti	
	▸ Luciane Bizari Coin de Carvalho	
	▸ Lucila Bizari Fernandes do Prado	
	▸ Clarissa Bueno	
	▸ Letícia Santoro Azevedo Soster	

SEÇÃO 8   PARALISIA CEREBRAL E DISTÚRBIOS DO MOVIMENTO   793

Coordenador: Marcelo Masruha Rodrigues

Capítulo 41   Paralisia Cerebral 795
- Simone Consuelo de Amorim
- Juliana Barbosa Goulardins
- Bernardo Assumpção de Monaco
- Juliana Cristina Fernandes Bilhar
- Pedro Henrique Martins da Cunha

Capítulo 42   Distúrbios do Movimento 817
- Laura Silveira Moriyama
- Marcelo Masruha Rodrigues

Volume 2

SEÇÃO 9   NEUROGENÉTICA   865

Coordenador: Marcelo Masruha Rodrigues

Capítulo 43   Exames Genéticos 867
- Eduardo Perrone
- Maria Isabel Melaragno

Capítulo 44   Anomalias Cromossômicas e Síndromes Dismórficas Comuns em Neurologia Infantil ... 885
- Walkiria Monteiro Lopes
- Luis Garcia Alonso (in memoriam)
- Ana Beatriz Alvarez Perez

Capítulo 45   Erros Inatos do Metabolismo – do Sintoma ao Diagnóstico 915
- Jaime Lin
- Marcelo Masruha Rodrigues

Capítulo 46   Distúrbios do Metabolismo dos Aminoácidos e de Ácidos Orgânicos 959
- Hélio van der Linden Júnior

Capítulo 47   Distúrbios do Metabolismo das Vitaminas 977
- Alexandre Ribeiro Fernandes

Capítulo 48   Distúrbios do Metabolismo de Neurotransmissores 993
- Gustavo Ouriques
- Marcelo Masruha Rodrigues

Capítulo 49   Distúrbios do Ciclo da Ureia 1009
- Marcela Rodríguez de Freitas

Capítulo 50   Síndromes de Deficiência de Creatina Cerebral 1029
- Paulo Breinis
- Nayara Rodrigues da Silva

Capítulo 51   Distúrbios do Metabolismo de Carboidratos e Glicogenoses 1035
- Rafael Guerra Cintra

Capítulo 52   Distúrbios Congênitos da Glicosilação 1047
- Flávio Rodrigues de Santana
- José Marcos Vieira de Albuquerque Filho

Capítulo 53	Distúrbios do Metabolismo de Purinas e Pirimidinas	1053
	▸ Raphael Rangel Almeida	
Capítulo 54	Doenças Mitocondriais	1077
	▸ Juliana Gurgel-Giannetti	
	▸ Cesar Augusto Pinheiro Ferreira Alves	
Capítulo 55	Lipofuscinose Ceroide Neuronal	1109
	▸ Jaime Lin	
	▸ Marcelo Masruha Rodrigues	
Capítulo 56	Mucopolissacaridoses e Oligossacaridoses	1127
	▸ Mara Lúcia Schmitz Ferreira Santos	
	▸ Daniel Almeida do Valle	
Capítulo 57	Esfingolipidoses e Mucolipidoses	1149
	▸ Fernando Norio Arita	
	▸ Juliana Harumi Arita	
Capítulo 58	Leucodistrofias	1177
	▸ Flávia Cristina de Lima Pinto	
	▸ Gustavo Novelino Simão	
	▸ Marcelo Masruha Rodrigues	
Capítulo 59	Doenças Peroxissomais	1229
	▸ Elisa Victória Costa Caetano Funck	
Capítulo 60	Doenças Degenerativas	1237
	▸ Roberta Paiva Magalhães Ortega	
	▸ Marcondes Cavalcante França Jr.	

SEÇÃO 10 DOENÇAS INFLAMATÓRIAS 1251

Coordenador: Marcelo Masruha Rodrigues

Capítulo 61	Doenças Infecciosas	1253
	▸ Dayane Danieli	
	▸ Antônio José da Rocha	
	▸ Marcela Amaral Avelino Jacobina	
	▸ Murilo Gimenes Rodrigues	
Capítulo 62	Doenças Desmielinizantes	1333
	▸ Andrea Savransky	
	▸ Silvia N. Tenembaum	
	▸ Alejandra González	
Capítulo 63	Encefalites Autoimunes	1409
	▸ Fabio Fieni Toso	
	▸ Lívia Almeida Dutra	
	▸ René de Araújo Gleizer	
Capítulo 64	Vasculites e Outras Doenças Inflamatórias	1421
	▸ Karen Baldin	
	▸ José Albino da Paz (*in memoriam*)	

SEÇÃO 11 NEOPLASIAS E CONDIÇÕES RELACIONADAS 1437

Coordenador: Ricardo Silva Pinho

Capítulo 65 Neoplasia 1439
- Ricardo Silva Pinho
- Andréa Maria Cappellano
- Nasjla Saba da Silva

Capítulo 66 Síndromes Neurocutâneas 1489
- Paulo Breno Noronha Liberalesso
- Alfredo Löhr Júnior

Capítulo 67 Hipertensão Intracraniana 1511
- Marcos Devanir Silva da Costa
- Sérgio Cavalheiro

Capítulo 68 Pseudotumor Cerebral 1521
- Ricardo Silva Pinho
- Sandro Luiz de Andrade Matas

Capítulo 69 Hidrocefalia 1529
- Marcos Devanir Silva da Costa
- Sergio Cavalheiro
- Linoel Curado Valsechi

SEÇÃO 12 DOENÇAS VASCULARES 1559

Coordenador: Joelma Karin Sagica Fernandes Paschoal

Capítulo 70 Acidente Vascular Encefálico 1561
- Joelma Karin Sagica Fernandes Paschoal
- Fernando Mendes Paschoal Júnior

Capítulo 71 Trombose Venosa Cerebral 1581
- Joelma Karin Sagica Fernandes Paschoal

Capítulo 72 Malformações Vasculares Cerebrais 1599
- Igor Pagiola

SEÇÃO 13 DOENÇAS NEUROMUSCULARES 1613

Coordenador: Edmar Zanoteli

Capítulo 73 Neuronopatias Motoras 1615
- Ciro Matsui Jr.
- Rodrigo de Holanda Mendonça

Capítulo 74 Neuropatias Periféricas 1633
- Alulin Tácio Quadros Santos Monteiro Fonseca
- Juliana Silva de Almeida Magalhães
- Pedro Henrique Marte de Arruda Sampaio

Capítulo 75 Doenças da Junção Neuromuscular 1715
- Ana Flávia Pincerno Pouza
- Eduardo de Paula Estephan

Capítulo 76 Miopatias...1743
- Edmar Zanoteli
- Umbertina Conti Reed

SEÇÃO 14 MISCELÂNIA 1797

Coordenador: Marcelo de Melo Aragão

Capítulo 77 Traumatismo Cranioencefálico e Raquimedular 1799
- Marcelo de Melo Aragão
- Sergio Cavalheiro
- Marcos Devanir Silva da Costa
- Marcelo Masruha Rodrigues

Capítulo 78 Manifestações Neurológicas de Doenças Sistêmicas..1823
- Igor de Assis Franco
- Marcelo de Melo Aragão
- Vitor Hugo Rocha Marussi

Capítulo 79 Efeitos Adversos de Medicações e Intoxicações Exógenas...1881
- Sophie Marie Motta Metral
- Karlyne Palhares Brum
- Marcelo de Melo Aragão

Índice Remissivo...1907

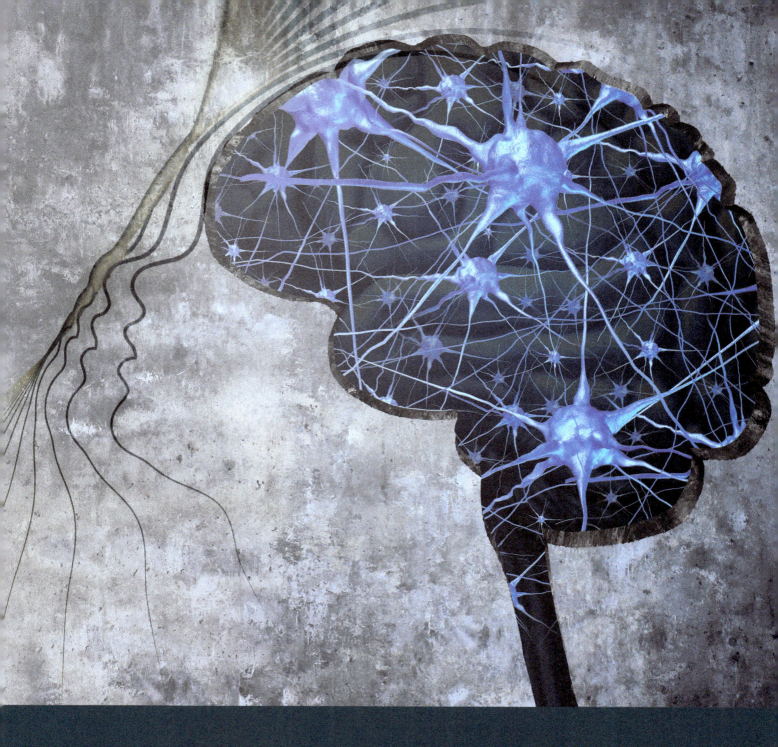

Seção 9 | NEUROGENÉTICA

Coordenador: Marcelo Masruha Rodrigues

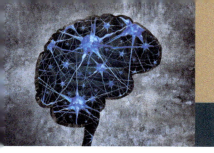

- Eduardo Perrone
- Maria Isabel Melaragno

capítulo 43 | Exames Genéticos

Os exames genéticos são importantes para o diagnóstico de diferentes condições mórbidas, sendo fundamental saber quais exames solicitar em cada caso. Essa escolha deve se basear na hipótese diagnóstica, formulada de acordo com as características clínicas dos pacientes, ou em outros exames previamente realizados. Também deve levar em conta o melhor custo-benefício.

As doenças genéticas decorrem de alterações no material genético em diferentes níveis, podendo envolver desde um único par de bases do DNA até todo um cromossomo (Figura 43.1). As *doenças cromossômicas* resultam de alterações envolvendo aumento ou diminuição de cromossomos inteiros, ou de parte deles, que podem ser vistas ao microscópio óptico, pelo *exame do cariótipo*. Por outro lado, as *doenças genômicas* são aquelas que envolvem trechos relativamente grandes de material genético, em geral abrangendo vários genes, mas de tamanho inferior a 10 megabases (Mb), isto é, menor do que 10 milhões de pares de bases do DNA e, portanto, abaixo do nível de resolução do exame do cariótipo. As *doenças monogênicas*, também denominadas *doenças mendelianas*, são causadas por alterações em um único gene, em geral afetando um ou poucos pares de bases. Além dessas três categorias, há as *doenças multifatoriais*, que decorrem da contribuição de múltiplos genes (poligênicas) e de fatores ambientais. Nesse grupo estão incluídos, por exemplo, a maioria dos tipos de cânceres.

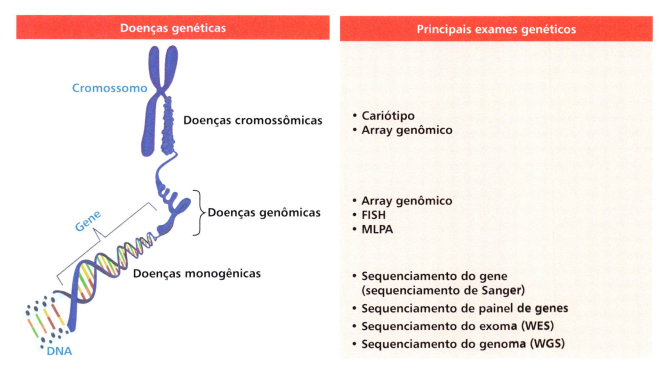

Figura 43.1 Relação entre o nível de comprometimento do material genético e as respectivas categorias de doenças e exames genéticos.

EXAMES PARA A AVALIAÇÃO DE DOENÇAS CROMOSSÔMICAS E GENÔMICAS

Os conceitos fundamentais para o entendimento dos exames que avaliam as doenças cromossômicas e genômicas podem ser revisados no Capítulo 44 – Anomalias Cromossômicas e Síndromes Dismórficas Comuns em Neurologia Infantil.

O exame do cariótipo

O exame do cariótipo permite a identificação dos cromossomos do indivíduo, organizados pelo tamanho e pela morfologia, podendo ser realizado a partir de diferentes células e tecidos. No entanto, é preciso lembrar que o DNA, dependendo da fase do ciclo celular, se encontra empacotado com diferentes tipos de proteínas, com menor ou maior grau de condensação. Na interfase, quando as células não estão se dividindo, as 46 fitas de DNA de cada célula encontram-se mais descondensadas e podem ser vistas ao microscópio como um aglomerado de fios indistinguíveis uns dos outros, denominado *cromatina*. Por outro lado, durante a divisão celular, o DNA se condensa mais, atingindo o máximo de empacotamento na fase denominada *metáfase*, formando unidades distinguíveis denominadas *cromossomos*. Após coloração com corantes específicos para DNA, esses cromossomos podem ser vistos ao microscópio, de forma a se obter o cariótipo do indivíduo. Assim, a restrição para a realização do exame do cariótipo é a necessidade de as células estarem em divisão, com os cromossomos condensados.

Na grande maioria das vezes, o exame do cariótipo é realizado a partir de linfócitos do sangue periférico (Tabela 43.1), por ser um material de fácil obtenção e que possibilita a identificação de alterações constitucionais (habitualmente presentes em todas as células do indivíduo). Para a realização do exame do cariótipo do sangue periférico são feitas culturas de linfócitos, obtidos por meio de punção venosa de cerca de 3 a 5 mL de sangue, de forma asséptica, utilizando heparina como anticoagulante. Os linfócitos são cultivados por cerca de 72 horas em meio de cultura contendo soro fetal bovino e utilizando-se a fito-hemaglutinina como agente mitogênico para estimular a divisão celular *in vitro*. Nas duas últimas horas de cultivo é adicionada colchicina, a qual interrompe a divisão celular, resultando em maior percentagem de células em metáfase. Após a preparação das células, com a utilização de solução hipotônica seguida de fixação com metanol e ácido acético, o material é pingado em lâminas de microscopia e corado com corantes específicos. A técnica de coloração mais utilizada para o exame é a de bandamento G, que resulta em um padrão de faixas transversais claras e escuras ao longo dos cromossomos, conhecidas como bandas. As bandas cromossômicas apresentam um padrão característico para cada cromossomo e permitem a identificação de cada um dos 23 pares, bem como eventuais alterações em sua estrutura.

Além dos linfócitos do sangue periférico, outros tipos celulares podem ser utilizados para o exame do cariótipo, entre eles os fibroblastos da pele, as células da medula óssea, as células tumorais, entre outros. Para diagnóstico pré-natal, dependendo da fase gestacional, pode-se utilizar amostras de vilosidades coriônicas, líquido amniótico ou sangue proveniente de cordão umbilical (Tabela 43.1), ou, ainda, células embrionárias, em diagnóstico pré-implantação.

Em alguns casos específicos pode haver *mosaicismo cromossômico*, isto é, quando o cariótipo pode diferir entre as células de um indivíduo. Um exemplo é a síndrome de Pallister-Killian, na qual o cromossomo marcador extra derivado do cromossomo 12 não é detectado no sangue periférico, sendo necessário o estudo citogenético de células de outro tecido, como os fibroblastos da pele. Para a obtenção e a preparação cromossômica a partir de cada um desses tipos de células, são necessárias metodologias distintas.

Para a realização do exame do cariótipo, a análise cromossômica é efetuada em microscópio óptico, sob aumento de 1000 vezes. Para a organização dos cromossomos aos pares, é utilizado um sistema de análise de imagens e *softwares* específicos. É recomendada a análise de 20 células, considerando que pode haver artefatos técnicos, além de mosaicismo cromossômico. Nesse último caso, pode ser necessário aumentar o número de células analisadas.

As células analisadas devem ser registradas e algumas documentadas por meio da captura de imagens. Para a montagem do cariótipo sob bandamento G, os cromossomos são organizados de acordo com seu tamanho, posição do centrômero e padrão de bandas, de acordo com idiograma padrão internacional (Figura 42.2A). Os cromossomos, em geral, são analisados com nível de resolução de cerca de 550 bandas por lote haploide, mas podem apresentar maior ou menor número de bandas, de acordo com a sua compactação.

Durante a metáfase, o DNA está duplicado e os cromossomos são constituídos por duas cromátides, unidas pelo centrômero. O centrômero divide os cromossomos em duas partes, denominadas braços cromossômicos. O menor, conhecido como braço curto, é representado pela letra *p* e o maior, conhecido como braço longo, pela letra *q* (Figura 42.2B).

Os braços curtos e longos dos cromossomos, no exame do cariótipo sob bandamento G, aparecem com

Tabela 43.1 Principais indicações para o exame do cariótipo.
A partir do sangue periférico
• Pacientes com suspeita de síndrome cromossômica reconhecida clinicamente, como a síndrome de Down (trissomia do cromossomo 21), a síndrome de Edwards (trissomia do cromossomo 18) e a síndrome de Patau (trissomia do cromossomo 13).
• Pacientes com síndromes malformativas, caracterizadas pela presença conjunta de anomalias morfológicas maiores e/ou menores, que geralmente estão associadas a atraso de desenvolvimento e/ou deficiência intelectual.
• Pacientes com suspeita clínica de aneuploidias dos cromossomos sexuais (p. ex.: síndrome de Turner e síndrome de Klinefelter).
• Meninas com baixa estatura de origem não esclarecida (suspeita da síndrome de Turner).
• Mulheres com amenorreia primária (suspeita da síndrome de Turner).
• Homens inférteis, com hipogonadismo hipergonadotrófico, microrquidia, ginecomastia e oligo/azoospermia, sugestivos da síndrome de Klinefelter.
• Recém-nascidos com genitália atípica.
• Pacientes com distúrbios da diferenciação sexual.
• Casal com histórico de abortamento habitual (para avaliação de possível alteração cromossômica equilibrada).
• Genitores (e outros familiares) de afetados com rearranjos cromossômicos não-equilibrados.
• Óbito neonatal ou óbito fetal com múltiplas malformações.
A partir de material de vilo coriônico, líquido amniótico ou cordocentese
• Avaliação de fetos com marcadores ultrassonográficos indicativos de cromossomopatia (aumento da translucência nucal, osso nasal hipoplásico e malformações).
• Avaliação de fetos com restrição de crescimento intrauterino de causa não identificada.
• Avaliação de fetos de pais com alterações cromossômicas equilibradas.

faixas claras e escuras, as quais foram categorizadas em regiões, bandas e sub-bandas, que são numeradas a partir do centrômero em direção às extremidades dos braços cromossômicos, de acordo com as normas do Sistema Internacional para Nomenclatura da Citogenômica Humana (ISCN, 2020).[1] O laudo do exame do cariótipo também é preparado de acordo com essas normas.

O registro do cariótipo de um indivíduo normal informa primeiramente o número total de cromossomos, seguido dos cromossomos sexuais. Assim, o cariótipo masculino normal é 46,XY e o feminino normal 46,XX (Figuras 42.2C e D), enquanto as alterações numéricas dos cromossomos sexuais podem ser registradas como, por exemplo, 45,X e 47,XXY. Nas alterações cromossômicas numéricas dos autossomos, os sinais + e -, colocados antes do número de um cromossomo, representam que ele está em excesso ou em falta, respectivamente (p. ex.: 47,XY,+21, para a trissomia do cromossomo 21). Nos indivíduos com mosaicismo cromossômico, as diferentes linhagens celulares são registradas separadas por uma barra transversal, com a respectiva especificação em colchete do número de células analisadas, como, por exemplo, o cariótipo 47,XY,+21[24]/46,XY[16].

O registro de um cariótipo com alterações cromossômicas estruturais deve conter primeiramente o número total de cromossomos, os cromossomos sexuais seguidos pela abreviatura, entre parênteses, do tipo de alteração estrutural verificada, tais como: deleção (del), duplicação (dup), cromossomo em anel (r), isocromossomo (i), translocação (t), cromossomos derivados de translocações (der), inserção (ins) e inversão (inv) – seguido da banda, ou bandas, em que ocorreu quebra cromossômica. Assim, por exemplo, para uma deleção no braço curto do cromossomo 5, com ponto de quebra na banda 5p13 em um paciente do sexo masculino, o cariótipo é descrito como 46,XY,del(5)(p13), que significa monossomia parcial da região 5pter (terminal do braço curto) até a banda 5p13.

É importante considerar que as alterações cromossômicas estruturais podem ser esporádicas *(de novo)* ou *herdadas*. Assim, no caso de se encontrar uma trissomia e/ou monossomia parcial, ou outro desequilíbrio cromossômico, é importante a realização dos exames dos cariótipos dos pais, os quais podem ter rearranjos equilibrados (como uma inversão ou translocação equilibrada), com risco de repetição da doença na prole. Nesses casos, especifica-se a origem: materna (mat) ou paterna (pat). Como exemplo, temos o cariótipo 46,XY,der(14;21)(q10;q10)mat,+21, que representa a presença de um cromossomo derivado composto pelos braços longos dos cromossomos 14 e 21, os quais estão fundidos por suas regiões centroméricas, resultando em trissomia do cromossomo 21 por translocação, derivada de uma translocação na forma equilibrada presente em sua mãe (cariótipo 45,XX,der(14;21)(q10;q10)). As alterações cromossômicas numéricas e estruturais são explicadas em detalhes no Capítulo 44 - Anomalias Cromossômicas e Síndromes Dismórficas Comuns em Neurologia Infantil

Outros exames para a avaliação de doenças cromossômicas e genômicas

Várias alterações cromossômicas não podem ser identificadas pelo exame do cariótipo de rotina por

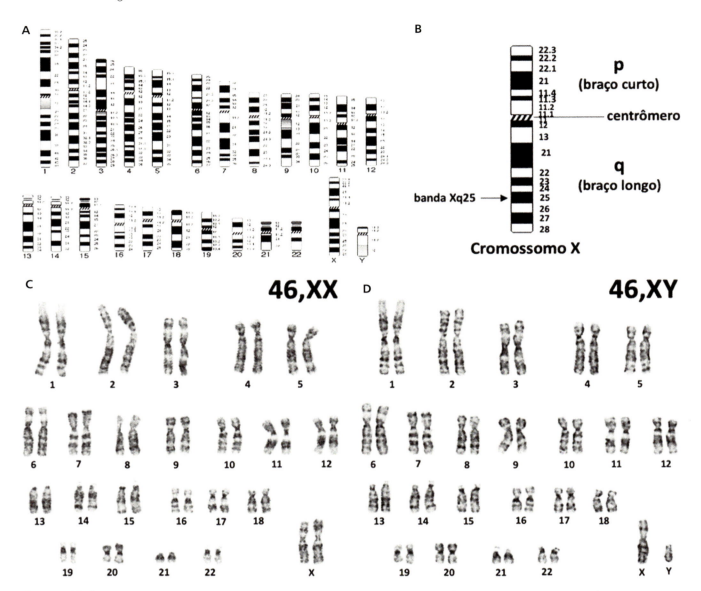

Figura 43.2 Exame do cariótipo. **(A)** Idiograma das bandas cromossômicas de cada um dos 22 pares de cromossomos autossomos, além dos cromossomos X e Y, sob bandamento G (representados como uma única cromátide), utilizado como referência para a montagem do cariótipo. **(B)** Cromossomo X, mostrando o braço curto (p) e o braço longo (q) e as bandas cromossômicas numeradas a partir do centrômero e, como exemplo, a indicação da banda Xq25. **(C)** Cariótipo normal feminino (46,XX), mostrando os 22 pares de autossomos e o par de cromossomo sexuais XX. **(D)** Cariótipo normal masculino (46,XY), mostrando os 22 pares de autossomos e o par de cromossomo sexuais XY. Verifica-se que os 22 pares de cromossomos autossomos e o par de cromossomos X na mulher são homólogos.

bandamento G por serem submicroscópicas, isto é, estão abaixo do nível de resolução da microscopia óptica. Em geral, alterações que envolvem menos do que 10 Mb não são reconhecidas pelo exame do cariótipo. Além disso, a determinação da origem de cromossomos marcadores (mar), que são pequenos cromossomos não caracterizáveis por bandamento G, requer também exames adicionais. Uma dificuldade do exame do cariótipo é que este necessita de células em divisão para visualização dos cromossomos metafásicos, estando assim limitado a certas células e tecidos.

Desta forma, outros exames genéticos podem ser necessários para a investigação de doenças cromossômicas e genômicas e, dentre eles, destacam-se os exames de FISH, MLPA e *array* genômico.

O exame de FISH

O exame conhecido como FISH (do inglês, *Fluorescence In Situ Hybridization*) é uma técnica de hibridação *in situ* fluorescente que utiliza sondas de DNA específicas para a região de interesse, como no caso de microdeleções e microduplicações não passíveis de serem reconhecidas pelo exame do cariótipo. Suas principais indicações são:

- Investigação de doenças genômicas, cuja avaliação clínica direciona para suspeita de região cromossômica específica (p. ex.: síndrome de Williams e síndrome da deleção 22q11.2).
- Pesquisa de rearranjos em células tumorais (p. ex.: rearranjo *BCR-ABL* na leucemia mieloide crônica).
- Diagnóstico pré-implantação e pré-natal para as principais aneuploidias de cromossomos sexuais e autossomos (13, 18, 21, X e Y), embora tais técnicas venham sendo substituídas por outras como as de sequenciamento de nova geração e reação em cadeia da polimerase quantitativa em tempo real (qPCR).

Para a técnica de FISH, são utilizadas sondas construídas a partir de trechos de DNA específicos para a região em estudo, as quais são marcadas com fluorocromos. Essas sondas podem ser hibridadas com cromossomos metafásicos fixados em lâminas ou em células interfásicas, incluindo as de cortes histológicos. Se houver hibridação, o sinal fluorescente poderá ser visto em microscópio de fluorescência. Por exemplo, se estivermos suspeitando de uma microdeleção do cromossomo 22 (uma das microdeleções mais frequentes), a FISH é realizada com uma sonda para a região 22q11.2, cuja deleção resulta na síndrome da deleção 22q11.2. Se houver a deleção em um dos dois cromossomos 22, haverá apenas sinal fluorescente em um deles (Figura 43.3). Os sinais fluorescentes referentes à hibridação podem ser identificados não somente em cromossomos metafásicos, como também em núcleos interfásicos, de forma que a técnica de FISH pode ser utilizada em uma variedade de tipos celulares, como células do líquido amniótico e células tumorais, incluindo células de tecidos conservados em blocos de parafina, sem a necessidade de cultivo das células.

De acordo com o alvo a ser investigado no material genético, podem ser utilizados diferentes tipos de sondas, como para os centrômeros e sondas específicas para sequências únicas de DNA. Elas podem ser utilizadas simultaneamente, desde que cada sonda esteja marcada com um fluorocromo distinto.

As sondas específicas para centrômeros são muito utilizadas em diagnóstico pré-implantação e pré-natal, para a detecção do número dos cromossomos mais frequentemente envolvidos em alterações (cromossomos 21, 13, 16, X e Y). Sondas para qualquer parte dos cromossomos podem ser utilizadas, como, por exemplo, as que detectam síndromes de microdeleções, como a deleção 22q11.2 na síndrome velocardiofacial, a síndrome da deleção 22q11.2; a deleção 15q11-q13 na síndrome de Prader-Willi/Angelman; a deleção 7q11.23 na síndrome de Williams-Beuren; a deleção 17p11.2 na síndrome

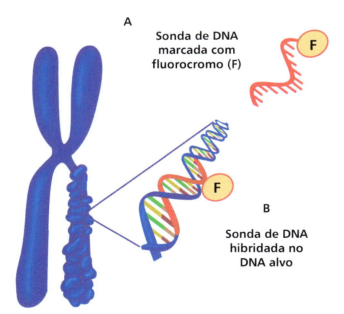
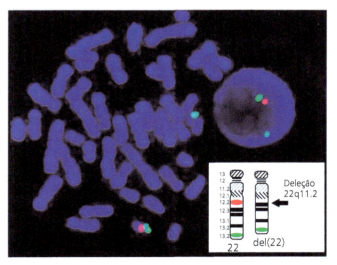

Figura 43.3 Base da técnica de FISH. **(A)** Marcação de sonda com fluorocromo. **(B)** Hibridação da sonda ao DNA-alvo dos cromossomos. **(C)** Verificação do sinal fluorescente da hibridação, exemplificada com sonda para a região 22q11.2 (marcada em vermelho) e sonda controle para o cromossomo 22 (marcada em verde), em um paciente com deleção que mostra dois sinais de fluorescência verde e apenas um da sonda marcada em vermelho.

de Smith-Magenis; e a deleção 17p13.3 na síndrome de Miller-Dieker.

Os laudos do exame de FISH são emitidos de acordo com o ISCN (2020).[1] A nomenclatura inicia pela abreviatura ish, seguida pela região genômica ou rearranjo, pela sonda utilizada e com o sinal da presença (+) ou ausência (-) de hibridação. Como exemplo, ish del(7)(q11.23q11.23)(ELN-) significa uma microdeleção na região 7q11.23 da síndrome de Williams identificada pela perda de uma cópia do gene da elastina (ELN).

O exame de MLPA

A técnica MLPA (do inglês, Multiplex Ligation-dependent Probe Amplification) permite a amplificação de várias sondas de interesse simultaneamente. A MLPA pode ser utilizada para a determinação do número de cópias de determinadas regiões genômicas específicas.

Essa técnica é baseada em uma reação de PCR que permite amplificar e quantificar até cerca de 50 sequências de DNA de interesse em uma única reação. Dependendo da amostra a ser estudada, diferentes sondas podem ser agrupadas na reação de MLPA para a identificação de microdeleções, amplificações, rearranjos subteloméricos, aneuploidias ou ainda de sequências que diferem em somente um nucleotídeo. Em todas essas técnicas, são utilizados sistemas de análise computadorizados, específicos para captura e organização dos dados.

Existem kits comerciais e os preparados nos laboratórios para permitirem a detecção de síndromes de microdeleções/microduplicações, atrofia muscular espinhal (SMA), distrofia muscular de Duchenne (DMD), neurofibromatose, doença de Charcot-Marie-Tooth, doença de Pelizaeus-Merzbacher, entre outras.

As principais indicações das técnicas de MLPA são para o diagnóstico de doenças ou síndromes genéticas cujos principais mecanismos etiológicos são as grandes deleções e duplicações de éxons ou regiões cromossômicas.

Os laudos são emitidos de acordo com as normas do ISCN (2020)[1] para os ensaios região-específicos (rsa, do inglês, region-specific assays). Por exemplo, rsa 22q11.2(P250)×1 significa um resultado anormal com perda de material genético na região 22q11.2, usando o kit de MLPA P250, enquanto o resultado rsa(BCR::ABL1) pos indica um resultado usando um ensaio região-específico para detectar a translocação ou justaposição dos genes BCR-ABL1.

O exame de array genômico

O exame de array genômico é realizado com o objetivo de se identificar variações na quantidade de segmentos do genoma, os quais podem estar em falta (deleção) ou em excesso (duplicação ou amplificação).

Esse exame tem sido referido como CGH-array, nos casos em que a técnica é baseada em hibridação genômica comparativa, pela comparação do DNA-teste com um DNA-controle, ou ainda, como SNP-array, quando são utilizadas sondas baseadas em polimorfismos de um único nucleotídeo (SNP, do inglês, single-nucleotide polymorphism). Vale a pena ressaltar que, atualmente, a maioria dos arrays contém sondas de SNPs, sendo preferível se referir a todos eles como array genômico, de forma mais geral, ou ainda como microarray cromossômico (CMA, do inglês, Chromosomal Microarray). Dentre as principais indicações do exame de array, destacam-se:

- Investigação etiológica de crianças com síndromes malformativas, cuja avaliação clínica não direciona para diagnóstico específico que poderia ser realizado por outra técnica menos custosa.
- Investigação etiológica de crianças com atraso de desenvolvimento neurológico e/ou deficiência intelectual e/ou transtornos do espectro do autismo (TEA).
- No diagnóstico pré-natal de fetos com múltiplas malformações e cujas principais aneuploidias de autossomos e cromossomos sexuais já tenham sido afastadas.

De acordo com um consenso de 2010,[2] o exame de array genômico tem sido recomendado para ser realizado como primeiro teste diagnóstico em pacientes com suspeita de doenças cromossômicas e genômicas, excetuando casos de doenças cromossômicas com diagnóstico clínico mais óbvio, como na síndrome de Down ou na síndrome de Patau. Apesar de o exame de array fornecer uma maior taxa de diagnóstico positivo do que o exame de cariótipo, em muitas situações é necessário o cariótipo ou outras técnicas adicionais para melhor esclarecimento do desequilíbrio genômico.

A base da técnica consiste na hibridação de fragmentos de DNA marcados com fluorocromos, com muitas milhares de sondas presentes em chips. Essas sondas estão fixadas no chip, organizadas em fileiras em uma determinada ordem com coordenadas precisamente definidas. Na maioria dos arrays utilizados, há sondas tanto de variação de número de cópias (CNVs, do inglês, copy number variation) quanto de SNPs.

Conforme já mencionamos, duas abordagens diferentes podem ser utilizadas. Uma delas é o CGH-array, que consiste na co-hibridação de um DNA-teste (DNA do paciente) e um DNA-referência (controle) em um mesmo chip. Como cada um desses DNAs é marcado com um fluorocromo distinto, no caso de uma deleção no paciente, por exemplo, prevaleceria o sinal de fluorescência do DNA controle. Outra abordagem é a utilização de um *chip* para *array* com vários controles internos, que permitem a quantificação da hibridação sem a necessidade de um DNA de referência. Em ambas as abordagens, o *chip* é escaneado com o auxílio de um escâner e os dados extraídos são analisados com o auxílio de *softwares* especializados. Desta forma, variações de número de cópias podem ser identificadas (Figura 43.4).

Os resultados do *array* são emitidos com base na ISCN (2020).[1] Resultados de *arrays* (arr) feminino e masculino normais são emitidos como: arr(X,1-22)×2 e arr(X,Y)×1,(1-22)×2, respectivamente. Os *arrays* com variações de número de cópias são representados na seguinte ordem: exame (arr), entre colchetes o genoma de referência, o cromossomo e as bandas envolvidas, entre parênteses as coordenadas genômicas em desequilíbrio, o sinal de vezes (×) seguido pelo número de cópias. O cariótipo, quando realizado, deve ser registrado antes do exame de *array*, que vem seguido de um ponto (.). Assim, como exemplo, temos o resultado 46,XY.arr[GRCh37] 22q11.21(18648855_21800471)×1, que significa um cariótipo normal masculino cujo *array* revelou alteração

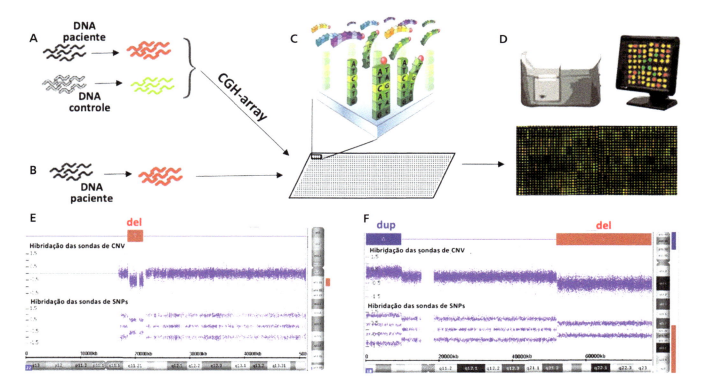

Figura 43.4 Base das técnicas de *array*. Primeiramente, o DNA é fragmentado e marcado com fluorocromos. Para a técnica de CGH-array são utilizados dois DNAs: **(A)** o DNA do paciente e um DNA controle, marcados com diferentes fluorocromos e hibridados simultaneamente no mesmo *chip* de forma que, de acordo com o fluorocromo que prevalece, há indicação de perda ou ganho de material. O *array* também pode ser obtido por metodologias que utilizam somente o DNA do paciente **(B)**, sendo que a indicação da perda ou do ganho de material genômico é dada pela quantidade de hibridação. Para a reação de hibridação, os DNAs são colocados em *chips* contendo milhares/milhões de sondas **(C)** e, posteriormente, escaneados de forma a se identificar os diferentes graus de hibridação/fluorescência **(D)**. Os dados são analisados com o auxílio de *softwares* específicos e aparecem conforme exemplificado em **(E)** um paciente com deleção no braço curto do cromossomo 22, na banda 22q11.21, e **(F)** um paciente com duplicação no braço curto e deleção no braço longo do cromossomo 18, envolvendo as bandas 18p11.32 a 18p11.22 e 18q21.2 a 18q23, respectivamente. A alteração do número de cópias é representada por uma barra vermelha (deleção) ou azul (duplicação), mostradas tanto no cromossomo representado na vertical como na horizontal. A segunda fileira mostra a quantidade de hibridação de cada sonda, representada cada uma por um ponto na figura, sendo que, quando as sondas de uma região estão com quantidade de hibridação abaixo do ponto de referência (0), isso indica uma deleção e, quando estão acima, isso indica uma duplicação. Mais abaixo, verificam-se as sondas de SNPs, que mostram as diferenças alélicas. Na situação normal, há três possibilidades alélicas (AA, AB e BB), resultando em três faixas ao longo da porção do cromossomo com número normal de cópias. Quando há deleção, o indivíduo só tem um dos alelos (A ou B) resultando em duas faixas; porém, se há duplicação, o indivíduo terá três alelos em diferentes combinações (AAA, AAB, ABB e BBB), mostrando quatro faixas ao longo da região em trissomia.

Capítulo 43

envolvendo a banda q11.21 do cromossomo 22, cujas bases referentes às coordenadas genômicas de 18648855 a 21800471, contadas a partir do braço curto do cromossomo 22 (tendo como genoma de referência o GRCh37), encontram-se em apenas 1 cópia (deleção). Como exemplo de duplicação, temos o resultado arr[GRCh37] 10q21.3q23.31(68449230_90962409)×3, que mostra uma duplicação (3 cópias) intersticial no braço longo do cromossomo 10, envolvendo as bandas 10q21.3 a 10q23.31.

Vale salientar que essas plataformas não são capazes de detectar alterações cromossômicas equilibradas, como translocações recíprocas, inversões ou inserções. Entretanto, tem sido amplamente demonstrado que pacientes com efeitos fenotípicos, portadores de rearranjos equilibrados detectados pela citogenética, podem apresentar na realidade alterações genômicas submicroscópicas, decorrentes das suas respectivas alterações cromossômicas. Assim, a utilização dessas plataformas é importante para a determinação precisa da etiologia nesses casos.

Cada exame citogenômico que descrevemos apresenta suas vantagens e limitações (Tabela 43.2). Muitas

Tabela 43.2 Comparação dos exames citogenômicos, considerando suas vantagens e limitações.

Exame	Vantagens	Limitações
Cariótipo	• Permite a visualização de todos os cromossomos e mostra a posição dos desequilíbrios cromossômicos • Permite a visualização de alterações cromossômicas equilibradas e não equilibradas • Baixo custo	• Nível de resolução limitado à detecção de alterações maiores do que ~ 5 a 10 Mb • Necessidade de células em divisão (metáfase) • Limitado a certas células e tecidos
FISH	• Permite a detecção de microduplicações e microdeleções não identificadas pelo exame do cariótipo • Permite a avaliação de rearranjos estruturais equilibrados que estão abaixo do nível de resolução pelo cariótipo • Pode ser utilizada em células em intérfase (p. ex.: detecção de alterações numéricas em diagnóstico pré-natal)	• É necessário ter uma suspeita clínica bem definida para a escolha da sonda a ser utilizada • Não mostra o tamanho das microdeleções/microduplicações • Assim como o cariótipo, em alguns casos, também necessita de cultivo celular
MLPA	• Permite a detecção de deleções e duplicações em nível de resolução de éxons (superior às técnicas anteriores) • Não depende de cultivo celular, pois se baseia em uma reação tipo PCR multiplex • Essa técnica vem substituindo a técnica de FISH, principalmente em diagnóstico de síndromes de microdeleção e em doenças causadas por grandes deleções/duplicações de éxons de genes	• É necessário ter uma suspeita clínica bem definida para a escolha do kit de MLPA a ser utilizado • Utiliza, em geral, kits comerciais para patologias específicas, havendo dificuldade de customização • Não permite avaliar a estrutura da alteração encontrada nem rearranjos cromossômicos equilibrados
Array genômico	• Mostra alteração no número de cópias de todo o genoma • Técnica que apresenta nível de resolução melhor para a detecção de microdeleção e microduplicação (a depender da plataforma e região, podendo chegar até 1 kb) • Não depende de cultivo celular • Como faz rastreamento de diversas regiões do genoma, nem sempre necessita de uma hipótese diagnóstica específica como para as técnicas anteriores	• Não detecta rearranjos cromossômicos equilibrados • Não mostra a localização do material extra • Análise dos resultados encontrados é um pouco mais complexa, pois muitas alterações encontradas são variantes sem significado clínico, de forma que é necessário considerar apenas as com potencial patogênico que justifiquem o quadro clínico do paciente

vezes, há a necessidade de uma combinação de exames para se chegar a um diagnóstico mais preciso.

EXAMES MOLECULARES

A maioria dos exames moleculares utilizados para o diagnóstico de doenças genéticas se baseia na identificação de alterações na sequência de nucleotídeos do DNA, obtido a partir de qualquer célula nucleada, tais como linfócitos, fibroblastos, células do líquido amniótico, entre outras.

A amostra mais utilizada para os exames é a do sangue periférico. Para a extração do DNA, na maioria das vezes, são utilizados *kits* comerciais que permitem o isolamento e a lise das células, a extração e posterior purificação do DNA.

Conceitos fundamentais

As unidades monoméricas dos ácidos nucléicos são os *nucleotídeos*, constituídos por uma molécula de açúcar com cinco carbonos (pentose) que, no caso do DNA, é uma desoxirribose, um ácido fosfórico e uma base nitrogenada. Estas podem ser de quatro tipos, representadas por letras: adenina (A), guanina (G), citosina (C) e timina (T)*. Os nucleotídeos estão ligados uns aos outros, formando cadeias de polinucleotídeos por meio de ligações fosfodiéster entre os carbonos 3´ e 5´ de pentoses adjacentes, determinando a polaridade de cada uma das cadeias do DNA. Dessa forma, o DNA é constituído por uma dupla hélice composta por duas cadeias de polinucleotídeos (sendo uma 3´-5´e a outra em orientação oposta 5´-3´), unidas por pontes de hidrogênio formadas entre os pares de bases: A-T e C-G. O DNA humano é composto por cerca de 3 bilhões de pares de bases (pb), distribuídos nos 46 cromossomos de cada célula. Assim, a informação genética é essencialmente dada pela sequência de nucleotídeos do DNA que, após ser transcrito em um RNA mensageiro (RNAm), determina a sequência de aminoácidos das proteínas (Figura 43.5A).

Apesar de o número exato não ser conhecido, acredita-se que haja entre 20 e 25 mil genes que codificam proteínas, o que corresponde a cerca de 1 a 2% do genoma humano. O restante do genoma é composto por genes que codificam RNAs como produto final, por sequências regulatórias e também por DNAs de sequências repetitivas com funções pouco conhecidas. No entanto, o projeto ENCODE (*Encyclopedia of DNA Elements*, https://www.encodeproject.org) revelou que mais de 80% do genoma é funcionalmente ativo.

O *gene*, unidade funcional básica da hereditariedade, pode ser considerado como um trecho de DNA que contém todas as informações para a produção de uma proteína ou de um RNA funcional. Os genes especificam a sequência dos RNAm, os quais podem ser utilizados como moldes para a produção de proteínas. A maioria dos genes são constituídos por éxons e íntrons, os quais são transcritos em um RNA primário, de cadeia única. Após a transcrição, há um processo de retirada dos íntrons denominado *splicing*, de forma que os éxons são combinados, sem os íntrons, formando o RNAm (Figura 43.5B). Além das sequências de bases nitrogenadas que codificam as sequências dos aminoácidos das proteínas, há sequências do DNA responsáveis por sinais de regulação da transcrição e tradução.

Esse RNAm, constituído apenas pelos éxons, vai do núcleo da célula para o citoplasma, onde ocorrerá sua tradução em proteínas. Cada aminoácido da proteína é determinado pela sequência de três bases (códons) do RNAm de acordo com o código genético (Figura 43.6A e B).

Em um resultado de exame, os aminoácidos podem ser representados por três letras, ou abreviados por uma única, conforme a seguir: Alanina (Ala, A); Arginina (Arg, R); Asparagina (Asn, N); Ácido aspártico (Asp, D); Cisteína (Cys, C); Glutamina (Gln, Q); Ácido glutâmico (Glu, E); Glicina (Gly, G); Histidina (His, H); Isoleucina (Ile, I); Leucina (Leu, L); Lisina (Lys, K); Metionina (Met, M); Fenilalanina (Phe, F); Prolina (Pro, P); Serina (Ser, S); Treonina (Thr, T); Triptofano (Trp, W); Tirosina (Tyr, Y) e Valina (Val, V).

Variações no genoma

O genoma humano apresenta uma grande variação na sequência do DNA entre os indivíduos. Apesar disso, estima-se que a sequência do DNA nuclear seja aproximadamente 99,5% idêntica entre dois seres humanos não aparentados.

Várias classes de variações no DNA podem existir entre os genomas dos diferentes indivíduos. Uma das que ocorre frequentemente no genoma humano são as variações do número de cópias (CNVs, do inglês, *copy number variation*), que são segmentos de DNA, de 50 pb a algumas Mb, que diferem quanto ao número de cópias quanto a genomas de referência. Muitas dessas CNVs são bastante frequentes na população, não estando relacionadas a alterações fenotípicas. Além disso, a frequência das variantes pode diferir amplamente nas diferentes populações ao redor do mundo. Apesar de o termo "mutação" ser utilizado para denominar essas variações, atualmente o termo preconizado como sendo mais correto é "variante", segundo a *Human Genome Variation Society* (https://www.hgvs.org). Muitas dessas variantes ocorrem em mais de 1% da população e são consideradas como variantes comuns, denominadas *polimorfismos*.

---

* A molécula de RNA é uma fita simples, cujas pentoses são riboses e as bases nitrogenadas são adenina (A), guanina (G), citosina (C) e uracila (U).

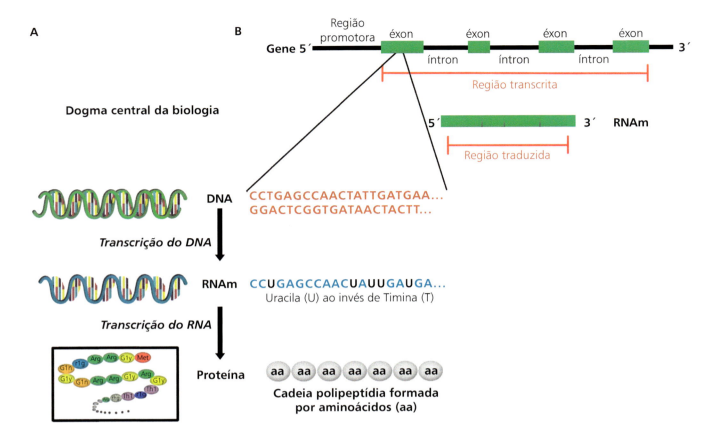

Figura 43.5 Dogma central da Biologia. **(A)** Uma molécula de DNA (dupla fita) é transcrita em um RNA RNAm (fita única), o qual é traduzido em uma cadeia polipeptídica formada por aminoácidos. **(B)** Esquema de um gene constituído por éxons e íntrons. Tanto os éxons como os íntrons são transcritos, mas esses últimos são retirados (pelo processo de *splicing*) e não fazem parte de RNAm que será traduzido em proteínas.

De forma geral, as variantes de um único nucleotídeo têm sido denominadas SNVs (do inglês, *single nucleotide variants*). Dentre essas, o tipo mais comum é o polimorfismo de um único nucleotídeo (SNP, do inglês, *single nucleotide polymorphism*). SNP é caracterizado por uma base diferente na sequência de DNA em um determinado *locus*, em relação à identificada na maioria da população. Os SNPs são observados, em média, a cada 1.000 pb no genoma, havendo aproximadamente três milhões dessas variações em um único indivíduo, quando comparado com a sequência de referência. A distribuição das variantes genéticas é desigual ao longo do genoma, e a maioria delas está mais frequentemente localizada em regiões não codificadoras do genoma e tendem a ter pouco ou nenhum efeito conhecido no fenótipo.

Na maioria das vezes, o SNP apresenta apenas dois alelos diferentes que ocupam uma localização específica no genoma. Como exemplo, temos o polimorfismo Val158Met no gene *COMT*, no qual a substituição da base G por A resulta na substituição do aminoácido valina (Val) por metionina (Met) no códon 158, e é identificado como rs4680, que é seu número do refSNP (rs)[**]. Entretanto, nem todos os SNPs promovem a troca de aminoácidos.

As variantes genéticas são sempre relatadas considerando-se um determinado genoma de referência, uma vez que a sequência do DNA tem sido atualizada de tempos em tempos, à medida que novas informações são incorporadas. A versão mais atual é o genoma de referência GRCh38, publicado no ano de 2013. Desde o término da determinação da sequência do genoma humano inicial, em 2001, várias ferramentas de navegação foram desenvolvidas. Dentre essas, o Genome Browser (https://genome.ucsc.edu) e o Ensembl (https://www.ensembl.org/index.html) fornecem diferentes informações de genes e do genoma como um todo.

[**] Cada SNP depositado no *SNP database* (bando de dados curado, que foi incorporado ao *National Center for Biotechnology Information*) tem um registro particular, indicado como "rs" (refSNP), seguido de um número que é designado de acordo com a ordem de deposição no banco.

Diferentemente dos polimorfismos, as variantes verificadas em menos do que 1% da população são consideradas *variantes raras* e algumas delas podem ter efeitos fenotípicos consideráveis, como no caso de alterações de bases que modificam a sequência das proteínas.

Variantes gênicas são alterações na sequência do DNA que envolvem a substituição, a deleção ou a inserção no DNA, de um nucleotídeo único até um limite arbitrário de aproximadamente 100 kb. Existem diferentes tipos de variantes gênicas. Uma substituição de base nitrogenada pode resultar em: variantes de sentido trocado (*missense*), que resultam em um aminoácido diferente na proteína; variantes sem sentido (*nonsense*), que resultam na formação de um códon de parada com consequente finalização prematura da tradução do RNAm, resultando em uma proteína truncada; e variantes sinônimas (*synonymous*) quando, apesar de haver mudança de base, não há mudança do aminoácido, uma vez que mais de um códon pode codificar um mesmo aminoácido. Quando ocorre deleção ou inserção (indel) de um ou mais nucleotídeos (não múltiplo de três), há um deslocamento do quadro de leitura (em inglês, *frameshift*) na tradução a partir do ponto da alteração, resultando em sequências anormais de aminoácidos na proteína ou, ainda, em uma parada prematura da leitura. Pode haver ainda variantes que interferem com a retirada dos íntrons (em sítios de *splicing*), que podem resultar em proteínas com função anormal ou nula (Figura 43.6C). No resultado de um exame genético, as variantes devem ser registradas de acordo com a nomenclatura internacional (https://www.hgvs.org/mutnomen/recs.html).

Outro tipo de variante é conhecido como *mutação dinâmica*, a qual decorre da expansão de repetições de nucleotídeos, como no caso da expansão de trinucleotídeos (CGG)n na síndrome do X frágil e de (CTG)n na distrofia miotônica tipo 1. Nesses casos, há aumento do número de repetições com a sucessão das gerações. Pode haver indivíduos com a pré-mutação, que apresentam um aumento do número de repetições, mas não suficientemente grande para resultar na doença. No entanto, esses indivíduos apresentam risco para a prole, uma vez que pode ocorrer, na meiose, expansão do número de repetições até um limite que interfere na função e na expressão gênica, com consequências fenotípicas.

Quanto aos genes autossômicos, todos os indivíduos apresentam duas cópias de cada gene. Pode haver formas alternativas de um mesmo gene (alelos), que podem diferir entre os indivíduos quanto à sequência do DNA. Para muitos genes, há um único alelo predominan-

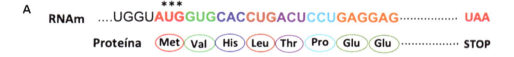

Figura 43.6 Tradução do RNAm em uma cadeia polipeptídica (proteína) e exemplos de mutações. **(A)** Sequência parcial de bases de um RNAm mostrando o início da tradução, dada pelo códon AUG, que codifica uma metionina e os códons seguintes com seus respectivos aminoácidos, até atingir um códon de parada (STOP), que determina o término da tradução; **(B)** Código genético mostrando os códons do RNAm e os aminoácidos por eles codificados, além dos códons de parada (STOP); **(C)** Exemplos de diferentes tipos de mutações, mostrando a sequência do DNA, do RNAm e suas consequências.

te, enquanto para outros pode haver alelos variantes (mutantes). Assim, os indivíduos podem ser classificados como homozigotos (genótipo: AA ou aa), quando ambos os alelos são iguais, ou heterozigotos, quando apresentam alelos diferentes (genótipo: Aa). Quanto aos genes ligados ao X, os homens são classificados como hemizigotos, por apresentarem só um alelo.

Poucas doenças genéticas são causadas sempre pela mesma variante no mesmo códon do gene, como no caso da anemia falciforme, causada pela substituição do nucleotídeo A por T no códon para o 6º aminoácido da β-globina, que resulta na troca de um ácido glutâmico por valina – p.(Glu6Val) -, e da acondroplasia, causada pela substituição do nucleotídeo que resulta na troca de uma glicina por uma arginina na posição 380 da cadeia da proteína do gene *FGFR3* - p.(Gly380Arg).

No entanto, para a grande maioria das doenças, diferentes variantes no mesmo gene podem ser responsáveis pela doença, fenômeno conhecido como *heterogeneidade genética alélica*, que resulta em diferentes graus da doença em decorrência do grau de comprometimento da função gênica, dependendo do tipo de variante.

Por outro lado, para algumas doenças pode haver *heterogeneidade genética não alélica*, quando a mesma doença pode ser decorrente de diferentes mutações em diferentes genes. As encefalopatias epilépticas, caracterizadas por epilepsia de início precoce e de difícil controle, que evoluem para atraso de desenvolvimento neurológico e deficiência intelectual, constituem um grupo de doenças apresentam importante heterogeneidade não alélica, por exemplo. Essa informação é importante para direcionar o médico quanto à solicitação do exame mais adequado para cada caso.

As doenças monogênicas em geral estão associadas a variantes raras, presentes em todas as células do indivíduo, e podem aparecer nas famílias com um padrão de herança bem definido. Essas são denominadas *variantes germinativas*, pois ocorrem na meiose, na formação dos óvulos e espermatozoides, e podem ser transmitidas de uma geração para a outra. No entanto, podem ocorrer *variantes somáticas* em qualquer outra célula do corpo, de forma a estarem restritas a um único tipo de células ou tecidos. Entre elas, estão as principais mutações que causam câncer e também mutações implicadas em doenças autoimunes e neurodegenerativas.

Podem ocorrer ainda alterações epigenéticas, que são modificações no DNA que incluem metilação e modificações de histonas, sem alteração da sequência do DNA. Essas alterações são frequentes em câncer, como no caso do silenciamento de genes supressores de tumor.

Sequenciamento gênico (sequenciamento de Sanger)

O sequenciamento gênico objetiva a determinação da organização das bases de DNA que compõem um gene ou parte deste. Para o sequenciamento de um gene específico, é necessário primeiramente a realização da amplificação da sequência de DNA de interesse. Isto é feito por meio da técnica de PCR (do inglês, *polymerase chain reaction*), que permite a obtenção de milhões de cópias de uma determinada sequência de DNA-alvo.

Para a PCR, é necessária a utilização de oligonucleotídeos iniciadores (*primers*), com cerca de 20 pb, selecionados e desenhados para flanquearem a região de interesse a ser amplificada. Assim, são desenhados dois *primers* (um denominado *forward*: 5´- 3´, e outro *reverse*: 3´- 5´), que são complementares às sequências de DNA, flanqueando o fragmento de DNA-alvo. Para a PCR, tanto o DNA do paciente quanto os *primers* são desnaturados por aquecimento, seguindo uma fase de anelamento para que os *primers* se hibridem ao DNA do paciente. Com o auxílio de uma DNA polimerase, ocorre a síntese do DNA a partir dos *primers*. Após vários ciclos (30 a 35) de desnaturação, anelamento e síntese de DNA, obtém-se milhões de cópias (amplicons) da região de interesse do DNA, ladeada pelas regiões dos *primers*. Na maioria das vezes, a PCR é utilizada para amplificar sequências de até cerca de 500 pb. Assim, quando há várias regiões-alvo de um gene a serem sequenciadas, como diferentes éxons, são necessárias várias PCR, uma para cada um deles.

A partir dos amplicons obtidos por PCR, é realizado o sequenciamento do DNA. O método mais utilizado é o sequenciamento de Sanger, que utiliza didesoxinucleotídeos, marcados com fluorocromos, e permite a obtenção da sequência de bases do DNA que pode ser visualizada como picos, correspondentes aos diferentes fluorocromos emitidos por cada um dos nucleotídeos, em imagem conhecida como eletroferograma. Assim, a sequência de bases do DNA é reconhecida e mutações podem ser identificadas, quando a sequência difere da do genoma de referência (Figura 43.7).

Exames de sequenciamento em larga escala

Com o avanço das tecnologias de sequenciamento, ficou cada vez mais fácil e viável, sob o ponto de vista técnico e financeiro, a realização de sequenciamento em larga escala, isto é, o sequenciamento simultâneo de um grande número de sequências de DNA, podendo ir desde as sequências de alguns poucos genes de interesse ao sequenciamento somente dos éxons dos genes, até o sequenciamento de todo o genoma.

Há várias metodologias e equipamentos que podem ser utilizados para tais exames de sequenciamento, re-

Exames Genéticos

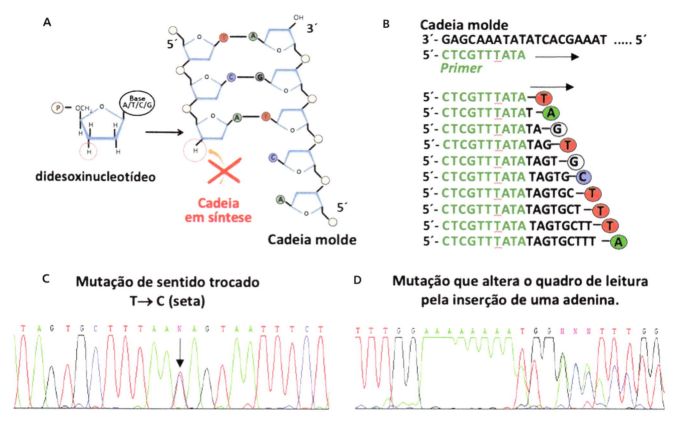

Figura 43.7 Sequenciamento de Sanger. **(A)** Didesoxinucleotídeos que, quando inseridos, interrompem a síntese de DNA. **(B)** Cadeia molde sendo lida a partir de um *primer*, mostrando a interrupção da síntese com um didesoxinucleotídeo, cada um marcado com um determinado fluorocromo dependendo da base. Após a leitura dos fragmentos de diferentes tamanhos, em um analisador de DNA, *softwares* específicos mostram picos em um eletroferograma, cada um correspondendo a uma base sequenciada, exemplificado por **(C)** uma variante de sentido trocado (seta mostrando dois picos sobrepostos) e por **(D)** uma variante que altera o quadro de leitura em decorrência da inserção de uma adenina em um local do genoma com oito adeninas, ambas variantes em heterozigose.

feridos como sequenciamento de nova geração (NGS, do inglês, *Next Generation Sequencing*).

No sequenciamento de DNA em larga escala, o DNA genômico é cortado em pequenos fragmentos, em geral de 100 a várias centenas de pares de bases de tamanho. São adicionadas sequências curtas sintéticas (adaptadores) para facilitar a amplificação desses fragmentos de DNA em milhões de cópias dessas sequências. Esses pequenos trechos de DNA são lidos (*reads*) e comparados ao DNA do genoma humano de referência, com o auxílio de *softwares*. Uma vez que o DNA sequenciado é alinhado com o DNA de referência, é possível detectar as variantes presentes naquele indivíduo. O número de vezes que cada base do DNA do indivíduo é lida denomina-se cobertura vertical daquela base. Já a cobertura horizontal refere-se à porcentagem das regiões-alvo do exame que foram lidas acima de um determinado número de vezes previamente estabelecido (95% das regiões-alvo foram lidas acima de 20×, por exemplo). Quanto melhores forem as coberturas, maior a confiança no resultado do exame.

Para o sequenciamento de regiões-alvo específicas, como o sequenciamento de um conjunto de genes (painel de genes) ou dos éxons de todos os genes (exoma), previamente à reação de sequenciamento, são utilizadas estratégias para se selecionar apenas as regiões de interesse. Assim, são preparadas as chamadas bibliotecas de DNA, enriquecidas com as sequências-alvo a serem sequenciadas. Em algumas ocasiões, as variantes identificadas como patogênicas no exame de sequenciamento de larga escala devem ser confirmadas pela técnica de sequenciamento de Sanger, principalmente quando os parâmetros de qualidade da variante não forem adequados.

Sequenciamento de painel de genes

O sequenciamento de um painel de genes permite a triagem simultânea de vários genes que possam estar associados a um fenótipo específico, como no caso de doenças com heterogeneidade genética não alélica, e também de diferentes variantes em único gene, como no caso de doenças com heterogeneidade genética alélica. Nessas situações, essa é a estratégia mais eficiente e apropriada, se comparada ao sequenciamento completo do exoma ou genoma, com um custo relativamente baixo.

Algumas doenças neurológicas que apresentam sobreposição fenotípica e heterogeneidade não alélica podem ser identificadas por meio do estudo de genes relacionados a um grupo de doenças. É o caso das miopatias congênitas e distrofias musculares congênitas, encefalopatias epilépticas, polineuropatias hereditárias e ataxias espinocerebelares causadas por SNVs patogênicas, por exemplo. Nesse sentido, uma das estratégias de investigação etiológica é o sequenciamento de painéis de genes já previamente conhecidos como estando associados a tais grupos de doenças, por meio de técnicas de sequenciamento de nova geração. Tais painéis são geralmente disponibilizados comercialmente em laboratórios que trabalham com genômica no contexto de medicina privada. É importante ressaltar que o número de genes associados a determinados fenótipos cresce a cada dia, sendo importante que o médico solicitante avalie se o painel oferecido pelo laboratório está atualizado e se contempla os principais genes de interesse. Em algumas situações, inclusive, é possível customizar painéis de genes de acordo com as necessidade e hipóteses clínicas do médico solicitante.

Sequenciamento completo do exoma (WES)

Em muitos casos, o fenótipo do paciente pode não indicar nenhum gene específico, ou grupo de genes, que possa ser responsabilizado pelas alterações fenotípicas. Assim, existe a opção de se sequenciar todos os éxons do genoma, isto é, o sequenciamento completo do exoma (WES, do inglês, *whole exome sequencing*) do paciente.

O WES é um método de sequenciamento em larga escala que tem como alvo o sequenciamento de todos os éxons de todos os genes que codificam proteínas, os quais representam somente cerca de 1% do genoma total. Assim, cerca de 200 mil éxons, e as sequências intrônicas que os flanqueiam, de mais de 20 mil genes podem ser sequenciados em uma mesma reação, incluindo ainda genes mitocondriais.

O sequenciamento dos éxons constitui um importante exame genético, pois tem como alvo a região codificante do genoma, onde são verificadas a grande maioria das mutações conhecidas como responsáveis por doenças mendelianas. Assim, o WES pode ser um método de escolha em relação ao sequenciamento de todo o genoma, pelo menor custo e tempo do exame.

O WES pode ser aplicado para o diagnóstico clínico nas seguintes situações:

1. Doenças que apresentam heterogeneidade não alélica com um número considerável (e em crescimento) de genes relacionados à doença, com custo-benefício inadequado para a realização de sequenciamento de apenas um painel de genes;
2. Suspeita clínica de doença mendeliana que já foi amplamente investigada sem elucidação etiológica.

Além disso, o WES também tem sido útil na identificação de genes candidatos para doenças em um contexto de pesquisa, quando as variantes encontradas nos diversos genes são comparadas entre indivíduos com fenótipos semelhantes, com o objetivo de sugerir genes candidatos para uma síndrome até o momento sem etiologia clara.

É importante ressaltar, no entanto, que esse exame nem sempre apresenta resolutividade diagnóstica para o caso clínico, uma vez que depende de múltiplos fatores como, por exemplo, o grupo de doenças que está sendo pesquisado. De maneira geral, em mais de 50% dos casos, esse exame pode não identificar a variante causal, em decorrência de limitações da técnica, como a não avaliação de regiões regulatórias, intrônicas, de variações de números de cópias e mutações dinâmicas, bem como o limitado conhecimento clínico de algumas variantes encontradas.

Sequenciamento do genoma completo (WGS)

Apesar de o WES reconhecer a maioria das mutações conhecidas em doenças mendelianas, várias outras variantes do DNA que estão fora dos éxons podem também afetar a função dos genes, a produção de proteínas e acarretar doenças genéticas. Assim, o sequenciamento completo do genoma (WGS, do inglês, *whole genome sequencing*) tem se tornado cada vez mais um método de escolha para o estudo de alterações no genoma, uma vez que seu custo está diminuindo com o tempo e os métodos de interpretação das variantes estão sendo aprimorados.

A interpretação das variantes encontradas no sequenciamento em larga escala ainda é um fator que dificulta a incorporação desse exame na prática clínica. Como discutido anteriormente, o genoma de qualquer indivíduo contém milhões de variantes de sequência, incluindo SNVs e CNVs. Uma vez que nem toda alteração genética afeta o fenótipo, torna-se difícil a identificação das variantes que possam ser responsáveis pala condição clínica do paciente. A vasta maioria das variantes não resulta em consequências fenotípicas (variantes neutras) ou apenas confere diferenças normais do fenótipo. Entretanto, algumas variantes podem ser patogênicas, causando doenças ou tornando o indivíduo predisposto a elas. Assim, o WGS inevitavelmente identifica uma série de variantes de significado incerto, o que faz com que a interpretação dessas variantes seja o principal desafio para um resultado eficaz do exame. Além do grande número de variantes encontradas, o custo elevado do WGS em relação ao do WES também constitui um obstáculo para a implementação desse exame na prática clínica. No entanto, com a redução do custo dessas tecnologias, é possível que o WGS seja, em um futuro não tão distante, um exame utilizado de forma mais abrangente.

Análise das variantes a partir do sequenciamento em larga escala

O *American College of Medical Genetics and Genomics* oferece orientações para a investigação e classificação das variantes identificadas pelo sequenciamento em larga escala.[3] É recomendado o uso de cinco categorias para descrever as variantes identificadas em pacientes com suspeita de doenças mendelianas: patogênicas; possivelmente patogênicas; de significado incerto (VUS, do inglês, *variants of uncertain significance*); provavelmente patogênica e provavelmente benigna.

Para a análise dos dados e posterior classificação das variantes, tanto do WES como do WGS, é necessária a utilização de ferramentas de bioinformática, *softwares* e bancos de dados públicos tanto de indivíduos normais, quanto de pacientes com alterações fenotípicas. Há vários *pipelines* e ferramentas *on-line* disponíveis para a análise e filtragem das inúmeras variantes encontradas em cada paciente, de forma a serem selecionadas as variantes com potencial patogênico e que possam estar relacionadas ao fenótipo da doença. Para essa filtragem, considera-se a localização da variante no genoma (privilegiando as em éxons e regiões regulatórias), a frequência na população (variantes raras, em detrimento das comuns), e a natureza deletéria da variante (verificada com ferramentas de predição *in silico*). Por exemplo, são preferencialmente filtradas mutações de sentido trocado, mutações sem sentido ou as que acarretam deslocamento do quadro de leitura da tradução, pois estas apresentam maior potencial patogênico por comprometerem a produção ou função da proteína. O estudo simultâneo de trios (paciente e seus pais) auxilia na busca das variantes com maior chance de serem patogênicas, isto é, as esporádicas (*de novo*), indicativas de uma doença de herança dominante, e as presentes em homozigose no filho e em heterozigose em ambos os pais, que poderiam indicar uma doença de herança recessiva. Depois de serem excluídas a maioria das variantes, as restantes são investigadas para se identificar as que possam estar ligadas ao fenótipo da doença.

O processo de classificação dessas variantes restantes é baseado em diferentes tipos de evidências. Por exemplo, variantes encontradas em grandes bancos de dados populacionais de indivíduos normais, como o ExAC (http://exac.broadinstitute.org) e o *Genome Aggregation Database* (gnomAD, https://gnomad.broadinstitute.org), não são esperadas que sejam patogênicas. Dados de predições funcionais *in silico* apontam o possível impacto da variante no funcionamento do gene ou da proteína. Estudos funcionais podem revelar o impacto de uma troca de aminoácidos em uma proteína por meio de experimentos *in vitro*. Dados de segregação, como mencionado na análise de trios ou famílias, podem auxiliar na interpretação das variantes. Além disso, a busca por alterações e fenótipos semelhantes aos dos pacientes na literatura também pode servir como evidência para a interpretação das variantes. Para uma variante ser relatada como patogênica ou provavelmente patogênica, o gene afetado deve estar relacionado ao fenótipo do paciente. Por exemplo, a verificação de que uma variante apresenta efeito previsto como sendo deletério em um gene cuja perda de função já tenha sido apontada como mecanismo da doença investigada é uma forte indicação de sua patogenicidade.

Os bancos de dados de variantes conhecidamente associadas a doenças, como o ClinVar (https://www.ncbi.nlm.nih.gov/clinvar), são úteis e estão sendo aprimorados à medida que novas informações são adicionadas. Assim, o conhecimento da hipótese diagnóstica auxilia na interpretação do exame e na seleção das variantes de interesse. No entanto, essa tarefa nem sempre é fácil, considerando que há grande heterogeneidade clínica e genética nas doenças as quais podem apresentar um amplo espectro de fenótipo clínico, e que mutações em um mesmo gene podem resultar em diferentes síndromes, como já discutido anteriormente. Assim, em um resultado de exame, comumente são reportadas variantes de significado incerto das quais não se obteve evidências suficientes de patogenicidade. Além disso, algumas vezes, podem ser identificadas variantes que estejam associadas a uma condição genética distinta da que estávamos investigando, e que ainda não havia sido diagnosticada, achados esses denominados secundários.

É importante ressaltar que um resultado negativo do exame não significa que o paciente não tenha uma etiologia genética para a doença, considerando que há limitações inerentes à técnica e à interpretação. Os resultados negativos devem ser então considerados no contexto do fenótipo, muitas vezes sendo necessário complementar os exames moleculares com exames citogenômicos ou outros exames como, por exemplo, os bioquímicos. O mosaicismo é uma das causas de testes negativos que merece menção especial, uma vez que uma variante pós-zigótica que ocorra em estágios mais avançados do desenvolvimento pode afetar uma proporção restrita de células. Assim, os testes genéticos, normalmente realizados no sangue, podem eventualmente não compartilhar as mesmas variantes, como por exemplo as do cérebro.

Outros exames moleculares

Em algumas condições específicas, são necessários outros exames moleculares para a investigação etiológica, não mencionados anteriormente.

No caso de doenças genéticas causadas por mutações dinâmicas decorrentes da expansão de repetições de nucleotídeos, como na síndrome do X frágil (gene *FMR1*) e na distrofia miotônica tipo 1 (gene *DMPK1*), por exemplo, podem ser utilizadas técnicas baseadas em PCR para avaliação de expansão de trinucleotídeos utilizando *kits* específicos.

No caso de suspeita de doenças que podem ser causadas tanto por mecanismos de microdeleção como por mecanismos epigenéticos, como por exemplo nas síndromes de Angelman, Prader-Willi, Silver-Russell, Beckwith-Wiedmann, podem ser solicitados exames de MLPA utilizando *kits* sensíveis à metilação, específicos para a síndrome em questão.

Indicações dos exames moleculares

A escolha de qual exame genético solicitar deve ter como base a hipótese diagnóstica do paciente. A suspeita de uma alteração citogenômica direciona o pedido de exame ao exame do cariótipo, *array* ou outros, conforme a Tabela 43.2. No caso de suspeita de uma doença monogênica, o fenótipo do paciente pode direcionar a escolha ao sequenciamento de um único gene candidato, de um painel gênico, WES ou WGS, conforme a Tabela 43.3.

No caso de doenças multifatoriais, o diagnóstico é dificultado, pois essas são doenças de etiologia complexa, decorrentes de vários fatores genéticos, os quais podem estar associados ainda a fatores ambientais. É o caso do autismo não sindrômico, por

Tabela 43.3 Comparação dos exames moleculares, considerando suas vantagens e limitações.

Exame	Vantagens	Limitações
Sequenciamento gênico (sequenciamento de Sanger)	• Permite o sequenciamento de diferentes segmentos do gene com alta eficiência • Baixo custo	• Exame indicado somente quando se tem a suspeita do gene ou variante responsável pelo fenótipo • Sequenciamento de cerca de 500 bases por reação, sendo necessárias várias reações para se sequenciar a maioria dos genes
Sequenciamento de painel de genes	• Estuda somente os genes candidatos a um grupo específico de doenças	• Necessidade de se ter uma suspeita clínica que indique um grupo de genes candidatos • Pode não estar devidamente atualizado devido às constantes descobertas de genes associados às doenças
Sequenciamento do exoma (WES)	• Não é necessário ter uma suspeita clínica bem definida, embora essa informação ajude muito na hora da análise do sequenciamento • Fornece informações sobre variantes em regiões codificantes (éxons) e em sequências intrônicas flanqueadoras, onde as variantes causadoras de doença geralmente se concentram	• Detecta alterações somente nos éxons, não sendo avaliadas regiões de íntrons e regiões intergênicas que podem alterar a expressão e a função gênica • Algumas vezes, necessita de validação das variantes consideradas patogênicas por outras técnicas • Não é considerada padrão-ouro para análise de CNVs • Alto custo
Sequenciamento do genoma (WGS)	• Não é necessário ter uma suspeita clínica bem definida, embora essa informação ajude muito na hora da análise do exame • Mostra alterações em todo o genoma, detectando variações na sequência de bases e CNVs.	• Difícil interpretação das variantes encontradas quanto à determinação da patogenicidade • Algumas vezes, necessita de validação das variantes consideradas patogênicas por outras técnicas • Custo superior ao do WES

exemplo, que, em aproximadamente 80% dos casos, é multifatorial.

Muitas vezes um único exame não é suficiente para se chegar ao diagnóstico, sendo necessária a combinação de vários testes. Para uma indicação correta, é importante considerar o melhor custo-benefício, de forma a se obter o resultado mais preciso para auxiliar no diagnóstico do paciente. Um exemplo prático disso é a investigação de uma polineuropatia hereditária sensitivo-motora (doença de Charcot-Marie-Tooth), causada na maioria das vezes por uma duplicação do gene *PMP22*. Para a detecção de grandes duplicações, a técnica de MLPA, considerando custo-benefício, deve ser o primeiro exame a ser solicitado. No entanto, existem diversos outros genes, que, quando apresentam SNVs patogênicas, podem causar as diferentes formas de polineuropatia hereditária sensitivo-motora. Diante disso, se houver suspeita clínica da doença, com resultado normal do exame de MLPA para *PMP22*, uma segunda etapa de investigação diagnóstica poderia ser o sequenciamento de um painel de genes associados a polineuropatias hereditárias.

Do mesmo modo, a forma mais comum de ataxia espinocerebelar (SCA) em adultos no Brasil é a doença de Machado-Joseph, causada por expansão de trinucleotídeos (CAG)n no gene *ATXN3*. Diante disso, inicialmente devem ser indicados exames que permitem a análise dessa expansão por meio de PCR. Existem, no entanto, outros tipos de SCAs causadas por outras expansões de repetições nucleotídicas como as SCA1, 2, 6, 7 e 10. Nesse sentido, a próxima etapa de investigação, obviamente direcionada pela clínica e pelo exame neurológico, poderia ser a investigação das outras formas de ataxia a partir de um painel de genes associados a ataxias por expansão, por meio da técnica de PCR multiplex. Além disso, sabe-se que diferentes SNVs patogênicas em vários genes também podem causar ataxias espinocerebelares. Nesse sentido, uma vez afastadas as principais ataxias causadas por expansões de nucleotídeos, deve ser indicado o sequenciamento de um painel de genes já associados às ataxias espinocerebelares por SNVs. Casos que, ainda assim, permanecem com diagnóstico inconclusivo podem se beneficiar da técnica de WES.

Vale a pena ressaltar que os exames genéticos estão sendo aprimorados a cada dia. As técnicas de WGS estão sendo cada vez mais utilizadas em decorrência da diminuição do custo e da crescente disponibilidade de dados de variantes em pacientes, tanto na literatura quanto em bancos de dados, os quais têm fornecido subsídios para uma melhor interpretação das variantes dos indivíduos.

O WGS tem permitido também a detecção de alterações citogenômicas, pois as milhões de leituras de sequências de DNA são analisadas e alinhadas ao genoma de referência e, quando há super-representação ou sub--representação das sequências de uma região genômica, há indicação de que o paciente tem material em excesso ou em falta. Da mesma forma, em diagnóstico pré-natal, para se ter indicação de material genético a mais ou a menos, pode ser realizado o sequenciamento do DNA livre de células (*cell-free DNA*), que são fragmentos de DNA presentes no sangue materno, incluindo DNA fetal. A variação da proporção esperada de *reads* de uma região genômica, a partir da análise do plasma de mulheres gestantes, pode indicar uma alteração citogenômica.

É importante lembrar que é necessário que os pacientes, ou seus responsáveis, assinem um termo de consentimento referente à realização dos exames e sejam bem informados sobre o que significa cada exame e as diferentes situações que possam advir desses, tais como resultados negativos ou inconclusivos. Vale lembrar que a interpretação dos resultados de sequenciamento pode ser aprimorada e ser revista à medida que novas informações são colocadas em bancos de dados de indivíduos com e sem alterações fenotípicas. Assim, variantes de significado incerto e outras variantes podem ter suas interpretações reavaliadas com o tempo.

IMPORTÂNCIA DA RACIONALIZAÇÃO NA SOLICITAÇÃO DOS EXAMES GENÉTICOS E DA ELUCIDAÇÃO DIAGNÓSTICA PARA OS PACIENTES

Conforme já mencionamos, a escolha do exame genético mais adequado a ser solicitado deve seguir um racional que envolve formulação de uma hipótese diagnóstica mais provável e a avaliação do principal mecanismo genético envolvido na etiologia da doença. Por exemplo, se o mecanismo principal que causa a distrofia muscular de Duchenne são grandes deleções no gene da distrofina (*DMD*) em aproximadamente 80% dos casos, é aconselhável que seja solicitada primeiramente a técnica de MLPA para o diagnóstico. Como os casos restantes são causados por SNVs patogênicas nesse gene, após um exame de MLPA negativo e diante de forte suspeita clínica de Duchenne, deve-se complementar a investigação com o sequenciamento do gene *DMD*, realizado, geralmente, por meio de NGS devido ao grande tamanho desse gene.

A solicitação do exame deve ser a mais clara possível, incluindo a especificação da técnica. Voltando ao exemplo da DMD, imagine a seguinte situação: o médico solicita apenas "exame genético para *DMD*". Como os laboratórios geralmente oferecem tanto a MLPA para o gene *DMD*, como o sequenciamento desse gene, e cada um dos exames se propõe a avaliar alterações diferentes, isso pode gerar atrasos desnecessários no processamento, na liberação do exame e até mesmo no diagnóstico do paciente. O ideal nesse caso, para a investigação inicial dessa doença, seria constar no pedido: "avaliação de deleções no gene *DMD* pela técnica de MLPA", por exemplo, solicitação clara que não gera dúvidas.

Diante da imensa gama de doenças genéticas e neurológicas, existem *sites* que auxiliam na aferição dos mecanismos moleculares mais comuns dessas doenças, contribuindo para uma solicitação mais adequada dos exames genéticos. Dentre eles, ressaltamos o GeneReviews (https://www.ncbi.nlm.nih.gov/books/NBK1116).

A elucidação da etiologia do quadro neurológico e genético é importante pelos seguintes aspectos: reduz a ansiedade do paciente e de seus familiares; permite conhecer melhor a história natural da doença, determinando um seguimento e um acompanhamento mais adequados; permite realizar o aconselhamento genético da família e, em algumas ocasiões, pode sugerir o tratamento mais apropriado, que embora na maior parte das vezes não seja curativo, pode contribuir para melhorar a qualidade de vida do indivíduo com redução de morbimortalidade.

◼ COBERTURA DOS EXAMES GENÉTICOS PELAS DIRETRIZES DA AGÊNCIA NACIONAL DE SAÚDE SUPLEMENTAR

Desde 2013, avanços importantes foram conquistados no que se refere à obrigatoriedade de cobertura dos exames genéticos pelas seguradoras de saúde. O exame de array, por exemplo, assim como algumas técnicas de MLPA e FISH para diagnóstico de algumas síndromes e doenças genéticas mais prevalentes, passou a entrar no rol de procedimentos da Agência Nacional de Saúde Suplementar (ANS). As técnicas de sequenciamento, como o sequenciamento de Sanger para genes únicos/variantes específicas e também a técnica de sequenciamento massivo paralelo aplicada a painéis de genes ou exoma para determinadas patologias/grupos de doenças também já foram recentemente incorporadas ao rol de procedimentos da ANS.

A diretriz de utilização (DUT) da ANS vinculada aos exames genéticos foi organizada por doença e apresenta sempre os critérios clínicos necessários para solicitação do exame genético para aquela condição, seguido do escalonamento das técnicas moleculares que devem ser solicitadas para diagnóstico. Os critérios clínicos apresentados na diretriz consistem basicamente naqueles que discutimos nas indicações clínicas de cada um dos exames discutidos anteriormente neste capítulo. A diretriz e o código TUSS dos exames disponibilizados podem ser encontrados nos seguintes links:

- https://www.gov.br/ans/pt-br/arquivos/assuntos/consumidor/o-que-seu-plano-deve-cobrir/Anexo_II_DUT_2021_RN_465.2021_TEA.AL.pdf
- https://www.sbgm.org.br/conteudo.aspx?id=16

REFERÊNCIAS BIBLIOGRÁFICAS

1. An International System for Human Cytogenomic Nomenclature (2020), McGowan-Jordan J, Hasting, RJ, Moore, S. Basel; S Karger, 163 p.
2. Miller DT, Adam MP, Aradhya S, Biesecker LG, Brothman AR, Carter NP, et al. Consensus statement: chromosomal microarray is a first-tier clinical diagnostic test for individuals with developmental disabilities or congenital anomalies. Am J Hum Genet. 2010;86(5):749-64.
3. Richards S, Aziz N, Bale S, Bick D, Das S, Gastier-Foster J, et al. Standards and guidelines for the interpretation of sequence variants: a joint consensus recommendation of the American College of Medical Genetics and Genomics and the Association for Molecular Pathology. Genet Med. 2015;17(5):405-24.

capítulo 44 | Anomalias Cromossômicas e Síndromes Dismórficas Comuns em Neurologia Infantil

Walkiria Monteiro Lopes
Ana Beatriz Alvarez Perez
Luis Garcia Alonso (*in memoriam*)

A frequência populacional de anomalias congênitas oscila ao redor de 4% a 5% dos recém-nascidos vivos. Em linhas gerais, essas anomalias podem ser derivadas de três principais fontes etiopatogênicas:[1]

- Distúrbios monogênicos;
- Distúrbios cromossômicos;
- Distúrbios multifatoriais.

Este capítulo tem como enfoque as anomalias congênitas de etiologia cromossômica, as quais, estima-se, apresentam uma frequência de aproximadamente de uma a cada 150 nascimentos. Fundamentalmente, as anomalias cromossômicas associam-se a quadros com déficit intelectual e desvios do fenótipo morfológico externo, além de serem responsáveis por um significativo contingente de perdas gestacionais. Cerca de 50% dos abortamentos espontâneos de primeiro trimestre e 20% daqueles ocorridos no segundo trimestre estão vinculados a alterações cromossômicas, daí a importância do estudo citogenético dos produtos gestacionais pregressos por ocasião do aconselhamento genético.[2]

As anormalidades cromossômicas podem ser organizadas didaticamente em dois grupos: *adquiridas* e *congênitas* (constitucionais). O primeiro tipo, representado pelas anomalias cromossômicas adquiridas, ocorre no período pós-natal e, de forma geral, está associado a um clone de células e relaciona-se com o desenvolvimento e a evolução das neoplasias. Esse é um capítulo à parte dentro da Genética Médica chamado Oncogenética. Nesse universo, há quadros que guardam interesse com a Neurologia Infantil, como, por exemplo, os casos de neuroblastoma, por meio da visibilização citogenética dos minúsculos duplos extracromossômicos (*double minutes*) oriundos da replicação redundante de sequências idênticas de DNA.[3]

Para este capítulo, no entanto, iremos nos restringir às anomalias cromossômicas congênitas (constitucionais) responsáveis por entidades geneticoclínicas que exigem acompanhamento e terapêutica dentro da expertise do neurologista infantil.

Para fins didáticos, é importante entendermos como se organizam as anormalidades cromossômicas constitucionais (aquelas oriundas de erros da gametogênese parental ou que ocorrem nas primeiras divisões mitóticas pós-zigóticas, envolvendo, assim, todas as células ou grande parte do conjunto celular do indivíduo). Em linhas gerais, as anormalidades cromossômicas constitucionais se organizam em *numéricas* ou estruturais.[2]

ANORMALIDADES CROMOSSÔMICAS NUMÉRICAS

As anormalidades cromossômicas numéricas, também denominadas de *heteroploidias*, correspondem ao complemento de cromossomos com qualquer número que não o normal (recordando-se que nosso padrão constitucional normal é 2n = 46 [23 pares de cromossomos]) e podem se subdividir em *euploidias* e aneuploidias.[2,3]

As *euploidias* são as anormalidades numéricas dos cromossomos em que ocorre um múltiplo exato do número haploide "n". Como exemplos temos as triploidias (3n) e as tetraploidias (4n). As triploidias são situações raras e originam-se de falhas de uma das divisões da maturação do ovócito ou do espermatozoide. Resultam em um produto conceptual com 69 cromossomos e podem ocorrer a partir de três situações: 1. um ovócito com 23 cromossomos é fertilizado por um espermatozoide com 46 cromossomos (24%); 2. um ovócito com 23 cromossomos é fertilizado por dois espermatozoides, cada um deles portando seus 23 cromossomos (66%); ou 3. um ovócito com 46 cromossomos é fertilizado por um espermatozoide normal com 23 cromossomos (10%). Em todas as situações, gera-se um produto com desequilíbrio numérico cromossômico e, consequentemente, de genes, e isso levará a um desenvolvimento gestacional completamente irregular e a um padrão de organogênese dismórfico. Há relatos de afetados que nasceram e sobreviveram até cerca de 1 ano de idade, e as principais alterações fenotípicas, no que tange ao segmento craniofacial, incluem: fontículo posterior amplo, hidrocefalia, holoprosencefalia, hipertelorismo ocular, microftalmia, coloboma, alteração do formato craniano, atresia dos cóanos, fenda labiopalatina e heterocromia da íris.[4]

As tetraploidias, por sua vez, correspondem àqueles 92,XXXX ou 92,XXYY e são resultantes de uma falha da conclusão de uma divisão por clivagem inicial do zigoto, apresentando-se invariavelmente na forma de mosaicismo cromossômico. Apesar de raras e com apresentação fenotípica bastante extensa, alguns afetados podem sobreviver e evoluir com diversos desvios do fenótipo morfológico externo.[5]

As *aneuploidias*, segundo grupo de anormalidades cromossômicas numéricas, representam o segmento mais frequente e clinicamente significativo e referem-se a um complemento de cromossomos com valor não múltiplo do número haploide "n".[6] As suas formas mais frequentes incluem:

- Monossomias (2n-1), como a síndrome de Turner, 46,X;
- Trissomias (2n+1), como a síndrome de Down, 46,XX+21 ou 46,XY,+21 e;
- Tetrassomias (2n+2), como a síndrome de Killian/Teschler-Nicola, tetrassomia 12p.

Há uma gama bastante diversificada de quadros clínicos cromossômicos oriundos de euploidias e aneuploidias que cursam com anomalias do sistema nervoso e do compartimento craniofacial (Tabela 44.1). Atualmente, há tratados e bancos de dados eletrônicos que contemplam o rol de dismorfias e que são de interesse para o neurologista infantil quando de sua rotina clínica no seguimento desses indivíduos. Um deles e muito utilizado está disponível no endereço: http://www.wiley.com/legacy/products/subject/life/borgaonkar/.

ANORMALIDADES CROMOSSÔMICAS ESTRUTURAIS

Esse grupo de anomalias cromossômicas é derivado da quebra cromossômica seguida de reconstituição numa combinação ou formato anormal. Essas altera-

Tabela 44.1 Alterações do sistema nervoso nas principais anormalidades cromossômicas numéricas.[4]	
Trissomia do cromossomo 21 (síndrome de Down)	Déficit intelectual, epilepsia, hipotonia, atraso do desenvolvimento neurológico
Trissomia do cromossomo 18 (síndrome de Edwards)	Microcefalia, paralisia facial, microgiria, hipoplasia do cerebelo, hidrocefalia, disgenesia do corpo caloso, hipertonia, déficit intelectual
Trissomia do cromossomo 13 (síndrome de Patau)	Holoprosencefalia, epilepsia, déficit intelectual, hipertonia, hidrocefalia, agenesia do corpo caloso, hipoplasia do cerebelo, anormalidades dos núcleos da base
Trissomia do cromossomo 8	Incoordenação motora, déficit intelectual, epilepsia, agenesia do corpo caloso
Trissomia do cromossomo 9 em mosaico	Déficit intelectual, ventriculomegalia, hidrocefalia, cisto do plexo coroide, cisto subaracnóideo, malformações do desenvolvimento cortical
Síndrome XYY	Coordenação motora ruim, distúrbios de aprendizagem, alterações da linguagem, comportamento agressivo e hiperatividade
Síndrome de Klinefelter	Déficit intelectual e de memória, ataxia
Síndromes XXXY e XXXXY	Déficit intelectual, microcefalia, epilepsia, hipoplasia do corpo caloso, hipotonia, arrinencefalia
Síndromes XXX e XXXX	Déficit intelectual, alterações da fala, epilepsia, ventriculomegalia
Síndrome XXXXX (síndrome penta X)	Déficit intelectual, microcefalia, malformação de Dandy-Walker
Síndrome de Turner (45,X)	Déficit intelectual, agenesia do joelho do corpo caloso, alterações visuoespaciais, ventriculomegalia, anormalidades da ponte e do verme do cerebelo

ções podem se apresentar em todas as células do indivíduo (quando oriundas da fase pré-zigótica) ou ter a forma de mosaico (quando resultantes de alterações pós-zigóticas).[2]

Os compêndios de Genética Médica subdividem as anormalidades cromossômicas estruturais em dois subgrupos: *equilibradas* e *não equilibradas*. As anomalias equilibradas corresponderiam àquelas em que, após a quebra e o posterior rearranjo, o conjunto de cromossomos permaneceria com o complemento normal de genes e de informações genéticas. Por sua vez, as não equilibradas resultariam, após a quebra e o consequente rearranjo, num conjunto cromossômico com informações genéticas a mais ou a menos, e isso deflagraria desvios fenotípicos morfológicos e funcionais.[2]

Essa classificação tem sido, no entanto, muito discutida ao longo do tempo. Há modalidades de anomalias cromossômicas estruturais que, dependendo da forma como aconteceram, podem ser do tipo equilibrado ou não equilibrado. Assim, não iremos nos ater a essa subdivisão e apresentaremos, de forma geral, as principais formas de anomalias cromossômicas estruturais:[2,3,6]

- Deleção;
- Duplicação;
- Cromossomo em anel;
- Isocromossomo;
- Cromossomo dicêntrico;
- Inversão;
- Inserção;
- Translocação.

Deleção

As deleções (ou deficiências) são perdas totais ou parciais de um segmento cromossômico, o que resulta em um desequilíbrio de informações genéticas. Diz-se que o portador de uma deleção é *hemizigótico* para as informações genéticas que permanecem no cromossomo homólogo não acometido. Estruturalmente, as deleções podem ser *intersticiais (intercalares)* ou *terminais*. Deleções intersticiais envolvem duas quebras ao longo do cromossomo, com perda de material e união dos fragmentos remanescentes. Deleções terminais, por sua vez, correspondem a uma única quebra, com perda de todo o segmento adiante (Figura 44.1).[7] Várias deleções cursam com alterações neurológicas em crianças, destacando-se os quadros de deleção 11q e 5p (síndrome do miado do gato ou *cri du chat*) (Tabela 44.2).

Duplicação

As duplicações ocorrem quando um segmento do cromossomo está presente mais de uma vez e se origina, por exemplo, a partir de um mecanismo desigual de permuta, recombinação ou *crossing-over* (Figura 44.2). As duplicações podem ser *diretas* (quando a orientação linear do segmento duplicado está mantida) ou *invertidas* (quando a orientação linear do segmento duplicado está em ordem invertida).[3,7] Um exemplo de duplicação que é acompanhada nos serviços de Neurologia Infantil é a duplicação 15q, que cursa com anormalidades ponderoestaturais (alta e baixa estaturas), escoliose, anomalias cardíacas, camptodactilia, aracnodactilia,

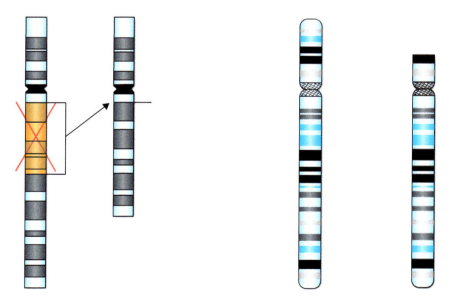

Figura 44.1 Deleções cromossômicas intersticial (à esquerda) e terminal (à direita).
Fonte: http://study.com/academy/lesson/deletion-mutation-definition-examples-diseases.html.

Tabela 44.2 Alterações do sistema nervoso nas principais anormalidades cromossômicas estruturais.[4]

Deleção 3p	Hipotonia, déficit intelectual, microcefalia, agenesia do corpo caloso
Duplicação 3q	Epilepsia, déficit intelectual, apneia central, agenesia do corpo caloso, microftalmia
Deleção 4p	Hipotonia, epilepsia, microcefalia, cistos interventriculares, agenesia do septo pelúcido, transtorno do espectro autista
Deleção 4q	Hipotonia, epilepsia, déficit intelectual
Deleção 5p (síndrome *cri du chat*, do miado do gato)	Atrofia cerebral, agenesia do corpo caloso, hipoplasia do cerebelo, déficit intelectual
Deleção 9p	Hipotonia, déficit de atenção, atraso da fala, distúrbios do sono
Duplicação 9p	Microcefalia, déficit intelectual, hidrocefalia, agenesia do corpo caloso
Duplicação 10q	Hipotonia, déficit intelectual, microcefalia, malformações telencefálicas
Deleção 11q	Microcefalia, hipotonia, déficit intelectual, hidrocefalia, holoprosencefalia, epilepsia, agenesia do corpo caloso, atrofia cerebral, hipoplasia do cerebelo, transtorno do humor bipolar
Deleção 13q	Microcefalia, déficit intelectual, displasia do nervo óptico e da retina
Duplicação 15q	Déficit intelectual, microcefalia
Deleção 18p	Hipotonia, microcefalia, déficit intelectual, holoprosencefalia, arrinencefalia, estrabismo
Deleção 18q	Hipotonia, coordenação motora ruim, epilepsia, nistagmo, hidrocefalia, porencefalia, alterações da mielinização, hipoplasia do cerebelo, déficit intelectual

criptorquidismo (nos meninos) e hipoplasia dos lábios maiores (nas meninas), além de alterações do sistema nervoso, morfológicas e funcionais (Tabela 44.2).

Cromossomo em anel

Trata-se de uma anormalidade cromossômica estrutural que se forma quando o cromossomo sofre duas quebras que acometem suas extremidades (*regiões teloméricas*). As extremidades rompidas se fundem formando uma estrutura circular.[7] Assim, os fragmentos resultantes da quebra e carentes de centrômero são excluídos e não mais participam da estrutura inicial do cromossomo (Figura 44.3). Na anomalia do cromossomo 13 em anel, por exemplo, notamos dismorfias dos tipos microcefalia, déficit intelectual e transtornos do espectro autista.

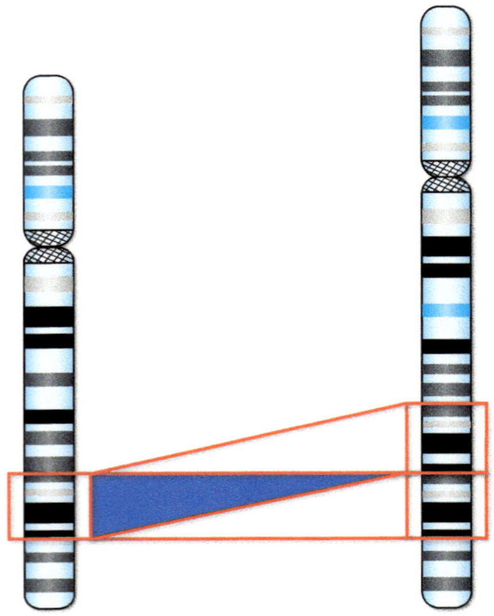

Isocromossomo

Isocromossomo é uma anomalia estrutural na qual um dos braços do cromossomo está ausente e o outro, duplicado. Origina-se a partir de um posicionamento alterado do cromossomo na placa equatorial durante a metáfase, o que leva a uma anáfase que proporcionará braços cromossômicos iguais na célula-filha (dois braços curtos em uma e dois braços longos na outra),[3] portanto um probante com 46 cromossomos que possua um isocromossomo terá uma cópia do material genético de um braço e três cópias do material genético do outro braço, ou, em outras palavras, será parcialmente monossômico e parcialmente trissômico (Figura 44.4).

Cromossomo dicêntrico

Trata-se de um tipo raro de anormalidade cromossômica estrutural no qual dois segmentos cromossômicos, cada um com seu centrômero, fundem-se extremidade a extremidade, com perda de seus fragmentos acêntricos.[2,3] Esse novo conjunto cromossômico, com dois centrômeros, tornar-se-á estável após a inativação de um deles (Figura 44.5).

Figura 44.2 Duplicação cromossômica direta.
Fonte: http://www.larasig.com/node/3541.

Anomalias Cromossômicas e Síndromes Dismórficas Comuns em Neurologia Infantil

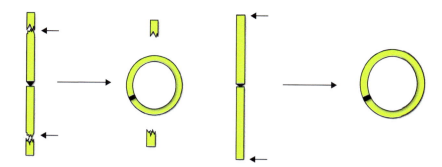

Figura 44.3 Cromossomo em anel. Notam-se a fragmentação dos segmentos teloméricos e sua exclusão, além do mecanismo de reparo por meio da fusão circular do segmento cromossômico remanescente.
Fonte: http://atlasgeneticsoncology.org/Deep/RingChromosID20030.html.

Inversão

As inversões são anomalias estruturais do cromossomo que ocorrem quando o cromossomo sofre duas quebras e o segmento entre elas reposiciona-se de forma invertida. Podem ser de dois tipos: *pericêntricas* ou *paracêntricas*. Na primeira, a inversão envolve o centrômero e, portanto, há uma quebra em cada braço. Em contrapartida, nas inversões paracêntricas, as duas quebras se dão no mesmo braço (curto ou longo) e, assim, não há acometimento do centrômero[2] (Figura 44.6).

Inserção

Outra modalidade de anormalidade cromossômica estrutural que pode cursar com desvios do fenótipo morfológico externo é a inserção. Trata-se de uma situação que ocorre quando um segmento removido de um cromossomo é inserido em um cromossomo diferente. Estruturalmente, pode ser *direta* (quando o segmento é inserido em sua orientação habitual) ou *invertida* (quando o segmento é inserido em sua orientação invertida)[2] (Figura 44.7).

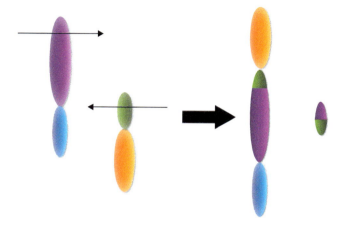

Figura 44.5 Cromossomo dicêntrico. Note-se a ruptura nos dois cromossomos que se associam, formando uma só unidade (com dois centrômeros e que posteriormente terá apenas um) e o fragmento remanescente que será eliminado.
Fonte: http://www.intechopen.com/books/evolution-of-ionizing-radiation--research/on-the-dynamical-approach-of-quantitative-radiation-biology.

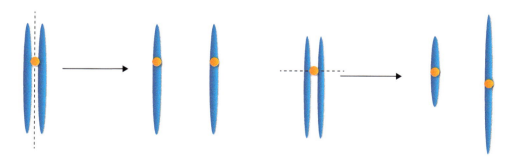

Figura 44.4 Isocromossomo. À esquerda, padrão de divisão celular normal, com o plano de divisão atravessando longitudinalmente o centrômero e, assim, separando dois cromossomos (cada um deles com seus braços curto e longo), que migrarão para as células-filhas. À direita, padrão de divisão anormal com o plano de divisão atravessando o centrômero de forma transversal e, assim, levando à separação de dois cromossomos alterados: um deles com dois braços curtos e o outro com dois braços longos.
Fonte: https://quizlet.com/28637230/cytogenetics-flash-cards/.

Capítulo 44

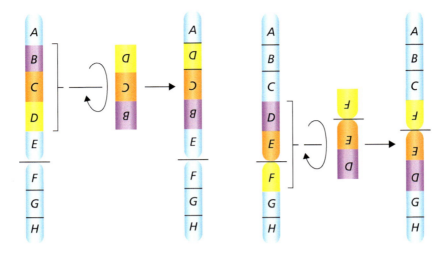

Figura 44.6 Inversão paracêntrica (à esquerda) e pericêntrica (à direita).
Fonte: https://www.studyblue.com/notes/note/n/chapter-16-genetics/deck/5875051.

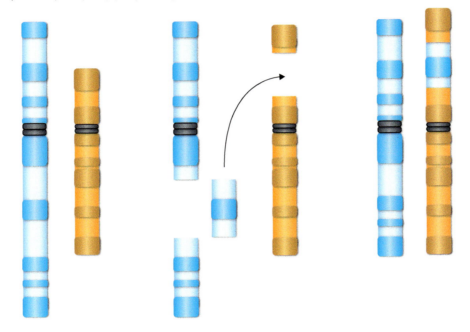

Figura 44.7 Inserção cromossômica.
Fonte: http://cvirtuel.cochin.univ-paris5.fr/cytogen/iconcyto.htm.

Translocação

Em todos os cenários de atendimento, os neurologistas infantis podem se deparar com todas as anormalidades cromossômicas descritas até agora, no entanto uma delas, bastante frequente, é a translocação. Trata-se de um fenômeno que envolve a troca de segmentos entre cromossomos não homólogos e apresenta-se de duas formas: *recíproca* ou *robertsoniana*.[2,3]

Translocações recíprocas são aquelas nas quais o rearranjo resulta da quebra de cromossomos não homólogos, com troca recíproca dos segmentos soltos (Figura 44.8). As translocações robertsonianas, cujo nome homenageia o biólogo americano William Rees Brebner Robertson (1881-1941), que as descreveu, em 1916, em gafanhotos, envolvem os cromossomos acrocêntricos (13, 14, 15, 21 e 22) que se fundem próximo à região do centrômero, com perda dos braços curtos. Vale lembrar que os braços curtos desses cromossomos possuem cópias múltiplas de genes de RNA ribossômico, portanto a perda de partes desses braços não é nociva, pois há a compensação pelos demais que não estão envolvidos na translocação[2,3] (Figura 44.9).

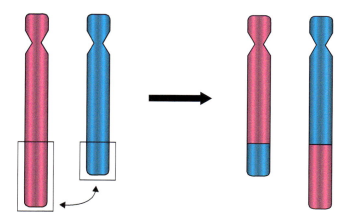

Figura 44.8 Translocação recíproca.
Fonte: http://www.viagenefertility.com/Translocations.php.

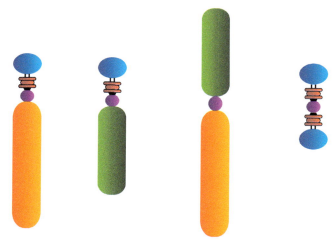

Figura 44.9 Translocação robertsoniana. Notem-se os dois cromossomos acrocêntricos, à esquerda, que se fundem pelos braços longos e perdem seus braços curtos (fragmentos remanescentes).
Fonte: https://www.quora.com/I-have-a-robertsonian-translocation-What-does-it-mean.

As Tabelas 44.2 e 44.3 congregam as mais frequentes anormalidades cromossômicas estruturais e as alterações fenotípicas observadas no sistema nervoso.

ASPECTOS CLÍNICOS

As manifestações neurológicas associadas às síndromes genéticas são variadas. É muito comum que cheguem ao consultório do neurologista infantil pacientes cujos quadros clínicos cursam principalmente com atraso global do desenvolvimento neuropsicomotor, deficiência intelectual, transtorno do espectro autista, epilepsia e alterações de volume e forma do crânio. Ao se deparar com pacientes com esse conjunto de sinais e sintomas, o profissional deve sempre observar se há características fenotípicas que sugiram uma etiologia genética.

A primeira pergunta a se fazer é: o paciente apresenta dismorfismos ou malformações maiores sugestivas de etiologia genética? Se sim, a próxima pergunta é: apresenta fenótipo de alguma síndrome genética específica?

Para essa resposta, é necessário que se aprenda a reconhecer dismorfismos e, também, a identificar o fenótipo das principais síndromes genéticas.

Este livro não tem o objetivo de apresentar todas as síndromes genéticas, mas, sim, auxiliar na identificação de algumas síndromes de interesse clínico para o neurologista infantil. O reconhecimento da *gestalt* das principais síndromes é fundamental. A *gestalt* pode ser definida como a impressão "do todo" relacionada com o paciente. Na avaliação dessa impressão geral, destaca-se o reconhecimento do conjunto de dismorfismos faciais que sugerem uma determinada síndrome, denominado *gestalt* facial. Sua identificação é importante, uma vez que cerca de 30% a 40% das doenças genéticas incluem alterações craniofaciais na sua apresentação fenotípica.[8]

Antes de abordarmos o reconhecimento dessas síndromes, é necessário que se assimilem alguns conceitos básicos necessários para a compreensão de alguns aspectos clínicos.

Conceitos básicos

Na avaliação clínica de um paciente dismórfico, é necessário que se compreendam os tipos de anomalias congênitas em relação a sua origem e formas de agrupamento.

Origem das anomalias congênitas: malformação, deformidade e disrupção

Primeiramente, deve-se ter em mente que uma anomalia congênita não é sinônimo de doença genética. Segundo a Organização Pan-americana da Saúde (OPAS), anomalia congênita se refere a "toda anomalia funcional ou estrutural do desenvolvimento do feto decorrente de fator originado antes do nascimento, mesmo quando o defeito não for aparente no recém-nascido e só se manifestar mais tarde",[9] ou seja, trata-se de um defeito da morfogênese que pode ter etiologias diversas. Ao se avaliar, portanto, um paciente com anomalia congênita, deve-se tentar identificar a origem desta. Os defeitos congênitos podem ser de três tipos: malformações, deformidades e disrupções.

Malformações são "defeitos morfológicos de um órgão, parte dele ou parte maior do corpo, resultando de um processo de desenvolvimento intrinseca-

Tabela 44.3 Alterações do sistema nervoso nas principais anormalidades cromossômicas detectáveis por técnicas de citogenética molecular.[4]

Deleção 1p36	Déficit intelectual, microcefalia, braquicefalia, hidrocefalia, paralisia do VI par craniano
Microdeleção 1q41q42	Hipotonia, déficit intelectual, microcefalia, agenesia do corpo caloso, epilepsia, displasia cortical, ventriculomegalia
Microdeleção 1q43q44	Microcefalia, epilepsia, déficit intelectual, hipoplasia do verme do cerebelo, malformação de Dandy-Walker, agenesia do corpo caloso, hipoplasia do tronco encefálico
Microdeleção 2q31.1	Déficit intelectual, epilepsia, hidrocefalia, ventriculomegalia, atrofia cortical, hipoplasia do corpo caloso, atraso da mielinização
Microdeleção subtelomérica 2qter	Déficit intelectual, hipotonia, epilepsia, transtornos do espectro autista, microcefalia, macrocefalia, hidrocefalia, holoprosencefalia, malformações cerebelares, cisto subependimário, ventriculomegalia
Microdeleção 3q29	Marcha atáxica, transtornos do espectro autista, alterações psiquiátricas (depressão, esquizofrenia, transtorno bipolar), macrocefalia, epilepsia, microcefalia
Deleção subtelomérica 9q34.3 (síndrome de Kleefstra)	Hipotonia, atraso da fala, epilepsia, estereotipias, disacusia neurossensorial, cegueira cortical, hipoplasia do cerebelo e do corpo caloso
Microdeleção 15q24	Hipotonia, distúrbios do sono, transtorno do espectro autista, heterotopia neuronal, cisterna magna alargada, hipoplasia do bulbo olfatório, disgenesia do corpo caloso, ventriculomegalia, déficit intelectual
Microdeleção 16p11.2p12.2	Déficit intelectual, hiperatividade, hipotonia
Microdeleção 17q21	Déficit intelectual, leucomalacia periventricular, disgenesia do corpo caloso, heterotopia neuronal
Deleção 22q13 (síndrome de Phelan-McDermid)	Hipotonia, transtorno do espectro autista, atraso da mielinização, dificuldades da fala
Duplicação Xq27-q28 terminal	Déficit intelectual, atrofia cortical, hidrocefalia

mente anormal".[9] Compreende-se, portanto, que a malformação envolve necessariamente uma formação inadequada de tecidos desde a sua origem. Ela pode se manifestar de forma discreta a grave. Como exemplos podem-se citar anencefalia, onfalocele, atresia de esôfago etc. Essas malformações, por terem uma alteração genética de base, implicam um risco maior de recorrência.[4]

Deformidades são alterações na morfogênese decorrentes de forças incomuns exercidas sobre o tecido normal, ou seja, não há um problema intrínseco do embrião ou feto, mas, sim, forças uterinas atuantes originando a deformidade. Pode-se citar, por exemplo, o pé equino secundário a oligodrâmnio durante a gestação. As deformidades não são de etiologia genética, e a maioria possui bom prognóstico e baixo risco de recorrência. Exceções ocorrem nos casos em que a causa da deformação se mantiver, como, por exemplo, no caso de um útero bicorno.[4]

Nas disrupções ocorrem alterações em um tecido que originalmente era normal, o que acarreta uma ruptura ou interferência na sua morfogênese.[4] Nesse caso, um feto normal é sujeito a um problema destrutivo e suas consequências. As consequências de infecções, injúrias vasculares e exposições a teratógenos são exemplos de disrupções. Nesses casos, o risco de recorrência é baixo, se o indivíduo não for exposto às mesmas causas disruptivas.

Agrupamento das anomalias congênitas: síndrome, sequência e associação

O conceito de síndrome genética envolve um grupo específico de anomalias em que há alterações morfológicas. Essas anomalias ocorrem em conjunto, de forma frequente e são causalmente relacionadas.[10] Esse conceito da Genética é diferente do utilizado na Neurologia, no qual define-se síndrome como um conjunto de sinais e sintomas. Na Genética, o conceito de síndrome envolve, necessariamente, pelo menos uma alteração morfológica. São exemplos as síndromes de Down, Patau, Edwards, entre outras.

As sequências envolvem uma ou mais alterações morfológicas secundárias a uma única malformação, disrupção ou deformação, causando um efeito em cascata. Um bom exemplo é a sequência de Pierre-Robin, na qual ocorre uma hipoplasia de mandíbula, que é a anomalia primária. Essa hipoplasia faz que haja uma glossoptose que obstrui o palato no momento do seu fechamento, levando à formação de uma fenda palatina.[10] As causas para essa anomalia primária podem ser diversas.

> **Sequência de Pierre-Robin:**
> Hipoplasia de mandíbula (anomalia primária) > glossoptose > obstrução do palato > fenda palatina.

Na associação, observa-se um padrão de anomalias no qual pelo menos duas sejam morfológicas. Essas anomalias ocorrem em conjunto com uma frequência maior do que o esperado. Nesse caso, uma correlação causal não é conhecida. Um exemplo, descrito há mais de 40 anos, é a associação VACTERL (V = *vertebral*, A = *anal*, C = *cardiac*, TE = *tracheoesophageal fistula*, R = *renal abnormalities* e L = *limb abnormalities*).[10] Nessa associação, podem ocorrer malformações da coluna vertebral associadas a ânus imperfurado, malformações cardíacas, fístula traqueoesofágica, malformação renal e anomalia de membros (frequentemente, encontra-se aplasia de rádio). Essa associação pode estar presente em outras síndromes. É comum, por exemplo, encontrar-se essa associação em indivíduos com anemia de Fanconi, porém nem todos os pacientes com essa associação terão Fanconi.[11]

A síndrome CHARGE (coloboma, cardiopatia, atresia de coanas, atraso do crescimento e desenvolvimento, hipoplasia dos genitais e anomalias dos pavilhões auditivos) foi, por muitos anos, classificada como associação. Após a sua definição etiológica com alteração nos genes *SEMA3E* e *CHD7*, passou a ser classificada como síndrome.[12]

Anomalias congênitas maiores *versus* menores

É importante que se diferenciem as malformações maiores dos dismorfismos (ou anomalias menores). As anomalias maiores são aquelas que apresentam consequências clínicas, funcionais ou estéticas importantes. Podem-se citar como exemplos os defeitos de tubo neural (encefalocele, espinha bífida, anencefalia), as malformações cardíacas (defeitos de septo atrial e ventricular, tetralogia de Fallot, coarctação de aorta), fendas palatina e labial, atresia de esôfago, hipospadia, hérnia diafragmática, gastrosquise e onfalocele.[4]

Em contrapartida, as anomalias menores não apresentam impacto clínico significativo, no entanto, quando o paciente apresenta um conjunto dessas alterações, deve-se estar atento a alguma mutação genética subjacente. A presença de três ou mais anomalias menores justifica a procura por anomalias maiores. Em cerca de 90% dos pacientes recém-nascidos com três ou mais dismorfismos, encontra-se alguma anomalia maior.[13] Quanto maior o número desses dismorfismos, maior a chance de se encontrarem uma malformação maior e um quadro sindrômico associado. Como exemplos de anomalias menores podem-se citar os apêndices, as fossetas, o hipo e o hipertelorismo, o filtro longo, a hérnia umbilical, entre outros.

Avaliação clínica: anamnese e exame físico

A avaliação clínica desses pacientes envolve a elaboração de uma anamnese detalhada e um exame físico com atenção aos aspectos dismorfológicos.

A anamnese se inicia de forma habitual com a queixa principal e a história da moléstia atual. Em seguida, avaliam-se os antecedentes pessoais. Nessa avaliação, é interessante notar se houve alguma intercorrência no período gestacional: relato de crescimento intrauterino restrito (CIUR), polidrâmnio ou oligodrâmnio. Muitas síndromes determinam atraso do crescimento e diminuição da atividade fetal. O oligodrâmnio pode estar associado a malformações do trato genitourinário[14] e o polidrâmnio, a defeitos de fechamento do tubo neural (encefalocele, anencefalia, mielomeningocele).[15] As síndromes genéticas também se associam a maior número de complicações perinatais, como apgar baixo, prematuridade e baixo peso. Outro ponto relevante é a avaliação da existência de algum evento disruptivo, por isso deve-se sempre interrogar se houve alguma exposição a teratógenos. Alguns dos mais comuns são álcool, ácido valproico, fenitoína, lítio, cocaína, anticoagulantes, talidomida, TORCHS (toxoplasmose, rubéola, citomegalovírus, herpes simples).

Na avaliação genética, a história familiar é de suma importância. Deve-se questionar sobre história de consanguinidade e doenças prévias na família. Em alguns casos, será importante a construção de um heredograma. Recomenda-se elaborá-lo com pelo menos três gerações. Também deve-se interrogar sobre a idade materna e paterna. A idade materna avançada (35 anos ou mais) está mais relacionada com eventos de não disjunção durante a gametogênese, predispondo a alterações cromossômicas numéricas,[16] enquanto a idade paterna avançada (não há um consenso definido em relação à idade, porém muitos estudos sugerem o marco de 40 anos) tem sido associada à presença de maior número de mutações *de novo*, além de a maior frequência de transtorno do espectro autista e esquizofrenia.[17]

No exame físico, além da análise neurológica de rotina, deve-se realizar um exame dismorfológico adequado. Uma boa avaliação dismorfológica requer algum treinamento. Há uma tentativa internacional, no âmbito da dismorfologia, de padronização dos termos utilizados para descrever as alterações morfológicas humanas. Essas definições terminológicas podem ser encontradas de forma detalhada no endereço eletrônico https://elementsofmorphology.nih.gov/. É necessário que o neurologista infantil aprenda a identificar os dismorfismos e a utilizar corretamente essa terminologia. A seguir foi sugerido um breve roteiro de avaliação dismorfológica (Tabela 44.4).

SÍNDROMES DISMÓRFICAS

Serão abordadas a seguir algumas das principais síndromes genéticas de interesse para o neurologista infantil. É relevante ressaltar que algumas delas já foram discutidas no Capítulo 25 – Deficiência Intelectual e Atraso Global do Desenvolvimento – deficiência intelectual (Síndromes de Down, X-frágil, Angelman, Prader-Willi e Síndrome Alcóolica Fetal) e não serão aprofundadas neste capítulo.

Síndrome de Edwards – trissomia do 18

- **Características gerais:** a síndrome de Edwards é a segunda trissomia autossômica mais frequente e tem prevalência de 1/4.000 nascidos vivos.[18] A maior parte dos casos é causada por uma trissomia completa do cromossomo 18. Existem também as trissomias parciais, que podem ocorrer no braço curto ou longo do cromossomo 18. Quando ocorre no braço longo, a apresentação fenotípica é semelhante à trissomia completa. Uma trissomia parcial no braço curto ou a presença de mosaicismo pode cursar com fenótipos mais brandos ou pouco específicos. Os pacientes com a síndrome apresentam baixos peso e estatura ao nascimento, crânio com o diâmetro bifrontal reduzido e proeminência em região occipital (dolicocefalia). Frequentemente, observam-se orelhas displásicas com baixa implantação, micrognatismo e esterno curto. O aspecto das mãos é bem característico: elas permanecem cerradas, com superposição do segundo sobre o terceiro dedo e do quinto sobre o quarto dedo.[4] É importante ressaltar a elevada incidência de cardiopatia congênita, que ocorre em mais de 90% dos casos.[19] Outras malformações em tratos gastrointestinal e urogenital também podem ocorrer.

- **Manifestações neurológicas:** os pacientes apresentam atraso global no desenvolvimento neuropsicomotor e deficiência mental grave. Também é comum a presença de hipotonia no período neonatal seguida de hipertonia importante na infância. Epilepsia e apneia central ocorrem em 25% a 50% dos pacientes, sendo a apneia central uma das principais causas de morte precoce.[19] Em alguns pacientes, podem ser notados choro débil e resposta diminuída a estímulos sonoros. Dificuldade de sucção é um achado frequente.[2]

- **Neuroimagem:** são frequentes as alterações na ressonância magnética do crânio, na qual é possível notar dolicocefalia, hipoplasia cerebelar, anormalidades girais, hipoplasia do corpo caloso e displasia hipocampal.[20]

- **Diagnóstico:** a maior parte dos casos ocorre devido a uma não disjunção cromossômica durante a gametogênese materna, por esse motivo a idade materna avançada é um dos principais fatores de risco para a ocorrência da síndrome. Atualmente, grande parte dos pacientes recebe o diagnóstico no pré-natal. Para mães com mais de 35 anos, além dos exames de triagem convencionais, como ultrassonografia e exames bioquímicos, tem sido indicada a realização do *non invasive prenatal testing* (NIPT) para o rastreio de aneuploidias.[21] Esse exame avalia o DNA fetal livre de células que está presente no soro materno e apresenta elevada sensibilidade (na faixa de 90% a 95% para algumas trissomias). Apesar dessa alta sensibilidade, os testes invasivos (amniocentese e punção de vilosidades coriônicas) ainda são indicados em caso de triagem positiva.[2] O diagnóstico após o nascimento é realizado por intermédio do cariótipo.[4]

- **Conduta e prognóstico:** o tratamento consiste em medidas de suporte clínico. O prognóstico ainda é desfavorável apesar do melhor suporte clínico e aumento da sobrevida dos pacientes: cerca de 50% dos pacientes vivem mais que uma semana e 5% a 10% sobrevivem após o primeiro ano de vida.[19]

Síndrome de Patau – trissomia do cromossomo 13

- **Características gerais:** a prevalência da síndrome de Patau é estimada em 1/7.000 nascidos vivos.[18] A etiologia da síndrome consiste em uma trissomia do cromossomo 13, que pode ocorrer de forma total, parcial ou estar associada a mosaicismos. Na maioria dos pacientes, em cerca de 80%, ocorre a trissomia total, resultando em alterações fenotípicas mais acentuadas. A idade materna avançada é um dos principais fatores de risco.

Tabela 44.4 Roteiro de avaliação dismorfológica.[22]

Dados antropométricos	**Observar:** • Peso, altura, perímetro cefálico; • Comprimento de membros e proporção entre eles.
Volume e formato do crânio	• Registrar se há macro ou microcefalia. • Braquicefalia/trigonocefalia/dolicocefalia/plagiocefalia.
Cabelos	• Observar tipo e distribuição dos fios: pode-se descrever como finos/grosseiros/esparsos. • Avaliar implantação do cabelo na fronte e no dorso: descrever como baixa ou alta implantação dos cabelos em região anterior ou posterior (avalia-se a distância entre a linha de implantação do cabelo e a glabela em região anterior. Na região posterior, a avaliação é subjetiva) • Observar anormalidades em relação ao número e à posição do redemoinho.
Face	• Descrever a impressão geral: alargada/estreita/triangular/alongada/curta/achatada/infiltrada/hipomímica.
Olhos	• Avaliar se profundos ou proeminentes. • Escrever a presença de hipo ou hipertelorismo e telecanto. • Observar: distância interpupilar (1), distância intercantal interna (2), distância intercantal externa (3). 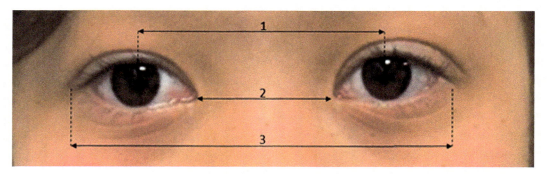 No hipertelorismo, além do aumento da distância intercantal interna, há aumento das distâncias interpupilar e intercantal externa. No telecanto, há apenas aumento da distância intercantal interna.
Olhos	• Avaliar se há presença de epicanto. • Observar fissuras palpebrais: invertidas (entrópio)/evertidas(ectrópio)/oblíquas para cima ou para baixo (oblíquas descendentes ou ascendentes). • Descrever sobrancelhas: alargadas/arqueadas/horizontalizadas/lateralmente estendidas (extensão além da órbita)/esparsas/alongadas. Presença de sinofris (encontro das sobrancelhas na linha mediana).

Nariz e filtro	• Observar medida da base nasal, ponte, ponta nasal, narinas e columela. Descrever alterações em:
	  ▪ Columela nasal: curta/proeminente/alargada;
	  ▪ Base nasal: alargada/estreita/deprimida;
	  ▪ Ponte (ou dorso nasal): alargada/estreita/alta ou proeminente/baixa ou deprimida;
	  ▪ Ponta nasal: deprimida (geralmente acompanha a columela curta)/bulbosa (nariz bulboso)/estreita;

	(Continuação)
Nariz e filtro	• Narinas – hipoplásicas/antevertidas (Figura 44.10).

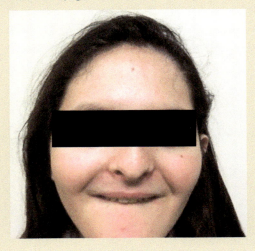

Figura 44.10 Columela nasal proeminente, narinas hipoplásicas.

	• Avaliar comprimento e profundidade do filtro (distância entre a base nasal e o lábio superior).
Boca	• Observar: ▪ Tamanho: macrostomia/ microstomia; ▪ Lábios: finos/grossos/presença de fenda labial; ▪ Língua: macro ou microglossia/presença de fissura; ▪ Palato: arqueado/hipoplásico/presença de fenda; ▪ Dentes: hipodontia/aumento do espaçamento entre os dentes.
Mandíbula	• Avaliar se: micrognatia/retrognatia/prognatia.
Orelhas	• Observar a altura de implantação e o formato das orelhas: baixa implantação/displásicas/microtia. • Há quatro maneiras de se avaliar a implantação da orelha. Uma das utilizadas e sugerida é traçar uma linha da região de implantação da orelha no escalpo até a região intercantal externa do olho. Observe a Figura 44.11 abaixo.

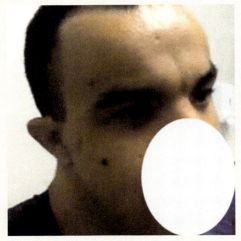

Figura 44.11 Orelhas displásicas e com baixa implantação.

• Descrever a presença de *pits* (orifícios em regiões próximas à orelha) ou *tags* auriculares (apêndices auriculares).

Tabela 44.4 Roteiro de avaliação dismorfológica.	(Continuação)

Mãos e pés	• Observar:
	  ▪ Dedos: polidactilia/sindactilia (fusão entre os dedos)/braquidactilia (dedos curtos)/aracnodactilia (dedos longos)/camptodactilia (postura em flexão das articulações interfalangianas proximais)/clinodactilia (encurvamento do dedo, geralmente o quinto);
	  ▪ Presença de pregas palmares ou plantares;
	  ▪ Unhas: hipoplásicas/displásicas.

Região torácica e dorso	• Observar se: hipertelorismo mamário/mamas invertidas/mamilos extranumerários. • Descrever se: peito escavado/*pectus carinatum* (proeminência do esterno em região anterior)/escoliose/cifose.

Pele	• Descrever alterações:
	  ▪ Manchas café com leite/nevos melanocíticos/manchas hipocrômicas;
	  ▪ Presença de *cutis laxa* (pele frouxa).

Fonte: Firth, H. V., & Hurst, J. A. (2017). Dysmorphology examination checklist. In Oxford Desk Reference: Clinical Genetics and Genomics. essay, Oxford University Press.

A trissomia do 13 é associada a malformações congênitas maiores que envolvem a maioria dos órgãos. Frequentemente, são encontrados defeitos em região medial da face, sendo comuns achatamento da fronte, microftalmia, coloboma de íris, catarata, fenda palatina e fissura labial. Também podem ser observadas polidactilia, unhas hiperconvexas, displasia cutis em região posterior do escalpo, cardiopatia e alterações genitourinárias.[4]

- **Manifestações neurológicas:** são comuns os defeitos em linha média no sistema nervoso central. Também podem-se observar microcefalia, epilepsia e atraso do desenvolvimento neuropsicomotor.
- **Neuroimagem:** holoprosencefalia é frequente e ocorre em cerca de 80% dos casos.[18,20] Nos pacientes sem holoprosencefalia também são descritas agenesia de corpo caloso, hipoplasia olfatória e hipoplasia de vérmis cerebelar.[20]
- **Diagnóstico:** pode ser realizado na avaliação pré-natal por meio de ultrassonografia, NIPT ou exames invasivos (amniocentese e punção de vilosidades coriônicas), ou, após o nascimento, por cariótipo.[2]
- **Conduta e prognóstico:** o tratamento é realizado mediante medidas de suporte clínico. O prognóstico é limitado: a média de sobrevivência é de sete dias. Cerca de 91% dos pacientes vão a óbito no primeiro ano de vida.[23]

Síndrome de Down

A síndrome de Down já foi abordada no Capítulo 25 – Deficiência Intelectual e Atraso Global do Desenvolvimento, por isso será referida de forma sucinta neste capítulo.

- **Características gerais:** trata-se da trissomia mais comum, sendo a causa mais frequente de deficiência intelectual. O paciente com a síndrome apresenta uma *gestalt* facial de fácil identificação. Observam-se face achatada, fendas palpebrais oblíquas para cima, epicanto, base nasal achatada e orelhas pequenas. Nas mãos pode-se notar a presença de prega simiesca e clinodactilia do quinto dedo. Um achado constante é a presença de cardiopatia, que ocorre em 40% a 50% dos pacientes.[24] A trissomia do 21, portanto, é a causa mais frequente de cardiopatia congênita associada a síndrome genética. Também podem ocorrer hipotireoidismo, diabetes e neoplasias numa regularidade maior do que na população geral.
- **Manifestações neurológicas:** a hipotonia é marcante e pode levar a atraso da aquisição dos marcos motores, principalmente quando associada a frouxidão ligamentar. A deficiência intelectual, na maioria dos casos, é de leve a moderada, sendo ocasionalmente grave, e a epilepsia ocorre em cerca de 13% dos pacientes.[25] A frequência de transtorno do espectro autista é maior nesses pacientes do que na população geral,[26] e muitos podem apresentar um quadro demencial de início precoce.[27]
- **Neuroimagem:** não há achado específico na ressonância magnética de crânio, no entanto frequentemente nota-se um padrão braquicefálico. Atrofia e calcificações senis no globo pálido podem ser observadas precocemente em alguns pacientes. Anormalidades na coluna cervical são comuns, com prevalência de luxação atlanto-occipital elevada (variando de 10% a 22%), assim como também podem ser observadas no processo odontoide. Alguns pacientes apresentam hipoplasia do arco posterior de C1 e desenvolvem, posteriormente, uma invaginação basilar progressiva.[20]
- **Diagnóstico:** o diagnóstico com frequência é realizado durante o pré-natal mediante testes de rastreamento (ultrassom obstétrico, avaliação de translucência nucal). A realização de NIPT associado aos outros testes de rastreio pode conferir sensibi-

lidade de até 99%.[2] Os testes invasivos (amniocentese e punção de vilosidades coriônicas) também podem ser indicados. Após o nascimento, é possível diagnosticar-se a trissomia do cromossomo 21 pelo cariótipo com bandas G. Podem ocorrer não disjunção cromossômica (95% dos casos), translocação (2% a 3%) ou mosaicismo (1% a 2%).[28]

- **Conduta e prognóstico:** todos os recém-nascidos precisam ser submetidos a um rastreamento para alterações cardíacas, visuais, auditivas, tireoidianas e hematológicas. O paciente deve ser inserido nos programas de estimulação precoce com abordagem da equipe multiprofissional. Em se tratando pacientes assintomáticos, não há necessidade de avaliação de rotina da articulação atlanto-axial, porém é necessário orientar a família em relação a qualquer alteração de marcha, esfíncter ou dor na região. Aos 4 anos, sugere-se que os pacientes realizem avaliação de apneia obstrutiva do sono por meio da polissonografia.[24] O prognóstico é bom e os pacientes podem chegar a idades avançadas (mais de 60 anos). A expectativa de vida encontra-se relacionada com o desenvolvimento de comorbidades.

Síndromes de microdeleção do cromossomo 22q11.2

- **Características gerais:** trata-se da síndrome de microdeleção mais comum na população, com prevalência estimada entre 1:3.000 a 1:6.000 nascidos vivos.[29] A síndrome inclui vários fenótipos, que previamente foram descritos de forma distinta como síndrome de DiGeorge e síndrome velocardiofacial. Posteriormente, observou-se que se tratavam de fenótipos relacionados com uma mesma alteração cromossômica.

    Essa síndrome de microdeleção é caracterizada pela presença de cardiopatia congênita, imunodeficiência, hipoparatireoidismo, anomalias palatais, gastrintestinais, esqueléticas e renais. A face é peculiar, podendo ser observadas anormalidades nasais (com ponte nasal proeminente, ponta nasal bulbosa e hipoplasia de aletas nasais), orelhas displásicas e micrognatia. Na síndrome de DiGeorge, descrita em 1965, há aplasia do timo, imunodeficiência, hipoparatireoidismo e defeitos cardíacos. Na síndrome velocardiofacial, há incompetência palatofaríngea ou fenda palatina associada a defeitos cardíacos. São comuns os defeitos cardíacos conotruncais, que envolvem alterações na saída dos grandes vasos. Fazem parte desse grupo defeitos de septo ventricular (até 23% dos pacientes com a síndrome), tetralogia de Fallot (18%) e anomalias de arco aórtico (14%).[30]

- **Manifestações neurológicas:** um achado fenotípico frequente é a hipotonia, que pode ser observada na maioria dos pacientes durante a infância.[31] Outras manifestações comuns são a microcefalia — que ocorre em cerca de 24% a 50% dos pacientes[32] — e a epilepsia. A maior parte das crises epilépticas é causada por hipocalcemia, porém, em cerca de 15% dos pacientes, ocorrem crises não provocadas.[51] Alguns estudos reportaram assimetria de face durante o choro em 8% a 14% dos pacientes avaliados.[52] Nessa síndrome, nem sempre é observado comprometimento cognitivo, contudo podem ocorrer, em alguns pacientes, atraso do desenvolvimento, dificuldade de aprendizado, deficiência intelectual leve a moderada e distúrbios psiquiátricos — notavelmente, a esquizofrenia.[4]

- **Neuroimagem:** alguns achados de ressonância magnética do crânio foram reportados na literatura. Em um estudo de Bohm e colaboradores de 2017, que avaliou 24 pacientes, observaram-se persistência do *cavum* do septo pelúcido (oito participantes), polimicrogiria ou displasia cortical (quatro participantes) e hipoplasia cerebelar (um participante).[35]

- **Diagnóstico:** o diagnóstico é estabelecido mediante a microdeleção em heterozigose no cromossomo 22q11.2 por *microarray* ou FISH.[30] Vale ressaltar que, apesar de se tratar de uma síndrome de herança autossômica dominante, em cerca de 90% dos casos ela ocorre devido a mutações *de novo*,[36] por isso são importantes a investigação etiológica e o aconselhamento genético.

- **Conduta e prognóstico:** é necessária uma abordagem multidisciplinar, com atenção para as alterações cardiológicas e otorrinolaringológicas e avaliação de necessidade de correção cirúrgica. Também é importante a reposição de cálcio, com o acompanhamento endocrinológico e nefrológico. As infecções devem ser tratadas de forma agressiva devido à imunodeficiência. Para o neurologista, são importantes o controle das crises epilépticas e a estimulação cognitiva e motora por meio da indicação de terapias.[30] A maioria dos pacientes sobrevive até a idade adulta, porém há poucos dados na literatura em relação à mortalidade em longo prazo. O prognóstico em longo prazo parece estar relacionado com gravidade da cardiopatia.[37]

Síndrome de deleção do 4p- ou de Wolf-Hirschhorn

- **Características gerais:** a síndrome de Wolf-Hirschhorn envolve uma deleção no braço curto do cromossomo 4, que inclui a região terminal 4p16.3. A síndrome é caracterizada por uma face típica com nariz largo e pontiagudo, no qual a ponte nasal continua com a fronte, dando a impressão de um formato de "capacete de guerreiro grego ou elmo". Também podem ser notados hipertelorismo, microcefalia, assimetria craniana, baixa implantação da orelha, com simplificação do pavilhão auditivo. É comum a presença de fenda labiopalatina e de defeitos cardíacos septais.[18]

- **Manifestações neurológicas:** as alterações neurológicas são marcantes e envolvem significativo atraso global do desenvolvimento neuropsicomotor, deficiência intelectual e epilepsia. As crises epilépticas ocorrem em aproximadamente 90% dos pacientes e costumam surgir até os 3 anos de idade.[38] A linguagem expressiva é limitada e apenas 6% dos pacientes adquirem alguma fala compreensível.[4] Muitos têm significativa dificuldade para alimentar-se, necessitando de gastrostomia na infância.

- **Neuroimagem:** cerca de um terço dos pacientes apresenta lesões estruturais no sistema nervoso central.[18] Na ressonância magnética do crânio, podem-se observar acentuada redução de substância branca, hipoplasia de corpo caloso e, em alguns casos, cistos periventriculares adjacentes aos cornos frontais.[20]

- **Diagnóstico:** o diagnóstico deve ser feito pelo cariótipo. Nos casos em que esse for negativo e o paciente tiver uma clínica suspeita, prossegue-se a investigação molecular por meio do *microarray*. Em cerca de 87% dos casos ocorrem deleções *de novo* e, nos outros 13%, um dos pais é carreador de uma translocação balanceada.[4]

- **Conduta e prognóstico:** a terapêutica compreende acompanhamento multidisciplinar e tratamento sintomático. Os dados relacionados com o prognóstico variam na literatura. Em um estudo com avaliação de 159 pacientes, a mortalidade nos primeiros 2 anos de vida foi de 21%, e a expectativa média de vida variou entre 18 e 34 anos.[39]

Síndrome de Smith-Magenis

- **Características clínicas:** a síndrome é rara, com prevalência de 1/25.000 nascidos vivos.[4] Pode ser caracterizada pela presença de dismorfismos faciais, comprometimento cognitivo, alterações comportamentais significativas, distúrbios do sono e obesidade (com gordura localizada em região abdominal), sendo comuns alterações oculares e auditivas. As características fenotípicas podem ser sutis na primeira infância, por isso, em muitos casos, o diagnóstico é feito no período escolar, quando as características faciais e comportamentais se intensificam. Observam-se achatamento da região medial da face, braquicefalia, braquidactilia e uma fronte ampla que vai ficando mais evidente com o aumento da idade.[40]

- **Manifestações neurológicas:** a maioria dos pacientes apresenta deficiência intelectual leve a moderada e alterações comportamentais importantes com autoagressividade, transtorno de ansiedade e disfunção executiva. Estereotipias e algumas características do transtorno do espectro autista podem estar presentes.[41] Os pacientes também podem desenvolver graves distúrbios do sono devido a uma secreção diurna paradoxal de melatonina.[42] Podem-se observar, em alguns casos, hipotonia e hiporreflexia associadas a um quadro de neuropatia periférica. As alterações sensoriais são comuns: os pacientes evitam algumas texturas ou sons e também demonstram insensibilidade à dor, o que contribui para um quadro de onicotilomania (automutilação das unhas das mãos e dos pés). Alguns pacientes apresentam poliembolocoilamania (inserção de objetos em orifícios – conduto auditivo, narinas, ânus e vagina). Crises epilépticas também podem ocorrer.[40]

- **Diagnóstico:** na síndrome, ocorre uma microdeleção em heterozigose do cromossomo 17p11.2, que envolve o gene *RAI1*. A maioria dos casos é consequente a uma mutação *de novo*, porém alguns ocorrem devido à transmissão parental. Nos casos em que o fenótipo é sugestivo, o exame de primeira escolha é o *microarray*. Naqueles em que não é encontrada a deleção e a síndrome permanece suspeita, prossegue-se a investigação com pesquisa de alteração no gene *RAI1* por meio de teste de gene único, painel genético que inclua o *RAI1* ou exoma.[40]

- **Conduta e prognóstico:** o controle dos sintomas deve ser individualizado. Muitas vezes são necessários psicotrópicos para os sintomas comportamentais. Também é necessário tratamento dos distúrbios do sono. Em virtude da secreção paradoxal da melatonina, a sua reposição no período da noite pode ser benéfica.[4] Acompanhamento multidisciplinar, incluindo oftalmológico, otorrinoaudiológico e nutricional, é fundamental. Não há estudos suficientes para determinar a expectativa de vida.

Síndrome de Williams-Beuren

- **Características gerais:** a síndrome de Williams, cuja forma clássica é identificada por face típica, comportamento peculiar, voz rouca e alterações cardiovasculares,[4] tem uma prevalência de cerca de 1:7.500 nascidos vivos.[43] A face é caracterizada por plenitude periorbitária, ponte nasal deprimida, ponta nasal alargada, achatamento malar, filtro longo e lábios grossos. Também são comuns baixa estatura, anomalias dentárias, hipercalcemia e hipotireoidismo, podendo ocorrer dificuldade de alimentação e comprometimento do ganho ponderal na infância (Figura 44.12).[44]

A deleção que ocorre na síndrome costuma envolver o gene da elastina *ELN*, o que justifica as alterações cardiovasculares. A arteriopatia relacionada com a elastina pode estar presente em 75% a 80% dos pacientes e acometer qualquer vaso.[45] Estenose aórtica supravalvar é a arteriopatia mais frequente. A presença de estenose pulmonar periférica é comum na infância e costuma melhorar com o avançar da idade. Hipertensão arterial, hipertrofia ventricular e arritmias também podem ocorrer.[46]

- **Manifestações neurológicas:** os pacientes com a síndrome de Williams apresentam algumas características comportamentais distintas: são excessivamente sociáveis, empáticos e loquazes. O desenvolvimento da linguagem costuma ser superior ao de outras habilidades cognitivas gerais. Geralmente, os pacientes apresentam deficiência intelectual leve.[44] Também são muito comuns os diagnósticos de transtorno do déficit de atenção e hiperatividade (em 65% dos casos) e de transtorno de ansiedade (em 57% dos pacientes, principalmente as fobias).[47] A presença de hipotonia e hiperextensibilidade articular é notável e pode contribuir para o atraso da aquisição dos marcos motores.
- **Neuroimagem:** há estudos descrevendo redução de volume encefálico em regiões parieto-occipitais de alguns pacientes com a síndrome, o que se correlacionaria com o perfil neuropsicológico de comprometimento visuoespacial desses pacientes,[48] entretanto mais estudos são necessários para avaliar a especificidade desses achados.
- **Diagnóstico:** a síndrome de Williams é de genes contíguos e pode ser adquirida ou esporádica devido a uma microdeleção, em heterozigose, no 7q11.23, região que envolve cerca de 17 genes. O diagnóstico é feito, preferencialmente, pelo *microarray*, mas também podem ser utilizadas amplificação multiplex de sondas dependente de ligação (MLPA) e FISH. A síndrome normalmente não é detectada pelo cariótipo.[44]
- **Conduta e prognóstico:** programas de estimulação precoce e desenvolvimento de habilidades cognitivas devem ser incentivados. Também são importantes acompanhamentos cardiológico, endocrinológico e nefrológico.[44] Não há uma limitação em relação à expectativa de vida. O prognóstico está relacionado com a gravidade das complicações cardiovasculares.

Síndromes de Angelman e Prader-Willi

Ambas as síndromes envolvem o 15q11.2-q13 e já foram abordadas no capítulo 25 – Deficiência Intelectual

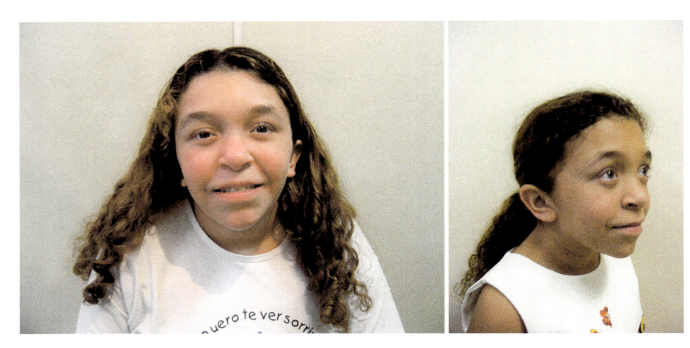

Figura 44.12 Síndrome de Williams – Fronte ampla, plenitude periorbitária, nariz curto, ponta nasal alargada, achatamento malar, filtro longo e lábios grossos.

e Atraso Global do Desenvolvimento. Alguns pontos relevantes foram destacados na Tabela 44.5 (Figura 44.13).

Síndrome de Cornélia de Lange

- **Características gerais:** a síndrome de Cornélia de Lange tem acometimento multissistêmico e sua prevalência varia entre 1:10.000 e 1:30.000 nascidos vivos.[71] A síndrome pode se manifestar com um fenótipo clássico e um não clássico. O fenótipo clássico é marcado por dismorfismos faciais típicos, retardo no crescimento, hirsutismo e defeitos de membros superiores, que podem variar entre a ausência de uma falange até a oligodactilia ou adactilia. As características faciais do fenótipo clássico são compostas por sinofris, sobrancelhas arqueadas, cílios longos, nariz curto com narinas antevertidas, filtro longo e apagado, lábio superior fino, comissuras da boca voltadas para baixo, dentes esparsos e microcefalia. Outros aspectos comuns são hérnia diafragmática, defeitos cardíacos septais, criptorquidia e disfunção gastrintestinal.[50] É muito comum a dificuldade de sucção e deglutição e, em cerca de 90% dos casos, o refluxo gastrintestinal é importante, por isso alguns pacientes manifestam a síndrome de Sandifer.[51]

  Indivíduos com fenótipo não clássico podem apresentar menor comprometimento ou, até mesmo, ausência de alteração dos membros, menos prejuízo do crescimento e melhor desempenho cognitivo, porém os dismorfismos faciais, apesar de um pouco mais sutis, são característicos da síndrome.[50]

- **Manifestações neurológicas:** epilepsia ocorre em cerca de 25% dos casos. As crises focais são as mais comuns e se iniciam antes dos 2 anos de vida.[52] Também são comuns atraso global do desenvolvimento neuropsicomotor, deficiência intelectual e hiperatividade. É importante ressaltar que muitos indivíduos apresentam transtorno do espectro autista e comportamento autoagressivo marcante. Também é notória a elevada incidência de distúrbios do sono.[49]

- **Neuroimagem:** não há achados específicos na ressonância e essa deve ser solicitada apenas para investigação de sintomas neurológicos específicos.[49]

- **Diagnóstico:** em 2018, foi publicado o Primeiro Consenso Internacional para diagnóstico e tratamento dos pacientes com Cornélia de Lange.[49]

Tabela 44.5 Síndromes de Angelman e Prader-Willi.

Síndrome de Angelman	Síndrome de Prader-Willi
Características gerais	**Características gerais**

• Atraso do desenvolvimento neuropsicomotor
• Comprometimento significativo da linguagem
• Ataxia axial e apendicular
• Atitude feliz com riso excessivo
• *Happy puppet*
 	
• Podem ocorrer:
  ▪ Microcefalia
  ▪ Epilepsia – 80% dos indivíduos
 	
• Ressonância magnética
  ▪ Geralmente normal, pode ocorrer padrão hipomielinizante[53]
 	
• Eletroencefalograma
  ▪ Ondas delta trifásicas de alta amplitude em regiões frontais[54]
	• Hipotonia neonatal
	• Sucção débil e dificuldade de alimentação
	• Hiperfagia no pré-escolar e obesidade
	• Atraso do desenvolvimento
	• Deficiência intelectual
	• Alterações comportamentais: rompantes de fúria, comportamentos compulsivos e manipulativos
	• Hipogonadismo
	• Face característica: nariz pequeno e retrovertido, cantos da boca voltados para baixo, olhos amendoados
	• Mãos pequenas

Deleção Em 70% – deleção do 15q11.2-q13 de origem materna[55]	Deleção Em 65% a 75% – deleção do 15q11.2-q13 de origem paterna[56]
Dissomia paterna: 2%[55]	Dissomia materna: 20% a 30%[56]
Defeitos de *imprinting*: 3%[55]	Defeitos de *imprinting*: 1% a 3%[56]
Mutação do UBE3A – 5% a 11%[55]	

Fonte: Swaiman KF *et al*. Swaiman's Pediatric neurology: principals and practice. 6. ed. Elsevier; 2018.

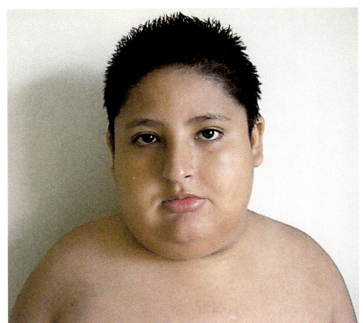
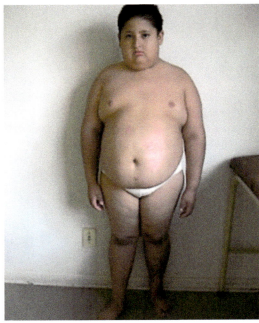

Figura 44.13 Síndrome de Prader-Willi (OMIM #176270, *locus* no 15q11.2). Note-se o fenótipo de obesidade, estreitamento do diâmetro bifrontal (pinçamento frontal), fendas palpebrais ligeiramente inclinadas para baixo, lábio superior fino e mãos e pés pequenos. Do ponto de vista neurológico, observam-se déficit intelectual, compulsão alimentar, dificuldade da fala, hipotonia, incoordenação motora, microcefalia e epilepsia.

O diagnóstico clínico da síndrome pode ser feito mediante o preenchimento de alguns critérios. A aplicação desses critérios pode ser útil em locais em que há dificuldade de realização do diagnóstico molecular. A Tabela 44.6 mostra a caracterização dos critérios clínicos segundo o Consenso.

O diagnóstico molecular pode ser feito por painel genético ou exoma e deve ser realizado principalmente nos casos de dúvida diagnóstica ou em uma apresentação fenotípica não clássica. Nos casos de fenótipo clássico, o diagnóstico molecular pode auxiliar no aconselhamento genético. Mutações no gene *NIPBL*, localizado no cromossomo 5p13, ocorrem em 50% dos casos, enquanto deleções, em 5%. Embora esse gene seja responsável por uma herança autossômica dominante, a maioria dos casos é esporádica e devida a mutações *de novo*, e não a transmissão parental. Também podem ser encontrados fenótipos relacionados com os genes *SMC1A*, *SMC3*, *RAD21*, *BRD4*, *HDAC8* e *ANKRD11*. Mutações no SMC1L1, localizado no *Xp11.22*, são responsáveis por cerca de 5% dos casos e podem apresentar um padrão de herança ligada ao X. A presença de mosaicismo é muito frequente e ocorre em aproximadamente 15% dos casos. Nos casos em que o exoma for negativo, pode-se pesquisar mosaicismo em outros tecidos ou deleção ou duplicação envolvendo o *NIPBL* por meio do *microarray*.[49]

- **Conduta e prognóstico:** tratamento agressivo do refluxo gastroesofágico com pesquisa de má rotação intestinal deve ser feito em todos os pacientes sintomáticos. Terapias ocupacional e fonoaudiológica devem ser estimuladas em todos os pacientes, sendo necessária abordagem multidisciplinar.[50] A expectativa de vida pode ser limitada devido à presença de complicações, porém os pacientes com Cornélia de Lange podem chegar à fase adulta.

Rasopatias

As rasopatias envolvem um grupo de doenças em que há uma alteração da via RAS/proteína quinase ativada por mitógenos (MAPK). A via RAS foi extensivamente estudada em relação ao processo de oncogênese, no entanto sua importância vai além da oncogênese e envolve um papel fundamental relacionado com o processo de desenvolvimento do organismo. A via RAS/MAPK é sinalizada pela ubiquitina e ativada em resposta a vários estímulos externos (fatores de crescimento, hormônios) que levam a uma modulação de múltiplos processos celulares responsáveis por adaptar as células às modificações do ambiente. A via auxilia os processos mitóticos, iniciando a proliferação celular, e está envolvida em mecanismos antiapoptóticos. Também apresenta função de regulação homeostática, participando de processos endócrinos e metabólicos. Por essa razão indiví-

Tabela 44.6 Critérios clínicos segundo o Primeiro Consenso Internacional para diagnóstico e tratamento dos pacientes com a síndrome de Cornélia de Lange.

Sintomas cardinais – 2 pontos cada

Sinofris e/ou espessamento das sobrancelhas

Nariz curto, ponte nasal côncava e/ou narinas antevertidas

Filtro longo e/ou apagado

Lábio superior fino e/ou comissuras da boca voltadas para baixo

Oligodactilia e/ou adactilia

Hérnia diafragmática

Características sugestivas – 1 ponto cada

Atraso global do desenvolvimento e/ou deficiência intelectual

Baixo crescimento no período pré-natal

Baixo crescimento no período pós-natal

Microcefalia

Mãos e/ou pés pequenos

Encurtamento do quinto dedo

Hirsutismo

Escore clínico

≥ 11 pontos, com pelo menos 3 critérios cardinais: – SCL – clássico

9 ou 10 pontos, com pelo menos 2 critérios cardinais: – SCL – não clássico

4 a 8 pontos com pelo menos 1 sintoma cardinal – não fecha critério clínico e o teste molecular é recomendado

< 4 pontos: insuficiente para indicar o teste molecular

Fonte: Kline AD, Moss JF, et al. Diagnosis and management of Cornelia de Lange syndrome: first international consensus statement. Nat Rev Genet. 2018;19(10):649-666.

duos com rasopatias podem apresentar anormalidades em vários órgãos, inclusive no sistema nervoso central.[57] Atualmente, cada vez mais tem sido compreendida a importância dessa via no processo de neurodesenvolvimento e a sua relação com a cognição, o aprendizado e o comportamento.[58]

Em conjunto, as rasopatias apresentam uma incidência de 1:1.000 nascidos vivos.[58] Entre as síndromes pertencentes a esse grupo, pode-se observar uma sobreposição das alterações fenotípicas, uma vez que se trata do envolvimento de uma mesma via. Como exemplos de rasopatias podem-se citar:

- Síndrome de Noonan;
- Síndrome de Costello;
- Neurofibromatose tipo 1;
- Síndrome cardiofaciocutânea;
- Síndrome de Legius.

Entre as rasopatias, serão abordadas a seguir as síndromes de Noonan e de Costello.

Síndrome de Noonan

- **Características gerais:** os principais achados clínicos da síndrome envolvem a presença de dismorfismos característicos associados a cardiopatia, atraso do crescimento e baixa estatura. Entre os principais dismorfismos podem-se citar pescoço curto e alado, hipertelorismo, fissuras palpebrais oblíquas para baixo e baixa implantação e rotação das orelhas (Figura 44.14). São comuns os achados de criptorquidia e alterações esqueléticas, principalmente peito escavado e escoliose. As alterações cardiovasculares congênitas são muito prevalentes e ocorrem em cerca de 50% a 80% dos

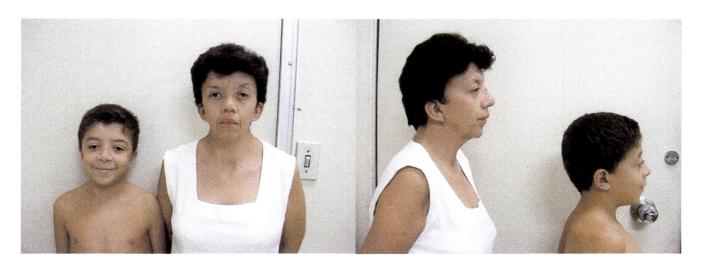

Figura 44.14 Mãe e filho com o diagnóstico da síndrome de Noonan – observar o hipertelorismo, fissuras palpebrais oblíquas para baixo e baixa implantação e rotação das orelhas.

pacientes.[59] A síndrome de Noonan é a segunda causa mais frequente de cardiopatia congênita associada a síndrome genética, perdendo apenas para a trissomia do 21. A alteração mais comum é a estenose de valva pulmonar, seguida de cardiomiopatia hipertrófica e defeitos dos septos atrial e ventricular.[60] Também podem ocorrer alterações hematológicas, distúrbios de coagulação e predisposição ao desenvolvimento de neoplasias, principalmente aquelas de início na infância.

- **Manifestações neurológicas:** o atraso dos marcos do desenvolvimento motor pode surgir principalmente como consequência da hipotonia. Normalmente, na síndrome de Noonan não há comprometimento cognitivo importante. Muitas crianças apresentam bom desempenho escolar. Apesar disso, cerca de 25% delas têm dificuldade de aprendizado.[61] Nos casos em que há prejuízo cognitivo, é comum deficiência intelectual leve.[62]
- **Achados de neuroimagem:** alguns casos de malformação de Arnold-Chiari I foram reportados na literatura, porém sua incidência ainda não está bem estabelecida.[63,64]
- **Diagnóstico:** vários genes da via de sinalização RAS/MAPK estão envolvidos na etiologia da síndrome. Na maioria dos casos, a síndrome é causada por mutação em genes com herança autossômica dominante, de expressão clínica variável, sendo os mais frequentes: *PTPN11*, o mais comum, responsável por 50% dos casos; *SOS1*, em cerca de 13%; *RAF1*, 5%; *RIT1*, 5%; e *KRAS* em menos de 5%. A realização de painel genético ou exoma confirma o diagnóstico clínico e auxilia no aconselhamento genético. Apesar de ser muito comum a ocorrência mutações *de novo*, em 30% a 75% dos casos encontram-se mutações em um dos familiares.[59]
- **Conduta e prognóstico:** deve-se realizar abordagem multidisciplinar para o tratamento das questões relacionadas com o desenvolvimento e a dificuldade de aprendizado. Terapia em conjunto com a Cardiologia e Endocrinologia é necessário. Em muitos casos o tratamento é feito com hormônio do crescimento (GH).[59] Em relação ao prognóstico, a maioria dos pacientes cresce e atinge a idade adulta. A maioria dos adultos não necessita de cuidados especiais.

Síndrome de Costello

- **Características gerais:** a síndrome de Costello também é uma rasopatia. Os pacientes com essa síndrome apresentam características faciais mais grosseiras do que nas outras rasopatias. Observam-se face infiltrada, alterações cutâneas com unhas finas e profundas, pele frouxa na superfície das mãos, pregas palmares e plantares profundas e cabelos cacheados e esparsos. Ocorrem também comprometimento do crescimento e baixa estatura. Uma das características distintas é a presença de papilomas benignos nas regiões perinasal e perianal.[4] Os pacientes com a síndrome de Costello apresentam a maior incidência de câncer entre aqueles com rasopatias. Pode haver rabdomiossarcoma, neuroblastoma e carcinoma de bexiga e ser observadas dificuldades alimentares significativas. Alterações cardíacas são comuns e acometem cerca de 87% dos pacientes.[65] Elas podem ocorrer tanto de forma congênita (a mais comum é a estenose de valva pulmonar) quanto se desenvolver posteriormente (frequentemente se observam miocardiopatia hipertrófica e arritmia cardíaca).[66]
- **Manifestações neurológicas:** o comprometimento intelectual é importante, sendo mais comum a deficiência intelectual grave. A hipotonia é bem característica e é frequente sua associação a uma frouxidão articular, o que causa um desvio ulnar dos punhos e dedos. Podem ocorrer crises epilépticas em 20% a 50% dos pacientes. Anormalidades no eletroencefalograma são vistas em um terço dos casos.[67]
- **Neuroimagem:** em revisão sistemática que envolveu avaliação de ressonância magnética do crânio em pacientes com a síndrome de Costello, foi observada alta incidência de aumento progressivo do cerebelo (em 27 dos 28 pacientes avaliados), levando a compressão das tonsilas e associação a Chiari I, hidrocefalia e siringomielia. Também foi notada a presença de macrocefalia (100%) e ventriculomegalia (50%),[68] por isso a avaliação com a ressonância magnética é indicada aos pacientes com a síndrome.
- **Diagnóstico:** após a suspeita clínica, o diagnóstico molecular pode ser estabelecido ao se encontrar uma variante patogênica em heterozigose no gene *HRAS* pela realização de exoma ou painel genético. Apesar de a herança ser autossômica dominante, na maioria dos casos ocorre a síndrome devido a mutações *de novo*. Pacientes com a síndrome tipicamente não se reproduzem.[65]
- **Conduta e prognóstico:** em muitos pacientes é necessário gastrostomia ou sonda nasoentérica para o tratamento das dificuldades alimentares. Deve-se atentar para o tratamento de alterações cardíacas e neoplasias. Programas multidisciplinares para o estímulo do desenvolvimento devem ser incentivados.[65] O prognóstico está relacionado com a presença de complicações clínicas, principalmente cardiopatias e neoplasias.

Síndrome de Kabuki

- **Características gerais:** essa síndrome tem a prevalência de 1:32.000 nascidos vivos.[69] Os pacientes apresentam dismorfismos faciais típicos, com fissuras palpebrais longas, eversão da porção lateral inferior das pálpebras e persistência das almofadas fetais nas falanges distais das mãos. Também podem ser notados cílios longos, sobrancelhas arqueadas e amplas, orelhas anteriorizadas e proeminentes (em formato de concha) e columela nasal curta com a ponta nasal deprimida. Outros achados incluem fenda labial ou palatina, anomalias genitourinárias, anomalias cardíacas, malformações gastrintestinais com atresia de ânus, anormalidades imunológicas e endocrinológicas.[70]

- **Manifestações neurológicas:** os pacientes podem apresentar um quadro de hipotonia e frouxidão ligamentar. A epilepsia é um diagnóstico frequente e ocorre em 10% a 39% dos pacientes.[71] A maioria dos pacientes apresenta atraso no desenvolvimento neuropsicomotor e deficiência intelectual leve a moderada, porém alguns exibem bom desempenho cognitivo, com quociente intelectual total superior a 70.[72]

- **Neuroimagem:** anomalias estruturais maiores são raras, todavia alguns achados foram reportados nos estudos: atrofias cerebelar e cerebral, atraso de mielinização, ventriculomegalia e, em alguns casos, malformação de Dandy-Walker.[71,73]

- **Diagnóstico:** o diagnóstico é estabelecido quando se tem um paciente com quadro de hipotonia, atraso do desenvolvimento e/ou deficiência intelectual associado a um ou ambos dos seguintes itens:[74]

- Características dismórficas típicas;
- Variante patogênica em heterozigose do *KMT2D* ou variante patogênica em heterozigose ou homozigose do *KDM6A*.

O diagnóstico molecular pode ser realizado mediante pesquisa de gene único, painel genético ou sequenciamento de nova geração. A alteração no *KMT2D* tem herança autossômica dominante e, apesar de uma porção significativa dos casos ocorrer devido a uma mutação *de novo*, no caso de um dos pais acometidos, o risco de irmão com a doença é de 50%. Já a alteração do *KDM6A* tem herança ligada ao X.[70]

- **Conduta e prognóstico:** controle dos sintomas e acompanhamento multidisciplinar são importantes. O prognóstico é bastante favorável e a expectativa de vida se correlaciona com complicações cardíacas e imunológicas (Figura 44.15).[70]

Síndrome de Sotos

- **Características principais:** a síndrome de Sotos é identificada por seus dismorfismos faciais típicos, atraso do desenvolvimento neuropsicomotor e/ou deficiência intelectual e crescimento excessivo (da estatura e/ou do perímetro cefálico). Os dismorfismos incluem fronte proeminente, dolicocefalia, cabelos esparsos nas regiões frontotemporais, fissuras palpebrais inclinadas e horizontalizadas para baixo, eritema malar, face alongada e estreita e mandíbula proeminente. Outras características encontradas são mãos e pés grandes, idade óssea avançada e anomalias cardíacas.[75]

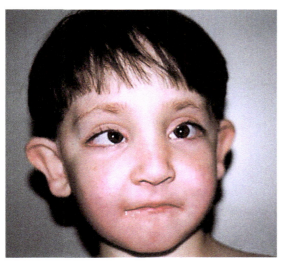
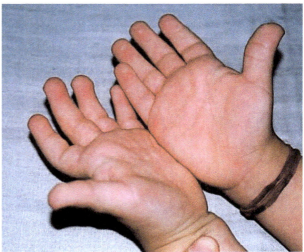

Figura 44.15 Síndrome de Kabuki (OMIM #147920, *locus* no 12q13.12 e OMIM #300867, *locus* no Xp11.3). Notem-se as orelhas anteriorizadas e de implantação baixa, fendas palpebrais longas, cílios longos, escleróticas levemente azuladas, estrabismo convergente e persistência das almofadas fetais nas falanges distais das mãos. De interesse para os neurologistas infantis, a síndrome evidencia déficit intelectual, hipotonia, microcefalia, polimicrogiria, cistos aracnóideos, hidrocefalia secundária à estenose do aqueduto cerebral e epilepsia.

- **Manifestações neurológicas:** a macrocefalia é um dos principais achados nessa síndrome. É interessante notar que atraso do desenvolvimento motor e da linguagem pode ocorrer mesmo nos casos em que o paciente não apresenta comprometimento cognitivo significativo. Na maior parte dos casos, entretanto, observa-se deficiência intelectual leve a grave. As alterações comportamentais também são comuns[76] e epilepsia pode ocorrer em alguns casos.
- **Neuroimagem:** anormalidades na ressonância de crânio são encontradas na maioria dos pacientes com Sotos. O achado mais comum é a ventriculomegalia. Hipoplasia ou agenesia do corpo caloso, proeminência dos cornos occipitais, megacisterna magna e *cavum* do septo pelúcido também podem estar presentes.
- **Diagnóstico:** o gene associado à síndrome é o *NSD1*, localizado no cromossomo 5. Cerca de 80% a 90% dos afetados podem apresentar mutação de ponto ou deleção do *NSD1*. Ao redor de 95% dos casos ocorrem devido a mutação *de novo*, porém, uma vez acometido, por ter herança autossômica dominante, o paciente tem um risco de 50% de transmitir a alteração para seus filhos. O diagnóstico é feito por meio de painel genético, que inclui a pesquisa do *NSD1* ou exoma. O MLPA também pode ser realizado para se pesquisar a síndrome.[75]
- **Conduta e prognóstico:** abordagem multidisciplinar é recomendada para estímulo do desenvolvimento neuropsicomotor.[77] Não há limitação em relação à expectativa de vida (Figura 44.16).

Síndrome de Gomez-Lopez-Hernandez

- **Características gerais:** trata-se de uma síndrome neurocutânea rara e que ainda não tem uma base molecular esclarecida. Caracteriza-se pela presença de rombencefalossinapse (fusão dos hemisférios cerebelares e agenesia do vérmis), alopecia temporoparietal e anestesia em território trigeminal.[4]
- **Manifestações neurológicas:** a maioria dos pacientes apresenta deficiência intelectual leve a moderada, podendo apresentar ataxia, hipertonia, nistagmo e epilepsia. Craniossinostose é comum, sendo característica a braquicefalia.[78]
- **Neuroimagem:** a realização de ressonância magnética do crânio é fundamental para a caracterização da síndrome. Podem ser observados rombencefalossinapse, ventriculomegalia, cisto aracnóideo, ausência de septo pelúcido e hipoplasia do corpo caloso e do tronco cerebral.[78,79]
- **Diagnóstico:** apenas clínico. As bases genéticas e moleculares ainda não foram bem estabelecidas.
- **Conduta e prognóstico:** não há tratamento específico ou prognóstico bem definido na literatura (Figura 44.17).

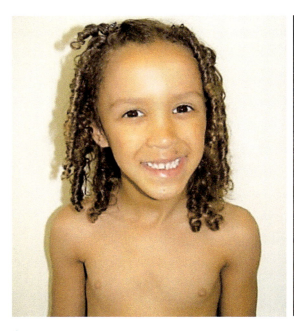
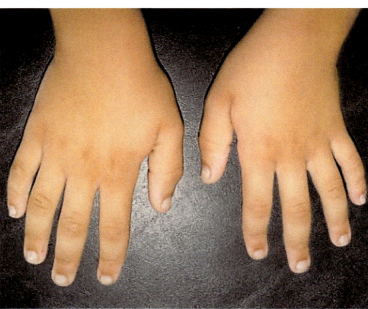

Figura 44.16 Síndrome de Sotos (OMIM #117550, *locus* no 5q35.3). Notam-se frontal proeminente, fendas palpebrais horizontalizadas e inclinadas para baixo, face triangular, macrocefalia e mãos grandes. Neurologicamente, os probantes podem apresentar epilepsia, anormalidades dos ventrículos cerebrais, hipoplasia ou agenesia do corpo caloso, quadros psicóticos, anormalidades eletroencefalográficas, cistos aracnóideos, alterações da substância branca, ansiedade, isolamento social, hiperatividade, depressão, déficit intelectual e comprometimento da coordenação motora grossa e fina.

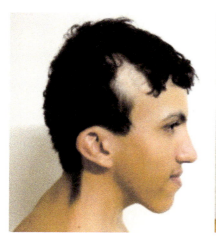 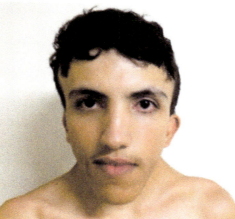 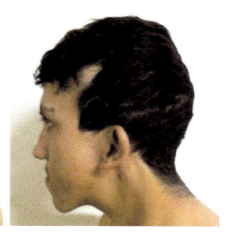

Figura 44.17 Síndrome de Gómez-López-Hernández (OMIM %601853). Trata-se de um quadro que ainda não tem sua base molecular esclarecida e caracteriza-se por padrão braquicefálico do crânio (craniossinostose), face alongada e triangular e alopecia temporal bilateral. Além disso, os afetados evidenciam fusão dos hemisférios do cerebelo e agenesia de seu vérmis (rombencefalossinapse). Finalmente, há alguns relatos de anestesia trigeminal, epilepsia, hipotonia e marcha atáxica.

Síndrome de Cockayne

- **Características gerais:** a síndrome é rara, com incidência de 1: 250.000 nascidos vivos,[80] e tem herança autossômica recessiva causada por variantes patogênicas nos genes *ERCC6* e *ERCC8*. Há vários fenótipos conhecidos: o fenótipo clássico, tipo 1, apresenta sintomas moderados, iniciados antes dos 2 anos de idade. Caracteriza-se por um quadro de envelhecimento precoce, com fotossensibilidade cutânea associada a pele de aspecto envelhecido, degeneração retiniana (podem ocorrer retinopatia pigmentar e atrofia óptica), catarata e perda auditiva neurossensorial. Devido ao importante comprometimento do crescimento e ao ganho de peso (estatura e peso abaixo do percentil 5 aos 2 anos), a impressão geral é de um "nanismo caquético" com olhos afundados. Anormalidades dentárias também são comuns, como a presença de cáries, hipoplasia dentária ou alteração do número e formato dos dentes. Em relação aos outros fenótipos, o tipo 2 é mais agressivo, com início dos sintomas ao nascimento. O tipo 3 é considerado o mais leve, de início mais tardio, após os 2 anos de vida. Há também o fenótipo cérebro-óculo-fácio-esquelético (COFS) de início fetal, associado a artrogripose e microftalmia.[81]
- **Manifestações neurológicas:** a síndrome destaca-se por um quadro neurológico marcante em que são observadas microcefalia, disfunção neurológica progressiva e neuropatia periférica. As manifestações de deficiência intelectual, ataxia, tremores, disartria e epilepsia podem ocorrer de forma progressiva.[80]
- **Neuroimagem:** calcificações em núcleos da base são frequentemente observadas na tomografia de crânio. Essas calcificações também são encontradas em núcleo denteado cerebelar e substância branca subcortical. Em decorrência desmielinização da substância branca, alguns pacientes podem apresentar, na ressonância magnética de crânio, hiperintensidade em T2 e FLAIR em região periventricular, com o envolvimento de fibras em U. Também pode ser observada atrofia difusa.[20]
- **Diagnóstico:** nos pacientes com achados fenotípicos sugestivos, pode-se realizar o diagnóstico molecular por meio do painel genético (que inclui pesquisa dos genes *ERCC6* e *ERCC8*) ou do exoma.[81]
- **Conduta e prognóstico:** o tratamento é voltado para o controle dos sintomas. É importante a indicação de fisioterapia para a prevenção de contraturas. O suporte pedagógico deve ser individualizado e o acompanhamento oftalmológico e odontológico frequente é essencial. Recomenda-se limitar a exposição ao sol e fazer uso frequente de protetor solar.[81] Os dados em relação ao prognóstico são limitados. Alguns estudos mostram uma média de idade de 12 anos (Figura 44.18).[82]

Síndrome de Rubinstein-Taybi

- **Características gerais:** nessa síndrome, observam-se dismorfismos faciais característicos (com fissuras palpebrais oblíquas para baixo, hipoplasia de maxila e columela proeminente) associados à presença de hálux e polegares alargados, baixa estatura e deficiência intelectual. Na primeira infância, são comuns problemas respiratórios, dificuldades alimentares com pouco ganho de peso, infecções recorrentes e constipação intestinal.[4] Na infância

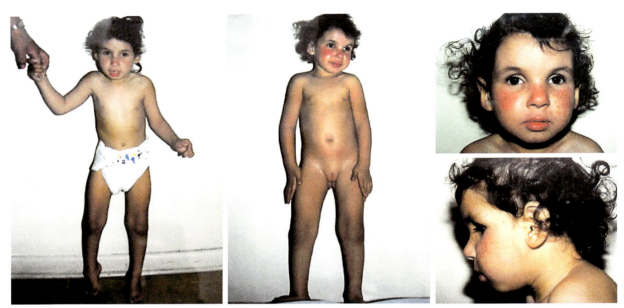

Figura 44.18 Síndrome de Cockayne (OMIM #216400, *locus* no 5q12.1). Notem-se o padrão de escassez da tela subcutânea, pele fina, dermatite fotossensível, perda do tecido adiposo zigomático e olhos afundados. A síndrome pertence ao grupo dos quadros de envelhecimento precoce e, neurologicamente, podem-se encontrar déficit intelectual, ataxia, tremores, incoordenação motora, disartria e epilepsia.

mais tardia e na adolescência, é comum a obesidade. Outras anormalidades podem ser encontradas: anomalias oculares, perda auditiva, defeitos cardíacos, defeitos renais e criptorquidia.

- **Manifestações neurológicas:** deficiência intelectual moderada a grave é frequente. A média de QI costuma variar entre 35 e 50. Podem ocorrer epilepsia e alterações no eletroencefalograma.[83]
- **Neuroimagem:** ocasionalmente, são encontradas malformações em fossa posterior, como siringomielia e Chiari I. Medula presa pode ser observada em alguns casos.[84]
- **Diagnóstico:** o diagnóstico pode ser feito pelo achado da variante patogênica em heterozigose dos genes *CREBBP* e *EP300*. Se o fenótipo for característico, pode-se realizar a pesquisa de gene único. Inicia-se com o *CREBBP*. Caso seja negativa, realiza-se a pesquisa do *EP300*. Também pode-se executar o painel genético. Em alguns casos, quando ocorrem microdeleções que envolvem esses genes, o *microarray* pode ser útil. Se o fenótipo não for tão distinto, o exoma é o exame de escolha. É importante lembrar que se trata de uma herança autossômica dominante, porém a maioria dos casos é decorrente da uma mutação *de novo*.[83]
- **Conduta e prognóstico:** sugere-se a realização de ultrassom do canal espinhal no período neonatal para rastreamento de medula presa. É necessária abordagem multidisciplinar para estímulo do desenvolvimento. Cirurgia de reparação do hálux e polegares pode ser necessária.[83] O prognóstico geralmente é bom, sendo limitado apenas por complicações clínicas, principalmente de origem cardíaca.

BANCOS DE DADOS EM GENÉTICA MÉDICA DE INTERESSE PARA O NEUROLOGISTA INFANTIL

Atualmente, a Genética Médica conta com diversos bancos de dados disponíveis para pesquisa etiológica e diagnóstica. Um deles é a Plataforma Online Mendelian Inheritance in Man® (OMIM [www.omim.org]) da Universidade Johns Hopkins. Idealizada pelo Professor Victor Almon McKusick, tem formato multimídia, acesso gratuito e se constitui numa das melhores ferramentas atuais para pesquisa de caracteres mendelianos e síndromes malformativas monogênicas. Nesse portal, é possível obter informações acerca do padrão de herança de uma doença, gene(s) envolvido(s) e seu lócus ou *loci*, história clínica do distúrbio, manifestações clínicas e referências bibliográficas atualizadas diariamente e com possibilidade de acesso direto ao artigo referenciado. Trata-se de um portal bastante interativo e de fácil manuseio, além de permitir a navegação por bases de dados de pesquisas bibliográficas, bioquímicas e moleculares também hospedadas no *site* do National Center for Biotechnology Information (NCBI) e em outros portais.[85]

Acessando a tela inicial (www.omim.org), teremos uma caixa de busca onde poderemos digitar a síndrome sobre a qual buscamos informação. Como exemplo, digitemos a síndrome malformativa "Pitt-Hopkins" (Figura 44.19).

Ao clicarmos no botão de comando "Search", passaremos à entrada da síndrome, onde teremos uma série de informações: sinônimos utilizados pela literatura, lócus, nome do gene, número internacional da doença genética no catálogo OMIM e um texto atualizado sobre o quadro com referências bibliográficas (Figura 44.20).

É importante notar o número internacional da doença, no catálogo OMIM, que, no caso em questão, é #610954. Essa numeração apresenta informações importantes acerca da doença e é utilizada internacionalmente, inclusive em relatórios médicos e outros documentos oficiais. A Tabela 44.7 apresenta os símbolos e a representação numérica dessa numeração.

Assim, o número da síndrome de Pitt-Hopkins, #610954, representa que o fenótipo foi descrito após 1994 e há descrição do fenótipo com menção ao gene envolvido, que, no caso, é o gene *TCF4* localizado no 18q21.2.

Outro importante local de pesquisa é o *site* GeneTests®. Localizado no endereço eletrônico www.genetests.org e hospedado no *site* da NCBI, é um portal onde encontramos revisões sistemáticas e atualizadas sobre os distúrbios genéticos com enfoque na prática clínica. Além disso, o *site* é útil no sentido de discorrer sobre a conduta clínica nas doenças genéticas, as possibilidades de tratamento, os aspectos de aconselhamento genético e os testes moleculares disponíveis para o diagnóstico. O uso do portal é simples, interativo e de acesso gratuito aos usuários.[85] Pautando-se na pesquisa ante-

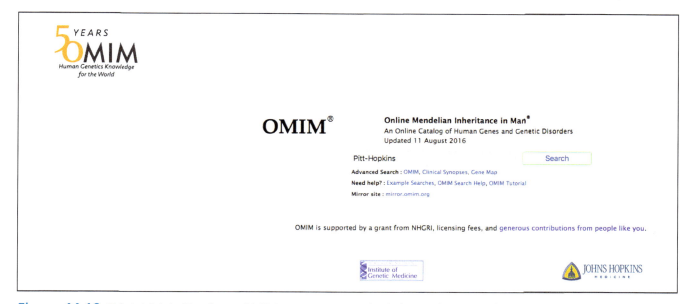

Figura 44.19 Tela inicial da Plataforma OMIM com a pesquisa da síndrome de Pitt-Hopkins.

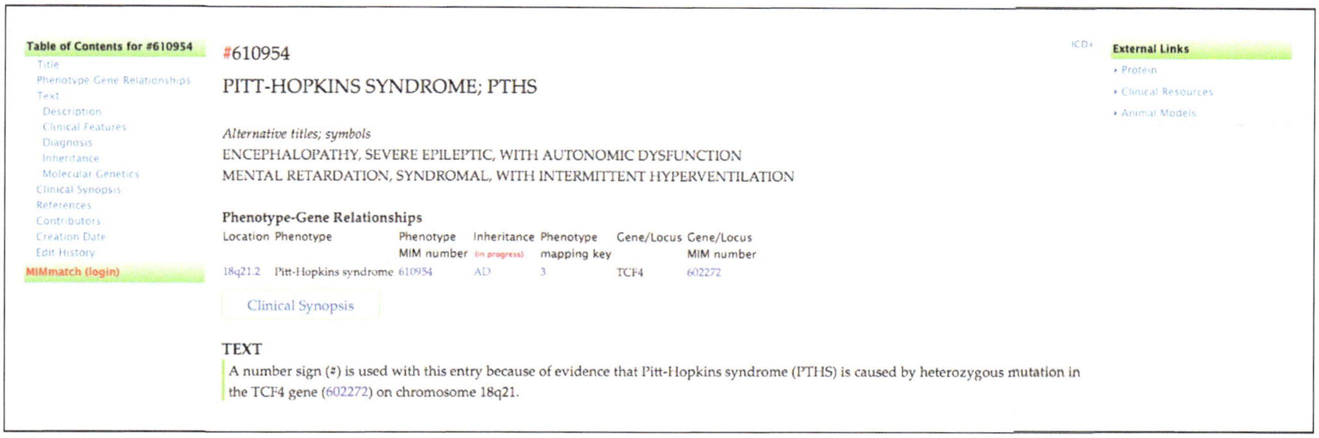

Figura 44.20 Tela da Plataforma OMIM sobre a síndrome de Pitt-Hopkins. Note-se o menu à esquerda, que permite acesso a diversas informações, especialmente *clinical features* e *clinical synopsis*, de interesse clínico para os neurologistas infantis quando da pesquisa do quadro.

rior realizada na Plataforma OMIM, podemos também buscar informações sobre a síndrome de Pitt-Hopkins (Figura 44.21).

Passando-se à tela seguinte, além de informações sobre a síndrome, também teremos a possibilidade de acessar a entrada "Tests" (Figura 44.22), que nos abrirá uma lista de laboratórios ao redor do mundo que realizam o diagnóstico molecular (Figura 44.23), uma importante funcionalidade prática desse portal.

Tabela 44.7 Números e símbolos utilizados no Catálogo de Doenças Genéticas Humanas do OMIM. Os números dispostos representam o primeiro algarismo da numeração da doença.[85]

Número/Símbolo	Significado
1	Fenótipos autossômicos dominantes criados antes de 1994
2	Fenótipos autossômicos recessivos criados antes de 1994
3	Fenótipos ligados ao cromossomo X
4	Fenótipos ligados ao cromossomo Y
5	Fenótipos com herança mitocondrial
6	Fenótipos autossômicos criados após 1994
*	Gene com sequência conhecida
#	Descrição de um fenótipo com menção ao gene envolvido
+	Fenótipo estabelecido e gene com sequência conhecida
%	Base molecular da doença não esclarecida
^	Entrada removida ou transferida para outra parte do catálogo

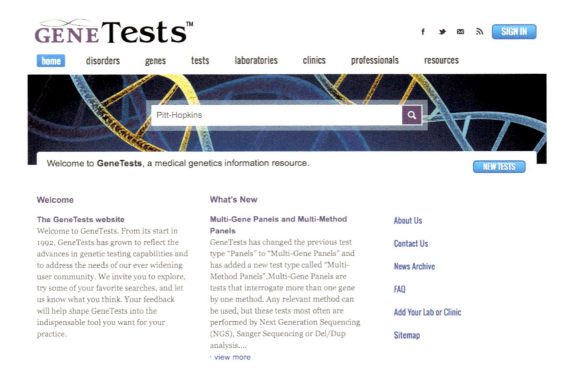

Figura 44.21 Tela inicial da Plataforma GENE *TESTS*, onde digitamos a busca da síndrome de Pitt-Hopkins.

Anomalias Cromossômicas e Síndromes Dismórficas Comuns em Neurologia Infantil

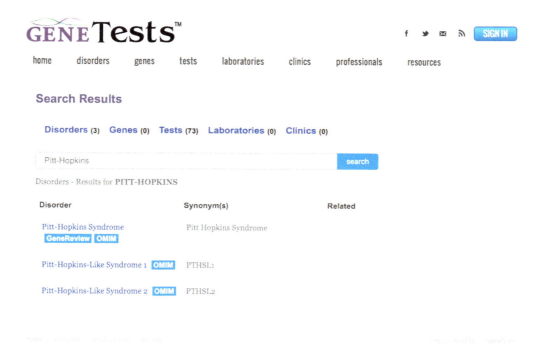

Figura 44.22 Plataforma GENE *TESTS*, onde se dispõem entradas complementares para a síndrome pesquisada. Um dos recursos mais funcionais é o "Tests", que elenca laboratórios comerciais e universitários para diagnóstico molecular.

Test

Pitt-Hopkins Syndrome Test
disorder(s): Pitt-Hopkins Syndrome
method(s): ◦ Sequencing, Capillary (Sanger)
Medgene, MedGene - *Bratislava, Slovakia*

TAT: contact lab
price: contact lab

Pitt-Hopkins Syndrome Test
disorder(s): Pitt-Hopkins Syndrome
method(s): ◦ Sequencing, Capillary (Sanger)
Mission Health System, Fullerton Genetics Center - *Asheville, NC, USA*

TAT: contact lab
price: contact lab

Pitt-Hopkins Syndrome Test
disorder(s): Pitt-Hopkins Syndrome
method(s): ◦ Sequencing, Capillary (Sanger)
GGA - Galil Genetic Analysis - *Kazerin, Israel*

TAT: contact lab
price: contact lab

Pitt-Hopkins-Like Syndrome 1 Test
disorder(s): Pitt-Hopkins-Like Syndrome 1
method(s): ◦ Sequencing, Capillary (Sanger)
GGA - Galil Genetic Analysis - *Kazerin, Israel*

TAT: contact lab
price: contact lab

Pitt-Hopkins-Like Syndrome 2 Test
disorder(s): Pitt-Hopkins-Like Syndrome 2
method(s): ◦ Sequencing, Capillary (Sanger)
GGA - Galil Genetic Analysis - *Kazerin, Israel*

TAT: contact lab
price: contact lab

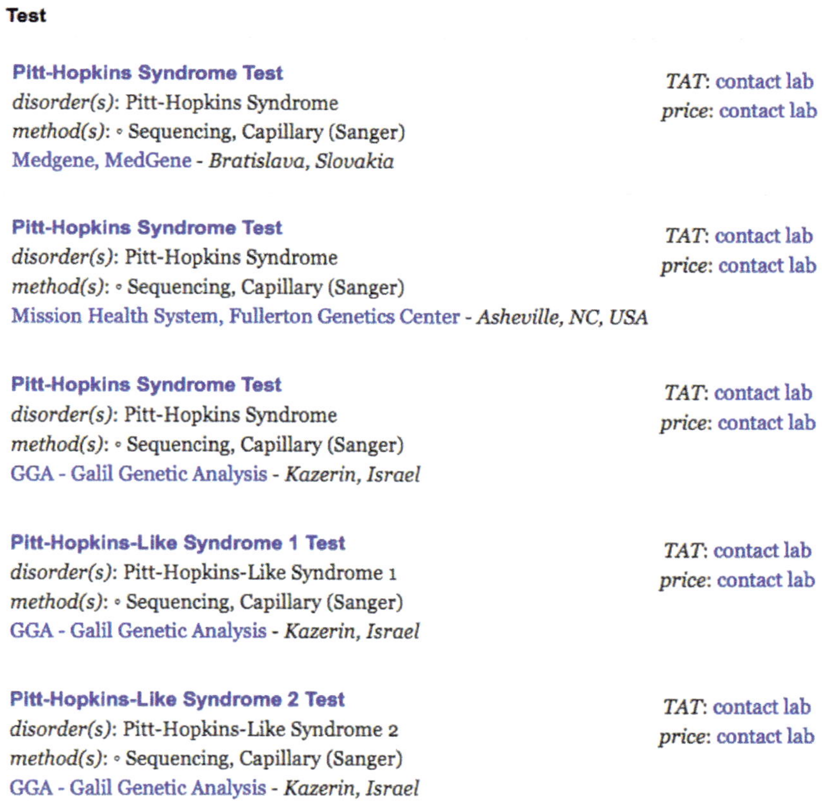

Figura 44.23 Lista parcial de laboratórios de diagnóstico molecular que investigam a síndrome de Pitt-Hopkins na Plataforma GENE *TESTS*.

CONSIDERAÇÕES FINAIS

A Genética, como ciência que permeia diversas áreas do conhecimento, vem adquirindo, nas últimas décadas, recursos tecnológicos e métodos de análise cada vez mais sofisticados e que, paulatinamente, de forma translacional, tornam-se disponíveis à prática clínica. Assim, a Genética Médica, como especialidade, ganha diariamente novas possibilidades em seu arsenal diagnóstico e de tratamento.

Com exceção da Medicina de Urgência, todas as demais especialidades debatem-se sobre questões teóricas ou situações práticas que envolvam conceitos e conhecimentos genético-clínicos. A Neurologia Infantil, sem sombra de dúvida, é uma das áreas que mais guardam interface com a Genética Médica, dadas a multiplicidade e a complexidade de quadros clínicos que são explicados à luz de mecanismos genéticos, mendelianos e não mendelianos, e tem sido um importante polo de reconhecimento e estabelecimento de fatores causais, regulatórios e determinantes de doenças.

Este capítulo objetivou o entendimento de mecanismos cromossômicos e gênicos em quadros rotineiros na prática da Neurologia Infantil, apresentou os principais recursos informatizados que podem ser utilizados pelos colegas e reforçou a importância do trabalho multidisciplinar, uma vez que os melhores resultados podem ser obtidos a partir do somatório de esforços e expertises dos diversos profissionais que, em conjunto, buscam a melhora da qualidade de vida dos probantes e seus familiares.

O binômio "multidisciplinaridade/pesquisa contínua" é o mote que irá nos permitir conhecer e nos aprofundar cada vez mais nos intrincados mecanismos que regem e regulam os fenótipos e as doenças genéticas humanas. Pautado nisso, cada grupo de pesquisa se esmera para que seus resultados agreguem valor aos já existentes, contribuindo, assim, para que as perspectivas de terapia das doenças genéticas tornem-se uma realidade factível e acessível a todos os afetados.[86]

REFERÊNCIAS BIBLIOGRÁFICAS

1. Perez ABA, De Nicola PDR, Alonso LG. Genética médica, dismorfologia e aconselhamento genético. In: Fernandes AC, Ramos ACR, Morais Filho MC, Ares MJJ. Reabilitação. 2. ed. Barueri: Manole; 2015. p. 267-87.
2. Nussbaum RL, McInnes RR, Willard HF. Thompson & Thompson: genetics in medicine. 8. ed. Philadelphia: Elsevier; 2016.
3. Jorde LB, Carey JC, Bamshad MJ. Medical genetics. 5. ed. Philadelphia: Elsevier; 2016.
4. Jones KL, Jones MC, Campo M. Smith's recognizable patterns of human malformations. 7. ed. Philadelphia: Saunders Elsevier; 2013.
5. Alonso L, Melaragno I, Bortolai A, Takeno S, Brunoni D. Tetraploid/diploid mosaicism: case report and review of the literature. Ann Genet. 2002;45(4):177-80.
6. Pimentel M, Santos-Rebouças C, Gallo C. Genética essencial. 1. ed. Rio de Janeiro: Guanabara Koogan; 2013.
7. Schinzel A. Catalogue of unbalanced chromosome aberrations in man. 2. ed. Berlin: De Gruyter; 2001.
8. Ferry Q, Steinberg J, Webber C, FitzPatrick DR, Ponting CP, Zisserman A, et al. Diagnostically relevant facial gestalt information from ordinary photos. Elife. 2014 Jun 24;3: e02020.
9. Conselho Federal de Medicina. Genética médica para não especialistas [livro eletrônico]. Brasília: CFM; 2018. Acesso em 7 de outubro de 2017. Disponível em https://www.academia.edu/40642200/GENÉTICA_MÉDICA_PARA_NÃO_ESPECIALISTAS_O_reconhecimento_de_sinais_e_sintomas
10. Firth HV, Hurst JA. Oxford Desk References: Clinical genetics and genomics. 2. ed. Oxford University Press; 2017.
11. Alter BP, Rosenberg PS. VACTERL-H association and Fanconi anemia. Mol Syndromol. 2013;4(1-2):87-93.
12. Pampal A. CHARGE: an association or a syndrome? Int J Pediatr Otorhinolaryngol. 2010;74(7):719-22
13. São Paulo, Secretaria Municipal de Saúde. Manual de aperfeiçoamento diagnóstico em anomalias congênitas, 2012.
14. Spiro JE, Konrad M, Rieger-Fackeldey E, Masjosthusmann K, Amler S, Klockenbusch W, et al. Renal oligo- and anhydramnios: cause, course and outcome – a single-center study. Arch Gynecol Obstet. 2015;292(2):327-36.
15. Gaxiola Castro R, Gamboa R, Fajardo Dueñas S, Castellanos González JA, Gaona Flores R. Polyhydramnios and its relationship with congenital malformations: ultrasonographic diagnosis. Ginecol Obstet Mex. 1995;63:505-8.
16. Pinheiro RL, Areia AL, Mota Pinto A, Donato H. Advanced maternal age: adverse outcomes of pregnancy, a meta-analysis. Acta Med Port. 2019;32(3):219-226.
17. Toriello HV, Meck JM; Professional Practice and Guidelines Committee. Statement on guidance for genetic counseling in advanced paternal age. Genet Med. 2008;10(6):457-60.
18. Swaiman KF et al. Swaiman's Pediatric neurology: principals and practice. 6. ed. Elsevier; 2018.
19. Cereda A, Carey JC. The trisomy 18 syndrome. Orphanet J Rare Dis. 2012;7:81.
20. Barkovick AJ. Pediatric neuroimaging. 5. ed. Philadelphia: Lippincott Williams and Williams; 2012.
21. Carlson LM, Vora NL. Prenatal diagnosis: screening and diagnostic tools. Obstet Gynecol Clin North Am. 2017;44(2):245-256.
22. Firth, H. V., & Hurst, J. A. (2017). Dysmorphology examination checklist. In Oxford Desk Reference: Clinical Genetics and Genomics. essay, Oxford University Press.
23. Williams GM, Brady R. Patau syndrome. 2020 Jun 30. In: StatPearls [Internet]. Treasure Island (FL): StatPearls Publishing; 2020 Jan–. PMID: 30855930.

24. Bunt CW, Bunt SK. Role of the family physician in the care of children with Down syndrome. Am Fam Physician. 2014;90(12):851-8.
25. Arya R, Kabra M, Gulati S. Epilepsy in children with Down syndrome. Epileptic Disord. 2011;13(1):1-7.
26. Geier DA, Kern JK, Geier MR. Down syndrome as a genetic model to evaluate the role of oxidative stress and transsulfuration abnormalities in autism spectrum disorder: a 10-year longitudinal cohort study. Dev Neurobiol. 2019;79(9-10):857-867.
27. Lott IT, Head E. Alzheimer disease and Down syndrome: factors in pathogenesis. Neurobiol Aging. 2005;26(3):383-9.
28. Patterson D. Genetic mechanisms involved in the phenotype of Down syndrome. Ment Retard Dev Disabil Res Rev. 2007;13(3):199-206.
29. Kruszka P, Addissie YA, et al. 22q11.2 deletion syndrome in diverse populations. Am J Med Genet A. 2017;173(4):879-888.
30. McDonald-McGinn DM, Hain HS, Emanuel BS, et al. 22q11.2 Deletion syndrome. 1999 [atualizado em 27 fev 2020]. In: Adam MP, Ardinger HH, Pagon RA, et al., editores. GeneReviews® [Internet]. Seattle (WA): University of Washington, Seattle; 1993-2020.
31. McDonald-McGinn DM, Sullivan KE, Marino B, Philip N, Swillen A, Vortsman JA, et al. 22q11.2 deletion syndrome. Nat Rev Dis Primers. 2015.
32. McDonald-McGinn DM, Sullivan KE. Chromosome 22q11. 2 deletion syndrome (DiGeorge syndrome/velocardiofacial syndrome). Medicine. 2011;90:1-18.
33. Fung WL, Butcher NJ, et al. Practical guidelines for managing adults with 22q11.2 deletion syndrome. Genet Med. 2015; 17:599-609.
34. Campbell IM, Sheppard SE, et al. What is new with 22q? An update from the 22q and You Center at the Children's Hospital of Philadelphia. Am J Med Genet A. 2018; 176:2058-69.
35. Bohm LA, Zhou TC, Mingo TJ, Dugan SL, Patterson RJ, Sidman JD, et al. Neuroradiographic findings in 22q11.2 deletion syndrome. Am J Med Genet A. 2017;173:2158-65.
36. Bassett AS, McDonald-McGinn DM, Devriendt K, Digilio MC, Goldenberg P, Habel A, et al. International 22q11.2 Deletion syndrome consortium. Practical guidelines for managing patients with 22q11.2 deletion syndrome. J Pediatr. 2011;159:332-9.
37. Van L, Heung T, Graffi J, Ng E, Malecki S, Van Mil S, Boot E, Corral M, Chow EWC, Hodgkinson KA, Silversides C, Bassett AS. All-cause mortality and survival in adults with 22q11.2 deletion syndrome. Genet Med. 2019;21(10):2328-2335.
38. Battaglia A, Carey JC, South ST. Wolf-Hirschhorn syndrome: a review and update. Am J Med Genet C Semin Med Genet. 2015;169(3):216-23.
39. Shannon NL, Maltby EL, Rigby AS, Quarrell OW. An epidemiological study of Wolf-Hirschhorn syndrome: life expectancy and cause of mortality. J Med Genet. 2001;38(10):674-9.
40. Smith ACM, Boyd KE, Brennan C, et al. Smith-Magenis syndrome. 2001 [atualizado em 5 set 2019]. In: Adam MP, Ardinger HH, Pagon RA, et al., editores. GeneReviews® [Internet]. Seattle (WA): University of Washington, Seattle; 1993-2020.
41. Gropman AL, Duncan WC, Smith AC. Neurologic and developmental features of the Smith-Magenis syndrome (del 17p11.2). Pediatr Neurol. 2006;34:337-50.
42. Boone PM, Reiter RJ, Glaze DG, Tan DX, Lupski JR, Potocki L. Abnormal circadian rhythm of melatonin in Smith-Magenis syndrome patients with RAI1 point mutations. Am J Med Genet A. 2011;155A:2024-7.
43. Strømme P, Bjornstad PG, Ramstad K. Prevalence estimation of Williams syndrome. J Child Neurol. 2002;17:269-71.
44. Morris CA. Williams syndrome. 1999 [atualizado em 23 mar 2017]. In: Adam MP, Ardinger HH, Pagon RA, et al., editores. GeneReviews® [Internet]. Seattle (WA): University of Washington, Seattle; 1993-2020.
45. Del Pasqua A, Rinelli G, Toscano A, Iacobelli R, Digilio C, Marino B, et al. New findings concerning cardiovascular manifestations emerging from long-term follow-up of 150 patients with the Williams-Beuren-Beuren syndrome. Cardiol Young. 2009;19:563-7.
46. Collins RT 2nd, Kaplan P, Somes GW, Rome JJ. Long-term outcomes of patients with cardiovascular abnormalities and Williams syndrome. Am J Cardiol. 2010b;105:874-8.
47. Leyfer OT, Woodruff-Borden J, Klein-Tasman BP, Fricke JS, Mervis CB. Prevalence of psychiatric disorders in 4 to 16-year-olds with Williams syndrome. Am J Med Genet B Neuropsychiatr Genet. 2006;141B:615-22.
48. Eisenberg DP, Jabbi M, Berman KF. Bridging the gene-behavior divide through neuroimaging deletion syndromes: velocardiofacial (22q11.2 deletion) and Williams (7q11.23 deletion) syndromes. Neuroimage. 2010;53:857-69.
49. Kline AD, Moss JF, et al. Diagnosis and management of Cornelia de Lange syndrome: first international consensus statement. Nat Rev Genet. 2018;19(10):649-666.
50. Deardorff MA, Noon SE, Krantz ID. Cornelia de Lange syndrome. 2005 [atualizado em 15 out 2020]. In: Adam MP, Ardinger HH, Pagon RA, et al., editores. GeneReviews® [Internet]. Seattle (WA): University of Washington, Seattle; 1993-2020.
51. Sommer A. Occurrence of the Sandifer complex in the Bachmann-de Lange syndrome. Am. J. Med. Genet. 1993;47:1026-1028.
52. Verrotti A, Agostinelli S, Prezioso G, Coppola G, Capovilla G, Romeo A, et al. Epilepsy in patients with Cornelia de Lange syndrome: a clinical series. Seizure. 2013;22:356-9.
53. Harting I, Seitz A, Rating D, Sartor K, Zschocke J, Janssen B, et al. Abnormal myelination in Angelman syndrome. Eur J Paediatr Neurol. 2009;13(3):271-6.
54. Laan LA, Renier WO, Arts WF, Buntinx IM, vd Burgt IJ, Stroink H, et al. Evolution of epilepsy and EEG findings in Angelman syndrome. Epilepsia. 1997;38(2):195-9.
55. Williams CA, Driscoll DJ, Dagli AI. Clinical and genetic aspects of Angelman syndrome. Genet Med. 2010 Jul;12(7):385-95.
56. Buiting K. Prader-Willi syndrome and Angelman syndrome. Am J Med Genet C Semin Med Genet. 2010;154C(3):365-76.
57. Tajan M, Paccoud R, Branka S, Edouard T, Yart A. The RASopathy Family: Consequences of Germline Activation of the RAS/MAPK Pathway. Endocr Rev. 2018;39(5):676-700.
58. Kim YE, Baek ST. Neurodevelopmental Aspects of RASopathies. Mol Cells. 2019;42(6):441-447.
59. Allanson JE, Roberts AE. Noonan syndrome. 2001 [atualizado em 8 ago 2019]. In: Adam MP, Ardinger HH, Pagon RA, et al., editores. GeneReviews® [Internet]. Seattle (WA): University of Washington, Seattle; 1993-2020.
60. Roberts AE, Allanson JE, Tartaglia M, Gelb BD. Noonan syndrome. Lancet. 201326;381(9863):333-42.
61. Lee DA, Portnoy S, Hill P, Gillberg C, Patton MA. Psychological profile of children with Noonan syndrome. Dev Med Child Neurol. 2005a;47:35-8.

62. Van der Burgt I, Thoonen G, Roosenboom N, Assman-Hulsmans C, Gabreels F, Otten B, et al. Patterns of cognitive functioning in school-aged children with Noonan syndrome associated with variability in phenotypic expression. J Pediatr. 1999;135:707-13.
63. Keh YS, Abernethy L, Pettorini B. Association between Noonan syndrome and Chiari I malformation: a case-based update. Childs Nerv Syst. 2013;29:749-52.
64. Ejarque I, Millán-Salvador JM, Oltra S, Pesudo-Martínez JV, Beneyto M, Pérez-Aytés A. Arnold-Chiari malformation in Noonan syndrome and other syndromes of the RAS/MAPK pathway. Rev Neurol. 2015;60:408-12.
65. Gripp KW, Rauen KA. Costello syndrome. 2006 [atualizado em 29 ago 2019]. In: Adam MP, Ardinger HH, Pagon RA, et al., editores. GeneReviews® [Internet]. Seattle (WA): University of Washington, Seattle; 1993-2020.
66. Lin AE, Alexander ME, et al. Clinical, pathological and molecular analyses of cardiovascular abnormalities in Costello syndrome: A Ras/MAPK Pathway syndrome. Am J Med Genet A. 2011;155A:486-507.
67. Delrue MA, Chateil JF, Arveiler B, Lacombe D. Costello syndrome and neurological abnormalities. Am J Med Genet A. 2003;123A:301-5.
68. Gripp KW, Hopkins E, Doyle D, Dobyns WB. High incidence of progressive postnatal cerebellar enlargement in Costello syndrome: brain overgrowth associated with HRAS mutations as the likely cause of structural brain and spinal cord abnormalities. Am J Med Genet A. 2010;152A:1161-8.
69. Bokinni Y. Kabuki syndrome revisited. J Hum Genet. 2012;57(4):223-7.
70. Adam MP, Hudgins L, Hannibal M. Kabuki syndrome. 2011 [atualizado em 21 out 2019]. In: Adam MP, Ardinger HH, Pagon RA, et al., editores. GeneReviews® [Internet]. Seattle (WA): University of Washington, Seattle; 1993-2020.
71. Liu S, Hong X, Shen C, Shi Q, Wang J, Xiong F, Qiu Z. Kabuki syndrome: a Chinese case series and systematic review of the spectrum of mutations. BMC Med Genet. 2015;16:26.
72. Caciolo C, Alfieri P, Piccini G, Digilio MC, Lepri FR, Tartaglia M, et al. Neurobehavioral features in individuals with Kabuki syndrome. Mol Genet Genomic Med. 2018;6:322-31.
73. Banka S, Lederer D, Benoit V, Jenkins E, Howard E, Bunstone S, et al. Novel KDM6A (UTX) mutations and a clinical and molecular review of the X-linked Kabuki syndrome (KS2). Clin Genet. 2015;87:252-8.
74. Adam MP, Banka S, Bjornsson HT, Bodamer O, Chudley AE, Harris J, et al. Kabuki syndrome: international consensus diagnostic criteria. J Med Genet. 2019;56:89-95.
75. Tatton-Brown K, Cole TRP, Rahman N. Sotos syndrome. 2004 [atualizado em 1 ago 2019]. In: Adam MP, Ardinger HH, Pagon RA, et al., editores. GeneReviews® [Internet]. Seattle (WA): University of Washington, Seattle; 1993-2020.
76. Lane C, Milne E, Freeth M. Cognition and Behaviour in Sotos syndrome: a systematic review. PLoS One. 2016;11(2):e0149189.
77. Waggoner DJ, Raca G, Welch K, Dempsey M, Anderes E, Ostrovnaya I, et al. NSD1 analysis for Sotos syndrome: insights and perspectives from the clinical laboratory. Genet Med. 2005;7:524-33.
78. Sukhudyan B, Jaladyan V, Melikyan G, Schlump JU, Boltshauser E, Poretti A. Gómez-López-Hernández syndrome: reappraisal of the diagnostic criteria. Eur J Pediatr. 2010;169(12):1523-8.
79. Toelle SP, Yalcinkaya C, Kocer N et al (2002) Rhombencephalosynapsis: clinical findings and neuroimaging in 9 children. Neuropediatrics. 2002;33(4):209-214.
80. Karikkineth AC, Scheibye-Knudsen M, Fivenson E, Croteau DL, Bohr VA. Cockayne syndrome: Clinical features, model systems and pathways. Ageing Res Rev. 2017;33:3-17.
81. Laugel V. Cockayne syndrome. 2000 [atualizado em 29 ago 2019]. In: Adam MP, Ardinger HH, Pagon RA, et al., editores. GeneReviews- [Internet]. Seattle (WA): University of Washington, Seattle; 1993-2020.
82. Nance MA, Berry SA. Cockayne syndrome: review of 140 cases. Am J Med Genet. 1992;42(1):68-84.
83. Stevens CA. Rubinstein-Taybi syndrome. 2002 [atualizado em 22 ago2019]. In: Adam MP, Ardinger HH, Pagon RA, et al., editores. GeneReviews® [Internet]. Seattle (WA): University of Washington, Seattle; 1993-2020.
84. Marzuillo P, Grandone A, Coppola R, Cozzolino D, Festa A, Messa F, et al. Novel cAMP binding protein-BP (CREBBP) mutation in a girl with Rubinstein-Taybi syndrome, GH deficiency, Arnold Chiari malformation and pituitary hypoplasia. BMC Med Genet. 2013 23;14:28.
85. De Nicola PDR, Alonso LG. Genética médica e sua interface com os meios multimídias. In: Brunoni D, Perez ABA, editores. Guias de medicina ambulatorial e hospitalar da EPM-UNIFESP: Genética Médica. 1. ed. Barueri; Manole; 2013. p. 989-1011.
86. Perez ABA, Alonso LG. Anomalias Cromossômicas e Síndromes de Genes Contíguos. In: Rodrigues MM, Vilanova LCP, editors. Tratado de Neurologia Infantil. 1a ed. Rio de Janeiro: Atheneu; 2017. p. 545-566.

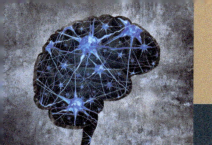

> Jaime Lin
> Marcelo Masruha Rodrigues

capítulo 45 | Erros Inatos do Metabolismo – do Sintoma ao Diagnóstico

INTRODUÇÃO

Os erros inatos do metabolismo (EIM) são geralmente definidos como doenças hereditárias e monogênicas, em cuja patogênese está implicada a deficiência de uma enzima ou de uma proteína transportadora, resultando em acúmulo de um substrato, ou ainda, deficiência em um produto.[1] Definições mais atuais e abrangentes incluem entre os EIM, ainda, toda e qualquer condição na qual o comprometimento de alguma via bioquímica metabólica esteja inserida dentro de sua fisiopatologia (Figura 45.1).[2]

A primeira descrição de um EIM foi feita em 1908 por sir Archibald Garrod[4] e, desde então, mais de 750 delas foram elencadas, sendo que de 2011 a 2016, mais de 300 "novas" doenças foram descobertas, das quais 85% apresentam manifestações predominantemente neurológicas.[5]

Embora sejam, em geral, individualmente raras, coletivamente representam uma significativa parcela das doenças genéticas a afetar a faixa etária pediátrica, cau-

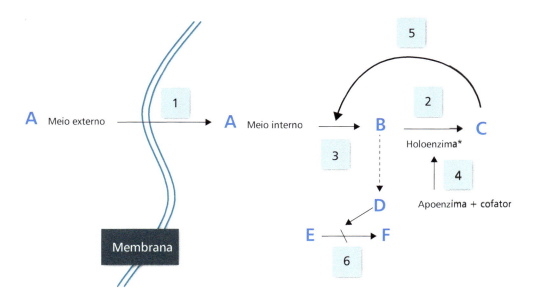

Figura 45.1 Consequências primárias dos EIM. **1**, movimento mediado por transportador, de um compartimento para outro; **2**, defeito da conversão de B para C; **3**, aumento da conversão de B para D, devido ao acúmulo de B; **4**, defeito da interação entre uma apoenzima e seu cofator; **5**, diminuição do *feedback* negativo devido à deficiência de C; e **6**, inibição secundária da conversão de E para F, causada pelo acúmulo de D.[3]
* Holoenzimas são enzimas conjugadas, cuja unidade é formada por uma apoenzima (porção proteica) associada a um cofator (porção não proteica ou radical prostético).

Fonte: Clarke JTR, editor. A Clinical Guide to Inherited Metabolic Diseases. 3rd ed. New York: Cambridge University Press; 2006.

sando grande morbimortalidade. Apesar de apresentarem grande importância, frequentemente são tidos como um grande e frustrante grupo de doenças a serem estudadas e, de fato, envolvem doenças com grande complexidade fisiopatológica e que demandam extenso conhecimento e esforço no exercício diagnóstico.[1]

O objetivo desse capítulo é introduzir este assunto da maneira mais didática possível, abordando os EIM a partir dos seus sintomas até os diagnósticos. A partir disso, serão tratados individual e pormenorizadamente nos capítulos subsequentes.

CLASSIFICAÇÃO DOS EIM

A maioria dos EIM podem ser divididas em três grupos:

Grupo 1 – Distúrbios envolvendo o metabolismo intermediário que afetam moléculas pequenas

O metabolismo intermediário pode ser definido como uma imensa rede de reações bioquímicas que compreendem a degradação (catabolismo), a síntese (anabolismo) e a reciclagem, que permite um ciclo contínuo entre as células e os nutrientes incorporados por meio da alimentação e respiração. É um grupo extenso de doenças que envolvem diferentes mecanismos e que levam à intoxicação aguda ou progressiva, à medida que são acumulados substratos gerados por alguma interferência metabólica, incluindo os distúrbios no metabolismo de aminoácidos, as acidemias orgânicas, os distúrbios do ciclo da ureia, os defeitos no metabolismo da galactose e da frutose e as porfirias.[5]

As principais características clínicas deste grupo incluem as seguintes características:

- são doenças que não interferem no desenvolvimento embrionário e fetal;
- apresentam um intervalo de tempo livre de sintomas (dias, meses ou mesmo anos);
- os sintomas clínicos de intoxicação podem ser agudos (vômitos, coma, falência hepática, trombose, entre outros), crônicos (falência no crescimento, atraso no desenvolvimento neurológico, *ectopia lentis* – subluxação do cristalino, cirrose, ictiose, cardiomiopatia, entre outros) ou mesmo degenerativos (processo neurodegenerativo);
- podem apresentar-se na forma de ataques ou crises metabólicas agudas desencadeadas por jejum, catabolismo, febre, doenças intercorrentes ou introdução de certos grupos alimentares;
- a apresentação clínica pode ainda ter um início tardio ou intermitente;
- o diagnóstico usualmente se baseia em investigação laboratorial do plasma, urina, ácidos orgânicos e cromatografia de acilcarnitinas;
- uma significativa parcela dessas doenças é passível de tratamento, requerendo a retirada emergencial da substância tóxica por meio de dietas específicas, procedimentos extra-corpóreos, vitaminas ou quelantes (carnitina, benzoato de sódio ou penicilamina, como exemplos).

Grupo 2 – Distúrbios que envolvem o metabolismo energético

Este grupo consiste em EIM a que se deve, ao menos em parte, a deficiência na produção da energia ou da sua utilização pelo fígado, pelo miocárdio, pela musculatura esquelética, pelo encéfalo ou por outros tecidos.[5]

As doenças mitocondriais geralmente são mais graves e geralmente não possuem tratamento curativo. Compreendem os defeitos da oxidação da glicose que levam à acidemia lática congênita (defeitos no transporte de piruvato, defeitos na piruvato descarboxilase, defeito na piruvato desidrogenase e no ciclo de Krebs) e defeitos na cadeia respiratória mitocondrial.

Os defeitos energéticos citoplasmáticos, por sua vez, são em geral, menos graves e incluem os distúrbios do metabolismo do glicogênio, da glicólise ou da gliconeogênese, defeitos no transporte da glicose, defeitos no metabolismo da creatina e erros inatos das vias metabólicas da pentose fosfato.

São características clínicas desse grupo de doenças:

- hipoglicemia, hiperlactatemia, acidose, hiper ou hipocetonemia;
- hepatomegalia, hipotonia grave, miopatia, cardiomiopatia, falência no crescimento, insuficiência cardíaca, colapso circulatório, síndrome da morte súbita do lactente, atrofia óptica e envolvimento cerebral;
- crises recorrentes desencadeadas por intercorrências clínicas (associadas ao catabolismo energético);
- algumas doenças mitocondriais ou defeitos da via da pentose fosfato podem interferir no desenvolvimento embrionário e fetal, gerando dismorfismos, displasias e malformações;
- o diagnóstico é difícil e requer testes que avaliem a função das moléculas relacionadas à síntese energética (glicose, lactato, cetonas, entre outros) em diferentes momentos como em jejum ou saciedade, análises enzimáticas, biópsias ou culturas celulares e análise genética molecular;
- em geral, não são passíveis de tratamento curativo.

Grupo 3 – Distúrbios que envolvem moléculas complexas

Esse é um grupo de doenças em franco crescimento, que incluem condições que comprometem a síntese, o processamento, a qualidade e o catabolismo das moléculas complexas. Os sintomas são frequentemente permanentes, progressivos, independem de intercorrências clínicas, não estão relacionados à ingesta alimentar e não se apresentam na forma de crises ou episódios de descompensação.[5]

Neste grupo, encontram-se as doenças lisossomais, as doenças peroxissomais, os defeitos de glicosilação dos carboidratos, os erros inatos das purinas e pirimidinas, os defeitos na síntese de fosfolipídeos e glicoesfingolipídeos.

ERROS INATOS DO METABOLISMO E O PADRÃO DE HERANÇA GENÉTICA

A determinação do padrão de herança genética auxilia sobremaneira no diagnóstico de doenças hereditárias e é a base para o adequado aconselhamento genético de cada família. Deve-se questionar ativamente sobre a história de antecedentes patológicos familiares de cada paciente, cobrindo ao menos, três gerações.

Doenças autossômicas recessivas

A maioria dos EIM apresenta um padrão de herança autossômica recessiva; ou seja, para se expressar, a doença necessita que o indivíduo carregue duas mutações, não necessariamente as mesmas, de um gene.[6]

Grande parte dos pacientes com uma doença autossômica recessiva não terá história familiar positiva; entretanto, caso haja ocorrência de doenças similares em irmãos ou primos, isso aumenta o grau de desconfiança, não apenas por se tratar de uma condição genética, mas também que tenha um padrão de herança autossômico recessivo. Outro dado sugestivo na história clínica é a presença de consanguinidade parental, sendo que pacientes provenientes de locais geograficamente isolados, cidades muito pequenas ou ainda comunidades demograficamente estáveis aumentam o risco de consanguinidade inadvertida.[3]

Doenças recessivas ligadas ao cromossomo-X

São condições causadas por mutações no cromossomo X. Em indivíduos do sexo masculino, é necessária apenas uma única mutação em um gene do cromossomo X para que a doença se manifeste.[6] Se uma mulher é portadora de uma doença autossômica recessiva ligada ao cromossomo X, existe 50% de chance de que seu filho seja afetado pela doença e 50% de chance de que sua filha seja portadora. Entretanto, é um erro assumir automaticamente que uma mulher é portadora se tiver um filho afetado – cerca de um terço dos casos ocorrem por mutação *de novo*; agora, se houver mais de um filho afetado, a mulher será uma portadora obrigatória.[3]

Doenças autossômicas dominantes[6]

Sua contribuição é relativamente pequena para os EIM, tendo as seguintes características:
- Todo indivíduo afetado tem um dos pais afetados (exceto nos casos de mutação *de novo*);
- Cerca de metade da prole de um indivíduo afetado terá apenas filhos afetados;
- Homens e mulheres são igualmente afetados;
- A transmissão da doença ocorre verticalmente em todas as gerações.

Doenças de herança mitocondrial[3]

- Toda a prole de uma mulher portadora de uma mutação mitocondrial herda a mutação.
- A expressão fenotípica da doença é altamente variável, tanto em gravidade quanto nos órgãos e sistemas envolvidos.
- A transmissão paterna virtualmente não ocorre.

ERROS INATOS DO METABOLISMO – DO SINTOMA AO DIAGNÓSTICO

Embora a idade de início de um EIM possa variar consideravelmente, em cada faixa etária diferentes doenças podem assumir uma sintomatologia comum, de acordo com o grau de maturação cerebral. Dessa forma, alguns sinais e sintomas, nas diferentes faixas de idade, podem sugerir tratar-se de um EIM[7] (Tabela 45.1).

É sempre importante notar que alguns EIM podem ser confundidos com outras condições adquiridas, como intoxicações, infecções ou deficiências nutricionais. Dessa forma, em um contexto clínico apropriado, os EIM devem ser considerados paralelamente a outras condições clínicas por vezes mais comuns.[5] A Tabela 45.2 traz algumas condições não metabólicas que podem ser fonte de confusão.

ERROS INATOS DO METABOLISMO COM MANIFESTAÇÕES NEUROLÓGICAS

Sinais e sintomas neurológicos encontram-se de maneira frequente e proeminente em diversos erros inatos do metabolismo. Esses mesmos sinais e sintomas também são frequentes em diversas outras condições, de modo que a decisão de quem, quando e como investigar a possibilidade de um EIM não é tarefa fácil. Algumas pistas importantes encontram-se na idade de início das manifestações clínicas, a extensão no qual outros órgãos e tecidos extra neurais são afetados e a apresentação clínica em cada situação.[3]

Tabela 45.1 Suspeita clínica dos EIM, dividido por faixas etárias[7-9].

Recém-nascidos	Lactentes	Pré-escolares	Escolares/adolescentes
1. História clínica de irmão acometido por EIM; morte súbita; sintomas neurológicos em um dos genitores. 2. Neonato criticamente comprometido. A principal pista consiste em uma história de deterioração clínica, grave, após um período de horas ou semanas livre de problemas; sem história de intercorrências gestacionais ou de parto. 3. Distúrbio do ritmo respiratório na ausência de doença pulmonar ou cardíaca. 4. Odor peculiar na urina. 5. Anormalidades clínico-radiológicas: • dificuldades alimentares ou vômitos; inexplicáveis; • cardiomiopatia; • hepatomegalia ou disfunção hepática; • rins policísticos; • dismorfismos faciais; • alterações esqueléticas; • anormalidades da pele ou fâneros; • alterações hematológicas.	1. Regressão ou atraso do desenvolvimento neurológico; 2. Hipotonia ou hipertonia grave sem causa aparente; 3. Presença de anormalidades neurológicas específicas: • clonias audiogênicas (*startle*); • rigidez, espasmos, opistótono; • coreoatetose, distonia, ataxia; • alterações do ritmo respiratório na ausência de doenças pulmonares com ou sem acidose metabólica; • anormalidades oculares (mácula vermelho-cereja, degeneração retiniana, atrofia óptica ou nistagmo); 4. Anormalidades não neurológicas: • visceromegalias; • desnutrição, vômitos, déficit de crescimento; • dismorfismos faciais; • alterações esqueléticas; 5. Sintomas recorrentes: 6. Presença de sintomas semelhantes em irmãos ou membros da família.	1. Dificuldades progressivas de marcha, relacionadas a lesões centrais ou periféricas. 2. Ataxia ou distúrbios de movimento (lesões em cerebelo ou núcleos da base). 3. Mioclonias (frequentemente associadas à epilepsia ou ataxia). 4. Episódios recorrentes de sonolência, confusão, estupor ou coma. 5. Deficiência intelectual ou regressão neurológica associados a anormalidades esqueléticas ou viscerais. 6. Atraso do desenvolvimento neurológico.	1. Paraplegia espástica progressiva (frequentemente associada à neuropatia periférica). 2. Ataxia cerebelar, quando associada a outros sinais de disfunção neurológica (particularmente mioclonia e distonia). 3. Mioclonias. 4. Síndrome extrapiramidal. 5. Neuropatia periférica progressiva ou doença do neurônio motor. 6. Comprometimento cognitivo ou alterações comportamentais. 7. Dismorfismos faciais ou esqueléticos associados a sintomas comportamentais ou neurológicos. 8. Episódios de alteração no nível de consciência ou coma. 9. Episódios *stroke-like*. 10. Perda auditiva progressiva; 11. Perda visual progressiva ou anormalidades oftalmológicas; 12. Muitos indivíduos previamente diagnosticados com lesões de parto e formas atípicas de alterações psiquiátricas ou paralisia cerebral podem ter erros inatos do metabolismo não diagnosticados previamente.

Assim, listamos algumas apresentações neurológicas particularmente importantes em quadros de EIM.

Encefalopatia crônica

Alguns EIM podem se apresentar no período neonatal com sinais de sofrimento neurológico, acidose metabólica e envolvimento multissistêmico similar àqueles encontrados em quadros de encefalopatia crônica como a encefalopatia hipóxico-isquêmica, podendo passar desapercebidos caso não se tenha um alto grau de suspeição[3] (Figura 45.2 e Tabela 45.3).

O retardo do desenvolvimento representa o aspecto mais comumente encontrado. Algumas características, no entanto, podem alertar o clínico quanto a possibilidade de um EIM ser a causa subjacente do quadro de encefalopatia aparentemente crônica.[3]

- O atraso tende a ser global e afetar todas as esferas do desenvolvimento.
- Irritabilidade, agressividade e agitação psicomotora tendem a ser mais comuns em crianças com quadros associados a EIM.

Erros Inatos do Metabolismo – do Sintoma ao Diagnóstico

Tabela 45.2 Algumas condições não metabólicas comuns, frequentemente confundidas com EIM.[3]

"Síndrome" metabólica hereditária	Fenocópia não EIM
Infecções	**Infecções**
• Síndrome hepática	• Hepatites, infecções por enterovírus, CMV
• Cardiomiopatia	• Infecções por enterovírus
• Doença de depósito	• Infecção congênita (CMV ou toxoplasmose)
• Encefalopatia	• Infecções por arbovírus, enterovírus, herpesvírus (sobretudo neonatal), ADEM
Intoxicações	**Intoxicações**
Síndrome neurológica	• Depressores do SNC, anti-histamínicos, DAE
Acidose lática	• Etanol, metanol, etilenoglicol e salicismo
Síndrome hepática	• Intoxicação por valproato, reação à amiodarona
Síndrome cardíaca	• Reação ao ACTH
Carências nutricionais	**Carências nutricionais**
Acidose lática	• Deficiência de vitamina B_1
Acidemia metilmalônica	• Deficiência de vitamina B_{12}
Doenças hematológicas	**Doenças hematológicas**
• Doença de depósito e/ou síndrome hepática	• Linfohistiocitose hemofagocítica, histiocitose maligna, hemoglobinopatias, hemocromatose neonatal, linfoma

Abreviações: CMV, citomegalovírus; ADEM, encefalomielite disseminada aguda; SNC, sistema nervoso central; DAE, drogas antiepilépticas; ACTH, hormônio adrenocorticotrófico.

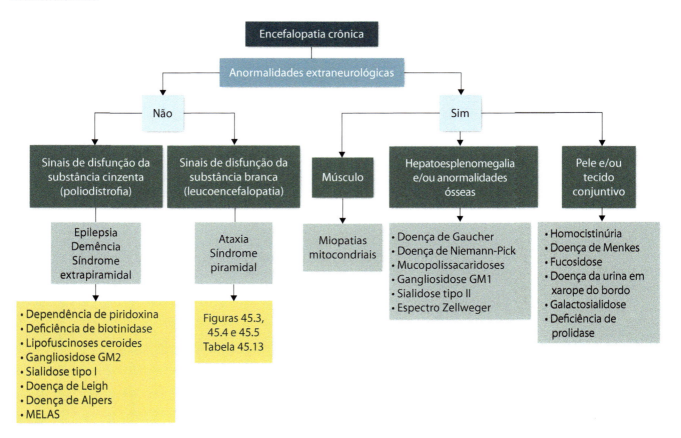

Figura 45.2 Abordagem dos EIM que cursam com encefalopatia crônica.

Capítulo 45

Tabela 45.3 Investigação inicial dos pacientes com encefalopatia crônica, cuja suspeita etiológica são EIM.

- Anamnese, heredograma (pelo menos três gerações), avaliação do desenvolvimento, exame físico/neurológico completo.
- Avaliação oftalmológica (biomicroscopia e fundoscopia).
- Neuroimagem: preferencialmente a ressonância magnética com espectroscopia; a tomografia computadorizada sem contraste deverá ser realizada nos casos em que houver suspeita de calcificação intracraniana.
- Hemograma, gasometria, eletrólitos (sódio, potássio, cálcio, magnésio, fósforo e cloreto), glicemia de jejum, colesterol total e frações, triglicerídeos, ureia, creatinina, TGO, TGP, fosfatase alcalina, gama-GT, ácido úrico, TSH, T4 livre, creatinoquinase (CK), homocisteína.
- Urinálise: urina tipo 1 (EAS) e pesquisa de substâncias redutoras.
- Amônia plasmática: preferencialmente coletada duas horas após refeição normal, sem restrição proteica.
- Lactato e piruvato séricos: coletar preferencialmente sem torniquete e analisar imediatamente após coleta.
- Radiografia simples das mãos e punhos (PA), antebraços (AP), cotovelos (AP), úmeros (AP), ombros (AP), pés (AP), tornozelos (AP), pernas (AP), joelhos (AP), fêmures (AP), pelve (AP), tórax (PA ou AP), colunas cervical, torácica e lombar em perfil e crânio em perfil.
- Estudos eletrofisiológicos (solicitados a partir de evidência clínica de disfunção de sistemas neurológicos específicos): potenciais evocados visuais, auditivos e somatossensitivos; eletrorretinografia e eletroneuromiografia.
- Cromatografia de aminoácidos no sangue e na urina (cromatografia líquida de alta eficiência – HPLC) ou cromatografia gasosa (CG).
- Cromatografia de ácidos orgânicos na urina (cromatografia gasosa acoplada à espectrometria de massa (CG/EM).
- Pesquisa urinária de oligossacarídeos e sialiloligossacarídeos (cromatografia em camada delgada).
- Pesquisa urinária de mucopolissacarídeos (realizada através de triagem química com azul de toluidina ou azul de Alcian). Caso haja confirmação, ou se for grande a suspeita de Síndrome de Sanfilippo, solicitar cromatografia em camada delgada.

Caso haja evidências de que surgiu um EIM que curse com "síndrome de depósito", como, por exemplo, a presença de fácies suspeita, baixa estatura/alterações esqueléticas e hepatoesplenomegalia, solicitar também:

- análise histopatológica (microscopia óptica e eletrônica) de tecidos potencialmente envolvidos – biópsia hepática, de medula óssea, de pele, de conjuntiva;
- dosagem plasmática dos ácidos graxos de cadeia muito longa;
- dosagem plasmática do ácido fitânico;
- focalização isoelétrica da transferrina plasmática.

- O retardo no desenvolvimento neurológico tende a ser progressivo, podendo haver história de desenvolvimento aparentemente normal ou levemente atrasado, seguido de perda de aquisições e deterioração progressiva.
- Usualmente encontram-se achados evidentes de disfunção neurológica (epilepsia, síndrome piramidal, síndrome extrapiramidal, neuropatia periférica).

É de extrema importância que outras causas clínicas que possam mimetizar casos de regressão neurológica sejam consideradas (Tabela 45.4).

Alterações de neuroimagem são fundamentais ao se avaliar quadros de encefalopatia crônica de etiologia metabólica. O comprometimento da substância branca (leucodistrofia) é um aspecto comum a vários erros inatos do metabolismo que se apresentam como encefalopatias crônicas (Figura 45.3 e 45.4).

Tabela 45.4 Causas de pseudorregressão do desenvolvimento neurológico.

- Epilepsia mal controlada;
- uso excessivo de medicações antiepilépticas;
- doenças sistêmicas intercorrentes;
- distúrbios secundários, como, por exemplo, perda de mobilidade decorrente de retração tendínea em criança com paralisia cerebral;
- problemas emocionais, como, por exemplo, depressão.

Erros Inatos do Metabolismo – do Sintoma ao Diagnóstico

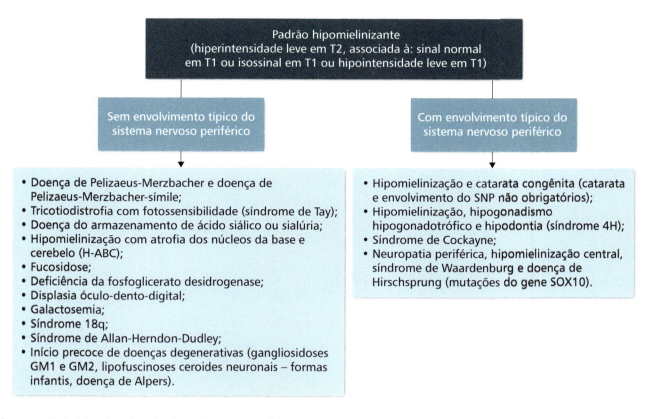

Figura 45.3 Afecções da substância branca encefálica, com padrão hipomielinizante.

Epilepsia e encefalopatias epilépticas

Em contraste à frequência das epilepsias na população geral, as epilepsias que tem como causas os erros inatos do metabolismo podem ser consideradas raras, entretanto, tornam-se um importante diagnóstico diferencial quando se tratam de encefalopatias epilépticas refratárias a tratamento medicamentoso.[10]

Entre os diversos mecanismos epileptogênicos nos EIM, as principais causas são: falência energética cerebral aguda ou crônica, efeitos tóxicos, agudos ou crônicos secundários ao acúmulo de metabólitos, comprometimento da função neuronal incluindo distúrbios na síntese de neurotransmissores, mal-formações cerebrais associadas e dependência ou defeitos no transporte de vitaminas e seus cofatores.[10] (Tabela 45.5)

As características específicas das crises epilépticas que podem sugerir um quadro de EIM como etiologia são:

- início precoce (recém-nascidos e lactentes);
- associação a outros sinais ou sintomas neurológicos como retardo no desenvolvimento neurológico, distúrbios do tônus muscular ou comprometimento visual;
- crises mioclônicas, ausências atípicas, crises parciais complexas e síndrome de West;

- refratariedade ao tratamento medicamentoso (Tabelas 45.6 e 45.7)

Encefalopatias agudas

A encefalopatia metabólica aguda pode ser definida como uma condição de disfunção cerebral global aguda, resultando em alteração no nível de consciência, alterações comportamentais ou crises epilépticas que não tem como causa uma alteração cerebral estrutural primária (como processos expansivos ou hemorragia) ou infecção.[37]

Suspeita-se de um EIM quando se encontram as seguintes características associadas a um quadro de encefalopatia aguda:

- frequentemente ocorre em pacientes previamente hígidos;
- os sinais mais precoces podem ser inconspícuos, como por exemplo, sonolência, alteração comportamental e alteração do equilíbrio;
- frequentemente progride rapidamente, podendo apresentar padrão flutuante;
- usualmente sem déficits neurológicos focais;
- a despeito da causa, trata-se de uma emergência médica (Tabelas 45.8 a 45.10).

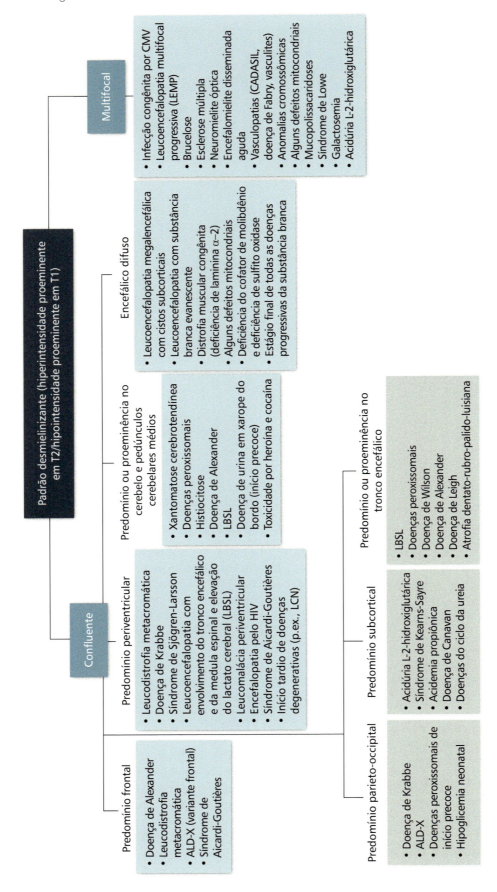

Figura 45.4 Afecções da substância branca encefálica, com padrão alternativo ao hipomielinizante.

Erros Inatos do Metabolismo – do Sintoma ao Diagnóstico

Tabela 45.5 Epilepsias de origem metabólica de acordo com sua patogenia.[10]

Etiologia	
Deficiência energética	Hipoglicemia, Deficiência no transportador da glicose –1 (GLUT1), Deficiências na cadeia respiratória, Deficiência de piruvato desidrogenase, Defeitos no ciclo de Krebs, Deficiência de creatina.
Efeitos tóxicos	Aminoacidopatias, Acidemias orgânicas, Deficiência de cofator de molibidênio, Deficiência de sulfito-oxidase.
Comprometimento da função neuronal	Doenças de depósito
Distúrbios de neurotransmissores	Hiperglicinemia não cetótica, Fenilcetonúria atípica, Deficiência de GABA transaminase, Deficiência de succinato semialdeído desidrogenase.
Malformações cerebrais associadas	Doenças peroxissomais (Doença de Zelwegger), Deficiência da cadeia respiratória, Deficiência de piruvato desidrogenase, Defeitos de O-glicosilação.
Dependência ou defeitos no transportador de vitaminas ou cofatores	Deficiência de biotinidase, Dependência de piridoxina ou piridoxal-5 fosfato, Deficiência no transportador de tiamina, Doença de Menkes, Defeito no transportador do folato (FOLR1), Deficiência de dehidrofolato redutase.
Outros	Deficiência na biossíntese de serina.

Tabela 45.6 Etiologia dos EIM que cursam com epilepsia.

Etiologia por faixa etária

- **Período neonatal:** dependência de piridoxina, deficiência de piridoxamina fosfato oxidase, deficiência da fosfoglicerato desidrogenase, hiperglicinemia não cetótica, deficiência de holocarboxilase sintetase e de outras acidemias orgânicas, defeitos do ciclo da ureia, doenças do espectro Zellweger, deficiência do cofator de molibdênio, deficiência de sulfito oxidase;
- **Lactentes:** deficiência do transportador de glicose tipo 1 (GLUT-1), deficiência de creatina (defeito do transportador de creatina, deficiência de guanidinoacetato metiltransferase – GAMT e deficiência de arginina:glicina amidinotransferase – AGAT), epilepsia responsiva ao folato, deficiência de biotinidase e outras acidemias orgânicas, aminoacidopatias, distúrbios congênitos da glicosilação (CDG), dependência de piridoxina, lipofuscinose ceroide neuronal (forma infantil precoce – doença de Haltia-Santavuori), outras doenças lisossomais (doença de Tay-Sachs, doença de Sandhoff, doença de Krabbe, gangliosidose GM1 – forma infantil tardia).
- **Pré-escolar:** doenças mitocondriais (incluindo a doença de Alpers e a encefalomiopatia mitocondrial associada à acidose láctica e aos episódios *stroke-like* – MELAS), lipofuscinose ceroide neuronal (forma infantil tardia – Jansky-Bielschowky), outras doenças lisossomais.
- **Escolares e adolescentes:** doenças mitocondriais (incluindo doença de Alpers, epilepsia mioclônica com fibras rasgadas vermelhas – MERRF, MELAS), lipofuscinose ceroide neuronal (forma juvenil – Spielmeyer-Vogt), outras epilepsias mioclônicas progressivas (doença de Unverricht-Lundborg, doença de Lafora, sialidose tipo I, *galactosialidose – forma juvenil*).

Etiologia por tipo de crise

- **Espasmos infantis:** deficiência de biotinidase e outras acidemias orgânicas, doença de Menkes, doenças mitocondriais, aminoacidopatias.
- **Epilepsias mioclônicas:** dependência de piridoxina, hiperglicinemia não cetótica, deficiência do GLUT-1, doenças mitocondriais (incluindo MERRF e MELAS), lipofuscinoses ceroides neuronais, doença de Unverricht-Lundborg, doença de Lafora, sialidose tipo I, gangliosidose GM1 – forma infantil tardia, *gangliosidose GM2 – forma juvenil*.
- **Crises generalizadas tônico-clônicas:** deficiência do GLUT-1, lipofuscinoses ceroides neuronais, outras doenças lisossomais, doenças mitocondriais.
- **Crise parcial contínua:** doença de Alpers.
- **Crises parciais complexas:** doença de Krabbe, doenças do espectro Zellweger, MELAS, CDG.
- **Clonias audiogênicas (reação de *startle*):** doença de Tay-Sachs, doença de Sandhoff e doença de Krabbe.

Tabela 45.7 Causas tratáveis de EIM em que a epilepsia é uma característica predominante.

Doença	Subtipos	Herança / Incidência	Gene, locus	Idade de início	Dados clínicos sugestivos	Exames complementares
Dependência de piridoxina[11,12] #266100	Forma típica	AR 1/700.000 (Holanda – 1/276.000)	ALDH7A1, 5q23	Recém-nascidos e lactentes.	Epilepsia refratária que se inicia, em geral, nas primeiras horas de vida; múltiplos tipos de crises (crises mioclônicas neonatais, crises tônico-clônicas bilaterais) resistentes ao tratamento farmacológico e podendo evoluir para quadro de mal epiléptico. Cerca de 30% dos pacientes apresenta sinais de encefalopatia, como dificuldades de sono, irritabilidade e baixo escore na classificação de Apgar. Cerca de 85% dos pacientes exibe uma interrupção abrupta das crises após administração intravenosa de piridoxina em dose única (de 50 a 100 mg E.V), seguida da normalização do traçado eletroencefalográfico. Cerca de 75% dos pacientes apresentam deficiência intelectual de leve a moderada. **Tratamento com piridoxina:** Pacientes com dependência de piridoxina devem ser suplementados com doses de 20 a 30 mg/kg/dia divididos em 2 a 3 doses diárias. Além da infância, as doses diárias variam de 100 a 300 mg/dia (em casos de eventos infecciosos com piora na frequência das crises, aumentos nas doses de piridoxina para 300 a 500 mg/dia, por 3 a 5 dias, são recomendáveis). Doses prolongadas de piridoxina acima de 500 mg/dia podem causar quadros de neuropatia sensitiva (reversível).	**Fisiopatologia:** o gene ALDH7 codifica uma enzima (AASA desidrogenase) importante na via metabólica do ácido pipecólico e do catabolismo da lisina. Deficiências nessa enzima levam ao acúmulo de piperideína-6-carboxilato que condensa e inativa o piridoxal-fosfato, importante cofator na síntese de neurotransmissores. **EEG:** traçados variam desde alentecimentos difusos inespecíficos, descargas focais até um padrão de surto-supressão. **RM de crânio:** é normal a presença de achados inespecíficos; ausência de acidose metabólica ou anormalidades específicas do metabolismo intermediário; níveis plasmáticos e urinários aumentados de αASA (alfa amino adípico-semialdeído); níveis elevados de ácido pipecólico no plasma, urina e liquor; sequenciamento do gene ALDH7A1.
	Forma atípica[13]				Início tardio das crises (até 18 meses de idade); podem apresentar bom controle das crises durante intervalo de alguns meses com uso de anticonvulsivantes mesmo na ausência de suplementação com piridoxina.	Resposta clínica lenta e ausência de resposta eletroencefalográfica marcante ao tratamento com piridoxina.

Erros Inatos do Metabolismo – do Sintoma ao Diagnóstico

Deficiência de piridoxamina 5 fosfato oxidase[14,15] #610090	AR	PNPO, 17q21.32	Recém-nascidos	Clinicamente indistinguível da dependência de piridoxina exceto por uma frequência maior de prematuridade, observada em cerca de 60% dos pacientes. A maioria dos pacientes apresenta escores baixos de Apgar, necessitando de intubação. Crises mioclônicas e crises tônico-clônicas graves, refratárias a tratamento farmacológico, parcialmente responsiva à piridoxina e responsiva à piridoxal fosfato. **Tratamento com administração de piridoxal fosfato:** os pacientes necessitam de tratamento por toda a vida com doses de 30 a 60 mg/kg/dia, divididas em 4 a 6 doses diárias. A fim de se evitar a oxidação do produto, o piridoxal fosfato deve ser dissolvido imediatamente antes da administração oral. Devido ao potencial de toxicidade hepática, os níveis séricos de transaminases devem ser monitorizados rotineiramente, e a dose de piridoxal fosfato mantida na menor dose necessária possível.	**EEG:** traçado com padrão de surto-supressão em 60% dos pacientes; **RM de crânio:** alterações na substância branca e atrofia cortical podem ser observadas com a persistência do quadro. Além das alterações secundárias nos níveis plasmáticos e liquóricos de aminoácidos e neurotransmissores, não existem biomarcadores bioquímicos para a deficiência de piridoxamina 5-fosfato oxidase. Sequenciamento do gene *PNPO* (codifica a síntese de piridoxamina-fosfato oxidase).
Hiperglici-nemia não cetótica	AR	Forma neonatal clássica[16]	GLDC, 9p24.1 (Principal mutação)	Recém-nascidos	Forma clínica mais frequente. Início do quadro nas primeiras horas ou nos primeiros dias de vida com quadro de letargia, hipotonia, respiração superficial que evolui para apneia. Os indivíduos afetados apresentam hipotonia flácida, não respondendo a estímulos, apresentando ainda mioclonias erráticas e crises focais. A maioria dos pacientes vai a óbito nas fases iniciais da doença. Aqueles em que os episódios de apneia e depressão respiratória se mostram transitórios, sobrevivem, evoluindo para quadros de encefalopatia epiléptica grave caracterizado por espasmos infantis e crises focais, paralisia cerebral espástica e óbito nos primeiros anos de vida.	**EEG:** Padrão eletroencefalográfico de surto-supressão; Este padrão eletroencefalográfico pode desaparecer em poucos meses assumindo um padrão de hipsarritmia ou um padrão multifocal. **Tomografia computadorizada de crânio:** Evidencia perda de volume cerebral e cerebelar com hipoatenuação da substância branca periventricular.

Capítulo 45   925

Tabela 45.7 Causas tratáveis de EIM em que a epilepsia é uma característica predominante. *(Continuação)*

Doença	Subtipos	Herança / Incidência	Gene, locus	Idade de início	Dados clínicos sugestivos	Exames complementares
Hiperglicinemia não cetótica #605899	Forma neonatal clássica[16]	AR	GLDC, 9p24.1 (Principal mutação)	Recém-nascidos	**Tratamento com administração de benzoato de sódio:** 250 mg/kg/dia VO levou à melhora na hipotonia neonatal e nos quadros de apneia; entretanto, não alterou o prognóstico da doença	**Ressonância magnética de crânio[17]:** Atrofia cerebral progressiva com atraso na mielinização da substância branca supratentorial; Agenesia ou hipoplasia do corpo caloso; Aumento de sinal nos tratos piramidais, pedúnculo cerebelar médio e núcleo denteado; Estudos de imagem por difusão mostram aumento de sinal nas imagens ponderadas em T2 e restrição a difusão compatível com mielinopatia vacuolar especialmente no tronco cerebral.
	Forma neonatal transitória[18]		GCSH, 16q23.2 AMT, 3p21.31	Recém-nascidos	O quadro clínico é indistinguível da forma clássica, exceto pelo fato de ocorrer normalização clínico-laboratorial (níveis elevados de glicina plasmática e no liquor) dentro de duas a oito semanas do início dos sintomas.	*Espectroscopia:* pico anormal em 3,56 ppm que representa um pico de glicina. **Exames laboratoriais:** Níveis aumentados de glicina no plasma (VR: 125-320 mmol/L) e liquor (VR: < 10 mmol/L); Elevação na relação glicina LCR/plasma (VR < 0,02)
	Formas atípicas[19]			Neonatal (Recém-nascidos) Infantil (Primeiro ano de vida) Tardio (Segundo ano de vida)	*Forma neonatal:* similar à forma clássica; entretanto, o desenvolvimento neuromotor tende a ser melhor, tornando seu diagnóstico mais difícil. *Forma infantil:* entre as formas atípicas é a mais comum, sendo facilmente confundida com quadros de encefalopatia estática. Após um período neonatal sem intercorrências, ocorre atraso no desenvolvimento neurológico que evolui para um retardo mental grave (60% dos casos). Sinais de comprometimento do neurônio motor superior, incoordenação, dificuldades na fala, hiperatividade e agressividade. Em cerca de 50% dos pacientes, desenvolve-se um quadro de epilepsia, com crises de diversos tipos. Em alguns pacientes, foram descritos quadros de deterioração aguda após eventos febris acompanhados por letargia, hipotonia, ataxia, epilepsias refratárias, mioclonias, coreia e paralisia do olhar vertical. *Forma tardia:* extremamente rara e clinicamente heterogênea, podendo iniciar a partir do segundo ano de vida até a idade adulta. Caracteriza-se principalmente por declínio cognitivo e alterações comportamentais.	

Síndromes por deficiência de serina #601815	Deficiência de 3-Fosfoglicerato Desidrogenase (3-PGDH)[20]	AR	PHGDH, 1q12	Recém-nascidos	*Forma infantil grave*: microcefalia congênita, retardo no crescimento intrauterino. Grave atraso no desenvolvimento neuromotor no primeiro mês de vida associado à epilepsia intratável. Crises tônico-clônicas ou espasmos em flexão já foram descritas como crises tônicas, atônicas, mioclônicas, ausências e gelásticas. Outros sintomas neurológicos: hiperexcitabilidade, hipertonia generalizada, tetraparesia espástica e nistagmo. *Síndrome de Neu-Laxova*: forma mais grave caracterizada por dismorfismos faciais, ictiose, anomalias esqueléticas, óbito perinatal, além de catarata, hipogonadismo, polegares aduzidos, hérnias umbilicais e inguinais e anemia megaloblástica.[21] *Forma juvenil*: crianças com desenvolvimento inicial normal, subsequente atraso no desenvolvimento neurológico moderado, crises de ausência atípicas, sem microcefalia. Na adolescência, desenvolvem alterações comportamentais. *Polineuropatia de início tardio*: um caso adulto relatado apresentando quadro de polineuropatia, catarata, deficiência intelectual aos 30 anos de idade.[22] **Tratamento com administração de serina:** 600 mg/kg/dia VO, divididas em 4 a 6 doses diárias levam a uma considerável redução na frequência de crises, melhora na espasticidade e no quadro comportamental. Caso as crises não melhorem, pode ser associada a administração de **glicina** na dose de 200 a 300 mg/kg/dia. Em pacientes sintomáticos, a administração de serina não leva à melhora no desenvolvimento neuromotor. Nos casos de apresentação juvenil, administração de serina nas doses de 100 a 150 mg/kg/dia resultam em melhora na frequência das crises.	**EEG:** padrão multifocal ou hipsarritmia com desorganização na atividade de base. **RM:** atrofia cerebral com hipomielinização marcante. **Exames laboratoriais:** baixas concentrações de serina e de glicina (em graus variados) no plasma e no liquor. As concentrações plasmáticas podem ser afetadas pela ingestão de alimentos. **Diagnóstico definitivo:** atividade reduzida da fosfoglicerato desidrogenase, demonstrada em fibroblastos. Sequenciamento do gene *PHGDH* (codifica a sintese de fosfoglicerato desidrogenase)

Tabela 45.7 Causas tratáveis de EIM em que a epilepsia é uma característica predominante. *(Continuação)*

Doença	Subtipos	Herança / Incidência	Gene, locus	Idade de início	Dados clínicos sugestivos	Exames complementares
Síndromes por deficiência de serina #601815	Deficiência de 3-Fosfoserina Aminotransferase (3-PSAT)[23]	AR	PSAT1 9q21.2	Recém-nascidos	Caso relatado em irmãos. Normais ao nascimento, exceto por quadro de microcefalia. Com duas semanas de vida, apresentavam quadro de dificuldades alimentares e episódios de cianose. Com 9 semanas de vida evoluíram com epilepsia refratária e hipertonia generalizada. Tratamento com administração de serina iniciada com 11 semanas de vida, com normalização dos níveis de serina, porém com melhora clínica limitada.	**RM:** espaços liquóricos proeminentes, hipoplasia do corpo caloso, padrão simplificado dos giros corticais e lisencefalia frontal.[24] **Exames laboratoriais:** níveis reduzidos de serina e glicina no liquor. **Diagnóstico definitivo:** atividade reduzida da fosfoserina aminotransferase, demonstrada em fibroblastos. Sequenciamento do gene *PSAT1*.
	Deficiência de 3-Fosfoserina Fosfatase (3-PSP)	AR	PSPHD 7p11.2	Infância	Primeiro caso descrito em um menino com retardo no crescimento pré- e pós-natal, atraso no desenvolvimento neurológico e características faciais compatíveis com síndrome de Williams. Tratamento com administração de serina promoveu melhora discreta no crescimento craniano.[25] Posteriormente, sete indivíduos de uma mesma família consanguínea apresentando retardo mental moderado, crises epilépticas tônico-clônicas, hipertonia levando a comprometimento motor.[26]	**Diagnóstico definitivo:** atividade reduzida da fosfoserina fosfatase demonstrada em linfoblastos e fibroblastos. Sequenciamento do gene *PSPH*
Síndrome da deficiência do transportador de glicose tipo 1 (GLUT-1)[27] #606777	Forma clássica	AD AR	SLC2A1, 1p35-p31.3	Infância e lactentes	Início na infância com quadro clínico caracterizado por encefalopatia crônica, epilepsia farmacorresistente com início nos primeiros meses de vida, atraso no desenvolvimento psicomotor, microcefalia adquirida, espasticidade e distúrbios de movimento. *Manifestações paroxísticas:* a epilepsia é o sintoma central da síndrome, geralmente com início no primeiro ano de vida com crises de diversos tipos, sendo as crises tônico-clônicas generalizadas e crises de ausência as mais comuns. Qualquer tipo de crise de início precoce, resistente ao tratamento farmacológico e que responda à dieta cetogênica deve levantar a suspeita da síndrome de deficiência de GLUT1.	**Exames laboratoriais:** Deve ser realizada punção lombar após 4 a 6 horas de jejum com determinação da glicemia plasmática imediatamente após a punção lombar: Glicose liquórica < 2,2 mmol/L na ausência de meningite.

Erros Inatos do Metabolismo – do Sintoma ao Diagnóstico

Síndrome da deficiência do transportador de glicose tipo 1 (GLUT-1)[27] #606777	Forma clássica	AD AR	SLC2A1, 1p35-p31.3	Infância e lactentes	***Manifestações paroxísticas não epilépticas:*** Ocorrem em cerca de 30% dos pacientes e incluem: discinesia induzida por exercício, ataxia episódica, parkinsonismo paroxístico, episódios paroxísticos de fraqueza, cefaleia e disforia. ***Manifestações clínicas permanentes:*** deficiência intelectual, sintomas cerebelares, espasticidade e distúrbios de movimento (distonia, coreoatetose, mioclonias, tremores e tiques). ***Tratamento com dieta cetogênica:*** padrão-ouro no tratamento da síndrome de deficiência de GLUT1. A dieta consiste em 3 a 4 g de gordura para cada 1 g de carboidrato/proteína combinados (dependendo da idade de cada paciente).	Relação da glicose liquórica / plasmática < 0,45. Níveis reduzidos de lactato no liquor dão suporte ao diagnóstico. **Investigação genética:** determinação genética da mutação no gene *GLUT1*.
Deficiência do cofator de molibdênio[28]	Deficiência do cofator de molibdênio A #252150	AR	MOCS1, 6p21.2 (A)	Recém-nascidos	Condição rara que afeta entre 1/100.00 e 1/200.00 nascidos vivos, que resulta da deficiência de enzimas que utilizam o molibdênio como cofator: sulfito oxidase, xantina desidrogenase e aldeído oxidase. Início no período neonatal com quadro clínico caracterizado por epilepsia farmacorresistente, hiperecplexia, dificuldades alimentares. Manifestações oftalmológicas: *ectopia lentis*, nistagmo, hipertelorismo, luxação do cristalino e alongamento das fissuras palpebrais. **Tratamento com Piranopterina Cíclica Monofosfato (cPMP) sintética:** administração endovenosa na dose de 80 a 160 mcg/kg com normalização dos biomarcadores urinários e melhora das crises epilépticas em 1 a 2 semanas. Disponível apenas para o subtipo A.[29]	**EEG:** espículas-ondas multifocais ou padrão de surto-supressão. **RM:** lesões multicísticas da substância branca envolvimento simétrico dos globos pálidos, hipoplasia pontocerebelar com cistos retrocerebelares, má-formação de Dandy-Walker e disgenesia do corpo caloso. Atrofia cerebral com padrão cavitante da substância branca – pode ser confundida com encefalomalácia multicística de origem hipóxico-isquêmica. O que ajuda na distinção dos dois quadros é a evolução temporal: Nos quadros de encefalopatia hipóxico isquêmica o quadro tende a se estabilizar enquanto que na deficiência do cofator de molibdênio o quadro tende a ser progressivo.
	Deficiência do cofator de molibdênio B #252160		MOCS2, 5q11 (B)			
	Deficiência do cofator de molibdênio C #615501		GPHN, 14q24 (C)			

Tabela 45.7 Causas tratáveis de EIM em que a epilepsia é uma característica predominante. *(Continuação)*

Doença	Subtipos	Herança / Incidência	Gene, *locus*	Idade de início	Dados clínicos sugestivos	Exames complementares
Deficiência do cofator de molibdênio[28]	Deficiência do cofator de molibdênio C #615501	AR	GPHN, 14q24 (C)	Recém-nascidos		Na deficiência de cofator de molibdênio são encontradas ainda áreas curvilineares de hipossinal na interface entre as substâncias branca e cinzenta após a resolução do quadro de edema cerebral sugerindo depósitos hemorrágicos e necrose laminar. Além disso, o núcleo caudado é sempre afetado.[30] **Exames laboratoriais:** redução nos níveis séricos e urinários de ácido úrico. Elevação nos níveis urinários de: S-sulfocisteína, xantina e hipoxantina. Testes com fitas reagentes para determinação de elevação urinária de sulfito estão disponíveis comercialmente tendo apresentado tanto resultados falso-positivos quanto falso-negativos.[31] Atividade reduzida da sulfito oxidase demonstrada em fibroblastos. **Diagnóstico definitivo:** análise molecular.
Deficiência de sulfito oxidase (sulfocisteinúria)[32] #272300		AR	SUOX, 12q13.2	Recém-nascidos e lactentes	Início no período neonatal com quadro de epilepsia refratária, dificuldades alimentares e grave atraso no desenvolvimento neurológico. O quadro clínico evolui para tetraparesia espástica, hipotonia axial e microcefalia. As crises epilépticas, posteriormente, podem ser acompanhadas por espasmos e distúrbios de movimento (coreia e atetose). Em 50% dos pacientes ocorre *ectopia lentis* como manifestação ocular.	**EEG:** padrão de surto-supressão. **RM:** leucoencefalomalácia multicística rapidamente progressiva (pode confundir com quadros de encefalopatia hipóxico isquêmica). Atrofia cerebral, ulegiria e lesões císticas multifocais subcorticais acometendo a substância branca. **Exames laboratoriais:** elevação dos níveis urinários de S-sulfocisteína. Testes com fitas reagentes para determinação de elevação urinária de sulfito são disponíveis comercialmente, tendo apresentado tanto resultados falso-positivos quanto falso-negativos.[31]

Deficiência de sulfito oxidase (sulfocisteinúria)[32] #272300	AR	SUOX, 12q13.2	Recém-nascidos e lactentes	Óbito em geral aos 2 anos de vida Epilepsia refratária, movimentos involuntários, atraso do desenvolvimento, microcefalia adquirida (atrofia cerebral com padrão cavitante da substância branca – pode ser confundida com encefalomalácia multicística de origem hipóxico-isquêmica). Cabelos finos, eczema leve, atraso da dentição e luxação do cristalino. **Tratamento realizado com dieta hipoproteica** (ingestão de metionina 130 a 150 mg/dia) e uma mistura sintética de aminoácidos sem cistina ou metionina (50 g/dia). 2 pacientes com a forma branda da doença relatados, sem sinais de deterioração neurológica e melhora no desenvolvimento neurológico após tratamento dietético.[33]	**Diagnóstico definitivo:** atividade reduzida da sulfito oxidase demonstrada em fibroblastos. Análise molecular.
Deficiência de creatina	Defeito do transportador de creatina #300352	XR	SLC6A8, Xq28	Recém-nascidos e lactentes	Atraso no desenvolvimento neurológico, comprometimento grave da linguagem (disfasia expressiva com a compreensão menos comprometida) e retardo mental. Hipotonia muscular e alterações comportamentais (comportamento compulsivo e agressivo com quadro clínico compatível com transtorno do espectro autista). Dismorfismos faciais já descritos: hipoplasia da porção medial da face, nariz curto, sobrancelhas de implantação baixa. Epilepsia: geralmente leve e pouco frequente. Crises iniciam-se geralmente no segundo ano de vida caracterizando-se inicialmente por crises febris atípicas e estado de mal focal, evoluindo para crises generalizadas tônico-clônicas. **Tratamento: resposta favorável a anticonvulsivantes usuais.**	**RM:** normal na maioria dos casos. Achados já descritos: atrofia cortical, atrofia do vérmis cerebelar, atraso na mielinização e afilamento do corpo caloso. Ausência do pico de creatina na espectroscopia por RM; Níveis urinários aumentados de creatina.

Tabela 45.7 Causas tratáveis de EIM em que a epilepsia é uma característica predominante. *(Continuação)*

Doença	Subtipos	Herança / Incidência	Gene, locus	Idade de início	Dados clínicos sugestivos	Exames complementares
Deficiência de creatina	Deficiência da guanidinoacetato metiltransferase (GAMT)[34] #612736	AR	GAMT, 19p13.3	Primeiro ano de vida	Indivíduos afetados aparentam normalidade ao nascimento. No final do primeiro ano de vida apresentam interrupção no desenvolvimento neurológico e hipotonia. Distúrbios do movimento como discinesias, distonias e mioclonias associam-se a comportamentos compatíveis com autismo. Epilepsia refratária a tratamento medicamentoso. **Tratamento com: monidrato de creatina (300 a 800 mg/kg/dia)**; L-ornitina (100 a 800 mg/kg/dia) e benzoato de sódio (100mg/kg/dia) associada a dieta hipoproteica e dieta com restrição de arginina.	**RM:** desmielinização. *Espectroscopia:* depleção de creatina e acúmulo de fosfato de guanidinoacetato. **Exames laboratoriais:** níveis urinários diminuídos de creatina; Níveis plasmáticos aumentados de guanidinoacetato.[35]
	Deficiência de arginina:glicina amidinotransferase (AGAT)[36] #612718	AR	GATM, 15q21.1	Primeiro ano de vida	Quadro clínico mais leve dentre as deficiências de creatina. Sintomas geralmente inespecíficos e incluem atraso no desenvolvimento neurológico no primeiro ano de vida, atraso na aquisição da fala e retardo mental moderado. Crises febris leves descritas em um paciente sem anormalidades eletroencefalográficas. **Tratamento:** resposta favorável com a reposição de creatina iniciada aos 2 meses de idade antes do aparecimento dos sintomas.	**RM:** sem anormalidades descritas até o momento. **Exames laboratoriais:** níveis plasmáticos e urinários diminuídos de creatina e ácido guanidinoacético. **Diagnóstico definitivo:** *espectroscopia* demonstrando ausência total de creatina cerebral.
Defeitos do ciclo da uréia	Ver capítulo específico sobre Doenças do ciclo da uréia.					
Doença da urina de xarope de bordo	Ver capítulo específico sobre Aminoacidopatias.					
Acidemias orgânicas	Ver capítulo específico sobre Acidemias orgânicas.					
Doenças mitocondriais	Ver capítulo específico sobre Doenças mitocondriais.					

Erros Inatos do Metabolismo – do Sintoma ao Diagnóstico

Tabela 45.8 Etiologia das encefalopatias agudas de origem metabólica por períodos etários.[3]

	Recém-nascidos	Lactentes	Pré-escolares
Defeitos do ciclo da ureia	+ + + +	+ (meninas com OTC)	(+)
Hiperglicinemia não cetótica	+ + + +	0	0
Acidemias orgânicas	+ + + +	+	(+)
Doença da urina em xarope do bordo	+ + + +	+ +	+ +
Defeitos da β-oxidação de ácidos graxos	+	+ + + +	?
Síndrome de Reye	0	+ +	+ + +
Intoxicação exógena	+ (origem materna)	+ + +	+ + +

Abreviações: OTC, deficiência de ornitina transcarbamilase.

Tabela 45.9 Investigação subsidiária inicial dos pacientes com encefalopatia aguda, cuja suspeita etiológica são EIM.[3]

- Neuroimagem: tomografia computadorizada sem contraste ou ressonância magnética com espectroscopia; a primeira tem como vantagens o menor tempo de exame e, geralmente, não há necessidade de sedação. Há sempre a necessidade de avaliar as condições clínicas do paciente para a realização desses exames.
- Hemograma, gasometria arterial, eletrólitos (sódio, potássio, cálcio, magnésio e cloreto) – calcular o *anion gap*, glicemia, TSH, T4 livre, CK e homocisteína.
- TGO, TGP, fosfatase alcalina, γ-GT, TAP, TTPa, albumina plasmática.
- Amônia plasmática.
- Dosagem plasmática de ácido β-hidroxibutírico.
- Lactato e piruvato séricos: coletar preferencialmente sem torniquete e analisar imediatamente após coleta.
- Liquor (realizar dosagem de lactato e piruvato).
- Cromatografia de ácidos orgânicos na urina (cromatografia gasosa acoplada à espectrometria de massa (CG/EM)).
- Cromatografia de aminoácidos no sangue **(cromatografia líquida de alta eficiência – HPLC) ou cromatografia gasosa (CG).**
- Dosagem plasmática de carnitina total, carnitina livre e do perfil de acilcarnitinas (espectrometria de massa em tandem).

Abreviações: TSH, hormônio estimulador da tireoide; T4, tiroxina; CK, creatinoquinase; TAP, tempo de ativação da protrombina; TTPa, tempo de tromboplastina parcial ativada; γ-GT, gama-glutamil transpeptidase.

Tabela 45.10 Diagnóstico diferencial dos EIM que se apresentam como encefalopatias agudas.[3]

	Defeitos do ciclo da ureia	Hiperglicinemia não cetótica	Doença da urina em xarope do bordo	Acidemias orgânicas	Defeitos da β-oxidação de ácidos graxos	Defeitos da cadeia respiratória
Acidose metabólica	0	0	±	+ + +	±	+ +
Glicemia	N	N	N ou ↓	↓↓	↓↓↓	N
Cetonas urinárias	N	N	↑↑	↑↑	0	0
Amônia plasmática	↑↑↑	N	N	↑↑	↑	N
Lactato plasmático	N	N	N	↑	±	↑↑↑
Função hepática	N	N	N	N	Anormal	N
Carnitina plasmática	N	N	N	↓↓↓	↓↓	N
Aminoácidos plasmáticos	Anormais	Aumento de glicina	Aumento dos ACR	Aumento de glicina		Aumento de alanina
Ácidos orgânicos urinários	N	N	Anormais	Anormais	Anormais	N

Abreviações: ACR, aminoácidos de cadeia ramificada.

Capítulo 45

Acidente vascular cerebral:

Os acidentes vasculares cerebrais (AVC) são comumente atribuídos a mecanismos fisiopatológicos comuns, como oclusão vascular, causas cardiogênicas e doenças degenerativas e oclusivas de pequenos casos, bem como etiologias não-ateroscleróticas, como trombofilias ou hemoglobinopatias.[38] Causas criptogênicas de AVC, no entanto, podem chegar a 40% do casos, especialmente quando acometem indivíduos jovens.[39] Dentre essas, erros inatos do metabolismo podem ser causas de AVC, como listado na Tabela 45.11.

Ataxias

Cerca de um terço dos pacientes que apresentam algum EIM com envolvimento neurológico apresenta algum distúrbio do movimento. Estes se manifestam na forma de ataxia, movimentos hipercinéticos (distonia, coreia, atetose, mioclonias, tremores, tiques ou estereotipias) e hipocinesia/rigidez (síndrome parkinsoniana). Dentre os principais sintomas encontrados nos diversos EIM, encontram-se: ataxia (73%); distonia (47%); coreia/atetose (24%) e síndrome hipocinética/rígida (17%)[40] (Tabelas 45.12 a 45.14).

Em casos de distúrbios de movimento, erros inatos do metabolismo devem sempre ser considerados quando:

1. o quadro permanece sem explicação etiológica (tendo sido descartado previamente quadros de intoxicação, infecção ou leões cerebrais focais);
2. início precoce (quanto mais cedo se inicia, maiores as chances de se tratar de um EIM);
3. associado a quadro neurodegenerativo;
4. história de consanguinidade;
5. presença de história familiar similar;
6. associado à disfunção autonômica;
7. associado a eventos paroxísticos;
8. quadro agudo ou subagudo associado a fatores desencadeantes como jejum, episódio febril ou ingestão proteica.[41]

Tabela 45.11 EIM associados a AVC ou episódios *stroke-like*.

Esfingolipidoses
- Doença de Fabry

Doenças mitocondriais
- MELAS

Distúrbios hereditários que acometem tecido conjuntivo
- Homocistinúria

Acidemia orgânicas
- Propiônica
- Metilmalônica
- Isovalérica

Acidúria glutárica
- Glutárica tipo I
- Glutárica tipo II

Distúrbios do ciclo da ureia
- Deficiência de ornitina transcarbamilase
- Citrulinemia
- Deficiência de carbamoil fosfato sintetase tipo I

Defeitos congênitos de glicosilação
- Distúrbio congênito da glicosilação tipo Ia

Tabela 45.12 Investigação laboratorial nos distúrbios de movimento.

Testes de rotina	Perfil bioquímico	Testes especiais
Amônia	Aminoácidos (P, LCR)	Aminas biogênicas (LCR)
Hemograma completo	Ácidos orgânicos (U)	Pterinas (LCR)
Glicose (P, LCR)	Purinas e pirimidinas (U)	Folato (LCR)
Lactato (P, LCR)	Acilcarnitinas (DBS, P)	Tiamina (LCR)
Piruvato (P)	Vitamina B6	Enzimas lisossomais (DBS)
TGO, TGP (P)	VLCFA (P)	
CK (P)	Sialotransferrinas (S)	
Fosfatase alcalina (P)	Vitamina E (P)	
Ácido úrico (P, U)		
Cobre (S, U)		

Legenda: P – plasma; LCR – liquor; S – soro; U – urina; VLCFA – ácidos graxos de cadeia muito longa; DBS – *dried blood spot* (gota de sangue em papel filtro).

Erros Inatos do Metabolismo – do Sintoma ao Diagnóstico

Tabela 45.13 EIM em que o quadro de ataxia é proeminente. *(Continuação)*

Doença	Subtipos	Herança/Incidência	Gene, locus	Idade de início	Dados clínicos sugestivos	Exames complementares
Doença de Hartnup[42] #234500	-	AR 1/15.000	SLC6A19, 5p15.33	Lactente, infância ou adulto jovem	As crianças afetadas apresentam-se normais ao nascimento, podendo apresentar certo atraso na aquisição dos marcos do desenvolvimento neurológico. Clinicamente, caracteriza-se por episódios intermitentes e reversíveis de sintomas cutâneos e neurológicos. Manifestações cutâneas: erupções cutâneas eritematosas similares a pelagra em áreas expostas ao sol, agravadas pela exposição solar, exposição a água quente e carência nutricional. Manifestações neurológicas: ataxia episódica acompanhada por nistagmo e tremores. Alterações comportamentais como instabilidade emocional, *delirium* e psicose. As manifestações neurológicas podem ser desencadeadas por estresse ou infecções intercorrentes. No exame neurológico, notam-se hipotonia e sinais de hiperreflexia. Os pacientes podem permanecer assintomáticos caso a ingesta de niacina se mantenha em níveis normais ao longo da vida. **Tratamento:** Administração oral de nicotinamida na dose diária de 50 a 300 mg promovem melhora das manifestações cutâneas e neurológicas. Dieta hiperproteica.	**Exames laboratoriais:** Aminoacidúria envolvendo aminoácidos neutros: alanina, serina, treonina, asparagina, glutamina, valina, leucina, isoleucina, fenilalanina, tirosina, triptofano, histidina e citrulina. **Diagnósticos definitivo:** análise molecular.

Capítulo 45

Tabela 45.13 EIM em que o quadro de ataxia é proeminente. *(Continuação)*

Doença	Subtipos	Herança/Incidência	Gene, locus	Idade de início	Dados clínicos sugestivos	Exames complementares
Deficiência de piruvato desidrogenase[43] #312170	Comprometimento neurológico neonatal, acidose lática, dismorfismos faciais, agenesia do corpo caloso – mais comum em meninas. Deficiência intelectual, necrose de gânglios da base (síndrome de Leigh-like) – mais comum em meninos. Ataxia recorrente com sobrevida normal – exclusivo em meninos.	XLD AR	PDHA1, Xp22.12 PDHX, 11p13	Recém-nascidos a idade pré-escolar	Apresenta grande heterogeneidade clínica, podendo variar desde quadros de acidose lática neonatal e óbito precoce até quadros de ataxia episódica com degeneração espinocerebelar e acidose lática. A deficiência de piruvato desidrogenase deve sempre ser suspeitada em casos de acidose lática, hipotonia, ataxia crônica ou episódica, quadros *leigh-like* e polineuropatia recorrente. Quanto aos quadros associados à ataxia, os primeiros episódios de ataxia ocorrem por volta dos 18 meses de idade, ocorrendo notadamente em pacientes do sexo masculino. Os ataques ocorrem com uma frequência de uma vez por mês ou com frequência anual. Associado ao quadro de ataxia recorrente, ocorrem quadros de hiperventilação, disartria, distonia e coreoatetose. Embora os sintomas melhorem entre os ataques, sugere-se um *continuum* na gravidade da doença, podendo evoluir para quadros *leigh-like*.[44]	**Exames laboratoriais:** Níveis elevados de ácido pirúvico; Razão lactato:piruvato é usualmente baixa. Durante os episódios recorrentes de ataques: lactato e piruvato com níveis sempre elevados. Entre os ataques, níveis de lactato sanguíneo usualmente elevados. **Diagnóstico definitivo:** Atividade reduzida da piruvato desidrogenase determinada em fibroblastos. Análise molecular.

Erros Inatos do Metabolismo – do Sintoma ao Diagnóstico

Deficiência de biotinidase[45] #253260	Deficiência parcial (de 10 a 30% de atividade enzimática) Deficiência profunda (0 a 10% de atividade enzimática)	AR 1 / 60.000	BTD, 3p25.1	Recém-nascidos e lactentes	Os sintomas surgem nas primeiras semanas ou meses de vida, podendo iniciar mais precocemente caso ocorram episódios de estresse ou intercorrências infecciosas. Indivíduos com deficiência profunda de biotinidase apresentam, quando não tratados, dificuldades alimentares (vômitos e engasgos), dificuldades respiratórias (estridor, apneia e hiperventilação), erupção cutânea, alopecia, hipotonia e/ou crises epilépticas. Crises epilépticas ocorrem em 70% dos casos e muitas vezes estes são os sintomas iniciais, caracterizadas por crises tônico-clônicas, mioclônicas ou espasmos infantis. São particularmente responsivas ao tratamento com biotina, muitas vezes com resolução minutos ou horas após a administração da biotina. O quadro evolui mais tardiamente com hipotonia, atraso no desenvolvimento neurológico, ataxia, deficiência cognitiva, imunodeficiência, atrofia óptica e surdez neurossensorial. Alguns pacientes podem permanecer assintomáticos até a adolescência ou idade adulta, quando apresentam **um diferente padrão de sintomas caracterizado por rápida perda visual** (surgimento de escotomas), neuropatia óptica e paraparesia espástica, podendo ser confundidos com quadros de esclerose múltipla ou neuromielite óptica.46	**EEG:** Pode ser normal ou evidenciar alentecimento moderado, espículas agudas, espículas multifocais ou padrão compatível com hipsarritmia. **RM:** Atrofia cerebral e cerebelar, alargamento ventricular e desmielinização difusa. **Exames laboratoriais:** Acidose metabólica, acidose lática, hiperamonemia moderada. A anormalidade laboratorial mais útil no diagnóstico da deficiência de biotinidase é a elevação anormal encontrada nos níveis dos metabólitos dos ácidos orgânicos no plasma e na urina. De todos os metabólitos, o mais consistentemente elevado é o ácido 3-hidroxivalérico sendo geralmente o primeiro a ser detectado. No líquor, podem ser detectados níveis elevados de lactato e de ácidos orgânicos. **Diagnóstico:** Realizado através de testes de triagem neonatal podendo ser detectados tanto os casos de deficiência parcial quanto profunda, através de testes semiquantitativos colorimétricos a partir de gota de sangue em papel filtro. **Tratamento:** de 5 a 10 mg de biotina via oral por dia.

Tabela 45.13 EIM em que o quadro de ataxia é proeminente. *(Continuação)*

Doença	Subtipos	Herança/Incidência	Gene, locus	Idade de início	Dados clínicos sugestivos	Exames complementares
Ataxia com deficiência isolada familiar de vitamina E[47] #277460		AR	TTPA, 8q12.3	Pré-escolares a adolescentes (de 4 a 18 anos)	Doença neurodegenerativa rara caracterizada por ataxia progressiva, disartria, arreflexia em membros inferiores, perda da sensibilidade proprioceptiva e vibratória, reflexo cutâneo-plantar em extensão. O fenótipo é muito semelhante à ataxia de Friedreich, porém, ao contrário desta, os pacientes raramente apresentam envolvimento cardíaco e apresentam envolvimento retiniano com maior frequência.	**Exames laboratoriais:** Níveis plasmáticos extremamente baixos de vitamina E associado a absorção intestinal normal de vitamina E (α-tocoferol). Níveis séricos aumentados de colesterol, triglicerídeos e β-lipoproteína; **Diagnóstico definitivo:** Sequenciamento do gene *TTPA* (codifica a síntese da proteína hepática transferidora de α-tocoferol e responsável pela manutenção da concentração plasmática de vitamina E em níveis normais). A condição é mais comum em populações do norte da África (especialmente na Tunísia)[48]
Abetalipoproteinemia (síndrome de Bassen-Kornzweig)[49] #200100		AR	MTTP, 4q22-q24	Lactentes (início da esteatorreia); o quadro neurológico usualmente se manifesta entre 2-17 anos	Doença autossômica recessiva rara caracterizada por hipocolesterolemia e má-absorção de vitaminas lipossolúveis, levando a manifestações multissistêmicas como degeneração retiniana, neuropatia e coagulopatia. Má-absorção de gordura encontra-se presente desde o nascimento, levando a dificuldades de crescimento, vômitos e esteatorreia. As manifestações neurológicas iniciam-se por volta dos 2 anos de idade, sendo que um terço dos pacientes se encontram sintomáticos na primeira década de vida. Caracteriza-se clinicamente por um quadro de degeneração espinorecerebelar, com ataxia progressiva, perda dos reflexos tendinosos, comprometimento da sensibilidade profunda e *pés cavus*.	**Exames laboratoriais:** Anemia (níveis de hemoglobina abaixo de 8 g/dL); níveis plasmáticos diminuídos de colesterol (colesterol total abaixo de 100 mg/dL) e triglicerídeos (abaixo de 30 mg/dL), níveis plasmáticos diminuídos de vitamina E. Ausência de apolipoproteína B no plasma.

Erros Inatos do Metabolismo – do Sintoma ao Diagnóstico

Abetalipoproteinemia (síndrome de Bassen-Kornzweig)[49] #200100	AR	MTTP, 4q22-q24	Lactentes (início da esteatorreia); o quadro neurológico usualmente se manifesta entre 2-17 anos	A retinite pigmentar é um achado praticamente universal, levando à diminuição da acuidade visual e cegueira noturna como sinais mais precoces encontrados usualmente já na primeira década de vida. **Tratamento:** Restrição de gordura na dieta e doses elevadas de vitamina E (100 mg/kg/dia) previnem o início dos sintomas e retardam sua progressão. **Diagnósticos definitivo:** Sequenciamento dos gene *MTTP* e APOB.
			Forma do adulto	Adolescentes e adultos	Quadro clínico semelhante ao descrito anteriormente.

Aminoacidopatias

- Forma intermitente da doença da urina de xarope do bordo;
- Acidúria L-2-Hidroxiglutárica;
- Acidemia isovalérica.

Ver capítulo específico sobre aminoacidopatias

Doenças do ciclo da ureia

- deficiência de ornitina transcarbamilase;
- citruinemia;
- hiperornitinemia;
- acidúria arginosuccínica.

Ver capítulo específico sobre doenças do ciclo da ureia

Doenças mitocondriais

- doença de Leigh;
- NARP (Neuropatia, ataxia e retinite pigmentosa).

Ver capítulo específico sobre doenças mitocondriais

Tabela 45.13 EIM em que o quadro de ataxia é proeminente. *(Continuação)*

Doença	Subtipos	Herança/Incidência	Gene, locus	Idade de início	Dados clínicos sugestivos	Exames complementares
Doenças lisossomais	• leucodistrofia metacromática; • doença de Krabbe; • doença de Niemann-Pick tipo C; • deficiência de hexosaminidase A.	++Ver capítulo específico sobre doenças lisossomais				
Lipofuscinoses ceroides neuronais	Ver capítulo específico sobre lipofuscinoses ceroides neuronais					
Doenças peroxissomais	• adrenoleucodistrofia; • doença de Refsum.					
Defeitos congênitos de glicosilação	Ver capítulo específico sobre defeitos congênitos de glicosilação.					

Erros Inatos do Metabolismo – do Sintoma ao Diagnóstico

Tabela 45.14 EIM em que o quadro de distonia, coreoatetose e/ou síndrome parkinsoniana são proeminentes. *(Continuação)*

Doença	Subti-pos	Herança/Incidência	Gene, *locus*	Idade de início	Dados clínicos sugestivos	Defeito básico e exames complementares
Acidúria glutárica tipo I[50] #231670		AR 1/100.000	GCDH, 19p13.2	1-4 anos	O sintoma clássico é uma necrose estriatal focal irreversível em vigência de um evento clínico agudo (crise encefalopática), ocorrendo em geral entre 3 e 18 meses de vida. Como sequela, a lesão aguda dos gânglios da base inclui distonia, coreatetose e discinesia. A macrocrania é um aspecto da acidúria glutárica que pode não estar presente no nascimento, porém a velocidade de crescimento do perímetro cefálico é acelerada, levando à macrocrania progressiva. Hemorragia retiniana e hematomas subdurais podem estar associados à ruptura vascular associada à macrocrania, podendo ser confundidos com lesões não acidentais. **Tratamento:** • Dieta com restrição de lisina (reduzir o acúmulo de metabólitos tóxicos: *ácido glutárico; ácido 3-hidroxiglutárico e glutaril-CoA*); • Suplementação de carnitina (100 mg/kg/dia de 0 a 6 anos/30 a 50 mg/kg/dia acima dos 6 anos).	**RM:** Alargamento bilateral e simétrico das fissuras silvianas com atrofia opercular bilateral (aspecto de "asa de morcego"). **Exames laboratoriais:** Análise de ácidos orgânicos na urina evidenciam aumento da excreção urinária de ácido glutárico, ácido 3-hidroxiglutárico e ácido glutacônico. **Diagnóstico definitivo:** Deficiência da glutaril-CoA desidrogenase, demonstrada em leucócitos ou fibroblastos.
Síndrome de Lesch-Nyhan[51] #300322		XR 0,34/100.000	HPRT, Xq26-q26.3	Durante o primeiro ano de vida	Os sinais e sintomas tornam-se aparentes no primeiro ano de vida, caracterizando-se por atraso no desenvolvimento neurológico e hipotonia, podendo ser confundido com quadros de tetraparesia espástica ou paralisia cerebral. Distúrbios de movimento tornam-se aparentes entre 6 meses e 1 ano de vida na forma de distonia (constante), coreoatetose e balismo (de 40 a 90% dos casos). Alterações nos movimentos oculares (movimentos sacádicos desencadeados por movimentação cefálica ou piscamento) refletem o envolvimento dos gânglios da base. Crises epilépticas são incomuns, entretanto, episódios de distonia ou opistótono podem levar à confusão diagnóstica.	**Exames laboratoriais:** Níveis séricos elevados de ácido úrico; relação ácido úrico urinário/creatinina plasmática > 3 : 1 (em amostra urinária obtida no período da manhã). **Diagnóstico definitivo:** Deficiência da hipoxantina-guanina fosforibosiltransferase, demonstrada em leucócitos ou fibroblastos.

Capítulo 45

941

Tabela 45.14 EIM em que o quadro de distonia, coreoatetose e/ou síndrome parkinsoniana são proeminentes. *(Continuação)*

Doença	Subtipos	Herança/Incidência	Gene, *locus*	Idade de início	Dados clínicos sugestivos	Defeito básico e exames complementares
Síndrome de Lesch-Nyhan[51] #300322		XR 0,34/100.000	HPRT, Xq26-q26.3	Durante o primeiro ano de vida	A automutilação é uma das características marcantes da doença e se caracteriza por automutilação das pontas dos dedos, lábios e língua que aparecem por volta dos 2 a 4 anos de idade.	
Doença de Wilson[52] #277900		AR 1/30.000	ATP7B, 13q14.3-q21.1	De lactentes até a idade adulta	Na infância, a doença de Wilson manifesta-se como uma doença hepática, recomendando-se que ela seja considerada em todo quadro de doença hepática de origem desconhecida. Existem relatos de diversas manifestações atípicas para a doença de Wilson, incluindo: gigantismo; doença renal associada a aminoacidúria, nefrolitíase, hipercalciúria e nefrocalcinose; cardiomiopatia, miopatia; condrocalcinose; osteoartrite; hipoparatireoidismo e pancreatite. Tradicionalmente, a apresentação neurológica da doença de Wilson divide-se em quatro formas: 1) rígida-acinética; 2) pseudoesclerose associada a tremores; 3) distônica e 4) atáxica. Em uma revisão de 119 casos brasileiros com idade média de 19 anos, os sintomas encontrados foram: disartria (91%), distúrbios de marcha (75%), riso sardônico (72%), distonia (69%), rigidez (66%), tremor (60%) e disfagia (50%).[53] O tremor clássico da doença de Wilson é de grande amplitude, proximal, visto quando os dedos são mantidos próximos ao nariz, com os ombros abduzidos e cotovelos fletidos (dando uma aparência de "bater de asas"). A doença de Wilson também podem se manifestar como uma condição primariamente psiquiátrica, com queda do rendimento escolar associada a alterações comportamentais, episódios maníacos, depressão grave, ideação suicida e psicose.[54]	**RM:** Alterações encontradas em globo pálido, caudado, putâmen, tálamo, ponte e mesencéfalo. Os sinais de comprometimento do tronco cerebral levam ao "sinal do panda". **Exames laboratoriais:** Dosagem sérica de ceruloplasmina (abaixo de 0,1 g/L, sendo os valores de referência entre 0,2 e 0,4 g/L). Níveis séricos reduzidos de cobre também são encontrados. Aumento da excreção urinária de cobre (valores acima de 40 g de cobre em amostra urinária de 24 h são altamente sugestivos). **Diagnóstico definitivo:** Sequenciamento do gene *ATP7B*.

Erros Inatos do Metabolismo – do Sintoma ao Diagnóstico

Doença de Wilson[52] #277900	AR 1/30.000	ATP7B, 13q14.3-q21.1	De lactentes até a idade adulta	Quando se suspeita dessa doença, deve se realizar avaliação oftalmológica em busca de anéis de Kayser-Fleischer, que correspondem ao acúmulo de cobre na membrana de Descemet na córnea, usualmente encontrados quando existe manifestação neurológica ou psiquiátrica. **Tratamento:** • D-penicilamina: dose máxima de 20 mg/kg/dia, reduzindo em 25% da dose com a estabilização do quadro clínico (10 a 20% dos pacientes podem experimentar deterioração neurológica no início do tratamento); • Trientina: dose máxima de 20 mg/kg/dia, reduzindo em 25% da dose com a estabilização do quadro clínico. (10 a 15% dos pacientes podem experimentar deterioração neurológica no início do tratamento e sua dose deve ser diminuída antes de procedimentos cirúrgicos); • Zinco: em adultos, a dose é de 50 mg de Zn elementar 3 vezes ao dia; • Tetratiomolibidato: experimental nos EUA e no Canadá.
Doença de Segawa	AD	GCH1, 14q22.1-q22.2	1-15 anos (em geral, na transição do período pré-escolar para o escolar)	As manifestações distônicas tornam-se evidentes na infância, entre 4 e 8 anos de idade, com predomínio no sexo feminino (4:1). Frequentemente, os membros inferiores são afetados de início, com quadros de rigidez intermitente, quedas frequentes e posturas anormais, frequentemente assumindo uma postura equina. Posteriormente, os membros superiores e o tronco são acometidos com **distonia cervical (retrocolis e torcicolo).** Em 4 ou 5 anos de evolução, todas as partes do corpo estão envolvidas, incluindo os músculos bulbares. Incluem-se sintomas parkinsonianos (rigidez, bradicinesia e instabilidade postural). Um aspecto marcante é a melhora dos sintomas após um período de sono com piora ao longo do dia (variação diurna). **Tratamento:** L-dopa 4 a 7 mg/kg/dia. **Exames laboratoriais:** Diminuição dos níveis de tetra-hidrobiopterina e do ácido homovanílico no liquor; Os níveis liquóricos do ácido 5-hidroxi-indolacético podem estar normais ou diminuídos. **Diagnóstico definitivo:** Deficiência da GTP ciclo-hidrolase 1, demonstrada em leucócitos ou fibroblastos.

Manifestações psiquiátricas:

Distúrbios metabólicos podem levar a uma ampla variedade de efeitos no sistema nervoso central, com manifestações clínicas que variam desde o grave e progressivo comprometimento do desenvolvimento neurológico, crises epilépticas e coma, nos quadros mais graves, até sintomas exclusivamente cognitivos e comportamentais, quando o comprometimento metabólico é mais sutil.[55] Muitos EIM apresentam formas atenuadas que podem se manifestar na forma de alterações psiquiátricas na adolescência ou idade adulta sem serem precedidas por manifestações clínicas significativas na infância.[56]

A Tabela 45.15 traz alguns EIM que podem se apresentar na forma de transtornos psiquiátricos na adolescência e idade adulta.

Tabela 45.15 EIM com manifestações psiquiátricas.[56]

Doença	Sintomas psiquiátricos	Neuroimagem (RM)	Triagem laboratorial
Doenças do ciclo da ureia	Ataques de confusão, comportamentos bizarros, alucinações desencadeadas por ingesta proteica elevada ou situações de catabolismo proteico.	Normal ou sinais de edema cerebral ou hiperssinal cortical nas imagens poderadas em T2.	Dosagem sérica de amônia, cromatografia de aminoácidos (plasma e urina), avaliação urinária de ácido orótico.
Deficiência de Metil tetrahidrofolato redutase (MTHFR)	Retardo mental leve, confusão, depressão, psicose.	Normal ou leucoencefalopatia.	Dosagem sérica de homocisteína, cromatografia de aminoácidos (plasma e urina), dosagem sérica de folato.
Defeitos no metabolismo da cobalamina	Retardo mental leve, confusão, depressão, psicose.	Normal ou leucoencefalopatia, hipersinal do trato piramidal e coluna posterior.	Dosagem sérica de homocisteína, cromatografia de aminoácidos (plasma e urina), cromatografia de ácidos orgânicos (urina).
Porfirias agudas	Episódios de confusão, psicose, depressão.	Normal ou leucoencefalopatia, hipersinal cortical e subcortical.	Pesquisa de porfobilinogênio urinário.
Doença de Wilson	Distúrbios comportamentais e transtornos de personalidade, depressão, psicose em casos raros.	Hipersinal em gânglios da base nas imagens ponderadas em T2.	Dosagem sanguínea de ceruloplasmina, dosagem sanguínea de cobre e dosagem urinária de cobre.
Deficiência de Cistationa-B-sintase	Retardo mental, distúrbios comportamentais e transtornos de personalidade, psicose em casos raros.	Normal.	Dosagem sérica de homocisteína, cromatrografia de aminoácidos (plasma e urina)
Hiperglicinemia não cetótica	Retardo mental, distúrbios comportamentais, episódios de confusão.	Normal.	Cromatografia de aminoácidos (sangue e liquor).
Deficiência de succinil-semialdeído desidrogenase	Retardo mental, distúrbios comportamentais.	Normal ou hiperssinal em globo pálido nas imagens ponderadas em T2.	Cromatografia de ácidos orgânicos (urina).
Xantomatose cerebrotendínea	Psicose em casos raros.	Leucoencefalopatia, anormalidades de sinal no núcleo denteado do cerebelo.	Dosagem de esteróis por cromatografia líquida de alta performance (HPLC), para detecção de aumento nos níveis de colestanol.
Leucodistrofia metacromática	Psicose (quadro semelhante a esquizofrenia).	Leucoencefalopatia periventricular.	Avaliação da atividade enzimática da arilsulfatase A.

Tabela 45.15 EIM com manifestações psiquiátricas.[56] (Continuação)

Doença	Sintomas psiquiátricos	Neuroimagem (RM)	Triagem laboratorial
Gangliose GM2	Episódios de psicose, depressão, mania.	Normal ou atrofia cerebelar.	Avaliação da atividade enzimática das hexosminidases.
Niemann-Pick tipo C	Psicose, depressão, mania.	Normal ou atrofia cortical e cerebelar.	Teste do filipin (fibroblastos).
Alfa-Manosidose	Retardo mental, episódios de psicose, confusão.	Normal ou alargamento da díploe, leucoencefalopatia posterior.	Análise de oligossacárides (urina), avaliação da atividade enzimática da alfa-manosidase.
Beta-Manosidose	Retardo mental, hiperatividade, agressividade.	Normal.	Análise de oligossacárides (urina), avaliação da atividade enzimática da beta-manosidase.
Síndrome de Sanfilippo MPS III	Retardo mental, comportamento desintegrativo, transtorno do espectro autista.	Normal.	Análise de mucopolissacárides (urina), avaliação da atividade enzimática específica.
Lipofucinose Ceroide Neuronal	Depressão.	Atrofia cortical.	Microscopia eletrônica de amostras de biópsia, avaliação da atividade enzimática da palmitoiltioesterase.
Doença de Fabry	Depressão, suicídio.	Áreas de infarto cerebral, leucoencefalopatia.	Avaliação da atividade enzimática da alfa-galactosidase.
Adrenoleucodistrofia (forma cerebral)	Psicose, mania, depressão.	Leucodistrofia.	Dosagem sanguínea de ácidos graxos de cadeia muito longa.
Deficiências no transportador de creatina	Retardo mental, alterações comportamentais.	—	Espectroscopia cerebral.
Deficiência de monoamino oxidase A	Retardo mental leve, distúrbios comportamentais paroxísticos.	—	Dosagem de prolactina, dopamina e metabólitos da serotonina (sangue, urina e liquor).

Fonte: Adaptado de Sedel, F et al. J. Inherit. Metabol. Dis. 2007.

Erros inatos do metabolismo com manifestações extraneurológicas

Nos EIM em que há comprometimento extraneurológico, o padrão de acometimento, isto é, quais tecidos e órgãos encontram-se afetados, é sempre um dado importante para o diagnóstico etiológico. Nas tabelas e figuras a seguir, estão relacionados os EIM com suas respectivas alterações extraneurológicas (sintomas ou sinais) possíveis, independentemente do quadro neurológico associado (Tabela 45.16 a Tabela 45.27 e Figuras 45.5 a 45.7).

Tabela 45.16 EIM que apresentam dismorfismos significativos.[5]

- As características dismórficas associadas com EIM são geralmente distúrbios da forma; dificilmente ocorrem anormalidades numéricas, como, por exemplo, polidactilia.
- Os dismorfismos tendem a se tornar mais evidentes com o passar do tempo.
- Fácies, quando alterado, tende a apresentar alterações da proporcionalidade. É importante observar e perguntar se a criança não se parece com ninguém da família e se houve alteração das características faciais ao longo dos anos (observação de fotografias).

Doenças Lisossomais
- Mucopolissacaridoses
  - MPS I (doenças de Hurler & Scheie)
  - MPS II (doença de Hunter)
  - MPS III (doença de Sanfilippo)
  - MPS IV (doença de Morquio)
  - MPS VI (doença de Maroteaux-Lamy)
  - MPS VII (doença de Sly)
- Glicoproteinoses
  - Doença do armazenamento do ácido siálico
    - Tipo finlandesa
    - Tipo infantil
  - Galactosialidose
  - Fucosidose
  - α-Manosidose
  - β-Manosidose
  - Aspartilglicosaminúria
  - Picnodisostose
- Esfingolipidoses
  - Gangliosidose GM1
  - Lipogranulomatose de Farber
  - Doença de Gaucher tipo 1
- Defeitos combinados
  - Mucolipidoses
  - Deficiência de múltiplas sulfatases

Doenças Peroxissomais
- Espectro Zellweger
- Condrodisplasia rizomélica punctata
- Doença de Refsum – forma do adulto

Doenças Mitocondriais
- Deficiência de piruvato desidrogenase
- Acidúria glutárica tipo II
- Acidúria 3-hidroxi-isobutírica
- Defeitos da cadeia respiratória

Defeitos Biossintéticos
- Acidúria mevalônica
- Síndrome de Smith-Lemli-Opitz
- Síndrome de Sjögren-Larsson
- Distúrbios congênitos da glicosilação
- Albinismo
- Defeitos primários da biossíntese de hormônios
- Defeitos primários da biossíntese de colágeno
- Homocistinúria
- Doença de Menkes
- Alcaptonúria

Defeitos de Receptores
- Hipercolesterolemia familiar
- Pseudo-hipoparatireoidismo
- Outros defeitos de receptores hormonais

Tabela 45.17 EIM que apresentam alterações oftalmológicas.[5]

Conjuntiva e Esclera
- Acrodermatite enteropática (conjuntivite e blefarite)
- Cistinose (depósito de cristais de cistina)
- Tirosinemia tipo II (conjuntiva esbranquiçada)
- Alcaptonúria (pigmentação acinzentada da esclera)

Catarata
- < 1 ano
  - Síndrome de Cockayne
  - Síndrome de Lowe
  - Síndrome de Zellweger
  - Condrodisplasia rizomélica punctata
  - Hipomielinização e catarata congênita
  - Deficiência da fosfoglicerato desidrogenase
  - Deficiência de sorbitol desidrogenase
  - Galactosemia
  - Sialidose tipo II
  - α-Manosidose
  - Defeitos da cadeia respiratória

- Entre 1-15 anos
  - Hipoparatireoidismo
  - Pseudo-hipopareatiroidismo
  - Intolerância a proteína lisinúrica
  - Acidúria mevalônica
  - Doença de armazenamento de lipídeos neutros
  - Síndrome de Sjögren-Larsson
  - Doença de Wilson

- > 15 anos
  - Xantomatose cerebrotendínea
  - Doença de Fabry
  - Deficiência de glicose-6-fosfato desidrogenase
  - Homocistinúria
  - Doença de Refsum – forma do adulto
  - Doença de Tangier
  - Atrofia girata de coroide e retina (deficiência de ornitina aminotransferase)
  - Indivíduos portadores (heterozigotos) dos genes mutantes para GALT ou galactoquinase
  - Mulheres portadoras do gene mutante para a Síndrome de Lowe

Luxação de cristalino
- Homocistinúria
- Deficiência de sulfito oxidase
- Síndrome de Marfan
- Síndrome de Weill-Marchesani

Opacificação corneana
- < 1 ano
  - Tirosinemia tipo II
  - Cistinose
  - MPS I e VI
  - Mucolipidose tipo II (doença da célula I)
  - α-Manosidose
  - Deficiência de múltiplas sulfatases

- Entre 1 – 5 anos
  - Mucolipidose tipo IV
  - α-Manosidose
  - MPS IV (doença de Morquio)
  - Deficiência de lecitina:colesterol aciltransferase
  - Hipercolesterolemia familial homozigótica
  - Doença de Tangier

- > 5 anos
  - Doença de Fabry
  - Galactosialidose (forma juvenil)
  - Doença de Wilson

Retinose pigmentar
- Lipofuscinoses ceroides neuronais
- Doenças mitocondriais
- Doenças peroxissomais
- Mucopolissacaridoses (exceto MPS IV – doença de Morquio)
- Mucolipidose IV
- Doença de Krabbe (forma de início tardio)
- Defeitos da β-oxidação de ácidos graxos (LCHAD, MTP)
- Distúrbios congênitos da glicosilação
- Síndrome de Cockayne
- Doença de Menkes
- Defeitos no metabolismo da cobalamina (CblC)
- Abetalipoproteinemia
- Neurodegeneração com acúmulo cerebral de ferro
- Atrofia girata de coroide e retina (deficiência de ornitina aminotransferase)

Mácula vermelho-cereja
- Gangliosidoses GM1 e GM2
- Doença de Niemann-Pick tipo A
- Sialidose (tipos I e II)
- Galactosialidose
- Doença de Gaucher tipo 2
- Lipogranulomatose de Farber
- Leucodistrofia metacromática

Tabela 45.18 EIM que apresentam alterações dermatológicas.[5]

Angioqueratomas
- Aspartilglicosaminúria
- β- Manosidose
- Doença de Fabry
- Fucosidose
- Galactosialidose
- Doença de Schindler

Ictiose
- Deficiência de múltiplas sulfatases
- Deficiência de esteroide sulfatase
- Síndrome de Chanarin-Dorfman
- Condrodisplasia rizomélica punctata
- Doença de Refsum (forma do adulto)
- Síndrome de Sjögren-Larsson
- Síndrome de Netherton
- Síndrome de Conradi-Hunermann

Fotossensibilidade e rash cutâneo
- Porfirias
- Doença de Hartnup
- Acidúria mevalônica
- Defeitos da cadeia respiratória

Lesões cutâneas vesicobolhosas
- Acrodermatite enteropática
- Deficiência de múltiplas carboxilases
- Acidemia metilmalônica e propiônica
- Porfirias

Alopécia
- Período neonatal à idade escolar
  - Doença de Menkes
  - Acrodermatite enteropática
  - Deficiência de múltiplas carboxilases
  - Acidemia metilmalônica e propiônica
  - Defeitos do metabolismo do calciferol
  - Porfirias
  - Síndrome de Netherton
  - Síndrome de Conradi-Hunermann
- Adolescência e idade adulta
  - Porfiria cutânea tarda

Cabelos rarefeitos, pili torti, tricorrexis
- Doença de Menkes
- Acidemia argininosuccínica
- Citrulinemia
- Argininemia
- Tricotiodistrofias
- Síndrome de Netherton

Tabela 45.19 EIM que apresentam alterações gastrointestinais.[5]

Dor abdominal

Com flatulência e diarreia
- Deficiência congênita de sucrase-isomaltase

Com vômitos, letargia e cetoacidose
- Doenças do ciclo da ureia (OTC, ASA)
- Acidúrias orgânicas (MMA, PA, IVA)
- Doenças de cadeia respiratória

Com neuropatia, sintomas psiquiátricos
- Síndrome MNGIE
- OTC (de início tardio)
- Porfirias
- Tirosinemia tipo 1

Com hepatomegalia e esplenomegalia
- Doenças de depósito de ésteres de colesterol
- Deficiência de lipoproteina lipase
- Intolerância a proteína lisinúrica
- Hemocromatose
- Deficiência de mevalonato kinase

Com dor em extremidades
- Doença de Fabry
- Deficiência de alfa-aminolevulinato de-hidratase

Com anemia hemolítica
- Coproporfiria
- Esferocitose hereditária
- Hemoglobinúria paroxística noturna

Com doença de Crohn (ou pseudo-Crohn)
- Glicogenose tipo 1b
- Deficiência de enzima trifuncional
- Deficiência de transporte de carnitina (OCTN2)

Pancreatite aguda
- Hiperlipoproteinemia tipo I e IV
- Intolerância à proteína lisinúrica
- Acidúrias orgânicas (MMA, PA, IVA, MSUD)
- Doenças de cadeia respiratória (Pearson, MELAS)

Hipocolesterolemia
- Abetalipoproteinemia tipo I e II
- Defeitos congênitos de glicosilação tipo I
- Doença de Refsum – forma infantil
- Acidúria mevalônica
- Doenças peroxissomais
- Síndrome de Smith-Lemli-Opitz
- Doença de Tangier (deficiência de alfa-lipoproteína)

Síndrome HELLP (RNs de mães com)
- Deficiência de carnitina palmitoil transferase I
- LCHAD e outros defeitos de beta-oxidação de ácidos graxos
- Doenças de cadeia respiratória.

Obstrução intestinal
- Síndrome MNGIE

Abreviações: OTC, deficiência de ornitina transcarbamilase; ASA, aciduria argininosuccínica; MMA, acidúria metilmalônica; PA, acidemia propiônica; IVA, acidemia isovalérica; MNGIE, *Mitochondrial neurogastrointestinal encephalopathy*; MSUD, doença do xarope de bordo; MELAS, *Mitochondrial encephalopathy, lactic acidosis, stroke-like episodes*.

Tabela 45.20 EIM que apresentam alterações hepáticas.[5]

Icterícia colestática
- Deficiência de alfa-1-antitripsina
- Deficiência de arginase
- Doença de Byler
- Defeitos congênitos de glicosilação
- Xantomatose cerebrotendínea
- Defeitos de síntese de colesterol
- Deficiência de citrina
- Deficiência de COG7
- Galactosemia
- Erros inatos do metabolismo de ácidos biliares
- Deficiência de 3-hidroxiacil-CoA desidrogenase de cadeia longa
- Deficiência de alfa-metilacil-CoA racemase
- Acidúria mevalônica
- Doença de Niemann-Pick tipo C
- Doenças peroxissomais
- Deficiência de transaldolase
- Tirosinemia tipo I

Cirrose
- Doença de Alpers (poliodistrofia infantil progressiva)
- Deficiência de alfa-1-antitripsina
- Deficiência de arginase
- Defeitos congênitos de glicosilação
- Doença de acúmulo de ésteres de colesterol
- Galactosemia
- Doença de Gaucher
- Glicogenose tipo I e IV
- Hemocromatose
- Intolerância hereditária à frutose
- Deficiência de 3-hidroxiacil-CoA desidrogenase de cadeia longa
- Doença de Niemann-Pick
- Doenças peroxissomais
- Deficiência de S-adenosilhomocisteína hidrolase
- Sitosterolemia
- Tirosinemia tipo I
- Doença de Wolman
- Doença Wilson

Falência hepática
Congênita (hidropsia fetal)
- Defeitos congênitos de glicosilação
- Galactosialidose
- Gangliosidose GM1
- Acidúria mevalônica
- Mucopolissacaridose tipo VII
- Doença de Niemann-Pick tipo A e C
- Sialidose tipo II
- Deficiência de transaldolase.

Neonatal e infantil precoce
- Doenças de oxidação de ácidos graxos
- Deficiênca de frutose-1-6-bifosfatase
- Intolerância hereditária à frutose
- Galactosemia
- Acidúria mevalônica
- Depleção do DNA mitocondrial
- Doenças de cadeia respiratória
- Tirosinemia tipo I

Infância
- Idem ao período neonatal (acima)
- Deficiência de alfa-1-antitripsina
- Deficiência de piruvato decarboxilase
- Deficiência de S-adenosil-homocisteína hidrolase
- Defeitos do ciclo da ureia
- Doença de Wolman

Adolescência
Abetalipoproteinemia tipo I e II
Defeitos

Tabela 45.21 EIM que apresentam nefropatias.[5]

Síndrome hemolítico-urêmica
- Erros inatos do metabolismo da cobalamina

Nefrolitíase/nefrocalcinose
- Deficiência de APRT (Adenosil fosforibosil transferase)
- Cistinúria
- Hiperoxalúria tipo I e II
- Doença de Lesch-Nyhan
- Deficiência de cofator de molibdênio
- Deficiência de xantina oxidase

Síndrome nefrótica
Doenças de cadeia respiratória

Nefropatias (tubulointersticial)
- Glicogenose tipo I
- Acidúria metilmalônica
- Doenças de cadeia respiratória (síndrome pseudo Senior-Loken)

Rins policísticos
- Defeitos congênitos de glicosilação
- Deficiência de CPT II (Carnitina palmitoil transferase)
- Acidúria glutárica tipo II
- Síndrome de Zellweger

Tubulopatias
- Galactosemia
- Doenças de cadeia respiratória
- Tirosinemia tipo I
- Síndrome de Bickel-Fanconi
- Síndrome de Lowe
- Cistinonse
- Deficiência de piruvato carboxilase
- Acidúria metilmalônica
- Glicogenose tipo I
- Deficiência de Carnitina palmitoil transferase
- Doença de Dent

Alterações urinárias – Cor
- Alcaptonúria (preta)
- Indicanúria (azul)
- Mioglobinúria (vermelha)
- Porfiria (vermelha)

Alterações urinárias – Odor
- Deficiência de Dimetilglicina desidrogenase (peixe)
- 3-metil-crotonilglicinúria (gato)
- Acidúria glutárica tipo II (pés suados)
- Acidemia isovalérica (pés suados)
- MSUD (xarope de bordo/açúcar queimado)
- Fenilcetonúria (mofo)
- Trimetilaminúria (peixe)
- Tirosinemia tipo I (repolho cozido)

Tabela 45.22 EIM que apresentam alterações ósseas.[5]

Osteopenia
- Xantomatose cerebrotendínea
- Defeito congênito de glicosilação
- Glicogenose tipo I
- Homocistinúria
- Mucolipidose tipo II (Doença I-cell)
- Doença de Refsum – forma infantil
- Intolerância à proteína lisinúrica
- Acidúrias orgânicas (formas crônicas)

Exostose
- Defeitos de O-glicosilação

Calcificações epifisiais puntiformes
- Deficiência de beta-glicuronidase
- Condrodisplasia rizomélica punctacta
- Síndrome de Conradi-Hünermann
- Doenças peroxissomais (Zellweger e variantes)
- Espondiloencondromatose

Tabela 45.23 EIM que apresentam alterações reumatológicas.[5]

Crises ósseas

Com alterações ósseas
- Deficiência no metabolismo do calciferol
- Raquitismo hereditário hipofosfatêmico

Com crise hemolítica e dor abdominal
- Porfirias
- Tirosinemia tipo I

Com sintomas neurológicos progressivos
- Doença de Gaucher tipo III
- Doença de Krabbe
- Leucodistrofia metacromática

Isolada
- Doença de Fabry
- Doença de Gaucher tipo I

Atrite – Contraturas articulares – Osteonecrose
- Alcaptonúria
- Doença de Farber
- Doença de Gaucher tipo 1
- Homocistinúria
- Mucolipidose tipo III
- Síndrome de Lesch-Nyhan
- Acidúria Mevalônica
- Mucopolissacaridose tipo IS
- Deficiência de HGPRT (hipoxantina-guanina fosforibosiltransferase)

Tabela 45.24 EIM que apresentam alterações cardíacas.[5]

Arritmias, defeitos de condução
- Disfunção adrenal
- Deficiência de triose fosfato isomerase
- Acidúria D-2-hidroxiglutárica
- Defeitos de oxidação de ácidos graxos
- Hipoparatireoidismo
- Síndrome de Kearns-Sayre
- Deficiência-dependência de tiamina

Cardiomiopatia
- Síndrome de Barth
- Defeitos congênitos de glicosilação
- Distrofias musculares congênitas
- Acidúria D-2-hidroxiglutárica
- Doença de Fabry
- Defeitos de oxidação de ácidos graxos
- Ataxia de Friedreich
- Glicogenose tipo III e IV
- Gangliosidose GM1
- Deificiência de isobutiril-CoA-desidrogenase
- Acidemia metilmalônica
- Mucopolissacaridoses
- Doença de Pompe
- Doença de Danon
- Acidemia propiônica
- Deficiência de selênio
- Doença de Steinert
- Deficiência de tiamina
- Acidúria 3-metilglutacônica

Erros Inatos do Metabolismo – do Sintoma ao Diagnóstico

Tabela 45.25 EIM que apresentam alterações vasculares.[5]

Acidentes tromboembólicos – Stroke-like
- Defeitos congênitos de glicosilação
- Síndrome de Ehlers-Danlos tipo IV
- Doença de Fabry
- Homocistinúria
- Doença de Menkes
- Acidúrias orgânicas
- Doenças de cadeia respiratória
- Doenças do ciclo da ureia

Síndrome de Raynaud
- Doença de Fabry

Tabela 45.26 EIM que apresentam alterações pulmonares.[5]

Ataques de hiperventilação
- Hiperamonemias
- Síndrome de Joubert
- Síndrome de Leigh
- Síndrome de Rett

Pneumopatia intersticial
- Doença de Gaucher
- Intolerância à proteína lisinúrica
- Doença de Niemann-Pick tipo B

Estridor
Deficiência de biotinidase
Hipocalcemia
Hipomagnesemia
Síndrome MADD (deficiência de múltiplas acil-CoA desidrogenase
Doença de Pelizaeus-Merzbacher

Hipertensão pulmonar
Glicogenose tipo I
Hiperglicinemia não cetótica

Tabela 45.27 EIM que apresentam alterações endócrinas.[5]

Diabetes
- Anemia megaloblástica responsiva a tiamina, surdez e diabetes
- Acidúrias orgânicas (MMA, PA, IVA)
- Doenças de cadeia respiratória – Síndrome de Wolfram

Hiperinsulinismo
- Hiperatividade de glicoquinase
- L-3-OH-acyl-CoA desidrogenase de cadeia curta
- Syndrome de Beckwith-Wiedmann

Hipertireoidismo
- Acidúria glutárica tipo I

Hipogonadismo (esterilidade)
- CDG tipo I
- Galactosemia

Hipoparatireoidismo
- Deficiência de 3-hidroxiacil-CoA desidrogenase de cadeia longa
- Doenças de cadeia respiratória
- Deficiência de enzima trifuncional

Hipotireoidismo
- Síndrome de Allan-Herndon-Dudley

Síndrome perdedora de sal
- Defeitos da oxidação de ácidos graxos
- Doenças de cadeia respiratória

Ambiguidade sexual
- Hiper e hipoplasia adrenal congênita

Baixa estatura – deficiência de hormônio de crescimento
- Doenças de cadeia respiratória

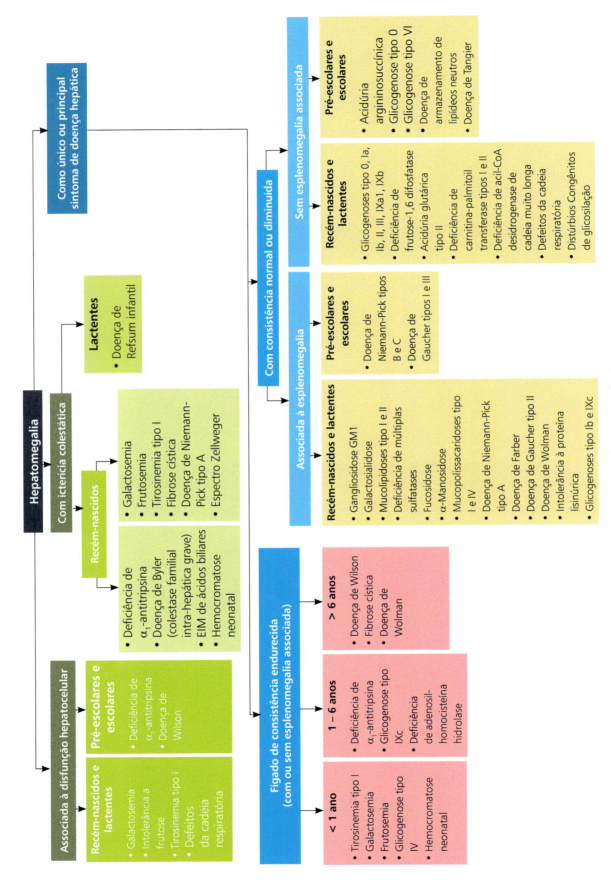

Figura 45.5 Diagnóstico diferencial de doenças genéticas que cursam com hepatomegalia.[5]

Erros Inatos do Metabolismo – do Sintoma ao Diagnóstico

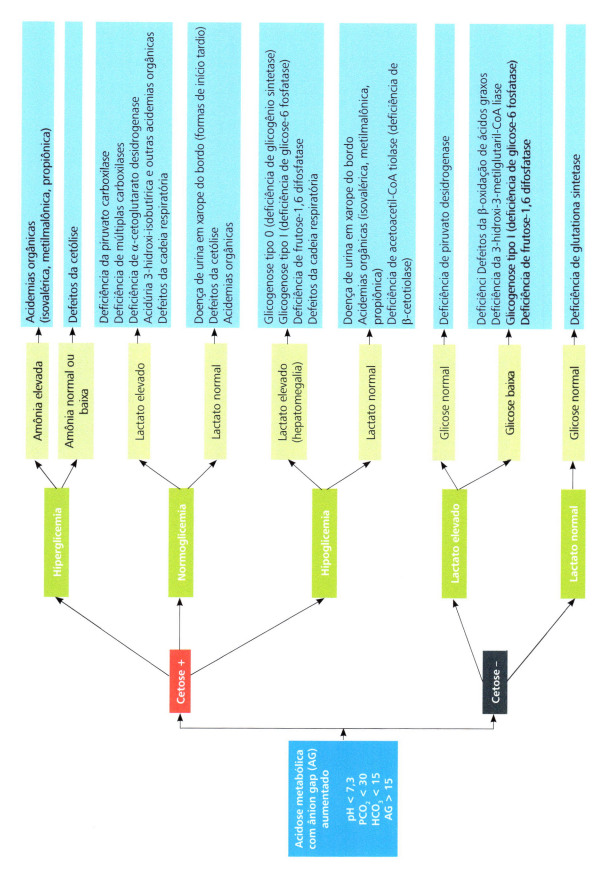

Figura 45.6 Diagnóstico diferencial dos EIM que cursam com acidose metabólica.[5]
Observação: acidose metabólica com ânion *gap* normal (hiperclorêmica): diarreia e acidose tubular renal.

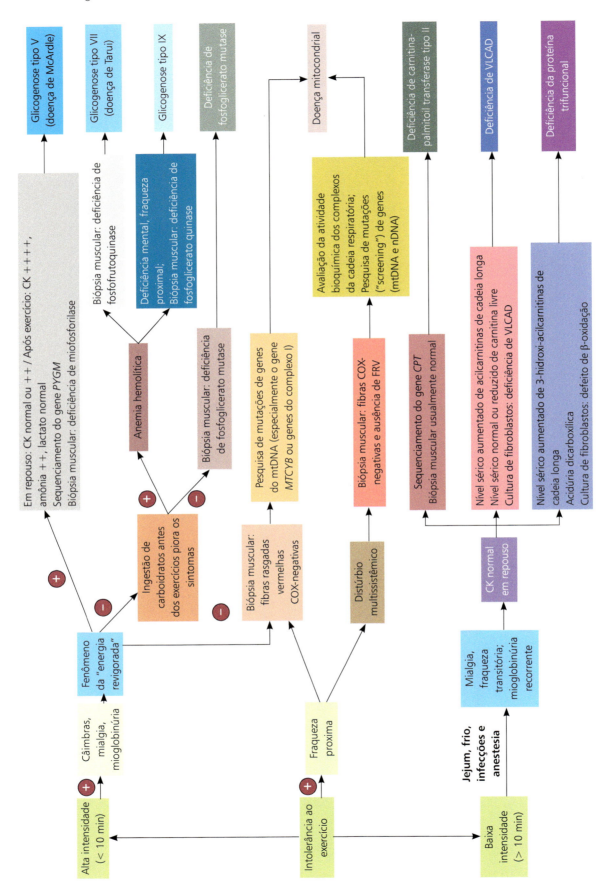

Figura 45.7 Diagnóstico diferencial das miopatias metabólicas que cursam com intolerância ao exercício.

Quando investigar

Como vimos até aqui, todos os órgãos e sistemas, por serem dependentes do metabolismo celular, podem ser afetados por um EIM, em diversos cenários clínicos que muitas vezes se sobrepõem, em todas as faixas etárias e com diversos modos de herança genética. Isto, não entanto, não significa que toda e qualquer criança, com alguma sintomatologia inexplicável, deva ser submetida à extensa investigação metabólica.

Deve-se, no entanto, considerar mandatória a investigação de EIM em três circunstâncias:

- Em situações de urgência secundária a uma descompensação aguda ou deterioração rápida, é importante se afastar qualquer causa metabólica tratável. Nessas circunstâncias, deve-se coletar amostras, tratar e, posteriormente, pensar no diagnóstico.

- Em casos de gestação inesperada em uma família com um caso índice ainda sem diagnóstico, deve-se realizar uma adequada investigação metabólica a fim de se oferecer um correto aconselhamento genético e evitar a perda de um diagnóstico pré-natal.

- Quando os sintomas são persistentes, progressivos e permanecem sem diagnóstico após investigação usual para as condições clínicas mais comuns ter sido feita, uma adequada investigação metabólica deve ser realizada.

Neste capítulo introdutório, os EIM foram avaliados brevemente a partir dos sinais e sintomas que levam a sua suspeição. Nos capítulos seguintes, cada um dos erros inatos do metabolismo será discutido em capítulos específicos.[57]

REFERÊNCIAS BIBLIOGRÁFICAS

1. Agana M, Frueh J, Kamboj M, Patel DR, Kanungo S. Common metabolic disorder (inborn errors of metabolism) concerns in primary care practice. Ann Transl Med. 2018;6(24):469.
2. Ferreira CR, van Karnebeek CDM, Vockley J, Blau N. A proposed nosology of inborn errors of metabolism. Genet Med. 2019;21(1):102-6.
3. Clarke JTR, editor. A Clinical Guide to Inherited Metabolic Diseases. 3rd ed. New York: Cambridge University Press; 2006.
4. Garrod A. The Croonian lectures on inborn errors of metabolism, lecture II: alkaptonuria. Lancet. 1908;2:73-9.
5. Saudubray JM, Garcia-Cazorla A. Inborn Errors of Metabolism Overview: Pathophysiology, Manifestations, Evaluation, and Management. Pediatr Clin North Am. 2018;65(2):179-208.
6. Aiello LB, Chiatti BD. Primer in Genetics and Genomics, Article 4-Inheritance Patterns. Biol Res Nurs. 2017;19(4):465-72.
7. Lyon G, Kolodny EH, Pastores GM, editors. Neurology of Hereditary Metabolic Diseases of Children. 3rd ed. New York: McGraw-Hill Education; 2006.
8. Leach EL, Shevell M, Bowden K, Stockler-Ipsiroglu S, van Karnebeek CD. Treatable inborn errors of metabolism presenting as cerebral palsy mimics: systematic literature review. Orphanet J Rare Dis. 2014;9:197.
9. Mak CM, Lee HC, Chan AY, Lam CW. Inborn errors of metabolism and expanded newborn screening: review and update. Crit Rev Clin Lab Sci. 2013;50(6):142-62.
10. Dulac O, Plecko B, Gataullina S, Wolf NI. Occasional seizures, epilepsy, and inborn errors of metabolism. Lancet Neurol. 2014;13(7):727-39.
11. Pena IA, MacKenzie A, Van Karnebeek CDM. Current knowledge for pyridoxine-dependent epilepsy: a 2016 update. Expert Rev Endocrinol Metab. 2017;12(1):5-20.
12. Plecko B, Paul K, Paschke E, Stoeckler-Ipsiroglu S, Struys E, Jakobs C, et al. Biochemical and molecular characterization of 18 patients with pyridoxine-dependent epilepsy and mutations of the antiquitin (ALDH7A1) gene. Hum Mutat. 2007;28(1):19-26.
13. Goutieres F, Aicardi J. Atypical presentations of pyridoxine-dependent seizures: a treatable cause of intractable epilepsy in infants. Ann Neurol. 1985;17(2):117-20.
14. Ware TL, Earl J, Salomons GS, Struys EA, Peters HL, Howell KB, et al. Typical and atypical phenotypes of PNPO deficiency with elevated CSF and plasma pyridoxamine on treatment. Dev Med Child Neurol. 2014;56(5):498-502.
15. Plecko B, Paul K, Mills P, Clayton P, Paschke E, Maier O, et al. Pyridoxine responsiveness in novel mutations of the PNPO gene. Neurology. 2014;82(16):1425-33.
16. Poothrikovil RP, Al Thihli K, Al Futaisi A, Al Murshidi F. Nonketotic Hyperglycinemia: Two Case Reports and Review. Neurodiagn J. 2019;59(3):142-51.
17. Mourmans J, Majoie CB, Barth PG, Duran M, Akkerman EM, Poll-The BT. Sequential MR imaging changes in nonketotic hyperglycinemia. AJNR Am J Neuroradiol. 2006;27(1):208-11.
18. Applegarth DA, Toone JR. Nonketotic hyperglycinemia (glycine encephalopathy): laboratory diagnosis. Mol Genet Metab. 2001;74(1-2):139-46.
19. Dinopoulos A, Matsubara Y, Kure S. Atypical variants of nonketotic hyperglycinemia. Mol Genet Metab. 2005;86(1-2):61-9.
20. de Koning TJ. Treatment with amino acids in serine deficiency disorders. J Inherit Metab Dis. 2006;29(2-3):347-51.
21. Darouich S, Boujelbene N, Kehila M, Chanoufi MB, Reziga H, Gaigi S, et al. [Neu-Laxova syndrome: Three case reports and a review of the literature]. Ann Pathol. 2016;36(4):235-44.

22. Meneret A, Wiame E, Marelli C, Lenglet T, Van Schaftingen E, Sedel F. A serine synthesis defect presenting with a Charcot-Marie--Tooth-like polyneuropathy. Arch Neurol. 2012;69(7):908-11.
23. Hart CE, Race V, Achouri Y, Wiame E, Sharrard M, Olpin SE, et al. Phosphoserine aminotransferase deficiency: a novel disorder of the serine biosynthesis pathway. Am J Hum Genet. 2007;80(5):931-7.
24. Glinton KE, Benke PJ, Lines MA, Geraghty MT, Chakraborty P, Al-Dirbashi OY, et al. Disturbed phospholipid metabolism in serine biosynthesis defects revealed by metabolomic profiling. Mol Genet Metab. 2018;123(3):309-16.
25. Jaeken J, Detheux M, Fryns JP, Collet JF, Alliet P, Van Schaftingen E. Phosphoserine phosphatase deficiency in a patient with Williams syndrome. J Med Genet. 1997;34(7):594-6.
26. Vincent JB, Jamil T, Rafiq MA, Anwar Z, Ayaz M, Hameed A, et al. Phosphoserine phosphatase (PSPH) gene mutation in an intellectual disability family from Pakistan. Clin Genet. 2015;87(3):296-8.
27. Gras D, Roze E, Caillet S, Meneret A, Doummar D, Billette de Villemeur T, et al. GLUT1 deficiency syndrome: an update. Rev Neurol (Paris). 2014;170(2):91-9.
28. Atwal PS, Scaglia F. Molybdenum cofactor deficiency. Mol Genet Metab. 2016;117(1):1-4.
29. Veldman A, Santamaria-Araujo JA, Sollazzo S, Pitt J, Gianello R, Yaplito-Lee J, et al. Successful treatment of molybdenum cofactor deficiency type A with cPMP. Pediatrics. 2010;125(5):e1249-54.
30. Kikuchi K, Hamano S, Mochizuki H, Ichida K, Ida H. Molybdenum cofactor deficiency mimics cerebral palsy: differentiating factors for diagnosis. Pediatr Neurol. 2012;47(2):147-9.
31. Campistol J, Plecko B. Treatable newborn and infant seizures due to inborn errors of metabolism. Epileptic Disord. 2015;17(3):229-42.
32. Claerhout H, Witters P, Regal L, Jansen K, Van Hoestenberghe MR, Breckpot J, et al. Isolated sulfite oxidase deficiency. J Inherit Metab Dis. 2018;41(1):101-8.
33. Touati G, Rusthoven E, Depondt E, Dorche C, Duran M, Heron B, et al. Dietary therapy in two patients with a mild form of sulphite oxidase deficiency. Evidence for clinical and biological improvement. J Inherit Metab Dis. 2000;23(1):45-53.
34. Stockler-Ipsiroglu S, van Karnebeek C, Longo N, Korenke GC, Mercimek-Mahmutoglu S, Marquart I, et al. Guanidinoacetate methyltransferase (GAMT) deficiency: outcomes in 48 individuals and recommendations for diagnosis, treatment and monitoring. Mol Genet Metab. 2014;111(1):16-25.
35. Pasquali M, Schwarz E, Jensen M, Yuzyuk T, DeBiase I, Randall H, et al. Feasibility of newborn screening for guanidinoacetate methyltransferase (GAMT) deficiency. J Inherit Metab Dis. 2014;37(2):231-6.
36. Comeaux MS, Wang J, Wang G, Kleppe S, Zhang VW, Schmitt ES, et al. Biochemical, molecular, and clinical diagnoses of patients with cerebral creatine deficiency syndromes. Mol Genet Metab. 2013;109(3):260-8.
37. Abdel Maksoud M, SM EL, Shatla RH, Imam AA, Elsayed RM, Mosabah AA, et al. Frequency of inborn errors of metabolism screening for children with unexplained acute encephalopathy at an emergency department. Neuropsychiatr Dis Treat. 2018;14:1715-20.
38. Testai FD, Gorelick PB. Inherited metabolic disorders and stroke part 1: Fabry disease and mitochondrial myopathy, encephalopathy, lactic acidosis, and strokelike episodes. Arch Neurol. 2010;67(1):19-24.
39. Jacobs BS, Boden-Albala B, Lin IF, Sacco RL. Stroke in the young in the northern Manhattan stroke study. Stroke. 2002;33(12):2789-93.
40. Ferreira CR, Hoffmann GF, Blau N. Clinical and biochemical footprints of inherited metabolic diseases. I. Movement disorders. Mol Genet Metab. 2019;127(1):28-30.
41. Fernández-Álvarez E, Roubertie A. Movement disorders in childhood metabolic diseases. In: Jankovic J, Poewe W, editors. Mov Disord Neurol Syst Dis. Cambridge: Cambridge University Press; 2014. p. 115-30.
42. Broer S, Cavanaugh JA, Rasko JE. Neutral amino acid transport in epithelial cells and its malfunction in Hartnup disorder. Biochem Soc Trans. 2005;33(Pt 1):233-6.
43. Barnerias C, Saudubray JM, Touati G, De Lonlay P, Dulac O, Ponsot G, et al. Pyruvate dehydrogenase complex deficiency: four neurological phenotypes with differing pathogenesis. Dev Med Child Neurol. 2010;52(2):e1-9.
44. Debray FG, Lambert M, Gagne R, Maranda B, Laframboise R, MacKay N, et al. Pyruvate dehydrogenase deficiency presenting as intermittent isolated acute ataxia. Neuropediatrics. 2008;39(1):20-3.
45. Wolf B. The neurology of biotinidase deficiency. Mol Genet Metab. 2011;104(1-2):27-34.
46. Wolf B, Pomponio RJ, Norrgard KJ, Lott IT, Baumgartner ER, Suormala T, et al. Delayed-onset profound biotinidase deficiency. J Pediatr. 1998;132(2):362-5.
47. Mariotti C, Gellera C, Rimoldi M, Mineri R, Uziel G, Zorzi G, et al. Ataxia with isolated vitamin E deficiency: neurological phenotype, clinical follow-up and novel mutations in TTPA gene in Italian families. Neurol Sci. 2004;25(3):130-7.
48. Cavalier L, Ouahchi K, Kayden HJ, Di Donato S, Reutenauer L, Mandel JL, et al. Ataxia with isolated vitamin E deficiency: heterogeneity of mutations and phenotypic variability in a large number of families. Am J Hum Genet. 1998;62(2):301-10.
49. Zamel R, Khan R, Pollex RL, Hegele RA. Abetalipoproteinemia: two case reports and literature review. Orphanet J Rare Dis. 2008;3:19.
50. Kolker S, Christensen E, Leonard JV, Greenberg CR, Burlina AB, Burlina AP, et al. Guideline for the diagnosis and management of glutaryl-CoA dehydrogenase deficiency (glutaric aciduria type I). J Inherit Metab Dis. 2007;30(1):5-22.
51. Nyhan WL. Lesch-Nyhan Disease. J Hist Neurosci. 2005;14(1):1-10.
52. Poujois A, Woimant F, Samson S, Chaine P, Girardot-Tinant N, Tuppin P. Characteristics and prevalence of Wilson's disease: A 2013 observational population-based study in France. Clin Res Hepatol Gastroenterol. 2018;42(1):57-63.
53. Machado A, Chien HF, Deguti MM, Cancado E, Azevedo RS, Scaff M, et al. Neurological manifestations in Wilson's disease: Report of 119 cases. Mov Disord. 2006;21(12):2192-6.
54. Zimbrean PC, Schilsky ML. Psychiatric aspects of Wilson disease: a review. Gen Hosp Psychiatry. 2014;36(1):53-62.
55. Walterfang M, Bonnot O, Mocellin R, Velakoulis D. The neuropsychiatry of inborn errors of metabolism. J Inherit Metab Dis. 2013;36(4):687-702.
56. Sedel F, Baumann N, Turpin JC, Lyon-Caen O, Saudubray JM, Cohen D. Psychiatric manifestations revealing inborn errors of metabolism in adolescents and adults. J Inherit Metab Dis. 2007;30(5):631-41.
57. Lin J, Simão GN, Rodrigues MM. Erros Inatos do Metabolismo. In: Rodrigues MM, Vilanova LCP, editors. Tratado de Neurologia Infantil. 1a ed. Rio de Janeiro: Atheneu; 2017. p. 567-746.

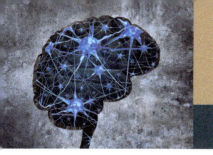

capítulo 46 | Distúrbios do Metabolismo dos Aminoácidos e de Ácidos Orgânicos

▸ Hélio van der Linden Júnior

Os erros inatos do metabolismo (EIM) formam um extenso grupo de doenças metabólicas causadas por variantes patogênicas em genes específicos que determinam prejuízo total ou parcial de vias metabólicas responsáveis pela produção proteica ou enzimática. A maioria dos EIM são herdados de maneira autossômica recessiva e, mais raramente, ligadas ao cromossomo X ou secundárias à alteração do DNA mitocondrial.[1] Embora, de maneira isolada, cada EIM seja considerado raro, em conjunto podem constituir uma elevada incidência. Estudos apontam que a incidência global de EIM pode ser maior que 1 para 1000 nascidos vivos.[1,2] Outros estudos apontam para uma prevalência global de 50,9 para 100.000 nascimentos, podendo chegar a 75,7 para 100.000 em regiões com altas taxas de união consanguínea.[3] Os EIM são a causa de 0,4% das mortes de crianças no mundo, com maior letalidade em países subdesenvolvidos ou em desenvolvimento.[3] Existem mais de 700 EIM já catalogados e, a cada ano, outros vêm sendo descritos, tornando complexo e desafiador o conhecimento e o diagnóstico correto e precoce destas patologias.[4] No entanto, devido ao aprimoramento da tecnologia diagnóstica, com a disponibilidade de um arsenal propedêutico, associado a novas ferramentas de análise molecular, por meio do sequenciamento de nova geração, é possível realizar o diagnóstico precoce destas raras enfermidades metabólicas de maneira mais precisa e acurada. A maior disponibilidade e acesso aos painéis genéticos ou ao sequenciamento do exoma tem trazido mais celeridade e possibilidade de diagnósticos precisos, sobretudo em locais onde não se dispõe de laboratórios especializados na análise de exames específicos para EIM. É possível, inclusive, realizar testes precoces nos primeiros dias de vida, similarmente ao teste do pezinho, utilizando painéis de genes relacionados aos EIM ou de doenças genéticas potencialmente tratáveis. Entretanto, sempre que possível, é fundamental associar as duas técnicas, metabólica e genética, para que o diagnóstico dos EIM possa ser confirmado de maneira a prevenir lesões ou danos definitivos ao indivíduo.

Neste capítulo, iremos abordar dois importantes grupos de doenças metabólicas que configuram um elevado percentual na incidência dos EIM – os distúrbios do metabolismo dos aminoácidos e dos ácidos orgânicos. Ambos os grupos podem apresentar manifestação clínica semelhante, com início dos sintomas de maneira precoce, no período neonatal, ou ainda de apresentação tardia ou intermitente. Em função da deficiência enzimática e do acúmulo de substrato, em algumas condições os sintomas de toxicidade costumam ocorrer rapidamente e determinar manifestação clínica aguda e grave, enquanto em outras situações a apresentação dos sinais de intoxicação são lentos e a apresentação clínica é mais insidiosa.

▮ SINAIS E SINTOMAS

De uma maneira geral, os sintomas dos distúrbios do metabolismo dos aminoácidos e dos ácidos orgânicos ocorrem no período pós-natal, frequentemente após um período de aparente normalidade clínica (intervalo livre). Isto ocorre porque, apesar do defeito metabólico acarretar no acúmulo de substâncias tóxicas no feto, a circulação feto-placentária é capaz de eliminar essas toxinas. Contudo, ao se interromper esse fluxo através da ligadura do cordão umbilical no momento do parto, começa a haver o acúmulo progressivo de material tóxico no organismo do recém-nascido, que irá determinar sintomas clínicos característicos horas ou dias após o nascimento.

Os sintomas decorrentes são variados e consistem em letargia, dificuldade de alimentação decorrentes da falha de uma sucção eficaz, vômitos, icterícia, dificuldade no ganho de peso, hipotonia ou hipertonia, irritabilidade, instabilidade respiratória, crises epilépticas, podendo evoluir ao coma.[4,5] Essas manifestações podem ser desencadeadas ou facilitadas por outros fatores, como início da dieta, infecções perinatais, desidratação, entre outros. Um fator complicador e que resulta na falha diagnóstica é que muitos dos sinais e sintomas dos EIM são semelhantes e atribuídos a outras etiologias, como a septicemia. Da mesma maneira, mesmo sem o histórico de agravos perinatais e apesar da ocorrência de intervalo livre entre o nascimento e o início dos sintomas, muitos pacientes acabam recebendo diagnóstico de encefalopatia hipóxico-isquêmica ou sequela de encefalopatia bilirrubínica.

Nos pacientes com apresentação clínica mais grave e aguda, a falha na abordagem terapêutica adequada, mesmo com a ausência de um diagnóstico preciso, pode levar à evolução progressiva dos sintomas, resultando no coma e no risco elevado de morte do paciente. Nos casos leves a moderados, poderá haver estabilização dos sintomas e um curso clínico mais crônico ou intermitente.[4]

Alguns sinais clínicos podem estar presentes nestes dois grupos de EIM. Sinais de disfunção hepática, com aumento do tamanho do fígado, icterícia e até síndrome de Reye, podem ocorrer em algumas acidúrias orgânicas e aminoacidopatias, como a tirosinemia.[3,4] Manifestações oculares, como opacificação de córnea, atrofia óptica, alterações de pigmentação da retina e luxação de cristalino também podem estar presentes.[2,4] Odores característicos na urina são classicamente descritos em várias aminoacidopatias e acidúrias orgânicas, como leucinose, acidúria propiônica e isovalérica. Anormalidades cutâneas e dos fâneros também são descritas nestes casos, como cabelos ralos e quebradiços, pele seca etc.[2]

ABORDAGEM DIAGNÓSTICA

O diagnóstico correto e precoce de uma aminoacidopatia ou acidúria orgânica é fundamental para orientar o manejo clínico, o tratamento adequado, bem como estabelecer prognóstico e aconselhamento genético, que pode ainda incluir testes em outros membros da família. Como muitos dos sinais e sintomas destas doenças costumam ser inespecíficos, raramente se pode confirmar um diagnóstico por meio da análise clínica e laboratorial básica, isoladamente. Desta maneira, é preciso lançar mão de exames específicos, qualitativos e quantitativos, para o diagnóstico destas patologias.

TESTE DO PEZINHO NO BRASIL

Apesar das iniciativas e da demanda da sociedade para a ampliação da quantidade de doenças passíveis de diagnóstico por meio do teste do pezinho no Brasil, até o fim de 2020 o teste diagnosticava apenas seis patologias, entre elas a fenilcetonúria e a deficiência de biotinidase, condições que serão abordadas detalhadamente neste capítulo.[6] Em maio de 2021 uma nova lei foi sancionada, ampliando para 50 doenças detectáveis pelo teste do pezinho através do sistema única de saúde. Este programa entrará gradualmente em funcionamento. Por outro lado, por meio da rede privada, é possível ampliar a quantidade das doenças avaliadas. Se o teste contemplar a quantificação de aminoácidos, é possível diagnosticar uma série de enfermidades metabólicas decorrentes da disfunção do metabolismo desses elementos, como tirosinemia, leucinose, citrulinemia, argininemia, entre outras. A citrulinemia e a argininemia, apesar de também consideradas aminoacidopatias, serão abordadas no capítulo dos distúrbios do ciclo da ureia.

TESTES DIAGNÓSTICOS

Em toda criança que apresenta sinais e sintomas sugestivos de um EIM, uma série de exames laboratoriais pode ajudar o pediatra e/ou o especialista a suspeitar de um grupo de doenças específicas. Estes incluem hemograma completo, coagulograma, testes de função renal e hepática, ácido úrico, eletrólitos, gasimetria (cálculo do *anion gap*), glicemia, lactato, amônia, além de exames de análise urinária, com ênfase na densidade urinária, PH e corpos cetônicos. No entanto, raramente se consegue estabelecer um diagnóstico preciso por meio de testes convencionais. Além disso, no Brasil, nem sempre é disponível em todo laboratório a dosagem de alguns destes elementos, principalmente amônia, que requer refrigeração e análise imediata da amostra, para que não surjam resultados duvidosos.

Quanto aos exames específicos, vale ressaltar que os chamados testes de triagem para EIM, que consistem na realização de algumas reações na urina de pacientes suspeitos, como pesquisa de substâncias redutoras, são considerados obsoletos, pois frequentemente demonstram resultados falso-positivos e falso-negativos. Em um paciente com suspeita de aminoacidopatia ou acidúria orgânica, ou em toda suspeita de EIM deve-se incluir a análise quantitativa no plasma de aminoácidos e a análise dos ácidos orgânicos na urina. Eventualmente, a análise do perfil de acilcarnitinas também poderá contribuir para o diagnóstico de algumas acidúrias orgânicas. Em situações específicas, testes adicionais serão necessários, como a análise de aminoácidos no líquido cefalorraquidiano (LCR), como na encefalopatia glicínica.

Vale ressaltar que o resultado de exames laboratoriais, mesmo em laboratórios de referência, pode não demonstrar alterações específicas, pois depende da situação clínica e do momento em que foram colhidas as amostras. Alguns testes demonstram alterações em momentos de descompensação clínica, ou as anormalidades são apenas sutis fora dessas situações. Portanto, é fundamental que a análise seja criteriosa e os dados clínicos do paciente devam sempre ser fornecidos ao laboratório, no intuito de se aumentar o nível de suspeição, mesmo na presença de anormalidades discretas.

Após a confirmação bioquímica de uma doença metabólica, parte-se para a análise molecular, por meio da realização de testes genéticos específicos para determinado gene ou grupo de genes responsáveis pela patologia. No entanto, diante da dificuldade de acesso a um laboratório especializado em EIM, os estudos genéticos têm se tornado uma ferramenta extremamente útil e eficaz no diagnóstico das doenças metabólicas. Com a possibilidade de maior acesso devido à redução de custos, os testes genéticos tem se tornado, em algumas situações, os exames de primeira linha no diagnóstico dos EIM, por meio dos testes de painéis genéticos ou, até mesmo, do sequenciamento do exoma.

ABORDAGEM TERAPÊUTICA GERAL

Mesmo antes de abordarmos isoladamente cada patologia, é fundamental reconhecermos a possibilidade diagnóstica de um EIM e, diante disto, instituirmos uma abordagem que poderá prevenir danos permanentes ao cérebro e a outros órgãos, por meio de medidas e condutas de suporte geral. Para aqueles com manifestação clínica aguda, esta abordagem deve ser mais importante ainda, por meio de medidas invasivas, que poderão ser necessárias. Pacientes que apresentam manifestação clínica aguda decorrente de acúmulo de material tóxico frequentemente apresentam sintomas de desequilíbrio acidobásico, distúrbios hidroeletrolíticos, hipoglicemia, desidratação e até choque.[1,4,5] É fundamental a correção criteriosa desses distúrbios, bem como a interrupção da dieta, pois o aporte proteico proveniente da alimentação poderá descompensar ainda mais o paciente. O aporte calórico, em um primeiro momento, deverá ser realizado por meio da infusão de glicose endovenosa, bem como uma hidratação adequada. Após a estabilização do quadro, é fundamental manter o aporte calórico adequado, seja por via enteral ou parenteral, no intuito de se prevenir o catabolismo, que também poderá piorar o quadro clínico do paciente. Após diagnóstico específico, a eliminação de um ou mais componentes da nutrição será fundamental para um manejo clínico crônico. Como algumas aminoacidopatias e acidúrias orgânicas podem se manifestar de maneira aguda e grave, devido ao acúmulo de material tóxico, por vezes se faz necessária a instalação de diálise, que pode ser determinante para a sobrevida e para o prognóstico de muitos pacientes.[4,5]

A administração de suplementos também pode ser considerada na fase aguda. Carnitina pode favorecer a formação e a excreção de acilcarnitinas, melhorando o acúmulo de ácidos orgânicos. Vitaminas também podem servir como cofatores de reações enzimáticas, melhorando a função residual e auxiliando no equilíbrio homeostático. Piridoxina, tiamina, cianocobalamina, biotina, riboflavina, folato e niacina são exemplos de vitaminas que podem ser utilizadas na condução de casos agudos.[7]

O tratamento específico dependerá da etiologia de cada patologia. Vale ressaltar que muitos EIM já são passíveis de alguma forma de tratamento, seja dietético, terapia de reposição enzimática, transplante hepático ou medula óssea e até terapia gênica. Portanto, o diagnóstico precoce e preciso de várias destas enfermidades metabólicas poderá levar ao tratamento adequado, evitando-se assim, de maneira total ou parcial, danos decorrentes de uma patologia potencialmente tratável.

DISTÚRBIOS DO METABOLISMO DOS AMINOÁCIDOS

Fenilcetonúria

Trata-se de doença autossômica recessiva, causada pela deficiência da enzima fenilalanina hidroxilase, responsável pela conversão da fenilalanina em tirosina. A incidência da doença é de 1:10.000 nascidos vivos. O acúmulo de fenilalanina, por meio de vias alternativas, leva à formação de vários metabólitos, como os ácidos fenilacético, feniláctico e fenilpirúvico, que são responsáveis por um odor característico de bolor no suor e na urina dos pacientes.[8]

A clássica apresentação clínica da fenilcetonúria (PKU) consiste em atraso do desenvolvimento neurológico, que dá lugar à deficiência intelectual, devido à ação neurotóxica da fenilalanina. Outras manifestações, como comportamento autista, déficit de atenção e hiperatividade, são comuns. Alguns pacientes podem desenvolver sintomas mais graves, como microcefalia, crises epilépticas e distúrbios do movimento. Por outro lado, mesmo pacientes tratados adequadamente com a dieta restritiva, podem apresentar sintomas cognitivos e comportamentais, como disfunção executiva e hiperatividade, além de depressão e ansiedade.[1,8,9]

A hiperfenilalaninemia também pode ser decorrente da deficiência do cofator da fenilalanina hidroxilase, a tetraidrobiopterina (BH4). A BH4 participa como cofator de uma importante enzima responsável pela via da síntese das monoaminas (serotonina, dopamina, noradrenalina e adrenalina).[10] Desta maneira, a hiperfenilalaninemia secundária à deficiência de BH4 determinará uma condição clínica mais grave e complexa. Este tema será abordado no capítulo relacionado aos distúrbios de neurotransmissores.

Há décadas que a PKU faz parte da lista de doenças triadas no teste do pezinho, mesmo o mais simples. Desta maneira, a identificação precoce e a instituição da dieta restritiva é capaz de prevenir a disfunção cognitiva. No entanto, há possibilidade de não cobertura adequada do teste de triagem ou de falhas na conferência do resultado, ou até mesmo na identificação e na convocação do paciente e familiar. Portanto, ao se avaliar um paciente com deficiência intelectual, é fundamental a checagem se este foi devidamente triado para a doença e, caso negativo, a cromatografia de aminoácidos deverá fazer parte da investigação diagnóstica. O tratamento consiste na dieta pobre em fenilalanina e fórmulas especiais. Outras abordagens, como suplementação de BH4, mesmo na forma clássica de fenilcetonúria, tem sido indicadas em alguns centros.[8,9,10] Uma abordagem terapêutica inovadora que tem sido estudada em ensaios clínicos é a enzima recombinante fenilalanina amônia-liase, que converte a fenilalanina em ácido transcinâmico, reduzindo assim os níveis de fenilalanina.[11,12] Este tipo de tratamento tem sido testado em adultos com PKU,[13] devido à falha na adesão ao tratamento dietético, e demonstra resultados promissores.

Mesmo pacientes com boa aderência ao tratamento e que são tratados desde os primeiros dias de vida devem ser acompanhados regularmente devido à elevada prevalência de transtornos escolares, como o transtorno do déficit de atenção e hiperatividade e transtornos do aprendizado. A identificação e a abordagem terapêutica dessas condições não diferem da abordagem de pacientes não-PKU.[8,9]

Tirosinemia

A tirosinemia tipo I ou hepatorrenal é causada pela deficiência da enzima fumarilacetoacetato hidroxilase, autossômica recessiva, que leva ao acúmulo de metabólitos tóxicos, sobretudo no fígado e nos rins.[14] Na tirosinemia, há possibilidade de uma evolução aguda e outra mais crônica. Hepatoesplenomegalia, vômitos, diarreia, dificuldade em ganhar peso e icterícia iniciam-se nas primeiras semanas de vida, podendo culminar com insuficiência hepática. Existe risco de evolução para carcinoma hepatocelular. O comprometimento dos rins é variável, com sintomas decorrentes de anormalidades tubulares que podem evoluir para falência renal. Sintomas neurológicos ocorrem em mais de 40% dos pacientes e incluem crises de dor e parestesia, secundárias à neuropatia periférica, hipertonia axial e até opistótono.[14,15]

Nos exames laboratoriais detectam-se anormalidades na função hepática e renal, além de alterações hematológicas, como pancitopenia. A análise de aminoácidos no plasma demonstra aumento moderado a intenso da tirosina, frequentemente acompanhadas por aumento de fenilalanina e metionina.[1,14]

A tirosinemia tipo II é causada pela deficiência da enzima tirosinaminotransferase e se manifesta por um conjunto de sinais e sintomas que incluem alterações oftalmológicas (lesão de córnea, fotofobia), dermatológicas (hiperqueratose palmar e plantar) e neurológicas (atraso do desenvolvimento neurológico, deficiência intelectual). Não há envolvimento hepatorrenal.[1,14]

Há ainda outras condições que podem causar elevação dos níveis plasmáticos de tirosina, como prematuridade (transitória), deficiência de vitamina C, falência hepática, entre outros.

O manejo terapêutico da tirosinemia compreende dieta restrita em tirosina e fenilalanina. Um composto (NTBC) inibidor da enzima 4-hidroxifenilpiruvato dioxigenase resulta na prevenção do acúmulo tóxico de succinilacetona e, devido ao seu rápido início de ação, pode ser usado na manifestação aguda da doença para prevenir falência hepática e manifestações neurológicas.[14,16] O transplante de fígado é uma alternativa aos casos refratários ou complicados por falência hepática ou carcinoma hepatocelular.[17] O tratamento das crises agudas é feito com hidratação adequada, suporte calórico e eletrolítico e analgesia.

Leucinose (doença do xarope de bordo)

A leucinose é causada pela deficiência de um complexo enzimático mitocondrial, responsável pelo catabolismo de aminoácidos de cadeia ramificada, como leucina, isoleucina e valina. É de transmissão autossômica recessiva e pode ser causada pela variante patogênica de genes relacionados ao complexo enzimático. A incidência média é de 1:150.000 na população geral, com maior incidência em alguns subgrupos específicos, como judeus Ashkenazi.[1,18]

Esta é uma doença grave e desafiadora, já que pode se apresentar por meio de diferentes manifestações clínicas. Na forma clássica, os sintomas são precoces, no período neonatal, caracterizados por grave encefalopatia, geralmente no final da primeira semana de vida. Dificuldade para sucção, apatia, irritabilidade, hipertonia, opistótono, crises epilépticas e movimentos atípicos são os sinais marcantes.[19,20] Nesta fase, é provável que muitas crianças sejam diagnosticadas erroneamente como septicemia, já que os sintomas podem ser semelhantes. Se não for adequadamente tratado, o paciente evolui progressivamente para coma, apneia e elevado risco de morte. Hipoglicemia é um achado comum nessa fase, bem como a presença de cetoacidose e hiponatremia. O odor de xarope de bordo na urina, característico da leucinose, acontece no final da primeira semana de vida. Durante a fase de descompensação metabólica, edema cerebral pode agravar ainda mais o quadro clínico. Sinais

Distúrbios do Metabolismo dos Aminoácidos e de Ácidos Orgânicos

oftalmológicos também podem se instalar, como atrofia óptica, nistagmo, oftalmoplegia.[19] Diante da suspeita clínica e devido à necessidade de realização de exames bioquímicos confirmatórios, uma ferramenta útil para o aumento do nível de suspeição da doença tem sido os exames de neuroimagem. A tomografia computado-rizada de crânio, inicialmente normal, com a evolução da descompensação da doença, pode demonstrar sinais de edema cerebral, particularmente em áreas como substância branca cerebelar, pedúnculos cerebrais, região posterior da cápsula interna e região posterior do tronco encefálico (Figura 46.1). A ressonância magnéti-

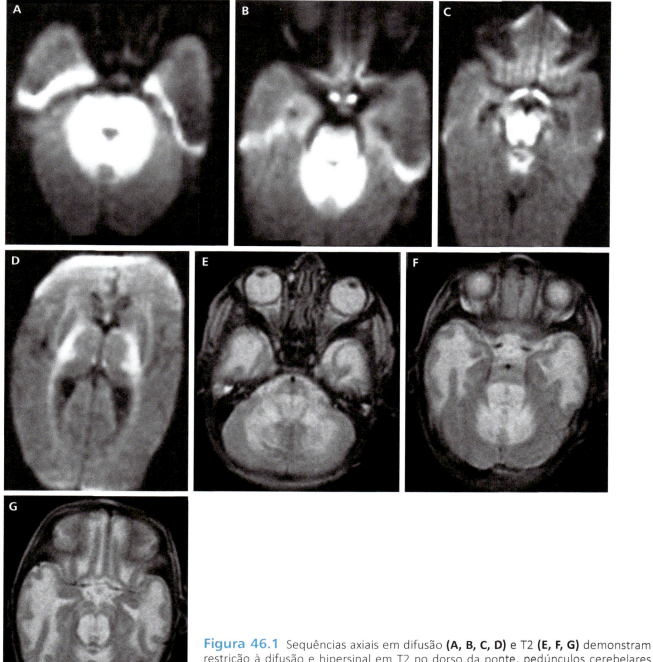

Figura 46.1 Sequências axiais em difusão **(A, B, C, D)** e T2 **(E, F, G)** demonstram restrição à difusão e hipersinal em T2 no dorso da ponte, pedúnculos cerebelares médios, cerebelo, pedúnculos cerebrais e braço posterior das cápsulas internas em paciente com diagnóstico de leucinose.

Fonte: Cortesia do Dr. Hugo Pereira Pinto Gama e Dr. Luiz Alves Ferreira Filho – Instituto de Neurologia de Goiânia.

ca (RNM) de crânio pode demonstrar, em pacientes que sobreviveram à fase aguda, sinais de atrofia cortical e subcortical e alteração da mielinização cerebral. Durante a fase aguda, a técnica de espectroscopia pela RNM pode auxiliar no diagnóstico ao demonstrar pico de aminoácidos e cetoácidos de cadeia ramificada, bem como elevação do lactato.[21]

A segunda forma de apresentação clínica da leucinose é chamada de intermediária. Nesta, as crianças apresentam sintomas como dificuldade de ganho de peso e atraso motor nos primeiros meses de vida. As crises de descompensação metabólicas são mais raras.[19]

Outra parcela de pacientes pode apresentar uma forma intermitente da doença. O início dos sintomas pode ocorrer em um período bem variável. Alguns casos já foram reportados até na quinta década de vida, mas o mais comum é ocorrer descompensação clínica entre os 6 meses e 3 anos de idade.[1,19] Um fator "gatilho" pode ser infecções banais ou ingesta de alimentos com alta carga proteica. Durante a fase aguda, o paciente pode apresentar sintomas neurológicos, como ataxia, crises epilépticas, alteração do nível de consciência, coma e, quando não adequadamente abordado, há sério risco de óbito.[18,19] É importante ressaltar que apenas na fase aguda de descompensação pode ser notado o odor característico na urina. Da mesma forma, os exames diagnósticos podem não demonstrar alterações fora do período agudo, o que implica uma atitude proativa de coleta de material biológico e armazenamento para posterior análise em qualquer paciente que abre um quadro clínico que resulta em alteração da consciência e coma, pois, após a instituição do tratamento adequado e de suporte, as anormalidades bioquímicas podem não ser mais demonstradas.

Existe ainda uma forma clínica da leucinose responsiva à tiamina. Nestes pacientes, o quadro clínico assemelha-se à forma intermediária da doença, mas há também relatos de apresentação clássica. Neles, a melhora clínica e a redução dos metabólitos tóxicos ocorre após administração de tiamina, em doses que variam entre 10 a 1000 mg ao dia. Estes pacientes apresentam atividade enzimática residual.[1]

Uma última forma da leucinose é a secundária à deficiência da enzima dihidrolipoil-desidrogenase (E3). Caracteriza-se por iniciar após os primeiros meses de vida, com atraso do desenvolvimento neurológico, anormalidades do tônus muscular e distonia. As crises metabólicas são comuns, com acidemia lática, devido ao comprometimento secundário da piruvato desidrogenase. O prognóstico costuma ser ruim nesta apresentação clínica, com pobre resposta terapêutica.[1,19]

O exame de aminoacidograma revela aumento expressivo da leucina, isoleucina, valina, além da aloisoleucina. Atividade enzimática pode ser analisada em fibroblastos, mas geralmente não há uma correlação entre o nível de atividade residual e o fenótipo.

A abordagem terapêutica da leucinose é dividida em duas fases, aguda e crônica. Na fase aguda de descompensação, é fundamental o tratamento de suporte, com hidratação, correção dos distúrbios hidroeletrolíticos e aporte calórico adequado para evitar o catabolismo proteico. Tiamina deve ser instituída em todo caso suspeito. Manitol pode ser necessário no manejo do edema cerebral. A dieta com restrição de aminoácidos de cadeia ramificada pode ser ofertada via enteral ou parenteral.[22] Uma medida salvadora em casos graves é a hemodiálise, pois reduz rapidamente os níveis tóxicos dos metabólitos, resultando em melhora clínica mais rápida, evitando-se assim sequela neurológica.[20]

Na fase crônica, é fundamental um controle dietético rigoroso até se chegar ao equilíbrio bioquímico adequado. A oferta de proteínas é criteriosa e selecionada, pois há necessidade de se ofertar de maneira cuidadosa valina e isoleucina, que são essenciais ao organismo.[22] Tiamina é mantida nos pacientes que respondem bem à suplementação. Mesmo pacientes que sobreviveram à fase aguda da doença ou que apresentam formas mais brandas podem manifestar sintomas tardios, como disfunção cognitiva, déficit de atenção e disfunção executiva. O transplante de fígado tem sido usado em casos selecionados, com boa resposta clínica e correção metabólica.[23]

Homocistinúria

A homocistinúria pode ser causada pela deficiência de três enzimas: cistationina beta-sintetase, tetraidrofolato metileno redutase e metionina sintase. Todas estão envolvidas na transformação da homocisteína em metionina ou cistationina. Existe uma variação geográfica importante na incidência da homocistinúria, mas uma média de 1:330.000 nascidos vivos é reportada.[24] Há ainda uma particularidade na fisiopatologia e na manifestação clínica da homocistinúria, que vai depender do defeito enzimático correspondente.

Na deficiência de cistationina beta-sintetase, há um bloqueio na conversão da metionina em cisteína e no acúmulo de metionina e homocisteína, com resultante eliminação pela urina. O quadro clínico é caracterizado por sintomas multissistêmicos e incluem luxação de cristalino, deficiência intelectual, alterações vasculares e ósseas. Embora a fisiopatologia dos fenômenos vasculares trombóticos não seja totalmente compreendida, níveis elevados de homocisteína são considerados fator de risco para doença vascular, mesmo na ausência de uma doença metabólica, como a homocistinúria. Os vasos mais comprometidos são os de médio e grande calibre, com fibrose na luz do vaso e maior adesividade plaquetária.[24,25] A deficiência intelectual que ocorre nesses pacientes pode vim acompanhada por sintomas psiquiátricos e, raramente, de crises epilépticas e manifestações extrapiramidais.[26] Outras alterações oculares, além da luxação do cristalino, são glaucoma, catarata, opacificação das córneas e alterações de retina.[27] Outros órgãos também são passíveis de fenômenos vasculares, como coração, rins e pulmões, o que pode causar infartos em idade jovem. O diagnóstico é realizado pelo aumento dos níveis de homocisteína e metionina no plasma, e baixos níveis de cisteína. A análise enzimática em fibroblastos pode ser útil para confirmação diagnóstica. O tratamento dessa forma de homocistinúria consiste na suplementação de piridoxina, pois metade dos pacientes pode responder satisfatoriamente. Associadamente, usa-se ácido fólico e vitamina B12. Nos pacientes não respondedores a B6, dieta restrita em metionina e suplementação de cisteína são condutas nutricionais importantes. Deve-se ainda usar piridoxina, ácido fólico, vitamina B12 e betaína. A betaína auxilia na metilação da homocisteína em metionina.[24,25]

Na deficiência de metionina-sintase, há um defeito no metabolismo de aminoácidos que contém enxofre, do folato e da cobalamina. Há aumento de homocisteína, mas a metionina é normal ou pouco reduzida. Níveis de cobalamina e folato podem ser normais ou elevados. A manifestação clínica neurológica é a principal, com atraso global, hipotonia, crises epilépticas e ataxia. Alguns pacientes podem desenvolver uma forma que simula esclerose múltipla. O tratamento consiste em reposição adequada de cobalamina e ácido folínico, que leva à rápida normalização bioquímica.[1,24]

Na deficiência de tetraidrofolato metileno-redutase, os achados vasculares dominam o quadro, mas podem ocorrer manifestações neurológicas graves, como ataxia, epilepsia e sintomas psiquiátricos. Exames demonstram aumento de homocisteína no plasma e metionina normal ou discretamente reduzida. Alguns pacientes apresentam uma forma refratária ao tratamento, com prognóstico reservado. Deve-se usar ácido fólico, piridoxina, metionina, carnitina e betaína.[24]

Encefalopatia glicínica (hiperglicinemia não cetótica)

A encefalopatia glicínica decorre de um defeito do metabolismo de clivagem da glicina, o que acarreta aumento desta em várias partes do corpo, sobretudo no cérebro, onde é extremamente tóxica em níveis elevados, resultando em uma gama de graves sintomas neurológicos. Há quatro componentes deste sistema de clivagem, que são resumidos e abreviados em proteínas P, T, H e o cofator lipoato.[28]

A apresentação clássica inicia-se já no período neonatal, com letargia, dificuldade alimentar, apneia, hipotonia e crises epilépticas refratárias ao tratamento com fármacos anticrise. Devido a um fenômeno irritativo do diafragma, muitos pacientes apresentam soluços, que podem ser referidos pelas gestantes ainda no período intrauterino. As crises epilépticas mais frequentes são as mioclônicas, mas outros tipos, como clônicas ou focais motoras, também podem ocorrer associadamente.[29] A realização de um eletroencefalograma (EEG) pode auxiliar na formulação da hipótese diagnóstica, pois é comum o achado do padrão de surto-supressão que, embora não seja patognomônico desta entidade, pois pode ocorrer em outras enfermidades, quando presente, aumenta o nível de suspeição diagnóstica (Figura 46.2).[30] A doença é extremamente grave e o óbito precoce é uma evolução comum. Alguns pacientes podem desenvolver uma forma atenuada, apresentando atraso do desenvolvimento neuropsicomotor e epilepsia.[29]

Os exames de neuroimagem podem ser normais ou demonstrar anormalidades como agenesia do corpo caloso, atraso de mielinização e atrofia cortical. O diagnóstico é realizado pela detecção de níveis elevados de glicina no LCR, bem como sua relação com níveis plasmáticos, que deve estar maior que 0,08. O diagnóstico é confirmado com a análise molecular dos 3 genes (*AMT, GLDC, GSCH*) envolvidos na doença.[31]

O tratamento consiste na tentativa de redução dos níveis de glicina e no controle das crises epilépticas. O benzoato de sódio é usado para conjugar a glicina em hipurato, que é eliminado pela urina. Mesmo com a redução dos níveis de glicina, o prognóstico neurológico parece não ser afetado. Para o controle das crises epilépticas, os antagonistas do N-metil D-aspartato (NMDA) são os mais recomendados, devido ao efeito cortical tóxico da glicina.[28,29] Um cuidado importante consiste em evitar o uso de valproato, pois este inibe o sistema de clivagem da glicina e pode piorar o quadro clínico.

Vale ressaltar que a encefalopatia glicínica, em sua forma precoce e neonatal, assemelha-se a outras encefalopatias metabólicas precoces que apresentam crises epilépticas como a manifestação clínica principal, a deficiência de piridoxina ou piridoxol fosfato, a deficiência cerebral de folato, a deficiência de sulfito oxidase e a deficiência de GLUT1. Para o neurologista infantil, é fundamental o conhecimento e a abordagem diagnóstica e terapêutica dessas enfermidades raras, pois a conduta adequada pode fazer a diferença no prognóstico dessas patologias.

De maneira mais rara, a encefalopatia glicínica ainda pode se manifestar por meio de uma forma intermediária (infantil), com início após 6 meses de idade,

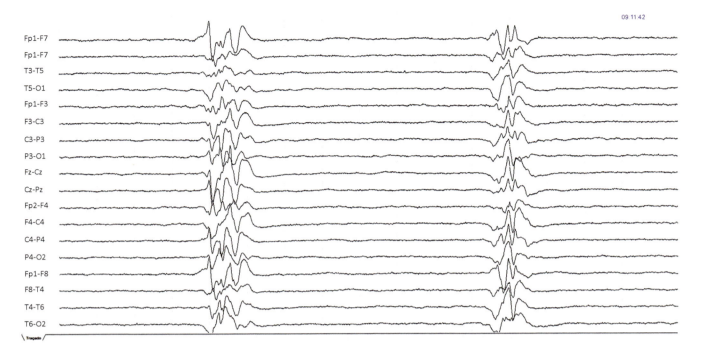

Figura 46.2 EEG em montagem bipolar longitudinal, demonstrando um clássico padrão de surto-supressão que, quando presente em um recém-nascido com crises epilépticas farmacorresistentes e letargia, sugere a possibilidade de uma encefalopatia glicínica.

Fonte: Cortesia do Dr. Francisco Arruda – Instituto de Neurologia de Goiânia.

caracterizado por atraso do desenvolvimento, hipotonia e distúrbios do movimento. Uma forma tardia caracterizada por diparesia espástica e atrofia óptica também tem sido relatada.[28]

Deficiência de sulfito oxidase

A deficiência de enzima sulfito oxidase (SUOX) ou de seu cofator molibdênio acarreta a incapacidade do organismo em transformar sulfito em sulfato. O consequente aumento de sulfito promove uma via metabólica alternativa, com formação de S-sulfocisteína, com consequente comprometimento na formação de tecidos conectivos.[32]

A manifestação clínica clássica ocorre no período neonatal, caracterizada por crises epilépticas precoces e refratárias ao tratamento medicamentoso convencional. Associadamente, outras manifestações neurológicas podem ocorrer, como hipertonia, postura em opistótono e letargia. Alterações oculares, como luxação de cristalino, nistagmo e coloboma de nervo óptico, podem compor o quadro clínico.[32] Tanto a deficiência de SUOX quanto a deficiência do cofator molibdênio acarretam quadro clínico semelhante.[33] Os exames de neuroimagem demonstram lesões císticas difusas em substância branca e atrofia cortical,[34] que se assemelham às observadas em pacientes com encefalopatia hipóxico-isquêmica. Embora raras, são descritas formas atenuadas da doença, de apresentação tardia, com manifestações de atraso neuropsicomotor, crises epilépticas e distúrbios do movimento, sobretudo distonia. Nestes casos, os exames de neuroimagem podem demonstrar alterações de sinal em gânglios da base[35] (Figura 46.3).

Em todo neonato que apresente crises epilépticas refratárias, deve ser pensado em deficiência de sulfito oxidase/deficiência de cofator molibdênio. Nesses casos, um teste rápido na urina (sulfiteste) pode indicar o diagnóstico. Outros achados são níveis elevados de S-sulfocisteína no plasma e urina e baixos níveis de homocisteína no plasma. A doença é autossômica recessiva e o estudo genético confirma ou pode ser diagnosticado por meio do sequenciamento do gene *SUOX* ou de painéis genéticos.

O tratamento é sintomático e de suporte, com controle das crises epilépticas e manejo das complicações. Os pacientes com a forma atenuada tardia podem responder à dieta restrita em aminoácidos que contém enxofre (metionina, cisteína).[34]

Doença de Hartnup

A doença de Hartnup decorre do defeito de transporte de aminoácidos monoamino e monocarboxílicos, como triptófano, fenilalanina, tirosina, serina, entre outros. A doença é autossômica recessiva, secundária a

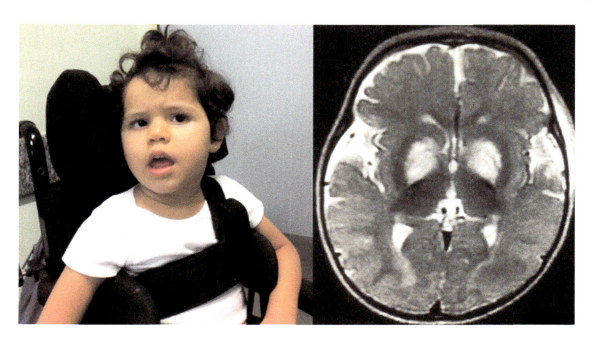

Figura 46.3 Paciente com deficiência de SUOX de apresentação tardia, apresentando quadro de hipotonia axial, atraso do desenvolvimento e distonia apendicular; sequência axial T2 demonstrando hipersinal simétrico e bilateral dos globos pálidos, porção medial dos putâmens, braço anterior e joelho das cápsulas internas.

variantes patogênicas no gene *SLC6A19*.[36] O problema acarreta um defeito na reabsorção renal e na absorção intestinal desses aminoácidos. A doença pode ser oligossintomática e benigna ou apresentar sintomas intestinais e renais. O envolvimento neurológico principal consiste em episódios recorrentes de ataxia. Mais raramente, distúrbios do movimento, como distonia ou manifestações psiquiátricas, podem ocorrer. Característicamente, a doença manifesta-se com lesões cutâneas semelhantes à pelagra, decorrentes da deficiência secundária da nicotinamida. Essas alterações podem piorar com a exposição solar. Os níveis dos aminoácidos envolvidos no plasma podem estar baixos ou normais, enquanto na urina estão elevados. O tratamento consiste em dieta hiperproteica selecionada, bem como suplementação de niacina e proteção cutânea aos raios solares.[37]

DISTÚRBIOS DO METABOLISMO DOS ÁCIDOS ORGÂNICOS

Os distúrbios do metabolismo dos ácidos orgânicos ou acidemias orgânicas são EIM que produzem manifestações clínicas variadas, desde eventos agudos de potencial gravidade e risco de morte até formas de apresentação clínica intermitente e crônica. Descreveremos as acidemias orgânicas com maior relevância ao neurologista infantil.

Acidemia propiônica

A acidemia propiônica é causada pela deficiência da enzima propionil CoA carboxilase, que participa do catabolismo dos aminoácidos valina, isoleucina, metionina, treonina e de alguns ácidos graxos. A biotina é um importante cofator neste processo. É de transmissão autossômica recessiva, com incidência estimada em 1:100.000 nascidos vivos. Como a enzima propionil CoA carboxilase apresenta subunidades específicas, vários genes estão envolvidos no mecanismo fisiopatológico da acidemia propiônica.[38]

A apresentação clínica mais frequente da doença ocorre antes dos 3 meses de vida, com quadro clínico agudo, caracterizado por dificuldade alimentar, letargia, vômitos, crises epilépticas, coma, acidose láctica, cetose, hiperamonemia e, eventualmente, hipoglicemia. Se não tratada adequadamente, pode levar a óbito. Em 20% dos casos a apresentação clínica é mais tardia e mais insidiosa, porém descompensação aguda pode ocorrer. Alguns pacientes podem desenvolver manifestações neurológicas isoladas. Os episódios de descompensação podem ser deflagrados por infecções, traumas etc. A acidemia propiônica é uma doença multissistêmica devido à possibilidade de causar complicações em vários órgãos. Miocardiopatia e arritmias são complicações cardiológicas comuns. Pancreatite, atrofia de nervo óptico e alterações imunológicas secundárias completam uma extensa lista de complicações da doença.[38,39]

O diagnóstico é realizado pela análise de ácidos orgânicos na urina, que demonstra aumento do ácido 3-hidroxipropiônico e da propionilglicina. O perfil de acilcarnitinas no plasma revela aumento da propionilcarnitina e baixos níveis de carnitina. Exames de neuroimagem, como a RNM de crânio, auxiliam na hipótese diagnóstica ao evidenciar alteração de hipersinal nos gânglios da base que, após a fase aguda, evoluem para atraso no processo de mielinização e atrofia cortical difusa.[38]

O tratamento consiste na restrição dietética dos aminoácidos envolvidos e na suplementação de carnitina. Apesar da biotina ser cofator da enzima, não há boa resposta à suplementação desta vitamina. A hiperamonemia secundária deve ser abordada com benzoato de sódio ou fenilacetato, mas, na fase aguda, a depender dos níveis de amônia no sangue, diálise pode ser requerida. O ácido carglúmico também tem sido eficaz na redução dos níveis de amônia. O uso de antibióticos como metronidazol são utilizados no intuito de inibir a produção de propionato pela flora intestinal. Familiares e pacientes devem ser orientados a evitar situações de estresse, como jejum prolongado, bem como tratar precocemente infecções. O transplante de fígado tem sido utilizado em casos selecionados, com bons resultados.[39,40]

Acidemia metilmalônica

Acidemia metilmalônica é, na verdade, um grupo de doenças causadas por distúrbios metabólicos que interferem no transporte ou na síntese da vitamina B12, que é um cofator importante envolvido nesta via metabólica. A metilmalonil-CoA deriva do catabolismo dos aminoácidos valina, isoleucina, timina, metionina, treonina, além do colesterol e de alguns ácidos graxos. A acidemia metilmalônica pode ocorrer de maneira isolada ou em associação ao aumento da homocisteína, que também requer a participação da vitamina B12. As formas de acidemia metilmalônica isolada são causadas pela deficiência de uma série de enzimas, como a metilmalonil-CoA mutase ou a enzima que transforma a B12 em adenosilcobalamina. Outras formas isoladas são a deficiência de metilmalonil-CoA epimerase, a deficiência da desidrogenase semialdeído metilmalonato e a deficiência da succinil-CoA sintase (mitocondrial).[38] A associação com níveis elevados da homocisteína ocorre em defeitos enzimáticos que afetam o transporte e a transformação da cobalamina. Fatores que levam a uma ingestão insuficiente ou à má absorção de vitamina B12 também podem resultar nas formas associadas à elevação da homocisteína.

A manifestação clínica irá depender da presença de atividade residual das enzimas envolvidas. Na forma clássica, apresenta-se de maneira aguda e grave, com vômitos, letargia, acidose com cetonúria, desidratação, podendo evoluir para coma e morte. Tais episódios agudos são desencadeados por situações de aumento do catabolismo, como em infecções. Dieta com teor excessivo de proteína também pode desencadear um quadro agudo. Devido à hipoglicemia que pode estar associada, crises epilépticas secundárias podem ocorrer. A elevação secundária da amônia, em níveis mais baixos aos observados nos distúrbios do ciclo da ureia, podem complicar ainda mais o quadro e ser responsável pela piora neurológica progressiva. Muitos pacientes apresentam lesões cutâneas devido à infecção secundária da pele, sobretudo por candidíase. Anemia megaloblástica, hepatomegalia e alterações oculares são achados frequentes.[38,39]

Os pacientes com acidemia metilmalônica apresentam ainda um padrão dismórfico sugestivo, caracterizado por fronte alta, ponte nasal larga, epicanto e boca triangular. As manifestações neurológicas são variadas e dependem do tipo de deficiência enzimática. Os pacientes com alteração na via da vitamina B12 demonstram um quadro neurológico mais brando. Atraso dos marcos do desenvolvimento neuropsicomotor, crises epilépticas, distonia ou padrão de hipertonia espástica que simula paralisia cerebral podem ocorrer em formas graves da doença.[38,39] As alterações de neuroimagem demonstram áreas de infarto metabólico nos gânglios da base, sobretudo nos globos pálidos, bem como hipersinal da substância branca, vista na sequência T2 da RNM (Figura 46.4). Com a evolução, atrofia cortical pode prevalecer.[40]

Todas as formas da acidemia metilmalônica são autossômicas recessivas. O diagnóstico é baseado no achado da elevação dos ácidos metilmalônico e propiônico e 3-hidroxipropiônico na urina. O perfil de acilcarnitinas no plasma demonstra aumento de propionilcarnitina. A depender do defeito enzimático, podem ser encontrados níveis elevados de homocisteína. Como uma série de distúrbios metabólicos pode resultar em acidemia metilmalônica e/ou homocisteinemia, a análise molecular através de painéis genéticos é uma alternativa viável para a confirmação diagnóstica.

O tratamento inicial em todo paciente com acidemia metilmalônica consiste na administração de vitamina B12 (preferencialmente na forma de hidroxicobalamina), em doses suficientes para manter níveis mínimos de ácido metilmalônico. Associadamente, restrição dietética proteica é fundamental para o manejo crônico desses pacientes. Betaína e folato são úteis para redução dos níveis de homocisteína. O tratamento das crises agudas são manejadas pelo suporte hidroeletrolítico, pela oferta calórica adequada através de glicose, restrição proteica e suplementação de hidroxicobalamina. A hiperamonemia pode responder ao uso do ácido carglúmico. Como os níveis de ácido propiônico também se encontram elevados na acidemia metilmalônica, a mes-

Distúrbios do Metabolismo dos Aminoácidos e de Ácidos Orgânicos

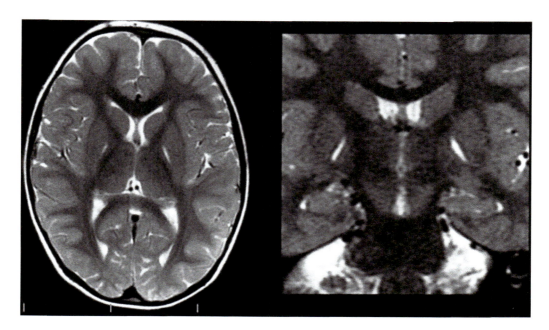

Figura 46.4 Sequências axial T2 e coronal T2 demonstrando discreto hipersinal alongado em T2 bilateral e simétrico dos globos pálidos representando classicamente infartos palidais, em paciente com acidemia metilmalônica.
Fonte: Cortesia do Dr. Hugo Pereira Pinto Gama e Dr. Luiz Alves Ferreira Filho – Instituto de Neurologia de Goiânia.

ma abordagem com antibióticos para reduzir a produção deste pela flora bacteriana também é uma estratégia no manejo agudo e crônicos desses pacientes.[39]

Acidemia isovalérica

A acidemia isovalérica decorre da deficiência da enzima mitocondrial isovaleril CoA desidrogenase, envolvida no catabolismo da leucina. A incidência estimada é de 1:200.000 nascidos vivos. Assim como outras acidemias orgânicas, frequentemente a apresentação clínica da acidemia isovalérica é de forma aguda nas primeiras semanas de vida, com vômitos, letargia e coma. Acidose metabólica, com cetonúria e hiperamonemia, são os achados laboratoriais marcantes na fase aguda.[41] Nesta fase, muitos pacientes podem falecer se não tratados adequadamente. Devido à gravidade dos vômitos, há relatos de pacientes que foram submetidos à cirurgia de hipertrofia do piloro.[1] Caracteristicamente, na acidemia isovalérica, os pacientes apresentam um odor de pés suados na urina, que pode chamar atenção para o diagnóstico.

A recorrência de sintomas de fase aguda são frequentes na doença, o que pode levar ao coma metabólico, e é desencadeada por infecções ou procedimentos cirúrgicos. Uma parcela de pacientes pode manifestar uma forma intermitente e mais branda da doença, com episódios de descompensação aguda, enquanto outra pode permanecer assintomática.

Devido à inibição da hematopoese determinada por níveis elevados do ácido isovalérico, os pacientes podem apresentar pancitopenia. Suspeita-se do diagnóstico durante a fase aguda, com o aumento dos níveis de ácido 3-hidroxi-isovalérico e isovalerilglicina na urina. O perfil de acilcarnitinas no sangue demonstra aumento da isovalerilcarnitina.[41]

O tratamento da fase aguda não difere da abordagem das outras acidemias orgânicas. Dieta restrita em leucina e suplementação de glicina tem se mostrado eficaz no manejo crônico da doença. A glicina (de 250 a 600 mg/kg) auxilia na conjugação e na excreção de metabólicos não tóxicos. Suplementação com carnitina é útil na eliminação urinária da isovalerilcarnitina.[42]

DISTÚRBIOS DO METABOLISMO DA BIOTINA

Os distúrbios do metabolismo da biotina ou da deficiência de múltiplas carboxilases compreendem três patologias autossômicas recessivas, na qual a biotina representa o elemento principal na fisiopatologia e no tratamento. A deficiência da holocarboxilase-sintetase e a deficiência de biotinidase apresentam sintomatologia semelhante, que envolvem alterações neurológicas e cutâneas. Como as carboxilases são importantes no catabolismo de vários aminoácidos, na síntese de ácidos graxos e na gliconeogênese, a deficiência deste complexo enzimático determina uma série de alterações metabólicas. Uma terceira forma clínica, a doença dos gânglios da base responsiva à biotina e à tiamina, caracteriza-se por manifestação de uma encefalopatia aguda, reversível com o tratamento com biotina e tiamina. Todas as três formas clínicas são autossômicas recessivas.

Deficiência de holocarboxilase-sintetase

A deficiência da holocarboxilase-sintetase resulta em um distúrbio que afeta a ligação da biotina com as apocarboxilases. Todos os pacientes demonstram atividade residual, que pode ser severa ou parcialmente comprometida. A incidência aproximada é de 1:60.000.[1]

Em metade dos pacientes, o quadro clínico é aberto nos primeiros dias de vida, com sintomas característicos de uma acidemia orgânica, como vômitos, acidose metabólica com cetonúria, letargia, crises epilépticas e coma. Os pacientes não tratados desenvolvem lesões cutâneas, alopecia e evoluem com atraso global do desenvolvimento neuropsicomotor. O *rash* cutâneo pode ser intenso e englobar grandes regiões do corpo, frequentemente contaminadas por infecção fúngica.[43]

O diagnóstico está relacionado ao aumento dos ácidos 3-hidroxi-isovalérico, 3-metilcrotonilglicina, propiônico, metilcitrato, bem como aumento do ácido lático. A biotina encontra-se em níveis normais no plasma. Há possibilidade de confirmação etiológica pela análise enzimática por cultura de fibroblastos ou pelo o sequenciamento do gene *HLCS*.[43]

O tratamento consiste em uso oral da biotina, usualmente em doses de 10 mg ao dia. Alguns pacientes podem requerer doses maiores.

Deficiência de biotinidase

A deficiência de biotinidase resulta em um defeito da reciclagem endógena e da ligação proteica da biotina. Os sintomas da maioria dos pacientes iniciam-se entre 2 e 4 meses de vida, mas alguns podem apresentar crises epilépticas já no período neonatal.[44] Os sintomas principais são hipotonia, letargia, instabilidade respiratória, além das crises epilépticas tônicas ou mioclônicas. As alterações cutâneas são mais tardias e envolvem alopecia e *rash* cutâneo, que podem se caracterizar por lesões eritematosas e até dermatites exudativas e ceratite (Figura 46.5). Há casos de apresentação tardia da doença (até na segunda década de vida) que se manifestam por quadros motores como paraparesia espástica e alterações visuais. Pacientes não diagnosticados precocemente podem apresentar deficiência intelectual, deficiência visual e auditiva, e a RNM pode demonstrar sinais de leucoencefalopatia.[45]

As alterações metabólicas são sutis, pois não há acidose metabólica nem organoacidúria franca. Níveis discretamente elevados de 3-hidroxi-isovalerato no

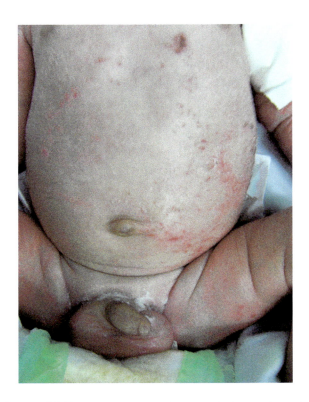

Figura 46.5 Paciente com deficiência de biotinidase, demonstrando lesões cutâneas eritematosas e descamativas na região do abdome, da genitália e da região proximal de membros inferiores.

plasma podem ocorrer. Entretanto, é por meio da triagem neonatal no teste do pezinho que a maior parte dos pacientes são diagnosticados e, desta maneira, são adequadamente tratados, resultando em vida normal.[46] O quadro clínico depende da atividade residual da enzima. Pacientes com atividade abaixo de 10% devem receber doses de 5 a 10 mg por dia de biotina, por toda a vida. Os pacientes com atividade entre 10 e 25% podem ser assintomáticos, mas, com o passar do tempo, podem manifestar sintomas. A recomendação nesses casos é usar uma dose de 2,5 mg ao dia.

Doença dos gânglios da base responsiva à biotina e à tiamina (DGBRPT)

A DGBRPT é uma doença de início subagudo ou agudo, que se apresenta como uma encefalopatia, com sintomas de confusão mental, rebaixamento do nível de consciência, letargia, disfagia, distonia e dupla hemiparesia.[47] Se não for tratada adequadamente, evolui para coma e óbito. O achado marcante da doença é por meio da RNM de crânio, que demonstra sinais de necrose da cabeça do núcleo caudado e parcialmente do putâmen. A doença decorre da mutação do gene *SLC19A3*, que codifica uma proteína transportadora da biotina. O tratamento com biotina e tiamina, ainda na fase aguda, pode reverter totalmente os sintomas, enquanto os pacientes que recebem tratamento tardio manifestam sequela neurológica.[48]

Acidúria glutárica tipo 1

Causada pela deficiência da enzima glutaril CoA desidrogenase, a acidúria glutárica tipo 1 apresenta uma manifestação clínica de extrema relevância ao neurologista infantil, pois o início dos sintomas ocorre por volta dos 3 meses de vida, pelo aumento progressivo do perímetro cefálico (Figura 46.6).[49] Este achado, frequentemente, vem associado a algum grau de hipotonia, irritabilidade e dificuldade alimentar. Durante esta fase, os exames de neuroimagem podem ser úteis no diagnóstico, ao se demonstrar uma característica e marcante atrofia da região frontotemporal, além de hipersinal no núcleo denteado (Figura 46.7). Alguns casos podem ainda demonstrar hematoma subdural laminar, simulando trauma de crânio.[50] O diagnóstico nesta fase é crucial para o início do tratamento e para evitar a descompensação aguda da doença.

A partir de uma idade que varia entre 5 e 11 meses de vida, aproximadamente 75% dos pacientes desenvolvem encefalopatia aguda, que pode ser desencadeada por infecções, imunizações ou até mesmo traumas de crânio banais. Há regressão do desenvolvimento motor e início de variados distúrbios do movimento, sobretudo distonia e coreoatetose. Crises epilépticas podem ocorrer nessa fase. Alguns pacientes (até 20%) podem apresentar uma forma mais crônica de atraso do desenvolvimento e um padrão que mimetiza paralisia cerebral discinética.[49]

A análise dos ácidos orgânicos na urina demonstra aumento do ácido glutárico e, em menor intensidade, do ácido 3-hidroxiglutárico. Alguns pacientes podem excretar níveis pouco elevados ou até normais desses metabólitos. O aumento plasmático de glutarilcarnitina leva à diminuição secundária dos níveis de carnitina livre.[1,49]

O mecanismo de ação da excitotoxidade do sistema nervoso central é decorrente da disfunção da neurotransmissão glutamatérgica e gabaérgica. Os neurônios gabaérgicos da região estriatal são particularmente comprometidos, bem como neurônios corticais ativa-

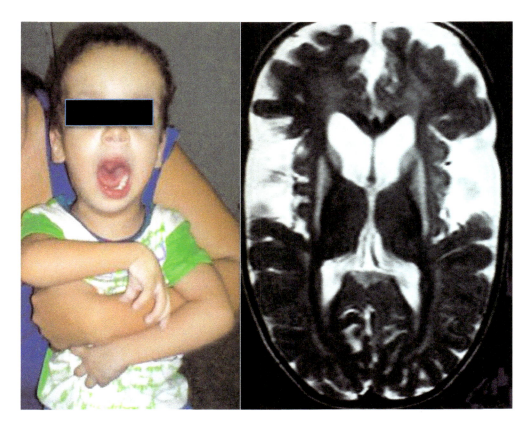

Figura 46.6 Paciente portador de acidúria glutárica tipo 1, apresentando marcante macrocrania característica da doença, que se manifesta a partir dos 3 meses de idade; RNM de crânio do mesmo paciente, sequência axial T2 demonstrando alargamento das fissuras Sylvianas pela hipoplasia do opérculo temporal e frontal associada à atrofia e hipersinal do corpo estriado (caudado e putâmens). Nota-se, ainda, discreto hipersinal na substância branca dos hemisférios cerebrais.

Fonte: Cortesia da Dra. Vanessa van der Linden – RARUS Recife PE.

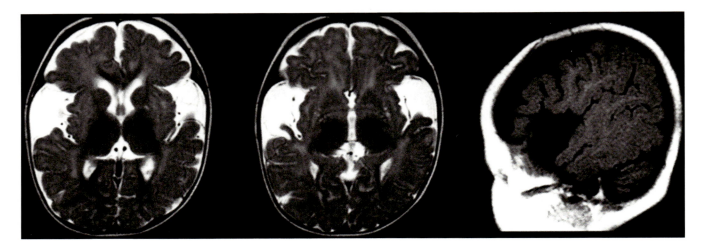

Figura 46.7 Sequência axial T2 e sagital T1 evidencia alargamento das fissuras laterais com hipoplasia do opérculo temporal e frontal em paciente com acidúria glutária tipo 1 (aspecto em *asa de morcego* das fissuras Sylvianas).
Fonte: Cortesia do Dr. Hugo Pereira Pinto Gama e Dr. Luiz Alves Ferreira Filho – Instituto de Neurologia de Goiânia.

dos por receptores NMDA.[1] Diversas mutações no gene da glutaril CoA desidrogenase já foram descritas e são verificadas pelo sequenciamento do gene ou por painéis específicos.

A grande importância do tratamento implica identificação dos pacientes antes da fase aguda de descompensação, pois evita danos permanentes ao sistema nervoso central. O tratamento dietético com restrição de lisina e suplementação de fórmulas específicas isentas de lisina, associado à suplementação de carnitina e riboflavina, são fundamentais no manejo crônico da doença. Para os pacientes que evoluem com sequela neurológica, exibindo com frequência distonia grave, uma série de abordagens podem trazer benefício, como biperideno, triexifenidil, baclofeno, benzodiazepínicos e toxina botulínica, entre outras. Ácido valproico deve ser evitado, pois pode reduzir ainda mais os níveis de carnitina.

Acidúria 3-metilglutacônica

O aumento da excreção urinária do ácido 3-metilglutacônico pode ocorrer em uma série de enfermidades metabólicas geneticamente determinadas, sobretudo doenças mitocondriais. Geralmente, esse aumento pode não ser muito expressivo e fazer parte de uma gama de anormalidades clínicas e bioquímicas associadas. No entanto, em algumas situações, a excreção urinária do ácido 3-metilglutacônico é intensamente elevada e a principal anormalidade bioquímica encontrada. A descrição de síndromes que provocam o aumento do ácido 3-metilglutacônico na urina tem aumentado nos últimos anos, e a classificação desses distúrbios tem sido um desafio crescente. Do ponto de vista didático, pode-se dividir as enfermidades da seguinte maneira:[51]

- **Acidúria 3-metilglutacônica primária:** causada pela deficiência da enzima 3-metilglutaconil-CoA hidratase, com resultante aumento urinário de 3-metilglutaconil e ácidos 3-metilglutáricos, a doença provoca sintomas que variam de pacientes assintomáticos à grave encefalopatia com lesão dos gânglios da base, dupla hemiparesia espástica, distonia e coreatetose. A doença decorre da ocorrência de variantes patogênicas no gene *AUH*, de caráter autossômico recessivo. O tratamento consiste em restrição dietética de leucina e suplementação de carnitina.[51,52]

- **Acidúria 3-metilglutacônica secundária ao defeito da remodelação fosfolipídica:** a síndrome de Barth é uma doença ligada ao X secundária à disfunção mitocondrial, com aumento da excreção urinária do ácido 3-metilglutacônico. A doença caracteriza-se por cardiomiopatia dilatada, fraqueza muscular e neutropenia, e se manifesta em meninos até os 2 anos de idade. Variantes patogênicas no gene *TAZ* são a causa dessa grave enfermidade metabólica, com alta taxa de mortalidade. Não há tratamento específico para ela. Outro exemplo deste grupo é a síndrome de MEGDEL, secundária a mutação do gene *SERAC1*. Ela se caracteriza por surdez, distonia, sintomas semelhantes à síndrome de Leigh e excreção urinária de ácido 3-metilglutacônico. A doença é progressiva e evolui para grave comprometimento neurológico. O tratamento é de suporte.[52]

- **Acidúria 3-metilglutacônica secundária ao distúrbio da membrana mitocondrial:** a síndrome de Costeff é o protótipo desta forma secundária, com maior incidência em descendentes de judeus iraquianos. O início dos sintomas decorre da atrofia óptica bilateral e, mais tardiamente, dos sintomas neurológicos, como espasticidade, distonia e disfunção cognitiva. A doença é causada por variantes patogênicas no gene *OPA 3* e é autossômica recessiva. Níveis elevados dos ácidos 3-metilglutacônicos e 3-metilglutárico são os achados principais na urina. Não há tratamento específico.[51,52] A síndrome DCMA secundária à alteração do gene *DNAJC19* também faz parte deste grupo e caracteriza-se por cardiomiopatia dilatada de início da infância, ataxia cerebelar não progressiva, disgenesia testicular, déficit de crescimento, além da acidúria 3-metilglutacônica.[51]

- **Acidúria 3-metilglutacônica secundária a mecanismo fisiopatológico desconhecido:** neste grupo, enquadram-se pacientes que apresentam aumento urinário do ácido 3-metilglutacônico sem etiologia definida.

Vale ressaltar que várias doenças multissistêmicas ou distúrbios da cadeia respiratória podem cursar com acidúria 3-metilglutacônica. Portanto, a análise clínica detalhada de cada caso, bem como os achados bioquímicos e genéticos, são fundamentais para a correta elucidação diagnóstica deste grupo de doenças.

Acidúria 3-hidroxi-isobutírica

Trata-se de uma rara doença metabólica que provoca o aumento da excreção urinária do ácido 3-hidroxi-isobutírico, um intermediário do catabolismo da valina e timidina, decorrente de variantes patogênicas do gene *HIBCH*, que codifica a enzima 3-hidroxi-isobutiril CoA hidrolase.[1] Os pacientes podem desenvolver uma forma aguda da doença na infância, com episódios de vômitos, letargia, cetoacidose, hipoglicemia e aumento de ácido lático. O envolvimento muscular é proeminente, seja por fraqueza muscular ou por miocardiopatia hipertrófica. Achados neurológicos são microcefalia, epilepsia e alterações variadas do tônus muscular. Os exames de imagem podem demonstrar atrofia cerebral difusa, leucoencefalopatia e calcificações. O tratamento consiste em dieta restrita em valina e suplementação de carnitina.[53]

Acidúria L-2-hidroxiglutárica

A acidúria L-2-hidroxiglutárica é uma doença neurometabólica causada pela deficiência da enzima L-2-hidroxiglutarato desidrogenase, autossômica recessiva. A apresentação clínica caracteriza-se por sintomas neurológicos lentamente progressivos, como ataxia, sinais piramidais e distúrbios do movimento. Crises epilépticas, macrocefalia e deficiência intelectual podem completar o quadro.[54] Devido à apresentação insidiosa e aos sintomas iniciais inespecíficos, muitos pacientes tem o diagnóstico postergado por vários anos. Nesta doença, além de níveis elevados do ácido L-2-hidroxiglutárico, os exames de neuroimagem, sobretudo a RNM de crânio, pode sugerir fortemente essa possibilidade, que demonstram alterações de sinal da substância branca subcortical e núcleos cerebelares denteados (Figura 46.8). Em alguns casos, detectam-se alterações nos gânglios da base.[55] A doença é causada pela ocorrência de variantes patogênicas no gene *L2HGDH*. Não há tratamento específico, embora haja relatos de melhora clínica com uso de riboflavina e carnitina.

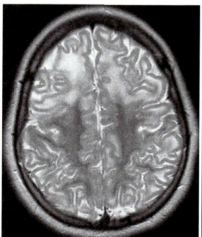 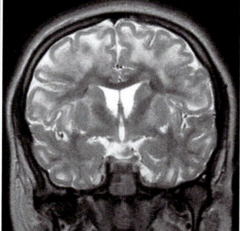 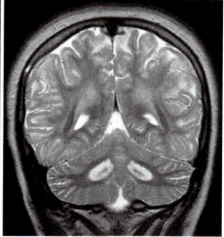

Figura 46.8 Sequências axial e coronal T2 demonstrando hipersinal subcortical, com envolvimento de "fibras U" e predomínio frontal em paciente com acidúria L-2-hidroxiglutárica. Há também acometimento do braço anterior das cápsulas internas e dos núcleos denteados.

DEFICIÊNCIA DE 3-HIDROXI-3-METILGLUTARIL COA LIASE (3-HMGCOA)

A deficiência de 3-HHMGCOA compromete a via de degradação da leucina e a formação de corpos cetônicos, decorrente de variantes patogênicas no gene *HMGCL*. Já foram descritos pouco mais de 200 casos na literatura médica.[56] Em mais da metade dos casos, o início dos sintomas se dá nas primeiras semanas de vida, com vômitos, letargia e coma, associado a acidose metabólica, hipoglicemia, hiperamonemia, na ausência de cetonúria. Uma série com 37 casos de centros da Europa demonstrou que metade dos pacientes pode ter cognitivo normal, enquanto o restante apresenta sequelas neurológicas.[57] O diagnóstico é baseado no achado de níveis urinários elevados dos ácidos 3-OH 3 metilglutárico, 3-metilglutárico e 3-OH isovalérico. A deficiência enzimática também inibe a síntese de corpos cetônicos, responsável pelo achado comum de hipoglicemia nesses pacientes. O tratamento é baseado na restrição dietética de leucina e na suplementação de carnitina.[56,57] É fundamental evitar jejum prolongado, pois esta é uma causa comum de descompensação da doença.

REFERÊNCIAS BIBLIOGRÁFICAS

1. Swaiman KF. Pediatric Neurology: Principles and Practice. 6. ed. Elsevier: 2018.
2. Wasim M, Awan FR, Khan HN, Tawab A, Iqbal M, Ayesha H. Aminoacidopathies: prevalence, screening, and treatment options. Biochem Genet. 2018;56:7-21.
3. Waters D, Adeloye D, Woolham D, Wastnedge E, Patel S, Rudan I. Global birth prevalence and mortality from inborn errors of metabolism: a systematic analysis of the evidence. J Glob Health. 2018;8:021102
4. Saudubray JM, Garcia-Gazola A. Inborn errors of metabolism overview: pathophysiology, manifestations, evaluation, and management. Pediatr Clin N Am. 2018;65:179-208.
5. Sharma S, Prasad AN. Inborn errors of metabolism and epilepsy: current understanding, diagnosis, and treatment approaches. Int J Mol Sci. 2017;18:1384
6. Ministério da Saúde. Triagem Neonatal Biológica: Manual técnico. Brasília – DF. 2016. Disponível em: https://bvsms.saude.gov.br/bvs/publicacoes/triagem_neonatal_biologica_manual_tecnico.pdf.
7. Camp KM, Lloyd-Puryear MA, Huntington KL. Nutritional treatment for inborn errors of metabolism: Indications, regulations, and availability of medical foods and dietary supplements using phenylketonuria as an example. Mol Genet Metab. 2012;107:3-9.
8. Blau N, Spronsen FJ, Levy HL. Phenylketonuria. Lancet. 2010;376:1417-27.
9. Mitchell JJ, Trakadis YJ, Scriver CR. Phenylalanine hydroxylase deficiency. Genet Med. 2011;13:697-707.
10. Blau N. Genetics of phenylketonuria: then and now. Hum Mutat. 2016;37:508-15.
11. Thomas J, Levy H, Amato S, Vockley J, Zori R, Dimmock D. et al. Pegvaliase for the treatment of phenylketonuria: results of a long-term phase 3 clinical trial program (PRISM). Mol Genet Metab. 2018;124:27-38.
12. Levy HL, Sarkissian CN, Scriver CR. Phenylalanine ammonia lipase (PAL): from discovery to enzyme substitution therapy for phenylketonuria. Mol Genet Metab. 2018;124:223-9.
13. Hanley WB. Adult Phenyketonuria. Am J Med. 2004;117:590-5.
14. Chinsky JM, Singh R, Ficicioglu C, van Karnebeek CDM, Grompe M, Mitchell G et al. Diagnosis and treatment of tyrosinemia type I: a US and Canadian consensus group review and recommendations. Genet Med. 2017; 19.
15. Mayorandan S, Meyer U, Gokcay G, Segarra NG, Baulny HG, van Spronsen F et al. Cross-sectional study of 168 patients with hepatorenal tyrosinemia and implications for clinical practice. Orphanet J Rara Dis. 2014;9:107.
16. van Ginkel WG, Rodenburg IL, Harding CO, Hollak CEM, Heiner-Fokkema MR, van Spronsen FJ. Long-term outcomes and practical considerations in the pharmacological management of tyrosinemia type 1. Paediatr Drugs. 2019;21:413-26.
17. Halac U, Dubois J, Mitchell GA. The liver in tyrosinemia type I: clinical management and course in Quebec. Adv exp Med Biol. 2017;959:75-83.
18. Herber S, Schwarts IV, Nalin T, Oliveira Netto CB, Camelo Junior JS, Santos ML et al. Maple Syrup urine disease in Brazil: a panorama of the last two decades. J Pediatr. 2015:91:292-8.
19. Abi-Wardé MT, Roda C, Arnoux JB, Servais A, Habarou F, Brassier A et al. Long-term metabolic follow-up and clinical outcome of 35 patients with maple syrup urine disease. J Inherit Metab Dis. 2017;40:783-92.
20. Rodan LH, Aldubayan SH, Berry GT, Levy HL. Acute illness protocol for maple syrup urine disease. Pediatr Emerg Care. 2018;34:64-7.
21. Indiran V, Gunasselan RE. Neuroradiological finding in maple syrup urine disease. J Pediatr Neurosci. 2013;8:31-3.
22. Frazier DM, Allgeier C, Homer C, Marriage BJ, Ogata B, Rohr F et al. Nutrition management guideline for maple syrup urine disease: an evidence- and consensus-based approach. Mol Genet Metab. 2014; 112: 210-7.
23. Herden U, Grabhorn E, Santer R, Li J, Nadalin S, Rogiers X et al. Surgical aspects of liver transplantation and domino liver transplantation in maple syrup urine disease: analysis of 15 donor-recipient pair. Liver Transpl. 2019;25:889-900.
24. Bublil E, Majtan T. Classical homocystinuria: from cystathionine beta-synthase deficiency to novel enzyme therapies. Biochimie. 2020;173:48-56.

25. Al-Dewik N, Ali A, Mahmoud Y, Shahbeck N, Ali R, Mahmoud L et al. Natural history, with clinical, biochemical, and molecular characterization of classical homocystinuria in the Qatari population. J Inherit Metab Dis. 2019;42:818-30.
26. Almuqbil MA, Waisbren SE, Picker JD. Revising the psychiatric phenotype of homocystinuria. Genet Metab. 2019;21:1827-31.
27. Ricci D, Pane M, Deodato F, Vasco G, Randò T, Caviglia S et al. Assessment of visual funcion in children with methilmalonic aciduria and homocystinuria. Neuropediatrics. 2005;36:181-5.
28. Alfallaj R, Alfadhel M. Glycine transporter I encephalopathy from biochemical pathway to clinical disease: review. Child Neurol Open. 2019;19.
29. Applegarth DA, Toone JR. Gycine encephalopathy (nonketotic hyperglycinaemia): review and update. J Inherit Metab Dis. 2004;27:417-22.
30. Dulac O. Epileptic encephalopathy with suppression-bursts and nonketotic hyperglycinemia. Handb Clin Neurol. 2013;113:1785-97.
31. Azize NA, Ngah WZ, Othman Z, Md Desa N, Chin CB, Md Yunus Z. Mutation analysis of glycine decarboxylase, aminomethyltransferase and glycine cleavage system protein-H genes in 13 unrelated families with glycine encephalopathy. J Hum Genet. 2014;59: 593-7.
32. Claerhout H, Régal L, Jansen K, Van Hoestenberghe MR, Breckpot J, Vermeersch P. Isolated sulfite oxidase deficiency. J Inherit Metab Dis. 2018;41:101-08.
33. Zaki M, Selim L, El-Bassyouni HT, Issa MY, Mahmoud I, Ismall S et al. Molybdenum cofactor and isolated sulphite oxidase deficiencies: clinical and molecular spectrum among Egyptian patients. Eur J Paediatr Neurol. 2016;20:714-22.
34. Hoffmann C, Ben-Zeev B, Anikster Y, Nissenkorn A, Brande N, Kuint J et al. Magnetic resonance imaging and magnetic resonance spectroscopy in isolated sulfite oxidase deficiency. J Child Neurol. 2007;22:1214-21.
35. Tian M, Qu Y, Huang L, Su X, Li S, Ying J et al. Stable clinical course in three siblings with late-onset isolated sulfite oxidase deficiency: a case series and literature review. BMC Pediatr. 2019;19:510.
36. Seow HF, Broer S, Broer A, Bailey C, Potter SJ, Cavanaugh JA et al. Hartnup disorder is caused by mutations in the gene encoding the neutral amino acid transporter SLC6A19. Nat Genet. 2004;36:1003-7.
37. Broer S, Cavanaugh JA, Rasko JEJ. Neutral amino acid transport in epithelial cells and its malfunction in Hartnup disorder. Biochem Soc Trans. 2005;33:233-6.
38. Baumgartner MR, Horster F, Dionisi-Vici C, Haligolu G, Karall D, Champan KA et al. Proposed guidelines for the diagnosis and management of methylmalonic and propionic acidemia. Orphanet J Rare Dis. 2014;9:130.
39. Fraser JL, Venditti CP. Methylmalonic and propionic acidemias: clinical management update. Curr Opin Pediatr. 2016;28:682-93.
40. Yang L, Guo B, Li X, Wei X, Guo L. Brain MRI features of methylmalonic acidemia in children: the relationship between neuropsychological scores and MRI findings. Sci Rep. 2020;10:13099.
41. Vockley J, Ensenauer R. Isovaleric acidemia: new aspects of genetic and phenotypic heterogeneity. Am J Med Genet C Semin Med Genet. 2006; 142C:95-103.
42. Chinen Y, Nakamura S, Tamashiro K, Sakamoto O, Tashiro K, Inokuchi T et al. Isavaleric acidemia: therapeutic response to supplementation with glycine, L-carnitine, or both in combination and a 10-year follow-up case study. Mol Genet Metab Rep. 2017;11:2-5.
43. Tammachote R, Janklat S, Tongkobpetch S, SuphapeetipornK, ShotelersukV. Holocarboxylase synthetase deficiency: novel clinical and molecular findings. Clin Genet. 2010;78:88-93.
44. De Castro M, Zand DJ, Lichter-Konecki U, Kirmse B. Severe neonatal holocarboxylase synthetase deficiency in West African siblings. JIMD Rep. 2015;20:1-4.
45. Borsatto T, Sperb-Ludwig F, Lima SE, Carvalho MRS, Fonseca PAS, Camelo Jr JS et al. Biotinidase deficiency: genotype-biochemical phenotype association in Brazilian patients. PLoS One. 2017;12:12.
46. Porta F, Pagliardini V, Celestino I, Pavanello E, Pagliardini S, Guardamagna O et al. Neonatal screening for biotinidase deficiency: a 30-year single center experience. Mol Genet Metabo Rep. 2017;13:80-92.
47. Degerliyurt A, Gunduz M, Ceylaner S, Unal O, Unal S. Neonatal form of biotin-thiamine-responsive basal ganglia disease. Clues to diagnosis. Turk J Pediatr. 2019;61:261-6.
48. Alfadhel M, Almuntashri M, Jadah RH, Bashiri FA, Rifai MT, Shalaan HA et al. Biotin-responsive basal ganglia desiease should be renamed biotin-thiamine-responsive basal ganglia disease: a retrospective review of the clinical, radiological and molecular findings of 18 new cases. Orphanet J Rare Dis. 2013;8:83
49. Boy N, Muhlhausen C, Maier EM, Heringer J, Assmann B, Burgard P et al. Proposed recommendations for diagnosing and managing individuals with glutaric aciduria type I: second revision. J Inherit Metab Dis. 2017;40:75-101.
50. Morammad SA, Abdelkhalek HS, Ahmed KA, Zaki OK. Glutaric aciduria type 1: neuroimaging features with clinical correlation. Pediatr Radiol. 2015;45:1696-705.
51. Wortmann SB, Duran M, Anikster Y, Barth PG, Sperl W, Zschocke J et al. Inborn errors of metabolism with 3-methylglutaconic aciduria as discriminative feature: proper classification and nomenclature. J Inherit Metab Dis. 2013;36:923-8.
52. Wortmann SB, Kluijtmans LA, Rodenburg RJ, Sass RJ, van Kaauwen EP, Kleefstra T et al. 3-Methyilglutaconic—lessons from 50 genes and 977 patients. J Inherit Metab Dis. 2013;36:913-21.
53. Loupatty FJ, vander Steen A, Ijlst L, Ruiter JP, Ofman R, Baumgartner MR et al. Clinical biochemical, and molecular findings in three patients with 3-hydroxyisobutyric aciduria. Mol Genet Metab. 2006;87:243-8.
54. Zubarioglu T, Yalçinkaya C, Oruç Ç, Kiykim E, Cansever MS, Gezdirici A et al. Evaluation of clinical, neuroradiologic, and genotypic features of patients with L-2-hydroxixyglutaric aciduria. Turk Pediatri Ars. 2020;55:290-98.
55. Fourati H, Ellouze E, Ahmadi M, Chaari D, Kamoun F, Hsairi I et al. MRI features in 17 patients with L2 hydroxyglutaric aciduria. Eur J Radiol Open. 2016;27:245-50.
56. Grunert SC, Sass JO. 3-hydroxy-3-metlylglutaryl-coenzyme A lyase deficiency: one disease – many faces. Orphanet J Rare Dis. 2020;15:48.
57. Grunert SC, Schlatter SM, Schmitt RN, Gemperle-Britschgi C, Mrázová L, Balci MC et al. 3-hydroxy-3-methylglutaryl-coenzyme A lyase deficiency: clinical presentation and outcome in a series of 37 patients. Mol Genet Metab. 2017;121:206-15.

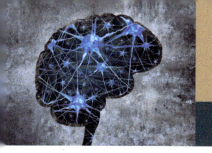

Alexandre Ribeiro Fernandes

capítulo 47 | Distúrbios do Metabolismo das Vitaminas

O termo vitamina, literalmente "a amina vital", foi proposto no início do século XX pelo bioquímico polonês Casimir Funk a partir da observação de que doenças como beribéri, pelagra, raquitismo e escorbuto tinham uma causa nutricional e não infecciosa.[1] Suas observações se somaram às de outros pesquisadores, como Jean Baptiste Dumas, que desde meados do século XIX postulavam uma etiologia carencial para tais condições.[2] A vitamina A foi a primeira a ser descrita por Hopkins em 1912[2] e, desde então, a cada vitamina que se seguiu foi-se atribuindo uma letra do alfabeto.

As vitaminas compõem um grupo de nutrientes orgânicos, não sintetizados pelo organismo e que, por essa razão, precisam ser obtidos a partir de fontes alimentares. Elas são reunidas em dois grandes grupos: vitaminas lipossolúveis e hidrossolúveis. As primeiras (vitaminas A, D, E K) podem assumir diversos papéis no organismo, como regulação da diferenciação celular, do metabolismo do cálcio, na coagulação e como antioxidante. Enquanto as vitaminas hidrossolúveis costumam apresentar um papel importante como cofatores em diversas reações bioquímicas celulares, como a cadeia respiratória, por exemplo.[3] Na Figura 47.1, pode-se encontrar as principais fontes alimentares das vitaminas mais comumente relacionadas com sintomas e doenças neurológicas.

A importância das vitaminas na fisiologia do sistema nervoso central e/ou periférico é reconhecida desde as primeiras descrições das doenças carenciais. As doenças neurológicas relacionadas com as vitaminas podem ser decorrentes da sua falta por carência nutricional, do excesso por intoxicação (especialmente das vitaminas lipossolúveis) ou causadas por erros inatos do metabolismo (EIM) que interferem direta ou indiretamente em seu metabolismo ou transporte.[4] Nesse capítulo, abordaremos os três mecanismos etiopatogênicos, com maior ênfase às doenças genéticas do metabolismo. Após uma breve revisão da fisiologia das principais vitaminas, discutiremos as condições patológicas, focando sempre a partir dos sinais e das síndromes clínicas que devem fazer com que o médico assistente suspeite de uma doença relacionada com vitaminas.

BREVE REVISÃO DAS VITAMINAS

Vitaminas lipossolúveis

Nesse grupo, estão incluídas as vitaminas A, D, E e K. Por não serem solúveis em água, são transportadas na corrente circulatória por lipoproteínas. Ao contrário das vitaminas hidrossolúveis, o excesso desse grupo de vitaminas pode causar intoxicação e sintomas diversos neurológicos ou sistêmicos.[3]

- **Vitamina A:** pertence a um grupo de substâncias que inclui o retinol, o ácido retinoico e o retinaldeído. Ela tem papel fundamental na síntese de pigmentos fotossensíveis para permitir uma visão adequada, além de influenciar diretamente na replicação celular. No cérebro, o retinol está envolvido na plasticidade sináptica de áreas como o hipocampo e também atua como fator adjuvante nos mecanismos de neuroproteção.[3,5]

- **Vitamina D:** além de suas funções reguladoras do metabolismo ósseo do cálcio e do fosfato, ela tem sido relacionada com a regulação do fator de crescimento neural (NGF) nos neurônios do hipocampo e também parece ter importante papel no desenvolvimento neuronal dos primeiros anos de vida.[5,6]

- **Vitamina E:** composta por dois grupos de moléculas (tocoferol e tocotrienol), tem papel preponderante como um potente antioxidante.[3] Por meio dessa função e também pela regulação da expressão gênica, desempenha ações importantes em diversas funções neurológicas como a cognição, por exemplo.[7]

Vitamina	Fontes alimentares
Vitamina A	Fígado, laticínios, peixes, vegetais folhosos, frutas de cores escuras
Vitamina B1 (tiamina)	Farelo de trigo, castanhas, cereais integrais, ovos, leite e carnes
Vitamina B2 (riboflavina)	Leite e derivados, carnes, vísceras, vegetais folhosos de cor verde e ovos
Vitamina B3 (niacina)	Carne, peixes e cereais
Vitamina B6 (piridoxina)	Cereais, carne e laticínios
Vitamina B9 (ácido fólico)	Vísceras, feijão e vegetais de cor verde
Vitamina B12 (cobalamina)	Carne, peixes e laticínios
Vitamina C (ácido ascórbico)	Frutas cítricas, tomate, verduras de cor verde
Vitamina E (tocoferol)	Óleos vegetais, castanhas, cereais e carnes

Figura 47.1 As principais vitaminas e suas fontes alimentares.

- **Vitamina K:** seu papel é amplamente reconhecido na coagulação, mas também exerce papel importante no sistema nervoso, quer seja por meio das proteínas dependentes de vitamina K e da manutenção da hemostasia, quer seja por sua participação no metabolismo de esfingolipídios, moléculas fundamentais da membrana celular neuronal. Essa combinação torna a vitamina K importante para o desempenho das funções cognitivas.[8,9]

Vitaminas hidrossolúveis

Estão incluídas nesse grupo as vitaminas do complexo B e a vitamina C. Elas atuam primordialmente como importantes cofatores em diversas reações metabólicas intracelulares e, como são facilmente excretadas por via urinária, raramente são descritos sintomas de intoxicação.[3] Entre as diversas reações metabólicas com a participação das vitaminas do complexo B, merece destaque as diversas reações do ácido cítrico e da cadeia respiratória, importantes para a síntese de energia pela célula. Além disso, diversas vitaminas desse complexo auxiliam nas reações de síntese de diversos compostos orgânicos e de neurotransmissores.[10]

A seguir, exporemos um pouco mais sobre as principais funções fisiológicas de algumas delas.

- **Tiamina (B1):** atua como cofator em diversas etapas da síntese de ATP celular, desde as vias da pentose fosfato até à cadeia respiratória. Além disso, participa como neuromoduladora do sistema neurotransmissor de acetilcolina, na síntese de ácidos nucleicos e de aminoácidos aromáticos que são precursores de outros neurotransmissores.[10]
- **Riboflavina (B2):** como tem nas flavoproteínas sua principal ação biológica, essa vitamina é fun-

damental para a síntese das sintetases de óxido nítrico, para as enzimas do citocromo P450, para a transferência de elétrons na cadeia respiratória e também atua diretamente como cofator na síntese de lipídeos cerebrais. Dessa forma, atua diretamente na geração de energia e também tem papel nos mecanismos antioxidantes do sistema nervoso.[10,11]

- **Niacina (B3):** diversos processos estão relacionados com essa vitamina, tanto no sistema nervoso central como no periférico. Participa ativamente da síntese de energia através da NAD (Nicotinamida Adenina Dinucleotídeo), atua como antioxidante e também no reparo do DNA.[10]

- **Piridoxina (B6):** essa vitamina, convertida em sua forma metabolicamente ativa chamada de 5-piridoxal-fosfato (PLP), é um cofator essencial na síntese de folato. Ela também tem papel fundamental na síntese de melatonina e de importantes neurotransmissores, como o ácido gama-aminobutírico (GABA), serotonina e noradrenalina. Além disso, assim como outras vitaminas desse complexo, é importante cofator na síntese de ATP.[10]

- **Ácido fólico (B9) e Cobalamina (B12):** agrupar essas duas vitaminas em apenas um tópico tem o objetivo de tornar ainda mais claro o grande grau da interação que existe entre elas. A cobalamina faz a conexão entre o ciclo do folato e o ciclo da metionina. Sua carência acaba por causar uma sobrecarga de metil-tetrahidrofolato com deficiência funcional do folato, cujas consequências envolvem desde os mecanismos de expressão, replicação e reparo do DNA até a síntese de neurotransmissores e da mielina, com disfunção até do sistema nervoso periférico. Além do seu papel importante na replicação neuronal das células fetais relacionadas com o fechamento do tubo neural.[10]

A cobalamina ingerida é ligada ao fator intrínseco, sendo absorvida pelo íleo. A partir das células epiteliais do intestino circula vinculada à transcobalamina II (TC-2) e, dessa forma, consegue chegar ao interior das células do organismo. Uma vez no lisossomo, desvincula-se da proteína transportadora e passa por uma série de reações bioquímicas – formando o que se chama de grupos complementares de cobalamina (nomeadas por letras desde "A" até "J"). Ao término de todas essas reações, chega-se a duas formas ativas de cobalamina intracelular: a adenosilcobalamina (participa na síntese succinil-CoA a partir do metilmalonil-CoA); e a metilcobalamina (cofator importante na síntese de metionina a partir da homocisteína). Os defeitos genéticos envolvidos nessas reações de cobalamina podem causar deficiências combinadas (CblF, CblJ, CblD e CblC), apenas causar defeitos na metilação da homocisteína (CblD-HC, CblE e CblG) ou acidúria metilmalônica (CblA, CblB e CblD-MMA).[12,13] A participação dessas vitaminas na fisiologia celular encontra-se resumida na Figura 47.2.

- **Vitamina C:** possui elevado potencial antioxidante. Atua diretamente na mitocôndria por meio do ácido ascórbico, um cofator de importância também para a síntese de neurotransmissores como, por exemplo, a transformação de dopamina em noradrenalina.[5,14]

DOENÇAS CARENCIAIS RELACIONADAS COM AS VITAMINAS

Considerando as definições da Organização Mundial da Saúde (OMS), segurança alimentar é definida quando todos os indivíduos têm acesso social e econômico aos nutrientes necessários e desejados para terem uma vida ativa e saudável. Essa mesma organização, em seu relatório de 2020 a respeito de segurança alimentar, relata que 8,8% da população mundial está subnutrido e que 25,5% é classificado com insegurança alimentar de moderada a grave. Na América Latina, esses números são de 7,2% da população em subnutrição e 31,7% em insegurança alimentar de moderada a grave. A OMS estima, nesse mesmo relatório, que 20,6% dos brasileiros também possuem insegurança alimentar de moderada a grave.[15] Partindo desses números, fica bastante evidente a importância do reconhecimento das doenças neurológicas relacionadas à carência nutricional de vitaminas, especialmente na neurologia infantil, pois seu rápido reconhecimento e intervenção terapêutica implicam uma melhor resposta clínica, como menor chance de sequelas permanentes.

As doenças neurológicas relacionadas com a carência de vitaminas, como o beribéri, são descritas desde antes do século XIX. Em parte, foram a base para a descoberta e descrição das vitaminas.[16] Para tornar o estudo das doenças neurológicas relacionadas com as vitaminas mais próximo da realidade prática e do dia-a-dia do neuropediatra, ao invés de trazer uma lista de vitaminas e suas diversas manifestações patológicas, apresentaremos as mesmas condições de acordo com as principais formas clínicas de apresentação, a saber: neuropatia periferia e encefalopatia associada, ou não, aos transtornos do movimento.

Neuropatia periférica

Entre as neuropatias adquiridas, aquelas de origem carencial são as que mais requerem atenção e rapidez no diagnóstico. As vitaminas E, B1, B6, B9 (ácido fólico) e B12 são as mais importantes para a fisiologia adequada do sistema nervoso periférico (SNP). As deficiências des-

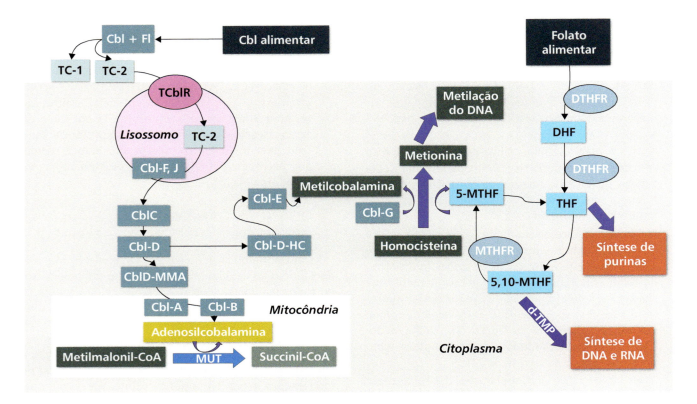

Figura 47.2 Principais reações fisiológicas intermediadas pela cobalamina e pelo ácido fólico.

Legenda: Cbl+FI –cobalamina associada ao fator intrínseco; CblA – cobalamina A; CblB – cobalamina B; CblC – cobalamina C; CblD – cobalamina D; CblD-HC – cobalamina D – homocisteína; CblE –cobalamina E; Cbl F – cobalamina F; CblG – cobalamina G; CblJ – cobalamina J; DHF – di-hidrofolato; DHFR – di-hidrofolato redutase; d-TMP – timidina monofosfato; 5,10 MTHF – 5,10-metil-tetrahidrofolato; MTHFR –metileno-tetrahidrofolato redutase; MUT – metilmalonil-CoA mutase; TC1 – transcobalamina 1; TC2 – transcobalamina 2; TCclR – receptor de transcobalamina.

ses elementos podem advir da baixa ingesta, mas não se pode esquecer que determinadas situações podem propiciar sua ocorrência, tais como tratamentos quimioterápicos, síndromes disabsortivas e o uso de fármacos antiepilépticos.[17]

O beribéri, causado pela deficiência da tiamina, é por definição uma neuropatia periférica associada a cardiopatia e edema. Trata-se de neuropatia sensório-motora de fibras grossas, com anormalidades sensitivas, hiporreflexia e, algumas vezes, disautonômicas. Essas anormalidades podem ser observadas com anormalidades motoras e sensitivas na eletroneuromiografia.[17]

Apesar de pouco frequente, a neuropatia por deficiência de piridoxina está relacionada com o uso de isoniazida no tratamento da tuberculose,[18] mas também cumpre ressaltar neurotoxicidade causada por elevadas doses de piridoxina. Nessa situação, as neuropatias descritas incluem formas sensitivas, sensitivo-motoras e autonômicas, axonais ou desmielinizantes, e que parecem relacionadas com a dose e o tempo de uso. São descritas neuropatias por doses elevadas de piridoxina em indivíduos que receberam 500 mg/dia após 23 meses de uso e em outros que usaram 5 g/dia após 3 meses de uso. Em ambas as situações, a descontinuação da vitamina resultou em melhora dos sintomas.[17]

A deficiência de cobalamina pode provocar neuropatia periférica em aproximadamente 25% dos casos. Muitas vezes a forma de apresentação é aguda, com uma neuropatia predominantemente sensitiva e de padrão axonal. Neuropatia de fibras finas foram relatadas em achados de biópsia de pele em alguns pacientes com deficiência de cobalamina. Já a neuropatia relacionada com a deficiência de ácido fólico é menos frequente, tende a ter uma evolução mais crônica e com características de neuropatia simétrica, de fibras grossas e predominantemente sensitiva.[17] A deficiência de vitamina E também está relacionada a uma neuropatia sensitiva de fibras grossas.[17]

A história e a presença de fatores de risco que possam interferir na absorção das vitaminas associadas aos níveis séricos reduzidos e aos estudos neurofisiológicos auxiliam no diagnóstico dessas neuropatias, cujo tratamento envolve diretamente a correção do fator de risco aliado à reposição da vitamina.[17,18]

Encefalopatia

O sistema nervoso central também pode ser afetado diretamente pela carência de vitaminas. Conforme já discutido previamente, elas atuam como cofatores em diversas etapas da respiração celular e são fundamentais para a geração de energia. Além disso, elas têm papel fundamental na síntese de diversos neurotransmissores, o que explica o fato de boa parte dos seus sintomas envolver sintomas encefalopáticos, crônicos ou agudos, bem como os distúrbios de movimento como veremos a seguir.[4,10]

Talvez uma das mais importantes encefalopatias por carência de vitaminas que deva ser destacada seja a Encefalopatia de Wernicke, que se caracteriza por ataxia, encefalopatia e oftalmoparesia. Causada pela deficiência crônica de tiamina, foi inicialmente descrita em pacientes dependentes químicos de álcool. Contudo, na faixa etária pediátrica, os pacientes em tratamento quimioterápico de neoplasias e em dieta vegetariana restrita sem reposição são aqueles com maior vulnerabilidade para essa encefalopatia carencial.[17] Além dos níveis reduzidos da vitamina, ressonância magnética (RNM) de crânio evidencia hipersinal em T2 nos gânglios da base, periaqueductal e nos corpos mamilares.[4,19] (Figura 47.3) Quando diagnosticada precocemente, tem boa resposta à terapêutica de reposição em algumas semanas, mas o diagnóstico tardio pode resultar em quadros mais graves e com sequelas.[4]

A pelagra, causada pela deficiência de niacina (B3), é pouco frequente na população pediátrica e foi relatada em adolescentes com anorexia e em crianças com dietas restritivas. As manifestações clínicas incluem a ocorrência de dermatite, diarreia e demência.[4]

A deficiência isolada de piridoxina é rara e pode ser observada nas crianças submetidas a dietas restritivas

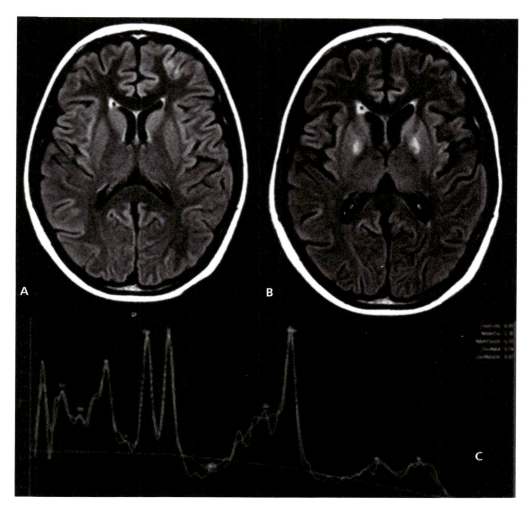

Figura 47.3 Ressonância magnética de paciente com leucemia linfoblástica e deficiência de tiamina. **(A)** imagem inicial; **(B)** exame de controle realizado (3 meses após o exame A) com aumento de sinal, simétrico e bilateral, nos núcleos da base na sequência *Flair* **(C)** espectroscopia de prótons da lesão evidenciando redução da relação Naa/Cr e da relação Cr/colina.

e com deficiência de múltiplas vitaminas. Ela costuma provocar crises epilépticas associadas a dermatite seborreica na face, glossite e estomatite.[4]

A deficiência de folato correlaciona-se diretamente à deficiência de cobalamina, pois esta representa o elo entre o metabolismo do folato e da metionina, com repercussões sobre os níveis de metionina e interferência no risco cardiovascular. Vale destacar que a administração prolongada de fármacos antiepilépticos pode reduzir a biodisponibilidade do folato, provocando manifestações cognitivas e comportamentais relacionadas com essa deficiência. Fenobarbital, carbamazepina, valproato de sódio e fenitoína estão entre eles, e o neuropediatra deve estar atento a esse potencial efeito adverso.[18,20]

Além dos sintomas relacionados ao SNP discutidos anteriormente, indivíduos com deficiência apresentam sintomas cognitivos, comportamentais em graus de intensidade variáveis. A redução dos níveis plasmáticos de cobalamina e folato, associados à elevação de homocisteína e da excreção do ácido metilmalônico, auxilia no diagnóstico dessa deficiência e na diferenciação entre causa nutricional e genética do metabolismo da cobalamina.[17,18]

ERROS INATOS DE METABOLISMO RELACIONADOS ÀS VITAMINAS

O reconhecimento da importância das vitaminas na saúde celular do tecido nervoso é descrito desde os primeiros relatos das doenças carenciais, e a compreensão do seu papel vem aumentando ao longo das últimas décadas.[16] Contudo, há um grupo ainda mais heterogêneo de doenças, cujos mecanismos etiopatogênicos e compreensão clínica têm se tornado cada vez mais reconhecidos graças aos avanços das técnicas de genética molecular: os erros inatos do metabolismo relacionados a vitaminas. Eles podem ocorrer por falhas na absorção, transporte, ativação e absorção cerebral, como também em virtude de defeitos no seu metabolismo primário.[4,10,21] Considerando a grande heterogeneidade dessas doenças e sua raridade, quando examinadas individualmente, isso torna o diagnóstico um grande desafio ao neuropediatra. Afinal, cada vez mais é preciso reconhecer e tratar essas condições o mais precocemente possível para que o impacto na vida futura do paciente seja o menor possível.

Considerando a complexidade e a diversidade, esse tema costuma ser apresentado ao leitor de acordo com as vitaminas envolvidas e seus mecanismos etiopatogênicos. Com a finalidade de aproximar o tema da realidade clínica enfrentada por neuropediatras e pediatras, propomos uma nova forma de apresentação e discussão desse assunto. A partir das principais formas clínicas de apresentação, chegaremos ao diagnóstico nosológico e molecular. Dessa forma, pretendemos seguir o caminho naturalmente percorrido pelo paciente no cotidiano: dos sinais e sintomas, passando pelas anormalidades do exame clínico até o diagnóstico definitivo.

Para isso, é importante destacar a ocorrência de três grandes grupos de sintomas principais relacionados a essa categoria de EIM. Um ponto comum entre todos eles é a ocorrência de encefalopatia. Como as vitaminas são cofatores importantes em diversas reações químicas fundamentais para o funcionamento das células do tecido nervoso, não é surpresa que os sintomas neurológicos reflitam o acometimento difuso do encéfalo. Via de regra essa encefalopatia tende a ter uma evolução crônica e progressiva com velocidades variáveis, a depender da falha genética e do ponto do defeito bioquímico apresentado pelo paciente. Contudo, em algumas situações, a encefalopatia pode ser aguda ou subaguda, tal como observado nas doenças de cobalamina relacionadas com acidemia metilmalônica e na dependência de piridoxina, por exemplo. Para tornar a discussão desse tema mais próxima do cotidiano do neuropediatra, novamente vamos discutir as diferentes doenças de acordo com a principal sintomatologia que a criança costuma apresentar: epilepsia, transtornos do movimento e encefalopatia – crônica ou aguda – como resumido na Figura 47.4.

Epilepsia

Epilepsias relacionadas a erros do metabolismo de vitaminas são reconhecidas há algum tempo. Esse grupo de doenças tem especial importância, pois representa muitas vezes doenças cujo início precoce do tratamento poderia modificar significativamente a evolução do paciente. Diversos EIM relacionados a vitaminas também apresentam crises epilépticas como manifestação clínica, mas como esse sintoma surge em um contexto de encefalopatia aguda, serão discutidos nesse conjunto de condições. Nesse espaço, vamos discutir a dependência de piridoxina e a deficiência de biotinidase.

Dependência de Piridoxina (PDE)

A epilepsia relacionada à dependência de piridoxina (PDE) é reconhecida desde a sua descrição em 1954, a partir do caso de uma menina com 13 dias de vida, epilepsia refratária e que apresentou grande melhora clínica e eletroencefalográfica após a administração intravenosa de piridoxina.[22] Esse, talvez, seja um dos EIM relacionados com vitaminas mais familiar aos neuropediatras e sua prevalência é bastante variável na literatura, cujos relatos vão desde 1:100.000 até 1:396.000.[23,24]

A presença de mutações no gene *ALDH7A1* foi descrita em 2006, com deficiência da enzima ALDH, ou alfa-aminoadípico redutase e também chamada de antiquitina.[25]

Desde então diversas mutações foram descritas, mas não parece haver uma correlação genótipo-fenótipo muito clara. Sabe-se apenas que algumas mutações *missense*, com deficiência parcial da ALDH, podem cursar com um quadro menos grave e mais tardio. A deficiência da antiquitina causa o acúmulo de ácido alfa-aminoadípico (AASA) e de piperidina-6-carboxilato que inativa o PLP e interfere diretamente na síntese de neurotransmissores.[24,25]

Outra causa de PDE é a deficiência de piridoxamina 5-fosfatto redutase por alterações de do gene *PNPO* descrita em 2005.[26] A deficiência dessa enzima causa redução dos níveis de PLP. Apesar de serem clinicamente parecidas, essa forma de epilepsia costuma estar mais relacionada com a ocorrência de prematuridade, ter início mais precoce (já nos primeiros dias de vida) e não apresentar melhora com a reposição de piridoxina, mas apenas quando se faz a administração de piridoxal fosfato.[4,27]

A epilepsia costuma ter início nas primeiras semanas de vida e, algumas vezes, ocorrem crises epilépticas ainda na vida intrauterina. Pode ser focal ou generalizada, com crises tônico-clônicas; clônicas; espasmos; ou mioclônicas. Via de regra, os pacientes apresentam crises prolongadas e com tendência elevada de evolução para estado de mal epiléptico.[4,28] Apesar de variável, o padrão eletroencefalográfico é frequentemente indicador de uma epilepsia grave e de difícil controle, sendo descritos polipontas multifocais, hipsarritmia e padrão de surto-supressão.[29] A RNM pode mostrar achados inespecíficos de substância branca e sinais de hipomielinização. Esses pacientes costumam apresentar também risco maior para a ocorrência de malformações de corpo caloso e de fossa posterior.[4,30] O AASA pode ser dosado no liquor e se encontra elevado, mas esse biomarcador raramente é utilizado como um critério diagnóstico no contexto da prática clínica.[29]

O diagnóstico é realizado a partir da suspeita clínica de um paciente com epilepsia grave, crises frequentes, refratárias e com eletroencefalograma (EEG) marcadamente anormal. A administração de piridoxina (100 mg intravenosa; ou 30 mg/kg/dia por via oral), com melhora clínica e eletroencefalográfica, constitui uma prova terapêutica com resultado positivo.[24] Na ausência de resposta e persistindo a suspeita de PDE, uma prova terapêutica com 30 mg/kg/dia de piridoxal fosfato por via oral deve

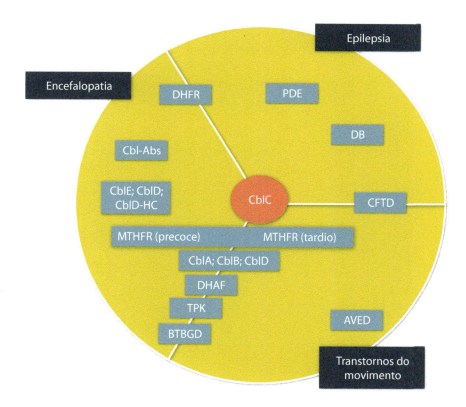

Figura 47.4 Principais EIM relacionados com vitaminas de acordo com suas apresentações clínicas mais frequentes.

Legenda: AVED – ataxia com deficiência de vitamina E; BTBGD – doença dos gânglios da base responsiva à biotina/tiamina; Cbl-Abs – desordens de absorção da cobalamina; CblA – doença A da cobalamina; CblB – doença B da cobalamina; CblC – doença C da cobalamina; CblD – doença D da cobalamina; CblD-HC – doença D da cobalamina com homocistinúria; CblE – doença E da cobalamina; CFTD – deficiência do transportador de folato cerebral; DB – deficiência de biotinidase; DHAF – deficiência de absorção de folato; DHFR – deficiência de di-hidrofolato redutase; MTHFR – deficiência de metileno-tetrahidrofolato redutase; PDE – epilepsia dependente de piridoxina; TPK – deficiência de tiamina pirofosfoquinase.

ser testada em virtude da possibilidade de anormalidade de PNPO.[29] Atualmente, a resposta da prova terapêutica não deve ser o único método para conclusão do diagnóstico de PDE. A confirmação deve ser estabelecida por meio de testes moleculares com o sequenciamento de nova geração (NGS) do ALDH7A1 avaliando apenas desse gene, ou em um painel com a inclusão de outros genes, como o PNPO, o PROSC e outros relacionados também com encefalopatias epilépticas precoces[24] – o que nos parece mais indicado. O sequenciamento do exoma também é capaz de determinar esse diagnóstico.

O tratamento dessa condição inclui a administração continuada de piridoxina (de 100 a 300 mg/dia) ou, quando indicado por meio do teste molecular, de piridoxal-fosfato 30 a 60 mg/kg/dia.[4]

Deficiência de biotinidase (DB)

A DB representa uma causa frequente de crises epilépticas refratárias nas primeiras semanas de vida. Indivíduos cuja atividade de biotinidase é inferior a 10% são classificados com deficiência profunda e costumam apresentar quadros neurológicos mais graves. Aqueles com deficiência parcial (de 10 a 30% de atividade da biotinidase) costumam apresentar eczema, e as anormalidades neurológicas costumam ser menos frequentes.[31] A incidência de indivíduos com deficiência parcial e profunda é de 1:60.000 nascimentos, mas dados do programa de rastreamento neonatal de Minas Gerais descrevem uma incidência de 1:15.000 nascimentos.[32]

A DB é causada por mutações no gene *BTD* e não há um correlação genótipo-fenótipo claramente estabelecida.[31] No Brasil, a variante p.D444H é a mais descrita em pouco mais que a metade dos pacientes.[32,33] Essa enzima é a responsável pela reciclagem e pela manutenção do estoque celular de biotina. Sua deficiência implica uma redução das quantidades dessa vitamina, que atua como importante cofator de diferentes carboxilases para o metabolismo de aminoácidos de cadeia ramificada, da gliconeogênese e da síntese de ácidos graxos, ou seja, é um cofator importante para a síntese de ATP pela célula. Sua depleção interfere no metabolismo energético oxidativo e induz a síntese de lactato.[34]

Atualmente, a mensuração de atividade da biotinidase faz parte da triagem neonatal, conseguindo rastrear todos os indivíduos com deficiência parcial e profunda antes do início dos sintomas. Crianças com deficiência profunda e não tratadas apresentam hipotonia e crises epilépticas de difícil controle que podem, focais ou generalizadas, refratárias aos fármacos antiepilépticos.[4] O EEG pode variar desde a normalidade até achados de polipontas multifocais e hipsarritmia. Geralmente, essas crianças apresentam também acidose metabólica, elevação de lactato sérico e liquórico, com hiperamoniemia de leve a moderada. Os achados da RNM do crânio variam de acordo com o momento da sua realização, podendo ser normal no início dos sintomas ou evidenciar achados de atrofia cerebelar, alterações de substância branca, edema reversível dos núcleos da base e pico de lactato na espectroscopia de prótons[4,34] (Figura 47.5).

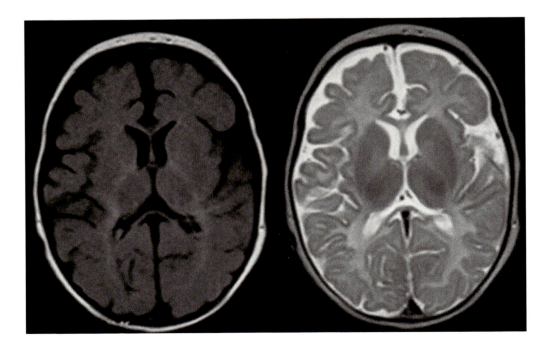

Figura 47.5 Ressonância magnética de paciente com deficiência de biotinidase aos 3 meses de idade. Atrofia cortical difusa.

A positividade do teste de triagem neonatal serve apenas para rastrear os casos suspeitos. Diante de um resultado positivo naquele teste, deve ser realizada a dosagem da atividade da biotinidase no plasma. A confirmação da DB é feita por meio da pesquisa do gene *BTD* por técnicas de NGS.[31] O tratamento desses pacientes refere-se à administração de 5 a 20 mg/dia de biotina de modo continuado.[4]

Deficiência de di-hidrofolato redutase (DHFR)

A di-hidrofolato redutase é a enzima responsável pela transformação do di-hidrofolato em tetrahidrofolato (THF), que é a forma metabolicamente ativa do ácido fólico. As anormalidades no gene *DHFR* causam uma doença de herança autossômica recessiva cujos sintomas decorrem da carência de THF para auxiliar na síntese de neurotransmissores, de mielina, na proliferação neuronal e nas reações fisiológicas dos oligodendrócitos.[35,36] Essa enzima também é afetada por causas ambientais, como o uso de metotrexato, por exemplo, cujo principal mecanismo de ação é a inibição dessa enzima.[4,37]

Inicialmente, a *DHFR* caracteriza-se pela presença de anemia megaloblástica, dificuldades de ganho ponderal, microcefalia e atraso do desenvolvimento. Logo em seguida, geralmente nos primeiros meses de vida, a epilepsia tem início com crises focais e de difícil controle. A RNM costuma apresentar atrofia cerebral e cerebelar, afilamento do corpo caloso e hipomielinização. Os níveis séricos de folato e homocisteína costumam ser normais, mas as concentrações de 5-metil-tetrahidrofolato (5-MTHF) no liquor são baixas.[4]

O diagnóstico pode ser confirmado pelo sequenciamento do gene *DHFR* por *NGS* em painéis de genes ou pelo sequenciamento do exoma. O tratamento desses pacientes requer a administração de ácido folínico (de 5 a 10 mg/dia).[4]

Transtornos do movimento

Transtornos do movimento são uma manifestação comum a vários EIM, inclusive aqueles relacionados a vitaminas. Porém, não é possível chegar a um diagnóstico de uma condição específica apenas por este sintoma, uma vez que os sintomas são clinicamente semelhantes.[38] Nessa seção, abordaremos os EIM relacionados a vitaminas cujo sintoma principal são as anormalidades do movimento – a doença dos gânglios da base responsiva a biotina/tiamina; a ataxia com deficiência de vitamina E; e a deficiência de folato cerebral.

Doença dos gânglios da base responsiva a biotina/tiamina (BTBGD)

Em 1998, Ozand e colaboradores descreveram 10 casos de crianças com etnia árabe e consanguinidade parental, a ocorrência de uma doença com manifestações extrapiramidais progressivas com distonia, rigidez e disartria progressivas, precedidas de um período de encefalopatia subaguda e que apresentavam achados simétricos de lesões com hipossinal em T1 e hipersinal em T2 nos núcleos da base (putâmen e caudado) e que pioravam nas crises agudas. Os mesmos autores verificaram uma reversão dos sintomas após a administração de biotina.[39,40] Desde a descrição inicial, poucos casos foram relatados até constatação, em 2005, que mutações do gene *SLC19A3* eram responsáveis por essa condição.[41] A partir do reconhecimento molecular, diversos autores relataram quadros semelhantes com gravidade e evolução diferentes das descrições iniciais, menos graves. Embora uma correlação fenótipo-genótipo não possa ser claramente estabelecida, ao que parece até agora, pacientes com formas homozigotas de mutação ou deleção *nonsense* parecem ter formas mais graves e mais assemelhadas à Síndrome de Leigh; enquanto pacientes com heterozigose composta, em que pelo menos uma das mutações seja *missense*, costumam ter um fenótipo mais brando e mais assemelhado com as descrições iniciais.[42]

O gene *SLC19A3* codifica a síntese de transportadores de tiamina para o interior das células. No citoplasma, após ação da tiamina pirofosfoquinase, é transformada em tiamina pirofosfato a forma metabolicamente ativa da tiamina e cuja principal função é atuar como cofator da reação de piruvato-desidrogenase na síntese de acetil-CoA que, por sua vez, alimenta o ciclo do ácido cítrico e tem papel fundamental para a síntese do ATP celular.[42]

Compreendendo esse papel importante na fisiologia celular, pode-se inferir que os fenótipos clínicos refletem condições de carência de energia celular. São descritos três fenótipos principais:[4,42,43]

- **Forma clássica:** semelhante à inicialmente descrita. O início dos sintomas ocorre por volta dos 7 anos, com manifestações cognitivas (confusão mental) seguidas de síndrome extrapiramidal, principalmente coreia, distonia e rigidez. Os sintomas geralmente são desencadeados por doenças febris agudas e com os achados típicos de neuroimagem descritos anteriormente.[40,44]
- **Forma infantil ou precoce:** esta pode se manifestar como uma síndrome de Leigh grave de início precoce, com achados típicos de neuroimagem e pico de lactato na espectroscopia de prótons; mas também há descrição de formas atípicas de espasmos infantis, com padrões eletroencefalográficos multifocais e sem hipsarritmia.
- **Forma adulta** com fenótipo semelhante ao da encefalopatia de Wernicke.

O processo de diagnóstico engloba os sintomas clínicos e os achados de neuroimagem aliados a uma resposta terapêutica à reposição de biotina e de tiamina. Contudo, a confirmação requer o estudo por NGS do gene *SLC19A3* isoladamente, em painéis de mutações ou por meio do sequenciamento do exoma.[4,42,43] O tratamento é feito com a reposição de tiamina (de 300 a 900 mg/dia) associada à biotina (de 5 a 10 mg/kg/dia), com melhora clínica e, algumas vezes, dos achados de neuroimagem.[4,43]

Deficiência de tiamina pirofosfoquinase (TPK)

A deficiência de TPK foi inicialmente descrita em 2011 em três pacientes com distonia e regressão do desenvolvimento, com lesões em núcleos da base. Após extensa investigação, constatou-se a presença de deficiência da enzima TPK por anormalidades do gene *TPK1*.[45] Como discutido anteriormente, essa enzima converte a tiamina em sua forma metabolicamente ativa (tiamina pirofosfato), fundamental para a síntese de acetil-CoA e funcionamento do ciclo do ácido cítrico, com papel fundamental para a síntese do ATP celular.[42]

Os sintomas apresentados pelos pacientes com essa condição assemelham-se aos da síndrome de Leigh, com início precoce, precipitado por vezes por uma doença febril aguda e caracterizado pela instalação de distonia progressiva associada a sinais piramidais (hiperreflexia e sinal de Babinski); elevação de lactato sérico e na espectroscopia e com alterações características da RNM – lesões hipointensas em T1, hiperintensas em T2, bilaterais, simétricas do putâmen, caudado, tálamo e subcortical. O tratamento inclui a administração de tiamina (de 100 a 200 mg/dia; ou 15 mg/kg/dia).[4,43]

Ataxia com deficiência de vitamina E (AVED)

A AVED é uma doença autossômica recessiva causada por anormalidades nos dois alelos do gene *TTPA1*. A falta da proteína de transferência do alfa-tocoferol (TTP) no fígado faz com que a vitamina não se combine com os lipídeos VLDL e não possa ser transportada.[7] A principal manifestação é a ataxia cerebelar progressiva com dismetria, hiporreflexia e piramidalismo (sinal de Babinski), com início a partir dos 5 anos de idade. O fenótipo é bastante semelhante ao da ataxia de Friedreich com neuropatia periférica tardia.[4,46]

Entre os dados de exames complementares, chama atenção os baixos níveis séricos de tocoferol associados à elevação do colesterol e triglicerídeos. A RNM evidencia achados inespecíficos de atrofia cerebelar.[4,46] A confirmação diagnóstica deve ser realizada por meio do sequenciamento por NGS do gene *TTPA1*, preferencialmente em um painel de ataxias hereditárias. Caso o sequenciamento seja normal e persista a suspeita diagnóstica, técnicas para detecção de deleção ou duplicação de éxons podem ser empregadas, como MLPA, por exemplo.[46] O tratamento desses pacientes é feito com a administração de tocoferol de 800 a 1500 mg/dia (ou 40 mg/kg/dia).[4]

Deficiência Hereditária de Absorção de Folato (DHAF)

A DHAF é uma doença autossômica recessiva descrita na década de 1980[47] e a descrição das mutações do gene *SLC46A1* foi feita em 2006 por Qiu e colaboradores.[48] As alterações desse gene causam deficiência do receptor de folato próton acoplado (PCFT), gerando uma incapacidade de absorção do ácido fólico alimentar e consequente redução dos seus níveis, tanto no sangue quanto no sistema nervoso.[4,49]

Clinicamente, caracteriza-se por quadro de anemia macrocítica, leucopenia, úlceras orais e imunodeficiência, com características da imunodeficiência combinada grave (SCID). Ataxia e atraso do desenvolvimento psicomotor são os sintomas neurológicos mais comumente descritos. À medida que a doença avança, surgem manifestações comportamentais, neuropatia periférica e epilepsia. A concentração sérica de ácido fólico é reduzida, bem como os níveis liquóricos de 5-MTHF; a homocisteína é elevada.[4,47] A RNM pode evidenciar alterações de sinal da mielina e calcificações intracranianas em gânglios da base ou subcorticais.[30] O tratamento dessa condição é feito com reposição de ácido folínico de 10 a 20 mg/kg/dia. O acompanhamento de resposta deve ser realizado por meio da dosagem de 5-MTHF no liquor.[4]

Deficiência de transportador do folato cerebral (CFTD)

A CFTD é decorrente de alterações bialélicas no gene *FOLR1* que comprometem a síntese do receptor de folato FR, que vem a ser a principal porta de entrada do ácido fólico no sistema nervoso, por meio dos capilares do plexo coroide.[4,47] Dessa forma, há deficiência de 5-MTHF no sistema nervoso central que repercute diretamente na síntese de metionina para as reações de metilação do DNA, além de ter um papel na síntese de neurotransmissores, de mielina, na proliferação e na fisiologia dos oligodendrócitos.[36,50]

A ataxia costuma ser um sintoma precoce, assim como a regressão do desenvolvimento e a hipotonia. À medida que a doença progride, surge microcefalia adquirida e epilepsia refratária, com crises mioclônicas e tônico-clônicas generalizadas e também alterações comportamentais do espectro autista.[38,50] O diagnóstico deve ser suspeitado quando se observam níveis reduzidos de 5-MTHF no liquor com homocisteína e ácido fólico séricos normais e sem repercussões na hematopoese. A RNM de crânio evidencia atrofia cerebral e cerebelar, hipomielinização, calcificação dos gânglios da base, além de redução dos picos de mioinositol e de colina na espectroscopia.[30,47]

Apesar dos achados bioquímicos e de neuroimagem, a confirmação do diagnóstico requer o estudo do gene FOLR1 por NGS isoladamente ou em painel de genes.[47] O tratamento desses pacientes requer a administração oral de ácido folínico (de 5 a 10 mg/kg/dia) com melhora das concentrações liquóricas de 5-MTHF e da espectroscopia. Caso não seja detectada nenhuma melhora, pode-se optar pela administração intravenosa do ácido folínico na dose de 50 a 100 mg em infusões semanais.[47]

Encefalopatia aguda

As alterações agudas ou subagudas do sensório associadas a anormalidades motoras e crises epilépticas talvez representem o fenótipo de maior gravidade e que requer o rápido reconhecimento e intervenção por parte do neuropediatra assistente. Em parte, pela gravidade do quadro com repercussões sistêmicas significativas; em parte porque o reconhecimento e a intervenção terapêutica precoces modificam a evolução e o prognóstico dessas doenças. Nesse grupo de condições, se encontram os EIM relacionados com metabolismo da cobalamina e que acabam por levar a um quadro agudo ou subagudo de acidemia metilmalônica (MMA).

Doença C da cobalamina (CblC)

A CblC é a desordem da cobalamina mais frequente, com incidência variando entre 1:85.000 e 1:100.000 nascidos vivos.[51] Como a cobalamina C é um dos primeiros grupos complementares de cobalamina sintetizados após a entrada na célula, as alterações do seu metabolismo causam formas combinadas de sintomas, afetando tanto as reações de metilação da homocisteína (desordens de remetilação) como do ácido metilmalônico.[51,52] É uma doença autossômica recessiva causada por alterações do gene MMACHC, e algumas variantes estão relacionadas com formas mais graves e de início precoce, enquanto outras com formas mais tardias e menos graves. Por exemplo, indivíduos com heterozigose composta entre uma variante relacionada com formas mais graves (c.271dupA) e outras variantes (c.394C>T ou c.347T>C) também parecem ter evolução mais satisfatória.[53]

As manifestações mais agudas incluem uma grande variedade de sintomas. Via de regra, pacientes com formas mais graves dessa condição apresentam sintomas já nos primeiros meses de vida, tais como hipotonia, atraso do desenvolvimento e epilepsia refratária associada a alterações do sensório como sonolência e torpor. Tais sintomas refletem a acidose metabólica e a intoxicação pelo ácido metilmalônico. Esses mesmos pacientes costumam apresentar quadros agudos de síndrome hemolítico-urêmica, insuficiência renal e hipertensão pulmonar em virtude dos níveis elevados de homocisteína e microangiopatia (Figura 47.6). As formas mais tardias costumam ter um curso mais insidioso, com atraso do desenvolvimento, microangiopatia renal, ataxia, neuropatia periférica, anemia e trombose.[4,52,54] As alterações dos exames complementares auxiliam significativamente no raciocínio diagnóstico. Anemia macrocítica com níveis séricos normais de cobalamina, acidose metabólica e hiperamoniemia moderada são achados que podem ser encontrados. Nos perfil bioquímico de EIM são descritos elevação do ácido metilmalônico na urina; elevação da propionilcarnitina (C3) no perfil Tandem de carnitina; e homocisteína plasmática elevada.[4,53] Achados de neuroimagem referentes a hipomielinização, atrofia cortical, afilamento do corpo caloso e hidrocefalia são descritos[55] (Figura 47.7).

O diagnóstico deve ser suspeitado a partir dos dados clínicos associados aos exames laboratoriais e de neuroimagem, mas a confirmação requer estudo molecular do gene MMACHC por meio de NGS em um painel de genes ou do sequenciamento completo do exoma.[53]

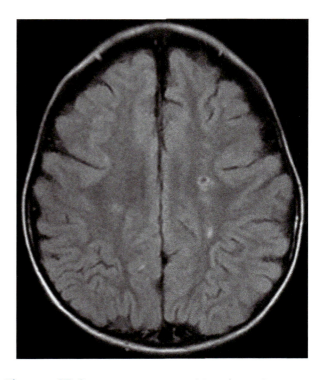

Figura 47.6 Ressonância magnética de paciente com CblC com quadro agudo de síndrome hemolítico-urêmica aos 3 anos. Lesões desmielinizantes em sequência *flair*.

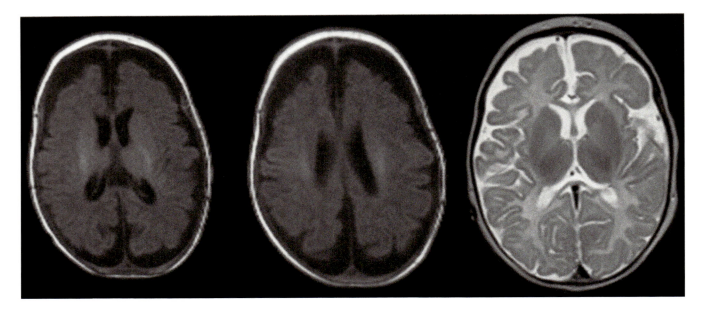

Figura 47.7 Ressonância magnética de paciente com 7 meses e doença CblC – MMA com atrofia cerebral difusa e atraso de mielinização.

O tratamento desses pacientes deve incluir a reposição de cobalamina (1 mg, de 2 a 3 vezes na semana) associada ao uso de betaína (100 mg/kg/dia) e de ácido folínico (de 5 a 20 mg/kg/dia). A administração de levocarnitina (de 50 a 200 mg/kg/dia) ainda não é um consenso entre os autores.[4,54] Quanto à evolução em longo prazo, dados do estudo retrospectivo de Ricci e colaboradores de uma coorte de 18 pacientes evidenciou que o diagnóstico pela triagem neonatal se relacionou positivamente com o coeficiente de desenvolvimento; já a ocorrência de epilepsia precoce no primeiro ano de vida teve correlação inversa.[51]

Doenças da adenosilcobalamina

As doenças relacionadas a essa forma ativa de cobalamina representam aquelas cuja principal função celular é atuar como cofator da metilmalonil-CoA mutase, o que acaba por resultar no acúmulo do substrato dessa reação, ou seja, de ácido metilmalônico. Nesse grupo, estão as doenças CblA (gene *MMAA*), CblB (gene *MMAB*) e algumas formas da CblD (gene *MMADHC*). Todas são autossômicas recessivas e causadas por anormalidades bialélicas nos referidos genes e, como as funções de remetilação não estão afetadas, não há nenhuma anormalidade nas concentrações de homocisteína no sangue.[4,52]

Via de regra predominam as formas mais graves com encefalopatia aguda de início precoce, muitas vezes no primeiro mês de vida, com aspecto de sepse neonatal. O paciente costuma apresentar alterações do sensório (desde irritabilidade até torpor e coma), crises epilépticas de difícil controle com acidose metabólica e hiperamoniemia moderada.[4,52] Formas menos graves e atípicas podem causar um início mais tardio com atraso do desenvolvimento e distúrbio do movimento (distonia ou coreia).[56] Outros achados bioquímicos incluem a elevação acentuada na excreção do ácido metilmalônico na urina com níveis séricos normais de homocisteína. A RNM da fase aguda pode mostrar apenas hipersinal (sequência T2) e de natureza pouco específica nos gânglios da base. Anormalidades de substância branca, dilatação ventricular, afilamento do corpo caloso e atrofia cerebral também são descritas.[52,55] Cumpre ressaltar que a acidúria metilmalônica causada por mutação do gene *MUT*, com deficiência de metilmalonil-CoA mutase, apresenta fenótipo clínico, que é indistinguível daqueles relacionados com as doenças de cobalamina.[53]

O diagnóstico é feito pelo sequenciamento dos genes relacionados às doenças de adenosilcobalamina, por meio de técnicas de NGS em painéis de genes ou do sequenciamento completo do exoma. O tratamento inclui a administração de hidroxicobalamina 1 mg duas vezes na semana.[4,53]

Encefalopatia crônica

Nesse grupo de sintomas, reservamos para discutir aquelas patologias cujo sintoma principal é o impacto crônico e de longo prazo ao sistema nervoso em desenvolvimento. Regressão ou atraso do desenvolvimento, alterações comportamentais, dificuldade de ganho ponderal representam esse eixo principal de sintomas.

Deficiência de metileno-tetrahidrofolato redutase (MTHFR)

A deficiência dessa enzima é uma doença autossômica recessiva causada por mutações com perda funcional do gene *MTHFR* que pode ocorrer tanto em homozigose como em heterozigose composta e é uma das três causas mais frequentes de homocistinúria, juntamente com a CblC e a homocistinúria clássica.[57] Alguns polimorfismos nesse gene vêm sendo relacionados com diversas condições, como alguns tipos de câncer, doença coronariana, defeitos de fechamento do tubo neural e fenda palatina, o que torna o aconselhamento de famílias com essas mutações um grande desafio.[4,37,58,59] Essa enzima é a responsável pela síntese de 5-metil-tetrahidrofolato, que é um cofator fundamental para a transformação de homocisteína em metionina por meio de uma reação de remetilação. O bloqueio dessa via metabólica interfere diretamente nas concentrações de homocisteína, na síntese de DNA e também na síntese de neurotransmissores.[37]

A idade de início relaciona-se com a atividade residual da enzima. Formas de apresentação mais precoces cursam com atraso do desenvolvimento desde os primeiros meses de vida, hipotonia, microcefalia e déficit global; do crescimento. Pacientes com formas mais tardias podem apresentar ataxia, dificuldades na marcha, paraparesia espástica progressiva por degeneração da medula espinhal e polineuropatia. Sintomas cognitivos e psiquiátricos, além de eventos tromboembólicos, também podem acompanhar esse cortejo de sintomas. Via de regra, não há anemia megaloblástica.[4,57] A concentração sérica de homocisteína apresenta-se elevada, mas com níveis normais de folato; a dosagem de 5-MTHF no liquor pode ser normal ou reduzida. A ressonância de crânio costuma apresentar alterações desmielinizantes bilaterais de localização periventricular.[4,60]

Para confirmação diagnóstica, é preciso realizar estudo do gene *MTHFR* por meio de técnicas de NGS em um painel de genes ou do sequenciamento completo do exoma. O tratamento inclui a administração de betaína 250 mg/kg/dia (máximo de 20 g/dia) em 4 doses diárias. O uso de ácido folínico, riboflavina e cobalamina pode ser considerado em alguns casos e naqueles mais refratários.[4]

Desordens de absorção da cobalamina (Cbl-Abs)

Nesse grupo heterogêneo de condições, estão agrupadas diversas doenças genéticas, autossômicas recessivas, cujo mecanismo etiopatogênico comum é a dificuldade na absorção da cobalamina ingerida ou do seu transporte até as células. Nesse grupo estão incluídas a deficiência congênita de fator intrínseco (gene *GIF*); a síndrome de Imerslund-Graesbeck (genes *CUBN* e *AMN*); a deficiência de transcobalamina II (gene *TCN2*); a deficiência de haptocorrina (gene *TCN1*); o defeito no receptor de transcobalamina (gene *CD320*).[4,52]

As manifestações clínicas assemelham-se às descritas nas doenças carenciais relacionadas com a vitamina B12, a saber: anemia megaloblástica, glossite, atraso do crescimento e neuropatia periférica. Além disso, como não há chegada de cobalamina intracelular, há aumento da excreção urinária do ácido metilmalônico e a homocisteína sérica está moderadamente elevada, mas com níveis plasmáticos baixos de cobalamina.[52]

A confirmação do diagnóstico pode ser feita pelo sequenciamento do DNA por NGS em um painel em que constem os genes listados anteriormente. O sequenciamento de exoma também é um método diagnóstico capaz de diagnosticar tais condições. O tratamento é feito com a reposição de cianocobalamina em doses iniciais de 1 mg/dia no início do tratamento e que acabam sendo modificadas para 1 mg, de 1 a 2 vezes na semana.[52]

Defeitos de remetilação da cobalamina

Nesse grupo, estão incluídas as desordens do metabolismo da cobalamina que interferem apenas na remetilação da homocisteína em metionina. Em virtude de a deficiência enzimática não acometer a síntese de adenosilcobalamina, os níveis de ácido metilmalônico são normais e a marca bioquímica desse grupo de doenças é a elevação da homocisteína. Fazem parte desse grupo: CblE (gene *MTRR*); CblC (alterações do gene *MMACHC*); CblG (gene *MTR*); e CblD-HC (gene *MMADHD*).[4,52]

A disfunção enzimática dessa via metabólica acaba por gerar estresse oxidativo e o acúmulo crônico de homocisteína cursa com deterioração cognitiva progressiva e efeitos vasculares. Em geral, as manifestações clínicas dessas condições costumam ser mais insidiosas, com atraso do desenvolvimento psicomotor, hipotonia, dificuldades de crescimento e microcefalia adquirida. Após o primeiro ano de vida podem surgir ataxia, neuropatia periférica e dificuldades visuais. Degeneração corticoespinhal pode causar paraparesia espástica progressiva.[4,54] Alguns casos de síndrome hemolítico-urêmica foram descritos. A ressonância magnética costuma mostrar lesões de núcleos da base e o diagnóstico definitivo é feito por meio do sequenciamento por NGS em um painel que inclua os genes listados anteriormente ou pelo sequenciamento completo do exoma.[52]

Os pacientes com esse grupo de condições são tratados com a reposição de cobalamina na dose de 1 mg, de 2 a 3 vezes por semana, e ácido folínico (de 5 a 20 mg/dia). O uso de levocarnitina (de 50 a 200 mg/kg/dia) não é consenso na literatura.[54]

CONSIDERAÇÕES FINAIS

- Após essa exposição sobre as vitaminas, suas ações, seus efeitos e sua importância para a manutenção da homeostase celular, gostaria de destacar alguns pontos para a prática clínica do neuropediatra e dos demais profissionais que assistem as crianças com sintomas neurológicos. São eles:
- As vitaminas representam nutrientes não sintetizados pelo organismo humano e, portanto, é preciso uma fonte externa de alimentos para sua aquisição. Elas são cofatores fundamentais para a manutenção do equilíbrio e da saúde celular. As células do tecido nervoso, especialmente do sistema nervoso em desenvolvimento, são especialmente sensíveis a quaisquer anormalidades do metabolismo ou da fisiologia das vitaminas e, por essa razão, os sintomas neurológicos respondem por boa parte dos sintomas clínicos das doenças de vitaminas, sejam elas carenciais ou geneticamente determinadas.
- Em geral, os sintomas neurológicos costumam ser inespecíficos, ou seja, não há aquele que seja absolutamente característico de uma doença neurológica causada por vitaminas. Hipotonia, atraso global do desenvolvimento, dificuldades de crescimento, microcefalia, epilepsia refratária, neuropatia periférica, ataxia e outras desordens de movimento podem estar relacionados a essas doenças, nas diversas faixas etárias.
- Achados de exame complementares simples podem auxiliar bastante na suspeição desses diagnósticos. As dosagens de cobalamina, de ácido fólico e de homocisteína no sangue deveriam ser adicionadas aos exames de rastreamento da criança com atraso do desenvolvimento e hipotonia, juntamente com o hemograma completo, a dosagem de amônia, de ácido láctico, a CPK e a gasometria venosa.
- Apesar de pouco específicos, os achados de neuroimagem podem auxiliar também. A normalidade da RNM pode não excluir as doenças de vitaminas, mas padrões de atrofia cerebral, hipomielinização/desmielinização e lesões de núcleos da base de aspecto simétrico, muitas vezes semelhantes aos descritos em algumas encefalopatias mitocondriais, como a síndrome de Leigh, devem elevar o nível de suspeita diagnóstica. Outro dado importante: algumas condições têm padrão típico na espectroscopia, e ela deve ser solicitada sempre que for possível.
- E não esqueça: quase todas essas condições têm um tratamento simples, barato e que modifica significativamente a vida do seu paciente quando iniciado em tempo e nas fases iniciais. Incluir o rastreamento de doenças de vitaminas em crianças com as características clínicas mencionadas pode fazer com que você tenha a capacidade de intervir precocemente e a tempo de oferecer a ela uma boa sobrevida e uma excelente qualidade de vida.

REFERÊNCIAS BIBLIOGRÁFICAS

1. Kucharz EJ, Shampo MA, Kyle RA. Casimir Funk-Polish-born American biochemist. Mayo Clin Proc [Internet]. 1994;69(7):656. Available from: http://dx.doi.org/10.1016/S0025-6196(12)61343-3.
2. Semba RD. The discovery of the vitamins. Int J Vitam Nutr Res. 2012;82(5):310-5.
3. Bender DA. Micronutrients: Vitamins & Minerals. In: Rodwell V, Bender D, Botham K, Kennelly P, Weil P, editors. Harper's Illustrated Biochemestry. New York: McGraw-Hill Education. 2018. p. 1289-323.
4. Plecko B, Steinfeld R. Disorders of Vitamin Metabolism. In: Swaiman K, Ashwal S, Ferriero DM, et al., editors. Swaiman's Pediatric Neurology. Edinburgh: Elsevier. 2017. p. 373-82.
5. Bourre JM. Effects of nutrients (in food) on the structure and function of the nervous system: Update on dietary requirements for brain. Part 1: Micronutrients. J Nutr Heal Aging. 2006;10(5):377-85.
6. Anjum I, Jaffery SS, Fayyaz M, Samoo Z, Anjum S. The Role of Vitamin D in Brain Health: A Mini Literature Review. Cureus. 2018;10(7).
7. Muller DPR, Lloyd JK, Wolff OH. Vitamin E and Neurological Function. Mol Nutr Food Res. 2010;54:710-8.
8. Ferland G. Vitamin K and brain function. Semin Thromb Hemost. 2013;39(8):849-55.
9. Alisi L, Cao R, De Angelis C, et al. The relationships between vitamin k and cognition: A review of current evidence. Front Neurol 2019;10(March).
10. Kennedy DO. B vitamins and the brain: Mechanisms, dose and efficacy—A review. Nutrients. 2016;8(2).
11. Saedisomeolia A, Ashoori M. Riboflavin in Human Health: A Review of Current Evidences [Internet]. 1st ed. Elsevier Inc.; 2018. Available from: http://dx.doi.org/10.1016/bs.afnr.2017.11.002.
12. Baumgartner MR. Vitamin-responsive disorders: Cobalamin, folate, biotin, vitamins B1 and E [Internet]. 1st. ed. Elsevier B.V. 2013. Available from: http://dx.doi.org/10.1016/B978-0-444-59565-2.00049-6.
13. Froese DS, Gravel RA. Genetic disorders of vitamin B 12 metabolism: Eight complementation groups - Eight genes. Expert Rev Mol Med. 2010;12(November):1-20.

14. Mandl J, Szarka A, Bánhegyi G. Vitamin C: Update on physiology and pharmacology. Br J Pharmacol. 2009;157(7):1097-110.
15. FAO, IFAD, UNICEF, WFP, WHO. The State of Food Security and Nutrition in the World 2020. Transforming food systems for affordable healthy diets. [Internet]. Rome: 2020. Available from: https://doi.org/10.4060/ca9692en.
16. Lanska D j. Chapter 30 Historical aspects of the major neurological vitamin deficiency disorders: the water-soluble B vitamins [Internet]. 3rd ed. Elsevier B.V.; 2009. Available from: http://dx.doi.org/10.1016/S0072-9752(08)02130-1.
17. Gwathmey KG, Grogan J. Nutritional neuropathies. Muscle and Nerve. 2020;62(1):13-29.
18. Miller KL, Trifan G, Testai FD. Neurology of Nutritional Deficiencies. Curr Neurol Neurosci Rep. 2019;19(12).
19. Zuccoli G, Pipitone N. Neuroimaging findings in acute Wernicke's encephalopathy: review of the literature. AJR Am J Roentgenol. 2009;192(2):501-8.
20. Sener U, Zorlu Y, Karaguzel O, Ozdamar O, Coker I, Topbas M. Effects of common anti-epileptic drug monotherapy on serum levels of homocysteine, Vitamin B12, folic acid and Vitamin B6. Seizure. 2006;15(2):79-85.
21. Nielsen MJ, Rasmussen MR, Andersen CBF, Nexø E, Moestrup SK. Vitamin B 12 transport from food to the body's cells—A sophisticated, multistep pathway. Nat Rev Gastroenterol Hepatol [Internet]. 2012;9(6):345-54. Available from: http://dx.doi.org/10.1038/nrgastro.2012.76.
22. A.D. H, J. S, McCrory WW, Stroup H. Piridoxine dependency: report of a case of intractable convulsions in an infant controlled by pyridoxine. Pediatrics. 1954;13(2):141-5.
23. Been J V., Bok LA, Andriessen P, Renier WO. Epidemiology of pyridoxine dependent seizures in the Netherlands. Arch Dis Child. 2005;90(12):1293-6.
24. Gospe SMJ. Pyridoxine-Dependent Epilepsy. 2001 Dec 7 [Updated 2017 Apr 13] [Internet]. In: Adam M, Ardinger H, Pagon R, editors. GeneReviews® [Internet]. Seattle, WA: NIH; 2017. p. 1-20. Available from: https://www.ncbi.nlm.nih.gov/books/%0APyridoxine-Dependent.
25. Mills PB, Struys E, Jakobs C, et al. Mutations in antiquitin in individuals with pyridoxine-dependent seizures. Nat Med. 2006;12(3):307-9.
26. Mills PB, Surtees RAH, Champion MP, et al. Neonatal epileptic encephalopathy caused by mutations in the PNPO gene encoding pyridox(am)ine 5'-phosphate oxidase. Hum Mol Genet. 2005;14(8):1077-86.
27. Patel J, Mercimek-mahmutoglu S. Epileptic Encephalopathy in Childhood: A Stepwise Approach for Identification of Underlying Genetic Causes. Indian J Pediatr. 2016;83:1164-74.
28. Mastrangelo M. Actual Insights into Treatable Inborn Errors of Metabolism Causing Epilepsy. 2018;13-23.
29. Papetti L, Parisi P, Leuzzi V, et al. Metabolic epilepsy: An update. Brain Dev [Internet]. 2013;35(9):827-41. Available from: http://dx.doi.org/10.1016/j.braindev.2012.11.010.
30. Lim YT, Mankad K, Kinali M, Tan AP. Neuroimaging Spectrum of Inherited Neurotransmitter Disorders. Neuropediatrics. 2020;51(1):6-21.
31. Wolf B. Biotinidase Deficiency [Internet]. In: Adam M, Ardinger H, Pagon R, editors. GeneReviews® [Internet]. Seattle (WA): NIH – National Library of Medicine. 2016. p. 1-18.Available from: https://www.ncbi.nlm.nih.gov/books/Biotinidase.
32. Carvalho N de O, Januário JN, Felix GLP, et al. Frequency of biotinidase gene variants and incidence of biotinidase deficiency in the Newborn Screening Program in Minas Gerais, Brazil. J Med Screen. 2020;27(3):115-20.
33. Borsatto T, Sperb-Ludwig F, Lima SE, et al. Biotinidase deficiency: Genotype-biochemical phenotype association in Brazilian patients. PLoS One. 2017;12(5):1-16.
34. Wolf B. The neurology of biotinidase deficiency. Mol Genet Metab. 2011;104(1-2):27-34.
35. Banka S, Blom HJ, Walter J, et al. Identification and characterization of an inborn error of metabolism caused by dihydrofolate reductase deficiency. Am J Hum Genet. 2011;88(2):216-25.
36. Weng Q, Wang J, Wang J, et al. Folate metabolism regulates oligodendrocyte survival and differentiation by modulating AMPKα activity. Sci Rep [Internet]. 2017;7(1):1-13. Available from: http://dx.doi.org/10.1038/s41598-017-01732-1.
37. Nazki FH, Sameer AS, Ganaie BA. Folate: Metabolism, genes, polymorphisms and the associated diseases. Gene [Internet]. 2014;533(1):11-20. Available from: http://dx.doi.org/10.1016/j.gene.2013.09.063.
38. Ebrahimi-Fakhari D, Van Karnebeek C, Münchau A. Movement Disorders in Treatable Inborn Errors of Metabolism. Mov Disord 2019;34(5):598-613.
39. Ozand PT, Gascon GG, Essa M Al, et al. Biotin-responsive basal ganglia disease: A novel entity. Brain 1998;121(7):1267-79.
40. Kassem H, Wafaie A, Alsuhibani S, Farid T. Biotin-responsive basal ganglia disease: Neuroimaging features before and after treatment. Am J Neuroradiol. 2014;35(10):1990-5.
41. Zeng WQ, Al-Yamani E, Acierno JS, et al. Biotin-responsive basal ganglia disease maps to 2q36.3 and is due to mutations in SLC19A3. Am J Hum Genet. 2005;77(1):16-26.
42. Alfadhel M, Tabarki B. SLC19A3 Gene Defects Sorting the Phenotype and Acronyms: Review. Neuropediatrics 2018;49(2):83-92.
43. Ortigoza-Escobar JD, Alfadhel M, Molero-Luis M, et al. Thiamine deficiency in childhood with attention to genetic causes: Survival and outcome predictors. Ann Neurol. 2017;82(3):317-30.
44. Tabarki B, Al-Shafi S, Al-Shahwan S, et al. Biotin-responsive basal ganglia disease revisited: Clinical, radiologic, and genetic findings. Neurology. 2013;80(3):261-7.
45. Mayr JA, Freisinger P, Schlachter K, et al. Thiamine pyrophosphokinase deficiency in encephalopathic children with defects in the pyruvate oxidation pathway. Am J Hum Genet [Internet]. 2011;89(6):806-12. Available from: http://dx.doi.org/10.1016/j.ajhg.2011.11.007.
46. Schuelke M. Ataxia with vitamin E deficiency [Internet]. In: MP A, HH A, RA P, editors. GeneReviews® [Internet]. NCBI. 2016. p. 1-19. Available from: https://www.ncbi.nlm.nih.gov/books/%0AAtaxia.
47. Pope S, Artuch R, Heales S, Rahman S. Cerebral folate deficiency: Analytical tests and differential diagnosis. J Inherit Metab Dis. 2019;42(4):655-72.

48. Qiu A, Jansen M, Sakaris A, et al. Identification of an Intestinal Folate Transporter and the Molecular Basis for Hereditary Folate Malabsorption. Cell. 2006;127(5):917-28.
49. Watkins D, Rosenblatt DS. Update and new concepts in vitamin responsive disorders of folate transport and metabolism. J Inherit Metab Dis. 2012;35(4):665-70.
50. Ramaekers V, Sequeira JM, Quadros E V. Clinical recognition and aspects of the cerebral folate deficiency syndromes. Clin Chem Lab Med. 2013;51(3):497-511.
51. Ricci D, Martinelli D, Ferrantini G, et al. Early neurodevelopmental characterization in children with cobalamin C/defect. J Inherit Metab Dis. 2020;43(2):367-74.
52. Huemer M, Baumgartner MR. The clinical presentation of cobalamin-related disorders: From acquired deficiencies to inborn errors of absorption and intracellular pathways. J Inherit Metab Dis. 2019;42(4):686-705.
53. Sloan JL, Carrillo N, Adams D, Venditti CP. Disorders of Intracellular Cobalamin Metabolism. 2008 Feb 25 [Updated 2018 Sep 6] [Internet]. In: MP A, HH A, RA P, editors. GeneReviews®. Seattle (WA): 2018. p. 1-42. Available from: http://www.ncbi.nlm.nih.gov/pubmed/20301503.
54. Huemer M, Diodato D, Schwahn B, et al. Guidelines for diagnosis and management of the cobalamin-related remethylation disorders cblC, cblD, cblE, cblF, cblG, cblJ and MTHFR deficiency. J Inherit Metab Dis. 2017;40(1):21-48.
55. Yang L, Guo B, Li X, Liu X, Wei X, Guo L. Brain MRI features of methylmalonic acidemia in children: the relationship between neuropsychological scores and MRI findings. Sci Rep [Internet]. 2020;10(1):1-13. Available from: https://doi.org/10.1038/s41598-020-70113-y.
56. Jinnah HA, Albanese A, Bhatia KP, et al. Treatable inherited rare movement disorders. Mov Disord. 2018;33(1):21-35.
57. Hoss GRW, Poloni S, Blom HJ, Schwartz IVD. Three Main Causes of Homocystinuria: CBS, cblC and MTHFR Deficiency. What do they Have in Common? J Inborn Errors Metab Screen. 2019;7.
58. van der Put NM, Eskes TK, Blom HJ. Is the common 677C T mutation in the methylenetetrahydrofolate reductase gene a risk factor for neural tube defects? A meta-analysis. QJM An Int J Med. 1997;90(2):111-5.
59. Martinelli M, Scapoli L, Pezzetti F, et al. C677T variant form at the MTHFR gene and CL/P: A risk factor for mothers? Am J Med Genet. 2001;98(4):357-60.
60. Cappuccio G, Cozzolino C, Frisso G, et al. Pearls & Oy-sters: Familial epileptic encephalopathy due to methylenetetrahydrofolate reductase deficiency. Neurology. 2014;83(3).

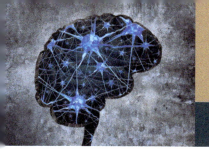

▶ Gustavo Ouriques
▶ Marcelo Masruha Rodrigues

capítulo 48 | Distúrbios do Metabolismo de Neurotransmissores

Os distúrbios do metabolismo de neurotransmissores são um grupo heterogêneo e em expansão de doenças neurológicas, que têm em comum o fato de serem causadas por defeitos na produção, no transporte, no armazenamento, na liberação, na degradação ou no reaproveitamento dos diversos componentes envolvidos na sinalização neuronal.

O conhecimento dessas condições é importante porque, apesar de raras, são subdiagnosticadas e geralmente confundidas com outras causas de paralisia cerebral discinética e encefalopatias epilépticas. Além disso, o uso de medicações que atuam nas vias metabólicas dos neurotransmissores pode levar a uma importante melhora dos sintomas e, consequentemente, da qualidade de vida dos pacientes. E, por fim, terapias gênicas promissoras começam a ser empregadas para o tratamento de algumas dessas condições.

■ DISTÚRBIOS DO METABOLISMO MONOAMINÉRGICO

Os neurotransmissores monoaminérgicos são formados a partir do processo de descarboxilação de aminoácidos. Seus principais representantes são as catecolaminas – dopamina, noradrenalina e adrenalina –, derivadas da tirosina, e a serotonina, uma indolamina resultante do metabolismo do triptofano[1] (Tabela 48.1 e Figura 48.1).

Distúrbios do metabolismo de tetra-hidrobiopterina

A tetra-hidrobiopterina (BH_4) é um cofator essencial de três enzimas que participam da síntese de neurotransmissores monoaminérgicos, por ordem decrescente de afinidade:

1. Fenilalanina hidroxilase (PAH), que converte a fenilalanina em tirosina;
2. Triptofano hidroxilase (TrpH), que converte o triptofano em 5-hidroxitriptofano (5-HTP)
3. Tirosina hidroxilase (TH), que converte a tirosina e levodopa.[3]

Após participar dessas etapas, BH_4 é convertida em seu metabólito inativo e necessita ser regenerada.

Distúrbios do metabolismo de BH_4 sem hiperfenilalaninemia

Este grupo de doenças é formado por quadros em que existe uma produção residual de BH_4 capaz de manter a atividade da PAH hepática, o que evita a hiperfenilalaninemia, no entanto, com comprometimento em algum grau do metabolismo monoaminérgico.

Deficiência de GTP ciclo-hidrolase autossômica dominante

Descrita em 1971, a deficiência de GTPCH também é conhecida por doença de Segawa (distonia levodopa-responsiva, DYT5a, DYT-GCH1).

Seu quadro clássico se inicia ainda na primeira década de vida, por volta dos seis anos, como uma dificuldade de marcha devido à distonia de membros inferiores. O agravamento dos sintomas ao final do dia ou após exercícios, bem como a melhora ao despertar, é uma importante pista diagnóstica. Quando não tratados, os pacientes evoluem para distonia generalizada com parkinsonismo e, com frequência, recebem o diagnóstico de paralisia cerebral, sendo submetidos até mesmo à tenotomia de aquiles. O quadro é exclusivamente motor: não há acometimento cognitivo, sensorial ou autonômico.[4]

Apresentações atípicas manifestam-se na forma de paraparesia espástica com reflexos tendinosos exacerbados e cutâneo plantar em extensão, tremor induzido por exercício e distonia com mioclonia, inclusive distonia tarefa-dependente, como cãibra do escrivão.[5]

Tabela 48.1 Principais locais de produção, vias nervosas e funções mais importantes dos neurotransmissores monoaminérgicos.

Neurotransmissor	Produção	Vias nervosas e funções mais importantes
Serotonina	Núcleos da rafe do tronco encefálico	Vias ascendentes que se projetam para o telencéfalo e diencéfalo: humor e atenção Vias descendentes que se projetam para a medula espinhal: controle da dor
Dopamina	Substância negra e área tegmental ventral	Nigroestriatal: controle de movimentos Mesolímbica: sistema de recompensa Mesocortical: cognição e comportamento Tuberoinfundibular: regulação da produção de prolactina
Noradrenalina	*Locus ceruleus*	Vias que se projetam difusamente para o neocórtex, amígdalas, hipotálamo, tronco encefálico, cerebelo e medula espinhal: além de agir no comportamento e atenção, é responsável pela preservação do controle simpático e manutenção da vigília

A doença de Segawa é o exemplo de condição em que a suspeição e o teste terapêutico auxiliam no diagnóstico. A resposta dramática e sustentada com o uso de levodopa é um marco clínico de extrema importância e persiste mesmo em pacientes mais velhos sem tratamento prévio.

A confirmação genética pode ser obtida por meio da análise do sequenciamento do gene *GCH1* em até 87% das ocorrências.[6] Caso o teste genético não confirme o diagnóstico, a avaliação liquórica demonstra redução de BH_4, neopterina e ácido homovanílico (HVA), além de uma resposta positiva à sobrecarga de fenilalanina. Apesar de ser uma mutação autossômica dominante, existe predomínio de até quatro vezes mais no sexo feminino, possivelmente por haver maior nível basal da enzima em indivíduos masculinos.[7]

O tratamento é realizado com levodopa de 2-10 mg/kg/dia divididas em três ou mais tomadas por dia. O aumento deve ser feito de forma gradual para evitar discinesias. Os efeitos adversos motores oriundos do uso crônico dessa medicação não costumam ocorrer com esses pacientes.[8]

Distúrbios do Metabolismo de Neurotransmissores

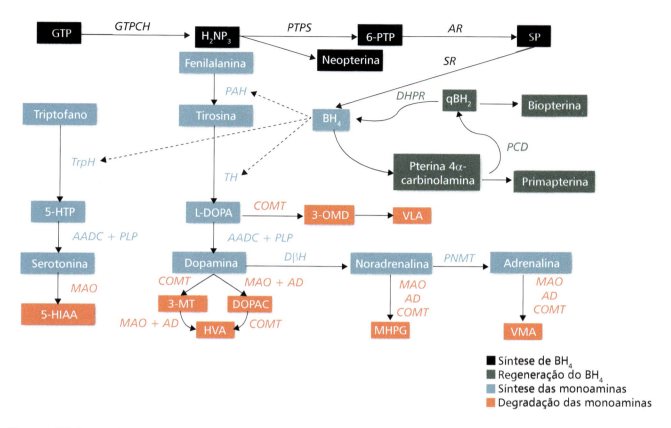

Figura 48.1 Metabolismo dos neurotransmissores monoaminérgicos.

Via em preto: formação de BH$_4$. Via em verde: regeneração de BH$_4$. Via em azul: síntese das monoaminas. Via em vermelho: degradação das monoaminas.

Abreviações: GTP, guanosina trifosfato; GTPCH, GTP ciclohidrolase I; H$_2$NP$_3$, dihidroneopterina trifosfato; PTPS, 6-piruvoil-tetrahidropterina sintase; 6-PTP, 6-piruvoil-tetrahidropterina; AR, aldose redutase; SP, sepiapterina; SR, sepiapterina redutase; BH$_4$, tetra-hidrobiopterina; TrpH, triptofano hidroxilase; TH, tirosina hidroxilase; DHPR, diidropteridina redutase; PCBD, tetrahidrobiopterina-α-carbinolamina; PCD, pterina-4-α-carbinolamina desidratase; qBH2, dihidrobiopterina; 5-HTP, 5-hidroxitriptofano; L-dopa, levodihidroxifenilalanina; COMT, catecol-O-metiltransferase; 3-OMD, 3-orto-metildopa; VLA, ácido vanililático; AADC, descarboxilase de L-aminoácidos aromáticos; PLP, piridoxal fosfato; DβH, dopamina-β-hidroxilase; PNMT, feniletanolamina N-metiltransferase; MAO, monoamina oxidase; AD, aldeído desidrogenase; 3-MT, 3-metoxitiramina; DOPAC, ácido 3,4-dihidroxifenilacético; 5-HIAA, ácido 5-hidroxi-indolacético; HVA, ácido homovanílico; MHPG, 3-metoxi-4-hidroxifenilglicol; VMA, ácido vanilmandélico.

Deficiência de sepiapterina redutase

A sepiapterina redutase é a enzima responsável pela etapa final na produção de BH$_4$. Sua deficiência resulta na redução de levodopa e serotonina sem ocorrência de hiperfenilalaninemia devido à manutenção periférica de BH$_4$ por outros tecidos e à sua maior afinidade com PAH hepática.[3]

Existe um grande espectro de apresentação clínica que depende do grau de atividade residual da enzima. O quadro mais frequente se inicia durante a primeira década de vida, em especial entre 7 meses e 6 anos de vida, o que pode levar ao diagnóstico errôneo de paralisia cerebral. Os sintomas mais comuns são atraso do desenvolvimento, crises oculógiras, distonia e hipotonia axial. Todos eles são marcados pela flutuação diurna e melhora após o sono. Outras manifestações associadas são parkinsonismo, disartria, alteração comportamental e fenômenos autonômicos.[9] Os sintomas costumam apresentar uma resposta dramática com o uso de levodopa, fato que pode auxiliar no diagnóstico.[10]

O diagnóstico definitivo pode ser alcançado pela análise do gene *SPR* ou de painéis genéticos que o incluam. A avaliação do líquor antes do tratamento demonstra uma redução do HVA e do ácido 5-hidroxi-indolacético (5-HIAA), aumento total de biopterina, de diidrobiopterina e sepiapterina. O teste de sobrecarga com fenilalanina é positivo.[9]

O tratamento deve ser feito com a reposição de levodopa (0,1-16 mg/kg/dia) e 5-HTP (1-6 mg/kg/dia). Caso a medicação não seja tolerada ou não produza efeito suficiente, o uso de inibidores da monoamina oxidase (IMAO) e inibidores seletivos da recaptação da serotonina (ISRS) são opções a serem consideradas. A reposição de B4 em teoria pode ter algum benefício, porém existe a dificuldade de atingir níveis adequados no sistema nervoso central (SNC) pelo seu limitado transporte através da barreira hematoencefálica.[11]

Distúrbios do metabolismo de BH4 com hiperfenilalaninemia

Neste grupo estão condições habitualmente detectadas na triagem neonatal (espectrometria de massas em tandem), que apresenta alta sensibilidade, mas é passível de resultados falso-negativos caso a amostra de sangue seja coletada antes de um tempo adequado de dieta. Ao contrário da fenilcetonúria clássica por deficiência de fenilalanina hidroxilase, existe uma deficiência das catecolaminas e serotonina, dado que a BH_4 também é cofator essencial para a sua síntese.

Deficiência de 6-piruvoil-tetrahidropterina sintase

A deficiência de 6-piruvoil-tetrahidropterina sintase (PTPS) é o erro inato mais comum no metabolismo da BH_4 com hiperfenilalanina.[39] Ela ocorre por mutação do gene *PTS* de forma autossômica recessiva.[40]

Sua investigação começa após a detecção do aumento da fenilalanina no teste de triagem neonatal. Por vezes diagnosticados com fenilcetonúria por deficiência da fenilalanina hidroxilase, os pacientes afetados evoluem com manifestações neurológicas, apesar da dieta com restrição do aminoácido.[41] A gravidade do quadro dependerá da forma da doença e o tempo do início de tratamento: casos graves ou com atraso no tratamento evoluem com hipotonia, discinesia, coreia, crises oculógiras.[42] Em contrapartida, os casos leves, que representam a maior parte dos afetados, apresentam evolução dentro da normalidade, inclusive do ponto de vista cognitivo.[43]

A análise liquórica demonstra valores aumentados de neopterina e redução dos demais metabólitos da pterina, HVA e 5-HIAA. A prolactina sérica pode estar aumentada.

O tratamento consiste em reposição de BH_4, levodopa e 5-HTP e monitorização dos níveis séricos de fenilalanina.

Deficiência de diidropteridina redutase

A regeneração da BH_4 é uma etapa essencial para sua manutenção no organismo. Para isso, a q-hidrobiopterina é reciclada pela enzima diidropteridina redutase (DHPR). Caso haja deficiência de DHPR, além de baixos níveis de BH_4 – e consequentemente acúmulo de fenilalanina e deficiência dos transmissores monoaminérgicos – existe ainda o comprometimento dos níveis de folato no SNC, característica que diferencia esta doença dos demais defeitos do metabolismo de BH_4.[44]

Os primeiros sintomas surgem entre o período neonatal e os 6 meses de vida: hipotonia axial com hipertonia apendicular, tremor, dificuldade na deglutição, crises oculógiras, crise epiléptica do tipo tônico-clônica ou mioclônica. Pacientes não tratados evoluem para microcefalia, quando esta não existe ao nascimento.[45] Calcificações cerebrais com predomínio perivascular em gânglios da base podem estar presentes, possivelmente pelo comprometimento de folato cerebral.[46]

O diagnóstico é feito com base na análise de mutações do gene *QDPR*, dosagem da atividade da DHPR ou das pterinas no líquor.

O tratamento inicial é a reposição de ácido folínico, 5-HTP, levodopa e BH_4. O uso de ISRS, IMAO e catecol-O-metiltransferase (COMT) pode ser necessário para evitar flutuação diurna dos sintomas e efeito colateral da medicação. A dieta com restrição de fenilalanina pode ser necessária para manutenção de seu nível fisiológico.[47]

Deficiência de GTP ciclo-hidrolase autossômica recessiva

Como descrito anteriormente, a GTPCH faz parte da primeira etapa da biossíntese de BH_4. Diferentemente da doença de Segawa, a deficiência de GTPCH autossômica recessiva leva a uma depleção total ou quase completa da enzima, o que acarreta no surgimento dos sintomas precoces e hiperfenilalaninemia.

O quadro se inicia nos primeiros meses de vida e piora gradualmente quando não tratado. É marcado por atraso no desenvolvimento, distonia, atetose, sinais de liberação piramidal e de disautonomia, podendo haver oscilação diurna.[49]

Na maior parte dos pacientes, inicia-se a investigação após a detecção de hiperfenilalaninemia no teste de triagem neonatal, o que nem sempre é regra e implica no atraso do diagnóstico.[50] Quando realizados, os níveis liquóricos de HVA, 5-HIAA e pterinas costumam estar baixos.

A reposição de BH_4 de 1 a 10mg/kg/dia consegue reverter a baixa atividade da PAH no fígado, dessa forma, normaliza o nível sérico de fenilalanina. Ela não é suficiente, no entanto, para a síntese apropriada de neurotransmissores, sendo necessário o uso de levodopa, 5-HTP e IMAO na maior parte dos casos.[3]

Deficiência de pterina-4α-carbinolamina desidratase

A deficiência de pterina-4α-carbinolamina desidratase (PCBD) é uma doença autossômica recessiva que pode levar ao aumento discreto e transitório de fenilalanina, detectado no teste de triagem neonatal. Acredita-se que a funcionalidade da enzima seja diretamente proporcional ao crescimento, sendo que a grande maioria dos indivíduos afetados é assintomática.[48]

Distúrbios da síntese de monoaminas

Pertencem a esse grupo doenças que afetam a formação de dopamina a partir da tirosina, e de serotonina a partir do triptofano. Como a dopamina é substrato para a produção de noradrenalina e adrenalina, esses neurotransmissores também são afetados.

Deficiência de TH

A deficiência de TH, também referida como doença de Segawa autossômica recessiva, acontece por um defeito total ou parcial da enzima responsável pela conversão de tirosina em levodopa. Trata-se de uma doença associada a um amplo espectro fenotípico e possui três subtipos de acordo com a gravidade.[22]

A distonia responsiva à levodopa por deficiência de TH (DYT5b, DYT-TH) é a forma mais branda da doença. O início dos sintomas ocorre na primeira década de vida e sua apresentação e evolução podem ser muito semelhantes ao quadro clássico da deficiência de GTPCH: distonia predominante em membros inferiores com comprometimento de marcha, flutuação durante o dia com melhora após o sono em até um terço dos casos e uma resposta completa dos sintomas com a reposição de levodopa. No entanto, sem tratamento, tende a evoluir para distonia generalizada e necessidade de cadeira de rodas. Associado ao parkinsonismo, muitos pacientes podem apresentar quadro de liberação piramidal com hiperreflexia e espasticidade.

Outra apresentação clínica é por meio do parkinsonismo infantil com atraso motor, uma forma severa da doença cujas manifestações ocorrem entre 3 e 12 meses de vida. Além de tremor, rigidez de extremidades e bradicinesia, fazem parte desse fenótipo hipotonia axial e atraso dos marcos motores. Crises oculógiras frequentemente são reportadas. A oscilação dos sintomas ao longo do dia não é observada na maioria dos casos. Dificilmente ocorre a remissão completa do quadro com a terapia, a qual pode levar meses, até mesmo anos, para ser ajustada, uma vez que alguns pacientes exibem hipersensibilidade à levodopa.[23]

Por fim, denomina-se encefalopatia infantil progressiva pela deficiência de TH a forma mais grave do espectro. Os sintomas se iniciam ainda antes dos 3 meses, muitas vezes pelo sofrimento fetal. Atraso motor, hipotonia central, hipocinesia severa, rigidez com hiper-reflexia, crises oculógiras, ptose bilateral e períodos paroxísticos de letargia alternados com irritabilidade fazem parte do cenário clínico. A flutuação diurna não costuma ser evidente.[24] Indivíduos afetados são extremamente sensíveis à terapia com levodopa, a qual pode gerar discinesias intoleráveis.[25]

A deficiência de TH é uma doença autossômica recessiva com penetrância completa nos portadores de variantes patogênicas bialélicas. O diagnóstico pode ser feito pela análise do gene *TH*. O líquor acusa uma redução no HVA, porém com níveis normais de 5-HIAA; a relação aumentada entre esses dois metabólitos é um indicativo da atividade residual da enzima, o que está correlacionado a uma melhor resposta à terapia medicamentosa.[3] A neuroimagem costuma ser normal nos casos leves, mesmo após anos de doença;[26] nas formas mais severas pode haver atrofia cortical leve a moderada.

Deficiência da descarboxilase de L-aminoácidos aromáticos

A descarboxilase de L-aminoácidos aromáticos (AADC) é a enzima responsável pela etapa final na biossíntese de serotonina e dopamina. Sua deficiência leva não apenas à redução desses neurotransmissores, como também de noradrenalina e adrenalina, visto que estes possuem como precursor a própria dopamina (Figura 48.2).

Em 1990, Hyland e Clayton fizeram a primeira descrição desta doença[1] ao estudarem gêmeos frutos de uma relação consanguínea que apresentavam crises oculógiras e hipotonia axial desde o segundo mês de vida. Eles evoluíram com coreoatetose de extremidades, instabilidade no controle da temperatura corpórea e pressão arterial.

A deficiência de AADC é uma doença autossômica recessiva rara, todavia é provavelmente a mais comum dentre as doenças da neurotransmissão monoaminérgica.[15] Sua incidência mundial é desconhecida, porém é mais prevalente em asiáticos (especialmente em japoneses e taiwaneses), devido à um efeito fundador (variante IVS6 + 4 A > T). Em um estudo epidemiológico realizado em Taiwan, a partir de triagem neonatal, foi observada uma incidência de 1 caso para 32.000 nascidos vivos.[16]

Não há predomínio por sexo e o início dos sintomas tipicamente ocorre nos primeiros meses de vida. A tríade clínica clássica para o diagnóstico é: 1. atraso do desenvolvimento e hipotonia, sobretudo axial; 2. distúrbios do movimento, principalmente crises oculógiras, hipocinesia, coreoatetose e distonia das extremidades; e 3. distúrbios autonômicos, como ptose palpebral, diaforese, congestão nasal, sialorreia e instabilidade térmica. Queixas comportamentais, tais como irritabilidade, choro excessivo e disforia, e alterações do sono (insônia e hipersonia) também são comuns. Menos de 10% dos pacientes apresentam crises epilépticas. Em alguns indivíduos os sintomas podem melhorar após o sono e apresentar flutuação diurna, uma característica típica de muitos distúrbios de neurotransmissores (Tabela 48.2).

Manifestações gastrointestinais podem ser proeminentes na deficiência de AADC, tais como alterações do

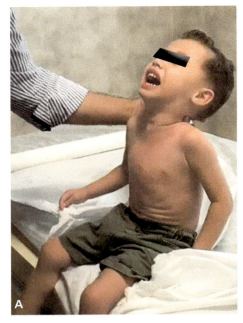
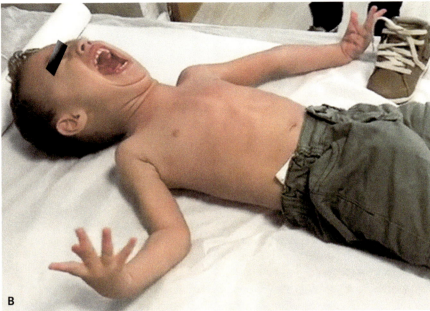

Figura 48.2 Paciente com deficiência de AADC, exibindo **(A)** hipotonia axial, ausência de sustento cefálico e **(B)** irritabilidade e distonia de extremidades.
Fonte: Imagens gentilmente cedidas pelo Dr. Hélio Van Der Linden Júnior – Goiânia, GO.

hábito intestinal (diarreia e constipação), refluxo gastroesofágico e dificuldades alimentares. Baixa estatura e ganho ponderal insuficiente são observados com frequência. Hipoglicemia pode ocorrer durante doenças intercorrentes, tais como infecções.

Os casos são genericamente classificados como leves (atraso leve do desenvolvimento, deambulação sem auxílio, deficiência intelectual leve), graves (atraso grave do desenvolvimento) e moderados (manifestações que se situam entre ambos os polos do espectro de gravidade). Cerca de 70% dos casos de deficiência de AADC são considerados graves. Destaca-se, entretanto, que raramente um fenótipo leve pode apresentar-se predominantemente com sintomas autonômicos (diarreia, hipoglicemia episódica, congestão nasal) sem que haja distúrbios do movimento associados. Um curso clínico de deterioração não é esperado em pacientes com deficiência de AADC.

De acordo com as Diretrizes do Consenso para o Diagnóstico e Tratamento da Deficiência de AADC,[21] para o diagnóstico há a necessidade de:

1. detecção de variantes patogênicas em homozigose ou heterozigose composta do gene *DDC*, localizado no cromossomo 7 (7p12.2-p12.1), sendo que até o momento mais de 50 variantes patogênicas já foram descritas; e
2. alteração de pelo menos um estudo funcional, que pode ser a dosagem dos metabólitos dos neurotransmissores no líquor ou a avaliação da atividade plasmática da AADC.

A análise liquórica demonstra baixas concentrações de 5-HIAA, HVA e MHPG, com aumento de 5-HTP, levodihidroxifenilalanina (L-dopa) e 3-orto-metildopa (3-OMD).[17] O aumento dos níveis séricos deste último metabólito parece ter grande sensibilidade e especificidade para o diagnóstico de AADC e, em um futuro próximo, pode se

---

Tabela 48.2 Características dos transtornos de neurotransmissores monoaminérgicos.

- Sintomas relacionados à dopamina:
  - Distonia, parkinsonismo, coreoatetose, crises oculógiras, sialorreia
- Sintomas relacionados à serotonina:
  - Alteração comportamental, hipotermia/hipertermia, insônia, diarreia/constipação
- Sintomas relacionados à noradrenalina:
  - Ptose, miose, hipotensão, hipoglicemia
- Achados adicionais:
  - Flutuação diurna
  - Melhora do quadro após o sono
  - Quadro estático ou lentamente progressivo
  - Hipotonia/atraso do desenvolvimento motor

tornar um método mais barato para auxiliar no diagnóstico, podendo inclusive ser utilizado na triagem neonatal.[18] A avaliação da atividade plasmática da AADC necessita utilizar como substrato a L-dopa e está moderadamente reduzida em portadores heterozigotos.

Com relação a outros exames, a prolactina sérica pode estar aumentada em alguns pacientes, já que a dopamina atua como inibidor de sua produção.[19] Níveis aumentados de VLA podem ser detectados a partir da cromatografia urinária de ácidos orgânicos. Entretanto, a elevação pode ser sutil e passar despercebida se não for investigada de forma específica por um laboratório especializado. Os exames de imagem do encéfalo (tomografia computadorizada ou ressonância magnética) costumam ser normais ou mostrar padrão inespecífico de atrofia difusa[13] e, portanto, servem apenas para afastar outros diagnósticos diferenciais.

Com relação ao tratamento da deficiência de AADC, habitualmente o emprego de múltiplos fármacos será necessário e as doses devem ser tituladas individualmente e de modo sequencial. Como princípios gerais, recomendamos:

1. iniciar com uma medicação por vez;
2. começar com doses baixas e aumentar lentamente;
3. descontinuar medicações que não se mostrarem úteis.

Os agentes de primeira linha são os agonistas dopaminérgicos (pramipexol, rotigotina e bromocriptina), IMAO (selegilina) e a piridoxina ou piridoxal fosfato (com o intuito de aumentar a atividade residual da AADC). Agentes terapêuticos adicionais são os anticolinérgicos, melatonina (para pacientes com distúrbios do sono), benzodiazepínicos e agonistas alfa-adrenérgicos de ação central (p. ex., clonidina).[14]

Como AADC catalisa a conversão de L-dopa em dopamina, a reposição de L-dopa não é efetiva na maior parte dos casos. Seu uso deve ser tentado apenas nos casos em que forem detectadas variantes patogênicas que afetam o sítio de ligação da AADC com a L-dopa e, nesses casos, sempre sem o uso associado de um inibidor periférico da descarboxilação (benserazida ou carbidopa).

A suplementação de ácido fólico deve ser considerada em todos os pacientes, de forma a prevenir a deficiência cerebral de folato, secundária ao excesso de ortometilação da L-dopa. Em pacientes com congestão nasal importante, o emprego de agentes vasoconstrictores tópicos pode ser feito, com atenção para a necessidade de diluição dos fármacos comercialmente disponíveis, haja vista geralmente tratarem-se de crianças pequenas e com baixo peso. Algumas medicações devem ser evitadas, pelo risco de agravar os sintomas;[20] dentre elas, estão os antagonistas dopaminérgicos, como haloperidol, metoclopramida, levomepromazina, entre outros.

Pesquisas com um vírus adeno-associado recombinante (AAV2), capaz de ser utilizado como vetor para introduzir cópias normais do gene *DDC* bilateralmente no putâmen de pacientes com deficiência de AADC, através de neurocirurgia estereotáxica, estão em estágio avançado e com resultados promissores.

Distúrbios da degradação de monoaminas

Após atuar na neurotransmissão, as monoaminas costumam ser recaptadas ou degradadas pela monoamina oxidase, aldeído desidrogenase e COMT. No caso da dopamina, ainda pode ser metabolizada em noradrenalina pela dopamina beta-hidroxilase.

Deficiência de dopamina beta-hidroxilase

A enzima dopamina beta-hidroxilase tem como função a transformação de dopamina em noradrenalina e, por conseguinte, a formação de adrenalina na medula das glândulas suprarrenais. Quando deficiente, há diminuição das funções simpáticas noradrenérgicas com a manutenção da atividade parassimpática e simpática colinérgica.[27]

Apesar de o quadro se iniciar ao nascimento, ele se torna mais evidente na adolescência devido à piora dos sintomas. Durante o período neonatal, a criança pode apresentar quadro de vômitos, midríase, desidratação, hipotensão, hipotermia e hipoglicemia com necessidade de hospitalização. Na infância, as manifestações mais frequentes são a intolerância ao exercício e a síncope por hipotensão postural. Devido aos episódios de perda de consciência recorrente, muitos pacientes recebem tratamento para epilepsia de maneira equivocada. Por fim, na adolescência existe agravamento da hipotensão postural (queda da pressão arterial sistólica abaixo de 80 mmHg em ortostase), profunda intolerância ao exercício, ptose e congestão nasal persistente. Na idade adulta, homens podem apresentar ejaculação prolongada ou retrógrada. O desenvolvimento motor e cognitivo, bem como a expectativa de vida, costumam ser normais.[28]

A análise das catecolaminas plasmáticas acusa características únicas da doença: valores mínimos ou ausentes de noradrenalina e adrenalina com aumento de dopamina de cinco a dez vezes o valor da normal. A mudança de posição supina para ortostase pode gerar o dobro ou triplo da concentração sérica de dopamina, o que sugere a preservação do sistema simpático e arco reflexo.

Entre os diagnósticos diferenciais estão doenças que levam à desregulação autonômica, como é o caso da insuficiência autonômica pura, diabetes *mellitus*, disautonomia familiar, amiloidose familiar e uso de medicamentos.

O tratamento é suportivo, visando melhoria da hipotensão ortostática e sintomas disautonômicos. A L-treo-3,4-dihidroxifenilserina (ou droxidopa) é convertida diretamente em noradrenalina sem necessitar da ação da dopamina-β-hidroxilase (DBH) e é o tratamento farmacológico de escolha, quando necessário.

Deficiência da monoamino oxidase A

A MAO é uma enzima mitocondrial envolvida no catabolismo das monoaminas. A MAO A tem a função de degradar preferencialmente serotonina e noradrenalina; já a MAO B, feniletilamina e benzilamina.[29]

A deficiência de MAO A, também conhecida como síndrome de Brunner, foi descrita pela primeira vez durante a avaliação enzimática de uma família em que alguns indivíduos do sexo masculino apresentavam deficiência intelectual leve e alteração comportamental, com predomínio de agressividade e impulsividade.[30] Até o momento, poucos casos foram descritos e o fenótipo observado varia desde autismo com agressividade[31] até comportamento violento, deficit de atenção e hiperatividade, bem como distúrbios do ciclo sono-vigília[32] com relatos de piora dos sintomas após dieta rica em tiramina.[33]

Acredita-se que os sintomas sejam decorrentes principalmente da desregulação da serotonina e o tratamento com ISRS – em especial a fluoxetina – apesar de contraditório, parece ter uma boa resposta no comportamento em modelos animais.[34]

Distúrbios do transporte de monoaminas

Trata-se de um grupo novo de doenças em que existe um defeito no transporte vesicular de neurotransmissores, seja sua liberação na fenda sináptica, seja sua recaptação. Até o momento, a deficiência do transportador de dopamina é sua única representante.

Deficiência do transportador de dopamina

A recaptação pré-sináptica de dopamina é essencial para manutenção do equilíbrio deste neurotransmissor no SNC. Caso contrário, o excesso de dopamina resultará inicialmente em sintomas hipercinéticos, seguido da dessensibilização dos receptores de dopamina pós-sinápticos, mimetizando assim uma deficiência de dopamina.[2] É justamente isso o que acontece nesta condição rara, também designada distonia-parkinsonismo infantil (PKDYS1).

Os quadros típicos têm início entre o nascimento e os 6 meses de vida, com achados inespecíficos como irritabilidade, hipotonia axial e dificuldade na alimentação. Com a idade, os distúrbios hipercinéticos, como coreia, balismo e discinesia orolingual, ficam mais evidentes. Alterações na movimentação ocular também são frequentes, entre as quais, crises oculógiras, *flutter* ocular e mioclonia palpebral. Com o tempo há redução espontânea dos sintomas e tem início um quadro de parkinsonismo-distonia. Os movimentos voluntários tornam-se limitados, o que acarreta um grave comprometimento motor semelhante à paralisia cerebral.[35]

Na forma atípica, de início tardio, o quadro geralmente começa na adolescência ou idade adulta, sendo caracterizado por parkinsonismo-distonia com bradicinesia progressiva, tremor e postura distônica.[36]

Trata-se de condição autossômica recessiva por mutação no gene *SLC6A3*. A análise liquórica de pacientes com a forma clássica acusa um aumento de HVA com níveis normais de 5-HIAA.[37]

Não existe tratamento específico ou voltado para a alteração metabólica. A terapêutica deve ser focada nos sintomas e complicações.

Outra forma de parkinsonismo-distonia infantil (PKDYS2) pode ocorrer por mutação do gene *SCL18A2*, responsável pelo transportador vesicular de monoamina 2. Até o momento, apenas uma família com histórico de consanguinidade foi descrita, na Arábia Saudita.[38]

DISTÚRBIOS DA NEUROTRANSMISSÃO GABAÉRGICA

O ácido gama-aminobutírico (GABA) é o principal inibidor do SNC e deriva diretamente do glutamato. Sua produção e degradação depende de enzimas cujo cofator é piridoxal-5-fosfato (Figura 48.4). Quando existe desequilíbrio em seu metabolismo, a apresentação clínica na forma de epilepsia é frequente.

Distúrbios da síntese do GABA

A deficiência na síntese do GABA pode ser por incompetência da enzima relacionada – descarboxilase do ácido glutâmico – ou secundária à falta de piridoxina/piridoxal-5-fosfato – cofator essencial na sua produção.

Deficiência da descarboxilase do ácido glutâmico

Embora a descarboxilase do ácido glutâmico (GAD) seja um alvo comum de processos autoimunes do SNC, sua deficiência é um transtorno raro do metabolismo. Os poucos casos descritos na literatura, provenientes do Paquistão, apresentaram como manifestação clínica um quadro de paralisia cerebral espástica quadriplégica simétrica e não progressiva. A investigação genética revelou mutação do gene *GAD1* em duas famílias.

Dependência de piridoxina e de piridoxal-5-fosfato

A piridoxina – vitamina B6 – age como coenzima em mais de 100 reações enzimáticas, entre elas a produção de neurotransmissores (Figuras 48.1 e 48.4). A

Distúrbios do Metabolismo de Neurotransmissores

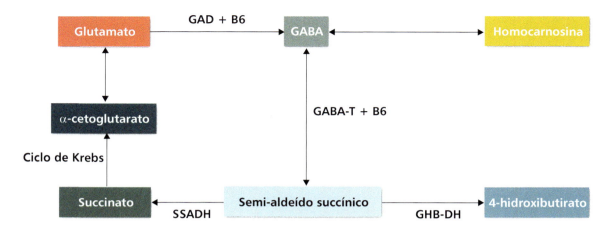

Figura 48.3 Metabolismo do glutamato e do GABA.
Abreviações: GAD, glutamato descarboxilase; B6, piridoxina; GABA-T, GABA-transaminase; GHB-DH, ácido gama-hidroxibutírico desidrogenase; SSADH; semialdeído succínico desidrogenase.

principal forma orgânica disponível sob o espectro de vitamina B6 é o éster piridoxal-5-fosfato (PLP). Quando indisponível, a descarboxilação da glutamina em GABA fica comprometida e resulta na redução desse neurotransmissor inibitório.

A mutação do gene *ALDH7A1*, responsável pela produção da alfa-aminoadípica semialdeído (AASA) desidrogenase, interfere no catabolismo cerebral da lisina, o que resulta no acúmulo de piperideína-6-carboxilato (P6P). O acúmulo de P6P inativa a PLP, por conseguinte, reduz a produção de GABA.

O quadro clínico clássico se caracteriza por crises epilépticas prolongadas de difícil controle ainda nas primeiras horas ou semanas de vida. Períodos de encefalopatia – irritabilidade, flutuação do tônus, sucção débil – podem preceder as crises, por vezes confundidos com lesão hipóxico-isquêmica. Apresentações atípicas incluem: epilepsia de início tardio (após 3 anos), epilepsia com boa resposta inicial aos fármacos antiepilépticos ou ainda sem resposta inicial ao tratamento com piridoxina.

Tanto o aumento do plasmático e urinário do AASA quanto o aumento da concentração plasmática ou liquórica de ácido pipecólico são indicativos do diagnóstico. Ele é confirmado por meio da identificação de variantes bialélicas patogênicas do gene *ALDH7A1* ou pelo teste terapêutico com administração endovenosa 100 mg de piridoxina concomitante à monitorização por eletroencefalograma (EEG) – a resposta clínica e eletrográfica costuma ocorrer dentro de alguns minutos, porém é indicada monitorização devido ao risco de depressão cardiorrespiratória. O teste terapêutico também pode ser feito com 30 mg/kg/dia de piridoxina via oral, no entanto a melhora demora de três a cinco dias.

Apresentações clínicas semelhantes e com resposta completa ou parcial ao tratamento com piridoxina podem ser secundárias a mutações nos genes *PROSC* ou *PNPO* (envolvidos na homeostase do PLP). Nesses casos, a reposição com piridoxal fosfato (até 30mg/kg/dia) é indicada.

Distúrbios da degradação do GABA

O metabolismo do neurotransmissor inibitório GABA é realizado pela enzima GABA transaminase (GABA-T), que remove um grupo amina e o adiciona ao alfa-cetoglutarato para posterior formação de glutamato, reação também dependente de piridoxina. Um defeito nesta etapa levará ao excesso liquórico de GABA e beta-alanina.

Deficiência de GABA transaminase

A deficiência de GABA-T é uma doença autossômica recessiva extremamente rara causada por mutações no gene *ABAT*. Os sintomas se iniciam nos primeiros 6 meses de vida e são marcados por declínio no desenvolvimento neurológico, hipotonia, letargia, apraxia oculomotora, coreoatetose e epilepsia. O quadro epiléptico pode se manifestar como encefalopatia epiléptica ou crises focais de difícil controle.[51]

O EEG pode demonstrar um padrão multifocal, hipsarrítmico ou de surto-supressão. A ressonância magnética de crânio quando realizada com espectroscopia auxilia no diagnóstico, pois além de mostrar um padrão atrófico e hipomielinizante, sugere um aumento de GABA nos núcleos da base e centro semioval.[52] Como o GABA age estimulando a produção de hormônio de crescimento, o nível sérico de GH também costuma es-

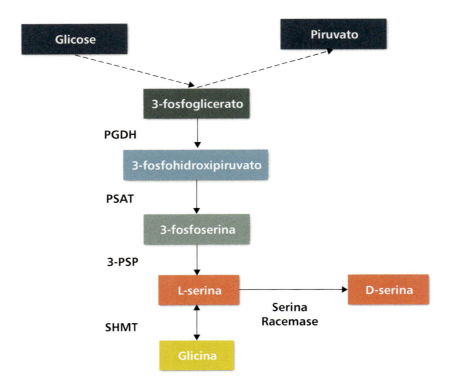

Figura 48.4 Metabolismo da serina e glicina no astrócito.
Abreviações: PGDH, 3-fosfoglicerato-desidrogenase; PSAT, fosfoserina aminotransferase; 3-PSP, 3-fosfoserina-fosfatase; SHMT, serina hidroximetiltransferase.

tar aumentado. O diagnóstico é confirmado por meio da análise do gene *ABAT*.

Não existe tratamento específico; o uso de flumazenil, um antagonista gabaérgico, demonstrou resposta no controle de crises e melhora da sonolência em alguns pacientes.[51] Como a GABA-T é alvo de inibição irreversível pela vigabatrina, seu uso deve ser evitado.[53]

Deficiência da enzima semialdeído succínico desidrogenase

Assim como a GABA-T, a semialdeído succínico desidrogenase (SSADH) é responsável pela metabolização do GABA no SNC. Quando ausente, leva a formação e acúmulo de 4-hidroxibutirato, composto do qual derivou o outro nome da doença: acidúria 4-hidroxibutírica.[54]

O quadro clínico geralmente tem característica estática, é marcado por atraso do desenvolvimento, hipotonia, ataxia não progressiva e deficiência intelectual leve a moderada, com importante deficit na linguagem expressiva. Metade dos casos apresenta epilepsia associada. Transtornos do sono e comportamento são frequentes.[55]

A ressonância magnética por vezes demonstra hipersinal simétrico em globos pálidos e núcleos denteados na sequência T2 com pico de GABA.[56] A análise de ácidos orgânicos urinários pode evidenciar acúmulo de ácido 4-hidroxibutírico, contudo não são infrequentes resultados falso-negativos devido à sua volatilidade e ao largo pico de ureia.[55] A investigação genética é feita por meio da análise do gene *ALDH5A1*.[57]

Até o momento não existe tratamento específico. Entre as medicações antiepilépticas, os inibidores de canal de sódio parecem ter bons resultados, já o uso de vigabatrina com o intuito de inibir a produção de semialdeído succínico apresentou resultados conflitantes.[58] O valproato de sódio é contraindicado devido à inibição residual da SSADH.[59]

DISTÚRBIOS DA NEUROTRANSMISSÃO GLICINÉRGICA

A glicina é um aminoácido com função de neurotransmissor e possui propriedades tanto excitatórias quanto inibitórias no SNC: no tronco e na medula age de forma semelhante ao GABA, nos receptores de N-metil-D-aspartato (NMDA) funciona como coagonista do glutamato.

Hiperglicinemia não cetótica

A hiperglicinemia não cetótica, também conhecida como encefalopatia por glicina, é resultante do acúmulo patológico deste aminoácido e neurotransmissor. Decorrente de um erro na clivagem mitocondrial da glicina por mutações nos genes *GDLC* (80% dos casos), *AMT* (20% dos casos) e possivelmente *GCSH*, sua apresentação clínica é dividida em severa e atenuada.

Cerca de 85% dos pacientes possui a forma severa, a qual tem início nas primeiras horas ou dias de vida e é marcada por quadro de letargia progressiva, hipotonia e apneia com necessidade de suporte ventilatório. As crises epilépticas se apresentam como mioclonia e soluços, muitas vezes já percebidos no período intrauterino. Os pacientes que sobrevivem ao período neonatal evoluem com crises de difícil controle, espasticidade, amaurose e deficiência intelectual grave.

A forma atenuada inicia-se após 2 semanas de vida ou até mesmo depois de 3 meses do nascimento e recebe classificação de gravidade a depender do deficit cognitivo associado. Os achados mais comuns são: hipotonia, atraso do desenvolvimento e crises epilépticas.

A investigação por imagem nos primeiros 3 meses de vida revela restrição da difusão nos braços posteriores da cápsula interna, porção anterior do tronco e cerebelo em todos os pacientes. Nas crianças maiores, essa alteração pode ser vista de forma difusa na substância branca supratentorial. Em geral, não são observadas malformações e a espectroscopia acusa um aumento no pico de glicina e na relação glicina/creatina proporcional à gravidade.[60] O padrão persistente de surto-supressão no EEG é comumente visto em casos severos. A concentração sérica e liquórica de glicina estão elevadas de forma isolada.[61] Diferente de outras acidemias, a cetoacidose com neutropenia e trombocitopenia não ocorre de forma rotineira.

O tratamento é focado na redução da glicina sérica por meio do uso de benzoato de sódio e restrição de glicina na dieta. Inibidores parciais de NMDA (ex: dextrometorfano, cetamina e felbamato) costumam ser usados, já que a glicina é um ativador alostérico desses receptores.

Entre os diagnósticos diferenciais está a encefalopatia por glicina com nível sérico normal (OMIM 617301) causada por mutação no gene *SLC6A9*, responsável pelo transportador de glicina 1 (GLYT1). O quadro é caracterizado por hipotonia, arreflexia, apneia com necessidade de suporte ventilatório de início logo após o nascimento. Conforme a criança cresce, quadro de hipertonia de membros e *startle* (sobressalto) em resposta ao estímulo tátil e auditivo se instala. Até o momento, apenas seis casos foram descritos, em famílias do Oriente Médio.[62]

Hiperecplexia hereditária

Trata-se de um grupo heterogêneo de doenças ocasionadas por disfunção da transmissão inibitória da glicina. Recebe esse nome devido à manifestação de *startle* exagerado a estímulos sensitivos (Tabela 48.3).

Tabela 48.3 Causas secundárias de *startle*.

- Encefalopatias epilépticas infantis precoce
- Doença de Tay-Sachs
- Deficiência do cofator de molibdênio
- Síndrome de Coffin-Lowry
- Deficiência de sulfito oxidase
- Deficiência da asparagina sintetase
- Hipoplasia pontocerebelar
- Lesão hipóxico-isquêmica
- Infecção por tétano

A reação de sobressalto com piscamento e espasmos em flexão após estímulos inócuos – principalmente auditivo – inicia-se ao nascimento e, ao contrário da reação fisiológica, leva à rigidez prolongada. A frequência do fenômeno varia de forma individual, pode ser agravada por tensão emocional ou fadiga física e reduz durante a adolescência. Outro sintoma frequente é a rigidez, presente de duas formas: generalizada após o nascimento (síndrome do *bebê rígido*) ou subsequente à resposta de *startle*.[63] Além de quedas e risco de acidentes, o quadro pode levar à cianose neonatal e à ocorrência de hérnias inguinais, umbilicais e epigástricas.[64]

Os genes *GLRA1*, *GLRB* e *SLC6A5* estão relacionados à hiperecplexia e o modo de herança recessivo é o mais comum.[65]

O tratamento de escolha é o clonazepam (0,01 a 0,1 mg/kg/dia).[64]

SÍNDROMES DA DEFICIÊNCIA DE SERINA

A L-serina está envolvida em diversas funções orgânicas, como por exemplo a formação de nucleotídeos, proteínas e fosfolipídios. Exclusivamente nos astrócitos, ela é metabolizada em glicina e D-serina, principais agonistas dos receptores NMDA. Sua biossíntese endógena a partir de 3-fosfoglicerato é a principal fonte deste aminoácido, especialmente no SNC.[66] Esse processo ocorre em três etapas sucessivas e depende das seguintes enzimas: 3-fosfoglicerato-desidrogenase (PGDH), 3-fosfoserina-fosfatase (3-PSP) e fosfoserina aminotransferase (PSAT) (Figura 48.4). A deficiência de quaisquer delas levará a uma depleção de serina sérica e liquórica.

A apresentação mais severa dessas condições é a deficiência letal de serina, também conhecida como síndrome de Neu-Laxova. Tratam-se de pacientes com quadro dismórfico – proptose, microcefalia congênita, anomalias esqueléticas – associado a malformações do SNC com defeitos do fechamento do tubo neural e restrição do crescimento intrauterino. O óbito ocorre ainda intraútero ou no período pós-natal precoce.[67]

O quadro mais frequente apresenta-se por meio do fenótipo infantil, cuja principal etiologia é a deficiência de PGDH. A microcefalia pode estar presente ao nascimento ou ao longo do primeiro ano de vida, bem como crises epilépticas de difícil controle. O desenvolvimento psicomotor é mínimo ou ausente, com instalação de quadriplegia espástica concomitante.[68] Outra característica recorrente é a presença de catarata congênita.[69] O quadro epiléptico e o EEG não são específicos e tendem à melhora ou normalização após reposição de serina.[70] A RM de crânio demonstra profunda redução de substância branca e hipomielinização.[71]

Outros fenótipos também incluem a forma juvenil – epilepsia iniciada na infância sem microcefalia ou comprometimento motor –, descrita apenas em uma família até o momento,[72] e a forma de início na vida adulta – polineuropatia com histórico de deficit intelectual leve e ataxia na infância mimetizando doença de Charcot-Marie-Tooth.[73]

A dosagem sérica e liquórica de serina encontra-se reduzida em todos os pacientes afetados. O exame plasmático necessita ser coletado em jejum a fim de evitar resultado falso-negativo. Não existe acúmulo de substâncias neurotóxicas, logo o quadro clínico decorre apenas da deficiência do aminoácido. A análise genética demonstra mutação nos genes relacionados às enzimas, dos quais a PGDH é mais comum.[74]

A reposição de serina (500-700 mg/kg/dia) provou ser efetiva no controle de crises epilépticas após uma a duas semanas de tratamento. O uso de glicina pode ser indicado, caso o paciente mantenha o quadro. Em pacientes diagnosticados ainda no período pré-natal, a reposição materna parece resultar no desenvolvimento normal da criança. Infelizmente o tratamento tardio, após 1 ano de vida, evidencia pouco ou nenhum benefício no desenvolvimento neuropsicomotor.[68]

CONSIDERAÇÕES FINAIS

Apesar de serem doenças raras de grande variação fenotípica, os distúrbios dos neurotransmissores apresentam algumas características peculiares que podem auxiliar no diagnóstico. Cabe ao neuropediatra estar ciente de sua existência, visto que o tratamento bem prescrito pode modificar completamente o prognóstico (Tabela 48.4).

Idealmente, o exame fundamental a ser realizado neste grupo de patologias é a avaliação dos metabólitos resultantes da biossíntese dos neurotransmissores (Tabela 48.5). Além da dificuldade técnica – o líquor deve ser armazenado em gelo seco ou nitrogênio líquido junto a um quelante específico, logo após a coleta, e mantido a -80 °C até a análise[19] –, poucos são os laboratórios no Brasil capazes de realizá-lo.

A associação entre gene e defeito metabólico específico possibilitou o uso do sequenciamento genéti-

Tabela 48.4 Medicações e respectivas doses no tratamento de distúrbios monoaminérgicos.*

- Levodopa com carbidopa (4:1)- dose inicial de 0,5 mg/kg/dia com aumento gradual até 10 mg/kg/dia (a depender da doença de base e melhora dos sintomas)
- Dicloridrato de sapropterina- dose inicial de 2-5 mg/kg/dia com aumento gradual até 10 mg/kg/dia divididos em três vezes ao dia (indicada para distúrbios com hiperfenilalaninemia, exceto DHPRD)
- Tetra-hidrobiopterina- dose habitual de 1 a 10 mg/kg/dia
- Ácido folínico- 10 a 20 mg/dia (observação: evitar o uso de ácido fólico)
- 5-hidroxitriptofano- dose inicial de 1-2 mg/kg/dia com aumento para até 10 mg/kg/dia divididos em três a seis vezes ao dia
- Pramipexol- dose inicial de 5 μg/kg/dia dividida em três vezes ao dia com aumento semanal de 5 μg/kg até 35 μg/kg/dia ou melhora dos sintomas
- Bromocriptina- dose inicial de 0,1 mg/kg/dia dividida em duas a três vezes ao dia com aumento semanal 0,1 mg/kg até dose máxima de 30 mg/dia ou melhora dos sintomas
- Rotigotina- dose inicial de 2 mg/dia com aumento semanal de 1 até 8 mg/dia (em pacientes maiores que 12 anos e peso superior a 15 kg)
- Selegilina- dose inicial de 0,1 mg/kg/dia dividida em três doses diárias. Aumento gradual de 0,1 mg/kg/dia a cada duas semanas até dose máxima de 10 mg/dia
- Entacapona- dose inicial em adultos de 200 mg com aumento gradual até dose máxima de 2 g/dia
- Triexifenidil- dose inicial de 0,5 mg/dia dividida em duas a quatro vezes ao dia. Aumento gradual de 1-2 mg/dia semanalmente até melhora dos sintomas
- Sertralina- dose inicial de 25 mg/dia uma vez ao dia com aumento semanal até 50 mg/dia em crianças menores que 12 anos. Risco de síndrome serotoninérgica quando usada em conjunto de 5-hidroxitriptofano em altas doses ou inibidores da MAO
- Melatonina- dose inicial de 3 mg/dia quatro horas antes do sono. Dose máxima de 8 mg/dia
- Piridoxina- 100 a 200 mg/dia
- Droxidopa- dose de 100 a 600 mg 3 vezes ao dia em adultos com deficiência de dopamina beta-hidroxilase.

*valores de referência podem variar dependendo da patologia de base.
DHPRD: deficiência e diidropteridina redutase.

Distúrbios do Metabolismo de Neurotransmissores

Tabela 48.5 Padrão metabólico dos distúrbios do metabolismo monoaminérgico.

	Phe (P)	BH₄	BH₂	Neopterina	SP	Primap	HVA	5-HIAA	3-OMD
GTPCH AD	N	↓ (LCR)	N	↓	N	N	↓(LCR)	N/↓	N
GTPCH AR	↑	↓↓(LCR/U)	N	↓↓(LCR/U)	N	N	↓↓(LCR)	↓(LCR)	N
PTPS	↑	↓↓↓(LCR/U)	N	↑↑↑	N	N	↓↓(LCR)	↓↓(LCR)	N
SR	N	N/↓(LCR)	↓(LCR)	N	↑↑	N	↓↓↓(LCR)	↓↓↓(LCR)	N
PCD	↑	↓ (LCR/U)	N	↑	N	↑ (U)	N	N	N
DHPR	↑	N/↓(LCR)	↑(LCR/U)	N	N	N	↓↓(LCR)	↓↓(LCR)	N
TH	N	N	N	N	N	N	↓↓(LCR)	N	N
AACD	N	N	N	N	N	N	↓↓(LCR)	↓↓(LCR)	↑↑↑(P/LCR/U)

Abreviações: GTPCH, GTP ciclohidrolase I; PTPS, 6-piruvoil-tetrahidropterina sintase; SP, sepiapterina; SR, sepiapterina redutase; Phe, fenilalanina; BH₄, tetra-hidrobiopterina; TH, tirosina hidroxilase; DHPR, diidropteridina redutase; PCD, pterina-4-α-carbinolamina desidratase; BH₂, dihidrobiopterina; Primap, primapterina; AADC, descarboxilase de L-aminoácidos aromáticos; 5-HIAA, ácido 5-hidroxi-indolacético; HVA, ácido homovanílico; 3-OMD, 3-orto-metildopa; P, plasma; LCR, líquor; U, urina; N, normal; ↑, elevado; ↓, reduzido. AD, Autossômico dominante; AR, autossômico recessivo.

co de última geração como alternativa viável no auxílio diagnóstico. Infelizmente, a sensibilidade do diagnóstico molecular não é completa. Mutações intrônicas ou ainda não descritas – a exemplo da deficiência de GTPCH – podem escapar ao método.

O teste terapêutico se mantém como ferramenta auxiliar de extrema valia e fácil acesso. Está indicado para todos os pacientes com clínica suspeita, com destaque especial ao uso de levodopa em casos de distonia ou paraparesia sem causa determinada.

REFERÊNCIAS BIBLIOGRÁFICAS

1. Barret KE, Barman SM, Brooks HL, Yuan J. Ganong's review of medical physiology. 23.ed. California: McGraw-Hill; 2010. Chapter 7 Neurotransmitter & Neuromodulators, p. 129-48.
2. Klein MO, Battagello DS, Cardoso AR, Hauser DN, Bittencourt JC, Correa RG . Dopamine: functions, signaling, and association with neurological diseases. Cell Mol Neurobiol. 2019;39:51-9.
3. Kurian MA, Gissen P, Smith M, Heales S, Clayton PT. The monoamine neurotransmitter disorders: an expanding range of neurological syndromes. Lancet Neurol. 2011;10:721-33.
4. Furukawa Y, Kish SJ. Parkinsonism in GTP cyclohydrolase 1-deficient DOPA-responsive dystonia. Brain. 2015;138:e351.
5. Steinberger D, Korinthenberg R, Topka H, Berghäuser M, Wedde R, Müller U. Dopa-responsive dystonia: mutation analysis of GCH1 and analysis of therapeutic doses of L-dopa. German Dystonia Study Group. Neurology. 2000;55:1735-7.
6. Hagenah J, Saunders-Pullman R, Hedrich K, Kabakci K, Habermann K, Wiegers K, et al. High mutation rate in dopa-responsive dystonia: detection with comprehensive GCHI screening. Neurology. 2005;64:908-11.
7. Ichinose H, Ohye T, Matsuda Y, Hori T, Blau N, Burlina A, et al. Characterization of mouse and human GTP cyclohydrolase I genes. Mutations in patients with GTP cyclohydrolase I deficiency. J Biol Chem. 1995;270:10062-71.
8. Wijemanne S, Jankovic J. Dopa-responsive dystonia – clinical and genetic heterogeneity. Nat Rev Neurol. 2015;11:414-24.
9. Friedman J, Roze E, Abdenur JE, Chang R, Gasperini S, Saletti V, et al. Sepiapterin reductase deficiency: a treatable mimic of cerebral palsy. Ann Neurol. 2012;71:520-30.
10. Arrabal L, Teresa L, Sánchez-Alcudia R, Castro M, Medrano C, Gutiérrez-Solana L, et al. Genotype-phenotype correlations in sepiapterin reductase deficiency. A splicing defect accounts for a new phenotypic variant. Neurogenetics. 2011;12:183-91.
11. Friedman J, Hyland K, Blau N, MacCollin M. Dopa-responsive hypersomnia and mixed movement disorder due to sepiapterin reductase deficiency. Neurology. 2006;67:2032-5.
12. Hyland K, Clayton PT. Aromatic amino acid decarboxylase deficiency in twins. J Inherit Metab Dis. 1990;13:301-4.
13. Brun L, Ngu LH, KengWT, Ch'ng GS, Choy YS, Hwu WL, et al. Clinical and biochemical features of aromatic L-amino acid decarboxylase deficiency. Neurology. 2010;75:64-71.
14. Manegold C, Hoffmann GF, Degen I, Ikonomidou H, Knust A, Laass MW, et al. Aromatic L-amino acid decarboxylase deficiency: clinical features, drug therapy and follow-up. J Inherit Metab Dis. 2009;32:371-80.

15. Opladen T, Cortès-Saladelafont E, Mastrangelo M, Horvath G, Pons R, Lopez-Laso E, et al. The International Working Group on Neurotransmitter related Disorders (iNTD): a worldwide research project focused on primary and secondary neurotransmitter disorders. Mol Genet Metab Rep. 2016;9:61-6.
16. Lee NC, Chien YH, Hwu WL. A review of aromatic l-amino acid decarboxylase (AADC) deficiency in Taiwan. Am J Med Genet C Semin Med Genet. 2019;181:226-9.
17. Barth M, Serre V, Hubert L, Chaabouni Y, Bahi-Buisson, Cadoudal M, et al. Kinetic analyses guide the therapeutic decision in a novel form of moderate aromatic Acid decarboxylase deficiency. JIMD Rep. 2021;3:25-32.
18. Chien YH, Chen PW, Lee NC, Hsieh WS, Chiu PC, Hwu WL, et al. 3-O-methyldopa levels in newborns: Result of newborn screening for aromatic l-amino-acid decarboxylase deficiency. Mol Genet Metab. 2016;118(4):259-63.
19. Ng J, Papandreou A, Heales SJ, Kurian MA. Monoamine neurotransmitter disorders–clinical advances and future perspectives. Nat Rev Neurol. 2015;11:567-84.
20. Anselm IA, Darras BT. Catecholamine toxicity in aromatic L-amino acid decarboxylase deficiency. Pediatr Neurol. 2006;35:142-4.
21. Wassenberg T, Molero-Luis M, Jeltsch K, Hoffmann GF, Assmann B, Blau N, et al. Consensus guideline for the diagnosis and treatment of aromatic l-amino acid decarboxylase (AADC) deficiency. Orphanet J Rare Dis. 2017;12(1):12.
22. Furukawa Y, Kish S. Tyrosine hydroxylase deficiency. In: Pagon RA, Adam MP, Ardinger HH et al. GeneReviews®. Seattle: University of Washington; 1993.
23. Doummar D, Clot F, Vidailhet M, Afenjar A, Durr A, Brice A, et al. Infantile hypokinetic-hypotonic syndrome due to two novel mutations of the tyrosine hydroxylase gene. Mov Disord. 2009;24:943-5.
24. Willemsen MA, Verbeek MM, Kamsteeg EJ, Andel JFR, Aeby A, Blau N, et al. Tyrosine hydroxylase deficiency: a treatable disorder of brain catecholamine biosynthesis. Brain. 2010;133:1810-22.
25. Zafeiriou DI, Willemsen MA, Verbeek MM, Vargiami E, Ververi A, Wevers R. Tyrosine hydroxylase deficiency with severe clinical course. Mol Genet Metab. 2009;97:18-20.
26. Schiller A, Wevers RA, Steenbergen GCH, Blau N, Jung HH. Long-term course of L-dopa-responsive dystonia caused by tyrosine hydroxylase deficiency. Neurology. 2004;63:1524-6.
27. Kuchel O, Debinski W, Larochelle P. Isolated failure of autonomic noradrenergic neurotransmission. N Engl J Med. 1986;315:1357-8.
28. Despas F, Pathak A, Berry M, Cagnac R, Massabuau P, Liozon E, et al. DBH deficiency in an elderly patient: efficacy and safety of chronic droxidopa. Clin Auton Res. 2010;20:205-7.
29. Bortolato M, Shih JC. Behavioral outcomes of monoamine oxidase deficiency: preclinical and clinical evidence. Int Rev Neurobiol. 2011;100:13-42.
30. Brunner HG, Nelen M, Breakefield XO, Ropers HH, van Oost, BA. Abnormal behavior associated with a point mutation in the structural gene for monoamine oxidase A. Science. 1993;262:578-80.
31. Piton A, Poquet H, Redin C, Masurel A, Lauer J, Muller J, et al. 20 ans après: a second mutation in MAOA identified by targeted high-throughput sequencing in a family with altered behavior and cognition. Eur J Hum Genet. 2014;22:776-83.
32. Palmer EE, Leffler M, Rogers C, Shaw M, Carroll R, Earl J, et al. New insights into Brunner syndrome and potential for targeted therapy. Clin Genet. 2016;89:120-7.
33. Cheung NW, Earl J. Monoamine oxidase deficiency: a cause of flushing and attention-deficit/ hyperactivity disorder? Arch Intern Med. 2001;161:2503-4 (2001).
34. Godar SC, Bortolato M, Castelli MP, Casti A, Casu A, Chen K, et al. The aggression and behavioral abnormalities associated with monoamine oxidase A deficiency are rescued by acute inhibition of serotonin reuptake. J Psychiatr Res. 2014;56:1-9.
35. Ng J, Zhen J, Meyer E, Erreger K, Li Y, Kakar N, et al. Dopamine transporter deficiency syndrome: phenotypic spectrum from infancy to adulthood. Brain. 2014;137;1107-119.
36. Hansen FH, Skjørringe T, Yasmeen S, Arends NV, Sahai MA, Erreger K, et al. Missense dopamine transporter mutations associate with adult parkinsonism and ADHD. J Clin Invest. 2014;124(7):3107-120.
37. Yildiz Y, Pektas E, Tokatli A, Haliloglu G. Hereditary dopamine transporter deficiency syndrome: challenges in diagnosis and treatment. Neuropediatrics. 2017;48(1):49-52.
38. Rilstone JJ, Alkhater RA, Minassian BA. Brain dopamine-serotonin vesicular transport disease and its treatment. N Engl J Med. 2013;368(6):543-50.
39. Dudesek A, Röschinger W, Muntau AC, Seidel J, Leupold D, Thöny B, et al. Molecular analysis and long-term follow-up of patients with different forms of 6-pyruvoyl-tetrahydropterin synthase deficiency. Eur J Pediatr. 2001;160(5):267-76.
40. Thöny B, Blau N. Mutations in the BH4-metabolizing genes GTP cyclohydrolase I, 6-pyruvoyl-tetrahydropterin synthase, sepiapterin reductase, carbinolamine-4a-dehydratase, and dihydropteridine reductase. Hum Mutat. 2006;27(9):870-8.
41. Leuzzi V, Carducci CA, Carducci CL, Pozzessere S, Burlina A, Cerone R, et al. Phenotypic variability, neurological outcome and genetics background of 6-pyruvoyl-tetrahydropterin synthase deficiency. Clin Genet. 2010;77(3):249-57.
42. Demos MK, Waters PJ, Vallance HD, Lillquist Y, Makhseed N, Hyland K, et al. 6-pyruvoyl-tetrahydropterin synthase deficiency with mild hyperphenylalaninemia. Ann Neurol. 2005;58(1):164-7.
43. Liu KM, Tze-Tze L, Lee NC, et al. Long-term follow-up of Taiwanese Chinese patients treated early for 6-pyruvoyl-tetrahydropterin synthase deficiency. Arch Neurol. 2008;65(3):387-92.
44. Ponzone A, Spada M, Ferraris S, Dianzani I, de Sanctis L. Dihydropteridine reductase deficiency in man: from biology to treatment. Med Res Rev. 2004;24(2):127-50.
45. Blau N, Barnes I, Dhondt JL. International database of tetrahydrobiopterin deficiencies. J Inherit Metab Dis. 1996;19(1):8-14.
46. Longhi R, Valsasina R, Buttè C, Paccanelli S, Riva E, Giovannini M. Cranial computerized tomography in dihydropteridine reductase deficiency. J Inherit Metab Dis. 1985;8(3):109-112.

47. de Sanctis L, Alliaudi C, Spada M, Farrugia R, Cerone R, Biaussi G, et al. Genotype-phenotype correlation in dihydropteridine reductase deficiency. J Inherit Metab Dis. 2000;23:333-7.
48. Thöny B, Neuheiser F, Kierat L, Rolland MO, Guibaud P, Schlüter T, et al. Mutations in the pterin-4alpha-carbinolamine dehydratase (PCBD) gene cause a benign form of hyperphenylalaninemia. Hum Genet. 1998;103(2):162-7.
49. Nardocci N, Zorzi G, Blau N, Fernandez Alvarez E, Sesta M, Angelini L, et al. Neonatal dopa-responsive extrapyramidal syndrome in twins with recessive GTPCH deficiency. Neurology. 2003;60(2):335-7.
50. Opladen T, Hoffmann G, Hörster F, Hinz A, Neidhardt K, Klein C, et al. Clinical and biochemical characterization of patients with early infantile onset of autosomal recessive GTP cyclohydrolase I deficiency without hyperphenylalaninemia. Mov Disord. 2011;26(1):157-61.
51. Koenig MK, Hodgeman R, Riviello JJ, Chung W, Bain J, Chiriboga CA, et al. Phenotype of GABA-transaminase deficiency. Neurology. 2017;88(20):1919-24.
52. Ichikawa K, Tsuji M, Tsuyusaki Y, Tomiyasu M, Aida N, Goto T. Serial magnetic resonance imaging and 1h-magnetic resonance spectroscopy in GABA transaminase deficiency: a case report. JIMD Rep. 2019;43:7-12.
53. Parviz M, Vogel K, Gibson KM, Pearl PL. Disorders of GABA metabolism: SSADH and GABA-transaminase deficiencies. J Pediatr Epilepsy. 2014;3(4):217-27.
54. Didiášová M, Banning A, Brennenstuhl H, Jung-Klavitter S, Cinquemani C, Opladen T, et al. Succinic semialdehyde dehydrogenase deficiency: an update. Cells. 2020;9(2):477.
55. Pearl PL, Gibson KM, Acosta MT, Vezina LG, Theodore WH, Rogawski MA, et al. Clinical spectrum of succinic semialdehyde dehydrogenase deficiency. Neurology. 2003;60(9):1413-7.
56. Tsuji M, Aida N, Obata T, Tomiyasu M, Furuya N, Kurosawa K, et al. A new case of GABA transaminase deficiency facilitated by proton MR spectroscopy. J Inherit Metab Dis. 2010;33(1):85-90.
57. Chambliss KL, Hinson DD, Trettel F, Malaspina P, Novelletto A, Jakobs C, et al. Two exon-skipping mutations as the molecular basis of succinic semialdehyde dehydrogenase deficiency (4-hydroxybutyric aciduria). Am J Hum Genet. 1998;63(2):399-408.
58. Gropman, A. Vigabatrin and newer interventions in succinic semialdehyde dehydrogenase deficiency. Ann Neurol. 2003;54(6):66-72.
59. Shinka T, Ohfu M, Hirose S, Kuhara, T. Effect of valproic acid on the urinary metabolic profile of a patient with succinic semialdehyde dehydrogenase deficiency. J Chromatogr B Analyt Technol Biomed Life Sci. 2003;792(1):99-106.
60. Stence NV, Fenton LZ, Levek C, Tong S, Coughlin CR, Hennermann JB, et al. Brain imaging in classic nonketotic hyperglycinemia: Quantitative analysis and relation to phenotype. J Inherit Metab Dis. 2019;42(3):438-50.
61. Swanson MA, Coughlin Jr. CR, Scharer GH, Szerlong HJ, Bjoraker KJ, Spector EB, et al. Biochemical and molecular predictors for prognosis in nonketotic hyperglycinemia. Ann Neurol. 2015;78(4):606-18.
62. Alfallaj R, Alfadhel M. Glycine transporter 1 encephalopathy from biochemical pathway to clinical disease: review. Child Neurol Open. 2019;6:2329048X19831486.
63. Bakker MJ, van Dijk JG, van den Maagdenberg AMJM, Tijssen MAJ. Startle syndromes. Lancet Neurol. 2006;5(6):513-24.
64. Mine J, Taketani T, Yoshida K, Yokochi F, Kobayashi J, Maruyama K, et al. Clinical and genetic investigation of 17 Japanese patients with hyperekplexia. Dev Med Child Neurol. 2015;57(4):372-7.
65. Thomas, R. H. et al. Genotype-phenotype correlations in hyperekplexia: apnoeas, learning difficulties and speech delay. Brain. 2013;136(Pt10):3085-95.
66. Grant GA. D-3-phosphoglycerate dehydrogenase. Front Mol Biosci. 2018;5:110.
67. Darouich S, Boujelbene N, Kehila M, Chanoufi MB, Reziga H, Gaigi S, et al. [Neu-laxova syndrome: three case reports and a review of the literature]. Ann Pathol. 2016;36(4):235-44.
68. de Koning TJ. Amino acid synthesis deficiencies. J Inherit Metab Dis. 2017;40:609-20.
69. Tabatabaie L, Koning TJ, Geboers AJJM, van den Berg IET, Berger R, Klomp LWJ. Novel mutations in 3-phosphoglycerate dehydrogenase (PHGDH) are distributed throughout the protein and result in altered enzyme kinetics. Hum Mutat. 2009;30(5):749-56.
70. Brassier A, Valayannopoulos V, Nahi-Buisson N, Wiame E, Hubert L, Boddaert N, et al. Two new cases of serine deficiency disorders treated with l-serine. Eur J Paediatr Neurol. 2016;20(1):53-60.
71. de Koning TJ, Jaeken J, Pineda M, Van Maldergem M, Poll-The BT, van der Knapp MS. Hypomyelination and reversible white matter attenuation in 3-phosphoglycerate dehydrogenase deficiency. Neuropediatrics. 2000;31(6):287-92.
72. Tabatabaie L, Klomp LWJ, Rubio-Gozallo ME, Spaapen LJM, Haagen AAM, Dorland L, et al. Expanding the clinical spectrum of 3-phosphoglycerate dehydrogenase deficiency. J Inherit Metab Dis. 2011;34:181-4.
73. Méneret A, Wiame E, Marelli C, Lenglet T, Van Schaftingen E, Sedel F. A serine synthesis defect presenting with a Charcot-Marie-Tooth-like polyneuropathy. Arch Neurol. 2012;69(7):908-11.
74. de Koning TJ. Amino acid synthesis deficiencies. Handb Clin Neurol. 2013;113:1775-83.

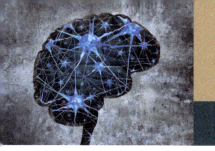

Marcela Rodríguez de Freitas

capítulo 49 | Distúrbios do Ciclo da Ureia

Os distúrbios do ciclo da ureia são doenças raras, geneticamente determinadas, causadas por deficiência parcial ou completa de uma das proteínas envolvidas no ciclo da ureia.[1,2]

O ciclo da ureia, descrito em 1932 por Krebs e Henseleit, é um sistema complexo, ativo nos hepatócitos periportais, constituído por seis enzimas e dois transportadores, responsável pela conversão da molécula de amônia em ureia.[3] Corresponde ao principal mecanismo de *clearance* do nitrogênio e de outros produtos nitrogenados resultantes do metabolismo proteico, além de uma via de produção endógena dos aminoácidos citrulina, arginina e ornitina. A amônia serve, juntamente com o bicarbonato, como uma forma de tamponamento extracelular, contribuindo para o equilíbrio ácido básico.[1-5]

O ciclo da ureia inclui oito proteínas principais, demonstradas na Figura 49.1.[4]

a) Cinco enzimas catalíticas:
- CPS1 (carbamoil-fosfato sintetase tipo 1)
- OTC (ornitina transcarbamilase)
- ASS1 (ácido arginosuccínico sintetase)
- ASL (ácido arginosuccínico liase)
- ARG1 (arginase)

b) Uma enzima produtora de cofator:
- NAGS (N-acetilglutamato sintase)

c) Dois transportadores de aminoácidos:
- ORNT1 (ornitina translocase ou carreador ornitina/citrulina)
- Citrina (carreador de aspartato/glutamato).

Há também uma divisão entre enzimas proximais, intramitocondriais, expressas apenas no fígado e intestino (NAGS, CPS1, OTC); enzimas distais, extramitocondriais ou citosólicas, com expressão difusa (ASS1, ASL, ARG); e transportadores (citrina, ORNT1).[4,5] Alguns autores incluem ainda o carreador de aminoácidos dibásico citoplasmático (levando a intolerância a proteína lisinúrica), ornitina aminotransferase (OAT), anidrase carbônica Va (CAVA) e a pirrolina 5-carboxilato sintetase como integrantes do ciclo.[6]

FISIOPATOLOGIA

A amônia é produzida por metabolismo do nitrogênio, catabolismo dos aminoácidos e pelas bactérias intestinais. A produção intestinal é realizada pela ação de diversas enzimas, principalmente as ureases bacterianas, e atinge a circulação porta. A amônia produzida nos demais tecidos, pelo metabolismo do nitrogênio e pelo catabolismo de aminoácidos, é convertida pela glutamina sintetase em glutamina e assim transportada para o fígado. Neste órgão a glutamina sofre o processo de transaminação, pela ação da enzima glutaminase, gerando glutamato e amônia, a qual entra no ciclo da ureia.[1,7]

A amônia se encontra no plasma como íon NH_4^+, e nesta forma iônica atravessa livremente a barreira hematoencefálica, independente da concentração sérica. No cérebro, a amônia é um importante substrato enzimático para diversas reações cerebrais e é mantida em baixas concentrações (40 a 50 μmol/L) pela ação da glutamina sintetase, presente nos astrócitos, a enzima que sintetiza glutamina a partir de amônia e glutamato (Figura 49.2).[1,4,7]

Os defeitos enzimáticos do ciclo da ureia causam acúmulo de amônia e hiperamonemia. A glutamina sintetase funciona apenas temporariamente como tamponamento. Concentrações cerebrais de amônia superiores a 100 μmol/L estão associadas a efeitos deletérios, principalmente nos cérebros em desenvolvimento[4].

A intoxicação cerebral pela amônia causa edema cerebral, morte neuronal e glial, além de alteração do crescimento sináptico. Algumas teorias explicam a fi-

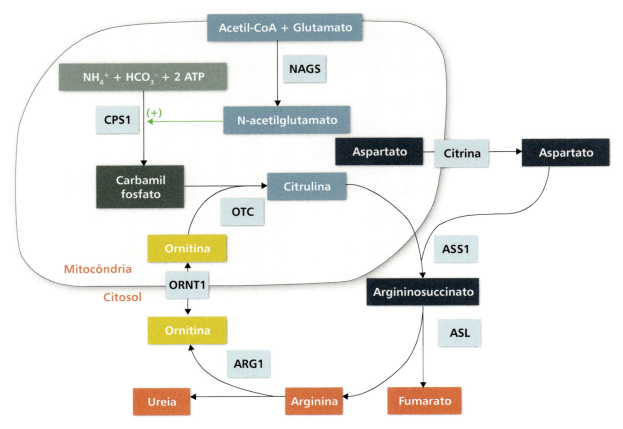

Figura 49.1 Ciclo da ureia e proteínas envolvidas: CPS 1 (carbamoil-fosfato sintetase tipo 1), OTC (ornitina transcarbamilase), ASS1 (ácido arginosuccínico sintetase), ASL (ácido arginosuccínico liase), ARG1 (arginase), NAGS (N-acetilglutamato sintetase), ORNT1 (ornitina translocase ou carreador ornitina/citrulina) e citrina (ou carreador de aspartato/glutamato)[4].

siopatologia da hiperamonemia no insulto cerebral. A hiperamonemia aguda, com consequente elevação de amônia e glutamina cerebrais, gera alterações na homeostase do potássio e no transporte de água pela aquaporina, causando inchaço dos astrócitos e edema citotóxico. Esse inchaço astrocitário leva à liberação de glutamato e à inativação da enzima glutamato-aspartato (GAST), que é um transportador de recaptação de glutamato para o interior das células, culminando assim com o acúmulo de glutamato. Como resultado, há ativação dos receptores de glutamato NMDA (efeito excitatório) e alterações no metabolismo do óxido nítrico e da bomba Na^+-K^+-ATPase. Esse processo precipita uma escassez de trifosfato de adenosina (ATP), disfunção mitocondrial e estresse oxidativo, que promovem a apoptose neuronal e glial.[4,7]

A hiperamonemia crônica pode induzir alterações adaptativas na transmissão mediada pelo receptor NMDA e na indução de astrocitose. Esses mecanismos podem explicar o prejuízo cognitivo-comportamental e a epilepsia observados em pacientes mais velhos, mesmo na ausência de hiperamonemia.[1,4,7]

CLÍNICA

Os distúrbios do ciclo da ureia se manifestam com curso clínico agudo, crônico ou intermitente, em cerca de metade dos casos logo após o nascimento (formas neonatais) ou com apresentação mais tardia, em qualquer momento após o período neonatal. A idade de início e a gravidade da doença dependem da atividade residual da proteína, da sua posição no ciclo, da mutação causal, além de fatores fisiológicos e ambientais. Em geral, as formas neonatais são muito graves e caracterizadas pela ausência da proteína, enquanto as formas tardias têm curso mais brando por efeito residual das proteínas envolvidas.[1,8]

A circulação feto-placentária é capaz de depurar a amônia, prevenindo qualquer sequela intrauterina. Após o nascimento, nos casos de deficiência enzimática completa, a ausência do sistema de depuração, o estresse do parto e pós-parto, acentuados pela imaturidade hepática, rapidamente levam ao acúmulo de amônia e início dos sintomas.[7]

Na forma neonatal, os recém-nascidos nascem bem e adoecem em média no segundo ou terceiro dia de vida

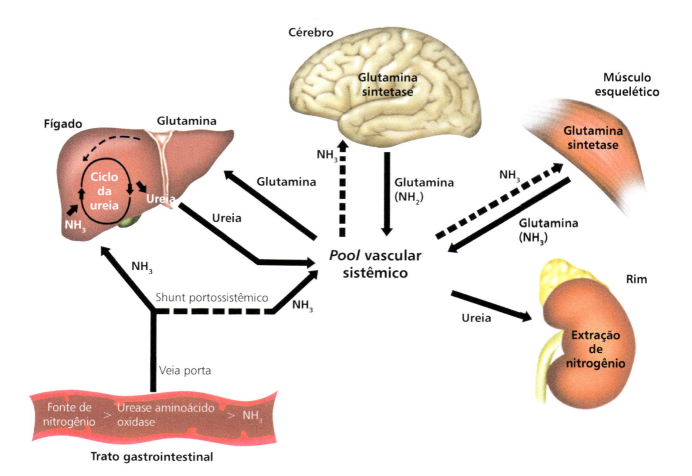

Figura 49.2 Metabolismo da amônia.

com hiperamonemia grave. Evoluem com sucção pobre, baixa ingesta, hipotonia, hipotermia, hiperventilação com alcalose respiratória, sonolência progressiva até letargia e coma. Muitos neonatos apresentam crises epilépticas, que podem ser subclínicas e não convulsivas, e decorrem do insulto cerebral durante a ascensão dos níveis de glutamina, antes mesmo da elevação da amônia.[1,7,8]

O tratamento deve ser iniciado o mais precocemente possível, uma vez que o prognóstico do coma depende fundamentalmente do tempo de elevação dos níveis de amônia e menos do nível máximo de amônia atingido ou da ocorrência de crises epilépticas. Sem terapia adequada, o óbito ocorre como resultado do edema cerebral irreversível. Mesmo após o controle do quadro, estes bebês estão sob risco constante, apesar do tratamento eficaz, para novas crises de hiperamonemia. Ademais, as crianças mais afetadas evoluem com sequelas neurológicas permanentes e prognóstico neurológico ruim.[8,9]

A forma pós-natal, decorrente de deficiência leve ou parcial da enzima, se apresenta usualmente com curso clínico mais brando, podendo, no entanto, ser deflagrada a qualquer momento da vida – infância, adolescência ou vida adulta – por fatores estressores. De modo habitual, nesses casos a hiperamonemia é menos grave e os sintomas são mais sutis, embora alguns casos sejam igualmente graves e com mortalidade alta. Quanto mais leve a deficiência, mais tardio o início dos sintomas e mais intenso deve ser o fator estressor para deflagrar a crise de hiperamonemia.[2,7,10]

Os principais fatores desencadeantes estão listados na Tabela 49.1.[6] Os pacientes costumam apresentar aversão a proteína e, quando obrigados a realizar dietas hiperproteicas, tornam-se sintomáticos.[6,10]

O reconhecimento das formas pós-neonatais se torna mais desafiador pelo início tardio, pela manifestação atípica e porque muitas vezes os pacientes são assintomáticos ou oligossintomáticos até a descompensação aguda. Além disso, os distúrbios parciais podem se manifestar com curso clínico crônico inespecífico, dificultando ainda mais o diagnóstico.[10,11]

Apesar de algumas particularidades de acordo com os defeitos enzimáticos específicos, sintomas ge-

Tabela 49.1 Fatores desencadeantes de hiperamonemia nos portadores de defeitos do ciclo da ureia.[1,6]

Nascimento: passagem do meio intrauterino para o extrauterino
Infecções (principalmente enteroviroses por rotavírus e norovírus)
Doenças febris
Dieta rica em proteína (troca do leite materno por leite de fórmula ou leite de vaca na primeira infância, suplementação proteica, dietas hiperproteicas, dieta parenteral)
Redução energética ou baixa ingesta proteica (autocatabolismo por jejum, perda ponderal)
Períodos de aceleração do crescimento (lactente tardio, escolar e adolescentes)
Exercício físico intenso ou prolongado
Trauma (acidentes, fraturas)
Cirurgia (sob anestesia geral) e pós-operatório
Vômitos
Sangramento
Crises epilépticas
Gravidez e puerpério (por catabolismo e involução uterina)
Drogas (quimioterapia com L-asparaginase/pegaspargase, corticoesteroides, valproato e haloperidol. Menos comumente: topiramato, carbamazepina, fenobarbital, fenitoína, primidona, hidroclorotiazida, furosemida e salicilatos)

rais que podem sugerir distúrbios do ciclo da ureia incluem: perda de apetite, vômitos cíclicos, gastroenterite recorrente, cólica atípica, refluxo gastroesofágico refratário, baixo ganho pôndero-estatural, intolerância proteica, hepatite não infecciosa, insuficiência hepática, hepatomegalia e/ou fibrose hepática, falência orgânica múltipla ou distúrbio circulatório periférico.[1,5,10]

O quadro neurológico agudo pode ser caracterizado por encefalopatia aguda de gravidade variável e que mimetiza encefalite ou intoxicação; síndrome de Reye; crises epilépticas; acidente vascular cerebral; distúrbios de sono e perda visual transitória.[10-12]

Em adição, os distúrbios do ciclo da ureia podem se manifestar com sintomas neurológicos crônicos e inespecíficos como atraso do desenvolvimento, dificuldade de aprendizagem, deficiência intelectual, disfunção executiva, deficit de atenção e hiperatividade, autismo, cefaleia, epilepsia, tontura, distúrbios de movimento, ataxia, disartria, tremor, diplegia e/ou quadriplegia espásticas.[10,12,13]

Com frequência alguns adultos apresentam apenas sintomas psiquiátricos, como hiperatividade, comportamento autoagressivo, alucinações, delírio, psicose, alterações de personalidade, distúrbio do humor bipolar e depressão.[12-14] Sintomas psiquiátricos inespecíficos correspondem à manifestação clínica mais comum e muitas vezes são os únicos sinais em pacientes adultos com distúrbios de ciclo da ureia.[6,11,14]

■ CAUSAS

Os defeitos do ciclo da ureia são erros inatos do metabolismo, de ocorrência pan-étnica, com incidência geral de 1:35.000 e por isso enquadrados dentre as doenças raras.[1,6,15] Os principais defeitos estão listados na Tabela 49.2, com os genes e as proteínas envolvidas, bem como a incidência estimada por distúrbio.

Tabela 49.2 Principais causas de distúrbios do ciclo da ureia com gene, proteína e incidência estimada.[1,15]

Doença	Gene	Proteína	Incidência estimada
Deficiência de CPS 1	CPS1	Carbamoi-lfosfato sintetase I	1:1.300.000
Deficiência de OTC	OTC	Ornitina transcarbamilase	1: 56.000
Deficiência de ASS1 (Citrulinemia tipo I)	ASS1	Argininosuccinato sintase	1: 250.000
Deficiência de ASL (Acidúria argininosuccínica)	ASL	Argininosuccinato liase	1: 218.750
Deficiência de Arginase	ARG1	Arginase-1	1: 950.000
Deficiência de NAGS	NAGS	N-acetilglutamato sintase	< 1: 2.000.000
Deficiência de ORNT1	SLC25A15	Transportador de ornitina	< 1: 2.000.000
Deficiência de citrina	SLC25A15	Citrina	1: 100.000- 1: 230.000

Distúrbios do Ciclo da Ureia

GENÉTICA

A deficiência de OTC tem herança ligada ao cromossomo X. Neste caso, a mãe do menino/homem afetado provavelmente é portadora da doença, embora o menino/homem possa apresentar uma mutação *de novo*. As demais deficiências têm herança autossômica recessiva, quando os pais são portadores heterozigotos assintomáticos, com risco de 25% de transmissão da mutação a cada gestação.[1,2]

A ampla variabilidade fenotípica pode ser explicada por variabilidade genética (a mesma deficiência sendo causada por diferentes mutações) e fatores ambientais (a mesma deficiência, causada pela mesma mutação, resulta em clínica diferente entre membros de uma família).[1,2]

DIAGNÓSTICO

Clínica

A história familiar de óbitos neonatais inexplicados, doença neurológica e aversão alimentar a proteína devem levar a suspeita de distúrbios do ciclo da ureia. Deve ser realizado heredograma de até três gerações. Herança compatível com doença ligada ao X (apenas sexo masculino afetado) sugere deficiência de OTC. Consanguinidade aponta para herança autossômica recessiva, responsável pelos demais distúrbios. Na história deve-se perguntar pela ingestão de medicamentos que possam ser considerados deflagradores de crises de hiperamonemia.[2,6,16]

O exame físico pode auxiliar na suspeita diagnóstica dos distúrbios do ciclo da ureia. Oscilação rápida do estado mental, que traduz a resposta cerebral a hiperamonemia; hepatomegalia; baixo peso e baixa estatura; microcefalia; sinais de insuficiência proteica, como alterações de fâneros e exantema podem estar presentes. Não há nenhum dado específico no exame físico que permita distinguir entre os oito distúrbios do ciclo da ureia, no entanto, o achado de *tricorrexis nodosa* pode sugerir deficiência de ASL, enquanto espasticidade progressiva de membros inferiores (paraparesia espástica progressiva) sugere deficiência de arginase.[1,2,16]

Laboratorial

A investigação bioquímica ocorre em etapas sucessivas, conforme exposto no Fluxograma 49.1.

Primeira etapa

Dosagem de amônia.

A hiperamonemia costuma ser a primeira anormalidade laboratorial na maioria dos defeitos do ciclo da ureia, embora possa estar ausente em defeitos específicos ou em deficiências parciais, fora da descompensação.[2,6,16] Em neonatos sintomáticos, a dosagem de amônia habitualmente atinge valores acima de 500 µmol/L e valores normais virtualmente afastam qualquer distúrbio do ciclo da ureia.[6]

Deve-se considerar que a dosagem de amônia pode sofrer interferência de diversos fatores durante a coleta, manuseio do material, armazenamento e análise, prejudicando a precisão dos resultados.[6]

Segundo a Associação de Bioquímica Clínica do Reino Unido, os valores normais de amônia são.[17]:

> Neonatos prematuros: < 150 µmol/L (255 µg/dL)
> Neonatos a termo: < 100 µmol/L (170 µg/dL)
> Lactentes e crianças: < 40 µmol/L (68 µg/dL)
> Adolescentes e adultos: 11-32µmol/L (19-54 µg/dL)

Segunda etapa

Se a amônia estiver acima dos valores da normalidade (nas formas neonatais considera-se amônia > 150 µmol/L) à bioquímica com dosagem de ânion gap e glicose

Quando os níveis de amônia se encontram acima de 150 µmol/L, com ânion gap e glicose normais, o diagnóstico de defeito do ciclo da ureia é altamente sugestivo. Quando há ânion gap baixo e/ou hipoglicemia, é importante afastar outros erros inatos do metabolismo.[4,6,16]

Terceira etapa

- Se ânion gap/glicose reduzidos à dosagem de ácidos orgânicos na urina, cromatografia de aminoácidos no plasma e perfil de acilcarnitinas.
- Se ânion gap/glicose normais, realizar:
  - à dosagem de cromatografia quantitativa de aminoácidos plasmáticos (a dosagem em neonatos pode ter uma interpretação prejudicada pela função hepática ainda imatura), com foco em:
- **Citrulina:** é o produto das enzimas proximais (CPS1, NAGS e OTC) e substrato das enzimas distais (ASS1, ASL e ARG1). Encontra-se:
  - Ausente ou muito reduzida na deficiência das enzimas proximais;
  - Normal na deficiência de ARG1;
  - Muito elevada na deficiência de ASS1 e moderadamente elevada (2-5 vezes o normal) nas deficiências de citrina e de ASL.
- **Arginina:** especificamente muito elevada na deficiência de ARG1 e reduzida em todas as outras deficiências totais, podendo ser normal nas deficiências parciais.

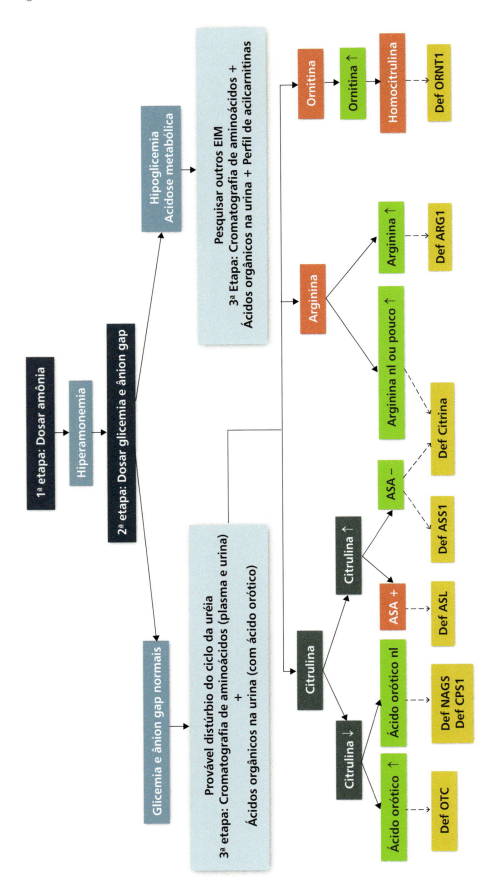

Fluxograma 49.1 Investigação bioquímica dos distúrbios do ciclo da uréia.

- **Ornitina:** elevada na deficiência de ORNT1 (juntamente com homocitrulinúria).
- Glutamina, alanina e asparagina são estoques de nitrogênio em excesso e encontram-se elevadas. Nos distúrbios proximais a glutamina costuma estar muito elevada (acima 800 μmol/L).
- **Glicina:** elevada em todas as formas.
    - **Dosagem de ácidos orgânicos na urina:** com foco no ácido orótico, um intermediário da biossíntese das pirimidinas. O excesso de carbamoil-fosfato é convertido em diidroorotato e posteriormente em orotato (ou ácido orótico).
- **Ácido orótico urinário:** elevado (> 20 μmol/mmol creatinina) nas deficiências de OTC, ARG1, ASS1 e ASL.
    - **Dosagem de cromatografia quantitativa de aminoácidos na urina:** com pouca utilidade em outras condições clínicas, pode ser útil para avaliar dosagem de homocitrulina e de ácido arginossuccínico ou arginosuccinato (ASA).
- **ASA:** especificamente elevado na deficiência de ASL.
- **Homocitrulina:** especificamente elevada na deficiência de ORNT1.

Quarta etapa ou etapa confirmatória

A testagem genético-molecular inclui exames confirmatórios para os oito defeitos enzimáticos. Podem ser realizados na forma de sequenciamento de gene específico, painel de múltiplos genes envolvidos ou mesmo sequenciamento de exoma ou genoma.[2,6,16]

Se os exames genético-moleculares forem inconclusivos é possível a análise da atividade enzimática em hepatócitos (todos), fibroblastos (ASL, ASS1 e ORNT1), eritrócitos (ASL e ARG1) ou enterócitos (CPS1, OTC). Vale ressaltar que a análise enzimática tem indicação apenas nas situações de investigação molecular negativa ou indisponível, uma vez que são procedimentos invasivos, com muitos desafios técnicos e que a atividade enzimática pode ser naturalmente reduzida em uma pequena amostra de tecido.[2,6,16]

Exames de triagem neonatal

No nosso país, o Programa Nacional de Triagem Neonatal do Ministério da Saúde tem em seu escopo seis doenças: fenilcetonúria, hipotireoidismo congênito, doença falciforme e outras hemoglobinopatias, fibrose cística, hiperplasia adrenal congênita e deficiência de biotinidase. Assim, apenas a triagem neonatal bioquímica realizada em laboratórios particulares oferece, de forma não rotineira, a análise de aminoácidos por espectrometria de massa em tandem. No entanto, a tentativa de detectar marcadores bioquímicos em papel de filtro apresenta baixa especificidade e sensibilidade para os distúrbios do ciclo da ureia.[18]

Alterações nas dosagens de citrulina (citrulinemia tipo 1 e 2), arginina (argininemia) e ASA podem ser vistas nas deficiências de ASS/deficiência de citrina, ARG1 e ASL, respectivamente. Para se evitar falso-positivos e falso-negativos, os valores absolutos devem ser interpretados em associação com alterações nos valores de outros aminoácidos (como glutamato, glutamina), bem como as relações entre alguns aminoácidos (como arginina/ornitina).[1,18] Para os distúrbios do ciclo da ureia proximais, vem sendo estudados programas com algoritmos analíticos, mas ainda sem nenhuma recomendação prática.[18]

OUTROS EXAMES COMPLEMENTARES

Alguns achados laboratoriais são comuns durante a crise de hiperamonemia. Alcalose respiratória é habitual, secundária ao estímulo do centro respiratório pelo edema cerebral, porém em pacientes em estágio terminal, após muitos dias de coma, acidose metabólica pode ser encontrada. As enzimas hepáticas estão moderadamente elevadas e as provas de coagulação prolongadas.[1,2,16] Falência hepática aguda é mais comum nas formas pós-neonatais.[10]

Cronicamente, os valores de transaminases e bilirrubinas costumam estar elevados, especialmente nas crianças maiores, pelo insulto hepatocelular crônico. Os valores de ureia, proteínas totais e frações e fatores de coagulação podem estar reduzidos pela baixa ingesta proteica.[2,10]

O eletroencefalograma durante a crise de hiperamonemia revela padrão de baixa voltagem, ondas lentas inespecíficas, surto-supressão ou crises eletrográficas.[19]

A neuroimagem é uma ferramenta preciosa para, de forma não invasiva, acessar o momento, a extensão, a fisiopatologia e a reversibilidade da lesão neurológica relacionada a hiperamonemia. Diversas modalidades podem ser combinadas para complementar as informações.[20]

Durante a fase aguda da hiperamonemia, nas formas neonatais ou tardias, há edema cerebral difuso com preservação da fossa posterior; lesões múltiplas e assimétricas em córtex e substância branca subjacente, tipo infarto com hipersinal e restrição à difusão; hipersinal em T2 em caudado, putâmen e globo pálido; e/ou hipersinal em T1 em regiões insulares e perirolândicas.[21] Cronicamente as formas neonatais cursam com lesões similares à encefalopatia hipóxico-isquêmica, com gânglios da base e substância branca preferencialmente afetados. Há uma tendência para a localização das alterações de acordo com a gravidade da doença: o acometimento se dá inicialmente na região peri-insular e segue pelos lobos parietais, temporais e finalmente occipitais.[21,22] Nas formas tardias, a neuroimagem pode ser normal, as alterações podem ser intermitentes e reversíveis com a resolução da hiperamonemia ou, ainda, podem cursar com leucoencefalopatia com acometimento do giro do cíngulo, dos lobos frontais e parietais e das regiões insulares.[23]

Outras técnicas complementares parecem ser mais sensíveis e mostram alterações mais sutis. A imagem por tensor de difusão (DTI) evidencia lesões em feixes que conectam importantes regiões de atenção e memória.[21,22] A ressonância magnética por espectroscopia revela elevação de glutamina e do complexo glutamina-glutamato com redução do mioinositol e da colina.[20]

Os achados anatomopatológicos nos óbitos após hiperamonemia prolongada incluem: atrofia cerebral, ventriculomegalia, diminuição da densidade neuronal cortical além de alterações espongiformes na transição da substância branca com substância cinzenta, nos gânglios da base e tálamos.[1]

DIAGNÓSTICO DIFERENCIAL

A Tabela 49.3 lista os principais diagnósticos diferenciais de hiperamonemia que devem ser considerados diante da hipótese diagnóstica de um distúrbio do ciclo da ureia. Na apresentação precoce, sepse neonatal é o principal diagnóstico a ser afastado, além de infecções congênitas e outros erros inatos do metabolismo.[6,7]

TRATAMENTO

O tratamento dos distúrbios do ciclo da ureia é complexo e melhor conduzido por especialistas em erros inatos do metabolismo e em centros especializados, o que nem sempre está disponível e acessível. Assim, é importante que o pediatra geral e o neuropediatra, além de reconhecer e estabilizar o paciente, sejam capazes de conhecer noções básicas sobre a terapêutica. Atrasos no tratamento apropriado podem levar a lesões permanentes aos indivíduos afetados.[6,24,25]

Esta sessão será dividida em manejo agudo e crônico.

Manejo agudo – Regras principais
Normalização rápida da amônia

Técnicas de *clearance* extracorpóreo da amônia devem ser consideradas independente dos níveis de amônia caso o paciente se encontre gravemente encefalopático, se o aumento da amônia ocorrer muito rápido, se a doença for de início muito precoce (primeiras 24-48h de vida) ou se os demais tratamentos médicos forem refratários (sem redução significativa da amônia em

Tabela 49.3 Diagnóstico diferencial de hiperamonemia.[6,7]

- Hepatopatias
  - *By-pass* vascular hepático
  - Atresia biliar
  - Falência hepática aguda
- Medicações
  - Ácido valproico
  - Ciclofosfamida
- Necrose tecidual massiva
  - Tratamento de leucemia
- Infecções
  - Sepse neonatal
  - Infecções congênitas
  - Infecção por herpes simples
  - Infecção urinária com retenção urinária
  - Supercrescimento da flora intestinal

Hiperamonemia transitória do recém-nascido

- Outros erros inatos do metabolismo
  - Acidemias orgânicas (isovalérica, propiônica e metilmalônica pura)
  - Deficiência da proteína lisinúrica
  - Deficiência de anidrase carbônica
  - Distúrbios de beta-oxidação
  - Galactosemia clássica
  - Tirosinemia tipo 1
  - Doença mitocondrial
  - Deficiência de OAT
  - Síndrome de hiperinsulinismo e hiperamonemia.

Abreviação: OAT, ornitina aminotransferase.

3-6 horas). Valores de amônia superiores a 500 µmol/L indicam aplicação dessas técnicas imediatamente.[6,24,25]

Os níveis de amônia devem ser reduzidos a 200 µmol/L ou menos pelos seus efeitos tóxicos cerebrais. A forma mais eficaz de normalizar os níveis de amônia é por diálise. Quanto maior a velocidade do fluxo, melhor o *clearance*. O método a ser utilizado depende da condição clínica do paciente, do equipamento disponível e da experiência da equipe.[6,24,25] Vale lembrar que muitos pacientes adultos mal controlados toleram níveis muito altos de amônia (200 a 500 µmol/L) com pouca sintomatologia, casos em que a diálise pode não ser obrigatória.[11]

Como o tempo de preparo das terapias de substituição renal pode levar algumas horas, é importante que outros tratamentos, como as terapias farmacológicas descritas a seguir, já sejam implementadas de forma concomitante, com o objetivo de reduzir o tempo de hiperamonemia e risco de lesão neurológica.[6,24,25]

Dentre as técnicas de terapia de substituição renal, a hemodiafiltração contínua ou a hemodiálise venovenosa contínua são as mais indicadas em recém-nascidos pela sua maior segurança e melhor tolerabilidade, e caso a hemodiálise seja a técnica escolhida, esta não deve ultrapassar quatro horas.[26,27] Em adultos as técnicas recomendadas são a hemodiálise e hemofiltração venovenosa contínua.[11] A diálise peritoneal é ineficaz e por isso não recomendada.[6]

Habitualmente quando a amônia atinge níveis inferiores a 150 μmol/L, é possível interromper a diálise intermitente. Entretanto, alguns autores sugerem que a terapia inicial adotada seja mantida ou substituída por hemofiltração até a completa estabilização do quadro e reversão do estado catabólico, no intuito de prevenir o rebote.[16,26,27]

Intervenções farmacológicas que permitem vias alternativas para excreção do excesso de nitrogênio

a. **Terapia de eliminação de nitrogênio:**
- **Fenilacetato/fenilbutirato de sódio e benzoato de sódio**, em combinação, são disponíveis na apresentação endovenosa e na apresentação oral. O fenilacetato e o fenilbutirato se ligam à glutamina formando fenilacetilglutamina enquanto o benzoato se liga à glicina formando o hipurato. Esses compostos formados são excretados pelos rins ou pela diálise. A solução venosa deve ser diluída com soro glicosado a 10%, na diluição de 1:10. O ataque deve ser feito em tempo superior a 90 a 120 minutos, enquanto a manutenção deve ser calculada para 24 horas. As doses recomendadas estão dispostas na Tabela 49.4. A dose do fenilbutirato (prodroga do fenilacetato) é 400 a 600 mg/kg/dia até 20 kg e 9,9 a 13 mg/m²/dia acima de 20 kg, divididos em 3-6 vezes/dia, conforme o número de refeições.[16,24,25] É possível a adoção de um tratamento gradual, com utilização apenas do benzoato de sódio em formas mais leves e complementação com fenilacetato/fenilbutirato nos casos mais graves.[6]

b. **Reposição dos compostos intermediários do ciclo que estejam deficientes:**
- **Arginina** na dose de 200 a 600 mg/kg, via endovenosa (EV), deve ser feita para todas as formas, exceto para a deficiência de arginase. A infusão não deve exceder 150 mg/kg/h, e, porque a arginina é precursora de óxido nítrico, esta deve ser reduzida caso haja hipotensão ou vasodilatação.
- **Citrulina** na dose de 170 mg/kg/dia ou 3,8 g/m²/dia, via enteral, está indicada para as deficiências de NAGS, CPS1 e OTC.

As reposições de arginina e citrulina também são capazes de melhorar a função residual do ciclo da ureia bem como a excreção renal de compostos nitrogenados.[6,16] Ainda, a arginina é necessária para a ativação completa da enzima NAGS, a qual é essencial para o funcionamento da enzima CPS1, na etapa inicial do ciclo.[24,25]

Tabela 49.4 Terapia de eliminação de nitrogênio e reposição dos compostos intermediários no manejo agudo (ataque e manutenção) dos distúrbios do ciclo da ureia.

Deficiências	Peso do paciente	Componentes da solução de infusão – ATAQUE		Componentes da solução de infusão – MANUTENÇÃO	
		Fenilacetato de sódio e benzoato de sódio	Arginina 10%	Fenilacetato de sódio e benzoato de sódio	Arginina 10%
CPS/OTC/NAGS	< 20 kg	1,5 mL/kg	2 mL/kg	250-500 mg/kg/dia [a]	200-400 mg/kg/dia
ASS1/ASL/Desconhecido		2,5 mL/kg	6 mL/kg	250-500 mg/kg/dia [a]	600 mg/kg/dia
CPS/OTC/NAGS	> 20 kg	55 mL/m²	2 mL/kg	5,5 g/m²/dia	200-400 mg/kg/dia
ASS1/ASL/Desconhecido		55 mL/m²	6 mL/kg	5,5 g/m²/dia	600 mg/kg/dia

[a] Se o paciente encontra-se em terapia de substituição renal (hemodiálise/hemodiafiltração), a dose de manutenção deve ser aumentada para 350 mg/kg/dia.
Abreviações: CPS, carbamoil-fosfato sintetase; OTC, ornitina transcarbamilase; NAGS, N-acetilglutamato sintase; ASS1, ácido arginosuccínico sintetase; ASL, ácido arginosuccínico liase;

Em casos de hiperamonemia tratada empiricamente, ainda sem o diagnóstico de um distúrbio do ciclo da ureia, é sugerida a adição de Carnitina 100 mg/kg EV, Hidroxicobalamina 1 mg EV ou intramuscular (IM) e Biotina 10 mg EV ou via oral (VO).[6]

c. N-carbamilglutamato ou ácido carglúmico (Carbaglu®) é um análogo do N-acetilglutamato, composto formado a partir de glutamato e acetil-coA e que funciona como cofator da enzima CPS1. O tratamento com o ácido carglúmico pode ser curativo na deficiência de NAGS e auxiliar em alguns casos de deficiência de CPS1. A dose é de 100 a 250 mg/kg em *bolus* seguido de 100 a 200 mg/kg/dia dividido em 4 doses. A via de administração pode ser via oral, nasogástrica ou nasojejunal. Em formas sem diagnóstico inicial definitivo pode ser adicionado como tratamento empírico.[6,24,25]

Tratamento do estado catabólico

Como o principal fator desencadeante da hiperamonemia é o catabolismo dos estoques proteicos, o paciente continuará a produzir amônia até que o catabolismo seja completamente revertido. Será preciso:

a. Restrição proteica completa, que não deve exceder 24 horas para evitar o catabolismo proteico endógeno. Após esse período deve ser iniciada a administração de pequena quantidade de proteína (0,1-0,3 g/kg/dia) e aumentada gradualmente.[28,29] A complementação com reposição diária de aminoácidos essenciais deve ser realizada desde o início.
b. Nutrição enteral ou parenteral (esta última, apenas quando a enteral não for possível);
c. Taxa calórica alta às custas de carboidratos (glicose) e lipídios (1 a 4 g/kg/dia), cerca de 100 a 120% da ingesta diária recomendada;
d. Infusão contínua de alta taxa de glicose (10 mg/kg/min em neonatos, 8 mg/kg/min em lactentes e 6 mg/g/min nas demais idades). Associar infusão contínua de baixa dose de insulina nos pacientes mais graves, com o objetivo de manter a glicemia alta, cerca de 140 mg/dL;
e. Manutenção da hidratação endovenosa com eletrólitos. Adicionar cloreto de sódio suficiente para evitar soluções hipotônicas, pelo risco já aumentado de edema cerebral. Deve-se levar em conta o aporte de sódio das medicações em uso (1 g de benzoato contém 7 mmol e 1 g de fenilbutirato contém 5,4 mmol de sódio).[6,28,29]

Tratamento para reduzir o risco de lesão neurológica

a. Hidratação venosa com soro glicosado (SG) 10% e eletrólitos (equilíbrio hídrico, ácido-básico e eletrolítico);
b. Evitar hiper-hidratação, se necessário com vasopressores, pelo risco já aumentado de edema cerebral;
c. Considerar monitorização contínua com eletroencefalograma no coma pela possibilidade de crises epilépticas não convulsivas;
d. Hipotermia neuroprotetiva e sedação para diminuição do metabolismo cerebral (necessitam mais estudos);
e. Não há benefícios quanto ao uso de manitol para o tratamento do edema cerebral.[6,16]

Manejo crônico

O manejo crônico inclui a manutenção do crescimento e do desenvolvimento associada à prevenção de novas crises de hiperamonemia. O tratamento crônico deve ser individualizado de acordo com a gravidade da doença, a ocorrência de descompensações prévias e a tolerância à proteína.

Restrição proteica

A oferta proteica deve ser reduzida ao mínimo necessário para promover crescimento e desenvolvimento e, ao mesmo tempo, prevenir catabolismo. A dieta tem de ser baseada nas necessidades energéticas e proteicas diárias, que levam em conta idade, sexo, grau de atividade, crescimento, desenvolvimento e estado de saúde.[28] O ideal é uma dieta hipercalórica e hipoproteica (0,8 g/kg/dia de proteína natural), com suplementação de vitaminas, sais minerais e uma mistura de aminoácidos essenciais.[29] A suplementação de aminoácidos essenciais pode corresponder a 20-30% da oferta de proteína, chegando a 50% na deficiência de arginina, quando a restrição proteica deve ser mais intensa. Para os pacientes que recebam altas doses de fenilbutirato pode ser necessária a suplementação específica de aminoácidos de cadeia ramificada.[6]

Suplementações adicionais de citrulina para as deficiências de CPS1, NAGS e OTC (100 a 200 mg/kg/dia, máximo de 6 g/dia) e/ou arginina para todas as deficiências, exceto argininemia (100 a 300 mg/kg/dia, máximo de 8 g/dia), são necessárias para manter a integridade do restante do ciclo da ureia.[6,28,29] Em casos de deficiência grave de carnitina, secundária à dieta hipoproteica e conjugação a drogas, esta deve ser suplementada.[6]

É importante considerar que é comum entre estes pacientes a ocorrência de intolerância proteica, recusa alimentar, inapetência e vômitos, o que pode levar a uma ingesta proteica diária menor do que a inicialmente recomendada.[11,26] Gastrostomia pode ser indicada em algumas situações, como: disfagia grave em pacientes com comprometimento neurológico; distúrbios gastrointestinais; manutenção do aporte energético e proteico frente à recusa ou intolerância alimentar;

adaptação a dietas pouco palatáveis; e para oferta de dieta, fluidos e medicações nas fases de descompensação da doença.[6,28,29]

Terapia de eliminação de nitrogênio

O benzoato de sódio é considerado a primeira escolha dentre as terapias medicamentosas de eliminação de nitrogênio pela disponibilidade, tempo de experiência, custo, segurança e menor ocorrência de efeitos adversos. O fenilbutirato (prodroga do fenilacetato) parece eliminar o dobro de nitrogênio e já possui formulações de liberação lenta e mais palatáveis. O fenilbutirato glicerol é uma nova droga que mostrou bom controle metabólico, melhor farmacocinética, boa palatabilidade e que dispensa o aporte de sódio das demais drogas. A dose preconizada do benzoato de sódio (bem como do fenilbutirato de sódio ou glicerol) é de 250 mg/kg/dia para menores de 20 kg e 5 g/m²/dia, com dose máxima de 12 g/dia, para indivíduos acima de 20 kg. A baixa palatabilidade, a frequência de administração e o volume da medicação são causas de baixa adesão ao tratamento.[30,31]

Prevenção da hiperamonemia

Deve-se orientar pacientes e/ou familiares a evitar estados catabólicos e, assim, prevenir novos episódios de hiperamonemia. Fatores de risco para o aumento do catabolismo proteico estão apresentados na Tabela 49.1. Para alguns pacientes adultos com formas leves da doença, esta é a única recomendação, sem necessidade de tratamento medicamentoso ou de dietas restritivas de longo prazo.[11]

A prevenção primária só é possível se o diagnóstico do distúrbio do ciclo da ureia for realizado ainda no período pré-natal. Neste caso está indicado o uso intravenoso dos eliminadores de amônia nas horas que antecedem o parto, para prevenir a crise de hiperamonemia e o coma.[6]

Medidas consideradas para prevenção secundária incluem higiene das mãos de todos os cuidadores para evitar infecções, prover imunizações, incluindo vacina anual contra gripe, suplementação de vitamina D e, se necessário o uso de antitérmico, dar preferência ao ibuprofeno e evitar acetaminofeno. Como cuidados perioperatórios, deve-se evitar o estado catabólico com manutenção de nutrição parenteral total e isenta de proteína por 24 horas, altas taxas de glicose e lipídios, administração intravenosa dos medicamentos eliminadores de nitrogênio e considerar anestésicos seguros (midazolam, ketamina, fentanil, isoflurano e ropivacaína).[1,6,11]

Orientação

A família, o médico-assistente e toda a equipe de saúde devem ser educados quanto à condição do paciente, o potencial de rápida deterioração e necessidade de atenção e conduta imediatas frente às descompensações agudas. A maioria das famílias pode se beneficiar de um plano ou protocolo por escrito, como uma carta à emergência, com orientações sobre o distúrbio, possíveis fatores desencadeantes de uma crise de hiperamonemia, sintomatologia esperada, exames a serem realizados, dieta e medicações necessárias, inclusive com informações de contato dos médicos especialistas.[1,6,16]

Além disso, nem sempre as medicações endovenosas para o manejo agudo estão disponíveis nos centros médicos e hospitais acessíveis às famílias, que assim poderiam ser previamente preparados de forma adequada com o fornecimento das medicações necessárias.[1,6,11]

Transplante hepático

Os primeiros relatos de transplante hepático para o tratamento curativo dos distúrbios do ciclo da ureia foram referidos por Largillière e Tuchman em 1989.[32,33] Desde então, outros estudos descreveram a realização de transplante hepático para os diversos tipos de distúrbios do ciclo da ureia.[34-38]

O transplante hepático permite a normalização dos níveis de amônia, com maior flexibilização da dieta, melhor qualidade de vida e aumento da sobrevida em 5 a 20 anos.[34,35] No entanto, o procedimento ainda possui alta morbimortalidade, não corrige todas as anormalidades metabólicas – pela presença de enzima defeituosa residual em outros tecidos (rins, cérebro e intestino) – e não é capaz de normalizar os níveis de citrulina e arginina, sendo importante manter sua reposição mesmo após o transplante.[37,38]

O transplante está indicado para todos os tipos de deficiências enzimáticas, exceto para a deficiência de NAGS, para a qual já existe tratamento medicamentoso curativo específico (ácido carglúmico). Nas formas neonatais graves deve ser realizado entre 3 meses e 1 ano de idade. A realização anterior aos 3 meses ou peso inferior a 5 kg foi associada a maior chance de complicações e menor taxa de sobrevida.[37-40] Após 1 ano de idade já há maior risco de lesões neurológicas irreversíveis e pior prognóstico cognitivo.[36,41,42]

O transplante hepático deve ser considerado para as formas tardias naqueles pacientes com descompensações metabólicas recorrentes e com hospitalizações prolongadas, apesar do tratamento dietético e medicamentoso, e naqueles com acesso limitado a centros terciários. Para estes últimos os critérios para indicação devem levar em conta o estado neurológico, a duração do coma e a disponibilidade de doadores.[11]

O método ideal é o transplante ortotópico e de doadores vivos.[6,39,40]

Terapias em estudo

Algumas terapias alternativas vêm sendo pesquisadas, com resultados ainda conflitantes e necessidade de mais estudos para sua aplicabilidade, dentre as quais podemos citar: hipotermia protetora, terapia de células-tronco, terapia celular hepática, terapia gênica e terapia de reposição enzimática.[43-45]

A hipotermia protetora reduz os níveis de amônia ao inibir o metabolismo global e auxiliar na resposta à diálise. A hipotermia sistêmica leve (34 a 35 °C por 48 horas) combinada a hemofiltração nas formas neonatais é capaz de reduzir rapidamente as concentrações plasmáticas de amônia. Indiretamente, a hipotermia proporciona neuroproteção pela diminuição da captação de amônia pelo sistema nervoso, diminuição da pressão intracraniana e do fluxo cerebral e aumento da perfusão cerebral.[46-48] Apesar de parecer segura e factível, mais estudos controlados e randomizados são necessários para que possa ser indicada.[49]

A terapia baseada em células-tronco parece ser um método promissor, uma vez que as células-tronco humanas pluripotentes podem ser induzidas a produzir hepatócitos. Células mesenquimais hepáticas obtidas de fígados de adultos foram capazes, *in vitro* e *in vivo*, de se proliferar e se diferenciar em hepatócitos.[50-52]

A terapia celular hepática consiste na transferência de hepatócitos e ainda está em investigação. Pode ser uma estratégia de suporte em pacientes muito comprometidos que aguardam pelo transplante hepático.[52-54]

Uma variedade de terapias gênicas está sob investigação, incluindo a terapia com RNA mensageiro (RNAm),[55-57] a edição do gene *ARG1*[58,59] e as terapias genéticas mediadas por vetores virais.[60-63]

A administração de arginase é uma terapia de reposição enzimática específica para a deficiência de arginase e também vem sendo investigada.[64]

SEGUIMENTO

O seguimento clínico e laboratorial dos pacientes com distúrbios do ciclo da ureia depende da idade e da estabilidade metabólica destes. Pacientes mais jovens e mais gravemente afetados devem ser reavaliados a cada três meses enquanto pacientes mais velhos e menos gravemente afetados necessitarão de consultas anuais.[6]

O acompanhamento clínico deve considerar dados antropométricos, sinais de deficiências vitamínicas, exame neurológico e neurocognitivo, hepatometria (se necessário complementada por ultrassonografia hepática) e seguimento nutricional.

O seguimento laboratorial inclui determinação da amônia sérica (manter < 80 µmol/L); perfil de aminoácidos plasmáticos para monitorar a suplementação de aminoácidos essenciais, arginina e citrulina, e para acompanhar possíveis elevações de glutamina (níveis aceitáveis até 1.000 µmol/L) que são indicativas de hiperamonemia; dosagem de vitaminas, minerais, carnitina, ferritina, perfil lipídico e alfa-fetoproteína; e análise urinária de cetonúria (para avaliar estado catabólico), hipurato e fenilacetilglutamina (para avaliar adesão ao benzoato/fenilacetato, respectivamente).

Neuroimagem com ressonância magnética deve ser considerada a cada dois anos, para aqueles que dispensam anestesia, e deve incluir as sequências de difusão, axial T2, axial FLAIR, axial e sagital T1 e espectroscopia.[65-68]

PROGNÓSTICO

Uma importante fonte de dados prognósticos são os estudos longitudinais realizados pelo Consórcio sobre Distúrbios de Ciclo da Ureia (UCDC – *urea cycle disorders consortium*). Criado em 2003, com centros americanos, canadenses e europeus, este consórcio realiza estudos longitudinais desde 2006.[65-69] Em 2014, publicaram um estudo com duração de sete anos, englobando 561 pacientes. Destes, 26% apresentaram sintomas no período neonatal, 69% no período pós-neonatal e 5% permaneceram assintomáticos. A mortalidade foi de 24% no período neonatal e 11% no período pós-neonatal. A mortalidade foi calculada por distúrbio específico, sendo 42% na deficiência de CPS1, 11% da deficiência de OTC, 7% na deficiência da AAS e 6% na deficiência da ASL. Os pacientes apresentaram recorrência de um a três episódios de hiperamonemia em 65% e de quatro a seis episódios em 23%.[70]

O prognóstico neurológico depende da idade do início dos sintomas, da velocidade de instalação dos sintomas, do grau de envolvimento cerebral, da ocorrência de crises epilépticas prolongadas, da duração da hiperamonemia e da concentração máxima de amônia sérica.[2,6,71,72] O prognóstico é considerado muito reservado quando os níveis de amônia atingem valores superiores a 1.000 µmol/L, embora o impacto do valor absoluto dependa da duração da hiperamonemia.[6,9,16,71] Na fase aguda do tratamento, alguns fatores prognósticos como duração do coma maior que três dias, aumento da pressão intracraniana e concentração de amônia acima de 1.000 µmol/L, podem influenciar a decisão de continuar o tratamento ou iniciar cuidados paliativos.[6] A morbidade neurológica da doença engloba aspectos cognitivos, adaptativos, comportamentais e psicológicos, associados a uma baixa qualidade de vida relacionada principalmente a restrições dietéticas e exclusão social.[6]

Os principais distúrbios do ciclo da ureia e suas particularidades serão descritos a seguir.

DEFICIÊNCIA DE CPS1 E NAGS

A enzima CPS1 é a primeira enzima do ciclo e se encontra na matriz mitocondrial dos hepatócitos e enterócitos. Ela condensa amônia, bicarbonato e adenosina trifosfato em carbamoil-fosfato e depende da ligação do cofator N-acetilglutamato (NAG) para que atinja uma conformação ativa. A enzima NAGS, também presente na mitocôndria dos hepatócitos, catalisa a conversão de glutamato e acetil-Coa em NAG. Assim, a deficiência da enzima NAGS resulta em deficiência funcional de CPS1. As deficiências de CPS1 e NAGS são os distúrbios do ciclo da ureia com menor incidência e a deficiência de CPS1 corresponde à forma mais grave.[73]

Os achados clínicos de ambas as deficiências são indistinguíveis e similares às demais deficiências enzimáticas do ciclo. Os achados laboratoriais incluem hiperamonemia, elevação de glutamina, redução de arginina e citrulina. A atividade enzimática de CPS1 e NAGS em hepatócitos pode não ser confiável, de modo que se faz necessária a realização de investigação molecular para o diagnóstico definitivo. As deficiências de CPS1 e NAGS são causadas por mutações em homozigose, e mais raramente em heterozigose composta, nos genes *CPS1* e *NAGS*, respectivamente.[73]

A deficiência de NAGS corresponde ao único distúrbio, até o momento, que possui tratamento específico e efetivo com N-carbamilglutamato (NCG), um derivado de ácido L-glutâmico, que também funciona como cofator da enzima CPS1. A evidência que o NCG era necessário para a biossíntese de citrulina foi uma descoberta fortuita, descrita em 1952, antes mesmo da descrição da deficiência de CPS1 e do conhecimento de que NAG era o cofator da enzima CPS1.[74] A dose preconizada é de 25 mg/kg/dose até 200 mg/kg em neonatos e 15 mg/kg/dose até 180 mg/kg em crianças maiores.[73,75,76] Com o tratamento adequado os pacientes conseguem aumentar a ureagênese, normalizar os níveis de amônia, permanecer sem medicações específicas para eliminação do nitrogênio e receber dieta normal, embora seja recomendado o retorno à restrição proteica frente a estados catabólicos. Os neonatos que receberam NCG em tempo oportuno apresentaram desenvolvimento neuropsicomotor normal.[75-78]

Para a deficiência de CPS1, pacientes com mutações específicas localizadas no sítio de ligação com a NAG podem se beneficiar do tratamento com NCG. Alguns trabalhos mostraram resultados com melhora da ureagênese e redução dos níveis de amônia.[79-82] Também para esta deficiência vem sendo pesquisada a terapia com chaperonas, pequenas moléculas que auxiliam no enrolamento das proteínas, processo pelo qual adquirem sua conformação nativa e funcional, o que permitiria a restauração parcial do funcionamento da proteína mutante.[83]

Vem sendo recomendado que todo recém-nascido com suspeita diagnóstica de distúrbio do ciclo da ureia receba uma prova terapêutica com NCG, uma vez que este é o único tratamento disponível, que poderia salvar vidas de crianças com deficiência de NAGS, auxiliar no diagnóstico específico desta deficiência além de apresentar efeito adicional em algumas formas de deficiência de CPS1.[6,75,77,78]

DEFICIÊNCIA DE OTC

A enzima OTC combina o carbamoil-fosfato com a ornitina para formar citrulina. A deficiência da OTC corresponde à forma mais comum dos distúrbios do ciclo da ureia, além de ser a única forma com herança ligada ao X, manifestando-se em homens homozigóticos e em mulheres heterozigotas portadoras.[85]

Acomete meninos no período neonatal (18%) ou em ambos os sexos na forma pós-neonatal (82%), com ocorrência na infância, adolescência ou vida adulta.[85] Os achados clínicos se dividem pela faixa etária.[86,87] Recém-nascidos, do sexo masculino, cursam com encefalopatia aguda com hiperamonemia.[88] Crianças maiores, adolescentes e adultos, do sexo masculino ou feminino, cursam com episódios de encefalopatia ou psicose, migrânea, vômitos recorrentes, crises epilépticas, síndrome de Reye-símile, "paralisia cerebral" não explicada por outros fatores e intolerância proteica.[89,90]

Nas mulheres portadoras o fenótipo varia desde formas assintomáticas a graves, o que depende da atividade enzimática residual, a qual é diretamente relacionada à inativação, favorável ou desfavorável, do cromossomo X. Se a inativação for desfavorável, a cópia inativada será o cromossomo X normal e apenas a cópia que contém a variante patogênica estará ativa, levando a sintomas graves e precoces.[91,92] Cerca de 15-20% das mulheres desenvolverão algum sintoma, podendo cursar com crises de hiperamonemia frente a fatores estressores ou sintomas crônicos como disfunção executiva, dificuldades motoras finas e prejuízo cognitivo.[91]

A história familiar não é obrigatória e sua ausência não exclui o diagnóstico. Porém, histórico familiar de óbitos em meninos no período neonatal por sepse, sonolência inexplicada, taquipneia, recusa alimentar ou evoluções catastróficas deve levar a suspeita de deficiência de OTC.[1,84]

Os exames laboratoriais que suportam a suspeita incluem gasometria com alcalose respiratória; hiperamonemia com valores de amônia acima de 200 μmol/L (habitualmente acima de 500-1000 μmol/L); cromatografia de aminoácidos com níveis de glutamina muito elevada, citrulina muito reduzida, glicina elevada e arginina reduzida; e aumento de ácido orótico urinário.[1,84] O diagnóstico pode ser definido pela elevação do ácido orótico após teste de provocação com alopurinol, deficiência enzimática em hepatócitos/enterócitos ou presença de variante patogênica em homozigose no gene *OTC*.[1,84]

O teste de provocação com alopurinol tem sido pouco utilizado por sua baixa sensibilidade (91%) e especificidade (70%), mas ainda é realizado na pesquisa de mulheres portadoras assintomáticas, na triagem de doadores vivos para transplante hepático e quando a análise enzimática e a testagem molecular forem inconclusivas ou indisponíveis.[93-95] A pesquisa enzimática requer a realização de biópsia e por isso atualmente só é utilizada quando a provocação com alopurinol for inconclusiva e a investigação genética for normal. Nas formas graves a atividade enzimática costuma ser inferior a 20% e nas formas leves maior que 30%. Nas mulheres o exame não é confiável pela possibilidade de inativação do cromossomo X na amostra.[84,92] A testagem genético-molecular é feita por sequenciamento do gene específico ou painel multigênico (60% a 80%) ou por análise de deleções, duplicações e rearranjos complexos (5% a 10%). Na maior parte dos pacientes com deficiência de OTC as mutações são novas (mães não portadoras) e em 25% dos casos a mutação não é identificada.[84]

DEFICIÊNCIA DE ASS1 (CITRULINEMIA TIPO 1 OU CITRULINEMIA CLÁSSICA)

A enzima ASS1 conjuga citrulina e aspartato para formar arginossuccinato ou ácido arginossuccínico (ASA) no citosol dos hepatócitos. A citrulina e o aspartato se encontram na matriz mitocondrial e são levados ao citosol pelos transportadores ORNT1 e citrina, respectivamente. A enzima ASS1 também parece envolvida com a produção de óxido nítrico.[96]

O curso clínico da deficiência de ASS1 apresenta ampla variação, na dependência da atividade residual da enzima, com os possíveis fenótipos: forma neonatal clássica com encefalopatia hepática grave, indistinguível das demais deficiências; forma não clássica ou pós-neonatal; uma forma na qual as mulheres portadoras têm sintomas apenas na gravidez e pós-parto; e uma forma assintomática sem hiperamonemia.[96-99] A forma não clássica ou pós-neonatal tem clínica variada e pode cursar com encefalopatia aguda com hiperamonemia, letargia/sonolência recorrentes, cefaleia intensa, migrânea, escotomas, ataxia, deficiência intelectual e/ou falência hepática.[96,97]

Achados laboratoriais incluem hiperamonemia, citrulina plasmática muito alta (> 1.000 µmol/L), elevação de glutamina, alanina e lisina, além de redução da arginina e da ornitina plasmáticas. Na análise urinária o ASA está ausente e o ácido orótico pode estar aumentado A medida da atividade enzimática da ASS em fibroblastos não é realização de rotina e o diagnóstico é confirmado pela presença de variantes patogênicas bialélicas no gene *ASS1*.[6,96,97]

O tratamento é um pouco mais eficaz porque os afetados são capazes de utilizar parte do nitrogênio residual para formação de intermediários do ciclo da ureia.[6,96,97]

DEFICIÊNCIA DE ASL

A arginossuccinato-liase é uma enzima citosólica que cliva o ASA em fumarato e arginina, na quarta etapa do ciclo da ureia, posterior à incorporação do nitrogênio em excesso. A enzima também tem papel na produção sistêmica de óxido nítrico.[100]

O ASA é livremente excretado na urina, o que justifica a presença de acidúria arginosuccínica e a ocorrência da hiperamonemia de forma menos frequente e/ou mais leve, dado que dois átomos de nitrogênio são excretados para cada molécula de ASA.[100]

A doença pode se apresentar como a forma neonatal grave clássica ou como uma forma tardia, pós-neonatal. Na forma neonatal, a clínica é grave de encefalopatia, indistinguível das demais deficiências enzimáticas, a não ser que nesta fase já haja a presença de hepatomegalia e/ou *trichorrhexis nodosa*, que devem sugerir o diagnóstico específico de deficiência de ASL.[101,102]

A forma tardia, ou pós-neonatal, pode se manifestar como hiperamonemia episódica desencadeada por fatores estressores; envolvimento hepático crônico com aumento de transaminases, hepatomegalia, fibrose ou cirrose; *trichorrhexis nodosa* que representa a presença de nódulos na haste capilar com desgaste das fibras e perda de cutícula caracterizando-se por cabelos grossos, quebradiços e brilhantes; hipertensão arterial sistêmica na infância ou adolescência, na ausência de outra etiologia (que se justifica pela deficiência sistêmica de óxido nítrico); hipocalemia crônica secundária a perda renal; ou sintomas neurológicos crônicos, como atraso do desenvolvimento, deficiência intelectual, distúrbio de aprendizado/comportamento e crises epilépticas.[101-103]

O diagnóstico laboratorial é realizado pelos achados de hiperamonemia (amônia habitualmente entre 100-1.000 µmol/L, com níveis mais baixos nas formas pós-neonatais); cromatografia de aminoácidos no plasma com aumento de citrulina, ASA, glutamina e alanina e com redução da arginina; análise urinária com ácido orótico normal ou aumentado e aumento significativo de ASA. O aumento de ASA, no plasma ou na urina, não aparece nos outros distúrbios do ciclo da ureia.[6,100,101]

A confirmação diagnóstica é feita pelo estudo molecular do gene *ASL* com a presença de variantes patogênicas em ambos os alelos ou, quando este teste for inconclusivo, pela atividade enzimática da ASL em hepatócitos, fibroblastos de pele e/ou hemácias.[100,101]

DEFICIÊNCIA DE CITRINA

A citrina corresponde a um transportador de aspartato/glutamato, presente na membrana mitocondrial. A menor disponibilidade intramitocondrial de aspartato para a atividade da enzima ASS1 se comporta como uma deficiência funcional desta enzima.[104,105]

Há três fenótipos possíveis, dependentes da faixa etária.[106,107] Os neonatos apresentam crescimento intrauterino restrito com baixo peso ao nascer e desenvolvem colestase intra-hepática transitória sem hiperamonemia, hepatomegalia, esteatose hepática, fibrose hepática com disfunção hepática variável, anemia hemolítica e hipoglicemia. A forma neonatal habitualmente não é grave e os sintomas se resolvem até o primeiro ano de vida.[108-110] Na forma tardia há baixo ganho pôndero-estatural, atraso de desenvolvimento, anorexia, fadiga crônica, pancreatite, hipoglicemia, dislipidemia e preferência a alimentos ricos em proteína e gordura e aversão a alimentos ricos em carboidratos.[111,112] Crianças, adolescentes e adultos podem cursar com o fenótipo conhecido como citrulinemia tipo II que se apresenta com hiperamonemia recorrente, distúrbios neuropsiquiátricos, distúrbios de sono, crises epilépticas e coma. Esta forma pode ou não ter evoluído das formas anteriores. Os sintomas podem ser precipitados por ingestão de álcool, açúcar, medicações ou realização de cirurgias.[106,107,113]

A hiperamonemia é moderada com níveis de citrulina entre 30 a 300 μmol/L. Há aumento secundário de arginina, fenilalanina, treonina, tirosina, metionina, da relação treonina/serina e galactose. A dislipidemia se caracteriza por elevação de triglicerídeos e LDL com redução do HDL. O diagnóstico definitivo é estabelecido pela presença de variantes bialélicas no gene *SLC25A13*.[106,107]

Quanto ao manejo, a dieta deve ser rica em lipídios e proteína e pobre em carboidratos, sem lactose, suplementada com triglicerídeos de cadeia média, vitaminas lipossolúveis e arginina.[114,115] A falência de crescimento parece responder à administração de piruvato de sódio.[116] Na forma de citrulinemia tipo II o transplante muitas vezes está indicado.[117]

DEFICIÊNCIA ORNT1

O ORNT1 é responsável pelo transporte de ornitina entre o citosol e a mitocôndria. A deficiência de ORNT1 é também conhecida como síndrome HHH (hiperornitinemia-hiperamonemia-homocitrulinúria). Esta deficiência resulta em aumento de ornitina citoplasmática e redução de ornitina intramitocondrial. A homocitrulina é derivada de um processo de carbamilação de resíduos de lisina.[118,119] Com incidência pouco conhecida, a síndrome HHH parece ser um dos mais raros distúrbios do ciclo da ureia.[120]

Clinicamente a deficiência se manifesta no período neonatal em apenas 8% dos casos com quadro de encefalopatia hepática e os demais 92% cursam com a forma pós-neonatal de encefalopatia aguda hiperamonêmica episódica, deficits neurológicos e/ou doença hepática crônica. O quadro neurológico inclui atraso do desenvolvimento neuropsicomotor, ataxia, espasticidade, distúrbios de aprendizagem, deficit intelectual e crises epilépticas e pode deteriorar apesar do controle metabólico adequado.[120-122] A disfunção hepática se caracteriza por elevação das transaminases, coagulopatia leve (com defeitos dos fatores de coagulação VII, IX e X) com ou sem hiperamonemia.[6]

Achados laboratoriais incluem hiperamonemia, leve a moderada, episódica ou pós-prandial, além de hiperornitinemia e homocitrulinúria. Esta tríade nem sempre está completa, como no caso de neonatos, indivíduos submetidos a dietas pobres em proteína e casos mais brandos. Secundariamente é possível também encontrar elevação de glutamina, lisina e do ácido orótico urinário e redução da citrulina. A confirmação é feita por estudo molecular que identifica a presença de variantes patogênicas bialélicas no gene *SLC25A15*.[6,122]

No geral a taxa de mortalidade é menor quando comparada a outros distúrbios do ciclo da ureia e a resposta da hiperamonemia e da disfunção hepática ao tratamento parece ser mais rápida e eficaz.[6,122]

DEFICIÊNCIA DE ARGINASE

A enzima ARG1 está envolvida na fase final do ciclo da ureia, responsável pela clivagem da arginina em ornitina e ureia.[123]

O quadro clínico difere dos defeitos enzimáticos proximais, sem hiperamonemia de instalação rápida no período neonatal. Frequentemente as crianças são normais ao nascimento e no primeiro ano de vida, com posterior desaceleração do crescimento linear entre 1 e 3 anos, associada a dificuldades alimentares e desnutrição. Evoluem com parada do desenvolvimento neuropsicomotor e deterioração neurológica progressiva com diplegia espástica, disfunção esfincteriana, deficiência intelectual e crises epilépticas. A diplegia espástica é um achado característico, presente em 80% a 90% dos casos, e a deficiência de arginase é por vezes diagnosticada como paralisia cerebral, sendo uma das poucas causas tratáveis de diplegia espástica. Epilepsia, habitualmente de fácil manejo, e microcefalia são comuns. Disfunção hepática, quando presente, é leve.[123,124]

Há grande variabilidade fenotípica, incluindo: casos com atividade enzimática residual com quadros leves ou assintomáticos; indivíduos tratados desde o nascimento, diagnosticados por triagem neonatal ou através de irmãos afetados, com sintomas mínimos; mulheres com hiperamonemia sintomática apenas durante os períodos menstruais; e idosos que evoluem com encefalopatia em períodos pós-operatórios.[123,125]

O marco bioquímico, específico deste distúrbio, é a elevação da arginina plasmática (3 a 4 vezes o valor normal). Outros achados inespecíficos incluem hiperamonemia intermitente e aumento da glutamina, da citrulina e do ácido orótico urinário.

A confirmação do diagnóstico é feita pela presença de variantes patogênicas em homozigose ou heterozigose composta no gene *ARG1* ou, em situações limitadas, pela deficiência da atividade enzimática (< 1%) em extratos de hemácias.

O tratamento requer restrição proteica extrema, com suplementação de até 50% da oferta com aminoácidos essenciais, com o objetivo de manter a concentração sérica de arginina menor que 200 µmol/L.[126]

REFERÊNCIAS BIBLIOGRÁFICAS

1. Ah Mew N, Simpson KL, Gropman AL, Lanpher BC, Chapman KA, Summar ML, et al. Urea cycle disorders overview. 2003 Apr 29 [Updated 2017 Jun 22]. In: Adam MP, Ardinger HH, Pagon RA, et al., editors. GeneReviews®. https://www.ncbi.nlm.nih.gov/books/NBK1116/. Seattle (WA): University of Washington, Seattle; 1993-2020.
2. Matsumoto S, Häberle J, Kido J, Mitsubuchi H, Endo F, Nakamura K. Urea cycle disorders - update. J Hum Genet. 2019;64:833-47.
3. Krebs HA, Henseleit K. Untersuchungen über die Harnstoffbildung im Tierkörper. Hoppe-Seyler's Z Physiol Chem. 1932;210:325-32.
4. Summar ML, Ah Mew N. Inborn errors of metabolism with hyperammonemia: urea cycle defects and related disorders. Pediatr Clin North Am. 2018;65(2)231-46.
5. Helman G, Pacheco-Colón I, Gropman AL. The urea cycle disorders. Semin Neurol. 2014;34:341-9.
6. Häberle J, Burlina A, Chakrapani A, Dixon M, Karall D, Lindner M, et al. Suggested guidelines for the diagnosis and management of urea cycle disorders: first revision. J Inherit Metab Dism. 2019;42:1192-230.
7. Auron A, Brophy PD. Hyperammonemia in review: pathophysiology, diagnosis, and treatment. Pediatr Nephrol. 2012;27:207-22.
8. Kölker S, Cazorla AG, Valayannopoulos V, Lund AM, Burlina AB, Sykut-Cegielska J, et al. The phenotypic spectrum of organic acidurias and urea cycle disorders. Part 1: the initial presentation. J Inherit Metab Dis. 2015;38(Suppl a):1041-57.
9. Bachmann C. Long-term outcome of urea cycle disorders. Acta Gastroenterol Belg. 2005;68:466-8.
10. Smith W, Kishnani PS, Lee B, Singh RH, Rhead WJ, Sniderman King L, et al. urea cycle disorders: clinical presentation outside the newborn period. Crit Care Clin. 2005;(21):9-17.
11. Stepien KM, Geberhiwot T, Hendriksz CJ, Treacy EP. Challenges in diagnosing and managing adult patients with urea cycle disorders. J Inherit Metab Dis. 2019;42(6):1136-46.
12. Kölker S, Valayannopoulos V, Burlina AB, Sykut-Cegielska J, Wijburg FA, Teles EL et al. The phenotypic spectrum of organic acidurias and urea cycle disorders. Part 2: the evolving clinical phenotype. J Inherit Metab Dis. 2015;38(Suppl b):1059-74.
13. Krivitzky L, Babikian T, Lee HS, Thomas NH, Burk-Paull KL, Batshaw ML. Intellectual, adaptive, and behavioral functioning in children with urea cycle disorders. Pediatr Res. 2009;66:96-101.
14. Waisbren SE, Stefanatos AK, Kok TMY, Ozturk-Hismi B. Neuropsychological attributes of urea cycle disorders: a systematic review of the literature. J Inherit Metab Dis. 2019;42(6):1176-91.
15. Summar ML, Koelker S, Freedenberg D, Le Mons C, Ha J, Lee HS et al.; European Registry and Network for Intoxication Type Metabolic Diseases (E-IMD). The incidence of urea cycle disorders. Mol Genet Metab. 2013;110:179-80.
16. Häberle J, Boddaert N, Burlina A, Chakrapani A, Dixon M, Huemer M, et al. Suggested guidelines for the diagnosis and management of urea cycle disorders. Orphanet J Rare Dis. 2012;7(32):1-30.
17. Hawke L. Ammonia (plasma, blood). 2012 [Internet]. [Acesso em: 24 maio 2020]. Disponível em: http://www.acb.org.uk/wha twedo/science/-AMALC.aspx.
18. Merrit JL, Brody LL, Pino G, Rinaldo P. Newborn screening for proximal urea cycle disorders: current evidence supporting recommendations for newborn screening. Mol Genet Metab. 2018;124(2):109-13.
19. Gardeitchik T, Humphrey M, Nation J, Boneh A. Early clinical manifestations and eating patterns in patients with urea cycle disorders. J Pediatr. 2012;161(2):328-32.
20. Pacheco-Colón I, Fricke S, VanMeter J, Gropman AL. Advances in urea cycle neuroimaging: proceedings from the 4th International Symposium on urea cycle disorders, Barcelona, Spain, September 2013. Mol Genet Metab. 2014;113(1-2):118-26.
21. Takanashi J, Barkovich AJ, Cheng SF, Weisiger K, Zlatunich CO, Mudge C, et al. Brain MR imaging in neonatal hyperammonemic encephalopathy resulting from proximal urea cycle disorders. AJNR. 2003;24:1184-7.
22. Bireley WR, Van Hove JLK, Gallagher RC, Fenton LZ. Urea cycle disorders: brain MRI and neurological outcome. Pediatr Radiol. 2012;42:455-62.
23. Gropman A. Brain imaging in urea cycle disorders. Mol Genet Metab. 2010;100(Suppl 1):20-30.
24. Rodan LH, Aldubayan SH, Berry GT, Levy HL. Acute illness protocol for urea cycle disorders. Pediatr Emerg Care. 2017; 0 (0): 1-5.
25. Summar M, Tuchman M. Proceedings of a consensus conference for the management of patients with urea cycle disorders. J Pediatr. 2001;138:6-10.

26. Picca S, Bartuli A, Dionisi-Vici C. Medical management and dialysis therapy for the infant with an inborn error of metabolism. Semin Nephrol. 2008;28:477-80.
27. Schaefer F, Straube E, Oh J, Mehls O, Mayatepek E. Dialysis in neonates with inborn errors of metabolism. Nephrol Dial Transplant. 1999;14(4):910-8.
28. Boneh A. Dietary protein in urea cycle defects: How much? Which? How? Mol Genet Metab. 2014;113(1-2):109-12.
29. Adam S, Almeida MF, Assoun M, Baruteau J, Bernabei SM, Bigot S, et al. Dietary management of urea cycle disorders: European practice. Mol Genet Metab. 2013;110(4):439-45.
30. De las Heras J, Aldámiz-Echevarría L, Martínez-Chantar LM, Delgado TC. An update on the use of benzoate, phenylacetate and phenylbutyrate ammonia scavengers for interrogating and modifying liver nitrogen metabolism and its implications in urea cycle disorders and liver disease. Expert Opin Drug Metab Toxicol. 2017;13(4):439-48.
31. Guha M. Urea cycle disorder drug approved. Nat Biotechnol. 2013;31(4):274.
32. Largillière C, Houssin D, Gottrand F, Mathey C, Checoury A, Alagille D, et al. Liver transplantation for ornithinine transcarbamylase deficiency in a girl. J Pediatr. 1989;115(3):415-7.
33. Tuchman M. Persistent acitrullinemia after liver transplantation for carbamylphosphate synthetase deficiency. N Engl J Med. 1989;320:1498-9.
34. Leonard JV, McKiernan PJ. The role of liver transplantation in urea cycle disorders. Mol Genet Metab. 2004;81(Suppl 1):74-8.
35. Kasahara M, Umeshita K, Inomata Y, Uemoto S; Japanese Liver Transplantation Society. Long-term outcomes of pediatric living donor liver transplantation in Japan: an analysis of more than 2200 cases listed in the Registry of the Japanese Liver Transplantation Society. Am J Transplant. 2013;13:1830-9.
36. McBride KL, Miller G, Carter S, Karpen S, Goss J, Lee B. Developmental outcomes with early orthotopic liver transplantation for infants with neonatal-onset urea cycle defects and a female patient with late-onset ornithine transcarbamylase deficiency. Pediatrics. 2004;114(4):e523–e526.
37. Noujaim HM, Mayer DA, Buckles JA, Beath SV, Kelly DA, McKiernan PJ, et al. Techniques for and outcome of liver transplantation in neonates and infants weighing up to 5 kilograms. J Pedia Surg. 2002;37:159-64.
38. Sundaram SS, Alonso EM, Whitington PF. Liver transplantation in neonates. Liver Transpl. 2003;9:783-8.
39. Morioka D, Kasahara M, Takada Y, Shirouzu Y, Taira K, Sakamoto S, et al. Current role of liver transplantation for the treatment of urea cycle disorders: a review of the worldwide English literature and 13 cases at Kyoto University. Liver Transpl. 2005;11:1332-42.
40. Yu L, Rayhill SC, Hsu EK, Landis CS. Liver transplantation for urea cycle disorders: analysis of the united network for organ sharing database. Transplant Proc. 2015;47:2413-8.
41. Kido J, Matsumoto S, Momosaki K, Sakamoto R, Mitsubuchi H, Endo F, et al. Liver transplantation may prevent neurodevelopmental deterioration in high-risk patients with urea cycle disorders. Pediatr Transplant. 2017;21(6):1-6.
42. Kido J, Matsumoto S, Mitsubuchi H, Endo F, Nakamura K. Early liver transplantation in neonatal-onset and moderate urea cycle disorders may lead to normal neurodevelopment. Metab Brain Dis. 2018;33(5):1517-23.
43. Häberle J, McCandless SE. Orphan drugs in development for urea cycle disorders: current perspectives. Orphan Drugs Res Rev. 2014;4:63-70.
44. Matoori S, Leroux JC. Recent advances in the treatment of hyperammonemia. Adv Drug Deliv Rev. 2015;90:55-68.
45. Soria LR, Ah Mew N, Brunetti-Pierri N. Progress and challenges in development of new therapies for urea cycle disorders. Hum Mol Genet. 2019;28(1):42-8.
46. Jalan R, Rose C. Hypothermia in acute liver failure. Metab Brain Dis. 2004;19(3-4):215-21.
47. Rabinstein AA. Treatment of brain edema in acute liver failure. Curr Treat Options Neurol. 2010;12(2):129-41.
48. Whitelaw A, Bridges S, Leaf A, Evans D. Emergency treatment of neonatal hyperammonaemic coma with mild systemic hypothermia. Lancet. 2001;358:36-8.
49. Lichter-Konecki U, Nadkarni V, Moudgil A, Cook N, Poeschl J, Meyer MT, et al. Feasibility of adjunct therapeutic hypothermia treatment for hyperamonemia and encephalopathy due to urea cycle disorders and organic acidemias. Mol Gent Metab. 2013;109(4):354-9.
50. Najimi M, Khuu DN, Lysy PA, Jazouli N, Abarca J, Sempoux C, et al. Adult-derived human liver mesenchymal-like cells as a potential progenitor reservoir of hepatocytes? Cell Transpl. 2007;16:717-28.
51. Sokal EM. Treating inborn errors of liver metabolism with stem cells: current clinical development. J Inherit Metab Dis. 2014;37(4):535-9.
52. Meyburg J, Hoffman GF. Liver, liver cell and stem cell transplantation for the treatment of urea cycle defects. Mol Genet Metab. 2010;100(Suppl 1):77-83.
53. Meyburg J, Opladen T, Spiekerkötter U, Schlune A, Schenk JP, Schmidt J, et al. Human heterologous liver cells transiently improve hyperamonemia and ureagenesis in individuals with severe urea cycle disorders. J Inherit Metab Dis. 2018;41(1):81-90.
54. Lee AL, Sinha S, Fitzpatrick E, Dhawan A. Hepatocyte transplantation and advancements in alternative cell sources for liver-based regenerative medicine. J Mol Med. 2018;96:469-81.
55. Asrani KH, Cheng L, Cheng CJ, Subramanian RR. Arginase I mRNA therapy - a novel approach to rescue arginase 1 enzyme deficiency. RNA Biol. 2018;15(7):914-22.
56. Truong B, Allegri G, Liu XB, Burke KE, Zhu X, Cederbaum SD, et al. Lipid nanoparticle-targeted mRNA therapy as a treatment for the inherited metabolic liver disorder arginase deficiency. Proc Natl Acad Sci U S A. 2019;116(42):21150-9.
57. Prieve MG, Harvie P, Monahan SD, Roy D, Li AG, Blevins TL, et al. Targeted mRNA therapy for ornithine transcarbamylase deficiency. Mol Ther. 2018;26(3):801-13.
58. Lee B, Wu CY, Lin YW, Park SW, Wei LN. Synergistic activation of Arg1 gene by retinoic acid and IL-4 involves chromatin remodeling for transcription initiation and elongation coupling. Nucleic Acids Res. 2016;44(16):7568-79.
59. Sin YY, Ballantyne LL, Richmond CR, Funk CD. Transplantation of gene-edited hepatocyte-like cells modestly improves survival of arginase-1-deficient mice. Mol Ther Nucleic Acid. 2018;10:122-30.

60. Cantero G, Liu XB, Mervis RF, Lazaro MT, Cederbaum SD, Golshani P et al. Rescue of the functional alterations of motor cortical circuits in arginase deficiency by neonatal gene therapy. J Neurosci. 2016;36(25):6680-90.
61. Raper SE, Yudkoff M, Chirmule N, Gao GP, Nunes F, Haskal ZJ, et al. A pilot study of in vivo liver-directed gene transfer with an adenoviral vector in partial ornithine transcarbamylase deficiency. Hum Gene Ther. 2002;13:163-75.
62. Wilson JM. Lessons learned from the gene therapy trial for ornithine transcarbamylase deficiency. Mol Genet Metab. 2009;96:151.
63. Viecelli HM, Thöny B. Challenges of experimental gene therapy for urea cycle disorders. J Pediatr Biochem. 2014;4:65-73.
64. Arbeitsgemeinschaft der Wissenschaftlichen Medizinischen Fachgesellschaften e.V. (AWMF). Revision UCD Guideline. 2018 [Internet]. [Acesso em: 1 jan. 2019]. Disponível em: https://www.awmf.org/uploads/tx_szleitlinien/027-006l_S3_Diagnostik-Therapie-Harnstoffzyklusstoerungen_2018-06.pdf. Date January 1, 2019.
65. Tuchman M, Lee B, Lichter-Konecki U, Summar ML, Yudkoff M, Cederbaum SD, et al.; Urea Cycle Disorders Consortium of the Rare Diseases Clinical Research Network. Cross-sectional multicenter study of patients with urea cycle disorders in the United States. Mol Genet Metab. 2008;94:397-402.
66. Summar ML, Dobbelaere D, Brusilow S, Lee B. Diagnosis, symptoms, frequency and mortality of 260 patients with urea cycle disorders from a 21-year, multicentre study of acute hyperammonaemic episodes. Acta Paediatr. 2008;97(10):1420-5.
67. Seminara J, Tuchman M, Krivitzky L, Krischer J, Lee HS, Lemons C, et al. Establishing a consortium for the study of rare diseases: The Urea Cycle Disorders Consortium. Mol Genet Metab. 2010;100(Suppl1):97-105.
68. Waisbren SE, Gropman AL, Batshaw ML; Members of the Urea Cycle Disorders Consortium (UCDC). Improving long term outcomes in urea cycle disorders-report from the Urea Cycle Disorders Consortium. J Inherit Metab Dis. 2016;39(4):573-84.
69. Posset R, Gropman AL, Nagamani SCS, Burrage LC, Bedoyan JK, Wong D, et al.; Urea Cycle Disorders Consortium and the European Registry and Network for Intoxication Type Metabolic Diseases Consortia Study Group. Impact of diagnosis and therapy on cognitive function in urea cycle disorders. Ann Neurol. 2019;86(1):116-28.
70. Batshaw ML, Tuchman M, Summar M, Seminara J; Members of the Urea Cycle Disorders Consortium. A longitudinal study of urea cycle disorders. Mol Genet Metab. 2014;113(1-2):127-30.
71. Posset R, Garcia-Cazorla A, Valayannopoulos V, Teles EL, Dionisi-Vici C, Brassier A, et al. Age at disease onset and peak ammonium level rather than interventional variables predict the neurological outcome in urea cycle disorders. J Inherit Metab Dis. 2016;39:661-72.
72. Kido J, Nakamura K, Mitsubuchi H, Ohura T, Takayanagi M, Matsuo M, et al. Long-term outcome and intervention of urea cycle disorders in Japan. J Inherit Metab Dis. 2012;35:777-85.
73. Ah Mew N, Caldovic L. N-acetylglutamate synthase deficiency: an insight into the genetics, epidemiology, pathophysiology, and treatment. Appl Clin Genet. 2011;24;4:127-35.
74. Grisolia S, Cohen PP. The catalytic role of carbamyl glutamate in citrulline biosynthesis. J Biol Chem. 1952;198(2):561-71.
75. Guffon N, Schiff M, Cheillan D, Wermuth B, Haberle J, Vianey-Saban C. Neonatal hyperammonemia: the N-carbamoyl-L-glutamic acid test. J Pediatr. 2005;147(2):260-2.
76. Morris AA, Richmond SW, Oddie SJ, Pourfarzam M, Worthington V, Leonard JV. N-acetylglutamate synthetase deficiency: favourable experience with carbamylglutamate. J Inherit Metab Dis. 1998;21(8):867-8.
77. Van Leynseele A, Jansen A, Goyens P, Martens G, Peeters S, Jonckheere A, et al. Early treatment of a child with NAGS deficiency using N-carbamyl glutamate results in a normal neurological outcome. Eur J Pediatr. 2014;173(12):1635-8.
78. Reigstad H, Woldseth B, Häberle J. Normal neurological development during infancy despite massive hyperammonemia in early treated NAGS deficiency. JIMD Rep. 2017;37:45-7.
79. Kuchler G, Rabier D, Poggi-Travert F, Meyer-Gast D, Bardet J, Drouin V, et al. Therapeutic use of carbamylglutamate in the case of carbamoyl-phosphate synthetase deficiency. J Inherit Metab Dis. 1996;19(2):220-2.
80. Ah Mew N, Daikhin E, Payan I, Nissim I, Yudkoff M, Tuchman M. N-carbamylglutamate increases ureagenesis in patients with CPSI deficiency. Mol Genet Metab. 2010;99:207.
81. Ah Mew N, McCarter R, Daikhin Y, Lichter-Konecki U, Nissim I, Yudkoff M, et al. Augmenting ureagenesis in patients with partial carbamyl phosphate synthetase 1 deficiency with N-carbamyl-L-glutamate. J Pediatr. 2014;165(2):401-3.
82. Williams M, Huijmans JGM, van Diggelen OP, van der Louw EJTM, de Klerk JBC, Haeberle J. Carbamoylphosphate synthase (CPS1) deficiency: treatment with carbglumic acid (Carbaglu). J Inherit Metab Dis. 2010;33(1):118.
83. Diez-Fernandez, C Häberle J. Targeting CPS1 in the treatment of Carbamoyl phosphate synthetase 1 (CPS1) deficiency, a urea cycle disorder. Expert Opin Ther Targets. 2017;21(4):391-9.
84. Lichter-Konecki U, Caldovic L, Morizono H, Simpson K, Ah Mew N, MacLeod E, et al. Ornithine transcarbamylase deficiency. 2013 Aug 29 [Updated 2016 Apr 14]. In: Adam MP, Ardinger HH, Pagon RA, et al., editors. GeneReviews® [Internet]. Seattle (WA): University of Washington, Seattle; 1993-2020.
85. Tuchman M. The clinical, biochemical, and molecular spectrum of ornithine transcarbamylase deficiency. J Lab Clin Med. 1992;120:836-50.
86. Choi JH, Lee BH, Kim JH, Kim GH, Kim YM, Cho J, et al. Clinical outcomes and the mutation spectrum of the OTC gene in patients with ornithine transcarbamylase deficiency. J Hum Genet. 2015;60:501-7.
87. Maestri NE, Clissold D, Brusilow SW. Neonatal onset ornithine transcarbamylase deficiency: a retrospective analysis. J Pediatr. 1999;134(3):268-72.
88. Mustafa A, Clarke JT. Ornithine transcarbamoylase deficiency presenting with acute liver failure. J Inherit Metab Dis. 2006;29:586.
89. Panlaqui OM, Tran K, Johns A, McGill J, White H. Acute hyperammonemic encephalopathy in adult onset ornithine transcarbamylase deficiency. Intensive Care Med. 2008;34:1922-4.
90. Gyato K, Wray J, Huang ZJ, Yudkoff M, Batshaw ML. Metabolic and neuropsychological phenotype in women heterozygous for ornithine transcarbamylase deficiency. Ann Neurol. 2004;55:80-6.

91. Ricciuti FC, Gelehrter TD, Rosenberg LE. X-chromosome inactivation in human liver: confirmation of X-linkage of ornithine transcarbamylase. Am J Hum Genet. 1976;28(4):332-8.
92. Burlina AB, Ferrari V, Dionisi-Vici C, Bordugo A, Zacchello F, Tuchman M. Allopurinol challenge in children. J Inherit Metab Dis. 1992;15(5):707-12.
93. Grünewald S, Fairbanks L, Genet S, Cranston T, Hüsing J, Leonard JV, et al. How reliable is the allopurinol load in detecting carriers for ornithine transcarbamylase deficiency? J Inherit Metab Dis. 2004;27(2):179-86.
94. Oexle K. Calculation of the reliability of the allopurinol load in detecting carriers for ornithine transcarbamylase deficiency. J Inherit Metab Dis. 2006;29(1):241.
95. Quinonez SC, Thoene JG. Citrullinemia type I. 2004 Jul 7 [Updated 2016 Sep 1]. In: Adam MP, Ardinger HH, Pagon RA, et al., editors. GeneReviews® [Internet]. Seattle (WA): University of Washington, Seattle; 1993-2020.
96. Brunetti-Pierri N, Lamance KM, Lewis RA, Craigen WJ. 30-year follow-up of a patient with classic citrullinemia. Mol Genet Metab. 2012;106:248-50.
97. Häberle J, Meli C, Parini R, Rigoldi M, Vilaseca M. Severe first manifestation of citrullinemia type I in the postpartum period. Mol Genet Metab. 2009;98:1-2.
98. Häberle J, Vilaseca MA, Meli C, Rigoldi M, Jara F, Vecchio I, et al. First manifestation of citrullinemia type I as differential diagnosis to postpartum psychosis in the puerperal period. Eur J Obstet Gynecol Reprod Biol. 2010;149:228-9.
99. Nagamani SCS, Erez A, Lee B. Argininosuccinate lyase deficiency. 2011 Feb 3 [Updated 2019 Mar 28]. In: Adam MP, Ardinger HH, Pagon RA, et al., editors. GeneReviews® [Internet]. Seattle (WA): University of Washington, Seattle; 1993-2020.
100. Baruteau J, Jameson E, Morris AA, Chakrapani A, Santra S, Vijay S, et al. Expanding the phenotype in argininosuccinic aciduria: need for new therapies. J Inherit Metab Dis. 2017;40:357-68.
101. Fichtel JC, Richards JA, Davis LS. Trichorrhexis nodosa secondary to argininosuccinicaciduria. Pediatr Dermatol. 2007;24(1):25-7.
102. Kho J, Tian X, Wong WT, Bertin T, Jiang MM, Chen S, et al. Argininosuccinate lyase deficiency causes an endothelial-dependent form of hypertension. Am J Hum Genet. 2018;103:276-87.
103. Saheki T, Song YZ. Citrin deficiency. 2005 Sep 16 [Updated 2017 Aug 10]. In: Adam MP, Ardinger HH, Pagon RA, et al., editors. GeneReviews® [Internet]. Seattle (WA): University of Washington, Seattle; 1993-2020.
104. Saheki T, Kobayashi K. Physiological role of citrin, a liver-type mitochondrial aspartate-glutamate carrier, and pathophysiology of citrin deficiency. Recent Res Devel Life Sci. 2005;3:59-73.
105. Kobayashi K, Iijima M, Ushikai M, Ikeda S, Saheki T. Citrin deficiency. J Jpn Pediatr Soc. 2006;110:1047-59.
106. Song YZ, Deng M, Chen FP, Wen F, Guo L, Cao SL, et al. Genotypic and phenotypic features of citrin deficiency: five-year experience in a Chinese pediatric center. Int J Mol Med. 2011;28:33-40.
107. Ko JS, Song JH, Park SS, Seo JK. Neonatal intrahepatic cholestasis caused by citrin deficiency in Korean infants. J Korean Med Sci. 2007;22(6):952-6.
108. Ohura T, Kobayashi K, Tazawa Y, Abkawa D, Sakamoto O, Tsuchiya S, et al. Clinical pictures of 75 patients with neonatal intrahepatic cholestasis caused by citrin deficiency. J Inherit Metab Dis. 2007;30:139-44.
109. Xing YZ, Qiu WJ, Ye J, Han LS, Xu SS, Zhang HW, et al. Studies on the clinical manifestation and SLC25A13 gene mutation of Chinese patients with neonatal intrahepatic cholestasis caused by citrin deficiency. 2010;27:180-5.
110. Saheki T, Kobayashi K, Terashi M, Ohura T, Yanagawa Y, Okano Y, et al. Reduced carbohydrate intake in citrin-deficient subjects. J Inherit Metab Dis. 2008;31:386-94.
111. Song YZ, Guo L, Yang YL, Han LS, Kobayashi K, Saheki T. Failure to thrive and dyslipidemia caused by citrin deficiency: a novel clinical phenotype. Zhongguo Dang Dai Er Ke Za Zhi. 2009;11:328-32.
112. Bijarnia-Mahay S, Häberle J, Rüfenacht V, Shigematsu Y, Saxena R, Verma IC. Citrin deficiency: a treatable cause of acute psychosis in adults. Neurol India. 2015;63(2):220-2.
113. Saheki T, Inoue K, Tushima A, Mutoh K, Kobayashi K. Citrin deficiency and current treatment concepts. Mol Genet Metab. 2010;100:59-64.
114. Hayasaka K, Numakura C, Toyota K, Kakizaki S, Watanabe H, Haga H, et al. Medium-chain triglyceride supplementation under a low carbohydrate formula is a promising therapy for adult-onset type II citrullinemia. Mol Genet Metab Rep 2014;1:42-50.
115. Yazaki M, Ikeda S, Kobayashi K, Saheki T. Therapeutic approaches for patients with adult-onset type II citrullinemia (CTLN2): effectiveness of treatment with low-carbohydrate diet and sodium pyruvate. Rinsho Shinkeigaku. 2010;50(11):844-7.
116. Hirai I, Kimura W, Suto K, Fzjimoto H, Watanabe T, Fuse A, et al. Living donor liver transplantation for type II citrullinemia from a heterozygous donor. Hepatogastroenterology. 2008;55:2211-6.
117. Camacho JA, Obie C, Biery B, Goodman BK, Hu CA, Almashanu S, et al. Hyperornithinaemia-hyperammonaemia-homocitrullinuria syndrome is caused by mutations in a gene encoding a mitochondrial ornithine transporter. Nat Genet. 1999;22(2):151-8.
118. Monné M, Miniero DV, Daddabbo L, Palmieri L, Porcelli V, Palmieri F. Mitochondrial transporters for ornithine and related amino acids: a review. Amino Acids. 2015;47(9):1763-77.
119. Camacho JA, Mardach R, Rioseco-Camacho N, Ruiz-Pesini E, Derbeneva O, Andrade D, et al. Clinical and functional characterization of a human ORNT1 mutation (T32R) in the hyperornithinemia-hyperammonemia-homocitrullinuria (HHH) syndrome. Pediatr Res. 2006;60(4):423-9.
120. Tessa A, Fiermonte G, Dionisi-Vici C, Paradies E, Baumgartner MR, Chien YH, et al. Identification of novel mutations in the SLC25A15 gene in hyperornithinemia-hyperammonemia-homocitrullinuria (HHH) syndrome: a clinical, molecular, and functional study. Hum Mutat. 2009;30(5):741-8.
121. Camacho J, Rioseco-Camacho N. Hyperornithinemia-hyperammonemia-homocitrullinuria syndrome. 2012 May 31 [Updated 2020 Feb 13]. In: Adam MP, Ardinger HH, Pagon RA, et al., editors. GeneReviews® [Internet]. Seattle (WA): University of Washington, Seattle; 1993-2020.

122. Sun A, Crombez EA, Wong D. Arginase deficiency. 2004 Oct 21 [Updated 2020 May 28]. In: Adam MP, Ardinger HH, Pagon RA, et al., editors. GeneReviews® [Internet]. Seattle (WA): University of Washington, Seattle; 1993-2020.
123. Chandra SR, Christopher R, Ramanujam CN, Harikrishna GV. Hyperargininemia experiences over last 7 years from a tertiary care center. J Pediatr Neurosci. 2019;14(1):2-6.
124. Cederbaum SD, Yu H, Grody WW, Kern RM, Yoo P, Iyer RK. Arginases I and II: do their functions overlap? Mol Genet Metab. 2004;81(Suppl 1):38-44.
125. Huemer M, Carvalho DR, Brum JM, Ünal Ö, Coskun T, Weisfeld-Adams JD, et al. Clinical phenotype, biochemical profile, and treatment in 19 patients with arginase 1 deficiency. J Inherit Metab Dis. 2016;39(3):331-40.
126. Schlune A, Vom Dahl S, Häussinger D, Ensenauer R, Mayatepek E. Hyperargininemia due to arginase I deficiency: the original patients and their natural history, and a review of the literature. Amino Acids. 2015;47(9):1751-62.

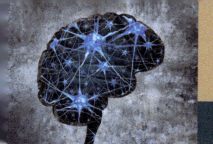

▶ Paulo Breinis
▶ Nayara Rodrigues da Silva

capítulo 50 | Síndromes de Deficiência de Creatina Cerebral

INTRODUÇÃO

A creatina (Cr) é uma substância natural proveniente primeiro da alimentação, presente principalmente em carnes e peixes, mas também pode ser obtida por meio da produção endógena, sintetizada sobretudo no fígado, rins e pâncreas.

A síntese de Cr endógena inicia-se no rim a partir dos aminoácidos glicina e arginina e pela ação da enzima L-arginina: glicina amidinotransferase (AGAT) e é finalizada no fígado com a metilação do ácido guanidinoacético (GAA) em Cr, por ação da enzima guanidinoacetato metiltransferase (GAMT).

A Cr atua na homeostase do metabolismo da célula, participando principalmente no processo de produção energética, síntese proteica muscular e estabilização de membranas celular. No sistema nervoso central, a Cr está envolvida na atividade da Na^+/K^+-ATPase, na manutenção dos potenciais de membrana, na liberação de neurotransmissores, no alongamento dendrítico e axonal, na homeostase do cálcio e no efeito antioxidante e antiapoptose. É armazenada principalmente no músculo esquelético e em menores quantidades no cérebro, rins, pâncreas e fígado.

As síndromes de deficiência em Cr cerebral são erros inatos do metabolismo que constituem um grupo de patologias caracterizadas por defeitos congênitos no metabolismo da Cr.

Dois defeitos de biossíntese de Cr são herdados de maneira autossômica recessiva: a deficiência de GAMT e a deficiência de AGAT.

Além disso, um defeito do transportador de Cr é herdado do cromossomo X: deficiência de transportador de creatina (CRTR). Resumo da classificação das doenças – Tabela 50.1

Tabela 50.1 Classificação das doenças.

Localização	Fenótipo	Herança	Gene
19p13.3	Síndrome da deficiência de creatina cerebral 2 OMIM 612736	AR	*GAMT*
15q21.1	Síndrome da deficiência de creatina cerebral 3 OMIM 612718	AR	*GATM*
Xq28	Síndrome de deficiência de creatina cerebral 1 OMIM 300352	Ligada ao cromossomo X	*SLC6A8*

AR: autossômico recessivo.

HISTÓRICO E CARACTERÍSTICAS DAS DOENÇAS

A primeira descrição dessas doenças ocorreu em 1994, quando Stöckler et al.[1] relataram a deficiência das enzimas GAMT. Após alguns anos, em 2001, Cecil et al.[2] publicaram as duas outras síndromes suspeitas de deficiência de Cr – o defeito do transportador de Cr (SLC6A8) e a deficiência de AGAT –, podendo elas se manifestar de forma autossômica recessiva ou herança ligada ao cromossomo X.

São doenças neurometabólicas raras e todas elas têm como marca característica a ausência ou a diminuição de pico de Cr detectado por espectroscopia por ressonância magnética (ERM) (Figura 50.1).

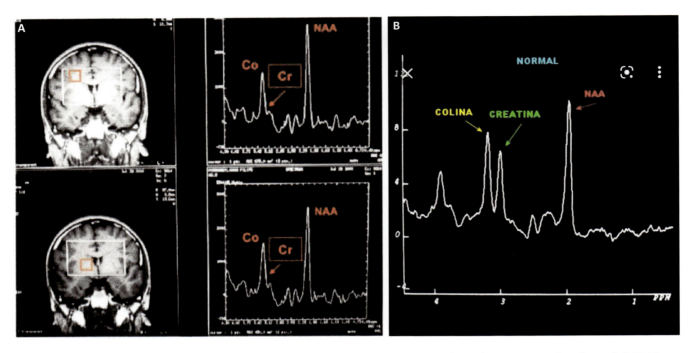

Figura 50.1 **(A)** ERM evidencia redução do pico de Cr em paciente com defeito do transportador de Cr. **(B)** ERM em controle normal.

O quadro clínico é inespecífico, polimórfico, caracterizado por atraso e/ou regressão do desenvolvimento neuropsicomotor, deficiência cognitiva, distúrbios de linguagem, espectro autista, distúrbios de comportamento, epilepsia, distúrbios extrapiramidais, miopatia, entre outros.

O sistema Cr/fosfocreatina exerce um papel fundamental no metabolismo energético por meio da regeneração de adenosina trifosfato (ATP), mantendo a hemóstase nos tecidos e nos órgãos de elevada necessidade energética.

Como mencionado anteriormente, a Cr pode ser adquirida por via alimentar (carnes suína e bovina, peixes e leite) ou sintetizada por meio de duas reações enzimáticas, principalmente realizadas no fígado, pâncreas e rins, conforme descritas a seguir:

1. L-arginina:glicina amidinotransferase (AGAT), enzima responsável pela conversão de arginina e glicina em ornitina, participante do ciclo da ureia e GAA, precursor da Cr, por meio da catalisação do grupo amidino da arginina para glicina; e
2. S-adenosil-L-metionina:N-guanidinoacetato metiltransferase (GAMT), enzima responsável por promover a transferência reversível do grupo metil da S-adenosil-L-metionina para o GAA, originando Cr e S-adenosil-L-homocisteína.

A Cr sintetizada é transportada pela corrente sanguínea para os órgãos de maior utilização, principalmente cérebro e músculos, onde é absorvida pelo transportador de Cr CT1 dependentes dos canais de sódio e cloreto (proteína SLC6A8), como pode ser observado na Figura 50.2.

Os tecidos que exigem grande demanda de energia, como cérebro e músculos esqueléticos e cardíacos, são ricos em enzima creatinoquinase (CK), a qual tem a função de catalisar a fosforilação reversível da Cr pela ATP, gerando adenosina difosfato (ADP) e fosfocreatina. Quando ocorre demanda energética, a CK catalisa a transferência do grupo fosfato da fosfocreatina para o ADP, restaurando as reservas de ATP e Cr.

Apesar de o cérebro poder sintetizar esse composto, a grande maioria é fornecida pelo sangue por um transportador transmembranar Na^+/Cl^- dependente (CT1).

Uma vez dentro das células nervosas, a Cr é convertida em fosfocreatina pela ação da CK por uma reação reversível, mencionada anteriormente.

No sistema nervoso central, a Cr atua de maneira diferenciada e está envolvida na atividade de Na^+/K^+-ATPase, na liberação de neurotransmissores, na homeostase de Ca^{++}, na manutenção dos potenciais de membrana e no efeito antioxidante e antiapoptose.

A excreção da Cr e da fosfocreatina intracelular é realizada por conversão não enzimática pela via urinária após ser transformada em creatinina.

Síndromes de Deficiência de Creatina Cerebral

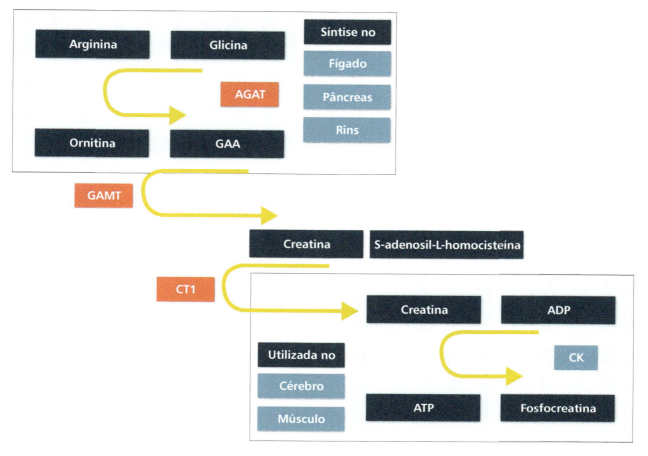

Figura 50.2 Esquema de síntese e transporte da creatina.
CK, creatinoquinase; AGAT, L-arginina:glicina amidinotransferase; GAA, ácido guanidinoacético; GAMT, guanidinoacetato metiltransferase; ATP, adenosina trifosfato; ADP, adenosina difosfato.

■ AS DEFICIÊNCIAS, O DIAGNÓSTICO E O TRATAMENTO

Deficiência da enzima GAMT

Doença autossômica recessiva, causada por alteração no gene *GAMT* no cromossomo 9p13.3. Enzima localizada predominantemente no fígado e responsável pela metilação do GAA, com formação de Cr.

A história clínica de desenvolvimento inicial é normal nos primeiros meses, com evolução satisfatória durante o primeiro ano de vida, após o qual há parada ou regressão do desenvolvimento neuropsicomotor, cognitivo e de linguagem, presença de características autistas e movimentos extrapiramidais associados ou não à crise convulsiva.

Bioquimicamente, apresenta aumento de GAA nos fluidos biológicos (patognomônico); redução de Cr no plasma, na urina e no líquor cefalorraquidiano; e creatinina reduzida em sangue e urina e IRM de crânio com espectroscopia indicando ausência de pico de Cr no cérebro.

A triagem preferida quando da suspeita dessa síndrome é a determinação do GAA urinário e/ou do GAA plasmático. Uma excreção consistentemente baixa de creatinina urinária (causada por baixa Cr corporal) e elevações inespecíficas de ácidos orgânicos, ácido úrico ou outros metabólicos urinários são indicativos inespecíficos de deficiência de *GAMT* e devem ser seguidos por testes diagnósticos específicos.

O diagnóstico é confirmado por análise de mutação GAMT.

O tratamento indicado é necessário para reajustar o metabolismo responsável pela formação de Cr; a suplementação oral desta (administrada como creatina monohidratada 400 mg a 2g/kg/dia) é usada para restaurar os níveis de Cr cerebral. Esse tratamento apresenta melhora na epilepsia e nos distúrbios do movimento; isoladamente, parece ser menos eficiente para melhorar as habilidades cognitivas.

Modalidades de tratamento adicionais visando reduzir o acúmulo de GAA melhoram potencialmente os resultados clínicos. Por exemplo: a restrição de arginina na dieta, permitindo apenas 0,2 a 0,3 g/kg/dia de proteína natural (alguns exemplos de alimentos são carne bovina, sobretudo o fígado; carne de porco, peru ou frango; gema do ovo; ervilhas, lentilhas, castanha-de-caju, castanha-do-pará, nozes; laticínios, entre outros), com aproximadamente 250 mg/kg/dia de L-arginina – mas a adesão é um desafio; e a inibição competitiva da atividade do AGAT por meio de suplementação em altas doses de L-ornitina(400-800 mg/kg/dia). A ampla gama de níveis plasmáticos de ornitina em pacientes tratados sugere uma rápida e completa depuração no sangue após a ingestão de L-ornitina.

O benzoato de sódio foi proposto como uma abordagem adicional para reduzir a produção de GAA por conjugação com glicina para formar o ácido hipúrico, que é rapidamente excretado pelos rins. Contudo, essa abordagem ainda precisa ser estabelecida.

As concentrações de metabólitos no LCR refletem os efeitos do tratamento na fisiopatologia cerebral mais diretamente.

Os pacientes também podem se beneficiar de tratamento multiprofissional, como fonoaudiologia, terapia ocupacional e fisioterapia, quando indicado.

O início precoce do tratamento afeta favoravelmente os resultados do desenvolvimento neurológico. Apesar disso, a idade média do diagnóstico e início do tratamento ocorre por volta dos 5 anos na maior parte dos casos descritos.

As razões para o diagnóstico tardio incluem: (1) consciência limitada entre pediatras e neurologistas do desenvolvimento; (2) apresentação clínica inespecífica; e (3) disponibilidade limitada de testes de diagnóstico (o GAA urinário/plasmático é um marcador de diagnóstico específico, mas sua determinação requer um método específico que não está disponível universalmente). Observações isoladas sugerem que o GAA na urina pode ser um falso negativo em crianças muito pequenas.

Durante a consulta de rotina, deve-se realizar exame de urina regular pelo risco de infecção urinária causada pela presença de cristais de Cr. A suplementação com altas doses de L-ornitina foi associada a tremores e diarreias; níveis plasmáticos permanentemente altos de ornitina (800-1400 µmol/L) estão associados à retinopatia, portanto, o monitoramento da retina deve ser considerado.

A restrição alimentar de arginina pode levar a um fluxo reduzido de ornitina por meio do ciclo da ureia, o que pode resultar em hiperamonemia.

Deficiência da enzima AGAT

Presente sobretudo nos rins, catalisa a reação que controla a via da Cr; é nessa reação que ocorre a formação de GAA e ornitina, a partir de glicina e arginina.

A deficiência de AGAT, o mais raro entre os deficits de Cr cerebral, é um distúrbio autossômico recessivo, causado pela mutação no gene *GATM*, localizado no cromossomo 15q21 (OMIM 602360).

Essa síndrome manifesta-se nos primeiros anos de vida por atraso/regressão no desenvolvimento, deficiência intelectual, distúrbio grave da fala e depleção grave de Cr/fosfocreatina no cérebro. A maioria dos pacientes desenvolve uma miopatia caracterizada por fraqueza e atrofia muscular mais tardia.

Os dados laboratoriais indicam uma diminuição da excreção de GAA e Cr urinária e plasmáticas, além de IRM de crânio com espectroscopia apresentar ausência ou redução do pico de Cr cerebral (Figura 50.3).

O tratamento precoce com suplementação de Cr (400mg/kg/dia) resulta em melhora dramática na força muscular e leve melhora na linguagem e funções cognitivas.

Deficiência no transportador de creatina cerebral CT1

Causada por mutação no gene transportador de creatina (CT1) no cromossomo Xq28. É uma desordem ligada ao cromossomo X do transporte de Cr, caracterizada por atraso global do desenvolvimento neuropsicomotor, deficiência intelectual, autismo, atraso de linguagem, anormalidades comportamentais, ansiedade, agitação psicomotora e epilepsia.

O diagnóstico é feito por ressonância magnética com espectroscopia que mostra a ausência do pico de Cr cerebral e detecta-se um aumento na relação entre a Cr plasma/creatinina na urina, Cr normal ou aumentada no plasma. O teste de captação em fibroblastos demonstra uma baixa quantidade ou mesmo ausência de Cr intracelular. A confirmação diagnóstica é realizada pela detecção da mutação no gene *SLC6A8* – Xq28.

O tratamento inclui suplementação com Cr oral 400 mg/kg/dia, isoladamente ou em combinação com precursores de Cr L-arginina oral 400 mg/kg/dia ou glicina 150 mg/kg/dia. Ao contrário de outros distúrbios de erros de metabolismo da Cr, a eficácia do tratamento permanece controversa. A suplementação de Cr não acarreta aumento cerebral de seus níveis.

A Figura 50.2 é uma síntese das manifestações observadas em pacientes, dos procedimentos de análise para diagnóstico e do tratamento das três deficiências.

DNPM, desenvolvimento neuropsicomotor; Cr, creatinina; GAA, ácido guanidinoacético; GAMT, guanidinoacetato metiltransferase; ERM, ressonância magnética cerebral com espectroscopia de prótons.

CONCLUSÃO

A suspeita das síndromes de deficiência de Cr cerebral deve ser considerada em todas as crianças que apresentam atraso global do desenvolvimento neurop-

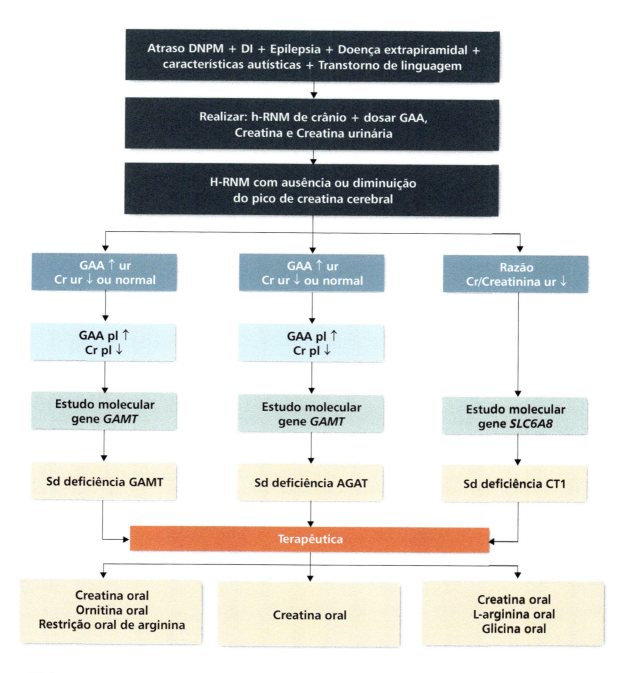

Figura 50.3 Manifestações, procedimentos de análise para diagnóstico e tratamentos para as três deficiências.
DI: deficiência intelectual.
Fonte: Adaptada de Oliveira, 2017.[4]

sicomotor, transtornos do espectro autista, deficiência cognitiva sem diagnóstico etiológico definitivo, que ainda podem apresentar epilepsia, distúrbios extrapiramidais e miopatia.

Trata-se de um grupo de doenças parcialmente tratáveis e com aconselhamento genético possível, o que torna o diagnóstico imprescindível. O aconselhamento genético é fundamental, pois fornece aos indivíduos e às famílias informações médicas importantes para a tomada de decisões futuras. A GAMT e a AGAT são herdadas de forma autossômica recessiva, enquanto na CRTR a herança está ligada ao cromossomo X. Os testes bioquímicos e genéticos pré-natal e de diagnóstico pré-implantacional podem ser realizados a partir da identificação de um membro da família afetado.

O diagnóstico por rastreamento neonatal (exame do pezinho) poderá, no futuro, modificar o prognóstico desses pacientes com o tratamento precoce.

REFERÊNCIAS BIBLIOGRÁFICAS

1. Stöckler S, Holzbach U, Hanefeld F, Marquardt I, Helms G, Requart M, et al. Creatine deficiency in the brain: a new, treatable inborn error of metabolism. Pediatr Res. 1994;36(3):409-13.
2. Cecil KM, Salomons GS, Ball Jr. WS, Wong B, Chuck G, Verhoeven NM, et al. Irreversible brain creatine deficiency with elevated serum and urine creatine: a creatine transporter defect? Ann Neurol. 2001;49(3):401-4.
3. Martínez LD, De Kremer RD. Defectos genéticos en la biosíntesis y transporte de la creatina. *Revista de la Facultad de Odontología* [Internet]. 2019 [Acesso em: 2020 out. 2020];29(1):15-21. Disponível em: https://revistas.psi.unc.edu.ar/index.php/RevFacOdonto/article/view/23858/23409.
4. Oliveira A. Défices de creatina cerebral. Coimbra: Centro de desenvolvimento da criança do Hospital Pediátrico de Coimbra – CHUC [Internet]. 2017. [Acesso em: 20 out. 2020]. Disponível em: https://www.asic.pt/images/nova_pasta/casos_clinicos_2017/dia-12-dez/AP_12_Defices-da-Creatina-Cerebral.pdf.

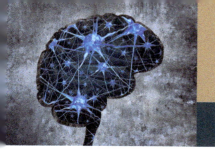

▶ Rafael Guerra Cintra

capítulo 51 | Distúrbios do Metabolismo de Carboidratos e Glicogenoses

Este capítulo discorre sobre um grupo de erros inatos do metabolismo que costuma ser raro e de difícil diagnóstico, estando aqui a importância de conhecê-lo para, quando o médico-assistente se deparar com manifestações clínicas sugestivas desses quadros, não deixe de pensar nessa possibilidade diagnóstica, em especial porque a precocidade do diagnóstico está ligada à maior possibilidade de sucesso do plano terapêutico. Deve-se, assim, sempre ser cogitada em crianças no período neonatal e lactentes jovens, quando a clínica permitir.

As alterações do metabolismo dos carboidratos podem estar presentes em diferentes vias do ciclo metabólico da frutose, da galactose e do glicogênio. São, por vezes, manifestações clínicas sutis e comuns a diversas outras patologias, como por exemplo a hipoglicemia, manifestação clínica importante deste grupo de doenças.

Abordaremos, assim, neste capítulo as doenças dos erros inatos do metabolismo com interesse neuropsiquiátrico.

ERROS INATOS DO METABOLISMO DA GALACTOSE

A beta-D-galactose (galactose) é um monossacarídeo da beta-D-glicose (glicose), ambos pertencentes ao grupo das D-Hexoses. A ligação glicosídica da glicose com a galactose forma a lactose, principal açúcar do leite e seus derivados. A galactose também pode ser encontrada em outros alimentos vegetais, na sua forma livre, porém, sem quantidade significativa para a dieta humana.[1] No intestino, por ação da lactase, a lactose é rapidamente degradada em galactose e glicose, sendo ambas absorvidas por mecanismos ativos intestinais.[2]

Para ser metabolizada, a galactose atravessa o seguinte ciclo:

1º **Passo:** beta-D-galactose sofre epimerização em alfa-D-galactose. Esse passo é catalisado pela galactose mutarotase (GALM);
2º **Passo:** alfa-D-galactose sofre fosforilação em galactose-1-fosfato (GAL-1-P), por ação da galactoquinase (GALK1);
3º **Passo:** a galactose-1-fosfato uridil transferase (GALT – segunda enzima da via de Leloir[3] catalisa a transferência de um grupo monofosfato de uridina (UMP) da difosfato de uridina glicose (UDP-glicose) para a GAL-1-P, produzindo glicose-1-fosfato e UDP-galactose. A UDP-galactose volta a ser convertida em UDP-glicose pela UDP-galactose-4-epimerase (GALE).[4]

E existem ainda, a se saber, três vias alternativas para a metabolização da galactose: i) via da pirofosforilase; ii) via da redução a galactitol; iii) via da redução a galactonato (Figura 51.1).

As manifestações clínicas deste grupo de erros inatos podem ser desde ausentes até quadros muito graves.[5] E aqui é importante lembrar que a galactose é a principal fonte de energia dos lactentes. Por esse motivo, Berry et al. (2006)[6] abrem seu artigo sobre erros inatos do metabolismo da galactose com a seguinte orientação: "Sempre que você considerar um distúrbio de galactose, interrompa a alimentação com leite primeiro e só então vá buscar um diagnóstico!".[1]

Estão presentes três tipos de erros hereditários do metabolismo da galactose, decorrentes de possíveis falhas de três enzimas:

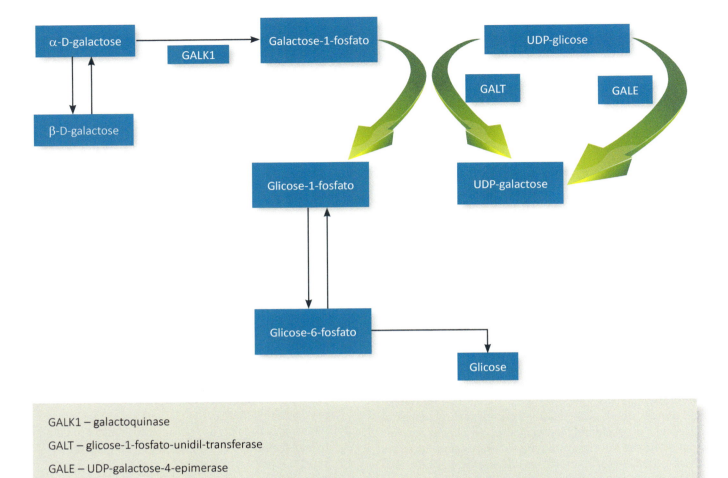

Figura 51.1 Metabolismo da galactose.
GALK1, galactoquinase; GALT, galactose-1-fosfato-uridil-transferase; GALE, UDP-galactose-4-epimerase; UDP-glicose, difosfato de uridina glicose; UDP-galactose, difosfato de uridina galactose; GAL-1-P, galactose-1-fosfato.

1. Deficiência na enzima GALT, que dá origem à galactosemia de forma "clássica": Tipo I;
2. Deficiência GALK1: Tipo II;
3. Deficiência da GALE: Tipo III.

Galactosemia Tipo I (Deficiência de transferase)

(#230400)

Doença rara e potencialmente letal, de caráter hereditário autossômico recessivo, causada pela deficiência da GALT.[7] Com prevalência nos países ocidentais entre 1:16.000 e 1:60.000 nascidos vivos.[8]

O gene que decodifica a enzima GALT localiza-se no *locus* 9p13.

Os pacientes com deficiência da GALT mostram diferentes comportamentos clínicos, o que evidencia variadas formas genéticas.[9] Destacam-se os pacientes de raça negra com galactosemia por deficiência de GALT, que possuem capacidade de metabolizar certa quantidade de galactose por, provavelmente, possuir alguma atividade enzimática visceral. Já a variante Duarte pode se apresentar de duas maneiras: indivíduos heterozigotos da variante Duarte (11% da população americana) possuem 75% da atividade normal da enzima GALT.[10,11]

Quanto à fisiopatologia, a galactosemia pela alteração da GALT leva ao acúmulo de GAL-1-P, acarretando as seguintes alterações:

i) hipoglicemia;
ii) cirrose portal;
iii) aminoacidúria generalizada e acidose tubular renal (ação sobre as células dos túbulos renais);
iv) consumo de oxigênio pelos eritrócitos reduzido.[12]

É provável que a hipoglicemia e o acúmulo de galactitol (via alternativa de metabolização da galactose) sejam as principais causas das lesões do sistema nervoso central. Já a catarata tem sua provável causa no acúmulo de galactitol no cristalino.

Os sintomas surgem assim que os pacientes iniciam a alimentação, os quais anteriormente eram normais. E costumam ser mais intensos em recém-nascidos com dieta à base de leite materno, se comparados com recém-nascidos nutridos com leites artificiais, pela maior exposição à lactose do leite humano.[13] Em geral, ao final da primeira semana surge a icterícia (ou acentua-se a fisiológica), ocorrem vômitos e a recusa alimentar. Este quadro pode evoluir para diarreia, hepatomegalia, acidose tubular renal e perda ponderal.[14] Caso haja manutenção de oferta alimentar de galactose/lactose, a progressão do quadro pode acarretar insuficiência hepática, ascite, hipoprotrombinemia e hipoalbuminemia. É comum a letalidade por quadros infecciosos.[15] Neste período de evolução grave, a hipoglicemia pode ser observada. A catarata, anteriormente citada, pode surgir num período de 2 a 3 semanas de vida diante da manutenção de galactose/lactose na dieta.[14] Se nada for feito, ao longo do tempo serão observados sinais de atraso no desenvolvimento neuropsicomotor de padrão não específico, além de desordens da fala e da linguagem.[8,14] Em alguns casos, pode levar a insuficiência ovariana e infertilidade feminina.[8] Mesmo dentro de uma mesma família, com o mesmo genótipo, o fenótipo clínico pode ser consideravelmente variado.[8]

Muitas vezes, a galactosemia tipo I pode ser inicialmente diagnosticada como rubéola congênita (icterícia, anemia, hepatomegalia e fenômenos hemorrágicos) com quadro biliar obstrutivo (icterícia de aspecto colestático) ou, até mesmo, hemorragia intracraniana ou meningite neonatal (com sinais de aumento de hipertensão intracraniana decorrente de edema cerebral). Assim, tem-se a importância do adequado diagnóstico.

Os Quadros 51.1 e 51.2 mostram a frequência de sinais e sintomas no período neonatal e as complicações neurológicas, cognitivas e psiquiátricas presentes na galactosemia tipo I, respectivamente, em um estudo multicêntrico com 509 pacientes, com idade entre 0 e 65 anos, acompanhados por 3,5 anos.

Com relação aos estudos de imagens, é comum encontrar, em tomografia e ressonância magnética de crânio de pacientes com comprometimentos neurológicos secundários à galactosemia, presença de atrofia cortical difusa, dilatação ventricular, alteração de substância branca e atrofia cerebelar.[16]

O diagnóstico da galactosemia tipo I (clássica) é feito por meio da demonstração da ausência ou redução da atividade da enzima GALT em eritrócitos e/ou análise genética do gene da GALT. A mensuração da atividade enzimática pode ser realizada tanto nos testes de triagem neonatal, quanto após a suspeita clínica (WELLING et al., 2017).

As mutações do gene *GALT* mais frequentes são: p.Q188R, a mais comum na população caucasiana; p.S135L, quase exclusivamente encontrada na população africana; p.N314D, relacionada às isoformas variantes Duarte 1 *Los Angeles* (aumento da atividade enzimática) e Duarte 2 (redução da atividade enzimática).[17-22]

A pesquisa de substâncias redutoras na urina (teste de Benedict), antes muito realizada, atualmente tem utilidade limitada, por apresentar elevada taxa de falsos-positivos, dado que a presença de substâncias redutoras na urina também podem ser encontradas em recém-nascidos prematuros com imaturidade hepática e casos de hipoglicemias de outras causas.[23]

Lembrando a via do metabolismo da galactose, dosar essa substância no sangue também seria de pouca valia, pois ela está aumentada nas galactosemias tipo I e III.

Como tratamento, inicialmente deve-se restringir galactose e lactose (leites e derivados) assim que a suspeita clínica for feita, mesmo que o diagnóstico ainda não tenha sido concluído,[24] (BERRY et al, 2006;). Atenção deve ser dada a drogas que levam lactose como excipiente.

Este é um tratamento a ser realizado (ou aplicado) durante toda a vida do paciente. Assim, é recomendado o consumo de qualquer fruta, legumes ou alimentos fermentados a base de soja, queijos maduros (teor de galactose < 25mg/100g) e aditivos de caseinatos de sódio ou cálcio.[25,26] Orientar as famílias a lerem os rótulos dos

Quadro 51.1 Incidência de sinais e sintomas mais frequentes de galactosemia no período neonatal.

Sinais e sintomas	Incidência (em %)
Sinal de doença aguda (um dos seguintes: encefalite, sangramentos, sinais de infecções, elevação de enzimas hepáticas ou hipoglicemia)	79,8
Elevação de enzimas hepáticas TGO e TGP >30U/L	70,3
Sangramento intrabdominal (TP e TTPA alterados)	42,5
Sinais de infecção	27,4
Hemocultura positiva	56,3
Catarata	25,8
Hipoglicemia	25,1
Encefalite	29
Elevação da GALT (>10 mg/dL)	90,8

Fonte: Adaptado de Rubio-Gozalbo et al., 2019.[8] TGO, transaminase glutâmico oxalacética; TGP, transaminase glutâmico pirúvica; TP, tempo de protrombina; TTPA, tempo de tromboplastina parcial ativada; GALT, galactose-1-fosfato-uridil-transferase.

Quadro 51.2 Incidência de sinais e sintomas neuropsiquiátricos mais frequentes de galactosemia.

Sinais e sintomas	Incidência (em %)
• Alterações no desenvolvimento	52,2
▪ Motor	10,8
▪ Cognitivo	39,5
▪ Motor e cognitivo	49,7
▪ Linguagem	78
▪ Apenas linguagem	21,8
• Alterações da fala e da linguagem	66,4
▪ Alterações na fala	41
▪ Prejuízo no vocabulário	40,6
▪ Prejuízo na gramática	38,7
▪ Dispraxia da fala	23,5
▪ Disartria	19,9
• Complicações neurológicas	52
▪ Tremor	31
▪ Anormalidades motoras gerais	27
▪ Ataxia	12,2
▪ Convulsões	8,1
▪ Distonia	7,5
• Problemas psiquiátricos e comportamentais	44,4
▪ Transtorno de ansiedade	22,3
▪ Depressão	12,5
▪ TDAH	7,3
▪ Transtorno do espectro autista	6

Fonte: Adaptado de Rubio-Gozalbo *et al.*, 2019.[8]
TDAH, transtorno do deficit de atenção com hiperatividade.

alimentos também é uma boa estratégia para evitar a ingesta de alimentos não recomendados.

Para mães que já deram à luz crianças com galactosemia, é interessante recomendar alguma restrição de leite durante a segunda metade da gestação do próximo filho, pois no cordão umbilical dos recém-nascidos galactosêmicos há grande quantidade de GAL-1-P, o que indica que a doença pode provocar danos já na vida fetal (BERRY et al, 2006).

Recomenda-se dosagem da atividade enzimática nos eritrócitos com 3 e com 9 meses após restrição dietética; depois, anualmente, até que se estabeleça um bom nível de base, ou em intervalos menores, se observados sintomas de intoxicação (BERRY et al, 2006).

Quando em terapêutica adequada, a catarata, se pouco extensa, tende a regredir. O nível da deficiência intelectual apresenta-se de forma variada, pois mesmo com adequada intervenção terapêutica, algumas crianças já sofreram lesão cerebral ainda intraútero.

Uma grande parte das galactosêmicas evoluem com hipogonadismo hipergonadotrópico.

As alterações de fala e de linguagem nesses pacientes é muito comum, denotando a necessidade de adequada observação destes pontos do neurodesenvolvimento e a intervenção, quando necessária, o mais precoce possível.

Galactosemia Tipo II (Deficiência de Galactocinase)
(#230200)

A galactosemia tipo II é rara, de herança autossômica recessiva, causada pela deficiência da enzima GALK1, decorrente da mutação localizada no 17q25.1. Tem uma evolução mais insidiosa, se comparada com a galactosemia tipo I.

A deficiência de galactocinase leva ao acúmulo de galactose, não ocorrendo formação de GAL-1-P. Dessa maneira, a galactose é metabolizada em galactitol (o que justifica a presença marcante da catarata nesses pacientes).

Sua prevalência é de 1:50.000 a 1:2.200.000, variando muito entre as populações mundiais: nas populações romani (ciganos), a frequência é de 1:47; na população norte-americana, aproximadamente 1:100.000.[27]

Seu quadro clínico é similar ao da galactosemia clássica (Succoio M, 2022),[28] com existência precoce de catarata, algumas vezes já no nascimento, pelo acúmulo de galactitol, e demais sintomas, como a hepatomegalia, sendo pouco presentes nos primeiros 2 meses de vida. Outros sintomas também identificados nesta deficiência enzimática, de início mais tardio e evolução mais insidiosa, são o atraso do desenvolvimento motor, a dispraxia, o hipogonadismo hipergonadotrópico e a deficiência intelectual.[26] Além disso, alguns quadros de pseudotumor são descritos (BERRY et al, 2006).

Como a deficiência da GALK1 leva à elevação da galactose circulante, a análise de substâncias redutoras na urina será positiva. Isso reforça o fato de que a pesquisa dessas substâncias não é fundamental para esses grupos de erros inatos.

O tratamento consiste em dieta com restrição de galactose, o mais precoce possível, associada a suplementação de cálcio. Em alguns pacientes, com a restrição de galactose na dieta, pode ocorrer a regressão da catara e, quando presente, do pseudotumor. Em casos de cataratas densas, pode haver a necessidade de remoção cirúrgica.

O seguimento desses pacientes deve ser composto de avaliação do neurodesenvolvimento, principalmente a cognição; acompanhamentos nutricional, oftalmológico e endocrinológico (este último para seguimento da glicemia); e aconselhamento genético para as famílias dos doentes, uma vez que o prognóstico da galactosemia tipo II é mais favorável, se comparado com a tipo I.[27]

Galactosemia Tipo III (Deficiência de Uridina-difisfato-galactose-4-epimerase) (#230350)

Esta é a forma mais rara das galactosemias, com poucos casos descritos, cujas apresentações vão de quadros graves e clássicos de galactosemia a quadros sutis. O gene que decodifica a enzima GALE localiza-se no braço curto do cromossomo 1, 1p36. A deficiência desta enzima acarreta acúmulo de GAL-1-P, mas com dosagem de GALT normal. Assim, o diagnóstico é confirmado pela dosagem de epimerase nos eritrócitos. O prognóstico dos pacientes vai depender da apresentação clínica inicial e da adequação ao tratamento, que consiste em dieta sem galactose. (BERRY et al, 2006) (Tabela 51.1 e Fluxograma 51.1).

ERROS INATOS DO METABOLISMO DA FRUTOSE

Enquanto a glicose é a principal forma de açúcar nos animais, nos vegetais o dissacarídeo sacarose (glicose + frutose) é o predominante.[4] Os três principais erros inatos do metabolismo da frutose podem ser assim descritos:

1. Intolerância hereditária à frutose (IHF);
2. Deficiência de frutose-1,6-difosfatase;
3. **Deficiência de frutocinase hepática (frutosúria essencial):** quadro hepático, de pouco interesse neurológico.

Intolerância hereditária à frutose (#229600)

Patologia de caráter autossômico recessivo, gene no *locus* 9q22.3, causada pela deficiência da enzima frutose-1-fosfato-aldolase, presente no fígado, córtex renal e intestino delgado. Essa enzima também é conhecida como isoenzima aldolase B (WONG, 2005),[29] que é a isoenzima hepática (a isoenzima A encontra-se predominantemente nos músculos). Nestes pacientes, ocorre acúmulo hepático de frutose-1-fosfato, inibindo a fosforilase hepática, o que acarreta um quadro de hipoglicemia, cerca de 30 a 90 minutos após a ingesta de frutose.

Não há uma idade certa para início dos sintomas, depende do início da ingestão de frutose ou sacarose. Geralmente, os recém-nascidos ainda não entraram em contato com frutose, podendo, assim, estar livres das reações.

Como sintomas, o paciente pode apresentar náuseas, vômitos, deficit ponderal (sintoma mais comum), hepatomegalia (precoce e acentuado), eventos de hipoglicemia (transitória após ingesta de frutose, o que dificulta sua avaliação) e acidose metabólica. Adultos paucisintomáticos podem apresentar como queixa aversão ao açúcar; e os assintomáticos, resistência ao surgimento de cáries dentárias. Como sintomas de interesse neurológico, podem ocorrer atraso intelectual e tetraparesia flácida (GITZELMAN e cols, 1989; WONG, 2005).[29,30]

O diagnóstico de IHF é difícil de ser realizado, ainda mais quando não há suspeitas. Pode ser feito por biópsia hepática em que se evidencia falta ou redução de aldolase. Entretanto, é uma técnica muito invasiva. Não se recomenda a prova de sobrecarga de frutose, pelo risco de grave quadro subsequente de hipoglicemia. Deste modo, é mais bem recomendado prova terapêutica de retirada de frutose da dieta e comprovação com análise molecular em busca do gene alterado.

Deficiência de frutose-1,6-difosfatase (#611570)

É um erro inato do metabolismo não específico ao metabolismo da frutose, mas sim da gliconeogênese. É uma entidade de transmissão autossômica recessiva com alteração no gene *FBP1* (9q22.32). Apresenta quadros de hipoglicemia semelhante a IHF, entretanto esta mostra melhora dos sintomas com dieta livre de frutose, enquanto aquela não, podendo levar a criança com deficiência na enzima frutose-1,6-difosfato a uma insuficiência hepática progressiva, mesmo com dieta isenta de frutose, quadros severos de hipoglicemia e consequente retardo intelectual. Mas a principal característica são eventos agudos de acidose lática e hipoglicemia cetótica, manifestadas por hiperventilação, crises convulsivas, além de coma. Podem ser citados como gatilhos de manifestação episódios de febre, vômitos, baixa ingesta de alimentos ou grande ingesta de frutose.[31]

Tabela 51.1 Triagem no período neonatal na suspeita de galactosemia.

Tipo de galactosemia	Galactose total	Atividade da enzima GALT
Clássica	↑↑↑	<1%
Clínica variante	↑↑	3 a 10%
Duarte	Normal ou ↑	15 a 33%

1 seta = pouco elevado; 2 setas = moderadamente elevado; 3 setas = muito elevado.
Fonte: Adaptada de Anderson, 2018.[10]

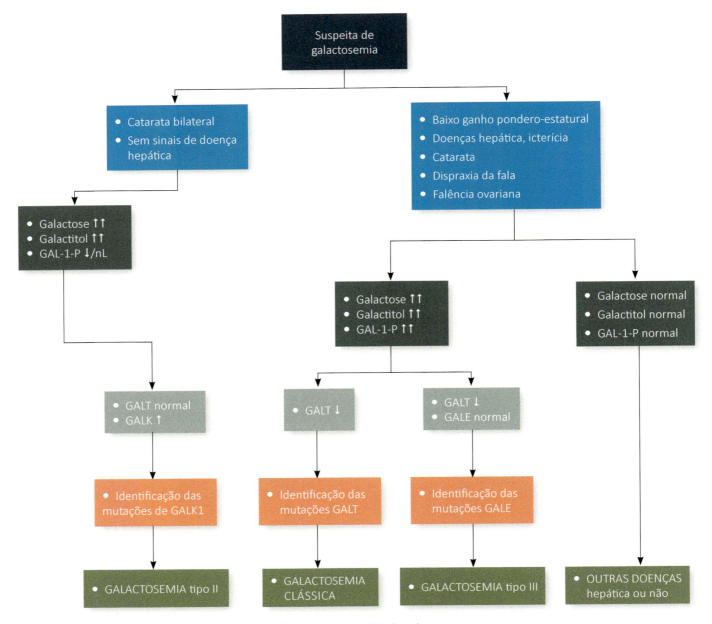

Fuxograma 51.1 Sugestão de investigação de suspeitas de EIM da galactose.
Fonte: Adaptada de Cuthbert et al., 2008.
EIM, erros inatos do metabolismo; GALT, galactose-1-fosfato uridil transferase; GALE, UDP-galactose-4-epimerase; GAL-1-P, galactose-1-fosfato.

O diagnóstico é feito com o quadro clínico sugestivo ou pela presença de variante patogênica do gene *FBP1* ou pela atividade deficiente da enzima frutose-1,6-difosfatase na biópsia renal.[31]

O tratamento segue duas etapas: 1) tratamento do quadro metabólico agudo e 2) isenção de frutose, sacarose, glicerol e sorbitol da dieta. Mulheres grávidas com esta patologia devem ser consideradas gestantes de risco e têm de receber infusão de glicose durante o trabalho de parto para manter a euglicemia.[31]

GLICOGENOSES

Grupo de doenças relacionadas ao metabolismo do glicogênio, com acúmulo deste polissacarídeo em diversos tecidos. A herança deste grupo de patologias é autossômica recessiva, com exceção dos tipos IXa1 e IXd. Uma das principais manifestações das glicogenoses é a hipoglicemia e alterações em diversos órgãos, a depender de onde este se acumula. Lembrando que o glicogênio é sintetizado principalmente no fígado, rins, músculo e coração,[32] as vias de síntese e degradação estão esquematizadas na Figura 51.2. E as principais glicogenoses de interesse neurológico são detalhadas logo em seguida.

Glicogenose tipo 0
(# 240600; #611556)

Este tipo de glicogenose apresenta duas subformas: hepática e muscular; sua incidência é desconhecida.[33]

A forma hepática, decorrente da mutação do gene *GYS2* (12p12.2), com idade de início que vai do recém-nascido ao adulto, é decorrente da deficiência da enzima glicogênio sintetase nos hepatócitos (característica da biópsia hepática). Manifesta-se por hipoglicemia neonatal, hipoglicemia durante o jejum, crises convulsivas, hiperglicemia e hiperlactatemia após ingesta de alimentos,[33] além de quadros oligossintomáticos ou assintomáticos. Não há tratamento específico. É diagnosticado pela biópsia hepática com ausência de glicogênio e deficiência enzimática em hepatócitos.

Já a forma muscular decorre da mutação do gene *GYS1* (19q13.3) e possui idade de início entre o período pré-escolar e o da adolescência. Apresenta-se com quadros de cardiomiopatia e intolerância aos exercícios físicos.[34] O diagnóstico é feito por biópsia muscular, com ausência de glicogênio e deficiência da enzima glicogênio sintetase em miócitos.

Glicogenose tipo I (doença de von Gierke)
(#232200; #232220)

Glicogenose mais comum e uma das mais severas, possui incidência de 1 em 20.000 (judeus asquenazes 1:100.000). Decorrente da deficiência da enzima glicose-6-fosfatase,[35] apresenta dois subtipos de interesse: 1) Tipo 1a (alteração no gene *G6PC*), com a clínica clássica de atraso no crescimento, hipoglicemia, hiperlipidemia, acidemia lática, hiperuricemia e aumento renal. 2) Tipo 1b (alteração no gene *SLC37A4*), com clínica semelhante da 1a associada a neutropenia, mas com função *in vitro* da glicose-6-fosfatase normal, glicose-6-fosfatase normal. Assim, admite-se que exista um defeito da enzima transportadora da glicose-6-fosfatse, a translocase, na membrana microssomal. No longo prazo esses pacientes podem apresentar resistência insulínica, tumores hepáticos e patologias renais.[36] O tratamento consta em manter o estado de euglicemia, evitando hipoglicemias, com ingestão frequente de alimentos com glicose livre ou com dextrino-maltose, amido ou glicogênio.

Glicogenose tipo II (doença de POMPE)
(#232300)

Doença de herança autossômica recessiva, com frequência estimada de 1:40.000 caucasianos, causada pela deficiência da enzima alfa-glicosidase ácida (GAA), decorrente da mutação do gene localizado na posição 17q25.2--q25.3,[37] levando a um acúmulo lisossomal de glicogênio, principalmente no coração, nas musculaturas estriada e lisa e no sistema nervoso central.[38] Esse acúmulo leva a uma destruição lisossomal e consequente dano celular, sendo a severidade da doença relacionada ao nível de atividade residual da enzima (ELLINGWOOD et al, 2018). É classificada conforme a idade de início dos sintomas em:

- **Forma infantil clássica:** tem início no primeiro mês de vida, quando a atividade residual da enzima GAA está entre 1 e 3%. Sua clínica costuma ser severa e a criança apresenta miocardiopatia hipertrófica, insuficiência cardiorrespiratória e uma importante hipotonia muscular. Se não diagnosticado e tratado com brevidade, raramente a sobrevida passa dos 12 meses;[37]
- **Forma infantil não clássica:** tem início no primeiro ano de vida. É uma forma intermediária, mostrando-se com quadro de comprometimento muscular (fraqueza) mas sem acometimento do miocárdio e com hepatomegalia mais branda;
- **Forma de início tardio:** manifesta-se da idade pré-escolar à idade adulta, em geral com atividade da enzima GAA entre 1 e 30% (ELLINGWOOD et al, 2014). Nesta forma, o paciente costuma ter certa intolerância ao exercício, perdas motoras, marcha miopática decorrente de uma miopatia proximal progressiva, apneia obstrutiva do sono, com raro envolvimento cardíaco. A doença de Pompe acomete mais a cintura pélvica do que a escapular, com escápulas geralmente aladas e com a musculatura flexora do pescoço, musculatura torácica e abdominal com notável fraqueza.[37] Sua evolução é lenta, podendo demorar até 10 anos entre os primeiros sintomas e a busca médica. E acaba levando o paciente a cadeira de rodas e suporte ventilatório pelas dificuldades respiratórias por acometimento de musculatura do diafragma.[37]

Os pacientes com suspeita de doença de Pompe podem apresentar níveis de creatinoquinase (CK) que podem variar de normal a elevado, não sendo um bom parâmetro para o diagnóstico. Sendo assim, a determinação do nível da atividade da enzima GAA é o padrão-ouro para o diagnóstico de Pompe. A biópsia de músculo (tipicamente mostrando vacuolizações ou aumento de glicogênio) pode mostrar-se normal. E, mais recentemente, foi observado que a análise genética pode indicar a mutação do gene que decodifica a enzima GAA, corroborando com a certeza diagnóstica.

Quanto ao tratamento com terapia de reposição enzimática, esse é feito com administração quinzenal de en-

Tratado de Neurologia Infantil

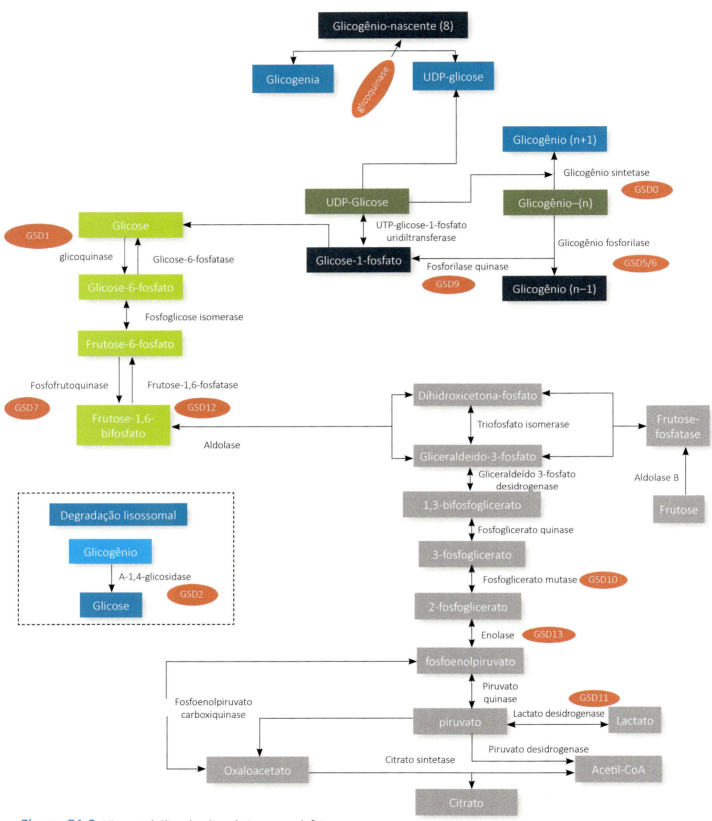

Figura 51.2 Via metabólica do glicogênio e seus defeitos.
Fonte: Kanungo et al., 2018.[33]
GSD: glicogenose.

zima humana recombinante alfa-alglicosidase, na dose 20 mg/kg, com melhores efeitos na forma infantil precoce.[39,40]

Glicogenose tipo III (Doença de Cori-Forbes) (#232400)

Causada pela alteração da atividade da enzima amilo-1,6-glicosidase (enzima desramificadora do glicogênio), gene *AGL* (1p21, possui quatro formas [IIIa-d], a depender do tecido acometido pela deficiência enzimática). Sua incidência é de 1:100.000 nascidos vivos. A forma de interesse neuropediátrico é a IIIa, por acometer fígado e musculatura esquelética.

A clínica é semelhante à glicogenose tipo I, apresentando-se no primeiro mês de vida com hipoglicemia, hepatomegalia e hipotonia muscular, sem alteração da musculatura cardíaca. Em adultos, pode se manifestar como uma miopatia crônica progressiva, evoluindo para atrofia da musculatura das mãos e antebraços. O diagnóstico é feito pela pesquisa de atividade enzimática em hepatócitos e miócitos e pode ser confirmado pelo sequenciamento genético. (ELLINGWOOD et al, 2014)

O tratamento é feito à base de refeições frequentes, ricas em carboidratos e amido. (ELLINGWOOD et al, 2014)

Glicogenose tipo IV (doença de Andersen) (#232500)

Patologia de herança autossômica recessiva, causada pela deficiência da enzima amilo-1,4-1,6-transglicosidase, gene *GBE1* (3p12.2)[41] (ELLINGWOOD et al, 2014), com prevalência aproximada de 1:600.000 a 1:800.000. É subclassificada em 4 subtipos, em um *continuum* que depende da idade de início e severidade do quadro:[42]

- **Perinatal neuromuscular fatal:** no período fetal, apresenta hidropsia fetal, redução dos movimentos do feto e polidrâmnio; logo ao nascimento, hipotonia e atrofia muscular, artrogripose; óbito precoce. Apresenta ausência completa de atividade enzimática.
- **Neuromuscular congênita:** ao nascimento, os indivíduos podem se apresentar pequenos para a idade gestacional; com cardiomiopatia, hipotonia grave, insuficiência respiratória e óbito na infância precoce. Há completa ausência de atividade enzimática.
- **Hepática progressiva (clássica):** cirrose progressiva com hipertensão portal, hepatomegalia, insuficiência hepática, ascite, varizes esofagianas, hipotonia e miocardiopatia. Óbito por insuficiência hepática ao redor dos 5 anos de idade.
- **Hepática não progressiva:** miopatia, hipotonia ao longo da infância e insuficiência hepática.
- **Neuromuscular infantil:** miopatia crônica e progressiva, eventualmente com miocardiopatia dilatada.

- **Forma neuromuscular do adulto:** podendo ter início em qualquer idade da vida adulta, apresenta-se com miopatia isolada. envolvendo neuronios motores superior e inferior, podendo evoluir para quadros de demêmencia associados. possui ressonância magnética com alterações em substância branca. o diagnóstico pode ser feito por estudo enzimático ou através de estudo genético (ELLINGWOOD et al, 2014).

Não há tratamento específico para esta glicogenose.[41]

Glicogenose tipo V (doença de McArdle) (#232600)

Glicogenose decorrente da deficiência da atividade enzimática fosforilase muscular (miofosforilase). De herança autossômica recessiva, é causada pela mutação do gene *PYGM* (11q13.1),[40,43] com incidência de 1:100.000 a 1:167.000. Clinicamente o paciente se apresenta com intolerância ao exercício, fraqueza muscular, câimbras aliviadas com repouso e rabdomiólise facilmente desencadeada por exercício, o que pode levar a uma insuficiência renal. A idade de início e variabilidade da intolerância ao exercício é ampla. Na avaliação laboratorial é possível achar elevação de CPK, mioglobinúria e função renal alterada.[40,41,44]

Para diagnóstico pode ser realizado biópsia muscular para avaliar nível de atividade da enzima fosforilase, e/ou análise molecular do gene *PYGM*.[40,41,43]

Glicogenose tipo VI (doença de Hers) (#232700)

É decorrente da mutação do gene *PYGL*, que leva a uma alteração da atividade da enzima glicogênio-fosforilase hepática. Doença de manifestação inicial geralmente nos lactentes, apresenta-se com hepatomegalia e atraso no ganho estatural. Pelo acometimento hepático, é comum hipoglicemia cetótica e hiperlipidemia. Não há tratamento para o quadro. (KISHNANI et al, 2019; ELLINGWOOD et al, 2014).

Glicogenose tipo VII (doença de Tarui) (#232800)

Essa glicogenose é decorrente da alteração da atividade da enzima fosfofrutoquinase, causada pela mutação do gene *PFKM* (12q13.3) (OZEN,2007), com incidência populacional desconhecida. Tem como características a presença de fraqueza muscular, câimbras, mioglobinúria e rabdomiólise frequentes.[44] Apresenta três subtipos:

- **Infantil severa:** com hipotonia, miopatia progressiva, cardiomiopatia e insuficiência respiratória.[25]
- **Início tardio:** marcada fraqueza proximal, câimbras e dores musculares, intolerância ao exercício físico

e piora dos sintomas com ingestão de carboidratos antes dos exercícios.[25]
- **Forma hemolítica:** apresenta-se com anemia hemolítica não esferocítica e sem envolvimento muscular.

Glicogenose tipo IX
(#306000; #261750; #613027; #300559)

Causada pela alteração da enzima fosforilase quinase com início nos lactentes, pode apresentar-se com hepatomegalia e atrasos no crescimento e no desenvolvimento motor, hipercolesterolemia, hipertrigliceridemia, elevação das enzimas hepáticas e hipercetose. Essa clínica pode se resolver com a chegada da puberdade. Os pacientes apresentam lactato e ácido úrico em níveis normais.[41]

Esse grupo apresenta as seguintes formas:

- **IXa1:** anteriormente denominada glicogenose VIII. É determinada pela ausência de atividade da enzima fosforilase quinase em células hepáticas e eritrócitos. Maior frequência no sexo masculino.
- **IXa2:** ausência de atividade da enzima fosforilase quinase em células hepáticas, e atividade normal em eritrócitos. Maior frequência no sexo masculino.
- Sendo a alteração do gene *PHKA2* (Xp22.2, p22.1) a responsável pelas formas IXa 1 e 2, o diagnóstico é estabelecido ao avaliar a atividade enzimática da fosforilase quinase em hepatócitos e eritrócitos (normal na IXa2) e/ou pelo sequenciamento genético.
- **IXb:** incidência populacional de 1:100.000, com início nos lactentes, a deficiência da enzima fosfatase quinase está presente no fígado e nos músculos. De herança autossômica recessiva, com mutação no gene *PHKB* (16q12-q13), cursa com hepatomegalia, baixa estatura, hipotonia e fraqueza muscular. Pode haver hipoglicemia e elevação das enzimas hepáticas associadas, ou até mesmo casos assintomáticos. O tratamento visa evitar os quadros de hipoglicemia.[41]
- **IXc:** incidência populacional de 1:100.000, causada pela mutação do gene *PHKG2* (16p12.1-p11.2), resultando na falha da unidade gama da fosforilase quinase em fígado e testículos. Nos lactentes, apresenta-se com hipoglicemias recorrentes, hepatomegalia progressiva, cirrose hepática, além de atraso motor e fraqueza muscular. É a subforma mais severa. Na adolescência, pode apresentar epilepsia, atraso intelectual, microcefalia e baixa estatura. Laboratorialmente apresentará elevação das enzimas hepáticas, cetose e aumento do lactato sérico, com CK e ácido úrico normais.[41]
- **IXd:** com idade variada para seu início, de herança ligada ao cromossomo X, decorre da mutação do gene *PHKA1* (Xq13), resultando na deficiência da subunidade alfa da enzima fosfatase quinase nos músculos. Apresenta-se com atrofia e fraqueza muscular, com dor e rigidez de músculos após exercícios. Alguns pacientes podem ser assintomáticos até seu primeiro exercício físico extenuante. Nestes pacientes, a CK pode estar elevada. A confirmação diagnóstica ocorre pelo sequenciamento genético. Não há tratamento específico, mas a hidratação parece amenizar alguns dos sintomas.[41]

Glicogenose tipo X
(#261670)

Causada pela mutação do gene *PGAM2* (7p13) que acarreta a deficiência da enzima muscular fosfoglicerato-mutase-2, o início de sintomas ocorre nos pré-escolares e adolescentes, podendo se manifestar como câimbras musculares, rabdomiolise e mioglobinúria após exercícios físicos muito intensos,[41,45] podendo levar, inclusive à falência renal. Não há tratamento específico e o diagnóstico pode ser realizado por biópsia muscular, para avaliação dos níveis enzimáticos da enzima, ou sequenciamento genético.

Glicogenose tipo XI
(#612933)

Decorrente da falha na enzima lactato-desidrogenase (mutação do gene *LDAH*, localizado na região cromossômica 11p15.4). Apresenta-se com importante intolerância ao esforço (trabalho de parto, por exemplo) e ao exercício físico, com grande fadiga, câimbras, elevação de CK e mioglobinúria. Sem tratamento específico, recomenda-se programação de cesariana para as mulheres portadoras. O diagnóstico de certeza se dá pelo sequenciamento genético.[41]

Glicogenose tipo XII
(#611881)

É a falha da atividade da enzima frutose-1,6-fosfato-aldolase-A, decorrente da mutação do gene *ALDOA* (16p11.2), de herança autossômica recessiva. Inicia sua manifestação clínica ainda na idade de lactentes com quadro de miopatia e anemia hereditária hemolítica não esferocítica,[46] que são agravadas em estados infecciosos. O diagnóstico é realizado pela dosagem enzimática em eritrócitos e/ou pelo sequenciamento genético. Não há tratamento específico.[41]

É interessante o fato de que o aumento da atividade desta enzima está associado a várias formas de tumores, como carcinoma de células escamosas de pulmão, carcinoma hepatocelular e canceres renais.[47]

Glicogenose tipo XIII
(#612932)

Doença extremamente rara (até o momento, apenas quatro pacientes descritos na literatura) de herança autossômica recessiva (em heterozigose), pela mutação do gene *ENO3* (17p13.2), causando deficiência na enzima da musculatura esquelética enolase-beta, o que resulta em adultos com quadros de mialgias após exercícios físicos, moderada elevação de CK, com consequentes quadros de rabdomiólises;[48,49] pode apresentar níveis de CK normais nos períodos entre crises de rabdomiólises. Não há tratamento específico e o diagnóstico é feito por dosagem enzimática em miócitos, e confirmado por estudo genético.

Glicogenose tipo XIV
(#232500)

Deficiência da enzima fosfoglicomutase, de herança autossômica recessiva, pela mutação do gene *PGM1* (1p31). Esta enzima é crucial em vários processos metabólicos, tais como glicólise, glicogenólise e glicosilação de proteínas.[50] Por esse motivo, sua manifestação clínica é muito variada, vai desde moderadas miopatias até quadros multissistêmicos graves, decorrentes do defeito congênito de glicosilação.[51] A biópsia muscular pode mostrar acúmulo de glicogênio e deficiência de fosfoglicomutase em miócitos. O sequenciamento genético, neste caso, se mostra útil.

Glicogenose tipo XV
(#613507)

A enzima glicosiltransferase deficiente levará a uma depleção de glicogênio muscular esquelético e a um acúmulo deste na musculatura cardíaca. Como resultado, haverá um quadro de miopatia caracterizado por fraqueza proximal, associado a miocardiopatia e/ou arritmias cardíacas.[41,52] A doença é rara – com pouquíssimos casos descritos –, de herança autossômica recessiva pela mutação em heterozigose do gene *GYG1* (3q24-25.1). A biópsia muscular mostrará depleção de glicogênio, sendo útil para o diagnóstico, o sequenciamento genético.

REFERÊNCIAS BIBLIOGRÁFICAS

1. Berry GT, Palmieri M, Gross KC, Acosta PB, Henstenburg JA, Mazur A, et al. The effect of dietary fruits and vegetables on urinary galactitol excretion in galactose-1-phosphate uridyltransferase deficiency. J Inherit Metab Dis. 1993;16(1):91-100.
2. Gray GM, Santiago NA, Colver EH, Genel M. Intestinal beta-galactosidases. II. Biochemical alteration in human lactase deficiency. J Clin Invest. 1969;48(4):729-35.
3. Leloir LF. The enzymatic transformation of uridine diphosphate glucose into a galactose derivative. Arch Biochem Biophys. 1951;33(2):186-90.
4. Holden HM, Rayment I, Thoden JB. Structure and function of enzymes of the Leloir pathway for galactose metabolism. J Biol Chem. 2003;278(45):43885-8.
5. Lak R, Yazdizadeh B, Davari M, Nouhi M, Kelishadi R. Newborn screening for galactosaemia. Cochrane Database Syst Rev. 2017;(12):CD012272.
6. Berry, G.T., Segal, S., Gitzelmann, R. (2006). Disorders of Galactose Metabolism. In: Fernandes, J., Saudubray, JM., van den Berghe, G., Walter, J.H. (eds) Inborn Metabolic Diseases. Springer, Berlin, Heidelberg. https://doi.org/10.1007/978-3-540-28785-8_7
7. Kalckar HM, Anderson EP, Isselbacher KJ. Galactosemia, a congenital defect in a nucleotide transferase: a preliminary report. Proc Natl Acad Sci U S A. 1956;42(2):49-51.
8. Rubio-Gozalbo ME, Haskovic M, Bosch AM, Burnyte B, Coelho AI, Cassiman D, et al. The natural history of classic galactosemia: lessons from the GalNet registry. Orphanet J Rare Dis. 2019;14(1):86.
9. Segal S. Disorders of galactose metabolism. In: Scriver CR, Beaudet AL, Sly WS, Valle D, editors. The metabolic basis of inherited disease, 6th ed. New York, McGraw-Hill; 1989, pp. 453-80.
10. Anderson S. GALT Deficiency Galactosemia. MCN Am J Matern Child Nurs. 2018;43(1):44-51
11. Pasquali M, Yu C, Coffee B. Laboratory diagnosis of galactosemia: a technical standard and guideline of the American College of Medical Genetics and Genomics (ACMG). Genet Med. 2018;20(1):3-11.
12. Schwarz V, Golberg L, Komrower GM, Holzel A. Some disturbances of erythrocyte metabolism in galactosaemia. Biochem J.1956;62(1):34-40.
13. Buist NRM, Kennaway NG, Kelly TE, Loyd J, Holzel A, Forfar JO. Metabolic Disorders. In: Forcar JO, Ameil GC (eds) Textbook of Pediatrics. 2. Edinburgh: Churchill Livingstone, 1978
14. Ugan Atik S, Gürsoy S, Koçkar T, Önal H, Adal SE. Clinical, molecular, and genetic evaluation of galactosemia in Turkish children. Turk Pediatri Ars. 2016;51(4):204-9.
15. Rathi N, Rathi A. Galactosemia presenting as recurrent sepsis. J Trop Pediatr. 2011;57(6):487-9.
16. van Erven B, Jansma BM, Rubio-Gozalbo ME, Timmers I. Exploration of the brain in rest: resting-state functional MRI abnormalities in patients with classic galactosemia. Sci Rep. 2017;7(1):9095.

17. Elsas LJ, Dembure PP, Langley S, Paulk EM, Hjelm LN, Fridovich-Keil J. A common mutation associated with the Duarte galactosemia allele. Am J Hum Genet. 1994;54(6):1030-6.
18. Kotb MA, Mansour L, Shamma RA. Screening for galactosemia: is there a place for it? IJGM. 2019;12:193-205.
19. Lai K, Langley SD, Singh RH, Dembure PP, Hjelm LN, Elsas LJ. A prevalent mutation for galactosemia among black Americans. J Pediatr.1996;128(1):89-95.
20. Manga N, Jenkins T, Jackson H, Whittaker DA, Lane AB. The molecular basis of transferase galactosaemia in South African negroids. J Inherit Metab Dis.1999;22(1):37-42.
21. Murphy M, McHugh B, Tighe O, Mayne P, O'Neill C, Naughten E, et al. Genetic basis of transferase-deficient galactosaemia in Ireland and the population history of the Irish travellers. Eur J Hum Genet.1999;7(5):549-54.
22. Ng WG, Bergren WR, Donnell GN. A new variant of galactose-1-phosphate uridyltransferase in man: the Los Angeles variant. Ann Human Genet.1973;37(1):1-8.
23. Morell-Garcia D, Bauça JM, Barceló A, Perez-Esteban G, Vila M. Usefulness of Benedict's test for the screening of galactosemia. Clin Biochem. 2014;47(9):857-9.
24. Welling L, Bernstein LE, Berry GT, Burlina AB, Eyskens F, et al; Galactosemia Network (GalNet). International clinical guideline for the management of classical galactosemia: diagnosis, treatment, and follow-up. J Inherit Metab Dis. 2017;40(2):171-6.
25. Auranen M, Palmio J, Ylikallio E, Huovinen S, Paetau A, Sandell S, et al. *PFKM* gene defect and glycogen storage disease GSDVII with misleading enzyme histochemistry. Neurol Genet. 2015;1(1):e7.
26. Bosch AM, Bakker HD, van Gennip AH, van Kempen JV, Wanders RJA, Wijburg FA. Clinical features of galactokinase deficiency: a review of the literature. J Inherit Metab Dis. 2002;25(8):629-34.
27. Ramani PK, Arya K. Galactokinase deficiency. 2020 Aug 8. In: StatPearls [Internet]. Treasure Island (FL): StatPearls Publishing; 2022.
28. Succoio, M.; Sacchettini, R.; Rossi, A.; Parenti, G.; Ruoppolo, M. Galactosemia: Biochemistry, Molecular Genetics, Newborn Screening, and Treatment. Biomolecules2022,12,968. https:// doi.org/10.3390/biom12070968
29. WONG D. MOLECULAR GENETICS AND METABOLISM; 85(3); 165-167
30. Gitzelman R, Steinman B, Van Den Berghe G, Disorders of frutose metabolism. In: Scriver CR, Beaudet AL, Sly WS, Vale D (eds). The Metabolic Bases of Inhered Disease. 6.ed. New York: McGraw-Hill Information Services Company, 1989.p.399
31. Bijarnia-Mahay S, Bhatia S, Arora V. Fructose-1,6-bisphosphatase deficiency. 2019 Dec 5. In: Adam MP, Ardinger HH, Pagon RA, et al., editors. GeneReviews® [Internet]. Seattle (WA): University of Washington, Seattle; 1993-2020.
32. Stone WL, Basit H, Adil A. Glycogen storage disease. 2020 Jun 24. In: StatPearls [Internet]. Treasure Island (FL): StatPearls Publishing; 2020.
33. Cuthbert C, Klapper H, Elsas L. Diagnosis of inherited disorders of galactose metabolism. Curr Protoc Hum Genet. 2008;Chapter17:Unit 17.5.
34. Kollberg G, Tulinius M, Gilljam T, Östman-Smith I, Forsander G, Jotorp P, et al. Cardiomyopathy and exercise intolerance in muscle glycogen storage disease 0. N Engl J Med. 2007;357(15):1507-14.
35. Yang Chou J. The molecular basis of type 1 glycogen storage diseases. CMM. 2001;1(1):25-44.
36. Ellingwood SS, Cheng A. "Biochemical and clinical aspects of glycogen storage diseases. J Endocrinol. 2018;238(3):131-41.
37. Manganelli F, Ruggiero L. Clinical features of Pompe disease. *Acta Myol*. 2013;32(2):82-4.
38. Dasouki M, Jawdat O, Almadhoun O, Pasnoor M, McVey AL, Abuzinadah A, et al. Pompe disease. Neurol Clin. 2014;32(3):751-76.
39. Chien YH, Hwu WL, Lee NC. Pompe disease: early diagnosis and early treatment make a difference. Pediatr Neonatol. 2013;54(4):219-27.
40. Kishnani PS, Sun B, Koeberl DD. Gene therapy for glycogen storage diseases. Hum Mol Genet. 2019;28(1):31-41.
41. Kanungo S, Wells K, Tribett T, El-Gharbawy A. Glycogen metabolism and glycogen storage disorders. Ann Transl Med. 2018;6(24):474.
42. Magoulas PL, El-Hattab AW. Glycogen storage disease type IV. 2013 Jan 3 [updated 2019 Aug 1]. In: Adam MP, Ardinger HH, Pagon RA, et al., editors. GeneReviews® [Internet]. Seattle (WA): University of Washington, Seattle; 1993-2020.
43. Joshi PR, Deschauer M, Zierz S. McArdle disease: clinical, biochemical, histological and molecular genetic analysis of 60 patients. Biomedicines. 2020;8(2):33.
44. Ozen H. Glycogen storage diseases: new perspectives. World J Gastroenterol. 2007;13(18):2541-53.
45. Tarnopolsky MA. Myopathies related to glycogen metabolism disorders. Neurotherapeutics. 2018;15(4):915-27.
46. Mamoune A, Bahuau M, Hamel Y, Serre V, Pelosi M, Habarou F, et al. A thermolabile aldolase A mutant causes fever-induced recurrent rhabdomyolysis without hemolytic anemia. PLoS Genet. 2014;10(11):e1004711.
47. Du S, Guan Z, Hao L, Song Y, Wang L, Gong L, et al. Fructose-bisphosphate aldolase A is a potential metastasis-associated marker of lung squamous cell carcinoma and promotes lung cell tumorigenesis and migration. PLoS ONE. 2014;9(1):e85804.
48. Musumeci O, Brady S, Rodolico C, Ciranni A, Montagnese F, Aguennouz M, et al. Recurrent rhabdomyolysis due to muscle β-enolase deficiency: very rare or underestimated? J Neurol. 2014;261(12):2424-8.
49. Wigley R, Scalco RS, Gardiner AR, Godfrey R, Booth S, Kirk R, et al. The need for biochemical testing in beta-enolase deficiency in the genomic era. JIMD Reports. 2019;50(1):40-3.
50. Altassan R, Radenkovic S, Edmondson AC, Barone R, Brasil S, Cechova A, et al. International consensus guidelines for phosphoglucomutase 1 deficiency (PGM1-CDG): diagnosis, follow-up and management. Jrnl of Inher Metab Disea. 2021;44(1):148-63.
51. Nolting K, Park JH, Tegtmeyer LC, Zühlsdorf A, Grüneberg M, Rust S, et al. Limitations of galactose therapy in phosphoglucomutase 1 deficiency. Mol Genet Metab Rep.2017;13:33-40.
52. Laforêt P, Malfatti E, Vissing J. Update on new muscle glycogenosis. Curr Opin Neurol. 2017;30(5):449-56.

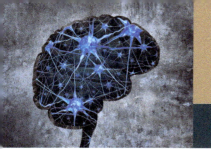

Flávio Rodrigues de Santana
José Marcos Vieira de Albuquerque Filho

capítulo 52 | Distúrbios Congênitos da Glicosilação

INTRODUÇÃO

As células eucariontes promovem a síntese de inúmeras proteínas, as quais em grande parte é condificada concomitante a tradução e algumas após a tradução, através de inúmeros processos, tais como acetilação, fosforilação, metilação e glicosilação, sendo este um dos mais comuns.

A glicosilação é um processo celular essencial em que os monossacarídeos individuais são organizados de forma única para formar o tipo mais amplo e diverso de modificações de proteínas ou lipídios em todas as espécies.[1] Cerca de aproximadamente 2% de todos os genes no genoma humano codificam para proteínas envolvidas em vários aspectos da glicosilação e metade de todas as proteínas celulares são diretamente glicosiladas de alguma forma.[2]

A glicosilação pode ocorrer desde o alongamento dos polipeptídeos na entrada do Retículo Endoplasmático (RE), como também no complexo de Golgi, formando assim os glicanos.

Os distúrbios congênitos da glicosilação, cuja sigla CDG vem do inglês (Congenital Disorders of Glycosylation), são um grupo crescente de doenças relacionadas aos diversos tipos de glicosilação, principalmente os tipos N-glicosilação e O-glicosilação. A primeira descrição foi realizada em 1980, em gêmeas com quadro de deficiência intelectual, alterações ósseas e endocrinológicas.[3] Porém, o rol de sinais e sintomas dessas doenças é muito amplo, tendo em vista que desde a descrição original até 2020, cerca de 150 doenças foram descrita. Porém, a imensa maioria é ultrarrara.[4]

TIPOS DE GLICOSILAÇÃO

Oito principais vias de geração de glicanos povoam a rede RE-Golgi, com alterações sistêmicas e neurológicas ocorrendo em paciente portadores de mutações na maioria deles. As glicosiltransferases específicas da via iniciam e estendem as cadeias de glicanos, mas a adição de açúcares mais distais às vezes envolve transferases que podem servir a várias vias.[5]

A ligação do glicano a proteínas ou lipídios define a via biossintética. A maioria dos defeitos de glicosilação ocorre na via ligada a N, que acopla asparagina (Asn) à N-acetilglucosamina (GlcNAc). A via de O-glicosilação envolve a ligação de glicanos ao grupo hidroxila (OH) da serina e da treonina. Além da glicosilação de proteína, a glicosilação lipídica também existe, sendo importante, por exemplo, para a síntese de gangliosídeos.[6,7]

Neste capítulo, predominantemente, nos concentramos nas anormalidades de glicosilação com manifestações neurológicas significativas.

Glicosilação N-ligada

A síntese do glicano N-ligado começa com um precursor de 14 açúcares, quase universal, contendo 2 N-acetilglucosaminas (GlcNAc), 9 Manose (Man) e 3 unidades de Glicose (Glc) montadas passo a passo em uma estrutura específica em um carreador lipídico (dolicol), para formar o oligossacarídeo ligado a lipídios (LLO). Todo esse glicano é transferido para Asn usando o complexo multi-subunidade de oligossacariltransferase (OST) com a ajuda de complexos associados, como o complexo translocon (TRAP). Após a transferência para a proteína, todas as unidades Glc e até 6 unidades Man são removidas por uma série de glicosidases localizadas no RE e em Golgi, específicas, e então GlcNAc, Galactose (Gal), ácido siálico (Sia) e Fucose (Fuc) são adicionados criando vários ramos de diferentes comprimentos e composições. Alguns açúcares podem ser modificados pela adição de ésteres de sulfato ou fosfato (Figura 52.1).

A remodelação de N-glicano tem uma ordem prescrita na porção inicial da via, mas várias reações concorrentes podem alterar o resultado final desse processo.[5]

Tratado de Neurologia Infantil

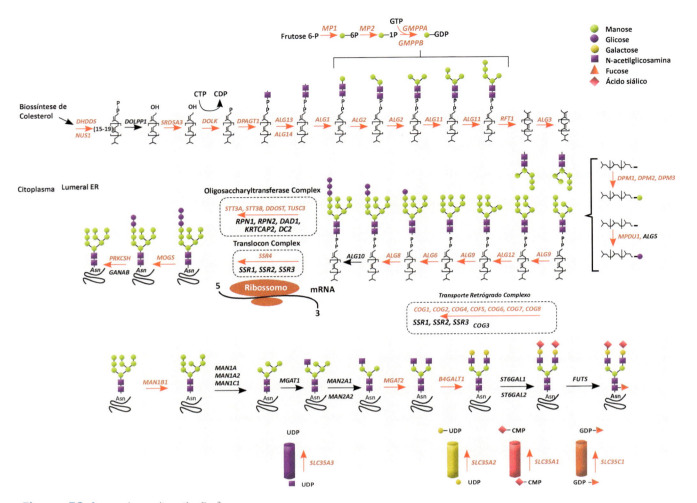

Figura 52.1 Via da N-glicosilação.[3]
Fonte: Freeze, HH et al., 2015.

Defeitos na N-Glicosilação

Os distúrbios da N-glicosilação têm nova nomenclatura desde 2008, quando é usada a sigla CDG, seguida do gene defeituoso. Essa nomenclatura visa substituir a anterior em que os defeitos eram descritos em ordem alfabética e com números, por exemplo, a antiga CDG-1a agora é chamada de CDG-PMM2, facilitando a difusão do conhecimento e o entendimento.

Os distúrbios da N-glicosilação compõem a maioria das CDG até aqui descritas, porém até 1% do nosso genoma é envolvido na glicosilação, então muitas outras doenças ainda podem vir a serem descritas.[7]

Abordados como um grupo, os defeitos da N-glicosilação têm como manifestações neurológicas mais comuns: atraso global de desenvolvimento, epilepsia, eventos *stroke-like*, neuropatia periférica, hipotonia e ataxia cerebelar. As manifestações viscerais mais comuns, especialmente das formas tratáveis, estão sumarizadas na Tabela 52.1.[4]

CDG-PMM2

A CDG-PMM2 é a forma mais conhecida e mais frequentemente reconhecida de CDG. O gene defeituoso foi identificado em 1995 como PMM2, que codifica a fosfomanomutase (PMM) que converte Manose-6-fosfato em Manose-1-fosfato. Este defeito resulta na produção insuficiente de oligossacarídeo ligado a lipídios, levando a locais de glicosilação vazios. Mais de 1.000 pacientes são conhecidos mundialmente, e mais de 100 mutações foram catalogadas.[4,6]

A CDG-PMM2 apresenta 03 formas, de acordo com o período de surgimento. A forma infantil, fase em que 20% dos bebês morrem, pode apresentar dismorfismos, distribuição anormal de gordura (coxins gordurosos supraglúteos e vulvares, lipoatrofia focal), mamilos invertidos, criptorquidia, esotropia, infecções recorrentes, cardiomiopatia ou derrames pericárdicos, coagulopatias, síndrome nefrótica, hipotireoidismo, episódios de insuficiência hepática com risco de vida e coma inexplicável. Na forma infantil

Tabela 52.1 Manifestações viscerais mais comuns, com destaque para as formas tratáveis.

Sistema afetado	Manifestações mais comuns
Dismorfismos	Fenda palatina/Defeito do septo ventricular
Olhos	Estrabismo/Retinite pigmentosa/Catarata
Endocrinológico e Metabólico	Déficit de crescimento/Hipertireoidismo/Hipoglicemia/Hipogonadismo/Hipo ou Hipercolesterolemia
Hepático	Hepatopatia crônica/Hepatomegalia/Colestase/Insuficiência hepática
Imune	Infecções de repetição
Cardiovascular	Pericardite/Miocardiopatia/Malformação cardíaca
Gastrointestinal	Déficit de desenvolvimento (*failure to thrive*)/Vômitos/Diarreia/Enteropatia perdedora de proteína
Renal	Cistos renais/Síndrome nefrótica/Displasia renal
Hematológico	Tromboembolismo/Anemia/Sangramentos
Esquelético	Cifoescoliose/Displasia esquelética/Osteopenia

Fonte: adaptada de Verheijen, 2020.[4]

tardia (que compreende o restante da primeira década), as crianças apresentam convulsões e episódios semelhantes aos de ataques cardíacos, geralmente precipitados por infecções intercorrentes. A forma tardia (na segunda década de vida) é marcada por ataxia cerebelar lentamente progressiva e perda visual progressiva secundária à retinopatia pigmentar. Há descrição também de fenótipos em adultos em que há ataxia cerebelar não progressiva e por vezes pacientes funcionais do ponto de vista cognitivo, alguns com ensino completo.[6,8]

As características neurológicas mais comuns de crianças CDG-PMM2 incluem deficiência intelectual, convulsões, hipotonia, microcefalia, atrofia/hipoplasia cerebelar, estrabismo e episódios semelhantes a AVC. Devido ao grande número de pacientes, é a forma mais bem caracterizada de todos os distúrbios ligados a N.[5]

Atrofia/hipoplasia cerebral e perda de células de Purkinje são alterações também encontradas em crianças com CDG-PMM2.[9] Na Ressonância Magnética de crânio desses pacientes chama a atenção uma característica de "Cerebelo Brilhante e Amassado" em tradução livre do termo *Bright Shrunken Cerebellum*.[10]

CDG-TUSAC 3

CDG-TUSAC 3 se manifesta como deficiência intelectual não sindrômica.

TUSC3 codifica uma subunidade do complexo oligossacariltransferase que desempenha papel importante na N-glicosilação, e também está envolvida no transporte de magnésio da membrana plasmática. TUSC3 parece aumentar a eficiência da glicosilação de um subconjunto de glicoproteínas, ao diminuir o dobramento dessas glicoproteínas, aumentando a possibilidade de um substrato estrutural para deficiência intelectual quando TUSC3 é deficiente.[5]

CDG-ALG 6

Acontece devido ao defeito em uma glicosiltransferase ALG 6, que resulta na produção de uma cadeia de açúcar oligossacarídeo ligada a lipídios, truncada, que é transferida de forma ineficiente para as proteínas.[6]

CDG-ALG 6 (Ic) assemelham-se a uma forma de CDG-PMM2 normalmente com formas mais brandas, mas podem ocorrer casos mais graves. Pode apresentar atraso global do desenvolvimento moderado, hipotonia, convulsões e ataxia. No entanto, pelo menos cinco crianças morreram de complicações relacionadas ao CDG. Anormalidades esqueléticas, deficiência intelectual, trombose venosa profunda e virilização também podem ser encontrados.[6]

Síndromes Miastênicas

Uma mutação em uma das cinco subunidades do receptor de acetilcolina (AChR), que destruiu um local de glicosilação e diminuiu os níveis de proteína, sugeriu pela primeira vez que defeitos de glicosilação podiam causar síndromes miastênicas congênitas (CMS).[11]

As síndromes miastênicas congênitas causadas por distúrbios de glicosilação geralmente são do subtipo pré-sináptico.[12] Foram demonstradas mutações em genes como *GFPT1*, *DPAGT1*, *ALG14*, *ALG2*, *GMPPB* e a relação com redução de AChR da superfície celular e características neurológicas graves de síndromes miastênicas.[12-15]

O fenótipo clínico costuma ser mais grave que apenas o distúrbio da junção neuromuscular, sendo comuns manifestações não neuromusculares como deficiência intelectual, transtorno do espectro autista, hipotonia e dismorfismos. Outro detalhe que chama a atenção nas síndromes miastênicas congênitas por defeitos de glicosilação é que ela pode ter fenótipo de uma Síndrome de Cinturas-Membros, fraqueza proximal com preservação da força distal, sem fatigabilidade; em algumas formas pode, levar ao aumento de CPK (ex: CDG-GMPPB), em outra (ex: CDG-DPAGT1) são vistos achados na biópsia de músculo compatíveis com miopatia vacuolar. Portanto, a suspeita de síndrome miastênica congênita não deve ser feita apenas em pacientes com a clássica flutuabilidade dos sintomas com envolvimento bulbar.[12]

O porquê de as mutações nesses genes se manifestarem como CMS, em vez de CDG grave, não está claro. Genes de glicosilação adicionais provavelmente serão associados ao CMS. Os casos de CMS responderam bem à medicação anticolinesterásica e drogas que aumentam a liberação de acetilcolina dos terminais nervosos. É possível que os pacientes com CDG possam se beneficiar dessa terapia.[5]

CDG-NGLY 1

Mutações recentemente descobertas em *NGLY1* causam atraso global no desenvolvimento, distúrbio do movimento, hipotonia, microcefalia e diminuição dos reflexos, além de alacrimia por mecanismos desconhecidos.[6] Outro aspecto específico dessa condição é a elevação de transaminases que se resolve após a infância.[16]

Mutações em *NGLY1* interferem com a via que seleciona e degrada algumas proteínas N-glicosiladas mal dobradas, exportadas do RE, causando o primeiro "distúrbio congênito de deglicosilação".[5]

DEFEITOS EM GLICOESFINGOLIPÍDIOS (GSL)

O primeiro distúrbio foi observado em uma família Amish de ordem antiga, apresentando síndrome epiléptica de início infantil. A segunda família tinha "Síndrome do Sal e Pimenta", com pigmentação dérmica alterada, juntamente com deficiência intelectual grave, epilepsia, escoliose, coreoatetose e características faciais dismórficas. É importante ressaltar que a análise das amostras de pacientes de ambos os estudos confirmou uma falta completa de gangliosídeo GM3, provando que ST3GAL5 foi o responsável pelo distúrbio.[5]

Outra forma associada à glicosilação de lipídios é CDG B4GALNT1, que leva a um quadro de paraparesia espástica (SPG 26) associado ao acometimento gonadal.[7]

GLICOSILAÇÃO DE GLICOSILFOSFATIDILINOSITOL (GPI)

Muitas proteínas da superfície da célula eucariótica são ancoradas à membrana via glicosilfosfatidilinositol (GPI). Existem pelo menos 26 genes envolvidos na biossíntese e remodelação das âncoras GPI. Foi relatado que mutações codificadoras hipomórficas em sete desses genes causam diminuição da expressão de proteínas ancoradas por GPI (GPI-APs) na superfície celular e causam formas autossômicas recessivas de deficiência intelectual (ARID).

Foram descritas mutações na linha germinativa em oito genes que estão envolvidos na biossíntese e na remodelação da âncora de GPI (Tabela 52.2). As mutações em todos eles, *PIGA, PIGL, PIGM, PIGV, PIGN, PIGO, PIGT* e *PGAP2*, são hipomórficas e levam à redução parcial da expressão da superfície celular de vários GPI-APs, causando assim um amplo espectro fenotípico que varia desde distúrbios sindrômicos com várias malformações a formas não específicas de deficiência intelectual.[17]

Pacientes com mutações no gene *PIGM* apresentam tromboembolismos e crises epilépticas; outro exemplo

Tabela 52.2 Visão geral das mutações identificadas na via de síntese de GPI e sintomas associados.	
Gene	**Fenótipos**
PIGA	Múltiplas anomalias congênitas envolvendo fenda palatina, convulsões neonatais, malformações estruturais do Sistema Nervoso Central, deficiência intelectual
PIGL	Coloboma, doença cardíaca congênita, dermatose ictiosiforme, deficiência intelectual, anomalias de ouvido
PIGM	Trombose da veia porta e hepática na primeira infância e convulsões, sem deficiência intelectual
PIGV	Deficiência intelectual, face característica, convulsões, braquitelefalangia, hiperfosfatasia
PIGN	Múltiplas anomalias congênitas, hipotonia, convulsões, deficiência intelectual
PIGO	Deficiência intelectual, características faciais reconhecíveis, convulsões, braquitelefalangia, hiperfosfatasia
PIGT	Deficiência intelectual, hipotonia, características faciais, convulsões e outros achados esqueléticos, endócrinos e oftalmológicos, hipofosfatasia
PGAP1	Deficiência intelectual, epilepsia maior e ausência em 1 irmão, atrofia cerebral na tomografia computadorizada
PGAP2	Deficiência intelectual grave, crises de ausência, hiperfosfatasia

da diversidade fenotípica é a mutação do *PIGN* levando a dismorfismos, coreia e crises.[18]

QUANDO SUSPEITAR E COMO TESTAR

Os distúrbios congênitos da glicosilação devem ser suspeitados e testada em qualquer criança que apresente uma síndrome neurovisceral, particularmente aquela caracterizada por atraso no desenvolvimento, perda auditiva, hipotonia e convulsões, especialmente em combinação com lipodistrofia, displasia esquelética, gastrointestinal, hepática ou anormalidades de coagulação.

A glicosilação alterada de alguns biomarcadores selecionados, como a transferrina, frequentemente ajuda a identificar a via mutada (gene não específico). A análise de focalização isoelétrica da transferrina sérica é especialmente útil para os distúrbios que afetam a N-glicosilação[19] ou vias múltiplas, sendo inclusive considerado um exame custo-efetivo para rastreamento de CDG.[20] Embora a espectrometria da transferrina deva ser feita, nem todos os tipos mostram uma anormalidade; alguns pacientes confirmados até normalizaram com o tempo.

Tendo em vista a ampla variedade de fenótipos, a confirmação de fato é pelo sequenciamento de nova geração (NGS), especialmente quando consideramos que o número de CDG descritas vem em ascensão.

PERSPECTIVAS E TRATAMENTO NOS DISTÚRBIOS DE GLICOSILAÇÃO

O número de doenças genéticas relacionadas à glicosilação anormal mais do que triplicou na última década, impulsionado em grande parte por avanços no sequenciamento de nova geração, especificamente o sequenciamento de exoma completo (WES). Foram descobertos mais de 51 novos distúrbios de glicosilação e identificou-se mutações *de novo* em vários distúrbios. Embora o WES tenha sido incrivelmente bem-sucedido na identificação de genes candidatos causais, a necessidade de discriminar entre variantes benignas e patogênicas ainda é uma exigência absoluta.

O diagnóstico precoce das CDG é também de extrema importância considerando que, a despeito de poucos subtipos terem terapêuticas específicas, a reposição de monossacarídeos pode ser de extrema importância em algumas formas.[20] A grande dificuldade do tratamento é que geralmente o processo de glicosilação defeituoso gera diversas proteínas e/ou lipoproteínas defeituosas, de forma que a reposição única não é possível na maioria. Com exceção da forma CDG-MPI em que a reposição em altas doses de manose podem ser auxiliar no tratamento do defeito inicial.

Atualmente acompanhamos o surgimento de vias de glicosilação em doenças genéticas, doenças infecciosas, câncer, dentre outras. O rastreamento genético complexo de células humanas mostra que a glicosilação é crítica para muitos patógenos, especialmente os vírus. Ter como alvo as vias de glicosilação pode se tornar um tratamento em curto prazo.[21]

Existem mais de cem distúrbios de glicosilação, com poucas opções de tratamento, mas terapias simples de monossacarídeos, como por exemplo o tratamento de distúrbios CDG-PGM1, CDG-SLC35A2, CDG-TEM 165, têm sido relatados para mostrar um benefício clínico, simplesmente fornecendo o monossacarídeo D-galactose.[21] Terapias que visam tratar as consequências dos defeitos genéticos já foram tentadas como Transplante Cardíaco (DOLK-CDG), Transplante Hepático (PMI-CDG), Acetazolamida (PMM2-CDG); porém sem sucesso curativo. Porém, terapia gênica com vetores virais já é alvo de estudo.[4]

REFERÊNCIAS BIBLIOGRÁFICAS

1. Bertozzi CR, Rabuka D. Structural Basis of Glycan Diversity. In: Varki A, Cummings RD, Esko JD, Freeze HH, Stanley P, Bertozzi CR, et al. Editors. Essentials of Glycobiology. 2ª ed. Cold Spring Harbor (NY): Cold Spring Harbor Laboratory Press; 2009. Capítulo 2.
2. Apweiler R, et al. On the frequency of protein glycosylation, as deduced from analysis of the SWISS-PROT database. Biochim. Biophys. Acta. 1999;1473:4-8.
3. Jaeken J, Vanderschueren-Lodeweyckx M, Casaer P, et al. Familial psychomotor retardation with markedly fluctuating serum proteins, FSH and GH levels, partial TBG-deficiency, increased serum arylsulphatase A and increased CSF protein: a new syndrome? Pediatr Res. 1980;14:179.
4. Verheijen J, et al. Therapeutic approaches in Congenital Disorders of Glycosylation (CDG) involving N-linked glycosylation: an update. Genetics in Medicine. 2020;22(2):268-79.
5. Freeze HH, Eklund EA, Ng BG, Patterson MC. Neurological aspects of human glycosylation disorders. Annu Rev Neurosci. 2015;38:105-125. doi:10.1146/annurev-neuro-071714-034019

6. Freeze HH, Ng BG, Petterson MC. Disorders of Glycosylation. In: Swaiman KF. Pediatric Neurology: Principles and Practice. St. Louis: Elsevier; 2018. p. 317-322
7. Jaeken J, Morava E. Congenital Disorders of Glycosylation, Dolichol and Glycosylphosphatidylinositol Metabolism. in Saudubray (org) et al. Inborn Metabolic Diseases 6ª ed. Springer 2016.
8. Krasnewich D, O'Brien K, Sparks S. Clinical features in adults with congenital disorders of glycosylation type Ia (CDG-Ia). Am J Med Genet, Part C, Semin Med Genet. 2007;145C:302-6.
9. Barone R, Fiumara A, Jaeken J. Congenital disorders of glycosylation with emphasis on cerebellar involvement. Semin Neurol. 2014;34:357-66.
10. Feraco P, et al. The Shrunken, Bright Cerebellum: A Characteristic MRI Finding in Congenital Disorders of Glycosylation Type 1a. Am J Neuroradiol. 2012; 33:2062-67.
11. Engel AG, Ohno K, Sine SM. Congenital myasthenic syndromes: recent advances. Arch Neurol. 1999; 56:163-7.
12. Souza, PVS, et al. Clinical And genetic Basis of Congenital Myasthenic Syndromes. Arq Neuropsiquiatr. 2016;74(9):750-60.
13. Engel AG, Shen XM, Selcen D, Sine S. New horizons for congenital myasthenic syndromes. Ann. N.Y. Acad Sci. 2012;1275:54-62.
14. Zoltowska K, Webster R, Finlayson S, Maxwell S, Cossins J, et al. Mutations in GFPT1 that underlie limb-girdle congenital myasthenic syndrome result in reduced cell-surface expression of muscle AChR. Hum Mol Genet. 2013;22:2905-13.
15. Cossins J, Belaya K, Hicks D, Salih MA, Finlayson S, et al. Congenital myasthenic syndromes due to mutations in ALG2 and ALG14. Brain. 2013;136:944-56.
16. Lam C, Wolfe L, Need A, et al. NGLY1-Related Congenital Disorder of Deglycosylation. 2018 Feb 8. In: Adam MP, Ardinger HH, Pagon RA, et al., editors. GeneReviews® [Internet]. Seattle (WA): University of Washington, Seattle; 1993-2022. Disponível em: https://www.ncbi.nlm.nih.gov/books/NBK481554/ Acesso em: 03 de Abril de 2022.
17. Murakami Y, Tawamie H, Maeda Y, et al. Null mutation in PGAP1 impairing Gpi-anchor maturation in patients with intellectual disability and encephalopathy. PLoS Genet. 2014;10(5):e1004320. Publicado em: 2014 May 1. doi:10.1371/journal.pgen.1004320
18. Freeze HH, et al. Neurology of inherited glycosylation disorders. Lancet Neurol. 2012 May;11(5):453-66.
19. Tegtmeyer LC, Rust S, van Scherpenzeel M, Ng BG, Losfeld ME, et al. Multiple phenotypes in phosphoglucomutase 1 deficiency. The New England Journal of Medicine. 2014;370:533-42.
20. Lipiński P, Tylki-Szymańska A. Congenital Disorders of Glycosylation: What Clinicians Need to Know? Front Pediatr. 2021;9:715151.
21. Ng BG, Freeze HH. Perspectives on Glycosylation and its Congenital Disorders. Trends Genet. 2018;34(6):466-76. doi:10.1016/j.tig.2018.03.002

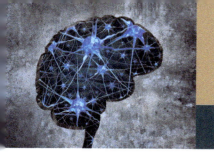

capítulo 53 | Distúrbios do Metabolismo de Purinas e Pirimidinas

Raphael Rangel Almeida

PURINAS

Neste capítulo abordaremos os erros inatos do metabolismo das purinas e das pirimidinas. Por questão didática, estarão separados de forma sequencial. Os sinais e sintomas variam amplamente entre os erros inatos do metabolismo da purina e da pirimidina e podem ser inespecíficos. O amplo espectro de apresentação destaca a sua importância. Além, disso, por ter uma distribuição em todos os tecidos do corpo humano, qualquer sistema pode ser afetado. Na Tabela 53.1 são apresentados os sinais e sintomas clínicos por especialidades médicas.

Os diferentes distúrbios de purina e pirimidina e as abreviações usadas para eles, bem como diagnósticos metabólitos, estão listados na Tabela 53.2 a seguir e resumem o espectro extremamente amplo da apresentação clínica, do gene e suas localizações e sublinham a dificuldade de pesquisa para identificar até mesmo os defeitos existentes.

Os ácidos nucleicos são compostos por unidades químicas chamadas nucleotídeos. Os nucleotídeos são compostos por três grupamentos químicos, um grupamento fosfato, uma pentose e uma base nitrogenada. No DNA, a pentose é uma desoxirribose e no RNA é uma ribose. As bases nitrogendas são de dois tipos, purínicas e as pirimidínicas.

As bases purínicas adenina e guanina são ambas encontradas no DNA e RNA, porém nas bases pirimidínicas diferem uma da outra: no DNA apresentam citosinas e timina e, no RNA, uracila e timina.

As bases de purinas (adenina, guanina e hipoxantina e os catabólitos xantina e ácido úrico) são moléculas primordiais para a integridade do metabolismo celular normal.

As purinas e pirimidinas formam nucleotídeos, que são a base da formação dos blocos dos ácidos nucleicos DNA e RNA. São eles a central de regulação metabólica, responsáveis pela conservação de energia e transporte, formação de coenzimas, dinucleotídeo de nicotinamida e adenina (NAD/NADP) e os nucleotídeos da flavina, flavina adenina dinucleotídeo (FAD), síntese fosfolipídica e glicolipídica, transdução de sinal e tradução. O conjunto de desoxinucleosídeo trifosfato cuidadosamente balanceados (dNTP) são essenciais para a replicação e o reparo do genoma nuclear e mitocondrial. Como tais, defeitos nas vias metabólicas dessas importantes moléculas, embora raros, podem ser incapacitantes ou até mesmo letais.

Duas vias sintéticas operam nas células para produzir dNTPs, as vias "de novo" e a via de resgate. As principais enzimas reguladoras da síntese "de novo" são o ribonucleotídeo redutase (RNR) e a timidilato sintase (TS), sendo esse processo considerado citossólico. O caminho da via de resgate ou "salvamento" atua tanto no citosol (TK1 e dCK) quanto nas mitocôndrias (TK2 e dGK). O produto final do catabolismo da purina em humanos é o ácido úrico, e o seu acúmulo no plasma leva a hiperuricemia mediada pela enzima xantina oxidase. Durante esse processo, uma outra enzima chamada hipoxantina- guanina fosforribosil transferase (HGPRT) desencadeia um papel importante em uma via, a via de resgate, onde as bases purínicas podem ser recuperadas e reaproveitadas para a formação de novos nucleotídeos, regulando assim a formação do ácido úrico.[1]

Didaticamente, dividimos o metabolismo da purina em três vias (Figura 53.1):

- A via da síntese, de novo;
- A via do catabolismo;
- A via de resgate ou "salvamento".

Os erros inatos do metabolismo da purina incluem:

- **Síntese de nucleotídeos de purina:** fosforribosilpirofosfato (PRPP), deficiência de adenilossuccinase

Tabela 53.1 Sinais e sintomas clínicos de acometimento em diversos sistemas e por especialidades médicas.

Especialidade médica	Sinais e sintomas
Gastroenterologia	Náusea, vômito, diarreia, má absorção, doença diverticular, pseudo-obstrução, hepatomegalia, insuficiência hepática progressiva
Genética médica	Características dismórficas, microcefalia, anomalias congênitas do sistema urogenital e colorretal
Hematologia	Anemia (normocítica, megaloblástica, hemolítica, síndrome de Diamond-Blackfan), esplenomegalia
Imunologia	Infecções recorrentes, imunodeficiência, linfopenia (células T/B)
Nefrologia	Cristalúria, hematúria, infecções do trato urinário, nefrolitíase (ácido úrico, xantina, 2,8-di-hidroxiadenina), insuficiência renal aguda/crônica
Neonatologia	Surdez neurossensorial congênita, cegueira congênita, hipotonia, microssomia, cristalúria, desconforto respiratório, hepatite neonatal persistente
Neurologia	Hipo/hipertonia, retardo de crescimento, retardo motor/mental, convulsões, microcefalia, características autistas, estereotipias, distonia, disartria, ataxia, coreoatetose, automutilação, polineuropatia, miopatia, cãibras, fraqueza muscular, mialgia.
Oftalmologia	Cegueira congênita, atrofia do nervo óptico, hipopigmentação da retina, retinite pigmentar, deslocamento de retina, megalocórnea, coloboma da íris e da coroide, estrabismo, oftalmoplegia, ptose
Oncologia	Neoplasias, síndrome farmacogenética
Ortopedia	Escoliose
Pediatria	Qualquer um dos itens desta tabela, deficiência de altura e peso, caquexia
Radiologia	Aumento da ecogenicidade dos rins, displasia condro-óssea. RM: atraso da mielinização, hipomielinização, atrofia do cérebro, atrofia do cerebelo
Reumatologia	Artrite, artralgia, gota
Bioquímica	Anemia (normocítica, megaloblástica, hemolítica, aplástica), linfopenia (células T e B / células T), trombocitopenia, hipo/hiperuricemia, hipo/hiperuricosúria, acidúria orótica, sulfitúria, acidose láctica, hipoglicemia, transaminasemia
Outros	Alopecia, eventos agudos com risco de morte neonatal (ALTE), encefalomiopatia mitocondrial neurogastrointestinal Síndrome

(ADSL), ribosidúria causada por deficiência de ATIC (AICA);

- **Catabolismo de purina:** deficiências da AMP desaminase muscular (AMP-DA, também denominada moadenilato desaminase), adenosina desaminase (ADA), fosforilase de purina nucleosídeo (PNP) e xantina oxidase;
- **Resgate ou "salvamento" de purina:** deficiências da hipoxantina-guanina fosforibosiltransferase (HGPRT) e adenina fosforibosiltransferase (APRT); deficiência de desoxiganosina quinase.

O erro inato do metabolismo das purinas é caracterizado por concentrações anormais de nucleotídeos de purina nas células ou na corrente sanguínea. Mais de 35 defeitos enzimáticos na via síntese de nucleotídeos, na via de resgate e na via de catabolismo de purinas e pirimidinas já foram identificados,[1] mas apenas 18 desses 35 defeitos enzimáticos identificados estão associados com consequências clínicas. Esses defeitos são geralmente raros, e provavelmente subdiagnosticados.

Testes Diagnósticos

Muitos países do mundo têm dificuldades na realização dos exames laboratoriais relacionados ao defeito no metabolismo das purinas e pirimidinas, acarretando com isso maiores dificuldades na determinação do diagnóstico. O diagnóstico laboratorial requer estudos enzimáticos em eritrócitos e fibroblastos realizados em alguns poucos laboratórios do mundo. Avanços nos métodos diagnósticos, incluindo espectroscopia de massa em tandem por cromatografia líquida de alta performance, forneceu maior especificidade e detecção de metabólitos, além dos estudos do exoma e sequenciamento de microarrays serem fundamentais para as novas descobertas.

Distúrbios do Metabolismo de Purinas e Pirimidinas

Tabela 53.2 Nomenclatura das enzimas do metabolismo de purina e pirimidina, defeito enzimático, gene e OMIM®.

Abreviações	Enzima alterada	Gene	Defeito	OMIM®
ADA	Adenosina desaminase	ADA (20q13.11)	Deficiência de adenosina desaminase (ADA)	146920 102700
			Superatividade da adenosina desaminase (ADAs)	146920 102730
ADSL	Adenilossuccinato liase	ADSL (22q13.1)	Deficiência de adenilossuccinato liase	608222 103050
AICAR-TF/IMP-CH	Transformilase AICAR/ IMP ciclo-hidrolase	ATIC (2q35)	Deficiência de AICAR transformilase + IMP ciclo-hidrolase	601731 608688
AK	Adenilato quinase	AK1 (9q34.1)	Deficiência de adenilato quinase	103000
AMPD	Adenosina monofosfato desaminase		Deficiência de adenilato desaminase Músculo: AMPD-1	
AMPD-1 (MAD)		AMPD1 (1p21-p13)	Eritrócito: AMPD-3	102770
AMPD-3		AMPD3 (11pter-p13)		102772
AO/XDH	Aldeído oxidase (1.2.3.1) / xantina desidrogenase	AOX1 (2q33)	Deficiência de aldeído oxidase + XDH	602841 603592
APRT	Adenina fosforibosil-transferase	APRT (16q24.3)	Deficiência de adenina fosforibosil-transferase	102600
CTP-CT	CTP-fosfocolina citidiltransferase	PCYT1 (3q)	Deficiência de CTP-fosfocolina citidiltransferase	123695
DGK	Desoxiguanosina quinase	DGUOK (2p13)	Deficiência de desoxiguanosina quinase	601465 251880
DPH	Di-hidropirimidinase	DPYS (8q22)	Deficiência de di-hidropirimidinas	222748
DPD	Di-hidropirimidina desidrogenase	DPYD (1p22)	Deficiência de di-hidropirimidina desidrogenase	274270
FJHN	Uromodulina/roteína de Tamm-Horsfall	UMOD (16p12.3)	Nefropatia hiperuricêmica juvenil familiar	162000 191845
HPRT	Hipoxantina-guanina	HPRT1 (Xq26-q27.2)	Deficiência de hipoxantina-guanina fosforibosil-transferase	308000
LND	Desconhecido	Desconhecido	Completo	300322
HRND, HRH	Desconhecido	Xq26.2-q26.3	Parcial	300323
IMPDH	IMP desidrogenase		Deficiência de IMP desidrogenase tipo I	146690
Tipo I Tipo II		IMPDH1 (7q31.3-q32) IMPDH2 (3p24.2-p21.2)	Superatividade da IMP desidrogenase tipo II	180105 146691
ITPA	Pirofosfohidrolase trifosfato de inosina	ITPA (20p)	Deficiência de trifosfato de inosina pirofosfohidrolase	147520
MTAP	Metiltioadenosina fosforilase	MTAP (9p21)	Deficiência de metiltioadenosina fosforilase	156540

Capítulo 53

1055

Tabela 53.2 Nomenclatura das enzimas do metabolismo de purina e pirimidina, defeito enzimático, gene e OMIM®. *(Continuação)*

Abreviações	Enzima alterada	Gene	Defeito	OMIM®
MOCOD	Aldeído oxidase/xantina desidrogenase/sulfito oxidase	*MOCS1* (6p21.3)	Deficiência de cofator de molibdênio (deficiência combinada de AO, XDH e SO)	252150
(AO/XDH/SO)		*MOCS2* (5q11)		603707
		GEPH (14p24)		603708
PNP	Nucleosídeo fosforilase de purina	*NP* (14q13.1)	Deficiência de fosforilase de nucleosídeo de purina	164050
PRPS	Fosforibosil-pirofosfato sintase	*PRPS1* (Xq22-q24)	Superatividade da fosforibosil-pirofosfato sintase (PRPSs)	311850
		PRPS2 (Xp22)	Deficiência de fosforibosil-pirofosfato sintase	300661
				311850
SAHH	S-Adenosil-homocisteína hidrolase	*AHCY* (20cen-q13.1)	Deficiência de S-adenosil-homocisteína hidrolase	180960
TPMT	Tiopurina metiltransferase	*TPMT* (6p22.3)	Deficiência de tiopurina metiltransferase	610460
				187680
TK 2	Timidina quinase2	*TK2* (16q22)	Deficiência de timidina quinase 2	188250
				609560
TP	Timidina fosforilase	*ECGF1* (22q13.32)	Deficiência de timidina fosforilase	131222
				603041
UMPH-1 (Py-5'N)	Uridina monofosfato hidrolase (pirimidina 5´-nucleotidase)	*UMPH1* (7p15-p14)	Deficiência de uridina monofosfato hidrolase (pirimidina	
			Deficiência de 5´-nucleotidase, deficiência de 5´-nucleotidase, UMPH1)	266120
				606224
			Superatividade de monofosfato hidrolase de uridina (UMPHS)	606224
UMPS (OPRT-ODC)	UMP sintase	*UMPS* (3q13)	Deficiência de uridina monofosfato sintase:	
OPRT	Orotato fosforibosil-transferase		Deficiência de orotato fosforibosiltransferase	258900
ODC	Descarboxilase de ácido orotidílico		Deficiência de descarboxilase de ácido orotidílico	258920
UP	Ureidopropionase	*UPB1* (22q11.2)	Deficiência Ureidopropionase	606673
				210100
XDH	Xantina desidrogenase	*XDH* (2p22-p23)	Deficiência de xantina desidrogenase (isolada)	278300
				607633

Distúrbios do Metabolismo de Purinas e Pirimidinas

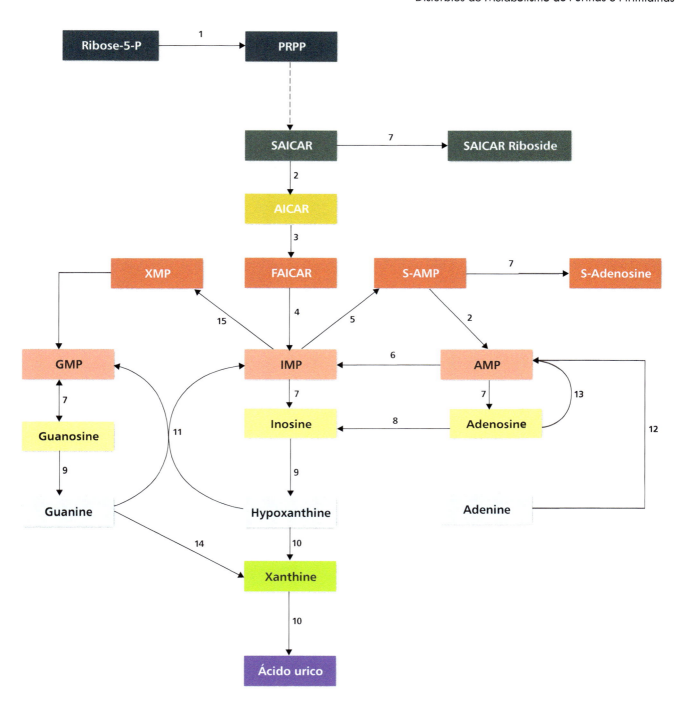

Figura 53.1 Vias do metabolismo das purinas. PRPP, fosforibosilpirofosfato; SAICAR, ribotido de succinilaminoimidazole carboxamida; AICAR, ribotídeo de aminoimidazol carboxamida; FAICAR, formilaminoimidazol ribotida de carboxamida; IMP, monofosfato de inosina; GMP, monofosfato de guanosina; AMP, monofosfato de adenosina; SAMP, adenilossuccinato; S-Ado, succiniladenosina; XMP, xantosina monofosfato. Biossíntese de purinas: 1, PRPP sintetase; 2, adenilossuccinase (adenilossuccinato liase); 3, transformilase AICAR; 4, IMP ciclo-hidrolase (3 e 4 formam ATIC); 5, adenilossuccinato sintetase. Catabolismo de purina: 6, AMP-deaminase; 7, 5'-nucleotidase(s); 8, adenosina desaminase; 9, fosforilase de nucleosídeo purina; 10, xantina desidrogenase. Resgate de purina: 11, hipoxantina-guanina fosforibosiltransferase; 12, adenina fosforibosiltransferase; 13, adenosina quinase; 14, guanase; 15, IMP desidrogenase.

A urina é o material preferido para o rastreamento desses defeitos, porque a excreção urinária, com exceção do ácido úrico, é alta. O diagnóstico da maioria dos defeitos hereditários conhecidos do metabolismo da purina (e pirimidina) pode, assim, ser alcançado por meio da análise dos perfis de excreção urinária.

Desse modo, o plasma é menos usado para rastrear distúrbios da purina e pirimidina, apenas raramente.

O líquido cefalorraquidiano (LCR) pode ser usado para triagem, pois metabólitos anormais podem se acumular.

A confirmação de defeitos na desordem purínica e pirimídica pode ser realizada por ensaios enzimáticos usando eritrócitos, leucócitos ou fibroblastos.

Estudos e herança genética

A maioria dos defeitos do metabolismo das purinas e pirimidinas são de herança autossômica recessiva, exceção são: deficiência da HPRT e PRPS deficiência/superatividade ligados ao X, FJHN e IMPDH1 retinite pigmentar, com padrão de herança autossômica dominante.[34,38]

A Tabela 53.3 a seguir relaciona as patologias associadas aos defeitos nas enzimas de síntese de purinas e os respectivos genes:

Apresentação Clínica

Essas desordens antes relatadas apenas como de manifestação pediátrica, agora estão sendo descritas também em adultos e idosos, com manifestações e mutações mais brandas desde o nascimento até por volta dos 80 anos. O envolvimento sistêmico inclui manifestações do sistema imunológico, hematológico, neurológico, gastrointestinal, visual, ósseo e renal. Entretanto, a apresentação clínica não é específica. Os avanços tecnológicos dos métodos diagnósticos, em destaque para os estudos genéticos, são fundamentais para as novas descobertas.

Os diferentes distúrbios do metabolismo da purina, seus genes, metabólitos para o diagnóstico e opções de tratamento estão listados na Tabela 53.4 e descritos a seguir. A Tabela 53.5 detalha o espectro da apresentação clínica para os defeitos metabólicos da purina.

Fosforibosilpirofosfato (PRPP) sintetase

A PRPP sintetase catalisa a formação de PRPP a partir da ribose-5-fosfato e ATP. A enzima é ativada pelo fosfato inorgânico (Pi) e inibida por vários compostos celulares como adenosina-5'-difosfato (ADP) e guanosina5'-difosfato (PIB). PRPP é um substrato para PRPP-amidotransferase, a primeira enzima compro-

Tabela 53.3 Patologia associada aos defeitos enzimáticos de síntese de purinas e respectivo gene.

Patologia	Defeito Enzimático	GENE (localização)	Fenótipo Número MIM	Herança
Deficiência de ADSL	Perda de função	ADSL (22q13.1)	103050	Autossômica recessiva
AICA-Ribosidúria	Perda de função	ATIC (2q35)	608688	Autossômica recessiva
Retinite pigmentosa	Perda de função	IMPDH1 (7q32.1)	180105	Autossômica dominante
Amaurose congênita de Leber	Perda de função	IMPDH1 (7q32.1)	613837	heterogeneidade genética
Deficiência de PNP	Perda de função	PNP (14q11.2)	613179	Autossômica recessiva
Síndrome de Arts	Perda de função	PRPS1 (Xq22.3)	311835	Recessiva ligada ao X
Doença de Charcot-Marie-Tooth / X-linked	Perda de função	PRPS1 (Xq22.3)	311070	Recessiva ligada ao X
Surdez ligada ao X	Perda de função	PRPS1 (Xq22.3)	304500	Recessiva ligada ao X
Hiperuricemia relacionada a PRPS	Ganho de função	PRPS1 (Xq22.3)	300661	Recessiva ligada ao X

Distúrbios do Metabolismo de Purinas e Pirimidinas

Tabela 53.4 Distúrbios do metabolismo da purina.

Defeito (sinônimo)	Manifestação clínica	Diagnóstico metabólico	Tratamento
Deficiência de adenosina desaminase (Deficiência de ADA)	Início precoce: imunodeficiência combinada grave (SCID): linfopenia profunda (células T e B), infecções recorrentes oportunistas, falta de crescimento na infância Início retardado/tardio: imunodeficiência combinada (diagnóstico de 1 a 10 anos de idade/após a primeira década)	dAdo↑, dATP↑ (RBC)	Transplante de medula óssea, ERT com PEG-ADA
Superatividade da adenosina desaminase (Superatividade ADA)	Anemia aplástica congênita com anisopoiquilocitose e estomatocitose (síndrome de Diamond-Blackfan)	Nenhum	Não estabelecido
Deficiência de adenilossuccinato liase (deficiência de adenilossuccinase)	Tipo I: convulsões intratáveis, atraso severo do desenvolvimento, características autistas. Tipo II: retardo neuropsicomotor leve/moderado. Forma neonatal: encefalopatia com hipotonia, convulsões, manifestações pré-natais	S-Ado↑, SAICAr↑	Não estabelecido
Transformilase AICAR e IMP deficiência de ciclo-hidrolase (ATIC)	Dismorfia, deficit neurológico, cegueira congênita	AICAr↑, SAICAr↑, S-Ado↑	Não estabelecido
Deficiência de adenilato quinase	Anemia hemolítica	Nenhum	Tratamento de suporte
Deficiência de adenilato desaminase (deficiência de AMP desaminase):	Fraqueza muscular relacionada ao exercício, cãibras musculares e mialgia	NH3↓, (teste de esforço)	Ribose e xilitol
Músculo: AMPD-1 (MAD). Eritrócitos: AMPD-3. Aldeído oxidase e xantina. deficiência de desidrogenase (xantinúria II)	ITU, nefrolitíase, insuficiência renal aguda	(hipo-) xan↑, UA↓,	Alopurinol, hiper-hidratação, dieta pobre em purinas
Adenina fosforibosiltransferase. deficiência (2,8-di-OH-adeninúria)	Litíase renal 2,8-dhAde, cristalúria, insuficiência renal aguda, UTI	2,8-dhAde↑, Ade↑	Alopurinol, hiper-hidratação, dieta pobre em purinas, evitar dieta alcalina
Deficiência de quinase desoxiguanosina	Síndrome de depleção mitocondrial (forma hepatocerebral)	Depleção de mtDNA	Não estabelecido
Hiperuricêmica juvenil familiar	Gota juvenil, hipertensão, insuficiência renal progressiva rápida	UA↑	Alopurinol, hiper-hidratação, dieta pobre em purinas
Deficiência de hipoxantina-guanina fosforibosiltransferase	Coreoatetose, tetraplegia espástica, retardo mental, urolitíase, insuficiência renal aguda, automutilação (apenas LNS)	UA↑, hip↑	Alopurinol, hiper-hidratação, dieta pobre em purinas

Capítulo 53

Tabela 53.4 Distúrbios do metabolismo da purina. (Continuação)

Defeito (sinônimo)	Manifestação clínica	Diagnóstico metabólico	Tratamento
Síndrome de Lesch-Nyhan (LNS)	Artrite gotosa, cristalúria, urolitíase leve ou não, sintomas neurológicos		
Hiperuricemia relacionada a HPRT (HRH). Hiperuricemia relacionada a HPRT com deficit neurológico sem mudanças comportamentais (HRND). Inosina monofosfato desidrogenase	—	—	—
Deficiência inosina monofosfato desidrogenase tipo I (IMPDH I)	Retinite pigmentar	IMP/GMP↓	Nenhum
Superatividade inosina monofosfato desidrogenase tipo II (IMPDHs II)	Ativação em doenças malignas		
Deficiência pirofosfohidrolase trifosfato de inosina (deficiência de ery-ITPA)	Possível toxicidade do medicamento tiopurina	ITP↑ (RBC)	Nenhum
Deficiência metiltioadenosina fosforilase (deficiência de MTAP de células cancerosas)	Ativação em doenças malignas	MTAdo↑(células cancerosas)	Nenhum
Deficiência de cofator de molibdênio (deficiência combinada de AO, XDH e SO, xantinúria-III, xantinúria-sulfitúria)	Neonatal: convulsões intratáveis, descolamento de retina, anormalidades neurológicas graves, às vezes microcefalia. Apresentação tardia: sintomas leves	(hypo-)xan↑, sulfito↑, tiossulfato↑, S-sulfocisteína↑, cistina↓, UA↓,	Não estabelecido
Deficiência nucleosídeo fosforilase de purina (deficiência PNP)	Imunodeficiência (linfócitos T), infecções recorrentes, especialmente virais, anormalidades neurológicas (mentais/motoras, retardo, ataxia, hiper/hipotonia)	(d)Ino↑, (d)Guo↑, dGTP↑. (RBC), UA↓	Transplante de medula óssea
Superatividade fosforibosilpirofosfato sintase (superatividade PRPS)	Início precoce: comprometimento do neurodesenvolvimento grave, características dismórficas, surdez neurossensorial. Juvenil tardio: gota/urolitíase, sem deficit neurológico	UA↑	Alopurinol, hiper-hidratação, dieta pobre em purinas. Alcalinização da urina
Deficiência S-adenosilhomocisteína hidrolase (deficiência de SAHH)	Imunodeficiência combinada grave (ocorre na ADA, PNP e HPRT)	SAH↑ (RBC)	Como em ADA, PNP e HPRT
Deficiência tiopurina metiltransferase (deficiência TPMT)	Toxicidade de 6-azatioprina e mercaptopurina	Nucleotídeos de tiopurina ↑ (RBC)	Ajuste de dose
Deficiência de xantina desidrogenase (xantinúria I)	Litíase de xantina, insuficiência renal aguda, ITU, miopatia, artrite, artralgia, às vezes retardo mental	(hypo-)xan↑, UA↓,	Hiper-hidratação, dieta pobre em purinas

Distúrbios do Metabolismo de Purinas e Pirimidinas

Tabela 53.5 Espectro da apresentação clínica para os defeitos metabólicos da purina.	
Sistema acometido/Envolvido	**Patologia**
Renal/cálculo renal	PRPS, HPRT, APRT, XDH, MOCOS, MOCOD, FJHN
Hiperuricemia/gota	PRPS, HPRT, FJHN
Disfunção hepática	ADK, SAHH, DGUOK
Miopatia	MADA, ADK, SAHH
Alteração imunológica	PRPS, ADA, PNP, NAPDD
Anemia	AMPK, ADA (DBA), PNP, HPRT, MOCOD
Anormalidades visuais	ATIC (cegueira congênita), IMPDH1 (degeneração retiniana), MOCOD (descolamento da retina)
Retardo neuropsicomotor	PRPS, ADSL, ATIC, ADK, PNP, NADPP, MOCOD, HPRT, ADK, SAHH, DGUOK
Epilepsia	ADSL, ATIC, NAPDD, MOCOD, ADK
Envolvimento extrapiramidal	HPRT, MOCOD, DGUOK
Perda de audição neurossensorial	PRPS, ADA, ADK
Distúrbio de comportamento/autismo	PRPS, ADSL; NAPDD, HPRT
Retardo do desenvolvimento	SAHH, PNP, NAPDD

metida exclusivamente na síntese de novo de nucleotídeos de purina, e é um potente regulador desta via. A atividade aumentada da PRPP foi demonstrada pela atividade ausente ou deficitária da enzima hipoxantina-guanina fosforibosil transferase (HGPRT), completa na síndrome de Lesch-Nyhan, ainda que parcial em alguns pacientes.[45]

PRPS1

O PRPS1 (Xq22.3) codifica a enzima fosforibosilpirofosfato sintetase-1 (PRS1), que catalisa a primeira etapa da síntese de nucleotídeos necessária para as vias de novo e de resgate da biossíntese de purina e pirimidina. As mutações no PRPS1 podem resultar em ganho ou perda de função da proteína, e o fenótipo clínico depende do efeito da mutação em diferentes tipos de células. As mutações no PRPS1 estão associadas a considerável heterogeneidade fenotípica.[3]

Deficiência sintetase PRPP 1 (PRS1)

O espectro de distúrbios relacionados ao PRPS1 associados a mutações de perda de função inclui a síndrome de Arts, doença de Charcot-Marie-Tooth tipo 5 (CMTX5) e surdez neurossensorial não sindrômica não ligada ao X (DNF2).

Pacientes com CMTX5 apresentam ataxia, hipotonia, perda de reflexos tendinosos profundos, deficiência auditiva e atrofia óptica, enquanto DNF2 é caracterizada por deficiência auditiva isolada. Para ambos os distúrbios, a função intelectual é normal.[3]

A síndrome de Arts, que faz parte do espectro de distúrbios relacionados ao PRPS1, é caracterizada por profunda deficiência auditiva neurossensorial congênita, hipotonia de início precoce, atraso no desenvolvimento motor, deficiência intelectual leve a moderada, ataxia e aumento do risco de infecção, todos eles, com exceção da atrofia óptica, presentes antes dos dois anos de idade. Sinais de neuropatia periférica desenvolve-se durante a primeira infância. Doze dos 15 meninos das duas famílias holandesas notificadas com síndrome de Arts morreram antes dos 6 anos de complicações da infecção. As mulheres portadoras podem apresentar deficiência auditiva de início tardio (idade> 20 anos) e outros achados.[4]

Recentemente foi descrito um novo fenótipo, associado à diminuição da função PRS1 em dois irmãos. Utilizando técnicas de sequenciamento total de exoma e Sanger, identificamos uma nova mutação missense no PRPS1. O fenótipo clínico desses pacientes é caracterizado por alfa-fetoproteína materna pré-natal alta, restrição de crescimento intrauterino, características faciais dismórficas, deficiência intelectual grave e tetraparesia espástica. Características fenotípicas adicionais incluem lesões do tipo coloboma macular com distrofia retiniana, baixa estatura grave e diabetes insípido. O sequenciamento do exoma desses pacientes afetados identificou uma mutação patogênica de ponto c.586C>T p. (Arg196Trp) no gene PRPS1 que foi herdado pela mãe. Os testes de acompanhamento mostraram níveis normais de hipoxantina em amostras de urina e níveis de ácido úrico no soro sanguíneo. A atividade do PRS foi significativamente reduzida nos eritrócitos dos dois pacientes. A análise de nucleotídeos nos eritrócitos revelou difosfato de guanosina bem como nível anormalmente baixo de trifosfato de guanosina. Esta apresentação é a forma mais grave de síndrome de deficiência de PRPS1 descrita até o momento e expande o espectro de distúrbios relacionados ao PRPS1.[3]

PPRS1 superatividade

O espectro de distúrbios do PRS1 inclui *superatividade* da enzima. Nos homens, surgem fenótipos graves devido a mutações de ponto do PRPS1, resultando na perda da inibição do feedback regulatório acompanhada de superprodução de purina/urato e problemas neurológicos semelhantes à deficiência de PRS1, principalmente retardo mental, hipotonia e surdez neurossensorial, enquanto as mulheres com superatividade geralmente exibem apenas superprodução de urato sem as sequelas neurológicas.[33,42] Ao contrário do resultado esperado da superprodução de purina, os nucleotídeos de purina, particularmente o GTP, são baixos porque a proteína desregulada também é instável e se torna inativa em células que não se dividem, como eritrócitos e neurônios.[5]

Outros fenótipos associados às mutações de ganho de função incluem gota relacionada ao PRPS e superatividade da PRPP sintetase (Tabela 53.6).[3,5]

Deficiência de adenilossuccinase (ADSL)

A ADSL, também conhecida como adenilossuccinase, catalisa duas etapas no metabolismo da purina: conversão do ribotídeo succinil-aminoimidazole carboxamida (SAICA) em AICA-ribotídeo na via de síntese de novo; e como parte da via de síntese de nucleotídeos de IMP para AMP, o ADSL segue a adenilossuccinato (succinil-AMP) sintase para converter succinil-AMP em AMP-succinilaminoimidazol-carboxamida-ribosídeo

Tabela 53.6 Características clínicas de distúrbios relacionados ao PRPS1.

Sintomas clínicos	Perda de função – síndrome de Arts	CMTX5	DFN2	Ganho de função – superatividade PRS1
Neurológicos				
Deficiência Intelectual	+	-	-	+/-
Ataxia	+	+	-	+/-
Hipotonia de tronco	+	+	-	+/-
Atraso motor	+	-	-	+/-
ROTS (reflexos profundos)	Ausentes	Ausentes	Normal	Normal
Deficiência auditiva	+	-	+	+/-
Atrofia óptica	+	-	-	+
Espasticidade dos membros	-	-	-	-
Distrofia retiniana	-	-	-	-
Hematológico				
Infecções recorrentes	+	-	-	-
Anemia	-	-	-	-
Superprodução de ácido úrico				
Gota/cálculo renal	-	-	-	+
Falência renal	-	-	-	+
Outros				
Baixa estatura	-	-	-	-
Automutilação	-	-	-	-
Morte precoce	+	-	-	-
Diabetes *insipidus*	-	-	-	-
Dismorfias faciais	-	-	-	-

(SAICAr) e succiniladenosina (S-Ado). Além de seu papel na biossíntese de purinas, a enzima está envolvida, juntamente com a adenilato desaminase e a adenilossuccinato sintetase, no ciclo de nucleotídeos das purinas. Esse ciclo evita o acúmulo de adenosina monofosfato (AMP) após o catabolismo da adenosina trifosfato (ATP), e isso, por sua vez, desloca a reação da adenilato quinase para a formação de adenosina trifosfato.[6] Mais de 80 indivíduos com deficiência de ADSL foram identificados, mas a incidência da doença permanece desconhecida,[1] sendo um defeito autossômico recessivo do metabolismo da purina, descrito pela primeira vez em 1984 por Jaeken e van den Berghe, que encontraram succinilpurinas no LCR, plasma e urina de três pacientes com atraso psicomotor grave e características autísticas.

Até o momento, o sequenciamento populacional revelou 42 variantes não patogênicas no gene *ADSL*; 25 são classificadas como provavelmente patogênicas, quatro possivelmente patogênicas e 13 benignas. Dessas variantes, cinco já foram identificadas em pacientes, e a mutação mais comum em pacientes com ADSL.[40,48] A probabilidade de heterozigotos para uma mutação ADSL patogênica é de cerca de 1:10000.[6]

O distúrbio mostra um amplo espectro de sintomas, desde as formas lentamente progressivas até as graves e rapidamente progressivas. A forma neonatal fatal tem início desde o nascimento e apresenta uma encefalopatia neonatal grave com falta de movimentos espontâneos, insuficiência respiratória e convulsões intratáveis, resultando em morte precoce nas primeiras semanas de vida. Pacientes com tipo I (forma grave) apresentam quadro clínico puramente neurológico caracterizado por um grave retardo neuropsicomotor, microcefalia e início precoce de convulsões. Uma forma que progride mais lentamente também foi descrita (tipo II, forma moderada ou leve), tendo início mais tardio, geralmente nos primeiros anos de vida, apresentando um retardo neuropsicomotor leve a moderado e distúrbios do transtorno do espectro autista. O diagnóstico é facilitado pela demonstração de SAICAr e S-Ado em fluidos extracelulares, como plasma, LCR e/ou seguido de sequenciamento genômico e/ou de DNA e caracterização de proteínas mutantes.[6]

O tratamento da intervenção metabólica por ADSL não se mostrou eficaz: suplementos orais de adenina (10 mg/kg por dia) e alopurinol (5 a 10 mg/kg por dia) não demonstraram nenhuma melhora clínica ou bioquímica, com exceção do ganho de peso e alguma aceleração do crescimento;[43,44] a administração de D-ribose e D-glicose levou a uma redução progressiva na frequência de crises em um relatório,[44] mas não foi encontrado nenhum efeito em outro.[6,43-44]

AICAR transformilase/Deficiência da IMP ciclo-hidrolase (ATIC)

Descrito um caso de uma menina de 4 anos de idade que apresentava um quadro neurológico grave, apresentando deficiência intelectual profunda/severa, epilepsia, características dismórficas (fronte proeminente, braquicefalia, boca larga, lábio superior fino e baixo peso), cegueira congênita.[7] Um teste urinário positivo de Bratton-Marshall sugeriu acúmulo de SAICA-ribosídeo, de S-Ado, e excreção maciça do metabólito característico do AICA-ribosídeo (AICAr), o equivalente desfosforilado do nucleotídeo AICA-ribosídeo, também conhecido como ZMP, que se acumula junto com seu di e tri-fosfatos.

O sequenciamento de nova geração demonstrou uma alteração no éxon 2 em um alelo, causado por um evento de duplicação/exclusão (125-129dupGGGAT; 130-132delGCT). Isso resultou em uma instabilidade do mRNA, avaliado pelo sequenciamento do produto a partir de RT-PCR, no qual esse alelo estava ausente. Essa mutação também foi encontrada no DNA da mãe. No outro alelo, uma alteração K426R (c.1277 A → G) foi encontrada no éxon 13, que faz parte da região AICAR-TF. Essa mutação também foi encontrada no DNA do pai.

Há observação de que a deficiência de ATIC não influencia a produção de ácido úrico do paciente, estando as concentrações séricas e urinárias normais. No entanto, a deficiência de ATIC pode resultar na depleção de nucleotídeos de purina em alguns tipos de células ou durante o desenvolvimento embrionário e a organogênese, quando a contribuição da via de novo para a síntese de nucleotídeos de purina pode ser mais importante.[7]

Purinossomas – Nova via de regulação no metabolismo da purina

Sob condições celulares de alta demanda de purina, as enzimas biossintéticas de purina de novo aglomeram-se perto de mitocôndrias e microtúbulos para formar complexos multienzimas dinâmicos, transitório e reversível denominados purinossomas.[8]

Além de servirem como blocos de construção de DNA e RNA, os metabólitos das purinas fornecem às células a energia e os cofatores necessários para promover a sobrevivência e a proliferação das células. Um interesse renovado em como o metabolismo da purina pode alimentar a progressão do câncer descobriu uma nova perspectiva de como uma célula regula a necessidade de purina.[8]

Apesar de sua importância na proliferação celular, os mecanismos bioquímicos que regulam o metabolismo da purina ainda não são bem conhecidos. O purinossoma apresenta-se como um novo nível de organização e regulação de enzimas metabólicas na biossíntese de purinas e contribui amplamente para o melhor entendimento e para os avanços na enzimologia celular por meio de microscopia de fluorescência. Essa associação permitiria a troca de cofatores, substratos e produtos, facilitando a produção de purinas.

A descoberta e caracterização do purinossoma abre a questão geral sobre se a formação transitória de metabólitos pode ser uma estratégia reguladora comumente empregada para as vias metabólicas como um todo. As vantagens celulares para formar metabólitos dentro das células incluem o aumento da eficiência da produção de metabólitos e o sequestro de substratos para evitar toxicidade ou ativação indesejada de nucleases reguladoras.

Esses conjuntos de proteínas podem representar um novo meio de controlar farmacologicamente o metabolismo celular e emergir como uma nova classe importante de alvos de drogas. Estudos recentes demonstraram que a deficiência na atividade enzimática das enzimas metabólicas afeta a formação de metabólitos.[8] Esses dados argumentam que a atividade enzimática dos componentes individuais é importante para a estabilidade complexa; no entanto, a atividade enzimática provavelmente não é o único critério para a formação desses complexos. Portanto, permanece a pergunta sobre quais seriam os melhores meios para atingir a compartimentação enzimática. À medida que novas ferramentas e sondas são desenvolvidas para estudar as funções, interações e dinâmica dos metabólitos transitórios, é provável que surjam novas direções para atingir o metabolismo celular.[8,9]

A descoberta do purinossoma se apresenta como uma nova forma de organização enzimática na biossíntese purina de novo.[9]

Estudos atribuem à proteína mTOR um importante papel regulador na via biossintética da purina de novo. Estudos adicionais são necessários para entender a maneira exata pela qual a localização dos purinossomas-mitocôndrias é direcionada pela mTOR. Além disso, demonstrou-se que a mTOR promove a expressão de genes associados à via da pentose fosfato que leva à biossíntese do PRPP, o substrato para a primeira reação na via biossintética da purina de novo. Entre os mecanismos de ações identificados neste estudo, estava o alvo da rapamicina (mTOR), cuja atividade modula a fisiologia mitocondrial e as membranas do retículo endoplasmático associadas.[9] Via da mTOR, está implicada no tratamento de alguns tipos de câncer, dentre eles, o astrocitoma subependimário de células gigantes (SEGA) na esclerose tuberosa (ver capítulo correspondente – Esclerose Tuberosa).[9] Como a sinalização da mTOR está implicada na epileptogênese, esses estudos sugerem que a dieta cetogênica pode ter ações anticonvulsivantes ou antiepileptogênicas a partir da inibição da via da mTOR, e estando essa via potencialmente alterada, com alterações no purinossoma.[13]

IMP MUTAÇÃO DA DESIDROGENASE 1 (IMPDH 1)

O IMPDH controla a porta de entrada para os nucleotídeos da guanina, tornando-o uma "enzima" para praticamente todos os organismos. IMP é o produto da biossíntese de nucleotídeos de purina de novo e o precursor dos nucleotídeos de adenina e guanina.

Os seres humanos têm dois genes IMPDH, *IMPDH1* e *IMPDH2*, ambos expressos em uma ampla gama de tecidos. Mutações no gene *IMPDH1* foram associadas à retinite pigmentosa autossômica dominante e à amaurose congênita de Leber. Curiosamente, a atividade da enzima IMPDH-1 não é afetada nesses pacientes, mas a afinidade e especificidade da ligação de ácido nucleico de cadeia simples é reduzida.[10]

A VIA DO CATABOLISMO: Catabolismo da Purina

O catabolismo das purinas presentes no DNA, RNA e nucleotídeos por fim produz o ácido úrico, produto final da via em humanos. Distúrbios relevantes surgem de deficiências de mieloadenilatodesaminase (MADA), adenosina desaminase (ADA), purina-fosforilase nucleosídica (PNP) e xantina oxidase/desidrogenase (XOD).

Deficiência de mieloadenilato desaminase (MADA)

O MADA, também conhecido como moadenilato-desaminase, catalisa desaminação do AMP ao IMP em amônia no músculo esquelético e desempenha um papel importante nas interconversões de nucleotídeos de purina.[12]

O gene *AMPD1* é expresso em altos níveis no músculo esquelético, onde se pensa que o produto enzimático deste gene desempenha um papel importante no metabolismo energético. A deficiência da atividade da DPM no músculo esquelético está associada a sintomas de uma miopatia metabólica. Alguns pacientes apresentam alterações musculares relacionadas ao exercício como fraqueza, cãibras musculares, mialgia, aumento da creatina sérica quinase e (raramente) mioglobinúria. O diagnóstico pode ser feito por histoquímica ou bioquímica no músculo biopsiado e análise mutacional de *AMPD1*.[11,12]

A deficiência de MADA pode ser diferenciada da doença de McArdle (armazenamento de glicogênio distúrbio tipo V) pelo teste isquêmico do antebraço, no qual o aumento normal da amônia venosa está ausente em deficiência de MADA, enquanto o aumento normal do ácido lático é ausente na doença de McArdle.[11]

Foi relatado que a administração de ribose e xilitol melhoram a força e resistência muscular. Existem outras duas isoformas da DPM: no fígado (DPM-2) e eritrócitos (AMPD-3). Uma mutação na região reguladora do gene AMPD2 foi proposto como causa de gota primária com superprodução de ácido úrico. Indivíduos com uma deficiência completa, mas totalmente assintomática do eritrócito AMPDH-3 foram identificados no Japão, na Coreia e em Taiwan.[11]

Deficiência da adenosina desaminase 1 (ADA1)

O gene *ADA* codifica adenosina desaminase, uma enzima que catalisa a desaminação irreversível dos nucleosídeos adenosina e desoxiadenosina em inosina/desoxicinina. A deficiência de adenosina desaminase 1 (ADA1) acarreta uma linfopenia grave e lesões ósseas características. A deficiência de ADA1 não afeta visivelmente a produção de urato, portanto, não pode ser rastreada pelo baixo teor de ácido úrico.

A deficiência de ADA1 é responsável por cerca de 15% de todos os casos da doença de imunodeficiência combinada grave (SCID).

A maioria dos pacientes (80-85%) apresenta entre 1 e 6 meses de idade múltiplas infecções oportunistas recorrentes causadas por uma variedade de organismos que rapidamente se tornam fatais, hipoplasia ou aparente ausência de tecido linfoide e anormalidades esqueléticas.[14]

Alterações cognitivas e neurocomportamentais, incluindo QI abaixo da média, hiperatividade, deficits de atenção, espasticidade, nistagmo e uma alta frequência de surdez neurossensorial são vistas em alguns pacientes. Também foi relatada disfunção hepática. De 15 a 20% são diagnosticados após 6 meses de idade ou como adultos com imunodeficiência insidiosamente evolutiva, fenômenos autoimunes, incluindo citopenias e produção de anticorpos antitireoidianos.[14]

O transplante de medula óssea/células-tronco continua sendo o método de escolha, fornecendo aproximadamente 70% de chance de cura imunológica completa quando um doador de antígeno leococitário humano (HLA) compatível está disponível.[14] Terapias de reposição enzimática (TRE) foram utilizadas com sucesso, em casos selecionados, como principal terapia para indivíduos sem medula idêntica ao HLA/doador de células-tronco.

Superatividade ADA

Uma alteração hematológica caracterizada por uma anemia hemolítica com grande aumento da atividade da ADA eritrocitária foi relatada. O acúmulo precoce de trifosfato de desoxiadenosina (dATP) no sangue fetal é uma ajuda valiosa para o diagnóstico pré-natal da deficiência de ADA. A depleção de guanosina trifosfato (GTP) parece refletir o grau de envolvimento do sistema nervoso central na hipoxantina-guanina fosforibosiltransferase e na deficiência de PNP, bem como na superatividade da PP-ribose-P sintetase.[15]

Deficiência ADA2

A deficiência de ADA2 (DADA2) é a primeira síndrome de vasculite monogênica descrita molecularmente. DADA2 é causada por mutações no gene *ADA2*, que codifica a proteína adenosina desaminase 2 (ADA2). Mais de 60 mutações associadas à doença foram identificadas em todos os domínios da ADA2, afetando a atividade catalítica, dimerização e secreção de proteínas. Vasculopatia que varia de livedo reticular a poliarterite nodosa (PAN) e acidente vascular cerebral isquêmico e/ou hemorrágico preponderam como as características clínicas da DADA2. Vasculite e inflamação podem afetar muitos órgãos, explicando as manifestações intestinais, hepatológicas e renais. DADA2 deve ser considerada principalmente em pacientes com febre, erupções cutâneas e derrames precoces, mesmo na ausência de histórico familiar positivo. As manifestações hematológicas incluem mais comumente hipogamaglobulinemia, embora aplasia pura de glóbulos vermelhos (PRCA), trombocitopenia imune e neutropenia tenham sido cada vez mais relatadas. Assim, o DADA2 pode unificar uma variedade de síndromes anteriormente consideradas não relacionadas. O tratamento de primeira linha consiste em inibidores do fator de necrose tumoral (TNF) e é eficaz no controle da inflamação e na preservação da integridade vascular. O transplante de células-tronco hematopoiéticas (TCTH) tem sido bem-sucedido em um grupo de pacientes com manifestações hematológicas. ADA2 é altamente expressa em células mieloides e desempenha um papel na diferenciação de macrófagos; no entanto, sua função ainda é amplamente indeterminada. A deficiência de ADA2 tem sido associada a um desequilíbrio na diferenciação de monócitos em relação a macrófagos pró-inflamatórios M1. Pesquisas futuras sobre a função da ADA2 e a fisiopatologia da DADA2 melhorarão nossa compreensão da condição e promoverão o diagnóstico precoce e o tratamento direcionado.[16]

Deficiência de purina nucleosídeo fosforilase (PNP)

Uma causa conhecida e rara de imunodeficiência combinada com apresentação clínica heterogênea, a deficiência de PNP é caracterizada por imunodeficiência severa de células T associada a anormalidades neurológicas em dois terços dos casos. Um terço dos pacientes também desenvolve doenças autoimunes, a maioria anemia hemolítica comum, mas também púrpura trombocitopênica idiopática e neutropenia autoimune.[17]

Alterações neurológicas, incluindo atraso no desenvolvimento neuropsicomotor, hipertonia, espasticidade, tremores, ataxia, alterações comportamentais e graus variados de deficiência intelectual são observados em mais da metade dos pacientes. Assim, pacientes com comprometimentos neurológicos com infecções recorrentes devem ser cuidadosamente avaliados quanto a essa imunodeficiência. Pacientes com linfopenia e baixa contagem absoluta de células T também devem ser considerados para a deficiência de PNP. E um nível baixo de ácido úrico é uma característica da deficiência de PNP. Portanto, uma triagem do nível de ácido úrico em pacientes linfopênicos pode permitir um diagnóstico mais precoce da deficiência de PNP, mesmo antes da expressão completa da síndrome.[18]

O transplante de células-tronco hematopoiéticas oferece uma boa opção de tratamento. Entretanto, a progressão das manifestações neurológia ainda é incerta.[17,18]

Superatividade da purina 5'-nucleotidase

A purina nucleotidase decompõe IMP, AMP e GMP para o nucleósidos correspondentes. O defeito genético envolvido nesta doença não foi identificado. O fenótipo clínico é variado e consiste em sintomas comportamentais, incluindo atraso global do desenvolvimento, controle motor fino prejudicado, deficits de linguagem, convulsões, ataxia, marcha desajeitada; hiperatividade, impulsividade, problemas sociais de interação e agressividade; bem como infecções recorrentes, especialmente sinusite aguda/crônica e otite média. Hipouricosúria persistente e atividade elevada de fibroblasto nucleotidase citosólica foram observadas nesses pacientes.[1]

Xantinúria Hereditária

A xantinúria hereditária é caracterizada por hipouricemia, hipouricosúria e altos níveis de xantina e hipoxantina na urina. São descritos três tipos de deficiências da xantina oxidase desidrogenase (XOD): xantinúria tipo I, causada por deficiência isolada de XOD; xantinúria tipo II, devido a deficiências de ambos, XOD e aldeído oxidase (AOX); e deficiência de cofator de molibdênio, resultando em deficiências combinadas de XOD, AOX e sulfito oxidase. Os pacientes com xantinúria tipo I e II são clinicamente semelhantes, mas pode ser discernido pela capacidade do tipo I de metabolizar alopurinol, enquanto aqueles com tipo II não podem.

A xantinúria hereditária (tipo I) é causada por uma deficiência herdada da xantina oxidorectase (XDH/XO) e caracteriza-se por uma concentração muito baixa de ácido úrico no sangue e na urina e alta concentração de xantina urinária, levando a urolitíase.

Os pacientes com xantinúria tipo II apresentam hematúria, cólica renal, urolitíase ou até insuficiência renal aguda. Os sintomas clínicos são os mesmos para os dois tipos. A prevalência não é conhecida, mas cerca de 150 casos, de ambos os subtipos, foram descritos até o momento. Às vezes, a hipouricemia é negligenciada, por isso foi criado o fluxograma de diagnóstico.

Consiste em: a) avaliação das concentrações de ácido úrico no soro e na urina com exclusão da hipouricemia renal primária; b) estimativa da xantina urinária; c) teste de carga de alopurinol, que permite distinguir os tipos I e II; d) e, finalmente, ensaio da atividade da xantina oxidorredutase no plasma com análise genética molecular. A xantinúria hereditária ainda é um distúrbio pouco reconhecido e indivíduos com hipouricemia inexplicada precisam de uma investigação metabólica detalhada da purina.[19]

VIA DE RESGATE OU "SALVAMENTO" DAS PURINAS

As bases purinas guanina, hipoxantina e adenina são recicladas ou "recuperadas" para formar seus mononucleotídeos por hipoxantina-guanina fosforibosiltransferase (HPRT) e adenina fosforibosiltransferase (APRT) pela via de resgate do metabolismo das purinas. Esses passos estão todos sujeitos a alterações genéticas herdadas.

Deficiência da hipoxatina-guanina fosforibosil transferase (HPRT)

A HPRT foi o primeiro erro congênito de metabolismo da purina a ser associado a condições humanas; ela catalisa a reciclagem das bases purinas hipoxantina e guanina para nucleotídeos. A deficiência de HPRT está diretamente relacionada à atividade da enzima, havendo um espectro variável da atividade enzimática e, com isso, casos leves a graves da doença. Esse espectro foi dividido em dois grupos de acordo com a atividade enzimática residual em um eritrócito ou fibroblasto intacto, como síndrome de Lesch-Nyhan clássica (LNS) ou deficiência grave de HPRT, ou como deficiência parcial (síndrome de Kelley-Seegmiller) que se manifesta como sintomas neurológicos variáveis. Distingue-se a gravidade da deficiência de HPRT com base na atividade enzimática residual, geralmente ligada à análise de mutação genética.[1]

A deficiência completa da atividade da HPRT causada por uma mutação no gene *HGPRT1* provoca a LNS, caracterizada por hiperuricemia, deficiência intelectual, distúrbio do movimento distônico, coreoatetose, balismo e comportamento de automutilação.[20]

A deficiência parcial de HPRT está presente em pacientes com a síndrome de Kelley-Seegmiller (KSS), causada por mutações no gene HPRT1 (Xq26) estando associada à sobreprodução de ácido úrico (gota relacionada ao HPRT), levando a urolitíase e gota de início precoce e um grau variável de envolvimento neurológico. Em contraste com a síndrome de Lesch-Nyhan (LNS), a distonia pode ser discreta ou até mesmo ausente. Os doentes têm uma inteligência normal, associada a graus variados de déficit de atenção. O comportamento auto-agressivo compulsivo típico da LNS está ausente.[21]

O diagnóstico de deficiência de HPRT se baseia em dados clínicos, bioquímicos, enzimáticos e moleculares. O atraso no desenvolvimento neuropsicomotor é o sintoma de apresentação mais frequente em pacientes com LNS, enquanto atraso motor ou nefrolitíase e nefropatia obstrutiva são ocorrências precoces comuns em pacientes com deficiência parcial de HPRT. Hiperuricemia com hiperuricosúria são achados bioquímicos que direcionam a dosagem enzimática. Pacientes com deficiência de HPRT apresentam atividade baixa ou indetectável de HPRT nos hemolisados, com aumento da atividade da APRT. Enquanto pacientes com LNS apresentam atividade HPRT indetectável, em pacientes com LNS a atividade enzimática no hemolisado pode variar de 0 a 10% dos valores de controle. O HPRT humano é codificado pelo gene HPRT1, localizado no braço longo do cromossomo X, e a deficiência de HPRT é herdada como característica recessiva ligada ao X. As mutações no HPRT1 responsáveis pela deficiência de HPRT são muito heterogêneas, tanto em tipo quanto em localização. Ademais, em aproximadamente 5% dos pacientes com deficiência de HPRT o defeito que causa a deficiência não pode ser encontrado. Esses pacientes podem apresentam expressão diminuída de HPRT1 de causa desconhecida e, nesses casos, o diagnóstico é baseado principalmente em determinações enzimáticas.[20,21]

Deficiência da Adenina Fosforibosiltransferase (APRT)

A deficiência de APRT é um defeito autossômico recessivo raro na via de recuperação de purinas que causa produção excessiva de 2,8-di-hidroxiadenina (2,8-DHA), levando a nefrolitíase e doença renal crônica (DRC). Cristais de di-hidroxiadenina (DHA) são caracteristicamente radiolucentes, produzindo um rim "brilhante" padrão e pedras são detectáveis por ultrassonografia. Pacientes sintomáticos são tratados com alopurinol para inibir a formação de 2,8-DHA, restrição de purina na dieta, ingestão abundantes de líquidos e evitar alcalinização urinária. Ao contrário de pedras de ácido úrico, não se recomenda a alcalinização da urina porque a solubilidade do DHA não aumenta até pH 9. O tratamento urológico das pedras inclui litotripsia extracorpórea por ondas de choque, remoção de cálculos por ureteroscopia, cirurgia aberta e percutânea.[22]

Deficiência da Adenosina quinase (ADK)

A deficiência de ADK é um distúrbio autossômico recessivo do metabolismo da adenosina e da metionina, com um fenótipo clínico único, envolvendo principalmente o sistema nervoso central e características dismórficas. Foi descrita pela primeira vez por Bjursell et al. em 2011, que relataram duas crianças suecas com atraso no desenvolvimento global, hipermetioninemia e insuficiência hepática. É causada por uma mutação homozigótica ou heterozigótica composta no gene ADK que codifica a enzima ADK. As características clínicas da deficiência de ADK incluem manifestações precoces como sepse, icterícia e dificuldades respiratórias, retardo/atraso psicomotor, hipotonia muscular, características dismórficas (especialmente a mandíbula frontal), leve a grave disfunção hepática e epilepsia. Os achados laboratoriais incluem altos níveis de enzimas hepáticas, hiperbilirrubinemia, hipermetioninemia e S-adenosil-homocisteína (HAS) e a S-adenosilmetionina (SAMe) plasmático elevada. As anormalidades neurorradiológicas incluem atrofia cerebral, hidrocefalia, alterações inespecíficas da substância branca e mielinização tardia. O diagnóstico requer a presença das anormalidades clínicas supracitadas e bioquímicas e confirmação por meio da análise molecular do gene ADK. Não há tratamento curativo. No entanto, alguns casos relatados anteriormente foram tratados com dieta restrita à metionina, além de incluir periodicamente monitoramento da função neurológica e hepática, fisioterapia, terapias ocupacionais e reabilitação a longo prazo.[23]

Deficiência da S-adenosil-homocisteína-hidrolase (SAHH)

A SAHH é uma enzima que catalisa o último passo na conversão da metionina em homocisteína. A deficiência de SAHH é um novo defeito do ciclo da metionina resultando em hipermetioninemia grave e encefalopatia lentamente progressiva, atraso psicomotor global, atraso ou ausência de linguagem, epilepsia de difícil controle, hipotonia com fraqueza muscular, disfunção hepática, características dismórficas e macrocefalia relativa.[1,24]

Destaca-se a notável semelhança da deficiência de SAHH com a deficiência de fosfomanomutase 2 (PMM2-CDG Ia). As semelhanças marcantes no curso clínico são impressionantes. Além da manifestação neurológica com hipotonia, retardo psicomotor e estrabismo, essas similaridades são vistas principalmente na apresentação sistêmica de ambas as doenças com coagulopatia grave, hepatopatia e miopatia. O diagnóstico diferencial pode ser particularmente difícil no início da infância. Alterações bioquímicas características incluem aminotransferases elevadas, creatina quinase, metionina e S-adenosilmetionina especificamente aumentada (SAMe), S-adenosil-homocisteína (HAS) no plasma e líquor. Não há tratamento curativo, entretanto, foi sugerido que a limitação de metionina e fosfatidilcolina na dieta e/ou suplementação de creatina podem ser benéficas.[24]

Deficiência da adenilato quinase (AMPK)

A AMPK modula a interconversão de nucleotídeos de adenina. A deficiência de AMPK resulta em anemia hemolítica não esferocítica associada a hepatoesplenomegalia e retardo psicomotor.[1]

Deficiência da isoenzima adenilato quinase 2 (AK2)

As mutações da AK2 causam disgenesia reticular. É uma forma autossômica recessiva da imunodeficiência combinada grave humana, caracterizada por uma interrupção precoce da diferenciação na linhagem mieloide e maturação linfoide prejudicada. Além disso, os recém-nascidos afetados têm surdez neurossensorial bilateral. O AK2 é expresso especificamente na região da estria vascular do ouvido interno, o que fornece uma explicação da surdez neurossensorial nesses indivíduos.[25]

Deficiência da desoxiguanosina quinase mitocondrial (DGUOK)

A DGUOK desempenha um papel essencial no suprimento de precursores do DNA mitocondrial, principalmente no fígado e no cérebro, estando associada a uma forma hepatocerebral infantil de depleção do DNA mitocondrial.

A deficiência de DGUOK é uma causa rara e grave de depleção de DNA mitocondrial (mtDNA) em pacientes predominantemente com doença hepatocerebral, embora também tenha sido observada doença hepática isolada. A hemocromatose neonatal deve ser excluída como diagnóstico diferencial, uma vez que os níveis de ferritina são frequentemente elevados, com aumento dos depósitos hepáticos de ferro nos dois distúrbios. Um novo fenótipo da mutação DGUOK resultando em miopatia mitocondrial de início juvenil foi recentemente descrito.[51]

As apresentações clínicas foram variáveis, incluindo miopatia mitocondrial com ou sem oftalmoplegia externa progressiva, rabdomiólise recorrente em uma criança do sexo feminino que recebeu um transplante de fígado aos 9 meses de idade, e síndrome do neurônio motor inferior de início adulto com comprometimento cognitivo leve.

Esses achados reforçam, portanto, o conceito de que mutações nos genes envolvidos no metabolismo dos desoxirribonucleotídeos podem causar diversos fenótipos clínicos e sugerem que o DGUOK deva ser rastreado em pacientes portadores de deleções mitocondriais de DNA no músculo esquelético.[26]

PIRIMIDINAS

As pirimidinas são compostos orgânicos heterocíclicos aromáticos que incluem as bases nitrogenadas citosina, timina e uracil, e são cruciais para as principais funções da fisiologia celular.

As pirimidinas estão envolvidas na biossíntese de polissacarídeos e fosfolipídios, em processos de desintoxicação e na glicosilação de proteínas e lipídios.[35,46]

Os nucleotídeos de pirimidina são sintetizados endogenamente em múltiplas etapas por meio da via de síntese de novo, ou pela via de resgate (através da via de recuperação) dos nucleosídeos derivados do catabolismo durante o processo normal de renovação celular ou de pirimidinas na dieta. Defeitos nas vias metabólicas dessas moléculas importantes, embora raros, pode ter consequências devastadoras, até mesmo com risco de vida.

O espectro clínico de defeitos do metabolismo da purina e da pirimidina é diverso, e mesmo dentro desses defeitos há considerável heterogeneidade clínica.

Os distúrbios do metabolismo da pirimidina são frequentemente mal diagnosticados ou permanecem sem diagnóstico devido à considerável variabilidade fenotípica e limitada consciência clínica.

O espectro de apresentações clínicas associadas aos defeitos metabólicos da pirimidina estão listados na Tabela 53.7.

Considerados anteriormente como apenas de início pediátrico, os distúrbios da pirimidina estão sendo cada vez mais reconhecidos em adultos com deficiências parciais e, portanto, podem se manifestar desde o nascimento até a vida adulta.[35,46]

A apresentação clínica é bastante variável e incluem anemia inexplicável (megaloblástica, hemolítica ou aplástica), atraso no desenvolvimento, epilepsia, hipertonia (ou hipotonicidade), microcefalia, deficiência intelectual, características dismórficas, sintomas neuro-gastrointestinais, alterações e distúrbios visuais, má absorção intestinal, atrofia muscular e polineuropatia.[5,37]

Os distúrbios do metabolismo da pirimidina, sua apresentação clínica, os metabólitos, seus defeitos genéticos e sua localização cromossômica estão localizados na Tabela 53.8. A Figura 53.2 retrata a via metabólica da pirimidina.

Via de síntese de novo: Deficiência de di-hidroorotato desidrogenase (Síndrome de Miller)

A síndrome de Miller é um distúrbio herdado de um padrão heterozigótico autossômico recessivo ou com-

Tabela 53.7 Espectro de apresentações clínicas associadas aos defeitos metabólicos da pirimidina.

Renal/cristalúria	UMPS (tipo I, II)
Dismorfias	DHODH/DPD (craniofacial); UP
Malformações congênitas	DHODH (deformidades de membros, coloboma de pálpebras, fenda labial e/ou palatina), UMPS (tipo II), DPD (anormalidades esqueléticas), artrogripose múltipla congênita, UP (atrofia óptica, retinopatia pigmentar, microftalmia, urogenital e anomalias colorretais)
Miopatia	TK2, TP
Gastrointestinal	TP (dismotilidade gastrointestinal, caquexia), DHP
Deficiência imunológica	UMPS (tipo I, II), CDA
Anemia	UMPS (tipo I, II) (A. megaloblástica), P5'N-1 (hemolítica)
Esplenomegalia	P5'N-1
Anormalidades visuais	TK2 (PEO), TP (ptose, PEO), DPD (ocular)
Retardo psicomotor	UMPS (tipo I, II, III), DPD, DHP, UP
Epilepsia	DPD, DHP, UP
Comportamento/ autismo	DPD, DHP, UP
Dificuldades de aprendizado	P5'N-1 (graus variáveis de atraso no desenvolvimento), UP
Autoimune	CDA (diabetes *mellitus*, poliartrite, hepatite autoimune, anemia hemolítica, trombocitopenia imune, doença de Crohn, uveíte crônica)

DHODH, di-hidroorotato desidrogenase; DPD, di-hidropirimidina desidrogenase; P5'N-1, pirimidina 5'-nucleotidase; PEO, oftalmoplegia externa progressiva; UMPS, uridina monofosfato sintase; TK2, timidina quinase 2; TP, timidina fosforilase; UMPS, uridina monofosfato sintase, UP, ureidopropionase.

posto, interrompendo o desenvolvimento do primeiro e do segundo arcos faríngeos, caracterizado por uma disostose acrofacial pós-axial. É causada pela disfunção do gene *DHODH* (di-hidroorotato desidrogenase), que codifica uma enzima-chave na via de biossíntese da pirimidina de novo e está relacionado à cadeia respiratória mitocondrial. As características clínicas da síndrome de Miller incluem micrognatia grave, fissura labial e/ou palatina, hipoplasia ou aplasia dos elementos posteriores dos membros, coloboma das pálpebras e mamilos supranumerários.[5,27]

É importante notar que a DHODH é a quarta das seis enzimas na via de síntese da pirimidina de novo. As outras cinco enzimas nessa via constituem dois complexos enzimáticos diferentes localizados no citoplasma. As três primeiras enzimas formam o complexo multi-enzima CAD (carbamoil fosfato sintetase, aspartato transcarbamoilase e di-hidroorotase), e a quinta e sexta enzimas formam o uridina monofosfato sintase (UMPS).[27]

Um dado importante em relação a essa via é o metotrexato: O metotrexato é um inibidor da biossíntese de purina de novo, e acredita-se que suas ações antiproliferativas sejam devidas à inibição do di-hidrofolato redutase (DHFR). O padrão mais comum de malformação observado em bebês com embriopatia induzida por metotrexato inclui deficiência de crescimento, craniossinostose, micrognatia e anormalidades esqueléticas, semelhantes às de indivíduos com síndrome de Miller.[27]

Deficiência de uridina monofosfato sintase (UMPS): Acidúria orótica hereditária

Três subtipos de acidúria orótica (OA) hereditária são descritos, todos decorrentes da deficiência de UMPS.

A deficiência de UMPS (ou OA hereditária) é um erro inato raro do metabolismo. UMPS, codificado pelo gene *UMPS*, é uma proteína bifuncional na síntese de pirimidina de novo. Na primeira reação, a orotato fosforibosiltransferase (OPRTase) converte orotato em orotidina monofosfato. No segundo passo, a orotidina descarboxilase (OMPdecase) descarboxila o monofosfato de orotidina em monofosfato de uridina. Pacientes com deficiência de UMPS relatados até o momento apresentaram anemia megaloblástica nos primeiros meses de vida. Se não tratado, esse distúrbio pode levar a neutropenia, falha no crescimento, retardo no crescimento, crescimento esparso de cabelos e unhas, atraso no desenvolvimento, deficiência intelectual e epilepsia. A excreção bruta de ácido orótico também pode causar cristalúria mais tarde, na vida adulta.[28]

Estabelecer o diagnóstico correto em um paciente com OA é essencial para o tratamento eficaz. Os distúrbios mais comuns do ciclo da ureia requerem dieta restrita em proteínas, prevenção de situações catabólicas e tratamento com medicamentos desintoxicantes de amônia. A muito rara deficiência de UMPS foi tratada com sucesso com compostos de uridina (Becroft e Phillips 1965; Alvarado et al 1988; Bensen et al 1991). Além disso, o diagnóstico correto tem um impacto substancial no aconselhamento do paciente e da família, incluindo a discussão do risco de recorrência. A literatura não nos fornece uma estimativa

Tabela 53.8 Metabolismo da pirimidina.

Defeito (sinônimo)	Manifestação clínica	Diagnóstico metabólico	Tratamento
Deficiência de citidina desaminase induzida por ativação (síndrome de hipe-IgM tipo II)	Infecções bacterianas recorrentes, hiperplasia linfoide, comutação de classe Ig defeituosa	Nenhum	Controle de infecções
Deficiência de CTP fosfocolina citidiltransferase (deficiência de CTP-CT) (RBC)	Anemia hemolítica	CDP-colina + CDP-etanolamina ↑	Não estabelecido
Deficiência de di-hidropirimidinase (di-hidropirimidinúria)	Sintomas neurológicos variáveis, epilepsia, dismorfias, retardo mental, toxicidade grave para 5-fluorouracil	dhU↑, dhT↑, U↑, T↑	Retirada de droga (5-fluorouracil)
Deficiência de di-hidropirimidina desidrogenase (timina-uracilúria)	Sintomas neurológicos variáveis, tetraplegia espástica, microcefalia, toxicidade grave para 5-fluorouracil	U↑, T↑	Retirada de droga (5-fluorouracil)
Deficiência de timidina quinase 2	Síndrome de depleção mitocondrial (forma miopática)	Depleção de mtDNA	Não estabelecido
Deficiência de timidina fosforilase (MNGIE)	Síndrome MNGIE, miopatia ocular e esquelética com sintomas gastrointestinais	Timidina↑, uridina↑, deoxiuridina↑, depleção mtDNA	Não estabelecido
Deficiência de uridina monofosfato hidrolase (deficiência de pirimidina 5'-nucleotidase; deficiência de UMPH-1)	Anemia hemolítica não esferocítica com basófilo pontilhado, esplenomegalia	Pirimidina Nucleotídeos ↑(RBC)	Esplenectomia
Superatividade da uridina monofosfato hidrolase (superatividade de 5'-nucleotidase, UMPHS)	Atraso no desenvolvimento, convulsões, hiperatividade, alopecia, infecções recorrentes	UA ↓	Uridina
Deficiência de uridina monofosfato sintase (acidúria orótica):			Uridina
Deficiência de orotato fosforibosiltransferase (OA tipo I)	Acidúria orótica hereditária, anemia megaloblástica, ocasional	OA ↑	
Deficiência de descarboxilase de ácido orotidílico (OA tipo II)	Anormalidades neurológicas de imunodeficiência, deficiência de crescimento, cristalúria, sem anemia	OA ↑, Or ↑	
Deficiência de ureidopropionase (NC-BALA deficiência de amidohidrolase)	Hipotonia, atraso no desenvolvimento, convulsões, atrofia óptica, escoliose, eventos agudos com riscos de morte neonatal (ALTE)	dhU ↑, dhT↑, NC-BALA↑, NC-BAIB↑	Não estabelecido

confiável da incidência de OA devido à deficiência de UMPS nem à prevalência de portadores de mutação em UMPS.[5,28]

O diagnóstico diferencial de OA é amplo e inclui vários distúrbios tratáveis, como defeitos do ciclo da ureia – especialmente deficiência de ornitina transcarbamilase (OTC) – e deficiência de UMPS. Além disso, a OA pode ser observada em distúrbios mitocondriais, intolerância à proteína lisinúrica, doença hepática e tem sido relatada na síndrome de Rett, doenças malignas, como efeito colateral de certos medicamentos e em vítimas de trauma.[49]

Distúrbios do Metabolismo de Purinas e Pirimidinas

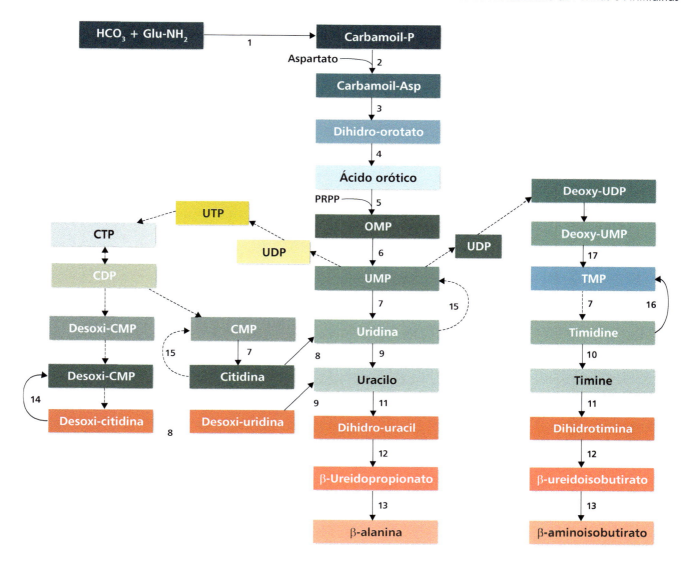

Figura 53.2 Vias do metabolismo da pirimidina. Glu-NH2, glutamina; Carbamoil-P, carbamoil-fosfato; Carbamoil-Asp, carbamoil-aspartato; OMP, monofosfato de orotidina; PRPP, fosforibosil-pirofosfato; UMP, monofosfato de uridina; CMP, monofosfato de citidina; CTP, trifosfato de citidina; TMP, monofosfato de timidina. De novo síntese de pirimidina: 1, carbamoilfosfato sintetase II; 2, ATCase; 3, di-hidroorotase (1, 2 e 3 compreendem CAD); 4, di-hidroorotato desidrogenase; 5, orotato fosforibosil-transferase; 6, OMP descarboxilase (5 e 6 compreendem UMP sintase). Catabolismo de pirimidina: 7, pirimidina-5'-nucleotidase; 8, citidina desaminase; 9, fosforilase de uridina; 10, timidina fosforilase; 11, di-hidropirimidina desidrogenase; 12, di-hidropirimidinase; 13, ureidopropionase. Pirimidina Resgate: 14, desoxi-citidina quinase; 15, uridina/citidina quinase; 16, timidina quinase. Etapas conhecidas por estarem associadas a fatores metabólicos ou farmacogenéticos distúrbios são mostrados como linhas sólidas, outras etapas são mostradas como linhas tracejadas. A síntese de desoxinucleotídeos prossegue via ribonucleotídeo redutase; desoxi-CTP e TTP para a síntese de DNA são formados a partir de desoxi--CMP/desoxi-CDP e TMP/TDP, respectivamente

Via de resgate (ou da via de recuperação): Deficiência de timidina quinase 2 (TK2)

A TK2, uma enzima crítica na via de resgate mitocondrial da pirimidina, é essencial para a manutenção do DNA mitocondrial (mtDNA). Mutações no gene nuclear *TK2* causam deficiência de TK2. A TK2, um desoxirribonucleósido quinase mitocondrial, é uma enzima essencial da via de recuperação mitocondrial e responsável pela fosforilação da desoxitimidina e, possivelmente, da desoxiuridina.[52] A perda da expressão de TK2 causa deficiência de trifostato de desoxirribonucleotídeo (dNTPs) nas mitocôndrias, levando à diminuição da replicação de mtDNA, acarretando o que chamamos de síndrome da depleção mitocondrial (MDS), definida como a redução do número de cópias do mtDNA, que provoca deficiências secundárias nas proteínas do complexo da cadeia respiratória e atividades nos tecidos-alvo.[5]

As mutações da TK2 foram originalmente identificadas em quatro crianças com fraqueza miopática e grave depleção do mtDNA muscular que começaram nos primeiros 2 anos de vida e apresentaram uma miopatia infantil com regressão motora e morte precoce por insuficiência respiratória.[5,29]

Contudo, os avanços nos estudos subsequentes expandiram o espectro genético clínico e molecular da deficiência de TK2, levando ao reconhecimento de três subtipos de doenças: miopatia de início infantil com rápida progressão para morte precoce; a miopatia de início na infância, que se assemelha à atrofia muscular espinhal (SMA) tipo III, começando entre as idades de 1 e 12 anos, com progressão para perda de deambulação em poucos anos; e miopatia de início tardio, a partir dos 12 anos ou mais, com miopatia moderada a grave que se manifesta como oftalmoplegia externa progressiva crônica (CPEO) ou miopatia generalizada com CPEO mais fraqueza facial e dos membros, progressão gradual e, em alguns casos, insuficiência respiratória e perda da capacidade de andar na idade adulta.[29]

Catabolismo de pirimidina: Encefalomiopatia neurogastrointestinal mitocondrial (MNGIE) – Deficiência de timidina fosforilase

A MNGIE é uma doença metabólica autossômica recessiva rara, com uma prevalência de 1-9 para 1.000.000 nascidos vivos. Causada por mutações no gene nuclear *TYMP* que codifica a enzima timidina fosforilase (TP), a deficiência enzimática resultante leva a um acúmulo sistêmico dos desoxirribonucleosídeos timidina e desoxiuridina e, finalmente, falha mitocondrial devido a uma aquisição progressiva de mutações secundárias no mtDNA e depleção do mtDNA.[30] O músculo esquelético mostra anormalidades mitocondriais, incluindo fibras vermelhas irregulares e coloração histoquímica do citocromo c oxidase, além de atividades enzimáticas reduzidas de complexos I, III e IV.[5]

No passado, o distúrbio também era conhecido como miopatia oculoesquelética congênita, miopatia mitocondrial com polineuropatia sensório-motora, oftalmoplegia e pseudo-obstrução (MEPOP), síndrome da encefalopatia neurogastrointestinal mitocondrial, síndrome da encefalopatia miourogastrointestinal, pseudo-obstrução intestinal crônica com miopatia e oftalmoplegia, polineuropatia, oftalmoplegia, leucoencefalopatia e pseudo-obstrução intestinal (POLIP); síndrome de encefalopatia oculoga-gastrointestinal; distrofia muscular oculogastrointestinal (OGIDM) e deficiência de TP.[30]

Clinicamente, a MNGIE é caracterizada por manifestações gastrointestinais e neurológicas, incluindo caquexia, dismotilidade gastrointestinal, neuropatia periférica, leucoencefalopatia, oftalmoplegia e ptose. A doença é progressivamente degenerativa e leva à morte com uma idade média de 37,6 anos.[30] A Tabela 53.9 lista a correlação das manifestações clínicas por sistema acometido.

Deficiência de di-hidropirimidina desidrogenase (DPD) - (Timina-uracilúria, pirimidinúria)

A deficiência de DPD é um distúrbio autossômico recessivo do metabolismo da pirimidina que prejudica o primeiro passo da degradação do uracil e da timina.

A deficiência de DPD é um distúrbio autossômico recessivo raro que foi descrito pela primeira vez na década de 1980.[40,46] A DPD catalisa o primeiro e limitante passo da degradação de uracilo e timina. A característica bioquímica da deficiência enzimática é a excreção de uracil e timina na urina, que é facilmente detectada pela investigação metabólica básica. A deficiência de DPD tem sido associada a sintomas neurológicos graves e de início precoce, como convulsões, microcefalia, hipotonia muscular, atraso no desenvolvimento global e anormalidades oculares.[31,41]

Existe uma variação considerável na apresentação clínica da deficiência de DPD, com epilepsia e retardo psicomotor identificados em aproximadamente metade dos pacientes, enquanto retardo no crescimento, microcefalia, autismo, dismorfismo craniofacial e anormalidades esqueléticas são menos frequentemente observados. Pacientes assintomáticos também foram relatados.[39] Esse amplo espectro fenotípico indica uma penetrância variável da deficiência de DPD.[31,41]

O Ácido beta-aminoisobutírico baixo, um neurotransmissor e um análogo de um dos principais neurotransmissores inibitórios, o ácido gama-aminobutírico (GABA), é reduzido como consequência da deficiência de DPD e isso pode contribuir para algumas das anormalidades neurológicas encontradas em pacientes com DPD.[5]

As anormalidades no eletroencefalograma abrangem vários tipos de descargas epilépticas.[6]

A ressonância magnética cerebral em indivíduos com deficiência de DPD mostrou morfologia cerebral normal em alguns indivíduos; achados inespecíficos (por exemplo, atrofia cerebral ou hiperintensidade T2 da substância branca) também foram descritos.[31,50]

Tabela 53.9 Sistemas acometidos na encefalomiopatia neurogastrointestinal mitocondrial.

Neurológico	Frequência	Hematológico	Frequência	Gastrointestinal	Frequência
Neuropatia periférica	+++	Anemia	+	Pseudo-obstrução intestinal	++
Perda de audição	++	Neuro-oftálmico		Constipação	++
Leucoencefalopatia	+++	Oftalmoplegia	+++	Cólicas abdominais	++
Convulsões	+	Oftalmoparesia	+++	Náusea	+++
Enxaqueca	+	Ptose	+++	Vômitos	+++
Ansiedade	+	Glaucoma	+	Diarreia	++
Depressão	+	Retinopatia pigmentar	+	Disfagia	+++
Disfunção cognitiva	+	Muscular		Gastroparesia	+++
Demência	+	Miopatia	++	Caquexia	+++
Retardo mental	+	Fibras irregulares vermelhas	++	Varizes esofágicas	+++
Perda de memória	+	Endócrino/metabólico		Megacólon	++
Ataxia	+	Diabetes	++	Diverticulose	+
Neuralgia trigeminal	+	Hiperlipidemia	++	Perfuração intestinal	++
Dermatológico		Hipertrigliceridemia	++	Peritonite	++
Psoríase	++	Hipogonadismo hipergonadotrópico	+	Esteatose hepática	++

Deficiência de di-hidropirimidinase (DPH) – (di-hidropirimidinúria)

DPH é a segunda enzima da via de degradação da pirimidina e catalisa a clivagem de di-hidrouracil e di-hidrotimina em beta-ureidopropionato e beta-ureidoisobutirato, respectivamente. Pacientes com alterações nesta via apresentam variáveis sintomas neurológicos, problemas gastrointestinais, retardo de crescimento, microcefalia e foi observado ainda características clínicas do transtorno do espectro autista, mas indivíduos assintomáticos também foram descritos.[46]

Deficiência de beta-ureidopropionase

A deficiência de beta-ureidopropionase (βUP) é uma doença autossômica recessiva rara causada por mutações no gene βUP, ou seja, gene da beta-ureidopropionase (UPB1). O gene está localizado no cromossomo 22q11.2 e consiste em 10 éxons que codificam uma proteína de 384 aminoácidos. Até o momento, foram relatados cerca de 38 pacientes (33 famílias) com 18 mutações homozigotas ou heterozigotas compostas de UPB1. Além disso, a sequência de UPB1 permitiu a detecção do defeito no nível molecular. Apenas 15 mutações foram relatadas, incluindo 11 mutações missense e 4 mutações no sítio de emenda.[5,32,53]

UP é a última enzima da via de degradação da pirimidina e catalisa a conversão de beta-ureidopropionato e beta-ureidoisobutirato em beta-alanina e ácido beta-aminoisobutírico, respectivamente, com a produção concomitante de amônia e dióxido de carbono.[5]

Estudos relacionados demonstraram que pacientes com deficiência de βUP geralmente apresentam concentrações elevadas de ácido N-carbamil-beta-alanina e N-carbamil-aminoisobutírico, bem como níveis moderadamente elevados de di-hidrouracilo e di-hidrotimina no plasma, LCR e urina.[32,53]

O fenótipo clínico é altamente variável, desde comprometimento neurológico grave a pacientes assintomáticos.

As manifestações clínicas observadas com mais frequência foram principalmente neurológicas, como retardo psicomotor de início precoce com mielinização gravemente atrasada, convulsões, autismo, alterações do tônus, deficiências intelectuais, distonia e outros sintomas neurológicos, defeitos oculares, incluindo atrofia óptica, alterações pigmentares da retina, microftalmia e características dismórficas ou anomalias urogenitais e colorretais.[32,53] Além disso, 4 pacientes apresentavam polidactilia, bem como polidactilia e sindactilia do dedo mínimo bilateral.

Pesquisas relacionadas indicaram que o autismo tem suscetibilidade genética óbvia e os genes associados a esta doença estão localizados em 1q21.1, 3q29, 7q11.23, 16p11.2, 15q11.2-13 e 22q11.2. Curiosamente, o *UPB1* humano também está localizado no 22q11.2. No entanto, estudos de validação de grandes amostras e mecanismos moleculares precisam ser conduzidos para verificar se este é um novo gene candidato ao autismo.[5,32]

Deficiência de uridina monofosfato hidrolase (UMPH-1) - pirimidina 5'-nucleotidase (P5'N-1) ou citossólico | deficiência de 5-nucleotidase III (NT5C3)

A P5'N-1 catalisa preferencialmente a desfosforilação de monofosfato de uridina (UMP) e monofosfato de citidina (CMP) aos seus nucleósidos correspondentes. A deficiência hereditária de P5'N-1 é a mais frequente enzimopatia do metabolismo de nucleotídeos de glóbulos vermelhos que causa anemia hemolítica não esferocítica hereditária. O distúrbio é geralmente caracterizado por anemia hemolítica leve a moderada na maioria dos pacientes e grave em menos de 15% dos casos, com reticulocitose, hiperbilirrubinemia e a marca registrada do pontilhado basofílico pronunciado, associado com acúmulo acentuado de nucleotídeos de pirimidina dentro dos eritrócitos. O padrão clínico é bastante exacerbado quando associado a hepatite viral causada pelo vírus tipo B (HbE).[5]

TRIAGEM DE ERROS INATOS DO METABOLISMO DE PURINA E PIRIMIDINA

Esses distúrbios geralmente podem ser mal diagnosticados ou permanecerem não diagnosticados devido à considerável variabilidade fenotípica. A triagem desses distúrbios não deve, portanto, ser restrita a um pequeno grupo de pacientes bem definidos.[47] O reconhecimento precoce desses defeitos é imprescindível devido à natureza devastadora ou potencialmente letal em algumas condições.[5] A utilização de métodos de triagem de HPLC-MS/MS multiplemetabólitos por laboratórios de triagem neonatal levou à inclusão de alguns metabólitos de nucleotídeos no painel de triagem, com o resultado de que esses distúrbios agora estão sendo detectados com mais frequência. Do ponto de vista da triagem genética, para a maioria desses distúrbios há um grande número de mutações descritas, de modo que cada novo caso pode exigir investigação genética extensa.[5]

Com o advento de técnicas de sequenciamento de nova geração cada vez mais eficientes e acessíveis, pode-se prever que técnicas genéticas moleculares estão ganhando maior destaque ao facilitar abordagens de descoberta novas. Além disso, o desenvolvimento de painéis genéticos, que está levando ao rastreamento rápido de várias doenças metabólicas, melhora bastante a eficiência com a qual um diagnóstico genético pode ser estabelecido. O reconhecimento precoce é crítico para a provisão de tratamento adequado e aconselhamento genético.[5]

CONSIDERAÇÕES FINAIS

Defeitos hereditários do metabolismo das purina e pirimidina são um grupo de distúrbios de grande significado clínico e representam alguns dos enigmas diagnósticos mais desafiadores devido à sua raridade, ao seu conhecimento limitado do espectro fenotípico e às suas apresentações heterogêneas que podem imitar outros distúrbios reconhecíveis. O desenvolvimento de métodos de triagem é essencial para uma melhor detecção desses distúrbios. Avanços no campo da neurogenética são fundamentais para novas descobertas.

A verdadeira prevalência de erros inatos do metabolismo da purina e pirimidina na população em geral é atualmente desconhecida e possivelmente subestimado. O reconhecimento precoce é fundamental para o fornecimento de tratamento adequado e aconselhamento genético onde terapias específicas não estão disponíveis e as consequências clínicas do distúrbio são graves.

REFERÊNCIAS BIBLIOGRÁFICAS

1. Christodoulou J, Duley AJ, Balasubramaniam S. Inborn errors of purine metabolism: clinical update and therapies, J Inherit Metab Dis. 2014;37(5):669-86.
2. Sperling O, Vries A, Zoref E. Mutant feedback-resistant phosphoribosylpyrophosphate synthetase associated with purine overproduction and gout. Phosphoribosylpyrophosphate and purine metabolism in cultured fibroblasts. Journal Clin Invest. 1975;56(5):1093-9.
3. Mendoza-Londono R, Van Kuilenburg ABP, Roelofsen J, Scherer SW, Paton T, Marshall CR, et al.; FORGE Canada Consortium. Prenatal growth restriction, retinal dystrophy, diabetes insipidus and white matter disease: expanding the spectrum of PRPS1-related disorders. Eur J Hum Genet. 2015;23(3):310-6.

4. De Brouwer APM, Christodoulou J. Arts syndrome. Março de 2008; disponível em https://www.ncbi.nlm.nih.gov/books/NBK2591/.
5. Christodoulou J, Duley JA, Balasubramaniam S. Inborn errors of pyrimidine metabolism: clinical update and therapies. J Inherit Metab Dis. 2014;37(5):687-98.
6. Jurecka A, Zikanova M, Kmoch S, Tylki-Szymańska A. Adenylosuccinate lyase deficiency. J Inherit Metab Dis. 2015;38(2):231-42.
7. Marie S, Heron B, Bitoun P, Timmerman T, Van Den Berghe G, Vicent MF. AICA-ribosiduria: a novel, neurologically devastating inborn error of purine biosynthesis caused by mutation of ATIC. Am J Hum Genet. 2004;74(6):1276-81.
8. An S, Esemoto NN, Kohnhorst CL, Kyoung M, Russell SJ. Dynamic architecture of the purinosome involved in human de novo purine biosynthesis. Biochemistry. Jan 2015:27;54(3):870-80.
9. Pedley MA, Benkovic SJ. A new view into the regulation of purine metabolism – the purinosome. Trends Biochem Sci. Feb 2017;42(2):141-54.
10. Christodoulou J, Duley JA, Balasubramaniam S. Inborn errors of purine metabolism: clinical update and therapies. Journal of Inherit Metabolic Disease. 2014;37(5):669-86.
11. Holmes EW, Zöllner N, Pongratz D, Morisaki H, Gross M, Morisaki T. Molecular basis of AMP deaminase deficiency in skeletal muscle. Proc Natl Acad Sci USA. 1992;89(14):6457-61.
12. Raggi A, Ronca F. Role of the HPRG component of striated muscle AMP Deaminase in the stability and cellular behaviour of the enzyme. Biomolecules. 2018 Aug 23;8(3):79.
13. Wong M, Yanada KA, Thio LL, Rensing NR, McDaniel SS. The ketogenic diet inhibits the mammalian target of rapamycin (mTOR) pathway. Epilepsia. 2011 Mar;52(3):e7-11.
14. Giraud A, Lavocat MP, Cremillieux C, Patural H, Thouvenin S, David A, et al. Adenosine deaminase 1 deficiency, an inborn error of metabolism underlying a severe form of combined immunodeficiency. Arch Pediatric. 2015 Jun;22(6):630-5.
15. Simmonds HA, Fairbanks LD, Morris GS, Webster DR, Harley EH. Altered erythrocyte nucleotide patterns are characteristic of inherited disorders of purine or pyrimidine metabolism. Clin Chum Acta. 1988 Fev 15;171(2-3):197-210.
16. Meyts I, Aksentijevich I. Deficiency of adenosine deaminase 2 (DADA2): updates on the phenotype, genetics, pathogenesis, and treatment. J Clin Immunol. 2018 Jul;38(5):569-78.
17. Zaidman I, Stepensky P, NaserEddin A, Shadur B, Even-Or E, Scheiter YD. The broad clinical spectrum and transplant results of PNP deficiency. J Clin Immunol. 2020 Jan;40(1):123-30.
18. Madkaikar MR, Desai M, Marinaki A, Ghosh K, Fairbanks L, Utage P, et al. Purine nucleoside phosphorylase deficiency with a novel PNP gene mutation: a first case report from India. BMJ Case Rep. 2011;2011:bcr0920114804.
19. Sebesta I, Stiburkova B, Krijt J. Hereditary xanthinuria is not so rare disorder of purine metabolismo. Nucleosides Nucleotides Nucleic Acids. 2018;37(6):324-28.
20. Harros JC. Lesch-Nyhan syndrome and its variants: examining the behavioral and neurocognitive phenotype. Curr Opin Psychiatry. 2018 Mar;31(2):96-102.
21. Torres RJ, Puente S, Menendez A, Fernandez-Garcia N. Unapparent hypoxanthine-guanine phosphoribosyltransferase deficiency. Clin Chim Acta. 2017 Sep;472:136-8.
22. Cochran B, Kovačíková T, Hodaňová K, Živná M, Hnízda A, Niehaus AG, et al. Chronic tubulointerstitial kidney disease in untreated adenine phosphoribosyl transferase (APRT) deficiency: a case report. Clin Nephrol. 2018 Oct;90(4):296-301.
23. Alhusani A, Obaid A, Blom HJ, Wedell A, Alfadhel M. Adenosine kinase deficiency: report and review. Neuropediatrics. 2019 Feb;50(1):46-50.
24. Kozich V, Zeman J, Sesina P, Ondrusková N, Bauerová L, Veselá K, et al. Clinical picture of S-adenosylhomocysteine hydrolase deficiency resembles phosphomannomutase 2 deficiency. Mol Genet Metab. 2012;107(3):611-3.
25. Lagresle-Peyrou C, Six EM, Picard C, Rieux-Laucat F, Michel V, Ditadi A, et al. Human adenylate kinase 2 deficiency causes a profound hematopoietic defect associated with sensorineural deafness. Nat Genet. 2009;41(1):106-11.
26. Sciacoo M, Comi GP, DiMauro S, Moggio M, Mootha VK, Bresolin N, et al. Next-generation sequencing reveals DGUOK mutations in adult patients with mitochondrial DNA multiple deletions. Brain. 2012;135:3404-15.
27. Kang D, Yamaza H, Kanki T, Takazaki S, Saito T, Amamoto R, et al. Protein instability and functional defects caused by mutations of dihydro-orotate dehydrogenase in Miller syndrome patients. Biosci Rep. 2012;32(6):631-9.
28. Tiller GE, Wevers RA, Pai EF, Sampath S, Kluijtmans LAJ, Rodernburg R, et al. Mild orotic aciduria in UMPS heterozygotes: a metabolic finding without clinical consequences. J Inherit Metab Dis. 2017;40:423-31.
29. Hirana M, Garone C, Tadess S, Dias BG, Barca E, Falgarona JM, et al. Deoxycytidine and deoxythymidine treatment for thymidine kinase 2 deficiency. Ann Neurol. 2017;81(5): 641-52.
30. Bax BE, Nirmalananthan N, Garone C, Levene M, Pacitti D. Mitochondrial neurogastrointestinal encephalomyopathy: into the fourth decade, what we have learned so far. Front Genet. 2018 Dez;9:669.
31. Kuilenburg ABPV, Hurmer M, Hennekam RCM, Meijer J, Alders M, Meinsma R, et al. Dihydropyrimidine dehydrogenase deficiency: metabolic disease or biochemical phenotype? JIMD Rep. 2017;37:49-54.
32. Yaplito-Lee J, Pitt J, Meijer J, Zoetekouw L, Meinsma R , Van Kuilenburg ABP. Beta-ureidopropionase deficiency presenting with congenital anomalies of the urogenital and colorectal systems. Mol Genet Metab. 2008 Fev;93(2):190-4;
33. Assmann B, Göhlich G, Baethmann M, Wevers RA, Van Gennip AH, Van Kuilenburg ABP et al. Clinical findings and a therapeutic trial in the first patient with beta-ureidopropionase deficiency. Neuropediatrics. 2006 Fev;37(1):20-5.
34. Jurecka A. Inborn errors of purine and pyrimidine metabolism. J Inherit Metab Dis. 2009;32(2):247-63.
35. Valik D, Jones J. Hereditary disorders of purine and pyrimidine metabolism: identification of their biochemical phenotypes in the clinical laboratory. Mayo Clin Proc 1997;72:719-25.
36. Van Gennip AH. Defects in metabolism of purines and pyrimidines. Ned Tijdsch Klin Chem. 1999;24:171-5.

37. Van Gennip AH, Van Kuilenburg ABP. Defects of pyrimidine degradation: clinical, molecular and diagnostic aspects. Adv Exp Med Biol; 2000;486:233-41.
38. Van Gennip AH, Bierau J, Nyhan WL. Inborn errors of purine and pyrimidine metabolism. In: Blau N, Hoffman G, Leonard J, eds. Physician's Guide to the Treatment and Follow-up of Metabolic Diseases. Berlin, Heidelberg: Springer-Verlag; 2006. pp. 245-55.
39. Van Kuilenburg AB, Vreken P, Abeling NG, Bakker HD, Meinsma R, Van Lenthe H, et al. Genotype and phenotype in patients with dihydropyrimidine dehydrogenase deficiency. Hum Genet. 1999;104(1):1-9.
40. Van Kuilenburg AB, Meinsma R, Zoetekouw L, Van Gennip AH. High prevalence of the IVS14+1G>A mutation in the dihydropirymidine dehydrogenase gene of patients with severe 5-fluorouracil-associated toxicity. Pharmacogenetics. 2020;12:555-8.
41. Van Kuilenburg AB, Meinsma R, Van Gennip AH. Pyrimidine degradation defects and severe 5-fluorouracil toxicity. Nucleosides Nucleotides Nucleic Acids. 2004;23(8-9):1371-5.
42. Van Kuilenburg ABP, Meinsma R, Beke E, Assmann B, Ribes A, Lorente I, et al. Beta-ureidopropionase deficiency: an inborn error of pyrimidine degradation with neurological abnormalities. Hum Mol Genet. 2004;13(22):2793-801.
43. Jurecka A, Zikanova M, Tylki-Szymanska A, Krijt J, Bogdanska A, Gradowska W, et al. Clinical, biochemical and molecular findings in seven Polish patients with adenylosuccinate lyase deficiency. Mol Genet Metab. 2008;94(4):435-42.
44. Jurecka A, Tylki-Szymanska A, Zikanova M, Krijt J, Kmoch S. D-ribose treatment in four Polish patients with adenylosuccinate lyase deficiency: absence of positive effect. J Inherit Metab Dis. 2008;31(2):329-32.
45. Jurecka A, Popowska E, Tylki-Szymanska A, Kubalska J, Ciara E, Krumina Z, et al. Hypoxanthine-guanine phosphoribosyltransferase deficiency – the spectrum of Polish mutations. J Inherit Metab Dis. 2008;31(2):447-51.
46. Nyhan W L. Disorders of purine and pyrimidinemetabolism; Mol Genet Metab; 2006;86:25-33.
47. Duran M, Dorland L, Meuleman EE, Allers P, Berger R. Inherited defects of purine and pyrimidine metabolism: laboratory methods for diagnosis. J Inherit Metab Dis.1997;20:227-36.
48. Duran M, Dorland L, Wadman SK, Berger R. Group tests for selective screening of inborn errors of metabolism. Eur J Pediatr. 1994;153(1):27-32.
49. Bailey CJ. Orotic aciduria and uridine monophosphate synthase: a reappraisal. J Inherit Metab Dis. 2009;32(Suppl 1):227-33.
50. Fairbanks LD, Marinaki AM, Carrey EA, Hammans SR, Duley JA. Deoxyuridine accumulation in urine in thymidine phosphorylase deficiency (MNGIE). J Inherit Metab Dis. 2002;25(7):603-4.
51. Nishino I, Spinazzola A, Papadimitriou A, Hammans S, Steiner I, Hahn CD, et al. Mitochondrial neurogastrointestinal encephalomyopathy: an autosomal recessive disorder due to thymidine phosphorylase mutations. Ann Neurol. 2000;47:92-800.
52. Quartier P, Bustamante J, Sanal O, Plebani A, Debré M, Deville A, et al. Clinical, immunologic and genetic analysis of 29 patients with autosomal recessive hyper-IgM syndrome due to activation-induced cytidine deaminase deficiency. Clin Immunol. 2004;110(1):22-29.
53. Van Kuilenburg ABP, Dobritzsch D, Meijer J, Krumpel M, Selim LA, Rashed MS, et al. ß-ureidopropionase deficiency: phenotype, genotype and protein structural consequences in 16 patients. Biochim Biophys Acta. 2012;1822(7):1096-108.

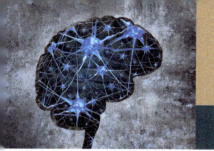

> Juliana Gurgel-Giannetti
> Cesar Augusto Pinheiro Ferreira Alves

capítulo 54 | Doenças Mitocondriais

ORIGEM DAS MITOCÔNDRIAS

As mitocôndrias são organelas intracitoplasmáticas, envoltas por duas membranas, presentes em quase a totalidade das células eucariontes. Sua principal função é a produção da energia celular através da fosforilação oxidativa e produção do ATP.

A hipótese mais aceita é que a mitocôndria originou-se de uma bactéria, há mais dois bilhões de anos. A partir de um processo de endocitose, a bactéria passou a habitar uma célula procariota hospedeira permitindo que esta fosse capaz de produzir energia na forma de ATP. Esta teoria é conhecida como endossimbiose, o que deu origem a uma organela com dupla membrana, sem núcleo (origem de célula procariota) contendo seu próprio DNA, a mitocôndria.

Assim, ressalta-se que as mitocôndrias são as únicas organelas que possuem o seu próprio DNA.

No entanto, o funcionamento da mitocôndria envolve um enorme número de proteínas, atualmente considerado em torno de 1.158, que participam da produção de ATP. A grande maioria destas proteínas é codificada pelo DNA nuclear e apenas 13 são codificadas pelo DNAmit. Estima-se que em torno de 150 proteínas estejam diretamente relacionadas à fosforilação oxidativa, enquanto o restante do mitoproteoma está envolvido em diferentes funções, como suporte dos complexos da cadeia respiratória, manutenção e expressão do DNAmit, síntese de proteínas dentro da própria mitocôndria e o processo dinâmico da mesma (*fission and fusion*).

Portanto, a mitocôndria está sob um controle genético duplo, DNAmit e DNA nuclear. Esta é uma organela complexa que, além da fosforilação oxidativa, está envolvida em importantes processos celulares, incluindo: biossíntese de cluster de ferro e enxofre, homeostase de cálcio e apoptose.

DNA MITOCONDRIAL

O DNA mitocondrial (DNAmit) humano é uma molécula circular, de dupla hélice, com 16.569 pares de bases (em inglês *base pairs* - bp) que contém apenas 37 genes. Destes, 13 genes codificam proteínas estruturais necessárias para os complexos da cadeia respiratória na mitocôndria. Os demais, 22 tRNA mitocondrial e 2 RNA ribossômico (12S e 16S), estão envolvidos na síntese proteica intramitocondrial.

A cadeia respiratória localizada na membrana interna mitocondrial é composta de 5 complexos a saber: complexo I (NADH desidrogenase-ubiquinona oxirredutase) com 46 subunidades; complexo II (succinato deidrogenase-ubiquinona redutase) com 4 subunidades; complexo III (ubiquinona-citocromo c oxidorredutase) com 11 unidades; complexo IV (citocromo c oxidase) com 13 subunidades e o complexo V (ATP sintase) com 16 subunidades. De todo este aparato, apenas 13 subunidades da cadeia respiratória são codificadas pelo DNAmit sendo, portanto, a maioria codificada pelo DNA nuclear (DNAn) (Figura 54.1).

A genética mitocondrial tem características próprias:

- **Herança materna:** como regra geral, as mitocôndrias derivam do óvulo e, por isso, uma mãe com mutação no DNAmit transmitirá a mutação para 100% de sua prole, sejam homens ou mulheres, mas só suas filhas poderão transmitir a mutação futuramente. Há descrições raras relacionadas a mutações do DNAmit com transmissão paterna, porém ainda necessitam de maiores estudos para tal confirmação.

- **Heteroplasmia:** cada célula contém várias mitocôndrias com moléculas de DNAmit, algumas com mutação outras sem alterações, correspondendo à condição conhecida como heteroplasmia. Quando uma célula possui populações de mitocôndrias exclusivamente sem mutações, ou exclusivamente com mutações, chamamos a essa ocorrência de homoplasmia.

- **Limiar tecidual:** para que ocorra disfunção oxidativa e os sinais clínicos se tornem evidentes, deve estar presente um número mínimo de DNA mutante, conhecido como 'efeito limiar'. Esse 'efeito limiar' é menor em tecidos altamente dependentes do metabolismo oxidativo como cérebro, coração, musculatura esquelética, retina, rins e as glândulas endócrinas (Figura 54.2).[1,2]

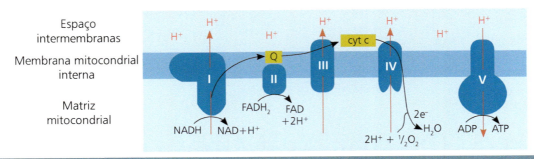

Componente OXPHOS	Complexo I	Complexo II	Complexo III	Complexo IV	Complexo V
Genes da subunidade estrutural de mDNA	**MTND1 MTND2 NTND3** **MTND4 MTND4L** **MTND5 MTND6**	—	**MTCYB**	**MTCO1** **MTCO2** **MTCO3**	**MTATP6** **MTATP8**
Genes da subunidade estrutural nuclear	**NDUFS1 NDUFS2** **NDUFS3 NDUFS4 NDUFS5** **NDUFS6 NDUFS7** **NDUFS8 NDUFA1** **NDUFA2** NDUFA3 NDUFA5 NDUFA6 NDUFA7 NDUFA8 **NDUFA9 NDUFA10** **NDUFA11 NDUFA12** **NDUFA13** NDUFAB1 **NDUFV1 NDUFV2 NDUFV3** NDUFB1 NDUFB2 **NDUFB3** NDUFB4 NDUFB5 NDUFB6 NDUFB7 NDUFB8 **NDUFB9** NDUFB10 **NDUFB11** NDUFC1 NDUFC2	**SDHA** **SDHB** SDHC SDHD	**UQCRB** UQCRC1 **CYC1** **UQCRC2** UQCRFS1 UQCRH **UQCRQ** UQCR10 UQCR11	**COX4** COX5A COX5B **COX6A** **COX6B** COX6C COX7A **COX7B** COX7C **COX8**	**ATP5A1** ATP5B ATP5C1 ATP5D **ATP5E** ATP5F1 ATP5G1 ATP5G2 ATP5G3 ATP5H ATP5I ATP5O ATP5J ATP5J2 ATP5L ATP5L2
Fator de montagem e genes da proteína auxiliar	**NDUFAF1 NDUFAF2** **NDUFAF3 NDUFAF4** **NDUFAF5 NDUFAF6** NDUFAF7 **FOXRED1** **ACAD9** ECSIT **NUBPL TMEM126B** TIMMDC1 C17orf89	**SDHAF1** SDAF2 SDHAF3 SDHAF4	**BCS1L** **LYRM7** UQCC1 **UQCC2** **UQCC3** **TTC19** PTCD2	COA1 **COA3** COA4 **COA5** **COA6** COA7 **COX10 COX11** **COX14 COX15** COX16 COX17 COX18 COX19 **COX20 SCO1** **SCO2 SURF1** PET117 **LRPPRC PET100 CEP89** **TACO1** OXA1L **APOPT1** **NDUFA4 FASTKD2**	ATPAF1 **ATPAF2** **TMEM70**

Figura 54.1 Esquema dos complexos das cadeia respiratória mitocondrial (I-V). Abaixo as subunidades dos complexos e os genes nucleares e mitocondriais associados a eles.
Fonte: Adaptada de Alston CL, 2017.

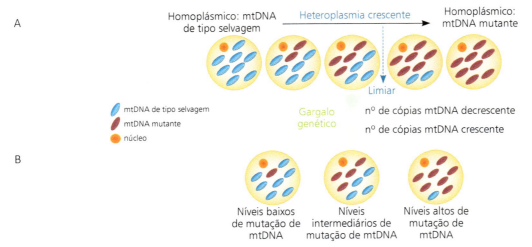

Figura 54.2 Características da genética mitocondrial: herança materna, heteroplasmia /homosplasma e limiar tecidual.
Fonte: Adaptada de Craven L. 2017)[1]

Doenças Mitocondriais

A primeira doença mitocondrial foi descrita por Ernester et al. em 1957,[7] mas somente na década de 1970 outras doenças mitocondriais começaram a ser descritas. Por outro lado, a primeira descrição de mutação do DNAmit ocorreu somente em 1988, quando foram identificadas uma grande deleção do DNAmit e a mutação de ponto m. 11228G/A localizada no gene *MT-ND4*, respectivamente associada a um caso de miopatia mitocondrial e outro de neuropatia óptica de Leber. Desde então, houve um aumento exponencial na identificação de mutações no DNAmit e no DNAn responsáveis por disfunção e doença mitocondrial, especialmente após o desenvolvimento do sequenciamento de nova geração.[1,9]

A incidência das doenças mitocondriais (DM), como um grupo de doenças, é estimada em 1 a cada 5.000 indivíduos. Já a descrição da incidência de portadores assintomáticos de mutações do DNA mitocondrial descrita é relativamente alta, chegando a 1:200 para algumas mutações específicas em alguns trabalhos.[1,2,9]

As DM são doenças complexas, com grande heterogeneidade fenotípica, sendo atualmente consideradas uma especialidade médica (Medicina Mitocondrial). Elas podem se manifestar como doença multissistêmica ou tecido-específica. Geralmente os órgãos mais acometidos são aqueles que demandam mais energia como: Sistema Nervoso Central, músculo esquelético e cardíaco, além dos olhos. As doenças mitocondriais podem ter início em qualquer faixa etária, desde o período neonatal até em idosos. Sua apresentação inicial pode representar uma manifestação clínica isolada em algum órgão e, posteriormente, com a evolução da doença, outros achados clínicos podem surgir, o que contribui para dificuldade do seu diagnóstico em fases iniciais da doença.

Ressalta-se que parte desta complexidade está relacionada ao envolvimento dos dois genomas na sua gênese (DNA mitocondrial e DNA nuclear). Esta variabilidade genética faz com que as DMs possam estar relacionadas a diferentes padrões de herança: materna, ligada ao X, autossômica recessiva, dominante ou *de novo*.[1-4] Destaca-se que as mutações primárias do DNAmit ocorrem em 75% dos casos de início na vida adulta, mas apenas em 25% das doenças mitocondriais de início na infância.

Desta forma, destaca-se que as doenças mitocondriais na faixa etária pediátrica são mais frequentemente associadas a mutações em genes nucleares.

Manifestações clínicas das doenças mitocondriais

Baseado no conjunto de manifestações clínicas apresentadas, pode-se definir dois grupos de pacientes: pacientes com quadro sindrômico, cujo conjunto de sinais e sintomas permite classificá-lo em uma das síndromes mitocondriais bem definidas; pacientes com quadro não sindrômico, ou seja, aqueles pacientes nos quais não se consegue definir uma síndrome específica. Entre as síndromes mais frequentes pode-se citar: Síndrome de Melas (encefalomiopatia associada à acidose lática e episódios *stroke-like*), síndrome de MERRF, Síndrome de Leigh, Síndrome de Pearson, Síndrome de Kearns Sayre, Oftalmoplegia Externa Progressiva (PEO) e síndrome hereditária de Leber (LHON). Também deve-se lembrar que, em algumas situações, encontramos pacientes com sobreposição de síndromes, tais como: LHON e Leigh/Melas.

Algumas síndromes clínicas na infância são mais frequentes, de acordo com as diferentes faixas etárias pediátricas (Rahman S, 2020) (Figura 54.3).

No entanto, ressalta-se que grande número de pacientes não apresentam uma forma clínica sindrômica. Assim, é importante reconhecer as principais manifestações das doenças mitocondriais de acordo com os órgãos mais comumente envolvidos (Figura 54.4 e Tabela 54.1).

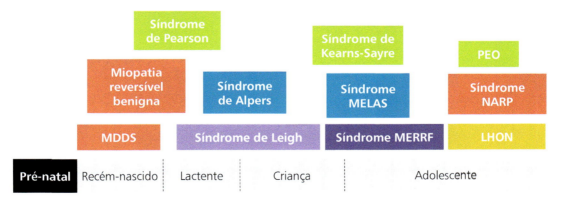

Figura 54.3 Doenças mitocôndrias e sua distribuição por frequência na faixa etária pediátrica.
Fonte: Rahman 2020.[12]

Tabela 54.1 Manifestações das Doenças Mitocondriais de acordo com os tecidos envolvidos.

Tecidos/Orgãos	Sinais/Sintomas
Sistema Nervoso Central	• Crises epiléticas • Ataxia • Mioclonia • Atraso do desenvolvimento psicomotor • Regressão neuropsicomotora • Hemiparesia/hemianopsia • Síndrome enxaquecosa • *Acidente vascular cerebral-like* • Distúrbios do movimento • Perda auditiva neurossensorial
Nervos Periféricos	• Neuropatia Periférica Axonal (motora, sesensitiva ou sensitivo-motora) e desmielinizante
Muscular	• Fraqueza/intolerância ao exercício, rabdomiólise
Oftalmológico	• Retinopatia pigmentar • Atrofia óptica • Catarata, opacificação corneana • Oftalmoplegia • Ptose
Hematopoiético	• Anemia sideroblástica, neuropenia, trombocitopenia
Endócrino	• Diabetes *mellitus*, deficiência de hormônio de crescimento, insuficiência adrenal, hipotireoidismo, hipoparatireoidismo, falência ovariana precoce
Fígado	• Esteatose e cirrose
Cardíaco	• Bloqueio de condução, Sd. Wolf-Parkinson-white • Cardiomiopatia dilatada ou hipertrófica
Gastrointestinal	• Disfunção pancreática exócrina, dismotilidade, pseudo-obstrução intestinal
Renal	• Tubulopatia, síndrome nefrótica resistente a esteroide, glomeruloesclerose focal Síndrome de Fanconi
Peçe	• Hipertricose, *pili torti*, *curly hair*, alopecia, *cutios laxa*

Encefalopatia – AVC, convulsões, regressão
Surdez
Cegueira
Cardiomiopatia
Deficiências hormonais
Diabetes
Insuficiência hepática
Doença renal
Enteropatia
Anemia
Miopatia
Neuropatia

Fonte: Adaptada de DiMauro, 2013.
Fonte: Rahman S, 2020.

Propedêutica das Doenças Mitocondriais

Estabelecer o diagnóstico de doença mitocondrial é, na maioria das vezes, um grande desafio. Vários exames podem auxiliar na investigação inicial, trazendo indícios sugestivos de doenças mitocondriais e também auxiliando no seu diagnóstico diferencial (Tabela 54.2).

Entre os exames iniciais destacam-se: dosagem de lactato, piruvato no sangue e no líquor; creatinofosfoquinase (CK) e dosagem de aminoácidos no sangue, que revela aumento de alanina; dosagem de ácidos orgânicos na urina, que detecta metabólitos intermediários do ciclo de Krebs, especialmente a aumentos moderados de ácido 3-metilglutacônico, de acidúria dicarboxílica, de 2-oxoadípico e de 2-aminoadípico. Tais exames são pouco sensíveis e pouco específicos e podem variar durante o curso da doença, sendo mais comumente alterados na vigência de fatores estressores (infecções, jejum prolongado, etc). referencia. No entanto, quando alterados, auxiliam na fase inicial da investigação de pacientes com suspeita de

Tabela 54.2 Exames utilizados na investigação de pacientes com suspeita de Doença Mitocondrial.

Exame	Tecido	Indicação
Lactato	Sangue, LCR	Útil se elevado[a] mas pode ser normal
Razão Lactato/piruvato	Sangue, LCR	Reduzido na deficiência de PDH
Gasometria, bicarbonato	Sangue	Determinar se há desequilíbrio ácido-base
Glicose	Sangue, LCR	Hipoglicemia é uma característica de alguns DMP, diabetes e outros
Aminoácidos	Sangue, LCR	Alanina, prolina e glicina podem estar aumentadas e arginina e citrulina reduzidas na DMP
Acilcarnitinas	Sangue	Elevações típicas de espécies de acilcarnitina em defeitos de SUCLA2, SUCLG1, HIBCH e ECHS1; diagnóstico diferencial de doença multissistêmica complexa; pode ser deficiência secundária de carnitina na DMP
FGF21, GDF15	Sangue	Considerados biomarcadores de DMP, útil se elevado mas pode ser normal
Ácidos orgânicos	Urina	Presença de intermediários de 3MGA e ciclo de Krebs podem ser úteis no diagnóstico diferencial
Timidina, desoxiuridina	Sangue, Urina	Se suspeita clínica de MNGIE
Ensaio de timidina fosforilase	Plaquetas	Se suspeita clínica de MNGIE
Transferrina eletroforese	Sangue	Diagnóstico diferencial de doença multissistêmica complexa
Ácidos graxos de cadeia muito longa	Sangue	Diagnóstico diferencial de doença multissistêmica complexa
Creatina e metabólitos relacionados	Sangue, urina	Diagnóstico diferencial de doença multissistêmica complexa; pode ser deficiência segundária de creatina na DMP
Enzimas lisossômicas	Leucograma	Diagnóstico diferencial de doença multissistêmica complexa
Neurotransmissores	LCR	Se distúrbio do movimento
5-metiltetrahidrofolato	LCR	Pode ser baixo, especialmente na SKS
Ensaio de PDH	Fibroblastos	Se suspeita clínica de deficiência de PDH
Histologia	Músculo[b]	Fibras vermelhas rotas, fibras azuis rotas e COX-negativas?
Microscopia eletrônica	Músculo[b]	Anormalidades mitocondriais ultraestruturais?
Ensaios de enzima de cadeia respiratória	Músculo[b]	Determinar que complexo(s) está/estão deficiente(s)
Coenzima Q_{10}	Leucograma, Músculo	Distúrbio de biossíntese de coenzima Q_{10}?

3MGA, acidúria 3-metilglutacônica; COX, citocromo c oxidase; FGF21, fator de crescimento de fibroblastos 21; GDF15, fator de crescimento/diferenciação 15; SKS, síndrome de Kearns-Sayre; MNGIE, encefalopatia neurogastrintestinal mitocondrial;
[a]As que fornecem de causas secundárias e artefactuais de hiperlactatemia foram excluídas.
[b]ou outro tecido acometido.
Fonte: Rahman S, 2020.

doenças mitocondriais. Destaca-se também a importância de avaliar a presença de tubulopatia renal nas doenças mitocondriais, sendo que nestes casos a dosagem de aminoácidos na urina pode ser importante.

Um outro biomarcador, com maior especificidade e sensibilidade que o lactato, é o FGF-21. Descreve-se que o estado de redução energética causado pelas doenças mitocondriais possa induzir o aumento da expressão do FGF-21, em um esforço de ir contra a deficiência metabólica subjacente, sendo assim um biomarcador útil. No estudo de Suomalainen et al., o FGF-21 foi dosado pelo método ELISA em 54 pacientes com doença mitocondrial (confirmada por diagnóstico genético ou histológico), 20 controles com doença neuromuscular de etiologia não mitocondrial e 66 controles. Encontrou-se uma chance de 91% de identificar corretamente um paciente com doença mitocondrial por meio da dosagem do FGF-21 sérico contra 56%, 76%, 62% e 71% através da dosagem da creatinoquinase (CK), lactato, piruvato e índice lactato/piruvato, respectivamente. Posteriormente, identificou-se outro biomarcador, o FDF-15, que também mostrou-se mais específico para doença mitocondrial. Atualmente a recomendação é o uso combinado destes dois biomarcadores.

A neuroimagem tem um papel relevante nas DM, pois auxilia na caracterização de formas clínicas sindrômicas, tais como Síndrome de Leigh, MELAS, KS, POLG e desordens relacionadas, entre outras. Nas formas não sindrômicas, a neuroimagem também pode auxiliar, especialmente a partir da descrição de lesões com distribuição topográfica característica, áreas de restrição à difusão e o uso da espectroscopia. Este tema será abordado em um item à parte.(Ver item Aspectos neurorradiolóagicos das doenças Mitocondriais).

A biópsia muscular era considerada o exame padrão ouro para investigação das doenças mitocondriais. No entanto, ressalta-se que nos últimos anos, com o surgimento do sequenciamento de nova geração (NGS), a biópsia passa ter um valor secundário, pois é um exame mais invasivo e que, geralmente na infância, necessita de sedação para sua realização.

Quando indicada, a biópsia muscular deve ser realizada em centros de referência, onde cuidados específicos são dispensados desde a coleta do tecido muscular, processamento, até sua análise. O fragmento muscular deve ser congelado em nitrogênio líquido imediatamente após sua retirada para preservar as enzimas e proteínas musculares, permitindo a realização de reações histoquímicas e imunohistoquímicas, como o estudo bioquímico da cadeia respiratória mitocondrial (EBCR). Além disso, um pequeno fragmento de músculo deve ser reservado e incluído em glutaraldeído para estudo por microscopia eletrônica. Entre as reações histoquímicas destaca-se a reação SDH, COX e a combo SDH/COX, que permitem analisar diretamente as atividades destas enzimas mitocondriais presentes, respectivamente no complexo II e no complexo IV. Ainda, pode-se realizar o estudo imunohistoquímico dos complexos da cadeia respiratória mitocondrial utilizando-se anticorpos específicos para cada complexo da cadeia respiratória mitocondrial.

O estudo histopatológico muscular nas doenças mitocondriais pode ser feito utilizando a histoquímica e a imunohistoquímica muscular. É possível identificar o comprometimento de mais de um complexo da cadeia respiratória mitocondrial (geralmente associado a variantes patogênicas em genes mitocondriais que promovem a síntese proteica: rRNAs, tRNAs, grande deleções do DNA mitocondrial e genes nucleares associados à homeostase do DNAmit e síntese proteica), ou identificar apenas a deficiência de um complexo (mutações de genes mitocondriais ou nucleares associados com a codificação de proteínas em complexos específicos) (Figura 54.5).

O estudo bioquímico da cadeia respiratória mitocondrial (EBCR), pode ser realizado em tecido muscular, quando este estiver disponível ou em fibroblastos, e assume importância, pois através dele pode-se identificar a disfunção de cada complexo isoladamente ou de vários complexos de forma combinada. Apesar de mostrar-se como ferramenta importante, o EBCR pode ser inconclusivo, quando o grau de comprometimento do tecido muscular é menor ou em fase muito inicial da doença. Atualmente, esta abordagem também tem sido reservada a situações em que o estudo genético ampliado não foi conclusivo, podendo auxiliar na definição de patogenicidade de variantes de significado incerto.

Nos últimos anos, o surgimento do sequenciamento de nova geração (NGS), vem permitindo o sequenciamento de vários genes ao mesmo tempo, em um curto espaço de tempo, e com preços cada vez mais acessíveis. Vários artigos vêm sugerindo a utilização desta nova ferramenta na abordagem dos pacientes com doenças mitocondriais. Alguns autores sugerem que um passo inicial na avaliação de pacientes com possíveis mutações de ponto do DNA mitocondrial seria o sequenciamento completo do DNAmit. No entanto, em alguns centros, algumas mutações mais frequentes são testadas isoladamente de acordo com o quadro clínico, como as mutações de MELAS e MERRF.

Quando genes nucleares são candidatos, também tem sido aplicada a técnica de NGS, na forma de painéis, com um número fixo de genes previamente selecionados ou por meio de exoma completo e/ou genoma. No último caso, destaca-se a possibilidade de avaliar todos os genes já relacionados às doenças mitocondriais, bem como novos genes (Baertling, 2014). Considerando a expansão de genes associada à disfunção mitocondrial, o exoma tem se mostrado um exame mais adequado na avaliação de pacientes com suspeita de doença mitocondrial.

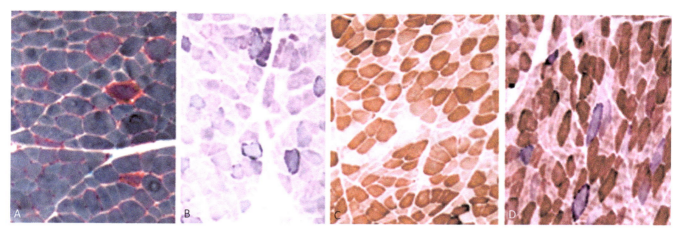

Figura 54.5 Biópsia muscular: miopatia mitocondrial com presenças de proliferação mitocondrial em algumas fibras musculares que caracterizam as fibras vermelhas rasgadas na Coloração GOMORI **(A)**; *Blue fibers* na reação SDH **(B)**; fibras COX negativas na reação COX **(C)**. Na reação COMBO SDH/COX nota-se que as *Blue fibers* correspondem às fibras COX negativas, e por isso coram-se em azul nesta reação **(D)**.

Fonte: Arquivo pessoal da Profa. Juliana Gurgel Giannetti.

Deve-se considerar que, por meio do exoma, genes mitocondriais também podem ser analisados, tendo em vista a melhor eficiência dos novos aparelhos de NGS. No entanto, isto depende de cada laboratório responsável por este exame, sendo fundamental a informação clínica. Sempre que possível deve-se fazer contato com o laboratório e solicitar a análise de mutações em genes mitocondriais, quando for pertinente.

Alguns cuidados devem ser observados no que se refere a determinadas mutações do DNAmit, OEP: oftalmoparesia externa progressiva Sd. Kearns Sayre (SKS) restritas ao tecido muscular, bem como em situações de baixos níveis de heteroplasmia no sangue. Na primeira situação deve-se considerar a extração de DNA a partir de tecido muscular. Na segunda, deve-se considerar a extração de DNA a partir de amostras de urina, esfregaço bucal e eventualmente tecido muscular, que serão mais adequadas que o DNA extraído do sangue.

Portanto, atualmente o uso do NGS precede o estudo histopatológico e sua solicitação baseia-se na suspeita de doença mitocondrial a partir de uma avaliação clínica detalhada, exames bioquímicos iniciais e exames de neuroimagem, importantes na identificação de achados sugestivos de doenças mitocondriais, conforme descrito abaixo.

Para uma investigação inicial foram estabelecidos, em 2006, os critérios diagnósticos das doenças mitocondriais (CDM). Posteriormente eles foram revisados e revistados na era atual, quando o sequenciamento de nova geração tornou-se uma ferramenta de grande utilidade na investigação das doenças mitocondriais. O CDM mostrou-se útil tanto na investigação inicial de pacientes com suspeita de doença mitocondrial como também na interpretação de achados do NGS (Witters, 2019) (Tabela 54.3).

Cada item do CDM recebe a pontuação 1, exceto aqueles que foram ressaltados na tabela como receben-

Tabela 54.3 Critérios diagnósticos das Doenças Mitocondriais (CDM).

Manifestações Musculares	• Miopatia • ENMG anormal • Atraso do desenvolvimento motor • Intolerância a exercícios físicos	Escore máximo para alterações musculares: 2
Manifestações Neurológicas	• Atraso do desenvolvimento ou deficiência intelectual • Atraso de fala • Distonia • Ataxia • Neuropatia • Crises epiléticas ou encefalopatia	Escore máximo para alterações neurológicas: 2

Tabela 54.3 Critérios diagnósticos das Doenças Mitocondriais (CDM).		(*Continuação*)
Manifestações multissistêmicas	• Alterações do trato gastrointestinal • Atraso ou déficit de crescimento • Alterações endócrinas • Alterações imunológicas • Alterações de visão e audição • Acidose tubular renal • Miocardiopatia	Esore máximo para alterações multissistêmicas: 3
Escore clínico		**Total máximo do escore clínico: 4**
Alterações Metabólicas	• **Aumento de lactato (pelo menos 2 vezes o valor de referência) (Escore 2)** • Aumento de alanina (pelo menos 2 vezes o valor de referência) • Presença de metabólitos intermediários do ciclo de Krebs: alfa-cetoglutarato, sussinato e fumarato • Ácido malônico e metil-malônico • Alanina e lactato no líquor	
Alterações de imagens/outros	• **Síndrome de Leigh (Escore 2)** • **Episódios *stroke like* (Escore 2)** • Pico de lactato na Espectroscopia por ressonância • Leucoencefalopatia com envolvimento do tronco encefálico e medula espinhal* • Leucoencefalopatia com cavitações * • Envolvimento da substância branca profunda com agenesia de corpo caloso*	
Escore de alterações bioquímicas e de imagem		**Total máximo do escore de alterações bioquímicas e de imagem: 4**
Escore total da escala (clínico, metabólico e imagem)		**Escore total máximo 8**

*Novos padrões de leucoencefalopatia que foram incluídos nos critérios recentemente.
Fonte: Witters P, 2018.

do 2 pontos. Não é levada em consideração a gravidade de cada item. E de acordo com a pontuação final, classifica-se em:

- Escore 1: Doença mitocondrial improvável
- Escore 2-4: Doença mitocondrial possível
- Escore 5-7: Doença mitocondrial provável
- Escore 8: Doença mitocondrial definitiva

Neuroimagem nas Doenças Mitocondriais

A imagem, em particular a RM, apresenta papel fundamental para avaliação e diagnóstico das doenças mitocondriais primárias, pois permite não apenas correlacionar os achados de imagem com alguns fenótipos clínicos bem estabelecidos, como também dar suporte na caracterização da expressão clínica de variantes patogênicas suspeitas que afetam diretamente a função mitocondrial. Além disso, a RM auxilia no delineamento da história natural, bem como em estimar a extensão e a gravidade da doença.

Apesar de se tratar de uma desordem multissistêmica, as doenças mitocondriais primárias apresentam-se, em grande parte, comprometendo o Sistema Nervoso Central e/ou muscular.

O espectro de achados de neuroimagem de RM é muito variável e inclui predominantemente lesões de natureza destrutivas, como áreas de cavitação e necrose, com distribuição anatômica e alterações de sinal características. As localizações anatômicas típicas no contexto clínico sindrômico incluem os núcleos da base, mais comumente o núcleo estriado, na síndrome de Leigh; o envolvimento da substância branca subcortical na síndrome de KS; o comprometimento cortical no contexto da síndrome de MELAS e POLG-desordens relacionadas, e o envolvimento isolado dos tratos e nervos ópticos nos paciente com Leber.

Mesmo fora do contexto sindrômico clássico, alguns padrões de imagem ainda podem ser sugestivos de doenças mitocondriais, como por exemplo padrões de leucodistrofia cavitante de aspecto "lamelar" (Figura 54.6), alterações da mielinização/mielinização tardia, lesões da medula espinhal e calcificação dos núcleos da base. Menos comumente, padrões malformativos também podem ser vistos em doenças mitocondriais primárias e esses são particularmente relacionados a variantes genéticas patogênicas, com expressão intrauterina, relacionadas à cascata metabólica do piruvato desidrogenase (PDH).

Padrão de imagem das principais síndromes mitocondriais

Encefalomiopatia mitocondrial, acidose láctica e episódios que mimetizam o acidente vascular cerebral (MELAS)

Diferentemente das doenças vasculares isquêmicas, os episódios de acidente cerebral, na síndrome de MELAS, são primariamente metabólicos e provavelmente relacionados, pelo menos em parte, a mitocôndrias anormais nas células endoteliais e musculares lisas dos vasos sanguíneos, com consequente comprometimento dos mecanismos vasculares autorreguladores. Dessa forma, as lesões corticais do MELAS têm como base de diferenciação por imagem das lesões vasculares isquêmicas, o fato de não respeitarem territórios de distribuição de irrigação arterial. As lesões do MELAS são mais frequentemente (cerca de 90% dos casos) localizadas nas regiões posteriores e laterais do cérebro (lobos occipital, parietal e temporal). Os achados da TC são inespecíficos e incluem calcificações simétricas nos núcleos da base, áreas focais de hipoatenuação parietais e occipitais (semelhantes a infarto) e atrofia generalizada, com dilatação dos cornos occipitais dos ventrículos laterais. Os achados de RM são mais específicos e podem incluir lesões migratórias hiperintensas em T2, localizadas preferencialmente no córtex, mas também na substância branca subcortical. As lesões podem afetar qualquer parte do cérebro, incluindo, embora menos frequentemente, o cerebelo. No entanto, envolvem, como salientado anteriormente, predominantemente os lobos parietal e occipital em territórios não vasculares. Os núcleos da base podem estar comprometidos na forma de infarto crônico, necrose e calcificação. Durante o curso da doença, as lesões podem regredir apresentando atrofia, enquanto novas lesões podem aparecer em outras regiões com o padrão típico descrito.

Também diferente das doenças isquêmicas arteriais, as lesões recentes do MELAS (após surto clínico de *stroke-like* ou convulsão) não costumam apresentar padrão de difusão homogênea nas sequências ponderadas em difusão (DWI). Tipicamente, essas lesões são heterogeneamente restritas à difusão na região do córtex (alto e baixo sinal no DWI com correspondência no mapa ADC) e predominantemente facilitadas na substância branca subcortical. Já na fase tardia, a lesão crônica tende a ser homogeneamente facilitada (baixo sinal) no DWI, denotando um componente de encefalomalácia sequelar. (Figura 54.7)

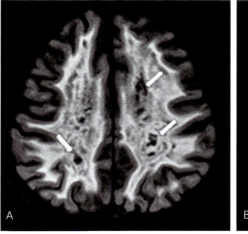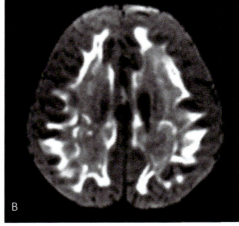

Figura 54.6 Axial FLAIR e DWI mostram padrão de leucodistrofia tipicamente encontrado em doença mitocondrial caracterizada por envolvimento difuso e seletivo da substância branca com áreas de cavitação (setas brancas em **A**) e padrão lamelar com restrição à difusão **(B)**.

Fonte: Arquivo Pessoal Dr. Cesar Augusto Pinheiro Ferreira Alves

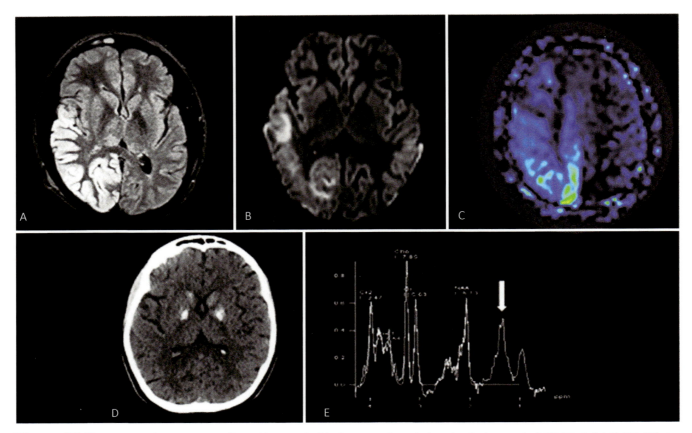

Figura 54.7 Paciente do sexo masculino, 12 anos de idade, com diagnóstico de síndrome de MELAS. Axial FLAIR **(A)** demonstrando lesão hipersinal cortical temporoparietal à direita ultrapassando área de território vascular arterial com correspondente área de restrição heterogênea à difusão **(B)** e hipossinal no mapa ADC (não mostrado nessa figura). Nota-se ainda hiperperfusão regional no ASL **(C)**, calcificação nos núcleos da base no estudo de TC **(D)** e pico de lactato em 1.3 na espectroscopia (seta em **E**)
Fonte: Arquivo Pessoal Dr. Cesar Augusto Pinheiro Ferreira Alves

Síndrome de Kearns-Sayre

Os achados de neuroimagem da síndrome de Kearns-Sayre são de acometimento seletivo/ou profundo, corpo caloso, núcleos da base, tálamo, tronco encefálico dorsal, tronco encefálico ventral, pedúnculos cerebelares superior e médio, substância branca cerebelar e medula espinhal. Achados típicos da RM de crânio incluem lesões hiperintensas em T2 envolvendo a substância branca subcortical (fibras arqueadas subcorticais), com preservação da substância branca periventricular. O envolvimento seletivo da substância branca subcortical é uma característica típica de neuroimagem que pode ajudar a diferenciar a síndrome de Kearns-Sayre de outras etiologias, como os distúrbios lisossômicos e peroxissomais, nas quais a substância branca subcortical é tipicamente poupada até o estágio tardio da doença. Adicionalmente, as lesões subcorticais frequentemente apresentam ainda algumas estriações de baixa intensidade de sinal em T2, orientadas radialmente, e que auxiliam ainda mais no diagnóstico dessa síndrome.

O envolvimento do tálamo mediodorsal, núcleos da base (mais comumente o globo pálido) e o tegmento do tronco cerebral, também são comumente vistos. TC ou RM podem mostrar calcificação nos núcleos da base e atrofia cerebelar nos estágios mais tardios, enquanto que na fase aguda as lesões tendem a apresentar restrição à difusão (Figura 54.8).

POLG-Related Disorders (POLG-RDs)

Alterações corticais extensas simétricas ou assimétricas, com aumento da intensidade do sinal em T2-WI e FLAIR nos lobos occipitais, e restrição à difusão são considerados os achados de imagem mais comuns em pacientes com POLG-RDs, particularmente no contexto de epilepsia. Essas lesões podem apresentar edema citotóxico, vasogênico ou misto (dependendo do momento da imagem em relação ao início dos sintomas), acompanhadas menos frequentemente de hemorragia. As lesões corticais podem envolver também os lobos parietais, temporais e frontais, bem como o córtex cerebelar. O envolvimento talâmico também é bem característico dessa síndrome, e tipicamente é unilateral e focal quando associado à crise convulsiva, ou bilateral e simétrico quando fora da crise. O envolvimento dos núcleos da base e do tronco encefálico é relativamente infrequente, mas descrito na literatura, particularmente com o envolvimento dos núcleos olivares inferiores no bulbo. Outros achados de imagem incomuns, como realce bilateral de nervos cranianos (III, V-X), e raízes nervosas cervicais, podem ser observados. Os achados mais precoces de imagem em POLG-RDs podem incluir hipersinal em T2-WI, FLAIR e DWI envolvendo o córtex perirrolândico bilateral ou unilateral (sinal perirrolândico), assim como alterações de intensidade talâmica de sinal, unilateral ou bilateral, e/ou alterações de intensidade de sinal na substância branca bilateral (Figura 54.9). Na RM de controle, um grau variável de perda de volume é típico e pode ser acompanhado por alterações na intensidade talâmica de sinal e encefalomalácia dos lobos occipitais.

Síndrome de Leigh

A síndrome de Leigh corresponde à forma mais comum e mais complexa das doenças mitocondriais. Dentre as maiores dificuldades situa-se o fato de a síndrome compor uma ampla gama de potenciais variantes patogênicos no DNA nuclear e mitocondrial, atualmente mais de 100 genes envolvidos, bem como diferentes alterações nas cascatas bioquímicas, padrões clínicos e por imagem.

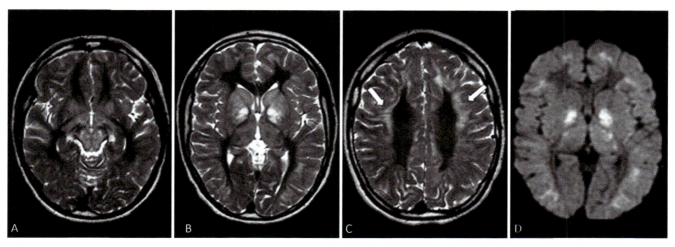

Figura 54.8 Paciente do sexo masculino, 16 anos de idade, com diagnóstico de síndrome de Kearns Sayre. Axial T2 (A-C) demonstrando lesão com hipersinal no mesencéfalo **(A)**, núcleos da base, particularmente globos pálidos **(B)**, e envolvimento seletivo da substância branca subcortical (seta em **C**). Sequência axial ponderada em DWI demonstra correspondente área de restrição a difusão **(D)** e hipossinal no mapa ADC (não mostrado nessa figura).
Fonte: Arquivo Pessoal Dr. Cesar Augusto Pinheiro Ferreira Alves.

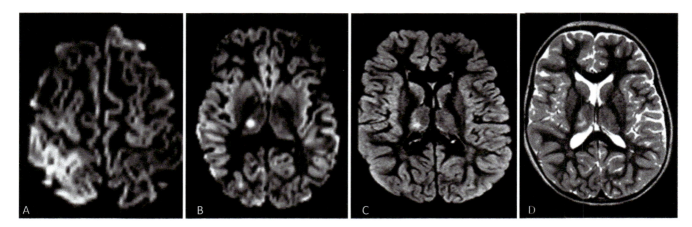

Figura 54.9 Paciente do sexo masculino, 3 anos de idade, com diagnóstico de POLG-RD. Axial DWI (A-B), demonstrando lesão com restrição à difusão envolvendo a área perirrolândica direita **(A)** e tálamo ipsilateral **(B)**, com correspondência no mapa ADC não apresentado na figura. Sequências FLAIR e T2 **(C e D)**, mostrando hipersinal seletivo do núcleo lateral talâmico direito.
Fonte: Arquivo Pessoal Dr. Cesar Augusto Pinheiro Ferreira Alves.

De forma simplificada, os achados de imagem mais comuns, considerados parte do critério diagnóstico em indivíduos com síndrome de Leigh, são lesões bilaterais nos núcleos da base, principalmente do corpo estriado (núcleo caudado e putâmen) e tronco encefálico, incluindo a substância negra, núcleos oculomotores, substância cinzenta periaquedutal, núcleos olivares inferiores e corpos restiformes. O envolvimento diencefálico, principalmente a face medial do tálamo, também é muito característico, apesar de não fazer parte do critério diagnóstico por imagem. Locais menos comuns incluem substância branca, córtex, cerebelo e medula espinhal. As lesões são geralmente hiperintensas nas imagens ponderadas em T2 e FLAIR, e heterogêneas na restrição à difusão, caracteristicamente com um aspecto em alvo "target sign", determinadas por componentes variáveis de edema intramielínico, citotóxico e vasogênico. Áreas de realce, focos de calcificação e necrose também podem ser observados de forma variável.

Visto a ampla variabilidade genética, clínica, demográfica e de imagem, subdivisões por imagem da síndrome de Leigh, baseadas na diferença de incidência de acordo com genoma envolvido (nuclear versus mitocondrial), cascata metabólica, ou mesmo relacionadas a genes específicos como *SURF1*, *PDHA1*, *ATP6*, podem ser úteis para melhor compreensão da evolução natural dessa desordem (Figura 54.10).

Complexo Piruvato Desidrogenase

O complexo PDH não é considerado uma doença mitocondrial primária mas será descrita acima devido sua importância. Na forma neonatal deve ser diferenciada de alterações malformativas, enquanto que na sua forma de início mais tardio pode estar associada ao fenótipo de Síndrome de Leigh.

Alterações encefálicas neonatais do PDH são vistas decorrentes de anomalias malformativas e/ou alterações neurodegenerativas. Os achados perinatais mais típicos incluem ventriculomegalia supratentorial assimétrica, septos ventriculares, pseudocistos parenquimatosos ou subependimários, perda acentuada de volume da substância branca, agenesia ou disgenesia do corpo caloso, hipoplasia da ponte e da medula, e anomalias de migração neuronal, incluindo heterotopia periventricular, polimicrogiria e paquigiria. Nas formas de apresentação mais tardia (não neonatal), a RM encefálica pode se apresentar no contexto da síndrome de Leigh e, de forma mais peculiar, mostrar alterações de intensidade de sinal nos núcleos da base que afetam particularmente os globos pálidos, além do tronco encefálico e núcleos denteados. Em longo prazo, a doença pode resultar em atrofia cerebral.

Aminoacil-tRNA Sintetase Mitocondrial

Uma outra forma recentemente descoberta de apresentação clínica, e por imagem, das doenças mitocondriais decorre do envolvimento de variantes patogênicas nucleares que determinam deficiência das aminoacil-tRNA sintetases mitocondriais.

Do ponto de vista de imagem, a deficiência das aminoacil-tRNA sintetases mitocondriais se caracteriza por envolvimento seletivo da substância branca (leucodistrofia), variando de padrões hipomielinizantes, como vistos nas variantes de *RARS2* em conjunto com hipoplasia pontocerebelar, a padrões desmielinizantes cavitantes mais tardios como descritos em

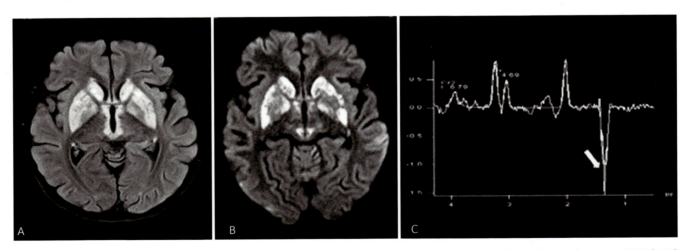

Figura 54.10 Paciente do sexo feminino, 5 anos de idade, com diagnóstico de síndrome de Leigh. Axial FLAIR e DWI **(A-B)** demonstrando lesão com hipersinal e restrição à difusão envolvendo simetricamente os núcleos da base e regiões mesiais dos tálamos. O estudo de espectroscopia com tempo de eco de 144ms mostra pico invertido de lactato em 1.33 ppm (seta em **C**).
Fonte: Arquivo Pessoal Dr. Cesar Augusto Pinheiro Ferreira Alves.

pacientes portadores de variantes patogênicas do *AARS2*. Padrões de distribuição de lesão anatômico-específicos também podem ser muito úteis no diagnóstico de algumas variantes patogênicas das aminoacil-tRNA sintetases mitocondriais e incluem *EARS2* associado ao envolvimento talâmico e do tronco, e *DARS2* pelo envolvimento do tronco e medula, usualmente com lactato aumentado.

Leucoencefalopatia com envolvimento do tronco cerebral e da medula espinhal e elevação do lactato (LBSL)

A LBSL pode ser causada por variantes homozigotas ou heterozigotas no gene nuclear que codifica a aspartil-tRNA sintetase mitocondrial (*DARS2*) no cromossomo 1q25. Para preencher os critérios de RM para este diagnóstico, deve haver ao menos alteração da intensidade de sinal em todas as seguintes estruturas cerebrais: (a) substância branca (com relativa preservação subcortical); (b) lemnisco medial ou trato piramidal no nível da medula oblonga, ou em ambos; e (c) os tratos corticoespinais laterais e as colunas dorsais da medula espinhal. Além disso, alteração da intensidade de sinal em uma das seguintes estruturas deve estar presente: (a) substância branca cerebelar, (b) pedúnculos cerebelares superior e inferior, (c) tratos espinocerebelares anteriores na medula oblonga, (d) tratos do nervo trigêmeo no mesencéfalo, (e) porção intraparenquimatosa do nervo trigêmeo, (f) braço posterior da cápsula interna e (g) esplênio do corpo caloso. A sequência de difusão pode mostrar áreas dispersas de restrição na substância branca, uma característica comum nas leucoencefalopatias mitocondriais que reflete a formação de vacúolos intramielínicos.

Um pico de lactato anormalmente elevado também é comumente visto nesses indivíduos na espectroscopia, especialmente quando as regiões de interesse estão localizadas nas áreas envolvidas e durante a exacerbação da doença (Figura 54.11).

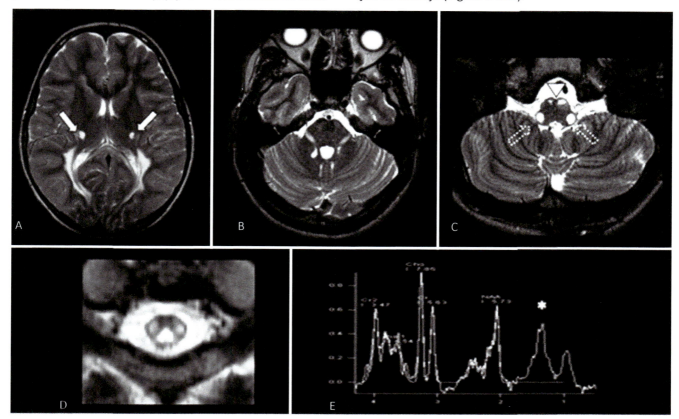

Figura 54.11 Paciente do sexo feminino, 8 anos de idade, com diagnóstico de leucoencefalopatia com envolvimento do tronco e medula e lactato aumentado (LBSL). Axial T2 **(A-D)** demonstrando lesões da substância branca profunda posterior e trato corticoespinal no nível do braço posterior das cápsulas internas (setas em **A**), envolvimento seletivo do segmento intra-axial dos nervos trigêmeos **(B)**, pirâmides (cabeça de seta em C) e pedúnculos cerebelares inferiores (setas pontilhadas em **C**), e colunas posterior e laterais da medula **(D)**. Estudo de espectroscopia com tempo de eco de 33 ms mostra aumento do pico de lactato em 1.33 ppm **(E)**.
Fonte: Arquivo Pessoal Dr. Cesar Augusto Pinheiro Ferreira Alves.

Técnicas Avançadas
Espectroscopia de prótons (1H-MRS)

A espectroscopia de prótons representa sequência obrigatória no estudo de imagem para suspeita de doenças mitocondriais primárias. Apesar de não específico, a presença do pico de lactato aumentado em 1.33 ppm, visto em regiões afetadas, ou mesmo em áreas relativamente preservadas, é um achado de alta sensibilidade para doenças mitocondriais. Achados associados, como pico anômalo de piruvato e succinato em 2.33, pico de glutamina e glutamato em 2.2, associados ou não à redução do pico de NAA em 2.02, podem também servir de auxílio diagnóstico.

Arterial Spin Label (ASL)

O *arterial spin labeling* é uma técnica de perfusão sem o uso do contraste paramagnético por RM que usa o spin dos prótons de hidrogênio das moléculas de água do sangue arterial como marcador para fornecimento de sinal. Atualmente o ASL é uma ferramenta amplamente utilizada na prática clínica da neurorradiologia pediátrica. No contexto das doenças mitocondriais, o ASL permite a caracterização de lesões com hiperperfusão na fase aguda, envolvendo o córtex com substância cinzenta profunda, em associação a lesões tumefativas (edematosas), com restrição à difusão. O ASL pode ser, por vezes, a única sequência capaz de caracterizar lesões, dessa forma fazendo importante papel para determinar o real acometimento da doença. Lesões crônicas usualmente mostram-se hipoperfundidas, e abrangem áreas de perda de volume e aumento da difusividade em DWI, provavelmente refletindo tecido cicatricial. Algum grau de variabilidade de perfusão pode ser observado para lesões no estágio subagudo, provavelmente correspondendo uma mistura de cérebro biologicamente viável e tecido necrótico.

CLASSIFICAÇÃO DAS DOENÇAS MITOCONDRIAIS

Atualmente, a classificação das DM se baseia no defeito genético e sua via metabólica envolvida. Como a mitocôndria tem inúmeras funções, considera-se a divisão das doenças mitocondriais em dois grandes grupos (Figura 54.12 e Tabela 54.4).

Porém, de forma didática, apresentaremos a seguir as doenças mitocondriais divididas em dois grandes grupos: doenças mitocondriais decorrentes de mutações no DNA mitocondrial e doenças mitocondriais causadas por mutações em genes nucleares. Nestes dois grupos serão incluídas as doenças mitocondriais que afetam primariamente a fosforilação oxidativa. As doenças que afetam secundariamente a fosforilação oxidativa não serão abordadas neste capítulo.

DOENÇAS MITOCONDRIAIS RELACIONADAS A MUTAÇÕES DO DNAMIT

A seguir abordaremos algumas doenças mitocondriais mais frequentes na infância, associadas a mutações primárias do DNAmit.

Atualmente são descritas mais de 300 mutações patogênicas no DNA mitocondrial. Ressalta-se que uma mesma mutação do DNA mitocondrial pode estar associada a diferentes fenótipos, bem como um mesmo fenótipo pode ser responsável por mutações diferentes.

Mutações de ponto patogênicas podem ocorrer nos genes mitocondriais (são 13 genes mit) que codificam proteínas estruturais dos complexos da cadeia respiratória mitocondrial, levando a uma disfunção isolada de um determinado complexo. As mutações de ponto também podem ocorrer em genes relacionados à síntese proteica como os genes codificadores de tRNA e rRNA mitocondriais. Quando estes genes são envolvidos há disfunção de vários complexos da cadeia respiratória mitocondrial. Além disso, são comuns também os grandes rearranjos do DNA mitocondrial, sendo que a deleção mais frequente envolve a região que se encontra entre o gene ATPase8 até o gene ND5, levando à perda de diferentes genes e, consequentemente, à disfunção dos diferentes complexos da cadeia respiratória mitocondrial.

Grandes rearranjos (deleções e/ou duplicações) do DNA mitocondrial

Três síndromes estão classicamente relacionadas às grandes deleções do DNA mitocondrial: Síndrome de Pearson, Síndrome de Kearns-Sayre e Oftalmoplegia Externa Progressiva. Com menor frequência, as grandes deleções também podem estar associadas à Síndrome de Leigh. As grandes deleções do DNA mitocondrial geralmente são consideradas deleções "de novo", mas eventualmente podem ter origem materna. A grande deleção mais frequente compreende a perda de 5kb de DNA mitocondrial, indo desde o gene ATPase8 até o ND5, envolvendo genes que codificam proteínas estruturais, mas também genes relacionados à síntese proteica mitocondrial.

Importante ressaltar que, com menos frequência, a Síndrome de Leigh também pode ter como causa uma grande deleção do DNAmit.

- **Síndrome de Pearson:** as manifestações clínicas nesta síndrome têm início nos primeiros dois anos de vida, geralmente associadas ao envolvi-

Doenças Mitocondriais

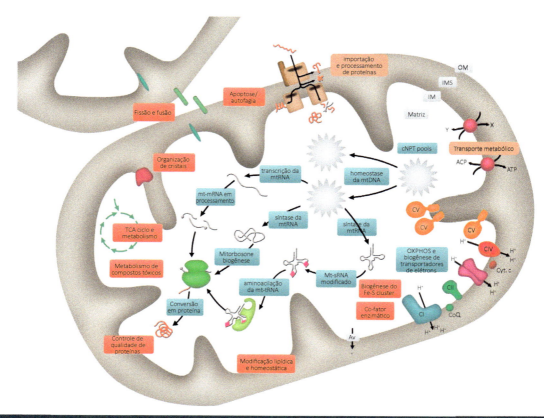

Papel primário específico para biogênese de OXPHOS

Subunidades OXPHOS						Portadores de elétrons		Homeostase de mtDNA	Biogênese de mt-tRNA/ aminoacilação		
CI		**CII**	**CIII**	**CIV**	**CV**	**Co-Q**	**Cyt. c**	DNA2[a]	MT-TA	GTPBP3	AARS2
MT-ND1	NDUFB3	SDHA	MT-CYB	MT-CO1	MT-ATP6	COQ2	CYCS	MGME1	MT-TC	MTFMT	CARS2
MT-ND2	NDUFB9	SDHB	CYC1	MT-CO2	MT-ATP8	COQ4	HCCS	POLG	MT-TD	MTO1	DARS2
MT-ND3	NDUFB10	SDHD	UQCRB	COX4/1	ATP5A1	COQ5		POLG2	MT-TE	NSUN3	EARS2
MT-ND4	NDUFAB11		UQCRC2	COX4/2	ATP5E	COQ6		RNASEH1[a]	MT-TF	PUS1[a]	FARS2
MT-ND4L	NDUFS1		UQCRQ	COX5A		COQ7		TFAM	MT-TG	QRSL1	GARS[a]
MT-ND5	NDUFS2			COX6A1		COQ8A		TWNK	MT-TH	TR/T1[a]	HARS2
MT-ND6	NDUFS3			COX6B1		COQ8B			MT-TI	TRMT5	IARS2
NDUFA1	NDUFS4			COX7B		COQ9		**Pools de nucleotídeos**	MT-TK	TRMU	KARS[a]
NDUFA2	NDUFS6			COX8A		PDSS1			MT-TL1	TRNT1[a]	LARS2
NDUFA9	NDUFS7			NDUFA4		PDSS2			MT-TL2		MARS2
NDUFA10	NDUFS8					ABAT[b]		SUCLA2[b]	MT-TM		NARS2
NDUFA11	NDUFV1					DGUOK		SUCLG1[b]	MT-TN		PARS2
NDUFA12	NDUFV2					MPV17		TK2	MT-TP		RARS2
NDUFA13						RRM2B[a]		TYMP[a]	MT-TQ		SARS2
						SAMHD1[a]			MT-TR		TARS2
									MT-TS1		VARS2
									MT-TS2		WARS2
									MT-TT		YARS2
									MT-TV		
									MT-TW		
									MT-TY		

Figura 54.12 Categorias funcionais de gentes que influencia na geração e energia mitocondrial. Mutações em genes que funcionam em uma variedade de vias foram ligados a doenças mitocondriais e podem ser separadas naquelas com papel primário específico para biogênese de OXPHOS (em caixa azul ou aqueles com um impacto secundário na OXPHOS que pode também envolver outras funções celulares (caixas laranja). Essas vias incluem: 1) subunidades OXPHOS, fatores de montagem, e portadores de elétrons; 2) manutenção de mtDNA (incluindo homeostase de dNTP); 3) expressão de mtDNA (incluindo síntese, processamento e modificação de mt-rRNA, mt-tRNA, mt-mRNA, biogênese de mitorribossomo e translação); 4) cofatores enzimáticos (incluindo biogênese de agrupamento de Fe-5); 5) homeostase mitocondrial e controle de qualidade (incluindo importação de proteína mitocondrial, modificação de lipídeos e homeostase, morfologia mitocondrial que compreende fissão/fusão e fatores de organização das cristas, controle de qualidade da proteína e apoptose/autofatia); e 6) metabolismo geral (p.ex., ciclo de TCA e transporte de metabólito). CI-CV, complexos OXPHOS I-V; Cyt. C, citocromo c; CoQ, ubiquinona/coenzima Q: ???? potencial de membrana mitocondrial; aa, aminoácido; OM, membrana externa; IMS, espaço intermembrana; IM, membrana interna.

(Continua)

Fatores de montagem de OXPHOS					Expressão/ processamento de mtRNA	Biogênese de mitorribossomo		Translação
CI	CII	CIII	CIV	CV				
ACAD9	SDHAF1	BCS1L	COA3	COX20	ATPAF2	ELAC2[a]	MT-RNR1	C12orf65
FOXRED1		LYRM7	COA5	PET100	TMEM70	FASTKD2	ERAL1	GFM1
NDUFAF1		TTC19	COA6	PET117		HSD17B10[c]	MRPL3	GFM2
NDUFAF2		UQCC2	COA7	SCO1		LRPPRC	MRPL12	RMND1
NDUFAF3		UQCC3	COX10	SCO2		MRM2	MRPL44	TACO1
NDUFAF4			COX14	SURF1		MTPAP	MRPS7	TSFM
NDUFAF5			COX15			PNPT1[a]	MRPS16	TUFM
NDUFAF6						TRMT10C[c]	MRPS22	
NUBPL							MRPS23	
TIMMDC1							MRPS34	
TMEM126B								

Impacto secundário nas funções de OXPHOS ± outras funções celulares

Biogênese de agrupamento de Fe-S	Cofatores enzimáticos*	Controle de qualidade da proteína	Importação/ processamento de proteína	Morfologia mitocondrial*	Transporte de metabólito*	Ciclo de TCA e metabolismo		Metabolismo de compostos tóxicos*
ABCB7	COASY	AFG3L2	AGK[f]	CHCHD10	SLC19A2	ACO2	MDH2	D2HGDH
BOLA3	FLAD1	CLPB	AIFM1	C19or170 (Q/L 1)	SLC19A3	ALDH18A1	MECR	ECHS1
FOX1L	LIAS	CLPP	DNAJC19[f]	DNM1L	SLC25A1	DLAT	NADK2	ETHE1
FDXR	LIPT1	HSPD1	GFER	GDAP1	SLC25A3	DLD	PDHA1	HIBCH
FXN	LIPT2	LONP1	MIPEP	MFF	SLC25A4	FH	PDHB	L2HGDH
GLRX5	PANK2	SPG7	PMPCA	MFN2	SLC25A12	HAAO	PDHX	NAXE
IBA57	TPK1	YME1L1	TIMM8A	MSTO1	SLC25A19	IDH3A	PDK3	TXN2
ISCA2			TIMM50	OPA1	SLC25A24	IDH3B	PDP1	
ISCU				SACS	SLC25A26	KYNU	PPA2	
LYRM4	Modificação/homeostase de lipídeos		Apoptose/ autofagia*	SLC25A46[g]	SLC25A32			Função não esclarecida*
NFS1			STAT2	SLC25A42			
NFU1	ATAD3A	PNPLAS	HTRA2	TRAK1	SLC39A8			APOPT1	OPA3
	CHKB	SERAC1	VPS13C		MJCU1			CEP89	RTN4/P1
	PLA2G6	TAZ			MJCU2			C19orf12	SFXN4
	PNPLA4				MPC1			C1Q8P	TMEM65
								FBXL-4	

Figura 54.12 (*Continuação*) **Categorias funcionais de gentes que influencia na geração e energia mitocondrial.** Mutações em genes que funcionam em uma variedade de vias foram ligados a doenças mitocondriais e podem ser separadas naquelas com papel primário específico para biogênese de OXPHOS (em caixa azul ou aqueles com um impacto secundário na OXPHOS que pode também envolver outras funções celulares (caixas laranja). Essas vias incluem: 1) subunidades OXPHOS, fatores de montagem, e portadores de elétrons; 2) manutenção de mtDNA (incluindo homeostase de dNTP); 3) expressão de mtDNA (incluindo síntese, processamento e modificação de mt-rRNA, mt-tRNA, mt-mRNA, biogênese de mitorribossomo e translação); 4) cofatores enzimáticos (incluindo biogênese de agrupamento de Fe-5); 5) homeostase mitocondrial e controle de qualidade (incluindo importação de proteína mitocondrial, modificação de lipídeos e homeostase, morfologia mitocondrial que compreende fissão/fusão e fatores de organização das cristas, controle de qualidade da proteína e apoptose/autofatia); e 6) metabolismo geral (p.ex., ciclo de TCA e transporte de metabólito). CI-CV, complexos OXPHOS I-V; Cyt. C, citocromo c; CoQ, ubiquinona/coenzima Q: ???? potencial de membrana mitocondrial; aa, aminoácido; OM, membrana externa; IMS, espaço intermembrana; IM, membrana interna.

Fonte: Frazier AE 2019.[18]

mento do sistema hematopoiético, com anemia e acidose metabólica graves, e também à neutropenia, trombocitopenia e/ou pancitopenia. Há comprometimento da função exócrina e endócrina do pâncreas. Geralmente estes pacientes apresentam quadro de atraso global do DNPM. A taxa de mortalidade é extremamente alta. A detecção da grande deleção pode ser feita no sangue periférico, em células epiteliais da urina ou em tecido muscular.

- **Síndrome de Kearns-Sayre:** mostra-se como oftalmoplegia externa progressiva, de início antes dos 20 anos de idade, associada a retinopatia pigmentosa, defeito na condução cardíaca, ataxia cerebelar e miopatia. É comum o achado de proteinorraquia. Atualmente reconhece-se que esta é uma síndrome multissistêmica e progressiva, podendo haver ao comprometimento gastrointestinal, tubulopatia renal, alterações endocrinológicas e leucoencefalopatia progressiva associada a calcificações nos núcleos da base. Os pacientes apresentam progressão da doença, com declínio cognitivo, e com frequência há bloqueio atrioventricular com necessidade de intervenção com marca-passo. Alguns pacientes apresentam inapetência e perda de peso progressiva, sendo necessário o uso de gastrostomia em grande número deles (Figura 54.13).

- **Oftalmoplegia Externa Progressiva (PEO):** caracteriza-se por comprometimento progressivo da musculatura ocular extrínseca, associada ou não à miopatia proximal. Esta forma é mais comum em adultos. No entanto, deve-se ressaltar que ptose e oftalmo-

Doenças Mitocondriais

Tabela 54.4 Classificação das Doenças Mitocondriais (DM).

DM que afetam primariamente a fosforilação oxidativa	DM que afetam secundariamente a fosforilação oxidativa ou outras funções celulares
DM associada à disfunção de proteínas estruturais e auxiliares dos complexos da cadeia respiratória mitocondrial	Doenças associadas à biogênese de cluster Fe-S
DM associada a mutações em genes que codificam os carreadores de elétrons	Doenças associadas à disfunção de cofatores
DM associada a mutações em genes relacionados à homeostase do DNA mit	Doenças associadas controle de qualidade de proteínas
DM associada a mutações em genes relacionados ao *pool* de dinucleotídeos do DNAmit	Doenças associadas ao processo de importação de proteínas
DM associada a mutações em genes relacionados à biogênese do RNAt/aminoacilação	Doenças associadas à alteração na morfologia mitocondrial
DM associada a mutações em genes relacionados à expressão/processamento de RNAt	Doenças associadas ao transporte de metabólitos
DM associada a mutações em genes relacionados à biogênese do mito-ribossoma	Doenças associadas ao ciclo de Krebs
DM associada a mutações em genes relacionados ao processo de tradução	Doenças associadas ao metabolismo de componentes tóxicos
	Doenças associadas à homeostase lipídica
	Doenças associadas à apoptose e autofagia
	Doenças associadas com funções incertas

Fonte: Adaptada de Frazier AE, 2019.[18]

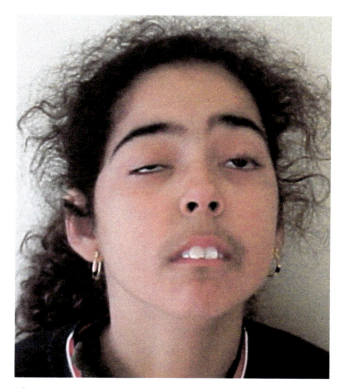

Figura 54.13 Ptose palpebral bilateral associada à oftalmoparesia externa progressiva.em paciente com Síndrome de Kearns Sayre.
Fonte: arquivo pessoal Profa. Juliana Gurgel Giannetti.

paresia externa podem ser os primeiros sinais da Síndrome de Kearns Sayre. Hoje, acredita-se que PEO e SKS fazem parte de um espectro de apresentação das grandes deleções do DNA mitocondrial.

- **Síndrome de Leigh:** encefalopatia progressiva de início agudo ou subagudo, que se caracteriza por lesões bilaterais e simétricas acometendo os núcleos da base, cerebelo e tronco encefálico. Clinicamente, os pacientes podem cursar com atraso do desenvolvimento neuropsicomotor (DNPM) ou involução psicomotora, crises epiléticas, sinais extrapiramidais. Pode ter curso lento ou rapidamente progressivo e fatal. Esta é uma das síndromes mitocondriais mais frequentes da infância, e apresenta uma grande heterogeneidade genotípica, podendo ser causada por grandes deleções ou mutações de ponto do DNAmit, bem como mutações em gene nucleares.

Genes mitocondriais relacionados à síntese proteica mitocondrial

Mutações de ponto no DNA mitocondrial podem ocorrer nos 22 genes relacionados à síntese proteica mitocondrial (2 genes rRNA e 22 tRNA). Alguns fenótipos associados a estes genes serão descritos a seguir:

- **Miopatia reversível benigna:** esta forma de doença mitocondrial tem suas manifestações iniciais nos primeiros 3 meses de vida, sendo caracterizada por fraqueza muscular proximal com acometimento da musculatura respiratória e disfagia. Frequentemente os pacientes apresentam acidose metabólica e altos níveis séricos de lactato. É comum que eles necessitem de suporte ventilatório e gastrostomia. Geralmente após 18 meses de vida estes pacientes apresentam uma melhora progressiva, da fraqueza da musculatura apendicular, da musculatura da deglutição e respiratória, não necessitando de suporte ventilatório ou para alimentarem-se. Eles podem permanecer com uma fraqueza apendicular residual na vida adulta. Esta forma de miopatia mitocondrial benigna está relacionada à mutação m.14674T>C, no gene tRNA^{Glu}, que geralmente ocorre em homoplasmia.

- **Oftalmoparesia com herança materna:** o achado predominante nesta forma é a oftalmoparesia externa progressiva, podendo estar acompanhada de endocrinopatia, arritmia cardíaca, ataxia cerebelar e retinopatia pigmentar. Há um padrão de herança materna que difere da OEP associada a grandes deleções do DNA mitocondrial, que são esporádicas. As mutações mais frequentes são m.3243A>G no gene tRNA^{Leu} (MT-TL1), bem como mutações nos genes tRNA^{ILe}, tRNA^{Asn} e tRNA^{Tyr}.

- **Epilepsia mioclônica com fibras vermelho-rasgadas (MERRF):** caracteriza-se por epilepsia mioclônica progressiva, ataxia cerebelar, declínio cognitivo, miopatia, neuropatia periférica e retinite pigmentar. Há relato também da presença de lipomas múltiplos. A biópsia muscular revela as fibras vermelho-rasgadas (FVR). Apesar das crises mioclônicas serem um marcador desta síndrome, elas podem estar associadas a outros tipos de crises epiléticas. Esta síndrome está relacionada à mutação m.8344A>G no gene tRNA^{Lys} (MT-TK), em 80% dos casos.

- **Encefalomiopatia com acidose lática e episódios semelhantes a acidente vascular cerebral (MELAS):** apresenta-se com episódios agudos e recorrentes de déficits neurológicos focais que se assemelham a acidentes vasculares cerebrais. As lesões são mais frequentes em região parieto-occipital. Pode haver recuperação total do déficit neurológico. Outros sintomas frequentes são crises epiléticas, declínio cognitivo, baixa estatura. Há relatos de pacientes que apresentavam episódios recorrentes de migrânea com aura visual e vômitos. Em 80% dos casos os pacientes apresentam a mutação m.3243A>G no gene tRNA^{Leu} (MT-TL1). Esta mutação é muito frequente na população e pode estar associada a outros fenótipos ou ser assintomática (Figura 54.14).

Genes mitocondriais que codificam proteínas estruturais dos complexos da cadeia respiratória mitocondrial

As apresentações mais comuns associadas a mutações de ponto em genes mitocondriais (13 genes), que codificam proteínas estruturais dos complexos da cadeia respiratória mitocondrial, são MELAS e síndrome de Leigh. Estes dois fenótipos podem estar associados a mutações no gene MTDN5 (m.13513G>A no complexo I). Ressalta-se também que a Síndrome de Leigh está frequentemente associada também a mutações no gene MTDN3, sendo que a mutação m.10191T>C, em geral, está associada a uma forma desta síndrome com evolução mais lenta.

Destacam-se ainda outros fenótipos:

- **LHON (Neuropatia Óptica de Leber):** nesta síndrome, o quadro ocorre geralmente no final da segunda década de vida e está relacionada a um quadro de perda visual aguda não associada à dor. Há predomínio de manifestações em homens e acredita-se que o estrogênio seja um fator protetivo nas mulheres. Está associada a mutações em homoplasmia do DNAmit especialmente associada a genes que codificam o complexo I, ND1 (m.3460A>G; m.11778G>A) e ND6 (m.14484T>C).

- **NARP (Neuropatia, Ataxia e Retinite Pigmentar)/ MILS (síndrome de Leigh com herança materna):** estes dois fenótipos estão associados, entre outras mutações, com a m.8993T>C ou m.8993T>C, localizadas no gene que codifica a subunidade ATPase 6 do complexo 5. A diferença entre estes fenótipos parece estar a relacionada à quantidade de DNAmit mutado, estando acima de 70% para a forma NARP e de 90% para a forma MILS.

- **Miopatia isolada com intolerância ao exercício físico:** mutações em diferentes genes podem estar associadas a este fenótipo, incluindo genes que codificam as proteínas estruturais do complexo I, III e IV. Destaca-se, aqui, mutações no gene *MTCYB* que codifica o citocromo B (proteína do complexo III), que cursa com miopatia isolada com queixas de intolerância ao esforço físico, que pode ter início na infância ou na vidada adulta. Pode ou não cursar com mioglobinúria e geralmente são causadas por mutações somáticas *de novo* (Figura 54.15).

DOENÇAS MITOCONDRIAIS ASSOCIADAS A GENES NUCLEARES

Nesta sessão abordaremos os grupos de genes com funções semelhantes, para facilitar a leitura e compreensão.

Doenças Mitocondriais

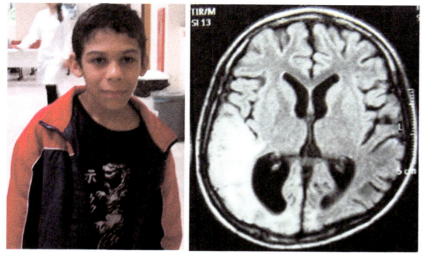

Figura 54.14 Paciente com Síndrome de MELAS, apresentava quadro de hipoacuasia, baixa estatura e episódio de *Stroke-Like*. Ao lado sua RM de encéfalo mostrando lesão isquêmica em região parieto-occipital direita.
Fonte: arquivo pessoal Profa. Juliana Gurgel Giannetti.

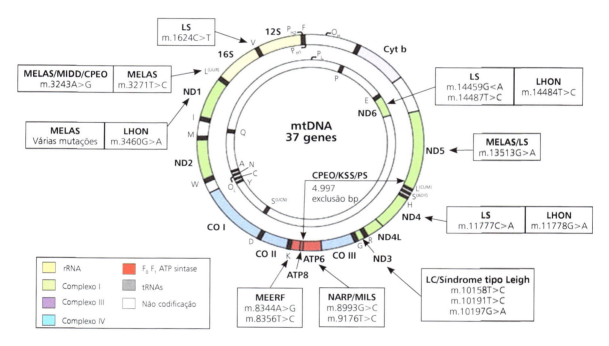

Figura 54.15 DNA mitocondrial: dupla hélice circular, com 16.569 (bp) que contém 37 genes. Diferentes mutações e seus fenótipos estão ilustrados acima.
Fonte: Artigo Dard 2019.[8]

Doenças mitocondriais associadas à disfunção de proteínas dos complexos da cadeia respiratória mitocondrial

Deficiência isolada do complexo I

O complexo I (NADH desidrogenase) é formado por 44 subunidades codificadas por genes nucleares, sendo apenas 7 delas codificada pelo DNAmit. Além destas proteínas, pelo menos mais 14 proteínas são fundamentais para a manutenção e montagem deste complexo, todas codificadas pelo DNAn. A disfunção do complexo I representa o fenótipo bioquímico de aproximadamente 30% das doenças mitocondriais na faixa etária pediátrica, sendo a sua maioria associada a defeitos em genes nucleares. Geralmente os pacientes apresentam acidose lática, miocardiopatia e leucoencefalopatia. A síndrome de Leigh também é descrita com fenótipo frequente associado a este complexo (Figura 54.16).

Capítulo 54

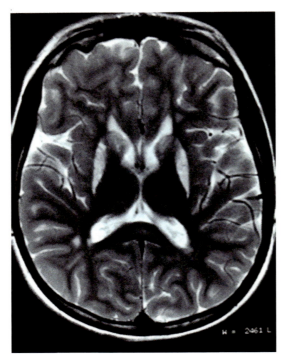

Figura 54.16 RM de encéfalo mostrando lesões de hipersinal em imagem ponderada em T2, acometendo as regiões de núcleos da base em paciente com mutação no gene NDUFV1.
Fonte: Arquivo pessoal Profa. Juliana Gurgel Giannetti.

Deficiência isolada do complexo II

Este complexo, succinato desidrogenase, é o único complexo da cadeia respiratória mitocondrial codificado exclusivamente por genes nucleares. A deficiência deste complexo isoladamente é rara, correspondendo a aproximadamente 2% a 8% dos casos de doenças mitocondriais. Geralmente o quadro clínico está associado ao envolvimento do sistema nervoso e coração: encefalopatia, miocardiopatia hipertrófica, leucodistrofia e síndrome de Leigh, especialmente associada a mutações bialélicas. Mutações em heterozigose estão associadas à suscetibilidade ao câncer, especialmente feocromocitoma e paraganglioma.

Deficiência isolada do complexo III

O complexo III, ubiquinol-citocromo c oxidorredutase, e mutações em genes nucleares que o codificam, estão associados ao atraso do desenvolvimento neuropsicomotor, encefalopatia, miocardiopatia, tubulopatia renal e miopatia.

Deficiência isolada do complexo IV

O complexo IV, citocromo c oxidase (COX), é formado por 13 proteínas estruturais (3 proteínas estruturais codificadas pelo DNAmit) e 26 associadas à manutenção e montagem do complexo. A maioria das mutações se encontra neste último grupo de genes, com manifestações de início precoce e progressiva, com maior envolvimento do Sistema Nervoso Central e coração. Destaca-se, aqui, o gene *SURF1*, que apresenta mais de 80 mutações citadas e associadas com o fenótipo da síndrome de Leigh. Por outro lado, existe uma forma leve de Charcot-Marie-Tooth associada à mutação no gene *COX6A1*.

Deficiência isolada do complexo V

O complexo V é o ATP sintase, uma molécula multimérica que promove a produção do ATP a partir da fosforilação do ADP. Mutações em aproximadamente 4 genes codificadores do complexo V foram identificadas e geralmente estão associadas a quadros clínicos variados. Mutações no gene *TNEM70* estão associadas à acidose lática, miocardiopatia e, em alguns casos, à encefalopatia e catarata.

Genes nucleares associados a carreadores de elétrons

Coenzima Q10

A coenzima Q10 (CoQ10) é uma molécula lipídica solúvel formada por uma porção benzoquinona central ligada a uma cauda lipídica de 10 unidades de polisoprenoide (Figura 54.17).

A CoQ10 tem diferentes funções nas células. Na mitocôndria, sua principal função é ser carreadora de elétrons dos complexos I e II para o complexo III da cadeia respiratória mitocondrial, durante o processo de fosforilação oxidativa. Ela está envolvida também em outras funções como no metabolismo de pirimidinas, metabolismo de ácidos graxos e na regulação do poro de transição da permeabilidade mitocondrial.

A necessidade diária de CoQ10 não é totalmente conhecida, mas estima-se que seja em torno em 500 mg/dia. A dieta fornece pequenas quantidades de CoQ10, em torno de 5 mg, e o orlistate é produzido em nosso organismo. Vários órgãos estão envolvidos nesta produção como coração, músculos e fígado, sendo este último o principal local da biossíntese de CoQ10 (Figura 54.18).

A deficiência de CoQ10 pode ser dividida em primária ou secundária. A deficiência primária é aquela que ocorre devido a mutações em genes envolvidos na biossíntese da CoQ10. A deficiência secundária está relacionada a mutações em genes que não fazem parte da via de biossíntese da CoQ10 ou a fatores não genéticos.

A biossíntese da CoQ10 é um processo que envolve vários passos e ocorre no citoplasma e na mitocôndria. Pelo menos 10 genes diferentes codificam produtos necessários para a biossíntese da CoQ10 funcional. Entre estes genes, alguns já foram associados a doenças em humanos, conforme descrito na Tabela 54.5, abaixo.

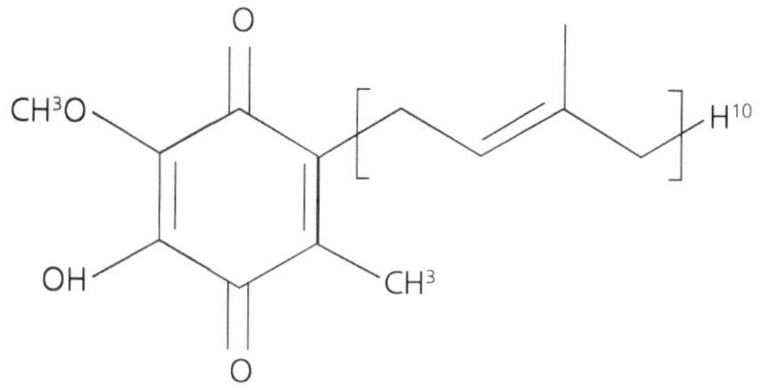

Figura 54.17 Estrutura química do CoQ10.
Fonte: Hargreaves I et al, 2020.

Citocromo C

O CYTC é uma hemeproteína que localizada na membrana interna da mitocôndria e é responsável em realizar o transporte de elétrons do complexo III para o complexo V da cadeia respiratória mitocondrial. Mutações no CYCS estão associadas a um quadro de trombocitopenia tipo IV, com herança autossômica dominante.

Genes nucleares associados à homeostase do DNAmit

Alguns genes nucleares são muito importantes na manutenção da homeostase do DNA mitocondrial, entre os quais podemos citar: POLG, POLG2, TWNK, TFAM, RNASEH1.

Mutações nestes genes estão associadas à depleção ou a deleções múltiplas do DNA mitocondrial.

Gene POLG

O gene POLG (locus 15q25) é responsável por codificar a subunidade catalítica da polimerase gama (Pol gama). A Pol g apresenta também uma subunidade acessória que forma um dímero e é codificada pelo gene POLG2 (locus 17q24). A polimerase gama é a enzima responsável pela replicação do DNAmit.

Mutações no gene POLG são frequentes e chegam a representar 10% das causas de doença mitocondrial em adultos, além de ser importante causa de epilepsia, PEO, e ataxia associada à doença mitocondrial. É importante ressaltar que mutações no gene POLG podem causar deleções múltiplas ou depleção do mitDNA. Destaca-se, ainda, que são descritos diferentes fenótipos relacionados ao gene POLG, que apresentam certa relação com a faixa etária e o mecanismo molecular associado (deleções múltiplas ou depleção do DNAmit) (Figura 54.19).

Porém, não existe uma relação direta entre genótipo e fenótipo, sendo que uma mesma mutação pode causar diferentes fenótipos e também pode dar origem a grandes deleções ou depleção do DNAmit. No entanto, alguns estudos revelam que uma mesma mutação (por ex.: A467T) pode causar a síndrome de Alpers associada à depleção do DNAmit em uma criança, enquanto em um adulto esta mesma mutação estava associada a deleções múltiplas e fenótipo de ataxia. Além disso, a localização das mutações, ocorrendo em regiões mais conservadas, poderiam estar associadas a fenótipos mais graves. No entanto, acredita-se que outros fatores alterem o fenótipo associado à mutação no gene POLG,

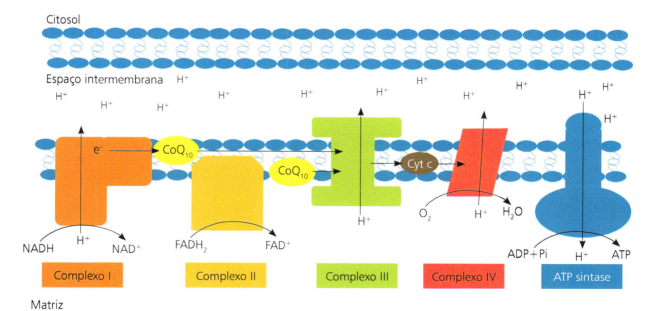

Figura 54.18 Estrutura química de CoQ$_{10}$.
Fonte: Hargreaves I et al, 2020.

Tabela 54.5 Genótipo e fenótipo da Deficiência primária de CoQ10.

Gene	Manifestações clínicas					
	Renal	Coração	Olhos	Audição	Neurológico	Muscular
PDSS1			Atrofia óptica		Encefalopatia e neuropatia periférica	
PDSS2	Síndrome nefrótica córtico-resistente (SNICR)		Retinopatia	Surdez neurossensorial	Síndrome de Leigh e ataxia	
COQ2	Síndrome nefrótica córtico-resistente (SNICR)	Miocardiopatia hipertrófica	Retinopatia	Surdez neurossensorial	Encefalopatia e crises epiléticas	Miopatia
COQ4		Insuficiência cardíaca			Encefalopatia e crises epiléticas	Miopatia
COQ6	Síndrome nefrótica córtico-resistente (SNICR)			Surdez neurossensorial	Encefalopatia e crises epiléticas	
COQ7					Encefalopatia, deficiência intelectual e neuropatia periférica	Fraqueza muscular
COQ8A					Encefalopatia, ataxia cerebelar, distonia, espasticidade e crises epiléticas	
COQ8B	Síndrome nefrótica córtico-resistente				Deficiência intelectual	
COQ9	Tubulopatia	Miocardiopatia hipertrófica			Encefalopatia	Miopatia

como fatores genéticos modificadores, disfunção imune e fatores ambientais, com infecções virais, e tóxicos.

Até o presente momento mais de 300 mutações diferentes já foram descritas neste gene.

A seguir serão descritos os principais fenótipos:

- **Fenótipo miocerebrohepatopatia (MCHS) da infância:** este é o fenótipo que tem início mais precoce, com manifestações logo após o nascimento, especialmente hipotonia, atraso do DNPM, hipoglicemia e hepatopatia. Frequentemente o óbito ocorre devido à insuficiência hepática, em geral antes de 1 ano de vida, e associado a mutações bialélicas.
- **Síndrome de Alpers Huttenlocher:** esta síndrome caracteriza-se classicamente por uma tríade que é involução do DNPM, crises epiléticas intratáveis e insuficiência hepática. Geralmente as primeiras manifestações ocorrem no final do primeiro ano de vida, caracterizadas por crises focais motoras que evoluem para *status epilepticus* e epilepsia parcial contínua. Esta forma está associada a mutações bialélicas e os pacientes evoluem para óbito precocemente na infância.
- **Outras síndromes epiléticas:** mutações bialélicas no *POLG* também foram associadas a outras formas de epilepsia. Diferentes estudos mostram que crises epiléticas são frequentes tanto em adultos quanto em crianças com mutações no *POLG*. As principais formas de crises epiléticas são as motoras focais e mioclônicas, geralmente associadas a estados epilépticos generalizados ou motor focal. Diagnóstico diferencial deve ser feito com MEERF e MELAS.
- **Oftalmoplegia externa progressiva (OEP):** este fenótipo pode estar associado à herança autossômica recessiva ou dominante. É uma causa importante de OEP em diferentes populações, correspondendo

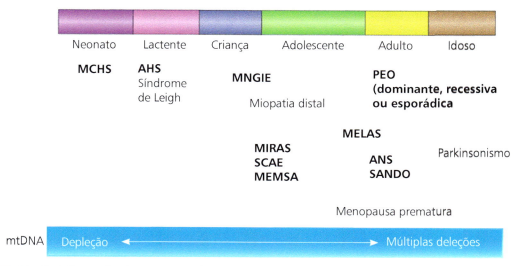

Figura 54.19 Distribuição dos fenótipos associados ao gene *POLG1*, de acordo com a faixa etária e sua relação com depleção do DNAmit ou deleções múltoplas do DNA mit.
Fonte: Artigo Rahman 2020.[35]

a 25% dos casos em um estudo inglês e 10% em outro estudo italiano.

- **Síndromes coma ataxia:** a ataxia relacionada a mutações no *POLG* podem ser decorrentes de neuropatia sensitiva ou disfunção cerebelar. Pode vir associada à disartria, encefalopatia, OEP e crises epiléticas. Aqui inclui-se os fenótipos classicamente descritos como MIRAS e SANDO.
- **Doenças associadas à predominante neuropatia:** neuropatia periférica é um achado comum entre as manifestações do POLG. Geralmente são neuropatias axonais, predominantemente sensitivas, mas podem ser desmielinizantes com menor frequência.
- **Encefalopatia neurogastrointestinal mitocondrial (MNGIE-like):** geralmente tem início entre 7 e 50 anos, caracterizada por diarreia, caquexia, dismotilidade intestinal, ptose palpebral, miopatia e neuropatia sensitiva. Em geral não há leucoencefalopatia.
- **Distúrbios de movimento:** o distúrbio de movimento mais comum é o parkinsonismo e pode estar associado a mutações dominantes ou recessivas. Tem início precoce, entre 30 e 40 anos. O tremor palatal também pode ocorrer e quando associado à discinesia facial e ataxia progressiva é conhecido como síndrome PAPT (em inglês, *Syndrome of Progressive Ataxia and Palatal Tremor*): ataxia progressiva e tremor palatal. Distonia não é frequente.
- **Outros fenótipos:** miopatia neonatal fatal, miopatia distal, catarata, menopausa precoce. Distúrbios neuropsiquiátricos também são frequentes, incluindo casos graves de depressão.

Gene *POLG2*

O gene *POLG2 (locus 17q24)* codificada uma subunidade acessória do *POL gama*, que forma um dímero.

Os fenótipos descritos associados ao gene *POLG2* são:

- Forma autossômica dominante de OEP
- Formas recessivas:
- Forma neuro-oftalmológica caracterizada por atrofia óptica, perda visual, ataxia, coreia, cefaleia, distúrbios comportamentais;
- Forma hepática.

Genes *TWNK, TFAM, RNASEH1*

Mutações no gene *TWNK* já foram associadas a diferentes fenótipos:

- Forma autossômica dominante: OEP;
- Forma recessiva de Síndrome de Perrault;
- Forma recessiva hepatocerebral.

Mutações no gene *TFAM* estão associadas a uma forma hepatocerebral com herança recessiva; enquanto mutações no gene *RNASEH1* foram associados a uma forma recessiva de OEP.

Genes associados ao pool de dinucleotídeos do DNAmit

Alguns genes nucleares são muito importantes na manutenção da homeostase do DNA mitocondrial, participando da via de formação do *pool* de dinucleotídeos do DNAmit, entre os quais podemos citar: *TK2*,

SUCLA2, SUCLG1, TYMP, DGOUK, MPV17, RRM2B e *SAMHD1* (Figura 54.20).

Mutações nestes genes levam a uma depleção do DNA mitocondrial, ou seja forma-se uma quantidade menor de DNA mitocondrial.

São descritos diferentes fenótipos, entre eles, formas predominantemente miopáticas (*TK2*), hepatocerebrais (*DGOUK*), neurogastrointestinais (*TYMP*), encefalomiopáticas (*SUCLA2, SUCLG1*), e associadas a miocardiopatias.[34,38]

Formas miopáticas

Ressalta-se, neste grupo, o gene timidino kinase (*TK2*), inicialmente descrito associado a um fenótipo puramente muscular, de início nos primeiros dois anos de vida, associado à fraqueza muscular progressiva, sem comprometimento cognitivo, evoluindo com dificuldade de deglutição e insuficiência ventilatória, levando ao óbito precoce. O quadro é muito semelhante à forma de distrofia muscular de cinturas da infância. Posteriormente, fenótipos mais leves foram identificados em adultos com fraqueza muscular de cinturas, associados ou não à oftalmoparesia externa e surdez neurossensorial. A dosagem de Ck é elevada, e a ENMG mostra padrão miopático. A biópsia muscular revela grande número de fibras vermelhas rasgadas, fibras COX negativas e SDH positivas, além de excesso de lipídios. No ECRM, encontra-se a diminuição de atividade dos diferentes complexos da cadeia respiratória mitocondrial.

Atualmente, foi desenvolvido um tratamento com reposição de dinucleotídeos que tem se mostrado efetivo na estabilização a doença (Figura 54.21 e 54.22).

Formas hepatocerebrais

Entre estas formas destaca-se o gene *DGUOK*, relacionado a dois diferentes fenótipos que caracterizam-se por:

- **Forma neonatal multissistêmica:** é a mais comum e apresenta-se precocemente após o nascimento com hipoglicemia e acidose lática. Posteriormente, em algumas semanas, surgem sinais de comprometimento hepático e neurológico. Descreve-se, também, sinais de colestase intrahepática, com aumento nas concentrações de transaminases e gama-glutamiltransferase, bem como aumento de bilirrubinas conjugadas. O quadro neurológico mostra sinais de involução psicomotora, nistagmo e/ou opsomioclonus.

  É comum observar, nestes pacientes, aumento de fenilalanina e tirosina no teste de dosagem de aminoácidos na triagem neonatal.

- **Forma hepática tardia da infância:** alguns pacientes apresentam quadro de comprometimento hepático isolado, geralmente após doença viral.

  A biópsia hepática, quando realizada, revela colestase microvesicular, com sinais de fibrose e/ou

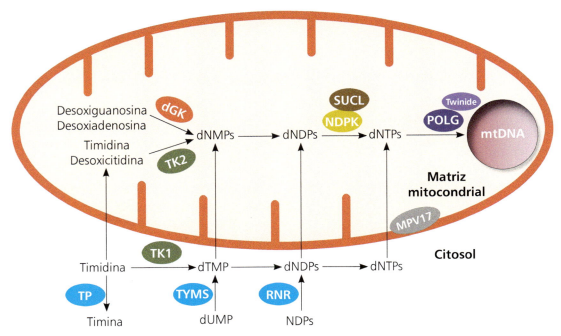

Figura 54.20 Via de formação do *pool* de dinucelotídeos do DNA mitocondrial
Fonte: Artigo El-Hattab Aw, 2013.

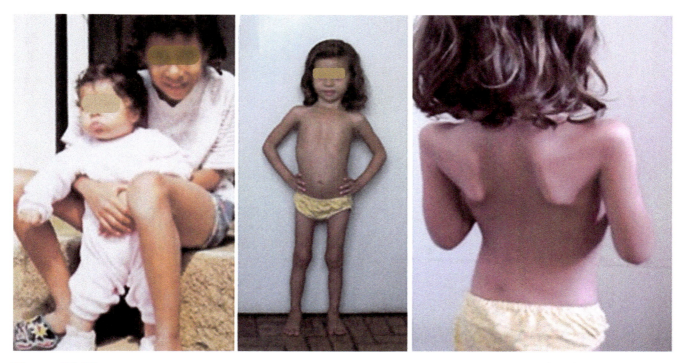

Figura 54.21 Paciente com mutação no gene TK2, apresentando-se normal no primeiro ano de vida. Aos 3 anos iniciou com quadro de fraqueza muscular progressiva e hipotrofia global, evoluindo com quadro de insuficiência ventilatória. Apresentava aumento de CK (5 vezes o valor de referência).
Fonte: arquivo pessoal Profa. Juliana Gurgel Giannetti.

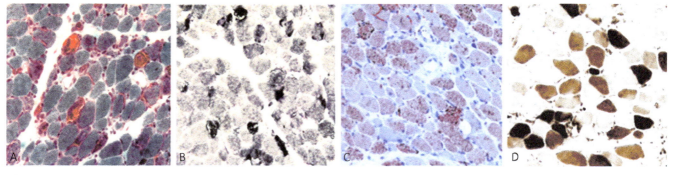

Figura 54.22 Biópsia muscular de paciente com mutação no gene TK2 mostrando fibras vermelhas rasgadas na coloração GOMORI **(A)**, Blue fibers na reação de SDH **(B)**, acúmulo de lipídios na reação ORO **(C)**; e fibras COX negativas na reação COX **(D)**.
Fonte: arquivo pessoal Profa. Juliana Gurgel Giannetti.

cirrose. Estudo de RT-PCR em tecido muscular ou em fígado pode revelar depleção do DNA mitocondrial.

Geralmente estes pacientes, com os dois fenótipos acima citados, evoluem para insuficiência hepática e óbito.

Outros genes associados a formas hepatocerebrais: POLG (ALPERS), C10orf2 MPV17, entre outros.

Forma neurogastrointestinal (MNGIE)

A forma neurogastrointestinal foi classicamente descrita como relacionada a mutações no gene *TYMP*. Estes pacientes inauguram quadro clínico com perda de peso progressiva, chegando à caquexia, associada a manifestações relacionadas à dismotilidade gástrica, como: anorexia, náusea, refluxo gastrointestinal, dor, distensão abdominal por vezes simulando obstrução intestinal, e/ou diarreia.

No quadro neurológico destaca-se neuropatia periférica, ptose e oftalmoparesia, surdez neurossensorial e leucoencefalopatia. Outros achados são: baixa estatura, alterações hepáticas e cardíacas.

O quadro é progressivo e a sobrevida varia de 25 a 60 anos.

A ENMG revela polineuropatia sensitivomotora, associada ou não a alterações miopáticas.

A biópsia muscular revela fibras vermelhas rasgadas, SDh positivas e Cox negativas.

O líquor revela hiperproteinorraquia e lactato no plasma. É possível medir a atividade da enzima timidinofosforilase em leucócitos, que encontra-se em valores menores que 10% do seu valor normal.

Estes pacientes devem ser identificados precocemente e um possível tratamento é o transplante de medula óssea, porém, este procedimento apresenta alta morbidade e mortalidade em pacientes com quadro avançado da doença ou que apresentem comprometimento nutricional acentuado.

Formas encefalomiopáticas

Os genes *SUCLA-2* e *SUCLG1* foram relacionados à forma de encefalopatia associada a hipotonia, atrofia muscular e atraso do desenvolvimento neuropsicomotor, além de surdez neurossensorial. Estes pacientes apresentam movimentos involuntários, incluindo coreia, atetose e distonia. Podem cursar com epilepsia de início precoce, incluindo espasmos infantis.

Nestes pacientes é comum o encontro de aumento de ácido metilmalônico no plasma e urina, bem como aumento de lactato no sangue e líquor. A ENMG pode revelar envolvimento do motoneurônio e/ou miopático, podendo também ser normal.

O estudo bioquímico da cadeia respiratória mitocondrial revela diminuição de atividade dos complexos I, III e IV, com função normal do complexo II. A confirmação de depleção do DNA mitocondrial pode ser feita em tecido muscular.

A RM de encéfalo revela atrofia cortical com o envolvimento dos núcleos da base, bilateralmente.

O gene RRM2B também está associado ao fenótipo encefalomiopático.[34,38]

Genes associados à biogênese do t-RNAmit e sua aminoacilação

Neste grupo de DM, existem diferentes genes envolvidos tanto na biogênese do t-RNAs mt, bem como no processo de aminoacilação.

Vamos enfatizar aqui um grupo de doenças que está em franca expansão, associadas ao defeitos da aminoacilação das moléculas de t-RNAs mt.

O processo de aminoacilação dos t-RNAs envolvem enzimas conhecidas como aminoacil-tRNA sintetase (aaRS), codificadas por genes nucleares. Estas enzimas conjugam os aminoácidos com os seus t-RNAs correspondentes.

Mutações em genes que codificam as mt-aaRs estão associadas a um grupo de doenças mitocondriais que cursam com frequente envolvimento do Sistema Nervoso Central, incluindo fenótipos associados a: leucodistrofias, encefalopatias e Síndrome de Perrault.

Os principais fenótipos relacionados a leucodistrofias são causados por mutações nos seguintes genes:

- *DARS2*: cursa com leucoencefalopatia, com envolvimento de tronco e medula espinhal (LBSL);
- *EARS*: cursa com leucoencefalopatia associada ao envolvimento do tálamo, tronco encefálico, com aumento de lactato (LTBL);

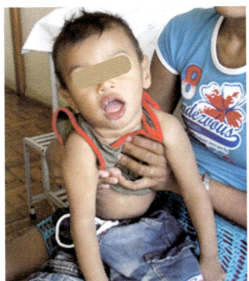
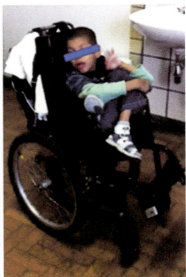

Figura 54.23 Paciente com mutação no gene SUCLA2: à direita paciente com 1 ano 6 meses com quadro de Síndrome de Leigh apresentando atraso associado a distúrbios de movimento. À esquerda observa-se sua evolução, com distonia progressiva.
Fonte: arquivo pessoal Profa. Juliana Gurgel Giannetti.

Doenças Mitocondriais

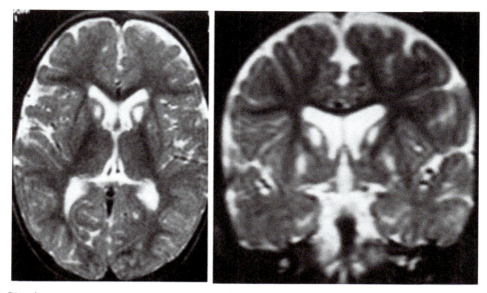

Figura 54.24 RM de paciente com mutação no gene *SUCLA2* mostrando hipersinal em núcleos da base em imagens ponderadas em T2.

Fonte: arquivo pessoal Profa. Juliana Gurgel Giannetti.

- *AARS2:* cursa com leucoencefalopatia e disfunção ovariana, evoluindo com rápida disfunção motora, cognitiva e psiquiátrica;
- *MARS2:* cursa com displasia esquelética, catarata infantil, neutropenia congênita, ceratite e também síndrome de Leigh.

Os principais fenótipos relacionados à encefalopatia são causados por mutações nos seguintes genes:

- *RARS:* cursa com quadro de hipoplasia pontocerebelar tipo 6;
- *VARS:* cursa com encefalomiopatia mitocondrial, atraso do DNPM, epilepsia, hipogonadismo e deficiência do hormônio de crescimento, além de deficiência intelectual;
- *WARS:* apresenta-se com encefalopatia mitocondrial e parkinsonismo de início precoce;
- *TARS2:* cursa com encefalomiopatia, atraso do DNPM, hipertonia apendicular, níveis elevados de lactato no sangue;
- *FARS2:* pode apresentar-se como síndrome de ALPERS, epilepsia, acidose lática e paraplegia espática.

A síndrome de Perrault caracteriza-se por surdez neurossensorial acometendo pacientes tanto do sexo masculino quanto feminino, e nestes últimos, associada à disgenesia ovariana. Pode estar relacionada ou não a manifestações neurológicas. Os principais fenótipos associados à Síndrome de Perrault são causados por mutações nos seguintes genes:

- *LARS2:* Síndrome de Perrault (surdez neurossensorial e disfunção ovariana), associada à deficiência intelectual, disartria e hiporreflexia;

- *HARS2:* Síndrome de Perrault;
- *PARS2:* surdez neurossensorial, miopatia, deficiência intelectual e epilepsia, Síndrome de Leigh;
- *NARS2:* surdez neurossensorial, Síndrome de Leigh, Síndrome de ALPERS, doenças neurodegenerativas de início precoce.

Genes associados à expressão/processamento de RNA mitocondrial

A geração de moléculas de RNA mitocondrial, utilizadas na síntese de proteínas, passa por diversos processos, e um deles é o metabolismo do RNA mitocondrial.

Este processo não é totalmente conhecido. Algumas doenças associadas a defeitos neste metabolismo já foram descritas e estão em expansão à medida que novos genes são associados ao processamento do RNA mitocondrial. Entre eles citamos:

- *MRPP2:* este gene codifica uma enzima RNase P, envolvida na clivagem da terminação 5' dos precursores do mt-tRNA. Mutações neste gene foram associadas a quadros neurológicos relacionados à miocardiopatia.
- *ELAC2:* este gene codifica a enzima RNase Z, envolvida na clivagem da terminação 3' dos precursores do mt-tRNA. Mutações neste gene foram associadas a quadros de miocardiopatia hipertrófica de início precoce.
- *PNPT1:* este gene codifica uma PNase, importante no turnover de RNA e sua importação para dentro da mitocôndria. Mutações neste gene estão associadas a quadros de encefalomiopatias e surdez.

Capítulo 54 1103

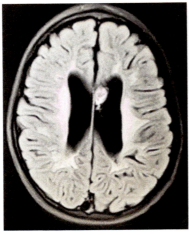 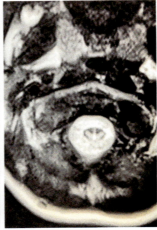 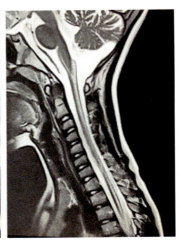

Figura 54.25 RM de encéfalo de paciente com mutação no gene DARS2 apresentando fenótipo de ataxia progressiva associado à leucoencefalopatia com envolvimento de tronco e medula espinhal (LBSL – em inglês *Leukoencephalopathy with Brainstem and Spinal cord involvement and Lactate*).
Fonte: arquivo pessoal Profa. Juliana Gurgel Giannetti.

- **PNPAP:** este gene está envolvido no processo de poliadenilação do RNA mitocondrial. Mutações neste gene estão associadas a um fenótipo de paraparesia espástica, ataxia cerebelar e atrofia óptica.
- **LRPPRC:** este gene está envolvido no processo de regulação pós-transcriptacional do mitRNA. Mutações neste gene estão associadas a uma forma de Síndrome de Leigh grave, com comprometimento importante do complexo IV.

Genes associados à biogênese do mitorribossoma

As mitocôndrias possuem seus próprios ribossomas, cujas proteínas mitorribossomais, bem como os cofatores envolvidos na translação, são codificados pelo DNA nuclear.

Mutações em genes nucleares que codificam proteínas importantes para o processo inicial de formação dos mitorribossomas, como as MRPL e MRPS, estão associadas a diferentes fenótipos:

- **MRPL3:** miocardiopatia, surdez neurossensorial, acidose lática, nefrite e cirrose.
- **MRPL12:** déficit de crescimento precoce, fraqueza muscular e atraso global DNPM.
- **MRPL44:** miocardiopatia, retinopatia, Síndrome de Leigh, insuficiência renal e hepática.
- **MRPS7:** surdez neurossensorial, insuficiência renal e hepática, acidemia lática.
- **MRPS16:** má-formação congênita cerebral, dismorfismos faciais e acidose lática.
- **MRPS22:** características dismórficas da Síndrome de Cornélia de Lange (CDLS), miocardiopatia hipertrófica, má formação cerebral e acidose lática.
- **MRPS23:** disfunção hepática.

Genes associados ao processo de tradução mitocondrial

A tradução mitocondrial depende de diversas proteínas envolvidas na modulação deste processo e que são codificadas pelo DNA nuclear.

Entre estes genes que estão associados a doenças mitocondriais descrevem-se:

- **GMF1:** mutações neste gene foram associadas a quadros de encefalopatia e hepatopatia.
- **GMF2:** mutações neste gene estão associadas à encefalopatia com microcefalia e artrogripose.
- **TACO1:** mutações neste gene estão associadas à Síndrome de Leigh, com comprometimento do complexo IV.
- **TUFM:** mutações neste gene foram associadas a quadros de encefalopatia e Síndrome de Leigh.
- **TSFM:** mutações neste gene foram associadas a quadros de encefalopatia, miocardiopatia e hepatomegalia.

TRATAMENTO DAS DOENÇAS MITOCONDRIAIS

Diante da grande heterogeneidade fenotípica e genotípica das doenças mitocondriais, torna-se difícil estabelecer estudos clínicos controlados e randomizados para mostrar o benefício do uso de cofatores e vitaminas que estão envolvidos em diferentes vias metabólicas e poderiam melhorar ou estabilizar o curso das doenças mitocondriais, bem como outras formas de tratamentos.

Assim, é importante destacar o uso racional destes cofatores bem como sobre cuidados multididciplinares, uso de ferramentas de avaliação de pacientes com doença mitocondrial[50-52] e ressaltar o tratamento mais específico para algumas condições. Além disso, vamos descrever algumas novas perspectivas terapêuticas.

Vitaminas e Cofatores

O uso de vitaminas e cofatores tem como objetivos: melhorar o funcionamento/fluxo da cadeia respiratória mitocondrial (CoQ10, riboflavina); atuar com função antioxidante (CoQ10, idebenona, ácido alfa-lipolídico (vitaminas C e E), repor cofatores (riboflavina e tiamina) e substratos para mitocôndria (L-carnitina).

Ressalta-se que o uso de coquetel de vitaminas para as doenças mitocondriais deve ser avaliado de forma criteriosa devido à falta de evidência científica mais relevante até o momento, bem como devido ao risco de efeitos adversos e, também, por onerar os pacientes.

De uma forma geral, recomenda-se o uso de CoQ10, preferencialmente na sua forma reduzida; a recomendação do ubiquinol deve ser feita com rigoroso acompanhamento do nível plasmático. A riboflavina e o ácido alfa-lipoico também são frequentemente oferecidos a pacientes com DM. A L-carnitina e o ácido fólico devem ser usados quando seus níveis estiverem deficientes.

Pacientes com MELAS, associada à mutação de m.3243A>G, podem se beneficiar do uso de arginina oral para prevenir os episódios de *AVC-like*. Em caso de *AVC-like* agudo, recomenda-se o uso da L-arginina venosa.

Seguem abaixo os principais suplementos mais usados nas doenças mitocondriais:

- **Ubiquinol (CoQ10):** dose em crianças: 2-8 mg/kg/dia e adultos: 50-60 mg/dia. Dose máxima: 2.400 mg/dia.
- **Vitamina E:** dose em crianças 1-2 UI/kg e adultos: 100 a 200 UI
- **Ácido alfa-lipoico:** 50 a 600 mg/dia
- **Biotina:** 2-10 mg/dia
- **L-arginina:** 150 – 300 mg/kg
- **Niacina:** 10 mg/kg
- **Riboflavina:** 50-400 mg/dia
- **Tiamina:** 150 a 300 mg/dia
- **Ácido fólico:** 1,5 a 5 mg/kg
- **L-arginina:** 150 a 300 mg/dia

Na fase aguda de AVC-*like*: 500 mg/kg/dia por 3 a 5 dias.

Exercícios físicos

Alguns estudos têm mostrado que a prática de exercícios aeróbicos regulares pode ser muito benéfica para os pacientes com DM, especialmente porque estimula a biogênese mitocondrial, o aumento das enzimas mitocondriais musculares e melhora a força muscular.

Suporte

Tratamento suportivo deve ser oferecido aos pacientes com doenças mitocondriais, e a abordagem de manifestações nos diferentes órgãos deve ser rastreada e acompanhada ao longo da evolução de cada paciente, devido ao caráter multissistêmico destas doenças. Pacientes com doenças mitocondriais devem se acompanhados por uma uma equipe multidisciplinar e multiprofissional.

Além disso, é importante que o paciente e seus médicos saibam que alguns medicamentos devem ser evitados e/ou usados com precaução no tratamento de pacientes com doenças mitocondriais, tais como alguns analgésicos e anti-inflamatórios, antiarrítmicos (amiodarona), antipsicóticos, barbitúricos, lítio, antiepiléticos (ácido valproico e fenobarbital), alguns antibióticos (tetraciclina, antimicina A), entre outros.

Situações especiais

Encefalomiopatia mitocondrial neurogastrointestinal (MNGIE)

Esta forma de doença mitocondrial, caracterizada por grave dismotilidade intestinal, caquexia, oftalmoplegia externa progressiva, miopatia e neuropatia periférica desmielinizante, é causada por mutações no gene *TYMP*, que leva à deficiência da enzima timidina-fosforilase (TP).

Estudos prévios com transplante de medula óssea mostraram melhora da atividade da enzima timidina-fosforilase, porém com altas taxas de mortalidade, geralmente associada às condições nutricionais ruins destes pacientes. Há poucos relatos de casos que foram submetidos a transplante hepático, também com melhora da atividade da TP, no entanto, em número insuficiente para maiores conclusões.

Estudos recentes pré-clínicos com terapia gênica têm mostrado resultados promissores.

Forma miopática associada a mutações no gene timidino-quinase (TK2)

A enzima TK2 é responsável pela fosforilação dos nucleosídeos timidina e deocitidina, dando origem à desoxicitidina e desoxitimidina monofosfato, que são convertidas em dNTPs, fundamentais para síntese de DNA mitocondrial.

Mutações no gene TK2 estão associadas a fenótipo miopático de síndromes de depleção do DNA mitocondrial. Em modelos animais com mutações no gene TK2, bem como, em pacientes, o uso oral de desoxicitidina e desoxitimidina monofosfatos tem mostrado melhora da força muscular e da sobrevida.

Novas terapias

Novas terapias vem sendo desenvolvidas para as doenças mitocondriais, incluindo terapia gênica utilizando vetores AAV para mutações em genes nucleares, assim como em outras doenças neurológicas.

Para as mutações do DNA mitocondrial, a terapia gênica é mais desafiadora no sentido do vetor atingir o interior da mitocôndria. Nestes casos, outra possibilidade está em estudo, como alterar os níveis de heteroplasmia, reduzindo o número de mitocôndria mutadas. Diferentes estratégias estão em investigação com este objetivo, como: restrição de endonucleases, transcrição de ativadores de nucleases, ZFEN (*zinc finger endonucleases*) e CRISPR (*clustered regularly interspaced palindromic repeat*)/Cas9.

REFERÊNCIAS BIBLIOGRÁFICAS

1. Craven L, et al. Recent Adavances in Mitochondrial Disease. Annu Rev Genom Gent Hum. 2017;18:7.1-7.9.
2. Alston CL, et al. The genetics and pathology of mitochondrial disease. J Pathol. 2017; 241:326-250.
3. Brunstein J. Mitochondrial genetic disorders. MLO Med Lab. 2015 Apr;47(4):24–5.
4. DiMauro S, Schon EA. Mitochondrial Respiratory-Chain Diseases. N Engl J Med. 2003 Jun 26;348(26):2656–68.
5. DiMauro S. Mitochondrial encephalomyopathies-Fifty years on: The Robert Wartenberg Lecture. Neurology. 2013 Jul 16;81(3):281–91.
6. Carelli V. Keeping in Shape the dogma of mitochondrial Maternal Inheritance. Plos Gentics. 2015;14:1-5.
7. Ernster L, Ikkos D, Luft R. Enzymic activities of human skeletal muscle mitochondria: A tool in clinical metabolic research. Nature. 1959 Dec 12;4702:1851–4.
8. Dard L, et al. Mitochondrial Functions and rare diseases. Molecular Aspects of Medicine. 2019.
9. Kabekkodu SP, Chakrabarty S, Shukla V, Varghese VK, Singh KK, Thangaraj K, et al. Mitochondrial biology: From molecules to diseases. Mitochondrion. 2015 Sep;24:93–8.
10. Elliot HR, Samuels DC, Eden JA. Pathogenic mitochondrial DNA mutations are common in the general population. Am J Hum Genet. 2008;83:254–60.
11. Goldstein AC, Bhatia P, Vento JM. Mitochondrial Disease in Childhood: Nuclear Encoded. Neurotherapeutics. 2013 Apr;10(2):212–26.
12. Rahman S. Mitochondrial Disease in Children. J of Int Med, 2020: 609-633.
13. Di Mauro S, Gurgel-Giannetti J. Mitochondrial myopathies. Current Opnion of Neurology, 2005, 18 (5): 538-542
14. DiMauro S, Schon EA. Mitochondrial Disorders in the Nervous System. Annu Rev Neurosci. 2008 Jul;31(1):91–123.
15. Witters P et al. Revisiting mitochondrial diagnostic criteria in the new eraof genomics. Genetics in Medicine, 2018, 20: 444-451
16. Koene S, Laat P, Van Tienoven DH, Vriens D, Brandt AM, Sweep FCGJ, et al. Serum FGF21 levels in adult m. 3243>G carries: Clinical implications. Neurology. 2014 Jul 8;83:125–33.
17. Koene S, de Laat P, van Tienoven DH, Weijers G, Vriens D, Sweep FCGJ, et al. Serum GDF15 Levels Correlate to Mitochondrial Disease Severity and Myocardial Strain, but Not to Disease Progression in Adult m.3243A;G Carriers. In: Zschocke J, Baumgartner M, Morava E, Patterson M, Rahman S, Peters V, editors. JIMD Reports, Volume 24 [Internet]. Berlin, Heidelberg: Springer Berlin Heidelberg; 2015 [cited 2016 Apr 29]. p. 69–81. Available from: http://link.springer.com/10.1007/8904_2015_436
18. Frazier AE, Thorburn DR and Compton A. Mitochondrial energy disorders: genes, mechanims, and clues to pathology. JBiol Chem (2019) 294914): 5386-5395
19. McFarland R, Turnbull DM. Batteries not included: diagnosis and management of mitochondrial disease. J Intern Med. 2009 Feb;265(2):210–28.
20. Parikh S, Goldstein A, Koenig MK, Scaglia F, Enns GM, Saneto R, et al. Diagnosis and management of mitochondrial disease: a consensus statement from the Mitochondrial Medicine Society. Genet Med. 2015 Sep 2;17(9):689–701.
21. Alves, CAPF, Teixeira SR, Goncalves FG, and Zuccoli G. 2019. "Neuroimaging Findings in Primary Mitochondrial Cytopathies." In Diagnosis and Management of Mitochondrial Disorders, edited by Michelangelo Mancuso and Thomas Klopstock, 289–316. Cham: Springer International Publishing.
22. Gonçalves, Fabrício Guimarães, César Augusto Pinheiro Ferreira Alves, Beth Heuer, James Peterson, Angela N. Viaene, Sara Reis Teixeira, Juan Sebastián Martín-Saavedra, Savvas Andronikou, Amy Goldstein, and Arastoo Vossough. 2020. "Primary Mitochondrial Disorders of the Pediatric Central Nervous System: Neuroimaging Findings." Radiographics: A Review Publication of the Radiological Society of North America, Inc 40 (7): 2042–67.
23. Alves,C A. P. F,. Teixeira S, Martin-Saavedra JS, Gonçalves FG, Lo Russo F, et al. 2020. "Pediatric Leigh Syndrome: Neuroimaging Features and Genetic Correlations." Annals of Neurology. https://doi.org/10.1002/ana.25789.
24. Yu, Meng, Zhe Zhang, Qing-Qing Wang, Jing Liu, Yue-Huan Zuo, Lei Yu, Jiang-Xi Xiao, Wei Zhang, Yun Yuan, and Zhao-Xia Wang. 2016. "Clinical and Brain Magnetic Resonance Imaging Features in a Cohort of Chinese Patients with Kearns-Sayre Syndrome." Chinese Medical Journal 129 (12): 1419–24.
25. Roosendaal, S. D., T. van de Brug, C. A. P. F. Alves, S. Blaser, A. Vanderver, N. I. Wolf, and M. S. van der Knaap. 2021. "Imaging Patterns Characterizing Mitochondrial Leukodystrophies." AJNR. American Journal of Neuroradiology 42 (7): 1334–40.
26. Kim, I. O., J. H. Kim, W. S. Kim, Y. S. Hwang, K. M. Yeon, and M. C. Han. 1996. "Mitochondrial Myopathy-Encephalopathy-Lactic Acidosis-and Strokelike Episodes (MELAS) Syndrome: CT and MR Findings in Seven Children." American Journal of Roentgenology. https://doi.org/10.2214/ajr.166.3.8623642.
27. Gonçalves, F. G., B. Hill, Y. Guo, C. C. Muraresku, E. McCormick, C. A. P. F. Alves, S. R. Teixeira, et al. 2020. "The Perirolandic Sign: A Unique Imaging Finding Observed in Association with Polymerase γ-Related Disorders." AJNR. American Journal of Neuroradiology 41 (5): 917–22.

28. Alves, C. A. P. F., A. Goldstein, S. R. Teixeira, J. S. Martin-Saavedra, I. P. de Barcelos, G. Fadda, L. Caschera, et al. 2021. "Involvement of the Spinal Cord in Primary Mitochondrial Disorders: A Neuroimaging Mimicker of Inflammation and Ischemia in Children." AJNR. American Journal of Neuroradiology 42 (2): 389–96.
29. Steenweg, Marianne E., Petra J. W. Pouwels, Nicole I. Wolf, Wessel N. van Wieringen, Frederik Barkhof, and Marjo S. van der Knaap. 2011. "Leucoencephalopathy with Brainstem and Spinal Cord Involvement and High Lactate: Quantitative Magnetic Resonance Imaging." Brain: A Journal of Neurology 134 (Pt 11): 3333–41.
30. Gurgel-Giannetti J, Oliveira G, Brasileiro Filho, Martins P, Vainzof M, Hirano M. Mitochondrial Cardioencephalomyopathy due to a novel SCO2 gene mutation in a Brazilian patient: Case report and literature review. Archives of Neurology, 2012, 26: pE1-pE4
31. Quinzii CM, Hirano M. Coenzyme Q and mitochondrial disease. Dev Disabil Res Rev. 2010 Aug 27;16(2):183–8.
32. Hargreaves I, Heaton RA and Mantle D. Disorders od Human Coenzime Q10 metabolism: an overview. Int J Mol Sci, 202: 21: 6695
33. Welchen E & Gonzalez D. Cytochromec, a hub linking energy, redox, stress and signaling pathways in mitochondria and other cell compartments.Physiologia Plantarum, 2016, 157: 310-316
34. Basel D. Mitochondrial DNA Depletion Syndromes. Clin Perinatol, 2019,
35. Rahman S & Copeland CW. POLG- related disorders and their neurological manifestations. Nature Rev Neurol, 2019, 15: 40-52
36. Anagnostou, ME, Yi SN, Taylor RW, and McFarland R. 2016. "Epilepsy due to Mutations in the Mitochondrial Polymerase Gamma (POLG) Gene: A Clinical and Molecular Genetic Review." Epilepsia 57 (10): 1531–45.
37. Gurgel-Giannetti, J; Camargos, S; Cardoso, F; Hirano, M; DiMauro, S.POLG1 Arg953Cys mutation: an expanded phenotype and recessive inheritance in a Brazilian family. Muscle and Nerve, 2012, 45:453-454
38. El-Hattab AW & Scaglia F. Mitochondrial DNA Depletion Syndrome: Review and updates of Genetics basis, manifestations and therapeutic options. Neurotherapeutics, 2013, 10: 186-198
39. Oskoui M, Davidzon G, Pascual J, Erazo R, Gurgel-Giannetti J, Krishna S, Bonilla E, De Vivo Dc Shanske S, Dimauro S. The Clinical Spectrum of mtDNA Depletion Due to Mutations in the Thymidine Kinase (TK2) Gene. Archives of Neurology, 2006, Aug 63 (8): 1122-6
40. Mandel,H, Szargel, R, Labay,V. The desoxyguanosine kinase gene is mutated in individuals with depleted hepatocerebral mitochondrial DNA. Nat Genet. 2001;29:337–41.
41. Garone C, Gurgel-Giannetti J, Sanna-Cherchi S, Krishna S, Naini A, Quinzii CM, Hirano M. A Novel SUCLA2 Mutation Presenting as a Complex Childhood Movement Disorder. J Child neurol 2017. Feb, 32 (2): 246-250
42. Abbot JA, Francklyn CS and Robey-Bond S. Transfer RNA and Human disease. Frontiers in Genetics, 2014,5:1-18
43. Gomez MAR & Ibba M. Aminoacyl synthetase. RNA Journal, 2020: 910-936
44. Fine AS et al. Mitochondrial aminoacylation-tRNA synthetase disordres: an emerging group of developmental disorders of myelinatiom. J Neurodevelopmental Disorders, 2019, 11: 1-15
45. Haute LV et al. Mitochondrial trasncript maturation and its diorders. J Inherit Metab Dis, 2015, 38: 655-680
46. Sanchez MIGL, et al. Human Mitoribosome Biogenesis and its Emerging links to disease. Int j Mol Sci,2021, 22: 3827
47. Souza AR & Minczuk M. Mitochondrial trasncription and translation overview. Essays in Biochemistry, 2018, 62: 309-320
48. Hirano M, Emmanuele V, Quinzi CM. Emerging therapies for Mitochondrial Diseases.Essays Biochem, 2018, 62 (3): 467-481
49. Barcelos I et al. Mitochondrial medicine therapies: rationale, evidence, and dosing guidelines. Current Opinion Pediatric, 2020, 32: 707-718
50. Phoenix C, Schaefer AM, Elson JL, Morava E, Bugiani M, Uziel G, et al. A scale to monitor progression and treatment of mitochondrial disease in children. Neuromuscul Disord. 2006 Dec;16(12):814–20.
51. Schaefer AM, Phoenix C, Elson JL, McFarland R, Chinnery PF, Turnbull DM. Mitochondrial disease in adults: A scale to monitor progression and treatment. Neurology. 2006 Jun;66:1932–4.
52. Campolina-Sampaio GP, Lasmar LM, Ribeiro BS,Gurgel-Giannetti J. The Newcastle Pediatric Mitochondrial Disease Scale: translation and cultural adaptation for use in Brazil. Arq Neuropsiquiatr, 2016, 74 (11): 909 – 913
53. Neustadt J & Pienczenik SR. Medication-induced mitochondrial damage and disease. Mol Nutr Food Res, 2008, 52: 780-788

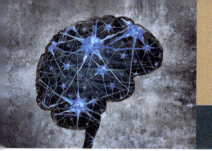

- Jaime Lin
- Marcelo Masruha Rodrigues

capítulo 55 | Lipofuscinose Ceroide Neuronal

■ INTRODUÇÃO

As lipofuscinoses ceroides neuronais (LCN) representam um grupo heterogêneo de doenças neurodegenerativas geneticamente determinadas, coletivamente denominadas *Doença de Batten* e que são caracterizadas pelo acúmulo intracelular de lipopigmentos que apresentam características morfológicas e de coloração similares à lipofuscina, pigmento autofluorescente em células, tecidos e órgãos durante o processo de envelhecimento.[1]

Coletivamente, constituem o grupo mais comum de doenças neurogenerativas a afetar a faixa etária pediátrica, sendo uma condição pan-étnica que apresenta uma incidência global que varia de 1 a 8 casos para cada 100.000 nascidos vivos.[2] As taxas de incidência podem variar de 1:1.000.000, em algumas regiões, a 1:14.000 em outras localidades, como na Islândia.[3] No Brasil, até o momento, não existem dados epidemiológicos precisos de incidência ou prevalência, sendo que até o ano de 2014 apenas algumas séries foram publicadas com algumas dezenas de casos.[4-6]

Clinicamente, caracterizam-se por um declínio cognitivo e motor progressivo, retinopatia que evolui para a perda visual completa, graus variados de atrofia cerebelar e epilepsia mioclônica,[7] devendo ser considerada uma hipótese diagnóstica sempre que uma criança ou adulto jovem, apresentando desenvolvimento neurológico inicialmente normal, passa a ter, de forma inexplicável, quadro neurológico progressivo caracterizado por demência, retinopatia, epilepsia e deterioração motora.

Enquanto todas as formas de LCN apresentam similaridades clínicas e neuropatológicas, cada uma delas representa uma entidade genética distinta, com características fisiopatológicas particulares.

■ FISIOPATOLOGIA DAS LIPOFUSCINOSES CEROIDES NEURONAIS

Apesar da variabilidade clínica e genética, todas as formas de LCN compartilham um fenótipo patológico razoavelmente uniforme, que constitui a sua base conceitual. Trata-se de: 1) grânulos autofluorescentes, elétron-densos e positivos à coloração ácido-periódico + reativo de Schiff (coloração PAS, do inglês *periodic acid-reactive Schiff*) e preto de Sudan B (do inglês *Sudan black B*), resistentes a solventes lipídicos que se acumulam no citoplasma da maioria dos tecidos nervosos e em menor extensão nos demais tecidos corporais e 2) esse acúmulo associa-se a perda progressiva e seletiva de neurônios, em especial, aqueles localizados no cerebelo e no córtex cerebral e na retina, levando a deterioração motora, cognitiva e visual associada a epilepsia refratária a tratamento medicamentoso.[8]

São consideradas doenças de acúmulo lisossomal, corroborando com essa classificação, muitas das proteínas identificadas nas diferentes formas de LCN presentes no interior dos lisossomos, local onde se acumula também os lipopigmentos semelhantes a lipofuscina. Por meio da microscopia eletrônica, o material acumulado assume diferentes formas e padrões, podendo ser classificado da seguinte maneira: depósitos granulares osmiofílicos (GRODS), corpos curvilíneos, corpos retilíneos, padrão digitiforme (*fingerprint*) ou padrão misto.[2]

Diferentemente das formas clássicas das doenças lisossomais, no entanto, as inclusões não são específicas, sendo que o padrão ultraestrutural do material acumulado não se correlaciona com a apresentação clínica, e um mesmo tipo de LCN pode ter um ou mais padrões de inclusão dependendo do tecido examinado.[2]

Desde 1995 cerca de 400 mutações em 13 genes diferentes foram descritas para as diversas formas de LCN, sendo esses genes e seus produtos de vital importância para a manutenção da integridade neuronal.[9]

A localização intracelular e a função de cada uma das proteínas defeituosas varia de acordo com o tipo de LCN: cinco tipos são causados por defeitos em enzimas lisossomais (LCN1, LCN2, LCN5, LCN10 e LCN13); quatro tipos por defeitos em proteínas transmembrana (LCN3, LCN6, LCN7 e LCN8).[10] A LCN12 é causada por mutações em um gene que codifica a ATPase;[11] a LCN14 é provocada por um gene relacionado a canais de potássio[12] e a LCN4 por mutações no gene DNAJC5, localizadas nas vesículas sinápticas,[13] enquanto que a LCN 11 é causada por um gene que codifica uma glicoproteína (progranulina) e que se expressa em diversos tecidos (Figura 55.1.).[14]

Fisiopatologicamente, a Tabela 55.1 traz as diferentes LCNs, seus genes correspondentes, assim como seus produtos gênicos. A função específica desses últimos ainda permanece desconhecida na maioria dos casos.

No caso da LCN1, propõe-se que a PPT1 é uma proteína solúvel necessária para a manutenção de diversos processos celulares, incluindo apoptose, endocitose, tráfego vesicular, adequada função sináptica e sinalização intracelular.[15]

O gene CLN3 codifica uma proteína de membrana cuja função, nas mitocôndrias, parece ser a de auxiliar no processamento das membranas mitocondriais, como na subunidade C da ATPase.[16] Possui implicações ainda na regulação do pH lisossomal e no transporte de aminoácidos básicos para dentro dos lisossomos.[17] Além disso, tem função antiapoptótica, participando na regulação do ciclo celular.[18]

O gene CLN8 codifica uma proteína de membrana que se localiza no retículo endoplasmático cuja função, sugere-se, esteja relacionada a biossíntese, metabolismo, transporte e detecção de lipídios.[10]

Por fim, na LCN13, o produto proteico (CTSF) faz parte da família das proteinases da cisteína componente do sistema proteolítico lisossomal.[2]

Patologicamente, a perda neuronal é profunda e generalizada na maioria dos pacientes com LCN, resultando em atrofia da substância cinzenta cortical, atrofia cerebelar e, por consequência, alargamento dos ventrículos. O grau de atrofia e de alargamento ventricular varia entre as diferentes formas de LCN, mas tipicamente são precedidos pela apresentação clínica.[19] Alguns aspectos, no

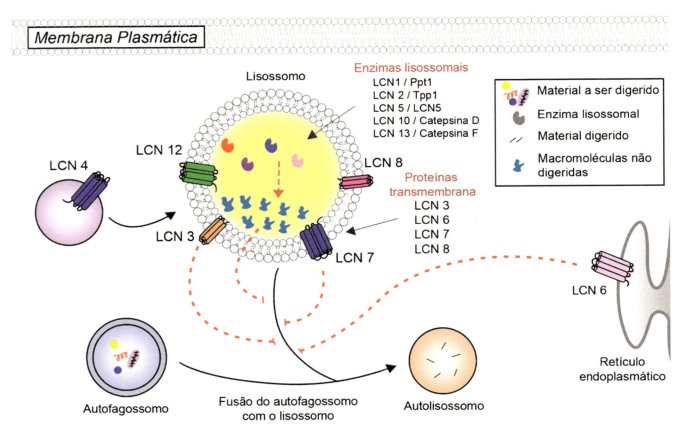

Figura 55.1 Figura esquemática demonstrando a localização intracelular das diferentes formas de LCN. Mutações nas hidrolases lisossomais impedem a degradação do material a ser digerido, subsequentemente provocando o acúmulo de macromoléculas não digeridas e comprometendo a função lisossomal. Mutações em algumas proteínas relacionadas às LCN inibem a maturação dos autofagossomos, bloqueando o fluxo autofágico (linhas pontilhadas em vermelho).

Tabela 55.1 As lipofuscinoses ceroides neuronais com seus genes correspondentes e produtos gênicos.

Terminologia (OMIM)	Gene	Produto
LCN 1 (256730)	CLN1(PPT1)	PPT1 (proteína solúvel)
LCN 2 (204500)	CLN2 (TPP1)	TPP1 (proteína solúvel)
LCN 3 (204200)	CLN3	CLN3
LCN 4 (162350)	CLN4 (DNAJC5)	Proteína da cadeia de cisteína alfa (CSP α)
LCN 5 (256731)	CLN5	CLN5
LCN 6 (601780)	CLN6	CLN6
LCN 7 (610951)	CLN7(MFSD8)	CLN7
LCN 8 (600143)	CLN8	CLN8
LCN9 (609055)	Não caracterizado	Não caracterizado
LCN 10 (610127)	CLN10 (CTSD)	Catepsina D (proteína solúvel)
LCN 11 (614706)	CLN11 (GRN)	Progranulina (proteína solúvel)
LCN 12 (606693)	CLN12 (ATP13A2)	ATPase tipo-P
LCN 13 (615362)	CLN13 (CTSF)	Catepsina F (proteína solúvel)
LCN 14 (611726)	CLN14 (KCTD7)	Potassium Chanel tetramerization domain-containing protein type 7 (proteína solúvel)

entanto, chamam a atenção: nas formas infantis de LCN a perda neuronal é seletiva e irregular, podendo o tálamo ser mais gravemente afetado; já nas formas adultas, a atrofia cerebral pode ser menos aparente.[19]

A depleção neuronal da retina se inicia nos segmentos externos dos fotorreceptores seguindo para os segmentos internos, corpos dos neurônios e camada ganglionar, podendo ser precoce na LCN3 e mais tardia nas outras formas de LCN.[20]

QUADRO CLÍNICO

A Tabela 55.2 traz o quadro clínico das diferentes formas de LCN descritas até o momento.

TRATAMENTO

Até o momento, não existe tratamento considerado curativo para qualquer uma das formas de LCN. Medicamentos anticonvulsivantes têm se mostrado essenciais na maioria das diferentes formas, sendo que o valproato de sódio e o clonazepam são frequentemente eficazes. Em cada caso, no entanto, o tratamento deve ser individualizado.

Recentemente, diversos estudos têm mostrado terapias e tratamentos promissores, discutidos a seguir.

Tratamento farmacológico atual
Terapia de reposição enzimática

Até o momento, existe uma única medicação, aprovada clinicamente, que se mostrou eficaz para o tratamento de uma forma específica de LCN. A cerliponase alfa (Brineura®) é uma pró-enzima, forma recombinante que substitui a enzima tripeptidil peptidase (TTP1). Desenvolvida pela empresa Biomarin foi aprovada mundialmente em 2017 e aprovada no Brasil pela Agência Nacional de Vigilância Sanitária (Anvisa) em julho de 2018 para uso em pacientes com LCN2.[53]

O medicamento é administrado a cada duas semanas, em ambiente hospitalar e se dá por infusão intracerebroventricular no líquido cefalorraquidiano, por meio de um reservatório e de um cateter implantados cirurgicamente. Após a infusão, a cerliponase alfa é absorvida por células-alvo no sistema nervoso central, onde é transportada para os lisossomos por meio do receptor de manose-6-fosfato cátion-independente. O medicamento, uma vez no lisossomo, é então ativado para uma forma proteolítica da enzima rhTTP1, que age na fragmentação dos tripeptídeos do N-terminal das proteínas, reduzindo o acúmulo de material intralisossomal.[54]

Testes clínicos em fase I/II mostraram que a administração intracerebroventricular de cerliponase alfa atenuou significativamente o declínio motor e de linguagem. Vinte e três crianças com diagnóstico de CLN2, com idades entre 3 e 8 anos, receberam a medicação na dose de 300 mg a cada duas semanas por 96 semanas mostrando uma taxa de declínio significativamente menor quando comparada com crianças afetadas que mantiveram o curso natural da doença.[55,56]

Os efeitos adversos encontrados foram geralmente leves, incluindo náuseas, vômitos, reações de hipersensibilidade e, mais raramente, infecções relacionadas ao equipamento utilizado na administração da medicação. Crises epilépticas também foram listadas, porém atribuídas à própria doença de base.[54]

Estudos pré-clínicos, medicamentos em teste e novas estratégias terapêuticas
Terapia de reposição enzimática

Em um modelo animal de LCN1, a administração intratecal de uma pró-enzima recombinante da palmitoil tioesterase (PTT1) conseguiu reduzir o acúmulo de material intralisossomal, desacelerou a deterioração moto-

Tabela 55.2 Quadro clínico das lipofuscinoses ceroídeas neuronais.

Doença	Herança	Gene, locus	Idade de início	Dados clínicos sugestivos	Defeito básico e exames complementares
LCN1[21-25] Forma infantil (doença de Haltia-Santavuori) #256730	AR	CLN1, 1p34.2	**Apresentação clássica infantil** 6 a 12 meses	Desenvolvimento inicialmente normal; A partir dos 6 a 12 meses de idade tem-se o início da deterioração intelectual e ataxia como sintomas principais; Ansiedade e sintomas de transtorno do espectro autista associados a movimentos manuais estereotipados podem levar a confusão com o diagnóstico de Síndrome de Rett; Durante o segundo ano de vida iniciam-se as crises mioclônicas associadas a microcefalia progressiva por atrofia cerebral. As crises não costumam ser tão proeminentes quanto as formas de apresentação mais tardias; Atrofia óptica e degeneração macular e da retina sem agregados pigmentares são frequentes; Dos 3 aos 4 anos de idade desenvolve-se espasticidade e a criança perde o contato com o meio externo, até o óbito entre 6 e 15 anos	**ERG:** potenciais elétricos reduzidos ou abolidos, exceto nos primeiros meses de acometimento **EEG:** alentecimento progressivo e perda de amplitude, levando a um traçado isoelétrico (EEG evanescente) **RM de crânio:** atrofia cerebral marcante, podendo acompanhar-se de hipointensidade em núcleos da base e tálamos, presença de anel hiperintenso ao redor dos ventrículos nas sequências ponderadas em T2; Nas fases mais tardias existe uma reversão do contraste normal entre a substância branca e cinzenta (Figura 55.2) **Análise patológica:** neurônios remanescentes e células extraneurais exibem grande quantidade de material ceroide, homogêneo finamente granular classificados como depósitos granulares osmiofílicos (GRODS); Depósitos extracerebrais são encontrados em células musculares, glândulas sudoríparas, células ganglionares do sistema entérico, macrófagos e fibroblastos; A biópsia em geral é realizada através de amostras de células da pele, linfócitos em amostras de sangue e, menos comumente, em células retais **Confirmação diagnóstica:** deficiência da atividade enzimática da palmitoil tioesterase (PPT1), demonstrada em leucócitos ou fibroblastos **Diagnóstico pré-natal:** diagnóstico pré-natal é possível através da determinação da deficiência de atividade da enzima PPT1 em amostra de vilosidades coriônicas e posterior análise molecular
			Apresentação infantil tardia 1 a 4 anos	Declínio cognitivo e visual, seguido por ataxia e mioclonias	
			Apresentação juvenil 5 a 10 anos	O declínio cognitivo costuma ser o sinal mais precoce; Crises epilépticas proeminentes e com diversas apresentações; O declínio motor ocorre sem, no entanto, se manifestar por parkinsonismo ou mioclonias; Espasticidade e ataxia podem ocorrer; Perda visual tardia usualmente entre 10 e 14 anos de idade	
			Apresentação adulta Após 18 anos	Declínio cognitivo, sintomas psiquiátricos como depressão, seguido por ataxia, parkinsonismo e perda visual	

Tabela 55.2 Quadro clínico das lipofuscinoses ceroídeas neuronais. (*Continuação*)

Doença	Herança	Gene, *locus*	Idade de início	Dados clínicos sugestivos	Defeito básico e exames complementares
LCN2[26,27] Forma infantil tardia clássica (doença de Janský-Bielschowsky) #204500	AR	*CLN2*, 11p15.4	18 meses a 4 anos	O primeiro sintoma é a interrupção e a rápida regressão do desenvolvimento neurológico, usualmente no segundo ou terceiro ano de vida; Epilepsia é um sintoma proeminente iniciando em geral após os 30 meses de idade, seguida de perto por regressão da linguagem, demência e ataxia franca; As crises podem apresentar-se de diversas formas, sendo geralmente refratárias a tratamento; quando ocorrem mioclonias, essas podem ser erráticas e simularem síndrome de Lennox-Gastaut; Degeneração retiniana, mais proeminente na mácula, e atrofia óptica ocorrem por volta dos 3 a 4 anos de idade; A perda das habilidades motoras e a espasticidade têm uma rápida evolução, tornando a criança restrita ao leito por vota dos 3 a 6 anos e levando ao óbito por volta dos 6 a 15 anos de idade	**ERG:** extinto, porém pode ser normal nas fases iniciais da doença **EEG:** evidencia espículas multifocais associadas a alentecimento da atividade de base; Evidencia-se ainda espículas em regiões posteriores, desencadeadas pela fotoestimulação intermitente de baixa frequência **RM de crânio:** atrofia cortical menos proeminente que na LCN1 (Figura 55.3) **Análise patológica:** tecidos extracerebrais exibem citossomos contendo corpos curvilineares e linfócitos não vacuolizados **Confirmação diagnóstica:** deficiência da atividade da enzima tripeptidil peptidase (TPP2), demonstrada em leucócitos ou fibroblasto e análise de mutação **Diagnóstico pré-natal:** análise molecular pré-natal pode ser utilizada para diagnóstico
LCN3[28-30] Forma juvenil clássica (doença de Batten ou de Spielmeyer-Vogt-Sjögren) #204200	AR	*CLN3*, 16p12.1	4 a 7 anos	Início insidioso caracterizado por perda visual causada por degeneração retiniana, inicia-se com quadro de hemeralopia (dificuldade visual em ambientes iluminados) evoluindo para perda visual em 2 anos; Crises epilépticas (mioclônicas, generalizadas ou parciais) iniciam-se usualmente após 2 ou 3 anos, sendo inicialmente bem controladas com fármacos antiepilépticos;	**ERG e VEP:** extinção precoce dos potenciais elétricos **EEG:** surtos pseudoperiódicos de ondas lentas de alta ou baixa amplitude **RM de crânio:** atrofia cortical discreta a moderada; Calcificações extensas podem ser visas em exames de TC

Tabela 55.2 Quadro clínico das lipofuscinoses ceroídeas neuronais. (*Continuação*)

Doença	Herança	Gene, *locus*	Idade de início	Dados clínicos sugestivos	Defeito básico e exames complementares
LCN3[28-30] Forma juvenil clássica (doença de Batten ou de Spielmeyer-Vogt-Sjögren) #204200	AR	*CLN3*, 16p12.1	4 a 7 anos	A deterioração inicialmente é leve, entretanto, alterações comportamentais como crises de temperamento, agressividade, violência e quadros depressivos podem ser proeminentes, podendo levar a um diagnóstico errôneo de quadro psiquiátrico; Um tipo específico de disartria caracterizado por emissões indistinguíveis e precipitadas inicia-se por volta dos 10 anos, levando a mutismo por volta dos 20 anos de idade; Avaliação oftalmológica evidencia degeneração macular com depósitos pigmentares a partir dos 10 anos; Os sinais e sintomas neurológicos se desenvolvem lentamente, incluindo manifestações extrapiramidais (parkinsonismo com tremor e rigidez por vezes responsivas a L-Dopa) e sintomas piramidais e cerebelares discretos; Entre os sintomas extra neurológicos evidencia-se anormalidades na condução cardíaca por volta da segunda década de vida; O curso progressivo da doença leva ao óbito por volta dos 15 a 30 anos de idade	**Análise patológica:** linfócitos usualmente vacuolizados, demonstrando acúmulo de material com padrão digitiforme, padrão encontrado também em amostras de tecidos extracerebrais Citossomos com material acumulado com padrão digitiforme, corpos retilíneos ou corpos curvilíneos também podem ser vistos dando um padrão misto **Confirmação diagnóstica:** análise molecular; Uma grande deleção envolvendo dois éxons do gene *CLN3* (codifica a síntese de uma glicoproteína da membrana lisossomal) é responsável por mais de 70% dos alelos mutantes **Diagnóstico pré-natal:** descrito um caso de diagnóstico pré-natal através da utilização de PCR para a determinação de marcadores intragênicos em uma amostra de vilosidade coriônica
LCN4[13,31-34] Forma do adulto (doença de Kufs) #162350	**Tipo A** AR %20 4300	*CLN6*, 15q21-q23	Terceira década de vida	Também classificada como forma adulta da LCN6; Ausência de envolvimento retiniano ou amaurose; Inicia-se por volta dos 30 anos de idade com quadro de epilepsia mioclônica progressiva seguida por demência e ataxia; Em cerca de 25% dos pacientes podem ser observadas alterações cognitivas, neuropsiquiátricas e comportamentais alguns anos antes do aparecimento das crises mioclônicas; Disartria proeminente; Óbito cerca de 10 anos após início dos sintomas	**EEG:** evidencia-se resposta marcante a fotoestimulação lenta caracterizada por espículas síncronas de alta amplitude **RM de crânio:** atrofia cerebral e cerebelar cerca de 6 anos após o início dos sintomas **Análise patológica:** células vacuolizadas podem ser encontradas em amostras de biópsia de pele e biópsia retal, podendo revelar agregados com padrão digitiforme circundados por uma membrana única de origem lisossomal; Investigação ultraestrutural de linfócitos circulantes não é útil **Confirmação diagnóstica:** análise molecular com determinação de mutação no gene *CLN6*

Tabela 55.2 Quadro clínico das lipofuscinoses ceroídeas neuronais. (*Continuação*)

Doença	Herança	Gene, *locus*	Idade de início	Dados clínicos sugestivos	Defeito básico e exames complementares
LCN4[13,31-34] Forma do adulto (doença de Kufs) #162350	Tipo B AD %162350	*DNAJC5/ CLN4*, 20q13.33	Terceira década de vida	Também classificada como: forma adulta da LCN4, doença de Kufs autossômica dominante, variante tipo Parry de LCN de início adulto; Única forma conhecida de LCN de herança autossômica dominante; Ausência de envolvimento retiniano ou amaurose; Quadro clínico dominante caracterizado por demência, manifestações cerebelares e extrapiramidais progressivas, incluindo ataxia e crises epilépticas e mioclonias	**EEG:** descritos surtos de ondas lentas 4 a 6hz no traçado eletroencefalográfico **Análise patológica:** amostras de tecidos cerebrais evidenciam depósitos granulares osmiofílicos (GRODS), que podem ser vistos também em tecidos extracerebrais em menor quantidade e em linfócitos circulantes **Confirmação diagnóstica:** análise molecular demonstrando a mutação no gene *DNAJC5/CLN4*
LCN5[35-37] Variante finlandesa da forma infantil tardia #256731	AR	*CLN5*, 13q22.3	4 a 7 anos	A idade de início dessa forma infantil tardia é mais variável que a forma infantil tardia clássica, existindo relatos de casos de início juvenil ou mesmo adulto; A apresentação clínica se inicia usualmente com quadro de deterioração cognitiva ou ataxia; Sintomas visuais (distrofia macular e atrofia óptica progressiva), crises epilépticas e anormalidades neurofisiológicas são observadas após 7 a 8 anos de idade	**Análise patológica:** o padrão de acúmulo de lipopigmento observado compreende uma combinação de corpos curvilineares, padrão digitiforme, e menos frequentemente corpos retilíneos e depósitos granulares osmiofílicos **Confirmação diagnóstica:** análise molecular demonstrando a mutação no gene *CLN5* **ERG:** extinção do potencial elétrico
LCN6[24,38] CLN juvenil precoce de Lake-Cavanagh, variante indiana infantil tardia, Forma de início adulto #601780	AR	*CLN6*, 15q21-q23	18 meses a 8 anos	A apresentação clínica é similar à forma infantil tardia (LCN 2 descrita anteriormente) e similar ainda, em suas variações, às formas associadas a mutações nos genes *CLN7* e *CLN8*. A taxa de progressão clínica da doença é variável, com um curso relativamente lento, caracterizando-se por atraso motor, disartria, ataxia, perda visual (iniciando precocemente em metade dos pacientes) e epilepsia (iniciando antes dos 5 anos de idade); Óbito ocorre ao final da segunda década de vida	**VEP:** potenciais evocados corticais gigantes **RM de crânio:** atrofia cortical e cerebelar evidente em até 6 anos após início dos sintomas (Figura 55.4) **Análise patológica:** análise ultraestrutural de amostras de biópsia de pele e linfócitos circulantes é útil, podendo evidenciar um padrão de acúmulo misto e pleiomórfico onde se destacam corpos curvilíneos e padrão digitiforme **Confirmação diagnóstica:** análise molecular demonstrando a mutação no gene *CLN6*

Tabela 55.2 Quadro clínico das lipofuscinoses ceroídeas neuronais. (*Continuação*)						
Doença	Herança	Gene, *locus*	Idade de início	Dados clínicos sugestivos	Defeito básico e exames complementares
LCN7[24,39] Variante turca infantil tardia #610951	AR	*MFSD8/ CLN7*, 4q28.3	2 a 7 anos	Descrita inicialmente em famílias de origem turca, apresenta ocorrência pan-étnica com predominância na população mediterrânea; Crises epilépticas são, tipicamente, os sintomas iniciais, seguido por mioclonias, comprometimento motor progressivo, ataxia, deterioração cognitiva e da fala, perda visual e distúrbios comportamentais e de sono; A taxa de progressão é relativamente estável com os pacientes perdendo a marcha em cerca de 2 anos e evoluindo ao óbito por volta da segunda década de vida	**ERG:** extinção do potencial elétrico **VEP:** potenciais evocados corticais gigantes **RM de crânio:** relatos de casos evidenciando atrofia cerebral mais proeminente em lobos occipitais **Análise patológica:** análise ultraestrutural de amostras de tecidos extracerebrais como pele, músculo, mucosa retal e linfócitos circulantes mostram a presença de inclusões mistas – padrão digitiforme isolado ou em associação com corpos curvilíneos, corpos retilíneos e, menos frequentemente, um padrão granular **Confirmação diagnóstica:** análise molecular demonstrando mutação no gene *MFSD8/CLN7*
LCN8[40,41] Variante turca da forma infantil tardia #600143	AR	*CLN8*, 8p23.3	2 a 7 anos	Quadro clínico se inicia com crises epilépticas e ataxia progressiva seguida por regressão psicomotora e mioclonias; A visão é sempre afetada com envolvimento retiniano; Óbito ocorre por volta da segunda década de vida	**ERG:** extinção do potencial elétrico **VEP:** potenciais evocados corticais gigantes **RM de crânio:** relatos de casos evidenciando atrofia cerebral, cerebelar e hipersinal na substância branca periventricular **Análise patológica:** análise ultraestrutural de amostras de tecidos extracerebrais mostram a presença de inclusões mistas – padrão digitiforme em associação e, menos frequentemente, corpos retilíneos ou padrão granular; Ausência de linfócitos vacuolizados **Confirmação diagnóstica:** análise molecular demonstrando mutação no gene *CLN8*

Tabela 55.2 Quadro clínico das lipofuscinoses ceroídeas neuronais. (*Continuação*)

Doença	Herança	Gene, *locus*	Idade de início	Dados clínicos sugestivos	Defeito básico e exames complementares
LCN8[42,43] Epilepsia do Norte #600143	AR	*CLN8* 8p23.3	5 a 10 anos	Primeiramente descrito em indivíduos do norte da Finlândia; É uma forma de LCN com um curso extremamente prolongado; Caracteriza-se por um início por volta dos 5 a 10 anos com quadro de crises tônico-clônicas cuja frequência diminui após a puberdade. Quadro de deterioração cognitiva progressiva se inicia cerca de 2 a 5 anos após o princípio das crises e continua durante a idade adulta apesar do bom controle das crises, levando a deficiência intelectual na idade adulta; Perda visual não é proeminente e não se evidenciam mioclonias	**Análise patológica:** análise ultraestrutural de amostras de tecidos extracerebrais mostram a presença de inclusões mistas – padrão digitiforme em associação e menos frequentemente corpos retilíneos ou padrão granular; Ausência de linfócitos vacuolizados **Confirmação diagnóstica:** análise molecular demonstrando mutação no gene *CLN8*
LCN9[44,45] #609055	AR	Ainda não caracterizado	4 anos	Poucos casos descritos até o momento; Início do quadro clínico aos 4 anos de idade com perda visual, crises epilépticas seguido por declínio cognitivo progressivo e ataxia; Óbito por volta da segunda década de vida	**EEG:** traçado alentecido com atividade epileptiforme caracterizada por poliespículas-ondas **Análise patológica:** linfócitos vacuolizados foram descritos; Análise ultraestrutural demonstrou presença de material acumulado com padrão digitiforme; Biópsia cerebral foi realizada em um paciente demonstrando neurônios com acúmulo de material na forma de depósitos granulares e corpos curvilíneos **Confirmação diagnóstica:** nos casos relatados a análise enzimática e molecular descartou outras formas de LCN e outras doenças lisossomais

Tabela 55.2 Quadro clínico das lipofuscinoses ceroídeas neuronais. (*Continuação*)

Doença	Herança	Gene, *locus*	Idade de início	Dados clínicos sugestivos	Defeito básico e exames complementares
LCN10[46,47] Forma congênita clássica #610127	AR	*CTSD/ CLN10* 11p15.5	Congênita	Única forma de LCN onde os sintomas já se encontram presentes no momento do nascimento na forma de crises epilépticas e microcefalia evoluindo para óbito em poucas horas com sobrevida máxima descrita de 7 semanas; Em outros casos relatados, foram descritos aspectos dismórficos como orelhas de implantação baixa e ponte nasal baixa associados ao quadro de epilepsia, espasticidade, microcefalia e apneia central	**Análise patológica:** na análise ultraestrutural as células demonstraram presença de acúmulo de material granular; No caso de início tardio a análise ultraestrutural de tecidos extracerebrais não mostrou presença de material de depósito **Confirmação diagnóstica:** deficiência da atividade enzimática da catepsina D, demonstrada em fibroblastos
			Idade escolar	Quadros clínicos de início mais tardio já foram descritos e se devem provavelmente à inativação parcial do gene *CTSD*; Após ter apresentado desenvolvimento neurológico normal o quadro clínico se iniciou com ataxia progressiva, perda visual e declínio cognitivo em um quadro de evolução mais lenta	
LCN11[48] #614706	AR	*GRN/ CLN11* 17q21.31	Segunda década de vida	Uma única família descrita; Início em idade adulta com perda visual rapidamente progressiva secundária a distrofia retiniana, epilepsia, ataxia cerebelar. Pode ocorrer ainda declínio cognitivo; Até o momento, é a única forma descrita de LCN de início adulto associado a retinopatia	**RM de crânio:** atrofia cerebelar **Análise patológica:** análise ultraestrutural de amostras de biópsia de pele demonstraram numerosos depósitos de material com padrão digitiforme **Confirmação diagnóstica:** análise molecular demonstrando mutação no gene *GRN/CLN11*
LCN12[11,49] #606693	AR	*ATP13A2/ CLN12* 1p36.13	Adolescência (13 anos)	Apenas uma família descrita até o momento com LCN12 causada por uma mutação em homozigose no gene *ATP13A2/CLN12* localizado no cromossomo 1p36.13; Clinicamente caracterizada por início juvenil com dificuldades de aprendizagem seguido após vários anos de comprometimento motor progressivo com sinais de parkinsonismo, espasticidade, síndrome pseudobulbar, sintomas extrapiramidais, coreia, movimentos extraoculares lentos e declínio cognitivo;	**Análise patológica:** presença de linfócitos vacuolizados e acúmulo de lipopigmentos tipicamente encontrados nas LCN com um padrão digitiforme **Confirmação diagnóstica:** análise molecular demonstrando mutação no gene *ATP13A/CLN12*

Tabela 55.2 Quadro clínico das lipofuscinoses ceroídeas neuronais. (*Continuação*)

Doença	Herança	Gene, *locus*	Idade de início	Dados clínicos sugestivos	Defeito básico e exames complementares
LCN12[11,49] #606693	AR	*ATP13A / CLN12* 1p36.13	Adolescência (13 anos)	Todos os pacientes descritos desenvolveram quadro de neuropatia periférica e um deles apresentou epilepsia e mioclonias; Não foi observado envolvimento retiniano Mutações no gene *ATP13A2* também causam a **síndrome de Kufor-Rabek:** também conhecida como doença de Parkinson-9, é uma forma rara de parkinsonismo juvenil atípico caracterizada por paralisia supranuclear do olhar, espasticidade e demência; A idade de início da apresentação clínica se dá por volta de 10 a 30 anos com a presença de manifestações extrapiramidais (parkinsonismo precoce, rigidez, hipomimia, tremores e distonia), piramidais (espasticidade e hiperreflexia), declínio cognitivo com manifestações psiquiátricas e comportamentais; Os casos descritos apresentaram melhora clínica dos sintomas com L-Dopa; **RM de crânio:** redução volumétrica progressiva da substância cinzenta em múltiplas áreas cerebrais incluindo córtex motor, tálamo, córtex pré-frontal, núcleo caudado e cerebelo, assim como evidências da presença de acúmulo de ferro nos gânglios da base	
LCN13[50,51] Tipo Kufs #615362	AR	*CTSF/ CLN13* 11q13.2	Idade adulta	Apenas poucos casos descritos até o momento; Clinicamente caracterizado por início em idade adulta de declínio cognitivo progressivo e disfunção motora incluindo tremores, ataxia, disartria e um conjunto de sinais piramidais e extrapiramidais que levam a um quadro demencial e óbito precoce; Alguns pacientes descritos apresentavam quadro de epilepsia	**RM de crânio:** grave atrofia cortical e cerebelar associada a hipersinal periventricular nas imagens ponderadas em T2 **Análise patológica:** os neurônios examinados apresentavam acúmulo anormal de material autofluorescente com padrão digitiforme **Confirmação diagnóstica:** análise molecular demonstrando mutação no gene *CTSF/CLN13*

Doença	Herança	Gene, locus	Idade de início	Dados clínicos sugestivos	Defeito básico e exames complementares
LCN1[49,12,52] Epilepsia mioclônica progressiva com ou sem inclusões intracelulares #611726	AR	KCTD7/ CLN14 7q11.21	Infância (antes dos 2 anos)	Fenótipo neurodegenerativo grave caracterizado por epilepsias mioclônicas intratáveis de início antes dos 2 anos de idade; Até o momento, três famílias foram descritas com quadro clínico caracterizado por início precoce (entre 9 e 24 meses de idade) com epilepsia mioclônica progressiva, ataxia, declínio cognitivo e motor, sem envolvimento retiniano	**EEG:** traçado alentecido, presença de descargas epileptiformes multifocais por vezes generalizadas associado a fotossensibilidade **RM de crânio:** descrita a presença em um caso de atrofia cortical e cerebelar associada a afilamento do corpo caloso **Análise patológica:** linfócitos contento acúmulo de material lisossomal com padrão digitiforme e granular osmiofílico **Confirmação diagnóstica:** análise molecular demonstrando mutação no gene KCTD7/CLN14

AD, autossômica dominante; AR, autossômica recessiva; LCN, lipofuscinose ceroide neuronal; RM, ressonância magnética; EEG, eletroencefalograma; ERG, eletrorretinograma; PCR, reação de cadeia de polimerase; TC, tomografia computadorizada; VEP, potencial evocado visual.

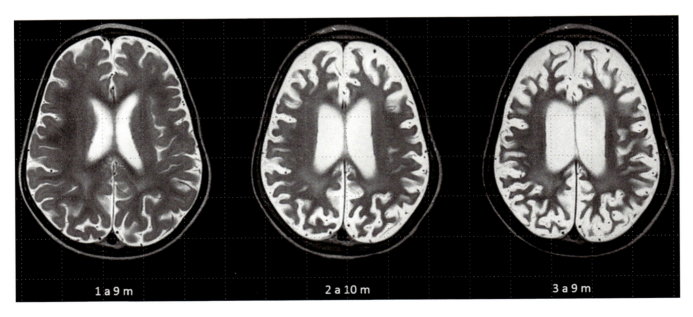

Figura 55.2 LCN1/ PPT1 – Mutação em homozigose c.364A>T (p.R122W).

Lipofuscinose Ceroide Neuronal

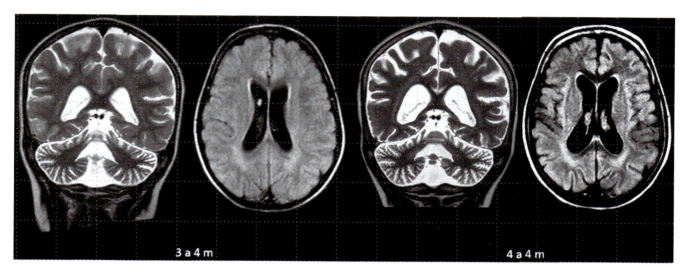

Figura 55.3 LCN2.

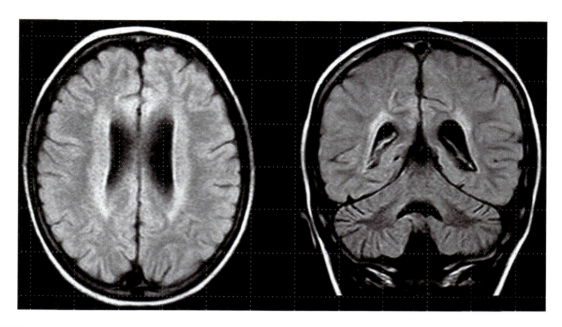

Figura 55.4 LCN6.
Fonte: Imagens gentilmente cedidas pelo Dr. Andrea Rossi M.D., Head of Pediatric Neuroradiology Division – Istituto Gianina Gaslini, Gênova, Itália.

ra e promoveu um aumento na expectativa de vida dos animais testados.[57]

Em outro estudo, utilizando ratos geneticamente modificados levando-os a apresentar deficiência na enzima PTT1, a administração intravenosa da enzima recombinante resultou em aumento no tempo de sobrevivência, atenuação da neurodegeneração e redução na quantidade do material intralisossomal acumulado nos animais tratados.[58]

Agentes imunomodulatórios

Em diversas formas de LCN a neuroinflamação parece ter um papel fisiopatológico importante, dessa forma, a administração do antibiótico minociclina com o objetivo de suprimir a resposta inflamatória e a neurodegeneração foi feita em ovelhas, um modelo animal de LCN6.[59]

Em um modelo animal, utilizando camundongos geneticamente modificados, de LCN3, a supressão imunológica utilizando-se o agente micofenolato de mofetil conseguiu reduzir a concentração de anticorpos circulantes e atenuar os níveis de neuroinflamação promovendo uma melhora motora nos animais tratados.[60] A administração oral dessa mesma medicação em pacientes com LCN3 não mostrou nenhum benefício clínico.[61]

Terapia com células-tronco

A terapia com células-tronco para as LCNs se baseia na premissa de que as células-tronco derivadas de um doador saudável poderiam se diferenciar em neurônios e células gliais no cérebro do paciente receptor, onde poderiam passar a expressar e secretar enzimas lisossomais funcionais que, por sua vez, poderiam ser internalizadas pelos neurônios vizinhos. Baseado nisso, foi realizado o transplante de células-tronco no cérebro de animais-modelo para LCN resultado em expressão da enzima PPT1, redução de material autofluorescente acumulado, redução da perda de neurônios corticais e hipocampais e ainda melhora na atividade locomotora quando comparado com animais não tratados.[62]

Em seres humanos, testes clínicos em fase I foram realizados em dois pacientes com LCN1 e quatro pacientes com LCN2 em estágio avançado utilizando células-tronco fetais, alogênicas purificadas transplantadas para os hemisférios cerebrais e ventrículos laterais. Embora não tenham ocorrido efeitos adversos associados à cirurgia, à imunossupressão ou ao transplante celular, a terapia não conseguiu reduzir a velocidade de progressão da doença.[63]

Terapia gênica

A terapia gênica consiste em introduzir material genético para o interior das células a fim de compensar a existência de genes defeituosos e reestabelecer a produção normal de proteínas por meio da utilização de um vetor geneticamente desenhado, usualmente um agente viral.

Em 2008 foi publicado um ensaio clínico utilizando injeção intratecal de vetores adenovirais para o tratamento de 10 crianças com LCN2. Nos pacientes observados, demonstrou-se atenuação do comprometimento neurológico e uma desaceleração na evolução da doença baseados nos resultados dos exames de neuroimagem.[64]

Tratamento paliativo

O tratamento paliativo é de vital importância para as lipofuscinoses e representam um grande desafio dada a multiplicidade de sintomas e de órgãos e sistemas afetados, prejudicado ainda pelo fato de os pacientes apresentarem, na maioria dos casos, perda visual e não conseguirem se comunicar verbalmente. Os tratamentos farmacológicos para os diferentes sintomas como epilepsia, mioclonias e espasticidade podem variar de acordo com o diagnóstico genético específico, de uma forma geral, no entanto, o acompanhamento multi e interdisciplinar é considerado fundamental.[54]

CONCLUSÕES

As lipofuscinoses ceroídeas neuronais compreendem um grupo geneticamente heterogêneo de doenças de depósito lisossomal neurodegenerativas e fatais, caracterizadas pelo acúmulo de material autofluorescente.[54]

Muito embora sejam consideradas incuráveis, os avanços científicos têm permitido um maior conhecimento acerca da doença e uma melhor compreensão a respeito da correlação genótipo-fenótipo, o que vem permitindo identificar alvos patológicos necessários para o avanço terapêutico.[7]

Esse conhecimento tem permitido que o tratamento das lipofuscinoses se estenda além do tratamento paliativo, porém, para que se obtenha um benefício clínico de longo prazo, é necessário que o tratamento se inicie precocemente, muitas vezes antes do aparecimento dos sintomas, o que pode ser auxiliado pelos avanços obtidos na investigação genética molecular e no desenvolvimento de programas de triagem neonatal.[65]

Será ainda importante considerar pacientes com quadro clínico mais brando e com formas de início adulto, uma vez que poderão se beneficiar de novas modalidades terapêuticas dado que possuem uma janela de tempo maior para o diagnóstico antes que os sintomas apareçam e o comprometimento se torne irreversível.[66]

Como toda a condição rara, a contribuição internacional tem se mostrado inestimável, permitindo a criação de bancos de dados com pacientes que contam a história natural de todas as formas de lipofuscinoses,[55] levando a uma melhor compreensão das bases moleculares da doença, passo fundamental na criação de novas modalidades terapêuticas, diagnóstico precoce e prevenção.

REFERÊNCIAS BIBLIOGRÁFICAS

1. Moreno-Garcia A, Kun A, Calero O, Medina M, Calero M. An overview of the role of lipofuscin in age-related neurodegeneration. Front Neurosci. 2018;12:464.
2. Nita DA, Mole SE, Minassian BA. Neuronal ceroid lipofuscinoses. Epileptic Disord. 2016;18(S2):73-88.

3. Williams RE. Appendix 1: NCL incidence and prevalence data. In: Mole SE, Williams RE, Goebel HH, editors. The neuronal ceroid lipofuscinoses (Batten disease). 2nd ed. Oxford: Oxford University Press; 2011. p. 361-5.
4. Valadares ER, Pizarro MX, Oliveira LR, Amorim RH, Pinheiro TM, Grieben U, et al. Juvenile neuronal ceroid-lipofuscinosis: clinical and molecular investigation in a large family in Brazil. Arq Neuropsiquiatr. 2011;69(1):13-8.
5. Jardim LB, Chimelli L, Clivati M, Carpenter S, Goebel HH, Torres LFB. Ultrastructural analyses in a case series of 34 progressive encephalopathies. In: Noher de Halac I, Dodelson de Kremer R, editors. Neuronal Ceroid lipofuscinosis (Batten disease) in Latin America - an update. Córdoba: Secretaría de Extensión, Universidad Nacional de Córdoba; 2005. p. 117-30.
6. Puga AC, Jardim LB, Chimelli L, De Souza CF, Clivati M. Neuronal ceroid lipofuscinoses: a clinical and morphological study of 17 patients from southern Brazil. Arq Neuropsiquiatr. 2000;58(3A):597-606.
7. Mole SE, Anderson G, Band HA, Berkovic SF, Cooper JD, Kleine Holthaus SM, et al. Clinical challenges and future therapeutic approaches for neuronal ceroid lipofuscinosis. Lancet Neurol. 2019;18(1):107-16.
8. Haltia M, Elleder M, Goebel HH. The NCLs: evolution of the concept and classification. In: Mole SE, Williams RE, Goebel HH, editors. The neuronal ceroid lipofuscinoses (Batten disease). Oxford: Oxford University Press; 2011. p. 1-19.
9. Kousi M, Lehesjoki AE, Mole SE. Update of the mutation spectrum and clinical correlations of over 360 mutations in eight genes that underlie the neuronal ceroid lipofuscinoses. Hum Mutat. 2012;33(1):42-63.
10. Jalanko A, Braulke T. Neuronal ceroid lipofuscinoses. Biochim Biophys Acta. 2009;1793(4):697-709.
11. Bras J, Verloes A, Schneider SA, Mole SE, Guerreiro RJ. Mutation of the parkinsonism gene ATP13A2 causes neuronal ceroid-lipofuscinosis. Hum Mol Genet. 2012;21(12):2646-50.
12. Staropoli JF, Karaa A, Lim ET, Kirby A, Elbalalesy N, Romansky SG, et al. A homozygous mutation in KCTD7 links neuronal ceroid lipofuscinosis to the ubiquitin-proteasome system. Am J Hum Genet. 2012;91(1):202-8.
13. Arsov T, Smith KR, Damiano J, Franceschetti S, Canafoglia L, Bromhead CJ, et al. Kufs disease, the major adult form of neuronal ceroid lipofuscinosis, caused by mutations in CLN6. Am J Hum Genet. 2011;88(5):566-73.
14. Simonati A, Pezzini F, Moro F, Santorelli FM. Neuronal ceroid lipofuscinosis: the increasing spectrum of an old disease. Curr Mol Med. 2014;14(8):1043-51.
15. Greaves J, Chamberlain LH. Palmitoylation-dependent protein sorting. J Cell Biol. 2007;176(3):249-54.
16. Margraf LR, Boriack RL, Routheut AA, Cuppen I, Alhilali L, Bennett CJ, et al. Tissue expression and subcellular localization of CLN3, the Batten disease protein. Mol Genet Metab. 1999;66(4):283-9.
17. Ramirez-Montealegre D, Pearce DA. Defective lysosomal arginine transport in juvenile Batten disease. Hum Mol Genet. 2005;14(23):3759-73.
18. Puranam KL, Guo WX, Qian WH, Nikbakht K, Boustany RM. CLN3 defines a novel antiapoptotic pathway operative in neurodegeneration and mediated by ceramide. Mol Genet Metab. 1999;66(4):294-308.
19. Anderson GW, Goebel HH, Simonati A. Human pathology in NCL. Biochim Biophys Acta. 2013;1832(11):1807-26.
20. Preising MN, Abura M, Jager M, Wassill KH, Lorenz B. Ocular morphology and function in juvenile neuronal ceroid lipofuscinosis (CLN3) in the first decade of life. Ophthalmic Genet. 2017;38(3):252-9.
21. Ramadan H, Al-Din AS, Ismail A, Balen F, Varma A, Twomey A, et al. Adult neuronal ceroid lipofuscinosis caused by deficiency in palmitoyl protein thioesterase 1. Neurology. 2007;68(5):387-8.
22. Kalviainen R, Eriksson K, Losekoot M, Sorri I, Harvima I, Santavuori P, et al. Juvenile-onset neuronal ceroid lipofuscinosis with infantile CLN1 mutation and palmitoyl-protein thioesterase deficiency. Eur J Neurol. 2007;14(4):369-72.
23. Bonsignore M, Tessa A, Di Rosa G, Piemonte F, Dionisi-Vici C, Simonati A, et al. Novel CLN1 mutation in two Italian sibs with late infantile neuronal ceroid lipofuscinosis. Eur J Paediatr Neurol. 2006;10(3):154-6.
24. Mole SE, Williams RE, Goebel HH. Correlations between genotype, ultrastructural morphology and clinical phenotype in the neuronal ceroid lipofuscinoses. Neurogenetics. 2005;6(3):107-26.
25. de Vries BB, Kleijer WJ, Keulemans JL, Voznyi YV, Franken PF, Eurlings MC, et al. First-trimester diagnosis of infantile neuronal ceroid lipofuscinosis (INCL) using PPT enzyme assay and CLN1 mutation analysis. Prenat Diagn. 1999;19(6):559-62.
26. Steinfeld R, Heim P, von Gregory H, Meyer K, Ullrich K, Goebel HH, et al. Late infantile neuronal ceroid lipofuscinosis: quantitative description of the clinical course in patients with CLN2 mutations. Am J Med Genet. 2002;112(4):347-54.
27. Berry-Kravis E, Sleat DE, Sohar I, Meyer P, Donnelly R, Lobel P. Prenatal testing for late infantile neuronal ceroid lipofuscinosis. Ann Neurol. 2000;47(2):254-7.
28. Mink JW, Augustine EF, Adams HR, Marshall FJ, Kwon JM. Classification and natural history of the neuronal ceroid lipofuscinoses. J Child Neurol. 2013;28(9):1101-5.
29. Dolisca SB, Mehta M, Pearce DA, Mink JW, Maria BL. Batten disease: clinical aspects, molecular mechanisms, translational science, and future directions. J Child Neurol. 2013;28(9):1074-100.
30. Munroe PB, Rapola J, Mitchison HM, Mustonen A, Mole SE, Gardiner RM, et al. Prenatal diagnosis of Batten's disease. Lancet. 1996;347(9007):1014-5.
31. Berkovic SF, Oliver KL, Canafoglia L, Krieger P, Damiano JA, Hildebrand MS, et al. Kufs disease due to mutation of CLN6: clinical, pathological and molecular genetic features. Brain. 2019;142(1):59-69.
32. Cadieux-Dion M, Andermann E, Lachance-Touchette P, Ansorge O, Meloche C, Barnabe A, et al. Recurrent mutations in DNAJC5 cause autosomal dominant Kufs disease. Clin Genet. 2013;83(6):571-5.
33. Velinov M, Dolzhanskaya N, Gonzalez M, Powell E, Konidari I, Hulme W, et al. Mutations in the gene DNAJC5 cause autosomal dominant Kufs disease in a proportion of cases: study of the Parry family and 8 other families. PLoS One. 2012;7(1):e29729.

34. Noskova L, Stranecky V, Hartmannova H, Pristoupilova A, Baresova V, Ivanek R, et al. Mutations in DNAJC5, encoding cysteine-string protein alpha, cause autosomal-dominant adult-onset neuronal ceroid lipofuscinosis. Am J Hum Genet. 2011;89(2):241-52.
35. Mancini C, Nassani S, Guo Y, Chen Y, Giorgio E, Brussino A, et al. Adult-onset autosomal recessive ataxia associated with neuronal ceroid lipofuscinosis type 5 gene (CLN5) mutations. J Neurol. 2015;262(1):173-8.
36. Xin W, Mullen TE, Kiely R, Min J, Feng X, Cao Y, et al. CLN5 mutations are frequent in juvenile and late-onset non-Finnish patients with NCL. Neurology. 2010;74(7):565-71.
37. Pineda-Trujillo N, Cornejo W, Carrizosa J, Wheeler RB, Munera S, Valencia A, et al. A CLN5 mutation causing an atypical neuronal ceroid lipofuscinosis of juvenile onset. Neurology. 2005;64(4):740-2.
38. Siintola E, Topcu M, Kohlschutter A, Salonen T, Joensuu T, Anttonen AK, et al. Two novel CLN6 mutations in variant late-infantile neuronal ceroid lipofuscinosis patients of Turkish origin. Clin Genet. 2005;68(2):167-73.
39. Aldahmesh MA, Al-Hassnan ZN, Aldosari M, Alkuraya FS. Neuronal ceroid lipofuscinosis caused by MFSD8 mutations: a common theme emerging. Neurogenetics. 2009;10(4):307-11.
40. Allen NM, O'hIci B, Anderson G, Nestor T, Lynch SA, King MD. Variant late-infantile neuronal ceroid lipofuscinosis due to a novel heterozygous CLN8 mutation and de novo 8p23.3 deletion. Clin Genet. 2012;81(6):602-4.
41. Topcu M, Tan H, Yalnizoglu D, Usubutun A, Saatci I, Aynaci M, et al. Evaluation of 36 patients from Turkey with neuronal ceroid lipofuscinosis: clinical, neurophysiological, neuroradiological and histopathologic studies. Turk J Pediatr. 2004;46(1):1-10.
42. Ranta S, Topcu M, Tegelberg S, Tan H, Ustubutun A, Saatci I, et al. Variant late infantile neuronal ceroid lipofuscinosis in a subset of Turkish patients is allelic to Northern epilepsy. Hum Mutat. 2004;23(4):300-5.
43. Herva R, Tyynela J, Hirvasniemi A, Syrjakallio-Ylitalo M, Haltia M. Northern epilepsy: a novel form of neuronal ceroid-lipofuscinosis. Brain Pathol. 2000;10(2):215-22.
44. Schulz A, Mousallem T, Venkataramani M, Persaud-Sawin DA, Zucker A, Luberto C, et al. The CLN9 protein, a regulator of dihydroceramide synthase. J Biol Chem. 2006;281(5):2784-94.
45. Schulz A, Dhar S, Rylova S, Dbaibo G, Alroy J, Hagel C, et al. Impaired cell adhesion and apoptosis in a novel CLN9 Batten disease variant. Ann Neurol. 2004;56(3):342-50.
46. Steinfeld R, Reinhardt K, Schreiber K, Hillebrand M, Kraetzner R, Bruck W, et al. Cathepsin D deficiency is associated with a human neurodegenerative disorder. Am J Hum Genet. 2006;78(6):988-98.
47. Siintola E, Partanen S, Stromme P, Haapanen A, Haltia M, Maehlen J, et al. Cathepsin D deficiency underlies congenital human neuronal ceroid-lipofuscinosis. Brain. 2006;129(Pt 6):1438-45.
48. Smith KR, Damiano J, Franceschetti S, Carpenter S, Canafoglia L, Morbin M, et al. Strikingly different clinicopathological phenotypes determined by progranulin-mutation dosage. Am J Hum Genet. 2012;90(6):1102-7.
49. Bruggemann N, Hagenah J, Reetz K, Schmidt A, Kasten M, Buchmann I, et al. Recessively inherited parkinsonism: effect of ATP13A2 mutations on the clinical and neuroimaging phenotype. Arch Neurol. 2010;67(11):1357-63.
50. Di Fabio R, Moro F, Pestillo L, Meschini MC, Pezzini F, Doccini S, et al. Pseudo-dominant inheritance of a novel CTSF mutation associated with type B Kufs disease. Neurology. 2014;83(19):1769-70.
51. Smith KR, Dahl HH, Canafoglia L, Andermann E, Damiano J, Morbin M, et al. Cathepsin F mutations cause type B Kufs disease, an adult-onset neuronal ceroid lipofuscinosis. Hum Mol Genet. 2013;22(7):1417-23.
52. Van Bogaert P, Azizieh R, Desir J, Aeby A, De Meirleir L, Laes JF, et al. Mutation of a potassium channel-related gene in progressive myoclonic epilepsy. Ann Neurol. 2007;61(6):579-86.
53. Markham A. Cerliponase alfa: first global approval. Drugs. 2017;77(11):1247-9.
54. Kohlschutter A, Schulz A, Bartsch U, Storch S. Current and emerging treatment strategies for neuronal ceroid lipofuscinoses. CNS Drugs. 2019;33(4):315-25.
55. Schulz A, Ajayi T, Specchio N, de Los Reyes E, Gissen P, Ballon D, et al. Study of intraventricular cerliponase alfa for CLN2 disease. N Engl J Med. 2018;378(20):1898-907.
56. Nickel M, Simonati A, Jacoby D, Lezius S, Kilian D, Van de Graaf B, et al. Disease characteristics and progression in patients with late-infantile neuronal ceroid lipofuscinosis type 2 (CLN2) disease: an observational cohort study. Lancet Child Adolesc Health. 2018;2(8):582-90.
57. Lu JY, Nelvagal HR, Wang L, Birnbaum SG, Cooper JD, Hofmann SL. Intrathecal enzyme replacement therapy improves motor function and survival in a preclinical mouse model of infantile neuronal ceroid lipofuscinosis. Mol Genet Metab. 2015;116(1-2):98-105.
58. Hu J, Lu JY, Wong AM, Hynan LS, Birnbaum SG, Yilmaz DS, et al. Intravenous high-dose enzyme replacement therapy with recombinant palmitoyl-protein thioesterase reduces visceral lysosomal storage and modestly prolongs survival in a preclinical mouse model of infantile neuronal ceroid lipofuscinosis. Mol Genet Metab. 2012;107(1-2):213-21.
59. Kay GW, Palmer DN. Chronic oral administration of minocycline to sheep with ovine CLN6 neuronal ceroid lipofuscinosis maintains pharmacological concentrations in the brain but does not suppress neuroinflammation or disease progression. J Neuroinflammation. 2013;10:97.
60. Seehafer SS, Ramirez-Montealegre D, Wong AM, Chan CH, Castaneda J, Horak M. Immunosuppression alters disease severity in juvenile Batten disease mice. J Neuroimmunol. 2010;230:169-72.
61. Augustine EF, Beck CA, Adams HR, Defendorf S, Vierhile A, Timm D, et al. Short-term administration of mycophenolate is well-tolerated in CLN3 disease (juvenile neuronal ceroid lipofuscinosis). JIMD Rep. 2019;43:117-24.
62. Tamaki SJ, Jacobs Y, Dohse M, Capela A, Cooper JD, Reitsma M, et al. Neuroprotection of host cells by human central nervous system stem cells in a mouse model of infantile neuronal ceroid lipofuscinosis. Cell Stem Cell. 2009;5(3):310-9.

63. Selden NR, Al-Uzri A, Huhn SL, Koch TK, Sikora DM, Nguyen-Driver MD, et al. Central nervous system stem cell transplantation for children with neuronal ceroid lipofuscinosis. J Neurosurg Pediatr. 2013;11(6):643-52.
64. Worgall S, Sondhi D, Hackett NR, Kosofsky B, Kekatpure MV, Neyzi N, et al. Treatment of late infantile neuronal ceroid lipofuscinosis by CNS administration of a serotype 2 adeno-associated virus expressing CLN2 cDNA. Hum Gene Ther. 2008;19(5):463-74.
65. Khaledi H, Liu Y, Masi S, Gelb MH. Detection of Infantile Batten disease by tandem mass spectrometry assay of PPT1 enzyme activity in dried blood spots. Anal Chem. 2018;90(20):12168-71.
66. Berkovic SF, Staropoli JF, Carpenter S, Oliver KL, Kmoch S, Anderson GW, et al. Diagnosis and misdiagnosis of adult neuronal ceroid lipofuscinosis (Kufs disease). Neurology. 2016;87(6):579-84.

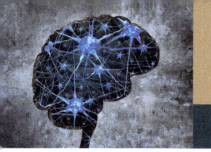

- Mara Lúcia Schmitz Ferreira Santos
- Daniel Almeida do Valle

capítulo 56 | Mucopolissacaridoses e Oligossacaridoses

INTRODUÇÃO

Os lisossomos são organelas encontradas nas células animais e são responsáveis pela degradação de proteínas, ácidos nucléicos, carboidratos, lipídios e detritos celulares.[1-3] As doenças lisossomais englobam um grupo de erros inatos do metabolismo causados pela atividade em deficiência de alguma enzima lisossomal específica. A disfunção de uma das enzimas lisossomais resulta na inabilidade do catabolismo de macromoléculas, com consequente acúmulo de substratos não degradados, como carboidratos complexos e lipídios.[4,5]

Enquanto algumas das macromoléculas não degradadas completamente são excretadas na urina, uma parte se acumula nos lisossomos. Com isso ocorre aumento de tamanho e número dessas organelas, que causam mal funcionamento dos órgãos afetados, cursando com perturbações estruturais; como nos neurônios, onde se observa dendritogênese anômala e edema axonal.[3,4] Apesar das alterações autofágicas serem quase universais nesse grupo de doenças, outras alterações bioquímicas podem ocorrer devido à presença de metabólitos tóxicos, homeostase anômala de cálcio, alteração de resposta de retículo endoplasmático e processos imune-inflamatórios.[3]

As doenças lisossomais compreendem um grupo de mais de 70 doenças monogênicas de catabolismo lisossomal, incluindo mucopolissacaridoses (MPS), mucolipidoses, oligossacaridoses e esfingolipidoses.[2] Individualmente são raras, mas em conjunto, afetam 1 a cada 7500 nascidos vivos, sendo que 2/3 desse grupo de doenças apresentam consequências diretas e devastadoras no sistema nervoso central.[3]

MUCOPOLISSACARIDOSE

As MPS são um grupo de erros inatos do metabolismo raros, provocados pela deficiência de enzima lisossomal que afeta o catabolismo dos glicosaminoglicanos (GAGs). A deficiência de enzima lisossomal causa acúmulo de substâncias intracelulares, causando alteração na função normal da célula (Figura 56.1). A palavra mucopolissacaridose significa literalmente "uma doença na qual os polissacarídeos viscosos estão sendo armazenados".[1]

Os GAGs, antigamente chamados de mucopolissacarídeos, são moléculas complexas de açúcar, constituintes essenciais do tecido conjuntivo, envolvendo cartilagem e paredes vasculares. Eles são compostos de longas cadeias de açúcar, contendo unidades de dissacarídeos altamente sulfatadas, ácido urônico e hexosamina. Existem diferentes tipos de GAGs, variando conforme sua composição bioquímica. A degradação dessas substâncias ocorre dentro dos lisossomos e exigem diversas hidrolases ácidas. As deficiências destas enzimas causam as MPS.[6]

Defeitos genéticos que cursam com deficiência enzimáticas que prejudicam na degradação de GAGs causam as MPS. Conforme as enzimas deficientes, as MPS são separadas em 7 tipos: MPS I, II, III, IV, VI, VII e IX. Algumas MPS são subdivididas: a MPS I é subclassificada de acordo com a severidade do fenótipo em Hurler, Hurler/Scheie e Scheie; a MPS II, em Hunter – forma neuropática e não neuropática. A MPS III é subdividida em 4 tipos (San Filippo A, B, C e D), conforme deficiência enzimática, e a MPS IV subdivide-se em 2 tipos (Morquio A e B), também de acordo com a deficiência enzimática.[6]

Todas as MPS são doenças crônicas, progressivas e multissistêmicas. Apesar de normais ao nascimento, o acúmulo de GAGs pode se iniciar antes mesmo do parto e pode causar sintomas precoces, como hidropsia fetal e morte intraútero ou alterações esqueléticas já ao nascimento, como cifose toracolombar (Tabela 56.1). O acúmulo de GAGs é progressivo durante a vida, causando a sintomatologia clínica ao longo do curso da doença.[6]

Normal   Mucopolissacaridose

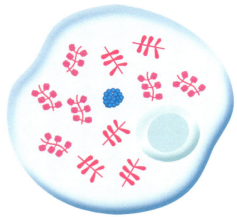

Enzima permite catabolismo
e eliminação dos GAGs

Deficiência enzimática causa
acúmulo dos GAGS

 Enzima   GAGs

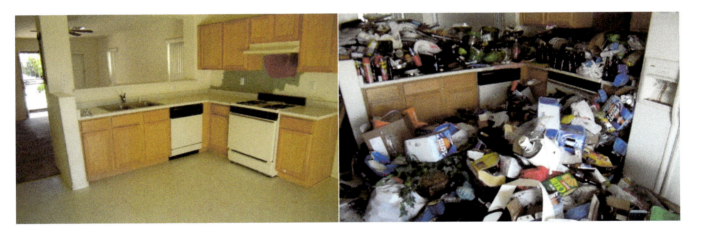

Figura 56.1 **(A)** Esquema gráfico de célula normal e célula com mucopolissacridose (MPS) mostrando o acúmulo de GAGs nas células com MPS frente à deficiência enzimática. **(B)** Analogia do comprometimento celular frente ao funcionamento habitual de lisossomos e deficiência enzimática do mesmo, causando acúmulo de resíduos e prejuízo no funcionamento normal da célula.

Fonte: Adaptada de Biomarin. Vimizim® (elosulfase alfa) – The foundation of morquio a management. 2016.

Tabela 56.1 Sinais de alerta nas mucopolissacaridoses.
Presença de Giba ao nascimento
Presença de mão em garra
Macrocefalia (pode não apresentar desde o nascimento)
Infecção de vias aéreas de repetição

Todas as MPS são causadas por mutações de genes ligados à degradação dos GAGs. Diferentes genes envolvidos na fisiopatologia dos variados tipos de MPS são conhecidos e centenas de mutações já foram descritas.

Características clínicas
Alterações dismórficas

Geralmente os pacientes com MPS nascem sem nenhuma alteração fenotípica característica, sendo as manifestações melhor identificadas após os 2 anos de idade (Figura 56.2). As alterações craniofaciais ocorrem devido ao acúmulo de GAGs em ossos e tecido subcutâneo, causando características faciais típicas como face plana, ponte nasal baixa, fronte protuberante, espessamento de língua e lábios, cabelos grossos e hirsutismo. As características faciais são mais evidentes nas MPS I, II, VI e VII, e menos extensas nas MPS III e IVA.[6-8]

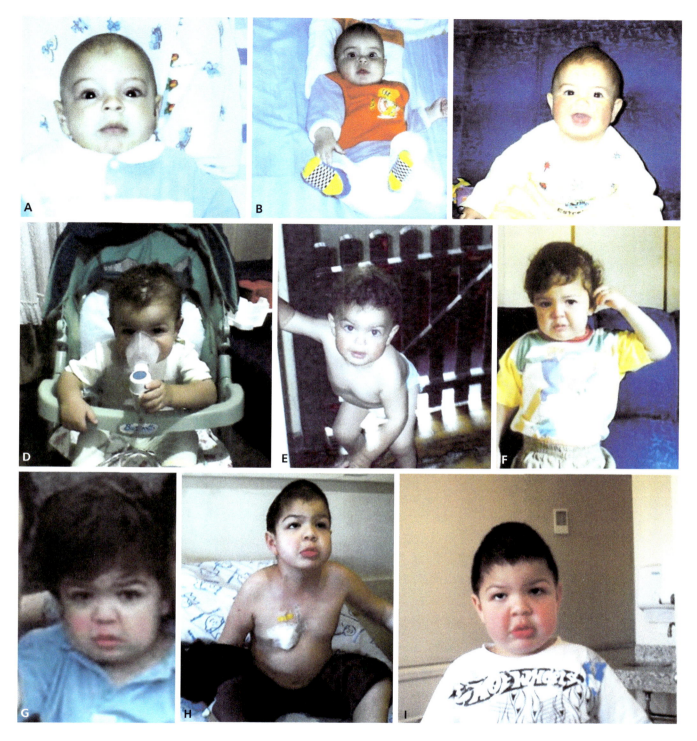

Figura 56.2 Fotos de paciente com MPS II forma neuronopata. **(A)** 3 meses. **(B)** 5 meses. **(C)** 7 meses. **(D)** 9 meses. **(E)** 12 meses. **(F)** 2 anos. **(G)** 3 anos. **(H)** 7 anos. **(I)** 9 anos.

O crescimento é próximo do normal nos primeiros anos de vida, apresentando desaceleração posteriormente, evoluindo com baixa estatura. O espessamento da calota craniana resulta em macrocefalia.[7-9]

Neurológico

O desenvolvimento neuropsicomotor apresenta diferente impacto conforme a forma de MPS. A MPS I e

MPS II podem apresentar desenvolvimento neuropsicomotor normal nos primeiros 18 meses de vida, com prejuízo posterior no ganho de marcos do desenvolvimento, gerando uma estagnação por alguns anos e posterior deficiência intelectual estabelecida, que ocorre devido ao acúmulo dos GAGS no cérebro, em particular o heparan sulfato, desencadeando alterações na sinalização neuronal, liberação de mediadores inflamatórios e morte neuronal, o que pode levar a deficit cognitivo, comportamental e epilepsias.[10-15] As MPS IV e VI e algumas formas de MPS I e MPS II podem apresentar subtipos com pouco ou nenhum acometimento cognitivo, com potencial intelectual normal ou próximo do normal. Alterações sensoriais, como perdas auditivas e alterações visuais, podem simular deficiência intelectual.[7-9,16]

Alterações comportamentais são comuns em diferentes tipos de MPS. São mais exuberantes na MPS III, iniciando geralmente entre 3 e 5 anos, apresentando com frequência hiperatividade irresponsiva à medicação, heteroagressividade, irritabilidade e outros sintomas psiquiátricos. Em contrapartida, a MPS I em geral não apresenta agressividade, porém, em nosso serviço, observamos comportamento agressivo em 2 pacientes. Alguns estudos indicam que os pacientes com MPS apresentam maior risco de depressão, transtornos ansiosos e queixas somáticas, mas não está especificando se essas alterações são relacionadas à mudanças bioquímicas secundária à própria doença, causadas por doenças crônicas ou uma combinação de ambos.[7-9,17]

Hidrocefalia comunicante de alta pressão é uma alteração comum em pacientes com MPS I severa. Ocorre por disfunção na reabsorção de líquido cefalorraquidiano devido ao acúmulo de GAGs em segmentos responsáveis pela reabsorção, causando um aumento da pressão intracraniana e consequentemente compressão cerebral. O aumento da pressão intracraniana pode causar rápido declínio cognitivo em alguns indivíduos. Sintomas típicos de hidrocefalia, como cefaleia e vômitos, usualmente estão ausentes e a clínica pode ser inespecífica com progressão insidiosa. Mesmo nas MPS VI e MPS II sem envolvimento cognitivo a hidrocefalia pode estar presente, cursando com regressão de desenvolvimento nesses casos. O diagnóstico pode ser realizado por tomografia de crânio e ressonância magnética de crânio que permitem a identificação de dilatação ventricular, sendo importante cautela quanto ao diagnóstico diferencial com atrofia cerebral (Figura 56.3). Realização de punção lombar com manometria pode ser necessária para confirmação diagnóstica. Com a confirmação de hipertensão intracraniana, a realização de derivação ventriculoperitoneal pode prevenir atrofia óptica e perda visual.[8,9,16]

Epilepsia pode estar presente, apresentando prevalência aproximada de 30%,[10,18] sendo mais comum em algumas formas de MPS, como na MPS II e III, e incomuns em outras, como na MPS I.[7,9]

O espessamento dos tendões e ligamentos na região do punho pode causar compressão de nervo mediano e síndrome do túnel do carpo (Figura 56.4). Em geral, a clínica difere da apresentada por adultos com essa alteração, manifestando com prejuízo motor e muitas vezes autoagressividade. Essa alteração é comum na MPS II e pode ser identificada precocemente por meio de estu-

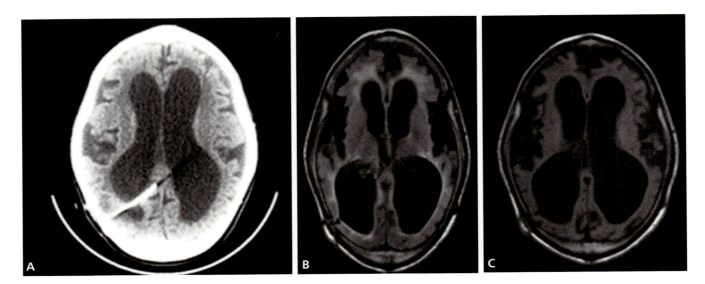

Figura 56.3 **(A)** Tomografia computadorizada de crânio de paciente com MPS II com atrofia cerebral e dilatação ventricular + cateter de DVP. **(B e C)** Ressonância magnética de crânio de paciente com MPS II com atrofia cortical, dilatação ventricular bilateral.

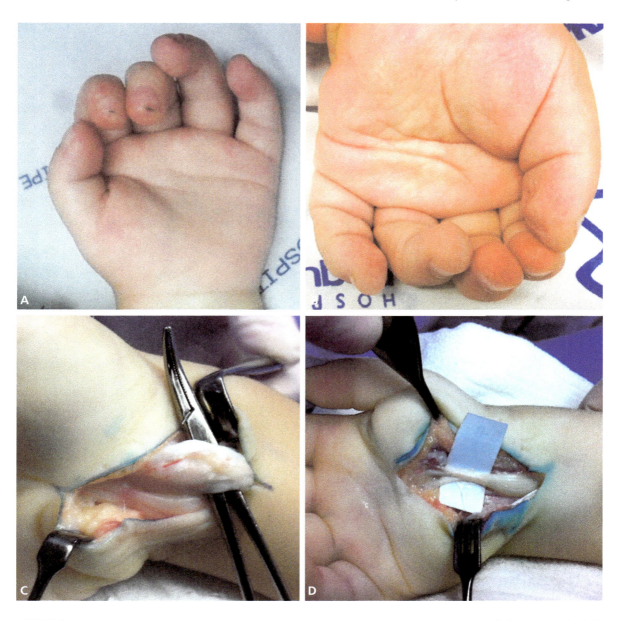

Figura 56.4 **(A e B)** Fotografia de mão de paciente com compressão de nervo mediano devido síndrome do túnel do carpo. Identifica-se atrofia de músculos tenares e posição em desarmonia de dedos, com preferência por uso de dedos ulnares e borda ulnar da mão. **(C e D)** Imagem intraoperatória com visualização de espessamento de nervo mediano.

Fonte: Fotos cedidas pela Dra Giana Gostri.

dos de condução nervosa e ecografia do punho. A correção cirúrgica precoce pode auxiliar na função manual.[8]

Musculoesquelético

As alterações esqueléticas evoluem com piora progressiva, com acometimento de ossos e articulações, causando dor e atrite, com consequente prejuízo funcional.[17]

O depósito de GAGs intra e extracelular causam desregulação de mecanismos de crescimento ósseo, afetando osteoclastos e osteoblastos, gerando displasias ósseas. Disostose multiplex é o termo utilizado para alterações esqueléticas associadas a MPS, configurando uma gama de anormalidades radiográficas que causam defeitos endocondrais e membranosos. Entre as alterações características da disostose multiplex inclui-se o afilamento de metacarpo, com córtices finos, ossos do carpo irregulares e hipoplásicos, ossos de tarso com contornos irregulares, displasia cabeça femoral e quadril, desenvolvimento anormal dos corpos vertebrais da coluna vertebral, costelas alargadas em forma de coração e clavículas irregulares curtas e grossas, ulna distal e rádio hipoplásicos, espaço diploico espessado e sela em forma de J de forma anormal no crânio.

As cabeças femorais são pequenas e a coxa valga é comum. O envolvimento da cabeça do fêmur e do acetábulo leva à deformidade progressiva e debilitante do quadril (Figura 56.5). Com isso, há displasia de quadril, no geral acompanhada de subluxação ou luxação de quadril. A artropatia progressiva que leva à grave deformidade articular é universal. As modificações ósseas podem causar importante alteração de marcha e dor articular. A disostose óssea é mais evidente na MPS I, II, IVA, VI e VII (Tabela 56.2).[6,9,16,17,19]

Mesmo formas leves de disostose multiplex podem ser identificadas precocemente por meio de alterações radiográficas, principalmente as de quadril e costelas. A cifose dorsolombar, conhecida como Giba (Figura 56.6), pode estar presente nos primeiros 14 meses, sendo relatado aparecimento tão cedo quanto 6 meses de vida ou logo após o nascimento.[9,20]

Outras alterações radiográficas incluem mudanças nas conformações metacarpais e falangianas (Figura 56.7), gerando deformidade progressiva e mãos em garra (Figura 56.8) e alargamento e afilamento de calota craniana.[6,9] Geralmente há rigidez articular progressiva, mais evidente após os 2 anos. A MPS tipo IV apresenta como particularidade hipermobilidade e desvio ulnar de punho. O acometimento é progressivo e pode prejudicar a força mão-punho e a capacidade limite para realizar algumas atividades da vida diária, como usar um garfo.[9,17]

Uma alteração comum nos pacientes com MPS é a hipoplasia de processo odontoide, que cursa com instabilidade atlantoaxial e pode causar compressão de medula cervical. Quando não tradada, pode gerar quadriparesia secundária a traumas mínimos ou até mesmo morte súbita.[21] A instabilidade cervical associada ao acúmulo de GAGs em cartilagem e ligamentos na articulação atlantoaxial, protrusão discal, cifose toracolombar e estenose do canal central adquirido podem causar compressão medular. A compressão medular pode ocorre em qualquer segmento espinhal, sendo mais comum no cervical. A realização de cirurgia para descompressão pode auxiliar na manutenção de funcionalidade.[16,17,21,22]

O crescimento linear se reduz próximo aos 3 anos, com alterações de centros de ossificação dos corpos vertebrais e retificação de vértebras e deformidades espinhais (Figura 56.9).[9] Diferentemente das demais formas de MPS, indivíduos com a MPS III em geral apresentam estatura normal ou próxima de normal.[7]

Cardiovascular

O espessamento valvar é progressivo, com enrijecimento das valvas, podem causar regurgitação mitral e/ou aórtica, que pode se tornar clinicamente significante com o avançar da doença. O acúmulo lisossomal contínuo pode causar alterações cardíacas como cardiomiopatia, arritmia cardíaca, doença coronariana e insuficiência cardíaca.[9]

Cardiomiopatia e insuficiência cardíaca são alterações comuns. Os defeitos estruturais cardíacos são importantes causa de morbimortalidade nesta população. As alterações cardiovasculares podem ser identificadas, mais precocemente, através de ecocardiografia, antes do surgimento de alterações clínicas.[9,16,23,24]

As alterações estruturais podem causar anomalias de condução, sendo importante avaliação eletrocardiográfica nesses pacientes.[16]

Hipertensão arterial sistêmica é comum na MPS I e pode estar presente na MPS VI. Pode ser secundária a estreitamento de aorta ou artéria renal.[16]

Gastrintestinal

Apesar de hepatoesplenomegalia ser considerado um marcador das doenças lisossomais de acúmulo, ela pode ser mínima ou até mesmo ausente em algumas formas, como na MPS III e IVA.[6] Mesmo nos casos em que há hepatoesplenomegalia, o depósito de GAGs não parece alterar o funcionamento desses órgãos.[9]

Hérnias inguinais e umbilicais recorrentes são achados frequentes nas MPS I, II e VI e provavelmente relacionados a alterações de tecido cognitivo e acúmulo de dermatan sulfato e aumento de pressão intrabdominal causado por organomegalias.

Alguns pacientes com MPS I e II podem apresentar quadro de diarreia e incontinência fecal, alternados com

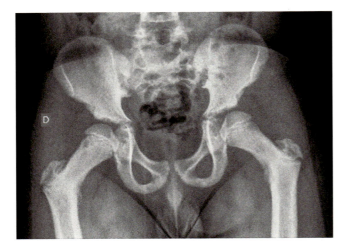

Figura 56.5 Radiografia de quadril com incidência anteroposterior de criança com MPS II com envolvimento da cabeça do fêmur e do acetábulo.

Mucopolissacaridoses e Oligossacaridoses

Tabela 56.2 Apresentação clínica, alterações metabólicas e genes envolvidos nas mucopolissacaridoses.[6-9,16,17,28,30,31,103,104]

Tipo de MPS	Subtipo	Nome da doença	Deficiência enzimática	Gene	Principais GAGs alterados	Disostose múltipla	Doença valvular cardíaca	Declínio cognitivo	Compressão medular	Opacificação corneana
MPS I	Hurler	Hurler	Alfa-L-iduronidase	IDUA	HS, DS	+++	+++	+++	++	+++
	Hurler-Scheie	Hurler-Scheie				++	++	++	++	++
	Scheie	Scheie				++	++	-	++	++
MPS II	Neuronopata	Hunter	Iduronidase-2-sulfatase	IDS	HS, DS	++	++	+++	++	+/-
	Não Neuronopata							+/-		
MPS III	A	Sanfilippo A	Heparan-N-sulfatase	SGSH	HS	+	++	+++	-	+/-
	B	Sanfilippo B	N-acetil-glucosaminidase	NAGLU		+	+/-	+++	-	+/-
	C	Sanfilippo C	Acetil Coa glucosamina-N-acetiltransferase	HGS-NAT		+	+/-	+++	-	+/-
	D	Sanfilippo D	N-acetilglucosamina-6-sulfatase	GNS		?	?	+++	-	+/-
MPS IV	A	Morquio A	N-acetilgalactosamina-6-sulfatase	GALNS	KS, CS	+++	+	-	+++	++
	B	Morquio B	Beta-galactosidase	GLB1	KS	+++	+	-	+++	+++
MPS VI		Maroteaux-Lamy	N-acetilgalactosamina-4-sulfatase	ARSB	DS	+++	+++	-	+++	+++
MPS VII		Sly	Beta-gluconidase	GUSB	DS, HS, CS	+++	++	+++	+	++
MPS IX		Natowick*	Hialuronidase	HYAL1	HA	-*	-*	-*	-*	-*

Legenda: HS, heparan sulfato; DS, dermatan sulfato; KS, keratan Sulfato; CS, condroitina sulfato; HA, ácido hialurônico.
Presença de sinais ou sintomas:-: Não reportado, +/-: muito raro, mas pode estar presente; +: pode estar presente; ++: geralmente presente; +++: quase sempre presente.
* Devido à extrema raridade na literatura, dados clínicos e epidemiológicos estão ausentes. Há apenas 4 casos descritos em literatura, sendo o primeiro relato de 1996, uma menina de 14 anos com episódios frequentes de otite média, baixa estatura, dismorfias craniofaciais discretas, frouxidão ligamentar, ausência de organomegalia e exames oftalmológicos e neurológicos normais. Os outros 3 pacientes relatados apresentavam apenas alterações articulares.

Capítulo 56   1133

períodos de constipação severa. Esse problema pode não apresentar melhora com idade, sendo agravado pela fraqueza muscular, inatividade física, imobilidade e uso de antibióticos.[9]

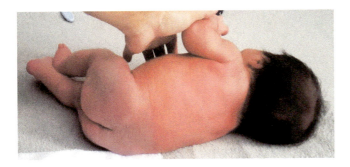

Figura 56.6 Foto de recém-nascido com MPS II com Giba em região lombar.

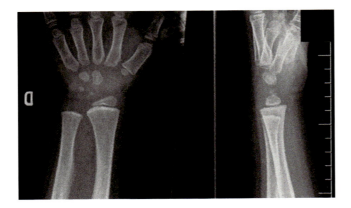

Figura 56.7 Radiografia de ossos longos em incidência anteroposterior e lateral de paciente com MPS II com linhas epifisárias e alargamento leve de metatarsos, falanges e hálux.

Oftalmológico

As alterações oculares são comuns em todas as formas de MPS e resultam frequentemente em prejuízo da visão. As alterações oftalmológicas incluem opacificação corneana, retinopatia e aumento de pressão intraocular.[25]

A opacificação progressiva da córnea ocorre por acúmulo de GAGs em córnea, causando um aspecto de vidro moído (Figura 56.10). Essa alteração é frequente nas MPS I e VI, ocorrendo por acúmulo de dermatan sulfato em queratócitos, mas também pode acontecer na MPS IV, nesse caso por depósito de queratan sulfato. Não é uma característica habitual nas MPS II e III.[6,8] O depósito dos GAGs na córnea, além da opacificação, também cursa com modificações da estrutura de câmara anterior, resultando em estreitamento de ângulo e pouca fotorreatividade pupilar. Essas alterações associadas à obstrução da malha trabecular causam aumento de risco de glaucoma de ângulo fechado. A hipertensão ocular e glaucoma são de difícil diagnóstico e monitorização na MPS devido à coexistência de opacidade e espessamento da córnea.[25]

A presença de catarata, apesar de possível, é incomum, tendo sido descritas opacificação de lente subcortical em pacientes com MPS IV e IIID.[25,26]

A presença de papiledema sem evidência de hipertensão intracraniana pode estar presente em até 20% dos pacientes, geralmente devido a espessamento de esclera por depósito de GAGs.[25,27]

O acúmulo de GAGs em epitélio pigmentar da retina causa perda de fotorreceptores e degeneração retiniana. Essa retinopatia causa perda de visão periférica e cegueira noturna e ocorre especialmente na MPS III, mas também nas MPS I e II. A disfunção retiniana pode ser identificada por meio de eletroretinografia.[8,25,28]

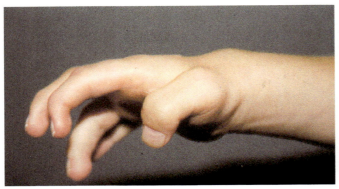
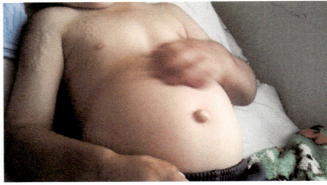

Figura 56.8 Fotografias de mãos em garra, acúmulo de GAGs na pele, hérnia umbilical e abdome globoso de pacientes com MPS II.

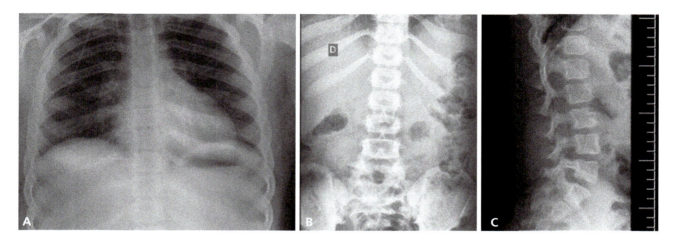

Figura 56.9 Radiografia de tórax de criança com MPS II com alterações de centros de ossificação dos corpos vertebrais e retificação de vértebras e deformidades espinhais. **(A)** Coluna lombar em incidência posteroanterior. **(B)** Em incidência anteroposterior. **(C)** Em incidência lateral.

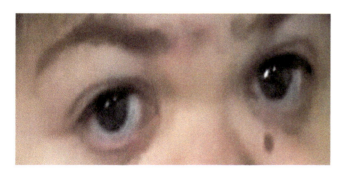

Figura 56.10 Fotografia evidenciando opacificação corneana em paciente com MPS I.

Respiratórias

Rinite crônica recorrente e coriza nasal persistente são comuns nas MPS, mesmo na ausência de infecções identificáveis. As infecções de vias aéreas superiores tornam-se frequentes nesta população.[8,9]

O acúmulo de GAGs na orofaringe, tonsilas palatinas e adenoides e disostose de ossos de orelha média aumentam o risco de complicações de vias aéreas superiores, como otite média de repetição. As infecções de orelha média de repetição associadas a alterações ósseas levam à perda auditiva, principalmente nas formas mais severas da MPS I e MPS II, e se relaciona com a gravidade da doença.[9]

Há um estreitamento progressivo das vias aéreas à medida que ocorre acúmulo de GAGs na língua, nos tecidos moles da orofaringe e na traqueia. Com isso há obstrução das vias aéreas. Para complicar essa obstrução ocorre simultaneamente espessamento das secreções respiratórias, a rigidez da parede torácica, alterações ortopédicas e a hepatoesplenomegalia, que podem reduzir o volume torácico. A progressão da obstrução das vias aéreas geralmente resulta em apneia do sono e, frente à instalação desta, surge a necessidade de assistência com pressão positiva e, eventualmente, traqueostomia.[8]

Diagnóstico

Frente a suspeita de MPS, deve-se realizar a dosagem de GAGs na urina. A urina deve ser mantida congelada até a análise ser realizada. A concentração de GAGs urinários geralmente está presente em todas as formas da doença, porém, a ocorrência de valores normais não exclui a doença.[29]

A eletroforese de GAGs pode ser realizada para identificar aqueles que se encontram elevado em excesso. O perfil dos GAGs elevados (dermatan sulfato, queratan sulfato e heparan sulfato) permite identificar qual enzima deve ser testada incialmente (Tabela 56.2). O diagnóstico de MPS pode ser confirmado por meio da comprovação de deficiência enzimática em fibroblastos, leucócitos ou sangue impregnado em papel-filtro para cada tipo de MPS (Tabela 56.2). A dosagem enzimática é específica para cada tipo de MPS, porém, em algumas condições sua identificação não é suficiente para confirmação do diagnóstico, uma vez que a deficiência enzimática pode estar presente em outro erro inato do metabolismo, como Deficiência Múltipla de Sulfatases. Assim, a dosagem normal de pelo menos outra sufatase (arilsulfatase A, arilsulfatase B, heparan-N-sulfatase, N-acetilgalactosamina-6-sulfatase ou iduronato-sulfatase) pode ser necessária para confirmação diagnóstica.[29]

Outro modo de confirmar o diagnóstico é com a identificação por meio de exame molecular de duas mutações patogênicas em homozigose ou heterozigose composta para as MPS I, III, IV, VI, VII e IX, autossômicas recessivas, ou pela identificação de mutação patogênica para MPS II, única MPS de herança ligada ao cromossomo X.[7-9,16,17,30,31]

O diagnóstico precoce pode ser realizado intraútero, por meio da amniocentese por punção da cavidade amniótica, que deve ser precedida por ultrassonografia para realizar a biopsia da vilosidade coriônica.[32]

Tratamento

Antes do advento do transplante de células hematopoiéticas e da terapia de reposição enzimática, o tratamento das MPS era sintomático e paliativo, tendo como objetivo manejo e prevenção das complicações. O seguimento com equipe multiprofissional e de diversas áreas ainda persiste como uma importante medida para promoção de saúde, mesmo após a instituição de tratamentos modificadores de doença. Uma vez que o tempo de surgimento dos sinais e sintomas dependem da gravidade, quando e com que frequência deve-se realizar a monitorização, não podem ser generalizados. Assim, é importante seguimento periódico com cardiologista, com realização de ecocardiografia; com pneumologista, com avaliação de função pulmonar; testagem auditiva, avaliação oftalmológica, ortopédica e neurológica. Conforme sintomatologia, algumas avaliações podem ser necessárias, tais como polissonografia para estudo de apneia obstrutiva do sono, estudo de velocidade de condução nervosa para avaliação de síndrome do túnel do carpo, ressonância magnética de crânio e coluna para análise de tamanho ventricular e estreitamento cervicomedular, e pressão de abertura de líquido cefalorraquidiano para avaliação de hipertensão intracraniana.[7-9,16,17,31]

O transplante de células hematopoiéticas é utilizado desde a década de 1980 e tem como objetivo a correção da deficiência enzimática. Apesar de ser um procedimento de alto risco, com alta morbidade e mortalidade, muitos estudos apontam que essa terapia modifica a evolução natural da doença, aumentando a expectativa de vida e melhora de diversos sintomas sistêmicos. A indicação é realizada conforme tipo de MPS, apresentação clínica, idade e presença de envolvimento neurológico.[33-37] A principal indicação de transplante ocorre nos pacientes com forma severa de MPS I, uma vez que a realização antes de 2 anos associa-se com melhora cognitiva e sobrevida, com resultados melhores quando comparado com a terapia de reposição enzimática.[33,37,38] O transplante apresenta pouca melhora em sintomas osteoarticulares, cardiovasculares e visuais.[29,34] Frente a uma indicação de transplante, o paciente deve ser referenciado o quão antes possível a um centro especializado para avaliação cautelosa de quadro clínico e complicações possíveis. Os doadores podem ser aparentados ou não, mas preferivelmente devem apresentam alta atividade enzimática.[29]

A possibilidade do tratamento das doenças lisossomais por meio da reposição da enzima deficiente remonta à década de 1960, com desenvolvimento de primeira terapia na década de 1990. A terapia de reposição enzimática (TRE) utiliza enzima humana geneticamente modificada, fabricada pela tecnologia do DNA recombinante. É um tratamento estabelecido para várias doenças de depósito lisossomal, com base na capacidade exclusiva das células humanas de se ligar e transportar enzima exógena para o compartimento lisossômico. A TRE está disponível para algumas formas de MPS (laronidase para MPS I, idursulfase para MPS II, elosulfase alfa para MPS IVA, galsulfase para MPS VI e vestronidase alfa para MPS VII). A TRE é realizada por meio de reposição intravenosa, semanal ou quinzenal, de enzima recombinante que varia conforme tipo de MPS (Figura 56.11). A infusão da medicação deve ser realizada por enfermeira treinada, em clínica ou hospital, devido ao risco de reação alérgica. A idursulfase é liberada pela Anvisa para realização intradomiciliar, em pacientes que já realizaram TRE sem reação alérgica à medicação. Atualmente, a TRE é considerada terapia de escolha para MPS.[39]

Após décadas de experiência, os benefícios e limitações das TRE são conhecidos, apresentando melhora de sinais somáticos. Em uma revisão sistemática dos benefícios da TRE com laronidase nos pacientes com MPS I demonstrou-se que a mesma é eficaz em relação à redução de parâmetros bioquímicos, com excreção reduzida de glicosaminoglicanos na urina, melhora da capacidade funcional e redução de armazenamento de glicosaminoglicanos, identificado por redução no volume hepático.[40] Apesar de alcançar diversos tecidos após a infusão endovenosa, apresenta pouco benefício em tecidos com pouca vascularização, como cartilagem e córnea, ou protegidos com barreira hematoencefálica, como sistema nervoso central.[38,41] Após a edição do genoma, existe uma promessa de terapia única e curativa para doenças genéticas, especialmente MPS I e II. No momento, realizam-se estudos para tratamento com terapia gênica.[42]

Prognóstico

O prognóstico da MPS é extremamente variável, dependendo de idade dos primeiros sinais e sintomas, velocidade de progressão de doença, idade do início do tratamento com TRE ou transplante de células hematopoiéticas e seguimento multiprofissional. Tanto na for-

Mucopolissacaridoses e Oligossacaridoses

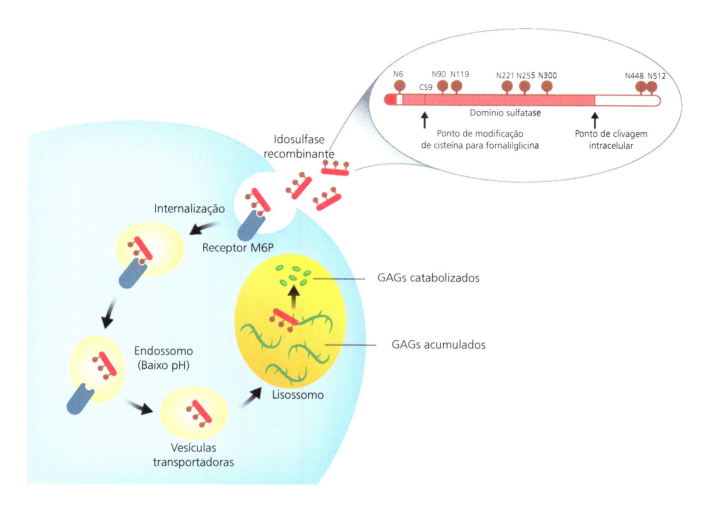

Figura 56.11 Imagem ilustrativa demonstrando mecanismo de atuação da terapia de reposição enzimática com idursulfase em célula de pacientes com MPS II.
Fonte: Adaptada de Whiteman e Kimura, 2017.[39]

ma de evolução rápida como lenta, os pacientes podem sofrer danos irreversíveis se a doença não for detectada e diagnosticada, ou caso a TRE seja iniciada tardiamente.[16] A terapia gênica nos estudos pré-clínicos mostra eficácia nas diferentes plataformas do genoma, porém os desafios ainda permanecem, tanto em relação à segurança quanto à eficácia.[42]

OLIGOSSACARIDOSES E MUCOLIPIDOSES

As glicoproteínas são importantes constituintes celulares e extracelulares, formados por cadeias de oligossacarídeos ligadas a polipeptídeo. Com o *turnover* celular, seus constituintes, como carboidratos complexos, lipídios e glicoproteínas, são degradados pelos lisossomos, por ação de enzimas hidrolíticas. As cadeias de oligossacarídeos são clivadas por glicosidases específicas como sialidase (alfa-neuraminidase), beta-galactosidase, beta-N-acetilexosaminidase, alfa-manosidase, beta-manosidase, alfa-fucosidase e alfa-N-acetilgalactosaminidase. Os produtos finais da degradação das glicoproteínas são aminoácidos e manossacarídeos, que são excretados pelos lisossomos para posterior utilização.[43]

As oligossacaridoses, também descritas como glicoproteinoses ou distúrbios de armazenamento de glicoproteínas, são um grupo de doenças genéticas causadas por deficiência funcional em qualquer enzima ou proteína necessária para catabolismo das glicoproteínas.[43] Apresenta como resultado sintomatologia variável, conforme enzima deficiente e atividade residual da mesma; geralmente, há sintomas de evolução progressiva, podendo apresentar face infiltrada, alterações ósseas, visceromegalias e alterações neurológicas (Tabela 57.3).

Apresentam diversas características clínicas comuns às MPS, porém, em geral não há alteração na excreção de GAGs urinários ou ocorrem alterações inespecíficas.[6]

Apresentação clínica

Alfa-manosidose

A alfa-manosidose é uma doença genética rara, de herança autossômica recessiva, por mutação do gene *MAN2B1*, que ocorre devido a deficiência de alfa-manosidase. A deficiência causa um acúmulo lisossomal de oligossacarídeos ricos em manose, os oligomanosídeos, que se acumulam progressivamente em tecidos e parte é excretada na urina.[44] Os pacientes são normais ao nascimento, mas evoluem com surgimento progressivo de sintomas. Apresenta clínica extremamente variável, sendo a forma branda marcada pelo surgimento de anormalidades esqueléticas e miopatias, de progressão lenta, geralmente após os 10 anos. A forma moderada ocorre antes dos 10 anos, com anormalidades esqueléticas e miopáticas, de progressão lenta. A forma mais severa se manifesta com perda pré-natal ou morte precoce, com deterioração neurológica.[6,19,44-47]

As alterações dismórficas são semelhantes às encontradas na MPS I, incluindo face infiltrada, macrocefalia, fronte proeminente, sobrancelhas arqueadas, base nasal funda, dentes separados, macroglossia e prognatismo. Dentre as alterações esqueléticas, destaca-se a disostose multiplex, osteonecrose, osteopenia e lesões líticas focais.[19,47,48]

Os afetados por essa doença geralmente apresentam o atraso da aquisição da marcha como alteração precoce. As modificações no sistema nervoso central são marcadas pelo envolvimento predominantemente cerebelar, com ataxia. Associada às alterações articulares, ataxia e à miopatia metabólica, esses pacientes apresentam grande prejuízo motor, com piora lentamente progressiva. Algumas características são descritas em RNM de crânio, como sela túrcica vazia, atrofia cerebelar, aumento dos espaços de Virchow-Robin, estreitamento de forame magno, desmielinização e atrofia corticossubcortical predominantemente de verme cerebelar.[19,46-51]

O prejuízo cognitivo ocorre em todos os pacientes, com formas variando de leve a moderada. Os resultados de testes não verbais tendem a apresentar melhores resultados. O atraso de fala pode ocorrer em alguns pacientes, porém as alterações fonoarticulatórias podem tardar até a segunda década de vida em alguns casos. As alterações auditivas e de linguagem expressiva são marcantes nessa doença. Modificações como vocabulário restrito e dificuldade de pronunciar palavras são descritas, podendo ser secundárias à própria doença ou à alterações adquiridas relacionadas à audição.[19,45-47]

Alterações psiquiátricas iniciam geralmente após a puberdade em cerca de ¼ dos pacientes com alfa-manosidose, variando de transtorno de humor, sintomas ansiosos e psicose.[19,46,47]

Outros sintomas incluem perda auditiva condutiva e sensorial, opacidade corneana, hepatoesplenomegalia, hidrocefalia comunicante e atrite asséptica. A imunodeficiência humoral é marcante nesses pacientes, apresentando infecções de repetição e infecções bacterianas mais severas.[19,47,51]

Beta-manosidose

A beta-manosidose é uma doença lisossomal autossômica recessiva causada pela deficiência de beta-manosidase. Esta enzima atua no catabolismo dos oligossacarídeos e glicoproteínas.[4,52] Apresenta prevalência muito inferior à alfa-manosidose.[6]

A clínica é variável e se torna exuberante ainda durante a infância na maioria dos casos. Não há relação fenótipo-genótipo identificada até o momento nem um fenótipo clínico comum, havendo uma grande gama de sintomas associados a essa doença, principalmente deficiência intelectual, alterações comportamentais, surdez e infecção de repetição.[4,6,52-57] Alterações como dismorfias faciais, deformidades esqueléticas, polineuropatia desmielinizante, espasticidade progressiva, ataxia espinocerebelar e encefalopatia epiléptica já foram descritas associadas à beta-manosidose, porém ocorrem na minoria dos pacientes. A RNM de crânio pode ser normal ou apresentar atrofia cerebelar.[4,52,54,57]

Angioqueratomas são descritos relacionados a esta doença, muitas vezes restritos à região peniana e escrotal, porém podem se manifestar de forma difusa.[55,58,59] Outras doenças lisossomais, como doença de Fabry, fucosidose, sialidose, galactosialidose, gangliosidose GM1, também podem se manifestar com angioqueratomas difusos.[55]

O diagnóstico se torna difícil visto que muitas vezes não apresenta as alterações clássicas das doenças lisossomais, como organomegalia, disostose multiplex, alterações oftalmológicas e vacuolização linfocítica.[57]

Fucosidose

A fucosidose é uma doença autossômica recessiva provocada pela deficiência da enzima alfa-L-fucosidase que causa o acúmulo de glicoconjugados fucosilados em tecidos.[44] É uma doença rara, com menos de 100 casos descritos em literatura internacional.[60-62]

Cursa classicamente com retardo mental e deterioração neurológica progressiva. Achados adicionais incluem face infiltrada, retardo de crescimento, infecções recorrentes, disostose multiplex, visceromegalias, epilepsia, surdez e angioqueratomas difusos. A apresentação clínica varia de uma forma infantil severa, com deterioração entre 1 e 2 anos, a uma forma leve, com sintomas de surgimento progressivo com sobrevida de

Mucopolissacaridoses e Oligossacaridoses

Tabela 56.3 Deficiência enzimática, gene envolvido, alterações bioquímicas e apresentação clínica das oligossacaridoses e mucolipidoses.[43,46,52,54,62,67,69,71,77-80,87,89-91,93-96]

Nome da doença	Forma	Proteína envolvida	Gene	Excreção urinária	Atraso/Regressão DNPM	Visceromegalia	Disostose multiplex	Face infiltrada	Opacificação corneana	Mancha vermelho-cereja	Epilepsia	Infecção de repetição	Outros
Alfa Manosidose	Leve	Alfa-manosidase	MAN2B1	Oligossacarídeos ricos em manose	+++	++	-	+++	+/-	-	-	+++	Miopatia / Perda auditiva
	Moderada				+++	++	+++	+++	+/-	-	-	+++	Perda auditiva
	Severa				+++	++	+++	+++	+/-	-	-	+++	Perda auditiva
Beta Manosidose		Beta-manosidase	MANBA		+++	-	+/-	+	-	-	+	++	Sintomas psiquiátricos / Perda auditiva
Fucosidose		Alfa-L-fucosidase	FUCA1	Oligossacarídeos	+++	+	++	+++	-	-	+	++	Espasticidade / Distonia / Angioqueratomas / Atraso no crescimento
Galactosialidose	Infantil precoce	Alfa neuraminidase (deficiência combinada de GLB1 e NEU1)	CTSA	Sialiloligossacarídeo	+++	+++	+++	+++	+	+	+	-	Hidropsia fetal / Cardiopatia
	Infantil tardia				+/-	+++	++	++	+	+	-	-	Cardiopatia / Atraso no crescimento
	Juvenil/ adulta				++	-	++	++	++	++	++	-	Angioqueratomas / Mioclonia / Ataxia
Distúrbios de armazenamento de ácido siálico	Leve	Sialina	SLC17A5	Ácido siálico	+++	-	-	+	-	-	+	-	Espasticidade / Atetose / Baixa estatura
	Severa				+++	+++	+++	+++	+/-	-	+	-	
Sialidose	Tipo I	NEU1	NEU1	Sialiloligossacarídeo	+/-	-	-	-	-	+++	+++	-	Mioclonia / Ataxia
	Tipo II				++	++	++	++	++	+++	+++	-	

Capítulo 56

1139

Tabela 56.3 Deficiência enzimática, gene envolvido, alterações bioquímicas e apresentação clínica das oligossacaridoses e mucolipidoses.[43,46,52,54,62,67,69,71,77-80,87,89-91,93-96] *(Continuação)*

Nome da Doença	Forma	Proteína envolvida	Gene	Excreção urinária	Atraso/Regressão DNPM	Visceromegalia	Disostose multiplex	Face infiltrada	Opacificação corneana	Mancha vermelho-cereja	Epilepsia	Infecção de repetição	Outros
Sialúria		UDP-GlcNAc 2-epimerase	GNE	Ácido siálico	++	+	-	++	-	-	+	++	
Aspartilglucosaminúria		Aspartilglicosaminidase	AGA	Aspartilglucosamina	+++	-	-	+++	-	-	+	+++	Macrocefalia adquirida Artrite Sintomas psiquiátricos
Doença de Schindler	Tipo I	Alfa-NAGA	GLA	Glicopeptídeo	+++	-	-	-	-	-	+++	-	Surdez neurossensorial Cegueira
	Tipo II				+++	-	-	-	-	-	-	-	Angioqueratoma corporal difuso Linfedema Surdez neurossensorial
Mucolipidose II		GNPTA	GNPTAB		+++	+/-	+++	+++	+	-	-	+++	Valvulopatia cardíaca
Mucolipidose III		UDP-N-acetilglucosamina			+/-	-	+++	++	+	-	-	+/-	Osteoporose
Mucolipidose IV		Mucolipina-1	MCOLN1		+++	-	-	-	+++	-	+	-	Degeneração retiniana

Legenda: Alfa-NAGA, alfa-N-acetilgalactosaminidase; GLB1, beta-galactosidase 1; GNPTA, hidrolase N-acetilglucosamina-1-fosfotransferase; NEU1, alfa-neuraminidase 1; UDP-GlcNAc 2-epimerase, uridina difosfato N-acetilglucosamina 2 epimerase.
Presença de sinais ou sintomas:-: Não reportado, +/-: muito raro, mas pode estar presente; +: pode estar presente; ++: geralmente presente; +++: quase sempre presente.

20-30 anos.[44,60,62-65] As alterações neurológicas descritas incluem espasticidade e distonia, geralmente generalizadas, mas também há relatos de acometimentos focais, segmentares e de hemicorpo.[62]

Estudos neuropatológicos indicam que esses pacientes apresentam desmielinização e importante perda neuronal em substância cinzenta, principalmente tálamo, hipotálamo, córtex cerebral, células de Purkinje e núcleo denteado. O acúmulo de glicolipídios causam corpos de inclusão intracelulares em neurônios.[60,66]

A RNM é quase sempre alterada, sendo as principais alterações descritas uma atrofia difusa e severa do cérebro e cerebelo, com proeminente e progressiva leucodistrofia e globo pálido com hipointensidade em T2/FLAIR e hiperintensidade em T1.[60,62,66]

Galactosialidose

A galactosialidose é uma doença autossômica recessiva rara do catabolismo das glicoproteínas, que ocorre pela deficiência da proteína protetiva/catepsina A, que causa a deficiência combinada das enzimas lisossomais beta-galactosidase e alfa-neuraminidase.[6,67,68]

A clínica é variável, com sintomas iniciando desde período neonatal até idade adulta, com severidade também variável.[69] A forma infantil precoce é a mais severa, com sintomas que incluem hidropsia fetal, mancha vermelho-cereja em fundo de olho, visceromegalias, atraso do desenvolvimento neuropsicomotor, face infiltrada, displasia óssea e morte prematura devido a cardiopatia ou nefropatia. A forma infantil cursa com face infiltrada, cardiopatias e visceromegalias. O comprometimento cognitivo é leve ou ausente. Alguns pacientes podem apresentar mancha vermelho-cereja e opacificação corneana. Já a forma juvenil/adulta, apresentação mais comum da doença, configura-se usualmente de modo mais grave do que a forma infantil tardia, com mioclonia, ataxia, epilepsia, deterioração neurológica progressiva, angioqueratomas e ausência de visceromegalias.[6,67-70]

Desordens de acúmulo de ácido siálico

O acúmulo de ácido siálico livre cursa com um espectro de desordens neurodegenerativas. Historicamente, essas desordens eram subdivididas em doença de Salla, doença de Salla severa e doença de acúmulo de ácido siálico livre infantil. Menos de 150 casos já foram descritos, predominantemente na Finlândia.[71,72] A doença ocorre por mutação no gene que codifica a sialina, proteína transmembrana, responsável pelo transporte intra e extracelular de metabólitos.[72]

As formas mais brandas se manifestam com atraso do desenvolvimento leve a moderado, podendo cursar com espasticidade, atetose e epilepsia. A hipotonia já é identificável próxima aos 6 meses e 1/3 dos pacientes consegue adquirir marcha. Geralmente apresentam atraso na aquisição de linguagem, com prejuízo predominante em linguagem expressiva e melhor desempenho em linguagem receptiva. A regressão pode acontecer durante o curso da doença. Apesar de redução na expectativa de vida, há relatos de pacientes que chegaram à idade avançada.[71,72] Alguns pacientes apresentam desmielinização periférica associada à alteração central.[73,74]

Já as formas mais severas cursam com atraso grave de desenvolvimento, face infiltrada, hepatoesplenomegalia e cardiomegalia, com morte precoce. Estes pacientes apresentam hipotonia axial precoce, evoluindo posteriormente com espasticidade e ataxia, anormalidades esqueléticas e epilepsia.[71] Muitos casos evoluem para óbito intraútero.[75]

Dentre as alterações esqueléticas, incluem-se metáfises irregulares, hipomineralização difusa, pés tortos, fêmures curtos, metáfises aumentadas, fraturas, displasia do quadril e hipoplasia das falanges distais.[75]

As alterações de substância branca em RNM na sequência de T2 são comuns nesse grupo de doença, porém variáveis. Mielinização anormal de gânglios de base e hipoplasia de corpo caloso são constantes e identificadas precocemente.[76]

Sialidose

A sialidose, ou deficiência de neuraminidase, é uma doença lisossomal autossômica recessiva que afeta a degradação das glicoproteínas. Antigamente era denominada mucolipidose I. É causada pela deficiência da enzima sialidase (alfa-neuraminidase), responsável pela remoção do ácido siálico dos oligossacarídeos e glicoproteínas.[72]

Dois tipos são descritos, conforme a atividade residual enzimática. Uma forma leve (tipo I), que inicia na segunda década de vida com perda visual progressiva, mioclonia, ataxia, hiperreflexia e epilepsia. Força permanece preservada durante o curso de doença. Já a forma severa (tipo II), é subdividida em congênita, infantil e juvenil. As alterações variam entre hidropsia fetal, face infiltrada, perda auditiva, hepatoesplenomegalia, anormalidades esqueléticas e atraso do desenvolvimento neuropsicomotor. Ambas as formas de sialidoses cursam com mioclonia multifocal progressiva. Podem ser precipitadas por toque, estímulo sonora e movimentação.[72,77,78]

A mancha vermelho-cereja é característica dessa doença, resultado de degeneração ganglionica da retina. Em estágios precoces a mancha vermelho-cereja pode ser indetectável e em estágios tardios, pode desaparecer.[72,77]

A neuroimagem é normal em estágios precoces, podendo progredir para atrofia cerebral, cerebelar e pontina.[77,78]

Sialúria

Diferentemente das outras doenças do metabolismo do ácido siálico, como galactosialidose, sialidose e as desordens de acúmulo de ácido siálico, esta condição ocorre pelo aumento de síntese de ácido siálico intracitoplasmático, secundária à perda de feedback inibitório.[72]

É caracterizada por clínica geralmente branda e transitória, incluindo icterícia neonatal prolongada, face infiltrada, hepatomegalia leve, anemia microcítica, infecção respiratória recorrente e gastroenterite transitória. Hipotonia e atraso do desenvolvimento não são consistentes nem permanentes. Epilepsia e dificuldade escolar são observadas em fase tardia da doença.[79]

Devido ao número restrito de casos relatados, a história natural da doença e definição de fenótipo clássico é prejudicada.[79]

Aspartilglucosaminúria

A deficiência de aspartilglucosaminidase causa a aspartilglucosaminúria, uma doença com alta prevalência na Finlândia, porém extremamente rara em outras regiões.[6] Ocorre por uma deficiência da enzima glicosilasparaginase que cursa com excreção aumentada de aspartilglucosamina na urina.[80]

É uma doença sistêmica majoritariamente neuropsiquiátrica, que cursa com morte prematura. Os portadores são aparentemente normais ao nascimento, evoluindo com surto de crescimento e macrocefalia, associado a hérnias e infecções respiratórias. Em geral apresentam hipotonia e atraso na aquisição de marcos de fala e coordenação motora pobre. As perdas dos marcos se iniciam na idade adulta-jovem, com declínio cognitivo inicialmente lento e progressivamente mais rápido, com deficiência intelectual severa em meia-idade. Apresentam traços faciais característicos e até 1/3 dos pacientes têm episódios de epilepsia, usualmente focal em região frontal no sono. Podem apresentar artrite e desordens psiquiátricas comórbidas.[6,80-85]

Podem ter leucopenia, afilamento de ossos longos, anormalidades vertebrais e afilamento de calota craniana. Pode apresentar na RNM hipointensidade em T2/FLAIR em tálamo, principalmente núcleo pulvinar, e hiperintensidade em T2/FLAIR em substância branca periventricular e justacortical. Atrofia cerebral e/ou cerebelar de diferentes graus são encontradas na maioria dos pacientes.[80,86]

Doença de Schindler

A doença de Schindler é uma condição genética rara, com amplo espectro fenotípico, causada pela deficiência da enzima N-acetilgalactosaminidase, também conhecida como galactosidase B.[6,87]

A clínica é variável, sendo classificada em dois fenótipos clássicos. A forma infantil, ou tipo I, é mais grave e apresenta início ainda no primeiro ano de vida. É marcada por atraso no desenvolvimento seguido de regressão. Apresenta também epilepsia, fraqueza muscular, incoordenação, nistagmo e estrabismo precocemente. A criança evolui com rápida regressão do desenvolvimento, com perda de todos os marcos entre 3 e 4 anos de idade. Posteriormente, evolui com quadriplegia espástica, cegueira cortical, surdez e mioclonia. Evolui para morte geralmente antes dos 6 anos. A forma adulta, tipo II ou doença de Kanzaki, é caracterizada por linfoedema e angioqueratoma corporal difuso, que se iniciam na adolescência e evoluem com progressão em severidade e extensão com a idade. Há casos em que cursa também com neuropatia periférica, perda auditiva neurossensorial e vertigem recorrente. E outros com miocardiopatia hipertrófica de septo interventricular.[6,87-91] Atrofia cerebral e cerebelar progressivas são alterações comuns nos exames de imagem.[89]

Mucolipidose tipo II/III

As doenças relacionadas ao gene *GNPTAB* compreendem um espectro de fenótipos que variam entre a mucolipidose tipos II e III. É uma condição autossômica recessiva causada pela deficiência da enzima UDP-GlcNAc-1-fosfotransferase, responsável pela síntese de manose-6-fosfato. Uma vez que tanto a mucolipidose tipo II quanto III são causadas pela mutação no gene *GNPTAB*, com deficiência enzimática quase completa no tipo II e parcial no tipo III, foram consideradas espectros de uma mesma desordem.[92,93]

A mucolipidose foi inicialmente descrita em 1967, como uma doença semelhante a MPS porém com pouca excreção de GAGs urinários e abundante inclusão em fibroblastos.[94] Por isso, a mucolipidose tipo II foi inicialmente chamada de doença de células de inclusão ou doença de célula-I. A mucolipidose tipo III, antes conhecida como pseudo-Hurler, foi identificada posteriormente.[92]

A mucolipidose tipo II é evidente desde o nascimento, com evolução progressiva de sintomas e morte ainda na infância. Anormalidades musculoesqueléticas, como cifose, deformidade de ossos longos e/ou luxação de quadril, podem estar presentes ao nascimento e apresentam na evolução contraturas em grandes articulações. Sintomas de acúmulo, como cabelo grosso, face infiltrada, hipertrofia gengival e espessamento de valvas cardíacas usualmente estão presentes.[93]

A mucolipidose tipo III apresenta sintomas exuberantes próximos aos 3 anos, com redução de crescimento estatural, rigidez articular e sinais leves de infiltração de face. Apresentam cognição mediana ou levemente afetada. Dores articulares são comuns e evoluem progressivamente com desenvolvimento de osteoporose.[93]

Mucolipidose tipo IV

A mucolipidose IV é uma doença severa, marcada por importante atraso neuropsicomotor, evoluindo com opacificação corneana e degeneração retiniana. Os pacientes não apresentam visceromegalias ou anormalidades esqueléticas. A forma clássica da mucolipidose IV exibe insuficiência renal progressiva.[95]

A hipotonia é identificável já em períodos precoces, evoluindo classicamente com diplegia ou quadriplegia espástica e sinais piramidais. O diagnóstico diferencial com paralisia cerebral muitas vezes é difícil. Os pacientes usualmente apresentam deficiência intelectual moderada a severa, muitas vezes falando apenas poucas palavras e com dificuldade motora fina. Muitos não conseguem deambular.[96]

Alterações à RNM de crânio incluem hipoplasia de corpo caloso, anormalidades de substância branca em T1 e depósitos de ferritina em tálamo e gânglios de base. Atrofia cerebelar é descrita em fases avançadas.[97,98]

Apesar de epilepsia ser infrequente, descargas epileptiformes são comuns em estudos eletrofisiológicos nesses pacientes.[99]

Diagnóstico

A suspeita clínica das oligossacaridoses muitas vezes ocorre em pacientes com sintomas sugestivos de MPS, mas sem alterações nos GAGs urinários.

A pesquisa da excreção dos oligossacarídeos em urina realizada por cromatografia em cadeia delgada permite a identificação de eliminação anômala de oligossacarídeos e ácido siálico. Resultados alterados não permitem a confirmação diagnóstica, sendo necessária a determinação da deficiência enzimática em leucócitos ou células nucleadas e/ou determinação de mutação patogênica. Testes falso-negativos podem ocorrer em pacientes mais velhos e/ou de clínica mais branda. Em algumas formas de oligossacaridoses, a cromatografia urinária para oligossacarídeos não permite a identificação.[6,46,47]

O aumento de ácido siálico em urina ocorre em apenas duas condições, na sialúria e nas desordens relacionadas ao acúmulo de ácido siálico. Frente a este achado, duas etapas são suficientes para distinguir essas doenças. O estudo da localização do acúmulo de ácido siálico permite diferenciar essas condições, uma vez que há o predomínio citoplasmático na sialúria, enquanto o lisossomal ocorre nas desordens relacionadas ao acúmulo de ácido siálico. Outra forma de diferenciar essas condições é a partir da realização de estudo genético, buscando mutações patogênicas nos genes *SLC17A5* (desordens relacionadas ao acúmulo de ácido siálico) e *GNE* (sialúria).[71]

A dosagem enzimática em leucócitos permite a identificação do tipo de oligossacaridose, sendo realizada muitas vezes após a identificação de padrão anômalo em triagem urinária.[6,46,47] A combinação da cromatografia urinária de oligossacarídeo e dosagem enzimática específica em leucócitos se torna a melhor forma de abordagem frente à suspeita de oligossacaridose.[6]

O diagnóstico pode ser realizado pela identificação de mutação genética específica em pacientes com clínica sugestiva. Alguns tipos de oligossacaridoses, como a picnodisostose, pode ser diagnosticada exclusivamente por testagem genética, a partir da identificação de mutações patogênicas em homozigose ou heterozigose composta.[6,46,47]

Tratamento

Para a maioria das oligossacaridoses o tratamento é suportivo. O seguimento com equipe multidisciplinar permite uma maior manutenção da funcionalidade desses pacientes e melhoria de qualidade de vida.[19]

Devido ao risco de osteopenia e osteoporose, esses pacientes devem ser monitorizados e tratados conforme protocolos padronizados.[19]

O uso precoce de antibiótico frente a infecções bacterianas auxilia na prevenção de complicações como perda auditiva.[19] Devido à imunodeficiência inerente de algumas formas de oligossacaridoses, como na alfa-manosidose, é importante a vacinação profilática.[19]

A terapia de reposição enzimática está disponível para algumas formas de oligossacaridoses, em alguns países. A alfa-manosidose apresenta TRE com valmanase alfa aprovada em algumas regiões da Europa, com resultados indicando melhoras tanto bioquímicas quanto funcionais.[19,100,101]

O transplante de medula óssea (TMO) foi tentado como forma de tratamento para algumas oligossacaridoses. As células hematopoiéticas derivadas do doador, por apresentarem atividade enzimática normal, são capazes de restaurar parcialmente o catabolismo. Em casos de deterioração neurocognitiva, observa-se que o TMO é capaz de interromper a neurodegeneração, mas não reverter a perda já ocorrida.[61,65,102] Apesar de alguns resultados favoráveis e de, em alguns casos, ser a única alternativa terapêutica, nem todos os pacientes são elegíveis ou conseguem um doador compatível, os resultados são variáveis e há risco de mortalidade inerente ao próprio tratamento. Nas manosidoses, o TMO realizado precocemente aumentou a chance de prevenção de deterioração cognitiva e melhora de sintomas, porém, a segurança no longo-prazo e eficácia ainda não foram determinadas.[45,49,101,102] O TMO é uma alternativa terapêutica para a fucosidose, com aumento progressivo da enzima alfa-L-fucosidase em plasma e LCR, e melhora de mielinização, porém, o desfecho no longo prazo permanece incerto.[61,65]

REFERÊNCIAS BIBLIOGRÁFICAS

1. Oussoren E, Brands MMMG, Ruijter GJG, van der Ploeg AT, Reuser AJJ. Bone, joint and tooth development in mucopolysaccharidoses: Relevance to therapeutic options. Biochim Biophys Acta. [Internet]. 2011;1812(11):1542-56. Available from: http://dx.doi.org/10.1016/j.bbadis.2011.07.013.
2. Yang C, Pan J, Linpeng S, Li Z, Tan H, Wu L. Identification of five novel mutations causing rare lysosomal storage diseases. Med Sci Monit. 2019;25:7634-44.
3. Cox TM, Cachón-González MB. The cellular pathology of lysosomal diseases. J Pathol. 2012;226(2):241-54.
4. Bedilu R, Nummy KA, Cooper A, Wevers R, Smeitink J, Kleijer WJ, et al. Variable clinical presentation of lysosomal β-mannosidosis in patients with null mutations. Mol Genet Metab. 2002;77(4):282-90.
5. Walkley SU. Cellular pathology of lysosomal storage disorders. Brain Pathol. 1998;8(1):175-93.
6. Saudubray J-M, Baumgartner MR, Walter J, editors. Inborn metabolic diseases: diagnosis ant treatment. 6th ed. Berlin: Springer; 2016. 655 p.
7. Wagner VF, Northrup H. Mucopolysaccharidosis type III. In: Adam MP, Ardinger HH, Pagon RA, et al., editors. GeneReviews®. [Internet]. Seattle (WA): University of Washington; 2019. p. 1-23.
8. Scarpa M. Mucopolysaccharidosis type II. In: Adam MP, Ardinger HH, Pagon RA, et al., editors. GeneReviews® [Internet]. Seattle (WA): University of Washington; 2018. p. 1-20. Available from: http://www.ncbi.nlm.nih.gov/pubmed/20301451.
9. Clarke LA. Mucopolysaccharidosis type I. In: Adam MP, Ardinger HH, Pagon RA, et al., editors. GeneReviews®. Seattle (WA): University of Washington; 2016. p. 1-25.
10. Scarpa M, Lourenço CM, Amartino H. Epilepsy in mucopolysaccharidosis disorders. Mol Genet Metab [Internet]. 2017;122:55-61. Available from: http://dx.doi.org/10.1016/j.ymgme.2017.10.006.
11. Dawson G, Fuller M, Helmsley KM, Hopwood JJ. Abnormal gangliosides are localized in lipid rafts in Sanfilippo (MPS3a) mouse brain. Neurochem Res. 2012;37(6):1372-80.
12. Martins C, Hulkova H, Dridi L, Dormoy-Raclet V, Grigoryeva L, Choi Y, et al. Neuroinflammation, mitochondrial defects and neurodegeneration in mucopolysaccharidosis III type C mouse model. Brain. 2015;138(2):336-55.
13. Heon-Roberts R, Nguyen ALA, Pshezhetsky AV. Molecular bases of neurodegeneration and cognitive decline, the major burden of Sanfilippo Disease. J Clin Med. 2020;9(2):344.
14. Ausseil J, Desmaris N, Bigou S, Attali R, Corbineau S, Vitry S, et al. Early neurodegeneration progresses independently of microglial activation by heparan sulfate in the brain of mucopolysaccharidosis IIIB mice. PLoS One. 2008;3(5):e2296.
15. Wilkinson FL, Holley RJ, Langford-Smith KJ, Badrinath S, Liao A, Langford-Smith A, et al. Neuropathology in mouse models of mucopolysaccharidosis type I, IIIA and IIIB. PLoS One. 2012;7(4):e35787.
16. Valayannopoulos V, Nicely H, Harmatz P, Turbeville S. Mucopolysaccharidosis VI. Orphanet J Rare Dis. 2010;498-500.
17. Regier DS, Oetgen M, Tanpaiboon P. Mucopolysaccharidosis type IVA. In: Adam MP, Ardinger HH, Pagon R, editors. GeneReviews®. Seattle (WA): University of Washington; 2016. p. 1-31.
18. Albuquerque RML, Liberalesso PBN, Santos MLSF, Klagenberg KF, Jurkiewicz AL, Zeigelboim BS. Aspectos eletrencefalográficos em crianças com mucopolissacaridose. J Epilepsy Clin Neurophysiol. 2010;16(4):162-6.
19. Wraith JE, Scarpa M, Beck M, Bodamer OA, De Meirleir L, Guffon N, et al. Mucopolysaccharidosis type II (Hunter syndrome): a clinical review and recommendations for treatment in the era of enzyme replacement therapy. Eur J Pediatr. 2008;167(3):267-77.
20. Mundada V, D'Souza N. Lumbar gibbus: early presentation of dysostosis multiplex. Arch Dis Child. 2009;94(12):930-1.
21. Tomatsu S, Montano AM, Oikawa H, Rowan DJ, Smith M, Barrera L, et al. Mucopolysaccharidosis type IVA (Morquio A Disease): clinical review and current treatment: a special review. Curr Pharm Biotechnol. 2011;12(6):931-45.
22. Solanki GA, Martin KW, Theroux MC, Lampe C, White KK, Shediac R, et al. Spinal involvement in mucopolysaccharidosis IVA (Morquio-Brailsford or Morquio A syndrome): presentation, diagnosis and management. J Inherit Metab Dis. 2013;36(2):339-55.
23. del Toro-Riera M. Follow-up of patients with Hunter syndrome: the Hunter Outcome Survey (HOS) registry. Rev Neurol [Internet]. 2007;44(1):13-7. Available from: http://www.ncbi.nlm.nih.gov/pubmed/17345554.
24. Valle DA do, Cirino HD, Santos MLSF, Pelissar EC, Scola RH. Enzyme replacement therapy decreases left ventricular mass index in patients with hunter syndrome? Pediatr Cardiol. 2020;41(2):361-5.
25. Ashworth JL, Biswas S, Wraith E, Lloyd IC. Mucopolysaccharidoses and the eye. Surv Ophthalmol. 2006;51(1):1-17.
26. Olsen H, Baggesen K, Sjolie AK. Cataracts in morquio syndrome. Ophthalmic Genet. 1993;14(2):87-9.
27. Collins MLZ, Traboulsi EI, Maumenee IH. Optic nerve head swelling and optic atrophy in the systemic mucopolysaccharides. Ophthalmology [Internet]. 1990;97(11):1445-9. Available from: http://dx.doi.org/10.1016/S0161-6420(90)32400-4.
28. Fenzl CR, Teramoto K, Moshirfar M. Ocular manifestations and management recommendations of lysosomal storage disorders I: mucopolysaccharidoses. Clin Ophthalmol. 2015;9:1633-44.

29. Giugliani R, Federhen A, Rojas MVM, Vieira T, Artigalás O, Pinto LL, et al. Mucopolysaccharidosis I, II, and VI: brief review and guidelines for treatment. Genet Mol Biol. 2010;33(4):589-604.
30. Regier DS, Tifft CJ. GLB1-related disorders. In: Adam MP, Ardinger HH, Pagon RA, et al., editors. GeneReviews®. Seattle (WA): University of Washington; 2019. p. 1-25.
31. Features C. Mucopolysaccharidosis type VII. 1982;1-7.
32. Magalhães JA. Medicina fetal. Rev HCPA. 2000;20(2):157-68.
33. Boelens JJ, Wynn RF, O'Meara A, Veys P, Bertrand Y, Souillet G, et al. Outcomes of hematopoietic stem cell transplantation for Hurler's syndrome in Europe: a risk factor analysis for graft failure. Bone Marrow Transplant. 2007;40(3):225-33.
34. Wraith JE, Beck M, Lane R, Van Der Ploeg A, Shapiro E, Xue Y, et al. Enzyme replacement therapy in patients who have mucopolysaccharidosis I and are younger than 5 years: results of a multinational study of recombinant human α-L-iduronidase (laronidase). Pediatrics. 2007;120(1):37-46.
35. McKinnis EJR, Sulzbacher S, Rutledge JC, Sanders J, Scott CR. Bone marrow transplantation in Hunter syndrome. J Pediatr. 1996;129(1):145-8.
36. Aldenhoven M, Boelens JJ, de Koning TJ. The clinical outcome of Hurler Syndrome after stem cell transplantation. Biol Blood Marrow Transplant. 2008;14(5):485-98.
37. Muenzer J, Wraith JE, Clarke LA. Mucopolysaccharidosis I: management and treatment guidelines. Pediatrics. 2009;123(1):19-29.
38. Barth AL, Horovitz DDG. Hematopoietic stem cell transplantation in mucopolysaccharidosis type II. J Inborn Errors Metab Screen. 2018;6:232640981877909.
39. Whiteman DA, Kimura A. Development of idursulfase therapy for mucopolysaccharidosis type II(Hunter syndrome): the past, the present and the future. Drug Des Devel Ther [Internet]. 2017;11:2467-80. Available from: http://www.embase.com/search/results?subaction=viewrecord&from=export&id=L618033043%0Ahttp://dx.doi.org/10.2147/DDDT.S139601
40. Jameson E, Jones S, Je W. Cochrane Database of Systematic Reviews for treating mucopolysaccharidosis type I. Cochrane Database Syst Rev. 2013;(11):1-20.
41. Harmatz PR, Mengel E, Geberhiwot T, Muschol N, Hendriksz CJ, Burton BK, et al. Impact of elosulfase alfa in patients with morquio A syndrome who have limited ambulation: an open-label, phase 2 study. Am J Med Genet Part A. 2017;173(2):375-83.
42. Poletto E, Baldo G, Gomez-Ospina N. Genome editing for mucopolysaccharidoses. Int J Mol Sci. 2020;21(2):1-20.
43. Cantz M, Ulrich-Bott B. Disorders of glycoprotein degradation. J Inherit Metab Dis. 1990;13(4):523-37.
44. Michalski JC, Klein A. Glycoprotein lysosomal storage disorders: alpha- and beta-mannosidosis, fucosidosis and alpha-N-acetylgalactosaminidase deficiency. Biochim Biophys Acta. 1999;1455(2-3):69-84.
45. Mynarek M, Tolar J, Albert MH, Escolar ML, Boelens JJ, Cowan MJ, et al. Allogeneic hematopoietic SCT for alpha-mannosidosis: an analysis of 17 patients. Bone Marrow Transplant. 2012;47(3):352-9.
46. Malm D, Nilssen Ø. Alpha-mannosidosis. In: Adam MP, Ardinger HH, Pagon R, et al., editors. GeneReviews®. Seattle (WA): University of Washington; 2019. p. 1-24.
47. Malm D, Nilssen Ø. Alpha-mannosidosis. Orphanet J Rare Dis. 2008;3(1):1-10.
48. Ara JR, Mayayo E, Marzo ME, Guelbenzu S, Chabás A, Pina MA, et al. Neurological impairment in α-mannosidosis: a longitudinal clinical and MRI study of a brother and sister. Child's Nerv Syst. 1999;15(8):369-71.
49. Danielsen ER, Lund AM, Thomsen C. Cerebral magnetic resonance spectroscopy demonstrates long-term effect of bone marrow transplantation in a-mannosidosis. JIMD Rep. 2013;11:49-52.
50. Dietemann JL, de la Palavesal MMF, Tranchant C, Kastler B. MR findings in mannosidosis. Neuroradiol A J Devoted to Neuroimaging Interv Neuroradiol. 1990;32(6):485-7.
51. Gutschalk A, Harting I, Cantz M, Springer C, Rohrschneider K, Meinck HM. Adult α-mannosidosis: clinical progression in the absence of demyelination. Neurology. 2004;63(9):1744-6.
52. Labauge P, Renard D, Castelnovo G, Sabourdy F, de Champfleur N, Levade T. Beta-mannosidosis: a new cause of spinocerebellar ataxia. Clin Neurol Neurosurg. 2009;111(1):109-10.
53. Uchino Y, Fukushige T, Yotsumoto S, Hashiguchi T, Taguchi H, Suzuki N, et al. Morphological and biochemical studies of human β-mannosidosis: identification of a novel β-mannosidase gene mutation. Br J Dermatol. 2003;149(1):23-9.
54. Cherian MP. β-mannosidase deficiency in two mentally retarded girls with intractable seizures. Ann Saudi Med. 2004;24(5):393-5.
55. Molho-Pessach V, Bargal R, Abramowitz Y, Doviner V, Ingber A, Raas-Rothschild A, et al. Angiokeratoma corporis diffusum in human β-mannosidosis: report of a new case and a novel mutation. J Am Acad Dermatol. 2007;57(3):407-12.
56. Riise Stensland HMF, Persichetti E, Sorriso C, Hansen GM, Bibi L, Paciotti S, et al. Identification of two novel β-mannosidosis-associated sequence variants: biochemical analysis of β-mannosidase (MANBA) missense mutations. Mol Genet Metab. 2008;94(4):476-80.
57. Broomfield A, Gunny R, Ali I, Vellodi A, Prabhakar P. A clinically severe variant of β-mannosidosis, presenting with neonatal onset epilepsy with subsequent evolution of hydrocephalus. JIMD Rep. 2013;93-7.
58. Suzuki N, Konohana I, Fukushige T, Kanzaki T. β-mannosidosis with angiokeratoma corporis diffusum. J Dermatol. 2004;31(11):931-5.
59. Gort L, Duque J, Fabeiro JM, Zulaica A, Coll MJ, Chabás A. Molecular analysis in two β-mannosidosis patients: description of a new adult case. Mol Genet Metab. 2006;89(4):398-400.
60. Malatt C, Koning JL, Naheedy J. Skeletal and brain abnormalities in fucosidosis, a rare lysosomal storage disorder. J Radiol Case Rep. 2015;9(5):30-8.
61. Jiang M, Liu S, Jiang H, Lin Y, Shao Y, Hu H, et al. Brain abnormalities in fucosidosis: transplantation or supportive therapy? Metab Brain Dis. 2017;32(2):317-20.
62. Wali G, Wali GM, Sue CM, Kumar KR. A novel homozygous mutation in the FUCA1 Gene highlighting fucosidosis as a cause of dystonia: case report and literature review. Neuropediatrics. 2019;50(4):248-52.
63. Willems PJ, Seo HC, Coucke P, Tonlorenzi R, O'Brien JS. Spectrum of mutations in fucosidosis. Eur J Hum Genet. 1999;7(1):60-7.

64. Saleh-Gohari N, Saeidi K, Zeighaminejad R. A novel homozygous frameshift mutation in the FUCA1 gene causes both severe and mild fucosidosis. J Clin Pathol. 2018;71(9):821-4.
65. Miano M, Lanino E, Gatti R, Morreale G, Fondelli P, Celle ME, et al. Four year follow-up of a case of fucosidosis treated with unrelated donor bone marrow transplantation. Bone Marrow Transplant. 2001;27(7):747-51.
66. Provenzale JM, Barboriak DP, Sims K. Neuroradiologic findings in fucosidosis, a rare lysosomal storage disease. Am J Neuroradiol. 1995;16(4):809-13.
67. Annunziata I, d'Azzo A. Galactosialidosis: historic aspects and overview of investigated and emerging treatment options. Expert Opin Orphan Drugs [Internet]. 2017;5(2):131-41. Available from: http://dx.doi.org/10.1080/21678707.2016.1266933.
68. Aldámiz-Echevarría L, Couce ML, Villate O, Fernández-Marmiesse A, Piñán MÁ. New CTSA mutation in early infantile galactosialidosis. Pediatr Int. 2018;60(8):761-2.
69. Caciotti A, Catarzi S, Tonin R, Lugli L, Perez CR, Michelakakis H, et al. Galactosialidosis: review and analysis of CTSA gene mutations. Orphanet J Rare Dis. 2013;8(1):1.
70. Okulu E, Tunc G, Eminoglu T, Erdeve O, Atasay B, Arsan S. Galactosialidosis in a newborn with a novel mutation in the CTSA gene presenting with transient hyperparathyroidism. Balk J Med Genet. 2017;20(2):95-8.
71. Adams D, Gahl WA. Free sialic acid storage disorders. In: Adam MP, Ardinger HH, Pagon RA, et al., editors. GeneReviews®. Seattle (WA): University of Washington; 2019. p. 1-13.
72. Strehle EM. Sialic acid storage disease and related disorders. Genet Test. 2003;7(2):113-21.
73. Varho TT, Alajoki LE, Posti KM, Korhonen TT, Renlund MG, Nyman SRG, et al. Phenotypic spectrum of Salla disease, a free sialic acid storage disorder. Pediatr Neurol. 2002;26(4):267-73.
74. Varho T, Jääskeläinen S, Tolonen U, Sonninen P, Vainionpää L, Aula P, et al. Central and peripheral nervous system dysfunction in the clinical variation of Salla disease. Neurology. 2000;55(1):99-103.
75. Froissart R, Cheillan D, Bouvier R, Tourret S, Bonnet V, Piraud M, et al. Clinical, morphological, and molecular aspects of sialic acid storage disease manifesting in utero. J Med Genet. 2005;42(11):829-36.
76. Sonninen P, Autti T, Varho T, Hämäläinen M, Raininko R. Brain involvement in Salla disease. Am J Neuroradiol. 1999;20(3):433-43.
77. Franceschetti S, Canafoglia L. Sialidoses. 2016;18(September):89-93.
78. Khan A, Sergi C. Sialidosis: a review of morphology and molecular biology of a rare pediatric disorder. Diagnostics. 2018;8(2):29.
79. Lero JG. Sialuria. In: Adam MP, Ardinger HH, Pagon RA, et al., editors. GeneReviews®. Seattle (WA): University of Washington; 2020. p. 1-9.
80. Arvio M, Mononen I. Aspartylglycosaminuria: a review. Orphanet J Rare Dis [Internet]. 2016;11(1):1-10. Available from: http://dx.doi.org/10.1186/s13023-016-0544-6.
81. Arvio M, Oksanen V, Autio S, Gaily E, Sainio K. Epileptic seizures in aspartylglucosaminuria: a common disorder. Acta Neurol Scand. 1993;87(5):342-4.
82. Arvio MA, Peippo MM, Arvio PJ, Kääriäinen HA. Dysmorphic facial features in aspartylglucosaminuria patients and carries. Clin Dysmorphol. 2004;13(1):11-5.
83. Arvio M. Follow-up in patients with aspartylglucosaminuria. Part II. Adaptive skills. Acta Pædiatrica. 1993;82(6-7):590-4.
84. Arvio M. Follow-up in patients with aspartylglucosaminuria. Part I. The course of intellectual functions. Acta Pædiatrica. 1993;82(5):469-71.
85. Arvio M, Autio S, Louhiala P. Early clinical symptoms and incidence of aspartylglucosaminuria in Finland. Acta Pædiatrica. 1993;82(6-7):587-9.
86. Tokola AM, Åberg LE, Autti TH. Brain MRI findings in aspartylglucosaminuria. J Neuroradiol [Internet]. 2015;42(6):345-57. Available from: http://dx.doi.org/10.1016/j.neurad.2015.03.003.
87. Castro RG, Pérez AMG, Curto MCR, Álvarez JC, Ferreirós AC, Cuadros AV, et al. A new case of Schindler disease. Eur J Case Reports Intern Med. 2019;82:9-11.
88. Kodama K, Kobayashi H, Abe R, Ohkawara A, Yoshii N, Yotsumoto S, et al. A new case of α-N-acetylgalactosaminidase deficiency with angiokeratoma corporis diffusum, with Ménière's syndrome and without mental retardation. Br J Dermatol. 2001;144(2):363-8.
89. Desnick RJ, Wang AM. Schindler disease: an inherited neuroaxonal dystrophy due to α-N-acetylgalactosaminidase deficiency. J Inherit Metab Dis. 1990;13(4):549-59.
90. Chabás A, Coll MJ, Aparicio M, Diaz ER. Mild phenotypic expression of α-N-acetylgalactosaminidase deficiency in two adult siblings. J Inherit Metab Dis. 1994;17(6):724-31.
91. Kanzaki T, Wang AM, Desnick RJ. Lysosomal α-N-acetylgalactosaminidase deficiency, the enzymatic defect in angiokeratoma corporis diffusum with glycopeptiduria. J Clin Invest. 1991;88(2):707-11.
92. Yang M, Cho SY, Park HD, Choi R, Kim YE, Kim J, et al. Clinical, biochemical and molecular characterization of Korean patients with mucolipidosis II/III and successful prenatal diagnosis. Orphanet J Rare Dis [Internet]. 2017;12(1):1-9. Available from: http://dx.doi.org/10.1186/s13023-016-0556-2.
93. Leroy JG, Cathey SS, Friez MJ. GNPTAB-related disorders summary clinical characteristics diagnosis. In: Adam MP, Ardinger HH, Pagon RA, et al., editors. GeneReviews®. Seattle (WA): University of Washington; 2020. p. 1-23.
94. Leroy JG, DeMars RI. Mutant enzymatic and cytological phenotypes in cultured human fibroblasts. Science. 1967;157(3790):804-6.
95. Schiffmann R, Grishchuk Y, Goldin E. Mucolipidosis IV. In: Adam MP, Ardinger HH, Pagon RA, et al., editors. GeneReviews®. Seattle (WA): University of Washington; 2020. p. 1-14.
96. Altarescu G, Sun M, Moore DF, Smith JA, Wiggs EA, Solomon BI, et al. The neurogenetics of mucolipidosis type IV. Neurology. 2002;59(3):306-13.
97. Frei KP, Patronas NJ, Crutchfield KE, Altarescu G, Schiffmann R. Mucolipidosis type IV: characteristic MRI findings. Neurology. 1998;51(2):565-9.
98. Schiffmann R, Mayfield J, Swift C, Nestrasil I. Quantitative neuroimaging in mucolipidosis type IV. Mol Genet Metab. 2014;111(2):147-51.
99. Siegel H, Frei K, Greenfield J, Schiffmann R, Sato S. Electroencephalographic findings in patients with mucolipidosis type IV. Electroencephalogr Clin Neurophysiol. 1998;106(5):400-3.

100. Lund AM, Borgwardt L, Cattaneo F, Ardigò D, Geraci S, Gil-Campos M, et al. Comprehensive long-term efficacy and safety of recombinant human alpha-mannosidase (velmanase alfa) treatment in patients with alpha-mannosidosis. J Inherit Metab Dis. 2018;41(6):1225-33.
101. Borgwardt L, Guffon N, Amraoui Y, Dali CI, De Meirleir L, Gil-Campos M, et al. Efficacy and safety of Velmanase alfa in the treatment of patients with alpha-mannosidosis: results from the core and extension phase analysis of a phase III multicentre, double-blind, randomised, placebo-controlled trial. J Inherit Metab Dis. 2018;41(6):1215-23.
102. Lund TC, Miller WP, Eisengart JB, Simmons K, Pollard L, Renaud DL, et al. Biochemical and clinical response after umbilical cord blood transplant in a boy with early childhood-onset beta-mannosidosis. Mol Genet Genomic Med. 2019;7(7):1-7.
103. Imundo L, LeDuc CA, Guha S, Brown M, Perino G, Gushulak L, et al. A complete deficiency of Hyaluronoglucosaminidase 1 (HYAL1) presenting as familial juvenile idiopathic arthritis. J Inherit Metab Dis. 2011;34(5):1013-22.
104. Natowicz MR, Short P, Wang Y, Dickersin R, Gebhardt MC, Rosenthal DI, et al. Clinical and biochemical manifestations of hyaluronidase deficiency. N Engl J Med. 1996;335(14):1029-33.

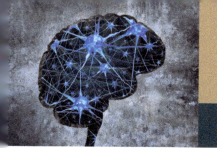
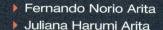

capítulo 57 | Esfingolipidoses e Mucolipidoses

INTRODUÇÃO

As esfingolipidoses pertencem ao extenso grupo de doenças lisossomais. Já foram definidas como distúrbios causados por um defeito genético no catabolismo de lipídios contendo esfingosina. No entanto, nos últimos anos, diversos defeitos genéticos relacionados à síntese de esfingolipídeos foram identificados, representando uma nova categoria de doenças metabólicas herdadas[1] e que serão brevemente citadas no final deste capítulo.

Nas esfingolipidoses de depósito, ocorre a falta quantitativa de uma determinada enzima ou a deficiência qualitativa da atividade enzimática, por defeitos em receptores, ativadores ou transportadores. A disfunção lisossomial leva ao acúmulo anormal do substrato a ser digerido e à carência dos derivados dessa digestão, seguindo-se de uma cascata de anormalidades metabólicas que contribuem para o mau funcionamento celular, com posterior morte neuronal. As doenças desse grupo são monogênicas e, com exceção da doença de Fabry, todas do grupo são herdadas de forma autossômica recessiva.

QUANDO SUSPEITAR

Diante de um quadro de regressão neurológica, as lisossomopatias, em especial as esfingolipidoses, devem ser consideradas. A regressão neurológica não é difícil de ser identificada quando há um intervalo livre, ou seja, um período de desenvolvimento neurológico normal precedendo o início da doença. Contudo, nem sempre isso é tão evidente. O reconhecimento de uma doença neurológica progressiva pode ser prejudicado quando o início é precoce ou quando sua evolução é muito lenta, simulando uma encefalopatia fixa. Nessas circunstâncias, em geral se percebe inicialmente lentificação no ritmo das aquisições, seguida de estagnação do desenvolvimento e, depois, regressão com perda das etapas já adquiridas, com aparecimento de sinais neurológicos anormais de forma progressiva.

Quanto mais precoce o início da doença, mais difuso e inespecífico é o comprometimento neurológico, o que dificulta a individualização clínica de uma doença entre as várias que podem estar envolvidas. Quanto mais tardio é o início da doença, o comprometimento neurológico se instala de modo mais seletivo e a evolução costuma ser mais lenta, o que facilita um pouco mais o diagnóstico diferencial.

As principais manifestações das esfingolipidoses geralmente associam um comprometimento neurológico progressivo difuso com um comprometimento extraneurológico que pode incluir visceromegalias, alterações oculares, alterações cutâneas e dismorfias faciais e esqueléticas. A presença de sinais neurológicos, como clonias audiogênicas, crises epilépticas, paralisia ocular e neuropatia periférica, também podem ser elementos de orientação diagnóstica dentro desse grupo, auxiliando no diagnóstico diferencial com outras lisossomopatias[2] (Tabela 57.1).

ESTRUTURA, FUNÇÃO, BIOSSÍNTESE E CATABOLISMO DOS ESFINGOLÍPIDES

Os esfingolípides são lipídios onipresentes em todas as membranas celulares de mamíferos, com um papel estrutural essencial como componentes principais da membrana celular e também têm importante papel na sinalização celular. Eles são abundantes no sistema nervoso central (SNC), particularmente na estrutura da substância branca e estão envolvidos em várias funções biológicas, incluindo transdução de sinal, apoptose, autofagia, diferenciação e desenvolvimento celular.[3,4]

Eles formam uma família muito diversa de moléculas lipídicas, cuja estrutura principal é a ceramida, isto é, uma base esfingoide de cadeia longa que pode ser N-acilada por uma variedade de ácidos graxos (Figura 57.1). A adição de um grupo de cabeça hidrofílico na posição C1 da ceramida resulta na formação de três esfingolípides com-

Tabela 57.1 Sinais clínicos neurológicos e extraneurológicos úteis para o diagnóstico diferencial das lisossomopatias.

Extraneurológicos

Hepatoesplenomegalia	Cardiomegalia	Alterações esqueléticas
Niemann-Pick A	Pompe	Gangliosidose GM1
Gaucher	Fucosidose	Mucolipidoses II, III
Gangliosidose GM1	Mucolipidose II	MPS VII neonatal
Mucolipidose II		MPS IH, IH/S, II, III, IV, VI, VII
Sialidose II		Alfa-manosidose
Niemann-Pick C		Fucosidose
MPS IH, I H/S, II, III		Sialidose II
Fucosidose		

Mancha vermelho cereja	Opacificação corneana	Angioqueratomas
Tay-Sachs	MPS I, IS, IH/S, IV-A, VI, VII	Fabry
Sandhoff	Fabry	Aspartilglicosaminúria
Niemann-Pick A	Mucolipidoses II, III, IV	Fucosidose
Gangliosidose GM1		
Sialidoses I, II		

Neurológicos

Clonias audiogênicas	Crises epilépticas proeminentes	Paralisia ocular
Tay-Sachs	Doença de Schindler	Gaucher
Sandhoff		
Krabbe		

Neuropatia periférica

Krabbe
Leucodistrofia metacromática
Deficiência de múltiplas sulfatases
Sialidose II

MPS, mucopolissacaridose. IH: doença de Hurler. IH/S: doença de Hurler e Scheie. II: doença de Hunter. III: doença de Sanfilippo. IV: doença de Morquio. VI: doença de Maroteaux Lamy. VII: doença de Sly.

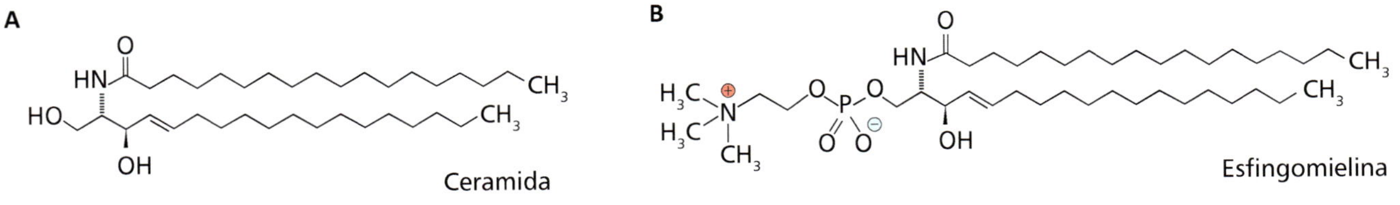

Figura 57.1 (A) Estrutura da ceramida, o esfingolipídeo com estrutura mais simples. (B) Estrutura da esfingomielina.
Fonte: Kolter T e Sandhoff K, 2006.[6]

plexos principais: os fosfoesfingolipídeos, os galactoesfingolipídeos específicos da mielina e o vasto grupo de glicoesfingolipídeos, incluindo os gangliosídeos.[1,5]

O catabolismo lisosomal é aproximadamente o reverso da via que levou à síntese de esfingolipídeos. Várias hidrolases ácidas são necessárias para o catabolismo sequencial dessas moléculas complexas e o bloqueio de qualquer etapa leva ao acúmulo da substância anterior (Figura 57.2). Algumas enzimas lisosomais requerem a presença de ativadores para a atividade catalítica de enzimas envolvidas no metabolismo de glicoesfingolipídeos, como saposinas (Sap) (A, B, C e D) e ativador GM2. Essas proteínas controlam o fluxo de decomposição dos glicoesfingolipídeos nos lisossomos. Um único precur-

Esfingolipidoses e Mucolipidoses

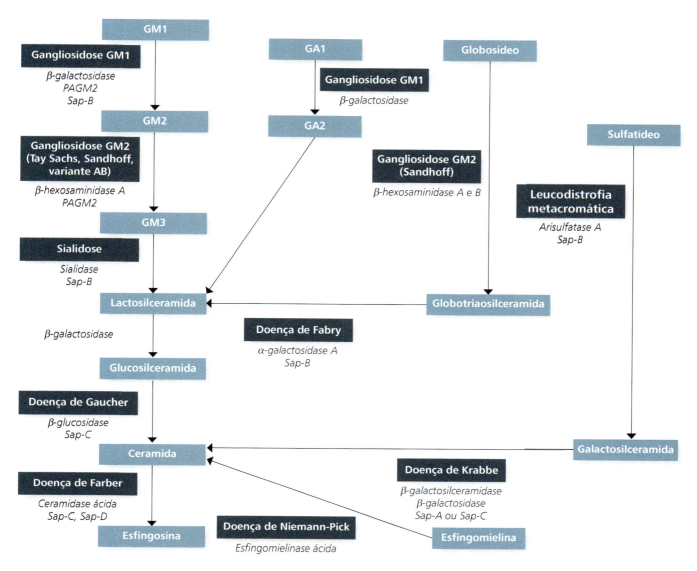

Figura 57.2 Catabolismo dos esfingolipídeos e doenças relacionadas de acordo com a deficiência enzimática ou do seu ativador. GM1, gangliosídeo GM1; GM2, gangliosídeo GM2; GM3, gangliosídeo GM3; PAGM2, proteína ativadora do GM2; GA1, glicolipídeo GA1; GA2, glicolipídeo GA2; Sap, saposina.
Fonte: Adaptada de Kolter T, Sandhoff K, 2006.[6]

sor, a prosaposina, é clivada em quatro saposinas maduras (A, B, C e D). A prosaposina e as saposinas ativam várias hidrolases lisossomais. Outras enzimas lisossomais, tais como beta-galactosidase, alfa-neuraminidase e proteína protetora/catepsina A formam um complexo que é catalítico. Outras hidrolases requerem uma modificação pós-tradução para serem ativas.[1]

GANGLIOSIDOSE GM1

A gangliosidose GM1 é causada por mutação no gene *GBL1*, localizado no braço curto do cromossomo 3, contendo 16 éxons. É uma doença pan-étnica e estima-se que sua prevalência seja de 1:100000-200000 nascidos vivos. No Brasil, a prevalência é aumentada, com uma frequência de 1:17000.

A mutação do gene *GBL1* leva à deficiência da enzima beta-galactosidase, que catalisa a hidrólise do gangliosídeo GM para GM2, na presença da proteína ativadora GM2 (PAGM2) ou Sap-B. De acordo com a especificidade da enzima variante, o defeito genético pode levar à manifestação da doença de Morquio tipo B. O defeito enzimático leva ao acúmulo do gangliosídeo GM1 e um menor acúmulo de derivados de glicoproteína e oligossacarídeos ricos em galactose e de intermediários da degradação de queratan sulfato.[6] Há extensa heterogeneidade molecular na gangliosidose GM1, dificultando uma correlação genótipo/fenótipo clara.

As substâncias acumulam-se em diferentes órgãos, de acordo com seu principal local de biossíntese. Os mecanismos moleculares que levam à patogênese da doença ainda não são totalmente compreendidos. O armazenamento massivo de GM1 nos lisossomos leva à degeneração neuronal e desmielinização, acompanhadas por astrogliose e microgliose. Apoptose neuronal, resposta ao estresse do retículo endoplasmático, transporte axoplasmático anormal resultando em deficiência de mielina e interações neuronal-oligodendroglial perturbadas foram propostas como possíveis mecanismos envolvidos na gangliosidose GM1.[7] Além disso, as respostas inflamatórias são consideradas como contribuintes para a patogênese e/ou progressão da doença.[8]

A gravidade e a progressão da doença são inversamente relacionadas à atividade enzimática residual nas células e fluidos corporais. A doença pode se apresentar de três formas: infantil precoce (tipo 1), infantil tardia ou juvenil (tipo 2) e adulto ou variante crônica de início tardio (tipo 3).

A forma infantil precoce (tipo 1), também conhecida como doença de Landing, é a apresentação mais comum. Um atraso global do desenvolvimento pode surgir desde as primeiras semanas de vida ou estar presente entre o terceiro e sexto mês de vida, simulando uma encefalopatia fixa. Atividade espontânea pobre, pouca reatividade aos estímulos ambientais, hipotonia e dificuldades para mamar podem ser os elementos iniciais mais evidentes. Com o passar dos meses, a hipotonia é substituída por uma espasticidade progressiva, evoluindo rapidamente para rigidez de descerebração entre o primeiro e segundo ano de vida. Crises epilépticas podem surgir em fases mais avançadas da doença. Mancha vermelho-cereja no fundo do olho pode ser encontrada em 50% dos casos a partir do sexto mês de vida. Sinais dismórficos faciais e esqueléticos são característicos: base do nariz achatada, epicanto, fronte ampla e proeminente, espessamento de sobrancelhas que se fundem na linha mediana (sinofris), cílios longos e encurvados, maxilar superior proeminente, aumento da distância nasolabial, lábio superior fino com apagamento de *philtrum*, arcada gengival espessa, macroglossia moderada, limitação da extensibilidade articular nos cotovelos, joelhos e falanges e cifoescoliose com proeminência no nível da transição toracolombar (Figuras 57.3 e 57.4). Há hepatomegalia importante com esplenomegalia mais discreta.[2] Envolvimento cardíaco pode estar presente em 30% dos pacientes nos 3 tipos de apresentação,[9] e na literatura, há descrições de manchas mongólicas extensas e mais azuladas (Figura 57.5).[10,11]

Na forma infantil tardia ou juvenil (tipo 2), o início do quadro pode surgir dos 7 meses aos 3 anos de idade, mas geralmente entre 12-18 meses, com atraso na aquisição ou distúrbio na marcha, instabilidade e quedas frequentes. Instala-se uma dupla hemiparesia espástica

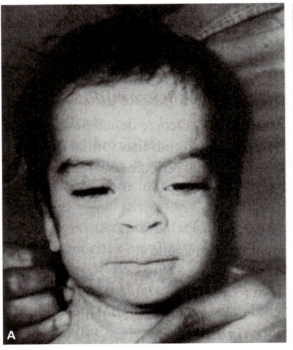
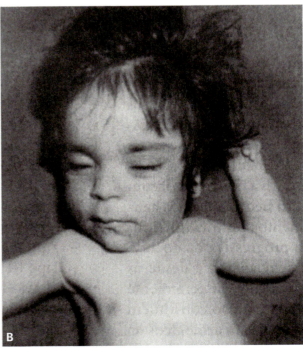

Figura 57.3 (**A** e **B**) Aspecto facial característico de duas crianças com a forma infantil precoce da gangliosidose GM1.

Esfingolipidoses e Mucolipidoses

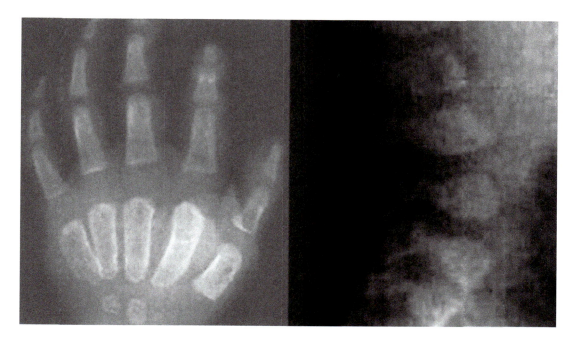

Figura 57.4 Alterações esqueléticas na gangliosidose GM1.

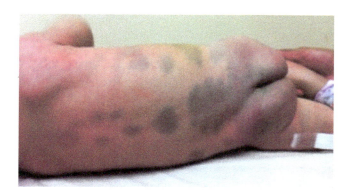

Figura 57.5 Manchas mongólicas extensas em paciente com gangliosidose GM1.

progressiva, incoordenação de movimentos dos membros superiores, paralisia pseudobulbar com prejuízos de deglutição e alimentação, sialorreia, comprometimento da fala e declínio cognitivo de rápida evolução. Crises epilépticas podem ser proeminentes. Nessa apresentação não ocorre visceromegalia e os dismorfismos faciais e esqueléticos podem não ser tão evidentes.

A forma adulta ou variante crônica de início tardio (tipo 3) pode ter início entre 3 e 30 anos de idade, com sinais extrapiramidais lentamente progressivos como parkinsonismo, disartria, distúrbio de marcha, distonia e, em alguns casos, comprometimento cognitivo de leve a moderado.

Os pacientes com doença de Morquio tipo B, antes classificada como mucopolissacaridose tipo IVB, apresentam anormalidades esqueléticas, baixa estatura e opacificação corneana, sem envolvimento neurológico e visceromegalias.

Os achados na ressonância magnética são variáveis de acordo com a apresentação clínica. Na forma infantil precoce, há atraso marcante na mielinização da substância branca, com posterior hipomielinização generalizada. Hipersinal em núcleos talâmicos em T1 e hipersinal dos núcleos caudados e putâmen em T2 são observados. Atrofia cerebral difusa com ventrículos aumentados está presente em metade dos casos e leucomalácia periventricular também já foi relatada. Em casos infantis e juvenis tardios, as imagens ponderadas em T1 mostram sinal aumentado no tálamo e T2 revela hiperintensidades na cauda do putâmen, mas a intensidade do sinal é normal nos gânglios da base e a progressão é mais branda. No tipo 3, a sequência T2 mostra atrofia cerebral difusa e intensidades de sinal anormais simétricas no núcleo caudado e putâmen.[12]

A atividade enzimática da beta-galactosidase pode ser quantificada em leucócitos, fibroblastos e sangue em papel filtro. O sequenciamento genético determina o diagnóstico definitivo. Até o momento, cerca de 210 variantes patogênicas foram descritas, sendo 70% do tipo *missense*. Algumas são mais comuns em etnias específicas, como a c.1622–1627insG no Brasil.[1]

Até o momento, não há terapia efetiva para gangliosidose GM1, de modo que apenas tratamentos de suporte podem ser oferecidos. Terapias experimentais e ensaios clínicos vêm sendo desenvolvidos. Entre eles podemos citar o transplante de células-tronco hematopoiéticas, terapia de redução de substrato, chaperonas farmacológicas para estabilização de enzimas mutantes e, de forma mais promissora, a terapia gênica com adenovírus.[1,13]

GANGLIOSIDOSE GM2

As gangliosidoses GM2 são doenças autossômicas recessivas de armazenamento lisossomal, causadas por uma deficiência hereditária de beta-hexosaminidase e que resultam em deterioração motora e mental devido ao acúmulo maciço, principalmente em neurônios, de gangliosídeo GM2 e glicolipídeos relacionados.[14]

A beta-hexosaminidase tem duas isoenzimas principais: beta-hexosaminidase A (codificada pelo gene *HEXA*) e beta-hexosaminidase B (codificada pelo gene *HEXB*). A beta-hexosaminidase A requer um ativador GM2 não catalítico para a hidrólise do gangliosídeo GM2 (codificado pelo gene *GM2A*). Mutações nesses três genes resultam nas três formas principais de gangliosidoses GM2:

- Doença de Tay-Sachs ou variante B, causada por mutações de *HEXA* que resultam em deficiência de beta-hexosaminidase A, mas atividade de beta-hexosaminidase B normal. Tem maior prevalência entre os judeus Ashkenazi com uma frequência heterozigota de 1:27. Algumas mutações podem levar à alteração do sítio ativo da enzima *in vivo* (variante B1);
- Doença de Sandhoff ou variante 0, causada por mutações de *HEXB* que resultam em uma deficiência das isoenzimas beta-hexosaminidase A e beta-hexosaminidase B;
- Variante AB, causada por mutações em *GM2A* que resultam em atividades normais de beta-hexosaminidase A e beta-hexosaminidase B, mas uma incapacidade de formar um complexo gangliosídeo GM2/GM2A funcional.[6]

Alguns indivíduos saudáveis mostram uma pseudodeficiência da hexosaminidase A, que é um fenômeno *in vitro* causado por variantes específicas de *HEXA* que torna a enzima incapaz de processar os substratos GM2 sintéticos (mas não naturais) e leva a resultados falso-positivos.[15]

As apresentações clínicas na doença de Tay-Sachs, doença de Sandhoff e deficiência do ativador GM2 são muito semelhantes, exceto que o envolvimento de órgãos viscerais é evidente na doença de Sandhoff. A mudança celular mais pronunciada é a presença de neurônios inchados com grande acúmulo de material de armazenamento nos lisossomos. Estes formam inclusões características, o chamado corpo citoplasmático membranoso.[16] A variante B1 da doença de Tay-Sachs, na qual a alteração genética afeta o sítio ativo da enzima e impede sua atividade catalítica *in vivo*, tem um início infantil tardio ou juvenil. O diagnóstico pode ser perdido, já que a enzima apresenta uma atividade praticamente normal em substratos artificiais neutros, mas é incapaz de hidrolisar o substrato natural GM2 ou o substrato neutro sulfatado. Desta forma, quando o recurso disponível para investigar uma suspeita é a dosagem enzimática, é imprescindível que seja realizada também em substrato sulfatado (MUGS).

Na forma infantil, em geral, há um intervalo livre de 3 a 4 meses. Um elemento clínico marcante da doença, e que pode ser o sinal mais precoce, é representado por uma resposta de sobressalto exagerado a estímulos sonoros intensos e repentinos (como um bater de palmas), semelhante ao reflexo de Moro, porém inesgotáveis e que persistem por toda a evolução do quadro.[2] Por volta dos 6 meses passa a se notar hipotonia com atraso seguido de perda de aquisições motoras, perda do interesse e da atenção, do contato visual e do balbucio. A hipotonia é acompanhada de sinais de liberação piramidal e dá lugar a uma espasticidade apendicular. Ao final do oitavo mês, a perda visual por amaurose é evidente. Mancha vermelho-cereja está presente em 90% dos casos (Figura 57.6). Crises epilépticas surgem geralmente ao final do primeiro ano e a partir do segundo nota-se uma macrocefalia evolutiva por megaloencefalia. Não há dismorfismos faciais ou evidência de comprometimento visceral ou esquelético. Geralmente, entre 2 e 5

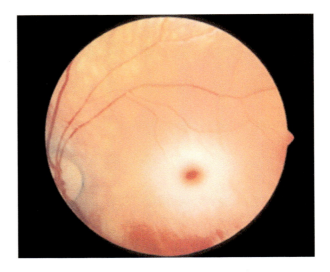

Figura 57.6 Mancha vermelho-cereja encontrada na doença de Tay-Sachs e outras lisossomopatias.

anos de idade, a criança encontra-se caquética, em postura de descerebração, cega e evolui para óbito.[14,17]

Na forma juvenil, o início ocorre entre 2 e 6 anos de idade, com ataxia e incoordenação. No final da primeira década, distúrbios da fala, aumento da espasticidade, convulsões, perda de visão e demência progressiva são manifestações comuns. Pode ocorrer disfagia e incontinência esfincteriana. Entre 10-15 anos, chega-se a um estado vegetativo e os pacientes morrem frequentemente por complicações de infecções.[6] Na forma crônica, o início ocorre entre 2 e 5 anos de idade, com quadro arrastado de alterações na marcha e postura e preservação cognitiva. Na forma adulta, os sintomas são muito heterogêneos e costumam instalar-se lentamente, com degeneração espinocerebelar, doença do neurônio motor, atrofia muscular espinhal, disartria, incoordenação, tremor, distonia e psicose.[15]

Os achados radiológicos das diferentes variantes de gangliosidoses GM2 são bastante semelhantes. Na tomografia computadorizada do crânio, pode-se encontrar hiperdensidades simétricas no tálamo e/ou gânglios da base. Na ressonância magnética, os tálamos são tipicamente hiperintensos em imagens ponderadas em T1 e hipointensos em imagens ponderadas em T2. Na doença de Tay-Sachs, a parte posterior do tálamo pode ser hiperintensa em T2. O putâmen, o núcleo caudado e o globo pálido estão hiperintensos nas imagens ponderadas em T2. Alterações de substância branca cerebral também são observadas, com preservação do corpo caloso, comissura anterior e membros posteriores das cápsulas internas. Nos estágios finais da doença, há evolução para atrofia cerebral. Na espectroscopia há diminuição de N-acetil-aspartato, aumento da colina e elevação progressiva do mio-inositol. Na gangliosidose GM2 juvenil e adulta, há atrofia cerebral e cerebelar, geralmente em combinação com leves alterações do sinal da substância branca. Uma diminuição na intensidade do sinal T2 do tálamo também é encontrada em uma série de outras doenças causadas por mutações genéticas e parece ser um sinal de doença lisossomal.[18]

Várias abordagens terapêuticas para gangliosidoses GM2 têm sido testadas nos últimos anos, incluindo terapia de reposição enzimática, transplante de células-tronco hematopoiéticas, chaperonas, terapia de redução de substrato e terapia gênica.

DOENÇA DE GAUCHER

A doença de Gaucher é a lisossomopatia mais prevalente (1:60000), causada por mutações no gene *GBA*, que codifica a enzima beta-glicosidase ácida (glicocerebrosidase ou glicosilceramidase). Consequentemente, ocorre um acúmulo de seus principais substratos, glicosilceramida e glucosilesfingosina, em muitas células dos órgãos viscerais e do sistema nervoso.

O tipo 1, forma não neuronopática, é o subtipo mais comum, correspondendo a 90% dos casos e de maior frequência em judeus Ashkenazi (1:950). Diferente dos tipos 2 e 3, nessa apresentação não há envolvimento neurológico, com exceção do parkinsonismo mais tarde, ao longo da vida. O início pode se dar na infância ou adolescência, mas o mais comum é que se inicie na terceira década. As manifestações crônicas são bastante variáveis e incluem hepatoesplenomegalia, trombocitopenia, anemia, leucopenia, anormalidades ósseas, atraso da maturação sexual e retardo de crescimento. Envolvimento renal, pulmonar e cardiológicos são menos frequentes. Esses indivíduos têm risco aumentado para neoplasias como mieloma múltiplo e carcinoma hepatocelular.[16]

O tipo 2 é a forma neuronopática infantil precoce aguda, com prevalência de 1 em 100.000 nascidos vivos, sem etnia específica. A doença é marcada por acúmulo de glicosilceramida no fígado, baço e em outros tecidos e comprometimento do SNC com destruição de neurônios cerebrais, mas não por acúmulo intraneuronal de lipídios, mas provavelmente por efeito tóxico da glicosilesfingosina. Inicia-se ao redor do terceiro mês de vida, com perda rápida das aquisições. O lactente passa a apresentar irritabilidade intensa, dificuldade para deglutir e progressivamente surge uma hipotonia muscular, com sinais de liberação piramidal, uma característica retroflexão da cabeça e tendência a crises de opistótono. Podem ocorrer paralisias oculomotoras, estridor laríngeo, trismo e perda rápida do interesse pelo ambiente. O perímetro cefálico é normal nos primeiros meses, mas depois passa a desacelerar na curva de crescimento. Conforme a doença avança a criança permanece imóvel, com hipertonia generalizada, hiperextensão da cabeça e pescoço e atitude de decorticação. Crises epilépticas podem ocorrer nesse estágio, mas não são proeminentes. A esplenomegalia é constante e pode surgir antes das primeiras manifestações neurológicas.[2] A apresentação neonatal é rara, com graves alterações cutâneas (ictiose, fenótipo bebê colódio), hidropsia fetal e outras alterações sistêmicas.[19]

A doença de Gaucher tipo 3 avança de forma subaguda ou crônica e pode evoluir de modo muito variável, tendo início na infância. Está dividida em três subtipos:

- **Tipo 3a:** doença neurológica progressiva dominada por espasmos mioclônicos e demência;
- **Tipo 3b:** doença visceral e esquelética graves, mas as manifestações neurológicas são restritas à paralisia do olhar supranuclear horizontal;
- **Tipo 3c:** manifestações neurológicas limitadas a paralisia do olhar supranuclear horizontal ou apraxia

oculomotora, associada a opacidades da córnea e calcificação da válvula cardíaca. Pode ocorrer hidrocefalia. Geralmente com pouca doença visceral.

Recentemente descobriu-se que o gene GBA, mesmo em heterozigose, é um importante fator de risco para o desenvolvimento da doença de Parkinson e condições associadas. No entanto, a maioria dos pacientes com doença de Gaucher nunca chega a desenvolvê-la.[20]

As chamadas células de Gaucher são monócitos/macrófagos que contêm inclusões tubulares torcidas de glicocerebrosídeo (glicosilceramida) e estão em quase todos os órgãos. Essas células possuem citoplasma vacuolado com uma aparência de "papel de seda enrugado" e se cora fortemente positivo com PAS (Figura 57.7). Alguns são multinucleados.

Na maioria das vezes, a ressonância magnética do crânio é normal ou inespecífica. Há relatos de achados de exames de imagem realizados tardiamente no curso da doença, com alterações em tálamos e núcleos denteados.[21]

Para confirmação diagnóstica, pode-se demonstrar a atividade deficiente da beta-glicosidase ácida (glicocerebrosidase ou glicosilceramidase) em leucócitos do sangue periférico, sangue em papel filtro ou fibroblastos e/ou pela identificação de variantes patogênicas no gene GBA.

Além do acompanhamento regular, existem duas modalidades terapêuticas disponíveis para a doença de Gaucher, que são a terapia de reposição enzimática (imiglucerase, taliglucerase alfa e velaglucerase alfa) e a terapia de redução de substrato (miglustate e eliglustate). No entanto, esses tratamentos não se justificam em todos os casos. O objetivo é tratar os pacientes antes do início das complicações, cujas sequelas são incapacitantes ou não melhoram com tratamento adicional. Infelizmente, as terapias disponíveis têm pouco ou nenhum efeito para as manifestações neurológicas e uma das razões é o fato de não atravessarem a barreira hematoencefálica. Outras terapias promissoras, como chaperonas farmacológicas (isofagomina e ambroxol) para tentar reestabelecer a função enzimática e terapias gênicas, estão em desenvolvimento.

DOENÇA DE KRABBE (LEUCODISTROFIA DE CÉLULAS GLOBOIDES)

A doença de Krabbe, ou leucodistrofia de células globoides, é uma doença pan-étnica, autossômica recessiva causada por deficiência da enzima galactosilceramidase. Há um consequente acúmulo de galactocerebrosídeo e de seu derivado, a psicosina, que provoca destruição dos oligodendrócitos, das células produtoras da mielina, com consequente desmielinização cerebral extensa e comprometimento dos nervos periféricos.[2]

A maioria dos pacientes acometidos apresentam a forma infantil precoce (85%) e os de início tardio distribuem-se na forma infantil tardia, juvenil e adolescente adulto.

Na forma infantil precoce o início geralmente ocorre entre 3-6 meses de idade. Assim como na doença de Gaucher, os lactentes apresentam irritabilidade e choros inexplicáveis. Alguns já demonstram sinais precoces de espasticidade, como mãos fechadas com polegares aduzidos. Vômitos recorrentes e dificuldades alimentares levam à perda de peso. Uma hipertonia progressiva envolvendo membros e tronco vai se instalando (postura de decorticação), com espasmos tônicos espontâneos ou induzidos por estímulos diversos, com tendência ao opistótono. No exame neurológico, sinais de liberação piramidal com diminuição ou abolição dos reflexos osteotendinosos são observados. Em fases mais avançadas da doença fica evidente a perda da acuidade visual, com nistagmo pendular, reflexos pupilares lentos e atrofia óptica. Crises convulsivas não são frequentes, mas podem aparecer em fases mais avançadas. No estágio final da doença, a hipertonia é substituída por acentuada hipotonia e ausência de movimentos voluntários. A evolução é muito grave, com sobrevida restrita aos 2 primeiros anos de vida na maioria dos casos.

As ocorrências de início tardio geralmente são divididas de acordo com a idade de início. Os sintomas do fenótipo infantil tardio incluem regressão psicomotora, ataxia, irritabilidade e perda de visão. O fenótipo juvenil é caracterizado por perda de visão, hemiparesia, distúrbios da marcha (paraparesia espástica ou ataxia), com ou sem neuropatia periférica. Pacientes adolescentes e adultos podem ter neuropatia periférica com parestesia em queimação e fraqueza sem deterioração intelectual como características iniciais. Mais frequentemente, eles mostram características clínicas semelhantes às paraplegias espásticas hereditárias.[1,22]

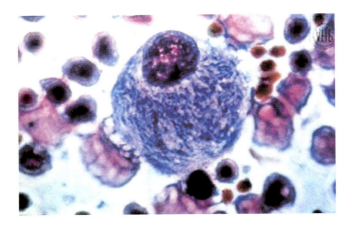

Figura 57.7 Célula de Gaucher na medula óssea.

Os exames complementares são de grande relevância para o diagnóstico. Há aumento de proteína no líquido cefalorraquiano (LCR) nos casos de início precoce e níveis normais ou elevados nos casos mais tardios. A eletroneuromiografia (ENMG) demonstra a existência da neuropatia periférica com redução das velocidades de condução sensitiva e motora. Essas alterações estão presentes mesmo em fases precoces da doença, quando os reflexos profundos ainda podem estar relativamente preservados ou até exaltados pelo comprometimento piramidal.

Na apresentação clássica, a tomografia computadorizada pode ser inicialmente normal e evoluir com atrofia cerebral difusa e hipodensidade da substância branca. Áreas hiperdensas discretas podem ser encontradas na substância cinzenta profunda. Na ressonância magnética, na forma infantil, as anormalidades mais comuns são o aumento da intensidade em T2 da substância branca profunda (periventricular e centro semi oval) e envolvimento no núcleo denteado e substância branca cerebelar. Eventualmente, pode-se encontrar atrofia cerebral e aparência tigroide da substância branca (Figura 57.4) e envolvimento do córtex motor, corpo caloso posterior e braço posterior da cápsula interna. Nos casos de início infantil tardio, os tálamos podem apresentar hipointensidade em T2 e hipersinal do trato corticoespinhal (Figura 57.8). O envolvimento precoce do cerebelo parece estar relacionado com a sobrevida mais curta. A espectroscopia mostra aumento de colina e mioinositol na substância branca afetada.[23]

O diagnóstico é feito com a dosagem enzimática da galactocerebrosídeo beta-galactosidase em leucócitos ou fibroblastos e/ou o sequenciamento do gene *GALC*.

Ainda não existe tratamento efetivo para a doença de Krabbe. Estudos para tratamentos com terapia de reposição enzimática, terapia de redução de substrato, chaperonas farmacológicas, terapia genética e transplante de células-tronco hematopoiéticas vêm sendo conduzidos, mas ainda em fase pré-clínica.[24]

LEUCODISTROFIA METACROMÁTICA (DEFICIÊNCIA DE ARILSULFATASE A)

A leucodistrofia metacromática (LDM) é uma doença causada por atividade deficiente da enzima arilsulfatase A, levando ao acúmulo de glicolipídeos sulfatados (sulfatídeos; sulfatos de cerebrosídeo) em vários tecidos, incluindo os sistemas nervosos central e periférico. Pode se apresentar de três formas: infantil tardia, juvenil e adulto.

A forma infantil tardia corresponde a cerca de 50-60% dos casos de LDM e em geral inicia-se entre o primeiro e segundo ano de vida. Na maioria dos casos, tem início insidioso, lentamente progressivo, mas às vezes pode ser percebida de modo abrupto após um quadro infeccioso. Os primeiros sinais são motores, manifestando-se por distúrbios da marcha. Em cerca de 85% dos casos a criança chega a andar, às vezes com atraso, e a partir daí começa a apresentar tropeços, marcha em ponta de pés e quedas. Nessa fase o exame neurológico pode revelar um dos seguintes padrões: paraparesia espástica

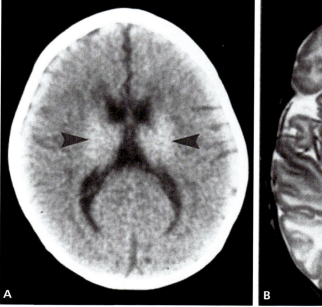
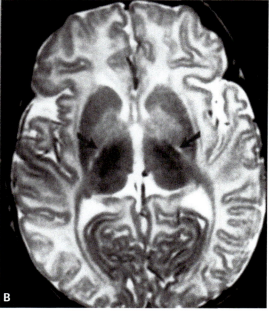

Figura 57.8 Doença de Krabbe infantil tardia. **(A)** Hipointensidade em T2 em tálamos. **(B)** Hipersinal do trato corticoespinhal.

com abolição dos reflexos miotáticos (comprometimento central e periférico), paraparesia espástica com reflexos exaltados (comprometimento central) ou paraparesia flácida com hipotonia e diminuição ou abolição dos reflexos miotáticos (comprometimento periférico). Progressivamente a criança vai perdendo outras aquisições motoras como ficar em pé, o sentar e o sustento cefálico. Surgem tremores intencionais em membros superiores, disartria, sialorreia e disfagia por paralisia pseudobulbar. Gradativamente vai ocorrendo deterioração cognitiva com perda da linguagem e da acuidade visual. Crises epilépticas podem se manifestar mais tardiamente. Com 1 ano de evolução a criança está tetraplégica espástica, restrita ao leito e em estágios mais avançados em postura de decorticação, amaurótica, com frequentes espasmos tônicos induzidos por choro ou estímulos externos. O curso da doença varia de 2 a 6 anos.

Na forma juvenil, as manifestações surgem entre 30 meses e 16 anos de idade, em média. Em geral inicia-se com dificuldades escolares, distúrbio comportamental, fala arrastada, incoordenação. Nesse subtipo, quanto mais cedo se iniciam os sintomas, mais precoce é o comprometimento motor (distúrbio de marcha, tremores, ataxia). Em 1 ano a paresia espástica e a ataxia tornam a criança incapaz de andar. Se o início das manifestações for mais tardio (após os 6 anos), as anormalidades comportamentais e o comprometimento cognitivo são os sintomas iniciais, seguido por distúrbios motores. A progressão assemelha-se à forma infantil tardia, porém mais lenta.

A forma adulta pode ter início em qualquer idade após a maturação sexual. O quadro pode iniciar-se com sinais de envolvimento do sistema motor, como sinais piramidais, cerebelares e distonia e neuropatia periférica. Alguns pacientes podem apresentar apenas neuropatia periférica. Outro grupo de pacientes demonstra inicialmente alterações de personalidade, com distúrbio emocional e deterioração mental progressiva. Por causa de anormalidades comportamentais como labilidade emocional, afeto empobrecido e psicose, este segundo tipo de paciente pode receber apenas um diagnóstico psiquiátrico em vez de ser diagnosticado corretamente. Em fases avançadas, movimentos distônicos, quadriparesia espástica ou postura de decorticação podem surgir. O curso é muito variável, podendo durar anos ou décadas.

Na sequência T2 da ressonância magnética, evidencia-se hiperintensidade bilateral e simétrica em corpo caloso, estendendo-se até a região periventricular. Na forma infantil tardia as lesões iniciais surgem no esplênio e áreas parieto-occipitais, ao passo que nas formas mais tardias, o rostro e a substância branca frontal são primeiramente acometidos. O padrão tigroide é comumente observado. A fibras em "U" e substância branca cerebelar são geralmente poupadas (Figura 57.9). A espectroscopia em paciente com a forma infantil tardia ou juvenil mostra redução acentuada de N-acetilaspartato na substância cinzenta e branca e altos níveis de inositol, refletindo a perda neuronal e gliose reativa, respectivamente.[25,26]

A confirmação diagnóstica é obtida com a identificação da atividade reduzida da enzima arilsulfatase A, em leucócitos ou fibroblastos e/ou o sequenciamento do gene ARSA. Se o quadro for sugestivo e a atividade

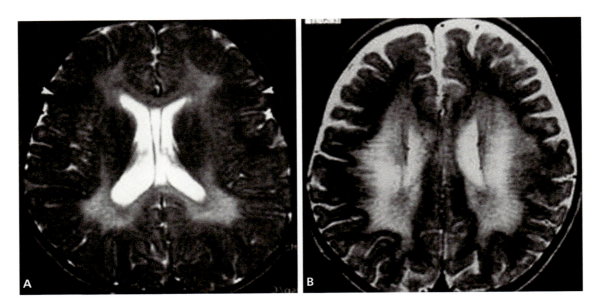

Figura 57.9 Comprometimento simétrico da substância periventricular, poupando fibras em U, em paciente com leucodistrofia metacromática.

da enzima estiver normal, é importante considerar a deficiência de Sap-B, que é o ativador da arilsulfatase A, uma condição também geneticamente determinada. Um fato importante a ser lembrado durante a investigação é que cerca de 10% da população tem uma pseudodeficiência da enzima arilsulfatase A, causada pelo gene *Pd*, que é alélico ao *ARSA*, em homo ou heterozigose. Esses indivíduos muitas vezes são parentes daquele com a doença, têm baixa atividade da enzima, mas sem qualquer alteração clínica, sulfatidúria ou depósito metacromático em nervos periféricos.

O transplante de medula óssea, quando realizado precocemente, pode lentificar ou até parar a progressão da doença, mas ainda assim é preciso avaliar se os benefícios do procedimento superam seus riscos. Para crianças pré-sintomáticas, a escolha dessa modalidade parecer ser razoável. Ensaios clínicos de terapia de redução de substrato, terapia de reposição enzimática e terapia gênica usando adenovírus estão em progresso.

DEFICIÊNCIA DE MÚLTIPLAS SULFATASES

Também conhecida pelo epônimo doença de Austin, é uma doença lisossomal rara, causada por mutação em homo ou heterozigose composta no gene *SUMF1*, que leva a uma falha na conversão pós-translacional de um resíduo de cisteína para formar um resíduo alfa-formilglicina. Essa alteração leva à deficiência de várias sulfatases, entre elas as arisulfatases A, B e C. A deficiência enzimática múltipla resulta em acúmulo neurovisceral de sulfatídeos, mucopolissacarídeos e colesterilsulfato.

Em consequência do comprometimento de enzimas envolvidas na degradação de sulfatídeos e mucopolissacarídeos, o quadro clínico é uma associação de manifestações da leucodistrofia metacromática e mucopolissacaridose. Há envolvimento do SNC e periférico, hiperproteinorraquia e diminuição da velocidade de condução nervosa. O início pode ser mais precoce, mesmo antes da aquisição da marcha, e a evolução pode ser mais rápida. Os traços faciais são grosseiros, com fronte proeminente, base do nariz achatada, cílios longos, sobrancelhas espessas e muitas vezes unidas na linha mediana (sinofris). Ocorrem também alterações esqueléticas, hepatomegalia, surdez e ictiose. Não ocorre opacificação corneana.

A urina contém quantidades excessivas de sulfatídeos, mucopolissacárides e oligossacarídeos. O diagnóstico é estabelecido com o sequenciamento do gene *SUMF1*.

Não há tratamento estabelecido para esta condição. Estudos pré-clínicos com terapia gênica estão em andamento.

DEFICIÊNCIAS DE SAPOSINAS

O gene *PSAP* fornece instruções para a produção de uma proteína chamada prosaposina (pSap), que está envolvida em várias funções biológicas, incluindo o desenvolvimento dos sistemas nervoso e reprodutivo. A pSap é o precursor de quatro proteínas menores chamadas, como já descrito, saposinas (Sap) A, B, C e D, que são produzidas quando a pSap é clivada.[16]

Mutações no gene *PSAP* podem afetar toda a proteína pSap ou apenas uma das proteínas Sap. Todas as condições causadas por mutações no gene *PSAP* são herdadas de forma autossômica recessiva. A deficiência de saposina combinada, também conhecida como deficiência de prosaposina, é causada quando a perda de prosaposina resulta em deficiência de Sap-A, B, C e D, geralmente devido a duas mutações de perda de função no gene *PSAP*. São doenças muito raras, com pouquíssimos casos relatados, mas muito provavelmente subdiagnosticadas.

Os distúrbios relacionados ao *PSAP* são clínica e metabolicamente variáveis, caracterizados por uma distrofia neurovisceral aguda generalizada e causada pelo armazenamento de múltiplos esfingolipídeos (ceramida, glicosilceramida, lactosilceramida, gangliosídeo GM3, galactosilceramida, sulfatídeos, digalactosilceramida e globotriaosilceramida).[6] O quadro se manifesta já ao nascimento, com curso progressivo e fatal e morte dentro de semanas a poucos meses. Os sinais e sintomas neurológicos incluem hipotonia, mioclonias maciças, movimentos oculares anormais e distonia. Crises epilépticas desencadeadas por estímulo tátil são descritas. A maioria apresenta hepatoesplenomegalia. A ressonância revela anormalidades girais em lobos frontais ou parieto-occiptais e substância cinzenta heterotópica, sugerindo distúrbio de migração neuronal. Outros achados descritos incluem lesões de substância branca periventricular e subcortical, dilatação do espaço subaracnoide, áreas hipodensas multicêntricas na substância branca e afilamento de corpo caloso.[27]

A deficiência de Sap-A se manifesta como uma doença de Krabbe atípica. A deficiência de Sap-B tem apresentação semelhante à LDM. A deficiência de Sap-C pode manifestar-se como doença de Gaucher juvenil, de acordo com dois casos descritos. Pacientes com deficiência de Sap-D foram previamente descritos com doença de Farber.[28]

DOENÇA DE FABRY

A doença de Fabry (DF, OMIM 301500) é uma rara e grave doença progressiva, multissistêmica, ligada ao cromossomo X, causada pela deficiência da enzima lisossomial alfa-galactosidase A (α-GalA), decorrente de mutações no gene alfa-galactosidase A (*GLA*), mapeado em Xq22.1. A deficiência enzimática leva ao acúmulo dos glicoesfingolipídeos, de globotriaosilceramida (Gb3) e seus derivados, principalmente globotriaosilesfingosina (lyso-Gb3) em múltiplos tecidos, comprometendo órgãos como o coração, rins, olhos, endotélio vascular, pele e SNC. Embora ligada ao cromossomo X, não compromete apenas o sexo masculino. Mulheres heterozigotas não são simples portadoras, mas também podem apresentar as mesmas manifestações clínicas dos homens, geralmente 10 anos mais tarde que no sexo masculino.[29-31]

É uma doença pan-étnica, com prevalência inicialmente estimada entre 1:40.000 e 1:117.000 indivíduos,[32,33] porém, com melhor conhecimento do amplo espectro fenotípico da doença e dos avanços nos recursos diagnósticos, estudos posteriores têm demonstrado incidências e prevalências mais elevadas, mas ainda é subestimada e subdiagnosticada. O reconhecimento, difícil mesmo nas formas clássicas da doença durante as fases iniciais, nas variantes não clássicas e no sexo feminino retarda por alguns anos o diagnóstico e, sobretudo, o início de um tratamento específico. Triagem neonatal realizada por Spada *et al.* em 2006 mostraram uma incidência de 1:3100 nascimentos de meninos.[34] Na Espanha em triagem neonatal, a incidência de DF no sexo masculino foi estimada em 1:7575.[35] A expressão fenotípica e a penetrância variam entre famílias e mesmo dentro da mesma família.

Esses dados servem de alerta para uma doença que é bem mais frequente do que dados anteriores indicavam, que tem particularidades genéticas que mascaram o quadro, que é grave, mas tratável, e a precocidade do diagnóstico correto é fundamental para o prognóstico e qualidade de vida do paciente.

Manifestações clínicas

O espectro fenotípico da DF é muito amplo e variável, mas é progressivo, com manifestações iniciais que podem ser inespecíficas e confundidas com outros diagnósticos, como "dores do crescimento" em crianças com queixas de dores generalizadas ou doença intestinal inflamatória nos quadros de vômitos e diarreia recorrentes. O acúmulo de esfingolipídeos no organismo começa na infância e até no período fetal, mas existe um intervalo livre assintomático variável, a partir do qual as queixas começam progressivamente a surgir já durante a infância e adolescência, algumas já com características peculiares da DF, as quais devem ser cuidadosamente analisadas e valorizadas. De forma progressiva começam a surgir sinais e sintomas de comprometimento de órgãos vitais como os rins, o coração e o sistema nervoso. A combinação sintomática de dores generalizadas, acroparestesias, sintomas gastrointestinais recorrentes, distúrbios auditivos e alterações oftalmológicas deve servir de alerta para uma DF.[29-31,36-39]

Os primeiros sintomas clínicos da DF surgem na infância, geralmente entre os 3 e 10 anos de idade, e mais tarde em meninas que em meninos. Indivíduos do sexo masculino com a forma clássica de DF apresentam sintomas e sinais da doença na infância e adolescência, tais como acroparestesias, dor neuropática, telangiectasias e angioqueratomas, anidrose ou hipoidrose, sintomas gastrointestinais, opacificações de córnea e cristalino. Varia desde o padrão clássico grave do sexo masculino, passando por formas intermediárias até a forma assintomática em mulheres. O início dos sintomas é mais precoce nos meninos que em meninas.

Ainda hoje, existe um grande retardo na identificação dos quadros de DF, com um intervalo longo entre os primeiros sintomas sugestivos e a confirmação diagnóstica. Como é uma doença que atualmente tem um tratamento disponível, estar atento para as manifestações iniciais da doença e procurar o seu reconhecimento precoce é essencial para minimizar suas repercussões graves e letais e proporcionar uma melhor qualidade de vida.[29-31,37-39]

Dores neuropáticas

Representam um dos primeiros sinais da DF. Está presente em 60-80% das formas clássicas em meninos e meninas,[36,40] por comprometimento neural precoce de fibras de pequenos nervos dos sistemas periférico somático e autonômico.

Acroparestesias

São manifestações peculiares da DF. Embora não exclusivas, devem ser cuidadosamente analisadas. Caracteriza-se por episódios recorrentes, lancinantes de sensação de queimação nas extremidades, predominantemente distais na palma das mãos e planta dos pés, extremamente desconfortáveis, que podem persistir por dias ou semanas. Podem surgir espontaneamente, mas costumam ser desencadeados por mudanças de temperatura corporal acentuadas pela hipo ou anidrose que pode acompanhar o quadro, durante processos febris, exercícios físicos e exposição ao sol. Quando são desencadeadas por febre, há um aumento na velocidade de sedimentação.

Sintomas gastrointestinais

Muito frequentes na DF, manifestam-se por dores abdominais, geralmente após alimentação, diarreia, obstipação, náuseas ou vômitos recorrentes, dores abdominais, frequentemente acompanhadas de anorexia. É comum que os indivíduos sejam hospitalizados e tratados sintomaticamente e considerados com suspeita de doença inflamatória intestinal. Provavelmente ocorrem por depósito de Gb3 nos gânglios autonômicos do intestino e vasos mesentéricos.

Alterações dermatológicas

Angioqueratomas

Angioqueratomas (Figura 57.10) são pequenas lesões cutâneas puntiformes, de coloração vermelho-escura, planas ou discretamente elevadas, características do quadro, embora não exclusivas e nem sempre presentes. Apresentam uma distribuição com localização entre o umbigo e os joelhos, simétricas ou em áreas submetidas a estiramentos ou traumas. Também podem ocorrer na mucosa oral. Telangiectasias são importantes para o reconhecimento da doença.

Anidrose/hipoidrose

Ocorre devido ao acúmulo de Gb3 nas glândulas sudoríparas e nos vasos sanguíneos associados, sendo mais frequente em meninos que em meninas. Interfere na prática de exercícios físicos normais, principalmente no verão. Como alterações de temperatura corporal são fatores desencadeantes, a incapacidade de resfriar o corpo durante exercícios pode aumentar a intensidade de dor neuropática.

Alterações oftalmológicas

Manifestações oculares são encontradas na primeira década de vida[41] e não impedem a visão. Caracteristicamente, são classificadas em três categorias: alterações corneanas, alterações vasculares e opacificação radiada do cristalino.

O comprometimento corneano é o mais característico e frequente e pode ser precoce, desde os 6 meses de idade. A córnea pode mostrar depósitos lineares, conhecidos como córnea verticilata ou como uma névoa difusa,[41] detectáveis por exame de lâmpada de fenda (Figura 57.11).

As alterações oculares vasculares compreendem aumento da tortuosidade dos vasos conjuntivais ou retinianos e aneurismas dos vasos conjuntivais, estes decorrentes de depósitos de glicoesfingolipídeos nas células endoteliais, na musculatura lisa da camada média e do tecido conjuntivo ao redor.

Comprometimentos viscerais

O acúmulo de glicoesfingolipídeos compromete as células endoteliais de capilares, os rins (podócitos, células tubulares, endotélio glomerular, células mesangiais e intersticiais), o coração (cardiomiócitos e fibroblastos) e células nervosas. O comprometimento visceral se inicia de modo precoce e gradativo, e as manifestações clínicas desse envolvimento podem estar presentes na adolescência, mas se tornam mais evidentes na idade adulta, podendo atingir o estado máximo de desajuste funcional e morte.

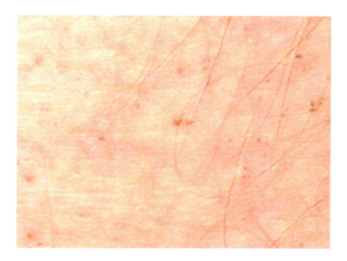

Figura 57.10 Angioqueratomas na doença de Fabry.
Fonte: Cocozza S, Russo C, Pontillo G, Pisani A, Brunetti A. 2018.

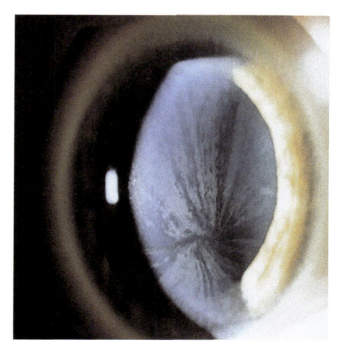

Figura 57.11 Córnea verticilata no exame com lâmpada de fenda.
Fonte: Wasielica-Poslednik, 2011.

Comprometimentos cardíaco e renal são tardios e são os fatores limitantes de sobrevida.

Comprometimento cardíaco

Inclui arritmias por alterações do nó sinusal, sistema de condução (Intervalo P-R curto, arritmias), insuficiência valvar, desequilíbrio entre o tônus simpático e o parassimpático), hipertrofia ventricular esquerda, angina e dispneia. Disfunção diastólica e hipertrofia concêntrica do ventrículo esquerdo são manifestações importantes, mais frequente nos homens que nas mulheres. Isquemia miocárdica e infarto podem ocorrer por envolvimento da rede vascular coronária. Com a progressão da doença, pode haver fibrose miocárdica, que reduz o funcionamento cardíaco levando a insuficiência cardíaca. Arritmias graves podem ser responsáveis por mortes em pacientes com DF.

Comprometimento renal

O desenvolvimento do comprometimento renal progressivo ainda não é totalmente conhecido. Os acúmulos de glicoesfingolipídeos ocorrem em vários grupos celulares renais. O início das manifestações é precoce, com comprometimento renal progressivo incluindo proteinúria e microalbuminúria inexplicáveis desde a segunda década de vida. Insuficiência renal sem etiologia aparente, geralmente não está presente na infância, mas pode dar indícios na adolescência. A deterioração renal torna-se mais evidente a partir da terceira década de vida.

Complicações neurológicas

As manifestações neurológicas, inicialmente instaladas no sistema nervoso periférico, com o avanço da idade, são seguidas de complicações cerebrovasculares e do sistema nervoso autônomo. As manifestações clínicas são de gravidade variáveis, desde cefaleia e vertigens até ataques isquêmicos transitórios, acidentes vasculares isquêmicos e demência. Acidentes vasculares isquêmicos ao lado de lesões assintomáticas e ataques isquêmicos transitórios são as manifestações cerebrais mais frequentes. Acidentes vasculares cerebrais hemorrágicos são raros e predominam no sexo masculino. As complicações neurológicas mais devastadoras são secundárias a distúrbios cerebrovasculares multifocais de pequenos vasos cerebrais. As alterações de imagem na ressonância magnética não diferem dos casos de outras etiologias.[42]

Nas Tabelas 57.2 e 57.3 estão resumidas e destacadas as principais manifestações clínicas de DF, que devem servir como sinais de alerta para o reconhecimento precoce da doença.

Diagnóstico

O diagnóstico de formas clássicas de DF em homens é linear, enquanto que em mulheres e em indivíduos com variantes genéticas pode ser mais complexo e desafiador.

Tabela 57.2 Diagnóstico de Doença de Fabry deve ser considerado em crianças e adolescentes na presença de um ou mais dos seguintes sinais e sintomas típicos, recorrentes e inexplicáveis.

Neurológicos	Acroparestesias, dores neuropáticas, "dores do crescimento" persistentes
	Ataques isquêmicos transitórios, AVC,
	Cefaleias recorrentes
Gastrointestinais	Diarreias episódicas
	Dores abdominais recorrentes ou vômitos
	Obstipação
Oftalmológicos	Córnea verticilata
	Catarata
	Tortuosidade de vasos conjuntivais
Dermatológicos	Angioqueratomas
	Hipoidrose
	Linfedema
	Telangiectasias
Renais	Microalbuminúria/proteinúria persistentes
	Redução da filtração glomerular
Cardíacos	Hipertrofia ventricular esquerda, distúrbios de condução
musculoesqueléticos	Fadiga
	Intolerância a exercícios
Outros	Intolerância ao calor
	Febres recorrentes
	Perda auditiva
	Vertigem

Fonte: Ellaway, Hot Topics.

Compreende uma anamnese detalhada, sequencial, com exploração minuciosa dos sintomas apresentados, história familiar, exame físico cuidadoso. Achados clínicos de acroparestesias, angioqueratomas e córnea verticilata têm uma especificidade elevada. Exames complementares de função renal, avaliação cardíaca, procedimentos de neuroimagem e testes genéticos são necessários.

Em indivíduos do sexo masculino com suspeita de DF, a atividade da α-GalA deve ser medida. Em casos clássicos, a atividade enzimática < 1% é altamente sugestiva e esses pacientes geralmente apresentam sintomas de início precoce com dores neuropáticas, manifestações gastrointestinais e anidrose, e evoluem com comprometimento visceral ao redor dos 30 anos. Nas

Esfingolipidoses e Mucolipidoses

Tabela 57.3 Manifestações clínicas na doença de Fabry, de acordo com a faixa etária.
Infância e adolescência
Acroparestesia/crises de dores neuropáticas, crônicas ou episódicas de sensação de queimação na palma das mãos e planta dos pés, exacerbadas por mudança de temperatura, febre, estresse, exercícios físicos e álcool
Angioqueratomas: manchas vermelho-escuras pequenas, sobrelevadas, que podem crescer e coalescer localizadas nas nádegas, genitália, parte interna das coxas, cavidade oral
Anormalidades oftalmológicas: córnea verticilata, catarata subcapsular posterior, alterações vasculares tortuosas na retina e conjuntiva com vasos tortuosos
Perda auditiva neurossensorial
Hipoidrose ou anidrose
Albuminúria aumentadas
História de letargia e fadiga
Adulto jovem (17-30 anos)
Angioqueratomas
Albuminúria elevada
Edema ou linfedema
Febre
Hiperidrose ou anidrose
Linfadenopatia
Sensibilidade ao calor
Diarreia, dores abdominais
Cardíacas: bradicardia, intervalo PR curto, hipertrofia ventricular esquerda, distúrbios de condução

Fonte: Schiffmann, 2017.

formas mais tardias da doença, particularmente em mulheres e homens com mutações não clássicas, mesmo com sinais clínicos sugestivos, a dosagem da atividade da α-GalA é variável e pode estar em níveis normais nas mulheres. Assim, a confirmação genética representa o padrão-ouro no diagnóstico e é obrigatória tanto em homens como em mulheres.

Biomarcadores

A lyso-Gb3, produto derivado do acúmulo de Gb3 pela deficiência da α-GalA, tem sido aceita como o marcador mais confiável para realização de *screening* de pacientes com DF, assim como para determinar a patogenicidade de uma mutação de homozigotos, de heterozigotos e de mulheres com atividade α-GalA normal, mas com suspeita de doença clínica. Também contribui no controle evolutivo de pacientes clássicos em terapia de reposição enzimática.

Tratamento

O tratamento da DF é complexo diante do comprometimento multissistêmico e manifestações graves em vários órgãos vitais, que exigem tratamento médico multidisciplinar convencional rigoroso, que interferem significativamente no prognóstico vital e na qualidade de vida do paciente.

A abordagem das dores neuropáticas envolve medidas preventivas de redução dos fatores desencadeantes e uso de analgésicos, evitando-se anti-inflamatórios não esteroides pelo risco de agravar a função renal. Medicamentos como carbamazepina, oxcarbazepina, gabapentina, pregabalina e fenitoína têm sido usados.

Cuidados de suporte e de seguimento dos pacientes com DF envolvem medidas para controle dos sintomas gastrointestinais, renais, cardíacos, oftalmológicos, dermatológicos, respiratórios e neurológicos.[30,37,39]

O interesse no diagnóstico precoce da doença de Fabry aumentou significativamente nas últimas décadas após a disponibilidade de um tratamento de reposição enzimática em 2001 com a α-GalA. Atualmente dispomos de tratamento de reposição enzimática com agalsidase alfa e agalsidase beta.[30,39,43-45]

- **Agalsidase alfa:** dose 0,2 mg/kg IV em 40 minutos, quinzenal (ReplagalR);
- **Agalsidase beta:** dose 1 mg/kg IV, quinzenal (FibrazymeR).

A partir de 2016, foi introduzida nova terapia para a DF com migalastate, uma chaperona de administração oral, que facilita o tráfego de enzimas mutantes para o lisossomo, aumentando a disponibilidade enzimática funcional. Entretanto, a migalastate está indicada apenas para determinados casos de DF, geralmente para mutações *missense* simples, que representam cerca de 30% dos pacientes.[37,39,44-47]

A busca de potenciais futuros tratamentos eficientes para a DF estão em desenvolvimento.[39,44,45]

DOENÇA DE FARBER

A doença de Farber, também denominada lipogranulomatose ou deficiência de ceramida, é uma esfingolipidose extremamente rara, causada por mutação no gene *ASAH1*, que codifica a ceramidase ácida lisossomal ou N-acilesfingosina desacilase, levando ao acúmulo de ceramida em vários tecidos.

Recentemente foi proposta uma classificação da doença de Farber em subtipos, de acordo com a idade de início e gravidade dos sintomas e dos órgãos afetados.[48]

No tipo 1, forma clássica, o início ocorre entre o nascimento e os 4 meses de idade. Os sintomas incluem inchaço doloroso das articulações de mãos e pés e um choro rouco. Logo uma artropatia generalizada e progressiva se desenvolve, levando à anquilose e piora da disfonia, devido à presença de granulomas na laringe. Surgem nódulos subcutâneos na superfície dorsal das articulações, particularmente em dedos, punhos, cotovelos, pontos de pressão na região occiptal e região lombossacral. Anorexia, vômitos e dificuldade de deglutição resultam em desnutrição grave. A infiltração pulmonar leva à dispneia obstrutiva e, no fígado, à hepatomegalia. Episódios febris e linfadenopatia generalizada são frequentes. Lesões granulomatosas também podem ocorrer em valvas cardíacas. O envolvimento neurológico é difícil de ser avaliado em meio à gravidade do quadro articular e cutâneo, já que são crianças extremamente irritadas, chorosas e com pouca movimentação espontânea, o que certamente contribui para a atrofia muscular, mas também há a possibilidade de envolvimento periférico (nervo periférico e corno anterior da medula). O exame neurológico também pode revelar sinais de liberação piramidal. Outras possíveis manifestações incluem: mancha vermelho-cereja, opacificação corneana, crises epilépticas ou espasmos infantis e deterioração cognitiva. A sobrevida não costuma ultrapassar os 2 anos de idade.[17,49]

No tipo 2, o quadro é semelhante ao tipo 1, porém com início um pouco mais tardio (aproximadamente 8 meses) e com sobrevida um pouco maior, mas ainda na infância. Crises epilépticas ficam mais proeminentes com o tempo.

O tipo 3 tem início após 1 ano de idade e é caracterizado por inchaço, dor e contraturas nas articulações, sendo o quadro facilmente confundido com artrite idiopática juvenil. Dos pacientes descritos, alterações neurológicas foram observadas em cerca de 50% dos pacientes e deficit cognitivo em 30%. A morte costuma ocorrer na adolescência.

O tipo 4 corresponde às apresentações com início neonatal, com hepatoesplenomegalia, sem envolvimento articular, laríngeo ou cutâneo. A infiltração massiva de histiócitos em órgãos como fígado, baço e pulmões pode se confundir com histiocitose maligna. A evolução é fulminante e leva os pacientes a óbito em poucas semanas.

No tipo 5, o quadro é predominantemente neurológico. Inicia-se entre 6 e 12 meses de idade, com crises epilépticas refratárias, paraparesia progressiva e regressão da fala. Há deterioração mental progressiva, ataxia e sinais de liberação piramidal. Nódulos subcutâneos, quando presentes, são mais discretos. Não há envolvimento pulmonar e hepático.[49]

Uma mutação alélica no gene *ASAH1* pode levar a uma apresentação que combina atrofia muscular espinhal com epilepsia mioclônica progressiva, às vezes com surdez, tremor e declínio cognitivo, sem qualquer sinal sistêmico.

Os estudos de ressonância magnética mostram lesões diversas, como aumento dos sulcos cerebelares e do quarto ventrículo com atrofia cerebelar. Evolui com atrofia cerebral e atraso de mielinização. Nos pacientes com atrofia muscular espinhal e epilepsia mioclônica a imagem é de atrofia medular.[1]

O diagnóstico será confirmado por meio da dosagem da enzima ceramidase ácida lisossomal e/ou o sequenciamento genético com a identificação de variantes patogênicas no gene *ASAH1*.

Transplante de medula óssea tem sido utilizado, com resultados limitados, principalmente para os sintomas neurológicos. O desenvolvimento de uma terapia associando terapia gênica com lentivírus e transplante de células hematopoiéticas mostrou resultados promissores em macacos.[50] Também encontra-se em desenvolvimento um tratamento com ceramidase ácida recombinante, que no modelo animal inibiu o acúmulo de ceramida e aumentou a sobrevida.[51]

DOENÇA DE NIEMANN-PICK

Histórico

Historicamente, sob a denominação de doença de Niemann-Pick foram englobados grupos heterogêneos de doenças metabólicas hereditárias caracterizadas por um acúmulo de lipídios e infiltração de células espumosas no sistema reticuloendotelial e outros tecidos, associados clinicamente com hepatoesplenomegalia e comprometimento respiratório, com ou sem comprometimento neurológico.[52]

Em 1914, o pediatra alemão Albert Niemann descreveu um menino da etnia judia Ashkenazi com um quadro de hepatoesplenomegalia maciça associado a uma rápida regressão neurológica, evoluindo para óbito aos 18 meses de idade. Em 1927, o médico patologista alemão Ludwig Pick, revisando casos de lactentes com quadros neurodegenerativos rapidamente evolutivos, delineou a doença descrita por Niemann como uma entidade única e distinta da doença de Gaucher.[52] Em 1958, Crocker e Farber mostraram que havia uma grande variabilidade clínica entre esses casos, tanto na idade de aparecimento como nos modos de apresentação, e propuseram a classificação em 4 tipos, denominados de A a D.[53] Em 1966, Brady et al. demonstraram uma deficiência de esfingomielinase nas formas A e B, não encontrada nas formas C e D.

Após essas descobertas e complementadas pelos avanços da biologia molecular, distinguem-se nitidamente dois grupos: o primeiro associado a uma deficiência de esfingomielinase ácida, decorrente de mutação no gene *SMPD1*, que inclui os tipos A, B e formas intermediárias; o segundo, que envolve os tipos C e D, sem deficiência de esfingomielinase, causado por distúrbio no trânsito intracelular de esterificação do colesterol no endossomo e lisossomo, decorrente de mutações nos genes *NPC1* ou *NPC2*. Após o diagnóstico molecular dessas doenças, foi reconhecido que o tipo D não constitui uma entidade distinta, mas corresponde a uma variação do gene *NPC1*.

As denominações de formas A e B da doença de Niemann-Pick continuam ainda sendo usadas historicamente, mas representam na realidade um *continuum* fenotípico de variações do mesmo gene *SMPD1*, sendo mais adequada a designação Deficiência de Esfingomielinase Ácida (ASMD) com apresentações aguda neurológica, crônica neurológica e crônica não neurológica.

A doença de Niemann-Pick tipo B, ou ASMD crônica não neurológica, é caracterizada por uma evolução crônica, com comprometimento essencialmente visceral, sem comprometimento neurológico e não será abordada neste capítulo.

Doença de Niemann-Pick tipo A (type A NPD)

Deficiência de Esfingomielinase Ácida (ASMD) AGUDA NEUROLÓGICA

A doença de Niemann-Pick tipo A, ou ASMD neurológica aguda, é a forma mais grave e devastadora da doença, de início precoce, com rápida regressão neurológica, geralmente evoluindo para óbito em 3 anos por insuficiência respiratória. É uma doença autossômica recessiva, causada por mutações no gene codificador da esfingomielina fosfodiesterase 1 (SMPD1) mapeado na região cromossômica 11p15.4.[54,55] A deficiência enzimática resulta no acúmulo rapidamente progressivo de esfingomielina no sistema fagocítico mononuclear e nos hepatócitos, comprometendo múltiplos sistemas, envolvendo fígado, baço, pulmões, medula óssea, linfonodos e, gravemente, os sistemas nervoso central e periférico.[56]

Manifestações clínicas

A manifestação clínica inicial, na maioria dos casos, é o encontro de uma hepatoesplenomegalia nos primeiros 6 meses de vida, precedendo sinais neurológicos, com desenvolvimento psicomotor adequado, às vezes limitado a apenas uma hipotonia. Ocorrências frequentes de distúrbios respiratórios ou gastrointestinais como diarreia, por vezes acompanhadas de hospitalizações, concentram as atenções para questões extraneurológicas.

A partir dos 6 meses, há uma piora da hipotonia, inicia-se uma lentificação das aquisições motoras, os indivíduos não chegam a sentar sem apoio, pioram o contato visual e auditivo, ficam mais alheios e a deterioração psicomotora rápida torna-se mais evidente, com perda dos marcos adquiridos, do controle cefálico, do uso voluntário das mãos, evoluindo para a imobilidade, com hipotonia progressiva, abolição dos reflexos profundos, mas com sinais de liberação piramidal associados, poupando pares cranianos, ficando totalmente restritos ao leito. A mancha vermelho-cereja está presente em cerca de 50% dos casos nas fases iniciais da deterioração neurológica e em praticamente todos os casos aos 12 meses de idade.[55] Irritabilidade, distúrbios do sono e prolongados períodos de choro podem ficar evidentes ao redor dos 12 meses de vida.

Em consequência do grave e progressivo comprometimento neurológico e da hepatoesplenomegalia acentuada, apresentam problemas de insuficiência alimentar e deficit ponderoestatural importante. Anemia e plaquetopenia progressivas, elevação de enzimas hepáticas e baixos níveis de HDL-colesterol podem acompanhar o quadro. No sangue periférico podem ser vistas vacuolizações nos linfócitos e, na medula óssea, células espumosas pelo acúmulo de lipídios.

O diagnóstico é confirmado pela dosagem da atividade enzimática da esfingomielinase ou pelo exame molecular do gene *SMPD1*.

Até o momento, não há tratamento efetivo para a doença de Niemann-Pick tipo A. A evolução da doença é devastadora, com regressão neurológica global e acúmulo multissistêmico de lipídios, marcada por progressivos distúrbios respiratórios secundários a aspirações e frequentemente complicados com infecções. A sobrevida geralmente não ultrapassa os 2 a 3 anos de idade e os óbitos em geral são decorrentes de complicações respiratórias.[57]

Doença de Niemann-Pick tipo C

A doença de Niemann-Pick tipo C (DNPC) é uma doença metabólica neurovisceral hereditária progressiva rara e grave, autossômica recessiva causada por variantes no gene NPC1 em 95% dos casos ou por variantes no gene NPC2 em 5% dos casos.[53,58-60] As alterações nas proteínas NPC1 e NPC2 correspondentemente codificadas por esses genes causam um distúrbio metabólico diferente das outras esfingolipidoses. Ocorre um prejuízo no trânsito intracelular e esterificação do colesterol na passagem dos endossomos tardios para os lisossomos do colesterol, que fica sequestrado e retido no interior dos lisossomos e nas vesículas tardias dos endossomos.[53,61,62]

A incidência estimada da DNPC é atualmente de 1/100.000 nascidos vivos, mas a verdadeira é desconhecida e pode estar subestimada e subdiagnosticada diante da ampla variabilidade fenotípica da doença e das dificuldades de acesso aos centros especializados e recursos diagnósticos. Embora seja uma doença grave, estando hoje dentro dos erros inatos tratáveis, a identificação o mais precoce possível tornou-se imperativa e deve ser executada de modo mais ágil, utilizando-se recursos que mudaram o algoritmo diagnóstico. Mas ainda há um intervalo muito grande e importante entre as primeiras manifestações apresentadas pelo paciente e a identificação da doença, prejudicando muito o início do tratamento, estreitando a janela terapêutica e agravando o prognóstico e a qualidade de vida.[53] Dessa forma, há a necessidade de aperfeiçoar nosso conhecimento para identificar os sinais precoces da doença e excluir essa hipótese sempre que for justificável. O perfil fenotípico da DNPC é muito amplo, vai desde o período neonatal até a idade adulta, com evolução e gravidade variáveis, dependendo da idade de manifestação dos primeiros sintomas. Pacientes com início de comprometimento neurológico precoce deterioram de maneira rápida e morrem precocemente.

Clinicamente, de acordo com a idade de aparecimento dos sintomas, a DNPC pode ser subdividida em perinatal (0-2 meses); infantil precoce (2 meses a 2 anos); infantil tardia (2 a 6 anos); juvenil (6 a 15 anos); adolescência/adulta (após os 15 anos). Essa classificação é útil porque para cada fase do desenvolvimento pode-se compreender os sinais e sintomas presentes ou ausentes em cada faixa etária.

Após a instituição do tratamento da DNPC com miglustate, introduzido em 2009, a busca de uma identificação precoce dos casos tornou-se imperativa, porque o benefício está diretamente relacionado à precocidade da administração, e não há regressão de comprometimentos instalados. Além disso, a utilização apropriada dos recursos de reabilitação e suporte para o tratamento da DNPC, por meio de terapias e do uso do miglustate, exerce uma importante influência na qualidade de vida dos pacientes.

O colesterol está em constante tráfego intracelular. Em geral, ésteres de colesterol, ricos em lipoproteínas de baixa densidade (LDL), são captados por endocitose e são levados pelos endossomos para os lisossomos, onde serão hidrolisados e liberados como colesterol livre e encaminhados para a membrana plasmática ou formação reticular. Na DNPC, com as alterações das proteínas NPC1 ou NPC2, há uma interrupção do transporte do colesterol, que não sai da via endocítica e fica retido nos endossomos tardios e lisossomos. A função exata das proteína NPC1 e NPC2 não é bem conhecida, não é sabido se participam do transporte de glicolipídeos, que representam o principal lipídio acumulado no cérebro.[62,63] O tipo de acúmulo de lipídios no cérebro é diferente dos outros órgãos. No baço e no fígado, há maior concentração de colesterol não esterificado e esfingosina livre. No sistema nervoso, predominam em abundância os glicolipídeos, principalmente os gangliosídeos GM2 e GM3, sem colesterol e esfingomielina representativos.

Manifestações neurológicas/grupos etários

Geralmente o aparecimento dos sintomas neurológicos é insidioso e progressivo. O grupo sintomático em geral tem um padrão peculiar para cada grupo etário, inespecífico em baixas idades, com início dos sintomas em outras faixas etárias. Podem surgir manifestações neurológicas mais características que direcionam para uma forte suspeição para DNPC.

Na forma pré/perinatal há um predomínio de manifestações sistêmicas como icterícia colestática, com hepatoesplenomegalia progressiva. A icterícia regride espontaneamente, permanecendo a hepatoesplenomegalia. 5-10% dos casos podem entrar em falência hepática e evoluir para óbito antes dos 6 meses de vida. Nos casos de NPC2, nesta faixa etária, podem apresentar infiltração pulmonar com quadros graves de insuficiência pulmonar.[64]

Na forma infantil precoce, o quadro é muito inespecífico, difuso, sem sinais peculiares da DNPC nesta faixa etária. Em geral está presente uma hipotonia central, com hepatoesplenomegalia e atraso das aquisições motoras, agravando o quadro entre 1 e 2 anos, com regressão neurológica e síndrome piramidal.

Porém, com início infantil tardio, tendo já adquirido a marcha, no caso de aparecimento de alterações de regressão, com dificuldades da marcha progressivos, com quedas e incoordenação motora, de padrão atáxico, com disartria e/ou disfagia, o diagnóstico diferencial deve incluir a DNPC entre outras possibilidades. Nesta faixa etária já pode estar presente a cataplexia, às vezes de modo sutil, com quedas de cabeça, que devem ser diferenciadas das crises atônicas, mas que podem ter componente gelástico, o que é um sinal mais específico. Também nessa faixa etária já pode estar presente alteração da motilidade ocular vertical, mas sua identificação pode ser difícil, encoberta pelos piscamentos palpebrais. A pesquisa das alterações deve ser cuidadosa.

Na fase juvenil, as alterações mais frequentes são cognitivas, comportamentais e de aprendizagem. Geralmente a cataplexia é mais evidente, assim como a paralisia do olhar vertical.

Na adolescência e idade adulta, as manifestações iniciais normalmente são de natureza comportamental, sem um padrão psiquiátrico patológico específico. A sintomatologia comportamental pode permanecer isolada por longo período, porém o quadro pode adquirir padrões atípicos, fora dos psiquiátricos habituais, e mascarar o aparecimento gradativo de sinais motores, dificultados por ausência de um interrogatório dirigido e de realização de um exame neurológico. Ataxia cerebelar também é uma apresentação comum nesta fase.

Distonia costuma surgir nas formas mais avançadas. Disfagia pode aparecer precocemente ou em fases mais tardias e podem se iniciar com um evento súbito ou tosse durante uma refeição.

Anormalidades oculares representam uma manifestação característica da DNPC, comprometendo 81% dos pacientes após o período infantil tardio. Prejuízo do olhar sacádico está presente em praticamente todos os pacientes quando convenientemente examinados.

As sacadas do olhar vertical são as inicialmente comprometidas, depois as sacadas do olhar horizontal. No início, apenas as sacadas voluntárias são prejudicadas, e posteriormente, a perseguição lenta do olhar. Com o tempo evoluem para uma paralisia completa supranuclear do olhar vertical.

A cataplexia é um sinal constante e relativamente específico na DNPC, presente em mais da metade dos pacientes, infrequente nos casos infantis precoces, mas comum nas formas mais tardias. Manifesta-se como perda súbita do tônus das pernas, mandíbula e pescoço, deflagradas por emoções que provoquem riso (cataplexia gelástica). Essa manifestação característica pode ser negligenciada e confundida com quedas secundárias à ataxia ou crises epilépticas.

Epilepsia é menos frequente nas formas infantis precoces e na adulta, sendo mais comum nas formas intermediárias e se manifestando com crises dos mais diversos tipos: parcial, generalizada, ausências, mioclônicas, tonico-clônicas, com intensidade e frequência variáveis.

Surdez neurossensorial pode estar presente.

Neuropatia periférica rara pode estar presente nas formas infantis, mas ausente nas formas juvenil e adulta.

Prejuízo cognitivo ocorre mais nas formas juvenis e adulta, sendo muito menos comum no início das formas infantis. Caracteriza-se por *performance* escolar ruim, além de distúrbios de aprendizagem frequentes nas formas infantis tardias e juvenis.

O prejuízo cognitivo na DNPC inicia-se com deficit frontal subcortical prejudicando funções executivas, velocidade de processamento e memória verbal.

Manifestações psiquiátricas

Em casos juvenis, observam-se: distúrbios do comportamento e de aprendizagem, de linguagem expressiva, deficit de atenção e hiperatividade.

Psicose esquizofrenia-*like* é uma apresentação comum em adolescente/adultos, registrado em cerca de 25% dos pacientes. A apresentação clínica geralmente é indistinguível de esquizofrenia, com alucinações auditivas típicas, *delusions*, desorganização do pensamento e comportamento agressivo.

Catatonia também pode ser vista, sendo mais comum em pacientes jovens. Se de difícil tratamento, resistente à terapia, é sinal de doença psiquiátrica orgânica.

Depressão, desordem bipolar e comportamento obsessivo-compulsivo também são observados.

Manifestações sistêmicas

Doença sistêmica, quando presente, sempre precede a doença neurológica. Porém, o início dos sintomas sistêmicos não estão sincronizados com manifestações neurológicas: a doença neurológica pode começar anos ou até décadas após.

Algumas características atreladas a hepatoesplenomegalia são:

- Causa frequente de doença hepática em casos precoces. Formas pré/perinatais com hidropsia, ascite, colestase neonatal, hepatoesplenomegalia ou insuficiência hepática;
- Icterícia neonatal, hepatoesplenomegalia persistente e esplenomegalia isolada são comuns nas formas infantis precoce e tardia;
- Hepatoesplenomegalia em pacientes mais velhos geralmente é assintomática;
- Hepatomegalia é infrequente em adultos com DNPC, enquanto que esplenomegalia quase inva-

riavelmente está presente. Paciente com quadro degenerativo ou doença psiquiátrica com esplenomegalia é forte candidato a DNPC;
- Retinite pigmentar não ocorre em DNPC. Mancha vermelho-cereja nunca está presente na DNPC, enquanto pode ocorrer na doença de Niemann-Pick ASM-deficiente.

Identificar os casos clássicos, com manifestações fortemente sugestivas sistêmicas e neurológicas é relativamente fácil e a condução do caso segue um curso diagnóstico rápido.

Porém, em casos menos específicos, progressivos, sem os sinais mais típicos tão proeminentes, o diagnóstico de uma DNPC pode representar um caminho longo e difícil, retardando muito o reconhecimento. Uma história clínica cuidadosa com interrogatório ativo nos casos suspeitos, com análise criteriosa dos sintomas, um exame físico adequado procurando visceromegalia, um exame neurológico bem feito, principalmente na semiologia ocular, todas essas medidas podem fornecer uma base para considerar se o caso é ao menos suspeito.

Diagnóstico

Instrumentos para ampliação da detecção de casos suspeitos podem ser utilizados,[65] assim como seguir as recomendações de consensos.[67-69]

A neuroimagem por meio da RM não auxilia na maioria das vezes porque pode ser normal, especialmente no início dos sintomas, e em outras situações os achados encontrados são inespecíficos. Pode auxiliar no diagnóstico diferencial com outras patologias, mas não mostra uma alteração diagnóstica específica.

Um grande avanço diagnóstico de qualidade foi conseguido com a introdução dos biomarcadores laboratorial específicos, substituindo a quitotriosidase que servia de indicadora de algumas doenças de depósito por:

- **Detecção de oxiesteróis:** são produtos de colesterol esterificado, como colestane-3β.5α.6βtriol (C-triol) e 7-ketocolesterol que estão muito aumentados na DNPC, com alta sensibilidade e especificidade.[69]
- **Dosagem de lisoesfingolipídeos:** níveis elevados de lysoesfingomielina (lyso-SM) e lysoesfingomielina 509 (lyso-509) foram encontrados em casos de DNPC e deficiência de esfingomielinase ácida, com alta sensibilidade para detectar essas doenças, sem distingui-las. Um aumento da relação lysoSM-509/lysoSM está relacionada com maior especificidade para DNPC.[69]

A introdução desses biomarcadores representa atualmente a primeira linha no processo diagnóstico da DNPC, antes dependente do teste de Filipin. Comparado com Filipin, eles apresentam inúmeras vantagens: são não invasivos, rápidos, de alto rendimento, baixo custo e uso fácil.

Filipin ainda pode ser utilizado em casos de mutações novas NPC1 ou variantes genéticas NPC2. Porém, não é mais o teste inicial diagnóstico ou de rastreamento.

O exame adicional padrão-ouro que completa e fecha o diagnóstico é o estudo molecular para os genes *NPC1* e *NPC2*.

Tratamento

A DNPC ainda não tem cura, mas é tratável. Além de todas as medidas de suporte e de reabilitação necessárias para alívio das manifestações da doença, a partir de 2009 foi introduzida a única terapia modificadora da doença por meio do uso do miglustate.

O miglustate inibe reversivelmente a glucosilceramida sintetase, enzima que catalisa o primeiro passo na via da síntese dos esfingolipídeos, melhorando o defeito no tráfico de lipídios, reduzindo o armazenamento do colesterol intracelular. Acredita-se que isso também reduz o acúmulo neurotóxico de GM2 e GM3. A dose recomendada é de 200 mg/dia.

Os efeitos colaterais mais comuns são gastrointestinais, como diarreia, flatulência e dores abdominais. Nos adultos, a medicação promove uma lentificação na progressão dos sintomas e permite um certo grau de estabilidade dos sintomas neurológicos, também vista em séries pediátricas nos casos de início infantil tardio e juvenil.[70,71] Rocco *et al.*, em 2012, relataram um paciente com manifestação infantil precoce, que iniciou terapia antes dos sintomas neurológicos e observou o não aparecimento de sintomas neurológicos, permanecendo 7 anos apenas com manifestações viscerais da doença.

Prognóstico

Todos os pacientes com DNPC morrem prematuramente. A sobrevida é variável, a progressão e a expectativa variam grandemente. A maioria morre entre 10 e 25 anos,[53] raramente sobrevivem até a sexta ou sétima década de vida.

Em geral, pacientes com início na infância precoce deterioram rapidamente e morrem em pouco tempo quando comparados com casos juvenis ou adolescente/adultos.

DEFICIÊNCIA DA BIOSSÍNTESE DE ESFINGOLÍPIDES

Defeitos monogênicos da biossíntese de esfingolipídios foram recentemente identificados em humanos, com padrão de herança autossômico recessivo ou dominante. As deficiências enzimáticas afetam a síntese de precursores de esfingolipídios, ceramidas ou glicoesfingolipídios complexos. Clinicamente, a maioria desses distúrbios manifestam-se com envolvimento neurológico que incluem paraplegia, epilepsia ou neuropatias. A Tabela 57.4 sintetiza os principais distúrbios da biossíntese de esfingolípides, com suas características clínicas, bioquímicas e moleculares.

MUCOLIPIDOSES

A denominação de mucolipidoses foi introduzida em 1970 por Spranger e Wiedemann para englobar um grupo de doenças que apresentavam características tanto de mucopolissacaridose como de esfingolipidoses, de início precoce. São decorrentes de defeitos genéticos e estão classificadas dentro das lisossomopatias por apresentarem acúmulos de materiais nos lisosomos, comprometendo cérebro, vísceras, músculo e esqueleto, principalmente, causando retardo intelectual e atraso no desenvolvimento neuropsicomotor, com defeitos enzimáticos diferentes e peculiares e nem sempre relacionados às hidrolases ácidas.[16,73]

Inicialmente denominadas como mucolipidoses I, II, III e IV, atualmente são classificadas também de acordo com as enzimas deficientes ou alteradas, em:

- Sialidoses (mucolipidose tipo I [MLI]);
- Mucolipidose tipo II (ML II), anteriormente chamada de *Inclusion-cell disease* ou *I-cell disease*, agora conhecida como mucolipidose II α/β;
- Mucolipidose tipo III (ML III), inicialmente chamada de Polidistrofia Pseudo-Hurler, depois de mucolipidose IIIA (MLIIIA) e mucolipidose IIIC (ML IIIC), agora denominadas mucolipidose III alfa/beta (ML III α/β) e mucolipidose III gama (ML III γ);
- Mucolipidose IV (MLIV).

Sialidoses (ML I)

A sialidose é uma rara doença autossômica recessiva, causada pela deficiência da enzima alfa-N-acetil neuraminidase, decorrente de uma alteração estrutural do gene neuraminidase 1 (*NEU1*), com prejuízo na degradação de sialoglicoproteínas e sialo-oligossacarídeos, resultando no acúmulo lisossomal anormal em vários tecidos, assim como excreção urinária de sialiloligolissacarídeos e glicopeptídeos. É enzimaticamente diferente,

Tabela 57.4	Principais distúrbios da biossíntese de esfingolípides.			
Gene	**Defeito enzimático**	**Doença**	**Padrão de herança**	**Características clínicas**
SPTLC1	Serina palmitoil-transferase 1	Neuropatia hereditária sensitiva tipo 1	AD	Ulcerações indolores levando à infecção do tecido conjuntivo e osteomielite distal, perda auditiva neurossensorial, anormalidades pupilares, sudorese excessiva das extremidades, fraqueza muscular progressiva
SPTLC2	Serina palmitoil-transferase 2	Neuropatia hereditária sensitiva e autonômica tipo 1	AD	
FA2H	Ácido graxo hidroxilase 2	Paraplegia espástica	AR	Início na infância tardia até idade adulta. Distúrbio de equilíbrio, marcha na ponta dos pés, disfunção vesical precoce, disartria, ataxia apendicular, quadriparesia. Podem ocorrer crises epilépticas, oftalmoplegia, atrofia de nervo óptico, declínio cognitivo associado a acúmulo de ferro ou leucodistrofia
CERS1	Ceramida sintase 1	Epilepsia mioclônica	AR	Epilepsia, mioclonia de ação, declínio cognitivo evoluindo para demência, sintomas psiquiátricos como estereotipias e perseveração
ST3GAL5	GM3 sintase	Síndrome de regressão em sal e pimenta		Epilepsia de início precoce, vômitos, baixo ganho ponderoestatural, movimentos coreoatetoides, deterioração neurológica acentuada, surdez, cegueira. Pode mimetizar síndrome de Rett. Despigmentação cutânea, com lesões semelhantes a lentigo
B4GALNT1	GM2 sintase	Paraplegia espástica		Início na infância, dismorfismos faciais, deficits de aprendizagem, deficiência cognitiva de leve a grave, distúrbios comportamentais, fraqueza apendicular progressiva, espasticidade, polineuropatia sensitiva

AD: autossômica dominante; AR: autossômica recessiva

não há alterações nas hidrolases ácidas. O gene da neuraminidase está localizado no cromossomo C6p21.3 e já são conhecidas mais de 40 mutações.[72]

De acordo com as manifestações clínicas e as idades de apresentação, as sialidoses são divididas em 2 subtipos:

- Sialidose tipo I juvenil (forma leve sem dismorfias)[76]
- Sialidose tipo II: (forma grave com dismorfias):
  - congênita ou hidrópica (intraútero)
  - infantil (0-12 meses)
  - juvenil (13 meses a 20 anos)

Sialidose tipo I (juvenil)

Síndrome de mioclonias e mancha vermelho-cereja

Tipicamente de início tardio, é a forma menos grave da doença. Inicia-se entre a segunda e a terceira década de vida, com quadro de perda visual progressiva, polimioclonias, crises convulsivas, ataxia e mancha vermelho-cereja no fundo de olho. Os elementos clínicos mais típicos deste quadro são as polimioclonias, presentes em 100% dos casos, que podem ser desencadeadas por movimentos, estímulos sensoriais ou emocionais, e a mancha vermelho-cereja, que embora marcante, não está presente em todos os casos.[75] O aspecto característico da mancha vermelho-cereja é resultado da deposição de material de acúmulo nas camadas de células ganglionares que são mais espessas na região macular, tornando-a mais pálida, em contraste com a fóvea, que, desprovida de células ganglionares, mantém sua transparência e contrasta com a retina mais opaca ao redor. Com o tempo, as células ganglionares deterioram e a mancha vermelho-cereja torna-se menos evidente.

A inteligência é preservada nas fases iniciais da doença, mas com a sua evolução vai sendo comprometida lentamente, e surgem dificuldades motoras com prejuízo da independência motora, da fala e da alimentação. A evolução do quadro é lenta e prolongada. Não há dismorfias faciais ou esqueléticas e nem visceromegalias.

A investigação complementar mostra vacuolização de linfócitos no sangue periférico e histiócitos espumosos na medula óssea. A neuroimagem mostra uma atrofia cerebelar. Há uma excreção aumentada de oligossacarídeos ricos em ácido siálico, que em casos atípicos pode estar ausente. O diagnóstico da deficiência enzimática pode ser feito em fibroblastos da pele, leucócitos, amniócitos e em células do vilo corial, sendo, portanto, possível o diagnóstico pré-natal e a detecção de portadores. O diagnóstico definitivo é molecular. Não há tratamento específico, apenas sintomáticos.[76]

Sialidose tipo II – Dismórfica

Forma grave da doença, multissistêmica, dismórfica, era considerada mucolipidose I até o reconhecimento do defeito enzimático e de formas mais leves. De acordo com o início das manifestações pode ser:

- **Congênita:** forma mais grave da doença, configura-se por ausência completa de neuraminidase. Letal durante o desenvolvimento fetal, ao nascimento ou curso fulminante com óbito logo após o nascimento, com ascite, hidropsia fetal, hepatomegalia.
- **Infantil/juvenil:** desenvolvimento de fenótipo MPS-*like*, fáscies grosseiro, visceromegalia, disostose múltipla, deformidades vertebrais, deficiência intelectual. Manifestações oculares com mancha vermelho-cereja, catarata, nistagmo, estrabismo e opacificação de córnea são comuns. Perda auditiva e ataxia podem surgir. A sobrevida pode se prolongar por algumas décadas.[74]

Galacto-sialidose

Na galacto-sialidose há a associação de uma deficiência de alfa-neuraminidase e de beta-galactosidase, decorrente da perda da ação da proteína protetora catepsina A contra as proteases lisossomais. Também se apresenta como uma forma mais atenuada da sialidose tipo II. É de aparecimento infantil tardio, juvenil ou na adolescência, com ataxia, mioclonias e perda visual.

Mucolipidose II – (I-*Cell disease*, doença de Leroy)
Mucolipidose III – (Polidistrofia pseudo-Hurler)

As mucolipidoses II e III, a princípio descritas separadas e tidas como condições independentes, apresentam o mesmo defeito enzimático e dividem características comuns, motivo porque são chamadas atualmente ML IIα/β e ML III α/β e ML IIIγ, respectivamente. São raras doenças metabólicas hereditárias autossômicas recessivas, geneticamente relacionadas com múltiplo comprometimento das hidrolases ácidas pela deficiência ou funcionamento anormal da UDP-N-acetilglucosamina: enzima lisossomial N-acetilglucosaminil-1-fosfotransferase (GlcNAc-1-fosfotransferase). A GlcNAc-1-fosfotransferase é uma enzima heteroxamérica α2β2γ2. As subunidades transmembrana alfa e beta são codificados pelo gene *GNPTAB*, enquanto que a subunidade gama o é pelo gene *GNPTG*.[77-80]

Há um distúrbio enzimático diferente das outras lisossomopatias. Não há uma deficiência enzimática propriamente dita, mas ocorre um defeito na fosforilação e marcação enzimática com a manose-6-fosfato (M6P). A enzima UDP-N-acetilglucosamina: hidrolase lisossomal N-acetil-1-fosfotransferase, também conhecida como

GlcNac-1-fosfotransferase, catalisa a síntese da M6P necessária para que os receptores de M6P reconheçam as enzimas lisossomais, permitindo o tráfico vesicular intracelular para os lisossomos. Sem a adição dos resíduos M6P, não há reconhecimento das enzimas pelos lisossomos, resultando em uma secreção massiva dessas hidrolases para o espaço extracelular e fluidos extracorpóreos, enquanto os níveis intracelulares são baixos, com redução da digestão do substrato e consequente acúmulo. A ausência total da atividade enzimática causa a forma grave (ML II) e a parcial causa a forma atenuada (ML III).

Na ML II, os pacientes apresentam o fenótipo da doença de Hurler, mas o início do quadro é muito mais precoce e mais grave. As dismorfias faciais podem estar presentes desde as primeiras semanas de vida, com evidente hipertrofia gengival (Figura 57.12), associadas a alterações esqueléticas exuberantes semelhantes àquelas das mucopolissacaridoses, com prejuízo significativo do crescimento, limitação articular, cranioestenose, osteopenia, visceromegalia, hirsutismo, cílios longos, pele espessa e um atraso motor que já pode ser percebido nos primeiros meses de vida e que evolui muito pouco, impedindo a aquisição da marcha na maioria das crianças. Não há aquisição da linguagem. O formato do crânio é braquicefálico, com perímetro cefálico normal, diferente do crânio escafocefálico da doença de Hurler. A defi-

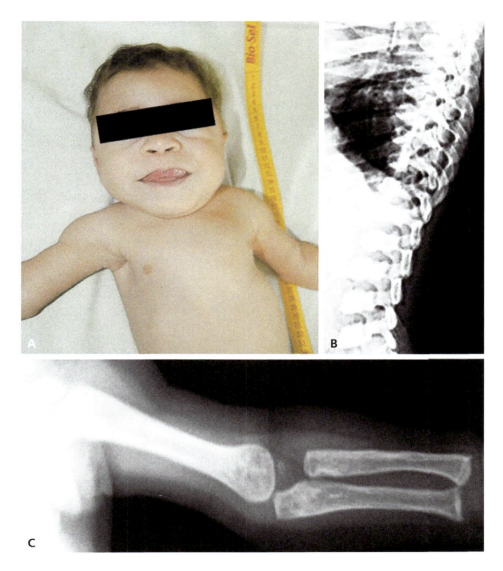

Figura 57.12 Paciente com mucolipidose. **(A)** Hipertrofia gengival. **(B)** Hipoplasia da porção superior do corpo vertebral. **(C)** Deformidade de ossos longos.

ciência mental torna-se clara no segundo ano de vida. O comprometimento neurológico da doença é grave e a evolução da demenciação é progressiva e rápida, com curso desfavorável no curto prazo. Infecções respiratórias recorrentes e miocardiopatia são comuns. A deposição progressiva de substrato metabólico na epiglote, laringe, traqueia e base da língua contribuem para um estreitamento das vias aéreas, comprometendo as condições respiratórias e a respiração durante o sono com apneias obstrutivas. A hepatomegalia é discreta, há opacidade corneana, abdome proeminente e as hérnias são comuns. Surdez pode estar presente. O óbito geralmente ocorre entre 5 e 8 anos. Vacúolos citoplasmáticos podem ser vistos em células do sangue periférico e na medula óssea, porém sem as inclusões encontradas nas mucopolissacaridoses. Não há excreção de mucopolissacarídeos na urina.

Na ML III (ML IIIα/β e ML IIIγ) embora bioquimicamente apresente a mesma patogenia, o fenótipo é bem mais discreto, de início mais tardio dos sintomas, curso mais lento, podendo atingir até a idade adulta. Apresenta-se com alterações esqueléticas semelhantes às da doença de Morquio, porém mais discretas, com nanismo, envolvimento dos ossos da pelve, escápula e mãos. A limitação articular é importante, com anquilose em flexão de múltiplas articulações, síndrome do túnel do carpo. As dismorfias faciais são moderadas. Deficiência intelectual pode não estar presente nas fases iniciais, mas em aproximadamente metade dos casos pode ocorrer um comprometimento leve a moderado. Degeneração retiniana, opacidades corneanas e insuficiência aórtica podem ser vistas.

Diagnóstico complementar

O diagnóstico da doença é feito pela dosagem de enzimas lisossomiais no sangue e nos fibroblastos. Pode haver um aumento de 10 a 20 vezes nos níveis séricos de atividade enzimática da beta-hexosaminidase, da arilsulfatase A e da iduronato-sulfatase. A atividade enzimática muito baixa ou indetectável da N-acetilglicosaminil-1-fosfotransferase em fibroblastos confirma o diagnóstico, porém a disponibilidade da análise é limitada.

Células com vacúolos podem ser vistas na medula óssea, mas não há excreção de mucopolissacarídeos na urina e os níveis de hidrolases ácidas séricas estão elevados. Para confirmar e diferenciar entre ML II, ML IIIα/β ou ML IIIγ, o sequenciamento dos genes *GNPTAB* e *GNPTG* é necessário.

Mucolipidose IV (Síndrome de Berman)

A mucolipidose IV é uma rara doença autossômica recessiva causada por mutações no gene *MCOLN1*, que codifica a mucolipina-1, canal catiônico em células localizado em endossomos e lisossomos que transporta cálcio, sódio, potássio e ferro. A liberação de cálcio dessas organelas é essencial para a etapa de fusão das mesmas.[81-84]

Quadro clínico

O reconhecimento clínico da mucolipidose é um desafio porque as manifestações clínicas neurológicas são pouco específicas. No primeiro ano de vida, o indivíduo pode apresentar um importante atraso no desenvolvimento neuropsicomotor, tanto intelectual como motor, com hipotonia, espasticidade, incapacidade para adquirir a marcha independente, comprometimento visual progressivo e acloridria.

Nessa doença, observa-se uma estagnação psicomotora importante, geralmente entre os 3 e 8 meses de idade, com limitação grave tanto das aquisições motoras como intelectuais. A criança pode chegar a sentar, mas não consegue adquirir a marcha. Ocorre com frequência perda do contato visual por degeneração retiniana com evolução para ambliopia, além de uma opacificação de córnea, que vai aparecendo progressivamente e que acaba sendo a característica mais típica da doença, embora não esteja presente até o segundo ano de vida ou até mais tarde. A linguagem evolui muito pouco, algumas vezes conseguindo emitir poucas palavras. A evolução clínica mostra mais um ritmo de aquisições muito pobre do que uma regressão psicomotora evidente, simulando uma encefalopatia fixa. Há um hipodesenvolvimento ponderoestatural, que também compromete o crescimento do perímetro cefálico, mas não apresenta dismorfias faciais ou esqueléticas nem visceromegalias. Quadros mais leves podem ser confundidos com paralisia cerebral e não reconhecidos como uma doença degenerativa.

Não há mucopolissacaridúria nem oligossacaridúria.

A acloridria com elevação dos níveis séricos de gastrina é uma manifestação única e particular da ML IV.

Desmielinização e redução do corpo caloso têm sido reportados.

O diagnóstico é baseado nos aspectos ultraestruturais de inclusão lisossomial em fibroblastos de pele e conjuntiva obtidos por meio de biópsias. Esses depósitos lisossomiais apresentam-se como corpos membranosos concêntricos, semelhantes aos vistos nas gangliosidoses, além de material granulofibrilar no seu interior. Essas alterações ultraestruturais podem ser detectadas em células amnióticas e do vilo corial e servem como meio de diagnóstico pré-natal.

Não há cura ou tratamento específico para a ML IV.

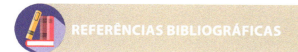

REFERÊNCIAS BIBLIOGRÁFICAS

1. Laquerrière A, Bekri S, Suzuki K, Harding BN. Sphingolipidoses and related disorders. Dev Neuropathol. 2018;313-67.
2. Arita FN. Lisossomopatias. In: Fonseca L, Xavier C, Pianetti G, editors. Compêndio de neurologia infantil. 2 ed. Rio de Janeiro: Medbook; 2011. pp. 569-93.
3. Yamaji T, Hanada K. Sphingolipid metabolism and interorganellar transport: localization of sphingolipid enzymes and lipid transfer proteins. Traffic. 2015;16(2):101-22.
4. Schulze H, Sandhoff K. Sphingolipids and lysosomal pathologies. Biochim Biophys Acta. 2014;1841(5):799-810.
5. Astudillo L, Sabourdy F, Therville N, Bode H, Ségui B, Andrieu-Abadie N, et al. Human genetic disorders of sphingolipid biosynthesis. J Inherit Metab Dis. 2014;38(1):65-76.
6. Kolter T, Sandhoff K. Sphingolipid metabolism diseases. Biochim Biophys Acta. 2006;1758(12):2057-79.
7. Tessitore A, Martin MDP, Sano R, Ma Y, Mann L, Ingrassia A, et al. GM1-ganglioside-mediated activation of the unfolded protein response causes neuronal death in a neurodegenerative gangliosidosis. Mol Cell. 2004;15(5):753-66.
8. Jeyakumar M, Thomas R, Elliot-Smith E, Smith DA, Van der Spoel AC, D'Azzo A, et al. Central nervous system inflammation is a hallmark of pathogenesis in mouse models of GM1 and GM2 gangliosidosis. Brain. 2003;126(4):974-87.
9. Brunetti-Pierri N, Scaglia F. GM1 gangliosidosis: review of clinical, molecular, and therapeutic aspects. Mol Genet Metab [Internet]. 2008 Aug;94(4):391-6. Available from: https://linkinghub.elsevier.com/retrieve/pii/S1096719208001182.
10. Hackbart BA, Arita JH, Pinho RS, Masruha MR, Vilanova LCP. Mongolian spots are not always a benign sign. J Pediatr. 2013;162(5):1070.
11. Ranjan S, Patra PK. Extensive Mongolian spots in a hypotonic infant with GM1 gangliosidosis. J Pediatr Neurosci. 2018;13(3):346-8.
12. Regier DS, Proia RL, D'Azzo A, Tifft CJ. The GM1 and GM2 gangliosidoses: natural history and progress toward therapy. Pediatr Endocrinol Rev. 2016;13(1):663-73.
13. Weismann CM, Ferreira J, Keeler AM, Su Q, Qui L, Shaffer SA, et al. Systemic AAV9 gene transfer in adult GM1 gangliosidosis mice reduces lysosomal storage in CNS and extends lifespan. Hum Mol Genet. 2015;24(15):4353-64.
14. Bley AE, Giannikopoulos OA, Hayden D, Kubilus K, Tifft CJ, Eichler FS. Natural history of infantile G M2 gangliosidosis. Pediatrics. 2011;128(5):1233-41.
15. Toro C, Shirvan L, Tifft C. HEXA disorders. In: Adam MP, Ardinger HH, Pagon RA, et al., editors. GeneReviews® [Internet]. Seattle (WA): University of Washington, Seattle; 1993-2020. [cited 2020 Oct 1].
16. Ferreira CR, Gahl WA. Lysosomal storage diseases. Metab Dis Found Clin Manag Genet Pathol. 2017;2(1-2):1-71.
17. Lyon G, Kolodny E, Pastores G. Neurology of hereditary metabolic diseases of children. 3rd ed. New York: McGraw-Hill; 2006.
18. Severino M. GM2 gangliosidosis [Internet]. 2013 [cited 2020 Oct 24]. p. 19-20. Available from: https://www.cambridge.org/core/books/brain-imaging-with-mri-and-ct/gangliosidosis-gm2/8B4DAABD531E9B933E624308F8F6CC5C#fndtn-information.
19. Pastore G, Hughes D. Gaucher disease. In: Adam MP, Ardinger HH, Pagon RA, et al., editors. GeneReviews®. [Internet]. Seattle (WA): University of Washington, Seattle; 1993-2020. [cited 2020 Oct 28].
20. Várkonyi J, Rosenbaum H, Baumann N, MacKenzie JJ, Simon Z, Aharon-Peretz J, et al. Gaucher disease associated with Parkinsonism: four further case reports. Am J Med Genet. 2003;116A(4):348-51.
21. Perucca G, Soares BP, Staglianò S, Davison J, Chakrapani A, D'Arco F. Thalamic and dentate nucleus abnormalities in the brain of children with Gaucher disease. Neuroradiology. 2018;60(12):1353-6.
22. Zhao S, Zhan X, Wang Y, Ye J, Han L, Qiu W, et al. Large-scale study of clinical and biochemical characteristics of Chinese patients diagnosed with Krabbe disease. Clin Genet. 2018;93(2):248-54.
23. Abdelhalim AN, Alberico RA, Barczykowski AL, Duffner PK. Patterns of magnetic resonance imaging abnormalities in symptomatic patients with Krabbe disease correspond to phenotype. Pediatr Neurol. 2014;50(2):127-34.
24. Orsini J, Escolar M, Wasserstein M, et al. Krabbe disease. In: Adam MP, Ardingher HH, Pagon RA, et al., editors. GeneReviews®. [Internet]. Seattle (WA): University of Washington, Seattle; 1993-2020. [cited 2018 Oct 11].
25. Groeschel S, Kehrer C, Engel C, Dali CI, Bley A, Steinfeld R, et al. Metachromatic leukodystrophy: natural course of cerebral MRI changes in relation to clinical course. J Inherit Metab Dis. 2011;34(5):1095-102.
26. Kim TS, Kim IO, Kim WS, Choi YS, Lee JY, Kim OW, et al. MR of childhood metachromatic leukodystrophy. Am J Neuroradiol. 1997;17(3):733-8.
27. Motta M, Tatti M, Furlan F, Celato A, Di Fruscio G, Polo G, et al. Clinical, biochemical and molecular characterization of prosaposin deficiency. Clin Genet. 2016;90(3):220-9.
28. Frohbergh M, He X, Schuchman EH. The molecular medicine of acid ceramidase. Biol Chem. 2015;396(6-7):759-65.
29. Ries M, Ramaswami U, Parini R, Lindblad B, Whybra C, Willers I, et al. The early clinical phenotype of Fabry disease: a study on 35 European children and adolescents. Eur J Pediatr. 2003;162(11):767-72.
30. Germain DP. Fabry disease. Orphanet J Rare Dis. 2010;5(30):1-49.
31. Vardarli I, Rischpler C, Herrmann K, Weidemann F. Diagnosis and screening of patients with Fabry Disease. Ther Clin Risk Manag. 2020;16:551-8.
32. Meikle PJ, Hopwood JJ, Clague AE, Carey WF. Prevalence of lysosomal storage disorders. J Am Med Assoc. 1999;281(3):249-54.
33. Mehta A, Ricci R, Widmer U, Dehout F, Garcia De Lorenzo A, Kampmann C, et al. Fabry disease defined: baseline clinical manifestations of 366 patients in the Fabry Outcome Survey. Eur J Clin Invest. 2004;34(3):236-42.
34. Spada M, Pagliardini S, Yasuda M, Tukel T, Thiagarajan G, Sakuraba H, et al. High incidence of later-onset Fabry disease revealed by newborn screening. Am J Hum Genet. 2006;79(1):34-40.

35. Colon C, Ortolano S, Melcon-Crespo C, Alvarez JV, Lopez-Suarez OE, Couce ML, et al. Newborn screening for Fabry disease in the north-west of Spain. Eur J Pediatr. 2017;176(8):1075-81.
36. Ramaswami U, Whybra C, Parini R, Pintos-Morell G, Mehta A, Sunder-Plassmann G, et al. Clinical manifestations of Fabry disease in children: data from the Fabry Outcome Survey. Acta Paediatr Int J Paediatr. 2006;95(1):86-92.
37. Germain DP, Fouilhoux A, Decramer S, Tardieu M, Pillet P, Fila M, et al. Consensus recommendations for diagnosis, management and treatment of Fabry disease in paediatric patients. Clin Genet. 2019;96(2):107-17.
38. Ellaway C. Paediatric Fabry disease. Transl Pediatr. 2016;5(1):37-42.
39. Cairns T, Müntze J, Gernert J, Spingler L, Nordbeck P, Wanner C. Hot topics in Fabry disease. Postgrad Med J. 2018;94(1118):709-13.
40. Hopkin RJ, Bissler J, Banikazemi M, Clarke L, Eng CM, Germain DP, et al. Characterization of Fabry Disease in 352 pediatric patients in the Fabry Registry. Pediatr Res. 2008;64(5):550-5.
41. Kalkum G, Pitz S, Karabul N, Beck M, Pintos-Morell G, Parini R, et al. Paediatric Fabry disease: prognostic significance of ocular changes for disease severity. BMC Ophthalmol. 2016;16(1):202.
42. Cocozza S, Russo C, Pontillo G, Pisani A, Brunetti A. Neuroimaging in Fabry disease: current knowledge and future directions. Insights Imaging. 2018;9(6):1077-88.
43. Pintos-Morell G, Beck M. Fabry disease in children and the effects of enzyme replacement treatment. Eur J Pediatr. 2009;168(11):1355-63.
44. van der Veen SJ, Hollak CEM, van Kuilenburg ABP, Langeveld M. Developments in the treatment of Fabry disease. J Inherit Metab Dis. 2020;43(5):908-21.
45. Felis A, Whitlow M, Kraus A, Warnock DG, Wallace E. Current and investigational therapeutics for Fabry Disease. Kidney Int Reports. 2020;5(4):407-13.
46. Germain DP, Hughes DA, Nicholls K, Bichet DG, Giugliani R, Wilcox WR, et al. Treatment of Fabry's Disease with the pharmacologic chaperone migalastat. N Engl J Med. 2016;375(6):545-55.
47. McCafferty EH, Scott LJ. Migalastat: a review in Fabry Disease. Drugs. 2019;79(5):543-54.
48. Levade T, Sandhoff K, Schulze H, Medin JA. Acid ceramidase deficiency: Farber lipogranulomatosis. In: Valle DL, Antonarakis S, Ballabio A, Beaudet AL, Mitchell GA, editors. The Online Metabolic and Molecular Bases of Inherited Disease [Internet]. Available from: https://ommbid.mhmedical.com/content.aspx?
49. Dyament D, Benetti S, Medin J, Levade T, Adam MP, Ardinger HH, et al. ASAH1-related disorders. In: Adam MP, Ardinger HH, Pagon RA, et al., editors. GeneReviews®. [Internet]. Seattle (WA): University of Washington, Seattle; 1993-2020.
50. Walia JS, Neschadim A, Lopez-Perez O, Alayoubi A, Fan X, Carpentier S, et al. Autologous transplantation of lentivector/acid ceramidase-transduced hematopoietic cells in nonhuman primates. Hum Gene Ther. 2011;22(6):679-87.
51. He X, Dworski S, Zhu C, DeAngelis V, Solyom A, Medin JA, et al. Enzyme replacement therapy for Farber disease: Proof-of-concept studies in cells and mice. BBA Clin. 2017;13(7):85-96.
52. Schuchman EH, Desnick RJ. Types A and B Niemann-Pick disease. Mol Genet Metab. 2017;120(1-2):27-33.
53. Vanier MT. Niemann-Pick disease type C. Orphanet J Rare Dis. 2010;5(16).
54. Schuchman EH, Levran O, Pereira LV, Desnick RJ. Structural organization and complete nucleotide sequence of the gene encoding human acid sphingomyelinase (SMPD1). Genomics. 1992;12(2):197-205.
55. McGovern MM, Avetisyan R, Sanson BJ, Lidove O. Disease manifestations and burden of illness in patients with acid sphingomyelinase deficiency (ASMD). Orphanet J Rare Dis. 2017;12(1):41.
56. Wasserstein M, Dionisi-Vici C, Giugliani R, Hwu WL, Lidove O, Lukacs Z, et al. Recommendations for clinical monitoring of patients with acid sphingomyelinase deficiency (ASMD). Mol Genet Metab. 2019;126(2):98-105.
57. McGovern MM, Dionisi-Vici C, Giugliani R, Hwu P, Lidove O, Lukacs Z, et al. Consensus recommendation for a diagnostic guideline for acid sphingomyelinase deficiency. Genet Med. 2017;19(9):967-74.
58. Higgins ME, Davies JP, Chen FW, Ioannou YA. Niemann-pick C1 is a late endosome-resident protein that transiently associates with lysosomes and the trans-Golgi network. Mol Genet Metab. 1999;68(1):1-13.
59. Carstea ED, Morris JA, Coleman KG, Loftus SK, Zhang D, Cummings C, et al. Niemann-Pick C1 disease gene: homology to mediators of cholesterol homeostasis. Science. 1997;277(5323):228-31.
60. Naureckiene S, Sleat DE, Lacklan H, Fensom A, Vanier MT, Wattiaux R, et al. Identification of HE1 as the second gene of Niemann-Pick C disease. Science. 2000;290(5500):2298-301.
61. Pentchev PG, Comly ME, Kruth HS, Vanier MT, Wenger DA, Patel S, et al. A defect in cholesterol esterification in Niemann-Pick disease (type C) patients. Proc Natl Acad Sci U S A. 1985;82(23):8247-51.
62. Newton J, Milstien S, Spiegel S. Niemann-Pick type C disease: the atypical sphingolipidosis. Adv Biol Regul. 2018;70:82-8.
63. Bräuer AU, Kuhla A, Holzmann C, Wree A, Witt M. Current challenges in understanding the cellular and molecular mechanisms in Niemann-Pick disease type C1. Int J Mol Sci. 2019;20(18):4392.
64. Yilmaz B, Baruteau J, Rahim A, Gissen P. Clinical and molecular features of early infantile of Niemann-Pick type C. Int J Mol Sci. 2020;21(14):5059.
65. Wijburg FA, Sedel F, Pineda M, Hendriksz CJ, Fahey M, Walterfang M, et al. Development of a suspicion index to aid diagnosis of Niemann-Pick disease type C. Neurology. 2012;78(20):1560-7.
66. Pineda M, Mengel E, Jahnová H, Héron B, Imrie J, Lourenço CM, et al. A suspicion index to aid screening of early-onset Niemann-Pick disease type C (NP-C). BMC Pediatr. 2016;16:107.
67. Patterson MC, Clayton P, Gissen P, Anheim M, Bauer P, Bonnot O, et al. Recommendations for the detection and diagnosis of Niemann-Pick disease type C : an update. Neurol Clin Pract. 2017;7(6):499-511.
68. Geberhiwot T, Moro A, Dardis A, Ramaswami U, Sirrs S, Marfa MP, et al. Consensus clinical management guidelines for Niemann-Pick disease type C. Orphanet J Rare Dis. 2018;13(1):50.

69. Vanier MT, Gissen P, Bauer P, Coll MJ, Burlina A, Hendriksz CJ, et al. Diagnostic tests for Niemann-Pick disease type C (NP-C): a critical review. Mol Genet Metab. 2016;118(4):244-54.
70. Wraith JE, Vecchio D, Jacklin E, Abel L, Chadha-Boreham H, Luzy C, et al. Miglustat in adult and juvenile patients with Niemann-Pick disease type C: long-term data from a clinical trial. Mol Genet Metab. 2010;99(4):351-7.
71. Pineda M, Walterfang M, Patterson MC. Miglustat in Niemann-Pick disease type C patients: a review. Orphanet J Rare Dis. 2018;13(1):140.
72. Khan A, Sergi C. Sialidosis: a review of morphology and molecular biology of a rare pediatric disorder. Diagnostics. 2018;82(2):29.
73. Coppola A, Ianniciello M, Vanli-Yavuz EN, Rossi S, Simonelli F, Castellotti B, et al. Diagnosis and management of type 1 sialidosis: clinical insights from long-term care of four unrelated patients. Brain Sci. 2020;10(8):506.
74. Arora V, Setia N, Dalal A, Vanaja MC, Gupta D, Razdan T, et al. Sialidosis type II: expansion of phenotypic spectrum and identification of a common mutation in seven patients. Mol Genet Metab Reports. 2020;22:1-7.
75. Bou Ghannam AS, Mehner LC, Pelak VS. Sialidosis type 1 without cherry-red spot. J Neuroophthalmol. 2019;39(3):388-90.
76. Mosca R, van de Vlekkert D, Campos Y, Fremuth LE, Cadaoas J, Koppaka V, et al. Conventional and unconventional therapeutic strategies for sialidosis type I. J Clin Med. 2020;9(3):695.
77. Cathey SS, Leroy JG, Wood T, Eaves K, Simensen RJ, Kudo M, et al. Phenotype and genotype in mucolipidoses II and III alpha/beta: a study of 61 probands. J Med Genet. 2010;47(1):38-48.
78. David-Vizcarra G, Briody J, Ault J, Fietz M, Fletcher J, Savarirayan R, et al. The natural history and osteodystrophy of mucolipidosis types II and III. J Paediatr Child Health. 2010;46(6):316-22.
79. Velho RV, Harms FL, Danyukova T, Ludwig NF, Friez MJ, Cathey SS, et al. The lysosomal storage disorders mucolipidosis type II, type III alpha/beta, and type III gamma: update on GNPTAB and GNPTG mutations. Hum Mutat. 2019;40(7):842-64.
80. Khan SA, Tomatsu SC. Mucolipidoses overview: past, present, and future. Int J Mol Sci. 2020;21(17):6812.
81. Geer JS, Skinner SA, Goldin E, Holden KR. Mucolipidosis type IV: a subtle pediatric neurodegenerative disorder. Pediatr Neurol. 2010;42(3):223-6.
82. Wakabayashi K, Gustafson AM, Sidransky E, Goldin E. Mucolipidosis type IV: an update. Mol Genet Metab. 2011;104(3):206-13.
83. Boudewyn LC, Walkley SU. Current concepts in the neuropathogenesis of mucolipidosis type IV. J Neurochem. 2019;148(5):669-89.
84. Jezela-Stanek A, Ciara E, Stepien KM. Neuropathophysiology, genetic profile, and clinical manifestation of mucolipidosis IV: a review and case series. Int J Mol Sci. 2020;21(12):4564.

capítulo 58 | Leucodistrofias

▶ Flávia Cristina de Lima Pinto
▶ Marcelo Masruha Rodrigues
▶ Gustavo Novelino Simão

A literatura médica se utiliza de diversos termos para descrever doenças que afetam predominantemente a substância branca do sistema nervoso central, dentre eles: leucodistrofias, leucoencefalopatias, desmielinização e hipomielinização.

A sobreposição de significados e mesmo as inconsistências nas descrições, fez com que em 2015 um grupo de especialistas denominado "GLIA Consortium" se reunisse para estabelecer uma definição exata do termo "leucodistrofias". Para o grupo, que adotou o critério neuropatológico, leucodistrofias são doenças hereditárias que afetam a substância branca do sistema nervoso central, com ou sem comprometimento do sistema nervoso periférico.[1]

Já as leucoencefalopatias genéticas foram definidas pelo grupo como distúrbios hereditários que resultam em anormalidades da substância branca, mas que não preenchem necessariamente critérios estritos para leucodistrofias.

Não devemos esquecer que existem etiologias diversas e mais comuns para alterações da substância branca, entre elas: inflamatórias, infecciosas ou pós-infecciosas, metabólicas, tóxicas, neoplásicas e vasculares não genéticas.[2]

Na última década houve um aumento crescente na descrição de leucoencefalopatias, devido sobretudo ao advento do sequenciamento genético de nova geração.

Diferentemente do que se imaginava, as leucodistrofias podem se iniciar em todas as idades e se apresentar de forma aguda ou crônica, estática ou progressiva.[2,3]

O padrão de acometimento da substância branca na imagem por ressonância magnética (IRM) geralmente auxilia muito no diagnóstico, na medida em que muitas dessas doenças apresentam características específicas.[4] A tomografia computadorizada de crânio, por sua vez, pode demonstrar hipodensidade da substância branca, mas geralmente não permite a observação dos detalhes importantes para o diagnóstico específico.

Durante a avaliação da IRM deve-se, em primeiro lugar, estabelecer se o padrão de acometimento da substância branca é desmielinizante ou hipomielinizante. Nas lesões desmielinizantes, a substância branca apresenta-se proeminentemente hiperintensa em T2 e hipointensa em T1. As lesões hipomielinizantes mostram hipersinal leve em T2 associada a sinal normal, isossinal ou hipointensidade leve em T1 (Figura 58.1).[5]

No caso das leucodistrofias com padrão desmielinizante (Algoritmo 58.1), deve-se tentar estabelecer em qual região cerebral há predomínio das lesões e assim proceder à investigação etiológica de acordo com as demais características clínicas apresentadas pelo paciente (Tabelas 58.1 a 58.11). Se o aspecto da lesão da substância branca corresponder ao padrão hipomielinizante, deve-se verificar a presença ou ausência de neuropatia periférica, com o objetivo de limitar os diagnósticos possíveis (Algoritmo 58.2).

A seguir, descreveremos as principais leucodistrofias clássicas e algumas das mais importantes leucoencefalopatias genéticas.

LEUCODISTROFIAS CLÁSSICAS DESMIELINIZANTES

Adrenoleucodistrofia ligada ao X

É a doença peroxissomal mais frequente, causada pela mutação do gene *ABCD1*. Apresenta padrão de herança recessiva ligada ao X e sua fisiopatologia está relacionada ao acúmulo de ácidos graxos de cadeia muito longa, predominantemente na adrenal e no sistema nervoso central. Apresenta três formas clínicas: cerebral infantil, adrenomieloneuropatia e doença de Addison.[6]

A forma cerebral infantil ocorre em cerca de 35% dos meninos que se apresentam normais ao nascimento e com desenvolvimento neurológico adequado até o início das manifestações clínicas. Os sintomas geralmente se iniciam entre 5 e 8 anos de idade com dificuldade

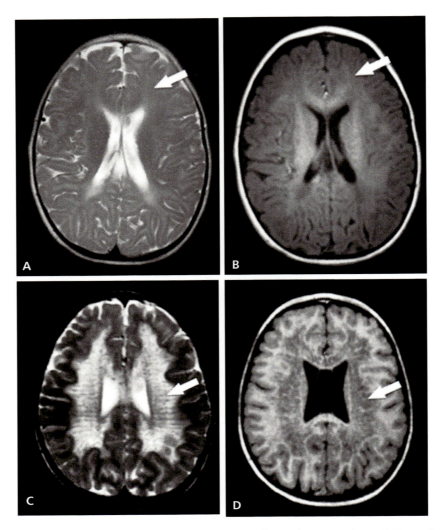

Figura 58.1 Diferenciação entre o padrão hipomielinizante e o desmielinizante. **(A e B)** Exemplo de padrão clássico de hipomielização, neste caso de doença de Pelizaeus-Merzbacher-símile, em criança de 3 anos de idade. **(A)** Imagem axial T2 demonstrando discreto hipersinal difuso da substância branca cerebral. **(B)** Imagem axial T1 com áreas de discreto hipossinal e outras isossinal. **(C e D)** Padrão desmielinizante evidenciado na leucodistrofia metacromática, em criança de 7 anos de idade. **(C)** Imagem axial T2 demonstrando acentuado hipersinal na substância branca cerebral (seta), com acometimento bilateral, simétrico, de predomínio periventricular, poupando as fibras em U e apresentando o padrão denominado tigroide. **(D)** Imagem axial T1 com áreas de acentuado hipossinal na substância branca cerebral acometida (seta).

escolar e distúrbios comportamentais. Muitas vezes as crianças recebem o diagnóstico de transtorno de déficit de atenção e hiperatividade. Na evolução da doença surgem amaurose, surdez, ataxia e síndrome piramidal. A progressão dos sintomas é rápida e a evolução para estado vegetativo ocorre poucos anos após o início dos sintomas. A maioria dos pacientes apresenta insuficiência adrenal antes ou após o desenvolvimento dos sintomas neurológicos e epilepsia está presente em cerca de 20% dos casos.[7]

Na imagem por ressonância magnética (IRM) de crânio, 85% dos pacientes apresentam o padrão característico com envolvimento simétrico da substância branca em região parietoccipital posterior em forma de "asa de borboleta" com realce periférico ao contraste (Figura 58.2). Outras características adicionais incluem o envolvimento do esplênio do corpo caloso e do trato piramidal no tronco ou na cápsula interna.[8] As áreas que mostram realce ao gadolínio podem apresentar restrição à difusão.

Há um paralelo bem estabelecido entre a gravidade do quadro clínico e o grau de acometimento da substância branca.

Outro padrão possível de acometimento, que ocorre em 15% dos pacientes, é o de leucodistrofia com predomínio frontal e acometimento concomi-

Leucodistrofias

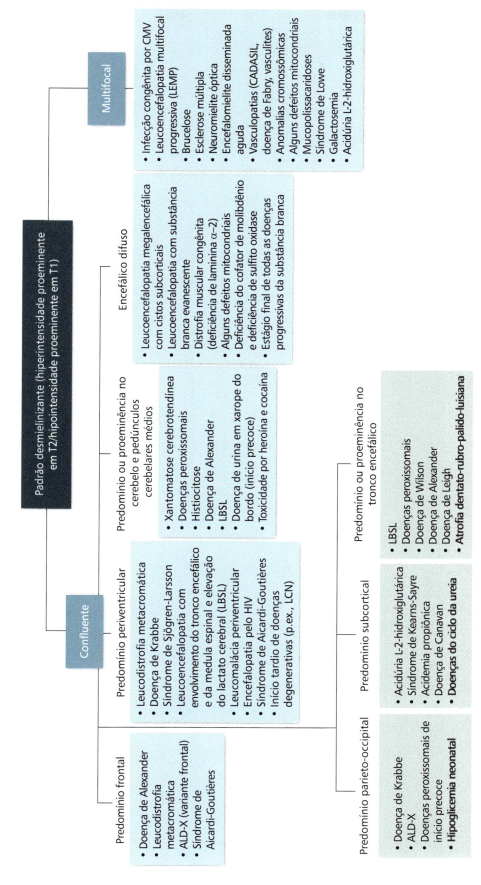

Algoritmo 58.1 Afecções da substância branca encefálica, com padrão desmielinizante.
Fonte: Schiffmann e Van Der Knaap, 2009.[5]

Tabela 58.1 Doenças caracterizadas como leucoencefalopatias genéticas.

Erros inatos do metabolismo

- Deficiência de 3-fofoglicerato desidrogenase
- Deficiência de adenilosuccinato liase
- Aspartilglicosaminúria
- Deficiência de transporte de folato cerebral (FOLR1)
- Acidúria D-2-hidroglutárica (D2HGA 1 e 2)
- Deficiência de diidropteridina redutase (DHPR)
- Defeitos síntese de N-Glicanos
- Defeitos síntese de O-Glicanos e outras distrofias musculares congênitas
- Desordens da degradação de glicoproteínas (alfa-manosidose, beta-manosidose e sialidoses)
- Desordens de aminoácidos de cadeia ramificada e outras desordens de aminoácidos (inclui acidemia metilmalônica, acidemia propiônica e acidemia isovalérica não tratadas), Doença da urina de xarope de bordo (excluindo deficiência da subunidade E3)
- Neurodegeneração associada à hidroxilase dos ácidos graxos
- Deficiência de fumarato hidratase
- Galactosemia tipo I
- Acidúria glutárica tipo I
- Acidúria glutárica tipo II ou Deficiência múltipla na desidrogenação de acil-CoA
- Gangliosidose GM1 e GM2 – forma infantil
- Homocistinúria hereditária
- Deficiência de HMG-CoA liase
- Acidúria L-2-hidroxiglutárica
- Doença de Menkes
- Deficiência do cofator de molibdênio e deficiência isolada de sulfito-oxidase
- Mucolipidose tipo IV
- Mucopolissacaridose tipo II (síndrome de Hunter) e síndrome de Sanfilippo
- Deficiência de múltiplas carboxilases
- Lipofuscinose ceroide neuronal – forma infantil
- Niemann-Pick tipo C
- Hiperglicinemia não cetótica
- Fenilcetonúria
- Deficiência de ribose-5-fosfato isomerase
- Deficiência de succinato semialdeído desidrogenase (acidúria 4-hidroxibutírica)
- Doenças do ciclo da ureia (deficiência de carbamoil fosfato sintetase I, deficiência de ornitina transcarbamilase, citrulinemia tipo I, acidúria arginino-succínica, deficiência de arginase, síndrome de hiperamonemia-hiperornitinemia-homocitrulinemia, deficiência de N-acetilglutamato sintetase)
- Doença de Wilson

Doenças vasculares

- Calcificação cerebral em banda com giração simplificada e polimicrogiria, causada por mutações no gene *OCLN*
- Cadasil e carasil
- Síndrome de Coats plus
- Doença de Fabry
- Síndrome de Labrune (leucoencefalopatia com calcificações e cistos)
- Doenças relacionadas aos genes *COL4A1* e *COL4A2*

Tabela 58.1 Doenças caracterizadas como leucoencefalopatias genéticas. *(Continuação)*

Doenças mitocondriais e relacionadas ao metabolismo energético
- Encefalopatia mitocondrial, acidose lática e episódios stroke-like (MELAS)
- Encefalopatia neurogastrointestinal mitocondrial (MNGIE)
- Deficiência de piruvato carboxilase
- Deficiência de piruvato desidrogenase
- Síndromes de depleção do DNA mitocondrial (*POLG1* e outras)
- Deficiência de succinato desidrogenase
- Deficiência do complexo I (*NDUFS1*, *NUBPL*)
- Desordens de aminoacil-tRNA sintetase mitocondrial (*FARS2* e *MARS2*)

Outras
- Doenças relacionadas ao gene *AGC1*
- Doenças relacionadas ao gene *AIMP1*
- Doenças relacionadas ao gene *BCAP31*
- Síndrome de Cockayne e tricotiodistrofia
- Charcot-Marie-Tooth ligado ao X
- Doenças relacionadas ao gene *DAG*
- Atrofia dentato-rubro-palido-lusiana
- Linfoistiocitose hemofagocítica familiar e outras desordens genéticas com síndrome de ativação macrofágica
- Pré-mutação X frágil
- Neuropatia gigantoaxonal
- Doenças relacionadas ao gene *GPR56*
- Doenças relacionadas ao gene *HSPD1*
- Hipomelanose de Ito
- Incontinência pigmentar
- Doenças relacionadas ao gene *JAM3*
- Distrofia muscular congênita merosina negativa (*LAMA2*)
- Doenças relacionadas ao gene *MCT8* (SLC16A2)
- Distrofia miotônica
- Forma neuronopática da osteopetrose maligna infantil
- Síndrome de Lowe
- Doença de Nasu Hakola
- SPG 11 e SPG 15
- Espondiloencondrodisplasia
- Síndrome de Ravine
- Síndrome de Woodhouse Sakati

Fonte: Vanderver *et al.*, 2015.[1]

Tabela 58.2 Leucoencefalopatias que apresentam dismorfismos significativos.

Doenças hipomielinizantes	Doenças desmielinizantes
• Doença do armazenamento de ácido siálico	• Espectro Zellweger
▪ Tipo finlandesa	• Deficiência de múltiplas sulfatases
▪ Tipo infantil	• Doença de Menkes
• Fucosidose	
• Gangliosidose GM1	
• Síndrome de deleção do 18q	
• Síndrome de Cockayne	

Tabela 58.3 Leucoencefalopatias que apresentam alterações oftalmológicas.

Catarata
- < 1 ano
  - Síndrome de Cockayne
  - Síndrome de Lowe
  - Síndrome de Zellweger
  - Hipomielinização e catarata congênita
  - Deficiência de fosfoglicerato desidrogenase
  - Galactosemia
  - Sialidose tipo II
  - Síndrome de Tay
  - Displasia óculo-dento-digital
- De 1 a 15 anos
  - Síndrome de Sjögren-Larsson
  - Doença de Wilson
- > 15 anos
  - Xantomatose cerebrotendínea
  - Doença de Fabry
  - Mulheres portadoras do gene mutante para a síndrome de Lowe

Luxação de Cristalino
- Deficiência de sulfito oxidase

Opacificação corneana
- Doença de Fabry
- Doença de Wilson
- Síndrome de Sjögren-Larsson

Retinose pigmentar
- Lipofuscinoses ceroides neuronais
- Doenças peroxissomais
- Doença de Krabbe (forma de início tardio)
- Síndrome de Cockayne
- Doença de Menkes

Mácula vermelho-cereja
- Gangliosidoses GM1 e GM2
- Leucodistrofia metacromática

Atrofia óptica
- Doença de Pelizaeus-Merzbacher
- Hipomielinização com atrofia dos núcleos da base e cerebelo (H-ABC)
- Síndrome de deleção do 18q
- Síndrome de Cockayne
- Leucodistrofia metacromática
- Doença de Krabbe
- Acidúria L-2-hidroxiglutárica

Tabela 58.4 Leucoencefalopatias que apresentam alterações dermatológicas.

Angioqueratomas
- Doença de Fabry
- Fucosidose

Ictiose
- Deficiência de múltiplas sulfatases
- Síndrome de Sjögren-Larsson
- Síndrome de Tay

Fotossensibilidade
- Síndrome de Tay
- Síndrome de Cockayne

Lesões cutâneas vesicobolhosas
- Acidemia propiônica

Alopécia
- Período neonatal à idade escolar
  - Doença de Menkes
  - Acidemia propiônica

Cabelos rarefeitos, *pili torti, tricorrexis*
- Doença de Menkes
- Tricotiodistrofia

Tabela 58.5 Leucoencefalopatias que apresentam alterações gastrointestinais.

Dor abdominal
- Com vômitos, letargia e cetoacidose
  - Acidemia propiônica
- Com dor em extremidades
  - Doença de Fabry

Pancreatite aguda
- Síndrome de Sjögren-Larsson
- Doença da urina em xarope de bordo

Diarreia
- Síndrome de Tay

tante do joelho do corpo caloso e, ocasionalmente, da substância branca cerebelar.[8] Nesses casos não há correlação entre a gravidade clínica e o grau de alteração da substância branca na IRM de crânio.

O principal achado bioquímico da doença de Alexander é a elevação dos ácidos graxos de cadeia muito longa no plasma. Nos casos em que o diagnóstico é inconclusivo, é possível fazer a pesquisa da mutação do gene *ABCD1*.[9]

O tratamento para a forma cerebral da adrenoleucodistrofia ligada ao X é o transplante alogênico de célu-

Tabela 58.6 Leucoencefalopatias que apresentam alterações hepáticas.

Icterícia colestática	Insuficiência hepática
• Xantomatose cerebrotendínea	• Congênita
• Galactosemia	• Doença do armazenamento de ácido siálico
• Doenças peroxissomais	• Neonatal e lactentes
Cirrose	• Galactosemia
• Galactosemia	
• Doenças peroxissomais	
• Doença de Wilson	

Tabela 58.7 Leucoencefalopatias que apresentam alterações renais ou urinárias.

Nefrolitíase/nefrocalcinose	Tubulopatias
• Deficiência do cofator de molibdênio	• Galactosemia
	• Síndrome de Lowe
Síndrome nefrótica	**Alterações urinárias (odor)**
• Doença do armazenamento de ácido siálico	• Doença da urina do xarope de bordo
Rins policísticos	
• Síndrome de Zellweger	

Tabela 58.8 Leucoencefalopatias que apresentam alterações ósseas.

Osteopenia	Calcificações epifisiais puntiformes
• Doença do armazenamento de ácido siálico	• Doenças peroxissomais
• Xantomatose cerebrotendínea	
• Doença de Menkes	

Tabela 58.9 Leucoencefalopatias que apresentam alterações vasculares.

Acidentes tromboembólicos episódios stroke-like	Fenômeno de Raynaud
• Doença de Fabry	• Doença de Fabry
• Doença de Menkes	
• Acidúrias orgânicas	

Tabela 58.10 Leucoencefalopatias que apresentam alterações endócrinas.

Hipotireoidismo
- Síndrome de Allan-Herndon-Dudley

Hipogonadismo
- Síndrome 4H
- Galactosemia
- Síndrome de Cockayne

Baixa estatura – deficiência do hormônio de crescimento
- Síndrome de deleção do 18q

Tabela 58.11 Leucoencefalopatias que apresentam alterações cardíacas.

Arritmias, defeitos de condução	Cardiomiopatias
• Síndrome de Cockayne	• Doença de Fabry
	• Acidemia propiônica

las hematopoiéticas, sendo a única terapêutica capaz de cessar a progressão da doença. É indicado para meninos assintomáticos ou que apresentem sintomas neurológicos mínimos secundários à desmielinização.[10]

Na ausência de sintomas neurológicos as crianças devem ser acompanhadas até os 12 anos de idade com IRM seriadas a cada 6 meses, com o objetivo de flagrar precocemente o surgimento de lesões desmielinizantes e possibilitar assim o tratamento.[10]

Outros tratamentos possíveis para a doença, ainda em estudo, são a terapia gênica[11] e o uso de Vorinostat.[12]

A reposição com esteroides deve ser realizada nos casos que apresentam Doença de Addison concomitantemente (Figura 58.2).

Doença de Alexander

Doença rara de herança autossômica dominante, cujo gene *GFAP*, localizado no cromossomo 17q21, codifica a proteína glial fibrilar ácida. O defeito genético em sua produção gera uma proteína estruturalmente alterada, com consequente acúmulo nas células gliais e formação de inclusões citoplasmáticas, chamadas fibras de Rosenthal.[13]

As fibras de Rosenthal não são patognomônicas da doença, podendo ser encontradas em outras condições, como neoplasias gliais, esclerose múltipla e em casos de toxicidade a drogas. Na literatura, existem relatos de casos em que o diagnóstico de neoplasia glial perdurou por alguns anos até o diagnóstico correto de doença de Alexander.[14]

São reconhecidas três formas clínicas, com quadro clínico bastante heterogêneo a depender da idade de início das manifestações. A forma infantil é a mais comum, com cerca de 42% dos casos, seguida pela forma do adulto com 33% e pela forma juvenil com 22%.[15]

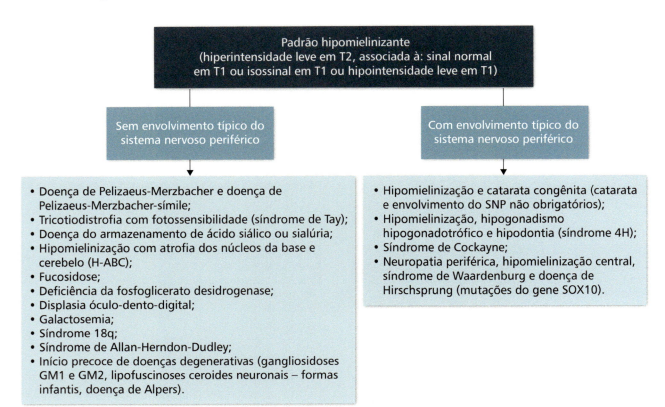

Algoritmo 58.2 Afecções da substância branca encefálica, com padrão hipomielinizante.
Fonte: Schiffmann e Van Der Knaap, 2009.[5]

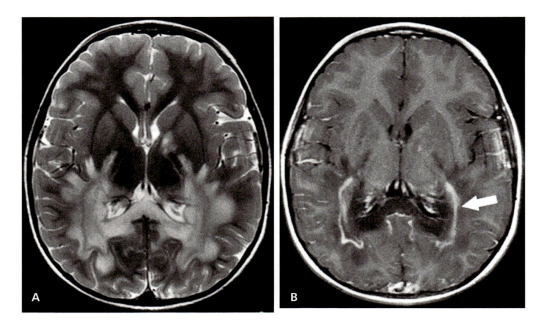

Figura 58.2 Adrenoleucodistrofia ligada ao X, em criança com 6 anos de idade. **(A)** Imagem axial T2 demonstrando hipersinal anormal nas regiões parieto-occipitais, perna posterior da cápsula interna e acometimento do esplênio do corpo caloso. **(B)** Imagem axial T1 com contraste demonstrando hipossinal T1 na substância branca parieto-occipital e áreas de reforço periférico (seta) seta na zona inflamatória ao redor da região de acometimento da substância branca.

Em recém-nascidos, apresenta-se como epilepsia de difícil controle e hidrocefalia secundária à estenose de aqueduto cerebral.[15] Nessa faixa etária, não é possível estabelecer uma clara regressão do desenvolvimento neurológico, uma das características observadas na doença.

Na forma infantil ocorre atraso do desenvolvimento e perda dos marcos neurológicos já adquiridos em crianças entre 1 e 2 anos de idade. Epilepsia, espasticidade, ataxia e macrocefalia são outros achados bastante comuns.[16]

Crianças que iniciam os sintomas entre 4 e 10 anos de idade possuem a forma juvenil da doença. Sinais bulbares proeminentes, muitas vezes simulando uma lesão focal do tronco encefálico, geralmente abrem o quadro. Espasticidade predominantemente de membros inferiores, ataxia, distúrbios respiratórios, demência, epilepsia e megalencefalia são comuns.[15]

São reconhecidos diversos padrões possíveis para a IRM dos pacientes com doença de Alexander (Figura 58.3), a depender da forma de apresentação clínica. O conjunto das características descritas a seguir torna quase patognomônico o diagnóstico da doença.[17]

- Envolvimento da substância branca frontal, com hipersinal em T2 e hipossinal em T1 simétrico;
- Borda periventricular, nodular realçada com aparência de "orelha de coelho";
- Hipersinal em T2, edema ou atrofia dos núcleos da base e tálamos;
- Hipersinal em T2 e atrofia no tronco encefálico, medula cervical e cerebelo;
- Realce anormal de estruturas encefálicas.

O sequenciamento do gene *GFAP* identifica cerca de 94% das mutações e até o momento não há tratamento específico para essa condição.

Doença de Canavan

Doença de herança autossômica recessiva relacionada com a mutação do gene *ASPA*, localizado no cromossomo 17p13.3. Existem mais de 100 mutações do gene, incluindo deleções, mutações *missense* e *nonsense*.[18]

A incidência da doença é bastante elevada na população de judeus Ashkenazi, sendo duas mutações responsáveis por cerca de 98% dos casos, ambas associadas a fenótipos mais graves.[18]

O gene *ASPA* codifica a enzima aspartoacilase, responsável pela hidrólise do N-acetil-aspartato (NAA) em acetato e aspartato nos oligodendrócitos. O acúmulo de NAA no sistema nervoso central gera desmielinização, edema intramielínico e degeneração espongiforme.

São reconhecidas três formas clínicas da doença de Canavan, sendo a infantil a mais comum e as formas congênita e juvenil muito raras.

Na forma infantil (neonatal) os sintomas se iniciam entre 2 e 6 meses de vida. O atraso do desenvolvimento neurológico é acompanhado por hipotonia axial e apen-

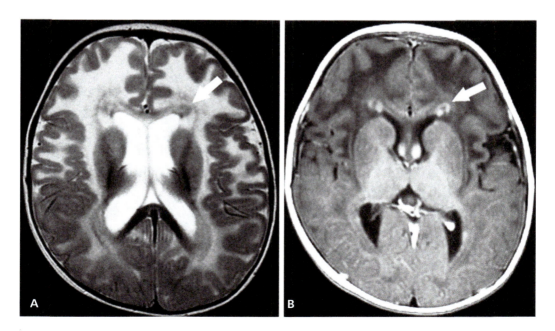

Figura 58.3 Doença de Alexander, em criança com 7 anos de idade, com macrocefalia. (A) IRM axial T2 demonstrando o acometimento mais significativo da região frontal do que as mais posteriores, e áreas nodulares com hipossinal nas bordas ventriculares (seta). (B) IIRM axial T1 com contraste demonstrando as áreas de realce junto as bordas ventriculares (seta).

dicular, irritabilidade, dificuldade de sucção, macrocefalia e atrofia óptica. Durante a evolução da doença a hipotonia apendicular é substituída por espasticidade. Alguns pacientes podem desenvolver epilepsia.[19,20]

O óbito das crianças com quadro clínico típico ocorre geralmente antes da adolescência. Pacientes que apresentam fenótipos mais benignos podem sobreviver até a terceira década de vida.[20]

Na forma juvenil as crianças podem apresentar atraso leve no desenvolvimento neurológico e o perímetro cefálico pode ser normal.

O diagnóstico da doença de Canavan pode ser realizado por meio da dosagem de aspartoacilase em cultura de fibroblastos de pele. Há correlação entre a atividade da enzima e a gravidade da doença. Sendo assim, indivíduos com doença grave apresentam níveis imensuráveis da enzima. Os níveis de NAA encontram-se aumentados em cerca de 10 a 100 vezes na pesquisa de ácidos orgânicos na urina.[20]

A IRM de crânio evidencia megalencefalia com desmielinização da substância branca, envolvimento das fibras em U, tálamos, globos pálidos e núcleos denteados. São poupadas a cápsula interna, o corpo caloso, o putâmen e o caudado. Uma elevação anormal de NAA, com redução de colina e creatina, é verificado na espectroscopia (Figura 58.4).[21]

Pacientes com quadro clínico típico e padrão de IRM de crânio e espectroscopia compatíveis praticamente fecham o diagnóstico, eliminando assim a necessidade de estudos bioquímicos.

Em casos de indefinição diagnóstica, o sequenciamento do gene *ASPA* pode ser realizado.

A maioria das terapêuticas para a doença de Canavan são focadas na redução dos níveis de NAA. Diversas pesquisas clínicas estão sendo realizadas com esse objetivo, porém até o momento, a única estratégia que demonstrou benefício foi a suplementação de citrato de lítio.[22,23]

Leucodistrofia metacromática

Faz parte do grupo das doenças lisossomais. A herança é autossômica recessiva e está relacionada à deficiência de arilsulfatase A, cujo gene *ARSA*, localizado no cromossomo 22q13.33, possui mais de 150 mutações. Raramente, a doença pode ser causada pelas deficiências do ativador, de saposina B[24] ou de múltiplas sulfatases.[25] O acúmulo de sulfatídeos, que são componentes importantes da mielina, é responsável por iniciar uma

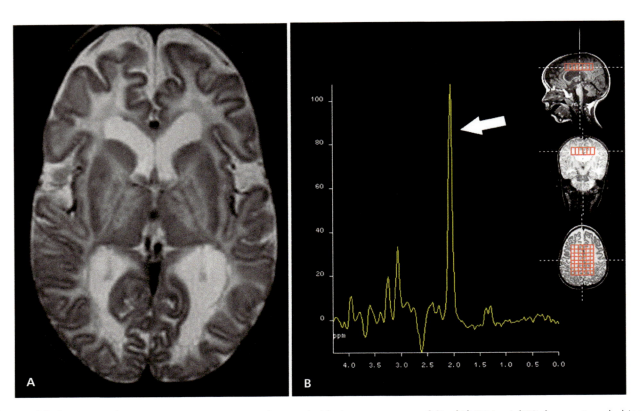

Figura 58.4 Doença de Canavan, em criança com 3 anos de idade, com macrocefalia. **(A)** IRM axial T2 demonstrando hipersinal anormal difuso na substancia branca cerebral, assim como dos tálamos e dos globos pálidos. **(B)** Espectroscopia por RM obtido com tempo de echo de 288 milissegundos, demonstrando o significativo aumento do NAA, N-acetil-aspartato (seta).

cascata inflamatória que culmina na apoptose da micróglia, dos oligodendrócitos e das células de Schwann.[26]

São descritas três formas clínicas: infantil tardia, juvenil e do adulto. Na maioria dos casos o prognóstico é grave, levando ao óbito em poucos anos após o diagnóstico.

A forma infantil tardia é a mais comum e corresponde a cerca de 50% dos casos.[27] O início dos sintomas ocorre entre 1 e 2 anos de idade, com distúrbio de marcha progressivo, fraqueza de membros inferiores e quedas frequentes. Na evolução o paciente desenvolve ataxia, espasticidade, distonia, sinais de polineuropatia periférica, perda visual, epilepsia e declínio cognitivo.[28]

Na forma juvenil, que tem início entre os 5 e os 12 anos de idade, as manifestações iniciais podem ser discretas, e geralmente estão relacionadas à queda no rendimento escolar e alterações comportamentais. Incontinência urinária, alterações de marcha, ataxia cerebelar e sinais piramidais surgem na evolução e os sintomas progridem de forma lenta. Outros sinais encontrados são: hemiplegia, distonia, coreoatetose e epilepsia.[28]

Na forma secundária à deficiência de múltiplas sulfatases, as crianças podem apresentar ictiose e sinais dismórficos semelhantes aos encontrados nas mucopolissacaridoses.[29]

A IRM de crânio evidencia desmielinização confluente da substância branca cerebral com predomínio periventricular. A substância branca perivascular é poupada, gerando o padrão tigroide ou em pele de leopardo. A presença de realce dos nervos cranianos do tronco encefálico é frequente e característica (Figura 58.5). Pode ocorrer acometimento do corpo caloso, cápsula interna e trato piramidal. Nas fases mais tardias ocorre atrofia cerebral e cerebelar.[30]

O diagnóstico é realizado a partir da associação entre quadro clínico, padrão compatível na IRM e exames bioquímicos, que demonstram aumento dos sulfatídeos urinários e deficiência de arilsulfatase A em leucócitos ou fibroblastos. Como achados adicionais que corroboram o diagnóstico, podemos encontrar hiperproteinorraquia e polineuropatia periférica desmielinizante.

Na leucodistrofia metacromática secundária à deficiência de múltiplas sulfatases podem ser encontrados níveis elevados de glicosaminoglicanos na urina. Já na deficiência do ativador, a atividade da arilsulfatase A é normal e nesses casos o sequenciamento genético pode ser útil para o diagnóstico.

Os possíveis tratamentos para leucodistrofia metacromática em estudo possuem mecanismos de ação em diversas fases da cadeia patogênica da doença, permitindo assim o uso de terapias combinadas, ampliando a possibilidade de sucesso terapêutico.[26,31]

Os pacientes com as formas juvenis se beneficiam do transplante de medula óssea alogênica. Ocorre alen-

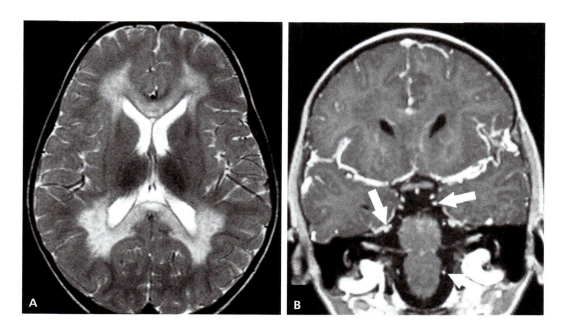

Figura 58.5 Leucodistrofia metacromática, em criança com 2 anos de idade. **(A)** IRM axial T2 demonstrando hipersinal de predomínio periventricular, com padrão tigroide, com acometimento do corpo caloso e poupando as regiões subcorticais. **(B)** IRM coronal T1 com contraste demonstrando realce dos vários nervos cranianos nervos (setas).

tecimento na progressão da doença e melhora cognitiva. Não existe melhora nos sinais de neuropatia periférica.[26]

Doença de Krabbe

Também denominada leucodistrofia de células globoides, é uma doença de depósito lisossomal que acomete tanto o sistema nervoso central quanto o sistema nervoso periférico. Afeta 1 a cada 100.000 nascidos vivos nos Estados Unidos e Europa.[32]

Apresenta herança autossômica recessiva, com mutação do gene da beta-galactocerebrosidase (*GALC*), localizado no cromossomo 14q31.3. A redução parcial ou total da função da enzima gera o acúmulo de beta--galactocerebrosídeo e psicosina, que levam à destruição de oligodendrócitos e de células de Schwann.[33] São relatadas mais de 128 mutações patogênicas como causas da doença de Krabbe, sendo a deleção de 30 kb encontrada em 45% dos casos.[34]

O fenótipo infantil corresponde a cerca de 95% dos casos[34] e usualmente se inicia ao redor dos 6 meses de idade, levando ao óbito próximo dos 2 anos. É caracterizado inicialmente por irritabilidade progressiva, choro intenso, vômitos e dificuldades alimentares. Surgem então epilepsia, clonias audiogênicas, espasticidade progressiva, opistótono e episódios de febre de origem indeterminada. Há uma deterioração rápida das funções motoras e cognitivas, com progressão para espasticidade grave com hiporreflexia e postura em descerebração.[35] Há relatos da ocorrência de polineuropatia isolada como sintoma prévio das manifestações do sistema nervoso central.[36]

As formas de início tardio podem se iniciar em escolares, adolescentes ou adultos jovens. Em geral se apresentam sob a forma de paraparesia espástica lentamente progressiva, associada a amaurose e neuropatia periférica.

Existe relato na literatura médica em que a deficiência de saposina A[37] é responsável pela doença, com quadro clínico semelhante à forma infantil da doença de Krabbe. Nesse caso, a dosagem de galactocerebrosidase encontra-se normal nos fibroblastos e o sequenciamento genético é de grande utilidade para o diagnóstico.

A IRM de crânio apresenta as seguintes características: padrão de leucodistrofia com predomínio na região parietoccipital e periventricular, espessamento dos nervos cranianos, sobretudo dos nervos ópticos (Figura 58.6), envolvimento da substância branca cerebelar, com aparência anelar ao redor dos núcleos denteados. A espectroscopia revela pico pronunciado de colina e mioinositol, redução moderada de NAA e acúmulo leve de lactato.[8,38]

O diagnóstico é realizado a partir da verificação da deficiência de galactocerebrosidase em cultura de leucócitos ou fibroblastos. Como achados complementares, o estudo do líquor demonstra hiperproteinorraquia e a eletroneuromiografia (ENMG) apresenta padrão desmielinizante.[35]

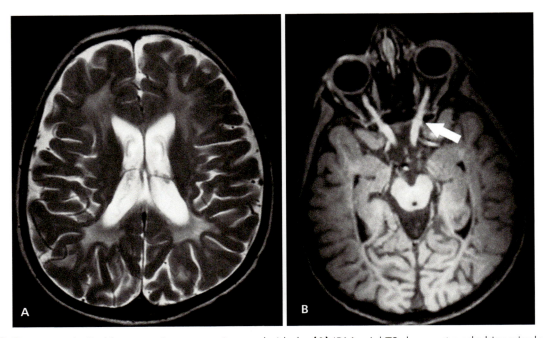

Figura 58.6 Doença de Krabbe, em criança com 4 anos de idade. **(A)** IRM axial T2 demonstrando hipersinal anormal nas regiões periventriculares, poupando parcialmente as regiões subcorticais. **(B)** IRM axial T1 demonstrando o espessamento dos nervos ópticos (seta).

Apesar de não haver tratamento curativo, o transplante de células hematopoiéticas mostrou benefício na forma infantil pré-sintomática e nas formas tardias. Há melhora das funções cognitivas, sem benefício no quadro motor. Nos casos sintomáticos somente é realizada terapêutica sintomática.[34]

Outras opções terapêuticas em estudo, que vêm sendo utilizadas sozinhas ou em conjunto, são a terapia gênica, a terapia de redução de substrato, o uso de chaperonas químicas e a reposição enzimática.[34,39]

Leucoencefalopatia com substância branca evanescente

É considerada uma das leucodistrofias mais prevalentes nas crianças, apesar de sua real incidência ainda não ter sido determinada.[40] Apresenta padrão de herança autossômica recessiva. São reconhecidos cinco genes responsáveis pela doença: *EIF2B1*, *EIF2B2*, *EIF2B3*, *EIF2B4* e *EIF2B5*.[41]

O fenótipo típico se inicia dos 2 aos 6 anos de idade, com quadro progressivo de ataxia cerebelar com espasticidade menos proeminente e declínio intelectual variável. Epilepsia também é um achado comum, geralmente de fácil controle, e algumas crianças podem desenvolver atrofia óptica.[42]

Caracteristicamente, as crianças sofrem deterioração mais rápida após alguns eventos como traumas cranianos leves, sustos e na presença de febre ou doenças infecciosas intercorrentes. Durante esses episódios apresentam vômitos, irritabilidade, hipotonia grave, perda das funções motoras, podendo chegar a estados comatosos. A recuperação, quando ocorre, é de forma incompleta.[42]

A IRM de crânio é um importante instrumento para o diagnóstico da doença com acometimento difuso da substância branca cerebral que, com a progressão da doença, sofre degeneração cística acompanhada por rarefação mielínica (Figura 58.7). Em fases mais tardias também ocorre atrofia cerebelar (predominantemente

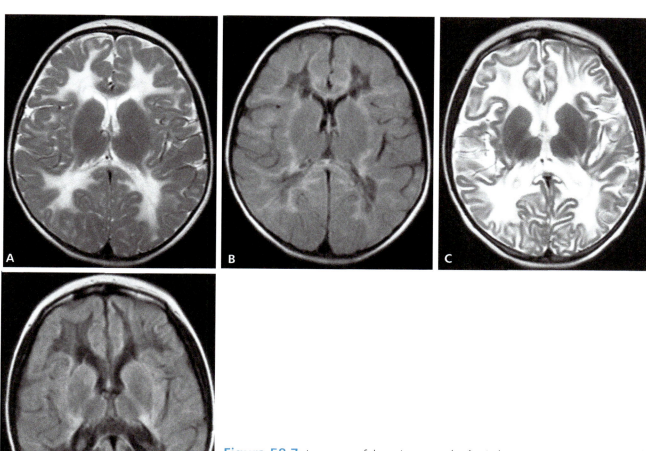

Figura 58.7 Leucoencefalopatia com substância branca evanescente, em criança com 5 anos de idade (A e B) e aos 7 anos de idade (C e D). **(A)** Imagem axial T2 demonstrando hipersinal anormal difuso da substância branca. **(B)** Imagem axial FLAIR demonstrando degeneração cística e rarefação da mielina. **(C e D)** Imagens correspondentes após dois anos de evolução, demonstrando a progressão da doença.

vermiana) e do tronco cerebral, que também podem apresentar alteração de sinal. As fibras em U são geralmente poupadas. A espectroscopia evidencia marcada diminuição dos níveis de NAA, colina e creatina.[8]

O diagnóstico é realizado a partir de um quadro clínico sugestivo associado ao padrão de IRM de crânio compatível. Pode-se realizar o sequenciamento dos cinco genes responsáveis pela doença.

Leucoencefalopatia megalencefálica com cistos subcorticais

Apresenta herança autossômica recessiva e é causada em 75% dos casos por mutação do gene *MLC1*, enquanto os outros 20% dos casos ocorrem devido à mutação do gene *HEPACAM*.[43]

No fenótipo clássico da doença, as crianças apresentam macrocefalia congênita ou adquirida no primeiro ano de vida (mais comum) associada a desenvolvimento neurológico normal ou discretamente atrasado. Após o primeiro ano de vida inicia-se deterioração lenta das funções motoras, com ataxia e espasticidade. Mais tardiamente, ocorre declínio cognitivo, alterações comportamentais e podem surgir sintomas extrapiramidais.[44]

O principal marco da doença é sua importante dissociação clínico-radiológica.[45] Enquanto os doentes apresentam quadro clínico brando, a neuroimagem já demonstra alterações importantes.

O padrão de imagem é bastante característico e, associado ao quadro clínico, pode confirmar o diagnóstico dessa condição.

Ocorre degeneração cística bilateral dos lobos temporal anterior e frontoparietal, com acometimento das fibras em U e tumefação da substância branca (Figura 58.8), sendo sucedida por atrofia em fases mais tardias.[45]

O fenótipo atípico está relacionado com mutações no gene *HEPACAM*, e inicialmente apresenta os mesmos sinais da forma clássica, porém as crianças evoluem com recuperação do quadro motor no segundo ou terceiro

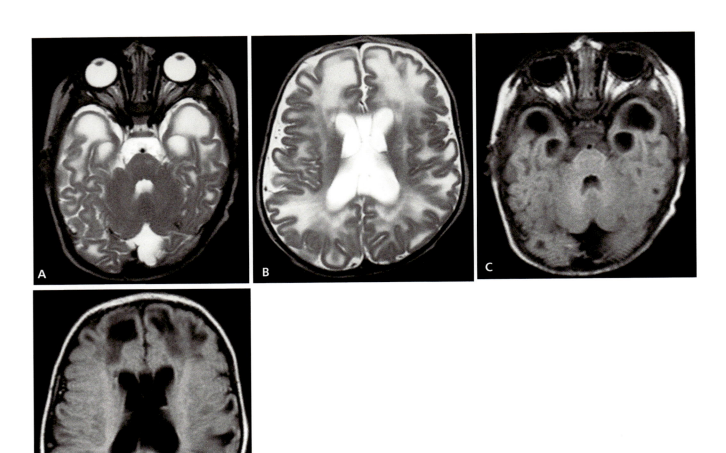

Figura 58.8 Leucoencefalopatia megalencefálica com cistos subcorticais, em criança com 4 anos de idade. **(A e B)** Imagens axiais T2 demonstrando hipersinal anormal difuso da substância branca, com comprometimento das fibras U e aspecto tumefativo. **(C e D)** Imagens axiais FLAIR demonstrando degeneração cística bilateral dos lobos temporal anterior e frontoparietal.

ano de vida. Não ocorre regressão neurológica, porém algumas crianças podem evoluir com transtorno do espectro autista e epilepsia.[44]

Leucoencefalopatia com envolvimento do tronco encefálico e da medula espinhal e elevação do lactato cerebral

Apresenta padrão de herança autossômica recessiva, causada por mutação em heterozigose do gene *DARS2*. Este é responsável por codificar a enzima aspartil-tRNA sintetase mitocondrial.

A idade de início dos sintomas é ampla, podendo variar dos 2 aos 15 anos de idade. O quadro clínico é lentamente progressivo e a doença apresenta baixas taxas de mortalidade, comportando-se como um quadro de leucodistrofia leve. Exceção se faz aos casos com início precoce, em que a evolução é rapidamente progressiva e o prognóstico, menos favorável. Os principais sintomas são: ataxia, sinais clínicos de comprometimento do cordão posterior da medula, tremor, síndrome piramidal e déficit cognitivo variável.[46]

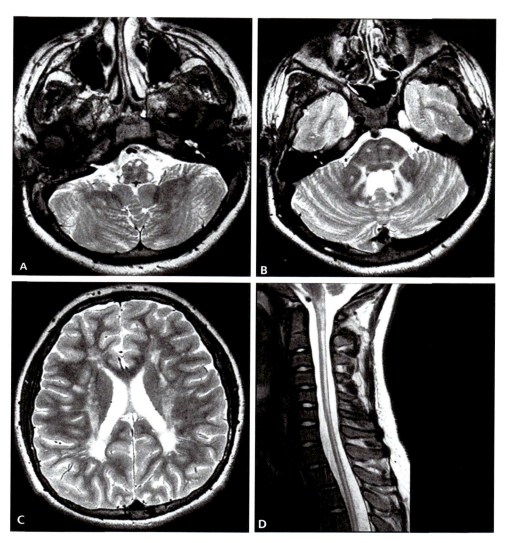

Figura 58.9 Leucoencefalopatia com envolvimento do tronco encefálico e da medula espinhal e elevação do lactato cerebral, em criança com 13 anos de idade. **(A, B e C)** Imagens axiais T2 mostram hipersinal da substância branca periventricular e profunda, poupando as fibras U. As anormalidades de sinal também são encontradas no esplênio do corpo caloso, na perna posterior das cápsulas internas, nos tratos piramidais e lemniscos mediais, bem como nos segmentos intrapontinos dos nervos trigêmeos. **(D)** Imagem coronal T2 da medula cervical demonstra hipersinal de toda a extensão das colunas dorsais e tratos corticoespinhais.

Fonte: Imagens gentilmente cedidas pelo Dr. Antônio José da Rocha (Faculdade de Medicina da Santa Casa de São Paulo).

A doença é diagnosticada por IRM (Figura 58.9), a qual deverá apresentar alterações de sinal características, conforme os critérios descritos a seguir:[47]

- Critérios maiores:
  - Na substância branca (poupando substância branca subcortical);
  - Colunas dorsais e trato corticoespinhal lateral da medula;
  - Trato piramidal na altura do bulbo ou na decussação no lemnisco medial.
- Critérios menores:
  - Esplênio do corpo caloso;
  - Braço posterior da cápsula interna;
  - Pedúnculos cerebelares superior e inferior;
  - Porção intraparenquimatosa do nervo trigêmeo;
  - Trato trigeminal mesencefálico;
  - Trato espinocerebelar inferior no bulbo;
  - Substância branca cerebelar.

Para o diagnóstico é necessário a contemplação de todos os critérios maiores, associado à presença de ao menos 1 critério menor. Se a IRM de medula não estiver disponível, as pirâmides e a decussação de lemnisco medial devem obrigatoriamente estar alteradas.

O diagnóstico pode ser confirmado pelo sequenciamento do gene *DARS2*.

Síndrome de Aicardi-Goutières

Doença de caráter inflamatório reconhecida como importante diagnóstico diferencial de infecções congênitas, sobretudo *Toxoplasma gondii*, citomegalovírus e vírus zika.

Os genes *TREX1, RNASEH2B, RNASEH2C, RNASEH2A, SAMHD1, ADAR* e *IFIH1*[48-50] são descritos como causadores da doença e estão implicados no metabolismo dos ácidos nucleicos, com boa correlação genótipo-fenótipo. A maioria dos casos apresenta herança autossômica recessiva, porém foram descritos casos com herança autossômica dominante, relacionados à mutação nos genes *TREX1* e *IFIH1*.[51]

As manifestações clínicas se iniciam em recém-nascidos ou, mais comumente, nas primeiras semanas de vida de lactentes. Apresenta-se como um quadro semelhante a infecções congênitas, com alterações neurológicas, hepatoesplenomegalia e trombocitopenia.

A criança apresenta episódios de febre asséptica, encefalopatia grave e progressiva, com irritabilidade, perda de marcos neurológicos já adquiridos e desaceleração do crescimento do perímetro cefálico. Os principais achados neurológicos incluem espasticidade, postura distônica, epilepsia e hipotonia axial. A reação de sobressalto também pode estar presente, assim como manifestações de vasculopatia cerebral.[51]

São características lesões eritematosas e descamativas em pele, localizada nos pés, mãos e orelhas. Podem estar presentes alterações endócrinas, como hipotireoidismo e diabetes *mellitus*.[52]

Alguns genótipos possuem particularidades, como por exemplo: necrose estriatal bilateral pode ser a apresentação clínica relacionada com o gene *ADAR*, e os pacientes com mutação no gene *RNA-*

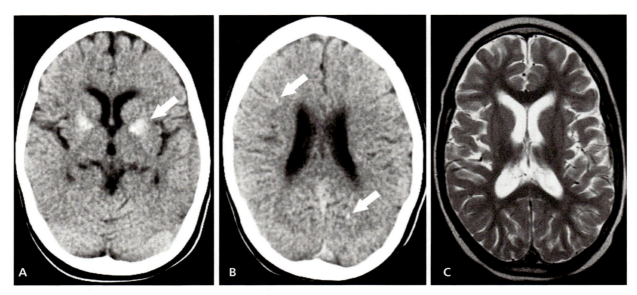

Figura 58.10 Doença de Aicardi-Goutières, em criança com 6 anos de idade. (A e B) Imagem axial em tomografia computadorizada do crânio demonstrando calcificações nos núcleos lentiformes e pequenas calcificações nodulares na substância branca cerebral (setas). (C) IRM de crânio axial T2, um ano após o estudo de tomografia computadorizada, demonstrando a atrofia cerebral leve e global.

SEH2B podem apresentar perímetro cefálico normal e cognição preservada.[49]

Os níveis de linfócitos estão aumentados no liquor e os de interferon alfa elevados no sangue e no liquor.[29]

O estudo por neuroimagem (Figura 58.10) apresenta o achado típico de calcificações puntiformes no putâmen e, por vezes, na substância branca subcortical. Atrofia progressiva é típica, porém é um achado variável, de acordo com a gravidade do quadro. A desmielinização ocorre geralmente na região periventricular, e menos comumente pode ser de predomínio frontal. Podem ser encontradas lesões císticas nos polos temporais e afilamento do corpo caloso.[8,49]

O diagnóstico é sugerido a partir de quadro clínico e imagem compatíveis e a confirmação pode ser realizada por meio do sequenciamento dos genes envolvidos ou pelo sequenciamento genético de nova geração.

Xantomatose cerebrotendínea

Doença autossômica recessiva, caracterizada por redução na atividade da enzima esterol 27-hidroxilase, membro da família do citocromo P450 e envolvida no metabolismo do colesterol. A hipoatividade enzimática gera depósito de material lipídico em diferentes regiões do organismo.[53]

A manifestação clínica mais precoce da doença é a diarreia crônica na infância, seguida então pelo surgimento de catarata e xantomas tendíneos. Do ponto de vista neurológico a criança pode apresentar ataxia cerebelar, demência, epilepsia e síndrome extrapiramidal. Sintomas neuropsiquiátricos como alterações comportamentais, agitação, depressão e tendência ao suicídio são comuns.

Osteoporose, doença arterial coronariana, aterosclerose e parkinsonismo como apresentação inicial do quadro podem ocorrer, porém são menos comuns.[54,55]

A IRM de crânio evidencia hipersinal nos núcleos denteados e alterações da substância branca cerebral (Figura 58.11), com atrofia cerebral e cerebelar difusas.[56]

Do ponto de vista metabólico, a investigação demonstra elevação dos níveis plasmáticos de colestanol e da relação colestanol/colesterol.

O diagnóstico genético é estabelecido ao se identificarem mutações em homozigose no gene *CYP27A1*.[53]

O tratamento pode ser realizado por meio da administração de ácido quenodesoxicólico (750 mg/dia) ou de ácido quenodesoxicólico (300 mg/dia) associado a pravastatina (10 mg/dia). Outros possíveis tratamentos incluem a suplementação com vitamina E e o transplante hepático.[53,54]

Síndrome de Sjögren-Larsson

Doença de herança autossômica recessiva, causada pela mutação do gene *ALDH3A2* localizado no cromossomo 17p11.12. Esse gene é codificador da síntese da desidrogenase de aldeídos graxos e sua mutação gera o acúmulo de aldeídos em diversos órgãos.

O primeiro sinal da doença em lactentes é a ictiose proeminente e generalizada, seguida das manifestações neurológicas, como deficiência intelectual, demência lentamente progressiva e tetraparesia espástica. Estão presentes também sintomas oftalmológicos como fotofobia, redução da acuidade visual e cristais maculares.[57,58]

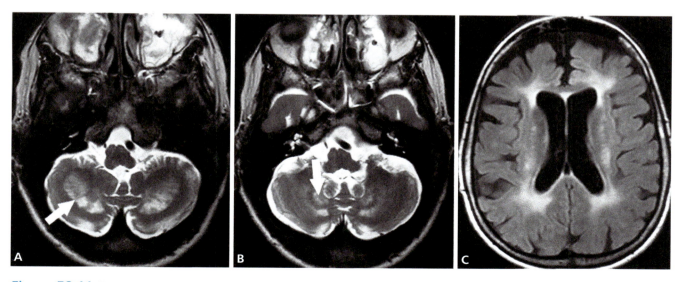

Figura 58.11 Xantomatose cerebrotendínea, feminina, com 43 anos. **(A e B)** IRM de crânio, axial T2 demonstrando a atrofia cerebelar, associado ao hipersinal da substância branca e no hilo dos núcleos denteados do cerebelo (setas). (C) IRM de crânio axial FLAIR T2 demonstrando o discreto hipersinal difuso da substância branca periventricular, com preservação subcortical.

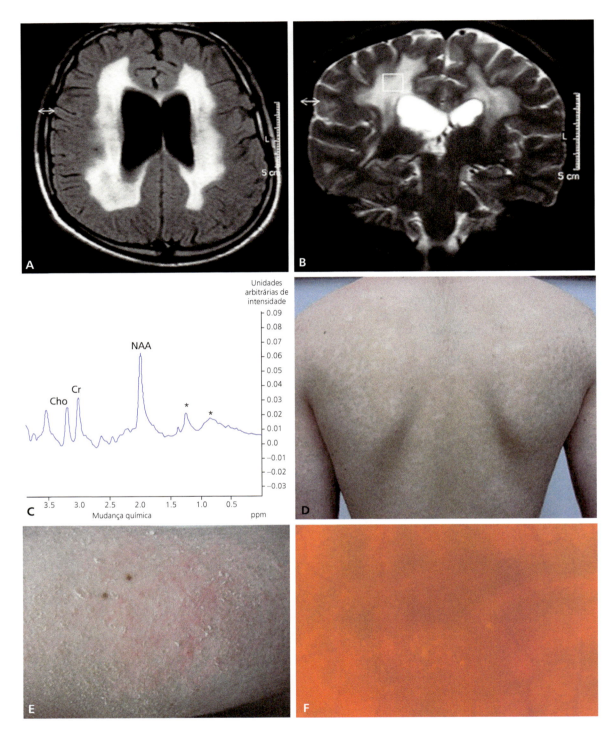

Figura 58.12 Síndrome de Sjögren-Larsson. **(A)** Imagem axial FLAIR do encéfalo, ao nível da porção superior dos ventrículos laterais, demonstrando lesões confluentes hiperintensas da substância branca periventricular em ambos os hemisférios. **(B)** Imagem coronal T2 ao nível do tálamo, mostrando as mesmas lesões hiperintensas na substância branca periventricular profunda em ambos os hemisférios. Nota-se o aspecto característico, em que há preservação da substância branca subcortical (fibras U) e dilatação de ambos os ventrículos laterais. **(C)** Espectroscopia por RM da substância branca profunda do lobo parietal. O espectro, obtido com um tempo de echo de 31 milissegundos, mostrou 2 picos anormais nas faixas de 0.9 ppm e 1.3 ppm (*asteriscos*). Abreviações: NAA, N-acetil-aspartato; Cr, creatina; Cho, colina. **(D)** Dorso do paciente, onde evidenciam-se as lesões castanho-douradas e descamativas. **(E)** Aspecto eczematizado do joelho direito, ilustrando o caráter pruriginoso das lesões. **(F)** Fundoscopia revelando padrão moteado de pigmentação do epitélio pigmentar da retina e cristais brancos brilhantes na mácula.

A neuroimagem evidencia leucodistrofia de padrão desmielinizante de predomínio periventricular, associado a pico lipídico característico na espectroscopia.[8,57]

O diagnóstico é realizado a partir dos achados clínicos característicos associados ao padrão de neuroimagem (Figura 58.12). Pode ser realizado o sequenciamento do gene ALDH3A2.

Espectro Zellweger

As doenças do espectro Zellweger constituem um grupo de afecções conhecidas como doenças da biogênese peroxissomal. As principais funções dos peroxissomos englobam o metabolismo do peróxido de hidrogênio e o dos lipídios, destacando-se nestes últimos a betaoxidação dos ácidos graxos de cadeia muito longa.[59,60]

São reconhecidos três fenótipos clínicos: síndrome de Zellweger, adrenoleucodistrofia neonatal e doença de Refsum infantil. Somente as duas primeiras condições são consideradas leucodistrofias. Ambas apresentam herança autossômica recessiva, sendo até o momento reconhecidas variantes patogênicas de 12 genes responsáveis pela produção das peroxinas, proteínas responsáveis pela biogênese dos peroxissomos.

A síndrome de Zellweger é o fenótipo mais grave, com óbito geralmente no primeiro ano de vida. Pode ser causada por variantes patogênicas nos seguintes genes: PEX1, PEX2, PEX3, PEX5, PEX6, PEX7, PEX10, PEX12, PEX13, PEX14, PEX16, PEX19 e PEX26.[59]

O quadro clínico se inicia em recém-nascidos e é caracterizado por hipotonia grave com reflexos abolidos ou hipoativos, epilepsia neonatal e surdez neurossensorial. Ocorre comprometimento ocular precoce com catarata e retinopatia pigmentar. O acometimento hepático se manifesta sob a forma de hepatomegalia, cirrose e disgenesia dos ductos biliares. Podem ocorrer calcificações patelares em quadris e em outras epífises ósseas, além de doença policística renal.[61]

Os dismorfismos faciais são característicos: fronte ampla, fontanela anterior alargada, atraso no fechamento das suturas cranianas, órbitas hipoplásicas, epicanto, ponte nasal ampla e baixa, palato em ogiva e orelhas malformadas.[61]

A adrenoleucodistrofia neonatal está relacionada com mutação dos genes PTS1, PEX1, PEX10, PEX13 e PEX26. Pode se apresentar em recém-nascidos, porém na maioria dos casos se manifesta um pouco mais tardiamente, com atraso no desenvolvimento neurológico e hipotonia grave, que muitas vezes pode simular um quadro de miopatia. Crises convulsivas se iniciam nos primeiros dias de vida, tornando-se refratárias com a evolução da doença. Ocorre disfunção hepática progressiva e os dismorfismos faciais são menos pronunciados ou até mesmo ausentes. São crianças gravemente afetadas, porém se comparadas com a Síndrome de Zellweger apresentam sobrevida um pouco maior. O óbito geralmente ocorre no segundo ano de vida, embora existam relatos de sobrevida até a adolescência.

O padrão de IRM de crânio (Figura 58.13) evidencia leucodistrofia desmielinizante associado a distúrbios de migração neuronal, como polimicrogiria e displasias corticais. Como achados adicionais, na adrenoleucodistrofia neonatal são verificados agenesia ou disgenesia

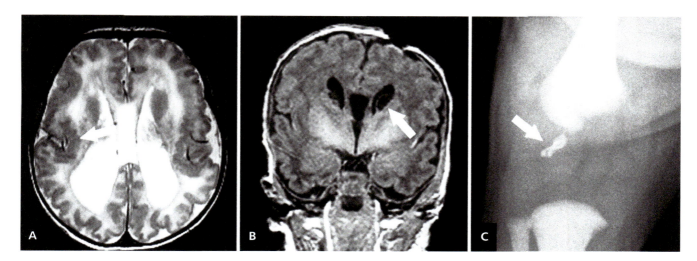

Figura 58.13 Síndrome de Zellweger, criança com 4 dias. **(A)** IRM de crânio axial T2 demonstrando a presença de polimicrogiria bilateral (seta). **(B)** IRM coronal T1 demonstrando a presença de cisto germinolítico (seta). (C) radiografia do joelho evidenciando calcificação patelar em forma de cimitarra (seta).

parcial do corpo caloso, displasia do núcleo denteado e do núcleo olivar inferior. Cistos germinolíticos supratentoriais são frequentes no sulco tálamo-caudado e a presença deste achado é uma pista importante para o diagnóstico de Síndrome de Zellweger.[8]

A dosagem de ácidos graxos de cadeia muito longa, com evidência de elevação dos níveis de C26:0 e C:26.1 e da relação entre C24/C22 e C26/C22 são consistentes com defeito no metabolismo peroxissomal dos ácidos graxos. São encontrados também aumento dos níveis de ácido fitânico e pipecólico. O diagnóstico genético pode ser realizado a partir do sequenciamento de nova geração.

LEUCODISTROFIAS CLÁSSICAS HIPOMIELINIZANTES

Doença de Pelizaeus-Merzbacher

É a forma mais comum de leucodistrofia hipomielinizante e apresenta herança recessiva ligada ao X. Mutações patogênicas do gene *PLP1*, que codifica a proteolipoproteína, principal proteína da mielina, são responsáveis pela doença.

O fenótipo Pelizaeus-Merzbacher-símile apresenta herança autossômica recessiva com mutação dos genes *GJC2/GLA12*.[62] Nesta forma da doença ambos os sexos são afetados em igual frequência.

O espectro clínico relacionado com a mutação da *PLP1* é amplo, variando desde acometimento congênito até formas de apresentação tardia de SPG2.[63,64]

Na forma de apresentação grave ou conatal, os recém-nascidos já demonstram sinais característicos, como o nistagmo pendular. Outros sinais encontrados são hipotonia grave, estridor laríngeo, atrofia óptica e epilepsia.[65,66] A evolução é drástica e rapidamente progressiva, com óbito antes dos 10 anos de vida.

A forma clássica da doença, descrita inicialmente por Pelizaeus em 1985 e complementada por Merzbacher em 1910, tem seu início em recém-nascidos e lactentes. Os meninos acometidos apresentam atraso no desenvolvimento neurológico, nistagmo pendular, hipotonia, titubeação da cabeça, ataxia e evoluem, ao redor dos 5 anos de idade, com tetraparesia espástica e sintomas extrapiramidais, como distonia e atetose. A maioria das crianças chega a adquirir a fala de maneira limitada e algumas são capazes de deambular com apoio. O prognóstico é variável, porém geralmente a expectativa de vida atinge a adolescência.[63,65]

São descritos dois fenótipos leves relacionados com a mutação do *PLP1*: a paraparesia espástica tipo 2 (SPG 2) e a forma *null*. Ambas se apresentam com paraparesia espástica de início tardio, com a forma *null* podendo ser associada também a neuropatia periférica e a SPG 2 a deficiência intelectual, ataxia, nistagmo e disartria.[65]

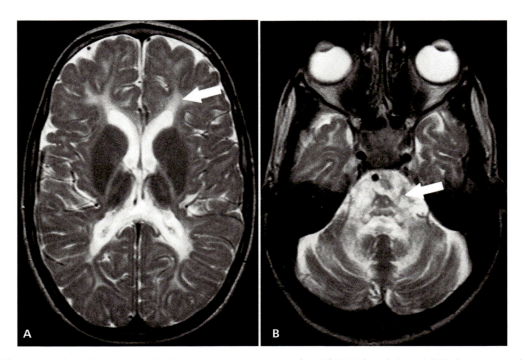

Figura 58.14 Doença de Pelizaeus Merzbacher, criança com 9 anos. (A e B) IRM de crânio axial T2 demonstrando o hipersinal da substância branca cerebral (seta), das capsulas internas, nos pedúnculos cerebelares e na ponte (seta).

O exame complementar que auxilia na distinção entre a doença de Pelizaeus-Merzbacher clássica e sua forma símile é o potencial evocado auditivo (BERA). É esperado ausência das ondas III, IV e V na forma clássica e exame normal na forma símile.[63]

A IRM evidencia hipomielinização difusa (Figura 58.14), demonstrada por hipersinal homogêneo em T2 na substância branca predominantemente subcortical, na cápsula interna, nos pedúnculos cerebelares e no tronco encefálico, particularmente na ponte.[63,67] A substância branca cerebelar encontra-se geralmente mielinizada, em contraste com o núcleo denteado não mielinizado. Além disso, o cerebelo pode se apresentar marcadamente atrófico na evolução da doença. Não há correlação entre o grau de hipomielinização e a gravidade dos sintomas, com exceção da forma conatal.[8]

Nos recém-nascidos, a IRM não se apresenta com esse aspecto pela mielinização ainda ser incipiente.

O quadro clínico compatível associado ao padrão de imagem descrito praticamente elimina a necessidade de outro exame complementar, entretanto o diagnóstico definitivo é dado pelo sequenciamento do gene *PLP1* para as formas clássicas e *GJA12* para as formas símile.

Síndrome 4H

É a segunda causa mais comum de doença hipomielinizante. O termo 4H indica a presença das seguintes características: hipomielinização, hipogonadismo hipogonadotrófico e hipodontia. O hipogonadismo hipogonadotrófico e a hipodontia não são essenciais para o diagnóstico e podem estar ausentes, respectivamente, em 1/4 e 1/3 dos pacientes.[68]

Apresenta herança autossômica recessiva, com mutação dos genes *POLR3A*, *POLR3B* e *POLR1C*, que codificam subunidades da enzima RNA polimerase III.[69]

Na mutação do gene *POLR3A*, os pacientes são afetados mais tardiamente, porém com apresentação mais grave e progressão mais rápida em relação aos pacientes que apresentam mutação do *POL3B*. A mutação menos encontrada é a relacionada ao gene *POLR1C*, e ainda não dispomos de informações relacionadas ao seu fenótipo.[70]

A síndrome é caracterizada por ataxia cerebelar progressiva, com atraso no desenvolvimento neurológico, espasticidade, tremor, distonia e disartria. As manifestações sistêmicas são amplas e incluem: hipodontia, atraso e erupção dentária fora da ordem esperada, amenorreia primária, atraso da puberdade, baixa estatura secundária à deficiência de GH, miopia grave, nistagmo e limitação no olhar vertical.[68,70]

Nas formas mais brandas os pacientes são capazes de adquirir marcha, sendo a ataxia o principal fator limitante para deambulação. No espectro mais grave, com maior morbimortalidade, estão os pacientes com deficiência intelectual leve a moderada e que não adquirem marcha.[70]

Como o quadro clínico completo nem sempre está presente, a IRM de crânio tem papel fundamental no diagnóstico. A principal característica encontrada é a hipomielinização com atrofia cerebelar e afilamento de corpo caloso. Algumas estruturas são mais bem mielinizadas, como as radiações ópticas, tálamo ventrolateral, trato piramidal ao nível do braço posterior da cápsula interna, núcleo denteado e lemnisco medial.[71]

O tratamento é apenas sintomático, com acompanhamento multidisciplinar.

Síndrome 18 q-

Doença cromossômica autossômica dominante de início congênito, que ocorre por deleções variáveis de parte do braço longo do cromossomo 18, onde se localiza o gene da proteína básica da mielina.

Os recém-nascidos apresentam malformações variáveis: anti-hélice proeminente, microcefalia, hipoplasia da porção média da face, boca em carpa. São também encontrados deficiência intelectual, baixa estatura por deficiência de GH, hipotonia, deficiência auditiva, deformidades em pés, cardiopatia congênita e hipotireoidismo.[72]

O diagnóstico é realizado por meio do cariótipo de alta resolução com pesquisa de bandas cromossômicas.

Na sequência ponderada em T2, a IRM demonstra sinal hiperintenso bilateral e simétrico da substância branca profunda associado ao envolvimento da substância branca subcortical predominantemente posterior e em região periventricular (Figura 58.15).[73] Na espectroscopia é possível encontrar elevação dos níveis de colina e alfa-glutamato.[8]

Doença do armazenamento de ácido siálico

Doença neurodegenerativa rara, de herança autossômica recessiva, causada pela mutação do gene *SLC17A5* que codifica a sialina. Esta é uma proteína transportadora localizada na membrana lisossomal e a alteração de sua função está relacionada ao acúmulo de ácido siálico nas organelas.[74]

A doença pode ter dois fenótipos distintos, com boa correlação fenótipo-genótipo, sendo os indivíduos heterozigotos os que apresentam formas mais graves da doença.[75]

A variante finlandesa (Doença de Salla) é a forma mais comum e atinge prevalência de 1:100 na população desse país, sendo muito rara em outras regiões

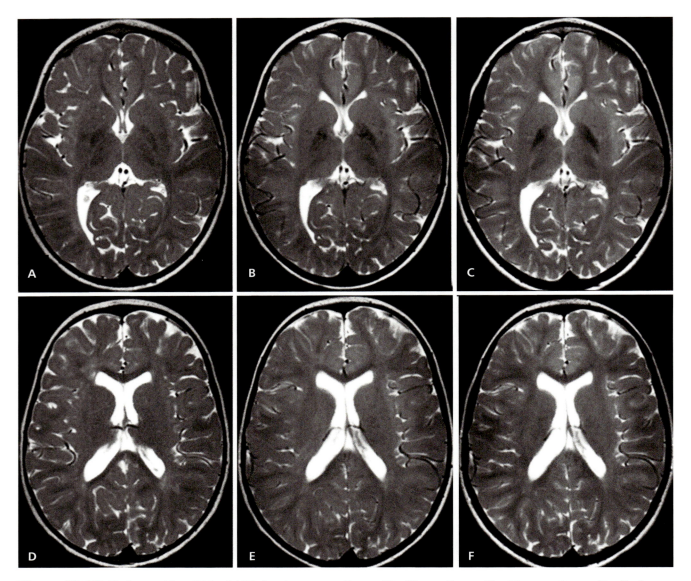

Figura 58.15 Síndrome 18q-. IRM axial T2 de criança com 3 anos (A e B) com 5 anos (C e D) e com 9 anos (E e F), demonstrando as discretas áreas de hipersinal T2 na substância branca justacortical e a pouca diferenciação entre as substancias branca e cinzenta, caracterizando um déficit de mielinização persistente nos três exames e sendo compatível com hipomielinização.

da Europa.[73] A doença tem curso lentamente progressivo, com início dos sintomas a partir dos primeiros 2 anos de vida. Ocorre atraso global no desenvolvimento neurológico, deficiência intelectual, hipotonia nas fases iniciais que evolui para espasticidade, ataxia, epilepsia e características faciais grosseiras.[76] As crianças podem ser capazes de andar, podendo haver declínio das habilidades adquiridas a partir da terceira década de vida.[77]

A forma infantil não demonstra predominância geográfica, é grave, com início congênito ou nos primeiros meses de vida. As crianças apresentam atraso grave no desenvolvimento neurológico, hipotonia, déficit pôndero-estatural, hepatoesplenomegalia, fácies grosseira, disostose múltipla e *rash* cutâneo telangiectásico. Pode se apresentar como hidropsia fetal.[78] O óbito ocorre frequentemente no primeiro ano de vida.[79]

A avaliação urinária por espectroscopia de massa com excreção aumentada de ácido siálico sugere o diagnóstico. A biópsia de pele ou conjuntiva demonstra vacúolos citoplasmáticos e corpúsculos de inclusão linfocitários.[79] O diagnóstico também pode ser confirmado pelo sequenciamento do gene *SLC17A5*.

A IRM demonstra leucodistrofia de padrão hipomielinizante, com afilamento importante de corpo caloso. Na espectroscopia é possível notar elevação nos níveis de creatina e NAA, com diminuição nos níveis de colina na substância branca.[8] Quando o voxel é localizado nos núcleos da base existe elevação dos níveis de creatina, com níveis normais de NAA e colina.[80]

Hipomielinização com atrofia dos núcleos da base e cerebelo

Trata-se de doença descrita em 2002 com poucos casos na literatura médica.[81] A maioria dos pacientes apresenta mutação de novo do gene *TUBB4A*,[82] que também está relacionado ao fenótipo de hipomielinização isolada sem acometimento dos núcleos da base.

O quadro clínico se inicia entre 2 meses e 3 anos de idade, com atraso ou regressão no desenvolvimento neurológico, seguido por ataxia, espasticidade e sinais extrapiramidais como distonia, rigidez, coreoatetose e crises oculógiras. As funções cognitivas são parcialmente afetadas.[83]

A IRM de crânio evidencia hipomielinização difusa mais proeminente no trato corticoespinhal associado a atrofia progressiva da substância branca e do *striatum*. Os globos pálidos e tálamos são tipicamente poupados.[8] A atrofia cerebelar é predominantemente vermiana e pode não estar presente em todos os casos (Figura 58.16).[83]

Existem relatos isolados na literatura de melhora clínica com o uso de levodopa[83] e ácido folínico.[84]

Fucosidose

Doença de acúmulo lisossomal com padrão de herança autossômico recessivo causada pela mutação do gene *FUCA1*, localizado no cromossomo 1p36.11. A deficiência da enzima alfa-L-fucosidase gera o acúmulo de glicolipídeos e glicoproteínas em diversos órgãos e tecidos.

Os lactentes apresentam fácies grosseira com fronte proeminente, ponte nasal achatada, macroglossia e lábios espessos, retardo no crescimento e no desenvolvimento neurológico, crises epilépticas, infecções respiratórias de repetição, angioqueratomas, visceromegalias e disostose múltipla.[85]

O diagnóstico é confirmado pela demonstração da deficiência enzimática em cultura de leucócitos ou fibroblastos. Podem ser visualizados vacúolos citoplasmáticos em linfócitos e presença de corpúsculos de inclusão na biópsia de pele ou conjuntiva.[86]

A IRM apresenta achados inespecíficos, como leucodistrofia de padrão hipomielinizante com perda da substância cinzenta e atrofia difusa.

Displasia óculo-dento-digital

Também chamada de Síndrome de Meyer-Schwickerath é uma doença bastante rara, com cerca de 300 casos descritos na literatura.[87] É causada pela mutação em heterozigose do gene *GJA1*, localizado no 6q22-24,

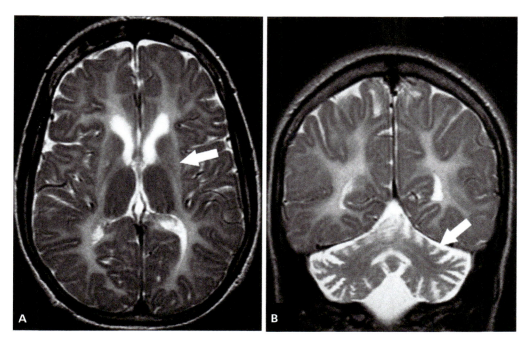

Figura 58.16 Hipomielinização com atrofia dos núcleos da base e cerebelo. **(A)** IRM de crânio axial T2 demonstrando o hipersinal difuso da substância branca cerebral e a significativa do putamen (seta). **(B)** IRM de crânio coronal T2 demonstrando a atrofia cerebelar (seta)

responsável por codificar a síntese da proteína conexina-43.[88] O padrão de herança é autossômico dominante com alta penetrância.

O quadro clínico apresenta grande variabilidade fenotípica intra e interfamiliar. Os sinais podem ser notados já ao nascimento ou aparecer mais tardiamente.

As anormalidades oculares geralmente levam à perda visual. As mais comuns são: microftalmia, microcórnea, catarata, glaucoma e anormalidades da íris. Sindactilia do quarto sobre o quinto quirodáctilo é a anomalia digital mais comum. Entre as alterações dentárias, as de maior prevalência são hipoplasia do esmalte, agenesias dentárias e microdontia.[87]

Outros achados menos comuns são: microcefalia, ataxia, espasticidade, deficiência intelectual,[89] fenda palatina, hipotricose e queratoderma palmoplantar.[90]

A neuroimagem é inespecífica e evidencia leucodistrofia de padrão hipomielinizante com a presença de calcificações cerebrais e anormalidades nos núcleos da base.[90]

O diagnóstico é realizado a partir do quadro clínico sugestivo e neuroimagem compatível, com confirmação por meio do sequenciamento do gene *GJA1*.

Hipomielinização e catarata congênita

Doença de herança autossômica recessiva, causada por mutação do gene *FAM126A*, localizado no cromossomo 7p15.3.

A catarata congênita geralmente é diagnosticada nos primeiros dias de vida. As crianças afetadas podem adquirir os marcos neurológicos dentro do esperado no primeiro ano de vida. Após essa fase inicial, ocorre atraso no desenvolvimento, espasticidade lentamente progressiva, ataxia, tremor, deficiência intelectual leve a moderada e neuropatia periférica desmielinizante.[91]

A IRM de crânio demonstra padrão hipomielinizante da substância branca supratentorial e, em alguns casos, da substância branca cerebelar, com preservação das estruturas corticais e da substância cinzenta.[92]

A confirmação diagnóstica se dá por meio do sequenciamento do gene *FAM126A*. Não há dados na literatura em relação à sensibilidade para a detecção de variantes patogênicas, portanto, na maioria dos casos indica-se a realização de painel genético para leucodistrofias ou sequenciamento genético de nova geração.

Neuropatia periférica, hipomielinização central, síndrome de Waardenburg e doença de Hirschsprung

Doença causada por mutações patogênicas do gene *SOX10*, localizado no cromossomo 22q13.1. Apresenta padrão de herança autossômica dominante.

Anormalidades na pigmentação da pele e fâneros, surdez neurossensorial, obstrução intestinal secundária à aganglionose colônica já estão presentes em recém-nascidos e lactentes. As manifestações neurológicas incluem, além da neuropatia periférica e hipomielinização, ataxia, atraso no desenvolvimento neurológico, deficiência intelectual e hipotonia.[93]

Hipomielinização na IRM de crânio, ENMG com redução da velocidade de condução motora e presença das características clínicas sugerem o diagnóstico, que pode ser confirmado com o sequenciamento do gene *SOX10*.

PRINCIPAIS LEUCOENCEFALOPATIAS GENÉTICAS

Deficiência de fosfoglicerato desidrogenase

Doença metabólica rara de herança autossômica recessiva causada pela mutação do gene *PHGDH*, localizado no cromossomo 1q12.

A enzima fosfoglicerato desidrogenase faz parte do primeiro passo da biossíntese da serina. São encontrados níveis reduzidos de serina e glicina no liquor e plasma dos pacientes portadores da doença.[94]

A forma mais comum se inicia em recém-nascidos. Estão presentes microcefalia, atraso grave no desenvolvimento neurológico e epilepsia intratável. Achados adicionais incluem catarata congênita, nistagmo, trombocitopenia e anemia megaloblástica.[95]

O diagnóstico de certeza é realizado por meio da demonstração da deficiência de fosfoglicerato desidrogenase em cultura de fibroblastos.[94]

Galactosemia

Doença relacionada ao metabolismo da galactose. Apresenta padrão de herança autossômica recessiva e é causada por mutações no gene *GALT*, localizado no cromossomo 9q13. Já foram relatadas mais de 300 variantes do gene.[96]

São descritas quatro formas clínicas, cada uma relacionada com um defeito enzimático específico, levando, assim, a fenótipos diferenciados.

A forma clássica da doença ocorre pela deficiência de galactose-1-fosfato uridil transferase (GALT), responsável pela conversão de galactose-1-fosfato em glicose-1-fosfato.

Após a ingestão de leite materno ou fórmulas infantis, os recém-nascidos apresentam vômitos, diarreia, disfunção hepatocelular e letargia. Na evolução podem surgir catarata, sepse por *Escherichia coli*, déficit pôndero-estatural, hipotonia, atraso do desenvolvimento neurológico e deficiência intelectual.[97]

O diagnóstico precoce é fundamental e reduz a chance de complicações no longo prazo. O teste do pezinho ampliado é capaz de diagnosticar a condição em recém-nascidos. Nos casos em que há suspeita clínica e não foi realizado o teste, o diagnóstico pode ser feito a partir da confirmação da deficiência enzimática nos eritrócitos.[97]

O padrão de imagem é inespecífico, com atraso na mielinização e sinal hiperintenso em T2 na substância branca cortical. Nas imagens ponderadas em T1 a substância branca pode parecer normal. São achados menos comuns dilatação ventricular e atrofia cerebelar.[8]

Síndrome de Allan-Herndon-Dudley

Doença causada por mutação no gene transportador de monocarboxilato 8 (MCT8), responsável pela produção de proteína transportadora de T3 para as células nervosas. A herança é autossômica recessiva ligada ao X com penetrância completa. As mulheres portadoras da mutação em heterozigose são clinicamente normais.

O quadro clínico em lactentes é marcado por atraso do desenvolvimento neurológico com hipotonia generalizada, dificuldades alimentares, microcefalia adquirida, atetose e distonia paroxísticas. Alguns dismorfismos faciais como malformações do pavilhão auditivo, face alongada e *pectus excavatum* podem estar presentes. Na evolução estão presentes espasticidade e contraturas articulares.[98]

O perfil hormonal esperado para a doença é o seguinte: T3 reduzido, T3 reverso e T4 aumentados e TSH normal ou discretamente aumentado.[99] A IRM de crânio é inespecífica e demonstra atraso de mielinização (Figura 58.17). O diagnóstico definitivo é realizado por meio do sequenciamento do gene MCT8.

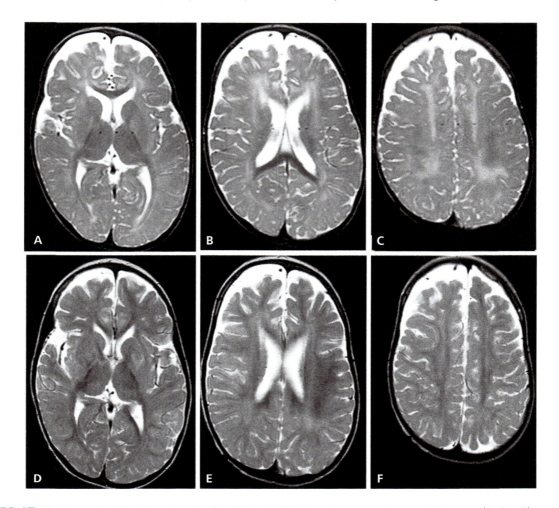

Figura 58.17 Síndrome de Allan-Herndon-Dudley. IRM axial T2 de criança com 1 ano e 10 meses (A, B e C) com 4 anos (D, E e F) atraso de mielinização caracterizada pelas áreas de hipersinal T2 na substância branca cerebral, porém com evolução na mielinização no estudo com 4 anos.

Síndrome de Cockayne

Doença de herança autossômica recessiva com dois genes relacionados: *ERCC8*, localizado no cromossomo 5q12.1, e *ERCC6* localizado no cromossomo 10q11. Sua fisiopatologia está relacionada com defeito no mecanismo de transcrição ou reparo do DNA.[100]

A idade de início e o curso clínico são variáveis, a depender do subtipo: tipo I (clássica), tipo II (grave) e tipo III (apresentação tardia).

As crianças apresentam o aspecto característico de "nanismo caquético" ou "anões com cabeça de pássaro". Os principais achados incluem falência de crescimento pós-natal, microcefalia progressiva, deficiência intelectual com evolução para demência lentamente progressiva, pele e cabelos finos e ressecados, fotossensibilidade cutânea, perda auditiva neurossensorial, retinopatia pigmentar progressiva, neuropatia periférica e anormalidades dentárias como, por exemplo, cáries e alterações no número e no tamanho dos dentes.[101,102]

Os sinais cardinais na neuroimagem são atrofia cerebral e cerebelar, com leucodistrofia de padrão hipomielinizante de predomínio periventricular, e presença de calcificações principalmente em núcleos da base, núcleo denteado e substância branca subcortical (Figura 58.18).[8]

A ENMG demonstra redução da velocidade de condução motora e o liquor pode demonstrar hiperproteinorraquia.

São relatados na literatura casos de três pacientes que apresentaram melhora clínica na redução de tremores e melhora na coordenação fina após tratamento com carbidopa/levodopa.[103]

Doença de Fabry

Doença de herança recessiva ligada ao X, cujo gene *GLA* é responsável pela produção da enzima alfa-galactosidase A. Sua deficiência leva à progressiva deposição de globotriaosilsfingosina no plasma e nos lisossomos.[104] É considerada a segunda doença de depósito lisossomal mais comum, com incidência estimada variando de 1/40.000 a 1/60.000 nascidos vivos.[105]

A forma clássica da doença ocorre em meninos com atividade enzimática menor que 1%. O quadro clínico se inicia na infância ou adolescência e envolve uma diversidade de sintomas: crises episódicas de acroparestesia, hipersensibilidade ao calor ou ao frio, angioqueratomas, dor abdominal com diarreia episódica, hipo ou hiperidrose, dor neuropática, opacidade corneana (córnea verticilata) e proteinúria.[104-106] Na evolução da doença ocorre insuficiência renal e se iniciam as manifestações cardíacas (miocardiopatia, angina, hipertensão arterial, doença valvular mitral, arritmia) e neurológicas, que são as principais causas de morbimortalidade na doença.

Do ponto de vista neurológico, a doença de Fabry provoca danos microvasculares, sendo então responsável por episódios de ataque isquêmico transitório e acidente vascular cerebral (AVC). Estima-se que a doença seja responsável por 1,2% dos episódios de AVC criptogênico entre 18 e 55 anos de idade. A doença cerebrovascular geralmente aparece de forma isolada e apresenta grande chance de recorrência.

Lóbulos das orelhas proeminentes, sobrancelhas espessas, fronte deprimida, ângulo nasal pronunciado,

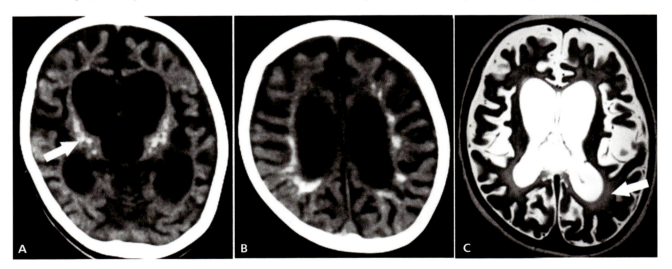

Figura 58.18 Síndrome de Cockayne, criança com 4 anos. (A e B) tomografia computadorizada de crânio demonstrando acentuada atrofia global e a presença de calcificações nos tálamos, núcleos da base e na substância branca cerebral (setas). (C) IRM de crânio axial T2, evidenciando a atrofia global e o hipersinal na substância branca cerebral (seta).

nariz grande, ponte supraorbitária proeminente e base nasal alargada são alguns dos dismorfismos faciais que podem ser observados na doença de Fabry e são mais facilmente identificáveis na idade adulta.[105]

Entre os pacientes que apresentam atividade enzimática superior a 1% as manifestações clínicas se iniciam tardiamente, e são descritas três variantes: cardíaca, renal e cerebrovascular.

Mulheres portadoras do gene em heterozigose podem ser assintomáticas ou exibir uma apresentação clínica completa da doença, com início mais tardio e progressão mais lenta.[105]

Para o adequado diagnóstico e seguimento da doença, são indicados ecocardiograma, eletrocardiograma, função renal, pesquisa de microalbuminúria e proteinúria e avaliação neurológica, oftalmológica e auditiva.

Entre os exames subsidiários, a biópsia renal pode evidenciar esclerose glomerular, vacuolização de células epiteliais glomerulares e tubulares. Lipídeos acumulados nos macrófagos poderão ser encontrados no mielograma.[104]

O diagnóstico bioquímico pode ser realizado por meio da mensuração dos níveis de globotriaosilceramida e globotriaosilesfingosina no plasma e no sedimento urinário. A deficiência de alfa-galactosidase A pode ser demonstrada no plasma, leucócitos e fibroblastos. Está disponível também o sequenciamento do gene *GLA*.

Atualmente, a estratégia terapêutica para a doença de Fabry é focada na reposição enzimática com agalsidase alfa ou beta, que deve ser iniciada o mais precocemente possível, inclusive em crianças e mulheres heterozigotas que apresentam manifestações renais, cardíacas ou neurológicas.[107]

Deficiência de sulfito oxidase

Doença metabólica com padrão de herança autossômica recessiva, causada pela mutação do gene *SUOX*, localizado no cromossomo 12q13.2. A enzima sulfito oxidase é responsável pela metabolização de sulfito em sulfato, e necessita de molibdênio como cofator. Sendo assim, a doença geralmente ocorre no contexto da deficiência do cofator de molibdênio, com apresentação isolada bastante rara.

O quadro clínico é grave e se inicia em recém-nascidos e lactentes com epilepsia refratária, movimentos involuntários, atraso do desenvolvimento neurológico e microcefalia adquirida. Cabelos finos, eczema leve, atraso na dentição e luxação do cristalino são outras características comumente encontradas.[108]

Os dismorfismos faciais mais frequentes são: fronte proeminente, diâmetro bifrontal estreito, olhos encovados, fendas palpebrais alongadas, bochechas proeminentes, nariz pequeno, filtro longo e lábios grossos.[109]

O diagnóstico bioquímico é realizado por meio da demonstração do aumento dos níveis urinários de sulfito no teste com fita reagente. A deficiência da enzima sulfito oxidase demonstrada em fibroblastos confirma o diagnóstico.

A IRM neonatal revela extenso edema que poupa o córtex frontotemporal e os tálamos, além de hipoplasia cerebelar. Na evolução ocorre atrofia cerebral com padrão cavitante da substância branca.[8]

Não há tratamento curativo para a doença, no entanto, há relatos de melhora no desenvolvimento neurológico após a introdução de dieta hipoproteica (ingestão máxima de metionina 130 mg/dia a 150 mg/dia) e uma mistura sintética de aminoácidos sem cistina ou metionina (50 g/dia).[29]

Deficiência do cofator de molibdênio

O cofator de molibdênio é necessário para a atividade de enzimas como xantina desidrogenase, sulfito oxidase, aldeído oxidase e do componente redutor da amidoxima mitocondrial. A sua deficiência está relacionada com o acúmulo de diversas substância tóxicas não degradadas adequadamente. A doença possui herança autossômica recessiva e os genes *MOCS 1*, *MOCS 2* e *GPHN* estão envolvidos.[110]

Apresenta quadro clínico e padrão de imagem semelhante à deficiência de sulfito oxidase. A deficiência do cofator de molibdênio difere da deficiência isolada de sulfito oxidase por apresentar, além de níveis urinários elevados de sulfito, níveis urinários elevados de xantina e hipoxantina e baixos níveis séricos de ácido úrico, devido à alteração da função da xantina desidrogenase.[29]

Doença de Menkes

Doença relacionada com alterações no transporte e metabolismo intracelular do cobre causada por variantes patogênicas do gene *ATP7A*, localizado no cromossomo Xq21.1. Apresenta padrão de herança recessiva ligada ao X.

Os lactentes apresentam epilepsia grave, hipotonia, hipotermia, atraso no desenvolvimento neurológico, fácies querubínica, cabelos rarefeitos, hipertrofia gengival e hemorragia intracraniana, com hematomas subdurais volumosos (Figura 58.19).[111]

Inicialmente as crises epilépticas são focais, depois progridem para espasmos epilépticos e podem, por fim, ser multifocais, mioclônicas ou tônicas.[112]

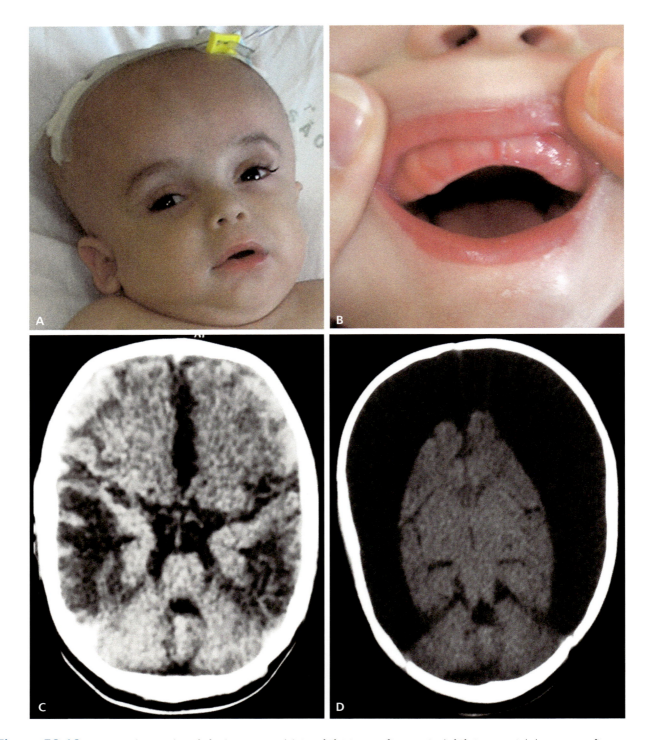

Figura 58.19 Doença de Menkes. **(A)** Fácies querubínica. **(B)** Hipertrofia gengival. **(C)** Corte axial de tomografia computadorizada de crânio evidencia hipodensidade da substância branca dos lobos temporais. **(D)** Após alguns meses de seguimento houve a formação de hematomas subdurais volumosos.

A radiografia óssea demonstra desmineralização difusa e a avaliação do cabelo pode demonstrar pili torti (torção do cabelo ao longo de seu eixo), moniletrix (variação do diâmetro do fio ao longo do comprimento) e tricorrexis nodosa (pequenos nódulos a intervalos variáveis).[111,113]

A neuroimagem demonstra acometimento da substância branca com atrofia cortical rapidamente progressiva, tortuosidade vascular e formação de hematomas subdurais.[8,113]

O diagnóstico metabólico é realizado a partir da dosagem dos níveis séricos de ceruloplasmina e de cobre, que se encontram reduzidos. O diagnóstico confirmatório é realizado pelo sequenciamento do gene *ATP7A*.

Doença da urina em xarope do bordo

Também denominada leucinose, é causada pela deficiência da atividade do complexo da desidrogenase dos alfa-cetoácidos de cadeia ramificada dependente de tiamina (leucina, isoleucina e valina).

O padrão de herança é autossômico recessivo e existem diversos genes catalogados como causadores da síndrome, com boa correlação genótipo-fenótipo. São eles: *DBT*, *PPM1K*, *BCKDHB*, *BCKDHA* e *DLD*.[114]

São reportadas cinco formas clínicas da doença: clássica, intermitente, intermediária, responsiva à tiamina e a deficiência de diidrolipoil desidrogenase. As formas relacionadas com o padrão leucodistrófico são somente as duas primeiras, sendo a apresentação clássica a mais grave.[115]

Na forma clássica, os recémnascidos já apresentam sintomas nas primeiras 24 horas de vida. Irritabilidade, abaulamento de fontanela, distonia, opistótono, períodos de hipertonia alternados com hipotonia, irregularidade respiratória e odor urinário adocicado (semelhante a caramelo ou açúcar queimado) estão presentes. Se a condição não for rapidamente reconhecida, ocorre a evolução para deterioração neurológica, edema cerebral e óbito no primeiro mês de vida.[115]

Em lactentes ocorrem períodos intermitentes de ataxia, sonolência, alteração comportamental e crises epilépticas. Os ataques são usualmente precipitados por infecções, imunizações ou outras formas de estresse orgânico. O odor urinário adocicado só é encontrado nos momentos de crises.

A cromatografia de aminoácidos demonstra aumento nos níveis séricos de leucina, valina e isoleucina e cetoacidúria de cadeia ramificada (ácidos isocaproico, metilisovalérico e isovalérico). Ocorre também reação urinária positiva para dinitrofenil-hidrazina. A atividade enzimática pode ser demonstrada em linfócitos e cultura de fibroblastos.[115]

A IRM de crânio evidencia importante edema da substância branca cerebral com comprometimento da região tegmentar pontina, globos pálidos, tálamos, pedúnculos cerebelares e trato corticoespinhal (Figura 58.20).

O tratamento consiste na introdução de uma dieta hipoproteica, hipercalórica e restrita de aminoácidos de cadeia ramificada.[116] Há relação entre o tempo em que o tratamento foi instituído e a capacidade intelectual futura dos pacientes.

Em caso de descompensações agudas, deve ser instituído tratamento de emergência com medidas como aférese, diálise ou hemofiltração.[116]

O transplante de fígado vem surgindo como opção terapêutica para alguns doentes. O fígado saudável promove a restauração parcial da atividade enzimática e normalização dos níveis de leucina plasmática horas após o transplante. O controle metabólico adequado propicia melhora no desenvolvimento neurológico e redução do risco de edema cerebral e morte súbita.[117]

Acidúria L-2-hidroxiglutárica

Doença metabólica rara, de herança autossômica recessiva, causada por variantes patogênicas do gene *L2HGDH*, localizado no cromossomo 14q22.1.[118]

Em geral, a doença tem início insidioso no primeiro ano de vida, com atraso no desenvolvimento motor, ataxia e epilepsia como sintomas cardinais. Metade dos pacientes apresentam transtornos do movimento (coreia, distonia e tremor) e macrocefalia.[119] Outras manifestações incluem deficiência intelectual, sinais piramidais, nistagmo, atrofia óptica e perda auditiva. Há risco aumentado para o surgimento de neoplasias cerebrais.[120]

O padrão característico da neuroimagem é a leucoencefalopatia subcortical cavitante com acometimento do putâmen, núcleo caudado, globo pálido e núcleo denteado. As alterações já estão presentes em fases iniciais da doença e ocorre boa correlação entre a extensão da lesão e a gravidade clínica (Figura 58.21).[120]

A combinação de padrão característico na IRM com níveis aumentados de ácido L-2-hidroxiglutárico na urina, liquor e plasma fecha o diagnóstico.[121]

Não há tratamento clínico disponível. Existem relatos isolados de tratamento bem-sucedido com o uso de riboflavina.[122]

Acidemia propiônica

É uma das mais frequentes acidemias orgânicas. É secundária à deficiência de propionil-CoA-carboxilase, sendo as variantes patogênicas dos genes *PCCA* e *PCCV* responsáveis pela falha metabólica.[123]

As manifestações clínicas surgem mais frequentemente logo após o nascimento, no entanto existem casos de aparecimento mais tardio com descompensações após estresse metabólico.

No quadro clínico clássico os recém-nascidos apresentam letargia, dificuldade de sucção, vômitos

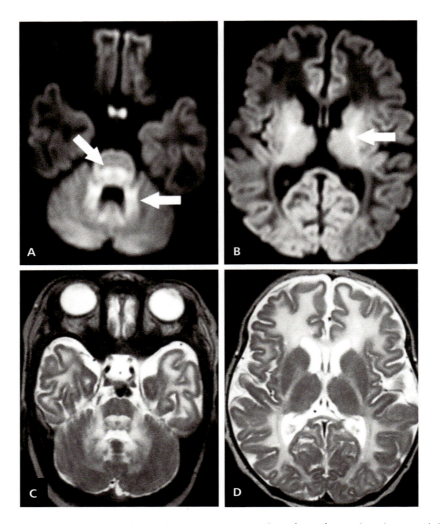

Figura 58.20 Doença da urina em xarope de bordo, criança com 22 dias. **(A e B)** IRM de crânio axial difusão demonstrando o hipersinal (compatível com restrição à difusão) na perna capsula interna, no tronco cerebral e cerebelo (setas). **(C)** IRM de crânio axial T2, evidenciando hipersinal nas regiões de hipersinal na difusão.

e hipotonia. Na ausência do correto diagnóstico e terapêutica segue-se então quadro de encefalopatia progressiva, epilepsia e falência cardiorrespiratória. São achados hematológicos: neutropenia, anemia e trombocitopenia.[123,124]

Na forma de início tardio, as crianças apresentam atividade residual da enzima propionil-CoA-carboxilase e exibem os sintomas após estresse metabólico, especialmente durante o primeiro ano de vida. Durantes as crises os doentes podem apresentar cardiomiopatia, falência respiratória, crises convulsivas, distonia, regressão do desenvolvimento, AVC e encefalopatia aguda.[123,124]

Achados comuns às duas formas clínicas incluem baixa estatura, desaceleração do crescimento do perímetro cefálico, atraso e regressão do desenvolvimento neurológico, epilepsia, deficiência intelectual, neuropatia óptica, hipotonia axial, hipertonia de membros, distúrbios de movimento, hepatomegalia e alteração da função hepática, pancreatite recorrente, desidratação, osteoporose e dermatite.[123,124]

Hiperamonemia, acidose lática, hiperglicinemia, hiperglicinúria e deficiência nos níveis de carnitina sérica são achados bioquímicos comuns, porém inespecíficos.

O diagnóstico bioquímico é realizado por meio da cromatografia de ácidos orgânicos na urina que evidenciará aumento na excreção de ácido propiônico, metilcitrato, ácido 3-hidroxipropiônico, tiglilglicina e propionilglicina.

A deficiência da atividade da enzima propionil-CoA-carboxilase pode ser confirmada em cultura de fibroblastos e leucócitos.

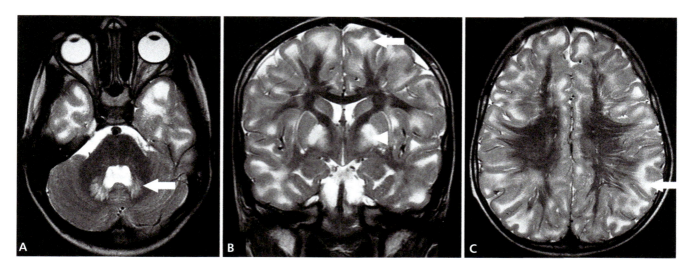

Figura 58.21 Acidúria L-2-hidroxiglutárica. **(A)** IRM axiais T2 evidencia hipersinal dos núcleos denteados. **(B e C)** IRM coronal e axial T2, demonstrando o padrão de leucoencefalopatia subcortical, com acometimento das fibras U (setas), preservando as regiões periventriculares. Há também o típico hipersinal dos globos pálidos (ponta de seta). Esse conjunto de achados é praticamente patognomônico dessa doença.

A IRM de crânio demonstra atraso na mielinização, atrofia cerebral, alterações de sinal em tálamos e globo pálido. Durante os episódios de encefalopatia aguda a espectroscopia pode evidenciar pico de lactato e redução dos níveis de NAA, glutamato e glutamina.[4]

O tratamento deve ser realizado com suplementação de L-carnitina na dose de 200-300 mg/kg, dividido em 2 a 3 doses diárias, e biotina 5mg ao dia. Deve-se evitar jejum prolongado, estresse catabólico e consumo exagerado de proteínas.[125]

O transplante de fígado pode ser considerado em pacientes com quadros recorrentes de hiperamonemia ou acidose, não adequadamente controlados com as medidas clínicas.[125]

Síndrome de Lowe

Também denominada doença óculo-cérebro-renal, tem herança recessiva ligada ao X. É causada por mutações patogênicas no gene *OCRL1*, localizado no Xq26.1. O gene codifica a enzima fosfatidilinositol-4,5-bifosfato 5-fosfatase e sua mutação culmina em acúmulo intracelular de seu substrato PIP2, um fosfolipídio que desempenha papel essencial nos processos celulares como por exemplo: sinalização intracelular, tráfego de proteínas e polimerização do citoesqueleto de actina.[126]

Por apresentar herança ligada ao X, geralmente é uma doença restrita ao sexo masculino, no entanto, mulheres portadoras podem apresentar alguns sintomas.

As anormalidades oftalmológicas incluem catarata congênita, microftalmia e glaucoma de difícil controle, que acarreta perda visual progressiva.[126]

Do ponto de vista nefrológico, são encontrados proteinúria com evolução para insuficiência renal e Síndrome de Fanconi. Fraturas patológicas, déficit pôndero-estatural e raquitismo são secundários à tubulopatia.[127]

Hipotonia, hiporreflexia, epilepsia e deficiência intelectual são os achados neurológicos mais comuns.[128]

Na IRM de crânio podem ser encontrados dois padrões distintos: múltiplas lesões císticas periventriculares ou acometimento isolado da substância branca cerebral. A espectroscopia demonstra elevação nos níveis de mioinositol, que pode corresponder ao acúmulo cerebral de fosfatidilinositol-4,5-bifosfato.[8]

O diagnóstico pode ser realizado por meio de exames bioquímicos, que demonstrarão alterações urinárias secundárias à síndrome de Fanconi: bicarbonatúria, glicosúria, proteinúria, fosfatúria e aminoacidúria.

A eletroforese de proteínas apresenta aumento total e da fração alfa-2. Os níveis de colesterol total também se encontram elevados.[128]

A demonstração da deficiência da enzima fosfatidilinositol-4,5-bifosfato 5-fosfatase em cultura de fibroblastos confirma o diagnóstico. Em casos em que permaneça dúvida, o sequenciamento do gene *OCRL1* fornece o diagnóstico de certeza da doença.

Leucoencefalopatia no contexto de distrofia muscular congênita com deficiência de laminina-alfa-2

Doença neuromuscular de herança autossômica recessiva, cujo gene *LAMA2*, localizado no cromossomo

6q22-23, é responsável pela produção da subunidade alfa-2 da laminina.[129]

Em recém-nascidos e lactentes, que geralmente apresentam deficiência total da proteína, manifesta-se sob a forma de distrofia muscular congênita com hipotonia grave, choro fraco, dificuldade de sucção e, com a progressão da doença, notam-se atraso no desenvolvimento neurológico e contraturas articulares. Broncoaspiração e refluxo gastroesofágico levam a internações frequentes por infecções respiratórias.

As crianças com deficiência parcial de laminina-alfa-2 se apresentam com atraso no desenvolvimento neurológico, sendo a minoria capaz de adquirir marcha independente. A fraqueza muscular é predominantemente em cintura pélvica e escapular. A cognição, na maioria dos casos é normal.[130]

Na evolução da doença podem ocorrer complicações secundárias à doença muscular, como por exemplo: escoliose e deformidades torácica, insuficiência respiratória restritiva progressiva e cardiomiopatia.

São esperados níveis bastante aumentados de creatinoquinase, podendo atingir cerca de 4 vezes os valores de referência. A biópsia muscular evidencia padrão distrófico, com deficiência de laminina-alfa-2 na imuno-histoquímica.[130]

A IRM de crânio demonstra padrão de leucoencefalopatia difusa, podendo haver associação com malformações do desenvolvimento cortical, como paquigiria occipital e atrofia pontocerebelar (Figura 58.22).

Síndrome de Tay

Também denominada ictiose congênita com tricotiodistrofia, é uma doença rara, autossômica recessiva, causada por mutações patogênicas nos genes *ERCC3*, *GTF2H5* ou *ERCC2*.[29]

O quadro clínico se inicia em lactentes com alterações dermatológicas bastante pronunciadas: ictiose, cabelos e unhas quebradiços e fotossensibilidade. Outras características presentes são deficiência intelectual, déficit pôndero-estatural, hipogamaglobulinemia e infecções recorrentes.[131]

A IRM de crânio evidencia padrão hipomielinizante inespecífico, podendo apresentar na espectroscopia pico de mioinositol e níveis reduzidos de colina.[8]

A Tabela 58.13 resume os principais aspectos das leucodistrofias e leucoencefalopatias metabólicas de origem genética mais importantes.

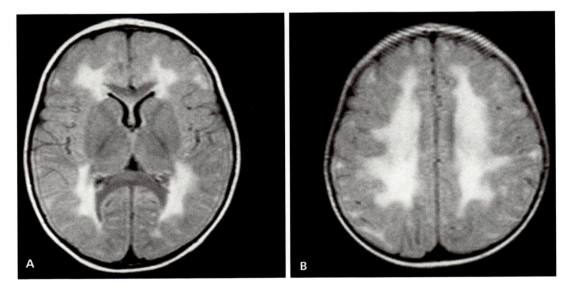

Figura 58.22 Distrofia muscular congênita com deficiência de laminina-alfa-2. **(A e B)** Imagens axiais FLAIR evidenciando hipersinal confluente da substância branca, de predomínio profundo, poupando o corpo caloso.

Tabela 58.12 Leucoencefalopatias que cursam com alterações psíquicas.	
Depressão	**Psicose**
• Lipofuscinose ceroide neuronal	• Xantomatose cerebrotendínea
• Doença de Fabry	• Leucodistrofia metacromática
• Adrenoleucodistrofia	• Adrenoleucodistrofia

Leucodistrofias

Tabela 58.13 Leucodistrofias e outras leucoencefalopatias metabólicas de origem genética.

Doença	Subtipos	Herança / incidência	Gene, região cromossômica	Idade de início	Dados clínicos sugestivos	Defeito básico e exames complementares
Leucodistrofia metacromática (MLD) com deficiência de arilsulfatase A #250100	Forma infantil tardia	Autossômica recessiva (AR) 1/40.000 a 1/100.000	*ARSA*, 22q13.31-qter	1-2 anos	Distúrbio da marcha; ataxia, espasticidade, distonia e polineuropatia periférica; posteriormente, declínio cognitivo	Eletroneuromiografia (ENMG): polineuropatia periférica desmielinizante. Hiperproteinorraquia. Sulfatídeos urinários aumentados. Deficiência de arilsulfatase A, demonstrada em leucócitos ou fibroblastos. Imagem: • Melhor pista: substância branca hemisférica cerebral profunda com aumento de sinal em T2 confluente e em forma de "asa de borboleta". • Inicialmente poupa as fibras U, sendo envolvidas em fases tardias da doença. • Atrofia cerebelar é um achado comum.
	Forma juvenil (forma infantil tardia)			5-12 anos	Pode iniciar-se com sinais motores ou cognitivos	
	Forma do adulto			Adolescentes e adultos	Sinais cognitivos precoces (inclusive psicose); posteriormente, declínio motor	
MLD com defeito do ativador #249900	Similar a MLD com deficiência da arilsulfatase A	AR	*PSAP*, 10q22.1	Similar a MLD com deficiência da arilsulfatase A	Quadro clínico similar a MLD com deficiência da arilsulfatase A	Sulfatídeos urinários aumentados. Atividade normal da arilsulfatase A, demonstrada em leucócitos ou fibroblastos. Deficiência da saposina B. Sequenciamento genético útil para o diagnóstico
MLD com deficiência de múltiplas sulfatases #272200		AR	*SUMF1*, 3p26	Neonatal, infantil ou juvenil	Quadro clínico similar a MLD com deficiência da arilsulfatase A, acrescentando-se sinais dismórficos encontrados em mucopolissacaridoses e ictiose	Sulfatídeos urinários aumentados. **Deficiência de várias sulfatases, demonstrada em leucócitos ou fibroblastos.** Níveis aumentados de glicosaminoglicanos urinários

Tabela 58.13 Leucodistrofias e outras leucoencefalopatias metabólicas de origem genética. *(Continuação)*

Doença	Subtipos	Herança / incidência	Gene, região cromossômica	Idade de início	Dados clínicos sugestivos	Defeito básico e exames complementares
Leucodistrofia de células globoides (doença de Krabbe) com deficiência de galactocerebrosidase #245200	Forma infantil	AR 1/100.000 (forma infantil)	*GALC*, 14q31	4-6 meses	Doença rapidamente progressiva; irritabilidade, hipertonia progressiva, opistótono, epilepsia, clonias audiogênicas. Posteriormente, hiporreflexia	ENMG: polineuropatia periférica desmielinizante. Hiperproteinorraquia (pode não estar presente na forma de início tardio). Deficiência de galactocerebrosidase, demonstrada em leucócitos ou fibroblastos. Imagem: • Hiperdensidade simétrica nos tálamos e núcleos da base na TC. • Espessamento dos nervos ópticos e dos nervos cranianos. • Hiperintensidade simétrica e confluente da substância branca periventricular profunda por ressonância magnética. • Sinal hiperintenso em T2 da substância branca cerebelar (aparência anelar ao redor dos núcleos denteados). • Realce das raízes nervosas lombares. • Espectroscopia: pico pronunciado de colina, mioinositol; redução moderada de N-acetil-aspartato (NAA); acúmulo leve de lactato
	Forma de início tardio			Escolares, adolescentes e adultos jovens	Paresia espástica lentamente progressiva; amaurose; polineuropatia periférica	
Doença de Krabbe com defeito do ativador (um único caso relatado na literatura) #611722		AR	*PSAP*, 10q22.1	3 meses	Quadro clínico similar à forma infantil da leucodistrofia de células globoides (doença de Krabbe) com deficiência de galactocerebrosidase	Deficiência de galactocerebrosidase, demonstrada em leucócitos, porém atividade normal em fibroblastos. Deficiência de saposina A (sequenciamento genético possivelmente útil)

Leucodistrofias

Doença do armazenamento de ácido siálico ou sialúria – tipo finlandesa (doença de Salla) #604369	AR Frequente na Finlândia	*SLC17A5*, 6q14-q15	1-2 anos	A doença é lentamente progressiva, compatível com expectativa de vida normal. Atraso do desenvolvimento, déficit intelectual, hipotonia, ataxia; posteriormente, espasticidade e movimentos involuntários; baixa estatura, fácies grosseira e visceromegalias podem ocorrer	Deficiência de sialina, proteína da membrana lisossomal, responsável por transportar ácido siálico para fora dessas organelas. Excreção urinária aumentada de ácido siálico livre. Presença de vacúolos citoplasmáticos em linfócitos; presença de corpúsculos de inclusão a microscopia eletrônica na biópsia de pele ou conjuntiva. Imagem: • Redução no volume da substância branca e hipomielinização marcante. • Corpo caloso extremamente fino e hipomielinizado. • Espectroscopia: elevação nos níveis de creatina e NAA, diminuição nos níveis de colina (substância branca). Nos núcleos da base existe elevação dos níveis de creatina e NAA e colina normais
Doença do armazenamento de ácido siálico ou sialúria – tipo infantil #269920	AR	Variante alélica da acima citada.	Congênita ou nos primeiros meses de vida	Déficit pôndero-estatural, hepatoesplenomegalia, atraso do desenvolvimento grave; pode apresentar fácies grosseira e disostose múltipla; *rash* cutâneo telangiectásico. Óbito frequentemente no primeiro ano de vida	O mesmo descrito acima
Fucosidose #230000	AR	*FUCA1*, 1p34	Lactentes	Deterioração neurológica progressiva, fácies grosseira, baixa estatura, disostose múltipla e angioqueratomas, sobretudo na gengiva e genitália (porém não são visualizados quando a evolução é rápida)	Presença de vacúolos citoplasmáticos em linfócitos; presença de corpúsculos de inclusão a ME na biópsia de pele ou conjuntiva. Deficiência de alfa-L-fucosidase, demonstrada em leucócitos ou fibroblastos.

Capítulo 58

1211

Tabela 58.13 Leucodistrofias e outras leucoencefalopatias metabólicas de origem genética. *(Continuação)*

Doença	Subtipos	Herança / incidência	Gene, região cromossômica	Idade de início	Dados clínicos sugestivos	Defeito básico e exames complementares
Fucosidose #230000		AR	*FUCA1*, 1p34	Lactentes		magem: • Perda difusa da substância cinzenta. • Tomografia de crânio: atrofia e hipodensidade da substância branca e globos pálidos. • IRM: sinal hiperintenso na substância branca, atrofia difusa
Gangliosidose GM1	Tipo I (forma infantil precoce) #230500	AR (maior incidência na ilha de Malta)	*GLB1*, 3p21.33	Congênita ou nos primeiros meses de vida	Hipotonia, atraso do desenvolvimento; fácies grosseira, disostose múltipla; melanocitose dérmica persistente ou progressiva em 25% dos pacientes; hepatoesplenomegalia usualmente presente após 6 meses de idade; mácula retiniana vermelho-cereja em 50% dos casos	Deficiência de beta-galactosidase, demonstrada em leucócitos ou fibroblastos. Imagem: • Tálamos hipointensos em T2, hiperintensos em T1
Gangliosidose GM2 (doença de Tay-Sachs) #272800	Forma infantil	AR (maior incidência em judeus Ashkenazi)	*HEXA*, 15q23-q24	3-10 meses	Parada do desenvolvimento e involução; epilepsia; clonias audiogênicas; macrocefalia progressiva; mácula retiniana vermelho-cereja	Deficiência de hexosaminidase A, demonstrada em leucócitos ou fibroblastos. Imagem: • Tálamos hipointensos em T2, hiperintensos em T1
Doença de Fabry #301500		Ligada ao cromossomo X recessiva (XR) 1/40.000	*GLA*, Xq22	Adolescentes e adultos	Acroparestesia dolorosa intermitente, angioqueratomas e opacificação corneana	Deficiência de alfa-galactosidase A, demonstrada em leucócitos ou fibroblastos. Imagem: • Tomografia não contrastada: calcificações no pulvinar lateral, globo pálido, putâmen, substância negra, núcleos denteados. • RM: Hiperintensidade em T1 do pulvinar lateral (patognomônico), hiperintensidades em T2/FLAIR na substância branca periventricular, substância cinzenta profunda

Leucodistrofias

Doença	Forma	Herança/Incidência	Gene	Idade	Quadro clínico	Diagnóstico/Imagem
Doença de Niemann-Pick tipo C #257220 / #607625	Forma infantil precoce	AR 1/150.000	NPC1, 18q11-q12 NPC2, 14q24.3	Lactentes	Disfunção hepática grave e atraso do desenvolvimento, seguindo-se de epilepsia (sobretudo mioclonias), espasticidade e paralisia do olhar conjugado vertical	A comprovação laboratorial é difícil. Presença de histiócitos azul-marinho e macrófagos espumosos no mielograma. Atividade da esfingomielinase encontra-se geralmente normal ou levemente reduzida. Níveis reduzidos das taxas de esterificação do colesterol em cultura de fibroblastos. As células tendem a corar-se fortemente com o uso do corante filipina, devido ao conteúdo aumentado de colesterol. Sequenciamento genético útil para o diagnóstico. Imagem: • Atrofia inespecífica da substância cinzenta. • Alargamento dos sulcos corticais e dos ventrículos. • Hiperintensidade difusa da substância branca. • Espectroscopia: diminuição progressiva nos níveis de NAA
	Forma infantil tardia ou juvenil			2-4 anos	Epilepsia (sobretudo mioclonias), ataxia, involução neurológica (principalmente da linguagem), espasticidade, demência, movimentos involuntários e alterações psiquiátricas; paralisia do olhar conjugado vertical e mácula vermelho-cereja; hepatoesplenomegalia é frequente	
	Forma do adulto			Adolescentes e adultos	Quadro clínico semelhante ao descrito acima	
Adrenoleucodistrofia ligada ao X (ALD-X) #300100	Forma cerebral infantil	XR 1/40.000	ABCD1, Xq28	5-8 anos	Distúrbios comportamentais, seguido por amaurose, surdez e alterações motoras (ataxia e síndrome piramidal). Rápida progressão, com evolução para estado vegetativo em 1 a 2 anos	Níveis plasmáticos elevados de ácidos graxos de cadeia muito longa. Deficiência da proteína ABCD1, membro da família dos transportadores ABC (ATP-binding-cassete). Imagem: • **Desmielinização peritrigonal realçada** (tomografia computadorizada [TC] ou RM). • Geralmente envolvimento posterior, confluente, simétrico. • O envolvimento frontal é raro (10%)

Tabela 58.13 Leucodistrofias e outras leucoencefalopatias metabólicas de origem genética. *(Continuação)*

Doença	Subtipos	Herança / incidência	Gene, região cromossômica	Idade de início	Dados clínicos sugestivos	Defeito básico e exames complementares
Espectro Zellweger	Síndrome de Zellweger #214100	AR	PEX1, 7q21 PEX2, 8q21 PEX3, 6q23-q24 PEX5, 12p13 PEX6, 6p21 PEX7, 6q22-q24 PEX10, 1p36 PEX12, Cromossomo 17 PEX13, 2p15 PEX14, 1p36 PEX16, 11p12 PEX19, 1p19 PEX26, 22q11	Congênita	Fácies típica (fronte ampla, bordas supraorbitárias hipoplásicas, epicanto e base nasal ampla/ponte nasal baixa); fontanelas amplas; hipotonia grave, amaurose e surdez; retinose pigmentar; hepatomegalia/disfunção hepática. Cistos renais. Epilepsia e distúrbios de migração neuronal. Na ALD-N, os dismorfismos faciais são mais sutis	Defeitos da biogênese peroxissomal. Níveis plasmáticos elevados de ácidos graxos de cadeia muito longa. Imagem: • Microgiria, paquigiria, hipomielinização, cistos germinolíticos (a microgiria é mais grave na região da convexidade cerebral baixa e a paquigiria é mais comum em localização frontoparietal). • Perda de volume central é comum. • Hipomielinização difusa, cerebelo e tronco cerebral. • Espectroscopia: diminuição de NAA e aumento de colina
	Adrenoleucodistrofia neonatal (ALD-N) #601539		PEX10, 1p36.32 PEX13, 2p15 PEX1, 7q21-q22 PEX5, 12p13.3 PEX26, 22q11.21	1-3 meses		
Doença de Canavan #271900		AR (maior incidência em judeus Ashkenazi)	ASPA, 17pter-p13	2-6 meses	Parada do desenvolvimento, hipotonia, irritabilidade, atrofia óptica e macrocefalia. Variantes podem começar o quadro em recém-nascidos e adolescentes	Deficiência de aspartoacilase. Níveis elevados de NAA (urina ou espectroscopia por RM). Imagem: • Megalencefalia com aumento difuso do sinal da substância branca em T2. • Substância branca com envolvimento das fibras U, preservando a cápsula interna e o corpo caloso. • Envolvimento dos tálamos, globos pálidos e núcleos denteados, preservando os caudados e os putâmens. • Espectroscopia: elevação de NAA/Creatina e diminuição de colina/creatina

Doença	Forma	Herança	Gene/Locus	Idade de início	Quadro clínico	Diagnóstico
Doença de Alexander #203450	Forma neonatal Forma infantil	Autossômica dominante (AD)	*GFAP*, 17q21	Recém-nascidos 1-2 anos	Epilepsia e hidrocefalia secundária à estenose de aqueduto cerebral. Forma mais comum: atraso do desenvolvimento, involução neurológica, epilepsia, espasticidade e macrocefalia	Sequenciamento do gene *GFAP* (gene que codifica a síntese da proteína fibrilar ácida glial). Imagem: • Lactente macrocefálico com comprometimento da substância branca bifrontal com aumento de sinal em T2 simétrico; • Borda periventricular, nodular realçada. A aparência nodular em "orelha de coelho" da borda periventricular é típica da doença de Alexander. • Juvenil e adulto: aumento do sinal em T2 do tronco encefálico, cerebelo e medula cervical
	Forma juvenil Forma do adulto			5-9 anos Adolescentes e adultos	Sinais bulbares proeminentes; paresia espástica e ausência de macrocefalia. Pode simular quadro de esclerose múltipla	
Leucoencefalopatia com substância branca evanescente (ataxia da infância com hipomielinização do sistema nervoso central) #603896		AR	*eIF2B-1*, 12 *eIF2B-2*, 14q24 *eIF2B-3*, 1p34.1 *eIF2B-4*, 2p23.3 *eIF2B-5*, 3q27	De lactentes até a idade adulta	Frequente identificação de fator desencadeante (trauma craniano, febre); quadro progressivo de ataxia, espasticidade e demência	Sequenciamento dos cinco genes *eIF2B* (genes codificadores do fator de iniciação da tradução de eucariontes 2B). Imagem: • RM mostra anormalidade de sinal difusa da substância branca que progressivamente adquire o mesmo sinal do liquor. • Regiões subcorticais são envolvidas precocemente e de forma grave. • Atrofia cerebelar varia de leve a grave iniciando no vérmis cerebelar. • Quando a apresentação é neonatal, a RM evidencia **substância branca com sinal anormalmente hipointenso em T1, anormalmente hiperintenso em T2, e com intensidade de sinal abaixo do normal nas imagens em FLAIR, sugerindo rarefação da substância branca.** • Espectroscopia: marcada diminuição dos níveis de NAA, colina e creatina

Tabela 58.13 Leucodistrofias e outras leucoencefalopatias metabólicas de origem genética. *(Continuação)*

Doença	Subtipos	Herança / incidência	Gene, região cromossômica	Idade de início	Dados clínicos sugestivos	Defeito básico e exames complementares
Xantomatose cerebrotendínea #213700		AR	*CYP27A1*, 2q33-qter	Adolescentes e adultos	Diarreia, ataxia, sinais piramidais, demência, catarata, xantomas tendíneos (estes podem não se desenvolver até a idade adulta). Tratamento: • Administração de ácido quenodesoxicólico (750 mg/d). • Administração de ácido quenodesoxicólico (300 mg/d) associado a pravastatina (10 mg/d). • Outros possíveis tratamentos: suplementação com vitamina E, transplante hepático	Deficiência da enzima esterol 27-hidroxilase; Elevação dos níveis plasmáticos de colestanol e da relação colestanol/colesterol; Imagem: • Atrofia cerebelar, alteração de sinal da substância branca, sinal hiperintenso e simétrico nos núcleos denteados. • Redução volumétrica difusa da substância branca e cinzenta
Doença de Pelizaeus-Merzbacher (DPM) #312080		XR	*PLP1*, Xq22	Recém-nascidos e lactentes	Sintomas precoces: hipotonia, atraso do desenvolvimento e nistagmo pendular característico; posteriormente: espasticidade e quadro extrapiramidal. A forma dita "conatal" apresenta início precoce (intraútero) e evolução rapidamente progressiva	Potencial evocado auditivo (BERA) alterado (ondas III, IV e V ausentes) – tal elemento é útil para diferenciar essa condição dos quadros símile (ver abaixo); Sequenciamento do gene PLP1. Imagem: • Na TC evidencia-se hipodensidade e progressiva atrofia da substância branca, sendo indistinguível, por esse método, das demais leucoencefalopatias. • RM evidencia hipomielinização difusa demonstrada por hipersinal homogêneo em T2 na substância branca predominantemente subcortical, na cápsula interna, nos pedúnculos cerebelares e no tronco encefálico, particularmente na ponte. • A substância branca cerebelar encontra-se geralmente mielinizada, em contraste com o núcleo denteado não mielinizado. • O cerebelo pode se apresentar marcadamente atrófico

Leucodistrofias

Doença		Herança	Gene/locus	Idade de início	Quadro clínico	Diagnóstico
Doença de Pelizaeus-Merzbacher-símile (DPMS) #608804	DPMS tipo 1	AR	*GJC2/GJA12*, 1q42.13	Lactentes	Quadro clínico semelhante ao de DPM	Potencial evocado auditivo (BERA) apresenta as ondas III, IV e V. Sequenciamento do gene *GJA12* (gene que codifica a síntese da proteína conexina, também conhecida como proteína de junções comunicantes)
	DPMS tipo 2		Desconhecido	Recém-nascidos	Quadro clínico semelhante à forma conatal da DPM	Aumento de N-acetil-aspartil-glutamato no liquor
Deficiência da fosfoglicerato desidrogenase #601815		AR	*PHGDH*, 1q12	Recém-nascidos	Microcefalia, atraso do desenvolvimento grave e epilepsia intratável	Baixas concentrações dos aminoácidos serina e glicina no liquor. As concentrações plasmáticas podem estar normais. Deficiência da fosfoglicerato desidrogenase, demonstrada em fibroblasto
Hipomielinização com atrofia dos núcleos da base e cerebelo (H-ABC) #612438		Desconhecida	Desconhecido	2 meses-3 anos	Atraso do desenvolvimento neurológico, seguindo-se por involução, espasticidade, rigidez, ataxia, coreoatetose e distonia. Tratamento: relato de caso de um paciente de 35 meses de idade tratado com levodopa (200 mg/d) e carbidopa (20 mg/d) com melhora clínica significativa	Imagem: • IRM de crânio evidencia hipomielinização com atrofia dos núcleos da base e cerebelo
Hipomielinização e catarata congênita #610532		AR	*FAM126A*, 7p15.3	Lactentes	Catarata, atraso no desenvolvimento, espasticidade lentamente progressiva, ataxia, tremor, deficiência intelectual leve/moderada, neuropatia periférica	ENMG: redução da velocidade de condução motora. Sequenciamento do gene *FAM126A*.
Síndrome 18q #601808		AD 1/40.000	Deleções variáveis de parte do 18q	Congênita	Malformações variáveis (anti-hélice proeminente, microcefalia, hipoplasia da porção média da face, boca de carpa), deficiência intelectual, baixa estatura (deficiência de GH), hipotonia, deficiência auditiva, deformidades dos pés	A deleção cromossômica inclui o gene da proteína básica da mielina. Cariótipo com pesquisa de bandas cromossômicas (alta resolução). Imagem: • **RM anormalidades da substância branca predominantemente posteriores e em região periventricular.** • Sinal hiperintenso em T2 bilateral e simétrico da substância branca profunda associado ao envolvimento da substância branca subcortical. • Espectroscopia: elevação dos níveis de colina e alfa-glutamato

Capítulo 58 — 1217

Tabela 58.13 Leucodistrofias e outras leucoencefalopatias metabólicas de origem genética. *(Continuação)*

Doença	Subtipos	Herança / incidência	Gene, região cromossômica	Idade de início	Dados clínicos sugestivos	Defeito básico e exames complementares
Hipomielinização, hipogonadismo hipogonadotrófico com ou sem hipodontia (síndrome 4H) - HLD7 #607694		AR	*POLR3A*, 10q22.3	Lactentes	Ataxia progressiva associada à hipodontia e atraso da dentição; possível associação com hipogonadismo hipogonadotrófico	Imagem: • RM evidenciando hipomielinização com rarefação da substância branca. • Afilamento do corpo caloso. • Atrofia cortical e cerebelar
Hipomielinização, hipogonadismo hipogonadotrófico com ou sem hipodontia (síndrome 4H) – HLD8 #614381		AR	*POLR3B*, 12q23.3	Infantil precoce (2 a 4 anos)	Miopia, nistagmo, limitação no olhar vertical. Hipo e oligodontia variável, erupção tardia dos dentes com mal posicionamento dentário. Ataxia cerebelar, tremor, disartria, disdiadococinesia, deficiência cognitiva leve a moderada, espasticidade. Hipogonadismo hipogonadotrófico variável	Imagem: • Hipomielinização difusa. • Atrofia cerebelar. • Afilamento do corpo caloso
Displasia óculo-dento-digital #164200		AD	*GJA1*, 6q21-q23.2	Congênita	Microcefalia, anormalidades oculares (microftalmia, microcórnea, catarata, glaucoma, anormalidades da íris), anormalidades dentárias (hipoplasia de esmalte, agenesias dentárias, microdontia), sindactilia, deficiência mental e espasticidade; presença de calcificações cerebrais	Sequenciamento do gene *GJA1* (gene que codifica a síntese da proteína conexina-43, também conhecida como proteína de junções comunicantes 43)
Síndrome de Allan-Herndon-Dudley #300523		XR	*MCT8*, Xq13.2	Lactentes	Malformações variáveis (anti-hélice proeminente, microcefalia de desenvolvimento pós-natal, face alongada, *pectus excavatum*, contraturas articulares); hipotonia neonatal, atraso do desenvolvimento; posteriormente espasticidade	Níveis séricos diminuídos de T4 e T4 livre; nível sérico de TSH normal ou pouco aumentado; nível sérico aumentado de T3. Sequenciamento do gene *MCT8* (transportador de monocarboxilato 8)

Leucodistrofias

Doença	Herança	Gene, locus	Idade de início	Quadro clínico	Diagnóstico
Leucoencefalopatia megalencefálica com cistos subcorticais #604004	AR (maior incidência em subgrupo étnico indiano conhecido como Agrawals)	*MLC1*, 22q13.33	1-10 anos	Megalencefalia, espasticidade e demência, lentamente progressivas; nos anos iniciais da doença há verdadeira dissociação clínico-radiológica, com o paciente apresentando leves alterações clínicas e neuroimagem com alterações impressionantes	Sequenciamento do gene MLC1. Imagem: • Substância branca tumefeita (tumefação precoce da substância branca diminui com o tempo sendo sucedida por atrofia). • Cistos temporais e frontoparietais subcorticais. • Os cistos aumentam com o tempo. • Ausência de realce ou de redução da difusão
Síndrome de Aicardi-Goutières (SAG) #225750 SAG1	AR, AD	*TREX1*, 3p21.3-p21.2	Recém-nascidos e lactentes	Encefalopatia pós-natal grave, de caráter progressivo, sendo diagnóstico diferencial de infecções congênitas, sobretudo por toxoplasmose e citomegalovírus, devido à presença de calcificações cerebrais; hepatoesplenomegalia e trombocitopenia possíveis, porém pouco comuns	Linfocitose no liquor. Níveis séricos e liquóricos aumentados de interferon-alfa; Sequenciamento dos genes. Imagem: • Calcificações puntiformes no putâmen e por vezes na substância branca subcortical. • Atrofia progressiva é típica, porém varia enormemente em gravidade
SAG2	AR	*RNASEH2B*, 13q14.1			
SAG3	AR	*RNASEH2C*, 11q13.2			
SAG4	AR	*RNASEH2A*, 19p13.13			
SAG5	AR	*SAMHD1*, 20q11.2			
Leucoencefalopatia com envolvimento do tronco encefálico e da medula espinhal e elevação do lactato cerebral (LBSL) #611105	AR	*DARS2*, 1q25.1	2-15 anos	Lentamente progressiva; ataxia, tremor, síndrome piramidal e comprometimento cognitivo variável	Níveis elevados de lactato (liquor ou espectroscopia por RM). Sequenciamento do gene *DARS2* (gene codificador da aspartil-RNAt sintetase mitocondrial). Imagem: • Envolvimento bilateral e confluente da substância branca periventricular profunda. • **Comprometimento da substância branca cerebelar.** • Envolvimento da porção posterior do corpo caloso e pedúnculos cerebelares. • Envolvimento dos tratos corticais (piramidais e sensoriais) em toda a sua extensão. • Espectroscopia: pico de lactato

Capítulo 58

1219

Tabela 58.13 Leucodistrofias e outras leucoencefalopatias metabólicas de origem genética. *(Continuação)*

Doença	Subtipos	Herança / incidência	Gene, região cromossômica	Idade de início	Dados clínicos sugestivos	Defeito básico e exames complementares
Tricotiodistrofia com fotossensibilidade (síndrome de Tay) #606675		AR	*ERCC3*, 2q21 *GTF2H5*, 6p25.3 *ERCC2*, 19q13.2-q13.3	Lactentes	Ictiose, cabelos e unhas quebradiços, fotossensibilidade, deficiência intelectual e pôndero-estatural; hipogamaglobulinemia e infecções recorrentes	Imagem: • IRM de crânio evidencia padrão hipomielinizante
Síndrome de Sjögren-Larsson #270200		AR	*ALDH3A2*, 17p11.12	Lactentes	Ictiose, deficiência intelectual, demência lentamente progressiva, espasticidade, anormalidades retinianas (cristais maculares)	Imagem: • Pico lipídico característico na espectroscopia por RM. Sequenciamento do gene *ALDH3A2* (gene codificador da síntese da desidrogenase de aldeídos graxos)
Síndrome de Cockayne #216400	Tipo A Tipo B	AR	*ERCC8*, 5q12.1 *ERCC6*, 10q11	Recém-nascidos e lactentes	Aspecto característico: "nanismo caquético" ou "anões com cabeça de pássaro"; deficiência mental, demência lentamente progressiva, pele e cabelos finos/ressecados, fotossensibilidade e calcificações cerebrais (sobretudo núcleos da base); neuropatia periférica. Tratamento: 3 pacientes reportados apresentaram melhora clínica, redução de tremores e melhora na coordenação fina após tratamento com carbidopa/levodopa	Defeito de mecanismos do reparo do DNA; ENMG: redução da velocidade de condução motora. Imagem: • TC de crânio evidencia calcificações cerebrais principalmente em núcleos da base e núcleo denteado cerebelar. • Atrofia cerebral e cerebelar. • IRM de crânio evidencia sinal hiperintenso em T2 na substância branca periventricular, núcleos da base e núcleos denteados do cerebelo. • As fibras U subcorticais são usualmente envolvidas em fases mais tardias da doença
Neuropatia periférica, hipomielinização central, síndrome de Waardenburg e doença de Hirschsprung #611584		AD	*SOX10*, 22q13.1	Recém-nascidos e lactentes	O fenótipo combina características da doença de Hirschsprung, doença de Charcot-Marie-Tooth tipo 1B e a síndrome de Waardenburg-Shah	ENMG: redução da velocidade de condução motora. Sequenciamento do gene *SOX10*

Leucodistrofias

Galactosemia #230400	AR	*GALT*, 9p13	Recém-nascidos e lactentes	Vômitos, diarreia, déficit pôndero-estatural, hepatomegalia, disfunção hepática, catarata, hipotonia, atraso do desenvolvimento e deficiência mental. Sepse por *Escherichia coli*	Deficiência da galactose-1-fosfato uridiltransferase (GALT), averiguada em eritrócitos. Neuroimagem: • TC de crânio evidencia hipodensidade extensa na substância branca cerebral. • IRM de crânio evidencia atraso na mielinização, e sinal hiperintenso em T2 na substância branca subcortical. • Nas imagens ponderadas em T1 a substância branca pode parecer normal
Deficiência do cofator de molibdênio	AR	*MOCS2*, 5q11 *MOCS1*, 6p21.3 *GPHN*, 14q24	Recém-nascidos	Epilepsia refratária, hemiparesia dupla espástica, microcefalia adquirida (atrofia cerebral com padrão cavitante da substância branca – pode ser confundida com encefalomalácia multicística de origem hipóxico-isquêmica). Cálculos urinários de xantina e luxação do cristalino	Níveis diminuídos de ácido úrico no plasma e urina. Aumento dos níveis urinários de sulfito (teste com fita reagente)
Deficiência de sulfito oxidase (sulfocisteinúria) 272300	AR	*SUOX*, 12	Recém-nascidos e lactentes	Epilepsia refratária, movimentos involuntários, atraso do desenvolvimento, microcefalia adquirida (atrofia cerebral com padrão cavitante da substância branca – pode ser confundida com encefalomalácia multicística de origem hipóxico-isquêmica). Cabelos finos, eczema leve, atraso da dentição e luxação do cristalino	Aumento dos níveis urinários de sulfito (teste com fita reagente); Deficiência da enzima sulfito oxidase, demonstrada em fibroblastos
Síndrome de Lowe #309000	XR	*OCRL1*, Xq26.1	Recém-nascidos e lactentes	Hipotonia, hiporreflexia, epilepsia (50% dos casos), déficit pôndero-estatural, anormalidades oculares (diminuição da acuidade visual, microftalmia, glaucoma e catarata); insuficiência renal e síndrome de Fanconi. Osteomalácia, raquitismo (renal) e fraturas patológicas	Bicarbonatúria, glicosúria, proteinúria, fosfatúria e aminoacidúria; eletroforese de proteínas séricas anormal (aumento total e da fração alfa-2); colesterol total elevado. Deficiência da fosfatidilinositol-4,5-bifosfato 5-fosfatase, demonstrada em fibroblastos. Sequenciamento do gene *OCRL1*.

Capítulo 58   1221

Tabela 58.13 Leucodistrofias e outras leucoencefalopatias metabólicas de origem genética. *(Continuação)*

Doença	Subtipos	Herança / incidência	Gene, região cromossômica	Idade de início	Dados clínicos sugestivos	Defeito básico e exames complementares
Síndrome de Lowe #309000		XR	*OCRL1*, Xq26.1	Recém-nascidos e lactentes		Imagem: • IRM de crânio: múltiplos e pequenos focos esféricos na substância branca subcortical com densidade semelhante ao do liquor. • Lesões confluentes que poupam fibras U nas fases iniciais da doença. • Espectroscopia: elevação nos níveis de mioinositol
Doença de Wilson #277900		AR 1/30.000	*ATP7B*, 13q14.3-q21.1	De lactentes até a idade adulta	Transtornos do movimento (sobretudo distonia), demência, disartria, sialorreia e disfagia; hepatopatia (desde hepatite fulminante até cirrose hepática); anemia hemolítica Coombs-negativa; disfunção tubular renal; anéis de Kayser-Fleischer. Forma de predomínio hepático: < 10 anos Forma de predomínio neurológico: > 10 anos	Redução dos níveis séricos de ceruloplasmina. Aumento dos níveis séricos e urinários de cobre. Bicarbonatúria, glicosúria, proteinúria, fosfatúria e aminoacidúria. Sequenciamento do gene *ATP7B*
Doença de Menkes #309400		XR 1/150.000	*ATP7A*, Xq21.1	Lactentes	Epilepsia (síndrome de West frequente); hipotonia, hipotermia e atraso do desenvolvimento; fácies querubínica; cabelos rarefeitos, pili torti, tricorrexis nodosa; hipertrofia gengival e hemorragia intracraniana (hematomas subdurais volumosos)	Redução dos níveis séricos de ceruloplasmina e de cobre. Sequenciamento do gene *ATP7A*. Imagem: • Radiografias mostram ossos osteoporóticos. • Atrofia cortical rapidamente progressiva com formação de hematoma subdural

Doença	Forma	Herança/Incidência	Gene/Locus	Idade de início	Manifestações clínicas	Diagnóstico
Doença da urina em xarope do bordo #248600	Forma clássica	AR 1/185.000	*BCKDHA*, 19q13.1-q13.2 *BCKDHB*, 6q14 *DBT*, 1p31 *DLD*, 7q31-q32	Recém-nascidos	Distonia, opistótono, irregularidade respiratória; odor urinário adocicado (semelhante a caramelo ou a açúcar queimado)	Neuroimagem: edema cerebral importante da substância branca cerebral, com comprometimento da região tegmentar pontina. Reação urinária positiva para dinitrofenil-hidrazina. Níveis plasmáticos elevados de leucina, isoleucina e valina. Cetoacidúria de cadeia ramificada (ácidos isocaproico, metilisovalérico e isovalérico)
	Forma intermitente			Lactentes	Períodos intermitentes de ataxia, sonolência, alteração comportamental e crises epilépticas; os ataques são usualmente precipitados por infecções, imunizações ou outras formas de estresse orgânico; odor urinário adocicado (semelhante a caramelo ou a açúcar queimado), porém apenas nos períodos de crise	
Acidúria L-2-hidroxi-glutárica #236792		AR	*L2HGDH*, 14q22.1	Lactentes e pré-escolares	Ataxia, epilepsia, transtornos do movimento (distonia, coreia), deficiência intelectual, sinais piramidais, nistagmo, atrofia óptica e perda auditiva; risco aumentado para neoplasias cerebrais	Neuroimagem: leucoencefalopatia subcortical cavitante. Níveis plasmáticos elevados de lisina. Níveis elevados do ácido L-2-hidroxiglutárico no plasma, urina e liquor
Leucoencefalopatia no contexto de distrofia muscular congênita com deficiência de laminina-alfa-2 #607855		AR	*LAMA2*, 6q22-q23	Recém-nascidos e lactentes	Hipotonia, hipo ou arreflexia, atraso do desenvolvimento, contraturas musculares progressivas	Aumento sérico de creatinoquinase (CK); Neuroimagem: leucoencefalopatia difusa; pode haver associação com malformações do desenvolvimento cortical. Biópsia muscular evidencia padrão distrófico, com deficiência de laminina-alfa-2 (imuno-histoquímica)

REFERÊNCIAS BIBLIOGRÁFICAS

1. Vanderver A, Prust M, Tonduti D, Mochel F, Hussey HM, Helman G, et al. Case definition and classification of leukodystrophies and leukoencephalopathies. Mol Genet Metab. 2015;114(4):494-500.
2. Ashrafi MR, Tavasoli AR. Childhood leukodystrophies: A literature review of updates on new definitions, classification, diagnostic approach and management. Brain Dev. 2017;39(5):369-85.
3. Bonkowsky JL, Nelson C, Kingston JL, Filloux FM, Mundorff MB, Srivastava R. The burden of inherited leukodystrophies in children. Neurology. 2010;75(8)718-25.
4. Poretti A, Blaser SI, Lequin MH, Fatemi A, Meoded A, Northington FJ, et al. Neonatal neuroimaging findings in inborn errors of metabolism. J Magn Reson Imaging. 2013;37(2):294-312.
5. Schiffmann R, Van Der Knaap MS. Invited article: an MRI-based approach to the diagnosis of white matter disorders. Neurology. 2009;72(8):750-9.
6. Tran C, Patel J, Stacy H, Mamak EG, Faghfoury H, Raiman J, et al. Long-term outcome of patients with X-linked adrenoleukodystrophy: a retrospective cohort study. Eur J Paediatr Neurol. 2017;21(4):600-9.
7. Kemp S, Berger J, Aubourg P. X-linked adrenoleukodystrophy: clinical, metabolic, genetic and pathophysiological aspects. Biochim Biophys Acta. 2012;1822(9):1465-74.
8. Barkovich A, Raybaud C. Pediatric neuroimaging. 5th ed. Philadelphia: Wolters Kluwer Health/Lippincott Wiliiams & Wilkins; 2012.
9. Raymond G V, Moser AB, Fatemi A. X-linked adrenoleukodystrophy. In: Adam MP, Ardinger HH, Pagon RA, et al., editors. GeneReviews® [Internet]. 2020;1-17. Available at: https://www.ncbi.nlm.nih.gov/books/NBK1315/.
10. Engelen M, Kemp S, De Visser M, Van Geel BM, Wanders RJA, Aubourg P, et al. X-linked adrenoleukodystrophy (X-ALD): clinical presentation and guidelines for diagnosis, follow-up and management. Orphanet J Rare Dis. 2012;7:51.
11. Eichler F, Duncan C, Musolino PL, Orchard PJ, De Oliveira S, Thrasher AJ, et al. Hematopoietic stem-cell gene therapy for cerebral adrenoleukodystrophy. N Engl J Med. 2017;377(17):1630-8.
12. Zierfuss B, Weinhofer I, Kühl JS, Köhler W, Bley A, Zauner K, et al. Vorinostat in the acute neuroinflammatory form of X-linked adrenoleukodystrophy. Ann Clin Transl Neurol. 2020;7(5):639-52.
13. Graff-Radford J, Schwartz K, Gavrilova RH, Lachance DH, Kumar N. Neuroimaging and clinical features in type II (late-onset) Alexander disease. Neurology. 2014;82(1):49-56.
14. Tavasoli A, Armangue T, Ho CY, Whitehead M, Bornhorst M, Rhee J, et al. Alexander disease: a leukodystrophy that may mimic brain tumor. J Child Neurol. 2017;32(2):184-7.
15. Srivastava S, Naidu S. Alexander disease. In: Adam MP, Ardinger HH, Pagon RA, et al., editors. GeneReviews®. Seattle (WA): University of Washington; 2002;
16. Sarkar S, Sinha R, Chakraborty A, Khaitan T, Bhowmik B. Infantile Alexander disease: case report and review of literature. J Clin Diagn Res. 2017;11(6):ZD14-ZD15.
17. Van der Knaap MS, Naidu S, Breiter SN, Blaser S, Stroink H, Springer S, et al. Alexander disease: diagnosis with MR imaging. Am J Neuroradiol. 2001;22(3):541-52.
18. Mendes MI, Smith DEC, Pop A, Lennertz P, Fernandez Ojeda MR, Kanhai WA, et al. Clinically distinct phenotypes of canavan disease correlate with residual aspartoacylase enzyme activity. Hum Mutat. 2017;38(5):524-31.
19. Hoshino H, Kubota M. Canavan disease: clinical features and recent advances in research. Pediatr Int. 2014;56(4):477-83.
20. Matalon R, Delgado L, Michals- K. Canavan disease. In: Adam MP, Ardinger HH, Pagon RA, et al., editors. GeneReviews®. Seattle (WA): University of Washington; 1999.
21. Kamate M, Kabate V, Malhotra M. Spongy white matter: a novel neuroimaging finding in canavan disease. Pediatr Neurol. 2016;56:92-3.
22. Assadi M, Janson C, Wang DJ, Goldfarb O, Suri N, Bilaniuk L, et al. Lithium citrate reduces excessive intra-cerebral N-acetyl aspartate in Canavan disease. Eur J Paediatr Neurol. 2010;14(4):354-9.
23. Janson CG, Assadi M, Francis J, Bilaniuk L, Shera D, Leone P. Lithium citrate for Canavan disease. Pediatr Neurol. 2005;33(4):235-43.
24. Kuchař L, Ledvinová J, Hřebíček M, Myšková H, Dvořáková L, Berná L, et al. Prosaposin deficiency and saposin B deficiency (activator--deficient metachromatic leukodystrophy): report on two patients detected by analysis of urinary sphingolipids and carrying novel PSAP gene mutations. Am J Med Genet Part A. 2009;149A(4):613-21.
25. Soong BW, Casamassima AC, Fink JK, Constantopoulos G, Horwitz AL. Multiple sulfatase deficiency. Neurology. 1988;38(8):1273-5.
26. Patil SA, Maegawa GHB. Developing therapeutic approaches for metachromatic leukodystrophy. Drug Des Devel Ther. 2013;7:729-45.
27. Cesani M, Lorioli L, Grossi S, Amico G, Fumagalli F, Spiga I, et al. Mutation Update of ARSA and PSAP Genes Causing Metachromatic Leukodystrophy. Hum Mutat. 2016;37(1):16-27.
28. Fluharty AL. Arylsulfatase A Deficiency. In: Adam MP, Ardinger HH, Pagon RA, et al., editors. GeneReviews® [Internet]. Seattle (WA): University of Washington, Seattle; 1993.
29. Lin, Simão, Rodrigues. Erros inatos do metabolismo. In: Rodrigues M, Vilanova L, organizadors. Tratado de neurologia infantil. São Paulo: Atheneu; 2016.
30. Oguz KK, Anlar B, Senbil N, Cila A. Diffusion-weighted imaging findings in juvenile metachromatic leukodystrophy. Neuropediatrics. 2004;35(5):279-82.
31. Rosenberg JB, Kaminsky SM, Aubourg P, Crystal RG, Sondhi D. Gene therapy for metachromatic leukodystrophy. J Neurosci Res. 2016;94(11):1169-79.
32. Duffner PK, Jalal K, Carter RL. The Hunter's Hope Krabbe family database. Pediatr Neurol. 2009;40(1):13-8.

33. Giri S, Khan M, Rattan R, Singh I, Singh AK. Krabbe disease: psychosine-mediated activation of phospholipase A2 in oligodendrocyte cell death. J Lipid Res. 2006;47(7):1478-92.
34. Graziano ACE, Cardile V. History, genetic, and recent advances on Krabbe disease. Gene. 2015;555(1):2-13.
35. Orsini JJ, Escolar ML, Wasserstein MP, Caggana M. Krabbe disease. In: Adam MP, Ardinger HH, Pagon RA, et al., editors. GeneReviews® [Internet]. Seattle (WA): University of Washington, Seattle; 1993.
36. Korn-Lubetzki I, Nevo Y. Infantile Krabbe disease. Arch Neurol. 2003;60(11):1643-4.
37. Spiegel R, Bach G, Sury V, Mengistu G, Meidan B, Shalev S, et al. A mutation in the saposin A coding region of the prosaposin gene in an infant presenting as Krabbe disease: first report of saposin A deficiency in humans. Mol Genet Metab. 2005;84(2):160-6.
38. Nagar VA, Ursekar MA, Krishnan P, Jankharia BG. Krabbe disease: unusual MRI findings. Pediatr Radiol. 2006;36(1):61-4.
39. Ricca A, Gritti A. Perspective on innovative therapies for globoid cell leukodystrophy. J Neurosci Res. 2016;94(11):1304-17.
40. van der Knaap MS, Pronk JC, Scheper GC. Vanishing white matter disease. Lancet Neurol. 2006;5(5):413-23.
41. van der Lei HDW, van Berkel CGM, van Wieringen WN, Brenner C, Feigenbaum A, Mercimek-Mahmutoglu S, et al. Genotype-phenotype correlation in vanishing white matter disease. Neurology. 2010;75(17):1555-9.
42. Bugiani M, Boor I, Powers JM, Scheper GC, van der Knaap MS. Leukoencephalopathy with vanishing white matter: a review. J Neuropathol Exp Neurol. 2010;69(10):987-96.
43. van der Knaap MS, Boor I, Estévez R. Megalencephalic leukoencephalopathy with subcortical cysts: chronic white matter oedema due to a defect in brain ion and water homoeostasis. Lancet Neurol. 2012;11(11):973-85.
44. van der Knaap MS, Abbink TEM, Min R. Megalencephalic leukoencephalopathy with subcortical cysts. In: Adam MP, Ardinger HH, Pagon RA, et al., editors. GeneReviews® [Internet]. Seattle (WA): University of Washington, Seattle; 2003.
45. Mahmoud IG, Mahmoud M, Refaat M, Girgis M, Waked N, El Badawy A, et al. Clinical, neuroimaging, and genetic characteristics of megalencephalic leukoencephalopathy with subcortical cysts in Egyptian patients. Pediatr Neurol. 2014;50(2):140-8.
46. Van Berge L, Hamilton EM, Linnankivi T, Uziel G, Steenweg ME, Isohanni P, et al. Leukoencephalopathy with brainstem and spinal cord involvement and lactate elevation: clinical and genetic characterization and target for therapy. Brain. 2014;137(4):1019-29.
47. Steenweg ME, van Berge L, van Berkel CGM, De Coo IFM, Temple IK, Brockmann K, et al. Early-onset LBSL: how severe does it get? Neuropediatrics. 2012;43(6):332-8.
48. Livingston JH, Crow YJ. Neurologic phenotypes associated with mutations in TREX1, RNASEH2A, RNASEH2B, RNASEH2C, SAMHD1, ADAR1, and IFIH1: Aicardi-Goutières syndrome and beyond. Neuropediatrics. 2016;47(6):355-60.
49. Rice G, Patrick T, Parmar R, Taylor CF, Aeby A, Aicardi J, et al. Clinical and molecular phenotype of Aicardi-Goutières syndrome. Am J Hum Genet. 2007;81(4):713-25.
50. Abdel-Salam GMH, Abdel-Hamid MS, Mohammad SA, Abdel-Ghafar SF, Soliman DR, El-Bassyouni HT, et al. Aicardi-Goutières syndrome: unusual neuro-radiological manifestations. Metab Brain Dis. 2017;32(3):679-83.
51. Crow YJ. Aicardi-Goutières syndrome. In: Adam MP, Ardinger HH, Pagon RA, et al., editors. GeneReviews® [Internet]. Seattle (WA): University of Washington, Seattle; 2005.
52. Merchant R, Verma M, Shah A, Kulkarni S, Jalan A. Aicardi-Goutières syndrome. Indian J Pediatr. 2016;83:882-3.
53. Federico A, Dotti MT, Gallus GN. Cerebrotendinous xanthomatosis. In: Adam MP, Ardinger HH, Pagon RA, et al., editors. GeneReviews® [Internet]. Seattle (WA): University of Washington, Seattle; 2003.
54. Nie S, Chen G, Cao X, Zhang Y. Cerebrotendinous xanthomatosis: a comprehensive review of pathogenesis, clinical manifestations, diagnosis, and management. Orphanet J Rare Dis. 2014;9:179.
55. Preiss Y, Santos JL, Smalley S V, Maiz A. Cerebrotendinous xanthomatosis: physiopathology, clinical manifestations and genetics. Rev Med Chil. 2014;142(5):616-22.
56. Mignarri A, Dotti MT, Federico A, De Stefano N, Battaglini M, Grazzini I, et al. The spectrum of magnetic resonance findings in cerebrotendinous xanthomatosis: redefinition and evidence of new markers of disease progression. J Neurol. 2017;264(5):862-74.
57. Nagappa M, Bindu PS, Chiplunkar S, Gupta N, Sinha S, Mathuranath PS, et al. Child neurology: Sjögren-Larsson syndrome. Neurology. 2017;88(1):e1-e4.
58. Cho KH, Shim SH, Kim M. Clinical, biochemical, and genetic aspects of Sjögren-Larsson syndrome. Clin Genet. 2018;93(4):721-30.
59. Fujiki Y. Peroxisome biogenesis and human peroxisome-deficiency disorders. Proc Japan Acad Ser B Phys Biol Sci. 2016;92(10):463-77.
60. Wanders RJA. Metabolic and molecular basis of peroxisomal disorders: a review. Am J Med Genet. 2004;126(4):355-75.
61. Braverman NE, Raymond GV, Rizzo WB, Moser AB, Wilkinson ME, Stone EM, et al. Peroxisome biogenesis disorders in the Zellweger spectrum: an overview of current diagnosis, clinical manifestations, and treatment guidelines. Mol Genet Metab. 2016;117(3):313-21.
62. Henneke M, Combes P, Diekmann S, Bertini E, Brockmann K, Burlina AP, et al. GJA12 mutations are a rare cause of Pelizaeus-Merzbacher-like disease. Neurology. 2008;70(10):748-54.
63. Hobson GM, Kamholz J. PLP1-related disorders. In: Adam MP, Ardinger HH, Pagon RA, et al., editors. GeneReviews® [Internet]. Seattle (WA): University of Washington, Seattle;1993.
64. Garbern JY. Pelizaeus-Merzbacher disease: genetic and cellular pathogenesis. Cell Mol Life Sci. 2007;64(1):50-65.
65. Osorio MJ, Rowitch DH, Tesar P, Wernig M, Windrem MS, Goldman SA. Concise review: stem cell-based treatment of Pelizaeus-Merzbacher disease. Stem Cells. 2017;35(2).
66. Renier WO, Gabreëls FJM, Hustinx TWJ, Jaspar HHJ, Geelen JAG, Van Haelst UJG, et al. Connatal Pelizaeus-Merzbacher disease with congenital stridor in two maternal cousins. Acta Neuropathol. 1981;54(1):11-7.
67. Plecko B, Stöckler-Ipsiroglu S, Gruber S, Mlynarik V, Moser E, Simbrunner J, et al. Degree of hypomyelination and magnetic resonance spectroscopy findings in patients with Pelizaeus Merzbacher phenotype. Neuropediatrics. 2003;34(3):127-36.
68. Wolf NI, Vanderver A, van Spaendonk RML, Schiffmann R, Brais B, Bugiani M, et al. Clinical spectrum of 4H leukodystrophy caused by POLR3A and POLR3B mutations. Neurology. 2014;83(21):1898-905.

69. Bernard G, Chouery E, Putorti ML, Tétreault M, Takanohashi A, Carosso G, et al. Mutations of POLR3A encoding a catalytic subunit of RNA polymerase Pol III cause a recessive hypomyelinating leukodystrophy. Am J Hum Genet. 2011;89(3):415-23.
70. Bernard G, Vanderver A. Pol III-Related leukodystrophies. In: Adam MP, Ardinger HH, Pagon RA, et al., editors. GeneReviews® [Internet]. Seattle (WA): University of Washington, Seattle; 1993.
71. La Piana R, Cayami FK, Tran LT, Guerrero K, van Spaendonk R, Õunap K, et al. Diffuse hypomyelination is not obligate for POLR3-related disorders. Neurology. 2016;86(17):1622-6.
72. Özsu E, Mutlu GY, Yüksel AB, Hatun Ş. Features of two cases with 18q deletion syndrome. J Clin Res Pediatr Endocrinol. 2014;6(1):51-4.
73. Linnankivi T, Tienari P, Somer M, Kähkönen M, Lönnqvist T, Valanne L, et al. 18q deletions: clinical, molecular, and brain MRI findings of 14 individuals. Am J Med Genet. 2006;140(4):331-9.
74. Aula N, Salomäki P, Timonen R, Verheijen F, Mancini G, Månsson JE, et al. The spectrum of SLC17A5-gene mutations resulting in free sialic acid-storage diseases indicates some genotype-phenotype correlation. Am J Hum Genet. 2000;67(4):832-40.
75. Varho TT, Alajoki LE, Posti KM, Korhonen TT, Renlund MG, Nyman SRG, et al. Phenotypic spectrum of Salla disease, a free sialic acid storage disorder. Pediatr Neurol. 2002;26(4):267-73.
76. Tarailo-Graovac M, Drögemöller BI, Wasserman WW, Ross CJD, Van Den Ouweland AMW, Darin N, et al. Identification of a large intronic transposal insertion in SLC17A5 causing sialic acid storage disease. Orphanet J Rare Dis. 2017;12:28.
77. Paavola LE, Remes AM, Harila MJ, Varho TT, Korhonen TT, Majamaa K. A 13-year follow-up of Finnish patients with Salla disease. J Neurodev Disord. 2015;7(1):20.
78. Froissart R, Cheillan D, Bouvier R, Tourret S, Bonnet V, Piraud M, et al. Clinical, morphological, and molecular aspects of sialic acid storage disease manifesting in utero. J Med Genet. 2005;42(11):829-36.
79. Lemyre E, Russo P, Melançon SB, Gagné R, Potier M, Lambert M. Clinical spectrum of infantile free sialic acid storage disease. Am J Med Genet. 1999;82(5):385-91.
80. Haataja L, Parkkola R, Sonninen P, Vanhanen SL, Schleutker J, Aärimaa T, et al. Phenotypic variation and magnetic resonance imaging (MRI) in Salla disease, a free sialic acid storage disorder. Neuropediatrics. 1994;25(5):238-44.
81. van der Knaap MS, Naidu SB, Pouwels PJW, Bonavita S, van Coster R, Lagae L, et al. New syndrome characterized by hypomyelination with atrophy of the basal ganglia and cerebellum. Am J Neuroradiol. 2002;23(9):1466-74.
82. Hamilton EM, Polder E, Vanderver A, Naidu S, Schiffmann R, Fisher K, et al. Hypomyelination with atrophy of the basal ganglia and cerebellum: further delineation of the phenotype and genotype-phenotype correlation. Brain. 2014;137(7):1921-30.
83. van der Knaap MS, Linnankivi T, Paetau A, Feigenbaum A, Wakusawa K, Haginoya K, et al. Hypomyelination with atrophy of the basal ganglia and cerebellum: follow-up and pathology. Neurology. 2007;69(2):166-71.
84. Mercimek-Mahmutoglu S, Stockler-Ipsiroglu S. Cerebral folate deficiency and folinic acid treatment in hypomyelination with atrophy of the basal ganglia and cerebellum (H-ABC) syndrome. Tohoku J Exp Med. 2007;211(1):95-6; author reply 97.
85. Willems PJ, Gatti R, Darby JK, Romeo G, Durand P, Dumon JE, et al. Fucosidosis revisited: a review of 77 patients. Am J Med Genet. 1991;38(1):111-31.
86. Renaud DL. Lysosomal disorders associated with leukoencephalopathy. Semin Neurol. 2012;32(1):51-4.
87. Doshi DC, Limdi PK, Parekh NV, Gohil NR. Oculodentodigital dysplasia. Indian J Ophthalmol. 2016;64(3):227-30.
88. Paznekas WA, Karczeski B, Vermeer S, Lowry RB, Delatycki M, Laurence F, et al. GJA1 mutations, variants, and connexin 43 dysfunction as it relates to the oculodentodigital dysplasia phenotype. Hum Mutat. 2009;30(5):724-33.
89. Bock M De, Kerrebrouck M, Wang N, Leybaert L. Neurological manifestations of oculodentodigital dysplasia: a Cx43 channelopathy of the central nervous system? Front Pharmacol. 2013;4:120.
90. Loddenkemper T, Grote K, Evers S, Oelerich M, Stögbauer F. Neurological manifestations of the oculodentodigital dysplasia syndrome. J Neurol. 2002;249(5):584-95.
91. Biancheri R, Zara F, Bruno C, Rossi A, Bordo L, Gazzerro E, et al. Phenotypic characterization of hypomyelination and congenital cataract. Ann Neurol. 2007;62(2):121-7.
92. Rossi A, Biancheri R, Zara F, Bruno C, Uziel G, van der Knaap MS, et al. Hypomyelination and congenital cataract: neuroimaging features of a novel inherited white matter disorder. Am J Neuroradiol. 2008;29(2):301-5.
93. Verheij JBGM, Sival DA, van der Hoeven JH, Vos YJ, Meiners LC, Brouwer OF, et al. Shah-Waardenburg syndrome and PCWH associated with SOX10 mutations: a case report and review of the literature. Eur J Paediatr Neurol. 2006;10(1):11-7.
94. Jaeken J, Detheux M, Van Maldergem L, Foulon M, Carchon H, Van Schaftingen E. 3-Phosphoglycerate dehydrogenase deficiency: an inborn error of serine biosynthesis. Arch Dis Child. 1996;74(6):542-5.
95. De Koning TJ, Duran M, Maldergem L Van, Pineda M, Dorland L, Gooskens R, et al. Congenital microcephaly and seizures due to 3-phosphoglycerate dehydrogenase deficiency: outcome of treatment with amino acids. J Inherit Metab Dis. 2002;25(2):119-25.
96. Calderon FRO, Phansalkar AR, Crockett DK, Miller M, Mao R. Mutation database for the galactose-1-phosphate uridyltransferase (GALT) gene. Hum Mutat. 2007;28(10):939-43.
97. Coelho AI, Rubio-Gozalbo ME, Vicente JB, Rivera I. Sweet and sour: an update on classic galactosemia. J Inherit Metab Dis. 2017;40(3):325-42.
98. Boccone L, Mariotti S, Dessì V, Pruna D, Meloni A, Loudianos G. Allan-Herndon-Dudley syndrome (AHDS) caused by a novel SLC16A2 gene mutation showing severe neurologic features and unexpectedly low TRH-stimulated serum TSH. Eur J Med Genet. 2010;53(6):392-5.
99. Schwartz CE, Stevenson RE. The MCT8 thyroid hormone transporter and Allan-Herndon-Dudley syndrome. Best Pract Res Clin Endocrinol Metab. 2007;21(2):307-21.
100. Bertola DR, Cao H, Albano LMJ, Oliveira DP, Kok F, Marques-Dias MJ, et al. Cockayne syndrome type A: novel mutations in eight typical patients. J Hum Genet. 2006;51(8):701-5.
101. Laugel V. Cockayne syndrome: the expanding clinical and mutational spectrum. Mech Ageing Dev. 2013;134(5-6):161-70.

102. Wilson BT, Stark Z, Sutton RE, Danda S, Ekbote AV, Elsayed SM, et al. The Cockayne Syndrome Natural History (CoSyNH) study: clinical findings in 102 individuals and recommendations for care. Genet Med. 2016;18(5):483-93.
103. Neilan EG, Delgado MR, Donovan MA, Kim SY, Jou RL, Wu BL, et al. Response of motor complications in Cockayne syndrome to carbidopa-levodopa. Arch Neurol. 2008;65(8):1117-21.
104. Schiffmann R. Fabry disease. Pharmacol Ther. 2009;122(1):65-77.
105. Mehta A, Hughes D. Fabry disease. In: Adam MP, Ardinger HH, Pagon RA, et al., editors. GeneReviews® [Internet]. Seattle (WA): University of Washington, Seattle; 2002.
106. Mehta A, Beck M, Eyskens F, Feliciani C, Kantola I, Ramaswami U, et al. Fabry disease: a review of current management strategies. QJM. 2010;103(9):641-59.
107. Biegstraaten M, Arngrímsson R, Barbey F, Boks L, Cecchi F, Deegan PB, et al. Recommendations for initiation and cessation of enzyme replacement therapy in patients with Fabry disease: The European Fabry Working Group consensus document. Orphanet J Rare Dis. 2015;10:36.
108. Tan WH, Eichler FS, Hoda S, Lee MS, Baris H, Hanley CA, et al. Isolated sulfite oxidase deficiency: a case report with a novel mutation and review of the literature. Pediatrics. 2005;116(3):757-66.
109. Klein JL, Lemmon ME, Northington FJ, Boltshauser E, Huisman TAGM, Poretti A. Clinical and neuroimaging features as diagnostic guides in neonatal neurology diseases with cerebellar involvement. Cerebellum Ataxias. 2016;3:1.
110. Reiss J, Johnson JL. Mutations in the molybdenum cofactor biosynthetic genes MOCS1, MOCS2, and GEPH. Hum Mutat. 2003;21(6):569-76.
111. Aldecoa V, Escofet-Soteras C, Artuch R, Ormazábal A, Gabau-Vila E, Martín-Martínez C. Menkes disease: its clinical, biochemical and molecular diagnosis. Rev Neurol. 2008;46(7):446-7.
112. Jain P, Kannan L, Chakrabarty B, Kumar A, Gupta N, Kabra M, et al. Menkes disease: an important cause of early onset refractory seizures. J Pediatr Neurosci. 2014;9(1):11-6.
113. Manara R, D'Agata L, Rocco MC, Cusmai R, Freri E, Pinelli L, et al. Neuroimaging changes in menkes disease, part 1. Am J Neuroradiol. 2017;38(10):1850-7.
114. Gupta D, Bijarnia-Mahay S, Saxena R, Kohli S, Dua-Puri R, Verma J, et al. Identification of mutations, genotype-phenotype correlation and prenatal diagnosis of maple syrup urine disease in Indian patients. Eur J Med Genet. 2015;58(9):471-8.
115. Strauss KA, Puffenberger EG, Morton DH. Maple Syrup Urine Disease. In: Adam MP, Ardinger HH, Pagon RA, et al., editors. GeneReviews® [Internet]. Seattle (WA): University of Washington, Seattle; 2006. p.1-37.
116. Lee JY, Chiong MA, Estrada SC, Cutiongco-De La Paz EM, Silao CLT, Padilla CD. Maple syrup urine disease (MSUD): clinical profile of 47 Filipino patients. J Inherit Metab Dis. 2008;31(2):281-5.
117. Díaz VM, Camarena C, De La Vega Á, Martínez-Pardo M, Díaz C, López M, et al. Liver transplantation for classical maple syrup urine disease: long-term follow-up. J Pediatr Gastroenterol Nutr. 2014;59(5):636-9.
118. Schaftingen E, Rzem R, Veiga-da-Cunha M. L-2-Hydroxyglutaric aciduria, a disorder of metabolite repair. J Inherit Metab Dis. 2009;32(2):135-42.
119. Kranendijk M, Struys EA, Salomons GS, Van der Knaap MS, Jakobs C. Progress in understanding 2-hydroxyglutaric acidurias. J Inherit Metab Dis. 2012;35(4):571-87.
120. Moroni I, D'Incerti L, Farina L, Rimoldi M, Uziel G. Clinical, biochemical and neuroradiological findings in L-2-hydroxyglutaric aciduria. Neurol Sci. 2000;21(2):103-8.
121. Steenweg ME, Jakobs C, Errami A, van Dooren SJM, Adeva Bartolomé MT, Aerssens P, et al. An overview of L-2-hydroxyglutarate dehydrogenase gene (L2HGDH) variants: a genotype-phenotype study. Hum Mutat. 2010;31(4):380-90.
122. Yilmaz K. Riboflavin treatment in a case with 1-2-hydroxyglutaric aciduria. Eur J Paediatr Neurol. 2009;13(1):57-60.
123. Pena L, Franks J, Chapman KA, Gropman A, Ah Mew N, Chakrapani A, et al. Natural history of propionic acidemia. Mol Genet Metab. 2012;105(1):5-9.
124. Shchelochkov OA, Carrillo N, Venditti C. Propionic Acidemia. In: Adam MP, Ardinger HH, Pagon RA, et al., editors. GeneReviews® [Internet]. Seattle (WA): University of Washington, Seattle; 2016. p. 1-30.
125. Sutton VR, Chapman KA, Gropman AL, MacLeod E, Stagni K, Summar ML, et al. Chronic management and health supervision of individuals with propionic acidemia. Mol Genet Metab. 2012;105(1):26-33.
126. Song E, Luo N, Alvarado JA, Lim M, Walnuss C, Neely D, et al. Ocular pathology of oculocerebrorenal Syndrome of Lowe: novel mutations and genotype-phenotype analysis. Sci Rep. 2017;7:1442.
127. Maia ML de A, do Val MLDM, Genzani CP, Fernandes FAT, de Andrade MC, Carvalhaes JT de A. Lowe syndrome: report of five cases. J Bras Nefrol. 2010;32(2):216-22.
128. Lewis RA, Nussbaum RL, Brewer ED. Lowe syndrome. In: Adam MP, Ardinger HH, Pagon RA, et al., editors. GeneReviews® [Internet]. Seattle (WA): University of Washington, Seattle; 2012.
129. Quijano-Roy S, Sparks SE, Rutkowski A. LAMA2-Related Muscular Dystrophy. In: Adam MP, Ardinger HH, Pagon RA, et al., editors. GeneReviews® [Internet]. Seattle (WA): University of Washington, Seattle; 1993.
130. Amato A, Russell J. Neuromuscular disorders. New York: McGraw-Hill; 2008.
131. Faghri S, Tamura D, Kraemer KH, DiGiovanna JJ. Trichothiodystrophy: a systematic review of 112 published cases characterises a wide spectrum of clinical manifestations. J Med Genet. 2008;45(10):609-21.

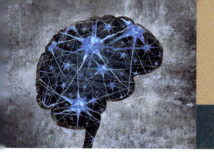

capítulo 59 | Doenças Peroxissomais

Elisa Victória Costa Caetano Funck

INTRODUÇÃO

Os distúrbios peroxissomais são um grupo heterogêneo de erros inatos do metabolismo que resultam do comprometimento da função dos peroxissomos.[1,2] O defeito nos genes que codificam proteínas peroxissomais podem resultar em uma grande variabilidade de doenças, dependendo de qual via metabólica foi comprometida e qual a intensidade desse comprometimento.[3] Sendo assim, a apresentação clínica é muito variável e seu curso também – abrange desde a morte precoce na infância, com um declínio funcional rápido, como uma evolução lenta, podendo, até mesmo, ter um curso aparentemente estável.[2] Geralmente afetam o sistema nervoso central e periférico, os olhos, o nervo auditivo, o fígado, as glândulas suprarrenais e os ossos.[4]

Graças aos avanços técnicos de sequenciamento de genes e ao seu uso crescente no diagnóstico de pacientes, o campo dos distúrbios peroxissomais tem mudado nos últimos anos. De fato, vários distúrbios novos foram identificados recentemente e, além disso, percebeu-se que o espectro fenotípico de pacientes afetados continua se ampliando, o que torna o reconhecimento clínico desses quadros cada vez mais complexo.[5]

As doenças peroxissomais são divididas em duas categorias principais. A primeira resulta de uma falha na formação das organelas, na biogênese dos peroxissomos. A segunda categoria inclui os distúrbios que derivam da deficiência de uma única enzima peroxissomal.[4]

O grupo das doenças relacionadas à biogênese peroxissomal é formado por transtornos autossômicos recessivos com uma incidência estimada de 1:50.000 recém-nascidos. Dentro deste grupo, dois fenótipos clinicamente distintos podem ser identificados: os transtornos do espectro da Doença de Zellweger e condrodisplasia rizomélica punctata (CDRP), tipos 1 e 5.[4]

A segunda categoria são os distúrbios que resultam da deficiência de uma única enzima peroxissomal. As anormalidades bioquímicas e os sintomas clínicos dependem da via específica na qual a enzima deficiente está envolvida. A doença mais comum desse grupo é a adrenoleucodistrofia ligada ao X, com uma incidência estimada em cerca de 1:16.800 nascidos vivos. Os outros distúrbios desse grupo são: CDRP tipos 2, 3 e 4, doença de Refsum, deficiência de acil-CoA-oxidase tipo 1, deficiência da proteína D-bifuncional e deficiência de alfa-metilacil-CoA racemase.[4] A deficiência da proteína transportadora de esterol X, deficiência da proteína de membrana peroxissômica 70, deficiência de ácido biliar-CoA-aminoácido transferase e hiperoxalúria tipo 1 também fazem parte desse grupo, mas não serão abordados neste capítulo.

O diagnóstico das doenças peroxissomais é baseado em características clínicas, de neuroimagem e história familiar, além de testes genéticos e análises bioquímicas que são então confirmadas em cultura de fibroblastos. O diagnóstico diferencial varia com a idade de apresentação e com as características clínicas mais proeminentes do paciente.[2,6] Na Tabela 59.1, encontra-se um resumo dessas duas categorias de doenças peroxissomais com seus respectivos quadros associados.

OS PEROXISSOMOS

Os peroxissomos são organelas membranosas que contêm enzimas envolvidas em uma grande variedade de reações metabólicas – entre elas, a beta e alfaoxidação de ácidos graxos de cadeia muito longa (VLCFA) e a síntese de plasmalogênios, de ácidos biliares e de ácido docosahexaenoico.[3] Eles são formados a partir de proteínas que são sintetizadas nos ribossomos e retículo endoplasmático, ou, embora não possuam seus próprios genomas, também podem se replicar por fissão de peroxissomos preexistentes.[7] São organelas que estão presentes em todas as células, exceto em hemácias maduras, sendo especialmente numerosas no fígado e nos rins.[3]

Os peroxissomos contêm pelo menos 50 enzimas diferentes.[4,7] Realizam reações de oxidação que resultam na produção de peróxido de hidrogênio. Eles também contêm a enzima catalase, que decompõe esse peróxido de hidrogênio convertendo-o em água ou usando-o para oxidar outro composto orgânico. A oxidação de ácidos graxos é um exemplo particularmente importante, sendo uma via de grande fonte de energia.[7]

Eles também estão envolvidos na biossíntese de lipídios. No fígado, estão associados à síntese de ácidos biliares, que são derivados do colesterol. Além disso, os peroxissomos contêm enzimas necessárias para a síntese de plasmalogênios.[7]

DEFEITOS DA BIOGÊNESE PEROXISSOMAL

As peroxinas ou proteínas PEX são as proteínas que, em sua maioria, estão envolvidas na biogênese dos peroxissomos. Elas são codificadas pelos genes *PEX* – que são um total de 13. Dois terços de todos os pacientes com doenças dos defeitos da biogênese peroxissomal (DBP) têm mutações no gene *PEX 1*.[3]

As doenças dos DBP formam um grupo clinicamente heterogêneo de distúrbios cujo espectro de fenótipos de doenças variam em gravidade, desde distúrbios multissistêmicos letais a quadros neurológicos progressivos mais leves e de início tardio. Até o momento, três subgrupos são reconhecidos: o espectro Doença de Zellweger, a CDRP tipos 1 e 5, e os defeitos de fissão peroxissomal. A confirmação diagnóstica desses quadros clínicos requer os testes enzimáticos ou a identificação da mutação do gene *PEX*.[3]

Espectro da Doença de Zellweger

O espectro da Doença de Zellweger é um *continuum* de pelo menos quatro fenótipos: síndrome de Zellwe-

Tabela 59.1 Classificação das doenças associadas à disfunção dos peroxissomos.

	Doença	Gene	Número OMIM	
Defeitos da Biogênese Peroxissomal	Síndrome de Zellweger	Genes *PEX*	214100	Espectro da doença de Zellweger
	Adrenoleucodistrofia neonatal		202370	
	Refsum Infantil		266510	
	Síndrome de Heimler		234580	
	Condrodisplasia Rizomélica Punctata tipo 1	*PEX7*	215100	
	Condrodisplasia Rizomélica Punctata tipo 5	*PEX5*	616716	
Defeitos que afetam uma única enzima peroxissomal	Condrodisplasia Rizomélica Punctata tipo 2	*GNPAT*	222765	Condrodisplasia Rizomélica Punctata
	Condrodisplasia Rizomélica Punctata tipo 3	*AGPS*	600121	
	Condrodisplasia Rizomélica Punctata tipo 4	*FAR1*		
	Deficiência da acil-CoA oxidase 1	*ACOX1*	264470	Defeitos da betaoxidação de ácidos graxos
	Deficiência da proteína D-bifuncional	*HSD17B4*	261515	
	Adrenoleucodistrofia ligada ao X	*ABCD1*	300100	
	Deficiência da metilacil-CoA racemase	*AMACR*	604489	
	Doença de Refsum	*PHYH*	266500	Defeito da alfaoxidação

Fonte: Adaptada de Klouwer *et al.*, 2016.[4]

ger (SZ), o mais grave; adrenoleucodistrofia neonatal (ALDN); doença de Refsum infantil (DRI), e Síndrome de Heimler (SH). Dentre os quadros de DBP, 80% estão no espectro da Doença de Zellweger. Mutações em qualquer um dos genes *PEX* podem resultar em um fenótipo do espectro.[4] As manifestações clínicas comuns são doença hepática, atraso no desenvolvimento neuropsicomotor, retinopatia e surdez neurossensorial.[2,3] A confirmação diagnóstica pode ser feita pela pesquisa dos genes *PEX* e pelos testes bioquímicos – podem se observar aumentos nos níveis de ácidos graxos de cadeia muito longa, ácido fitânico, ácido pristânico e ácidos di e tri-hidroxicolestanoico.[4]

Síndrome de Zellweger

A SZ, também conhecida como síndrome cerebrohepatorenal, é o fenótipo mais grave e comum, com uma prevalência de aproximadamente 1:50.000 a 1:100.000.[3] Os pacientes em geral apresentam hipotonia e convulsões logo após o nascimento.[4] É caracterizada por dismorfismo craniofacial (fontanela anterior grande e suturas largas, ponte nasal ampla, narinas antevertidas, dobras epicânticas, cristas supraorbitais hipoplásicas, fronte alta, hipoplasia do meio da face), anormalidades oculares, hepatomegalia, cistos corticais renais, condrodisplasia punctata, hipotonia grave, retinopatia, surdez e epilepsia com início nos primeiros meses de vida, além de atraso neuropsicomotor grave e distúrbio de migração neuronal. Os pacientes normalmente não atingem nenhum marco de desenvolvimento e em geral morrem durante o primeiro ano de vida.[2,4]

Na SZ clássica, o exame de ressonância magnética pode evidenciar displasia cortical, especialmente a polimicrogiria perisylviana que é muito característica.[2,8] Há uma diminuição geral no volume da substância branca, mielinização tardia, hipomielinização, dilatação ventricular bilateral, disgenesia do corpo caloso e fissuras sylvianas alargadas.[2,3]

Adrenoleucodistrofia neonatal

Pacientes com ALDN têm leucodistrofia progressiva de início precoce, podem ter polimicrogiria perisylviana, retinopatia e surdez. Normalmente, não têm características faciais típicas e em geral morrem no final da infância.[3,9] A desmielinização progressiva no ALDN é difusa e afeta os hemisférios cerebrais e cerebelares, envolvendo tanto o hilo do núcleo denteado quanto a substância branca peridentada.[2,3]

Refsum Infantil

Pacientes com DRI podem ter características externas que lembram a SZ, como os traços faciais típicos. Eles não têm distúrbio de migração neuronal nem alteração progressiva da substância branca. Seu curso clínico é variável e pode ser muito prolongado.[10] A maioria dos pacientes com DRI chega à infância e alguns à idade adulta. O desenvolvimento cognitivo e motor varia entre deficiência grave e distúrbio de aprendizagem moderado com surdez e deficiência visual relacionada à retinopatia. Ocasionalmente, os sintomas são muito sutis, o que pode atrasar o diagnóstico até o final da infância ou idade adulta.[2]

A ressonância magnética é normal em alguns pacientes, mas podem também ser evidenciadas alterações de sinal simétricas na substância branca na região do núcleo denteado e ao longo dos tratos corticoespinhais.[2,3,11]

Síndrome de Heimler

A SH representa o subgrupo fenotípico mais brando do espectro. Seu quadro clínico engloba perda auditiva neurossensorial, *amelogenesis imperfecta* e anormalidades nas unhas, sem atraso do desenvolvimento neuropsicomotor ou deficit intelectual, e está associado a alterações nos genes *PEX1* e *PEX6*.[3,5]

Condrodisplasia rizomélica punctata tipos 1 e 5

Como os cinco tipos de CDRP são indistinguíveis clinicamente, eles serão discutidos em conjunto mais adiante neste capítulo.

Defeitos de fissão peroxissomal

Esta categoria foi recentemente descrita. Como os peroxissomos compartilham seus principais componentes de fissão com as mitocôndrias, nesses quadros, onde há comprometimento das proteínas envolvidas no processo de fissão, é possível se observar uma mescla de alterações associadas a peroxissomopatias e mitocondriopatias. Por exemplo, em 2014, Salpietro *et al.* relataram a presença de miopatia mitocondrial em pacientes com SZ.[12] As proteínas associadas a esses quadros são a proteína dinamina-like 1 (DLP1), proteína de fissão 1 (FIS1), fator de fissão mitocondrial (MFF) e proteína 1 associada à diferenciação induzida por gangliosídeo (GDAP1).

DEFEITOS QUE AFETAM UMA ÚNICA ENZIMA PEROXISSOMAL

Nesta categoria a biogênese dos peroxissomos é normal, contudo a função de uma das enzimas peroxissômicas está comprometida. São quadros clinicamente diversos, ligados ao X ou autossômicos recessivos. Estão nesse grupo adrenoleucodistrofia ligada ao X, deficiência da proteína D-bifuncional, deficiência da acil-CoA oxidase tipo 1, deficiência da alfa-metilacil-CoA racemase, CDRP tipos 2, 3 e 4, Doença de Refsum. A hiperoxalúria tipo 1, acidemia glutárica tipo III e acatalasemia também estão incluídas nesse grupo, mas não serão abordadas neste capítulo.[3]

Defeitos da betaoxidação de ácidos graxos
Adrenoleucodistrofia ligada ao X

A adrenoleucodistrofia ligada ao X (ALD-X) é a peroxissomopatia mais comum. Está associada a mutações no gene *ABCD1*, que está localizado no cromossomo X. Essas mutações afetam a função da proteína da adrenoleucodistrofia (ALDP), que prejudica a betaoxidação peroxissomal de ácidos graxos de cadeia muito longa (VLCFA). O acúmulo de VLCFA no soro, córtex adrenal e sistema nervoso central resulta em três fenótipos distintos: (1) ALD-X cerebral da infância, da adolescência ou do adulto; (2) adrenomieloneuropatia (AMN); (3) Doença de Addison.[3]

Os sintomas da ALD-X são altamente variáveis e imprevisíveis.[2,13] A forma cerebral da infância, fenótipo mais grave, se inicia mais frequentemente na idade escolar. Seu início é insidioso, com alteração do comportamento como hiperatividade e queda do rendimento escolar. À medida que a doença progride, alterações neurológicas vão aparecendo: surdez neurossensorial, diminuição da acuidade visual, tetraparesia espástica, maior declínio cognitivo e convulsões, que levam a uma deficiência grave e morte alguns anos após o início dos sintomas. Inicialmente, a ressonância magnética evidencia lesões da substância branca no esplênio do corpo caloso que então progridem para envolver a substância branca parietoccipital. A variante frontal, parietal ou assimétrica da ALD-X cerebral é vista com menos frequência.[2,6,14] Na ressonância magnética, as áreas afetadas mostram um sinal aumentado nas imagens ponderadas em T2 e nas sequências FLAIR. A borda da lesão é captante de gadolínio, refletindo a reação inflamatória típica desse distúrbio, causada pelo acúmulo de VLCFA. Embora com menos frequência, a desmielinização cerebral também pode iniciar-se na adolescência ou na idade adulta.[2,15] A sintomatologia e a progressão da doença nesses pacientes se assemelham muito à forma que se inicia na infância. Cerca de dois terços dos pacientes masculinos com a forma cerebral têm insuficiência adrenal.[3]

Em 2003, Loes *et al.*[16] descreveram 5 padrões de ressonância magnética em pacientes com ALD-X: (1) Envolvimento primário da substância branca profunda na região parietoccipital e esplênio do corpo caloso (66% dos casos, visto principalmente em crianças); (2) envolvimento primário do lobo frontal ou joelho do corpo caloso (15,5% dos casos, principalmente em adolescentes); (3) envolvimento primário do trato corticoespinhal (12% dos casos, principalmente em adultos); (4) envolvimento de substância branca cerebelar primária (1% dos casos, visto principalmente em adolescentes); (5) envolvimento combinado da substância branca parietoccipital e frontal (2,5%, visto principalmente em crianças).[3]

Praticamente todos os pacientes com ALD-X que atingem a idade adulta desenvolvem adrenomieloneuropatia (AMN), geralmente entre a terceira e a quarta década de vida. Os pacientes desenvolvem uma paraparesia espástica gradualmente progressiva, ataxia sensorial com comprometimento da palestesia, disfunção esfincteriana, dor nas pernas e impotência. A ressonância magnética da medula espinhal não evidencia alterações. Contudo, em casos avançados pode mostrar atrofia.[2,17] Mulheres portadoras podem permanecer assintomáticas ou desenvolver sintomas semelhantes aos da AMN.[2,13]

Se o diagnóstico for aventado em pacientes do sexo masculino, ácidos graxos de cadeia muito longa plasmáticos devem ser analisados. Se estiverem anormais, ALD-X/AMN está virtualmente estabelecido e pode ser seguido por análise de mutação do gene *ABCD1*. Se houver suspeita em paciente do sexo feminino, o exame de escolha é a análise de mutação do gene *ABCD1*, já que 15% das mulheres com ALD-X têm ácidos graxos de cadeia muito longa normais no soro.[2,13]

Um tratamento eficaz é o transplante de medula óssea, que interrompe a progressão da doença, especialmente em pacientes ainda pouco acometidos. Isso enfatiza a importância dos exames de imagem e reconhecimento precoce da doença.[3] Em casos já mais avançados, o tratamento de suporte está indicado.

Deficiência da proteína D-bifuncional

A deficiência de proteína D-bifuncional (DPD) é uma doença autossômica recessiva, causada por mutações no gene *HSD17B4* que codifica a 17-beta-hidroxiesteroide desidrogenase tipo 4, resultando na interrupção da betaoxidação dos ácidos graxos no peroxissomo.[3] Geralmente apresenta alteração neurológica grave semelhante àquela vista na SZ com hipotonia neonatal e convulsões, além da hepatomegalia, retinopatia e perda auditiva. Os pacientes, em geral, não sobrevivem após os 2 anos de idade.[2,18,19] Alguns pacientes podem apresentar a forma juvenil, caracterizada pela perda auditiva neurossensorial, ataxia e hipogonadismo hipergonadotrófico de início na infância ou na idade adulta.[3]

A dosagem de VLCFA estará elevada e o ácido fitânico também poderá estar aumentado.[4] Notavelmente, alguns pacientes foram identificados sem anormalidades bioquímicas no plasma ou soro, enfatizando que a DPD não pode ser excluída quando todos os parâmetros sorológicos peroxissomais são normais.[2,20] Os estudos de ressonância magnética apresentam anormalidades de desenvolvimento em alguns pacientes, incluindo displasia cortical (especialmente polimicrogiria perisylviana) semelhante àquela frequentemente encontrada em SZ. Também se observa desmielinização – similar à observada na ALD-X. Em alguns pacientes pode-se encontrar atrofia ou hipoplasia cerebelar e desmielinização cerebelar.

Deficiência da acil-CoA oxidase tipo 1

A deficiência da acil-CoA oxidase tipo 1 é uma doença autossômica recessiva causada por mutações no gene *ACOX1*. A acil-CoA oxidase tipo 1 é uma enzima que está envolvida unicamente na betaoxidação dos VLCFA, portanto, nesse quadro, apenas os VLCFA estão aumentados nos plasma – os níveis de ácido fitânico, ácido pristânico e ácido di e tri-hidrocolestenoico são normais.[3,4]

O curso clínico da deficiência da acil-CoA oxidase 1 tem seu início no período neonatal com hipotonia muscular, convulsões, hepatomegalia, atraso no desenvolvimento neuropsicomotor, surdez neurossensorial, ausência de reflexos tendinosos profundos e perda visual associada a atrofia óptica e degeneração retiniana. Os pacientes podem conseguir deambular e aprender a falar algumas palavras antes que a deterioração neurológica se instale, geralmente entre 1 e 3 anos de idade, fase em que aparecem os sinais de liberação piramidal.[2,3,21]

A ressonância magnética realizada ao nascimento pode ser normal ou evidenciar atrofia cortical discreta – há relatos de caso de descrevem polimicrogiria, displasia cortical e atrofia do vérmis cerebelar.[3] Logo após o início da deterioração neurológica, pode-se observar difusa leucodistrofia com desmielinização progressiva. As alterações de sinal geralmente se iniciam pela substância branca do cerebelo, trato corticoespinhal na altura da junção pontomedular e pedúnculo cerebelar médio, com posterior envolvimento do trato piramidal em níveis superiores, substância branca periventricular parietoccipital e o esplênio do corpo caloso. Nota-se o envolvimento do lobo frontal em fases avançadas da doença. Há impregnação por contraste na periferia das áreas afetadas. Os achados de imagem são semelhantes aos vistos na ALD-X.[2,3,21]

Deficiência da alfa-metilacil-CoA racemase

A deficiência da alfa-metilacil-CoA racemase é um quadro autossômico recessivo causado por mutações no gene *AMACR*.[3] O quadro clínico associado a esse distúrbio peroxissomal é uma neuropatia periférica de início na idade adulta com ou sem retinopatia pigmentar. Pode também evoluir com insuficiência hepática, rabdomiólise recorrente, ataxia cerebelar e epilepsia. A enzima envolvida desempenha um papel na degradação do ácido pristânico e dos intermediários do ácido biliar tri e di-hidroxicolestanoicos. Como consequência, tanto o ácido pristânico quanto o ácido fitânico se acumulam – sendo que as concentrações do primeiro são muito maiores que as do segundo. Os níveis do ácido biliar tri e di-hidroxicolestanoicos também estão elevados.[2,4] Após a triagem dos metabólitos no plasma, estudos de fibroblastos e testes de genética molecular devem ser realizados. Várias anormalidades de ressonância magnética foram relatadas, incluindo atrofia cerebral e hipersinal em imagens ponderadas em T2 na substância branca de ambos os hemisférios, tálamo, mesencéfalo e ponte.[2]

Doença de Refsum

A doença de Refsum é um quadro autossômico recessivo e decorre de um problema da alfaoxidação do ácido fitânico. O gene associado é o *PHYH*, cuja mutação leva à disfunção da enzima fitanoil-CoA-hidroxilase. Pacientes com essa anomalia são incapazes de metabolizar o ácido fitânico, cujos níveis plasmáticos ficam altos. As manifestações características da doença incluem retinite pigmentar de início precoce e combinações variáveis de ataxia cerebelar, polineuropatia e aumento da proteinorraquia. Características menos frequentes incluem perda auditiva neurossensorial, anosmia, ictiose, malformações esqueléticas e disfunções cardíacas. Nem todos os pacientes desenvolvem todos os sintomas da doença de Refsum e, em alguns, ela é limitada à retinite pigmentar. A maioria deles apresenta retinopatia de desenvolvimento lento e neuropatia periférica progressiva. Exacerbações podem ocorrer com doenças agudas, jejum, perda rápida de peso e durante a gravidez. A maioria dos pacientes tem manifestações clínicas bem definidas antes dos 20 anos de idade. Não há alterações de neuroimagem típicas – a ressonância magnética de encéfalo pode ser normal ou evidenciar uma atrofia cortical difusa discreta.[2,3]

O ESPECTRO DA CONDRODISPLASIA RIZOMÉLICA PUNCTATA

A CDRP é uma doença hereditária autossômica recessiva com uma incidência estimada de aproximadamente 1:100.000 e pode ser dividida em cinco tipos. As CDRP tipo 1 e tipo 5 são classificadas como um defeito da biogênese peroxissomal, enquanto as CDRP tipos 2, 3 e 4 são causadas por deficiências isoladas de uma das enzimas peroxissomais envolvidas na biossíntese de plasmalogênios. Os cinco tipos são clinicamente indistinguíveis.[3] A biossíntese do plasmalogênio está prejudicada em todas as formas de CDRP.[2]

A categoria de espectro foi estabelecida devido a grande variação fenotípica. O fenótipo clássico de CDRP é caracterizado por encurtamento proximal dos membros (rizomelia), graves contraturas ao nascimento, fácies típica (testa proeminente, fontanelas grandes, ponte nasal baixa e ampla, micrognatia), catarata, deficiência auditiva, atraso de crescimento e do desenvolvimento neuropsicomotor, além de deficiência intelectual.[2,3,22] O fenótipo mais brando comporta a condrodisplasia sem rizomelia, com menor comprometimento do crescimento, além de catarata e deficiência intelectual mais leves.[2] A gravidade da doença depende da atividade enzimática residual.[3]

O diagnóstico de CDRP é baseado em achados clínicos e confirmado por testes bioquímicos e genéticos. A CDRP é bioquimicamente caracterizada por deficiência de plasmalogênio com VLCFA normais. Se houver suspeita, a pesquisa de plasmalogênios eritrocitários deve ser solicitada. O achado de plasmalogênios deficientes implica que o paciente é afetado por uma das formas de CDRP. Para se determinar qual o tipo, necessita-se de uma análise detalhada em fibroblastos, que envolve uma série de estudos enzimáticos, incluindo a determinação de di-hidroxiacetona fosfato aciltransferase (DHAPAT) e atividades de alquil DHAP sintase, alfaoxidação do ácido fitânico e medida da atividade da fitanoil-CoA hidroxilase. Finalmente, o teste genético é usado para identificar a base molecular exata da doença.[2]

Na CDRP tipo 1, associada a um defeito no gene *PEX7*, há um acúmulo de ácido fitânico. Clinicamente, o fenótipo CDRP tipo 1 clássico é indistinguível daquele de pacientes com deficiências isoladas de qualquer uma das duas enzimas peroxissômicas envolvidas na biossíntese do plasmalogênio. A CDRP tipo 2 é causada pela deficiência da DHAPAT, associada a mutações no gene *GNPAT*, enquanto a CDRP tipo 3 é causada pela deficiência da enzima alquil DHAP sintase (ADHPS), por sua vez associada a alterações no gene *AGPS*.[1,3] A CDRP tipo 4 está relacionada à mutação no gene *FAR1*, que é responsável pela produção de uma proteína ligada à biossíntese dos plasmalogênios. Por fim, a CDRP tipo 5 é causada por mutação no gene *PEX5*.

O fenótipo grave de CDRP é acompanhado por um padrão inespecífico de anormalidades de ressonância magnética, incluindo atraso na mielinização e alterações de sinal da substância branca, particularmente na região parietoccipital e atrofia cerebelar progressiva.[2,3,23,24]

REFERÊNCIAS BIBLIOGRÁFICAS

1. Wanders RJA. Metabolic and molecular basis of peroxisomal disorders: a review. Am J Med Genet A. 2004;126A(4):355-75.
2. Poll-The BT, Gärtner J. Clinical diagnosis, biochemical findings and MRI spectrum of peroxisomal disorders. Biochim Biophys Acta. 2012;1822(9):1421-9.
3. Tan AP, Gonçalves FG, Almehdar A, Soares BP. Clinical and neuroimaging spectrum of peroxisomal disorders. Top Magn Reson Imag. 2018;27(4):241-57.
4. Klouwer F, Huffnagel I, Ferdinandusse S, Waterham H, Wanders R, Engelen M, et al. Clinical and biochemical pitfalls in the diagnosis of peroxisomal Disorders. Neuropediatrics. 2016;47(4):205-20.
5. Wanders RJA, Klouwer FCC, Ferdinandusse S, Waterham HR, Poll-Thé BT. Peroxisomes, methods and protocols. Methods Mol Biology. 2017;1595:329-42.
6. Loes DJ, Hite S, Moser H, Shapiro E, Lockman L, Latchaw RE, et al. Adrenoleukodystrophy: a scpring method for brain MR observations. AJNR. 1994;9(15):1761-6.
7. Cooper GM, Hausman RE. The cell: a molecular approach. Sunderland, Massachusetts: Sinauer Associates; 2013. pp. 450-458.
8. Barkovich AJ, Peck WW. MR of Zellweger Syndrome. Am J Neuroradiol. 1997;18(6):1163-70.
9. Kelley RI, Datta NS, Dobyns WB, Hajra AK, Moser AB, Noetzel MJ, et al. Neonatal adrenoleukodystrophy: new cases, biochemical studies, and differentiation from Zellweger and related peroxisomal polydystrophy syndromes. Am J Med Genet. 1986;23(4):869-901.
10. Poll-The BT, Gootjes J, Duran M, Klerk JBC de, Wenniger-Prick LJM de B, Admiraal RJC, et al. Peroxisome biogenesis disorders with prolonged survival: phenotypic expression in a cohort of 31 patients. Am J Med Genet A. 2004;126A(4):333-8.
11. Barth PG, Majoie CBLM, Gootjes J, Wandres RJ, Waterham HR, Knaap MS van der, et al. Neuroimaging of peroxisome biogenesis disorders (Zellweger spectrum) with prolonged survival. Neurology. 2004;62(3):439-44.
12. Salpietro V, Phadke R, Saggar A, Hargreaves IP, Yates R, Fokoloros C, et al. Zellweger syndrome and secondary mitochondrial myopathy. Eur J Pediatr. 2015;174(4):557-63.
13. Moser HW, Smith KD, Watkins PA, Powers J, Moser AB. X-linked adrenoleukodystrophy. In: Scriver CR, Beaudet AL, Sly WS, Valle D, editors. The metabolic and molecular bases of inherited disease. New York: McGraw-Hill; 2001. pp. 3257-302.
14. Knaap MS van der, Valk J. The MR spectrum of peroxisomal disorders. Neuroradiology. 1991;33(1):30-7.
15. Kumar AJ, Köhler W, Kruse B, Naidu S, Bergin A, Edwin D, et al. MR findings in adult-onset adrenoleukodystrophy. Am J Neuroradiol. 1995;(16):1227-37.
16. Loes DJ, Fatemi A, Melhem ER. Analysis of MRI patterns aids prediction of progression in X-linked adrenoleukodystrophy. Neurology. 2003;(61):369-74.
17. Dubey P, Fatemi A, Huang H, Nagae-Poetscher L, Wakana S, Barker PB, et al. Diffusion tensor-based imaging reveals occult abnormalities in adrenomyeloneuropathy. Ann Neurol. 2005;58(5):758-66.

18. Suzuki Y, Jiang LL, Souri M, Miyazawa S, Fukuda S, Zhang Z, et al. D-3-hydroxyacyl-CoA dehydratase/D-3-hydroxyacyl-CoA dehydrogenase bifunctional protein deficiency: a newly identified peroxisomal disorder. Am J Hum Genetics. 1997;61(5):1153-62.
19. Ferdinandusse S, Denis S, Mooyer PAW, Dekker C, Duran M, Soorani-Lunsing RJ, et al. Clinical and biochemical spectrum of D-bifunctional protein deficiency. Ann Neurol. 2006;59(1):92-104.
20. Soorani-Lunsing RJ, Spronsen FJ van, Stolte-Dijkstra I, Wanders RJ, Ferdinandusse S, Waterham HR, et al. Normal very-long-chain fatty acids in peroxisomal D-bifunctional protein deficiency: a diagnostic pitfall. J Inherit Metab Dis. 2005;28(6):1172-4.
21. Watkins PA, McGuinness MC, Raymond GV, Hicks BA, Sisk JM, Moser AB, et al. Distinction between peroxisomal bifunctional enzyme and acyl-CoA oxidase deficiencies. Ann Neurol. 1995;38(3):472-7.
22. White AL, Modaff P, Holland-Morris F, Pauli RM. Natural history of rhizomelic chondrodysplasia punctata. Am J Med Genet A. 2003;118A(4):332-42.
23. Powers JM, Kenjarski TP, Moser AB, Moser HW. Cerebellar atrophy in chronic rhizomelic chondrodysplasia punctata: a potential role for phytanic acid and calcium in the death of its Purkinje cells. Acta Neuropathol. 1999;98(2):129-34.
24. Bams-Mengerink AM, Majoie CBLM, Duran M, Wanders RJ, Hove JV, Scheurer CD, et al. CME MRI of the brain and cervical spinal cord in rhizomelic chondrodysplasia punctata. Neurology. 2006;66(6):798-803; discussion 789.

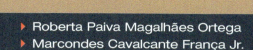

▶ Roberta Paiva Magalhães Ortega
▶ Marcondes Cavalcante França Jr.

capítulo 60 | Doenças Degenerativas

As doenças neurodegenerativas são caracterizadas pela perda progressiva de neurônios em regiões específicas do encéfalo e da medula espinhal, apresentando manifestações motoras, cognitivas ou ambas.[1] Clinicamente, implicam em um declínio progressivo e inexplicado de um nível de funcionamento mais elevado, geralmente normal, para um nível funcional mais baixo.[1] Sob esse epíteto estão agrupadas doenças muito heterogêneas, para as quais falta, até o presente momento, o conhecimento preciso dos mecanismos moleculares e celulares ultraestruturais que levam à perda dessas populações neuronais. Uma parcela significativa dessas enfermidades tem substrato genético, sendo causadas por variantes patogênicas em diversos genes já conhecidos, e são chamadas doenças heredodegenerativas.[1,2] Neste capítulo iremos abordar, especificamente no contexto pediátrico, dois grupos de doenças heredodegenerativas: as paraplegias espásticas hereditárias e a esclerose lateral amiotrófica (ELA) juvenil.

▮ PARAPLEGIAS ESPÁSTICAS HEREDITÁRIAS

As paraplegias espásticas hereditárias (HSP, do inglês *hereditary spastic paraplegia*) compõem um grupo diversificado de desordens monogênicas, caracterizadas por degeneração retrógrada das fibras nervosas dos tratos corticoespinhais e das colunas posteriores da medula espinhal.[2]

Existem poucos estudos epidemiológicos sobre as HSP, mas a sua prevalência é estimada entre 1,3-9,6 casos por 100.000 pessoas e pode manifestar-se em qualquer idade, da infância a idade adulta.[3,4] A distribuição da idade de início dos sintomas parece ser bimodal, onde o primeiro pico ocorre antes dos 5 anos e o segundo pico ao redor dos 40 anos.[5] Na experiência dos autores no Hospital das Clínicas da Unicamp (HC-UNICAMP), em uma coorte de 150 pacientes com HSP, observamos que em 41% dos casos a idade de início foi inferior a 18 anos, e em 20% inferior a 10 anos. Tivemos oportunidade de avaliar lactentes de 3 meses já apresentando manifestações motoras próprias da enfermidade. Esses dados reforçam a importância de reconhecermos as HSP na faixa etária pediátrica, e não apenas entre adultos.

Os sintomas iniciais, na maioria dos casos, são alterações da marcha e espasticidade dos membros inferiores. Eles geralmente progridem lentamente para uma marcha parético-espástica bilateral (em tesoura), exigindo a utilização de dispositivos auxiliares ou de cadeira de rodas. Características clínicas adicionais são outros sinais de liberação piramidal, como hiperreflexia em membros inferiores, sinal de Babinski e clônus de pé.[2-4] Nos casos de início muito precoce, o quadro pode se assemelhar à paralisia cerebral, especialmente na sua variante diplégica, e, portanto, deve-se estar atento a esse diagnóstico diferencial. Além disso, nos casos em que os sintomas têm início na infância, a evolução costuma ser muito lenta, simulando uma encefalopatia crônica não evolutiva (paralisia cerebral), sendo este o principal diagnóstico diferencial em crianças.[6]

Além de casos claramente familiares, uma proporção significativa de pacientes com paraplegia espástica esporádica também têm causa genética. Nos últimos anos, diversos genes e *loci* associados às HSP foram mapeados.[7] A variabilidade na idade de início, taxa de progressão e gravidade, até mesmo dentro de uma mesma família, é bem conhecida na HSP, particularmente nas formas autossômicas dominantes puras.

Frequentemente há uma sobreposição clínica para a maioria dos tipos de HSP, tornando difícil prever o genótipo de um paciente individual. A natureza pura ou complexa do fenótipo e o modo de transmissão, no entanto, podem ser indícios úteis na condução do diagnóstico molecular.[8]

As vias moleculares fundamentais que levam à neurodegeneração estão sendo desvendadas, o que pode ter implicações no curto prazo para novas terapias e resultar em uma melhor compreensão de doenças estreitamente relacionadas, tais como doenças do neurônio motor e ataxias espinocerebelares (capítulo 6).[2]

Patogênese

As HSP caracterizam-se por heterogeneidade genotípica e fenotípica, provocadas por um grande número de loci/genes envolvidos.[7,8] Diferentes proteínas implicadas no aparecimento da doença podem fazer parte da mesma via molecular ou executar funções semelhantes, e uma mesma proteína pode estar relacionada a diversas funções (Figura 60.1).

Classificação

As HSP podem ter herança autossômica dominante, autossômica recessiva, ligada ao X ou mitocondrial.[2]

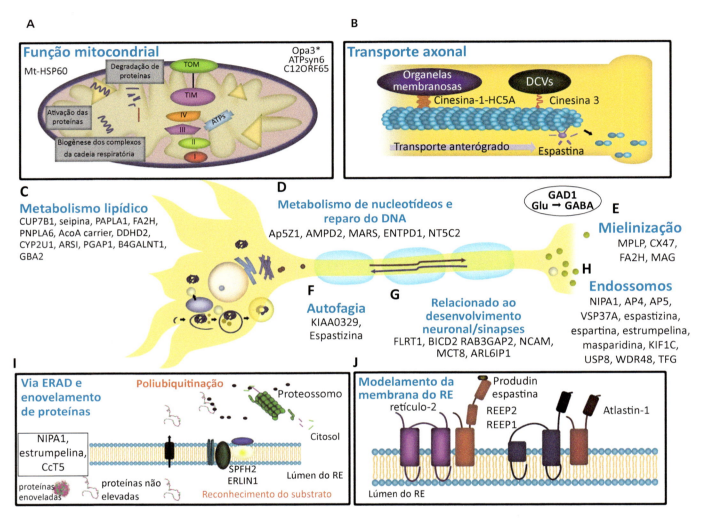

Figura 60.1 Resumo das principais proteínas envolvidas nas HSP, divididas por módulos funcionais. **(A)** Paraplegina (proteína M-AAA) e HSP60 controlam a remoção de proteínas danificadas ou deformadas em mitocôndrias, respectivamente; TIM (translocase da membrana interna) e TOM (translocase da membrana exterior) são transportadores de membrana mitocondrial; **(B)** No transporte axonal, a espastina é responsável pela desmontagem de microtúbulos; **(C)** As proteínas envolvidas na síntese, no metabolismo e na distribuição de lipídios e esteróis; transporte de acetil-CoA para o lúmen do aparelho de Golgi que, em seguida, é transferido para os resíduos sialo de gangliosídeos e glicoproteínas. **(D)** AP5Z1 está implicado na reparação do DNA de fita dupla. As outras proteínas estão envolvidas no metabolismo de nucleotídeos. **(E)** MPLP, conexina (Cx) 47, FA2H, e MAG estão envolvidas no processo de estabilização e manutenção da bainha de mielina. **(F)** KIAA0329 e espastizina participam na degradação de componentes celulares desnecessários ou disfuncionais através das ações de lisossomos (autofagia). **(G)** As proteínas envolvidas no desenvolvimento axonal. **(H)** Outras proteínas, tais como NIPA1 e AP4, estão envolvidas na via endossomal. **(I)** A via ERAD é regulada por ERLIN1 e SPFH2. As envolvidas no enovelamento de proteínas estão no lado esquerdo da caixa. **(J)** Reticulon-2, espastina, REEP1, e REEP2 estão envolvidas na modelação da membrana. Em terminais sinápticos, GAD1 converte o ácido glutâmico (Glu) para GABA; Lyst é um regulador do tráfico lisossômico (círculos em turquesa).[7]

RE: retículo endoplasmático.

Até o momento, já foram identificados mais de 80 *loci* de mutações distintos capazes de provocar a doença.[9] Assim, cada tipo de HSP é nomeado como SPG (*spastic paraplegia gene*) seguido do número, que representa a ordem cronológica de identificação do *locus* genético.[11] Clinicamente são classificadas como formas puras ou complicadas. Estas últimas associam-se a uma variedade de outras anormalidades neurológicas e sistêmicas (p.ex., deficiência intelectual, neuropatia periférica, ataxia, epilepsia, atrofia óptica, retinose pigmentar, surdez e catarata), ao passo que as formas puras apresentam, essencialmente, fraqueza e espasticidade dos membros inferiores, podendo estar presentes disfunção esfincteriana e hipopalestesia distal.

A maioria dos casos de HSP pura é autossômica dominante, enquanto as formas complicadas são herdadas principalmente como condições autossômicas recessivas. Formas ligadas ao X podem apresentar-se das duas formas. Essa distinção é clinicamente útil, mas nem sempre é encontrada em estudos de correlação genótipo-fenótipo.[5]

Paraplegias espásticas autossômicas dominantes (AD-HSP)

As AD-HSP respondem por 70 a 80% dos casos de HSP. A maioria dos indivíduos diagnosticados tem um parente afetado, embora ocasionalmente a doença possa resultar de uma mutação *de novo*. Entretanto, a frequência desse tipo de mutação como causa de AD-HSP é desconhecida.

Quase metade dos casos são do tipo SPG4*, causados por mutações no gene *SPAST*, que codifica a síntese da proteína espastina, uma ATPase envolvida com o transporte axoplasmático.[11] Entretanto, no Brasil, a SPG4 é responsável por 35% dos casos de AD-HSP[12] e por aproximadamente 10% dos casos esporádicos. Tem penetrância incompleta e expressividade variável (há grande variabilidade inter e intrafamiliar para a idade de início e gravidade da doença), sugerindo a existência de fatores modificadores.[13]

Na maioria das vezes, a SPG4 manifesta-se como uma paraplegia espástica pura, com início das manifestações por volta dos 30 anos de idade, mas não são incomuns apresentações na faixa etária pediátrica (Tabela 60.1). Estudos recentes mostram uma frequente associação com declínio cognitivo e tremor das mãos.[11,12]

A SPG3A ocorre devido a mutações no gene *ALT1*, que codifica a proteína atlastina-1. É a segunda causa mais comum de AD-HSP e a que tem mais frequentemente o início precoce, com os pacientes em geral apresentando paraplegia espástica pura antes dos 10 anos de idade.[14] Algumas séries que estudaram exclusivamente pacientes pediátricos encontraram incidência de SPG3A maior do que SPG4.[14,15]

---
* Nota dos autores: os *loci* para as HSP foram designados SPG.

Tabela 60.1 Paraplegias espásticas autossômicas dominantes.[26,50]						
Doença	Região cromossômica	Gene/Proteína	Início*	Fenótipo	Principais características clínicas
SPG3A	14q22.1	*ALT1*/Atlastina-1	Infância (<10)	Pura ou complicada	Raramente: amiotrofia em membros inferiores, polineuropatia sensitivo-motora, pés cavos, epilepsia, ataxia, atrofia óptica, declínio cognitivo, afilamento de corpo caloso. Alélica a HSN 1D
SPG4	2p22.3	*SPAST*/Espastina	Variável (0-74)	Pura ou complicada	Raramente: epilepsia, ataxia, psicose, declínio cognitivo, espasticidade de membros superiores, anormalidades de fossa posterior, lesão de substância branca, polineuropatia, tremor de mãos, atrofia de pequenos músculos das mãos
SPG6	15q11.2	*NIPA1*/NIPA1	Adulto (8-40)	Pura ou complicada	Disartria, epilepsia idiopática generalizada, distonia, polineuropatia, atrofia de pequenos músculos das mãos, pé cavo
SPG8	8q24.13	*WASHC5*/Strumpelina	Adulto (18-60)	Pura	—

Tabela 60.1 Paraplegias espásticas autossômicas dominantes.[26,50] *(Continuação)*

Doença	Região cromossômica	Gene/Proteína	Início	Fenótipo	Principais características clínicas
SPG9	10q23.3-24.2	*ALDH18A1/*	Adolescência (13-59 AD, 1-7 AR)	Pura ou complicada	Catarata, polineuropatia motora, refluxo gastroesofágico, deformidades ósseas, ataxia, deficiência intelectual
SPG10	12q13.3	*KIF5A/* Cinesina de cadeia pesada (isoforma 5A)	Infância (2-51)	Pura ou complicada	Amiotrofia distal das extremidades superiores, polineuropatia axonal, declínio cognitivo, disautonomia, parkinsonismo, retinose pigmentar, surdez. Alélica a CMT2
SPG12	19q13.32	*RTN2/*Reticulon-2	Infância (5-36)	Pura	—
SPG13	2q33.1	*HSPD1/*HSP60	Adulto (17-68)	Pura ou complicada	Distonia. Alélica a síndrome de leucodistrofia e hipomielinização
SPG17	11q12.3	*BSCL2/*Seipina	Adolescência (8-40)	Complicada	Amiotrofia de pequenos músculos das mãos e pés, doença do neurônio motor
SPG19	9q33-q34	Desconhecidos	Adulto (36-55)	Pura	—
SPG29	1p31.1-p21.1	Desconhecidos	Adolescência (infância)	Complicada	Surdez, pés cavos, vômitos persistentes, hérnia hiatal, hiperbilirrubinemia
SPG31	2p11.2	*REEP1/*REEP1	Infância (variável)	Pura ou complicada	Polineuropatia axonal, ataxia cerebelar, pés cavos, tremor, declínio cognitivo, amiotrofia de pequenos músculos das mãos
SPG33	10q24.2	*ZFYVE27/*Protrudina	Adulto	Pura	—
SPG36	12q23-q24	Desconhecidos	Variável (14-33)	Complicada	Polineuropatia sensitivo-motora desmielinizante
SPG37	8p21.1-q13.3	Desconhecidos	Variável (8-60)	Pura	—
SPG38	4p16-p15	Desconhecidos	Variável (16-19)	Complicada	Amiotrofia de pequenos músculos das mãos, polineuropatia, pés cavos
SPG40	Desconhecida	Desconhecidos	Adulto	Pura ou complicada	Hiperreflexia de membros superiores, deficit de memória
SPG41	11p14.1-p11.2	Desconhecidos	Adolescência	Complicada Pura	Fraqueza dos músculos intrínsecos das mãos —
SPG42	3q25.31	*SCL33A1/* Transportador de acetil-CoA	Variável (4-42)	Pura	—
SPG72	5q31.2	*REEP2/* REEP2	Infância	Pura	Pés cavos
SPG73	19q13.33	*CPT1C/* CPT1C	Adulto (19-48)	Pura	—
SPG80	9p13.3	*UBAP1/*UBAP1	Variável (6-61)	Pura ou complicada	Sinais cerebelares, nistagmo, deficiência intelectual leve

*Esses valores se referem à idade habitual de início da doença
A associação de paraplegia espástica hereditária e doença do neurônio motor inferior é conhecida como síndrome de Silver. Tipicamente observada na SPG17, também pode ser encontrada na SPG31, SPG38, SPG 41 e SPG 43.

A SPG31, relacionada a mutações no gene *REEP1*, é responsável por aproximadamente 5% de AD-HSP. Geralmente tem início precoce (primeira década de vida) e pode associar-se à neuropatia periférica.[16] Outros genes envolvidos nas AD-HSP puras são mais raros. No Brasil, há descrição de famílias com as formas SPG8 e SPG6, consideradas classicamente puras e de início adulto.[17,18] Embora não descrito no Brasil, o gene *KIF5A* relacionado à SPG10 frequentemente se associa a um fenótipo de início precoce e é acompanhado de amiotrofia distal. Mutações neste gene respondem por 3% de todas as formas de AD-HSP, mas essa frequência sobe para 10% quando apenas as formas complicadas são consideradas.[19]

Estudos clínicos envolvendo unicamente a população pediátrica ou de pacientes cujo início da doença ocorreu na infância são escassos na literatura internacional. No Brasil, foi descrita recentemente uma série de 35 pacientes portadores de HSP, cujo início dos sintomas se deu até os 11 anos de idade. Doze pacientes foram classificados clinicamente como tendo a apresentação pura e 23 a complicada. A média de idade do início dos sintomas foi de 2,1 anos. Nesta série, os sintomas dos pacientes com forma complicada tiveram início mais precoce quando comparado com pacientes classificados com a forma pura. A associação clínica mais frequente nos pacientes com a forma complicada foi com deficiência intelectual, seguido consecutivamente de quadro extrapiramidal, epilepsia e ataxia em ordem decrescente.[20]

Paraplegias espásticas autossômicas recessivas (AR-HSP)

A heterogeneidade fenotípica e genotípica é uma característica marcante das AR-HSP (Tabela 60.2). Não é raro observarmos extrema variabilidade clínica dentro

Tabela 60.2 Paraplegias espásticas autossômicas recessivas.[26,50]

Doença	Região cromossômica	Gene/Proteína	Início	Fenótipo	Principais características clínicas
SPG5A	8q12.3	*CYP7B1*/CYP7B1	Variável (1-47)	Pura ou complicada	Polineuropatia axonal, atrofia muscular distal ou generalizada e lesão de substância branca. Sinais cerebelares, deficiência intelectual, nistagmo
SPG7	16q24.3	*SPG7*/Paraplegina	Variável (11-42)	Pura ou complicada	Ataxia, atrofia cerebelar, polineuropatia, paralisia supranuclear, atrofia óptica, escoliose, pés cavos, declínio cognitivo (atenção e funções executivas), afilamento do corpo caloso
SPG11	15q21.1	*SPG11*/Spatacsina	Variável	Pura ou complicada	Ataxia, polineuropatia, lesão de substância branca, atrofia cerebelar, afilamento do corpo caloso, epilepsia, amiotrofia, parkinsonismo, miopatia, tremor de ação, deficiência intelectual, fraqueza de membros superiores. Alélica a ALS5 e síndrome de Kjellin
SPG14	3q27-q28	Desconhecidos	Adulto	Pura ou complicada	Polineuropatia motora distal, deficiência intelectual
SPG15	14q24.1	*ZFYVE26*/Espastizina	Infância (5-23)	Complicada	Degeneração macular pigmentada, sinais cerebelares, polineuropatia, amiotrofia distal, epilepsia, deficiência intelectual e afilamento do corpo caloso – inicialmente descrita como síndrome Kjellin. Alélica a ALS5 e síndrome de Kjellin
SPG18	8p11.23	*ERLIN2*/Erlina-2	Infância (1-19)	Complicada	Epilepsia, deficiência intelectual, afilamento do corpo caloso, luxação congênita de quadril, múltiplas contraturas musculares
SPG20	13q13.3	*SPG20*/Espartina	Infância	Complicada	Deficiência intelectual, disartria, espasticidade de membros superiores, sinais cerebelares, euforia, lesão de substância branca. Quando associada a amiotrofia distal foi denominada síndrome de Troyer. Baixa estatura

Tabela 60.2 Paraplegias espásticas autossômicas recessivas.[26,50] *(Continuação)*

Doença	Região cromossômica	Gene/Proteína	Início	Fenótipo	Principais características clínicas
SPG 21	15q22.31	SPG21/Masparidina	Infância (20-60)	Pura ou complicada	Demência, afilamento do corpo caloso, sinais cerebelares, sinais extrapiramidais, alterações da substância branca cerebral – síndrome de Mast
SPG23	1q32.1	Desconhecidos	Infância	Complicada	Declínio cognitivo, dismorfismos esqueléticos e faciais, anormalidades pigmentares cutâneas (vitiligo) e de fâneros (agrisalhamento precoce), tremor – síndrome de Lison. Neuropatia periférica
SPG24	13q14	Desconhecidos	Infância	Complicada	Sinais pseudobulbares
SPG25	6q23-q24.1	Desconhecidos	Adulto (30-46)	Complicada	Catarata, polineuropatia, hérnias discais
SPG26	12q13.3	B4GALNT1/B4GALNT1	Infância	Complicada	Declínio intelectual, atrofia cortical, polineuropatia, atrofia distal, ataxia, alteração de substância branca, catarata
SPG27	10q22.1-q24.1	Desconhecidos	Infância	Complicada	Disartria, deficiência intelectual, polineuropatia, dismorfismo facial e baixa estatura
SPG28	14q22.1	DDHD1/DDHD1	Infância (6-16)	Pura ou complicada	Polineuropatia axonal, alterações dos movimentos sacádicos dos olhos
SPG30	2q37.3	KIF1A/KIF1A	Adolescência (1-30)	Pura ou complicada	Polineuropatia periférica, sinais cerebelares, hipoacusia, perda de massa muscular distal, afilamento do corpo caloso, deficiência intelectual. Alélica a HSAN2
SPG32	14q12-q21	Desconhecidos	Infância	Complicada	Deficiência intelectual, afilamento do corpo caloso, disrafismo do tronco encefálico
SPG35	16q23.1	FA2H/FA2H	Infância	Pura ou Complicada	Demência, epilepsia, síndrome extrapiramidal, disartria progressiva, alterações da substância branca e depósito cerebral de ferro. Alélica a NBIA
SPG39	19p13.2	PNPLA6/NTE	Infância (Variável)	Complicada	Amiotrofia distal, polineuropatia axonal, atrofia de medula espinhal. Alélica a síndrome de Oliver-McFarlane, Laurence-Moon e Boucher-Neuhäuser
SPG43	19q12	C19orf12/C19orf12	Variável Infância	Complicada	Amiotrofia dos músculos intrínsecos das mãos, atrofia óptica bilateral, polineuropatia sensitiva e motora axonal. Contraturas de joelhos e tornozelos. Alélica a NBIA
SPG44	1q42.13	GJC2/Conexina47	Variável	Complicada	Declínio intelectual, sinais cerebelares, disartria, leucoencefalopatia hipomielinizante, pés cavos, afilamento do corpo caloso, escoliose. Alélica a doença de Pelizaeus-Merzbacher-like I
SPG45	10q24-q32	NT5C2	Infância	Complicada	Deficiência intelectual, nistagmo pendular, atrofia óptica
SPG46	9p13.3	GBA2/glicosilceramidase não lisossômica	Infância (1-16)	Complicada	Deficiência intelectual, demência, catarata, atrofia cerebelar, afilamento do corpo caloso, hipogonadismo, polineuropatia

Doenças Degenerativas

Tabela 60.2 Paraplegias espásticas autossômicas recessivas.[26,50]					(Continuação)
Doença	Região cromossômica	Gene/Proteína	Início	Fenótipo	Principais características clínicas
SPG47	1p13.2	*AP4B1*/AB4B1	Infância (nascimento)	Complicada	Alteração da substância branca periventricular, afilamento do corpo caloso, epilepsia, hiperextensibilidade de articulações. Microcefalia, deformidade de pés
SPG48	7p22.1	*AP5Z1*/AP5Z1	Adulto	Pura Complicada	Hipersinal em medula espinhal, deficiência intelectual, ataxia, parkinsonismo, neuropatia, afilamento do corpo caloso
SPG49	14q32.31	*TECPR2*/TECPR2	Infância	Complicada	Atraso do desenvolvimento, deficiência intelectual, afilamento do corpo caloso, disfunção cerebelar, dismorfismos, apneia central. Neuropatia axonal
SPG50	7q22.1	*AP4M1*/AP4M1	Infância (nascimento)	Complicada	Quadriplegia espástica, deficiência intelectual, redução de substância branca, atrofia de cerebelo. Afilamento do corpo caloso, microcefalia
SPG51	15q21.2	*AP4E1*/AP4E1	Infância (nascimento)	Complicada	Microcefalia, deficiência intelectual, dismorfismos. Epilepsia, nistagmo, atrofia cortical e cerebelar
SPG52	14q12	*AP4S1*/AP4S1	Infância (nascimento)	Complicada	Microcefalia, baixa estatura, riso estereotipado, retardo no crescimento. Epilepsia, deficiência intelectual, afilamento do corpo caloso
SPG53	8p22	*VPS37A*/VPS37A	Infância	Complicada	Espasticidade dos quatro membros, *pectus carinatum*, cifose. Deficiência intelectual, hipertricose
SPG54	8p11.23	*DDHD2*/DDHAD2	Infância	Complicada	Deficiência intelectual, estrabismo, disfagia, disartria, hipoplasia de nervos ópticos, baixa estatura, afilamento do corpo caloso, pico de lipídios anormal na espectroscopia
SPG55	12q24.31	*C12orf65*/C12orf65	Infância	Complicada	Atrofia óptica, polineuropatia, *talipes equinovarus*
SPG56	4q25	*CYP2U1*/CYP2U1	Infância	Complicada	Afilamento do corpo caloso, declínio cognitivo, calcificação de gânglios da base, distonia de membros superiores, alterações da substância branca. Polineuropatia axonal sensitivo-motora
SPG57	3q12.2	*TFG*/TFG	Infância	Complicada	Atrofia óptica, polineuropatia. Contraturas
SPG58	17p13.2	*KIF1C*/ KIF1C	Infância (2-30)	Pura ou complicada	Coreia, mioclonia, ataxia, hipodontia, baixa estatura, pés planos, ptose, deficiência intelectual, alteração de substância branca. Alélica a SPAX2
SPG59	15q21.2	USP8/ *USP8*	Infância	Complicada	Nistagmo, inteligência limítrofe
SPG60	3p22.2	*WDR48*/ WDR48	Infância	Complicada	Nistagmo, polineuropatia em membros inferiores
SPG61	16p12.3	*ARL6IP1*/ARL6IP1	Infância	Complicada	Polineuropatia, mutilações, perda das digitais terminais
SPG62	10q24.31	*ERLIN1*/ERLIN1	Infância	Pura	-
SPG63	1p13.3	*AMPD2*/AMPD2	Infância	Complicada	Afilamento do corpo caloso, lesão de substância branca, baixa estatura

Tabela 60.2 Paraplegias espásticas autossômicas recessivas.[26,50] *(Continuação)*

Doença	Região cromossômica	Gene/Proteína	Início	Fenótipo	Principais características clínicas
SPG64	10q24.1	ENTPD1/ENTPD1	Infância	Complicada	Pés *talipes equinovarus*. Agressividade, microcefalia, puberdade tardia, inteligência limítrofe. Amiotrofia
SPG66	5q32	ARSI/ARSI	Infância	Complicada	Hipoplasia cerebelar e do corpo caloso, colpocefalia, polineuropatia, *talipes equinovarus*, inteligência limítrofe. Amiotrofia
SPG67	2q33.1	PGAP1/PGAP11	Infância	Complicada	Distensão abdominal, inteligência limítrofe, afilamento do corpo caloso, hipoplasia de vérmis,
SPG68	11q13.1	FLRT1/FLRT1	Infância	Complicada	Nistagmo, atrofia óptica, polineuropatia, amiotrofia, queda do pé
SPG69	1q41	RAB3GAP2/RAB-3GAP2	Infância	Complicada	Declínio intelectual, catarata. Surdez
SPG70	12q13.3	MARS/MARS	Infância	Complicada	Escoliose, contratura de tendão de Aquiles bilateral, síndrome nefrótica, inteligência limítrofe. Amiotrofia. Alélica a CMT2U
SPG71	5p13.3	ZFR/ZFR	Infância	Complicada	Afilamento do corpo caloso
SPG74	1q42.13	IBA57/ATP13A2	Infância	Complicada	Neuropatia axonal motora, pés cavos, atrofia óptica, alélica a síndrome de múltiplas disfunções mitocondriais tipo 3
SPG75	19q13.12	MAG/MAG	Infância	Complicada	Nistagmo, deficiência intelectual, atrofia ótica, neuropatia periférica, atrofia cerebelar
SPG76	11q13.1	CAPN1/calpaína 1	Adulto	Pura ou Complicada	Ataxia, disartria, deformidade de pés, neuropatia axonal sensitiva
SPG77	6p25.1	FARS2/fenilalanina tRNA sintetase 2	Nascimento- infância	Pura ou complicada	Atrofia cerebral, epilepsia, amiotrofia distal de membros inferiores
SPG78	1p36.13	ATP13A2/ATP13A2	Adulto	Complicada	Deficiência intelectual, ataxia, paralisia do olhar vertical, parkinsonismo juvenil, neuropatia axonal sensitivo-motora, atrofia cortical e cerebelar
SPG79	4p13	UCHL1/UCHL1	Infância	Complicada	Atrofia ótica, nistagmo, ataxia cerebelar, neuropatia axonal sensitivo-motora
SPOAN	11q13.2	Deleção intrônica* KLC2	Infância	Complicada	Atrofia óptica, polineuropatia axonal, disartria, retração das articulações, nistagmo, amiotrofia distal, sinais extrapiramidais
SPG81	2p23.3	SELENO1/EPT1	Infância	Complicada	Deficiência intelectual, atraso de linguagem, úvula bífida, epilepsia, microcefalia, anormalidades oculares variadas, hipomielinização no SNC
SPG82	17q25.3	PCYT2/PCYT2	Infância	Complicada	Deficiência intelectual, atraso de linguagem, epilepsia, nistagmo, ataxia. Imagem de SNC evidencia hiperintensidade em substância branca e atrofia cerebral e cerebelar progressivas
SPG83	1p34.1	HPLD/HPLD	Juvenil (2ª década)	Pura	—

*= chr11.hg19:g.66,024,557_66,024,773del.

SNC: sistema nervoso central; *NT5C2*: nucleotidase citosólica ii (5-prime).

de uma mesma família, incluindo idades de início bastante divergentes. Como se vê em outras condições recessivas, as AR-HSP são mais frequentes em populações consanguíneas.

Mutações no gene que codifica a proteína spatacsina, responsável pela SPG11, são a causa mais frequente de AR-HSP, especialmente em populações de origem japonesa e mediterrânea, correspondendo a até a 20% dos casos.[21] O fenótipo dessa condição é relativamente característico. Seu início é precoce (primeira e segunda décadas de vida), manifestando-se por paraparesia espástica e/ou deficit cognitivo (alguns pacientes são diagnosticados inicialmente apenas com deficiência intelectual), progredindo insidiosamente para incapacidade funcional grave durante um período de 10 a 20 anos. Alguns pacientes também desenvolvem comprometimento dos braços, disartria pseudobulbar, sintomas cerebelares e atrofia muscular. Recentemente, o fenótipo tem sido ampliado, com a descrição de pacientes apresentando neuropatia periférica sensitivo-motora e um quadro ELA-símile.[22,23]

A imagem por ressonância magnética (IRM) do encéfalo demonstra afilamento do corpo caloso com atrofia cortical cerebral variável e hipersinal da substância branca tipicamente adjacente aos cornos anteriores dos ventrículos laterais (sinal das orelhas de lince).[24] Estudos recentes mostram que o afilamento do corpo caloso não piora com a progressão da doença e a IRM do encéfalo detecta o típico hipersinal da substância branca em cerca de 60% dos casos, mesmo em estágios iniciais da doença (Figura 60.2).[25]

A SPG15 foi inicialmente descrita associada à síndrome Kjellin, uma forma complicada de HSP com degeneração macular, sinais cerebelares, deficiência intelectual e afilamento do corpo caloso, com início antes da terceira década de vida. Os sinais cerebelares e a degeneração macular não foram consistentemente encontrados em estudos posteriores, mas o fenótipo foi estendido para incluir hipersinal em substância branca à IRM do encéfalo e neuropatia periférica.[26]

As mutações no gene *SPG7*, que codifica a síntese da proteína paraplegina, é a segunda causa mais comum de AR-HSP.[27] Inicialmente relatada como uma forma pura da doença, pode se associar a atrofia cerebelar e graus variáveis de ataxia, neuropatia periférica, atrofia óptica e deficiência intelectual.[28,29] Como a paraplegina é uma proteína mitocondrial, manifestações como oftalmoplegia externa progressiva (ou apenas ptose), intolerância aos esforços ou miopatia franca são frequentemente identificadas na SPG7.

A síndrome SPOAN, descrita pela primeira vez em famílias consanguíneas do nordeste do Brasil, caracteriza-se por paraplegia espástica de início precoce e rapidamente progressiva, atrofia óptica e neuropatia periférica. Recentemente, seu substrato genético foi identificado: uma deleção homozigótica de 216 pares de bases em uma região intrônica *upstream*, levando a

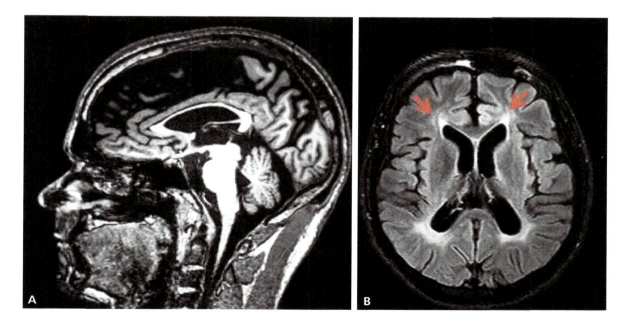

Figura 60.2 IRM de encéfalo de paciente com mutação no gene *SPG11*, demonstrando no plano sagital e ponderação T1 o afilamento de corpo caloso **(A)** e na imagem axial FLAIR observa-se a alteração da substância branca periventricular, com o sinal das orelhas de lince indicado pelas setas vermelhas **(B)**.

uma superexpressão do gene *KCL2* no cromossomo 11[30] (Tabela 60.2).

Paraplegias espásticas ligadas ao X

Mutações no gene *L1CAM*, que codifica a síntese da molécula L1 de adesão da célula neural, responsável pela SPG1, tipicamente se apresentam com paraplegia espástica e hidrocefalia, juntamente com deficiência intelectual, afasia, andar arrastado e polegares aduzidos (síndrome MASA).[31]

A SPG2 é causada por mutações do gene *PLP1*. O fenótipo típico é composto por paraplegia espástica associada à neuropatia periférica e anormalidades na substância branca. Duplicações desse gene podem dar origem a doença de Pelizaeus-Merzbacher, enfermidade alélica da SPG2.[32]

SPG34 é uma forma pura de HSP ligada ao X, cujo *locus* foi identificado pela primeira vez no Brasil, porém, o seu gene ainda está por ser identificado (Tabela 60.3).[33]

Diagnóstico

A anamnese deve ser completa, com especial atenção para história familiar, a fim de se determinar o tipo de herança. O exame neurológico cuidadoso para a adequada distinção entre formas puras e complicadas também é de fundamental importância antes de se solicitar um teste genético.[34]

Os achados de IRM do encéfalo são inespecíficos e variam de acordo com a fase da doença. No entanto, as características mais conhecidas incluem o afilamento do corpo caloso, sinal das orelhas de lince e atrofia da medula espinhal. A SPG11, que representa a causa mais comum de AR-HSP, deve ser sempre suspeitada quando o afilamento do corpo caloso estiver presente. Além disso, em membros da mesma família com supostamente o mesmo perfil genético, o grau e localização da degeneração axonal pode diferir, dependendo da penetrância do gene.[35]

O diagnóstico definitivo das HSP, entretanto, demanda a confirmação molecular e este é um passo importante na investigação, pois permite o correto aconselhamento genético, testagem preditiva, assim como orientação prognóstica. A grande maioria das HSP são causadas por mutações de ponto, de modo que se faz necessário o sequenciamento genético. As técnicas tradicionais utilizam a tecnologia Sanger e analisam gene a gene, sendo portanto fundamental o dado clínico para guiar a sequência de genes a se estudar. Na prática, os genes SPG4 e SPG11 são os primeiros testados nas formas AD-HSP e AR-HSP, respectivamente. Nos últimos anos, com os avanços das tecnologias de sequenciamento de nova geração e redução de custos, cada vez mais tem se usado as análises de exoma completo e de painéis genéticos amplos.[36] Estas têm se tornado a estratégia inicial de investigação das HSP e abreviado muito o processo de elucidação diagnóstica.

Tratamento

Até o momento, o tratamento é exclusivamente sintomático (para detalhes sobre o tratamento da espasticidade, ver o capítulo 12). Reavaliações clínicas regulares dos pacientes, uma ou duas vezes por ano, são recomendadas para avaliar a progressão da doença e o surgimento de complicações. Nos pacientes com SPG11,

Tabela 60.3 Paraplegias espásticas ligadas ao X.[26,50]

Doença	Região cromossômica	Gene/Proteína	Início	Fenótipo	Principais características clínicas
SPG1	Xq28	*L1CAM*/Molécula L1 de adesão da célula neural	Infância	Complicada	Síndrome MASA (tabela 9.5), afilamento de corpo caloso, deficiência intelectual, adução de polegares, hidrocefalia
SPG2	Xq22.2	*PLP1*/Proteína proteolipídica da mielina	Infância (variável)	Pura ou complicada	Atrofia óptica, ataxia, deficiência intelectual, lesão de substância branca, epilepsia, nistagmo. Alélica a doença de Pelizaeus-Merzbacher
SPG16	Xq11.2	Desconhecidos	Infância	Pura ou complicada	Afasia, deficiência intelectual, nistagmo, perda visual
SPG22	Xq13.3	SLC16A2/MCT8	Infância (congênito)	Pura ou complicada	Hipotonia marcada da região cervical no lactente, deficiência intelectual, disartria, ataxia, paraplegia espástica, fácies anormal (síndrome de Allan-Herndon-Dudley), leucodistrofia, distonia
SPG34	Xq24-q25	Desconhecidos	Adolescência	Pura	-

especialmente aqueles com manifestações parkinsonianas, o uso da levodopa deve ser tentado já que há relatos de melhora clínica.[37]

Apesar de mais estudos serem necessários, relatos iniciais indicam que a estimulação elétrica medular pode ter resultados bons na estabilização da marcha e melhora da espasticidade.[38]

Atualmente alguns estudos explorando terapias genótipo-específicas estão em andamento, mas ainda em fase pré-clínica. A disponibilidade de modelos animais de HSP, incluindo ratos, peixe-zebra, *Drosophila*, e *Caenorhabditis elegans*, não só permite a exploração dos mecanismos da doença, mas também de tratamentos potenciais.[39] As perspectivas futuras irão permitir uma abordagem racional para defeitos de transporte intracelulares, em particular a disfunção de microtúbulos em modelos de SPG4 em *Drosophila*, em que a espastina mutada conduz a uma estabilização excessiva de microtúbulos na sinapse da junção neuromuscular. Agentes desestabilizadores de microtúbulos, como vimblastina e nocodazol, parecem atenuar fenótipos HSP-símile.[40]

O 27-hidroxicolesterol parece ser um fator importante na degeneração do trato corticoespinhal em pacientes com SPG5. Assim, uma abordagem terapêutica eficaz poderia ter como objetivo a redução dos seus níveis com, por exemplo, o uso de uma estatina. Recentemente observaram-se benefícios bioquímicos em um ensaio clínico que tratou pacientes com SPG5 com atorvastatina.[41] Entretanto, dado o tamanho da coorte não foi possível documentar benefício clínico, de modo que novos estudos estão sendo planejados para explorar o papel desse tipo de terapia.

O miglustate mostrou resultados positivos em modelos de SPG11 em peixe-zebra. No entanto, a dose necessária para o tratamento em humanos foi muito alta e por isso não é segura.[10] Ainda na SPG11, estudos recentes *in vitro* com tideglusibe trouxeram evidências positivas quanto à recuperação de danos neuronais e ao aumento da sobrevida dos neurônios, abrindo portas para possibilidade de estudos futuros nessa linha.[42]

ESCLEROSE LATERAL AMIOTRÓFICA

A esclerose lateral amiotrófica (ELA) é uma doença neurodegenerativa que envolve tanto os neurônios motores superiores quanto os neurônios motores inferiores.[43] Os sinais de comprometimento dos neurônios motores superiores na ELA incluem espasticidade, hiperreflexia, sinal de Babinski, clônus e outros sinais piramidais de liberação. O comprometimento dos neurônios motores inferiores na ELA leva à fraqueza, hipotonia, hiporreflexia, amiotrofia, cãibras e fasciculações.

De uma forma geral, verifica-se que o sexo masculino é mais comprometido que o feminino em uma proporção de 2:1 e os brancos são mais afetados que os negros, com idade média de início aos 57 anos, um pouco mais precoce nos homens. Cerca de 4 a 6% dos casos afetados são pessoas com menos de 40 anos. A forma esporádica é a mais comum da doença, contabilizando cerca de 90% dos casos totais no mundo todo.[44]

ELA juvenil refere-se àqueles casos com início dos sintomas de forma consistente antes da idade de 25 anos, normalmente com história familiar positiva e progressão lenta. Quatro genótipos de ELA juvenil foram descritos e todos são muito raros:

- ELA familial tipo 2 (paraparesia espástica hereditária ascendente infantil) apresenta herança autossômica recessiva e progressão muito lenta.[45] Associa-se à perda da função da proteína alsina, cuja síntese é codificada pelo gene *ALS2*. Até esta data, nove diferentes mutações foram identificadas. Há degeneração retrógrada dos neurônios motores superiores dos tratos piramidais, o que no início faz com que o quadro seja de uma paralisia espástica ascendente. Assim, a quase totalidade dos casos evolui com o fenótipo de esclerose lateral primária, ou seja, sem sinais de comprometimento do neurônio motor inferior.

- ELA familial tipo 4 decorre de mutações do gene *SETX*, que codifica a síntese da proteína senataxina.[46] Trata-se, portanto, de uma enfermidade alélica da ataxia com apraxia oculomotora tipo 2. Esta forma de ELA juvenil, também conhecida como neuronopatia motora hereditária distal com características piramidais, tem herança autossômica dominante, com início dos sintomas geralmente na adolescência. O quadro de fraqueza muscular evolui de forma grave, com sinais piramidais exuberantes, mas com uma notável ausência de anormalidades bulbares.

- ELA familial tipo 5 é uma condição alélica à SPG11, causada por mutações no gene da spatacsina (Cr15q).[23] Caracteriza-se pelo aparecimento, na primeira ou segunda década de vida, de fraqueza lentamente progressiva, com sinais de comprometimento de ambos os neurônios motores, amiotrofia distal e de língua e, apenas tardiamente, de comprometimento bulbar. Ocasionalmente há deficiência intelectual leve.

- ELA familial tipo 16 é causada por mutações no gene *SIGMAR1* no cromossomo 9p e se caracteriza por início bem precoce (1-2 anos) de fraqueza e espasticidade de membros inferiores, evoluindo lentamente para membros superiores. Os casos descritos não cursaram com afecção bulbar ou respiratória, nem declínio cognitivo.[47]

Recentemente, Mohassel *et al.* descreveram uma nova forma de ELA familiar afetando crianças (início típico antes dos 10 anos de idade) e causada por mutações dominantes do tipo missense levando a ganho de função no gene *SPTCL1*. Estes pacientes tem excesso de produção de esnfingolípides, que acabam levando à neurodegeneração motora. Trata-se de uma forma genética rara de ELA, mas de interesse particular em neuropediatria.[48]

As síndromes bulbares são condições muito relacionadas à ELA, nas quais a manifestação inaugural ou dominante é disfagia, disartria ou ambas. Existem algumas síndromes bulbares de início precoce, como a síndrome de Brown-Vialetto-van Laere, caracterizada pela combinação de surdez neurossensorial, paralisia bulbar e facial, além de deficit motor progressivo em membros.[49] Recentemente foram identificadas mutações nos genes *SLC52A3* e *SLC52A2*, que codificam transportadores entéricos de riboflavina, em 60% dos casos da síndrome de Brown-Vialetto-van Laere. Esse achado indica que a enfermidade está relacionada com má absorção da vitamina, e portanto, pode responder à suplementação dela. De fato, desde então surgiram vários relatos descrevendo melhora motora com a reposição precoce e em doses altas da vitamina B2 (chegando até 20 mg/kg).[50]

O tratamento das demais formas de ELA juvenil é paliativo. O uso do riluzole, aprovado para a forma clássica adulta da doença, é controverso nestas formas genéticas, mas muitos autores acabam utilizando de forma empírica. Secreções orais em pacientes com sintomas bulbares podem ser reduzidas com antidepressivos tricíclicos e outros agentes anticolinérgicos. A disfagia pode ser atenuada pelo espessamento de líquidos e comida e, posteriormente, pela utilização de gastrostomia para a manutenção da hidratação e da ingestão calórica. Medicamentos como baclofeno e benzodiazepínicos podem ajudar a aliviar a espasticidade e as cãibras musculares. Placas de alfabeto e dispositivos assistidos por computador podem auxiliar na comunicação. Outros dispositivos de apoio, tais como andadores, cadeiras de rodas e camas hospitalares podem auxiliar nas atividades de vida diária. Assistência ventilatória pode incluir BIPAP e/ou ventilação mecânica.

REFERÊNCIAS BIBLIOGRÁFICAS

1. Ropper AH, Samuels MA. Adams and Victor's principles of neurology. 9th ed. New York: The McGraw-Hill Companies; 2009.
2. Finsterer J, Loscher W, Quasthoff S, Wanschitz J, Auer-Grumbach M, Stevanin G. Hereditary spastic paraplegias with autosomal dominant, recessive, X-linked, or maternal trait of inheritance. J Neurol Sci. 2012;318(1-2):1-18.
3. Erichsen AK, Koht J, Stray-Pedersen A, Abdelnoor M, Tallaksen CM. Prevalence of hereditary ataxia and spastic paraplegia in southeast Norway: a population-based study. Brain. 2009;132(Pt 6):1577-88.
4. Coutinho P, Ruano L, Loureiro JL, Cruz VT, Barros J, Tuna A, et al. Hereditary ataxia and spastic paraplegia in Portugal: a population-based prevalence study. JAMA Neurol. 2013;70(6):746-55.
5. Schüle R, Wiethoff S, Martus P, Karle KN, Otto S, Klebe S, et al. Hereditary spastic paraplegia: clinicogenetic lessons from 608 patients. Ann Neurol. 2016;79(4):646-58.
6. de Bot ST, van de Warrenburg BPC, Kremer HPH, Willemsen MAAP. Child neurology: hereditary spastic paraplegia in children. Neurology 2010;75(19):75-79.
7. Kaplan JC, Hamroun D. The 2015 version of the gene table of monogenic neuromuscular disorders (nuclear genome). Neuromuscul Disord. 2014;24(12):1123-53.
8. Lo Giudice T, Lombardi F, Santorelli FM, Kawarai T, Orlacchio A. Hereditary spastic paraplegia: clinical-genetic characteristics and evolving molecular mechanisms. Exp Neurol. 2014;261:518-39.
9. Omidvar ME, Torkamandi S, Rezaei S, Alipoor B, Omrani MD, Darvish H, Ghaedi H. Genotype-phenotype associations in hereditary spastic paraplegia: a systematic review and meta-analysis on 13,570 patients. J Neurol. 2021;268(6):2065-82.
10. Shribman S, Reid E, Crosby AH, Houlden H, Warner TT. Hereditary spastic paraplegia: from diagnosis to emerging therapeutic approaches. Lancet Neurol. 2019;18(12):1136-46.
11. Hazan J, Fonknechten N, Mavel D, Paternotte C, Samson D, Artiguenave F, et al. Spastin, a new AAA protein, is altered in the most frequent form of autosomal dominant spastic paraplegia. Nat Genet. 1999;23(3):296-303.
12. Franca MC, Jr., Dogini DB, D'Abreu A, Teive HA, Munhoz RP, Raskin S, et al. SPG4-related hereditary spastic paraplegia: frequency and mutation spectrum in Brazil. Clin Genet. 2014;86(2):194-6.
13. McMonagle P, Byrne PC, Fitzgerald B, Webb S, Parfrey NA, Hutchinson M. Phenotype of AD-HSP due to mutations in the SPAST gene: comparison with AD-HSP without mutations. Neurology. 2000;55(12):1794-800.
14. Namekawa M, Ribai P, Nelson I, Forlani S, Fellmann F, Goizet C, et al. SPG3A is the most frequent cause of hereditary spastic paraplegia with onset before age 10 years. Neurology. 2006;66(1):112-4.
15. Schiavoni S, Spagnoli C, Rizzi S, Salerno GG, Frattini D, Pisani F, et al. Paediatric-onset hereditary spastic paraplegias: a retrospective cohort study. Dev Med Child Neurol. 2020 Sep;62(9):1068-74.

16. Zuchner S, Wang G, Tran-Viet KN, Nance MA, Gaskell PC, Vance JM, et al. Mutations in the novel mitochondrial protein REEP1 cause hereditary spastic paraplegia type 31. Am J Hum Genet. 2006;79(2):365-9.
17. Munhoz RP, Kawarai T, Teive HA, Raskin S, Sato C, Liang Y, et al. Clinical and genetic study of a Brazilian family with spastic paraplegia (SPG6 locus). Mov Disord. 2006;21(2):279-81.
18. Valdmanis PN, Meijer IA, Reynolds A, Lei A, MacLeod P, Schlesinger D, et al. Mutations in the KIAA0196 gene at the SPG8 locus cause hereditary spastic paraplegia. Am J Hum Genet. 2007;80(1):152-61.
19. Liu YT, Laurá M, Hersheson J, Horga A, Jaunmuktane Z, Brandner S, et al. Extended phenotypic spectrum of KIF5A mutations: from spastic paraplegia to axonal neuropathy. Neurology. 2014;83(7):612-9.
20. Ortega RPM, Rosemberg S. Hereditary spastic paraplegia: a clinical and epidemiological study of a Brazilian pediatric population. Arq Neuropsiquiatr. 2019;77(1):10-18.
21. Hehr U, Bauer P, Winner B, Schule R, Olmez A, Koehler W, et al. Long-term course and mutational spectrum of spatacsin-linked spastic paraplegia. Ann Neurol. 2007;62(6):656-65.
22. Montecchiani C, Pedace L, Lo Giudice T, Casella A, Mearini M, Gaudiello F, et al. ALS5/SPG11/KIAA1840 mutations cause autosomal recessive axonal Charcot-Marie-Tooth disease. Brain. 2016;139(Pt 1):73-85.
23. Orlacchio A, Babalini C, Borreca A, Patrono C, Massa R, Basaran S, et al. SPATACSIN mutations cause autosomal recessive juvenile amyotrophic lateral sclerosis. Brain. 2010;133(Pt 2):591-8.
24. Riverol M, Samaranch L, Pascual B, Pastor P, Irigoyen J, Pastor MA, et al. Forceps minor region signal abnormality "ears of the lynx": an early MRI finding in spastic paraparesis with thin corpus callosum and mutations in the spatacsin gene (SPG11) on chromosome 15. J Neuroimaging. 2009;19(1):52-60.
25. Faber I, Martinez ARM, de Rezende TJR, Martins CR Jr, Martins MP, Lourenço CM, et al. SPG11 mutations cause widespread white matter and basal ganglia abnormalities, but restricted cortical damage. Neuroimage Clin. 2018;19:848-57.
26. Goizet C, Boukhris A, Maltete D, Guyant-Maréchal L, Truchetto J, Mundwiller E, et al. SPG15 is the second most common cause of hereditary spastic paraplegia with thin corpus callosum. Neurology. 2009;73(14):1111-9.
27. Casari G, De Fusco M, Ciarmatori S, Zeviani M, Mora M, Fernandez P, et al. Spastic paraplegia and OXPHOS impairment caused by mutations in paraplegin, a nuclear-encoded mitochondrial metalloprotease. Cell. 1998;93(6):973-83.
28. Elleuch N, Depienne C, Benomar A, Hernandez AM, Ferrer X, Fontaine B, et al. Mutation analysis of the paraplegin gene (SPG7) in patients with hereditary spastic paraplegia. Neurology. 2006;66(5):654-9.
29. van Gassen KL, van der Heijden CD, de Bot ST, den Dunnen WF, van den Berg LH, Verschuuren-Bemelmans CC, et al. Genotype-phenotype correlations in spastic paraplegia type 7: a study in a large Dutch cohort. Brain. 2012;135(Pt 10):2994-3004.
30. Melo US, Macedo-Souza LI, Figueiredo T, Muotri AR, Gleeson JG, Coux G, et al. Overexpression of KLC2 due to a homozygous deletion in the non-coding region causes SPOAN syndrome. Hum Mol Genet. 2015;24(24):6877-85.
31. Stumpel C, Vos YJ. L1 Syndrome. 2004 Apr 28 [updated 2021 Jan 7]. In: Adam MP, Ardinger HH, Pagon RA, Wallace SE, Bean LJH, Stephens K, Amemiya A, editors. GeneReviews® [Internet]. Seattle (WA): University of Washington; 1993-2020.
32. Saugier-Veber P, Munnich A, Bonneau D, Rozet JM, Le Merrer M, Gil R, et al. X-linked spastic paraplegia and Pelizaeus-Merzbacher disease are allelic disorders at the proteolipid protein locus. Nat Genet. 1994;6(3):257-62.
33. Macedo-Souza LI, Kok F, Santos S, Licinio L, Lezirovitz K, Nascimento RM, et al. Reevaluation of a large family defines a new locus for X-linked recessive pure spastic paraplegia (SPG34) on chromosome Xq25. Neurogenetics. 2008;9(3):225-6.
34. Faber I, Servelhere KR, Martinez AR, D'Abreu A, Lopes-Cendes I, Franca-Jr MC. Clinical features and management of hereditary spastic paraplegia. Arq Neuropsiquiatr. 2014;72(3):219-26.
35. da Graça FF, de Rezende TJR, Vasconcellos LFR, Pedroso JL, Barsottini OGP, França MC Jr. Neuroimaging in hereditary spastic paraplegias: current use and future perspectives. Front Neurol. 2019;9:1117.
36. Lu C, Li LX, Dong HL, Wei Q, Liu ZJ, Ni W, et al. Targeted next-generation sequencing improves diagnosis of hereditary spastic paraplegia in Chinese patients. J Mol Med (Berl). 2018 Jul;96(7):701-12.
37. Faber I, Martinez ARM, Martins CR Jr, Maia ML, Souza JP, Lourenço CM, et al. SPG11-related parkinsonism: clinical profile, molecular imaging and l-dopa response. Mov Disord. 2018 Oct;33(10):1650-6.
38. Souza CP, Coelho DB, Campos DDSF, Santos Ghilardi MG, Oliveira ECV, González-Salazar C, et al. Spinal cord stimulation improves motor function and gait in spastic paraplegia type 4 (SPG4): clinical and neurophysiological evaluation. Parkinsonism Relat Disord. 2020;83:1-5.
39. Soderblom C, Blackstone C. Traffic accidents: molecular genetic insights into the pathogenesis of the hereditary spastic paraplegias. Pharmacol Ther. 2006;109(1-2):42-56.
40. Orso G, Martinuzzi A, Rossetto MG, Sartori E, Feany M, Daga A. Disease-related phenotypes in a Drosophila model of hereditary spastic paraplegia are ameliorated by treatment with vinblastine. J Clin Invest. 2005;115(11):3026-34.
41. Schöls L, Rattay TW, Martus P, Meisner C, Baets J, Fischer I, et al. Hereditary spastic paraplegia type 5: natural history, biomarkers and a randomized controlled trial. Brain. 2017;140(12):3112-27.
42. Pozner T, Schray A, Regensburger M, Lie DC, Schlötzer-Schrehardt U, Winkler J, et al. Tideglusib rescues neurite pathology of SPG11 iPSC derived cortical neurons. Front Neurosci. 2018;12:914.
43. Kinsley L, Siddique T. Amyotrophic lateral sclerosis overview. In: Pagon RA, Adam MP, Ardinger HH, Wallace SE, Amemiya A, Bean LJH, et al., editors. GeneReviews®[Internet]. Seattle: University of Washington; 1993.
44. Shatunov A, Al-Chalabi A. The genetic architecture of ALS. Neurobiol Dis. 2021;147:105156.
45. Nogueira E, Alarcón J, Garma C, Paredes C. ALS2-related disorders in Spanish children. Neurol Sci. 2021;42(5):2091-4.

46. Hirano M, Quinzii CM, Mitsumoto H, Hays AP, Roberts JK, Richard P, et al. Senataxin mutations and amyotrophic lateral sclerosis. Amyotroph Lateral Scler. 2011;12(3):223-7.
47. Al-Saif A, Al-Mohanna F, Bohlega S. A mutation in sigma-1 receptor causes juvenile amyotrophic lateral sclerosis. Ann Neurol. 2011;70(6):913-9.
48. Mohassel P, Donkervoort S, Lone MA, Nalls M, Gable K, Gupta SD, Foley AR, Hu Y, Saute JAM, Moreira AL, Kok F, Introna A, Logroscino G, Grunseich C, Nickolls AR, Pourshafie N, Neuhaus SB, Saade D, Gangfuß A, Kölbel H, Piccus Z, Le Pichon CE, Fiorillo C, Ly CV, Töpf A, Brady L, Specht S, Zidell A, Pedro H, Mittelmann E, Thomas FP, Chao KR, Konersman CG, Cho MT, Brandt T, Straub V, Connolly AM, Schara U, Roos A, Tarnopolsky M, Höke A, Brown RH, Lee CH, Hornemann T, Dunn TM, Bönnemann CG. Childhood amyotrophic lateral sclerosis caused by excess sphingolipid synthesis. Nat Med. 2021 Jul;27(7):1197-1204.
49. Bosch AM, Abeling NG, Ijlst L, Knoester H, van der Pol WL, Stroomer AE, et al. Brown-Vialetto-van Laere and Fazio Londe syndrome is associated with a riboflavin transporter defect mimicking mild MADD: a new inborn error of metabolism with potential treatment. J Inherit Metab Dis. 2011;34(1):159-64.
50. Foley AR, Menezes MP, Pandraud A, Gonzalez MA, Al-Odaib A, Abrams AJ, et al. Treatable childhood neuronopathy caused by mutations in riboflavin transporter RFVT2. Brain. 2014;137(Pt 1):44-56.

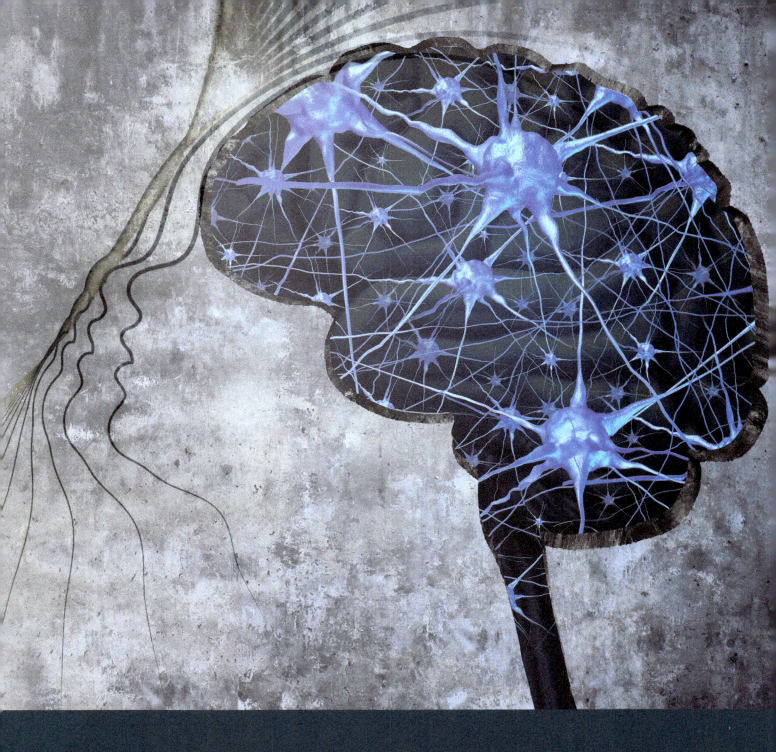

Seção 10 | DOENÇAS INFLAMATÓRIAS

Coordenador: Marcelo Masruha Rodrigues

capítulo 61 | Doenças Infecciosas

> Dayane Danieli
> Marcela Amaral Avelino Jacobina
> Antônio José da Rocha
> Murilo Gimenes Rodrigues

As infecções do sistema nervoso são causas importantes de morbimortalidade na faixa etária pediátrica. Podem afetar o sistema nervoso central (SNC) ou periférico (SNP) e ter os mais diversos agentes etiológicos: vírus, bactérias, fungos, protozoários, helmintos e príons. Esses organismos podem lesar diretamente o sistema nervoso ou desencadear respostas imunes que também agridem o hospedeiro.

A definição do tipo de doença baseia-se na topografia da infecção e no curso temporal da enfermidade. Por exemplo, encefalite aguda refere-se à inflamação do parênquima cerebral que se desenvolve num período de horas a dias. A fim de facilitar o estudo, as doenças infecciosas serão categorizadas neste capítulo conforme o agente etiológico (vírus, bactérias, fungos etc.) e o sítio acometido (meningites, encefalites, mielites etc.). O acometimento neurológico associado à resposta imune desencadeada por uma infecção e não a atuação do próprio agente será abordado em outros capítulos deste tratado.

INFECÇÕES VIRAIS

Os vírus são responsáveis pela maior parte das infecções do sistema nervoso e, aproximadamente 100 espécies de vírus, agrupadas em 13 famílias diferentes (Tabela 61.1), associam-se direta ou indiretamente aos distúrbios do SNC ou SNP.[1]

Apresentam distribuição mundial, com particularidades sazonais e regionais, afetando a população de forma esporádica, endêmica e/ou epidêmica (Tabela 61.2).[2]

A verdadeira incidência dessas infecções é difícil de determinar porque frequentemente os sintomas confundem-se aos de doenças não infecciosas e, na maioria das vezes, a etiologia viral não é comprovada.[1,3]

A infecção inicia-se com a entrada e replicação viral na pele, conjuntiva ou superfície mucosa dos tratos gastrointestinal, respiratório ou genital. Vários fatores hospedeiros, como o pH gástrico, resposta imune local, integridade da pele e das barreiras mucosas ou presença de enzimas que inativam os vírus, determinarão o sucesso ou fracasso no processo de invasão tecidual. A maioria dos vírus atinge o sistema nervoso pela corrente sanguínea, ultrapassando a barreira hematoencefálica através do plexo coroide ou do endotélio vascular. Já os vírus da raiva e da família herpes circulam predominantemente através de rotas neurais. A infecção do SNC depende também da magnitude e duração da viremia, que refletem a eficiência da replicação viral em sítios extraneurais e a capacidade do vírus de escapar dos mecanismos de defesa do hospedeiro. Assim, justifica-se o enorme potencial de disseminação viral na faixa etária pediátrica, tanto em função da via de transmissão (geralmente fecal-oral ou por secreções respiratórias) quanto da presença de um sistema imune ainda imaturo.[1,4]

Os vírus podem causar danos de duas maneiras principais: diretamente, ao lesar as células neurais, ou de maneira indireta, ao estimular a resposta imune contra o próprio organismo do hospedeiro (encefalomielite disseminada aguda – ADEM, síndrome de Guillain-Barré, mielite transversa, encefalite aguda necrotizante etc.). Dessa forma, o espectro e a gravidade dos sinais e sintomas neurológicos resultam do balanço final entre a agressão do patógeno e os mecanismos de defesa do hospedeiro, levando em consideração fatores como virulência, neurotropismo e funcionamento individual do sistema imune.

Meningites Virais

As meningites representam a manifestação mais frequente das infecções virais do sistema nervoso e caracterizam-se por uma inflamação que acomete as meninges, principalmente o espaço subaracnóideo, podendo atingir tanto o segmento cranial quanto o medular (Tabela 61.3). No Brasil, em média, são notificados 11.500 casos/ano de meningite de provável etiologia viral, sendo o coeficiente médio de incidência anual de 10,5/100.000 habitantes (2000 a 2010).[5]

Tabela 61.1 Vírus associados a doença neurológica.[1]

DNA vírus

Herpesvírus
- Vírus herpes simples
- Citomegalovírus
- Vírus varicela-zóster
- Vírus Epstein-Barr
- Herpesvírus 6, 7 e 8

Adenovirus (adenovírus)

RNA vírus

Picornavírus
- Poliovírus tipos 1- 3
- Enterovírus não pólio (coxsackie, echovírus)

Togavirus
- Vírus da encefalite equina oriental e ocidental
- Vírus da rubéola
- Vírus da encefalite equina venezuelana

Flavivírus
- Vírus da encefalite de Saint Louis e japonesa
- Vírus oeste do Nilo
- Vírus da febre amarela

Bunyavírus (vírus da encefalite La Crosse)
- *Reovírus*
- Rotavírus
- Vírus da febre do carrapato do colorado

Paramyxovírus
- Vírus da caxumba e do sarampo
- Vírus parainfluenza

Orthomyxovírus (vírus influenza)
Rhabdovírus (vírus da raiva)
Arenavírus (vírus da coriomeningite linfocítica)

Retrovírus
- HIV
- HTLV

Tabela 61.2 Vírus associados a doença neurológica e distribuição geográfica.[6,7]

Causas esporádicas, não associadas a região geográfica

Herpesvírus
- HSV-1 e HSV-2, VZV, EBV, CMV, HHV-6 e HHV-7

Enterovírus
- Coxsackie, echovírus, enterovírus 70 e 71, parechovírus, poliovírus

Pramyxovirus
- Sarampo e caxumba

Outros (menos frequentemente):
- Influenza, adenovírus, parvovírus, vírus da coriomeningite linfocítica, rubéola

Vírus geograficamente associados, mas não restritos*

Américas
- Oeste do Nilo, La Crosse, dengue, raiva, neurocisticercose, malária, encefalite equina oriental e ocidental, encefalite venezuelana, encefalite de Saint Louis, rickettsia

Europa/Oriente Médio
- Encefalite transmitida por carrapatos, Oeste do Nilo, raiva

África
- Oeste do Nilo, vírus da febre do Vale do Rift, febre hemorrágica do Congo-Crimeia, dengue, raiva, malária, tripanossomíase

Ásia
- Encefalite japonesa, Oeste do Nilo, dengue, encefalite do vale Murray, Raiva, Nipah, malária, neurocisticercose

Austrália
- Encefalite do vale Murray, encefalite japonesa

* Todos os vírus são transmitidos por artrópodes, exceto raiva e Nipah.

Tabela 61.3 Vírus e formas de acometimento neurológico comumente a eles associados.

Meningite
- Enterovírus não pólio
- HSV tipos 1 e 2
- Adenovírus
- EBV
- Vírus da caxumba
- Vírus da coriomeningite linfocítica
- Vírus da encefalite de St. Louis
- Vírus da encefalite transmitida por carrapatos

Encefalite
- HSV tipos 1 e 2
- Vírus da encefalite equina oriental e ocidental
- Vírus da encefalite de St. Louis
- Vírus do Nilo Ocidental
- EBV
- Vírus da raiva
- HIV
- Vírus varicela-zóster
- CMV
- Enterovírus não pólio e 71
- Vírus da caxumba

Mielopatia
- Vírus varicela-zóster
- HSV
- Enterovírus não pólio
- HTLV
- HIV
- CMV
- *Vírus Oeste do Nilo*

Síndrome de Guillain-Barré
- EBV
- CMV
- Enterovírus não pólio
- Vírus da caxumba
- Vírus Influenza e da febre amarela
- HIV

Ataxia cerebelar aguda
- Vírus varicela-zóster
- EBV
- Enterovírus
- Vírus do sarampo
- Vírus da caxumba

ADEM/ANE
- Influenza
- Febre amarela

HSV: Herpes vírus simples; EBV: vírus Epstein-Barr; HIV: Vírus da imunodeficiência humana; CMV: citomegalovírus; HTLV: vírus T-linfotrópico humano; ADEM: encefalomielite aguda disseminada; ANE: encefalopatia necrotizante aguda

A identificação de vírus causadores de meningite no Brasil (especialmente no âmbito do Sistema Único de Saúde – SUS) só tem sido possível em algumas situações, como epidemias, nas quais existe um esforço conjunto dos órgãos de saúde pública para o esclarecimento etiológico. Sendo assim, o sistema de vigilância epidemiológica de meningites dispõe de poucos dados sobre os principais agentes. Mesmo em países da Europa e nos Estados Unidos, em muitos casos não há a identificação do agente etiológico, gerando estatísticas que podem subvalorizar os dados.

A incidência aumenta no verão e começo do outono, devido ao comportamento sazonal das infecções pelos enterovírus não pólio (*echovirus e coxsackievirus*), que respondem por mais de 80% dos casos de meningite viral com etiologia identificada no Brasil e no mundo.[5,8]

Podem ocorrer casos associados a epidemias (varicela, sarampo, caxumba etc.) e relacionados a eventos adversos pós-vacinais (febre amarela, sarampo etc.). Indivíduos de todas as idades são suscetíveis, porém a faixa etária de maior risco é a de menores de 5 anos.[5]

Além de sinais e sintomas sistêmicos inespecíficos, como febre, anorexia e adinamia, o paciente frequentemente apresenta vômitos (comumente não precedidos por náusea, daí o termo "em jato"), fotofobia, cefaleia e sinais de irritação meníngea (mais frequente nas crianças maiores). As crianças pequenas podem manifestar apenas febre, irritabilidade e abaulamento da fontanela anterior. Outros achados podem sugerir o tipo específico de vírus (Tabela 61.4).

O diagnóstico é clínico-epidemiológico e laboratorial, e depende fundamentalmente do exame do líquido cefalorraquiano (Tabelas 61.5 e 61.6). O achado de 10 a 1.000 células (habitualmente menos de 500 células) com predomínio linfomononuclear é comum nas infecções virais. Às vezes, o exame inicial (nas primeiras 24 a 48 horas) pode revelar um predomínio de leucócitos polimorfonucleares que, após algumas horas, muda para mononucleares ("viragem"). A glicose é normal ou discretamente reduzida. O conteúdo de proteínas é normal ou pouco elevado (50 a 80 mg/dL) (Tabela 61.7).[9-11]

A meningite bacteriana aguda é um diagnóstico diferencial muito importante a se considerar. Muitas vezes, sobretudo na fase mais inicial do processo infeccioso, há sobreposição do quadro clínico e dos achados do líquor, tornando difícil o diagnóstico de certeza. Além das características anteriormente citadas, níveis séricos aumentados de procalcitonina (> 0,5 ng/mL), um pró-peptídeo da calcitonina, apresentam elevado valor preditivo positivo para distinção entre meningite bacteriana aguda e asséptica. Contudo, nenhum marcador biológico deve ser utilizado isoladamente (Tabela 61.8). Assim, a reavaliação seriada, clínica e laboratorial parece ser a melhor estratégia de diagnóstico diferencial.[12,13]

Tabela 61.4 Marcadores epidemiológicos e clínicos que podem auxiliar no diagnóstico etiológico das infecções de SNC.[2]

Etiologia	Marcadores clínico-epidemiológicos
Enterovírus	
Coxsackie A and B	Herpangina, doença mão-pé-boca, conjuntivite, faringite, pleurodínia, miopericardite, *rash*
Echovírus	Rash
Poliovírus	Paralisia flácida
Parechovírus	
Parechovírus tipo 3	*Rash* palmo-plantar, quadro *sepse-like* em crianças menores
Arbovírus	
Vírus da encefalite do Oeste do Nilo	*Rash* maculopapular, exposição a mosquito
Vírus da encefalite St. Louis	Exposição a mosquito
Vírus da encefalite de La Crosse (Califórnia)	Exposição a mosquito
Vírus da encefalite equina Oriental	Exposição a mosquito
Vírus da encefalite equina Ocidental	Exposição a mosquito
Vírus Powassan	Exposição a carrapato
Herpesvírus	
HSV-1	Lesões orais
HSV-2	Lesões genitais, radiculopatia sacral
CMV	Imunocomprometidos
VZV	Vesículas, herpes-zóster
Outros vírus	
HIV	Atividade sexual e uso de drogas intravenosas
Sífilis	Atividade sexual
Raiva	Exposição animal, pródromos inespecíficos
Vírus da coriomeningite linfocítica	Contato com roedores
Influenza	Sintomas gripais
Caxumba	Parotidite ou orquite, calendário vacinal incompleto
Sarampo	Conjuntivite, coriza, tosse, calendário vacinal incompleto, *rash* de distribuição crânio-caudal

CMV: citomegalovírus; HSV: vírus herpes simples; HIV: vírus da imunodeficiência humana; HHV-6: herpesvírus humano tipo 6; VZV: vírus varicela-zóster.

Tabela 61.5 Indicações, contraindicações e complicações para punção lombar.[10,11,14]

Indicações	Contraindicações	Complicações
• Diagnóstico de infecção do SNC • Monitorização de terapia antibiótica nas infecções de SNC • Diagnóstico de hemorragia subaracnoidea • Pesquisa de células neoplásicas • Medida da pressão intracraniana • Diagnóstico de doenças inflamatórias, autoimunes e desmielinizantes • Realização de medicação intratecal	• Sinais de hipertensão intracraniana (papiledema, postura em descerebração etc.) • Evidência de hidrocefalia obstrutiva; pobre visualização de 4º ventrículo e/ou cisterna quadrigeminal; edema cerebral significativo; massa em fossa posterior; sinais de herniação ou desvio de linha média ao exame de imagem • Em pacientes com Escala de Coma de Glasgow ≤ 8; imunossuprimidos; suspeita ou histórico de lesão intracraniana com efeito de massa; déficit neurológico focal; crises epilépticas de início recente (na última semana): realizar exame de imagem antes de considerar coleta de líquor • Uso de anticoagulante ou alteração na coagulação: plaquetas < 50.000/mm³; coagulação intravascular disseminada; RNI > 1,4; uso de heparina não fracionada nas últimas 6 horas e de baixo peso molecular nas últimas 12-24 horas (adiar a próxima dose em pelo menos 1 a 2 horas após a punção também reduz risco de complicações) • Infecção da pele ou má-formação espinhal no local da punção	• Punção traumática • Cefaleia pós-punção • Dor lombar • Radiculopatia transitória • Sangramento espinhal e/ou intracraniano • Paralisia de nervo craniano • Infecção iatrogênica • Disseminação de tumores epidermoides • Herniação transtentorial

O diagnóstico diferencial também deve ser feito com meningites de outras etiologias, infecções parameníngeas (abscesso cerebral, empiema extradural ou subdural), neurossífilis, doença de Lyme, leptospirose, febre maculosa das montanhas rochosas e quadros sépticos com irritação meníngea.

O diagnóstico etiológico das meningites virais em situações de surtos e em alguns casos particulares (imunodeprimidos, recém-nascidos, pacientes com evolução insatisfatória) é de extrema importância. As chances de obter uma etiologia específica no contexto das meningites virais aumentaram desde o advento da técnica de PCR (Polymerase Chain Reaction), sendo este o método mais rápido e custo-efetivo para tal fim. A sensibilidade da técnica pode ser reduzida se for realizada muito cedo no curso da doença ou se as manifestações clínicas não forem concomitantes ao pico de viremia. Assim, recomenda-se guardar e acondicionar adequadamente uma amostra do líquor coletado durante a admissão, que será de grande valia caso haja necessidade de análises adicionais ao longo do acompanhamento do paciente. As normas de coleta dos espécimes (líquor, soro e fezes) e os exames laboratoriais disponíveis são os mesmos empregados para as encefalites virais (ver seção específica). Em pacientes sexualmente ativos ou com risco de transmissão vertical, considerar a solicitação de exames para detecção do HIV, lembrando que nos primeiros meses pós-infecção a soroconversão poderá não ter ocorrido.

A internação hospitalar costuma ser necessária apenas se houver dúvida quanto ao diagnóstico ou para aqueles pacientes com sintomas muito intensos como, por exemplo, vômitos frequentes e desidratação. A notificação é obrigatória à unidade de vigilância epidemiológica.

O tratamento das meningites virais é geralmente apenas sintomático, considerando-se o curso autolimitado da doença (1 a 2 semanas); exceto nos casos graves e/ou associados a comprometimento extrameníngeo (vasculopatia, radiculopatia, mielite, encefalite etc.) e/ou extraneurológico, em imunocomprometidos e neonatos, quando tratamento específico é recomendado (enterovírus, herpes simples, varicela-zóster, citomegalovírus (CMV), vírus de Epstein-Barr (EBV) e influenza – ver Tabelas 61.9 e 61.10). Atenção especial deverá ser dada ao controle da dor e ao balanço hídrico, haja vista que vômitos repetidos por tempo prolongado podem levar à desidratação.[3,15,16]

O prognóstico na maioria dos casos é bom. Há baixo risco de óbito e sequelas nos pacientes imunocompetentes e fora do período neonatal. Algumas crianças podem queixar-se de mialgia inespecífica, fadiga, irritabilidade e dificuldade de concentração por semanas após um quadro de meningite viral.

Tabela 61.6 Parâmetros de normalidade do líquor.[10,11,14,17-20]

Parâmetros	Adultos	Crianças (3 meses a 6 anos)[#]	Recém-nascidos A termo	Recém-nascidos Prematuros
Pressão em DL	5 a 20 cm H_2O (até 25 cm H_2O em obesos)	1 a 10 cm H_2O	Média de 1 a 1,4 cm H_2O (algumas referências consideram valores normais < 7,6 cm H_2O, mas não há consenso nessa faixa etária)	
Aspecto	Límpido e incolor	Límpido e incolor	Límpido e incolor, mas pode ser levemente xantocrômico (principalmente nas primeiras 48 horas de vida em bebês de alto risco para HPIV ou hemorragia subaracnóidea subclínica)	
Células[§]	< 5 GB/mm³	< 5 a 7 GB/mm³	Média de 8 GB/mm³ (< 15 a 22)[£]	Média de 9 GB/mm³ (< 20 a 25)[£]
Hemácias[¶]	< 5 GV/mm³	< 5 GV/mm³	< 5 GV/mm³, mas acidente de punção e sangramentos subclínicos, com < 500 GV/mm³, são comuns nessa faixa etária	
Proteínas[*]	Lombar: 20 a 45 mg/dL Suboccipital: até 30 mg/dL	Lombar: 5 a 40 mg/dL	Lombar: 20 a 100 mg/dL	Lombar: 65 a 150 mg/dL
Glicose	> 50 a 60% da glicose sérica, se hiperglicemia > 30% da sérica Em geral, entre 40 e 70 mg/dL	> 50 a 60% da glicose sérica, se hiperglicemia > 30% da sérica Em geral, entre 40 e 70 mg/dL	> 60% da glicose sérica Média de 30 a 60 mg/dL	

DL: decúbito lateral; GB: glóbulos brancos; GV: glóbulos vermelhos; PMN: polimorfonucleares; HPIV: hemorragia peri e intraventricular

[#] Crianças após 6 a 8 anos de idade apresentam os mesmos parâmetros de normalidade de adultos.

[§] Crises epilépticas podem produzir pleocitose transitória, em geral não superior a 80 células/mm³, às custas de polimorfonucleares. A análise microbiológica de uma punção muito acidentada não é confiável e, portanto, é aconselhável repeti-la em um interespaço vertebral superior ou 48 horas mais tarde. Para complicar a decisão clínica, a presença de sangue no espaço subaracnóideo produz uma resposta inflamatória secundária que leva a um aumento desproporcional no número de leucócitos, particularmente 48 horas após o início do quadro (meningite química).

[¶] Nos acidentes de punção, o líquor inicialmente avermelhado torna-se mais claro quando realizada a prova dos 3 tubos (há queda progressiva no número de GV) e límpido após centrifugação (se a mesma for realizada até 4 horas após a coleta, quando ainda não há lise das hemácias). Deve-se corrigir a contagem de GB em função do número de hemácias: desconta-se, em média, 1 GB para cada 500 a 700 GV/mm³.

[*] A concentração de proteínas no líquor pode ser mais elevada em pacientes com diabetes *mellitus*, obstrução do fluxo liquórico, hemorragia subaracnoidea ou punção traumática. A presença de hemácias no líquor aumenta em 1 mg a proteinorraquia para cada 1.000 GV/mm³. O teste de Pandy é um teste semiquantitativo no qual o fenol reage com proteínas, principalmente as globulinas. Assim, a contaminação do líquor com sangue pode acarretar falso-positivo.

[£] Pode haver número significativo de PMN, em especial nos primeiros dias de vida.

Medidas de higiene (lavagem das mãos), vacinas (poliovírus, influenza, caxumba, sarampo, varicela e arboviroses), proteção pessoal (contra mosquitos e carrapatos) e precauções de contato com pessoas com meningite viral são capazes de reduzir significativamente a disseminação dos casos.

Meningite idiopática recorrente benigna ou meningite de Mollaret

A meningite de Mollaret foi descrita pela primeira vez pelo neurologista francês Pierre Mollaret, em 1944. Também conhecida como meningite asséptica recorrente benigna, meningite endotelial recorrente benigna e meningite endotélio-leucocítica recorrente benigna, é caracterizada por episódios de meningite linfocítica aguda recorrente (pelo menos três), benigna (sem sequelas no longo prazo) e breve (2 a 7 dias), alternando com intervalo livre de sintomas.

Trata-se de uma condição rara, que já foi descrita em indivíduos de 5 a 83 anos, porém é mais frequente em adultos e em mulheres (2:1).[21-23]

Sua etiologia começou a ser elucidada a partir do emprego da técnica da reação em cadeia da polimerase (PCR). Entre 1991 e 2010, 69 pacientes diagnosticados com meningite de Mollaret tiveram seu líquor testado para os vírus do herpes simples (HSV). Desses, 56 apresentaram resultados positivos para o HSV-2, quatro para o HSV-1, quatro para o HSV (sem especificação de tipo) e um para o vírus do herpes humano tipo 6 (HHV-6). Dos quatro pacientes restantes, um dos casos foi atribuído a lúpus eritematoso sistêmico e os outros três permaneceram sem diagnóstico etiológico.[24,25]

Tabela 61.7 Características habituais do líquor em afecções do SNC, para as quais sua análise é de grande importância diagnóstica.[10,11,14,19]

Afecção	Células	Proteínas	Glicose	Outras características
Infecção viral	GB: 10 a 250/mm³, com predomínio linfomononuclear	Normal ou levemente aumentada (geralmente < 100 mg/dL)	Normal (pode estar reduzida nas meningites por caxumba, coriomeningite linfocítica ou herpes vírus)	Pi do líquor normal ou levemente aumentada PCR ajuda no diagnóstico
Infecção bacteriana aguda	GB > 100/mm³ (frequentemente GB > 500/mm³) Predomínio de neutrófilos	100 a 500 mg/dL	< 40mg/dL ou < 50- 60% da sérica	Pi do líquor aumentada Látex e contraimunoeletroforese auxiliam no diagnóstico de algumas infecções PCR ajuda no diagnóstico
Tuberculose	GB > 25/mm³ Predomínio linfomononuclear, mas na fase inicial podem predominar neutrófilos	100 a 1.000 mg/dL	< 50-60% da sérica, frequentemente muito reduzida	Cultura em meios especiais e PCR ajudam no diagnóstico
Infecção fúngica	GB > 25/mm³, geralmente com predomínio linfomononuclear	100 a 300 mg/dL, mas pode ser ainda mais elevada	Normal ou diminuída	Pi do líquor elevada, principalmente na infecção criptocócica Tinta da China e látex para criptococo auxiliam no diagnóstico
Infecções parasitárias	GB < 100/mm³, geralmente com predomínio linfomononuclear	Normal ou elevada	Normal ou diminuída em 20% dos casos	Presença de eosinófilos
Hemorragia subaracnoidea	GV > 500/mm³; leve aumento de GB (meningite química)	60 a 150 mg/dL, proporcional ao número de hemácias	Normal	Pi do líquor aumentada; xantocromia pós-centrifugação
Carcinomatose meníngea	GB: 10 a 100/mm³	Usualmente elevada	Diminuída na maioria dos casos	Células neoplásicas no líquor; marcadores, como beta-2--microglobulina, AFP, HCG

GB: glóbulos brancos; GV: glóbulos vermelhos; Pi: pressão inicial ou de abertura; AFP: alfafetoproteína; HCG: gonadotrofina coriônica.

Obs.: a dosagem de lactato no líquor ajuda a diferenciar meningites bacterianas de virais, estando aumentada nas primeiras, mesmo quando parcialmente tratadas. Entretanto, apesar da alta sensibilidade, é um exame pouco específico.

Tabela 61.8 Escore para meningite bacteriana aguda.[13,18]

Em pacientes sem nenhum desses critérios, o risco de meningite bacteriana aguda é muito baixo (0,1%). Não deve ser empregado em crianças menores de 2 meses de idade, imunocomprometidos, pacientes que tenham recebido antibióticos (pela possibilidade de meningite bacteriana parcialmente tratada), com petéquias ou púrpuras ao exame físico, com derivação ventrículo-peritoneal, naqueles submetidos recentemente à neurocirurgia, ou que apresentem outras alterações clínicas que sugiram uma doença grave.

- Bacterioscopia positiva (método de Gram)
- Contagem absoluta de neutrófilos no líquor igual ou superior a 1.000/mm³
- Proteína no líquor igual ou superior a 80 mg/dL
- Contagem absoluta de neutrófilos no sangue periférico igual ou superior a 10.000/mm³
- História de crises epilépticas por ocasião do processo infeccioso (antes ou após a admissão)*

*Nessa situação, considerar como importante diagnóstico diferencial as encefalites, sobretudo de etiologia viral.

Capítulo 61

Tabela 61.9 Principais vírus causadores de doenças neurológicas: vírus de RNA.

Vírus	Comprometimento neurológico	Manifestações sistêmicas*	Transmissão	Distribuição geográfica	Padrão de ocorrência	Letalidade	Diagnóstico e tratamento
Picornaviridae (enterovirus)							
Poliovírus[26-32]	Meningite "asséptica" (poliomielite não paralítica) que se resolve em 5 a 10 dias, indistinguível de outras meningites virais. Mielite (0,1% dos casos), geralmente precedida de dor lombar e mialgia intensas. Caracteriza-se por paralisia flácida assimétrica envolvendo membros inferiores, superiores ou tronco, com reflexos tendíneos ausentes. 10 a 20% podem ter acometimento bulbar, com disfagia e dificuldades respiratórias. Costuma deixar sequelas motoras, como paresia e hipotrofia muscular. Síndrome pós-pólio: caracteriza-se por dor, atrofia, fraqueza progressiva, fasciculação e desnervação ativa no membro acometido, décadas após a infecção paralítica original. Acredita-se não estar relacionada à reativação do vírus	Aproximadamente 90-95% das infecções são assintomáticas. Período de incubação: 3 a 14 dias. 4 a 8% apresentam cefaleia, febre, vômitos e/ou diarreia. A doença pode se resolver após esse quadro inespecífico ou seguir-se dos sintomas de meningite e/ou mielite. Comprometimento neurológico ocorre em 1 a 1,6% dos casos, logo após os primeiros sintomas inespecíficos ou após um curto período assintomático (doença bifásica)	Fecal-oral. Durante epidemias também por secreções faríngeas	A forma selvagem foi erradicada na maioria dos países, circulando apenas em poucos países da Ásia e África (como Paquistão, Afeganistão, Nigéria, Somália). Mas há casos por reativação do vírus vacinal no mundo inteiro, principalmente em pacientes imunossuprimidos	Endêmico e epidêmico	Na forma paralítica é menor que 10%, mas se houver acometimento bulbar pode se aproximar de 50%	Diagnóstico através de isolamento do vírus e cultura (fezes, orofaringe e líquor); sorologias seriadas; PCR no líquor (melhor custo-benefício). Líquor: pleocitose linfomononuclear e aumento de proteínas (100-300 mg/dL). ENMG: semanas ou meses após a instalação do déficit motor evidencia desnervação, com rarefação das unidades motoras e aparecimento de potenciais gigantes, sem alteração das velocidades de condução sensitiva e motora. O tratamento é apenas sintomático. Profilaxia é feita por meio da vacinação em massa (Salk com vírus inativado aos 2, 4 e 6 meses, e Sabin com vírus atenuado aos 15 meses e 4 anos). Para pacientes imunossuprimidos, recomenda-se a vacina de vírus inativado Salk
Echovírus e coxsackievírus[33-35]	Meningite; mielite; meningoencefalite em recém-nascidos e imunocomprometidos; Responsáveis por mais de 90% das meningites virais em crianças. Os quadros de meningite tendem a ser autolimitados	Febre, vômitos, diarreia; *rash* cutâneo em recém-nascidos. Cardiopatia (coxsackie B)	Fecal-oral	Mundial	Esporádico e epidêmico	Raramente	Líquor: pleocitose linfomononuclear, com proteína normal ou discretamente elevada e glicorraquia normal. Diagnóstico por meio de crescimento do vírus em cultura de células (identificação do vírus); sorologia (tem alto índice de reações cruzadas); PCR no líquor (mais utilizado). O tratamento é apenas sintomático. Há poucos estudos utilizando pleconaril no tratamento das encefalites por enterovírus, o que limita o seu uso apenas a casos muito graves (experimental). O uso de imunoglobulina ainda é controverso

Enterovírus 71[34]	Meningite; rombencefalite e mielite paralítica semelhante à poliomielite, entretanto menos grave e geralmente transitória	Doença mão-pé-boca. Herpangina Edema pulmonar não cardiogênico	Fecal-oral	Mundial	Esporádico e epidêmico	14% Forma encefalítica mais comumente letal	Líquor: pleocitose linfomononuclear, com proteína normal ou discretamente elevada e glicorraquia normal. Diagnóstico por meio de isolamento viral, demonstração de soroconversão ou PCR no líquor (mais utilizado), *swab* orofaríngeo ou fezes. Há poucos estudos utilizando pleconaril no tratamento das encefalites por enterovirus, o que limita o seu uso apenas a casos muito graves (experimental). O uso de imunoglobulina ainda é controverso.
Enterovírus 70[34,36,37]	1 a cada 10.000 paciente com conjuntivite hemorrágica desenvolvem mielite com paralisia flácida (pólio-*like*)	Conjuntivite hemorrágica	Fecal-oral. Pode ser encontrado nas lágrimas	Mundial	Esporádico e epidêmico	Apenas 1 caso fatal entre 1970 e 2005	Líquor: pleocitose linfomononuclear, com proteína aumentada. Diagnóstico por meio de isolamento do vírus no olho; sorologia seriada; PCR no líquor. Há poucos estudos utilizando pleconaril no tratamento das encefalites por enterovírus, o que limita o seu uso apenas a casos muito graves (experimental). O uso de imunoglobulina ainda é controverso
Parechovírus[38,39]	Meningoencefalite em recém-nascidos e menores de 3 meses. O tipo 3 é o que mais causa infecção do SNC	Febre, irritabilidade, diarreia. *Rash* eritematoso palmo-plantar	Fecal-oral, intra-parto, antenatal	Mundial	Esporádico e epidêmico	Maior quando associada a quadros de cardiopatia, hepatite e coagulopatia	Líquor: proteína normal ou aumentada sem pleocitose na maioria dos casos. Diagnóstico a partir de PCR em amostras de líquidos biológicos. RM com hiperintensidade da substância branca periventricular estendendo até a região subcortical, com restrição à difusão. Há poucos estudos utilizando pleconaril no tratamento das encefalites por enterovírus, o que limita o seu uso apenas a casos muito graves (experimental). O uso de imunoglobulina ainda é controverso.

Tabela 61.9 Principais vírus causadores de doenças neurológicas: vírus de RNA. *(Continuação)*

Vírus	Comprometimento neurológico	Manifestações sistêmicas*	Transmissão	Distribuição geográfica	Padrão de ocorrência	Letalidade	Diagnóstico e tratamento
Togaviridae – Alphavirus (arbovírus)							
Vírus da encefalite equina oriental[40,41]	Encefalite	Período de incubação de 3 a 10 dias. 80% dos casos relatados foram crianças. Febre, vômitos, dor abdominal, edema, cianose (pródromo)	Mosquitos (*Aedes* e *Culex*). Os pássaros são hospedeiros amplificadores	Estados Unidos (estados banhados pelo oceano Atlântico)	Endêmico	> 30%	Diagnóstico a partir de cultura viral ou detecção do antígeno em tecido cerebral, IgM no liquor. RM: lesões em núcleos da base, tálamo e tronco cerebral são as alterações mais frequentes.
Vírus da encefalite equina ocidental[40,41]	Encefalite	Período de incubação de 2 a 10 dias. Febre, vômitos	Mosquitos (*Aedes* e *Culex*). Os pássaros são hospedeiros amplificadores	Estados Unidos (estados a oeste do rio Mississipi)	Endêmico e epidêmico	3-10% Morbidade muito alta	Em neonatos, o liquor pode ter predominância de polimorfonucleares, em concordância com um padrão de doença mais grave nestes. Diagnóstico a partir de IgM no liquor, pesquisa do antígeno viral no tecido cerebral. Raramente cultura
Vírus da encefalite equina venezuelana[40,42]	Encefalite (hemorrágica).	Período de incubação de 2 a 5 dias. Febre, calafrios, cefaleia intensa, mialgia em coxas e região lombar, náusea, vômito, diarreia. Leucopenia e taquicardia	Mosquitos (*Aedes* e *Culex*). Os equinos e roedores silvestres são hospedeiros amplificadores	América latina e região sudeste dos Estados Unidos	Endêmico e epidêmico	< 1% (doença hemorrágica)	Diagnóstico por meio de sorologia e IgM no liquor.
Vírus Chikungunya ou Chicungunha[43-45]	Encefalite (mais comum), mielopatia/mieloneuropatia, radiculite e suas combinações; Guillain-Barré; paralisia flácida aguda	Período de incubação de 2 a 4 dias. Febre (100%); artralgias e edema das articulações (80-100%); mialgia (50-60%); cefaleia e/ou dor lombar (50-70%); *rash* (40-50%)	Mosquitos (*A. albopictus* e *A. aegypti*)	Casos originalmente concentrados na África Subsaariana, Índia e sudeste da Ásia. Posteriormente vários surtos ocorreram: Kênia, Sri Lanka, Indonésia, Brasil, Itália, entre outros	Endêmico e epidêmico	10%	PCR (nos primeiros 5 dias) e sorologia IgG e IgM (após os primeiros 5 dias de sintomas). PCR no liquor positivo em 61% dos casos de envolvimento de SNC. Liquor, exames de imagem e EEG mostram apenas alterações inespecíficas, quando alterados
Togaviridae – Rubivirus							
Vírus da rubéola[46,47]	A panencefalite progressiva surge após 10 a 20 anos do contato com o vírus (rubéola congênita ou pós-natal) e caracteriza-se por alteração do comportamento, ataxia, espasticidade, demência e epilepsia progressivos, culminando com estupor e mutismo acinético	Rash maculopapular acompanhado de febre baixa e linfadenopatia cervical posterior, retro auricular e suboccipital	Contato direto com gotículas respiratórias ou fômites	Mundial	Endêmico e epidêmico	20%	O diagnóstico baseia-se no quadro clínico, sorologias, além de dosagem de IgM e IgG, gamaglobulinas e bandas oligoclonais no liquor. PCR em amostras de tecido cerebral ou liquor

Flaviviridae – Flavivirus (arbovírus)

Vírus da encefalite de Saint Louis[40,48]	Encefalite Meningite	Período de incubação de 4 a 21 dias. > 99% assintomáticos. Febre, mal-estar, mialgia, dor abdominal	Mosquitos (*Aedes* e *Culex*). Os suínos e pássaros são hospedeiros amplificadores	América do Norte e do Sul (porção central e ocidental), principalmente Estados Unidos	Endêmico e epidêmico	7-10%	EEG: anormal nas crianças com encefalite (alentecimento difuso e ondas delta). Sorologia, IgM no líquor, raramente cultura
Vírus da febre Oeste do Nilo[40,41,49]	> 96% dos casos em adultos Meningite Meningoencefalite ou encefalite (60%) Paralisia flácida aguda	Período de incubação de 3 a 15 dias. Assintomática em 80% dos casos. Febre, mal-estar, exantema máculo-papular ou morbiliforme, mialgia, linfadenopatia	Mosquitos (*Aedes* e *Culex*). Os suínos e pássaros são hospedeiros amplificadores Transmissão inter-humana e por transfusão foram relatadas	Descoberto na Uganda, Egito e Israel. Atualmente tem distribuição mundial	Endêmico e epidêmico	4-14% Idade avançada é o maior fator de risco, além de diabetes e imunossupressão.	Líquor: pleocitose linfomononuclear e hiperproteinorraquia com glicose normal. RM pode mostrar realce leptomeníngeo e periventricular. Raramente cultura, sorologia
Vírus da dengue[43,50,51] (sorotipos 1, 2, 3 e 4)	Encefalite, mielite, miosite. Casos de Guillain-Barré, mono e polineuropatia, ADEM e miopatia relacionados às complicações sistêmicas ou mecanismos imunomediados desencadeados pela infecção pelo vírus da dengue	Período de incubação de 3 a 14 dias. Cefaleia, dor retro-orbitária, febre, mialgia e artralgia intensos, com duração de 5 a 7 dias. Pode haver *rash* maculopapular, sintomas gastrointestinais e respiratórios. Febre hemorrágica do dengue	Mosquitos (*Aedes aegypti*, *Aedes albopictus*, *Aedes scutellaris* e *Aedes polynesiensis*). Casos de transmissão vertical, por transfusão sanguínea e acidentes com perfurocortantes já foram relatados	Doença tropical, endêmica em mais de 100 países da África, América, Mediterrâneo, sudeste da Ásia e oeste do Pacífico	Endêmico, epidêmico e hiperendêmico	Em torno de 0,1 a 0,2% (6.429 óbitos no Brasil de 2008 a 2019). Os casos com envolvimento neurológico têm mortalidade variável	Detecção do RNA viral (PCR) ou do antígeno NS1 nos 3 primeiros dias de doença. Sorologia (IgM) após 5 dias de sintomas. Entre 3 e 5 dias, os três exames têm maior porcentagem de falso-negativos. Leucopenia, plaquetopenia e discreta elevação das transaminases podem ocorrer. O tratamento é apenas sintomático
Vírus da febre amarela[52,53]	Encefalite e mielite (vírus selvagem e vírus vacinal). Crianças ≤ 6 meses, idosos e imunossuprimidos são grupos de risco. Guillain-Barré e ADEM ocorrem por mecanismo imunomediado, não por ação direta do vírus	Início abrupto de febre, cefaleia, mialgia, náusea e vômito. Icterícia, sangramento, aumento das transaminases, coagulopatia, leucopenia, trombocitopenia, falência cardíaca e renal	Mosquitos (*Aedes aegypti*, *Aedes africanus*, *Aedes simpsoni*, *Haemagogus*)	África Subsaariana e América do Sul	Endêmico, epidêmico	20-50%	Sorologia (IgM), PCR e pesquisa de IgM no líquor (para o vírus selvagem ou vacinal). O tratamento é apenas sintomático

Tabela 61.9 Principais vírus causadores de doenças neurológicas: vírus de RNA.

(Continuação)

Vírus	Comprometimento neurológico	Manifestações sistêmicas*	Transmissão	Distribuição geográfica	Padrão de ocorrência	Letalidade	Diagnóstico e tratamento
Paramyxoviridae (vírus exantematosos)							
Vírus do sarampo[40,46,54]	A encefalite primária geralmente inicia-se poucos dias após o início do *rash*, concomitantemente à infecção primária pelo vírus. A encefalite aguda pós-sarampo tem mecanismo imunomediado, podendo ocorrer tanto após o contato com o vírus selvagem quanto com o vacinal. Os sintomas iniciam-se entre 3 e 20 dias após a exposição. A PEES manifesta-se após período latente de 7-10 anos. Inicia-se com alteração comportamental (estágio I), seguida por mioclonia, epilepsia e demência (estágio II). Sintomas extrapiramidais e progressiva arresponsividade caracterizam o estágio III. Em 2 a 4 anos após o início dos sintomas vem o coma, instabilidade autonômica, estado vegetativo e mutismo acinético (fase IV). A encefalite subaguda inicia-se entre 1 e 6 meses após o contato com o vírus (selvagem ou vacinal). Ocorre em imunodeficientes e caracteriza-se por encefalopatia, crises epilépticas, déficits focais, coma e óbito em dias a semanas	Caracteriza-se por um pródromo com febre, conjuntivite, tosse e manchas de Koplik (mucosa oral). Exantema máculo-papular, céfalo-caudal e centrífugo, acompanhado de febre e linfadenopatia	Contato direto com gotículas respiratórias ou fômites	Distribuição mundial	Esporádica e epidêmica	15% para a encefalite primária, 5% para a encefalite aguda pós-sarampo, 100% para a PEES, e 75% para a encefalite subaguda	Na encefalite, a RM pode mostrar hipersinal em T2 e FLAIR nas substâncias branca e cinzenta de ambos os hemisférios cerebrais e necrose estriatal. Pode haver encefalomalácia e atrofia precoces (em dias). EEG na PEES: complexos de ondas de alta voltagem, periódicos (3 a 20Hz) são quase que patognomônicos. O diagnóstico baseia-se no quadro clínico, sorologias, além de dosagem de IgM e IgG, gamaglobulinas e bandas oligoclonais no liquor. PCR em amostras de tecido cerebral ou liquor.
Vírus da caxumba[40,55]	Meningite é a manifestação neurológica mais frequente, geralmente com curso benigno e autolimitado. Encefalite, mielite e surdez são mais raras, principalmente após o surgimento da vacina	Período de incubação de 14 a 18 dias. Inicia-se com um pródromo inespecífico de febre, mal-estar, cefaleia e mialgia. Segue-se de parotidite uni ou bilateral, com aumento da amilase sérica. Os sintomas neurológicos podem preceder, suceder ou vir em concomitância à última	A transmissão dá-se por contato direto, gotículas respiratórias ou fômites	Distribuição mundial	Esporádica e epidêmica	< 1%	Diagnóstico: observa-se leucopenia com linfopenia relativa e amilase sérica elevada, além de IgM positivo. Liquor com pleocitose linfomononuclear, cultura viral e PCR no liquor confirmam as formas de acometimento neurológico. O tratamento é apenas sintomático
Orthomyxoviridae (vírus do trato respiratório superior)							
Vírus influenza A[40,41,56]	Crianças são o grupo de risco (principalmente entre 6 meses e 4 anos). Encefalite, cerebelite, mielite, síndrome de Reye e encefalopatia necrotizante aguda. Guillain-Barré e ADEM ocorrem por mecanismo imunomediado, não por ação direta do vírus.	Período de incubação de 1 a 5 dias. Pródromo gripal. Às vezes evolui para falência de múltiplos órgãos	Pós-infecciosa (ainda há dúvidas a esse respeito)	Distribuição mundial	Epidêmico (pandemia de H1N1)	Até 30%. Aumento das transaminases, LDH e trombocitopenia são associadas a pior prognóstico	Liquor normal ou com discreta pleocitose linfomononuclear. Diagnóstico por PCR no liquor e nas secreções respiratórias. RM encefalopatia necrotizante aguda com edema, hemorragia e lesões talâmicas bilaterais. Tratamento: oseltamivir

1264   Seção 10 ▪ Doenças Inflamatórias

Doenças Infecciosas

Vírus influenza B[40,41,56]	Crianças são o grupo de risco. Encefalite, cerebelite, mielite, síndrome de Reye (influenza B >A) e encefalopatia necrotizante aguda. Guillain-Barré e ADEM ocorrem por mecanismo imunomediado, não por ação direta do vírus	Pródromo gripal	Pós-infecciosa (ainda há dúvidas a esse respeito)	Distribuição mundial	Epidêmico	Poucos casos relatados	Líquor normal ou com discreta pleocitose linfomononuclear. Diagnóstico por PCR no líquor e nas secreções respiratórias. Neuroimagem sem alterações ou inespecífica. Tratamento: oseltamivir

Rhabdoviridae

Vírus da raiva[40,41,57]	Encefalite com agitação, hidro e aerofobia, sialorreia, alucinação, disautonomia e convulsões; alternando com períodos de calma e lucidez. Ou encefalomielite, com febre e paralisia ascendente na ausência de comprometimento inicial do sensório. Coma e morte costumam seguir-se em 2 ou 3 semanas	Período de incubação de 20 a 60 dias, em média. Pródromos de mal-estar, insônia, ansiedade, febre, tosse, vômitos, mialgia	Contato com saliva de um animal raivoso (mamíferos) em regiões mordidas, com cortes ou abrasões, ou mucosas	Distribuição mundial	Esporádica	Virtualmente 100%	Diagnóstico por meio de PCR viral na saliva; detecção do antígeno em nervo cutâneo em biópsia de pele da nuca; IgG e IgM no sangue e líquor. Inclusões intracitoplasmáticas eosinofílicas (corpos Negri) podem ser vistas na biópsia cerebral. Paciente exposto ao vírus devem receber a vacina e o soro antirrábico ou a imunoglobulina humana antirrábica como profilaxia pós-exposição. Tratamento apenas experimental (protocolo Milwaukee)

Retroviridae

Vírus da imunodeficiência humana	Encefalopatia progressiva (comparável ao complexo demência da AIDS) e estática	Comprometimento da imunidade celular e infecções oportunistas	Cerca de 85% dos casos de HIV em crianças são de transmissão vertical	Distribuição mundial	Pandêmico	Em última instância 100%	PCR em amostras de tecidos e líquidos biológicos, sorologia. TC de crânio: calcificações em globo pálido e putâmen bilateralmente. RM de encéfalo: atrofia com predomínio de substância **cinzenta profunda e substância branca ou de lobos frontal ou encefalopatia necrotizante com encefalomalácia**

PCR: reação em cadeia da polimerase (*polymerase chain reaction*); IgM: imunoglobulina M; ENMG: eletroneuromiografia; TC: tomografia computadorizada; RM: imagem de ressonância magnética; HSV: vírus do herpes simples; CMV: citomegalovírus; EBV: vírus Epstein-Barr; VZV: vírus varicela-zóster; HHV-6: vírus do herpes humano tipo 6; ADEM: encefalomielite disseminada aguda, PEES: panencefalite esclerosante subaguda; BOC: bandas oligoclonais; HIV: vírus de imunodeficiência humana.

*Podem ou não se associar ao quadro neurológico. Quando presentes, em geral fornecem pistas importantes acerca da etiologia.

Assim, evidenciou-se que, na grande maioria dos casos, tratava-se de meningite herpética recorrente, causada sobretudo pelo HSV-2. Apesar do termo "meningite de Mollaret" ser usado rotineiramente como sinônimo de meningite herpética recorrente, tem melhor aplicação nos casos idiopáticos, devendo aqueles, onde etiologia viral foi implicada, receber a denominação de meningite viral recorrente.

Nas primeiras 24 horas, grandes células mononucleares com pseudópodes e núcleos lobulados em forma de feijão, trevo ou pegadas – denominadas "células de Mollaret" – são tipicamente observadas no LCR, mas não são requeridas para o diagnóstico.

Devido a evolução autolimitada e benigna dessa patologia, não há recomendação rotineira para tratamento com antiviral.[22,23]

Em casos selecionados, o uso de aciclovir endovenoso (10 mg/kg/dose, 8/8 h, por 7 a 10 dias) pode ter algum benefício ao abreviar a duração do episódio atual e reduzir recorrências, além de aumentar o tempo de remissão, às vezes por muitos anos.[25]

A profilaxia intermitente ou contínua, por via oral, pode ser considerada em casos de recorrência frequente.[25]

Encefalites virais agudas

Encefalite viral é a inflamação aguda do encéfalo causada pela ação direta do vírus no tecido nervoso. Além de sinais e sintomas sistêmicos comuns aos processos infecciosos (febre, cefaleia, vômitos e astenia), a criança apresenta uma ou mais alterações sugestivas de comprometimento encefálico: alteração da consciência (variando de sonolência a coma), alteração aguda de comportamento, crises epilépticas e/ou sinais neurológicos focais (afasia, ataxia, hemiparesia, alterações de nervos cranianos). Sinais de irritação meníngea e de hipertensão intracraniana também podem ocorrer. Imunocomprometidos podem ter apresentação clínica mais subaguda.

A incidência anual de encefalite em crianças é de 16/100.000 crianças-ano durante o segundo ano de vida, permanece alta até os 10 anos, reduzindo aos 15 anos para 1/100.000 crianças-ano.[6,58]

A etiologia mais comum é viral. A frequência de agentes específicos varia de acordo com a localização geográfica, estação do ano, estado imunológico do paciente e mutações genéticas virais ao longo do tempo. Há inúmeros vírus causadores de encefalite, contudo, os agentes mais comuns são HSV-1 e HSV-2, enterovírus não pólio e arbovírus (Tabelas 61.9 e 61.10). Outras etiologias relevantes são a gripe sazonal (influenza), CMV, EBV e HHV-6.[58]

Entretanto, a despeito de uma extensa investigação, aproximadamente um terço dos casos persistem sem diagnóstico etiológico, mesmo nos melhores centros de pesquisa do mundo.[59]

O diagnóstico é clínico-epidemiológico e laboratorial, semelhante ao discutido para meningites virais (Tabela 61.11). O tratamento envolve suporte clínico e terapia antiviral específica na maioria dos casos (Tabelas 61.9 e 61.10). Trata-se de doença grave, com risco aumentado de óbito e sequela neurológica. Contudo, a evolução clínica e o prognóstico dependem de fatores como virulência do agente etiológico, resposta imune do hospedeiro e tempo entre diagnóstico e instituição do tratamento.

Encefalite Herpética

Os herpesvírus são espécies neurotrópicas que penetram pelas mucosas e mantêm-se de forma latente em gânglios sensitivos. O HSV-1 geralmente aloja-se no gânglio trigêmeo e quando infecta o SNC normalmente resulta em uma doença encefalítica; por sua vez, o HSV-2 estabelece latência nos gânglios sensoriais sacrais e geralmente causa meningite. A doença neurológica após HSV-2 primário é vista com mais frequência em neonatos. Aproximadamente 70% dos casos de encefalite herpética já tem anticorpos presentes ao diagnóstico, indicando que a reativação do vírus seja o mecanismo fisiopatológico mais comum da doença, exceto em crianças e adultos jovens, onde ela ocorre mais comumente durante a primoinfecção.[60]

Em geral, a primoinfecção pelo HSV-1 acontece de maneira assintomática nas primeiras duas décadas de vida ou, em um menor número de casos, com febre, faringite vesicular ou gengivoestomatite. É transmitido na infância a partir do contato entre mucosas orolabiais, tem alta soroprevalência (até 90%), e primariamente causa o herpes labial. O HSV-2 é de transmissão predominantemente sexual ou via canal de parto, relacionado usualmente ao herpes genital. Aproximadamente 90% de todos os casos de encefalite por HSV em crianças e adultos são devido ao HSV-1, ao passo que no período neonatal são causadas principalmente pelo HSV-2 e tendem a ser infecções disseminadas.[60]

Apesar de historicamente HSV-1 e HSV-2 terem epidemiologias distintas, nos últimos anos vem-se observando inúmeros casos de herpes genital e encefalite neonatal ligadas a HSV-1, provavelmente associados a transmissão por sexo oral.

A encefalite por HSV-1 é a causa mais comum de encefalite esporádica no mundo.[6]

Sua curva de incidência tem distribuição etária bimodal, com dois picos distintos: entre os 6 meses e 20 anos, e após os 50 anos de idade.[60-62]

Tem evolução aguda, em horas a dias, com febre, cefaleia, irritabilidade, confusão e depressão do nível de consciência, crises epilépticas e, algumas vezes, déficits focais.

Tabela 61.10 Principais vírus causadores de doenças neurológicas: vírus de DNA.

Taxonomia	Apresentação clínica	Transmissão e patogênese*	Distribuição	Letalidade	Quando suspeitar	Diagnóstico
Herpesviridae						
HSV tipos 1 e 2[60-64]	Meningite, encefalite, meningoencefalite, paralisia de Bell; meningite de Mollaret. Maioria dos casos causados por HSV-1, exceto em neonatos, onde a encefalite herpética pode ser causada tanto pelo HSV-1 quanto pelo HSV-2	1, 2	Mundial	70-80%, se não tratada. Ainda se adequadamente tratada, a mortalidade aproxima-se de 20-30%.	Sempre que houver sinais de encefalite aguda! Principalmente quando associada a: RM com hipersinal em T2 e/ou FLAIR em pólo temporal, geralmente unilaterais; EEG: descargas epileptiformes lateralizadas periódicas em região temporal (PLEDS), em 80% dos casos; Líquor: pleocitose linfomononuclear, presença de hemácias, e proteína aumentada	Padrão-ouro: cultura em amostra de biópsia cerebral; PCR no líquor ou líquido das vesículas
CMV[63,65,66]	Encefalite (imunossuprimido e neonato). 1% dos neonatos nascem infectados, mas apenas 7-10% destes desenvolvem sintomas ao nascimento. Síndrome de Guillain-Barré	1,2	Mundial	5-10% no geral. Chega até a 30% das crianças sintomáticas	Infecção congênita: presença de hepatoesplenomegalia, petéquias, icterícia ao nascimento, RCIU, trombocitopenia, anemia hemolítica, elevação das transaminases e das bilirrubinas. Atraso no desenvolvimento neurológico, perda auditiva, coriorretinite, microcefalia, com TC de crânio mostrando calcificações periventriculares e cistos temporais praticamente selam o diagnóstico de infecção congênita por CMV	Padrão-ouro: cultura em amostra de biópsia cerebral ou líquor; PCR no líquor, sangue ou urina
EBV[63,67,68]	Meningite, encefalite, mielite, paralisia de nervo craniano (VII), cerebelite, Guillain-Barré. Mononucleose: febre, adinamia, *rash*, linfadenopatia. Neoplasias linfoproliferativas	1,2	Mundial	8%	RM evidencia hipersinal em T2 bilateral em caudado e putâmen, com envolvimento ocasional de córtex cerebral, tálamo, esplênio do corpo caloso e substância cinzenta da medula cervical.	PCR no líquor. Painel sorológico (IgG e IgM contra o antígeno do capsídeo e IgG contra o antígeno nuclear)
VZV[40,67,68]	Cerebelite (mais comum em < 15 anos), encefalite (mais comum em adultos), meningite, mielite e zoster oftálmico e síndrome de Ramsey Hunt (envolvendo o VII nervo craniano com zoster ótico)	1, 2	Mundial	10%	As alterações neurológicas surgem cerca de 10 dias após início do *rash*. Sintomas focais devem-se à vasculopatia causada pelo vírus, geralmente acometendo grandes artérias	Reação imunológica (IgG no sangue e líquor), PCR no líquor ou no líquido das vesículas, biópsia cerebral ou necrópsia

Tabela 61.10 Principais vírus causadores de doenças neurológicas: vírus de DNA. *(Continuação)*

Taxonomia	Apresentação clínica	Transmissão e patogênese*	Distribuição	Letalidade	Quando suspeitar	Diagnóstico
HHV-6[44,69,70,71]	Encefalite, convulsão febril, **status epilepticus**, encefalite límbica aguda pós-transplante (células hematopoiéticas). Exantema súbito ou *roseola infantum*. Em imunocomprometidos há frequente reativação do vírus	1, 2	Mundial	Rara em pacientes imunocompetentes; mas não em pacientes imunossuprimidos (pós-transplante e com AIDS)[72]	Encefalite difusa é o tipo mais comum, mas uma forma necrótica focal acometendo principalmente lobos temporais, semelhante a encefalite herpética, tem sido reportada	Sorologia, PCR no líquor
HHV-7[73,74]	Encefalopatia, convulsão febril. Exantema súbito ou *roseola infantum* (menos comum que o HHV-6)	1, 2	Mundial	Desconhecida	Geralmente está associado a quadro de exantema súbito em crianças maiores de 2 anos	Sorologia, PCR no líquor
Vírus B[75,76] (*Cercopithecine herpesvirus* 1)	Rombencefalite (diferenciando-se da encefalite herpética que acomete preferencialmente os lobos temporais). A partir da mordida ou arranhadura animal (macacos). Período de incubação de 2 a 35 dias	1	Sudeste da Ásia e ambiente de pesquisa	Sem tratamento, mortalidade de até 80%. Com o uso do ganciclovir e doses altas de aciclovir esse número vem caindo	*Rash* vesicular no local do inóculo, com dor, parestesias e linfadenopatia no membro acometido. Pode haver mal-estar geral, mialgia, febre, seguindo-se de acometimento neurológico do SNP e SNC. Pode haver cefaleia, diplopia, paralisia de nervos cranianos, ataxia, encefalomielite, paralisia flácida ascendente e coma	Cultura (lesão cutânea, secreção orofaríngea, líquor), sorologia, PCR e pesquisa de anticorpos no líquor
Adenoviridae						
Adenovírus[77,78]	Meningite, encefalite, mielite (muito rara)	1	Mundial (principalmente crianças abaixo de 5 anos e imunossuprimidos/pós-transplantes)	Rara	Principalmente crianças menores de 5 anos, associado a doença respiratória ou gastrointestinal, imunossuprimidas/pós-transplantes	Cultura ou PCR: líquor ou amostra cerebral
Poxviridae						
Vírus vaccínia[79]	Encefalite com crises epilépticas e coma	Vacina	Relacionada à distribuição da vacina anti-varíola	Alta	Uso da vacina e surgimento de lesões varioliformes. O vírus tem potencial para ser utilizado em bioterrorismo	História de vacinação

HSV: vírus do herpes simples; CMV: citomegalovírus; EBV: vírus Epstein-Barr; VZV: vírus varicela-zóster; HHV-6: vírus do herpes humano tipo 6; HHV-7: vírus do herpes humano tipo 7; RCIU: restrição de crescimento intrauterino.

*Transmissão e patogênese: 1 – de pessoa a pessoa; 2 – reativação de infecção latente;

Tabela 61.11 Investigação e manejo inicial das encefalites infecciosas agudas.[6]

História aguda

| Rebaixamento do nível de consciência/ alteração de comportamento | +/- | Convulsões e/ou febre e/ou déficits neurológicos focais |

Manejo inicial

Suporte clínico: vias aéreas, circulação

Glicemia capilar

Estimativa da pressão intracraniana (pupilas, exame neurológico e fundo de olho, PA, FC, FR) e tratamento de crises epilépticas

Anamnese e exame físico

| Atentar para viagens, exposição a animais, vacinas, imunossupressão, doenças recentes (síndrome gripal, rash, conjuntivite, parotidite), medicações em uso, etc. | Avaliar nível de consciência, presença de déficits neurológicos focais, lesões cutâneas, convulsões, comportamento, etc. |

Investigação*

Imagem:	Sangue:	LCR:[§]
TC ou, preferencialmente, RM de encéfalo com contraste	Hemograma, plaquetas, função renal, função hepática, glicemia, gasometria, eletrólitos, cultura, lactato; sorologias (colhidas na fase aguda e de convalescência) conforme epidemiologia	Pressão de abertura, citologia, glicose, proteína, lactato, Gram, cultura (bactéria e vírus); PCR para vírus conforme suspeição clínica

Tratamento empírico na suspeita de encefalite viral

Aciclovir (IV):	Ganciclovir[#]:	Se etiologia bacteriana não puder ser descartada:
Neonatos a 3 meses: 20 mg/kg/dose, de 8/8 h	12 mg/kg/dia (IV), de 12/12 h	Ceftriaxona – 100 mg/kg/dia (IV), de 12/12 h (máximo de 2 g a cada 12 horas) E
3 meses a 12 anos: 10-15 mg/kg/dose (ou 500 mg/m2/dose), de 8/8 h		
> 12 anos – 10mg/kg/dose, de 8/8 h		Dexametasona – 0,15 mg/kg/dose (IV), de 6/6 h (se possível, 30 min antes da primeira dose de antibiótico)

HSV: vírus do herpes simples; HHV-6 e HHV-7 herpesvírus humano tipos 6 e 7; VZV: vírus varicela-zóster; EBV: vírus Epstein-Barr; CMV: citomegalovírus; PCR: reação em cadeia da polimerase; LCR: líquor.
* A investigação etiológica específica será dirigida pela anamnese, exame físico e epidemiologia:
- PCR no líquor para HSV-1 e HSV-2 / VZV / enterovírus / parechovírus (idealmente para todos os pacientes); para influenza A e B / adenovírus / rotavírus (crianças, sintomas gripais e diarreia); para pólio (paralisia flácida) / caxumba / sarampo (não vacinados); para raiva / vírus do Oeste do Nilo / encefalite japonesa / encefalite do carrapato / etc.;
- pesquisa de anticorpos no LCR (IgM e aumento IgG) na fase aguda e de convalescença (3 semanas após o início do quadro) contra HSV-1 e HSV-2 / VZV / CMV / EBV / enterovírus / influenza A e B / parainfluenza / arbovírus / rotavírus / adenovírus (sorologias para os mesmos vírus devem ser solicitadas no sangue).
Imunodeprimidos: sorologia para HIV; PCR no sangue para CMV; PCR no líquor para CMV / EBV / VZV / enterovírus / HHV-6 e 7 / HSV- 1 e 2 / HIV; pesquisa do antígeno criptocócico no sangue e no líquor; tinta da China no líquor; pesquisa de tuberculose; sorologia para toxoplasmose
Saliva: raiva, caxumba (PCR ou cultura)
Urina: CMV / caxumba / sarampo (PCR ou cultura)
Swab de orofaringe: pesquisa de enterovírus / vírus respiratórios / sarampo (PCR, cultura ou imunofluorescência)
Aspirado de nasofaringe: pesquisa de influenza / parainfluenza / adenovírus / vírus sincicial respiratório (PCR, cultura ou detecção de antígeno)
Fezes: enterovírus / sarampo / caxumba (PCR ou cultura)
Swab das vesículas: VZV / HSV / enterovírus (cultura e PCR)
Biópsia cerebral (cultura, microscopia eletrônica, PCR e imunohistoquímica): ainda é um recurso utilizado quando diagnóstico etiológico não é obtido após cerca de 1 semana de investigação adequada.
§ É muito importante guardar amostra de LCR do paciente para análises futuras.
# Preferir em relação ao aciclovir, se paciente imunossuprimido e se CMV for uma causa possível. Na suspeita de encefalites por outros microrganismos ou de etiologia autoimune, terapia direcionada deve ser prontamente instituída (vide capítulos e seções específicos).

A soroprevalência do HSV-2 entre mulheres grávidas é de 20-30% e, aproximadamente 10% das soronegativas tem um parceiro infectado, estando em risco de adquirir o vírus durante a gestação.[80]

A transmissão para o recém-nascido ocorre durante o parto vaginal, mesmo na ausência de lesões maternas ativas, em 85% dos casos, enquanto 10% devem-se à transmissão pós-natal e apenas 5% à infecção intraútero, justificando a indicação de cesariana e tratamento antiviral da gestante na presença de infecção materna.[61,80,81]

O risco de transmissão é maior na primoinfecção materna adquirida próxima ao parto (50-60%) que nos casos de infecção recorrente (<3%), devido à ausência de anticorpos adquiridos pelo feto via transplacentária.[80]

Aproximadamente 50% a 70% das crianças infectadas tem acometimento do SNC, e destas, 4% a 29% não sobrevivem.[60,65]

Em neonatos, a infecção por HSV-2 costuma ser difusa e multifocal, diferente dos raros casos vistos em adultos, onde é mais localizada em região frontal e temporal.[63]

Além das manifestações em SNC (um terço dos casos neonatais), a doença pode acometer pele, mucosas (olho e boca) e outros órgãos como fígado, pulmões, sistema hematopoiético e adrenais (forma disseminada).

À tomografia computadorizada (TC) ou à imagem por ressonância magnética (RM) de crânio, na encefalite por HSV-1, observa-se o acometimento geralmente unilateral do lobo temporal (ou mesmo bilateral assimétrico) e do córtex orbito-frontal (Figura 61.1), caracterizado por uma encefalite necro-hemorrágica aguda grave com zonas de edema citotóxico que tendem a evoluir com franca necrose e cavitações córtico-subcorticais na fase crônica.[63]

Já nos casos de encefalite neonatal (habitualmente por HSV-2), a neuroimagem pode ser normal em fases

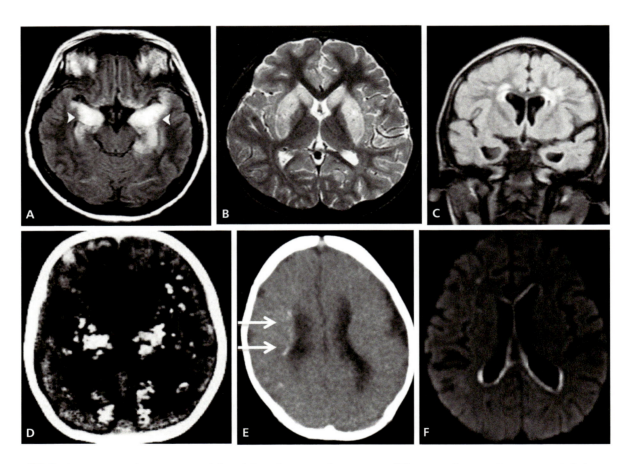

Figura 61.1 Comparativo de RM com padrões típicos de acometimento encefálico por microrganismos neurotrópicos comuns na infância. **(A)** Encefalite por HSV-1: imagem axial FLAIR evidencia comprometimento cortical e subcortical das regiões mediais dos lobos temporais. **(B)** Encefalite por EBV: axial ponderado em T2 com hipersinal estriatal seletivo, bilateral e simétrico em núcleos da base. **(C)** CMV congênito: coronal FLAIR com hipersinal periventricular e cistos subcorticais nos polos temporais. **(D)** Toxoplasmose congênita: TC de crânio com calcificações difusas, predominando nos tálamos, núcleos da base e regiões córtico-subcorticais dos hemisférios cerebrais. **(E)** CMV congênito: TC de crânio com calcificações com distribuição periventricular (seta) e malformação do desenvolvimento cortical. **(F)** encefalite por CMV: restrição à difusão de água periventricular.

precoces da doença, ou mostrar acometimento mais difuso do parênquima, com hemorragia ou lesões multifocais (com restrição a difusão), poupando núcleos da base e com frequente envolvimento lobar, de tálamos, trato corticoespinhal, perna posterior da cápsula interna e, mais raramente, tronco encefálico e cerebelo.[82]

Cerca de 80% dos pacientes com encefalite herpética apresentarão alterações focais no EEG, tipicamente evidenciando proeminentes e intermitentes ondas lentas de alta amplitude (teta e delta) e, ocasionalmente, contínua atividade caracterizada por descargas epileptiformes lateralizadas periódicas (PLEDs) em regiões temporais (Figura 61.2).

O líquor apresenta pleocitose linfomononuclear e proteína elevada. Isolamento viral em cultura de tecido é considerado padrão-ouro para diagnóstico. Contudo, com a disponibilidade da técnica de PCR para o vírus no líquor e sua boa acurácia (sensibilidade de 75% a 100% e especificidade de 71% a 100%), este vem se tornando o método diagnóstico de escolha na prática clínica. O líquor pode ser normal (com PCR negativo) na fase inicial da doença em até 10% dos casos, o que não exclui o diagnóstico, devendo ser repetido após 24 a 48 horas.

O tratamento para a encefalite por HSV é realizado com aciclovir intravenoso, 10 a 15 mg/kg/dose (ou 500 mg/m²/dose, preferindo-se as doses maiores nas crianças mais novas e nos casos mais graves), a cada 8 horas, por 21 dias.[62,83] Do nascimento aos 3 meses de vida, a dose utilizada é de 20 mg/kg/dose, a cada 8 horas, por 21 dias; e nos maiores de 12 anos, recomenda-se 10 mg/kg/dose.[61,80] Doses acima de 800 mg apresentam risco elevado de nefrotoxicidade. Ao fim do período inicial de tratamento, deve-se repetir o PCR no líquor para avaliar a necessidade de prolongamento do tempo de terapia antiviral. Se o segundo PCR for positivo, deve ser repetido semanalmente até que um resultado negativo seja obtido e o tratamento endovenoso possa ser suspenso (PCR sanguíneo não é recomendado para esse fim).[6] Há estudos que sugerem o uso prolongado de valaciclovir oral em crianças com encefalite recidivante ou

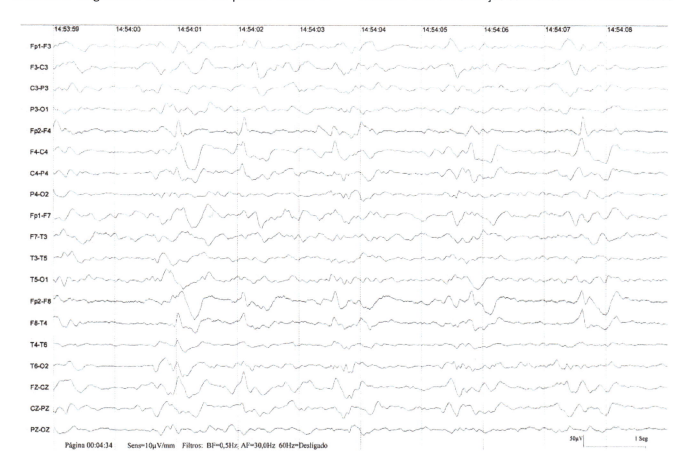

Figura 61.2 EEG evidenciando descargas epileptiformes periódicas lateralizadas (PLEDs) de projeção em região temporal direita de paciente com encefalite pelo vírus do herpes simples tipo 1.

Fonte: Imagem gentilmente cedida pela Dra. Nádia Iandoli de Oliveira Braga – Setor de Neurofisiologia Clínica da Disciplina de Neurologia Clínica da EPM-Unifesp.

tratamento muito prolongado a fim de reduzir a probabilidade de recaídas.[64,84]

Atualmente, indica-se a extensão do tratamento (após terapia intravenosa), nos casos de encefalite neonatal, com aciclovir oral 300 mg/m²/dose, 3 vezes ao dia, por 6 meses, a fim de reduzir recorrências e melhorar o prognóstico neurológico.[80,83,85] Deve-se monitorizar a contagem absoluta de neutrófilos com 2 e 4 semanas após a introdução da medicação oral, e a seguir mensalmente. O aciclovir é preferido ao valaciclovir porque a segurança e eficácia deste último não foram estabelecidas em lactentes com menos de 2 anos de idade. Não obstante ser raro de acontecer, a persistência dos sintomas apesar da estrita adesão à terapia ou à piora clínica durante o tratamento apropriado deve alertar o clínico para considerar infecção por uma cepa resistente ou desenvolvimento de resistência durante o tratamento.

A contagem plasmática de neutrófilos, plaquetas e função renal devem ser mensurados duas vezes por semana durante o uso parenteral da medicação, pelo risco de neutropenia, trombocitopenia e insuficiência renal aguda.[65] Esta última está provavelmente associada à deposição intratubular de cristais do medicamento e à redução da filtração glomerular, e pode ter sua incidência reduzida com reposição volêmica e infusão lenta (em 1 a 2 horas) do aciclovir. Ainda que ocorra insuficiência renal aguda, esta costuma responder às medidas conservadoras: hidratação com solução salina e ajuste da dose do antiviral conforme o *clearance* de creatinina. Em poucos casos há necessidade de suspensão da medicação por 24 a 72 horas e retorno em doses menores.[86]

Diferente das meningites bacterianas, não há evidências na literatura médica para o uso rotineiro de corticoide concomitante ao aciclovir. Todavia, nos últimos anos houve um número crescente de descrições de encefalite por anticorpo contra receptores de NMDA (*N-methyl-D-aspartate receptor*) apresentando-se de maneira concomitante ou sucedendo uma encefalite herpética, manifestando-se com o surgimento de movimentos anormais (coreoatetose, distonia, discinesia) ou recorrência de sintomas. Nesses casos, a imunoterapia com corticoide, imunoglobulina ou mesmo rituximabe tem se mostrado um excelente recurso terapêutico.[60]

A hipertensão intracraniana (HIC) pode ser uma grave complicação, levando a herniação uncal e óbito. Há poucos relatos de tratamento com craniectomia descompressiva, e nenhum estudo prospectivo randomizado que permita definir a melhor conduta diante da HIC secundária a encefalite viral. Diante das evidências disponíveis, a craniectomia só tem sido considerada na HIC refratária ao tratamento clínico e na presença de sinais de iminente herniação uncal (presença de anisocoria, por exemplo).[87] *Status epilepticus*, edema cerebral e síndrome da secreção inapropriada de hormônio antidiurético com distúrbio hidroeletrolítico também podem agravar o quadro, devendo receber tratamento adequado (veja capítulos específicos neste compêndio).

O prognóstico das encefalites herpéticas na era pré-antiviral era avassalador. Quando não tratada, a encefalite por HSV-1 é letal em aproximadamente 70% dos casos e até 97% dos sobreviventes não tratados podem apresentar sequelas.[60] Após a instituição da terapia com altas doses de aciclovir, a letalidade na doença neurológica pelo HSV-1 caiu para 20% a 30% e, nas infecções neonatais (predominantemente por HSV-2), a mortalidade em 1 ano foi reduzida de 85% para 29% na forma disseminada da doença e de 50% para 4% na doença do SNC.[80] Ainda após a instituição de tratamento adequado, pelo menos dois terços das crianças e adolescentes sobreviventes a encefalite por HSV têm alguma forma de sequela neurológica (por exemplo, epilepsia sintomática, atraso global do desenvolvimento, déficit cognitivo ou déficits focais). Coma, convulsão, sinais neurológicos focais no início do quadro clínico; idade inferior a 5 anos; necessidade de cuidados intensivos; e imagem de ressonância com restrição à difusão estão mais comumente associados a piores desfechos.

O tratamento empírico é recomendado em casos de neonatos nascidos de parto vaginal de mães com lesão genital ativa secundária à primoinfecção (sem história de herpes prévia à gestação).[80] Na presença de lesões mucocutâneas, precauções de contato devem ser instituídas.

Outras encefalites virais

Encefalite pelo vírus Epstein-Barr

O EBV é o agente etiológico da mononucleose infecciosa e a maioria das suas infecções primárias são subclínicas. É transmitido pela saliva, que infecta células epiteliais e linfócitos B, permanecendo nesses últimos como infecção latente. Esse herpesvírus tem associação com linfoma de Burkitt, tumores em pacientes infectados pelo HIV, linfoma de Hodgkin, carcinoma de nasofaringe e linfoma de células T.[88]

Complicações neurológicas pelo EBV são vistas em até 10% dos casos. Foram descritas: encefalite, meningite, mielite transversa, cerebelite, síndrome de Guillain-Barré, hemiplegia aguda, paralisia de Bell, ataxia, neurite óptica, coreia, entre outras, sendo as duas primeiras as mais comuns.[89]

Aproximadamente 5% das encefalites na infância são causadas por EBV e geralmente são associadas a estado de imunossupressão.[1] Ocorre mais comumente no contexto da mononucleose infecciosa aguda (febre, faringite com exsudato tonsilar, linfadenomegalia, hepatoesplenomegalia, *rash*), 1 a 3 semanas após o seu início. Com frequência há elevação das transaminases séricas, trombocitopenia, leucopenia e/ou linfocitose atípica. Seus sinais e sintomas são amplos, podendo haver febre, cefaleia, crises epilépticas, alteração do comportamento, rebaixamento do nível de consciência, metamorfopsia (síndrome de "Alice no País das Maravilhas", caracterizada por distorção visual aguda: forma, tamanho, posição, cores dos objetos), sinais meníngeos, paralisia de nervos cranianos, sinais bulbares e alterações cerebelares. Raramente há quadro neurológico na ausência de envolvimento sistêmico.[88-91]

A fisiopatologia das complicações neurológicas ainda não está completamente esclarecida. Pode resultar tanto da agressão direta do SNC pelo vírus, quanto indiretamente por processos imunomediados.

Tipicamente, observa-se à RM de encéfalo presença de hipersinal bilateral e geralmente simétrico dos corpos estriados (caudado e putâmen) nas sequências ponderadas em T2/FLAIR (com correspondente hipossinal em T1). O acometimento do córtex cerebral, tálamo, esplênio do corpo caloso e substância cinzenta da medula cervical já foi descrito, mas é ocasional (Figura 61.1).[67] Essa alteração de sinal pode desaparecer nas imagens de seguimento ou podemos observar algum grau de atrofia estriatal, mesmo na ausência de sequela neurológica. O diagnóstico diferencial por imagem deve ser feito com as encefalopatias mitocondriais, incluindo a síndrome de Leigh, além da doença de Wilson e acidúria glutárica tipo 2.[90]

Diagnosticar a encefalite por EBV, em especial na ausência de mononucleose infecciosa, é algo difícil. Caracteristicamente o líquor revela pleocitose linfomononuclear, hiperproteinorraquia e PCR positivo para EBV, mas valores normais não descartam a doença.[92] No início dos sintomas (primeira semana), principalmente nas crianças menores de 5 anos, a pesquisa de anticorpos heterófilos (teste de Paul-Bunnell) tem alto índice de falsos negativos. Raros falsos positivos também podem ocorrer com leucemia, rubéola, linfoma, câncer pancreático, lúpus e HIV. Para os pacientes em que a dúvida persiste, há a pesquisa de anticorpos (IgG e IgM) contra antígenos específicos (do capsídeo e do núcleo) que tem alta sensibilidade e especificidade.[93] A presença de IgG ou IgM contra o capsídeo viral do EBV (anti-VCA) na ausência de IgG contra antígenos nucleares é sugestiva de infecção aguda. Entretanto, infecção aguda por outros herpesvírus (p. ex., CMV) podem causar produção de IgM anti-VCA por células que apresentam infecção latente pelo EBV. Além disso, durante doenças que provocam intensa ativação imune, há reativação sorológica com presença de anticorpos IgM contra EBV no sangue sem manifestações clínicas de mononucleose ou encefalite por EBV.[94] Assim, o isolamento viral, a detecção de anticorpos anti-EBV e o PCR para EBV no soro e líquor devem ser utilizados em conjunto com o quadro clínico e o padrão típico de imagem para estabelecer o diagnóstico. A biópsia cerebral com pesquisa do vírus ainda é o padrão-ouro (isolamento viral e PCR), apesar de quase nunca factível.

De maneira geral, a infecção por EBV é usualmente benigna, com recuperação em 1 a 12 semanas, mas 8% dos casos neurológicos são letais. Adultos e pacientes com lesão isolada em tronco encefálico costumam ter pior prognóstico.

O tratamento da infecção primária por EBV raramente requer mais do que terapia com sintomáticos. Entretanto o seu tratamento é um tema ainda bastante controverso. Não há estudos que permitam definir quando e como começá-lo. A maioria das pesquisas concorda que em pacientes imunossuprimidos ou em imunocompetentes com complicação sistêmica ou neurológica grave, o antiviral deve ser iniciado em associação a corticoterapia, por 5 a 10 dias, ou pelo menos até que ocorra negativação do PCR para EBV e melhora clínica.[92,95,96] Entretanto, não se sabe qual a melhor droga (aciclovir ou ganciclovir), dose ou tempo de duração do tratamento.[95]

Encefalite pelo citomegalovírus

A infecção pelo CMV é uma infecção comum, sendo que até a idade adulta 60-80% da população será infectada pelo vírus.[97] É um membro da família *herpesviridae*, com capacidade de manter-se latente após a primoinfecção e sofrer reativação quando em condições favoráveis (imunossupressão, por exemplo).

As manifestações clínicas em lactentes e crianças dependem da idade e do estado imunológico do paciente. Em imunocompetentes a infecção geralmente é assintomática. Quando sintomática, causa doença leve, benigna e autolimitada, sendo mais comum sintomas gastrointestinais, febre e alteração hepática. Entretanto, em neonatos e pacientes imunossuprimidos pode ser grave, deixar sequelas ou mesmo ser fatal. A infecção congênita por CMV é descrita no capítulo acerca das infecções congênitas (Capítulo 17).

Em pacientes imunocompetentes o CMV apenas ocasionalmente está associado à síndrome de Guillain-Barré (por mecanismo imunomediado) e raramente causa encefalite ou mielite. Já nos imunocomprometidos a gama de doenças clínicas é ampla, sendo causa de encefalite, ventriculite, encefalomielite e mielite.

Nas formas não congênitas, a sorologia não pode ser utilizada de maneira acurada devido à alta prevalência da infecção, mas PCR no líquor tem alta sensibilidade e especificidade.[69,98] À imagem de RM do encéfalo observa-se hipersinal em T2/FLAIR na superfície ependimária e, em alguns casos, na substância branca periventricular e nos tálamos, assim como realce meníngeo.[99] A impregnação pelo gadolínio pode ocorrer, mas é principalmente demonstrada na superfície ependimária dos ventrículos laterais, onde também se costuma observar restrição à difusão (ventriculite).[100] A ocorrência de ventriculomegalia nos casos de encefalite aguda não é frequente (Figura 61.1).[98,101] Nos pacientes com acometimento mielorradicular, pode haver espessamento da cauda equina nas imagens sem contraste e realce leptomeníngeo das raízes dorsais, da cauda equina e do cone medular nas imagens pós-gadolínio.[102]

O tratamento de primeira escolha consiste no uso de ganciclovir por 2 a 3 semanas, entretanto a resistência a essa medicação pode ser problemática na população-alvo de hospedeiros imunocomprometidos. O foscarnet venoso é um composto também útil para o tratamento de infecções resistentes ao ganciclovir, embora o risco de toxicidade renal associado limite sua utilidade. A combinação das duas drogas deve ser considerada em pacientes que receberam terapia antiviral para CMV previamente, por causa da possibilidade do desenvolvimento de cepas resistentes, ou em pacientes que estejam em tratamento sob monoterapia com doença em progressão. Cidofovir também é uma opção em pacientes que estejam sendo tratados com ganciclovir e foscarnet mas com evolução desfavorável (Tabela 61.12).[103]

A duração do tratamento de manutenção ainda é bastante controversa. Entretanto, é prudente que o antiviral seja mantido até que não exista mais sinais de replicação viral, haja a reconstituição do sistema imune do paciente (CD4+ > 100 a 150 por mais de 6 meses, em pacientes com síndrome da imunodeficiência adquirida – AIDS), e que a administração de drogas imunossupressoras não seja mais necessária (nos pacientes transplantados).

Encefalite pelo vírus varicela-zoster

O vírus da varicela-zóster (VZV) é um vírus de DNA pertencente à família *herpesvirus*, altamente contagioso e com capacidade de manter-se quiescente no hospedeiro por vários anos. Na primoinfecção causa a varicela, conhecida como "catapora"; e sua reativação da forma latente resulta em herpes-zóster.

A transmissão ocorre em hospedeiros suscetíveis por meio do contato com gotículas de aerossol de secreção nasofaríngea ou com o líquido das vesículas da pele de um indivíduo infectado. O período de incubação varia de 10 a 21 dias, mas pode ser prolongado por mais 7 dias se houver administração de imunoglobulina contra varicela-zóster (IVZV). A doença é transmissível no intervalo de 48 horas antes do aparecimento do *rash* cutâneo até todas as lesões estarem em fase de crosta. Classicamente, dizia-se que varicela ocorria apenas uma vez na vida, entretanto há relato de que até 13% dos pacientes podem apresentar um segundo episódio da doença.[104]

A varicela geralmente acomete crianças, tendo curso autolimitado, caracterizado por um pródromo de febre, mal-estar, anorexia e odinofagia, seguido dentro de 24 horas por *rash* cutâneo vesicular. As lesões iniciam-se com máculas pruriginosas, que progridem para pápulas, vesículas, algumas vezes passando por pústulas e, finalmente, as crostas. Caracteristicamente, as lesões encontram-se ao mesmo tempo em diferentes estágios de desenvolvimento em face, tronco e extremidades.[105] As vesículas tendem a deixar de aparecer por volta do quinto dia e as crostas começam a cair após 1 a 2 semanas, deixando áreas de hipopigmentação temporária na pele, que podem deixar cicatrizes.[105,106] Contudo, quando a varicela ocorre em adolescentes, adultos e imunossuprimidos tende a ter um curso mais grave e complicado.

As manifestações clínicas do herpes-zóster são febre e erupções cutâneas, comumente precedidas por dor e prurido local. As lesões afetam um dermátomo, juntamente com suas mucosas e raramente ultrapassando a linha média – sendo o trigeminal, o torácico e o cervical os mais acometidos. A dor costuma ser intensa e acompanhada por parestesia, alodinia, hiperestesia ou disestesia.[107]

Entre as complicações da varicela destacam-se as infecções secundárias das lesões cutâneas (celulites, miosites, fasceítes necrotizantes e síndrome do choque tóxico); cerebelites; vasculites; pneumonia (principalmente em gestantes e imunossuprimidos); hepatite (rara, principalmente em imunossuprimidos); e síndrome de Reye em crianças.

Envolvimento do SNC acontece em menos que 0,1% das crianças.[63,67] A encefalite por VZV é mais comum em adultos e imunossuprimidos, principalmente aqueles com envolvimento de dermátomo craniano ou infecção disseminada. Caracteriza-se por início agudo ou subagudo de febre, cefaleia, alteração do nível de consciência, crise epiléptica e ataxia. Em crianças, a apresentação clínica mais comum é de uma cerebelite pós-infecciosa (mecanismo imunomediado), com instabilidade de marcha e nistagmo, de curso benigno e autolimitado, que pode agravar-se por hidrocefalia devido à edema do cerebelo. Há também associação entre infecção por VZV e evento vascular isquêmico agudo em crianças, comprometendo médios e grandes vasos (Figura 61.3), geralmente 3 a 4 meses após o episódio de vesículas, mas com relatos de intervalo entre a infecção viral e o ictus de dias até 48 meses.[109,110]

Tabela 61.12 Regimes terapêuticos para manifestações neurológicas da infecção por CMV.[103,108]

Tipo de terapia	Paciente com disfunção renal	Paciente com neutropenia ou trombocitopenia	Paciente previamente tratado para CMV ou com doença em progressão
Terapia de indução (14-21 dias)	Ganciclovir* (5 mg/kg/dose, 12/12h, IV)	Foscarnet* (60 mg/kg/dose de 8/8 h ou 90 mg/kg/dose 12/12h, IV)	Ganciclovir (5 mg/kg/dose) + Foscarnet (90 mg/kg/dose) IV 12/12h ou Cidofovir# (5 mg/kg/semana), IV, por 2 semanas
Terapia de manutenção	Ganciclovir (5 mg/kg/dia, IV)	Foscarnet (90-120 mg/kg/dia IV)	Ganciclovir (5 mg/kg/dia) + Foscarnet (90-120 mg/kg/dia) IV ou Cidofovir (5 mg/kg), IV, a cada 2 semanas
Terapia adjunta	G-CSF/ GM-CSF se neutropenia; Antieméticos	Hidratação; potássio; cálcio; magnésio; Antieméticos	G-CSF / GM-CSF se neutropenia Hidratação Potássio; cálcio; magnésio Antieméticos
Exames laboratoriais	Hemograma completo 2 vezes / semana durante a indução e semanalmente durante a manutenção; creatinina sérica mensalmente	Creatinina e eletrólitos séricos duas vezes / semana durante a indução e semanalmente durante a manutenção; hemoglobina	Os mesmos das duas colunas anteriores para o esquema combinado Creatinina sérica, proteína urinária e hemograma completo antes de cada infusão
Efeitos adversos	Toxicidade da medula óssea, neutropenia reversível e trombocitopenia; ocasional: anemia, febre, erupção cutânea, alteração no estado mental, dor de cabeça e toxicidade hepática	Anormalidades hidroeletrolítica, febre e convulsão; ocasional: intolerância gastrointestinal e anemia	Cidofovir: toxicidade renal, incluindo proteinúria, azotemia e disfunção tubular; ocasional: neutropenia

G-CSF: fator estimulador de colônias de granulócitos; GM-CSF: fator estimulador de colônias de granulócitos e macrófagos.

* A infusão do ganciclovir deve ter duração aproximada de 1 hora e a do foscarnet de 2 horas, controladas em bomba de infusão, para evitar complicações no local do acesso venoso. A pré-hidratação do paciente pode reduzir o risco de nefrotoxicidade do foscarnet.

Hidratação agressiva e probenecida (2g, em > 50 kg) devem ser administradas 3 horas antes de cada infusão do cidofovir. A probenecida (1g/dose, em > 50 kg) deve ser repetida 2 e 8 horas após o término do antiviral. A infusão do cidofovir deve ser feita em 1 hora, em bomba de infusão. Este antiviral está contraindicado se proteinúria ≥ 100mg/dL ou 2 +, creatinina sérica > 1,5 mg/dL ou depuração da creatinina estimada < 55 mL/min. Também não deve ser administrado concomitantemente ou dentro de 7 dias de outros fármacos nefrotóxicos (por exemplo, foscarnet, aminoglicosídeos, anfotericina B, anti-inflamatórios não esteroides etc.).

Ganciclovir, foscarnet e cidofovir têm necessidade de correção de dose se função renal alterada.

Uma modesta pleocitose linfomononuclear (< 100 células/mm³) com hiperproteinorraquia é vista em até dois terços dos pacientes com vasculopatia por VZV, acompanhada por IgG para VZV positiva no líquor (após a segunda semana da varicela). PCR no líquor só costuma vir alterado nas primeiras semanas da doença viral. Dessa forma, após esse período (2 a 4 semanas), contribui pouco para o diagnóstico das vasculopatias e cerebelites, cujas apresentações clínicas costumam ser mais tardias, apesar de ter grande valor nos casos de encefalite por VZV.

Nenhum tratamento é recomendado para a cerebelite por VZV além do sintomático (provável mecanismo imunomediado). Para as encefalites, devido a menor sensibilidade do vírus ao aciclovir em relação a outros herpesvírus, recomenda-se de 10-15 mg/kg a cada 8 horas, por até 14 dias, por via endovenosa. Nos casos de vasculopatia, embora não haja consenso para o tratamento com corticosteroides e aciclovir, tem-se preferido o tratamento combinado com as duas drogas, sendo a prednisona na dose de 1-1,5 mg/kg/dia administrada por 3 a 5 dias, e o aciclovir por 14 dias.[64,111-113] Por tratar-se de doença infecciosa com alta transmissibilidade na fase de vesículas, toda criança ou adulto que tiver contato com o paciente e for suscetível, ou seja, não teve varicela ou não recebeu uma ou duas doses da vacina (a

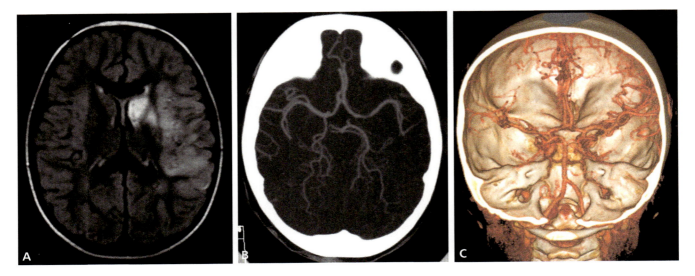

Figura 61.3 Arteriopatia pós-varicela. **(A)** RM inicial mostra o comprometimento vascular isquêmico do território da artéria cerebral média esquerda, principalmente estriatal. **(B)** e **(C)** Angiotomografia evidencia estreitamento luminal focal do segmento M1 esquerdo (setas).

depender do laboratório produtor), deve receber profilaxia em até 96 horas após a exposição:[114]

- Ativa ou com vacina, se for imunocompetente (esquema é feito conforme idade);
- Passiva ou com imunoglobulina humana contra varicela-zóster (125 UI, intramuscular, a cada 10 kg de peso, com dose mínima de 125 UI e máxima de 625 UI: se o contato for gestante, imunocomprometido, portador de neoplasia, em uso de medicação imunossupressora, recém-nascido prematuro exposto no berçário ou neonato a termo cuja mãe teve varicela 5 dias antes ou até 2 dias após o parto. A proteção costuma ser eficaz por até 3 semanas.

Encefalite pelo coronavírus

O coronavírus é um vírus zoonótico, da família *Coronaviridae*, envelopado, com um genoma constituído de uma fita simples de RNA. Vários coronavírus, descobertos inicialmente em aves domésticas na década de 1930, causam doença respiratória, gastrointestinal, hepática e neurológica nos animais. Destes, menos de 30% provocam doença nos humanos, destacando-se o Mers-CoV, o Sars-CoV e o Sars-CoV-2, responsáveis por epidemias de infecções respiratórias graves.

O termo Sars-CoV-2 refere-se ao novo coronavírus identificado como agente etiológico da epidemia de Covid-19 iniciada em Wuhan, na China, em dezembro de 2019, e que se alastrou rapidamente pelo mundo todo.[115,116] Em 11 de março de 2020, menos de 3 meses após sua descoberta, a Organização Mundial de Saúde (OMS) declarou estado de pandemia, sendo notificados mais de 35 milhões de casos no mundo e mais de 1 milhão de mortos até outubro desse mesmo ano.[117]

O Sars-CoV-2 é um vírus respiratório, com transmissão interpessoal por meio de gotículas respiratórias ou do contato direto das mucosas com superfície infectada. Os principais sintomas são de infecção de vias aéreas superiores (febre, tosse, mialgia e fadiga, coriza e cefaleia); mas também pneumonia, exacerbação de asma e síndrome respiratória aguda grave (SARS).[118] Dor abdominal com ou sem diarreia, perda do olfato e do paladar também são frequentes. Conjuntivite; alterações cutâneas, cardíacas, vasculares e neurológicas têm sido descritas, incluindo uma forma com síndrome inflamatória multissistêmica em crianças. Mais de 80% dos infectados terão doença leve a moderada e evoluirão para cura. Aproximadamente 5% serão assintomáticos. Contudo, há uma letalidade em torno de 2% a 3%, que, considerando a elevada taxa de infectividade do vírus, representa números assustadores.

Em crianças, a Covid-19 é geralmente leve. No entanto, em casos raros, as crianças podem ser gravemente afetadas e as manifestações clínicas podem ser diferentes das dos adultos. Alguns fatores de risco têm sido associados a pior prognóstico, como: idade avançada, obesidade, doenças cardiovasculares e cardiopatias congênitas, diabetes *mellitus*, doença pulmonar crônica (incluindo asma), tabagismo, doença renal crônica, doenças neuromusculares, neoplasias, entre outros.

O Sars-CoV-2 usa o receptor da enzima conversora de angiotensina tipo 2 (ACE-2) para se ligar às células. Após a entrada na célula, o RNA do vírus, que é envolto por proteínas, é liberado no citoplasma, posteriormente traduzido e replicado, e após a formação do envelope que envolve as proteínas, o RNA é liberado na circulação.[119] O mecanismo de disseminação para o sistema nervoso pode ocorrer de duas formas: hematogênica ou neuronal retrógrada. Na hematogênica, o vírus lesa o endotélio da cavidade nasal e da faringe, se disseminando pela corrente sanguínea. Na neuronal retrógrada, o vírus atinge a fossa olfatória e, através da lâmina crivosa, atinge os nervos e os bulbos olfatórios. Pode comprometer os oligodendrócitos, causando desmielinização.

As complicações neurológicas são comuns e ocorrem em aproximadamente metade dos pacientes hospitalizados.[120] Sua fisiopatologia ainda não foi completamente elucidada, mas é provavelmente heterogênea e multifatorial, incluindo lesão neuronal direta pelo Sars-CoV-2, fatores autoimunes, processo inflamatório sistêmico ("tempestade de citocinas"), efeitos colaterais de drogas, distúrbios metabólicos e neuropatia do doente crítico.[121] Entre os inúmeros casos de comprometimento neurológico já relatados, as afecções neurológicas mais comuns foram:[122,123]

- **Doença cerebrovascular:** em 2,8% a 5,7% dos pacientes, maioria de natureza isquêmica, mas também casos hemorrágicos e de trombose venosa cerebral;
- **Encefalopatia:** principalmente hipóxico-isquêmica (9%), sendo descritos alguns casos de encefalopatia necrotizante aguda, encefalomielite disseminada aguda e meningoencefalite;
- Síndrome de Guillain-Barré: rara, com casos apenas em adultos (até o momento rara, com casos em crianças já relatados);
- **Ageusia e anosmia:** muito frequente em algumas séries de casos (acometendo mais de 50% dos pacientes), em gravidade variável, sendo sintomas precoces, mas de lenta resolução;
- **Mialgia:** inespecífica ou associada à síndrome do doente crítico;
- **Cefaleia;**
- **Síndrome inflamatória multissistêmica da criança:** rara, mas grave. Assemelha-se em alguns aspectos à doença de Kawasaki, com febre persistente, edema de membros, acometimento mucocutâneo, cardiopatia, serosite, acometimento pulmonar, renal e hepático, choque, além de sintomas neurológicos (cefaleia, letargia, confusão, crise epiléptica, encefalopatia etc.);
- **Outros menos comuns:** ataxia, crises epilépticas, tontura, mioclonias generalizadas, síndrome de encefalopatia posterior reversível (PRES) etc.

O diagnóstico na fase aguda é preferencialmente realizado pela identificação viral por biologia molecular (RT-PCR), em amostra de *swab* de nasofaringe (padrão-ouro), coletado preferencialmente até o sétimo dia de início dos sintomas (entre 3 a 10 dias). Os testes sorológicos (preferencialmente IgG e anticorpos totais), em amostra de sangue periférico, detectam a resposta imunológica desencadeada pelo vírus, logo, são alternativas diagnósticas cuja coleta só tem acurácia adequada em fase mais tardia, preferencialmente 10 dias após o início dos sintomas. No líquor, nos casos de encefalite, além da pleocitose linfocítica e aumento da proteinorraquia, é possível encontrar RT-PCR para Sars-CoV-2 positivo.[124] Há ainda disponíveis dois tipos de testes rápidos: de antígeno (que detectam proteínas virais na fase de atividade da infecção) e os de anticorpos (que identificam resposta imunológica). A vantagem desses últimos testes sobre os dois primeiros seria a obtenção de resultados rápidos para a decisão da conduta. No entanto, a maioria dos testes rápidos existentes possuem sensibilidade e especificidade muito reduzidas em comparação às outras metodologias.[122]

Linfopenia; trombocitopenia; aumento das enzimas hepáticas, da desidrogenase lática, de marcadores inflamatórios (PCR, ferritina), d-dímero, tempo de protrombina, CPK; e injúria renal aguda também são marcadores de pior prognóstico.

Anormalidades na ressonância magnética estão relacionadas aos padrões de complicações neurológicas. As principais encontradas incluíram alteração de sinal no lobo temporal medial, lesões multifocais de substância branca visíveis em FLAIR e imagem ponderada por difusão, com hemorragia associada e micro-hemorragias de substância branca isoladas. Lesões hemorrágicas foram descritas exclusivamente em pacientes com síndrome do desconforto respiratório agudo (SDRA). Anormalidades de ressonância magnética em outros pacientes incluíram realce leptomeníngeo.[125] Lesões citotóxicas no esplênio do corpo caloso também foram relatadas em alguns pacientes adultos com encefalopatia relacionada a Covid-19, bem como em algumas crianças com síndrome inflamatória multissistêmica.[126,127] O eletroencefalograma demonstra achados inespecíficos.[128]

Os casos graves devem ser manejados em ambiente de UTI, com suporte respiratório, controle hidroeletrolítico e monitorização intensiva. Dada a ausência de estudos randomizados e controlados, o manejo das complicações neurológicas associadas ao Covid-19 deve seguir as normatizadas para as mesmas complicações em pacientes que não possuam tal infecção, com precauções relacionadas ao contexto infeccioso. Assim, não há evidências científicas que apoiem a eficácia de agentes antivirais para o tratamento de Covid-19 em crianças, sendo que estes têm sido considerados apenas caso a caso e no contexto de ensaios clínicos. Embora os glicocorticoides tenham sido associados à diminuição da mortalidade em pacientes adultos, os ensaios em crianças estão em andamento e os benefícios e riscos são incertos.[125,128,129] Contudo, corticoide tem sido utilizado nos casos graves ou com manifestações associadas a comprometimento autoimune, em formulações e dosagens diversas, por curto período de tempo (média de 10 dias): dexametasona (0,15 mg/kg/dia, máx. 6 mg); prednisolona (1 mg/kg/dia, máx. 40 mg); metilprednisolona (0,8 mg/kg/dia, máx. 32 mg); hidrocortisona (neonatos: 1,3 mg/kg a cada 8 horas, máx. 150 mg/dia; 0,5 mg/kg a cada 12 horas nos demais).[130]

Mielites virais

O termo mielite descreve um processo inflamatório envolvendo a medula espinhal, causando perda parcial ou completa das funções controladas por aquele segmento medular e pelos outros abaixo dele. O sistema nervoso pode ser lesado por ação direta dos vírus, ou indiretamente pelo sistema imune do hospedeiro durante a resposta inflamatória. Neste capítulo abordaremos os efeitos da infecção viral propriamente dita, sendo as consequências imunomediadas (mielite transversa, ADEM etc.) discutidas em capítulo apropriado.

Sinais e sintomas tais como paraparesia, alteração da sensibilidade com nível sensitivo definido, disfunção esfincteriana vesical ou intestinal e liberação piramidal apontam claramente para a presença de mielopatia. Já a radiculopatia costuma apresentar-se com paresia, alteração de sensibilidade e, ao contrário da anterior, hiporreflexia, flacidez e hipotrofia muscular. Entretanto, não é incomum o acometimento simultâneo da medula espinhal e de raízes nervosas nas infecções virais, dificultando o diagnóstico. A Tabela 61.13 descreve as características clínicas dos principais tipos de lesão medular.

Em geral, as infecções virais são agudas, com um curso progressivo ao longo de dias a semanas, e frequentemente associadas a febre, fadiga e *rash* cutâneo. É o caso das infecções por VZV, CMV, EBV, HSV, flavivírus, poliovírus e enterovírus 71. Raros vírus apresentam curso infeccioso crônico, com mielite lentamente progressiva, como é o caso do HTLV-1 e do HIV.[131]

Em combinação com o quadro clínico, os exames complementares frequentemente levam ao diagnóstico nas mielopatias. Sorologias, culturas e a análise do líquor são essenciais para a avaliação de um paciente com suspeita de mielite viral (Tabelas 61.14 e 61.15).

As imagens de RM são cruciais para descartar a possibilidade de mielopatia compressiva, sendo também úteis no diagnóstico diferencial com lesões neoplásicas e mielopatias de natureza vascular. Os cortes no plano sagital são importantes para uma visão global da medula, no seu eixo longitudinal, e das raízes da cauda equina. Imagens axiais permitem avaliar cada segmento com mais detalhes, principalmente as ponderadas em T2. A demonstração de realce pelo contraste é avaliada em T1, usualmente em dois planos ortogonais, sagital e axial, com cortes de 3 mm de espessura. A possibilidade de lesões vasculares, principalmente isquêmicas, deve sempre compor a lista de diagnósticos diferenciais das mielopatias agudas. A ocorrência de malformações, principalmente arteriovenosas e cavernomas, é considerada rara em crianças. Mielite desmielinizante também faz parte do rol de diagnósticos diferenciais, sendo ADEM e o espectro da neuromielite óptica as condições mais frequentes. A Figura 61.4 apresenta um fluxograma de abordagem diagnóstica diante de um quadro de mielopatia.

Mielites agudas

Herpesvírus

Os *herpesvírus* são, provavelmente, a causa mais comum de mielite viral. Causam dano ao SNC e SNP, tanto por meio do ataque direto ao hospedeiro quanto indiretamente por mecanismos imunomediados.

HSV-1, HSV-2 e VZV são conhecidos pela sua capacidade de latência no gânglio trigeminal e nas raízes dorsais, e sua reativação pode causar encefalite, meningite e herpes-zóster, respectivamente. Entretanto, esses mesmos vírus também podem invadir a medula espinhal e causar infecção local (mielite).

O HSV-1 mais frequentemente causa mielite na infância, enquanto o HSV-2 é o agente mais comum na idade adulta.[9,133] As crianças podem ter febre e sintomas respiratórios antes do quadro medular, mas menos de 50% dos adultos têm herpes genital. As lesões à RM de medula espinhal são inespecíficas, tornando o diagnóstico dependente da PCR para HSV no líquor, embora IgM anti-HSV positiva no líquor também seja diagnóstico.[134] O tratamento é realizado com aciclovir IV, por 14 a 21 dias (doses e efeitos colaterais foram descritos no tratamento das encefalites herpéticas).[135]

Mielite é uma complicação incomum da infecção por VZV, ocorrendo geralmente em pacientes imunocomprometidos, 1 a 3 semanas após o início das lesões cutâneas. Inicia-se de maneira subaguda com déficit motor e/ou sensitivo ipsilateral ao zóster. A imagem de RM mostra hipersinal nas sequências ponderadas em T2, principalmente na região posterior da medula espinhal, envolvendo coluna dorsal e corno posterior, podendo coexistir realce pelo contraste na fase aguda, que pode se estender às raízes dorsais (Figura 61.5).[131] A coexistência de radiculite tem sido descrita nos indiví-

Tabela 61.13 Apresentação clínica das mielopatias/mielites agudas.[132]

Tipo de lesão	Tratos envolvidos	Quadro clínico	Exemplos
Completa	Todos	Déficit motor e sensitivo abaixo da lesão e disfunção autonômica*	Trauma Mielite viral aguda necrotizante
Brown-Séquard ou síndrome de hemisecção medular	Corticoespinhal ipsilateral Coluna posterior ipsilateral Espinotalâmico lateral contralateral	Déficit motor ipsilateral Perda da propriocepção ipsilateral Alteração da sensibilidade térmica e dolorosa contralateral	Esclerose múltipla Compressão
Síndrome do funículo anterior	Tratos corticoespinhais Espinotalâmicos laterais	Paralisia flácida aguda Ausência da percepção de dor e temperatura Disfunção autonômica*, com preservação da propriocepção consciente	Oclusão da artéria espinhal anterior Infecção por enterovírus
Síndrome do funículo posterior	Fascículos grácil e cuneiforme, bilateralmente	Perda bilateral da propriocepção consciente e da sensibilidade vibratória	Deficiência de B12 ou cobre
Central	Comissura branca (cruzamento dos tratos espinotalâmicos laterais), tratos corticoespinhais e fibras autonômicas	Alteração sensitiva dissociada (perda da sensibilidade para dor e temperatura, com preservação da sensibilidade profunda) Déficit de força (tipicamente mais acentuado nos membros superiores em relação aos membros inferiores) e disfunção autonômica abaixo da lesão	Siringomielia Neuromielite óptica
Cone medular	Segmentos sacrais e emergência das fibras autonômicas	Disfunção esfincteriana precoce, discreto déficit motor e déficit sensitivo sacral	Mielite esquistossomótica
Cauda equina	Raízes dos nervos espinhais	Fraqueza assimétrica flácida dos membros inferiores precoce, com déficit sensitivo em território de raízes, seguido por disfunção autonômica	Polirradiculite aguda por CMV Compressão
Tratopatias	Envolvimento seletivo de algum trato	Déficit correspondente	Deficiência de B12 Mielopatias paraneoplásicas Esclerose múltipla

* Disfunção autonômica: vesical, intestinal e sexual.

duos com queixa de dor. O diagnóstico é sugerido pela história e pelo padrão da imagem de RM, que é característica, mas confirmado pela PCR para VZV no líquor. A pesquisa de anticorpos no líquor, mas não no sangue (o vírus se mantém latente por muitos anos), também pode ajudar. O tratamento é feito com aciclovir IV nas doses já apresentadas no tópico de encefalite por VZV, por 3 a 4 semanas.

Apesar de causar mielite em pacientes imunocompetentes e imunodeprimidos, CMV é primariamente gerador de doença em pacientes infectados pelo HIV, produzindo quadros de mielite pura ou síndrome medular acompanhada de envolvimento radicular ou de nervo periférico. Destaca-se a ocorrência frequente de pleocitose neutrofílica, com até 1.000 células/mm³.[9] A imagem de RM mostra alterações inespecíficas, sendo o diagnóstico confirmado pela história clínica, na presença de PCR para CMV positiva no líquor. O tratamento com ganciclovir e/ou foscarnet é administrado por 2 a 3 semanas, e segue as mesmas diretrizes sugeridas para a encefalite por CMV.

Enterovírus

Os enterovírus abrangem mais de 60 sorotipos de RNA-vírus, entre eles os poliovírus, coxsackievírus, echovírus e enterovírus 70 e 71 (Tabela 61.9). São transmitidos principalmente por via fecal-oral e são comuns em crianças e adultos imunocomprometidos.

A mielite causada pelo poliovírus caracteriza-se tipicamente por paralisia flácida aguda (PFA), em razão

Tabela 61.14 Diagnóstico diferencial para mielites e radiculites virais.[131,132]

Mielites infecciosas

- Mielites virais
  - VZV*
  - HSV-2*
  - CMV*
  - EBV*
  - HHV-6 e 7
  - Enterovírus (poliovírus 1, 2 e 3#; enterovírus 70 e 71#; coxsackie A e B#; echovírus)
  - Vírus da raiva
  - Flavivírus (vírus da encefalite japonesa#, vírus Oeste do Nilo#, vírus da dengue, Saint Louis, vírus da encefalite do carrapato#, etc.)
  - HTLV-1
  - HIV

Coronavírus[125]

- Mielite por bactérias, fungos e parasitas
  - *Mycoplasma*
  - Doença de Lyme
  - Mielite piogênica
  - Tuberculose
  - Sífilis
  - Actinomicose, blastomicose, aspergilose, coccidioidomicose
  - Neurocisticercose, esquistossomose, mielite eosinofílica

Mielopatia não infecciosa

- Pós-infecciosa, pós-vacinação (sarampo, rubéola, catapora, influenza, micoplasma, *S. pneumoniae*)
- Esclerose múltipla e neuromielite óptica (doença de Devic)
- Doenças autoimunes (lúpus, Sjögren, mielite atópica)
- Sarcoidose
- Doença de Behçet
- Síndrome paraneoplásica

VZV: vírus varicela-zóster; HSV-2: herpes vírus tipo 2; CMV: citomegalovírus; EBV: vírus Epstein-Barr; HHV-6 e HHV-7 herpesvírus humano tipos 6 e 7; HTLV-1: vírus T-linfotrópico humano tipo 1; HIV: vírus da imunodeficiência humana.

* Causas comuns.

\# Causas de paralisia flácida (poliomielite-símile) devido a preferencial, mas não seletiva, destruição de células da coluna anterior ou vias motoras da medula espinhal.

Tabela 61.15 Investigação laboratorial do paciente com suspeita de mielite infecciosa.[132]

Pesquisas e culturas no líquor

- Coloração pelo Gram e cultura para bactérias
- Pesquisa direta e cultura para BAAR
- Tinta da China e cultura para fungos
- Cultura para vírus

PCR no líquor

- HSV-1 e 2
- HHV-6
- VZV
- CMV
- EBV
- Enterovírus
- HTLV-1
- *Borrelia burgdorferi* (doença de Lyme)

Sorologias

- HSV
- VZV
- HIV
- HTLV-1
- *B. burgdorferi*
- Sífilis
- Hepatites A, B e C
- Micoplasma
- Parasitas

Hemoculturas

Radiografias de tórax/TC

RM de medula cervical, torácica e lombossacra com contraste

BAAR: bacilos álcool-ácido resistentes; HSV-1 e HSV-2: herpes vírus tipos 1 e 2; HHV-6: herpesvírus humano tipo 6; VZV: vírus varicela-zóster; CMV: citomegalovírus; EBV: vírus Epstein-Barr; HTLV-1: vírus T-linfotrópico humano tipo 1; HSV: herpes vírus simples; HIV: vírus da imunodeficiência humana.

do comprometimento preferencial, mas não exclusivo, do corno anterior da medula espinhal. À RM de medula espinhal observa-se hipersinal nas sequências ponderadas em T2 na região acometida (Figura 61.6). Trata-se de doença de notificação compulsória no Brasil, assim como toda PFA em menores de 15 anos. Com as campanhas de vacinação, o vírus selvagem reduziu a sua incidência, cedendo lugar ao vírus vacinal (Sabin) como principal etiologia de poliomielite. Entretanto, com a popularização da vacina de vírus inativado (Salk) os números estão cada

Doenças Infecciosas

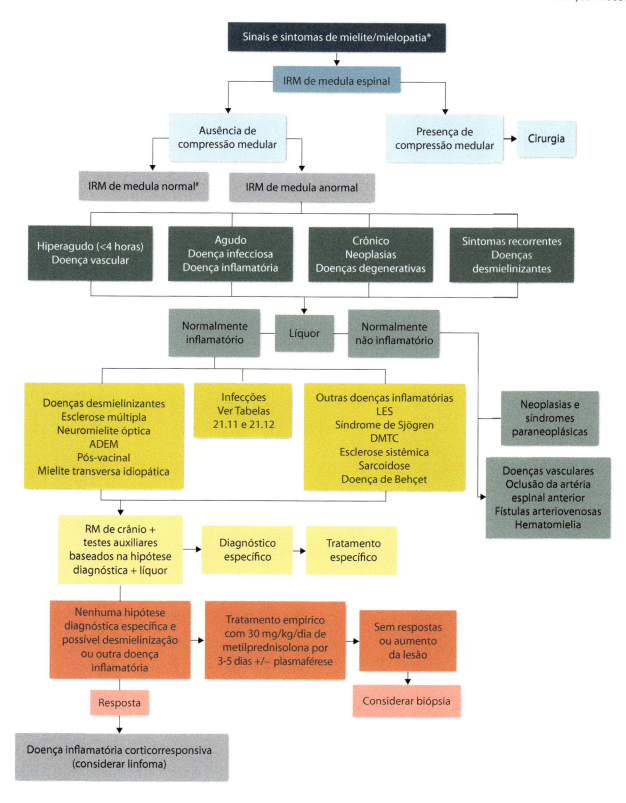

Figura 61.4 Abordagem diagnóstica para mielite/mielopatia.[132]
ADEM: encefalomielite disseminada aguda; LES: lúpus eritematoso sistêmico; DMTC: doença mista do tecido conjuntivo;
* Fraqueza muscular, alteração de sensibilidade com nível sensitivo, disfunção autonômica, liberação piramidal.
# RM normal não exclui mielopatia. Reavaliar caso a caso.

Tratado de Neurologia Infantil

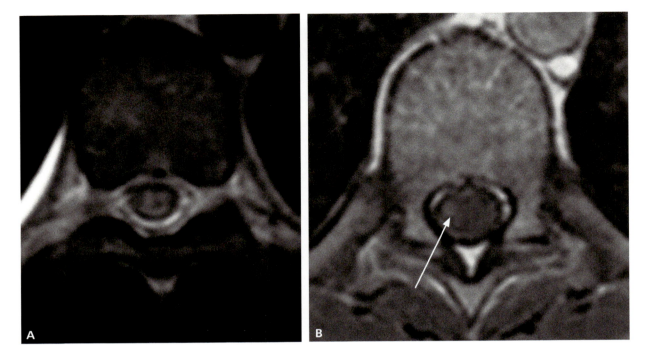

Figura 61.5 Mielite por VZV em paciente imunocomprometido. Imagens axiais ponderadas em T2 **(A)** e em T1 com contraste **(B)**, mostrando envolvimento da medula espinhal, com hipersinal em T2 e tênue impregnação pelo gadolínio, mais evidente à direita (seta).

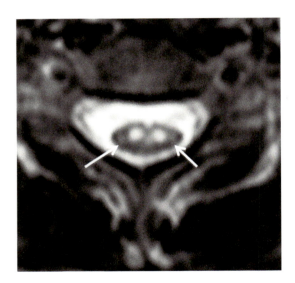

Figura 61.6 RM de medula espinhal/axial T2 de paciente com sequela de poliomielite, evidenciando hipersinal seletivo dos cornos anteriores (setas).

vez mais baixos no Brasil, mas permanece endêmica em áreas onde o acesso à vacinação é prejudicado.

O enterovírus 71 foi relacionado com epidemia de doença mão-pé-boca na Ásia, com PFA ocorrendo em 11% a 14% dos casos.[136] Os sintomas são semelhantes aos da poliomielite, mas tende a apresentar também mioclonia, ataxia ou tremor, e pode causar rombencefalite. O diagnóstico é feito por isolamento viral, PCR no líquor (mais sensível) ou *swab* de orofaringe.[131] O enterovírus 70 esteve relacionado com epidemias de conjuntivite hemorrágica aguda na qual PFA ocorreu em aproximadamente 1 a cada 10.000 a 15.000 casos.[137] Menos frequentemente, coxsackievírus e echovírus causam paralisia, em geral mais leve que os anteriores.

O tratamento limita-se aos cuidados de suporte, pois não existe terapia antiviral específica aprovada pelo FDA ou pela Anvisa. Pocapavir e pleconaril estão atualmente sob investigação para o tratamento de infecções graves por poliovírus e enterovírus, respectivamente. Embora imunoglobulina intravenosa seja considerada em casos graves associados a enterovírus 71 e D68, não há clara evidência científica para essa indicação[138,139] (Tabela 61.9).

Mielites crônicas

Vírus linfotrópico humano de células T tipo 1

O HTLV-1 pertence ao subgrupo de retrovírus chamado oncornavírus, sendo endêmico em regiões tropicais, como a América do Sul, África Central, Caribe, sul do Japão e Oriente Médio.[140] Estima-se que entre 10 e 20 milhões de pessoas em todo o mundo estejam infectadas com o HTLV-1, sendo 2,5 milhões no Brasil.[140,141] A soroprevalência aumenta com a idade, especialmente em mulheres.

A transmissão ocorre de três formas principais: (1) perinatal, especialmente via amamentação prolongada; (2) sexual, predominantemente do homem para a mulher; e (3) por meio da exposição a células linfoides contaminadas (transfusão de sangue, compartilhamento de seringas, acidentes com perfurocortantes etc.).[142] O período de latência entre a infecção e a manifestação da doença pode ser tão longo quanto 20 a 30 anos.

As duas principais doenças associadas à infecção pelo vírus são a leucemia/linfoma de células T do adulto (LLTA) e a mielopatia associada ao HTLV-1/paraparesia espástica tropical (HAM/TSP, do inglês, HTLV-1 *associated myelopathy/tropical spastic paraparesis*). Menos de 5% dos indivíduos soropositivos são sintomáticos, 2% desenvolvem doença neurológica, e apenas 0,35% desenvolverão HAM/TSP.[140,143] O HTLV-1 está também associado a uveíte anterior (rara), dermatite infecciosa, polimiosite e miosite.[135,144,145] A associação entre mielite e HTLV-II não é tão clara quanto a associação bem estabelecida entre mielite e HTLV-I, que tem incidência muito maior.

A HAM/TSP é uma mielopatia inflamatória crônica que evolui ao longo de décadas. Afeta mais frequentemente mulheres que homens. Os sintomas em geral começam na idade adulta, após os 30 anos, e é rara em crianças. Sintomas urinários são muito comuns: urgência, incontinência e/ou retenção podem ser vistos até mesmo antes do início da paraparesia. Dor nas costas, constipação, disfunção sexual e sintomas sensitivos (muito leves) também são corriqueiros. Em muitos casos a dor é grave.[145]

Uma dermatite crônica que afeta os portadores jovens durante a infância caracteriza-se por uma erupção cutânea generalizada com exsudato e crostas nas orelhas, pálpebras, pescoço, axila e virilha; acompanhada por uma descarga nasal aquosa e linfadenopatia. As culturas são frequentemente positivas para estreptococo beta-hemolítico ou *Staphylococcus aureus*. É mais frequente em crianças nascidas de mães portadoras (transmissão vertical).

Para o diagnóstico da infecção pelo HTLV-1 podemos utilizar reações imunológicas no sangue (sorologia para HTLV-1) e no líquor (pesquisa de antígenos ou anticorpos); PCR para HTLV-1 no sangue e no LCR; esfregaço do sangue periférico (evidencia linfócitos atípicos com núcleos convolutos, as denominadas "*flower cells*"); hipergamaglobulinemia, aumento da beta2-microglobulina e aumento da contagem de CD4+ no sangue; pleocitose linfocítica, hiperproteinorraquia e bandas oligoclonais no líquor. Uma carga viral maior que 10% no líquor e uma relação com a carga plasmática maior que 1:1 pode distinguir HAM/TSP de carreadores assintomáticos.[142,144,145] A RM do encéfalo e da medula espinhal é normal ou atípica na maioria dos casos, incluindo lesões com hipersinal em T2 na medula espinhal com realce pós-contrate nas fases iniciais.[146] Atrofia medular é encontrada nas fases mais avançadas, sendo a medula torácica particularmente mais afetada.[131]

Na prática, os esteroides continuam a ser as drogas mais comumente prescritas, talvez por causa da premissa de que exista uma fase inflamatória significativa no início da doença, com um perfil de efeitos colaterais mais aceitável.[142,144,145] Entretanto, nenhuma droga tem eficácia comprovada no tratamento da HAM/TSP, sendo ainda questionado também o uso de interferon e danazol.[147]

O tratamento sintomático é feito com antiespasmódicos, laxantes, inibidores da fosfodiesterase para disfunção erétil, e medicações e fisioterapia para disfunção urinária. Reabilitação é fundamental. Infecção do trato urinário é comum e, se não adequadamente tratada, é causa de óbito por sepse.

Vírus da imunodeficiência humana (HIV)

A mielopatia vacuolar é a alteração medular mais comumente relacionada ao HIV, com cerca de 20% a 55% dos pacientes apresentando alterações ao exame anatomopatológico, embora apenas 5% a 10% sejam sintomáticos.[131] Afeta predominantemente os pacientes com baixos níveis de CD4+.

É lentamente progressiva, manifestando-se com paraparesia espástica, ataxia sensitiva e bexiga neurogênica. As colunas dorsal e lateral da medula torácica são em particular, mas não exclusivamente, afetadas. Na RM de medula espinhal, pode haver atrofia e hipersinal nas imagens ponderadas em T2 predominando em substância branca, mas pode ser difuso.[131]

Vírus da imunodeficiência humana (HIV)

Atualmente, com o avanço nos programas de prevenção e tratamento da infecção pelo HIV, houve uma mudança no conceito da doença como grave e invariavelmente terminal, para uma infecção crônica e controlável.[148] Segundo dados da OMS, desde 2010, novas infecções por HIV entre crianças diminuíram em 41%, de 280.000 em 2010 para 160.000 crianças em 2018 (< 15 anos), elevando a prevalência da infecção ou da AIDS nesta faixa etária para 1,7 milhão, ou cerca de 5% de todas as pessoas que vivem com AIDS.[149]

O HIV é um retrovírus que depleta as células T CD4+ e produz imunodeficiência progressiva. Após a infecção, o pro-vírus é integrado ao genoma da célula hospedeira, e pode permanecer latente durante anos – período em que a função celular não parece ser afetada, mas a replicação viral é muito ativa. O SNC funciona como um santuário para a replicação do HIV, por causa da barreira hematoencefálica que impede a penetração de antirretrovirais. O vírus penetra precocemente no sistema nervoso, mas a infecção produtiva no SNC raramente é estabelecida antes que a imunossupressão sistêmica se desenvolva.

Dessa forma, o HIV pode afetar o sistema nervoso diretamente, como é o caso da encefalopatia pelo HIV, ou indiretamente, causando, por imunodeficiência, uma suscetibilidade maior a infecções oportunistas e neoplasias. Além desses, existem os danos neurológicos associados aos efeitos colaterais da terapia antirretroviral (TARV) usada para o tratamento do complexo HIV/AIDS. Nesta seção, serão discutidas com mais ênfase as alterações relacionadas à ação direta do vírus: encefalopatia/demência, mielopatia e neuropatias sensoriais. Algumas das infecções oportunistas serão abordadas mais adiante, ainda neste capítulo.

Complicações neurológicas

Encefalopatia pelo HIV

As alterações neurocognitivas são complicações bem conhecidas da infecção pelo HIV (encefalopatia, demência, déficit cognitivo). O período de maior risco para o desenvolvimento da encefalopatia pelo HIV é nos primeiros 12 meses de vida, sendo que mais da metade dos acometidos encontra-se sintomática com um 1 de idade.[150] Está associada à gravidade da doença clínica e é uma condição definidora de AIDS. Os fatores de risco para o desenvolvimento de encefalopatia por HIV incluem falta de acesso a TARV, doença avançada por HIV, baixas contagens de CD4 e altas cargas virais.

Caracteriza-se por um ou mais dos seguintes achados:[148,151,152]

- Déficit de crescimento cerebral – em lactentes, há desaceleração no crescimento do perímetro cefálico ou mesmo microcefalia adquirida. Nas crianças maiores de 2 anos, observa-se atrofia cerebral nos exames de imagem;
- Atraso do desenvolvimento, regressão neurológica, déficits cognitivos ou demência – dependendo da idade em que a encefalopatia ocorra, o comprometimento cognitivo pode se manifestar como atraso ou perda dos marcos neurológicos já adquiridos, ou mesmo demência no caso de adolescentes;
- Déficits neurológicos simétricos adquiridos:
  - Síndrome piramidal – no início, em lactentes, há hipotonia com hiperreflexia. Com a progressão do quadro, surgem os sinais de espasticidade e diparesia crural, ou mesmo tetraparesia com paralisia pseudobulbar. Ataxia e parkinsonismo podem ocorrer em fases avançadas;
  - Alterações motoras – sinais focais são raros;
- Alterações psiquiátricas – pode haver alterações comportamentais sutis ou mesmo psicose.

O líquor pode conter alterações inespecíficas, como discreta pleocitose linfomononuclear e hiperproteinorraquia, devendo ser solicitado para o diagnóstico diferencial com infecções oportunistas. A carga viral no líquor está diretamente relacionada com a gravidade dos déficits neurológicos em pacientes não tratados, e valores acima de 10^6 cópias/mL estão fortemente associados com demência por HIV.[148] Vários marcadores de ativação imune ou injúria neuronal, tais como neopterina, beta-2-microglobulina e ácido quinolínico também podem ser utilizados na estratificação da gravidade da demência sem uso de TARV.[153] Além disso, baixo número de linfócitos-T CD8 e elevado de monócitos circulantes são fatores de risco já identificados.[154]

Os exames de imagem mostram atrofia cerebral difusa, com focos de hipersinal, geralmente com envolvimento bilateral e simétrico, vistos nas sequências ponderadas em T2 e FLAIR, principalmente nos centros semiovais, substância branca periventricular e nas regiões parieto-occipitais, com isossinal em T1 e sem realce pós-contraste. Alguns estudos com espectroscopia têm demonstrado redução do metabólito N-acetil aspartato (NAA) e aumento do mioinositol (mI).[146,155] Essas alterações foram vistas em pacientes assintomáticos que possuíam RM convencional sem alteração, sugerindo instrumento sensível para detecção precoce de envolvimento de SNC.[156] A ocorrência de realce nos lobos frontais ou núcleos da base e calcificações são manifestações tardias, e costumam ser vistas em pacientes sintomáticos. Assim, nas fases iniciais, a RM do encéfalo é recomendada por ser mais sensível na avaliação da substância branca, enquanto nas fases mais tardias, calcificações são melhor avaliadas pela TC.

O tratamento é realizado por meio de TARV, com o objetivo de atingir uma carga viral indetectável, no plasma e SNC, e reverter o quadro de imunossupressão.

Infecções oportunistas

A verdadeira incidência de infecções oportunistas em crianças com HIV é desconhecida, mas sabe-se que é muito menos frequente que em adultos. A maior parte das complicações neurológicas observadas nessa faixa etária está relacionada à ação do próprio vírus, e não às doenças oportunistas ou aos tumores de SNC. Dentre os agentes infecciosos, o *Cryptococcus* spp., o *Toxoplasma gondii*, e o *Mycobacterium tuberculosis* serão estudados com detalhes mais adiante.

Leucoencefalopatia multifocal progressiva (LEMP)

É uma afecção desmielinizante crônica do SNC que resulta da infecção pelo vírus JC (família *Polyomaviridae*). Ocorre em aproximadamente 4% a 6% dos adultos com AIDS, mas é extremamente rara em crianças.

Estima-se que 86% dos adultos saudáveis tenham sido expostos ao JC. Contudo, acredita-se que apenas 16% das crianças entre 1 e 5 anos e 34% dos indivíduos entre 21 e 50 anos tenham sido infectados por este vírus.[157] Também pode ocorrer no contexto de imunossupressão associada a medicações (rituximabe, natalizumabe), neoplasias, transplantes e doenças autoimunes.

Manifesta-se com início subagudo de déficits neurológicos, incluindo cefaleia, letargia, apatia, sonolência, paralisia de nervos cranianos, demência, alteração de comportamento, ataxia, disartria e déficits focais. Crises epilépticas ocorrem em cerca de 14% dos pacientes.[148,157,158] Outras condições mais raras associadas ao vírus JC incluem: neuronopatia de células granulares (síndrome cerebelar pura com atrofia do cerebelo, sem a alteração de substância branca típica de LEMP); encefalopatia (síndrome cortical) e meningite.

O vírus JC tem predileção pelos oligodendrócitos, dessa forma levando a desmielinização. A RM do encéfalo mostra lesões únicas ou múltiplas, geralmente bilaterais e assimétricas, com tendência à confluência, que se iniciam na substância branca justacortical (com envolvimento das fibras-U) e se disseminam para as regiões periventriculares cruzando de um hemisfério ao outro através do corpo caloso, com hipersinal nas sequências ponderadas em T2 e FLAIR e hipossinal nas sequências ponderadas em T1 (Figura 61.7). São predominantemente encontradas nas regiões parieto-occipitais e frontal, sem efeito expansivo e sem realce pelo contraste.

A ocorrência de realce das lesões da LEMP pelo contraste suscita a possibilidade da síndrome inflamatória da reconstituição imune (IRIS), em resposta ao tratamento combinado com drogas antirretrovirais, que ocasiona zonas de impregnação na periferia das lesões, onde predomina a desmielinização infecciosa ativa, podendo associar-se a edema e algum efeito expansivo, secundários à reativação da resposta inflamatória. Envolvimento infratentorial ocorre em 30-60% dos casos,

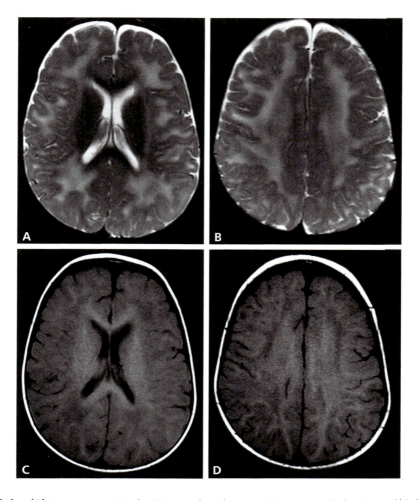

Figura 61.7 LEMP. **(A)** e **(B)** Imagens axiais de RM ponderadas em T2 mostrando lesões múltiplas e confluentes, com hipersinal na substância branca. Algumas lesões aparecem com hipossinal nas sequências ponderadas em T1, sem realce pelo contraste paramagnético **(C)** e **(D)**.

e tem sido descritas alterações na substância cinzenta e até mesmo na medula espinhal.[148,157]

O líquor é inespecífico, podendo ter celularidade inferior a 20 células/mm³ e leve hiperproteinorraquia (< 100 mg/dL), sendo o diagnóstico confirmado por meio de PCR para JC no líquor ou em material de biópsia. Baixas cargas virais para JC no líquor estão associadas a longa sobrevida.[157]

O tratamento é realizado com TARV, mas o prognóstico é sombrio. Cidofovir tem sido tentado, mas os resultados ainda são questionáveis.[158]

Acidente vascular cerebral

A incidência de doenças cerebrovasculares em crianças infectadas com HIV é de 2,6%.[159] A infecção pelo HIV produz inflamação dos vasos intracranianos com espessamento da camada íntima, aumentando assim o risco de aneurismas e acidente vascular cerebral (AVC).[159,160] Em crianças, o AVC pode manifestar-se como sinais focais, crises epilépticas, cefaleia e alteração do nível de consciência. Podem ainda ser silentes, principalmente em paciente com encefalopatia pelo HIV avançada.[148]

Todo paciente HIV positivo com quaisquer dessas manifestações clínicas deve ser investigado utilizando métodos de imagem seccional (TC ou RM), pela possibilidade de apresentar um AVC isquêmico. Além disso, deve ser excluída a possibilidade de um evento hemorrágico. Na suspeita de um AVC, nas primeiras 24 horas do icto deve ser investigado por meio de RM com técnica de difusão, com maior sensibilidade para a identificação das zonas de edema citotóxico alguns poucos minutos após a interrupção do fluxo sanguíneo regional. Após a confirmação de um AVC, isquêmico ou hemorrágico, a causa deve ser prontamente investigada (coagulopatia, trombose, plaquetopenia, arteriopatia etc.).

Não há tratamento específico para os AVCs relacionados exclusivamente ao HIV. O tratamento deve ser direcionado à causa subjacente.

Linfoma primário de SNC

Trata-se de uma neoplasia mais frequente nos pacientes com imunossupressão. Apesar de mais rara em crianças com HIV que em adultos, é a causa mais comum de déficit neurológico focal nas primeiras.[148]

Mielopatia pelo HIV

Rara em crianças. Também denominada de mielopatia vacuolar, devido ao aspecto anatomopatológico com proeminentes vacúolos nos tratos ascendentes e descendentes da medula espinhal, predominantemente do segmento torácico.

É sintomática em 5-10% dos pacientes com AIDS, mas foi encontrada em mais de 50% das amostras de necropsia. Caracteriza-se clinicamente por paraparesia crural espástica, indolor, lentamente progressiva, associada a ataxia sensitiva e bexiga neurogênica. Costuma ocorrer paralelamente ao curso da demência pelo HIV, e em pacientes com outros marcadores de imunossupressão grave.[148,161]

RM de crânio e medula, e líquor geralmente são normais. O diagnóstico é histológico (vacúolos intralamelares na substância branca das colunas posterior e lateral da medula torácica), o que raramente é feito na prática.[148,161,162]

Mielite pelo próprio HIV é ainda mais rara e pode se apresentar como mielite transversa, com lesão intramedular que realça com a injeção de contraste. Diagnóstico diferencial deve ser feito com infecções oportunistas, particularmente CMV, tuberculose, sífilis, HTLV, HZV, e deficiência de vitamina B12.[161]

O tratamento é realizado por meio de TARV, com o objetivo de atingir uma carga viral indetectável e reverter o quadro de imunossupressão, mas os resultados são questionáveis.[161] Ainda não é claro se o uso de altas doses de metionina pode trazer algum benefício.[163,164]

Neuropatia periférica

Entre as complicações neurológicas do complexo HIV/AIDS, a neuropatia periférica é a mais frequente. Uso de estatinas, idade avançada, maior perda ponderal, exposição a didanosina, uso de drogas ilícitas, diabetes e hipertrigliceridemia são considerados fatores de risco para o seu desenvolvimento.[161,165]

Uma das formas mais comuns é a associada ao uso de TARV (didanosina, zalcitabina e estavudina). Caracteriza-se por uma polineuropatia distal simétrica, com parestesia, dormência ou dor, espontâneos ou provocados, primariamente na sola dos pés. Pode haver hiporreflexia. Fraqueza e atrofia muscular são mais raros. Os sintomas melhoram em resposta à retirada da medicação em até 3 a 4 meses.[161]

Sintomas autonômicos costumam fazer parte da polineuropatia do HIV em 90% dos casos graves e até 30% dos casos leves, manifestando-se com hipotensão ortostática, constipação, vertigem, diarreia, olhos secos, disfunção sexual, entre outros.[165]

Polineuropatia inflamatória desmielinizante é a apresentação mais comum de envolvimento de nervo periférico causada diretamente pelo vírus. Clinicamente pode manifestar-se de maneira monofásica e aguda/subaguda (AIDP), semelhante à síndrome de Guillain-Barré, ou recorrente e crônica, como na polirradiculopatia inflamatória desmielinizante crônica (CIDP). O AIDP geralmente ocorre nos estágios iniciais e assintomáticos do HIV, sendo descrito como parte da soroconversão.[164] O CIDP aparece nas fases mais tardias da doença.

O líquor inicialmente não tem alterações, mas posteriormente revela hiperproteinorraquia, às vezes com discreta pleocitose.[165] O tratamento é feito com imunoglobulina ou plasmaférese e otimização da TARV, após exclusão de possível etiologia infecciosa.

Miopatia pelo HIV

Miopatia inflamatória é rara em crianças. Em adultos, tem sido descrita miopatia mitocondrial tóxica associada à zidovudina. Caracteriza-se por instalação subaguda, fraqueza de predomínio proximal, mialgia e aumento do nível das enzimas musculares (aldolase, transaminases e creatinoquinase sérica).[148]

O diagnóstico baseia-se na história clínica compatível associada a elevação da creatinoquinase (CK). Eletroneuromiografia (ENMG) evidencia atividade espontânea anormal e características miopáticas, enquanto a biópsia muscular mostra atrofia de fibras, infiltrado inflamatório variável com necrose segmentar de fibrocélulas, além de anormalidades mitocondriais nos casos associados à zidovudina.[166]

O tratamento baseia-se na troca da TARV, nos casos associados à zidovudina. Corticoide pode ser benéfico em pacientes com polimiosite, mas deve-se estar vigilante à consequente piora da imunodepressão.[166]

Avaliação neurológica da criança com HIV

A criança com HIV deve ser encaminhada ao neurologista para sua primeira avaliação quando houver quaisquer destes sintomas:[148,151]

- Atraso no desenvolvimento ou regressão neurológica;
- Microcefalia ou desaceleração do perímetro cefálico;
- Alteração no exame neurológico: sinais de liberação piramidal ou sinais focais;
- Atraso de fala ou linguagem;
- Crises epilépticas ou alteração do nível de consciência;
- Elevada carga viral (> 100.000 cópias/mL).

Exame oftalmológico com avaliação da retina deve ser realizado anualmente em todas as crianças com HIV com imunossupressão significativa, pelo risco de infecções oportunistas.

Diagnóstico

O uso de sorologia para diagnóstico de HIV só é possível em crianças maiores que 18 meses, pois em lactentes há passagem transplacentária dos anticorpos maternos (IgG anti-HIV), que persistem na corrente sanguínea da criança por muitos meses. Os exames diagnósticos de escolha nesta faixa etária são os testes que detectam o material genético do vírus, como a quantificação da carga viral (CV-HIV) ou PCR para HIV-1 e HIV-2. Entretanto, o sangue do cordão umbilical não deve ser utilizado, pelo risco de contaminação da amostra com o sangue materno. Além disso, como a TARV administrada para a mãe e/ou para o recém-nascido (profilático) pode reduzir a carga viral a níveis indetectáveis (mesmo na criança infectada), o exame deve ser realizado 2 semanas após o término da profilaxia e repetido posteriormente (6 semanas após o término da profilaxia), para a confirmação ou exclusão do diagnóstico. Em caso de criança que não recebeu a profilaxia, recomenda-se que a CV-HIV seja realizada imediatamente após a identificação do caso e, se dois resultados com valor acima de 5000 cópias/mL forem encontrados, considera-se a criança infectada.[167] A sensibilidade do teste ao nascimento é de cerca de 55%, mas aumenta para mais de 90% em 2 a 4 semanas de vida, e para cerca de 100% entre 3 e 6 meses de idade. A especificidade é de 99,8% ao nascimento e de 100% após 1 mês de vida.

Após os 18 meses de vida a criança deve realizar o mesmo fluxo laboratorial que a população geral. Assim, o diagnóstico é feito pela sorologia anti-HIV, e se reagente, realizar quantificação da carga viral.[167]

INFECÇÕES BACTERIANAS

Como as infecções virais, as bacterianas são classificadas conforme sua topografia e curso temporal. Assim, temos as meningites, encefalites, mielites, abscessos, empiemas e tromboflebites sépticas, agudos e crônicos.

Meningites bacterianas agudas

A meningite bacteriana aguda (MBA) é a inflamação aguda das meninges, em resposta às bactérias e a seus produtos. É uma emergência médica, responsável por elevada morbimortalidade em crianças, a despeito dos recentes avanços nos métodos diagnósticos, no tratamento antimicrobiano e de suporte, da monitorização e dos métodos profiláticos. No Brasil, todas as meningites são de notificação compulsória mediante a simples suspeita.

Epidemiologia

Quase todos os microrganismos que são patogênicos para os seres humanos têm o potencial de causar meningite. Entretanto um número relativamente pequeno desses agentes (estreptococos do grupo B, *Escherichia coli*, *Listeria monocytogenes*, *Haemophilus influenzae* tipo b, *Streptococcus pneumoniae* e *Neisseria meningitidis*) são responsáveis pela maioria dos casos de MBA em neonatos e crianças.[33] A frequência dos agentes etiológicos varia conforme diversos fatores, destacando-se a idade (Tabela 16.16). Após a introdução das vacinas para *Haemophilus influenzae* tipo b (Hib) e pneumocócica no esquema de imunização infantil, a incidência de meningite bacteriana diminuiu em todas as faixas etárias, exceto em menores de 2 anos. Entretanto, *S. pneumoniae* (pneumococo), *N. meningitidis* (meningococo) e Hib ainda são responsáveis por aproximadamente 90% dos casos comunitários.[168,169] No caso das meningites nosocomiais, destacam-se as estafilocócicas e aquelas por enterobactérias.

Quadro clínico

A MBA pode evoluir ao longo de dias, precedida por um pródromo febril, ou manifestar-se de forma fulminante, com progressão em horas. Os sinais e sintomas dependem principalmente da idade do paciente e da resposta imune do hospedeiro à infecção. A tríade de febre, irritação meníngea e rebaixamento do nível de consciência está presente em apenas 44% dos adultos com MBA, e em uma proporção ainda menor das crianças.[170] Pode haver ainda hipotermia, hiporexia, irritabilidade, diarreia, vômitos, sinais de irritação meníngea (p. ex., rigidez de nuca, Brudzinski, Kernig), sinais de hipertensão intracraniana (cefaleia, abaulamento de fontanela, papiledema), crises epilépticas e cefaleia. Sinais de irritação meníngea são incomuns antes dos 12 meses de idade porque comumente a fontanela anterior ainda está aberta.[171]

A presença de petéquias e púrpuras cutâneas, principalmente em extremidades, está associada a MBA por *N. meningitidis* (Figura 61.8). Dos infectados, 15% a 20% têm evolução muito rápida com septicemia e sinais clínicos de choque e coagulação intravascular disseminada (CIVD), com elevada taxa de mortalidade (40%) nas primeiras 48 horas do início dos sintomas.[169]

Diagnóstico

O diagnóstico das MBA baseia-se no quadro clínico sugestivo associado às alterações liquóricas compatíveis (Tabela 61.7).

Para o diagnóstico etiológico, podem ser utilizados: bacterioscopia direta (coloração pelo Gram, com sensibilidade de até 90%), culturas, testes de aglutinação (látex) e reações imunológicas (contraimunoeletroforese), além de PCR. De maneira geral, os exames de neuroimagem são normais ou mostram discreto realce leptomeníngeo pelo contraste (quebra da barreira hematoencefálica). Entretanto, neuroimagem é fundamental quando houver suspeita

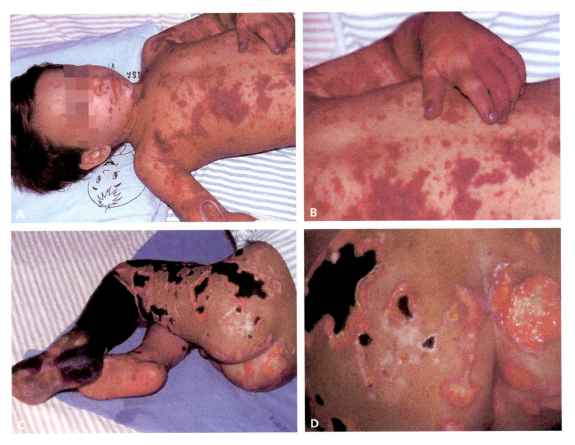

Figura 61.8 *Rash* cutâneo púrpuro-petequial em paciente com meningococcemia. **(A)** e **(B)** Menos de 48 horas de evolução. **(C)** e **(D)** Após alguns dias, havendo necessidade de debridamento.

de complicações associadas, como abscesso, tromboflebite séptica e empiema. Em alguns casos a neuroimagem deve preceder a coleta do líquor (Tabela 61.5).[172,173]

Provas de coagulação sanguínea e contagem de plaquetas devem ser solicitadas na presença de púrpuras e petéquias. Hemocultura de sangue periférico também pode ajudar na identificação do agente etiológico, devendo ser colhida preferencialmente antes da aplicação da primeira dose de antibiótico. Gram e cultura das lesões cutâneas também são úteis na identificação de meningococos. Entretanto, a coleta e resultado dos exames não devem atrasar a instituição do tratamento.

Tratamento

O tratamento empírico **deve ser** iniciado assim que possível (Tabelas 61.16, 61.17 e 61.18). Na impossibilidade de coleta do líquor, não **pode** ser retardado.

A maioria dos estudos concordam que iniciar dexametasona antes ou em concomitância com a primeira dose de antibiótico reduz a incidência de surdez como complicação de MBA por Hib, e, em alguns, também nos casos relacionados a meningite pneumocócica.[176] Apesar da controvérsia que ainda paira em torno do uso do corticoide na MBA, optamos por iniciar, 10 a 20 minutos antes da primeira dose de antibiótico, 0,15 mg/kg/dose de dexametasona (no máximo 10 mg/dose, IV), mantendo a cada 6 horas, durante 4 dias.

Tabela 61.16 Tratamento empírico das meningites bacterianas agudas segundo faixa etária e fatores de risco.[169,174,175]

Faixa etária	Agentes etiológicos	Tratamento empírico
RN a 3 meses	*Escherichia coli*# (região perineal da mãe); *Streptococcus agalactiae** (canal de parto); segue-se *Listeria monocytogenes*#, *Klebsiella*# sp., *Streptococcus pneumonia** (pneumococo)	< 1 mês: Ampicilina ϒ + cefotaxima OU Ampicilina + aminoglicosídeo (gentamicina ou amicacina) > 1 mês e < 3 meses: Ampicilina + (cefotaxima ou ceftriaxona)§
>3 meses a 3 anos	*Neisseria meningitides* (meningococo) e *S. pneumoniae*; *Haemophilus influenzae* tipo b (em não vacinados)	Cefalosporina de 3ª geração (cefotaxima ou ceftriaxona)§
> 3 anos a 10 anos	*N. meningitidis*, seguido por *S. pneumonia*	Cefalosporina de 3ª geração (cefotaxima ou ceftriaxona)§
> 10 anos a < 50 anos	Predomina *S. pneumoniae* (em geral, está associado a um foco infeccioso: pneumonia ou otite média ou fraturas de crânio). Segue-se *N. Meningitidis*	Cefalosporina de 3ª geração (cefotaxima ou ceftriaxona)§
Imunocomprometidos	*S. pneumoniae, N. meningitidis, L. monocytogenes, Staphylococcus aureus, Salmonella spp.*, bacilos aeróbios Gram-negativos (incluindo *Pseudomonas aeruginosa*)	Vancomicina + ampicilina + (cefepima ou meropenem)
Meningites recorrentes	*S. pneumoniae, N. meningitidis, H. influenzae*	Vancomicina + cefalosporina de 3ª geração (cefotaxima ou ceftriaxona)
Fratura de base de crânio	*S. pneumoniae, H. influenzae*, estreptococos beta-hemolítico do grupo A	Vancomicina + cefalosporina de 3ª geração (cefotaxima ou ceftriaxona)
Trauma cranioencefálico, DVP e pós-neurocirurgia	Estafilococos (*S aureus* e coagulase-negativo), bacilos Gram-negativos aeróbios (incluindo *P. aeruginosa*)	Vancomicina + (ceftazidima ou cefepima ou meropenem)

* Tratamento por 10 a 14 dias.
# Tratamento por 21 dias.
ϒ Alternativamente pode-se empregar penicilina cristalina no lugar da ampicilina.
§ Acrescentar vancomicina conforme o perfil de resistência do local.
Obs1.: meropenem e cefepima costumam ser utilizados em pacientes imunossuprimidos, em meningites hospitalares ou por germes resistentes.
Obs2.: considerar acréscimo de vancomicina em crianças maiores que 5 anos e adultos em áreas com moderada a alta prevalência de *S. pneumoniae* resistente.

Tabela 61.17 Terapia antimicrobiana para meningite bacteriana por agente etiológico específico, preferencialmente baseado em antibiograma.[79,164,177]

Microrganismo (duração do tratamento)		Terapia padrão	Terapia alternativa
S. pneumoniae* (10-14 dias)	Sensível a penicilina	Penicilina G OU ampicilina	Cloranfenicol OU cefalosporina de 3ª geração#
	Resistente a penicilina, mas sensível a cefalosporina	Cefalosporina de 3ª geração#	Cefepime OU meropenem
	Resistente a cefalosporina	Cefalosporina de 3ª geração (ceftriaxona ou cefotaxima) + vancomicina (considerar rifampicina se vancomicina não for suficiente para esterilizar o líquor)	Fluoroquinolona¶ (gatifloxacino ou moxifloxacino)
N. meningitidis* (7 dias)	Sensível a penicilina	Penicilina G OU ampicilina	Cloranfenicol OU cefalosporina de 3ª geração (ceftriaxona ou cefotaxima)
	Resistente a penicilina	Cefalosporina cefalosporina de 3ª geração#	Cloranfenicol OU meropenem OU fluoroquinolona¶
H. influenzae tipo b (7-10 dias)		Cefalosporina de 3ª geração#	Ampicilina (se β-lactamase negativo) OU cloranfenicol OU cefepime OU meropenem
L. monocytogenes (≥ 21 dias)		Ampicilina OU penicilina G (se não houver contraindicação, considerar associação com aminoglicosídeo, em especial nos primeiros 5-7 dias)	Sulfametoxazol-trimetoprima (SMX-TMP)
S. agalactiae (14-21 dias)		Ampicilina OU penicilina G (se não houver contraindicação, considerar associação com aminoglicosídeo, em especial nos primeiros 5-7 dias)	Cefalosporina de 3ª geração#
S. aureus (14 – 21 dias)	Meticilina-sensíveis (MSSA)	Oxacilina ou nafcilina	Vancomicina ou meropenem
	Meticilina-resistentes (MRSA)	Vancomicina	Sulfametoxazol-trimetoprima ou linezolida
Bacilos Gram-negativos (21 dias§)	E.coli, Klebisiela spp, Enterobacteriaceae	Cefalosporina de 3ª geração# (considerar associação com aminoglicosídeo, em especial nos primeiros 5-7 dias)	Meropenem ou aztreonan
	Pseudomonas aeruginosa e Acinetobacter spp	Ceftazidime OU cefepime	Meropenem ou aztreonan

* Iniciar tratamento com cefalosporina de terceira geração e descalonar (se possível) somente após resultado de antibiograma.
# Cefalosporinas de 3ª geração: ceftriaxona ou cefotaxima.
¶ Evitar uso de fluoroquinolona em crianças. Considerar como alternativa apenas em pacientes com alergia a penicilina e vancomicina.
§ Mínimo de 2 semanas após primeira cultura negativa.

A repetição da punção lombar para determinar a efetividade do tratamento não é rotineiramente indicada.[177] Entretanto, deve-se realizar nova coleta de líquor dentro de 24 a 36 horas de antibioticoterapia empírica adequada se:[177]

- Não houver melhora clínica;
- Criança imunossuprimida, na qual o sucesso terapêutico não puder ser avaliado;
- MBA causada por pneumococo penicilina ou cefalosporina-resistente em uso de dexametasona (para avaliar o tratamento, já que a penetração da vancomicina do SNC é diminuída na vigência de corticoide);
- MBA por bacilo Gram-negativo (realização de cultura para determinar a duração do tratamento: 14 dias após primeira cultura negativa do líquor).

Febre prolongada, sonolência, hemiparesia ou crises epilépticas devem fazer suspeitar de complicações

Tabela 61.18 Doses dos antibióticos mais comumente usados no tratamento das meningites bacterianas e suas complicações.[83,183,184]

Antibiótico	Faixa etária		Doses diária	Intervalo
Ampicilina	Neonatos ≤7 dias		300 mg/kg/dia	8/8h
	Neonatos >7 dias		300 mg/kg/dia	6/6h
	Crianças		300 a 400 mg/kg/dia (máx. de 12 g/dia)	4/4h ou 6/6h
	Adultos		12 g/dia	4/4h
Amicacina	Neonatos ≤7 dias	Peso < 2.000g	15 a 20 mg/kg/dia	12/12h
		Peso > 2.000g	20 mg/kg/dia	12/12h
	Neonatos >7 dias		30 mg/kg/dia	8/8h
	Crianças		20 a 30mg/kg/dia	8/8h
	Adolescentes e adultos		15 mg/kg/dia	8/8h
Cefepima	Crianças		150 mg/kg/dia	8/8h
	Adultos		6 g/dia	8/8h
Cefotaxima	Neonatos ≤7 dias		100 a 150 mg/kg/dia	8/8 ou 12/12h
	Neonatos >7 dias		150 a 200mg/kg/dia	6/6h ou 8/8h
	Crianças		200 a 300 mg/kg/dia (máx. 2 g/dose e 12 g/dia)	6/6h
	Adultos		8-12g/dia (máx. 2 g/dose e 12 g/dia)	4/4h ou 6/6h
Ceftazidima	Neonatos ≤7 dias		100 mg/kg/dia	12/12h
	Neonatos > 7 dias		150 mg/kg/dia	8/8h
	Crianças		150 a 200 mg/kg/dia (máx. 2 g/dose)	8/8h
	Adultos		6 g/dia	8/8h
Ceftriaxone	Crianças		100 mg/kg/dia (máx. 2 g/dose)	12/12h ou 24/24h
	Adultos		4 g/dia	12/12h ou 24/24h
Cloranfenicol	Neonatos ≤7 dias		25 mg/kg/dia	24/24h
	Neonatos >7 dias		50 mg/kg/dia	12/12h ou 24/24h
	Crianças		75-100 mg/kg/dia	6/6h
	Adultos		4-6 g/dia	6/6h
Gentamicina	Neonatos ≤7 dias[#]		4 mg/kg/dia	24/24h
	Neonatos >7 dias[#]		5 mg/kg/dia	24/24h
	Crianças[#]		7,5 mg/kg/dia	8/8h
	Adolescentes e adultos[#]		5 mg/kg/dia	8/8h
Metronidazol	Neonatos ≤ 2000g		15 mg/kg/dia	12/12h
	Neonatos > 2000g		20-30 mg/kg/dia	8/8h
	Crianças		30-40 mg/kg/dia	6/6h ou 8/8h
	Adultos		7,5 mg/kg/dose (habitualmente 500 mg)	6/6h ou 8/8h
Meropenem	Neonatos ≤ 2000g		80 a 120 mg/kg/dia	12/12h ou 8/8h
	Neonatos > 2000g		120 mg/kg/dia	8/8h
	Crianças		120 mg/kg/dia (máx. 6 g/dia)	8/8h
	Adultos		6 g/dia	8/8h
Naficilina	Neonatos ≤7 dias		75 mg/kg/dia	8/8h ou 12/12h
	Neonatos >7 dias		100-150 mg/kg/dia	6/6h ou 8/8h
	Crianças > 1 mês		200 mg/kg/dia (máx. 12 g/dia)	6/6h
	Adultos		9-12 g/dia	4/4h

Tabela 61.18 Doses dos antibióticos mais comumente usados no tratamento das meningites bacterianas e suas complicações.[83,183,184] *(Continuação)*

Antibiótico	Faixa etária	Doses diária	Intervalo
Oxacilina	Neonatos ≤7 dias	75 mg/kg/dia	8/8h ou 12/12h
	Neonatos >7 dias	100-150 mg/kg/dia	6/6h ou 8/8h
	Crianças > 1 mês	200 mg/kg/dia (máx. 12 g/dia)	6/6h
	Adultos	9-12 g/dia	4/4h
Penicilina G cristalina	Neonatos[§]	400.000-500.000 UI/kg/dia	6/6h
	Crianças	300.000-400.000 UI/kg/dia (máx. 24 milhões UI/dia)	4/4h ou 6/6h
	Adultos	24 milhões UI/dia	4/4h
Rifampicina	Neonatos	10 mg/kg/dia	24/24h
	Crianças	10 a 20 mg/kg/dia (máx. 600 mg/dia)	12/12h ou 24/24h
	Adultos	600 mg/dia	12/12h ou 24/24h
Sulfametoxazol-trimetoprima (SMX-TMP)	Crianças	10 a 20 mg TMP/kg/dia	6/6h a 12/12h
	Adultos	10 a 20 mg TMP/kg/dia	6/6h a 12/12h
Vancomicina*	Neonatos ≤7 dias	20 a 30 mg/kg/dia	8/8h ou 12/12h
	Neonatos >7 dias	30 a 45 mg/kg/dia	6/6h ou 8/8h
	Crianças > 1 mês	60 mg/kg/dia	6/6h
	Adultos	30 a 60 mg/kg/dia	8/8h ou 12/12h

As doses de gentamicina se aplicam a pacientes com função renal normal. O pico de gentamicina desejado em neonatos é de 5 a 12 mcg/mL e o vale é <1,5 mcg/mL; em crianças de 6 a 10 mcg/mL e o vale é <2 mcg/mL; e em adultos de 4 a 8 mcg/mL e o vale é de 1 a 2 mcg/mL.
§ Geralmente usado nessa faixa etária para tratamento de meningite/encefalite por estreptococos do gupo B.
* Dose de vancomicina deve ser otimizada para atingir concentrações séricas de 15-20 μg/mL.

como efusão subdural, mastoidite, trombose de seio venoso, tromboflebite séptica e abscesso, indicando antibioticoterapia mais prolongada e/ou intervenção cirúrgica (Tabela 61.19).[178]

Tratamento das complicações

O tratamento das complicações está detalhado na Tabela 61.19.

Prognóstico

Estima-se que 100% das MBAs não tratadas evoluam para o óbito e, mesmo com tratamento adequado, sequelas neurológicas são relativamente comuns, particularmente após meningites pneumocócicas.[33] Perda auditiva foi o déficit mais frequentemente encontrado, ocorrendo em 25% a 35% das meningites por *S. pneumoniae*, seguido por espasticidade, paresia, crises epilépticas e déficit cognitivo.[178,179]

Dentre os fatores prognósticos das MBAs, o nível de consciência à admissão hospitalar foi o que demonstrou melhor correlação com a evolução do paciente: uma baixa pontuação na escala de coma de Glasgow prediz maior mortalidade e morbidade.[180] Outros fatores como idade (< 5 anos), agente etiológico (pneumococo mais que Hib e meningococo), crises epilépticas após 72 horas de tratamento, demora na esterilização do líquor, entre outros, também foram associados a um prognóstico ruim.[172,181]

A procalcitonina também pode ser usada como um marcador de prognóstico. A persistência de valores elevados ou seu aumento além do terceiro dia de tratamento correlacionam-se com pior desfecho clínico.[182]

Profilaxia e isolamento

Todos os contactantes íntimos de um paciente com meningite meningocócica (moradores do mesmo domicílio, comunicantes de creches e escolas, e profissional de saúde que teve contato com secreções da nasofaringe do paciente), independente do estado vacinal, devem receber quimioprofilaxia, preferencialmente até 48 horas da exposição.[169] O esquema é realizado com rifampicina (adultos: 600 mg/dose; recém-nascidos: 5 mg/kg/dose; crianças: 10 mg/kg/dose; via oral, a cada 12 horas, por 2 dias). Ciprofloxacina (500 mg, via oral, dose única), ou ceftriaxona (250 mg para adultos e 125 mg para crianças, intramuscular, dose única), ou ainda azitromicina (500 mg para adultos, e 10 mg/kg para crianças, via oral, dose única) são medicações alternativas.[172]

Na meningite por *H. influenzae*, a profilaxia está indicada para todos os contatos domiciliares (incluindo

Doenças Infecciosas

Tabela 61.19 Complicações das meningites bacterianas e como tratá-las.[172,185]

Complicações	Manifestação clínica	Diagnóstico	Tratamento
Hipertensão intracraniana	Rebaixamento do nível de consciência Alterações pupilares Alterações da motilidade ocular extrínseca Reflexo de Cushing: bradicardia e hipertensão Sinais tardios: anisocoria, postura em descerebração/decorticação; bradicardia e padrão respiratório anormal	Quadro clínico Medida invasiva da pressão intracraniana Papiledema Sinais indiretos no exame de imagem Raquimanometria	Capítulo 67 – Hipertensão Intracraniana
Crises epilépticas	Ocorrem em 30 a 40% dos pacientes com meningite bacteriana	Quadro clínico EEG	Capítulo 4 - Crises Epilépticas e o Estado de Mal Epiléptico.
Efusão subdural (coleção estéril)	Geralmente assintomático Persistência da febre Aumento do perímetro cefálico em lactentes Depressão do nível de consciência Sinais focais Crises epilépticas	Exame de imagem: coleção de líquido que não restringe à difusão (diferente do abscesso) à RM	Expectante na maioria dos casos Quando há sintomas compressivos pode-se realizar punções de alívio e, se as recidivas forem frequentes, derivações externas ou peritoneais Na presença de pus (empiema subdural) a conduta sempre será drenagem cirúrgica

Obs.: Durante a crise convulsiva, diazepam 0,3 mg/kg (máximo de 10 mg), IV, 1 a 2 mg/min ou midazolam 0,2 mg/kg (máx. 15 mg), IV, são as medicações de escolha. Pode ser repetido até 3 vezes com intervalos de 15 a 20 minutos. Tratamento de manutenção igual ao de outras crises sintomáticas Capítulo 4- Crises Epilépticas e o Estado de Mal Epiléptico.

adultos), desde que existam menores de 4 anos não vacinados ou com esquema vacinal incompleto no domicílio. Para esse fim, prefere-se rifampicina (adultos: 600 mg/dose; recém-nascidos: 10 mg/kg/dia; crianças: 20 mg/kg/dia; via oral, a cada 24 horas, por 4 dias).[172,186]

O isolamento respiratório para Hib e meningococo deve ser mantido durante as primeiras 24 horas de tratamento adequado.[186] E os profissionais de saúde que estiverem em contato com o paciente devem usar máscara sempre quando em distância menor ou igual a 1 metro de proximidade.

No nosso país, na rede pública, estão disponíveis vacinas para S. pneumoniae (vacina pneumocócica 10-valente), N. meningitidis (vacina meningocócica conjugada sorogrupo C) e H. influenzae (pentavalente).[129] Vacina pneumocócica 13-valente e meningocócica ACWY e B são disponíveis nas redes particulares.

Abscessos, empiemas e tromboflebite séptica

Abscessos e empiemas são coleções purulentas. Os últimos desenvolvem-se nas cavidades naturais: entre a dura-máter e a aracnoide (empiema subdural), e no espaço extradural (empiema epidural). Enquanto nos primeiros, o pus acumula-se no próprio parênquima medular ou cerebral, sendo envolto por uma cápsula bem vascularizada.[187] Muitas vezes, essas coleções acompanham-se de infecção e trombose de veias e seios venosos, configurando a tromboflebite séptica.

Abscessos cerebrais

Os abscessos cerebrais são infecções intraparenquimatosas. Podem resultar da disseminação hematogênica da infecção proveniente de um sítio remoto, de invasão por contiguidade ou da implantação do patógeno por feridas penetrantes ou procedimentos cirúrgicos. Uma vez formado, o abscesso pode causar déficits neurológicos por destruição tecidual direta, infarto ou compressão.

Aproximadamente 25% de todos os abscessos cerebrais ocorrem durante a infância.[188] Os fatores de risco que predispõem a abscessos cerebrais incluem cardiopatia congênita, otites e sinusites, má higiene oral e complicações de procedimentos dentários, imunossupressão, procedimentos neurocirúrgicos, traumas penetrantes do crânio, seios dérmicos e meningites bacterianas. Em crianças, a origem mais comum é, direta ou indiretamente, de infecções de orelha média, seios paranasais ou dentes.[187] Inoculação metastática de sítios distantes extracranianos (pulmão, endocardite, urinário, cardiopatias cianóticas) tendem a provocar múltiplos abscessos com uma distribuição em território de artéria cerebral média.[189]

Estreptococos aeróbicos e anaeróbicos são os microrganismos mais comumente identificados nos abscessos (60-70%), seguidos pelos bacilos Gram-negativos anaeróbicos (20-40%), enterobactérias (20-30%), *S. aureus* (10-15%) e fungos (1-5%).[187] Em até um terço dos casos múltiplos germes são isolados.

Quadro clínico

A apresentação clínica de um abscesso cerebral varia conforme o tamanho, a localização, o número de lesões, estado imunológico do hospedeiro e a idade do paciente. De maneira geral, os sintomas e os sinais neurológicos relacionam-se com o efeito de massa da lesão e com a consequente disfunção neuronal focal da região do parênquima. De início agudo ou mais insidioso, geralmente acompanha-se de cefaleia e febre, mas a ausência de um, ou ambos, não exclui o diagnóstico. Sinais neurológicos focais podem revelar a topografia do abscesso, e estão presentes em 30% a 50% dos casos na apresentação.[187] A tríade clássica (cefaleia, febre e déficit neurológico focal) somente ocorrerá em 20% dos pacientes.[190]

Durante o curso clínico complicações podem ocorrer, como aumento do abscesso, ruptura de sua parede e herniação cerebral.[190] A ruptura do abscesso para o interior dos ventrículos causa ventriculite aguda e hidrocefalia. Trata-se de quadro grave, com mais de 50% de letalidade, e alto índice de sequelas neurológicas, sendo a hidrocefalia quase uma regra para os sobreviventes. Deve ser suspeitada quando o paciente evolui com febre, choque, meningismo ou súbita piora do nível de consciência. É mais comum nos pacientes imunossuprimidos e com abscessos mais profundos.

Diagnóstico

Exames sorológicos e hemoculturas podem ser normais. Mesmo o líquor pode ser inalterado ou ter apenas discreta pleocitose, aumento sutil de proteínas e leve hipoglicorraquia. As culturas do líquor são negativas, a menos que tenha ocorrido rompimento do abscesso para o ventrículo ou meningite secundária. Quando possível, material deve ser colhido do próprio abscesso para isolamento do patógeno e realização de antibiograma.[191]

A RM é o método de imagem de escolha para o diagnóstico fidedigno dos abscessos cerebrais piogênicos. Em fases mais precoces ocorre intenso realce periférico pelo contraste de maneira anular, sem impregnação do centro da lesão (halo), com hipersinal do centro da lesão na difusão (restrição) e na sequência ponderada em T2. Hipersinal em T2 e FLAIR na substância branca circunjacente é observado devido ao edema vasogênico perilesional, que diminui de intensidade com o decorrer do tempo.[146] Portanto, nem sempre o diagnóstico diferencial entre abscessos na fase precoce e outras afecções com realce anelar é simples. Entre os diferenciais estão incluídas as lesões desmielinizantes, neoplasias, infecções granulomatosas, dentre outras. As sequências com contraste, demonstrando realce anelar completo da parede, fino e regular, na fase capsular tardia constitui achado relevante para a suspeita específica. As imagens ponderadas em difusão são muito úteis para a confirmação do conteúdo piogênico, com restrição à livre movimentação das moléculas da água, típica dos abscessos bacterianos agudos (Figura 61.9). A espectroscopia de prótons por RM é útil para o diagnóstico diferencial e para o seguimento dos abscessos tratados de forma conservadora, pela caracterização de metabólitos anormais, principalmente aminoácidos oriundos do metabolismo bacteriano, que tendem a desaparecer progressivamente com a boa resposta à terapia antibiótica instituída.

Tratamento

O tratamento padrão consiste em antibioticoterapia intravenosa por 6 a 8 semanas (Tabelas 61.18 e 61.20) e drenagem cirúrgica (punção ou excisão). Com o uso de neurocirurgia estereotáxica, quase qualquer abscesso cerebral que meça pelo menos 1 cm de diâmetro é passível de aspiração, independentemente da localização. Atualmente, por ser menos invasiva e habitualmente não deixar sequelas, a aspiração do abscesso tem sido preferida em combinação com antibioticoterapia intravenosa.[187] Quando possível (sem atrasar a instituição do tratamento), o procedimento guiado por TC ou US é realizado antes da primeira dose de antibiótico para coleta de material para cultura e antibiograma.

Antibioticoterapia isolada é uma opção aceitável em casos excepcionais (abscessos em locais inacessíveis; microrganismo já conhecido; abscesso menor que 2,5 cm; suspeita de neurotoxoplasmose ou risco cirúrgico extremamente elevado, por exemplo), quando tratamento antimicrobiano é prontamente instituído e feito rigoroso controle radiológico.[187,195,196]

Excisão cirúrgica, apesar de apresentar maior risco de sequelas, ainda tem sido procedimento de escolha no caso de abscessos traumáticos (remoção de corpos estranhos e *debris*), abscessos fúngicos encapsulados e abscessos multiloculados. Além disso, se mesmo após início do tratamento com aspiração do abscesso e antibioticoterapia não houver melhora clínica, o paciente evoluir com sinais de hipertensão intracraniana ou houver aumento do abscesso, a excisão cirúrgica está indicada.[197,198]

Os corticoides não são recomendados de rotina, apenas quando houver substancial efeito de massa e hipertensão intracraniana, devendo ser descontinuado

Doenças Infecciosas

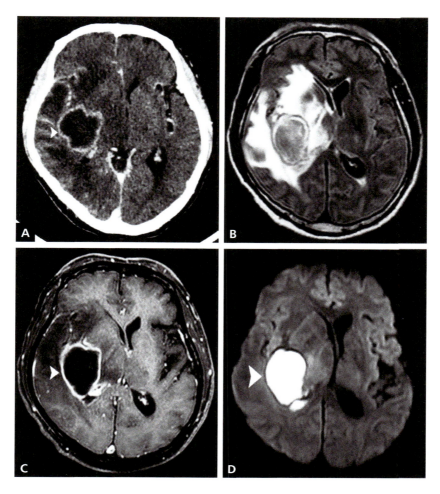

Figura 61.9 Abscesso cerebral piogênico em fase capsular tardia. **(A)** Imagem axial de TC com contraste evidenciando volumosa lesão anelar, de contorno bem definido, de conteúdo liquefeito, na região profunda do hemisfério cerebral direito. **(B)** RM axial FLAIR demonstrando o extenso edema vasogênico associado, bem como o efeito expansivo. **(C)** É possível notar o típico padrão de impregnação anelar pelo gadolínio (anel completo), na imagem T1 axial, de superfície fina e regular, bem como a extensão ventricular (ventriculite). **(D)** Entretanto, é a imagem ponderada em difusão que apresenta maior especificidade pela caracterização de franca restrição à livre movimentação das moléculas da água no conteúdo purulento da lesão. É possível observar a extensão do material purulento ao átrio ventricular direito.[192]

o mais breve possível. Isso porque seu uso prolongado está associado a:[199]

- Alteração das imagens de TC;
- Lentificação na formação da cápsula do abscesso;
- Aumento do desenvolvimento de necrose;
- Interferência com a resposta inflamatória;
- Aumento do risco de ruptura ventricular;
- Redução da penetração dos antibióticos no interior do abscesso.

Não há recomendação para o uso profilático de anticonvulsivantes.[200]

A duração usual da terapia antimicrobiana é de 6 a 8 semanas. De maneira geral, mantem-se 6 semanas nos pacientes que foram submetidos a drenagem cirúrgica e que responderam muito bem a essa terapia combinada. E trata-se por 8 semanas pacientes imunocomprometidos, com osteomielite associada, quando não houve drenagem cirúrgica, lesões em áreas vitais ou eloquentes, e aqueles nos quais a resposta à terapia foi lenta. A duração da terapia deve ser orientada pelo curso clínico e pelos exames de imagem. A TC é preferível no monitoramento da resposta (devendo haver redução do tamanho do(s) abscesso(s) com a progressão do tratamento), pois as anormalidades na RM demoram a desaparecer. Pequenos focos de realce por contraste no sítio do abscesso podem permanecer por meses, não sendo esse achado por si só indicação para manter a antibioticoterapia.[193] Não há evidências de que a transição da

Tabela 61.20 Abscessos cerebrais: localização e tratamento empírico.[83,176,193,194]

Infecção primária	Microrganismos usuais	Localização do abscesso	Tratamento empírico (por 6 a 8 semanas)
Infecção de vias aéreas superiores/sinusite / infecção dentária	*Streptococcus viridans* e estreptococos anaeróbios *Haemophilus* sp., *Fusobacterium* sp. *Bacteroides* sp. (não *fragilis*) *S. aureus* (sinusites)	Lobo frontal	(Cefotaxima ou ceftriaxona) + metronidazol*
Otite crônica/mastoidite	Estreptococos aeróbicos e anaeróbios, bacilos Gram-negativos, *Bacteroides* sp. (incluindo *B. fragilis*), *P. aeruginosa*	Lobo temporal Cerebelo	(Cefotaxima ou ceftriaxona) + metronidazol *
TCE	*S. aureus*, estreptococos aeróbios, bacilos Gram-negativos entéricos	Relacionado ao local envolvido	Vancomicina# + (cefotaxima ou ceftriaxona) Acrescentar metronidazol se seios paranasais envolvidos
Pós-operatório	*S. epidermidis, S. aureus*, bacilos Gram-negativos, *P. aeruginosa*	Relacionado ao local envolvido	Vancomicina# + (ceftazidima ou cefepima ou meropenem)
Metastático Endocardite Infecção pulmonar	*S. aureus, S. viridans*, estreptococos aeróbicos *Actinomyces* *Fusobacterium*	Múltiplos locais (em território de artéria cerebral média)	Vancomicina# + (cefotaxima ou ceftriaxona) + metronidazol
Cardiopatia congênita	*S. viridans, Haemophilus* sp. *Haemophilus aphrophilus*	Múltiplos locais (em território de artéria cerebral média)	(Cefotaxima ou ceftriaxona) + metronidazol +/- vancomicina#
Meningite bacteriana	*S. pneumoniae*, Hib *Salmonella* sp., *Citrobacter* (neonatos)		(Cefotaxima ou ceftriaxona) +/- vancomicina# (cepas de pneumococos resistentes)
Criptogênico ou imunossuprimido§	Qualquer tipo de microrganismo *Nocardia*, fungos, *Mycobacterium tuberculosis*		Vancomicina# + (ceftazidima ou ceftriaxona) + metronidazol

* A vancomicina deve ser adicionada se houver suspeita de infecção estafilocócica, como por exemplo na suspeita de disseminação hematogênica ou quando etiologia desconhecida. Meropenem pode ser considerado como tratamento empírico alternativo em pacientes com contraindicações à terapia com cefalosporinas e/ou metronidazol.

Regimes de antibióticos podem variar conforme a resistência local dos microrganismos (se o teste de suscetibilidade revelar *S. aureus* sensível à meticilina/MSSA, a vancomicina deve ser substituída por nafcilina ou oxacilina).

§ Em crianças imunodeprimidas (ex.: HIV e transplantados) considerar cobertura para toxoplasmose (com sulfadiazina e pirimetamina), fungos (anfotericina B) e tuberculose (ver Tabelas 61.22 e 61.23).

---

terapia intravenosa para a oral seja segura, visto que, com exceção da rifampicina, linezolida, metronidazol e trimetoprima-sulfametoxazol, as concentrações de antibióticos orais que penetram no abscesso estariam abaixo da concentração inibitória mínima para a maioria dos patógenos.[193]

A mortalidade nos abscessos cerebrais pode chegar a 30%. Sequelas neurológicas, das quais crises epilépticas são as mais comuns, ocorrem em 30% a 60% dos casos.

Empiema subdural e epidural

Empiemas subdurais

São coleções de pus no espaço entre a dura-máter e a aracnoide. Na maioria das vezes são supratentoriais, raramente ocorrendo na região medular ou infratentorial. Em lactentes, os empiemas subdurais mais comumente estão associados a meningites. Já em crianças maiores, costumam decorrer de sinusites ou otites (Figura 61.10). Osteomielite de crânio, trauma e *shunts* intracerebrais são causas raras.

Manifestam-se clinicamente por febre, cefaleia, déficits neurológicos focais, piora clínica após melhora inicial durante antibioticoterapia, meningismo, rebaixamento do nível de consciência, abaulamento de fontanela, convulsão etc. Os microrganismos mais comumente envolvidos são: estreptococos (não hemolítico e *viridans*, *S. milleri*), *Bacterioides*, *S. aureus*, *Haemophilus* spp. e bacilos Gram-negativos.[46,201,202]

Os empiemas subdurais raquianos podem resultar de disseminação hematogênica, contiguidade (lesão de pele, tecido subcutâneo, muscular, disco intervertebral, osteomielite) ou inoculação (neurocirurgia ou punção lombar). *S. aureus* é o agente etiológico mais frequente, seguido por estreptococos, bacilos Gram-negativos e anaeróbios. São mais prevalentes em maiores de 30 anos, usuários de drogas injetáveis, diabéticos e associados a procedimentos raquianos invasivos. Manifestam-se por febre, dor localizada no dorso, déficits neurológicos progressivos, conforme a localização do processo infeccioso.[46,192]

Exame laboratoriais de rotina geralmente demonstram leucocitose com desvio para a esquerda, aumento de VHS e/ou PCR. Exames de imagem (TC ou RM) devem ser realizados para investigação de coleção purulenta. Coleta de líquor é contraindicada pelo risco aumentado de herniação, mas quando realizada, evidencia pleocitose moderada com predomínio de polimorfonucleares, hiperproteinorraquia, com glicose normal. A cultura é negativa na maior parte dos casos.[201]

O tratamento dos empiemas subdurais é semelhante ao dos abscessos: drenagem cirúrgica e antibioticoterapia prolongada. Empiricamente recomenda-se cefalosporina de terceira geração e metronidazol (IV, nas mesmas doses para abscesso cerebral), associados ou não a vancomicina conforme a microbiota presumida, por 6 a 8 semanas, ou até melhora clínica e radiológica (Tabelas 61.18 e 61.20). A seguir, a antibioticoterapia deve ser guiada pela cultura do material obtido durante o tratamento cirúrgico.[46]

A reabordagem cirúrgica pode ser necessária se houver abscesso intraparenquimatoso ou empiema residual significativo. A taxa de mortalidade é de aproximadamente 4% se o tratamento for precoce.[201]

Empiemas epidurais

Frequentemente associados a osteomielite, os empiemas epidurais intracranianos resultam de complicação de traumas, neurocirurgias ou disseminação de infecções contíguas. Os sinais e sintomas geralmente são locais (edema, dor e descarga purulenta), acrescidos de cefaleia, febre e mal-estar geral, crises epilépticas e déficits neurológicos focais. *S. aureus*, *S. epidermidis*, *Streptococcus* spp. e *B. fragilis* são os microrganismos mais encontrados. TC e RM de crânio

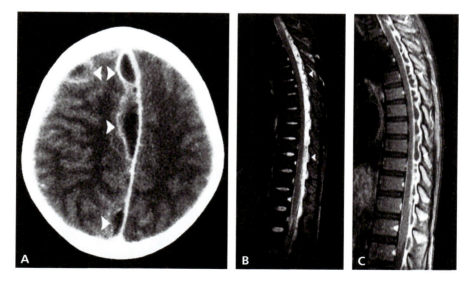

Figura 61.10 Empiema intracraniano e intrarraquiano. Este adolescente com sinusite bacteriana aguda não tratada apresentou rebaixamento do nível de consciência, febre e sinais de irritação meníngea. **(A)** Imagem axial de TC com contraste demonstra extenso empiema subdural inter-hemisférico à direita, predominando na região frontal. É possível observar o aspecto multiloculado e a impregnação capsular delimitando o conteúdo liquefeito. **(B)** Plano sagital do estudo de ressonância magnética da coluna torácica, com imagens ponderadas em T2, de outro paciente. **(C)** Imagem sagital em T1 pós-gadolínio. Ambas permitiram demonstrar volumosa coleção epidural posterior que comprime a medula espinhal. É possível notar o aspecto multiloculado da coleção.

permitem o diagnóstico ao demonstrar a presença de coleções de dimensões variáveis, com formato lenticular, localizadas entre a tábua óssea e a dura-máter, que realçam pelo contraste (Figura 61.10). Coleta de líquor é contraindicada pelo risco de herniação cerebral. O tratamento envolve drenagem cirúrgica e antibioticoterapia prolongada.[192,202] Cerca de 4 a 6 semanas após início do tratamento uma RM é realizada se o paciente estiver melhorando, ou a qualquer momento se ocorrer deterioração clínica.[203]

Já os empiemas epidurais espinhais costumam estar relacionados a bacteremia ou extensão direta de um foco infeccioso próximo. Raramente resultam de complicação de uma punção lombar ou analgesia epidural. Aproximadamente um terço não tem fonte detectável para a infecção. Manifestam-se por uma síndrome medular dolorosa e febril, geralmente aguda ou subaguda. *S. aureus* é responsável por 63% das infecções.[204] O diagnóstico é feito por meio de exame de imagem (Figura 61.10), e a punção liquórica é contraindicada. O tratamento padrão-ouro baseia-se em antibioticoterapia prolongada (4 a 8 semanas) e drenagem cirúrgica. Raros casos são conduzidos com antibioticoterapia isolada com sucesso, sendo a antibioticoterapia mais duradoura (6 a 8 semanas).[192,202,204]

Tromboflebite séptica

Ocasionalmente infecções envolvendo a face, a orelha, os seios da face e a mastoide estendem-se aos seios venosos durais e complicam-se com trombose venosa e tromboflebite. Estafilococos e estreptococos são os agentes etiológicos mais comuns. O quadro clínico caracteriza-se por sinais e sintomas de HIC (cefaleia, náusea, vômitos, papiledema, rebaixamento do nível de consciência) e febre. Pode haver sinais focais ou crises epilépticas na presença de infartos venosos.[46]

O diagnóstico pode ser feito de forma segura por meio das imagens de TC ou RM. Na fase aguda, observa-se hiperdensidade espontânea na TC sem contraste, na topografia dos seios venosos, e hiperintensidade de sinal do conteúdo do seio dural acometido, nas sequências ponderadas em T1 e T2. Nos exames com contraste, é nítida a falha de enchimento nos seios venosos, caracterizando o sinal do delta vazio (Figura 61.11).

O tratamento é feito com antibioticoterapia prolongada e, em alguns casos, drenagem cirúrgica dos sítios de infecção contígua (mastoide, seio esfenoide). Não há consenso na literatura quanto ao uso rotineiro de anticoagulantes, em função do aumento do risco de complicações hemorrágicas com esta prescrição.[205] Contudo, alguns estudos sugerem benefício na sua utilização quando não há melhora ou há piora clínica a despeito da terapia padrão (antibióticos e drenagem cirúrgica) e na presença de estado de hipercoagulabilidade documentado.[206,207]

Infecções por espiroquetas

Doença de Lyme

Tem como agente etiológico a espiroqueta *Borrelia burgdorferi*, veiculada por carrapatos do gênero *Ixodes*. Distribui-se nos Estados Unidos e em países da Europa, no extremo leste da Rússia e alguns países da Ásia.[208] Em 2018, a incidência anual norte-americana se manteve em torno de 11,3 casos por 100.000 habitantes, com a maior parte dos casos concentrados em estados

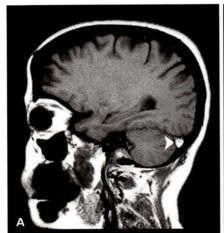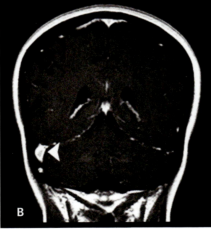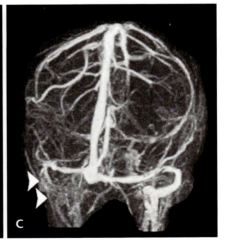

Figura 61.11 Tromboflebite séptica. Este paciente apresentava mastoidopatia inflamatória à direita e evoluiu com cefaleia intensa e edema de papila bilateral. **(A)** Imagem sagital T1 da ressonância magnética sem contraste demonstra conteúdo hiperintenso no interior da transição dos seios transverso e sigmoide direitos. **(B)** Injeção de gadolínio na imagem coronal T1 confirma a presença de trombo intraluminal no centro do seio trombosado (sinal do delta vazio). **(C)** Estudo angiográfico com reconstrução 3D evidencia a obstrução distal a partir do segmento venoso trombosado.[146]

do nordeste e região centro-norte.[209] No Brasil, os estados de São Paulo, Santa Catarina, Rio Grande do Norte e Amazonas têm relatado casos isolados, sendo os carrapatos vetores *Ixodes loricatus*, *Amblyomma cajennense* e *Amblyomma aureolatum*.[186,210]

Embora todos os grupos de idade sejam afetados, a distribuição dos casos é bimodal, com picos dos 5 aos 10 e dos 35 aos 55 anos de idade. Mais da metade dos casos ocorrem em homens. Este padrão de idade e sexo pode refletir a quantidade de tempo que determinados grupos passam ao ar livre, em contato com os ambientes onde os vetores são encontrados.[211]

Quadro clínico

Eritema *migrans*

Vermelhidão pode ocorrer imediatamente no local da picada do carrapato, mas tende a desaparecer em poucos dias. O eritema *migrans* propriamente dito começa 2 a 30 dias após a inoculação da *B. burgdorferi*, como uma mácula vermelha no local da fixação do carrapato, expandindo-se numa lesão plana e anular (de 5 a 60 cm), em dias a semanas. Geralmente único, mas pode ser múltiplo; pode ser pruriginoso ou ardente, mas raramente doloroso. No centro da lesão pode ter áreas vesiculares ou necróticas devido a intensa resposta inflamatória.[212] Pode acompanhar-se de febre (24-45%), fadiga (58-80%), cefaleia (42-70%) e artralgias (33%), principalmente na presença de mais de uma lesão de pele. É encontrado, em ordem decrescente de frequência, em cabeça e pescoço, membros, dorso, abdômen, axila, virilha e tórax.[213] É mais provável que ocorra na cabeça e pescoço em crianças mais novas e nas extremidades em crianças mais velhas. O eritema *migrans* deve ser diferenciado da reação de hipersensibilidade à picada do carrapato, que tem diâmetro inferior a 5cm, começa a desaparecer em 24 a 48 horas e se desenvolve enquanto o carrapato está anexado ou após sua remoção.[214]

Manifestações reumatológicas

Até a década de 1990, aproximadamente 60% das crianças desenvolviam artrite, na maioria das vezes mono ou oligoarticular, entre 2 semanas e 2 anos após a infecção inicial. Nos estudos mais recentes, essa incidência tem diminuído para menos que 10% a 30%, provavelmente em função da melhor assistência e diagnóstico.[215] O joelho é acometido em 90% dos casos, seguido, em frequência, pelo quadril, tornozelo, pulso e cotovelo. Em geral, não há história prévia de eritema *migrans*, e febre ocorre em até metade das crianças. Leucocitose é rara, mas a VHS elevada é comum. A sorologia para a doença de Lyme é positiva na maioria dos casos e o líquido sinovial mostra hipercelularidade às custas de neutrófilos. O prognóstico costuma ser bom, com raros casos necessitando de tratamento cirúrgico (2%).[212]

Manifestações cardiológicas

Cardite por doença de Lyme é incomum em crianças (4% a 10%) e, normalmente, manifesta-se por bloqueio atrioventricular de segundo e terceiro grau, raramente havendo envolvimento valvular ou miocárdico, o que a diferencia da febre reumática.[216] A cardite em geral é autolimitada, embora algumas crianças possam precisar de marca-passo temporário.[214]

Manifestações neurológicas

Aproximadamente 15% a 20% das crianças e adultos não tratados apresentam manifestações neurológicas dentro do prazo de alguns meses a partir da infecção. Os sinais e sintomas podem resultar da ação direta da *B. burgdorferi* sobre o SNC e/ou da reação inflamatória desencadeada. A maioria das crianças com neuroborreliose ou neurolyme não apresenta eritema *migrans* ou outros sintomas precedendo o quadro neurológico.

Sistema nervoso periférico

As neuropatias cranianas e periféricas e as radiculites são as principais manifestações de SNP da neuroborreliose. Envolvimento dos nervos cranianos ocorre precocemente na doença e em 50% a 75% de todos os pacientes, sendo o VII nervo o mais comumente afetado, com acometimento bilateral em até um terço dos casos. Pode haver lesão de múltiplos nervos, mas o prognóstico é bom, com recuperação completa em 90% dos casos em semanas a meses.[217,218] A neuropatia periférica tardia da doença de Lyme tende a ser primordialmente sensorial, com perda da sensibilidade vibratória, nas extremidades distais dos membros inferiores. Alguns pacientes apresentam uma neuropatia axonal periférica associada a descoloração e atrofia cutânea chamada de acrodermatite crônica atrófica.[219]

A radiculite ocorre nas primeiras semanas ou meses da doença, com sintomas sensitivos, motores e dor. Mais comumente é autolimitada. Polirradiculoneurite, doença do neurônio motor inferior, axonopatia, plexopatia, mononeuropatia múltipla e miosite também já foram relatadas.[220]

Sistema nervoso central

Meningite linfocítica é a manifestação mais comum e mais bem descrita de neurolyme. Em comparação com as meningites virais, costuma ser mais duradoura (> 7 dias) e vir associada a um ou mais dos seguintes achados (em 90% dos casos): eritema *migrans*, papiledema ou paralisia de nervo craniano.[219]

Nas fases mais tardias da doença, encefalomielite ou encefalopatia podem ocorrer, mas são formas mais raras. Na encefalomielite o líquor contém pleocitose linfomononuclear com glicose normal e proteína moderadamente elevada. Os exames de neuroimagem podem evidenciar lesões com hipersinal em T2 e FLAIR que fazem diagnóstico diferencial com doenças desmielinizantes.[219,220,221]

Alguns pacientes queixam-se de dificuldade de concentração, déficit de atenção e memória, labilidade emocional e distúrbios do sono, que caracterizam um quadro de encefalopatia. Pode fazer parte tanto de um quadro sistêmico, acompanhando a fase precoce da doença (quando o líquor e os exames de neuroimagem são normais), quanto da fase tardia (quando o líquor e a RM são alterados).[219,220]

Diagnóstico

O elemento fundamental para o diagnóstico de neuroborreliose é a presença de sinais e sintomas neurológicos compatíveis, já que a cultura e o PCR para a *B. burgdorferi* no líquor têm baixa sensibilidade.[220]

O Centers for Disease Control and Prevention (CDC) recomenda que o diagnóstico sorológico seja dado por método de ELISA (*enzyme-linked immunosorbent assay*), que por ter alta sensibilidade e menor especificidade (reação cruzada com várias outras doenças), servirá como triagem inicial. Diante de um primeiro resultado positivo ou duvidoso, um segundo exame, agora por método de *Western blot*, deverá ser realizado para confirmação do resultado. Se o primeiro exame por ELISA tiver resultado negativo, mas a suspeita for forte, deve-se aguardar um período de 2 a 4 semanas e repeti-lo. Isso porque nas primeiras 2 a 6 semanas após a exposição pode não ter havido ainda a soroconversão.[208,219,221]

Devido a presença de anticorpos no líquor na ausência de neurolyme, tem-se desenvolvido outros métodos para o diagnóstico da doença, como a relação entre anticorpos no líquor e no soro (IA). Observou-se que quando esse índice (IA) é maior que 2, há uma elevada probabilidade de doença acometendo o sistema nervoso.[220]

Tratamento

O tratamento é descrito na Tabela 61.21.

Síndrome de Baggio-Yoshinari[210,222,223]

No Brasil, os estudos com pacientes com quadro clínico compatível com doença de Lyme apresentaram algumas particularidades:[223]

- O agente etiológico não foi cultivável;
- Estruturas similares a espiroquetas foram observadas em sangue periférico dos pacientes, cuja aná-

Tabela 61.21 Tratamento da doença de Lyme.[186,224,225]

Manifestação	Droga	Dose e duração
Eritema *migrans*	Amoxicilina, VO	50 mg/kg/dia, 8/8 h, (máx. 500 mg/dose), 14- 21 dias
	Cefuroxima, VO	30 mg/kg/dia, 12/12 h (máx. 500 mg/dose), 14-21 dias
	Doxiciclina, VO (> 8 anos)	4,4 mg/kg/dia, 12/12 h (máx. 100 mg/dose), 10-21 dias
Neuropatia*	Amoxicilina, VO	50 mg/kg/dia, 8/8 h, (máx. 500 mg/dose), 14-28 dias
	Doxiciclina, VO (> 8 anos)	4,4 mg/kg/dia, 12/12 h (máx. 100 mg/dose),14-28 dias
Meningite, radiculites, encefalomielite, encefalopatia	Ceftriaxona, IV	50-75 mg/kg/dia, 24/24 h (máx. 2 g/dose), 14-28 dias
	Cefotaxima, IV	150-200 mg/kg/dia, divididos em 3-4 doses/dia (máx. 6 g/dia), 14-28 dias
	Penicilina G, IV	200.000-400.000 U/kg/dia, 4/4 h (máx. 18-24 MU/dia), 14-28 dias
Artrite	Amoxicilina, VO	50 mg/kg/dia, 8/8 h, (máx. 500 mg/dose), 28 dias
	Doxiciclina (> 8 anos)	4,4 mg/kg/dia, 12/12 h (máx. 100 mg/dose), 28 dias
Cardite	Amoxicilina, VO	50 mg/kg/dia, 8/8 h, (máx. 500 mg/dose), 21 dias
	Cefuroxima, VO	30 mg/kg/dia, 12/12 h (máx. 500 mg/dose), 21 dias
	Doxiciclina, VO (> 8 anos)	4,4 mg/kg/dia, 12/12 h (máx. 100 mg/dose), 21 dias
	Ceftriaxona#, IV	50-75 mg/kg/dia, 24/24 h (máx. 2 g/dose), 28 dias

*Se quadro clínico grave, preferir tratamento parenteral.
#Se cardite sintomática, preferir tratamento parenteral com ceftriaxona.

lise em microscopia eletrônica revelou estrutura semelhante a espiroquetas atípicas;
- PCR para *B. burgdorferi* foram sempre negativos;
- Imunidade humoral e celular com baixa reatividade contra a *Borrelia* americana;
- Ausência do carrapato hematófago *Ixodes ricinus* nas áreas de risco;
- Maior índice de recorrência na ausência de tratamento na fase inicial da doença;
- Tendência a cronificação de sintomas;
- Tendência a desenvolver sintomas alérgicos induzidos por medicamentos ou alimentos etc.

Por essa razão, o termo síndrome de Baggio-Yoshinari (SBY) foi cunhado para descrever a doença brasileira. Provavelmente, a SBY seja transmitida por carrapatos dos gêneros *Amblyomma* e *Rhipicephalus*, e causada por espiroquetas do complexo *Borrelia burgdoferi* de morfologia atípica e incultivável. Seus sintomas assemelham-se muito aos da doença de Lyme clássica, exceto pela alta frequência de sintomas sistêmicos e recorrência, tendência a cronificação de sintomas se não tratados e distúrbios psiquiátricos e psicossociais. Podem apresentar ainda fadiga crônica, cardite, artrite, sintomas oculares, lesões de pele (eritema *migrans*, acrodermatite crônica atrófica) etc.[222]

Todas as alterações neurológicas descritas na neuroborreliose clássica acontecem também na SBY: meningite, neuropatia craniana e periférica, radiculites, encefalomielite, mielite transversa e encefalopatia. Os distúrbios psiquiátricos variam desde humor deprimido nos estágios iniciais, distúrbios orgânicos de personalidade e psicose durante o seu curso, até demência e catatonia nas fases mais tardias.

Permanece ainda a dúvida se os sintomas e as recidivas devem-se à persistência da infecção ou a um processo autoimune.

O tratamento é feito da mesma forma que na doença de Lyme clássica, mas é mantido por mais tempo: antibioticoterapia venosa (ceftriaxona) por 30 dias, seguida de terapia oral (doxiciclina) por 2 ou 3 meses, a fim de evitar as recidivas e minimizar os sintomas. Hidroxicloroquina e metotrexato podem ajudar no tratamento dos sintomas articulares.[222,223]

INFECÇÕES POR MICOBACTÉRIAS

Tuberculose

A tuberculose é uma doença infectocontagiosa causada pelo *Mycobacterium tuberculosis*, um bacilo aeróbico Gram-positivo álcool-ácido resistente. É a segunda razão de óbito por doença infecciosa no mundo e a causa mais frequente de meningite crônica em pacientes imunocomprometidos.[226] É uma doença de distribuição mundial, mas 56% dos seus casos concentram-se nos países subdesenvolvidos, principalmente nas regiões sudeste da Ásia e ocidental do Pacífico. Estima-se que 1,1 milhão de crianças adoeceram com tuberculose em todo o mundo.[227] No ano de 2019, só no Brasil 73.864 casos novos foram registrados, o que correspondeu à incidência de 35 casos/100 mil habitantes, sendo o Rio de Janeiro e a região Norte os locais com os maiores coeficientes de incidência.[228]

O acometimento do SNC ocorre em aproximadamente 1% a 8% de todos os pacientes com tuberculose ativa.[229] O *M. tuberculosis* inalado dissemina-se por via hematogênica dos alvéolos pulmonares para as regiões subependimária e subpial cerebral e medular. O tempo e a apresentação clínica vão depender da idade e do estado imune do paciente. Crianças menores de 1 ano e imunodeprimidos têm maior risco de desenvolver doença disseminada. Pobreza, baixa escolaridade, etilismo, diabetes e neoplasias também são fatores de risco.

Quadro clínico

O termo neurotuberculose se refere a várias formas de tuberculose no SNC, divididas conforme a seguinte classificação:[229]

- Intracraniana:
    - Meningite tuberculosa;
    - Meningite tuberculosa com tuberculose miliar;
    - Encefalopatia tuberculosa;
    - Vasculopatia tuberculosa;
    - Lesões com efeito de massa: tuberculoma (único ou múltiplos), múltiplos tuberculomas com tuberculose miliar, abscesso tuberculoso.
- Espinhal:
    - Mal de Pott;
    - Aracnoidite tuberculosa (mielorradiculopatia);
    - Tuberculoma espinhal não ósseo;
    - Meningite espinhal.

A meningite tuberculosa é a forma mais frequente de acometimento do SNC. Ocorre em qualquer idade, evoluindo geralmente insidiosa e progressivamente (semanas a meses), com febre, mal-estar, cefaleia, letargia, confusão e rigidez de nuca. Em alguns casos, principalmente em crianças, manifesta-se de forma aguda, indistinguível das meningites por outros agentes etiológicos. Pode comprometer nervos cranianos (20% a 30% dos casos, sendo o VI nervo craniano o mais comum), além de causar hiponatremia e hipotermia, por secreção inapropriada de hormônio antidiurético (SIADH) ou disfunção de adrenais, respectivamente. Com frequência complica-se com hidrocefalia aguda e sinais de HIC, por obstrução do fluxo liquórico em função da elevada proteinorraquia. A letalidade dos casos de meningite tuberculosa é em torno de 15% a 40% a despeito do tratamento adequado.

Complicações vasculares, com lesões tipicamente nos territórios das artérias cerebrais média e anterior, decorrem do processo inflamatório gerado pelo exsudato que se acumula principalmente nas cisternas basais, tronco encefálico, fissuras de Sylvius e cerebelo, levando à vasoespasmo, proliferação intimal, necrose vascular e trombose luminal.[230] Os infartos na meningite tuberculosa são tipicamente pequenos, múltiplos e frequentemente localizados nas regiões periventriculares.[231]

Em aproximadamente dois terços dos pacientes com neurotuberculose há evidência de doença ativa em outros órgãos, usualmente pulmão e, ocasionalmente, intestino delgado, osso e rim. O exame de fundo de olho pode revelar tubérculos coroideos, lesões amareladas de bordas indistintas, únicas ou múltiplas, mais frequentemente encontrados na meningite associada a tuberculose miliar (patognomônicos).[232]

Além das formas meníngeas, há as tumorais que produzem sintomas por efeito de massa. Os tuberculomas são granulomas intraparenquimatosos com a porção central composta por necrose caseosa sólida e envolta por cápsula de células inflamatórias (algumas multinucleadas). Já os abscessos, únicos ou com mais frequência múltiplos e multiloculados, são cavidades com porção central liquefeita, purulenta e contendo bacilos e leucócitos polimorfonucleares, mais frequentemente vistos em indivíduos imunocomprometidos.[233]

Uma forma rara e grave de lesão neurológica pela tuberculose, a encefalopatia tuberculosa, caracteriza-se por edema e desmielinização difusa, com comprometimento do nível de consciência, crises epilépticas e meningoencefalite. É mais comum em crianças e jovens com alta ingesta de álcool.[234,235]

O envolvimento da medula espinhal pela tuberculose ocorre em menos de 1% dos casos. Pode ser secundário ao envolvimento ósseo (mal de Pott) ou não ósseo (tuberculomas e meningite tuberculosa). O mal de Pott é a infecção dos corpos vertebrais pelo *M. tuberculosis* com destruição e colapso ósseo. A coluna torácica está envolvida em 65% dos casos, seguida pela lombar, cervical e toracolombar. Há dor local, formação de abscesso paravertebral, colapso ósseo com compressão mielorradicular e deformidades ósseas.[232]

Tuberculomas extra e intramedulares (extremamente raros), além de uma forma predominantemente vertebral de meningite tuberculosa acompanhada de mielopatia, também foram descritos como comprometimento neurológico pela tuberculose.[232,234]

Diagnóstico

O diagnóstico de neurotuberculose é difícil. Até o momento, não há exames satisfatoriamente rápidos e sensíveis. Assim, diante de um alto grau de suspeição, o tratamento deve ser prontamente iniciado.

A baciloscopia do escarro (baciloscopia direta), desde que executada corretamente, permite detectar de 60% a 80% dos casos de tuberculose pulmonar, devendo ser solicitada em todo paciente com suspeita da doença, pulmonar ou extrapulmonar. Ela deve ser realizada em duas amostras em dias consecutivos e em crianças que são incapazes de expectorar, deve ser colhido material por lavado gástrico, escarro induzido ou lavado brônquico.[236] O teste rápido molecular para tuberculose (TRM-TB) é um teste de amplificação de ácidos nucleicos, que detecta o DNA dos bacilos e serve de triagem para cepas resistentes à rifampicina. Entretanto, em crianças a sensibilidade desse diagnóstico é menor do que em adultos (66%).

O líquor geralmente é claro ou levemente opalescente, pela hiperproteinorraquia, com pressão de abertura aumentada e glicose caracteristicamente baixa. Há pleocitose (200 a 500/mm³) de predomínio linfomononuclear e uma porcentagem considerável de neutrófilos pode existir no início da doença. A pesquisa direta do bacilo de Koch tem baixa sensibilidade (5% a 30%), mas a cultura pode atingir até 70%, se realizada em meio adequado e com centrifugado de maior volume, porém necessita de um tempo demasiado longo para seu cultivo. O exame por PCR apresenta sensibilidade em torno de 56%, mesmo após o início do tratamento.[237]

A adenosina deaminase (ADA) pode estar aumentada no líquor de pacientes com meningite tuberculosa, mas carece de especificidade, havendo relatos da sua elevação em pacientes com linfoma, malária, brucelose, meningite criptocócica etc.[232]

A realização de estudos de neuroimagem (TC e RM) é fundamental para a demonstração da extensão do comprometimento do SNC. Hidrocefalia é o achado mais frequente em TC de pacientes com meningite tuberculosa, seguida pela caracterização de realce leptomeníngeo das cisternas basais e infartos. Os tuberculomas são lesões focais cujo conteúdo varia de acordo com a presença de conteúdo caseoso, sendo a predominância infratentorial nas crianças. Um padrão sugestivo é o sinal do alvo, em que existe uma calcificação ou realce puntiforme central que é envolto por um halo hipoatenuante que, por sua vez, é circundado por um realce periférico.[146] Os principais achados de imagem da neurotuberculose estão resumidos na Figura 61.12.

Tratamento

No Brasil, a meningoencefalite tuberculosa é uma doença de notificação compulsória. Seu tratamento é rea-

Doenças Infecciosas

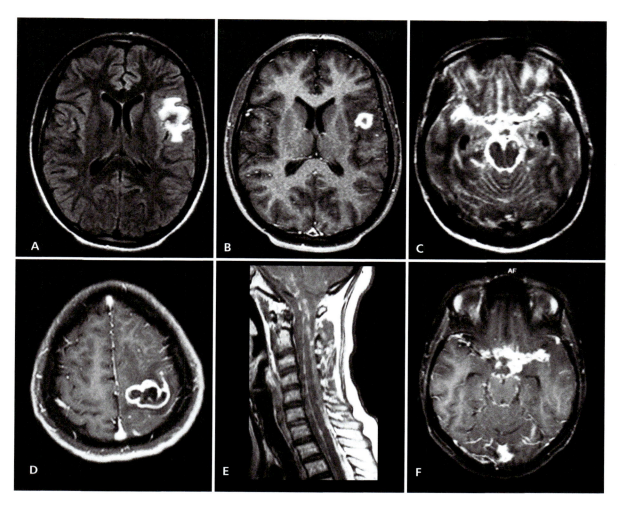

Figura 61.12 (A) Tuberculoma: imagem axial FLAIR demonstrando lesão focal em região subcortical frontal esquerda com hipossinal central (necrose caseosa) associado a edema vasogênico e realce anelar após injeção de contraste (**B**, T1, axial), caracterizando um tuberculoma. **(C)** Meningite tuberculosa: axial FLAIR após injeção de gadolínio evidenciando realce das meninges das cisternas basais e hidrocefalia (observe a dilatação dos cornos ventriculares inferiores), além de hipersinal focal no mesencéfalo à esquerda, secundário a isquemia focal (vasculopatia tuberculosa). **(D)** Abscesso tuberculoso: axial T1 após a injeção de contraste mostrando realce anelar irregular, a parede é espessa e anfractuosa, com conteúdo líquido central em topografia subcortical parietal esquerda. **(E, F)** Meningite espinhal: observa-se realce pelo contraste em toda a extensão pial da coluna cervical, estendendo-se às meninges das cisternas basais, principalmente à esquerda.

lizado com rifampicina, isoniazida, pirazinamida e etambutol, conforme esquema padronizado pelo Ministério da Saúde (MS) (Tabelas 61.22 e 61.23). Deve-se associar ao esquema corticoide, prednisona ou prednisolona oral (1 a 2 mg/kg/dia), por 4 semanas, ou dexametasona endovenosa nos casos graves (0,3 a 0,4 mg/kg/dia), por 4 a 8 semanas, com redução gradual nas 4 semanas seguintes.

A OMS e outros órgãos internacionais consideram o etambutol seguro, na dose indicada de 20 mg/kg (15 a 25 mg/kg), para crianças de todas as idades durante os 2 meses iniciais de fase intensiva do tratamento de tuberculose. Entretanto, convém destacar que, no Brasil, a recomendação vigente do MS para tratamento de todas as formas de tuberculose em crianças de até 10 anos de idade permanece com o esquema 2RHZ/10RH, conforme explicitado na Tabela 61.22.

A tolerância dos esquemas é muito boa na infância. Pode haver diarreia e vômitos, que podem ser contornados com a suspensão por 2 ou 3 dias das medicações. Quando estas são reiniciadas, geralmente os sintomas não reaparecem. Os efeitos adversos graves, como icterícia acompanhada de elevação acentuada de transaminases, obrigam à suspensão dos medicamentos por alguns dias até que haja melhora clínica. A seguir, as drogas podem ser reiniciadas uma a uma, começando-se pela pirazinamida, seguida pela isoniazida e por último a rifampicina.

Tabela 61.22 Esquema terapêutico para tuberculose meningoencefálica em crianças menores de 10 anos.[236]

Regime	Fármacos	Até 20 kg (mg/kg/dia)	21-25 kg (mg/dia)	26-30 kg (mg/dia)	31-35 kg (mg/dia)	36-44 kg (mg/dia)	> 45 kg (mg/dia)	Tempo
Fase intensiva:								
Rifampicina (R)	R	15 (10 a 20)	300	450	500	600	600	
Isoniazida (H)	H	10 (7 a 15)	200	300	300	300	300	2 meses
Pirazinamida (Z)	Z	35 (30 a 40)	750	1000	1000	1500	2000	
Manutenção:								
Rifampicina (R)	R	15 (10 a 20)	300	450	500	600	600	10 meses
Isoniazida (H)	H	10 (7 a 15)	200	300	300	300	300	

Observações:
1) Nos casos de concomitância entre tuberculose meningoencefálica e qualquer outra localização, usar este esquema.
2) Na meningoencefalite tuberculosa deve ser associado corticosteroide ao esquema antituberculose: prednisona oral (1-2 mg/kg/dia) por quatro semanas ou dexametasona intravenosa nos casos graves (0,3 a 0,4 mg/kg/dia), por 4-8 semanas, com redução gradual da dose nas quatro semanas subsequentes.
3) Utiliza-se o esquema básico com prolongamento da fase de manutenção para 10 meses, ou seja, o tempo total de tratamento será de 12 meses.

Tabela 61.23 Esquema terapêutico para TB meningoencefálica em adolescentes e adultos.[236]

Regime	Fármacos	Faixa de peso	Dose	Tempo
Fase intensiva:				
Rifampicina (R)	RHZE	20 a 35 kg	2 comprimidos	2 meses
Isoniazida (H)	150/75/400/275 mg	36 a 50 kg	3 comprimidos	
Pirazinamida (Z)	(comprimido em	51 a 70 kg	4 comprimidos	
Etambutol (E)	doses fixas combinadas)	> 70 kg	5 comprimidos	
Manutenção:				
Rifampicina (R)	RH	20 a 35 kg	1 comp 300/150 mg ou 2 comp 150/75 mg	10 meses
Isoniazida (H)	300/150 mg ou 150/75 mg (comprimidos em doses fixas combinadas)	36 a 50 kg	1 comp 300/150 mg + 1 comp de 150/75 mg ou 3 comp 150/75 mg	
		51 a 70 kg	2 comp 300/150 mg ou 4 comp 150/75 mg	
		> 70 kg	2 comp 300/150 mg + 1 comp de 150/75 mg ou 5 comp 150/75 mg	

Observações:
1) Nos casos de concomitância entre tuberculose meningoencefálica e qualquer outra localização, usar este esquema.
2) Na meningoencefalite tuberculosa deve ser associado corticosteroide ao esquema antituberculose: prednisona oral (1-2 mg/kg/dia) por quatro semanas ou dexametasona intravenosa nos casos graves (0,3 a 0,4 mg/kg/dia), por 4-8 semanas, com redução gradual da dose nas quatro semanas subsequentes.

Prognóstico

A neurotuberculose tem elevada letalidade, tendo como principais indicadores de mau prognóstico: idade menor que 3 anos; atraso na instituição do tratamento; presença de hidrocefalia e déficits neurológicos; desnutrição e comorbidades associadas; formas multirresistentes.

INFECÇÕES FÚNGICAS

Criptococose

A criptococose é a infecção fúngica mais comum do SNC. Aproximadamente 1.000.000 de novos casos de meningite criptocócica ocorrem por ano, resultando em mais de 600.000 mortes.[238,239] A maioria dos pacientes é imunocomprometida (infecção pelo HIV, uso crônico de corticosteroide, transplante de órgãos sólidos, malignidades, doenças do colágeno etc.). A prevalência de meningite criptocócica em crianças com AIDS é menor que em adultos (1% versus 6 a 8%), geralmente ocorrendo em pacientes com marcada imunodepressão.[240]

É causada pelo *Cryptococcus*, um fungo de distribuição mundial, encontrado no solo, com transmissão associada à inalação de basidiósporos ou leveduras do fungo encontradas em excremento de pombos (*C. neoformans*) e eucaliptos (*C. gattii*). Embora a maioria das infecções sejam com *Cryptococcus neoformans*, crianças foram mais comumente infectadas pelo *C. gattii* que adultos (9% versus 3%).[241] Essa última espécie é responsável por formas muito agressivas da doença, especialmente em imunocompetentes.[242]

Quadro clínico

O trato respiratório usualmente é o sítio primário de infecção, disseminando-se via hematogênica para o SNC. A apresentação neurológica do *Cryptococcus* relaciona-se diretamente ao estado imunológico do hospedeiro, variando desde lesões focais com efeito de massa, a meningite, ou mais comumente, meningoencefalite.[243]

A meningoencefalite, isolada ou associada ao comprometimento pulmonar, é a forma clínica mais frequente, ocorrendo em mais de 80% dos casos. Em pacientes imunodeprimidos a meningoencefalite é predominantemente relacionada ao *C. neoformans*. Os sintomas podem ser vagos e inespecíficos, e não haver sinais de irritação meníngea. Assim, meningite criptocócica deve sempre ser considerada em pacientes com AIDS ou imunossuprimidos que apresentem cefaleia, encefalopatia e febre de origem indeterminada. Formas com acometimento pulmonar isolado, lesões cutâneas e doença disseminada são menos frequentes.

Em pacientes imunocompetentes o quadro clínico é mais exuberante: sinais meníngeos, encefalopatia, acometimento de nervos cranianos e hipertensão intracraniana podem estar presentes desde o início. Também as formas "pseudotumorais" (criptococomas) são mais comuns no hospedeiro com imunidade preservada e mais frequentemente associadas ao *C. gattii*.

A forma disseminada da doença pode apresentar-se como febre de origem indeterminada, hepatoesplenomegalia febril, bem como pelo acometimento de adrenais, rins, linfonodos de mediastino, pele (lesões semelhante ao molusco contagioso), ossos, miocárdio, endocárdio, tireoide, testículo, hipófise, entre outros.[243]

Diagnóstico

O diagnóstico e tratamento precoces da doença criptocócica são os principais fatores relacionados à redução de mortalidade.

A pressão de abertura do líquor na punção lombar pode ser marcadamente elevada, principalmente em pacientes com HIV. Há pleocitose de predomínio linfomononuclear, que tende a ser menor em pacientes com AIDS (0 a 50 células/mm^3) quando comparados a pacientes imunocompetentes (20 a 200 células/mm^3), além de baixo nível de glicose e hiperproteinorraquia. Em cerca de 25% a 30% dos pacientes, os parâmetros liquóricos podem ser normais, mesmo com cultura positiva. O exame com tinta da China demonstra a presença de leveduras encapsuladas em aproximadamente 75% dos pacientes infectados pelo HIV e em 50% dos pacientes HIV negativos. A coloração de Gram geralmente não é suficiente, uma vez que os organismos coram mal e podem ser confundidos com células hospedeiras. Culturas são positivas em até 90% das amostras de líquor de pacientes HIV negativos e são fundamentais para a definição da espécie de criptococo.[244] A detecção do antígeno no líquor, por método de aglutinação do látex ou ELISA, apresenta alta sensibilidade (93% a 100%) e especificidade (93% a 98%) para o diagnóstico de meningoencefalite criptocócica.[243-245]

A pesquisa do antígeno criptocócico sérica em pacientes sem infecção pelo HIV não pode ser usada para descartar meningoencefalite criptocócica, pois a sensibilidade é menor do que em pacientes infectados pelo HIV (nos quais apresenta sensibilidade comparável a do líquor, se paciente sintomático). Entre os receptores de transplante de órgãos, os pacientes com neurocriptococose ou criptococose disseminada são mais propensos a ter um resultado positivo do que os pacientes com doença pulmonar limitada. A detecção do fungo em hemocultura é possível em até dois terços dos pacientes HIV positivos com meningoencefalite criptocócica, com menor sensibilidade em pacientes imunocompetentes.[244,245] Um resultado positivo da pesquisa do antígeno no sangue, mesmo na ausência de sintomas, aponta a necessidade de punção lombar, devido à possibilidade de infecção de SNC assintomática.[246,247]

A HIC é responsável por aproximadamente 90% das mortes por meningite criptocócica nas duas primeiras semanas após início do tratamento. Portanto, na ausência de contraindicação, deve-se sempre avaliar a pressão de abertura liquórica.

Os exames de imagem podem não demonstrar alterações específicas. A presença de hidrocefalia, mesmo na ausência de lesões parenquimatosas focais e realce meníngeo, sempre inclui a criptococose entre os diferenciais, principalmente na vigência de imunocomprometimento. Alguns pacientes imunocomprometidos apresentam lesões confluentes nos espaços perivasculares, principalmente nos núcleos da base, caracterizando os pseudocistos gelatinosos. Os criptococomas são lesões parenquimatosas focais que podem ocorrer mais frequentemente em indivíduos imunocompetentes, com efeito expansivo local e realce intenso pelo contraste, podendo inclusive mimetizar processos neoplásicos primários ou secundários (Figuras 61.13 e 61.14).

A presença de lesões externas ao SNC, como criptococomas pulmonares e lesões cutâneas molusco-símile, auxilia no diagnóstico.

Tratamento

O tratamento da meningoencefalite criptocócica é realizado em três fases:[183,248]

- **Indução (≥ 2 semanas):** anfotericina B desoxicolato (1 mg/kg/dia, máximo de 50 mg/dia, diluída em solução glicosada a 5%, a 0,1 mg/mL, IV, administrada num período de 2 a 6 horas) com 5-fluocitosina (100 mg/kg/dia, a cada 6 horas, via oral), por pelo menos 2 semanas na infecção por *C. neoformans*, ou por 6 semanas se *C. gattii* ou criptococoma. Na ausência de 5-fluocitosina, sugere-se a administração concomitante de anfotericina B e fluconazol (12 mg/kg/dia), ou o prolongamento da indução com a anfotericina B isolada (por 6 a 10 semanas). O término da fase de indução e início da fase de consolidação é recomendado somente quando o paciente apresentar cultura para fungos negativa no LCR (que deve ser avaliado a cada 2 semanas) e melhora dos sinais clínicos (considerar o prolongamento do tempo de indução em pacientes comatosos ou com deterioração clínica e pressão intracraniana persistentemente elevada). A pesquisa do antígeno no líquor não é recomendada para guiar essa transição.

- **Consolidação (≥ 6 a 10 semanas):** fluconazol, 10 a 12 mg/kg/dia (máximo de 400 a 800 mg/dia), via oral, por 8 semanas. No tratamento dos criptococomas, sugere-se prolongar a fase de consolidação por > 12 meses (determinada pela resposta clínica e radiológica).

- **Manutenção (até paciente assintomático e LT-CD4⁺ > 100 células/mm³ e carga viral negativa, por ≥ 6 meses):** fluconazol 6 mg/kg/dia (de 200 a 400 mg/dia), via oral. Os pacientes imunossuprimidos deverão ser submetidos à fase de manutenção do tratamento por no mínimo 12 meses.

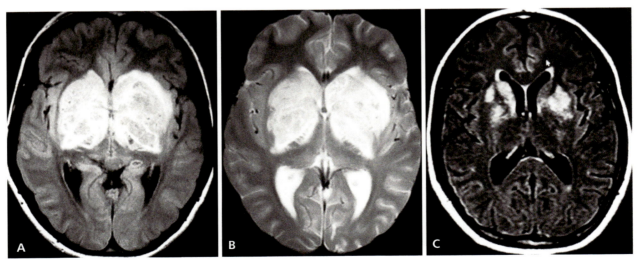

Figura 61.13 Mulher imunocompetente de 19 anos, com infecção por *Cryptococcus Gattii*. **(A e B)** Axial FLAIR e T2 mostram volumosas lesões confluentes bilaterais, nos núcleos da base, que evoluíram com marcada redução após tratamento com anfotericina **(C)**.

Fonte: Imagens gentilmente cedidas pelo Prof. Dr. José Luiz Pedroso – Disciplina de Neurologia Clínica – EPM-Unifesp.

Doenças Infecciosas

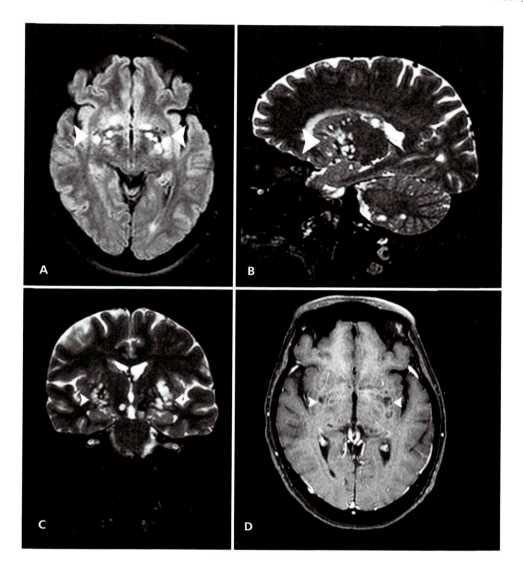

Figura 61.14 Neurocriptococose disseminada (pseudocistos gelatinosos). Este indivíduo com AIDS apresentou curso subagudo de irritação meníngea, sonolência e dor de cabeça. **(A)** Imagem axial FLAIR demonstra pequenas imagens arredondadas, disseminadas nos espaços perivasculares, confluentes nas regiões adjacentes às extremidades da comissura anterior, sem efeito expansivo significativo. **(B)** Imagem T2 no plano sagital. **(C)** Imagem T2 no plano coronal. Ambas confirmam o aspecto cístico das pequenas lesões, distribuídas no interior dos espaços perivasculares de Virchow-Robin. **(D)** Imagem axial T1 pós-gadolínio não evidencia zonas de impregnação, sugerindo a ausência de reação inflamatória local.

A anfotericina B pode ter o inconveniente de causar calafrios, cefaleia e dor local durante a infusão, além de provocar insuficiência renal e arritmias com a manutenção da terapia. Já a 5-fluocitosina tem como principal efeito colateral a toxicidade medular (em 30% a 50% dos pacientes). Anti-inflamatórios, anti-histamínicos, analgésicos e/ou corticoide podem ser administrados 30 a 60 minutos antes da infusão a fim de reduzir esses sintomas. Para diminuir a incidência de insuficiência renal e hipocalemia associada a anfotericina, recomenda-se hidratação com solução salina antes e após a sua infusão e monitorização dos níveis de potássio. Além disso, monitorar creatinina, ureia, sódio e potássio séricos pré e duas vezes por semana durante a terapia; hemograma pré e uma vez por semana durante todo o tratamento. A anfotericina B lipossomal (3 a 6 mg/kg/dia, IV), por ser menos nefrotóxica, é uma alternativa para pacientes com insuficiência renal.

Na ausência de sinais de pior prognóstico, a intolerância associada à anfotericina B pode ser manejada pela troca por esquemas contendo altas doses de fluconazol. Ressalta-se que a utilização desse esquema alternativo está relacionada a maior mortalidade precoce, apesar de não haver impacto na mortalidade geral.

O controle da HIC é realizado com punções lombares de alívio. Se a pressão inicial for ≥ 25 cmH$_2$O e houver sintomas de HIC, deve-se drenar líquido suficiente para reduzi-la em 50% ou a valores de normalidade (< 20 cmH$_2$O). Orienta-se realizar punção lombar diária e drenagem de líquido até que a pressão de abertura permaneça abaixo de 20 cmH$_2$O por 2 dias consecutivos. Se houver persistência de pressão aumentada (≥ 25 cmH$_2$O), há indicação de dreno lombar percutâneo, ventriculostomia ou mesmo *shunt* lomboperitoneal em casos mais refratários. Caso a pressão seja normal por 2 dias consecutivos, mantém-se o tratamento antifúngico e realiza-se a punção semanal. Manitol ou acetazolamida não devem ser utilizados no manejo de HIC secundária a criptococose.

Como a concentração da anfotericina no líquor é baixa, em casos graves e refratários, sua administração intratecal pode ser usada como terapia de resgate em associação ao tratamento parenteral, até a negativação das culturas no líquor.[249]

Prognóstico

A letalidade da neurocriptocose é alta, variando entre 45% e 72%. Vários fatores estão relacionados a pior prognóstico nestes pacientes, entre eles destacam-se:[250]

- Elevada carga de fungos – titulação do látex para *Cryptococcus* sp. superior a 1:1024 no líquor;
- Ausência de resposta inflamatória no líquor – contagem de leucócitos <20 células/μL;
- Alterações do estado de consciência – sonolência, torpor, confusão e coma;
- Doença acometendo outros órgãos;
- Hipertensão intracraniana;
- Imunossupressão avançada – linfócitos T CD4+ < 50 células/mm^3.

Histoplasmose

A histoplasmose é causada por um fungo dimórfico, o *Histoplasma capsulatum*, endêmico nas Américas do Sul, Central e sul da América do Norte; e o *H. duboisii*, na África. É encontrado no solo, onde a umidade e os nutrientes dos excrementos de pássaros e morcegos incentivam o crescimento em aviários, galinheiros, minas, cavernas e campos abertos. Durante períodos de seca, os esporos espalham-se pelo ar e são inalados. O período de incubação é de 1 a 3 semanas, mas a infecção pode permanecer latente e reativar-se a qualquer momento. Do pulmão o fungo pode se disseminar hematogenicamente para diversos órgãos: SNC, sistema retículo-endotelial, adrenal, etc.[202,251,252]

A maioria das crianças com histoplasmose é assintomática ou tem doença autolimitada. A infecção disseminada é rara, e ocorre geralmente em imunodeficientes, lactentes ou crianças expostas a grandes inóculos. Cinco a dez por cento desses casos acometem SNC, com apenas 25% destes sendo sintomáticos. No SNC afeta as meninges, medula espinhal e encéfalo, causando meningite subaguda ou crônica, lesões focais, isquemias, encefalite, hipertensão intracraniana, declínio cognitivo, confusão, crises epilépticas, incontinência urinária, hidrocefalia, paralisia de nervos cranianos etc.[202,253]

Para o diagnóstico deve-se pesquisar o antígeno na urina, realizar provas de fixação do complemento e imunodifusão no líquor e no soro (sensibilidade de 80% a 90% no soro de imunocompetentes, e 60% a 80% no líquor). A análise do líquor pode ser normal em metade dos pacientes ou demonstrar pleocitose linfomononuclear com hiperproteinorraquia (Tabela 61.7). O fungo também pode ser identificado por meio da cultura de líquor (sensibilidade de 20% a 60%), sangue e medula óssea e por biopsia de fígado, medula óssea e gânglios linfáticos.[202,254]

As características radiológicas da neuro-histoplasmose podem ser indistinguíveis da neurotuberculose, com diagnóstico diferencial de certeza apenas anatomopatológico.

O tratamento é feito com anfotericina B desoxicolato (1 mg/kg/dia) ou lipossomal (5 mg/kg/dia), IV, durante 4 a 6 semanas, seguido por itraconazol (2 a 5 mg/kg/dose, 3 vezes ao dia por 3 dias, e a seguir 2 vezes ao dia, máx. 200 mg/dose), oral, durante pelo menos 12 meses ou até que haja queda dos níveis de antígenos e normalização do líquor. Se houver hidrocefalia, é necessário iniciar o tratamento com uma derivação externa e, apenas após pelo menos 2 semanas de tratamento adequado, interiorização do dispositivo, para evitar colonização e falha de tratamento. Além disso, é preciso monitorizar os níveis sanguíneos de itraconazol.[255]

Todos os pacientes com histoplasmose disseminada devem ser avaliados para insuficiência adrenal, causa comum de morte nesses pacientes. Vinte a quarenta por cento das crianças evoluem para o óbito a despeito do tratamento, e as recidivas são comuns entre os sobreviventes.[253]

Candidíase

Candida Albicans é parte da flora normal das membranas mucosas e trato gastrointestinal. É a infecção fúngica invasiva mais frequente em crianças. Causada pela *Candida* spp., um grupo que compreende *C. albicans* (espécie mais encontrada em SNC), *C. glabrata*, *C. tropicalis*, *C. parapisilosis* etc. É mais frequente em prematuros, usuários de antibióticos de amplo espectro e de nutrição parenteral, de cateter venoso central, imunossuprimidos, imunodeficientes, com doença renal crônica, diabetes, neutropenia e derivação ventriculoperitoneal (DVP).[202]

Tem como manifestações neurológicas mais comuns: meningites (em neonatos), granulomas, abscessos e aneurismas micóticos. Tipicamente quando se apresenta na forma de abscessos, esses costumam ser pequenos e múltiplos, localizados principalmente na junção entre a substância branca e córtex cerebral (diminutos focos de hipossinal em T2 circundados por hipersinal relacionado com edema), demonstrando o padrão de disseminação hematogênica da infecção. O diagnóstico de certeza é feito pela visualização direta do fungo no líquor ou em material de biópsia. Pleocitose e hipoglicorraquia nem sempre estão presentes.[256]

O tratamento é feito com anfotericina B lipossomal (5 mg/kg/dia) ou anfotericina B desoxicolato (1 mg/kg/dia), com ou sem 5-fluocitosina (100 mg/kg/dia, 6/6 horas), por no mínimo 4 a 6 semanas (conforme melhora clínica e do líquor), seguido por fluconazol (6 a 12 mg/kg/dia, máximo de 400 a 800 mg), até que os sinais e sintomas, o líquor e a neuroimagem tenham se resolvido.[257] Em neonatos prefere-se o tratamento com anfotericina B desoxicolato sem adição de 5-fluocitosina devido ao perfil de efeitos colaterais nessa faixa etária.

Considera-se razoável repetir RM para pacientes com abscessos cerebrais em 2 semanas após início do tratamento e, a seguir, mensalmente até resolução das lesões. Para pacientes com meningite aguda, sugere-se controle liquórico semanal até a esterilização do líquor. Já para aqueles com meningite crônica, sugere-se controle por meio da celularidade, glicorraquia e proteinorraquia, não pela cultura.

Se DVP, é necessário retirar o dispositivo, iniciar o tratamento com uma derivação externa e, apenas após tratamento adequado e esterilização do líquor, colocar um novo dispositivo, para evitar colonização e falha de tratamento.

A Sociedade Americana de Doenças Infecciosas recomenda profilaxia com fluconazol (3 a 6 mg/kg, 2 vezes por semana, durante 6 semanas) para neonatos prematuros e prematuros com extremo baixo peso (1.000 a 1.500 g) onde há elevada incidência de candidíase invasiva.[257]

Aspergilose

Causada pelo *Aspergillus* spp., é uma doença de pacientes imunocomprometidos: transplantados, pacientes com leucemia, prematuros, doenças granulomatosas, AIDS etc.[258] *A. fumigatus* é a espécie mais comumente encontrada.[258]

Manifestações em SNC complicam a doença invasiva em 10% a 20% dos casos, geralmente acompanhado de infecção concomitante em outros sítios, mais frequentemente pulmão.[202] O SNC pode ser infectado por via hematogênica a partir dos pulmões ou por extensão direta dos seios paranasais. Tem predileção pela parede vascular; assim, o microrganismo cresce na parede e no lúmen dos vasos, levando a trombose e subsequente infarto, formação de abscessos e/ou aneurismas micóticos.[259] Apresenta-se clinicamente de três principais formas:[202]

- **Forma intracraniana:** a mais comum, com lesões com efeito de massa (aspergiloma);
- **Forma rinocerebral:** com envolvimento primário dos seios da face, e comprometimento secundário da base do crânio, nervos cranianos e cérebro;
- **Forma vascular:** com eventos *stroke-like*.

Meningites, meningoencefalite, formas vasculíticas, granulomas etc. podem ocorrer, mas são formas mais raras.

Os exames de imagem evidenciam lesões compatíveis com abscesso e invasão dos seios paranasais, mas sem alterações específicas. A RM é mais sensível para a detecção de pequenas lesões e pode demonstrar um hipossinal em T2 nas paredes do abscesso, com hipersinal no DWI, refletindo infiltração celular e fluídos protéicos[259]. O diagnóstico definitivo é por cultura ou visualização do fungo em material de biópsia. Mas a infecção de SNC pode ser presumida pelo diagnóstico de aspergilose concomitante em outro sítio. Estudos recentes indicam que galactomananas podem ser detectadas no líquor, auxiliando no diagnóstico da aspergilose e evitando métodos mais invasivos, mas esses resultados são preliminares.

O tratamento deve, sempre que possível, contemplar a excisão da lesão (casos com doença necrotizante) e empregar antibioticoterapia (um dos seguintes):[260]

- **Voriconazol (1ª escolha):** 9 mg/kg/dose (se ≥ 50kg: 6 mg/kg/dose), IV, 12/12 horas, por 1 dia; seguido por 8 mg/kg (se ≥ 50kg: 4 mg/kg/dose), 12/12 horas, IV;
- **Anfotericina B lipossomal:** 3 a 5 mg/kg/dia, IV;
- **Anfotericina B desoxicolato:** 1 mg/kg/dia, IV, com ou sem 5-fluocitosina (100 mg/kg/dia, VO, 6/6 horas);
- **Caspofungina:** 70 mg/m²/dia no primeiro dia, seguido por uma dose diária de 50 mg/m²/dia, IV (máximo 70 mg/dose);
- **Micafungina:** 2 a 3 mg/kg/dia (máximo de 100 a 150 mg/dia).

Não há consenso sobre a duração do tratamento mas, em geral, a duração mínima é de 6 a 12 semanas, sendo que deve ser continuada até o desaparecimento das lesões, melhora clínica do paciente e negativação da dosagem de galactomananas séricas.[260] E, mesmo com tratamento adequado, a mortalidade da aspergilose invasiva com acometimento de SNC em crianças ainda é em torno de 40%.[258,261]

INFECÇÕES POR PROTOZOÁRIOS E HELMINTOS

Toxoplasmose

Nos seres humanos, a soroprevalência para o *Toxoplasma gondii* aumenta com a idade, não varia entre os sexos, é menor em regiões frias, muito áridas e quentes, ou em altitudes elevadas. Também varia conforme a região geográfica e o grupo populacional (p. ex., a soropositividade chega a 78% no Brasil, enquanto nos Estados Unidos gira em torno de 1%).[262,263]

O *T. gondii* é um parasita intracelular obrigatório que tem o gato como hospedeiro definitivo. O homem e outros mamíferos adquirem a doença ao ingerir oocistos excretados pelos felinos que contaminam os alimentos crus. No hospedeiro intermediário, os oocistos liberam esporozoítos que invadem as células, onde se reproduzem em trofozoítos ou taquizoítos. Eventualmente, esses taquizoítos dão origem a formas quiescentes e de metabolismo lento, que se encistam nos tecidos, especialmente músculo e cérebro, os bradizoítos, que estimulam o sistema imunológico a produzir uma resposta imune duradoura.[202]

As formas mais comuns de adquirir a doença são: ingestão de alimentos crus contendo esporozoítos ou trofozoítos (principalmente carne contendo cistos); transfusão sanguínea ou de órgãos contaminados; reativação de infecção latente durante período de imunossupressão; por transmissão intrauterina ou congênita (a mãe precisa adquirir a infecção durante a gravidez – transmissão vertical).[202,264]

Quadro clínico

Clinicamente, a toxoplasmose pode ser categorizada em quatro grupos:
- Adquirida no hospedeiro imunocompetente;
- Adquirida ou reativada no hospedeiro imunocomprometido;
- Infecção congênita (discutida no 17 - Infecções congênitas);
- Doença ocular.

Toxoplasmose adquirida no hospedeiro imunocompetente

Geralmente esse tipo evolui de forma assintomática. Entretanto, 10% a 20% dos pacientes podem desenvolver sintomas mononucleose-símile: linfadenopatia occipital ou cervical (por 4 a 6 semanas), com ou sem febre, mialgia e mal-estar geral. Na grande maioria dos casos há recuperação espontânea sem tratamento específico.[265]

Toxoplasmose adquirida ou reativada no hospedeiro imunocomprometido

A toxoplasmose pode ser devastadora e frequentemente fatal no paciente imunocomprometido, manifestando-se como meningoencefalite, lesões focais de SNC, miocardite, pneumonia, hepatite e infecção disseminada. A imunodeficiência pode levar à reativação de cistos teciduais "dormentes" e a liberação de bradizoítos.[266]

O SNC é o sítio mais comumente afetado pelo *T. gondii* nesses pacientes. A toxoplasmose cerebral pode apresentar-se na forma de encefalite aguda ou, mais frequentemente, como uma doença subaguda caracterizada por febre, sinais focais associados a crises epilépticas, aumento da pressão intracraniana e rebaixamento do nível de consciência. Sinais meníngeos são raros. E, embora a toxoplasmose cerebral seja uma complicação importante da AIDS em adultos, não é comum em neonatos ou crianças. Quando está presente, as crianças parecem ter sintomas clínicos e achados de neuroimagem semelhantes aos dos adultos (embora menos graves).[266,267] Comprometimento da medula espinhal é muito incomum.

A infecção materna pelo HIV é capaz de reativar uma toxoplasmose latente, que pode ser transmitida ao feto, levando a infecção congênita.[268]

Toxoplasmose ocular

Pode resultar tanto da toxoplasmose adquirida quanto da congênita. Nessa última forma, os infectados costumam ser assintomáticos até a segunda ou terceira década de vida, quando os cistos oculares se rompem liberando os bradizoítos e taquizoítos na retina, causando coriorretinite. Geralmente é unilateral quando adquirida, e bilateral quando congênita. A doença ocular pode ser reativada meses ou anos depois, cada vez causando mais danos à retina. Se as estruturas centrais da retina estiverem envolvidas, haverá uma perda progressiva da visão que levará à cegueira.[268] PCR ou sorologia para toxoplasma pode ser realizado no humor aquoso em casos duvidosos, mas isso é raramente necessário, pois o exame ocular direto é sugestivo.

Diagnóstico

O diagnóstico da neurotoxoplasmose em pacientes com ou sem imunodepressão baseia-se na presença de quadro clínico sugestivo, associado a exame de imagem compatível e comprovação da infecção pelo protozoário. Assim, a biópsia cerebral com estudo histopatológico é sempre o padrão-ouro, mas levando-se em consideração o risco-benefício para o paciente, alguns exames podem ajudar:[262]

- **Sorologias:** IgM (+) e IgG (-) significa infecção recente. Entretanto, pode levar de 1 a 16 semanas para a IgM tornar-se positiva. Já a IgG refere-se a contato prévio com a doença e, uma vez positiva, permanece positiva;
- **PCR:** pode ser realizado no humor aquoso, líquor, líquido amniótico e outros fluidos. Contudo, um PCR positivo no tecido cerebral pode não diferenciar encefalite por toxoplasma de infecção quiescente;
- **TC ou RM de crânio:** a apresentação radiológica da neurotoxoplasmose depende do dano causado pelo *T. Gondii* e da resposta imune do hospedeiro. Mais comumente observam-se lesões focais, múltiplas (geralmente em ambos os hemisférios cerebrais) ou isoladas, com efeito expansivo local e realce anelar, secundárias à disseminação hematogênica, com localização subcortical ou nos núcleos da base. Na TC, costumam ser difusamente hipoatenuantes com captação de contraste anelar. À RM terão hipossinal em T1 e hipersinal em T2, com extenso edema perilesional e vários graus de realce pelo contraste (necrose). Um aspecto que sugere a infecção é o chamado sinal do alvo excêntrico, caracterizado por uma área de realce anular, com um nódulo excêntrico ao longo de uma parede irregular; entretanto está presente em somente 30% dos casos (Figura 61.15).[146,259] Lesões difusas sem realce pelo contraste com um aspecto encefalítico também podem ser encontradas.
- **Teste terapêutico:** muitas lesões infecciosas ou mesmo neoplásicas e desmielinizantes podem fazer diagnóstico diferencial com toxoplasmose cerebral. Assim, é comum se proceder a terapia empírica para toxoplasmose por 10 a 14 dias e repetir a neuroimagem com o intuito de comparar com a inicial. Se houver redução ou desaparecimento das lesões, o diagnóstico estará confirmado. Para tanto, é fundamental que não se utilize corticoide nesse período.

Tratamento

A toxoplasmose adquirida assintomática não precisa ser tratada. Entretanto, pacientes com manifestações sistêmicas, imunocomprometidos, com coriorretinite ativa e recém-nascidos com doença congênita, sintomáticos ou não, merecem tratamento. Em pacientes com imunidade preservada, a medicação é mantida por 6 semanas. Em imunocomprometidos, o tratamento é continuado por pelo menos 4 a 6 semanas após a resolução completa dos sinais e sintomas da doença ativa (Tabela 61.24).

Prognóstico

Imunodeficiência grave, quimioterapia citotóxica, uso de esteroides, asplenia, infecções concorrentes e radioterapia são fatores de mau prognóstico quando associados a neurotoxoplasmose na infância. Entretanto, o prognóstico da encefalopatia por toxoplasmose pode ser melhorado com instituição de terapia precoce, com um índice de recuperação de 80%.

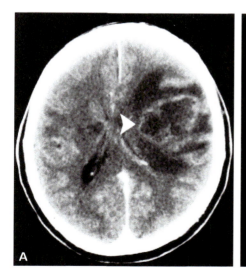
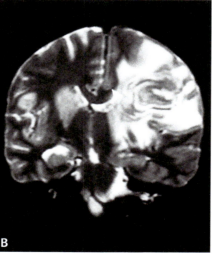
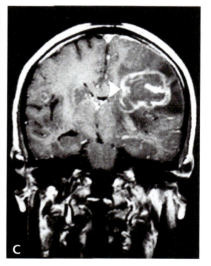

Figura 61.15 Neurotoxoplasmose. Este indivíduo com AIDS apresentou afasia e déficit de força no hemicorpo direito. A imagem axial de TC com contraste demonstra volumosa lesão heterogênea com conteúdo necrótico, de aspecto pouco específico **(A)**. As imagens coronais de RM em T2 **(B)** e T1 pós-gadolínio **(C)** demonstram, respectivamente, os padrões de "duplo halo" e de realce em "alvo excêntrico", muito sugestivos da neurotoxoplasmose no contexto de imunocomprometimento.

Tabela 61.24 Tratamento da infecção por *T. gondii*.[162,273-276]

Forma	Tipo de tratamento		Droga e dosagem	Duração do tratamento
Toxoplasmose adquirida assintomática	Tratamento não recomendado		Tratamento não recomendado	...
Toxoplasmose adquirida sintomática*	Tratamento padrão	Tratamento primário	Sulfadiazina VO • 100-200 mg/kg/dia, 6/6h (máx. 4-6 g/dia) Pirimetamina VO • Ataque: 2 mg/kg/dia (máx. 100-200 mg), 1×/dia, por 1 dia. • 1 mg/kg/dia (máx. 25-75 mg), 1×/dia Ácido folínico VO • 1-2 mg/dia ou 5-10 mg a cada 3 dias	Por no mínimo 6 semanas
		Tratamento de manutenção	Sulfadiazina VO • 85 a 120 mg/kg/dia, 12/12h (máx. 2-4 g/dia) Pirimetamina VO • 1 mg/kg/dia (máx. 25-50 mg), 1×/dia Ácido folínico VO • 1-2 mg/dia ou 5-10 mg a cada 3 dias	Indefinidamente ou até CD^4 > 15% em crianças com menos de 6 anos ou CD^4 > 200 células/mm^3 em maiores de 6 anos, ambos mantidos por mais de 6 meses
	Tratamento alternativo	Tratamento primário	Pirimetamina VO • Ataque: 2 mg/kg/dose (máx. 200 mg) por 1 dia, 1×/dia • 1 mg/kg/dia (máx. 75 mg), 1×/dia Clindamicina VO/IV • 30-40 mg/kg/dia (máx. 600 mg/dose), 6/6h Ácido folínico VO • 1-2 mg/dia ou 5-10 mg a cada 3 dias Sulfametoxazol + Trimetropima (SMX-TMP) • SMX (25 mg/kg/dose) / TMP (5 mg/kg/dose), 12/12h, VO ou IV	Por no mínimo 6 semanas
		Tratamento de manutenção	Pirimetamina VO • 1 mg/kg/dia (máx. 50 mg), 1×/dia Clindamicina VO • 20-30 mg/kg/dia (máx. 600 mg/dose), 8/8h ou 6/6h Ácido folínico VO • 1-2 mg/dia ou 5-10 mg a cada 3 dias	Indefinidamente ou até CD^4 > 15% em crianças com menos de 6 anos ou CD^4 > 200 células/mm^3 em maiores de 6 anos, ambos mantidos por mais de 6 meses.

*Não inclui o tratamento da coriorretinite ou da toxoplasmose congênita.

Obs.1: Corticoide deve ser utilizado na presença de lesões com grande efeito de massa (edema) ou coriorretinite. Quando há uso de esteroides, a avaliação da resposta à terapia pode ser prejudicada, visto que há rápida melhora dos sintomas e modificação da imagem, com redução do realce pelo contraste e do edema.

Obs.2: Não há recomendação para o uso de anticonvulsivantes profiláticos.

Cisticercose

A neurocisticercose (NCC) é definida como a infecção do SNC pelo *Cysticercus cellulosae*, forma larvária da *Taenia solium*. Representa a helmintíase mais comum do SNC e uma das principais causas de epilepsia adquirida no mundo.[269] É endêmica na maioria dos países da América Latina, África e em algumas regiões da Ásia, e rara no norte da Europa, Canadá, Japão, Austrália e Nova Zelândia.[270] Trata-se de um problema de saúde pública nos países subdesenvolvidos, por estar diretamente relacionada às condições de vida e saneamento básico da população.

O ser humano é o único hospedeiro definitivo para a *T. solium*, ao passo que tanto os homens quanto os porcos atuam como intermediários para a sua forma larvária, o cisticerco. Assim, ao alimentar-se da carne suína contaminada, o indivíduo ingere o cisticerco, que em seu trato gastrointestinal dará origem ao verme adulto ou tênia (teníase). A teníase pode ser assintomática ou causar dor abdominal leve e diarreia. Os segmentos (proglótides) finais da tênia contém ovos que são eliminados juntamente com as fezes.[270,271] O homem pode adquirir a cisticercose de três formas:

- **Autoinfecção externa:** em indivíduos com teníase, os ovos são transferidos da região perianal para a boca;
- **Autoinfecção interna:** em indivíduos com teníase, a partir de refluxo do conteúdo intestinal para o estômago;
- **Heteroinfecção:** ingestão dos ovos por intermédio de água ou alimentos contaminados. Pode haver infecção direta entre pessoas por meio de um portador assintomático na família, sendo essa a forma mais comum de infecção.[272]

Quadro clínico

O polimorfismo clínico da NCC se deve principalmente às diferenças individuais no número e na localização das lesões dentro do SNC, além da variação no grau de resposta inflamatória desencadeada pela presença do patógeno. Em áreas endêmicas, deve ser sempre considerada no diagnóstico diferencial de doenças neurológicas, pelo seu amplo espectro de manifestações clínicas.

A cisticercose pode afetar homens e mulheres, da infância à senescência, com pico de incidência entre 20 e 50 anos. Entretanto, estudos populacionais têm mostrado que crianças são menos frequentemente afetadas e apresentam manifestações clínicas diferentes.[277]

A maioria dos casos na infância apresenta-se com sintomas leves e raramente são observadas lesões extraparenquimatosas.[278] Nódulos únicos com realce pelo contraste são mais frequentes em pessoas com menos de 30 anos, enquanto a NCC subaracnoidea ocorre principalmente em maior faixa etária.[272]

Didaticamente, pode ser dividida em dois grandes grupos: doença ativa e inativa. A ativa pode se manifestar como: 1) aracnoidite; 2) hidrocefalia decorrente de inflamação meníngea; 3) cistos parenquimatosos; 4) infarto devido a vasculite; 5) efeito de massa devido a grandes cistos; e 6) cistos intraventriculares. As formas inativas apresentam-se como calcificações no parênquima e hidrocefalia devido à fibrose meníngea.[279]

A NCC pode ser completamente assintomática, sendo demonstrada de forma incidental em exames de neuroimagem ou em necrópsias. As crises epilépticas são as manifestações clínicas mais comuns, ocorrendo em até 70% dos casos.[270] Sinais neurológicos focais foram descritos em 20%, HIC em 12% e declínio cognitivo em 5% dos pacientes.[270,280]

Cisticercose intraventricular ocorre em 10% a 20% dos doentes, sendo uma forma potencialmente letal. Pode haver oclusão do aqueduto cerebral ou dos forames de Luschka e Magendie, resultando em hidrocefalia obstrutiva aguda e, por vezes, morte súbita.[279] Hidrocefalia pode ser identificada em 15% a 30% dos pacientes com sintomas neurológicos e, na maioria das vezes, deriva de aracnoidite basal crônica ou fibrose meníngea. Apenas uma pequena porcentagem dos casos decorre de cistos intraventriculares. A migração dos cistos dentro dos ventrículos pode levar a episódios agudos de hipertensão intracraniana com cefaleia intensa, vômito e vertigem precipitados por movimentos súbitos da cabeça, o que caracteriza a síndrome de Bruns.

Os cisticercos também podem ocupar o espaço subaracnóideo do encéfalo e da medula espinhal. A NCC subaracnoidea nas cisternas basilares é a forma mais grave de NCC e ocorre em 5% dos casos hospitalizados.[281] Acometimento do parênquima medular é raro. Entretanto, a NCC do espaço subaracnóideo basal está associada a envolvimento espinhal em aproximadamente 60% dos casos.[282]

Uma apresentação encefalítica aguda tem sido descrita em crianças e mulheres jovens, resultante de resposta inflamatória exacerbada a infecções maciças ou ao tratamento de pacientes com muitos cistos viáveis.[271]

Diagnóstico

Em regiões endêmicas para *T. solium*, diante de um paciente com quadro clínico sugestivo e exame de imagem típico de NCC, não há necessidade de exames adicionais para conclusão diagnóstica. Entretanto, em áreas não endêmicas e nos casos duvidosos, os testes imunológicos podem ajudar. Os critérios diagnósticos foram detalhados na Tabela 61.25.

Tabela 61.25 Critérios diagnósticos para neurocisticercose.[284]

Critérios diagnósticos		Grau de certeza diagnóstica
Critérios absolutos	• Demonstração histológica do parasita em material de biópsia cerebral ou medular • Visualização de cisticerco subretiniano • Demonstração indubitável de escólex dentro de uma lesão cística em neuroimagem	**Diagnóstico definitivo:** • 1 critério absoluto • 2 critérios maiores de neuroimagem + 1 critério clínico-epidemiológico qualquer • 1 critério maior de neuroimagem + 1 critério confirmativo de neuroimagem + 1 critério clínico-epidemiológico qualquer • 1 critério maior de neuroimagem + 2 critérios clínico-epidemiológicos (incluindo ao menos 1 critério maior) + exclusões de outras causas **Diagnóstico provável:** • 1 critério maior de neuroimagem + 2 critérios clínico-epidemiológicos quaisquer • 1 critério menor de neuroimagem + 1 critério maior clínico-epidemiológico
Critérios de neuroimagem	**Critérios maiores:** • Lesão(ões) cística(s) sem escólex definido • Lesão(ões) com realce em anel ou nodular, de 10 a 20 mm de diâmetro, com ou sem edema circundante; não deslocando estruturas da linha média • Lesão(ões) cística(s) multilobuladas em espaço subaracnóideo • Calcificação(ões) parenquimatosa(s) típica(s) (usualmente < 10mm) **Critérios confirmativos:** • Resolução de lesões císticas após tratamento antiparasitário • Resolução espontânea de lesão única realçante (uso de corticoide invalida esse critério) • Migração de cistos ventriculares documentada em exames de imagem **Critério menor:** • Hidrocefalia obstrutiva ou realce de leptomeninges basais	
Critérios clínico-epidemiológicos	**Critérios maiores:** • Detecção de anticorpo ou antígeno específico • Cisticercose fora do SNC • Contato domiciliar com infecção por *T. solium* **Critérios menores:** • Manifestações clínicas sugestivas de neurocisticercose (crise epiléptica, cefaleia crônica, sinais neurológicos focais, HIC, declínio cognitivo) • Indivíduos que residem ou residiram em área endêmica	

Fonte: Adaptada de Del Brutto OH et al., 2017.[284]

Neuroimagem

É essencial para o diagnóstico, provendo informações sobre a localização das lesões, a fase de evolução dos cistos, a carga de infecção e a presença de reação inflamatória, que são fundamentais para a programação terapêutica.

Habitualmente, considerando as características do cisto e da resposta inflamatória do hospedeiro, as lesões são classificadas em ativas e inativas. Entretanto, nem sempre essa distinção é simples ou uniforme para todas as lesões, já que esse processo se dá de maneira contínua e frequentemente é multifocal. A TC de crânio é mais sensível para avaliar a presença de calcificações, enquanto a RM é mais indicada para detectar as características das lesões e sua localização, principalmente diante da suspeita de lesões não parenquimatosas (formas intraventriculares ou subaracnoideas). Além disso, a RM é mais sensível para a caracterização do escólex (Figura 61.16).

Os cisticercos viáveis são lesões redondas e hipodensas (geralmente de 5 a 20 mm de diâmetro) na tomografia computadorizada. Não causam muita inflamação nos tecidos circundantes e normalmente não realçam após a administração de contraste. Quando há degeneração do cisto, sua parede aumenta de densidade e costuma ser acompanhado por edema e/ou realce pelo contraste, refletindo a resposta inflamatória do hospedeiro contra o parasita, sendo frequentemente associados a crises epilépticas. Quando se tornam lesões nodulares calcificadas sólidas (geralmente de 2 a 4 mm de diâmetro; faixa de 1 a 10 mm) são ditos inviáveis. Estes geralmente não realçam, mas podem estar associados a edema perilesional em alguns casos e relacionar-se a crises epilépticas.[283]

Testes sorológicos

Apesar da elevada sensibilidade (89%), os testes sorológicos para detectar anticorpos por meio do ELISA apresentam elevada taxa de falso-positivos (reatividade cruzada com outras infecções helmínticas), não contribuindo muito na prática diária para o diagnóstico.[270,271,278,279]

O EITB (*enzyme-linked immunoelectrotransfer blot*) no soro é um teste baseado na detecção de anticorpos

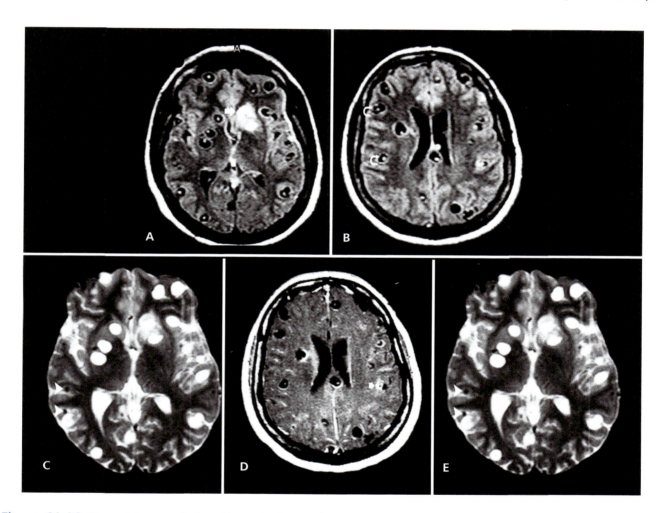

Figura 61.16 Neurocisticercose (infestação cerebral maciça). Este paciente com distúrbio psiquiátrico apresenta crises epilépticas de início tardio. As imagens axiais FLAIR (**A** e **B**) demonstram múltiplas lesões parenquimatosas vesiculares, algumas com nódulo excêntrico (escólex) (setas curvas). Note a presença de lesões periventriculares frontais esquerdas com conteúdo hiperintenso e edema perilesional (seta pequena). As imagens comparativas ponderadas em T1 pós-Gd (**C** e **D**) demonstram a ocorrência de impregnação nas lesões periventriculares frontais (forma vesicular coloidal). Observe ainda a presença de lesão menor, com aspecto nodular de impregnação pelo Gd, no lóbulo parietal inferior esquerdo (seta larga). A imagem T2 axial (**E**) demonstra ainda a presença de focos nodulares hipointensos, compatíveis com calcificações na forma nodular calcificada (cabeça de seta).[271,279]

específicos para *T. solium*, e tem sensibilidade e especificidade próximas a 100% na presença de duas ou mais lesões ativas. Entretanto, perde sua aplicabilidade no diagnóstico à medida que tem sua sensibilidade reduzida para 50% a 60% na presença de lesão única intraparenquimatosa, e não é capaz de detectar confiavelmente os pacientes com formas inativas da doença (calcificadas).[282] Em regiões endêmicas, é frequentemente positivo em indivíduos assintomáticos, decorrente da exposição ao parasita ou passado de infecção. Além disso, pode ser positivo em casos de cisticercose muscular ou subcutânea, não sendo específico para NCC. Pode ser realizado no líquor, mas desse modo sua sensibilidade é ligeiramente menor do que no sangue (90% *versus* 98%).[282]

Líquor

Nos pacientes com lesões exclusivamente parenquimatosas o líquor pode ser normal ou apresentar-se com pleocitose leve e concentrações normais de glicose e de proteínas. Se houver aracnoidite ativa ou ventriculite, pleocitose com eosinorraquia e hiperproteinorraquia podem ser observadas.[270,271,278]

Reações imunológicas (hemaglutinação indireta, fixação de complemento, imunofluorescência indireta, ELISA e *western blot*) no líquor podem auxiliar no diagnóstico, mas um resultado negativo não o exclui.

Tratamento

Antes de iniciar o tratamento com antiparasitários, deve-se realizar avaliação oftalmológica a fim de excluir cisticercose ocular; visto que a inflamação ao redor do cisticerco em degeneração no olho (principalmente no contexto da terapia antiparasitária) pode ameaçar a visão[283] (Tabelas 61.26 e 61.27).

Esquistossomose

Aproximadamente 200 milhões de pessoas no mundo têm esquistossomose. Dessas, 120 milhões são sintomáticas e 20 milhões têm doença grave.[287] Mesmo com os avanços e descobertas na área das medicações anti-helmínticas esse número não para de crescer, o que faz dessa parasitose um problema de saúde pública mundial.

A esquistossomose é uma helmintíase causada por parasitas do gênero *Schistosoma* spp. Três espécies principais afetam o ser humano: *S. mansoni*, *S. haematobium* e *S. japonicum*. Cada uma delas difere entre si em vários aspectos, tais como: localização geográfica, forma e tamanho do ovo, espécie do hospedeiro intermediário, tempo entre infecção e oviposição, e localização do verme adulto no hospedeiro definitivo.[288] O *S. mansoni* é endêmico na África, América do Sul (incluindo Brasil) e ilhas do Caribe, enquanto o *S. japonicum* é típico do extremo oriente. Já o *S. haematobium* está

Tabela 61.26 Tratamento da neurocisticercose.[282,285,286]

Forma	Tratamento
Inativa	
• Lesões calcificadas	Antiepilépticos
• Hidrocefalia	Tratamento cirúrgico (derivação ventrículo-peritoneal)
Ativa – parenquimatosa	
• Cistos únicos ou múltiplos	Antiepilépticos* e tratamento antiparasitário# + corticoide#
• Encefalite por cisticercose (>100 cistos)	Corticoide em altas doses e tratamento para hipertensão intracraniana. Não usar antiparasitário
Extraparenquimatosa§	
• Ventricular	Tratamento cirúrgico (retirada dos cistos, *shunt*) + corticoide associado ou não ao tratamento antiparasitário# pós-operatório
• Subaracnóidea	Tratamento antiparasitário prolongado# + corticoide em altas doses# + tratamento cirúrgico (retirada dos cistos, *shunt*)
Medular§	Primariamente cirúrgico, mas poucos casos descritos na literatura

* As lesões em degeneração costumam completar esse processo em 1 a 2 anos. Após esse período, restará calcificação residual com necessidade de manutenção do antiepiléptico por tempo prolongado. Em alguns casos, a imagem poderá normalizar-se e o paciente tornar-se livre de crises, permitindo retirada gradual da medicação anticonvulsivante.
# Ver Tabela 61.27.
§ O tratamento das formas extraparenquimatosas e medular ainda é controverso. Alguns autores têm associado o tratamento medicamentoso após o tratamento cirúrgico para evitar a recidiva e a obstrução dos *shunts*. Mas a maioria descreve o tratamento cirúrgico como primeira opção. O tratamento medicamentoso não deve preceder o cirúrgico para não tornar as paredes dos cistos friáveis, dificultando sua extração.
Obs.: Antiparasitários não devem ser usados em pacientes com encefalite por cisticercose. O tratamento desta entidade deve ser feito com corticoide e controle da hipertensão intracraniana em ambiente de terapia intensiva.

Tabela 61.27 Tratamento antiparasitário da neurocisticercose.[286]

Forma	Medicação
1-2 cistos intraparenquimatosos	Monoterapia com albendazol 15 mg/kg/dia (máx. 1200 mg/dia), divididos em 2 doses, por 10 a 14 dias
Múltiplos cistos (>2) intraparenquimatosos	• Albendazol 15 mg/kg/dia (máx. 1200 mg/dia), divididos em 2 doses, combinado com praziquantel 50 mg/kg/dia, divididos em 3 doses, por 10 a 14 dias
Lesão de realce único devido a neurocisticercose	• Albendazol 15 mg/kg/dia (máx. 800mg/dia), divididos em 2 doses, por 1 a 2 semanas
Neurocisticercose subaracnóidea**	• Albendazol em monoterapia 30 mg/kg/dia, divididos em 2 doses, até resolução radiológica (> 4 semanas) ou • Albendazol 15 mg/kg/dia, divididos em 2 doses, por meses (> 4 semanas) ou • Albendazol 15 mg/kg/dia, divididos em 2 doses, associado ao praziquantel 50 mg/kg/dia, divididos em 3 doses, até resolução radiológica (> 4 semanas)
Dexametasona	Corticoide deve ser usado sempre que drogas antiparasitárias forem utilizadas • 0,1 mg/kg/dia, iniciado pelo menos 1 dia antes do antiparasitário e mantido durante toda a terapia específica, com retirada gradual. Doses maiores (0,2 a 0,4 mg/kg/dia, máx. 24 mg/dia, divididos em 4 doses) são necessárias em casos de encefalite por cisticerco e aracnoidite

* O albendazol parece ser mais efetivo que o praziquantel e sofre menos interferência de outras drogas (antiepilépticos, dexametasona etc.). Apesar dos últimos protocolos americanos associarem albendazol e praziquantel para tratamento de cistos múltiplos e neurocisticercose subaracnóidea, o Ministério da Saúde ainda utiliza um ou outro esquema terapêutico.

**A terapia antiparasitária para o NCC subaracnóidea tem duração controversa, podendo estender-se por meses. Assim, recomenda-se monitorização da função hepática e hemograma (risco de hepatotoxidade e citopenia).

Obs.: Sugerido tratamento com terapia antiparasitária para lesões císticas de parênquima que persistem por 6 meses ou mais após o final do curso inicial de tratamento.

mais comumente relacionado a doenças do trato urinário, frequentemente encontrado na Ásia e África.[202]

O ovo ganha a água de lagos e lagoas pelas fezes contaminadas (ou urina, no caso do *S. haematobium*), onde o miracídio é liberado e invade o hospedeiro intermediário, um caramujo (do gênero *Biomphalaria*, no Brasil). Por reprodução assexuada, um único miracídio pode originar centenas a milhares de cercárias, formas larvárias de vida livre, que penetram na pele humana (hospedeiro definitivo). Há migração do parasita pelos vasos sanguíneos e sua concomitante maturação, até que em 4 a 6 semanas a oviposição comece. São os ovos que geram resposta inflamatória nos tecidos e, consequentemente, os sintomas.[289,290]

Quadro clínico

Fase aguda

Os primeiros sintomas estão relacionados ao local de penetração da cercária na pele, que pode apresentar reação urticariforme transitória, ou mesmo pápulas, com duração de alguns dias (a chamada "coceira do nadador").

A esquistossomose toxêmica aguda (*S. mansoni*) e a febre de Katayama (*S. japonicum*) são reações de hipersensibilidade sistêmica à migração do esquistossômulo e à oviposição precoce, que ocorre dentro dos primeiros 28 a 90 dias de infecção. Caracteriza-se por mal-estar geral, febre, hepatoesplenomegalia, linfadenomegalia, mialgia, diarreia, dor abdominal, eosinofilia, tosse não produtiva, radiografia de tórax com infiltrados pulmonares bilaterais. Os sintomas desaparecem espontaneamente em poucas semanas.

Fase crônica

A maioria dos infectados são assintomáticos, mas se não tratados, a doença progride insidiosamente e sintomas podem surgir.

Formas extraneurológicas

A forma intestinal é mais frequente. Os ovos na parede intestinal provocam reação inflamatória, com consequente dor abdominal e diarreia. Se houver embolização dos ovos para o fígado, ocorre a forma hepatointestinal, com hepatomegalia inicial e posterior fibrose. Há evolução com hipertensão portal (forma hepatoesplênica), ascite, varizes esofágicas e todas as suas complicações. Os ovos *S. haematobium* têm maior tropismo pela bexiga e paredes uretrais, causando hematúria e disúria – que com o curso crônico de inflamação pode levar a obstrução, hidronefrose e insuficiência renal.

Formas neurológicas

Encefalopatia aguda por esquistossomose

É mais comum em adultos, durante a primeira exposição ao parasita. O *S. japonicum* é sua causa mais frequente, mas há casos relatados com as outras espécies. Caracteriza-se por encefalopatia inespecífica (cefaleia, alteração do nível de consciência, crises epilépticas, alterações cerebelares, sensitivas etc.), após cerca de 3 semanas de manifestações prodrômicas sistêmicas. Alguns dos sintomas neurológicos podem ser transitórios.

Os exames de imagem revelam edema e pequenas lesões, que realçam ao contraste, em região frontal, parietal, occipital e tronco encefálico. Pode haver microinfartos em áreas de fronteira vascular. Frequentemente há eosinofilia. Como geralmente ocorre em indivíduos não imunes, os testes sorológicos auxiliam no diagnóstico, lembrando que a soroconversão pode demorar em média 4 a 12 semanas.

Esquistossomose pseudotumoral

Ocorre em 3% a 5% dos pacientes com *S. japonicum*, sua causa mais comum. É mais frequente nas áreas endêmicas e em pacientes entre 10 e 40 anos. Manifesta-se clinicamente por sinais focais relacionados a topografia da lesão pseudotumoral encontrada, além de cefaleia, crises epilépticas e sinais e sintomas de HIC. O cerebelo é a topografia mais habitualmente acometida, seguida pelos lobos occipital e frontal.[291]

TC e RM evidenciam lesão pseudotumoral, com efeito de massa, edema perilesional, com bordas irregulares e mal definidas. O realce heterogêneo pelo contraste, com um padrão "arborizado" (linear, circundado por realces puntiformes nodulares) pode ser sugestivo.[288]

Esquistossomose medular

É a forma mais comum em crianças e adultos jovens, além de ser a que mais frequentemente associa-se ao *S. mansoni*. Em geral os sintomas medulares apresentam-se de maneira isolada ou, em 25% dos casos, podem vir acompanhados de hepatomegalia.

Caracteriza-se por um quadro agudo ou subagudo de dor lombar ou em membros inferiores, de leve a moderada intensidade, que pode se manter ou não, à medida que os outros sinais e sintomas neurológicos se desenvolvem. Surge, então, paraparesia crural, disfunção esfincteriana e impotência, hipoestesia de membros inferiores e alteração de reflexos profundos. Tipicamente os níveis medulares acometidos situam-se abaixo de T6, cone medular e cauda equina.[288,291]

RM de medula espinhal pode demonstrar hipersinal nos segmentos acometidos, nas sequências ponderadas em T2, com realce heterogêneo pelo contraste (Figura 61.17). Alargamento da medula espinhal, especialmente cone medular, e espessamento de suas raízes, principalmente cauda equina, ocorrem na forma mais frequente de acometimento pela esquistossomose (mielorradicular). O líquor pode ser normal ou ter alterações inespecíficas (aumento de proteína, bandas oligoclonais e linfócitos na maioria, e de eosinófilos em 50% dos pacientes).[288,289]

Mais de 50% dos pacientes com doença medular não eliminam ovos pelas fezes, o que dificulta o diagnóstico. Além disso, as sorologias não permitem diferenciar a infecção pregressa da doença ativa. A biópsia retal ajuda a identificar os ovos do *S. mansoni* em mais de 95% dos casos. Detecção de anticorpos no líquor por ELISA é específico e poderia ser outra ferramenta útil, mas ainda necessita de validação para uso rotineiro.[46,288,291]

Diagnóstico

O diagnóstico padrão-ouro é dado pela biópsia da lesão e demonstração da reação granulomatosa em torno do ovo do parasita. Entretanto, na prática isso é evitado pelos riscos de dano neurológico permanente. Assim, o diagnóstico costuma ser presuntivo por meio da comprovação da infecção pelo parasita.

Como os testes sorológicos não permitem distinguir a infecção pregressa da doença ativa, eles são raramente úteis, ou seja, apenas eficazes em pacientes fora das zonas endêmicas (viajantes ou primeiro contato). A pesquisa do ovo nas fezes pelo método de Kato-Katz (ou urina, para o *S. haematobium*) é um meio simples e barato, mas com sensibilidade baixa. Esse problema não ocorre com a biópsia retal, que tem sensibilidade de 95% a 100%.[289]

Diante de um quadro clínico sugestivo, com epidemiologia e exame de imagem compatíveis, a confirmação de infecção por esquistossomose em qualquer outro sítio é suficiente para selar o diagnóstico de neuroesquistossomose.

Tratamento

Para as formas extraneurológicas, o uso de praziquantel (40 ou 60 mg/kg/dia, dividido em 2 ou 3 doses, respectivamente, por um único dia) é o tratamento de escolha. Tem pouco ou nenhum efeito sobre as formas imaturas e ovos. Por isso, alguns autores recomendam repetir o tratamento após 6 a 12 semanas, principalmente na presença de eosinofilia, altos títulos de anticorpos ou sintomas persistentes. Oxaminiquina (20 mg/kg/dia, 1 vez ao dia, por um único dia) é uma droga alternativa. Corticoide pode ser

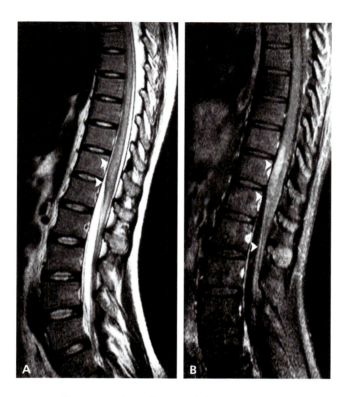

Figura 61.17 Neuroesquistossomose (forma mielorradicular). **(A)** Imagem sagital de RM ponderada em T2. **(B)** Imagem sagital ponderada em T1 pós-gadolínio. Ambas demonstram, respectivamente, a presença de edema associado a impregnação heterogênea e irregular de contraste, principalmente no cone medular e em algumas raízes da cauda equina (setas).

associado ao esquema terapêutico para diminuir os sintomas associados a reação inflamatória.[292]

Embora existam protocolos de tratamento estabelecidos para as manifestações mais comuns de infecção esquistossomótica sistêmica, não há consenso ou ensaios clínicos randomizados para o tratamento da neuroesquistossomose. Os regimes foram estabelecidos com base em relatos de caso e opinião de especialistas, e incluem combinação de antiparasitários, corticosteroides e cirurgia, quando necessário. A maioria dos autores revistos sugere que nos casos de encefalopatia aguda, inicie-se o tratamento com corticoide (prednisona ou prednisolona 1 a 2 mg/kg/dia), para suprimir a reação de hipersensibilidade, seguindo-se com praziquantel (40 mg/kg/dia por 3 dias, para o S. mansoni e o S. haematobium, ou 60 mg/kg/dia por 6 dias, para S. japonicum), para eliminar as formas adultas já existentes. Entretanto, após 4 a 6 semanas, deve-se repetir a dose do anti-helmíntico, para exterminar as formas jovens que escaparam da primeira fase do tratamento.[288,293]

As formas pseudotumoral e medular também devem ser tratadas com corticoide e praziquantel, mas as doses variam entre os diversos autores. A maioria sugere praziquantel (50 a 60 mg/kg/dia, com dose máxima de 5 g/dia, administrado em 2 doses diárias, com 4 horas de intervalo, durante 3 a 5 dias) e metilprednisolona (intravenosa, 15 mg/kg/dia, dose máxima de 1 g/dia, por 5 dias), seguido de prednisona ou prednisolona (1,5 a 2 mg/kg/dia, em 2 doses diárias). A terapia com corticoide é iniciada imediatamente em pacientes que estejam sob forte suspeita de ter mielopatia por esquistossomose. O praziquantel é iniciado logo após a confirmação da causa. A dose inicial de prednisona é mantida durante cerca de 3 a 4 semanas, sendo posteriormente substituída por uma dose diária, que é gradualmente reduzida até a completa descontinuação da sua utilização, dentro de 3 a 4 meses.

Laminectomia deve ser considerada nos casos de compressão medular grave e piora progressiva a despeito do tratamento.[288]

Prognóstico

O prognóstico depende principalmente do tratamento precoce. Quando se discute a respeito da esquistossomose medular, a forma mais comum em crianças, o significado de precoce restringe-se a dias, no máximo, semanas. Quando os sintomas se apresentam de forma aguda a subaguda (maioria dos casos), o tratamento pode ser considerado tardio se o diagnóstico atrasar mais do que sete dias. Sessenta e cinco por cento dos pacientes com doença medular podem ter recuperação completa ou quase completa com o tratamento precoce e adequado. As formas que acometem isoladamente cauda equina e cone medular costumam ter melhor prognóstico que aquelas com acometimento de segmentos medulares mais altos.[288,291,294]

DOENÇAS CAUSADAS POR PRÍONS

As doenças priônicas, também conhecidas como encefalopatias espongiformes transmissíveis, são afecções neurodegenerativas inexoravelmente progressivas, que afetam seres humanos e animais. Atualmente, conhecemos cinco doenças causadas por príons em humanos: Kuru, doença de Creutzfeldt-Jakob (DCJ), variante da doença de Creutzfeldt-Jakob (vDCJ), síndrome de Gerstmann-Sträussler-Scheinker (GSS) e insônia familiar fatal (IFF).

De maneira geral, são caracterizadas por longos períodos de incubação, acúmulo de proteína priônica (PrP) anormal no SNC, proliferação das células da glia, perda neuronal com degeneração espongiforme (achado histopatológico típico que dá nome ao grupo), ausência de reação inflamatória e presença de pequenos vacúolos dentro do neurópilo. Optou-se por inseri-las neste capítulo pois, apesar das controvérsias que gravitam em torno do conceito do príon como partícula viva ou não, é inquestionável a sua capacidade infectante.[295,296]

Características do agente infeccioso

Há quase um século a natureza química e biológica do príon vem sendo debatida. Historicamente, já foi classificado como parasita, vírus, entre outros.[297,298] Mas, com a comprovação de sua capacidade infectante e da resistência ao calor e à radiação ultravioleta, o termo príon foi adotado para definir diminutas proteínas que se autorreplicam sem a necessidade de ácidos nucleicos, elaborando-se uma das teorias mais aceitas atualmente para explicar a natureza desses elementos, a da "proteína única".[299,300]

Patogênese e patologia

A proteína priônica patogênica (PrP^{Sc}) é bioquimicamente idêntica à proteína normal do hospedeiro (PrP^{C}), que é encontrada predominantemente ligada à superfície externa do neurônio, por uma molécula de glicosil-fosfatidil-inositol (GPI). Desconhecemos a função exata desempenhada pela PrP^{C}, mas acredita-se que esteja envolvida na regulação da apoptose, na resposta ao estresse oxidativo, na homeostase do cobre e, muito provavelmente, também no sistema imune.[301,302]

A PrP^{C} existe primariamente em uma conformação alfa-helicoidal, enquanto a PrP^{Sc} é beta-helicoidal, o que justifica a diferença funcional entre elas. Essas últimas mais facilmente acumulam-se no interior da célula e são neurotóxicas, causando apoptose. Em humanos, as doenças priônicas acontecem de três formas: (1) genética; (2) adquirida, incluindo as formas iatrogênica e variante (transmissão animal-homem); e (3) esporádica ou conversão espontânea de uma PrP^{C} em PrP^{Sc}.[299,303,304]

Os achados neuropatológicos mais típicos das doenças priônicas são as alterações espongiformes do parênquima, caracterizadas pela presença de inúmeros vacúolos, difusos ou agrupados, pequenos e redondos, que se tornam confluentes. Não há reação inflamatória. Em algumas formas, há placas amiloides compostas de agregados de PrP^{Sc} extracelular.[295,297,305,306]

Genética

A maioria das doenças priônicas em humanos são esporádicas (85%). Aproximadamente 10% a 15% são hereditárias, ou seja, causadas por mutações no gene que codifica a proteína priônica (Prnp), e menos de 1% são adquiridas.

No ser humano, o Prnp está localizado no braço curto do cromossomo 20 (20p12). Mais de 50 mutações do Prnp têm sido descritas.[296,297,307]

Viu-se que uma única mutação pode estar associada a diferentes fenótipos, inclusive em indivíduos de uma mesma família. Entretanto, o contrário também é verdadeiro, com uma mesma síndrome clínica podendo estar relacionada a diferentes mutações. Além desse pleiotropismo genético, a herança e a expressão desses genes nem sempre segue a lei mendeliana.[296,307-309]

Quadro Clínico

As doenças priônicas têm período de incubação prolongado, por isso raros são os casos descritos em crianças, com início dos sintomas geralmente na quinta ou sexta década de vida.

Na Tabela 61.28 comparamos as diferentes apresentações das encefalopatias espongiformes humanas. É importante notar que os casos pediátricos foram virtualmente excluídos desta tabela. Os poucos relatos infantis estão associados quase que em sua totalidade ao uso de hormônio do crescimento humano heterólogo. Casos de IFF, vDCJ, DCJ associada a enxerto de dura-máter também foram descritos em crianças e adolescentes.

Diagnóstico diferencial

Excepcionalmente, a doença de Alzheimer e a demência frontotemporal, quando evoluem com mioclonia e de maneira rapidamente progressiva, fazem diagnóstico diferencial com as doenças priônicas. Quando ataxia e parkinsonismo se destacam no curso da doença priônica, o que é visto especialmente nas formas variantes da DCJ, diagnóstico diferencial deve ser feito com a demência por corpos de Lewy, paralisia supranuclear progressiva e atrofia de múltiplos sistemas. Contudo, todas essas doenças têm curso mais arrastado, raramente levando a morte em menos de 12 meses, o que é comum na DCJ.

Outros diagnósticos que também devem ser considerados são: as doenças autoimunes e as síndromes paraneoplásicas; vasculites de SNC; encefalites virais, fúngicas e por tuberculose; carências vitamínicas; doenças cerebrovasculares; doenças psiquiátricas e neoplasias.

Tratamento

Não existe nenhum **tratamento** efetivo para quaisquer das formas de **doença priônica**. Dispomos apenas de sintomáticos e **terapias** visando o conforto para o paciente e seus familiares. Há relatos de uso de quinacrina, clorpromazina, anfotericina B, aciclovir e anticoagulante intraventricular, mas não há evidência de benefícios.[311]

Tabela 61.28 Principais características das doenças priônicas e como diagnosticá-las.

Doença priônica	Epidemiologia	Transmissão	Quadro clínico	Patologia	Diagnóstico
Kuru[295,297,310]	Primeira doença degenerativa transmissível a ser identificada e bem estudada. Endêmica na Papua Nova Guiné, associada a rituais de canibalismo	Rituais de canibalismo. Longo período de incubação (média de 12 anos)	Evolução para o óbito: entre 6-9 meses. Manifesta-se em fases: • 30% têm sintomas prodrômicos (artralgias, mal-estar, dor de cabeça etc.); • Fase precoce: degeneração cerebelar progressiva (tremores, ataxia e instabilidade postural); • Perda da deambulação, mioclonias, coreoatetose e fasciculação; • Sinais de liberação frontal e disartria. Demência progressiva e óbito.	Microvacúolos mais concentrados nas camadas profundas do córtex. Degeneração espongiforme principalmente no estriado, mesencéfalo e cerebelo. Placas reativas ao PrP^{Sc} que ocorrem com a maior frequência no cerebelo	LCR: geralmente normal. EEG: pode ter alterações inespecíficas. RM: pode ser normal ou ter atrofia dos hemisférios cerebrais e/ou cerebelo. Molecular: a homozigose no códon polimórfico 129 do gene *Prnp* foi detectada em uma frequência maior que a esperada no kuru
Síndrome de Gerstmann-Sträussler-Scheinker (GSS)[295,297,311-315]	Incidência de 1-10 casos a cada 100.000.000 de pessoas/ano	Familiar (herança autossômica dominante). Pelo menos 24 mutações já foram descritas	Início dos sintomas entre os 40 e 50 anos. Evolução para o óbito: média de 6 anos. Degeneração cerebelar progressiva, vários graus de demência e disfunção cognitiva, alterações piramidais. Mioclonias estão virtualmente ausentes. Pode haver fraqueza proximal, hiporreflexia, disestesia, alterações extrapiramidais	Placas amiloides multicêntrica, grandes, difusamente distribuídas	LCR: normal. Mas proteína 14-3-3 pode ser aumentada em até 50% dos casos. EEG: pode ter alterações inespecíficas. RM: inespecífica, mas pode ter atrofia dos hemisférios cerebrais e/ou cerebelo; hipodensidade em T2 no estriado e mesencéfalo em alguns pacientes. SPECT: fluxo reduzido no lobo occipital e medula espinhal. Pesquisa das mutações genéticas

Tabela 61.28 Principais características das doenças priônicas e como diagnosticá-las. *(Continuação)*

Doença priônica	Epidemiologia	Transmissão	Quadro clínico	Patologia	Diagnóstico
Insônia familiar fatal (IFF)[295-297,303,311,312]	Descrita em 1986, em uma família italiana. É uma doença rapidamente fatal, que em geral inicia-se em indivíduos de meia-idade. Pode ser mais precoce nos indivíduos com mutação em homozigose	Familiar (herança autossômica dominante)	Início dos sintomas entre os 40 e 50 anos. Evolução para o óbito: média de 13-15 meses. Insônia progressiva, com perda do ritmo circadiano normal, evidenciado por um estado confusional duradouro, semelhante a um sonho, com alucinações, desatenção e prejuízo da memória. Mas não franca demência. Disautonomia com hiperatividade adrenérgica e distúrbios endócrinos. Mioclonia, ataxia, espasticidade, sinais bulbares, nistagmo e parkinsonismo podem ocorrer em fases tardias da doença	Degeneração praticamente restrita à região talâmica. Não se observa padrão espongiforme	LCR: normal. EEG: pode ter alterações inespecíficas, mas nas fases tardias apresenta grande contingente de ondas teta e delta. RM: pode ser normal ou ter atrofia dos hemisférios cerebrais e/ou cerebelo. PET-FDG: diminuição da captação de glicose no tálamo. Polissonografia: encurtamento do tempo total e disrupção da arquitetura normal do sono (virtual ausência de períodos de sono-REM e prolongados períodos de sono não--REM). Redução dos níveis de melatonina e TSH, e aumento dos níveis de cortisol. Pesquisa da mutação genética: mutação *missense* no códon 178 do gene *Prnp* cromossomo 20p13.

Doença de Creutzfeldt--Jakob (DCJ)[295,303,310-313,315-317]	Classificação:
	• forma esporádica (sDCJ) (> 85%);
	• forma familiar (fDCJ - AD);
	• forma adquirida
	  ▪ iatrogênica
	  ▪ variante (vDCJ)
		Esporádica. Familiar. Transmissão animal-homem, causando a forma vDCJ Iatrogênica: transplante de córnea, compostos sanguíneos, uso de hormônios de crescimento humano, enxertos de dura-máter, acidentes com material biológico etc.	Demência rapidamente progressiva e mioclonia são os sinais cardinais! Mudanças comportamentais e déficits de funções corticais podem ser sinais precoces. Alterações extrapiramidais e cerebelares podem abrir o quadro em 20-40% dos casos. Pode haver liberação piramidal global e espasticidade.	Perda neuronal com atrofia de substância cinzenta, sem reação inflamatória. Acúmulo de proteína anormal (PrP). Vacuolização intraneuronal (parênquima espongiforme)	O anatomopatológico é sempre o padrão-ouro! EEG: ondas trifásicas periódicas de alta voltagem nas formas sDCJ e fDCJ. RM: Nas sequências T2/FLAIR e difusão: hipersinal no pulvinar (sinal do pulvinar) isolado ou associado a hipersinal no tálamo dorsomedial (sinal do taco de hóquei na forma vDCJ; e hipersinal em cabeça do caudado + putâmen e/ou córtex cerebral, em 70-90% dos casos de sDCJ.

Doenças Infecciosas

Tabela 61.28 Principais características das doenças priônicas e como diagnosticá-las.					(Continuação)
Doença priônica	Epidemiologia	Transmissão	Quadro clínico	Patologia	Diagnóstico
	Incidência de 1:1.000.000 habitantes/ano. Idade de início entre 50 e 60 anos (sDCJ)	Tempo de incubação prolongado	Comprometimento de nervos cranianos, nervos periféricos e queixas sensitivas devem chamar atenção para diagnósticos diferenciais		Critérios (CDC) para sDCJ: • Demência rapidamente progressiva e • Pelo menos 2 de 4: mioclonia; alteração visual ou cerebelar; disfunção piramidal/extrapiramidal; mutismo acinético; e • EEG típico e/ou proteína 14-3-3 positiva e/ou neuroimagem característica

REFERÊNCIAS BIBLIOGRÁFICAS

1. Bale JF. Viral infections of the nervous system. In: Swaiman KF, Ashwal S, Ferriero DM, Schor NF, editors. Pediatric Neurology. 5th ed. Amsterdam: Elsevier; 2012. p. 1262-1290.
2. Hardarson HS, Krogstad PA. Acute viral encephalitis in children: treatment and prevention. 2016 [Internet]. 2017;1-31. Available from: https://www.uptodate.com/contents/acute-viral-encephalitis-in-children-treatment-and-prevention.
3. Bale JF. Virus and immune-mediated encephalitides: epidemiology, diagnosis, treatment, and prevention. Pediatric Neurology. 2015;53(1):3-12.
4. Swanson PA, McGavern DB. Viral diseases of the central nervous system. Curr Opin Virol [Internet]. 2015;11:44-54. Available from: http://dx.doi.org/10.1016/j.coviro.2014.12.009.
5. Divisão de Doenças de Transmissão Respiratória do Centro de Vigilância Epidemiológica "Prof. Alexandre Vranjac", Coordenadoria de Controle de Doenças, da Secretaria de Estado da Saúde de São Paulo e Instituto Adolfo Lutz. Meningites virais. Rev. Saúde Pública. 2006;40(4):748-50.
6. Thompson C, Kneen R, Riordan A, Kelly D, Pollard AJ. Encephalitis in children. Arch Dis Child. 2012;97(2):150-61.
7. Czartoski T. CNS infections. In: Josephson SA, Freeman WD, Likosky DJ, editors. Neurohospitalist medicine. Cambridge: Cambridge University Press, 2011.
8. Santos G, Skraba I, Oliveir D, Lina A, Melo M, Kmetzsch C, et al. Enterovirus Meningitis in Brazil, 1998-2003. J Med Virol. 2006;78:98-104.
9. Irani DN. Aseptic meningitis and viral myelitis. Neurol Clin. 2008;26(3):635-55.
10. Irani DN. Cerebrospinal fluid in clinical practice. Irani DN, editor. Philadelphia: Elsevier; 2009.
11. Bonadio W. Pediatric lumbar puncture and cerebrospinal fluid analysis. J Emerg Med [Internet]. 2014;46(1):141-50. Available from: http://dx.doi.org/10.1016/j.jemermed.2013.08.056.
12. Dubos F, Korczowski B, Aygun DA, Martinot A, Prat C, Galetto-Lacour A, et al. Serum procalcitonin level and other biological markers to distinguish between bacterial and aseptic meningitis in children: A European multicenter case cohort study. Arch Pediatr Adolesc Med. 2008;162(12):1157-63.
13. Dubos F, Korczowski B, Aygun DA, Martinot A, Prat C, Galetto-Lacour A, et al. Distinguishing between bacterial and aseptic meningitis in children: European comparison of two clinical decision rules. Arch Dis Child. 2010;95(12):963-7.
14. Gomez-Beldarrain M, García-Moncó JC. Lumbar Puncture. CSF analysis and interpretation. In: García-Moncó JC, editor. CNS Infections: a clinical approach. London: Springer; 2014.
15. McGill F, Griffiths MJ, Solomon T. Viral meningitis: current issues in diagnosis and treatment. Current Opin Infect Dis. 2017;30(2):248-56.
16. Richard GC, Lepe M. Meningitis in children: diagnosis and treatment for the emergency clinician. Clin Pediatr Emerg Med. 2013;14(2):146-56.
17. Kaiser A, Whitelaw A. Cerebrospinal fluid pressure in the new-born. Neuropediatrics. 1985;17:100-2.
18. Nigrovic LE, Kuppermann N, Macias CG, Cannavino CR, Moro-Sutherland DM, Schremmer RD, et al. Clinical prediction rule for identifying children with cerebrospinal fluid pleocytosis at very low risk of bacterial meningitis. J Am Med Assoc. 2007;297(1):52-60.
19. Hasbun R. Meningitis workup. Medscape [Internet]. 2018; Available from: https://emedicine.medscape.com/article/232915--workup#showall.

20. Neil JJ, Volpe JJ. Specialized neurological studies. In: Volpe J, Inder T, Darras B, Vries L de, Plessis A du, Neil J, et al., editors. Volpe's Neurology of the Newborn. 6th ed. Philadelphia: Elsevier; 2018. p. 1120.
21. Shalabi M, Whitley RJ. Recurrent benign lymphocytic meningitis. Clin Infect Dis. 2006;43(9):1194-7.
22. Min Z, Baddley JW. Mollaret's meningitis. Lancet Infect Dis. 2014;14(10):1022.
23. Pearce JMS. Mollaret's meningitis. Eur Neurol. 2008;60(6):316-7.
24. Dylewski JS, Bekhor S. Mollaret's meningitis caused by herpes simplex virus type 2: case report and literature review. Eur J Clin Microbiol Infect Dis. 2004;23(7):560-2.
25. Poulikakos PJ, Sergi EE, Margaritis AS, Kioumourtzis AG, Kanellopoulos GD, Mallios PK, et al. A case of recurrent benign lymphocytic (Mollaret's) meningitis and review of the literature. J Infect Public Health. 2010;3(4):192-5.
26. Modlin JF, Coffey DJ. Poliomyelitis, polio vaccines, and the postpoliomyelitis syndrome. In: Scheld WM, Marra CM, Whitley RJ, editors. Infections of the central nervous system. 4th ed. Philadelphia: Wolters Kluwer, 2014.
27. RL D, MV S, KL T. Infections of the nervous system: viral infections. In: Neurology in clinical practice. 4th ed. Philadelphia; 2004. p. 1515.
28. Howard RS. Poliomyelitis and the postpolio syndrome. Br Med J. 2005;330(7503):1314-8.
29. Quadros ASBOAAJ. SINDROME PÓS-POLIOMIELITE - Orientações para Profissionais de Saúde. Livro. 2008;1.
30. Oliveira A, Quadros A. Síndrome pós-poliomielite (SPP): orientações para o profissional de saúde. 2 ed. São Paulo: Ministério da Saúde/Unifesp - EPM/Ministério da Saúde; 2009.
31. Brasil. Ministério da Saúde. Calendário Nacional de Vacinação. Ministério da Saúde, 2020.
32. Global Polio Eradication Initiative. Polio cases worldwide. Global Polio Eradication Initiative. 2017.
33. Kim KS. Acute bacterial meningitis in infants and children. Lancet Infect Dis [Internet]. 2010;10(1):32-42.
34. Sawyer MH. Enterovirus infections: diagnosis and treatment. Semin Pediatr Infect Dis. 2002;13(1):40-7.
35. Vidal LRR, Almeida SM de, Messias-Reason IJ de, Nogueira MB, Debur M do C, Pessa LFC, et al. Enterovirus and herpesviridae family as etiologic agents of lymphomonocytary meningitis, Southern Brazil. Arq Neuropsiquiatr. 2011;69(3):475-81.
36. Modlin JF. Enterovirus and parechovirus infections: clinical features, laboratory diagnosis, treatment, and prevention. [Internet]. UpToDate. 2019. Available from: https://www.uptodate.com/contents/enterovirus-and-parechovirus-infections-clinical-features--laboratory-diagnosis-treatment-and-prevention.
37. Katiyar BC, Misra S, Singh RB, Singh AK, Gupta S, Gulati AK, et al. Adult polio-like syndrome following Enterovirus 70 conjunctivitis (natural history of the disease). Acta Neurol Scand. 1983;67(5):263-74.
38. Verboon-Maciolek MA, Groenendaal F, Hahn CD, Hellmann J, Van Loon AM, Boivin G, et al. Human parechovirus causes encephalitis with white matter injury in neonates. Ann Neurol. 2008;64(3):266-73.
39. Esposito S, Rahamat-Langendoen J, Ascolese B, Senatore L, Castellazzi L, Niesters HGM. Pediatric parechovirus infections. J Clin Virol. 2014;60(2):84-9.
40. Cassady KA, Whitley RJ. Pathogenesis and pathophysiology of viral infections of the central nervous system. In: Scheld WM, Marra CM, Whitley RJ, editors. Infections of the central nervous system. 4th ed. Philadelphia: Wolters Kluwer, 2014.
41. Romero JR, Newland JG. Viral meningitis and encephalitis: traditional and emerging viral agents. Semin Pediatr Infect Dis. 2003;14(2):72-82.
42. Weaver SC, Ferro C, Barrera R, Boshell J, Navarro J-C. Venezuelan equine encephalitis. Annu Rev Entomol. 2004;49(1):141-74.
43. Brasil. Ministério da Saúde. Secretaria de Vigilância em Saúde. Óbito por arboviroses no Brasil, 2008 a 2019. Boletim Epidemiológico. Available from: http://plataforma.saude.gov.br/anomalias-congenitas/boletim-epidemiologico-SVS-33-2020.pdf.
44. Tyler KL. Emerging viral infections of the central nervous system: part 2. Arch Neurol. 2009;66(9):1065-74.
45. Chandak NH, Kashyap RS, Kabra D, Karandikar P, Saha SS, Morey SH, et al. Neurological complications of Chikungunya virus infection. Neurology India. 2009;57:177-80.
46. Ropper AH, Samuels MA, Klein JP, Prasad S. Bacterial, fungal, spirochetal, and parasitic infections of the nervous system. In: Ropper A, Samuels MA, Klein JP, Prasad S. Adams and Victor's principles of neurology. 11th ed. New York: McGraw-Hill; 2019.
47. Banatvala JE. Rubella. Lancet. 2004;363(9415).
48. Romero ACL, Stenico MB, Oliveira LS de, Franco ES, Capellini SA, Frizzo ACF. Vectoelectronystagmography in children with dyslexia and learning disorder. Rev CEFAC. 2018;20(4):442-9.
49. Petersen LR. Clinical manifestations and diagnosis of West Nile virus infection. [Internet]. UpToDate. 2020. Available from: https://www.uptodate.com/contents/clinical-manifestations-and-diagnosis-of-west-nile-virus-infection?search=clinical%20manifestations%20and%20diagnosis%20of%20west%20nile%20virus%20infection&source=search_result&selectedTitle=1~77&usage_type=default&display_rank=1.
50. Verma R, Sahu R, Holla V. Neurological manifestations of dengue infection: a review. J Neurol Sci. 2014;346(1-2):26-34.
51. Carod-Artal FJ, Wichmann O, Farrar J, Gascón J. Neurological complications of dengue virus infection. Lancet Neurol. 2013;12(9):906-19.
52. Solomon T, Mallewa M. Dengue and other emerging flaviviruses. J Infect. 2001;42(2):104-15.
53. Chaves M, Riccio P, Patrucco L, Rojas J, Cristiano E. Longitudinal myelitis associated with yellow fever vaccination. J Neurovirol. 2009;15(4):348-50.
54. Fisher DL, Defres S, Solomon T. Measles-induced encephalitis. QJM. 2015;108(3):177-82.
55. Hviid A, Rubin S, Mühlemann K. Mumps. Lancet. 2008;371(9616):932-44.
56. Studahl M. Influenza virus and CNS manifestations. J Clin Virol. 2003;28(3):225-32.
57. Hu WT, Willoughby RE, Dhonau H, Mack KJ. Long-term follow-up after treatment of rabies by induction of coma. N Engl J Med. 2007;357(9):945-6.

58. Koskiniemi M, Rautonen J, Lehtokoski-Lehtiniemi E, Vaheri A. Epidemiology of encephalitis in children: a 20-year survey. Ann Neurol. 1991;29(5):492-7.
59. Granerod J, Ambrose HE, Davies NWS, Clewley JP, Walsh AL, Morgan D, et al. Causes of encephalitis and differences in their clinical presentations in England: A multicentre, population-based prospective study. Lancet Infect Dis. 2010;10(12):835-44.
60. Steiner I, Benninger F. Update on herpes virus infections of the nervous system. Curr Neurol Neurosci Rep. 2013;13(12).
61. Kimberlin DW, Whitley RJ. Neonatal herpes: What have we learned. Semin Pediatr Infect Dis. 2005;16(1)7-16.
62. Whitley RJ, Kimberlin DW. Herpes simplex: Encephalitis children and adolescents. Semin Pediatr Infect Dis. 2005;16(1):17-23.
63. Parmar H, Ibrahim M. Pediatric intracranial infections. Neuroimaging Clin N Am. 2012;22(4):707-25.
64. Kneen R, Michael BD, Menson E, Mehta B, Easton A, Hemingway C, et al. Management of suspected viral encephalitis in children - Association of British Neurologists and British Paediatric Allergy, Immunology and Infection Group National Guidelines. J Infect. 2012;64(5):449-77.
65. James SH, Kimberlin DW, Whitley RJ. Antiviral therapy for herpesvirus central nervous system infections: neonatal herpes simplex virus infection, herpes simplex encephalitis, and congenital cytomegalovirus infection. Antiviral Res. 2009;83(3):207-13.
66. Gwee A, Curtis N, Garland SM, Connell TG, Daley AJ. Question 2: which infants with congenital cytomegalovirus infection benefit from antiviral therapy? Arch Dis Child. 2014;99(6):597-601.
67. Lo CP, Chen CY. Neuroimaging of viral infections in infants and young children. Neuroimaging Clin N Am. 2008;18(1):119-32.
68. Doja A, Bitnun A, Jones ELF, Richardson S, Tellier R, Petric M, et al. Pediatric Epstein-Barr virus-associated encephalitis: 10-year review. J Child Neurol. 2006;21(5):384-91.
69. Agut H, Bonnafous P, Gautheret-Dejean A. Laboratory and clinical aspects of human herpesvirus 6 infections. Clin Microbiol Rev. 2015;28(2):313-35.
70. Agut H. Deciphering the clinical impact of acute human herpesvirus 6 (HHV-6) infections. J Clin Virol. 2011;52(3):164-71.
71. Seeley WW, Marty FM, Baden LR, Bromfield EB. Post-transplant acute limbic encephalitis: clinical features and relationship to HHV6. Vol. 70, Neurology. 2008. p. 492-3.
72. Campadelli-Fiume G, Mirandola P, Menotti L. Human herpesvirus 6: an emerging pathogen. Emerg Infect Dis. 1999;5(3):353-66.
73. Ward KN. Human herpesviruses-6 and -7 infections. Curr Opin Infect Dis. 2005;18(3):247-52.
74. Ward KN. The natural history and laboratory diagnosis of human herpesviruses-6 and -7 infections in the immunocompetent. J Clin Virol. 2005;32:183-93.
75. Cohen JI, Davenport DS, Stewart JA, Deitchman S, Hilliard JK, Chapman LE. Recommendations for prevention of and therapy for exposure to B virus (cercopithecine herpesvirus 1). Clin Infect Dis. 2002;35(10):1191-203.
76. Huff JL, Barry PA. B-virus (Cercopithecine herpesvirus 1) infection in humans and macaques: potential for zoonotic disease. Emerg Infect Dis. 2003;9(2):246-50.
77. Huang YC, Huang SL, Chen SP, Huang YL, Huang CG, Tsao KC, et al. Adenovirus infection associated with central nervous system dysfunction in children. J Clin Virol. 2013;57:300-4.
78. Frange P, De Latour RP, Arnaud C, Boddaert N, Oualha M, Avettand-Fenoel V, et al. Adenoviral infection presenting as an isolated central nervous system disease without detectable viremia in two children after stem cell transplantation. J Clin Microbiol. 2011;49(6):2361-4.
79. Friedman HM, Kaplan SL. Vaccinia virus as the smallpox vaccine. Vol. 35. 2018. p. 1-20.
80. Pinninti SG, Kimberlin DW. Neonatal herpes simplex virus infections. Semin Perinatol. 2018;42(3):168-75.
81. James SH, Kimberlin DW. Neonatal herpes simplex virus infection: epidemiology and treatment. Clin Perinatol. 2015;42(1):47-59.
82. Bajaj M, Mody S, Natarajan G. Clinical and neuroimaging findings in neonatal herpes simplex virus infection. J Pediatr. 2014;165(2):404-407.e1.
83. Nelson Elizabeth Barnett BD, Cantey JB, Kimberlin DW, Palumbo PE, Sauberan J, Howard Smart PJ, et al. Nelson's Pediatric Antimicrobial Therapy. 25th ed. Itasca: American Academy of Pediatrics; 2019.
84. Lim M, Menson E, William Tong CY, Lin JP. Use of therapeutic drug monitoring in the long-term valaciclovir therapy of relapsing herpes simplex virus encephalitis in children. J Antimicrob Chemother. 2009;64(6):1340-1.
85. Kimberlin DW, Whitley RJ, Wan W, Powell DA, Storch G, Ahmed A, et al. Oral acyclovir suppression and neurodevelopment after neonatal herpes. N Engl J Med. 2011;365(14):1284-92.
86. Pacheco LR, Tavares HME, Neto MM, Dantas M, Rocha LSDO, Ribeiro KM, et al. Insuficiência renal aguda associada ao uso de aciclovir endovenoso. Rev Assoc Med Bras. 2005;51(5):275-8.
87. Pérez-Bovet J, Garcia-Armengol R, Buxó-Pujolràs M, Lorite-Díaz N, Narváez-Martínez Y, Caro-Cardera JL, et al. Decompressive craniectomy for encephalitis with brain herniation: case report and review of the literature. Acta Neurochir (Wien). 2012;154(9):1717-24.
88. Maeda E, Akahane M, Kiryu S, Kato N, Yoshikawa T, Hayashi N, et al. Spectrum of Epstein-Barr virus-related diseases: a pictorial review. Jpn J Radiol. 2009;27(1):4-19.
89. Abul-Kasim K, Palm L, Maly P, Sundgren PC. The neuroanatomic localization of Epstein-Barr virus encephalitis may be a predictive factor for its clinical outcome. Bangladesh J Med Sci. 2008;34(1):1-17.
90. Hashemian S, Ashrafzadeh F, Akhondian J, Beiraghi Toosi M. Epstein-Barr virus encephalitis: a case report. Iran J Child Neurol. 2015;9(1):107-10.
91. Hussain RS, Hussain NA. Ataxia and encephalitis in a young adult with EBV mononucleosis: a case report. Case Rep Neurol Med. 2013;2013:1-3.
92. Engelmann I, Nasser H, Belmiloudi S, Le Guern R, Dewilde A, Vallée L, et al. Clinically severe Epstein-Barr virus encephalitis with mild cerebrospinal fluid abnormalities in an immunocompetent adolescent: a case report. Diagn Microbiol Infect Dis. 2013;76(2):232-4.

93. Bruu AL, Hjetland R, Holter E, Mortensen L, Natås O, Petterson W, et al. Evaluation of 12 commercial tests for detection of Epstein-Barr virus-specific and heterophile antibodies. Clin Diagn Lab Immunol. 2000;7(3):451-6.
94. Obel N, Høier-Madsen M, Kangro H. Serological and clinical findings in patients with serological evidence of reactivated Epstein-Barr virus infection. Apmis. 1996;104(1-6):424-8.
95. Rafailidis PI, Mavros MN, Kapaskelis A, Falagas ME. Antiviral treatment for severe EBV infections in apparently immunocompetent patients. J Clin Virol. 2010;49(3):151-7.
96. Raman L, Nelson M. Cerebral vasculitis and encephalitis due to Epstein-Barr virus in a patient with newly diagnosed HIV infection. J Clin Virol. 2014;59(4):264-7.
97. Harrison G. Cytomegalovirus. In: Feigin and Cherry's Textbook of Pediatric Infectious Diseases. 7th ed. Philadelphia: Elsevier; 2014. p. 1969.
98. Fink KR, Thapa MM, Ishak GE, Pruthi S. Neuroimaging of pediatric central nervous system Cytomegalovirus infection. Radiographics. 2010;30(7):1779-96.
99. Holland N, Power C, Mathews V, Glass J, Forman M, McArthur J. Cytomegalovirus encephalitis in acquired imunodeficiency syndrome (AIDS). Neurology. 1994;44:507-14.
100. Rubin DI. "Owl's eyes" of CMV ventriculitis. Neurology. 2000;54(12):2217.
101. Seok JH, Ahn KJ, Park HJ. Diffusion MRI findings of cytomegalovirus-associated ventriculitis: a case report. Br J Radiol. 2011;84(1005):179-81.
102. Maschke M, Kastrup O, Forsting M, Diener HC. Update on neuroimaging in infectious central nervous system disease. Curr Opin Neurol. 2004;17(4):475-80.
103. Torres-Madriz G, Boucher HW. Immunocompromised hosts: perspectives in the treatment and prophylaxis of cytomegalovirus disease in solid-organ transplant recipients. Clin Infect Dis. 2008;47(5):702-11.
104. Hall S, Maupin T, Seward J, Jumaan AO, Peterson C, Goldman G, et al. Second varicella infections: are they more common than previously thought? Pediatrics. 2002;109(6):1068-73.
105. Heininger U, Seward J. Varicella. Lancet. 2006;368(9544):1365-76.
106. Gershon AA. Varicella-zoster virus infections. Pediatr Rev. 2008;29(1):5-11.
107. Cohen JI. Herpes Zoster. N Engl J Med. 2013;369(3):255-63.
108. Maschke M, Kastrup O, Diener HC. CNS manifestations of cytomegalovirus infections: diagnosis and treatment. CNS Drugs. 2002;16(5):303-15.
109. Solomon T, Michael BD, Smith PE, Sanderson F, Davies NWS, Hart IJ, et al. Management of suspected viral encephalitis in adults - Association of British Neurologists and British Infection Association National Guidelines. J Infect. 2012;64(4):347-73.
110. Häusler MG, Ramaekers VT, Reul J, Meilicke R, Heimann G. Early and late onset manifestations of cerebral vasculitis related to varicella-zoster. Neuropediatrics. 1998;29(4):202-7.
111. Losurdo G, Giacchino R, Castagnola E, Gattorno M, Costabel S, Rossi A, et al. Cerebrovascular disease and varicella in children. Brain Dev. 2006;28(6):366-70.
112. Chiang F, Panyaping T, Tedesqui G, Sossa D, Leite CC, Castillo M. Varicella zoster CNS vascular complications: a report of four cases and literature review. Neuroradiol J. 2014;27(3):327-33.
113. Grahn A, Studahl M. Varicella-zoster virus infections of the central nervous system - Prognosis, diagnostics and treatment. J Infect. 2015;71(3):281-93.
114. Ministério da Saúde. Protocolo Clínico e Diretrizes Terapêuticas. Brasília, DF: Ministério da Saúde; 2019. p. 233-64.
115. WHO. WHO Director-General's remarks at the media briefing on 2019-nCoV on 11 February [Internet]. Vol. 02, WHO Director General's Statement. 2020. p. 1-5. Available from: https://www.who.int/dg/speeches/detail/who-director-general-s-remarks-at-the-media-briefing-on-2019-ncov-on-11-february-2020.
116. Center for Disease Control and Prevention. Information for Healthcare Professionals about Coronavirus (COVID-19) [Internet]. Center for Disease Control and Prevention. 2020. Available from: https://www.cdc.gov/coronavirus/2019-nCoV/hcp/index.html
117. Dennison Himmelfarb CR, Baptiste D. Coronavirus Disease (COVID-19). J Cardiovasc Nurs. 2020;35(4):318-21.
118. Vabret A, Dina J, Brison E, Brouard J, Freymuth F. Coronavirus humains (HCoV). Pathol Biol. 2009;57(2):149-60.
119. Baig AM, Khaleeq A, Ali U, Syeda H. Evidence of the COVID-19 virus targeting the CNS: tissue distribution, host-virus interaction, and proposed neurotropic mechanisms. ACS Chem Neurosci. 2020;11(7):995-8.
120. Mao L, Jin H, Wang M, Hu Y, Chen S, He Q, et al. Neurologic manifestations of hospitalized patients with coronavirus disease 2019 in Wuhan, China. JAMA Neurol. 2020;77(6):683-90.
121. Munhoz RP, Pedroso JL, Nascimento FA, De Almeida SM, Barsottini OGP, Cardoso FEC, et al. Neurological complications in patients with SARS-CoV-2 infection: a systematic review. Arq Neuropsiquiatr. 2020;78(5):290-300.
122. Pedroso JL, Barsottini OGP. Acute parkinsonism in Cryptococcus gattii meningoencephalitis: extensive lesions in basal ganglia. Mov Disord. 2012;27(11):1372.
123. Ahmad I, Rathore FA. Neurological manifestations and complications of COVID-19: a literature review. J Clin Neurosci. 2020;77:8-12.
124. Ellul MA, Benjamin L, Singh B, Lant S, Michael BD, Easton A, et al. Neurological associations of COVID-19. Lancet Neurol. 2020;19(9):767-83.
125. AlKetbi R, AlNuaimi D, AlMulla M, AlTalai N, Samir M, Kumar N. Acute myelitis as a neurological complication of Covid-19: a case report and MRI findings. Radiol Case Reports. 2020;15(9):1591-5.
126. Kremer S, Lersy F, Anheim M, Merdji H, Schenck M, Oesterlé H, et al. Neurologic and neuroimaging findings in COVID-19 patients: a retrospective multicenter study. Neurology. 2020;95(13).
127. Kremer PS, Lersy M-F, Sèze M-PJ de, Ferré J-C, Maamar A, Carsin-Nicol B, et al. Brain MRI findings in severe COVID-19: a retrospective observational study. Radiology. 2020;297(2):242-51.

128. Elkind MS, FAAN BLC, Koralnik IJ. Coronavirus disease 2019 (COVID-19): Neurologic complications and management of neurologic conditions. UpToDate. 2020;2019:1-31.
129. Brasil. Ministério da Saúde. Meningite: o que é, causas, sintomas, tratamento, diagnóstico e prevenção. [Internet]. [cited 2020 Jul 17]. Available from: www.saude.gov.br/saude-de-a-z/meningites.
130. Deville JG, Song E, Ouellette CP. Coronavirus disease 2019 (COVID-19): Management in children [Internet]. UpToDate. 2020. Available from: https://www.uptodate.com/contents/coronavirus-disease-2019-covid-19-management-in-children?search=COVID neurology treatment&source=search_result&selectedTitle=5~150&usage_type=default&display_rank=5#H3307255597.
131. Yokota H, Yamada K. Viral infection of the spinal cord and Roots. Neuroimaging Clin N Am. 2015;25(2):247-58.
132. Jacob A, Weinshenker BG. An approach to the diagnosis of acute transverse myelitis. Semin Neurol. 2008;28(1):105-20.
133. Mihai C, Jubelt B. Infectious myelitis. Curr Neurol Neurosci Rep. 2012;12(6):633-41.
134. Neurol P. Transverse myelitis associated. J Child Neurol. 2001;16(11):866-7.
135. Kincaid O, Lipton HL. Viral myelitis: an update. Curr Neurol Neurosci Rep. 2006;6(6):469-74.
136. Huang CC, Liu CC, Chang YC, Chen CY, Wang ST, Yeh TF. Neurologic complications in children with enterovirus 71 infection. N Engl J Med. 1999;341(13):936-42.
137. Chopra A, Rana PVS, Narayanaswamy AS, Bajpai CP, Madan VS. Neurological complications following acute viral conjunctivitis: a new profile. Trop Geogr Med. 1986;38(3):197-202.
138. Grill MF. Infectious myelopathies. Continuum (Minneap Minn). 2018;24(2):441-73.
139. Nolan MA, Craig ME, Lahra MM, Rawlinson WD, Prager PC, Williams GD, et al. Survival after pulmonary edema due to enterovirus 71 encephalitis. Neurology. 2003;60(10):1651-6.
140. Gessain A. Le rétrovirus humain oncogène HTLV-1: épidémiologie descriptive et moléculaire, origine, évolution et aspects diagnostiques et maladies associées. Bull la Soc Pathol Exot. 2011;104(3):167-80.
141. Silva IC, Pinheiro BT, Nobre AFS, Coelho JL, Pereira CCC, Ferreira LDSC, et al. Moderate endemicity of the human T-lymphotropic virus infection in the metropolitan region of Belém, Pará, Brazil. Rev Bras Epidemiol. 2018;21:1-14.
142. Engstrom J. HTLV-1 Infection and the Nervous System. In: Aminoff's Neurology and General Medicine [Internet]. Aminoff's Neurology and General Medicine. 2014. p. 776-84. Available from: http://www.sciencedirect.com/science/article/pii/B9780124077102000072.
143. Ribas JGR, Melo GCN de. Mielopatia associada ao vírus linfotrópico humano de células T do tipo 1 (HTLV-1). Rev Soc Bras Med Trop. 2002;35(4):377-84.
144. Shoeibi A, Etemadi M, Moghaddam Ahmadi A, Amini M, Boostani R. "HTLV-I Infection" Twenty-year research in neurology department of Mashhad University of medical sciences. Iran J Basic Med Sci. 2013;16(3):202-7.
145. Cooper SA, Loeff MS Van Der, Taylor GP. The neurology of HTLV-1 infection. Pr Neurol. 2009;9:16-26.
146. Leite C da C, Lucato LT, Amaro Júnior E. Neurorradiologia: diagnóstico por imagem das alterações encefálicas. 2. ed. Rio de Janeiro: Guanabara Koogan; 2011. p. 234-319.
147. Boostani R, Saber H, Etemadi M. Effects of danazol on clinical improvement of patients with Human T-cell Lymphotropic virus type I associated myelopathy/tropical spastic paraparesis (HAM/TSP): A placebo-controlled clinical trial. Iran J Basic Med Sci. 2013;16(3):213-6.
148. Neurologic complications in HIV- infected children and adolescentes. [Internet]. New York State Department of Health AIDS. 2003. Available from: http://www.hivguidelines.org/clinical-guidelines/infants-children/neurologic-compications-in-hiv-infected-children-and-adolescents/
149. UNAIDS. Estatísticas UNAIDS Brasil [Internet]. UNAIDS Brasil. 2019. Available from: https://unaids.org.br/estatisticas/.
150. Cooper ER, Hanson C, Diaz C, Mendez H, Abboud R, Nugent R, et al. Encephalopathy and progression of human immunodeficiency virus disease in a cohort of children with perinatally acquired human immunodeficiency virus infection. J Pediatr. 1998;132(5):808-12.
151. Tahan TT, Bruck I, Burger M, Cruz CR. Neurological profile and neurodevelopment of 88 children infected with HIV and 84 seroreverter children followed from 1995 to 2002. Brazilian J Infect Dis. 2006;10(5):322-6.
152. Donald KA, Walker KG, Kilborn T, Carrara H, Langerak NG, Eley B, et al. HIV encephalopathy: pediatric case series description and insights from the clinic coalface. AIDS Res Ther. 2015;12(1):1-10.
153. Heyes MP, Brew BJ, Martin A, Price RW, Salazar AM, Sidtis JJ, et al. Quinolinic acid in cerebrospinal fluid and serum in HIV-1 infection: relationship to clinical and neurological status. Ann Neurol. 1991;29(2):202-9.
154. Sanchez-Ramon S, Ma Bellon J, Resino S, Canto-Nogues C, Gurbindo D, Ramos J-T, et al. Low blood CD8 T-lymphocytes and high circulating monocytes are predictors of hiv-1-associated Progressive Encephalopathy in Children. Pediatrics. 2003;111(2).
155. Pavlakis SG, Lu D, Frank Y, Wiznia A, Eidelberg D, Barnett T, et al. Brain lactate and N-acetylaspartate in pediatric AIDS encephalopathy. Am J Neuroradiol. 1998;19(2):383-5.
156. Suwanwelaa N, Phanuphak P, Phanthumchinda K, Suwanwela NC, Tantivatana J, Ruxrungtham K, et al. Magnetic resonance spectroscopy of the brain in neurologically asymptomatic HIV-infected patients. Magn Reson Imaging. 2000;18(7):859-65.
157. Schwenk H, Ramirez-Avila L, Sheu SH, Wuthrich C, Waugh J, Was A, et al. Progressive multifocal leukoencephalopathy in pediatric patients: case report and literature review. Pediatr Infect Dis J. 2014;33(4):1-16.
158. Liptai Z, Papp E, Barsi P, Mihály I, Szalai E, Csomor J, et al. Progressive multifocal leukoencephalopathy in an HIV-infected child. Neuropediatrics. 2007;38(1):32-5.
159. Patsalides AD, Wood LV, Atac GK, Sandifer E, Butman JA, Patronas NJ. Cerebrovascular disease in HIV-infected pediatric patients: neuroimaging findings. Am J Roentgenol. 2002;179(4):999-1003.
160. Idris NS, Grobbee DE, Burgner D, Cheung MMH, Kurniati N, Uiterwaal CSPM. Effects of paediatric HIV infection on childhood vasculature. Eur Heart J. 2016;37(48):3610-6.
161. McArthur JC, Brew BJ, Nath A. Neurological complications of HIV infection. Lancet Neurol. 2005;4(9):543-55.

162. Centers for Disease Control and Prevention. Panel on opportunistic infections in HIV-infected adults and adolescents. Guidelines for the prevention and treatment of opportunistic infections in HIV-infected adults and adolescents: recommendations from the Centers for Disease Control and Prevention, [Internet]. CDC. 2015. p. 408. Available from: http://aidsinfo.nih.gov/guidelines on.
163. Di Rocco A, Werner P, Bottiglieri T, Godbold J, Liu M, Tagliati M, et al. Treatment of AIDS-associated myelopathy with L-methionine: a placebo-controlled study. Neurology. 2004;63(7):1270-5.
164. Morgello S. HIV neuropathology. Handb Clin Neurol. 2018;152:3-19.
165. Kaku M, Simpson DM. HIV neuropathy. Curr Opin HIV AIDS. 2014;9(6):521-6.
166. Puccioni-sohler MDEPRM, Papi JA, Schechter M, Ávila C, Duarte F, Novis SAP. Aids E Miopatia.
167. Brasil. Ministério da Saúde. Secretaria de Vigilância em Saúde Departamento de Vigilância, Prevenção e Controle das Infecções Sexualmente Transmissíveis, do HIV/Aids e das Hepatites Virais. Protocolo clínico e diretrizes terapêuticas para manejo da infecção pelo HIV em crianças e adolescentes. Brasília, DF: Ministério da Saúde; 2018. Available from: http://www.aids.gov.br/pt-br/pub/2017/protocolo-clinico-e-diretrizes-terapeuticas-para-manejo-da-infeccao-pelo-hiv-em-criancas-e.
168. Brasil. Ministério da Saúde. Incidência de meningite. 2005;19-20.
169. Brasil. Ministério da Saúde. Secretaria de Vigilância em Saúde. Coordenação-Geral de Desenvolvimento da Epidemiologia em Serviços. Guia de Vigilância em Saúde. Vol. 1. Brasília: Ministério da Saúde; 2017. 286 p. Available from: http://bvsms.saude.gov.br/bvs/publicacoes/guia_vigilancia_saude_volume_1.pdf.
170. Van De Beek D, Brouwer MC, Thwaites GE, Tunkel AR. Advances in treatment of bacterial meningitis. Lancet. 2012;380(9854):1693-702.
171. Valmari P, Peltola H, Ruuskanen O, Korvenranta H. Childhood bacterial meningitis: initial symptoms and signs related to age, and reasons for consulting a physician. Eur J Pediatr. 1987;13(146):515-8.
172. Lepage P, Dan B. Infantile and childhood bacterial meningitis. Handb Clin Neurol. 2013;112:1115-1125.
173. Rodrigues MM, Patrocínio SJ, Rodrigues MG. Staphylococcus aureus meningitis in children: a review of 30 community-acquired cases. Arq Neuropsiquiatr. 2000;58(3):843-51.
174. Carvalhanas TRMP, Brandileone MCC, Zanella RC. Informe mensal sobre agravos à saúde pública. 2007;16-8.
175. Van De Beek D, De Gans J, Spanjaard L, Weisfelt M, Reitsma JB, Vermeulen M. Clinical features and prognostic factors in adults with bacterial meningitis. N Engl J Med. 2004;351(18):1849-59.
176. Brouwer MC, McIntyre P, Prasad K, Van De Beek D. Corticosteroids for acute bacterial meningitis. Cochrane Database Syst Rev. 2018;(9).
177. De Gaudio M, Chiappini E, Galli L, De Martino M. Therapeutic management of bacterial meningitis in children: a systematic review and comparison of published guidelines from a European perspective. J Chemother. 2010;22(4):226-37.
178. Chávez-Bueno S, McCracken GH. Bacterial meningitis in children. Pediatr Clin North Am. 2005;52(3):795-810.
179. Baraff LJ, Lee SI, Schriger DL. Outcomes of bacterial meningitis in children: a meta-analysis. Pediatr Infect Dis J. 1993;12(5):389-94.
180. Roine I, Peltola H, Fernández J, Zavala I, González Mata A, González Ayala S, et al. Influence of admission findings on death and neurological outcome from childhood bacterial meningitis. Clin Infect Dis. 2008;46(8):1248-52.
181. Edmond K, Clark A, Korczak VS, Sanderson C, Griffiths UK, Rudan I. Global and regional risk of disabling sequelae from bacterial meningitis: a systematic review and meta-analysis. Lancet Infect Dis. 2010;10(5):317-28.
182. Hu R, Gong Y, Wang Y. Relationship of serum procalcitonin levels to severity and prognosis in pediatric bacterial meningitis. Clin Pediatr (Phila). 2015;54(12):1141-4.
183. Brasil. Ministério da Saúde. Secretaria de Vigilância em Saúde. Coordenação-Geral de Desenvolvimento da Epidemiologia em Serviços. Guia de Vigilância em Saúde. Vol. 1. 3rd ed. Brasília: Ministério da Saúde; 2019. Available from: http://bvsms.saude.gov.br/bvs/publicacoes/guia_vigilancia_saude_volume_1.pdf.
184. Tunkel AR, Hartman BJ, Kaplan SL, Kaufman BA, Roos KL, Scheld WM, et al. Practice Guidelines Treatment Bacterial Meningitis. CID [Internet]. 2004;39:1267-84. Available from: http://www.idsociety.org/uploadedFiles/IDSA/Guidelines-Patient_Care/PDF_Library/Bacterial Meningitis(1).pdf.
185. Namani SA, Koci BM, Milenković Z, Koci R, Qehaja-Buçaj E, Ajazaj L, et al. Early neurologic complications and long-term sequelae of childhood bacterial meningitis in a limited-resource country (Kosovo). Child's Nerv Syst. 2013;29(2):275-80.
186. Brasil. Ministério da Saúde. Secretaria de Vigilância em Saúde. Departamento de Vigilância Epidemiológica. Doenças infecciosas e parasitárias: guia de bolso. 8 ed. Brasília, DF: Ministério da Saúde; 2010. Available from: http://bvsms.saude.gov.br/bvs/publicacoes/doencas_infecciosas_parasitaria_guia_bolso.pdf.
187. Sáez-Llorens X, Nieto-Guevara J. Brain abscess. Handb Clin Neurol. 2013;112:1127-34.
188. Sahbudak Bal Z, Eraslan C, Bolat E, Avcu G, Kultursay N, Ozkinay F, et al. Brain abscess in children: a rare but serious infection. Clin Pediatr (Phila). 2018;57(5):574-9.
189. Brook I. Topical review: brain abscess in children: microbiology and management. J Child Neurol. 1995;10(4):283-8.
190. Brouwer MC, Van De Beek D. Epidemiology, diagnosis, and treatment of brain abscesses. Curr Opin Infect Dis. 2017;30(1):129-34.
191. Bertolucci PHF, Ferraz HB, Félix EPV, Pedroso JL. Guia de neurologia. Barueri: Manole; 2010.
192. Rodrigues MM, Bertolucci PHF. Neurologia para o clínico geral. Barueri: Manole; 2014.
193. Southwick FS. Treatment and prognosis of bacterial brain abscess. [Internet]. UpToDate. 2019. Available from: https://www.uptodate.com/contents/treatment-and-prognosis-of-bacterial-brain-abscess.
194. Sáez-Llorens X, McCracken GH. Bacterial meningitis in neonates and children. Infect Dis Clin North Am. 1990;4(4):623-44.
195. Sonneville R, Ruimy R, Benzonana N, Riffaud L, Carsin A, Tadié JM, et al. An update on bacterial brain abscess in immunocompetent patients. Clin Microbiol Infect. 2017;23(9):614-20.
196. Brouwer MC, Tunkel AR, McKhann GM, Van De Beek D. Brain abscess. N Engl J Med. 2014;371(5):447-56.
197. Mampalam TJ, Rosenblum ML, Salcman M, Conley FK. Trends in the management of bacterial brain abscesses: A review of 102 cases over 17 years. Neurosurgery. 1988;23:451-8.

198. Ng PY, Seow WT, Ong PL. Brain abscesses: review of 30 cases treated with surgery. Aust N Z J Surg. 1995;65(9):664-6.
199. Quartey GRC, Johnston JA, Rozdilsky B. Decadron in the treatment of cerebral abscess. An experimental study. J Neurosurg. 1976;45(3):301-10.
200. Cochrane DD. Consultation with the specialist. Brain abscess. Pediatr Rev. 1999;20(6):209-15.
201. Muzumdar D, Biyani N, Deopujari C. Subdural empyema in children. Child's Nerv Syst. 2018;34(10):1881-7.
202. Tauber MG, Schaad UB. Bacterial infections of the central nervous system. In: Swaiman KF et al. Swaiman's pediatric neurology. 5 ed. Philadelphia: Elsevier Saunders; 2012. p. 1241-61.
203. Sexton DJ, Sampson JH. Intracranial epidural abscess. [Internet]. UpToDate. 2020. Available from: https://www.uptodate.com/contents/intracranial-epidural-abscess?topicRef=1292&source=see_link.
204. Sexton DJ, Sampson JH. Spinal epidural abscess. [Internet]. UpToDate. 2019. Available from: https://www.uptodate.com/contents/spinal-epidural-abscess.
205. Falagas ME, Vardakas KZ, Athanasiou S. Intravenous heparin in combination with antibiotics for the treatment of deep vein septic thrombophlebitis: a systematic review. Eur J Pharmacol. 2007;557(2-3):93-8.
206. Southwick FS. Septic dural sinus thrombosis. [Internet]. UpToDate. 2020. Available from: https://www.uptodate.com/contents/septic-dural-sinus-thrombosis?topicRef=378&source=see_link.
207. Scorpecci A, Massoud M, Giannantonio S, Zangari P, Lucidi D, Martines F, et al. Otogenic lateral sinus thrombosis in children: proposal of an experience-based treatment flowchart. Eur Arch Oto-Rhino-Laryngology. 2018;275(8):1971-7.
208. Aguero-Rosenfeld ME, Wang G, Schwartz I, Wormser GP. Diagnosis of Lyme Borreliosis. Clin Microbiol Rev. 2005;18(2005):3-4.
209. Centers for Disease Control and Prevention 2020. Lyme Disease. CDC. 2019 [cited 2020 Jul 21]. p. 3-5. Available from: https://www.cdc.gov/lyme/datasurveillance/maps-recent.html.
210. Mantovani E, Costa IP, Gauditano G, Bonoldi VLN, Higuchi ML, Yoshinari NH. Description of Lyme disease-like syndrome in Brazil. Is it a new tick borne disease or Lyme disease variation? Brazilian J Med Biol Res. 2007;40(4):443-56.
211. Bacon MR, Kugeler KJ, Mead PD. Surveillance for Lyme Disease - United States, 2008-2015. MMWR Surveill Summ. 2017;66(22).
212. Feder HM. Lyme Disease in Children. Infect Dis Clin North Am. 2008;22(2):315-26.
213. Malane MS, Grant-Kels JM, Feder HM, Luger SW. Diagnosis of Lyme disease based on dermatologic manifestations. Ann Intern Med. 1991;114(6):490-8.
214. Shapiro ED. Lyme disease: clinical manifestations in children [Internet]. UpToDate. 2019. p. 1-22. Available from: https://www.uptodate.com/contents/lyme-disease-clinical-manifestations-in-children.
215. Wormser GP, Dattwyler RJ, Shapiro ED, Halperin JJ, Steere AC, Klempner MS, et al. Erratum: The clinical assessment, treatment, and prevention of Lyme disease, human granulocytic anaplasmosis, and babesiosis: clinical practice guidelines by the Infectious Diseases Society of America. Clin Infect Dis. 2006;43:1089-1134. Erratum in: Clin Infect Dis. 2007;45(7):941.
216. Scheffold N, Herkommer B, Kandolf R, May AE. Lyme Carditis: Diagnosis, Treatment and Prognosis. Dtsch Arztebl Int. 2015;112(12):202-8.
217. Said G. Infectious neuropathies. Neurol Clin. 2007;25(1):115-37.
218. Coyle PK. Lyme disease. Curr Neurol Neurosci Rep. 2002;2(6):479-87.
219. Skogman BH, Croner S, Forsberg P, Ernerudh J, Lahdenne P, Sillanpää H, et al. Improved laboratory diagnostics of lyme neuroborreliosis in children by detection of antibodies to new antigens in cerebrospinal fluid. Pediatr Infect Dis J. 2008;27(7):605-12.
220. Rizvi S, Diamond A. Neurological complications of Lyme disease. Med Heal R I. 2008;91(7):216-8.
221. Halperin JJ. Nervous system Lyme disease. Clin Lab Med. 2015;35(4):779-95.
222. Gouveia EA, Alves MF, Mantovani E, Oyafuso LK, Bonoldi VLN, Yoshinari NH. Perfil dos pacientes com síndrome Baggio-Yoshinari admitidos no "Instituto de Infectologia Emilio Ribas." Rev Inst Med Trop Sao Paulo. 2010;52(6):297-303.
223. Shinjo SK, Gauditano G, Marchiori PE, Bonoldi VLN, Da Costa IP, Mantovani E, et al. Manifestação neurológica na síndrome de Baggio-Yoshinari (Síndrome brasileira semelhante à doença de Lyme). Rev Bras Reumatol. 2009;49(5):492-505.
224. Hu L. Treatment of Lyme disease. [Internet]. UpToDate. 2018. Available from: https://www.uptodate.com/contents/treatment-of-lyme-disease?search=Lyme disease&source=search_result&selectedTitle=2~150&usage_type=default&display_rank=2
225. Halperin JJ, Shapiro ED, Logigian E, Belman AL, Dotevall L, Wormser GP, et al. Practice parameter: treatment of nervous system Lyme disease (an evidence-based review): Report of the Quality Standards Subcommittee of the American Academy of Neurology. Neurology. 2007;69(1):91-102.
226. Tuberculosis. World Health Organization. 2020.
227. Moore PE. World Health Organization. Can Serv Med J. 1955;11(3):121-6.
228. Brasil. Ministério da Saúde. Secretaria de Vigilância em Saúde. Boletim Epidemiológico de Tuberculose. Brasília, DF: Ministério da Saúde; 2020.
229. Rodrigues MG, Rocha AJ, Masruha MR, Minett TSC. Neurotuberculosis: an overview. Cent Nerv Syst Agents Med Chem. 2011;11(4):246-60.
230. Lammie GA, Hewlett RH, Schoeman JF, Donald PR. Tuberculous cerebrovascular disease: a review. J Infect. 2009;59(3):156-66
231. Garg RK. Central Nervous System tuberculosis: an overview [Internet]. UpToDate. 2020. Available from: https://www.uptodate.com/contents/central-nervous-system-tuberculosis-an-overview?search=neurotuberculose&source=search_result&selectedTitle=1~98&usage_type=default&display_rank=1.
232. Cherian A, Thomas SV. Central nervous system tuberculosis. Africaan Heal Sci. 2011;11(1):116-27.
233. Katti M. Pathogenesis, diagnosis, treatment, and outcome aspects of cerebral tuberculosis Article. Med Sci Monit. 2004;10(9):215-29.
234. Udani PM, Dastur DK. Tuberculous encephalopathy with and without meningitis clinical features and pathological correlations. J Neurol Sci. 1970;10(6):541-61.
235. Dastur DK. The pathology and pathogenesis of tuberculous encephalopathy and myeloradiculopathy: a comparison with allergic encephalomyelitis. Child's Nerv Syst. 1986;2:13-9.

236. Brasil. Ministério da Saúde. Manual de para o Controle da Tuberculose Brasília, DF: Ministério da Saúde; 2019. 364 p. Available from: https://www.telelab.aids.gov.br/index.php/biblioteca-telelab/item/download/172_d411f15deeb01f23d9a556619ae965c9.
237. Zunt JR, Baldwin KJ. Chronic and subacute meningitis. Contin Lifelong Learn Neurol. 2012;18(6):1290-318.
238. Rajasingham R, Smith RM, Park BJ, Jarvis JN, Govender NP, Chiller TM. Global burden of disease of HIV-associated cryptococcal meningitis: an updated analysis. Lancet Infect Dis. 2017;17(8):873-81.
239. Centers for Disease Control and Prevention. Cryptococcal meningitis: a deadly fungal disease among people living with HIV/AIDS. CDC. 2019.
240. Abadi J, Nachman S, Kressel AB, Pirofski LA. Cryptococcosis in children with AIDS. Clin Infect Dis. 1999;28(2):309-13.
241. Meiring ST, Quan VC, Cohen C, Dawood H, Karstaedt AS, McCarthy KM, et al. A comparison of cases of paediatric-onset and adult--onset cryptococcosis detected through population-based surveillance, 2005-2007. Aids. 2012;26(18):2307-14.
242. Sloan DJ, Parris V. Cryptococcal meningitis: epidemiology and therapeutic options. Clin Epidemiol. 2014;6(1):169-82.
243. Moretti ML, Resende MR, Lazera MS, Colombo AL, Shikanai-Yasuda MA. Guidelines in Cryptococcosis: 2008. Rev Soc Bras Med Trop. 2008;41(5):524-44.
244. Cox GM, Perfect JR. Clinical manifestations and diagnosis of Cryptococcus neoformans meningoencephalitis in HIV-seronegative patients [Internet]. UpToDate. 2020. Available from: https://www.uptodate.com/contents/clinical-manifestations-and-diagnosis--of-cryptococcus-neoformans-meningoencephalitis-in-hiv-seronegative-patients?search=meninigitis criptococus&source=search_result&selectedTitle=5~73&usage_type=default&display_rank=5#H6.
245. Cox GM, Perfect JR. Epidemiology, clinical manifestations, and diagnosis of Cryptococcus neoformans meningoencephalitis in patients with HIV. UpToDate [Internet]. 2020. Available from: https://www.uptodate.com/contents/epidemiology-clinical-manifestations-and-diagnosis-of-cryptococcus-neoformans-meningoencephalitis-in-patients-with-hiv?search=meninigitis criptococus&topicRef=2447&source=related_link#H7.
246. Perfect JR, Bicanic T. Cryptococcosis diagnosis and treatment: What do we know now. Fungal Genet Biol. 2015;78:49-54.
247. Cox GM, Perfect JR. Cryptococcus neoformans meningoencephalitis in patients with HIV: Treatment and prevention [Internet]. UpToDate. 2020. Available from: https://www.uptodate.com/contents/cryptococus-neoformans-meningoencephalitis-in-patients-with--hiv-treatment-and-prevention?sectionName=Screening and treatment of early infection&search=meninigitis criptococus&topicRef=3757&anchor=H451968929&source=see_li.
248. Perfect JR, Dismukes WE, Dromer F, Goldman DL, Graybill JR, Hamill RJ, et al. Clinical practice guidelines for the management of cryptococcal disease: 2010 update by the infectious diseases society of America. Clin Infect Dis. 2010;50(3):291-322.
249. Yao ZR, Liao W, Chen R. Management of cryptococcosis in non-HIV-related patients. Med Mycol. 2005;43(3):245-51.
250. Diamond RD, Bennett JE. Prognostic factors in cryptococcal meningitis. a study in 111 cases. Ann Intern Med. 1974;80(2):176-81.
251. Kauffman CA. Histoplasmosis. Clin Chest Med. 2009;30(2):217-25.
252. Saccente M. Central nervous system histoplasmosis. Curr Treat Options Neurol. 2008;161-7.
253. Niño-Serna L, Restrepo-Gouzy A, Garcés-Samudio C, Trujillo-Honeysberg M. Histoplasmosis cerebral en niños inmunocompetentes. Rev Neurol. 2013;56(8):444-6.
254. Ferreira MS, Borges AS. Histoplasmose. Rev Soc Bras Med Trop. 2009;42(2):192-8.
255. Wheat LJ, Freifeld AG, Kleiman MB, Baddley JW, McKinsey DS, Loyd JE, et al. Clinical practice guidelines for the management of patients with histoplasmosis: 2007 Update by the Infectious Diseases Society of America. Clin Infect Dis. 2007;45(7):807-25.
256. Lai PH, Lin SM, Pan H Ben, Yang CF. Disseminated miliary cerebral candidiasis. Am J Neuroradiol. 1997;18(7):1303-6.
257. Pappas PG, Kauffman CA, Andes DR, Clancy CJ, Marr KA, Ostrosky-Zeichner L, et al. Clinical Practice Guideline for the Management of Candidiasis: 2016 Update by the Infectious Diseases Society of America. Clin Infect Dis. 2015;62(4):e1-50.
258. Dotis J, Iosifidis E, Roilides E. Central nervous system aspergillosis in children: a systematic review of reported cases. Int J Infect Dis. 2007;11(5):381-93.
259. Rocha AJ, Junior ACMM, Ferreira NPDF, Amaral LLF. Granulomatous diseases of the central nervous system. Top Magn Reson Imaging. 2005;16(2):155-87.
260. Patterson TF, Thompson GR, Denning DW, Fishman JA, Hadley S, Herbrecht R, et al. Practice guidelines for the diagnosis and management of aspergillosis: 2016 update by the infectious diseases society of America. Clin Infect Dis. 2016;63(4):e1-60.
261. Kleinschmidt-DeMasters BK. Central nervous system aspergillosis: A 20-year retrospective series. Hum Pathol. 2002;33(1):116-24.
262. Eriz MS. Luces en la ciudad: Dictadura y simulacro en tomás harris. Atenea. 2007;363(496):145-58.
263. Prevention C-C for DC and. Toxoplasmosis - Epidemiology & Risk Factors. Vol. 25, CDC prevention. 2019.
264. Tenter AM, Heckeroth AR, Weiss LM. Toxoplasma gondii: from animals to humans. Int J Parasitol. 2000;30(12-13):1217-58.
265. McAuley JB. Toxoplasmosis in children. Pediatr Infect Dis J. 2008;27(2):161-2.
266. Brutto OH Del. parasitic infections of the central nervous system. In: García-Moncó JC, editor. CNS infections: a clinical approach. London: Springer; 2014. p. 163-80.
267. Glaser CA, Lewis PF, Louie JK. Fungal, rickettsial, and parasitic diseases of the nervous system. In: Swaiman KF et al. Swaiman's pediatric neurology. 5 ed. Philadelphia: Elsevier Saunders; 2012.
268. Centers for Disease Control and Prevention. Parasites - Toxoplasmosis (Toxoplasma infection) [Internet]. CDC. 2018. Available from: https://www.cdc.gov/parasites/toxoplasmosis/.
269. Brutto OHD. Neurocysticercosis. The Neurohospitalist. 2014;4(4):205-12.
270. Del Brutto OH. Neurocysticercosis: A review. ScientificWorldJournal. 2012;2012:159821.
271. Lerner A, Shiroishi MS, Zee CS, Law M, Go JL. Imaging of neurocysticercosis. Neuroimaging Clin N Am. 2012;22(4):659-76
272. Garcia HH, Nash TE, Del Brutto OH. Clinical symptoms, diagnosis, and treatment of neurocysticercosis. Lancet Neurol. 2014;13(12):1202-15.

273. Brasil. Ministério da Saúde. Secretaria de Vigilância em Saúde. Departamento de Vigilância, Prevenção e Controle das Infecções Sexualmente Transmissíveis, do HIV/Aids e das Hepatites Virais. Manejo da infecção pelo HIV em crianças e adolescentes. Brasília, DF: Ministério da Saúde; 2018. 1-220 p.
274. Brasil. Ministério da Saúde. Secretaria de Vigilância em Saúde. Departamento de Vigilância Prevenção e Controle das Infecções Sexualmente Transmissíveis do HIV/Aids e das Hepatites Virais. Protocolo clínico e diretrizes terapêuticas para manejo da infecção pelo HIV em Adultos. Brasília, DF: Ministério da Saúde; 2018. 410 p.
275. Brasil. Ministério da Saúde. Secretaria de Vigilância em Saúde. Recomendações para Terapia Antirretroviral em crianças e adolescentes infectados pelo HIV: manual de bolso. Brasília, DF: Ministério da Saúde; 2009. p. 209.
276. Siberry GK, Abzug MJ, Nachman S, Brady MT, Dominguez KL, Handelsman E, et al. Guidelines for the Prevention and Treatment of Opportunistic Infections in HIV-Exposed and HIV-Infected Children. Pediatr Infect Dis J. 2013;32:i.
277. Sáenz B, Ruíz-Garcia M, Jiménez E, Hernández-Aguilar J, Suastegui R, Larralde C, et al. Neurocysticercosis: clinical, radiologic, and inflammatory differences between children and adults. Pediatr Infect Dis J. 2006;25(9):801-3.
278. Sehgal R, Goyal K, Mewara A. Neurocysticercosis: a disease of neglect. Trop Parasitol. 2013;3(2):106.
279. Zymberg ST. Neurocysticercosis. World Neurosurg. 2013;79(2):24.e5-24.e8.
280. Carabin H, Ndimubanzi PC, Budke CM, Nguyen H, Qian Y, Cowan LD, et al. Clinical manifestations associated with neurocysticercosis: a systematic review. PLoS Negl Trop Dis. 2011;5(5).
281. White AC. Cysticercosis: Clinical manifestations and diagnosis. [Internet]. UpToDate. 2019. Available from: https://www.uptodate.com/contents/cysticercosis-clinical-manifestations-and-diagnosis.
282. Garcia HH, Nash TE, Del Brutto OH. Clinical symptoms, diagnosis, and treatment of neurocysticercosis. Lancet Neurol. 2014;13(12):1202-15.
283. A Clinton White J. Cysticercosis: Treatment. [Internet]. UpToDate. 2020. Available from: https://www.uptodate.com/contents/cysticercosis-treatment.
284. Del Brutto OH, Nash TE, White AC, Rajshekhar V, Wilkins PP, Singh G, et al. Revised diagnostic criteria for neurocysticercosis. J Neurol Sci. 2017;372:202-10.
285. White, Jr. AC. Neurocysticercosis: updates on epidemiology, pathogenesis, diagnosis, and management. Annu Rev Med. 2000;51(1):187-206.
286. White AC, Coyle CM, Rajshekhar V, Singh G, Hauser WA, Mohanty A, et al. Diagnosis and Treatment of Neurocysticercosis: 2017 Clinical Practice Guidelines by the Infectious Diseases Society of America (IDSA) and the American Society of Tropical Medicine and Hygiene (ASTMH). Clin Infect Dis. 2018;66(8):e49-75.
287. Centers for Disease Control and Prevention. CDC - Schistosomiasis [Internet]. CDC. 2018. Available from: https://www.cdc.gov/parasites/schistosomiasis/gen_info/faqs.html
288. Ferrari TCA, Moreira PRR. Neuroschistosomiasis: clinical symptoms and pathogenesis. Lancet Neurol. 2011;10(9):853-64.
289. Swaiman K, Ashwal S, Ferriero DM, Ferriero D. Swaiman's Pediatric Neurology: Principles and Practice. 6th ed. Philadelphia: Elsevier Saunders; 2018.
290. Colley DG, Bustinduy AL, Secor WE, Kingg CH. Human schistosomiasis. Int Rev Res Open Distance Learn. 2014;383(9936):2253-64.
291. Ferrari TCA, Moreira PRR, Cunha AS. Clinical characterization of neuroschistosomiasis due to Schistosoma mansoni and its treatment. Acta Trop. 2008;108(2-3):89-97.
292. Soentjens P, Clerinx J. Schistosomiasis: treatment and prevention [Internet]. UpToDate. 2020. Available from: https://www.uptodate.com/contents/schistosomiasis-treatment-and-prevention?search=schistosom&source=search_result&selectedTitle=2~86&usage_type=default&display_rank=2.
293. Colley DG, Bustinduy AL, Secor WE, King CH. Human schistosomiasis. Lancet. 2014;383(9936):2253-64.
294. Ferrari TCA, Moreira PRR, Cunha AS. Spinal cord schistosomiasis: a prospective study of 63 cases emphasizing clinical and therapeutic aspects. J Clin Neurosci. 2004;11(3):246-53.
295. Budka H, Aguzzi A, Brown P, Brucher J-M, Bugiani O, Gullotta F, et al. Neuropathological diagnostic criteria for Creutzfeldt-Jakob Disease (CJD) and other human spongiform encephalopathies (prion diseases). Brain Pathol. 1995;5(4):459-66.
296. Mastrianni JA. The genetics of prion diseases. Genet Med. 2010;12(4):187-95.
297. Takada LT, Kim MO, Metcalf S, Gala II, Geschwind MD. Prion disease. Handb Clin Neurol. 2018;148:441-464.
298. Haywood AM. Transmissible spongiform encephalopathies. N Engl J Med. 1997;337(25):1821-8.
299. Frey JW, MC. Self-replication and scrapie. Nat Publ Gr. 1967;215(2):1043-4.
300. Prusiner SB. Research on scrapie. Lancet. 1982;320(8296):494-5.
301. Sakudo A, Lee DC, Nishimura T, Li S, Tsuji S, Nakamura T, et al. Octapeptide repeat region and N-terminal half of hydrophobic region of prion protein (PrP) mediate PrP-dependent activation of superoxide dismutase. Biochem Biophys Res Commun. 2005;326(3):600-6.
302. Brown DR, Wong B-S, Hafiz F, Clive C, Haswell SJ, Jones IM. Normal prion protein has an activity like that of superoxide dismutase. Biochem J. 1999;344(1):1-5.
303. Collinge J. Prion diseases of humans and animals. Medicine (Baltimore). 2001;(McGowan 1922):1-4.
304. Prusiner SB. Molecular biology of prion diseases. Science. 1991;252(5012):1515-22.
305. Alper T. The exceptionally small size of the scrapie agent. Biochem Biophys Res Commun. 1965;22(3):278-84.
306. Zerr I, Bodemer M, Räcker S, Grosche S, Poser S, Weber T, et al. Cerebrospinal fluid concentration of neuron-specific enolase in diagnosis of Creutzfeldt-Jakob disease. Lancet. 1995;345(8965):1609-10.
307. Jeong BH, Kim YS. Genetic studies in human prion diseases. J Korean Med Sci. 2014;29(5):623-32.
308. Lloyd S, Mead S, Collinge J. Genetics of Prion Disease Sarah. Pept Mater. 2011;310:1-26.
309. Wadsworth JDF, Hill AF, Beck JA, Collinge J. Molecular and clinical classification of human prion disease. Br Med Bull. 2003;66:241-54.
310. Collinge J, Whitfield J, McKintosh E, Beck J, Mead S, Thomas DJ, et al. Kuru in the 21st century-an acquired human prion disease with very long incubation periods. Lancet. 2006;367(9528):2068-74.

311. Venneti S. Prion diseases. Clin Lab Med. 2010;30(1):293-309.
312. Araújo AQC. Doenças priônicas. Arq Neuropsiquiatr. 2013;71(9):731-7.
313. Collins S, McLean CA, Masters CL. Gerstmann-Sträussler-Scheinker syndrome, fatal familial insomnia, and kuru: a review of these less common human transmissible spongiform encephalopathies. J Clin Neurosci. 2001;8(5):387-97.
314. Orphanet: Gerstmann Straussler Scheinker syndrome. 2020. p. 2020.
315. Vitali P, MacCagnano E, Caverzasi E, Henry RG, Haman A, Torres-Chae C, et al. Diffusion-weighted MRI hyperintensity patterns differentiate CJD from other rapid dementias. Neurology. 2011;76(20):1711-9.
316. Mead S. Prion disease genetics. Eur J Hum Genet. 2006;14(3):273-81.
317. Wieser HG, Schindler K, Zumsteg D. EEG in Creutzfeldt-Jakob disease. Clin Neurophysiol. 2006;117(5):935-51.

capítulo 62 | Doenças Desmielinizantes

▸ Andrea Savransky
▸ Alejandra González
▸ Silvia N. Tenembaum

Nos últimos anos, progressos significativos foram feitos no campo da neuroimunologia pediátrica e, em particular, das doenças inflamatórias e desmielinizantes do Sistema Nervoso Central (SNC). Estes distúrbios incluem a encefalomielite disseminada aguda, as síndromes desmielinizantes isoladas, a esclerose múltipla (EM) e o distúrbio do espectro da neuromielite óptica (NMOSD, do inglês *Neuromyelitis Optica Spectrum Disorder*), além da recente incorporação do espectro de síndromes associadas a anticorpos anti-MOG.

Avanços no conhecimento e melhor identificação desses transtornos incluíram revisões dos critérios diagnósticos para várias dessas entidades, identificação de biomarcadores diagnósticos, como anticorpos específicos, desenvolvimento de ensaios terapêuticos para a população pediátrica e novas estratégias de tratamento para formas crônicas. Neste capítulo revisaremos detalhadamente as informações mais recentes correspondentes a cada uma das entidades pediátricas mencionadas, incluindo os fenótipos clínicos monofásicos e recorrentes, com recomendações sobre o plano de investigação adequado e os diferentes esquemas terapêuticos correspondentes a cada entidade.

ENCEFALOMIELITE DISSEMINADA AGUDA

A encefalomielite disseminada aguda (ADEM, do inglês *Acute Disseminated Encephalomyelitis*) é uma doença desmielinizante imunomediada do SNC, que afeta predominantemente a população pediátrica e adultos jovens.[1] Clinicamente, é caracterizada por uma encefalopatia de instalação aguda/subaguda associada a déficits neurológicos multifocais, mostrando imagens hiperintensas em T2/FLAIR na ressonância magnética (IRM) do encéfalo com as seguintes características: lesões grandes, com bordas mal definidas, que comprometem predominantemente a substância branca cerebral.[2,3]

Classicamente, a ADEM é considerada uma condição monofásica, não apresentando novos eventos clínicos ou novas lesões na neuroimagem durante o seguimento, e tem bom prognóstico. No entanto, formas recorrentes ou multifásicas foram relatadas em publicações recentes.[4,5]

A ADEM é o distúrbio inflamatório desmielinizante mais comum na população pediátrica e a imunoterapia é o tratamento adequado.

Critérios diagnósticos

Historicamente, o termo ADEM tem sido usado em um sentido amplo, para se referir a todos os eventos inflamatórios agudos e não infecciosos do SNC que ocorreram em um paciente pediátrico. Por não possuir marcador biológico específico, o diagnóstico de ADEM é baseado no cumprimento de critérios clínicos respaldados por achados de neuroimagem, devendo sempre ser excluídas outras doenças com sintomas semelhantes.

Em 2007, o grupo internacional para o estudo da esclerose múltipla pediátrica (IPMSSG, do inglês *International Pediatric Multiple Sclerosis Study Group*) propôs definições para os diferentes processos inflamatórios imunomediados do SNC pediátrico, incluindo ADEM.[6] Antes desta publicação, que propõe definições consensuais, a definição de ADEM diferia amplamente entre os diferentes estudos publicados. Modificado posteriormente em 2013,[7] permitiu unificar os critérios diagnósticos, facilitou uma melhor identificação da entidade e o aumento gradativo das publicações pediátricas sobre ADEM.

O conceito atual considera a ADEM como uma síndrome de apresentação de uma doença inflamatória desmielinizante imunomediada, e não como uma doença específica. O diagnóstico de ADEM é retrospectivo e excludente, e requer conformidade com os critérios diagnósticos listados na Tabela 62.1.[7,8]

Epidemiologia

A idade média de apresentação, de acordo com várias publicações pediátricas, é de 5 a 8 anos,[4,5,9] idade em que as crianças estão adquirindo imunidade contra infecções comuns. Os dados de incidência relatados

Tabela 62.1 Critérios diagnósticos da ADEM.[7, 8]

O diagnóstico requer que os seguintes 5 critérios sejam satisfeitos:

1. Primeiro evento clínico multifocal do SNC de provável origem inflamatória desmielinizante
2. No contexto de uma encefalopatia (alteração da consciência ou comportamento) que não pode ser explicada por febre, infecção sistêmica ou estado pós-ictal
3. A IRM do encéfalo deve mostrar anormalidades de sinal durante o período agudo-subagudo de instalação (3 meses)
   - Lesões grandes (> 1-2 cm), mal demarcadas, difusas, envolvendo predominantemente a substância branca cerebral bilateral e de forma assimétrica
   - Lesões envolvendo substância cinzenta profunda (tálamo e núcleos da base) podem estar presentes
   - Lesões hipointensas em sequências T1 na substância branca cerebral devem ser excepcionais e identificadas apenas no interior de lesões tumefativas
4. Sem novo evento clínico ou novos achados de neuroimagem no seguimento do paciente, a partir do 3º mês após o início
5. Exclusão razoável de diagnósticos alternativos

são variáveis: 0,4-0,6/100.000 habitantes nos EUA e no Japão, enquanto estudos populacionais realizados na Alemanha, Grã-Bretanha e Canadá relataram 0,07-0,3/100.000 crianças por ano.[10-13] O advento da IRM como ferramenta diagnóstica permitiu a identificação de casos de ADEM em pacientes previamente diagnosticados como meningoencefalite.

Algumas publicações sugerem uma distribuição sazonal no inverno e na primavera para a ADEM. Ao contrário do que é classicamente descrito para a EM, algumas publicações identificaram uma ligeira (1,8:1) ou acentuada predominância (cerca de 70% dos pacientes) de meninos sobre meninas, especialmente quando a ADEM ocorre nos mais jovens.[5,12,14,15]

Embora a ADEM tenha sido classicamente descrita como uma condição pós-infecciosa ou pós-vacinal, até 25% dos pacientes podem não apresentar esse antecedente.[5] De acordo com um estudo recente de farmacovigilância, as vacinas mais frequentemente associadas ao desenvolvimento subsequente de ADEM foram a vacina para a gripe sazonal e a vacina do papilomavírus humano, embora tenha havido uma tendência para diminuição das notificações associadas às seguintes vacinas: difteria, coqueluche, tétano, poliomielite, varicela, hepatite B, sarampo e *Haemophilus influenzae* tipo b.[16,17]

Com relação à etiologia pós-infecciosa, os vírus mais frequentemente associados à ADEM são influenza, enterovírus, sarampo, rubéola, varicela, Epstein-Barr e citomegalovírus. Algumas infecções bacterianas também foram associadas a quadros encefalopáticos classificados como ADEM. Normalmente, as manifestações clínicas se desenvolvem de 2 a 21 dias após a infecção ou imunização, embora períodos mais longos já tenham sido publicados.

Patologia

A histopatologia da ADEM se caracteriza por camadas de desmielinização limitadas espacialmente ao tecido perivenular, associadas a um infiltrado inflamatório de linfócitos B e T, macrófagos carregados de mielina e, ocasionalmente, células plasmáticas e granulócitos. As lesões apresentam idade histológica semelhante e sua localização é restrita às áreas perivasculares. Embora os axônios sejam geralmente preservados, essas lesões também podem mostrar sinais de dano axonal agudo.[18, 19] Ao contrário da ADEM, as lesões de EM mostram áreas extensas de desmielinização confluente, com infiltrados de macrófagos e astrogliose reativa.

Um padrão de ativação microglial comprometendo difusamente o córtex cerebral também pode ser observado na ADEM, podendo ser o substrato patológico da alteração da consciência que caracteriza essa condição.[19]

Imunopatogênese

Dentre os mecanismos propostos para a perda da tolerância imunológica, o mimetismo molecular estaria envolvido no desenvolvimento da ADEM. Os epítopos presentes em microrganismos patogênicos compartilhariam alguma sequência peptídica ou uma estrutura tridimensional semelhante aos antígenos de mielina do hospedeiro, gerando uma resposta antigênica cruzada contra autoantígenos de mielina.[20] Vírus como influenza, Epstein-Barr, vírus do herpes humano 6 ou coronavírus foram identificados como geradores de uma reação imune cruzada.[21,22] Os peptídeos ou epítopos de mielina com capacidade antigênica mais bem estudados incluem proteína proteolipídica e a glicoproteína oligodendrocítica da mielina (MOG). A presença de anticorpos anti-MOG foi relatada em até 60% dos casos pediátricos de ADEM, com desenvolvimento frequente de recidivas clínicas afetando diferentes áreas do SNC no subgrupo soropositivo de ADEM.[23] A patologia associada aos anticorpos anti-MOG será descrita em detalhes na seção correspondente.

Quadro clínico

A descrição clássica da ADEM inclui uma história de infecção prévia, geralmente viral e benigna, sendo a condição mais frequente uma rinofaringite aguda. Após um intervalo de 2 a 30 dias, instala-se o quadro de encefalopatia aguda, com grave disfunção comportamental ou de consciência, precedida por ou associada a déficits neurológicos multifocais. Os pacientes frequentemente manifestam associadamente sintomas sistêmicos, como cefaleia, mal-estar, náuseas e vômitos, que podem preceder os sintomas neurológicos. Embora formas subagudas de ADEM tenham sido descritas, o quadro clínico completo geralmente se desenvolve rapidamente, com uma média de 4,5 dias.[5]

O envolvimento encefálico difuso se manifesta com diferentes graus de alteração da consciência: confusão, sonolência, letargia ou coma. E as diferentes manifestações neurológicas deficitárias correspondem à distribuição das lesões, sendo as mais frequentemente relatadas: sinais piramidais, hemiparesia ou quadriparesia aguda, ataxia, afasia, envolvimento de nervos cranianos, distúrbios da deglutição, meningismo, crises epilépticas, com desenvolvimento do estado de mal epiléptico em alguns pacientes, comprometimento visual e mielopatia. Formas combinadas de desmielinização central e periférica, com evidência de envolvimento adicional do sistema nervoso periférico, foram relatadas com mais frequência em pacientes adultos.

A insuficiência respiratória secundária ao envolvimento do tronco encefálico é pouco frequente (11%-16%); no entanto, 15%-25% das crianças com ADEM podem requerer admissão em unidades de terapia intensiva.[3,5,24]

Apesar do quadro clínico dramático que caracteriza a fase aguda, o prognóstico da ADEM é geralmente favorável, desde que o tratamento seja estabelecido precocemente.

Exames complementares
Imagem por ressonância magnética

A IRM do encéfalo é o estudo de neuroimagem de escolha para pacientes com doença inflamatória desmielinizante do SNC, pois permite uma orientação diagnóstica adequada, excluindo outros diagnósticos diferenciais.

As sequências convencionais que melhor revelam lesões típicas de ADEM são T2 e FLAIR, mostrando lesões múltiplas com sinal hiperintenso, com bordas mal definidas, de distribuição bilateral e assimétrica.[5] Essas lesões envolvem a substância branca profunda e subcortical do cérebro, cerebelo, tronco encefálico e medula espinal (Figura 62.1 – A e B). Alterações de sinal envolvendo os núcleos da base e o tálamo também são frequentes. O envolvimento da medula espinal ocorre em um terço dos pacientes com ADEM, observando-se lesões extensas e confluentes.[5,25]

Cinco padrões radiológicos de ADEM foram descritos em uma publicação:[5]

1. Com lesões pequenas;
2. Com lesões extensas ou tumefativas;
3. Com envolvimento adicional talâmico unilateral ou bilateral;
4. Lesões com transformação hemorrágica; e
5. Lesões pseudoleucodistróficas. Embora neste estudo não tenha sido encontrada correlação entre os padrões radiológicos e a evolução clínica, destacou-se a utilidade de se considerar os diferentes diagnósticos diferenciais. Uma revisão atual desses padrões radiológicos permitiria associar alguns deles ao subgrupo de pacientes com ADEM e anticorpos anti-MOG.

A identificação de lesões com realce paramagnético em sequências ponderadas em T1 com gadolínio é altamente variável (8%-100%), pois depende do momento evolutivo em que o estudo é realizado. Os padrões de captação descritos também são variáveis: captação em anel completa e incompleta, nodular e irregular.

É aconselhável fazer uma IRM do encéfalo antes de realizar uma punção lombar, para descartar a possibilidade de um descenso tonsilar secundário ao efeito expansivo que pode eventualmente ocorrer em algumas lesões desmielinizantes tumefativas, ou para descartar comorbidades, como uma malformação de Chiari tipo I, que também pode complicar o procedimento.

O uso de técnicas avançadas de ressonância magnética, como a difusão (DWI), tem possibilitado identificar a presença de edema vasogênico na inflamação aguda da ADEM, revelando sinais hiperintensos, sem queda do sinal nas imagens correspondentes nos mapas do coeficiente de difusão aparente (ADC).[26] Nas sequências de espectroscopia, as lesões podem apresentar níveis reduzidos de N-acetil-aspartato e aumento de picos lipídicos e lácticos. No entanto, esses achados tendem a se resolver acompanhando o reparo das lesões nas IRM de controle.

O acompanhamento neurorradiológico pós-tratamento tem papel fundamental no diagnóstico retrospectivo. A demonstração de resolução das lesões características, total ou parcial, reforça o diagnóstico, assim como o aparecimento de novas lesões clinicamente silenciosas o exclui.[27] Sugere-se pelo menos duas IRM de controle, sendo uma de 3 a 6 meses após o evento agudo e outra de 9 a 12 meses, para descartar o aparecimento de novas placas que podem levar a diagnósticos diferentes.[4]

As características das lesões identificadas à IRM que permitem diferenciar a ADEM de um primeiro surto de EM, com sensibilidade de 81% e especificidade de 95%, foram descritas em um estudo: **1.** Ausência de padrão de lesões difusas bilaterais; **2.** Presença de lesões hipointensas (buracos negros) nas sequências T1; e **3.** Presença de duas ou mais lesões periventriculares.[25]

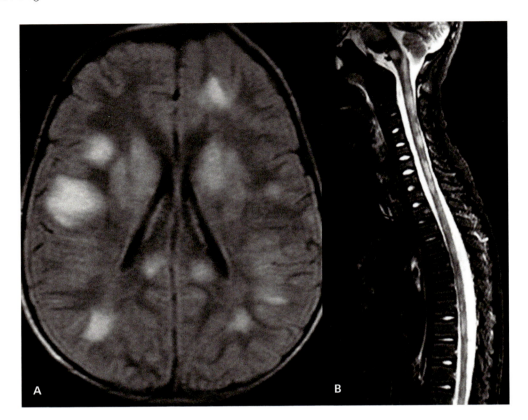

Figura 62.1 Encefalomielite disseminada aguda. Paciente de sete anos com encefalopatia aguda, ataxia, oftalmoparesia, paraparesia com sinais piramidais e disfunção vesical. **(A)** IRM do encéfalo: Axial FLAIR evidenciando múltiplas lesões hiperintensas, com bordas imprecisas que envolvem a substância branca e a substância cinzenta profunda bilateral e de forma assimétrica. **(B)** IRM do tronco encefálico e medula espinal: sagital T2, demonstrando múltiplas lesões hiperintensas no tronco encefálico (porção superior da ponte e anterior do bulbo) e medula espinal, de limites imprecisos e com tendência à confluência.

Exames laboratoriais

Em todos os pacientes com suspeita diagnóstica de ADEM, uma punção lombar deve ser realizada para estudar o líquido cefalorraquidiano (LCR), sobretudo para se descartar uma infecção ativa do SNC. O LCR em pacientes com ADEM geralmente mostra aumento da celularidade com predomínio de linfócitos, hiperproteinorraquia e valores de glicorraquia dentro da normalidade. No entanto, um LCR normal não exclui o diagnóstico de ADEM.[5,28]

O estudo de bandas oligoclonais por técnica de focalização isoelétrica pode mostrar fracionamento oligoclonal positivo de IgG no LCR em 0%-30% dos pacientes com ADEM.[5,12,27] Ao contrário da EM, na ADEM essas bandas intratecais são geralmente transitórias. A presença de bandas oligoclonais com padrão "em espelho", presentes no LCR e soro com padrão de fracionamento idêntico, também foi relatada, sugerindo uma produção sistêmica de IgG, e não exclusivamente intratecal.[29]

Diferentes estudos avaliaram o repertório de biomarcadores de inflamação aguda que permitem diferenciar a ADEM de encefalites infecciosas ou encefalites autoimunes (EA). Foram encontrados níveis mais baixos de interferon-gama (IFN-γ) e interleucina-10 (IL-10) na ADEM do que na meningoencefalite viral.[11] O perfil de citocinas e quimiocinas no LCR foi avaliado em pacientes com ADEM, EA e encefalite infecciosa.[30] A ADEM se caracterizou por um aumento acentuado nas citocinas associadas a uma resposta Th17 (IL-17 e IL-21) e Th2 (IL-4 e CCL17) em comparação com a EA e encefalite infecciosa. Um subgrupo de pacientes com encefalopatia inicial grave nos três grupos de diagnóstico mostrou um padrão comum, com moléculas Th1 e marcadores de células B (CXCL13 e CXCL10). Neste estudo, não foi encontrada correlação significativa com a presença de neopterinas e IFN-γ ou IFN-α no LCR.[30]

Um estudo explorou a possibilidade de encontrar novos anticorpos direcionados a antígenos de superfície gliais ou neuronais associados a ADEM, além do anti-MOG, usando técnicas de microarray de proteínas e imuno-histoquímica em tecido cerebral de ratos, com resultados negativos. Portanto, diante de todo paciente com quadro compatível com ADEM, a pesquisa de anticorpos anti-MOG no soro deve ser realizada por ensaio celular (CBA, do inglês *Cell-Based Assays*), sendo os únicos autoanticorpos associados à ADEM até o momento.

Diagnósticos diferenciais

O diagnóstico da ADEM continua sendo eminentemente clínico e retrospectivo, com o apoio da neuroimagem, após ter considerado e excluído outras possibilidades diagnósticas. Os sinais de alerta no processo de diagnóstico da ADEM e os diagnósticos diferenciais a serem considerados estão resumidos na Tabela 62.2.

- Uma infecção direta do SNC, viral ou bacteriana, é o primeiro diagnóstico diferencial a considerar, pois requer um tratamento diferente e específico (Figura 62.2 – A). Nestes casos, a celularidade do LCR costuma ser maior do que a descrita na ADEM.

- A presença de cefaleia recorrente como sintoma dominante, com ou sem sinais meníngeos associados à encefalopatia aguda, deve sugerir a possibilidade de vasculite primária do SNC ou vasculite sistêmica com comprometimento do SNC. O uso de técnicas angiográficas de neuroimagem é recomendado para avaliar a vasculatura intra e extracraniana. O diagnóstico de síndrome Susac também deve ser considerado.

- Quando além do comprometimento da consciência são observados movimentos distônicos, discinesias orofaciais e crises epilépticas, o diagnóstico de encefalite autoimune associada a anticorpos anti-NMDAR deve ser considerado.

- Se a encefalopatia estiver associada exclusivamente a lesões talâmicas bilaterais, o diagnóstico de encefalopatia necrotizante aguda (ANE, do inglês *Acute Necrotizing Encephalopathy*) deve ser considerado (Figura 62.2 – B).

- Quando a ressonância magnética mostra uma lesão tumefativa com efeito expansivo e resposta insatisfatória aos corticosteroides, a possibilidade de uma neoplasia do SNC deve ser descartada (Figura 62.2 – C e D).

- Quando a encefalopatia ocorre em um paciente com hipertensão arterial mantida e a ressonância magnética mostra lesões predominantemente posteriores, pode tratar-se da síndrome de encefalopatia posterior reversível (PRES, do inglês *posterior reversible encephalopathy syndrome*).[31]

- Quando a encefalopatia está associada a sinais multifocais e perda auditiva, com ou sem deficiência visual secundária à oclusão da artéria retiniana, a IRM mostra lesões ao longo do corpo caloso (padrão em

Tabela 62.2 Sinais de alerta que sugerem diagnósticos alternativos a ADEM.[4]

Sinais clínicos	Diagnósticos alternativos
Febre persistente, sinais meníngeos	Encefalites infecciosas
Cefaleia persistente	Vasculites do SNC, síndrome de Susac
Eventos clínicos do tipo "stroke-like"	Vasculites do SNC, MELAS
Crises epilépticas recorrentes	Encefalites autoimunes (anti-NMDAR, anti-MOG)
Sintomas psiquiátricos	LES, encefalite por anticorpos anti-NMDAR
Movimentos anormais	Encefalites por anticorpos anti-NMDAR
Quadro progressivo, anormalidades neurológicas prévias	Leucodistrofias, doenças metabólicas
Hipertensão arterial mantida	Leucoencefalopatia posterior reversível
Paciente em tratamento quimioterápico	Toxicidade por metotrexato
Achados no LCR	**Diagnósticos alternativos**
Celularidade > 50/mm³	Encefalites infecciosas
Bandas oligoclonais positivas	Esclerose múltipla
Achados na IRM	**Diagnósticos alternativos**
Lesões cerebrais bilaterais e simétricas	Leucodistrofias, doenças metabólicas
Lesões exclusivamente bitalâmicas	Encefalopatia necrotizante aguda (ANE)
Lesões isquêmicas com restrição à difusão	AVC isquêmico, vasculites
Lesões temporais mesiais	Encefalites autoimunes
Lesão única expansiva	Neoplasia
Lesões ovoides periventriculares, com bordas definidas, perpendiculares ao corpo caloso	Esclerose múltipla

"bolas de neve") e realce leptomeníngeo, o diagnóstico da síndrome de Susac deve ser considerado.

Embora a ADEM seja classicamente descrita como uma entidade monofásica, recidivas clínicas foram descritas em até 75% das crianças que apresentam um primeiro evento que atende aos critérios para ADEM.[4,32]

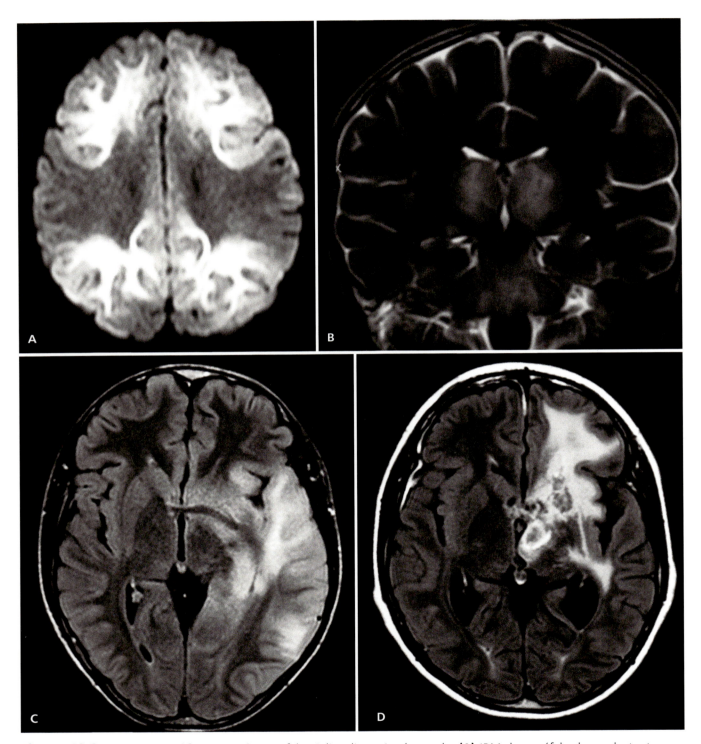

Figura 62.2 Diagnósticos diferenciais da encefalomielite disseminada aguda. **(A)** IRM do encéfalo de um lactente com encefalite viral, causada pelo vírus do herpes humano tipo 6. Axial DWI: lesões hiperintensas bilaterais e simétricas que comprometem a substância branca. **(B)** IRM do encéfalo em um paciente com encefalite necrotizante aguda. Coronal T2: lesões talâmicas hiperintensas, bilaterais e simétricas, com envolvimento simultâneo do tronco encefálico. **(C)** IRM do encéfalo em glioma infiltrativo difuso. Axial T2: lesão hiperintensa heterogênea, com limites imprecisos, envolvendo a substância branca e cinzenta do hemisfério cerebral esquerdo, com maior capacidade infiltrativa do que expansiva. **(D)** IRM do encéfalo em linfoma primário do SNC (linfoma difuso de células B). Axial T2: comprometimento cerebral multifocal com sinal hiperintenso heterogêneo envolvendo a substância branca de forma difusa e estruturas cinzentas profundas, com áreas centrais sugestivas de necrose, cercadas por halo inflamatório.

As possibilidades de diagnóstico a serem consideradas nessas formas recorrentes incluem:

- Se o novo evento clínico atender aos critérios diagnósticos para ADEM e ocorrer em até 3 meses após o evento inicial, a condição é classificada como ADEM multifásica.
- Um subgrupo de pacientes com ADEM pode desenvolver recidivas clínicas mais limitadas, apresentando exclusivamente neurite óptica sem encefalopatia clínica, e mostrando nos estudos de neuroimagem boa reparação de lesões cerebrais prévias, sem novas lesões, juntamente com comprometimento radiológico dos nervos ópticos. Essa forma evolutiva é chamada de ADEM-NO (encefalomielite disseminada seguida de neurite óptica). Tanto a ADEM-NO quanto a ADEM multifásico estão fortemente associadas à presença de anticorpos anti-MOG.[23, 33]
- Se um evento inicial de ADEM for seguido por recidivas clínicas sem encefalopatia e com diferentes fenótipos clínicos, como ataxia, hemiparesia aguda, diplopia ou neurite óptica, mostrando na ressonância magnética o aparecimento de novas lesões com persistência das anteriores e revelando captação variável de gadolínio, o diagnóstico de EM de início pediátrico deve ser considerado.
- Se um evento inicial de ADEM for seguido por recidivas clínicas como neurite óptica, mielopatia longitudinalmente extensa ou síndrome de área postrema (vômitos ou soluços refratários ao tratamento sintomático), o diagnóstico de neuromielite óptica associada a anticorpos antiaquaporina 4 (IgG anti-AQP4) ou anti-MOG deve ser considerado.

Tratamento

A imunoterapia representa o tratamento de escolha para ADEM e pode ajudar a acelerar a recuperação e melhorar o prognóstico em longo prazo. Entretanto, até que um processo infeccioso do SNC seja descartado, recomenda-se iniciar tratamento antiviral e antibacteriano precocemente.

Dependendo das sequelas que eventualmente possam ocorrer, os pacientes serão beneficiados com a indicação de fisioterapia, terapia ocupacional), terapia fonoaudiológica e, eventualmente, terapias de reabilitação cognitivas.

Corticosteroides

Um curso breve de corticosteroides intravenosos em altas doses (metilprednisolona) é o tratamento típico de primeira linha recomendado.[5, 9, 34] A dose preconizada é de 30 mg/kg/dia (dose máxima de 1g/dia), por 3 a 5 dias consecutivos, com posterior administração de prednisona oral (1 mg/kg/dia) em doses decrescentes. O uso concomitante, por via oral, de vitamina D, cálcio e proteção gástrica é recomendado durante todo o tratamento, bem como o controle da pressão arterial e da glicemia.

Os eventos adversos comumente associados a essas doses de corticoterapia intravenosa incluem intolerância à glicose, retenção de líquidos, edema, erupção cutânea, aumento da pressão ocular e labilidade emocional.[34] Osteoporose, retardo de crescimento, glaucoma e catarata são complicações adicionais associadas ao uso prolongado de corticosteroides.

O esquema utilizado para a suspensão do tratamento com corticosteroides orais pode variar de 6 semanas a 4-6 meses entre as diferentes publicações, dependendo da gravidade do evento clínico e de sua associação com anticorpos anti-MOG. Em geral, diminuições em menos de 3 semanas foram associadas a um risco aumentado de recidivas clínicas.[9]

Imunoglobulina intravenosa

É um tratamento biológico bem estabelecido para várias doenças autoimunes. O uso de gamaglobulina intravenosa (GGEV) é uma opção de segunda linha para pacientes com resposta inadequada ou contraindicação ao uso de corticosteroides.[34] A dose geralmente recomendada é de 2 g/kg, em 2 dias. É um tratamento geralmente bem tolerado, mas os seguintes efeitos colaterais podem ser observados: febre, dor de cabeça, dor no peito, erupção cutânea, mialgia, cãibras musculares e fadiga. Os eventos adversos mais graves são raros e incluem trombose arterial ou venosa, anafilaxia, nefrotoxicidade e meningite asséptica.[35]

Troca plasmática terapêutica

Na ausência de estudos pediátricos controlados, a troca plasmática terapêutica (TPT), ou plasmaférese, tem sido adotada como terapia de resgate de segunda linha para eventos desmielinizantes graves do SNC que não respondem ao tratamento com corticosteroides, com nível de evidência classe II.[36] É um procedimento imunológico não seletivo que remove moléculas importantes do sangue, incluindo autoanticorpos, complexos imunes, citocinas pró-inflamatórias e complemento.[36-39] Sua implantação requer um centro com complexidade suficiente para dispor de equipamentos e pessoal com o treinamento necessário para a colocação do cateter adequado e o manuseio técnico do equipamento.

O número relatado de procedimentos por paciente é de 5 a 7 substituições (podendo variar de 3 a 15), geralmente realizadas em dias alternados.[39,40] O uso oral de ciclofosfamida 2 mg/kg/dia durante a TPT tem como objetivo limitar o eventual repique de anticorpos entre os procedimentos.[39]

Os eventos adversos mais frequentes são aqueles associados ao procedimento (hipotensão sintomática e hipocalcemia), associados ao cateter (disfunção, infecção ou trombose), mas podem ocorrer eventos graves que devem ser considerados a fim de serem prevenidos, como pneumotórax, embolia pulmonar, ou arritmias.

Prognóstico

Com a disponibilidade de tratamentos de resgate apropriados, o prognóstico para ADEM é geralmente favorável. A recuperação completa, essencialmente motora, foi identificada em 57%-89% dos pacientes. Embora essa recuperação possa ser observada em poucos dias, pode levar de 1 a 6 meses em alguns pacientes. Os déficits residuais podem ser identificados em 20%-30% das crianças, como ataxia leve, fraqueza muscular, problemas visuais e epilepsia.[5,27] A mortalidade associada a ADEM foi descrita em 1% a 3%.[24]

Estudos recentes têm mostrado que a ADEM, mesmo em sua forma monofásica, tem efeito negativo sobre o crescimento do encéfalo em crianças, mostrando uma redução no crescimento encefálico esperado para a idade, principalmente às custas de uma redução na taxa de crescimento da substância branca, e mostrando uma diminuição no volume encefálico total (Aubert-Broche et al., 2017).[41] O impacto desses achados no desempenho cognitivo tem sido motivo de avaliação em crianças com ADEM. Transtornos de conduta e cognitivos foram descritos com frequências variáveis em séries pediátricas.[42,43] Uma metanálise interessante descreve que, em conjunto, os pacientes que tiveram ADEM parecem apresentar um bom perfil cognitivo. No entanto, avaliados individualmente, um subgrupo de crianças pode ser identificado com um impacto negativo no nível de QI, funções executivas, velocidade de processamento, memória e aprendizagem, habilidades visuoespaciais e sintomas de internalização, descritos em até 43% dos pacientes em diferentes estudos.[44] Transtornos psicossociais com impacto no comportamento, humor e qualidade de vida foram identificados em 20%-40% das crianças com ADEM, com evidências de fadiga cognitiva adicional, mesmo tendo apresentado recuperação motora completa após o evento agudo.[45] Todos esses fatores devem ser considerados para iniciar as intervenções necessárias visando a melhora da qualidade de vida dessas crianças.

■ SÍNDROMES CLÍNICAS ISOLADAS

Uma síndrome clínica isolada (SCI) é definida como um primeiro evento clínico em um paciente que apresenta sinais e sintomas sugestivos de uma doença inflamatória desmielinizante do SNC. A categoria SCI exige que o episódio clínico dure pelo menos 24 horas, ocorra na ausência de febre ou infecção e não mostre sinais clínicos de encefalopatia.[46] Pode representar um dilema diagnóstico e terapêutico, pois uma porcentagem variável desses pacientes pode evoluir com o tempo para o diagnóstico de EM.

Existem diferenças consideráveis entre as SCI que ocorrem na população pediátrica e adulta, tanto no aspecto epidemiológico, quanto clínico e radiológico. Particularmente em crianças, a exclusão de uma ampla variedade de diagnósticos diferenciais pode ser um grande desafio.

Os critérios diagnósticos para SCI pediátrica foram propostos pela primeira vez pelo IPMSSG em 2007[6] e depois revisados em 2012.[7] (Tabela 62.3)

Trata-se de uma condição muito heterogênea com relação às suas manifestações clínicas, pois inclui neurite óptica, mielite transversa, síndromes do tronco encefálico e síndromes cerebrais tumefativas. A SCI é por definição monofásica, haja vista que define o primeiro evento clínico que o paciente apresenta. Diferentes subtipos clínicos são identificados como SCI unifocal, se os sintomas e sinais estiverem restritos a uma topografia do SNC, ou SCI multifocal quando houver duas ou mais áreas envolvidas, mas não deve incluir encefalopatia. A apresentação multifocal é mais comum em pacientes pediátricos do que em adultos.[46]

Tomados em conjunto, as SCI são mais comuns como forma de apresentação de uma doença desmielinizante do que a ADEM, especialmente em pacientes maiores de 10 anos de idade. E dentro deste grupo, a neurite óptica é a mais frequente, seguida por mielite e síndromes do tronco, enquanto o envolvimento dos hemisférios cerebrais é pouco frequente.[47]

Neurite óptica

A neurite óptica (NO) é uma manifestação aguda comumente associada a doenças desmielinizantes em pacientes adultos e pediátricos, em que o processo inflamatório envolve o nervo óptico.[48] Os sintomas habituais de sua apresentação incluem dor à mobilização do

Tabela 62.3 Critérios diagnósticos de síndrome clínica isolada (SCI).[7]

O diagnóstico requer que os seguintes 4 critérios sejam satisfeitos:
1. Evento clínico de provável causa inflamatória desmielinizante
2. Ausência de história prévia de enfermidade desmielinizante do SNC
3. Evento clínico sem encefalopatia, exceto aquela explicada por febre
4. IRM que não cumpre critérios diagnósticos para EM

globo ocular, distúrbio da visão em cores e diminuição da acuidade visual. Dependendo do segmento do nervo óptico envolvido, ele pode se apresentar com ou sem edema de papila no exame de fundo de olho.

Aproximadamente 25% das crianças que apresentam um primeiro evento desmielinizante sofrem de NO,[10] podendo se apresentar como um evento clínico isolado ou fazer parte da apresentação de doenças inflamatórias multifocais do SNC, como ADEM, EM e NMOSD. Apesar de poder associar-se a inúmeras doenças, um subgrupo de NO parece ser idiopático por apresentar resultados negativos em estudos de neuroimagem do encéfalo e medula espinal, e em estudos laboratoriais.[49]

Na última década, diferentes fenótipos clínicos associados à NO foram melhor identificados e sua patogênese foi mais claramente definida com o surgimento de novos biomarcadores séricos, como anticorpos anti-MOG.[50]

Epidemiologia e quadro clínico

A NO é uma das síndromes desmielinizantes mais comuns em pacientes pediátricos. Atualmente não há dados latino-americanos sobre sua incidência, mas o Canadá relatou 0,2 casos para cada 100.000 indivíduos na faixa etária pediátrica.[10] Ainda com relação a esta população, a NO é mais frequente no grupo de adolescentes.

Pode ser definida como um processo patológico inflamatório que envolve um ou ambos os nervos ópticos, com impacto na função visual. Os sintomas cardinais incluem: diminuição da acuidade visual (AV), discromatopsia (visão das cores prejudicada, particularmente na dessaturação da cor vermelha) e déficits de campo visual, com associação variável com dor à mobilização do globo ocular e cefaleia. A perda de AV geralmente ocorre dentro de horas ou dias.

Ao contrário da NO do adulto, o envolvimento bilateral com papiledema é mais comum em crianças, podendo ser identificado em até 50% dos pacientes.[51] (Tabela 62.4) A predominância do sexo feminino é identificada apenas no grupo pós-púbere.[52]

Uma NO unilateral inicial pode ser rapidamente seguida por um comprometimento bilateral e, de acordo com a cronologia, é denominada:

1. Simultânea bilateral (dentro de duas semanas do início clínico);
2. Sequencial bilateral (dentro de 2-12 semanas); e
3. Bilateral recorrente (após 12 semanas).[53]

Em uma metanálise de mais de 200 casos de NO pediátrica, a maioria das crianças (72%) com menos de 10 anos apresentou envolvimento bilateral, enquanto 70% daquelas com mais de 10 anos apresentaram um quadro unilateral.[54] Embora a dor à mobilização ocular seja um achado típico em pacientes adultos, esse sintoma pode não estar presente em quase 50% dos pacientes pediátricos e, portanto, não permite uma diferenciação consistente entre neuropatias ópticas inflamatórias e não inflamatórias.[55]

Pacientes com NO devem ser avaliados minuciosamente por um oftalmologista, incluindo AV formal (com instrumentos apropriados para a idade do paciente), sensibilidade ao contraste e visão de cores. Os achados do exame físico podem incluir a presença adicional de defeito pupilar aferente em casos de envolvimento unilateral, fundo-de-olho com achados anormais, como borramento das bordas papilares (papilite) no estágio

Tabela 62.4 Diferenças de apresentação clínica e prognóstico da NO em pacientes pediátricos e adultos.		
	Pediátricos	**Adultos**
Idade (média)	10 anos	32 anos
Sexo	Feminino (59%-72%)*	Feminino (77%)
Lateralidade	Bilateral é comum (50%), especialmente em crianças pequenas	Unilateral (> 95%)
Apresentação	Papilite é mais comum (50%-74%); dor é menos frequente; acuidade visual menor 20/200 no início (50%)	Papilite menos frequente (35%); dor é típica; acuidade visual 20/200 no início (36%)
Investigação	Sugere-se punção lombar para descartar causas infecciosas IRM do encéfalo anormal associada com risco aumentado de EM (43%)	Sem investigações de rotina IRM do encéfalo anormal associada com risco aumentado de EM (49%)
Progressão para EM	29% após 6 anos	50% após 15 anos

* Em pré-púberes a incidência é equitativa.

agudo e palidez do nervo óptico em estágios crônicos. A papilite foi descrita em 46%-69% das crianças em comparação com 25% dos pacientes adultos, de acordo com dados do Optic Neuritis Treatment Trial (ONTT).[56]

O estudo campimétrico (campo visual computadorizado) geralmente pode ser realizado em pacientes com mais de 7 anos usando protocolos pediátricos específicos, enquanto os protocolos para adultos só podem ser considerados confiáveis em crianças com mais de 13 anos.[57] A taxa de defeitos do campo visual na NO pediátrica é desconhecida, mas é muito comum em pacientes adultos.

O comprometimento da AV no evento inicial de NO é geralmente mais grave em pacientes pediátricos, com mais de 50% das crianças apresentando AV inferior a 20/200,[58] em comparação com 36% dos adultos. Por outro lado, a recuperação visual é melhor em crianças, com frequências de 71%-81% de recuperação visual 20/20 um ano após o evento inicial, em comparação com a referida recuperação documentada apenas em 50% dos adultos.

De acordo com a gravidade da perda visual, os seguintes subgrupos e frequências foram relatados na população pediátrica:

1. NO com comprometimento mínimo (AV 20/40), em 20% das crianças;
2. NO com comprometimento moderado (AV 20/50 a 20/190) em outros 20%; e
3. NO com comprometimento visual profundo (≥ 20/200) em aproximadamente 60%.[59]

Neuroimagem

Os achados típicos na IRM de órbitas consistem em espessamento da bainha do nervo óptico em sequências ponderadas em T1, aumento do sinal em T2 e STIR ao longo do nervo óptico ou envolvimento do quiasma óptico, com vários graus de realce pelo contraste.[59-62] O comprometimento longitudinal do nervo óptico é mais frequentemente observado em crianças com soropositividade para IgG anti-AQP4 e anti-MOG.[63] (Figura 62.12 – B)

Além da avaliação da órbita, é importante descartar a presença de sinais de sinusite esfenoidal, lesões compressivas do nervo óptico, realce meníngeo e lesões inflamatórias ou desmielinizantes associadas em outras áreas do encéfalo. Embora existam estudos que recomendam o adiamento da IRM da medula espinal na ausência de sinais clínicos de disfunção medular até que os resultados de anticorpos e bandas oligoclonais estejam disponíveis,[64] é conveniente avaliar em cada caso, e desde que os tempos dos exames permitam, a possibilidade de realizar um estudo de neuroimagem inicial completo, incluindo o encéfalo, as órbitas e a medula espinal em toda criança que apresenta neuropatia óptica sintomática.

Exames laboratoriais

Sempre que uma infecção direta do SNC não pode ser descartada clinicamente, é necessário realizar uma punção lombar,[55] procedimento também indicado em pacientes com evidência de envolvimento multifocal da substância branca supra ou infratentorial para detecção de bandas oligoclonais intratecais. É conveniente monitorar a pressão de abertura nos casos de NO bilateral com borramento das bordas papilares (papilite), que pode ser confundida com papiledema associado a pseudotumor cerebral. Deve-se lembrar que a pressão intracraniana pode aumentar quando a punção lombar é realizada sob sedação sem controle respiratório de pCO_2. Contudo, uma pressão de abertura alta também pode ser encontrada quando a NO está associada a doença imunomediada: 30% das crianças com NO isolada, ADEM ou EM apresentaram aumento da pressão intracraniana, em comparação com 10% em uma coorte de referência.[65] Consequentemente, a pressão de abertura nem sempre permite diferenciar papiledema e papilite bilateral.[66]

Estudos de potencial evocado visual realizados na fase aguda frequentemente revelam latências prolongadas do p100.[67] Entretanto, ainda não foi comprovado que pacientes pediátricos, que costumam apresentar excelente recuperação visual, apresentam maior tendência a normalizar as curvas no seguimento de longo prazo do que os adultos.[68] Deve-se levar em consideração que os estudos neurofisiológicos podem demonstrar um comprometimento bilateral mesmo em pacientes com evidências clínicas de NO unilateral, como é frequentemente o caso na EM pediátrica.[69]

A tomografia de coerência óptica (OCT, do inglês Optical Coherence Tomography) é um método válido e não invasivo para investigar lesões neuronais através da aferição da espessura das diferentes camadas da retina. A camada de fibras nervosas da retina, composta de axônios amielínicos, pode apresentar dano axonal. Em estudos realizados em pacientes pediátricos com EM, 10%-20% dos olhos com história de comprometimento por NO apresentaram camadas retinianas afiladas em comparação com controles, bem como uma diminuição da espessura macular.[70] Pacientes com eventos recorrentes de NO, como ocorre em indivíduos soropositivos para MOG e AQP4, podem mostrar sinais de envolvimento progressivo na OCT, com afilamento da camada de fibras nervosas da retina a cada nova recidiva clínica.[71,72]

Diagnósticos diferenciais

Até 10% de erro de diagnóstico foi relatado em uma clínica especializada em NO.[73] Portanto, recomenda-se que todas as crianças com sintomas compatíveis com NO sejam submetidas a uma avaliação oftalmológica e neurológica detalhada, em busca de sinais de envolvimento multifocal ou doença sistêmica. A Tabela 62.5 resume algumas descobertas incomuns ou sinais de alerta decorrentes da história clínica ou exame físico, e os principais diagnósticos diferenciais a serem considerados na faixa etária pediátrica.

É aconselhável completar no sangue: hemograma, fator antinuclear (FAN), anticorpos contra antígenos extraíveis do núcleo (anti-ENA), anticorpos anticitoplasma de neutrófilo (ANCA), IgG anti-AQP4 e anti-MOG, vitamina B12. Se houver história de doença febril ou pulmonar, deve-se incluir a realização de radiografia de tórax e PPD para descartar tuberculose.[64] O espectro de doenças neuroinflamatórias que podem apresentar NO não é apresentado na Tabela 62.6.

Tratamento de resgate agudo

Até o momento, não há estudos clínicos prospectivos comparando diferentes modalidades terapêuticas em pacientes pediátricos com NO. O tratamento de primeira linha continua sendo a pulsoterapia intravenosa com metilprednisolona.[72] As doses recomendadas, assim como o uso de imunoglobulina intravenosa ou TPT em pacientes que apresentam resposta visual subótima ou contraindicação ao uso de corticosteroides, seguem as mesmas diretrizes descritas para ADEM. Os benefícios associados à TPT foram relatados em pacientes adultos e pediátricos com NO.[39,74]

Prognóstico

O prognóstico funcional visual é geralmente favorável na faixa etária pediátrica. A maioria dos estudos relata uma recuperação completa em 70%-85% dos olhos afetados. No entanto, as anormalidades do campo visual podem persistir em até 34% dos pacientes, com consequente impacto na capacidade de aprendizagem e na qualidade de vida. Portanto, seria aconselhável não considerar apenas a recuperação da AV nas avaliações de seguimento.[58] E com relação ao método de aferição, AV para os contrastes baixos tende a permanecer afetada em comparação aos testes de AV para contrastes altos, o que pode ser um marcador mais sensível de deficiência visual residual em crianças que sofreram de NO.[75]

Em um estudo multicêntrico retrospectivo que incluiu 102 crianças, os fatores de risco associados à má recuperação visual identificados foram: idade maior do que 10 anos no momento do evento; palidez do nervo óptico; ausência de tratamento com corticosteroide oral após tratamento intravenoso e diagnóstico subsequente de EM.[51] Os fatores de risco identificados para desenvolver EM após um primeiro evento de NO foram: idade maior do que 10 anos no momento do evento; achados neurológicos anormais, além da deficiência visual; anormalidade de sinal na IRM do encéfalo; e a presença de bandas oligoclonais no LCR.

Embora o prognóstico visual pareça depender da causa específica do NO, atualmente não há estudos pediátricos prospectivos com uma avaliação integral.[58]

Tabela 62.5 Sinais de alerta que sugerem diagnósticos alternativos à NO idiopática.[3,47]

Dados da história clínica	Diagnósticos alternativos
História familiar de comprometimento visual	LHON, DOA
Diabetes ou imunossupressão	NO infecciosa ou pós-infecciosa
Infecção orbitária ou sinusite	NO infecciosa
Doença autoimune associada	NMOSD com IgG anti-AQP4
Sintomas visuais iniciais	**Diagnósticos alternativos**
Perda súbita de acuidade visual	Neuropatia óptica isquêmica anterior
Comprometimento bilateral simultâneo	NO pós-infecciosa, AQP4, MOGAD
Instalação lenta da perda visual	Tumor, sarcoidose
Sem dor a movimentação ocular	LHON, neurorretinite, causa funcional
Dor muito intensa e persistente (> 2 semanas)	CRION
Dados do exame físico	**Diagnósticos alternativos**
Palidez do nervo óptico ao exame inicial	Atrofia óptica dominante, sarcoidose
Edema de papila, hemorragia peripapilar	Sarcoidose, hipertensão intracraniana
Estrela macular	Neurorretinite
Inflamação ocular	Sarcoidose, uveíte
Ausência de defeito pupilar aferente	LHON, retinite, causa funcional
Dados do seguimento	**Diagnósticos alternativos**
Ausência de melhora ou piora progressiva > 4 semanas	LHON, sarcoidose, CRION, NMOSD
Deterioração da acuidade visual com a redução ou suspensão de corticoides	CRION, sarcoidose, MOGAD, NMOSD

Abreviações: DOA, atrofia óptica dominante; LHON, neuropatia óptica hereditária de Leber.

Tabela 62.6 Síndromes neuroinflamatórias que cursam com neurite óptica.

- Neurite óptica idiopática monofásica
- Neurite óptica crônica recorrente (CRION) com anticorpos anti-MOG
- EM
- NMOSD com anticorpos anti-AQP4
- NMOSD com anticorpos anti-MOG
- NMOSD soronegativa
- ADEM
- ADEM-NO com anticorpos anti-MOG

Risco de doença recorrente do SNC após neurite óptica aguda

- **EM:** NO é a apresentação inicial em 10%-22% dos pacientes pediátricos com um diagnóstico subsequente de EM.[47,53,76,77] A idade de apresentação (superior a 10 anos) e a identificação de sinais anormais na IRM do encéfalo são os fatores de risco mais importantes para a progressão para EM. Além disso, um aumento de 32% no risco de desenvolver EM foi descrito para cada ano de aumento na idade de apresentação inicial.[54] Por outro lado, a evolução para EM em pacientes sem lesões cerebrais é rara: 1,9% em 3 anos de acompanhamento.[78] Marcadores de LCR, como bandas oligoclonais, também ajudam a estabelecer o risco de EM no contexto de um evento de NO isolada. Bandas oligoclonais foram positivas em 80% das crianças que desenvolveram EM, contra apenas 15% daquelas que apresentaram NO monofásica. A lateralidade da NO ou sexo do paciente não representaram fatores de risco para EM.[79] A detecção de IgG anti-AQP4 e anti-MOG, bem como a ausência de bandas oligoclonais no LCR, são preditores negativos de evolução para EM.[33]

- **NMOSD:** NO associada à NMOSD geralmente mostra achados de neuroimagem característicos, com lesões que envolvem mais de 50% do trajeto do nervo óptico (NO longitudinal), com extensão frequente para o quiasma óptico e realce pelo contraste.[80] A NO associada à NMOSD com IgG anti-AQP4 está associada a um curso clínico mais grave, com perda visual persistente[81] e apresenta valores de adelgaçamento retiniano mais graves em estudos com OCT.[82]

- **Espectro de síndromes associadas a anticorpos anti-MOG (MOGAD, do inglês *Myelin Oligodendrocyte Glycoprotein Antibody-Associated Disease*):** o envolvimento bilateral dos nervos ópticos com papilite foi relatado em mais de 80% dos pacientes.[61,63] As lesões a IRM orbitária também são longitudinalmente extensas, apresentando um padrão particular de realce perineural, atípico para EM ou NMOSD com IgG anti-AQP4. Embora possa haver alguma sobreposição com pacientes positivos para IgG anti-AQP4, pacientes anti-MOG positivos tendem a comprometer o setor anterior dos nervos ópticos, com relativa preservação do quiasma e dos tratos ópticos.[62,83] Embora um prognóstico visual mais favorável seja descrito para pacientes com anti-MOG positivo, a frequência de recidivas e corticodependência, com lesão acumulada, aumenta o risco de deficiência visual permanente.[84] Em um estudo comparativo da AV e dos resultados de OCT em pacientes pediátricos positivos para anti-MOG ou IgG anti-AQP4, ou soronegativos para ambos, foi detectado maior dano subclínico às camadas de fibras retinianas dos olhos não envolvidos em pacientes anti-MOG positivos, em comparação com os outros grupos.[85]

- **ADEM-NO:** como o nome sugere, as crianças apresentam sinais e sintomas de inflamação multifocal e encefalopatia que preenchem os critérios para ADEM,[7] posteriormente desenvolvendo um quadro de NO monofásica ou recorrente.[86] ADEM-NO normalmente não se associa a anticorpos anti-MOG e será abordada mais detalhadamente na seção sobre MOGAD.

- **CRION (do inglês, *Chronic Relapsing Inflammatory Optic Neuropathy*):** este termo define a neuropatia óptica crônica com recidivas inflamatórias e acentuada corticodependência. Descrita pela primeira vez em 2003, sua identificação tem aumentado significativamente em pacientes pediátricos e adultos.[87,88] Dada sua associação com anticorpos anti-MOG, a CRION também será abordada mais detalhadamente na seção sobre MOGAD.

Conclusões

Muitas doenças que acometem as crianças manifestam-se nestas de forma diferente do quadro observado nos adultos, e a NO é um exemplo claro disso. A NO na população pediátrica é uma condição pouco frequente e, em geral, apresenta boa recuperação visual. No entanto, existe um subgrupo que pode desenvolver uma doença inflamatória crônica e recorrente, com risco de incapacidade cumulativa. Dada a necessidade de estudos clínicos pediátricos prospectivos, foi organizado o *Prospective Pediatric Optic Neuritis 1*, um trabalho colaborativo entre 45 centros norte-americanos que avaliará prospectivamente crianças de 3 a 16 anos com NO.[48] É essencial poder identificar a associação do NO com biomarcadores específicos (anticorpos anti-MOG, IgG anti-AQP4 e bandas oligoclonais), informação que terá impacto na escolha da imunoterapia crônica, além de ter valor prognóstico.

Mielite transversa

A mielite transversa aguda (MTA) é um evento inflamatório imunomediado que compromete a medula espinal e representa aproximadamente 20% de todas as síndromes desmielinizantes adquiridas na população pediátrica.[10] Com tratamento de resgate insuficiente, é uma condição potencialmente devastadora, com sério risco de incapacidade.[89] A MTA pode representar um único distúrbio desmielinizante monofásico, ser a apresentação inicial de uma síndrome desmielinizante crônica recorrente ou corresponder à manifestação neurológica de uma condição autoimune sistêmica.[90]

O conhecimento das condições imunomediadas associadas a MTA evoluiu substancialmente nos últimos anos, principalmente com a identificação de biomarcadores diagnósticos para algumas doenças, como os anticorpos IgG anti-AQP4 (para o diagnóstico do NMOSD) e anti-MOG (para o diagnóstico do MOGAD).

Epidemiologia, quadro clínico e critérios diagnósticos

Os casos pediátricos constituem aproximadamente 20% de todos os casos de MTA.[91] Estudos de vigilância ativa no Canadá e no Reino Unido relatam uma incidência estimada de MTA de 2 casos para cada 1 milhão de indivíduos com menos de 16 anos de idade.[90] Observa-se uma distribuição bimodal em crianças menores de 5 anos e maiores de 10 anos, sem diferença de prevalência por etnia.[92] Infecções prodrômicas nos 30 dias anteriores são descritas em 66% das crianças.[93]

Os critérios diagnósticos para MTA estabelecidos pelo *Transverse Myelitis Consortium Working Group* (TMCWG) são aplicáveis a pacientes pediátricos, com modificações adequadas, considerando a dificuldade de definir o nível sensitivo em crianças menores de cinco anos de idade.[89] (Tabela 62.7)

O quadro clínico pode iniciar com dor dorsal de intensidade variável, seguida de déficit motor ou sensorial uni ou bilateral, com disfunção vesical ou intestinal associada.[91] Os sintomas sensoriais podem ser positivos (parestesia em queimação, hiperestesia, alodínia) ou negativos (dormência). A maioria das crianças desenvolve disfunção vesical aguda com retenção urinária, necessitando de sondagem vesical. Ser capaz de estabelecer o nível de envolvimento de dermátomos e miótomos é um componente importante do escore da *American Spinal Injury Association*, pois permite monitorar a progressão para o nadir (momento de déficit máximo), bem como a recuperação subsequente.[94, 95]

Tabela 62.7 Critérios diagnósticos de mielite transversa idiopática.[348]

1. Comprometimento bilateral sensitivo, motor e disfunção autonômica
2. Demonstração de nível sensitivo
3. Sem evidência de lesão compressiva
4. Evidência de inflamação (pleocitose no LCR, índice de IgG elevado ou realce pelo contraste
5. Progressão ao *nadir* dentro de 4 horas a 21 dias a partir do início dos sintomas

Uma MTA é definida pela presença de déficit motor bilateral e sensitivo, com disfunção vesical, enquanto na síndrome medular parcial o paciente tem déficits motores ou sensitivos irregulares, dissociados em pelo menos um segmento medular e com envolvimento vesical ocasional. Normalmente a sintomatologia na MTA evolui em 2 a 4 dias, com pico no 5º ou 6º dia. O tônus muscular e os reflexos tendinosos podem ser inicialmente diminuídos, com o aparecimento gradual de sinais piramidais de liberação (hiperreflexia, espasticidade) de acordo com a evolução do quadro clínico.[96] Às vezes, os pacientes podem apresentar paralisia flácida durante o curso da doença.[97] Uma vez iniciada a imunoterapia, a dor é o primeiro sintoma a desaparecer, seguida pela melhora dos déficits motores. A disfunção vesical e os déficits sensoriais podem levar mais tempo para melhorar.

Os preditores de risco para uma síndrome inflamatória recorrente como EM ou NMOSD no momento da apresentação da MTA são o sexo feminino e a presença de lesões cerebrais associadas, além de comprometimento radiológico da medula espinal.[89] Sintomas concomitantes, como náusea, vômitos ou soluços refratários ao tratamento sintomático (síndrome da área postrema), sugerem mielite associada à NMOSD.[98]

Exames laboratoriais

Tanto a contagem de células do LCR quanto a dosagem de proteínas podem apresentar valores normais em uma proporção substancial de crianças, embora a hiperproteinorraquia e a pleocitose linfocítica sejam achados comuns.[93] Em geral, as crianças apresentam contagens de células mais altas do que os adultos – em média, 136 células/mm^3. A identificação de bandas oligoclonais intratecais é indicativa de mielite autoimune e ocorre mais comumente em pacientes que irão preencher os critérios para o diagnóstico de EM em sua evolução,[47] embora outras causas também devam ser consideradas e descartadas. A presença de anticorpos IgG anti-AQP4 é consistente com o diagnóstico de NMOSD e deve ser testada no soro. Os anticorpos anti-MOG também devem ser testados em todos os pacientes com MTA.[99]

A determinação da enzima conversora de angiotensina no LCR e no soro não é específica para o diagnóstico de sarcoidose, pois pode ser considerada um reagente de fase aguda, para a qual é necessário completar outros estudos, como a TC de tórax, para identificar o envolvimento pulmonar, ou outras manifestações sistêmicas para descartar esse diagnóstico.[100] Condições reumatológicas subjacentes que podem se apresentar com MTA também devem ser investigadas por meio da dosagem do FAN, anti-ENA, ANCA, anticorpos antifosfolípides e anti-DNA, além do exame clínico detalhado para descartar sinais de vasculite.

Neuroimagem

A IRM é a principal ferramenta para o diagnóstico e prognóstico em casos de MTA. As lesões tipicamente comprometem a substância cinzenta central, com envolvimento variável da substância branca circundante, apresentando hipersinal nas sequências T2 e STIR, podendo ser contíguas, confluentes ou em irregulares.[101] Este padrão radiológico pode ser observado na MTA idiopática e na mielite com anticorpos anti-MOG.[102] Em contraste, na mielite flácida aguda (MFA) as lesões tendem a comprometer a substância cinzenta dos cornos anteriores, com realce associado das raízes ventrais.[103] Embora as lesões inflamatórias da medula espinal devido à MTA geralmente mostrem realce com o contraste, a ausência desse realce não exclui o diagnóstico. Nos casos mais graves, as lesões podem apresentar hemorragia, melhor identificada nas sequências gradiente eco.

O padrão de mielite transversa longitudinalmente extensa (MTLE), definido como aquele com envolvimento de pelo menos três segmentos vertebrais contíguos (Figura 62.3), ocorre em 66%-85% dos casos pediátricos de MTA e é geralmente mais extenso do que aqueles observados em adultos.[89, 92] O padrão de MTLE está classicamente associado ao NMOSD soropositivo para IgG anti-AQP4 ou para MOGAD, mas também pode ser observado em casos de MFA. As lesões da medula espinal na EM, por outro lado, são tipicamente parciais ou focais, envolvendo a substância branca, com envolvimento predominantemente dos segmentos cervicais (Figura 62.9 – C e D). A identificação de lesões hipointensas em sequências T1 geralmente sugere uma condição crônica recorrente, como EM ou NMOSD, mas também pode indicar uma doença medular vascular.

O realce pelo contraste da superfície subpial dorsal e do canal central da medula está classicamente associado à sarcoidose[104, 105] (Figura 62.4 – A e B). Em casos de MFA, pode-se identificar realce de nervos cranianos, além de lesões com extensão para o tronco encefálico, principalmente em sua face dorsal, sem lesões supratentoriais na substância branca.[106]

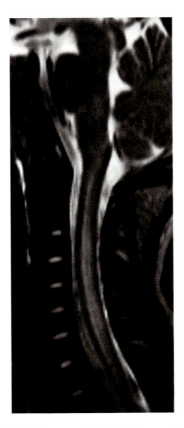

Figura 62.3 Síndrome clínica isolada - mielite transversa longitudinalmente extensa. IRM da medula espinal: sagital T2, evidencia lesão hiperintensa centro-medular com extensão C1-D3, e leve expansão do diâmetro do cordão medular.

Considerando que crianças com MTA podem apresentar lesões subclínicas na IRM do encéfalo (40%), esta deve ser incluída na avaliação radiológica de todas as crianças com sintomas de disfunção medular.[107] A presença de lesões supratentoriais é mais frequente na ADEM e na EM. Na ADEM, as lesões serão difusas, grandes, com bordas lesionais pouco claras, em contraste com as lesões mais delimitadas com configuração ovoide que caracterizam a EM.[108] As principais características diferenciais da MTA associadas a diferentes doenças estão resumidas na Tabela 62.8.

Até 6% dos pacientes com MTA podem não apresentar lesões claramente identificáveis, mesmo em estudos realizados em equipamentos de ressonância magnética de alta resolução (1,5 Tesla ou 3 Tesla). O uso de técnicas avançadas de neuroimagem ajuda a melhorar essa identificação. O uso da sequência de dupla inversão e recuperação (DIR) pode, por exemplo, detectar lesões medulares. Outras técnicas desenvolvidas em estudos de adultos, como as sequências tensor de difusão e de transferência de magnetização, podem ajudar a quantificar o dano axonal e identificar os primeiros sinais de afilamento da medula. No entanto, o uso dessas técni-

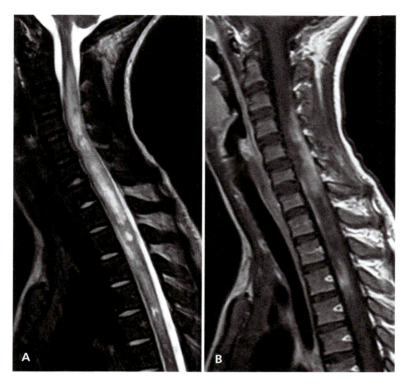

Figura 62.4 Neurossarcoidose (diagnóstico diferencial da mielite transversa longitudinalmente extensa). **(A)** IRM da medula espinal: sagital T2, evidenciando lesão hiperintensa, heterogênea, com extensão longitudinal comprometendo toda a medula cervical e grande parte da medula torácica. **(B)** IRM da medula espinal: sagital T1 com gadolínio, exibindo realce multifocal com padrão irregular e subpial.

cas pode ser um desafio em pacientes pediátricos, pois envolvem mais tempo de estudo para a captura de imagens e, portanto, maior tempo de sedação.

Diagnóstico diferencial

O espectro de diagnósticos diferenciais de mielopatia aguda em pacientes pediátricos é amplo e inclui causas compressivas, neoplásicas, vasculares, infecciosas, inflamatórias e tóxico-metabólicas.[109] No entanto, devido ao tempo que geralmente se leva para obter os resultados dos exames complementares, o médico assistente deve frequentemente decidir sobre o início rápido do tratamento em uma base empírica. Identificar os dados mais valiosos no exame clínico, neuroimagem e o dos exames laboratoriais básicos iniciais pode contribuir para fazer aproximações diagnósticas.

Um exame físico meticuloso deve tentar estabelecer a extensão e localização do envolvimento da medula espinal, bem como identificar um possível comprometimento visual ou de outros nervos cranianos associados. Achados físicos, como escoliose, giba dorsal, lesões cutâneas ou a presença de um seio dérmico são de enorme valor. A MTA continua sendo um diagnóstico de exclusão e, portanto, distúrbios intrínsecos e extrínsecos à medula espinal devem ser especialmente considerados.

- **Compreensão extra-axial:** inclui lesões por compressão dos corpos vertebrais, hérnia de disco ou hematomas epidurais. A subluxação atlantoaxial resulta em compressão medular, uma condição que ocorre em pacientes com mucopolissacaridose tipo 4, síndrome de Down e síndrome de Grisel.
- **Compressão medular:** tumores ósseos primários, neuroblastoma, linfomas, tumor de Wilms, histiocitose de células de Langerhans e sarcomas de tecidos moles podem infiltrar o corpo vertebral ou se espalhar pelo espaço paravertebral.
- **Doenças inflamatórias ao redor da medula espinal:** o realce pelo contraste na superfície da medula espinal, na ausência de lesões medulares, deve levar à suspeita de aracnoidite associada à tuberculose, meningite criptocócica ou secundária à administração intratecal de quimioterapia.
- **Doenças intramedulares:** doença intramedular pós-traumática é pouco frequente e inclui mielopatia isquêmica devido ao envolvimento arterial ou hipertensão venosa devido à embolia fibrocartilaginosa.[110] A mielopatia vascular devido à oclusão da artéria espinal anterior apresentará déficits localizados no território dos dois terços anteriores da medula. Os tumores da medula espinal tipica-

Tabela 62.8 Características clínicas, radiológicas e de laboratório nos diferentes tipos de mielites transversas.[102]

Características	Mielite na EM	Mielite IgG-AQP4+	Mielite na ADEM	Mielite IgG-MOG+
Clínicas				
Mielite grave	Rara	Frequente	Rara	Frequente
Recuperação excelente	Frequente	Infrequente	Frequente	Frequente
LCR				
Pleocitose > 50/mm³	Rara	Infrequente	Infrequente	Frequente
Bandas oligoclonais positivas	Muito frequente	Infrequente	Infrequente	Infrequente
IRM de medula espinal				
MTLE	Raro (em crianças +)	Muito frequente	Frequente	Frequente
Lesões curtas em T2	Muito frequente	Infrequente	Raro	Frequente
Restritas a substância cinzenta (sinal do H)	Raro	Infrequente	Raro	Frequente
Lesões múltiplas	Frequente	Raro	Frequente	Raro
Realce das lesões com gadolínio	Frequente	Frequente	Variável	Raro
Comprometimento do cone medular	Raro	Raro	Variável	Frequente
IRM do encéfalo				
Lesões periventriculares	Frequente	Raro	Raro	Raro
Lesões da substância cinzenta profunda	Raro	Infrequente	Frequente	Frequente
Lesões com bordas mal delimitadas	Raro	Frequente	Muito frequente	Frequente

mente se apresentam com instalação subaguda de dor como sinal cardinal, que é intensa e não remite com o tratamento sintomático, desenvolvendo subsequentemente sintomas mielopáticos. Os tumores extramedulares que causam compressão incluem meningiomas, tumores da bainha nervosa, metástases de meduloblastoma, enquanto os tumores intramedulares são tipicamente astrocitomas e ependimomas.

- **Distúrbios nutricionais:** eles podem determinar o aparecimento de lesões na IRM de coluna que simulam as encontradas na MTA. A tríade diagnóstica característica da degeneração medular combinada subaguda causada pela deficiência de vitamina B12 inclui: sensibilidade vibratória diminuída, sinais piramidais e neuropatia periférica. O hipersinal simétrico que afeta as colunas lateral e posterior são achados característicos. Em casos não suspeitos clinicamente, esses achados de imagem devem orientar o estudo do metabolismo da vitamina B12.

- **Doenças vasculares:** malformações arteriovenosas da medula espinal frequentemente apresentam sintomas flutuantes devido ao fenômeno de sequestro vascular. Em algumas ocasiões, um sopro pode ser ouvido no nível dorsal. É necessária a exclusão de história prévia de irradiação, trombose da artéria espinal, malformação arteriovenosa, evidência clínica ou sorológica de doença do tecido conjuntivo.

- **Mielite infecciosa:** além dos abscessos epidurais, a mielite causada por infecção direta pode ser difícil de diferenciar da idiopática, porque a apresentação clínica e os achados no LCR podem ser semelhantes. O resgate de um germe específico, seja por resultado positivo em PCR do LCR ou demonstração na fase aguda ou de convalescença dos títulos de anticorpos, fornece a melhor evidência de infecção direta. Foi relatado que diferentes patógenos causam mielite. Enterovírus D68 foi recentemente implicado no desenvolvimento de MFA com surtos epidêmicos na população pediátrica.[111-114]

A síndrome de Guillain-Barré (SGB) costuma ser a primeira hipótese diagnóstica a se considerar para pacientes que apresentam fraqueza aguda. Os achados clínicos na SGB que mimetizam uma MTA são reflexos osteotendinosos diminuídos, disfunção esfincteriana, desregulação autonômica e distúrbios sensoriais transitórios. Estes últimos não são achados predominantes e não se espera encontrar um nível sensorial claro na SGB.

Patologia e imunopatogênese

Estudos de anatomia patológica revelam achados de inflamação e perda neuronal em casos de MTA idiopática e naqueles associados a doenças autoimunes.[115] Por outro lado, na neurossarcoidose são demonstrados granulomas inflamatórios não caseosos característicos, enquanto a mielite associada à EM apresenta infiltração predominantemente linfocítica. Às vezes, mais de um mecanismo pode ser identificado dentro do mesmo espectro da doença, como nos casos de mielite associada ao lúpus eritematoso sistêmico (LES), com alguns pacientes mostrando lesões vasculíticas e outros, infartos trombóticos.[116]

As informações sobre a imunopatogênese da MTA na população pediátrica são limitadas, mas os estudos em adultos são relevantes. Estudos histopatológicos mostram infiltração focal de monócitos, linfócitos CD4 e CD8, acompanhada de astrocitose reativa e microgliócitos.[117] A interleucina 6 (IL-6) é secretada após a ativação dos astrócitos e de microgliócitos, causando danos aos oligodendrócitos e axônios, com consequente desmielinização e perda axonal. A necrose e a cavitação podem resultar em incapacidade grave, especialmente em pacientes com NMOSD.[118] Alguns estudos pediátricos confirmaram a elevação de IL-6 no LCR em pacientes com MTA.[119]

Tratamento de resgate agudo

Até o momento, não existem tratamentos específicos para a MTA que sejam formalmente aprovados pelo FDA. O emprego de terapias de primeira e segunda linha (metilprednisolona, imunoglobulina intravenosa e plasmaférese) segue as mesmas diretrizes descritas para a ADEM.

Estudos retrospectivos sugerem que o início precoce da corticoterapia intravenosa melhora o prognóstico neurológico e aumenta a probabilidade de alcançar a recuperação completa.[120] Em geral, não há informações que sugiram que o uso de corticosteroides piore o prognóstico de pacientes que sofrem de mielopatias infecciosas ou infartos medulares.

Com o objetivo de haver estudos controlados sobre o uso da imunoglobulina intravenosa, foi iniciado o ensaio STRIVE (randomizado e controlado), mas infelizmente o estudo clínico não alcançou o recrutamento necessário.[121] Há dados que sugerem que certas doenças apresentam respostas preferenciais a determinadas intervenções terapêuticas, como é o caso da MTA associada ao LES, que apresenta boa resposta ao tratamento combinado com metilprednisolona e ciclofosfamida, iniciado precocemente.[122]

Tratamento sintomático

O tratamento dos sintomas residuais, que podem variar de leves a graves, constitui um pilar fundamental no cuidado desses pacientes.

- **Dor neuropática:** o uso de gabapentina, carbamazepina e outros fármacos anticrises (FAC) pode proporcionar alívio sintomático.
- **Espasticidade:** o tratamento requer estratégias multidisciplinares que incluem reabilitação com fisioterapia motora e medicamentos. Algumas crianças se beneficiarão com outras atividades, como natação, ioga ou exercícios passivos de alongamento. Os medicamentos podem ser orais (baclofeno, benzodiazepínicos, tizanidina), injeções locais (toxina botulínica) ou intratecal (baclofeno).
- **Disfunção esfincteriana:** requer avaliação urodinâmica para determinar se as dificuldades correspondem à bexiga neurogênica ou dissinergia vesical. Em casos crônicos, o benefício de cateterismos intermitentes e a necessidade de medicamentos como a oxibutinina devem ser avaliados. O acompanhamento interdisciplinar com urologista é essencial para esses pacientes.
- **Psicoterapia:** sua abordagem é recomendada desde o momento da internação, ainda na fase aguda.

Prognóstico

A MTA pediátrica tem um prognóstico geralmente melhor do que em adultos, com recuperação completa em dois anos em quase metade das crianças.[123] Contudo, aproximadamente 40% dos pacientes apresentarão déficits residuais graves, com impacto na qualidade de vida e interferência nas atividades de vida diária.[91]

A melhora funcional é geralmente evidente nos primeiros três meses a partir do início dos sintomas, mas esse processo de recuperação pode continuar ao longo dos anos com a reabilitação adequada. A recuperação motora é mais lenta e menos completa em casos de MFA do que na mielite imunomediada, com a maioria das crianças mostrando persistência de déficits motores em um ano de acompanhamento, de acordo com a coorte de MFA do Colorado.[124]

As sequelas mais frequentes são os déficits sensoriais e bexiga neurogênica (15%-50%) e paraparesia residual grave (não deambulatória ou com necessidade de assistência para deambular) em 25% dos casos. Foram identificadas as seguintes variáveis de risco de recidiva e incapacidade:

1. Idade inferior a 3 anos;
2. Maior tempo do início dos sintomas até o início do tratamento;

3. Nível medular alto;
4. Evidência radiológica de envolvimento extenso;
5. Lesões hipointensas em T1;
6. Ausência de pleocitose no LCR.[91] A identificação de produtos de degradação da hemoglobina nas sequências de gradiente eco, indicadores de hemorragia intralesional, também é preditiva de mau prognóstico funcional. A mortalidade está associada à insuficiência respiratória em lesões cervicais superiores.[91]

Conclusões

Em um trabalho recente, 70% dos pacientes encaminhados para um centro terciário com diagnóstico de MTA idiopática, após a investigação, tiveram uma causa específica determinada.[105] Essa evidência destaca que as causas da mielite transversa são mal compreendidas na comunidade neurológica em geral. A descoberta dos biomarcadores sorológicos IgG anti-AQP4 e anti-MOG contribuiu para a reclassificação de pacientes com mielite idiopática para uma doença específica.[125] No entanto, o papel dos anticorpos anti-MOG e sua importância em termos de previsibilidade de recidivas permanece obscuro e requer trabalho colaborativo internacional. A padronização de ferramentas de avaliação e protocolos de estudo pode contribuir para projetos colaborativos.

Síndromes do tronco encefálico

As diferentes formas de apresentação das doenças inflamatórias desmielinizantes do SNC podem afetar o tronco encefálico, muitas vezes com envolvimento simultâneo de outras áreas e apenas raramente de forma exclusiva.[126] O envolvimento do tronco encefálico e do cerebelo como evento desmielinizante inicial é mais comum na população pediátrica do que em adultos.[127] Lesões do tronco foram identificadas na IRM com frequências variáveis, dependendo da doença: 37,5%-65% dos pacientes com ADEM, 23%-44% dos pacientes com NMOSD e em 29%-58% dos pacientes com EM.[128] Algumas síndromes do tronco encefálico estão mais frequentemente associadas a doenças específicas, como a oftalmoplegia internuclear com EM e a síndrome de área postrema com NMOSD.

Quadro clínico

As manifestações clínicas apresentadas são particularmente variadas, com dificuldades nos critérios diagnósticos utilizados para categorizar os sinais e sintomas, o que torna difícil a comparação entre as séries de casos.[126] Em um estudo com 75 pacientes adultos com síndromes do tronco encefálico e cerebelo, os sintomas mais frequentes foram: diplopia (68%), sintomas sensitivos faciais (32%), distúrbios da marcha (31%) e, menos frequentemente, oscilopsia, vertigem, fraqueza facial, náuseas, vômitos ou ambos.[129] Em um consenso de especialistas, oftalmoplegia internuclear, ataxia, nistagmo unilateral, paralisia do sexto nervo e dormência facial foram descritos como apresentações típicas da síndrome do tronco e cerebelo.[130] E, com menos frequência, paralisia facial, mioquimias faciais, surdez, neuralgia do trigêmeo e espasmos tônicos paroxísticos.[131]

A oftalmoplegia internuclear é um distúrbio ocular distinto que resulta da disfunção do fascículo longitudinal medial, constituindo uma das síndromes do tronco mais localizatórias e identificada entre 17% e 41% dos pacientes com EM.[132]

A identificação clínica de uma síndrome de Parinaud aponta para um comprometimento do mesencéfalo dorsal, assim como a oftalmoplegia internuclear sugere o envolvimento do tegmento pontino. Entretanto, o diagnóstico das lesões do tronco encefálico com base apenas no exame clínico pode ser complexo, por exemplo, em pacientes com um evento vascular agudo ou encefalite, que normalmente apresentam comprometimento da consciência ou até mesmo o coma, nos quais é muito difícil avaliar esta topografia.[133]

Neuroimagem

O protocolo convencional de IRM em pediatria deve ser adaptado à idade do paciente e, em todos os pacientes com síndromes de tronco encefálico, deve-se incluir um estudo completo do encéfalo e da medula espinal. Lesões na fossa posterior são mais bem visualizadas em sequências ponderadas em T2 do que em FLAIR (especialmente em crianças menores de 12 meses), com sensibilidade aumentada usando imagens multiplanares.[134] As hiperintensidades de sinal podem ser focais ou difusas e mostrar envolvimento parcial ou total da respectiva área nos planos axiais.[135] (Figura 62.5 – A e B)

Lesões inflamatórias sintomáticas tendem a se localizar nas áreas periféricas da ponte, incluindo o assoalho do quarto ventrículo e pedúnculos cerebelares médios, com preservação relativa da substância branca pontina central. Embora essas lesões inflamatórias possam variar em tamanho, placas pseudotumorais são raras neste local.

A detecção de lesões desmielinizantes subclínicas na substância branca cerebral, associadas ao envolvimento do tronco encefálico, é relevante para estabelecer um risco claro de evolução para EM clinicamente definida, calculado em 82% nos 20 anos subsequentes, contra o risco de 21% naqueles pacientes com normalidade das imagens cerebrais.[130, 136] O risco de progressão para EM aumenta quando bandas oligoclonais são detectadas no estudo do LCR.

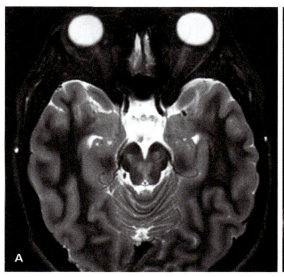
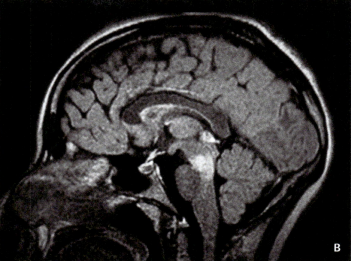

Figura 62.5 Síndrome clínica isolada – síndrome do tronco encefálico. **(A)** IRM do encéfalo: axial T2, evidenciando múltiplos sinais hiperintensos centrais e laterais localizados no mesencéfalo. **(B)** IRM do encéfalo: sagital FLAIR, exibindo o comprometimento difuso do mesencéfalo com sinal hiperintenso.

A interpretação das imagens do tronco encefálico na população pediátrica pode ser um desafio, pois às vezes é difícil diferenciar lesões agudas ou crônicas, ou lesões inflamatórias de lesões metabólicas. Além disso, algumas lesões agudas podem desenvolver um padrão de dano crônico, o que dificulta a sua interpretação.[137]

Poucos estudos investigaram as características de imagem que permitem distinguir as diferentes condições inflamatórias e não inflamatórias que envolvem o tronco encefálico, principalmente em pacientes pediátricos.

- **EM:** o tronco encefálico é uma localização frequente de lesões em pacientes com EM, especialmente na ponte e no assoalho do quarto ventrículo.[138, 139] As lesões geralmente são pequenas, ao contrário das observadas em ADEM e NMOSD, com bordas bem definidas.[128,140] (Figura 62.9 – E)
- **NMOSD:** o envolvimento da área postrema no dorso bulbo é frequentemente observado em pacientes com NMOSD, com ou sem anticorpos IgG anti-AQP4.[141,142] (Figura 62.10 – E) Esses pacientes também podem apresentar envolvimento subependimário difuso ao redor do quarto ventrículo.
- **ADEM:** pacientes pediátricos com ADEM tendem a mostrar mais frequentemente o envolvimento do mesencéfalo, com lesões hiperintensas que tendem a ser mais simétricas e bilaterais, quando comparadas à EM.[128] O envolvimento bilateral do cerebelo, núcleos da base e tálamo, com preservação relativa do corpo caloso, apoia ainda mais o diagnóstico de ADEM. Além disso, no acompanhamento evolutivo com neuroimagem, as lesões de ADEM tendem a se resolver gradualmente.[143]
- **Desmielinização osmótica (mielinólise pontina):** relatado na faixa etária pediátrica associado a vários distúrbios, incluindo insuficiência hepática, transplante de fígado, desnutrição crônica e distúrbios eletrolíticos graves. O padrão de imagem mostra hiperintensidade na porção central da ponte nas sequências ponderadas em T2, com preservação da porção ventrolateral da ponte e do trato corticoespinal. Ocasionalmente, o envolvimento de áreas extrapontinas, como núcleos da base, tálamo e cerebelo, pode ser identificado. O tratamento dos fatores causais geralmente é acompanhado pela reversibilidade das imagens.
- **Neuro-Behçet:** o envolvimento do tronco, isolado ou em combinação com o envolvimento cerebral hemisférico ou espinal, é a manifestação parenquimatosa mais comum do neuro-Behçet.[144,145] O quadro neurológico está associado a manifestações sistêmicas, como úlceras orais, lesões cutâneas e febre. A lesão mais frequentemente se apresenta isolada, grande, assimétrica, confluente, e ocupando a porção superior do tronco, com eventual extensão para os núcleos da base e diencéfalo.[146] Em contraste com a EM, essas lesões têm bordas mal definidas e são frequentemente acompanhadas por edema e realce pelo contraste.
- **Neurossarcoidose:** estima-se que ocorra em aproximadamente 5% a 10% dos pacientes com sarcoidose, e as síndromes do tronco ocorram em aproximadamente 20% dos casos. A morfologia da lesão do tronco não é específica, mas frequentemente se associa a realce leptomeníngeo difuso ou basal.[147]

- **CLIPPERS (do inglês, *Chronic Lymphocytic Inflammation with Pontine Perivascular Enhancement Responsive to Steroids*):** entidade rara e que, como o próprio nome indica, consiste em inflamação linfocítica crônica, com reforço perivascular pontino, que responde a corticosteroides. A IRM mostra lesões características nas sequências T2 e FLAIR, com um padrão homogêneo ou curvilíneo (< 3 mm) e com um padrão de realce semelhante a "pimenta" na ponte.[148] As lesões não mostram restrição a difusão e é incomum que desenvolvam efeito de massa. As alterações de sinal em T2 não devem ser maiores do que a lesão que capta contraste.
- **Síndrome de Susac:** o envolvimento do tronco é relatado em 30% dos pacientes com a síndrome de Susac e aparece como lesões pontilhadas que podem ser confundidas com CLIPPERS, mas geralmente mostram restrição à difusão e não realçam com o contraste. Lesões características desta entidade são aquelas que envolvem o corpo caloso na forma de "bolas de neve" em T2 e FLAIR, e que são hipointensas em T1.[149]
- **Encefalite do tronco de Bickerstaff (espectro GQ1B):** esta é uma síndrome aguda do tronco que inclui consciência alterada, ataxia, oftalmoplegia e sinais do neurônio motor. Achados anormais na RM são identificados apenas em 30% dos pacientes afetados, como lesões hiperintensas em sequências T2, principalmente envolvendo o mesencéfalo, cerebelo e tálamo. O prognóstico clínico é bom após a resolução das lesões.

Diagnóstico diferencial

Diante de uma lesão inflamatória localizada no tronco encefálico, uma história clínica pormenorizada é essencial, verificando especialmente detalhes da evolução temporal desde o início dos sintomas. Na imagem, a localização, morfologia, realce pelo contraste e o envolvimento de outras áreas do SNC podem orientar o diagnóstico. A neuroimagem será capaz de demonstrar se há disseminação do processo para além do tronco, uma vez que neuro-Behçet e CLIPPERS, por exemplo, podem ser limitados ao tronco e tecidos circundantes, enquanto EM e NMOSD podem apresentar envolvimento distinto em outras topografias, como nervos ópticos e medula espinal.

A imagem da medula agrega valor na maioria dos casos. Uma lesão longitudinalmente extensa pode indicar um quadro de NMOSD com anticorpos IgG anti-AQP4, desmielinização associada a anticorpos anti-MOG, ADEM, neurossarcoidose ou neuro-Behçet, mas é incomum em EM e não ocorre em CLIPPERS ou síndrome de Susac.

As informações oferecidas pela IRM devem ser combinadas com outros dados clínicos e laboratoriais (especialmente achados do LCR, como a presença de bandas oligoclonais), estudos neurofisiológicos como potenciais evocados auditivos, visuais e somatossensoriais, angiofluoresceinografia retiniana, investigações sorológicas para doenças reumatológicas, anticorpos antigangliosídeos (GQ1b), IgG anti-AQP4 e anti-MOG. Uma tomografia por emissão de pósitrons (PET, do inglês *Positron Emission Tomography*) pode ser necessária para excluir doença paraneoplásica ou sarcoidose sistêmica.

Deve-se notar que alguns distúrbios imunomediados não apresentam correlação de neuroimagem, apesar de apresentarem sinais clínicos inequívocos de comprometimento do tronco encefálico. Exemplos dessas condições são algumas encefalites autoimunes, como a encefalite de Bickerstaff, encefalite anti-NMDAR, síndrome de opsoclonus-mioclonus e outras síndromes inespecíficas do tronco.

Em casos de dúvida diagnóstica, estudos seriados de IRM são frequentemente necessários para avaliar as características temporais da lesão e o eventual aparecimento de novas lesões em outra topografia. As lesões parecem estáveis nos casos de doença vascular crônica e em alguns distúrbios metabólicos, enquanto a progressão dos diâmetros das lesões deve levar à consideração de neoplasia de tronco. (Figura 62.6) Raramente é necessária uma biópsia na abordagem diagnóstica, devido ao risco inerente a esse procedimento em uma estrutura tão vulnerável quanto o tronco encefálico.

Após uma exclusão razoável de causas alternativas, como infecções do SNC, o início do tratamento empírico pode melhorar a confiança diagnóstica e prevenir a morbidade. A Tabela 62.9 resume alguns dos diagnósticos diferenciais de lesões do tronco que devem ser considerados.

Tratamento

Excluídos os diagnósticos diferenciais das síndromes do tronco, o tratamento indicado na fase aguda sintomática é o mesmo da ADEM. No caso de síndromes inflamatórias de tronco associadas a diagnósticos específicos (EM, NMOSD, MOGAD, síndrome de Susac, neuro-Behçet), o tratamento será indicado de acordo com cada diagnóstico.

Síndromes cerebrais tumefativas

As síndromes desmielinizantes adquiridas em pediatria são caracterizadas por achados clínico-radiológicos distintos ao nível do encéfalo, nervo óptico e medula espinal. Em raras ocasiões, um evento desmielinizante se

Doenças Desmielinizantes

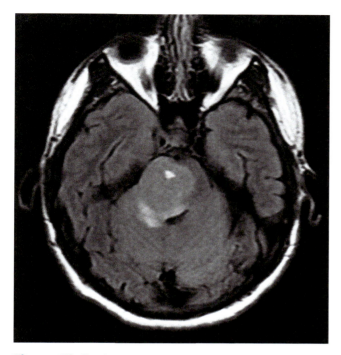

Figura 62.6 Glioma de tronco (diagnóstico diferencial da síndrome do tronco encefálico). Axial FLAIR mostra lesão isointensa com áreas de hiperintensidade central e periférica, com um claro efeito expansivo que deforma a ponte, ocupando a cisterna pré-pontina, com obliteração e lateralização do quarto ventrículo.

apresenta com imagens de lesões grandes, solitárias ou multifocais que podem mostrar edema perilesional ou efeito de massa. Essas lesões podem evocar neoplasias cerebrais ou abscessos e têm sido chamadas de lesões desmielinizantes tumefativas.[150]

Isso constitui um desafio diagnóstico em todas as idades de apresentação. Distingui-las de doenças tumorais ou infecciosas é fundamental para a correta abordagem do paciente, evitando intervenções médicas ou cirúrgicas desnecessárias.

Definição e epidemiologia

Lesões tumefativas são definidas como aquelas maiores que 2 cm de diâmetro, ou entre 0,5 e 2 cm mostrando efeito de massa, que podem ser confundidas com lesões ocupantes de espaços semelhantes a tumores, e apresentam uma aparência radiológica característica com edema perilesional circundante, efeito expansivo e realce pelo contraste.[151] Muitos relatos isolados descreveram a apresentação infrequente, mas potencialmente grave, dessa entidade, tanto em crianças quanto em adultos. Embora não tenham sido avaliados formalmente, estima-se que aproximadamente 1-2/1.000 pacientes com EM possam apresentar lesões tumefativas.[152] Mas nem todas as lesões desmielinizantes tumefativas irão evoluir para EM.[153] Na população pediátrica, é reconhecida como entidade pouco frequente.[154,155]

Quadro clínico

As síndromes cerebrais tumefativas têm uma apresentação clínica variável e atípica, devido às diferenças de tamanho e localização. O efeito de massa ou expansivo costuma ser a causa dos sintomas devido ao deslocamento ou compressão dos tecidos vizinhos e está presente em 45% dos casos.[156]

Lesões tumefativas são frequentemente polissintomáticas e sugestivas de envolvimento multifocal ou difuso. Os sintomas podem incluir: manifestações clínicas de hipertensão intracraniana, afasia, apraxia, comprometimento da consciência, crises epilépticas, déficits motores ou sensoriais unilaterais, sinais cerebelares, comprometimento dos campos visuais, que podem se instalar em dias a semanas.[157,158]

Um estudo prospectivo avaliou as diferenças entre lesões tumefativas de causa neoplásica ou desmielinizante em pacientes pediátricos.[155] Ao contrário das lesões neoplásicas, lesões desmielinizantes associaram-se mais frequentemente a déficits motores, eram mais frequentemente múltiplas, sem comprometimento cortical, e mostravam redução gradual ou surgimento de novas lesões em estudos seriados.

Diagnóstico diferencial

Os diagnósticos diferenciais devem incluir neoplasias primárias do SNC, metástases, abscessos, vasculite e doenças granulomatosas. Estudos de neuroimagem são necessários para confirmar o diagnóstico e, ocasionalmente, pode ser necessária a realização de uma biópsia quando não houver certeza da etiologia.[159] Em pacientes recebendo terapia imunossupressora, o diagnóstico de infecções oportunistas deve ser descartado. O desenvolvimento de lesões cerebrais tumefativas foi relatado em pacientes com NMOSD tratados com imunoterapias indicadas para EM, como fingolimode ou natalizumabe. Diferentes doenças podem apresentar esse padrão radiológico, incluindo infecções retrovirais, doenças autoimunes como LES, neuro-Behçet, NMOSD, e medicamentos como tacrolimus.

Neuroimagem

Lesões tumefativas geralmente envolvem a substância branca, mas a substância cinzenta também pode estar comprometida. O efeito de massa é identificado em aproximadamente 45% dos pacientes, e sinais de edema perilesional em 77%.[156] (Figura 62.7 – A) Outros achados incluem uma restrição periférica na sequência de difusão e um realce venoso ou dilatação vascular em

Tabela 62.9 Diagnósticos diferenciais das síndromes do tronco encefálico em pacientes pediátricos.[133]

Etiologia	Clínica	Neuroimagens
Vascular		
Infarto do tronco encefálico	Déficit neurológico agudo; sintomas bulbares, coma; associação com cardiopatia, anemia, quimioterapia	Hiperintensidade em T2, FLAIR; restrição à difusão
Malformações vasculares	Assintomáticas; déficit agudo a partir de uma hemorragia	Hemangioma cavernoso (imagem em "pipoca"); anomalia do desenvolvimento venoso ("cabeça de medusa")
Encefalopatia hipóxico-isquêmica	Asfixia perinatal Apgar baixo	Comprometimento dorsal do tronco em hipóxias graves
Metabólica / neurodegenerativa		
Mitocondriais: síndrome de Leigh	< 2 anos, hipotonia, regressão neurológica; elevação do ácido láctico	Hiperintensidade em T2 nos núcleos da base, tálamos, tronco e medula; espectroscopia por RM com pico de lactato; restrição a difusão na fase aguda
Doença do xarope do bordo	Início neonatal, letargia, convulsões; urina com odor característico	Edema cerebral difuso; comprometimento posterior do tronco e substância branca cerebelar central
Doença de Wilson	Comprometimento hepático; sinais extrapiramidais; anéis de Kaiser-Fleischer	Núcleos da base e tálamos bilateralmente; mesencéfalo e ponte com sinal do "panda gigante"
Síndrome hemolítico-urêmica	História de diarreia, seguida de insuficiência renal, plaquetopenia e anemia hemolítica	Núcleos da base (núcleos lentiformes dorsolaterais); infartos arteriais + padrões de encefalopatia posterior reversível
Tumoral		
Glioma de tronco	Primeira década (pico: 3-7 anos); sinais de tratos longos e pares cranianos	Ponte: lesão expansiva, sem captação, envolvendo a artéria basilar Quarto ventrículo aplainado Teto (astrocitomas): sem captação, hidrocefalia obstrutiva
Neurofibromatose tipo 1	História familiar, sinais cutâneos	Lesões hiperintensas em T2, hamartomas ou gliomas; estenose de aqueduto; hidrocefalia
Infecciosas		
Enterovírus; herpes	Febre, comprometimento da consciência, sinais bulbares	Lesões usualmente múltiplas, irregulares e assimétricas; na encefalite herpética, pode haver comprometimento temporal adicional
Lysteria monocytogenes	Ingestão de comida contaminada; pode haver comprometimento trigeminal	Lesões irregulares, captação em anel em todo o tronco
Tuberculose	Hidrocefalia; análise do LCR e escarro	Meningite basal, captação de gadolínio leptomeníngea; padrão lesional granulomatose variável; hidrocefalia
Fungos (criptococose, *Aspergillus*, histoplasmose)	Paciente imunocomprometido; sinusopatia	Infartos múltiplos secundários à angioinvasividade
Parasitas (malária)	Regiões endêmicas; febre, comprometimento da consciência	Múltiplos infartos agudos em regiões distintas do SNC
Tóxicas		
Vigabatrina	Antecedentes de encefalopatia epiléptica (3-6 meses do início do tratamento)	Hiperintensidade em T2 simétrica dos tratos tegmentares na ponte dorsal, mesencéfalo, globo pálido e tálamos
Outras		
Histiocitoses	Lesões osteolíticas craniofaciais; comprometimento hipotálamo-hipofisário, *diabetes insipidus*	Lesões hiper ou hipointensas em T2, iso ou hipointensas em T2, gadolínio positivas

torno da lesão na angiografia cerebral. A espectroscopia por ressonância magnética e a citometria de fluxo do LCR podem ser úteis para diferenciar essas lesões de um linfoma primário do SNC.[160]

Nas sequências ponderadas em T1 com injeção de gadolínio, o realce pelo contraste pode ser identificado em 95%-100% dos casos, com padrões de captação variáveis que incluem anéis completos ou incompletos, padrões difusos, homogêneos, pontilhados, lineares ou concêntricos. (Figura 62.7 – B) A imagem do anel aberto com a porção aberta em direção à substância cinzenta cortical ou núcleos cinzentos profundos é sugestiva de doença desmielinizante.[161]

A presença de uma única massa tumefativa pode dificultar a diferenciação das entidades tumorais. A localização mais frequente é supratentorial, com maior tendência a se localizar nos lobos frontais e parietais. No entanto, outras áreas podem estar envolvidas, embora com menos frequência, como a substância cinzenta profunda do encéfalo, cerebelo e medula. Uma configuração em "borboleta" através do corpo caloso foi descrita em 12% de 168 pacientes com doença confirmada.[156]

O padrão relatado na espectroscopia é uma razão elevada colina/N-acetil aspartato. No entanto, esse achado também é comum em neoplasias. Outro padrão descrito é o aumento dos picos de glutamato/glutamina, o que daria suporte ao diagnóstico.[162,163]

Como as placas desmielinizantes podem ocorrer em qualquer parte do SNC, a busca por lesões desmielinizantes crônicas ou ativas residuais deve ser realizada em outras topografias, completando o estudo com a ressonância magnética da medula espinal e da órbita. Em estudos seriados de neuroimagem, será possível avaliar a redução do diâmetro da lesão após o tratamento com corticosteroides, bem como o desenvolvimento de novas lesões com realce em pacientes com EM.[140] Mas novas lesões também podem ser identificadas nos casos de lesões metastáticas, onde a localização do tumor primário será fundamental. Os tumores comumente descritos com metástases cerebrais incluem: carcinoma de pulmão, mama e cólon, todos extremamente raros na população pediátrica.

Os tumores pediátricos primários do SNC podem ser multifocais, como o meduloblastoma e o linfoma do SNC. Meduloblastomas são tumores altamente malignos e localizados preferencialmente no vérmis cerebelar, com potencial de se espalhar para estruturas adjacentes e desenvolver metástases no espaço subaracnóideo. Na tomografia computadorizada (TC), os meduloblastomas são bem circunscritos e, ao contrário das lesões desmielinizantes, são hiperdensos ou isodensos. Os linfomas do SNC são frequentemente hiperdensos na tomografia e na ressonância magnética são identificados como lesões hipointensas nas sequências T1 e isointensas a levemente hiperintensas nas sequências T2.[164] (Figura 62.2 – D)

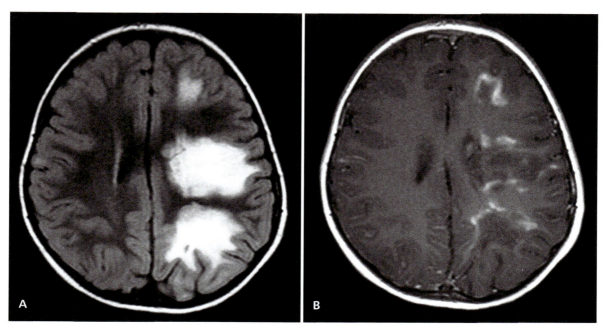

Figura 62.7 Síndrome clínica isolada – síndrome cerebral tumefativa. Paciente de 10 anos com instalação subaguda de uma hemiparesia direita, sem comprometimento da consciência. **(A)** IRM do encéfalo: axial FLAIR, evidenciando lesões hiperintensas tumefativas, ocupando a substância branca do hemisfério cerebral esquerdo desde a parede do ventrículo até a interface subcortical, com efeito expansivo (obliteração do ventrículo lateral esquerdo). **(B)** IRM do encéfalo: axial T1 com gadolínio, exibindo realce pelo contraste, de caráter linear que margeia as lesões hiperintensas de forma incompleta.

Nas sequências com gadolínio eles mostram um realce difuso e proeminente, em vez de um padrão de anel.[150]

Etiopatogenia

A estreita relação de lesões tumefativas com EM inicialmente sugeriu uma possível etiologia comum. No entanto, a identificação de bandas oligoclonais no LCR e as boas respostas relatadas com o uso de plasmaférese como terapia de resgate aguda e rituximabe como imunoterapia crônica, sugerem mecanismos imunológicos mediados por anticorpos e envolvendo células B.[165] Existe um papel potencial para as citocinas pró-inflamatórias, como o fator de necrose tumoral alfa e interleucina-1b, que são expressas através do neuroeixo e podem causar danos à mielina e aos oligodendrócitos. Essas descobertas explicariam por que o processo de desmielinização tumefativa não é específico para a EM.

Patologia

Os estudos neuropatológicos de lesões tumefativas descrevem áreas extensas de desmielinização confluente, com infiltrados inflamatórios e frequente edema perilesional com efeito expansivo. Apresentam áreas de acentuada hipercelularidade caracterizadas por macrófagos espumosos contendo mielina e astrócitos reativos, que podem conter múltiplos núcleos (células de Creutzfeldt-Peters). Infiltrados linfocíticos perivasculares e parenquimatosos também são observados com relativa preservação dos axônios.[166]

Diagnóstico e tratamento

O diagnóstico das síndromes cerebrais tumefativas é desafiador, pois muitas vezes os achados clínicos e radiológicos podem não permitir sua distinção de lesões de outra natureza, sendo necessária a realização de uma biópsia.[166,167] Por outro lado, o tratamento empírico com corticosteroides pode mascarar o diagnóstico, principalmente nos linfomas, com redução tanto do realce pelo contraste quanto do edema perilesional.

O processo de diagnóstico deve incluir um histórico médico detalhado, exame físico e avaliação da neuroimagem. Os estudos subsequentes dependerão da existência de história prévia conhecida de EM ou outro evento desmielinizante anterior, ou se é a apresentação inicial. Em estudos de LCR, a presença de bandas oligoclonais intratecais é identificada em 90%-100% dos pacientes com diagnóstico final de EM e em aproximadamente 50% dos pacientes com um primeiro evento clínico desmielinizante.[153,168,169] Contudo, esses resultados devem ser sempre avaliados no contexto do quadro clínico e das características radiológicas, uma vez que bandas oligoclonais também podem estar presentes em baixa proporção nos linfomas do SNC. A busca por anticorpos IgG anti-AQP4 e anti-MOG deve ser realizada em todos os pacientes para a associação diagnóstica correspondente.[142] Um fluxograma exemplifica o processo diagnóstico de uma lesão tumefativa na Figura 62.8.

O tratamento com corticosteroide intravenoso tem efeito benéfico na redução do diâmetro da lesão e na resolução das manifestações clínicas,[170] embora nem todos os pacientes respondam. Em um estudo retrospectivo, 75% dos pacientes apresentaram resolução completa após quatro meses do tratamento, mas 38% tiveram déficits residuais e 8% não mostraram nenhuma melhora.[171] Naqueles pacientes com uma resposta subótima, o manejo agudo deve ser continuado com terapias de segunda linha, plasmaférese e, eventualmente, rituximabe em casos refratários.[172]

Uma nova neuroimagem é necessária seis semanas após o tratamento (ou antes, se houver deterioração clínica) para avaliar a resposta. Se houver uma boa resposta e o paciente não tiver um diagnóstico subjacente específico, ressonâncias magnéticas seriadas serão realizadas a cada 3-6 meses para definir a distribuição no tempo e no espaço da entidade. Se nenhuma resposta clínica ou radiológica for identificada, uma biópsia cerebral é recomendada.

Prognóstico e evolução

Uma vez que as síndromes tumefativas são uma entidade rara, não há ensaios clínicos controlados até o momento. Um estudo que examinou 168 casos de lesões desmielinizantes tumefativas confirmadas patologicamente, demonstrou progressão para EM em 70% dos pacientes, e apenas 8% tinham diagnóstico prévio de EM.[173] O tempo médio relatado para um segundo ataque em uma coorte de adultos com síndrome tumefativa foi de 4,8 anos, em comparação com 1,9 a 3 anos para eventos desmielinizantes típicos.[156] Há pouca evidência publicada sobre o efeito de terapias modificadoras da doença e a evolução dessas lesões tumefativas, mas de acordo com algumas publicações, o uso de fingolimode, alentuzumabe e natalizumabe deve ser evitado em pacientes com histórico de síndromes tumefativas.[174-176]

ESCLEROSE MÚLTIPLA

A esclerose múltipla (EM) é a doença desmielinizante crônica do SNC mais comum na população adulta. É uma doença inflamatória e neurodegenerativa que afeta a substância branca e a substância cinzenta do SNC. Embora a frequência de início da EM pediátrica seja muito menor, estima-se que 3%-5% de todos os casos

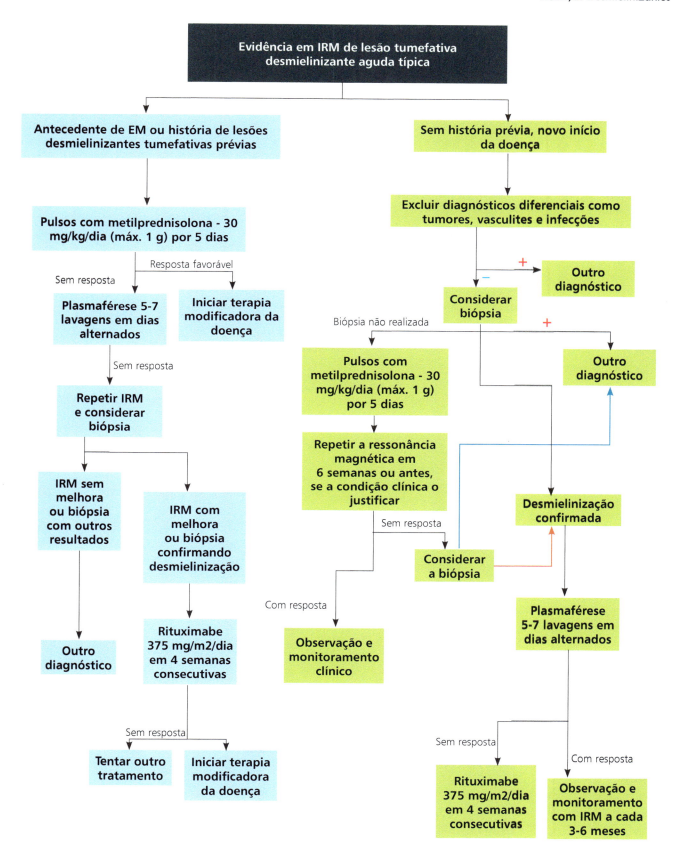

Figura 62.8 Fluxograma para o diagnóstico etiológico de uma lesão tumefativa.[350]

de EM se manifestam antes dos 18 anos e menos de 2% antes dos 10 anos.[55, 177]

Devido à sua baixa prevalência e ao fato de não ter sido considerada como uma possibilidade diagnóstica em pacientes pediátricos por muito tempo, havia poucas pesquisas realizadas e dados corretos sobre história natural antes de 2005. Desde o desenvolvimento do IPMSSG, com o estabelecimento de critérios diagnósticos consensuais para EM e doenças relacionadas, o interesse científico e as publicações sobre o assunto aumentaram significativamente, aumentando nosso conhecimento sobre a EM pediátrica.

O diagnóstico da EM em crianças e adolescentes merece atenção especial pelo impacto cognitivo que esta doença apresenta e por algumas características particulares do diagnóstico nesta população. A correta interpretação da neuroimagem no contexto do quadro clínico é fundamental para uma correta abordagem diagnóstica e sua diferenciação entre o vasto espectro de diagnósticos diferenciais na faixa etária pediátrica.

Epidemiologia

A EM pediátrica é definida como a EM que começa antes dos 18 anos. As incidências relatadas variam de 0,13 a 0,64 casos/100.000 crianças/ano.[178] Embora existam casos de EM identificados em crianças de 3 ou 4 anos, a maioria dos pacientes tem mais de 11 anos na época do primeiro evento clínico. Em pacientes pré-púberes, a frequência observada em meninos e meninas é equivalente, mas em pacientes pós-púberes a proporção entre mulheres e homens começa a aumentar para 2:1-3:1, demonstrando um papel claro da menarca na patogênese da EM.[179, 180]

Há significativa diversidade étnica na população pediátrica que desenvolve EM, com frequências diferentes entre os estudos.

Critérios diagnósticos

O diagnóstico de EM permanece de exclusão e se baseia na integração de achados clínicos, resultados laboratoriais e de neuroimagem. É necessário demonstrar evidências de disseminação no tempo e no espaço, que são a chave do diagnóstico, excluindo outras doenças neurológicas com apresentação semelhante. A IRM é o estudo que permite detectar essa evidência e ajuda a afastar outros diagnósticos, e atingir esse objetivo precocemente com alta especificidade tem sido a motivação das sucessivas versões que os critérios diagnósticos da EM para adultos têm apresentado.

Os critérios diagnósticos atualmente válidos para EM pediátrica são os do IPMSSG de 2012[7] (Tabela 62.10), baseados nos critérios de McDonald de 2010 para pacientes adultos, e foram validados em crianças

Tabela 62.10 Critérios diagnósticos da EM pediátrica.[7]

O diagnóstico da EM pediátrica pode ser feito em qualquer um dos seguintes 4 cenários:

- ≥ 2 eventos clínicos não encefalopáticos, presumivelmente inflamatórios, separados por > 30 dias, e envolvendo > 1 área do SNC
- Um evento não encefalopático, associado a achados de IRM consistentes com disseminação no espaço*, requer uma IRM de seguimento mostrando ≥ 1 nova lesão (com ou sem realce por gadolínio) consistente com disseminação no tempo*
- Um evento encefalopático inicial (ADEM) seguido por ≥ 3 meses por um novo evento clínico não encefalopático, associado a novas lesões na IRM do encéfalo que atendem aos critérios de disseminação no espaço*
- Um paciente ≥ 12 anos com um evento inicial não encefalopático e IRM consistente com os critérios de McDonald para disseminação no espaço* e no tempo*, pode ser diagnosticado no momento desse evento agudo

* De acordo com os Critérios Revisados de McDonald, de 2010, a "disseminação no espaço" é demonstrada se a IRM revelar ≥ 1 lesão T2 em ≥ 2 das 4 topografias clássicas do SNC: periventricular, justacortical, infratentorial e medula espinal. A "disseminação no tempo" é demonstrada em neuroimagem com a identificação de novas lesões ponderadas em T2 (com ou sem realce) em nova RM realizada a qualquer momento após o primeiro evento, ou no primeiro estudo de RM se mostrar coexistência simultânea de lesões que realçam e lesões que não realçam com gadolínio.

com mais de 11 anos. Após a recente publicação de uma revisão dos critérios de McDonald 2010,[181] dois estudos em pacientes pediátricos validaram sua aplicabilidade, mantendo a observação em pacientes menores de 12 anos com fenótipo de ADEM no primeiro evento clínico.[182, 183] No entanto, pela ausência de um biomarcador diagnóstico definitivo, é sempre necessário considerar e descartar diagnósticos alternativos.

Quadro clínico

A EM de início pediátrico pós-púbere apresenta características clínicas semelhantes à doença que se inicia em adultos, embora em geral seja uma entidade mais inflamatória e possa manifestar sintomas particulares em pacientes mais jovens.

O curso clínico inicial em mais de 95% dos pacientes pediátricos é remitente-recorrente ou de recaída-remissão, experimentando 2 a 3 vezes mais recaídas clínicas do que pacientes adultos.[184, 185] As formas progressivas de EM são muito raras em crianças. O primeiro evento clínico pode apresentar um fenótipo de ADEM ou uma SCI, focal ou multifocal. Os fenótipos clínicos que caracterizam a SCI e as recidivas subsequentes incluem neurite óptica, mielite, síndromes do tronco encefálico e síndromes cerebrais. Esses eventos podem então afetar a função visual e motora, sensibilidade, funções vesical e intestinal, cognição e desenvolver sintomas como dor, espasmos e espasticidade.[186]

Os preditores de evolução para EM geralmente identificados para cada fenótipo clínico apresentado estão resumidos na Tabela 62.11. Embora esses preditores surjam de estudos pediátricos com acompanhamentos muito curtos em sua maior parte, um importante estudo multicêntrico colaborativo merece ser considerado. Destacou-se por oferecer informações decorrentes da análise prospectiva em 700 pacientes com EM menores de 18 anos no momento do início clínico.[187] Os principais fatores de risco para o desenvolvimento de uma primeira recidiva ou segundo ataque clínico identificado foram: **1.** um evento clínico multifocal inicial; **2.** sexo feminino; e **3.** a presença de ≥ 3 lesões desmielinizantes na IRM. A exposição a tratamentos modificadores da doença (TMD) foi um fator de proteção para um segundo evento. Após o diagnóstico definido de EM, a idade de início menor do que 15 anos e a exposição a TMD reduziram o risco de progressão nos escores da Escala de Incapacidade Expandida de Kurtzke (EDSS) (Tabela 62.12), enquanto a ocorrência de uma recaída clínica aumentou esse risco.[187]

Usando os escores do EDSS para medir a gravidade clínica, as recidivas em pacientes pediátricos com EM podem ser classificadas como graves. Entretanto, a maioria dos pacientes apresentará recuperação completa após um primeiro surto de EM. Os processos de reparo neurológico e neuroplasticidade, predominantemente presentes na população pediátrica, poderiam explicar a melhor recuperação apresentada por crianças e adolescentes a cada recidiva em relação aos adultos. Em estudos de IRM funcional, uma preservação relativa dos padrões de ativação cortical cerebral associados ao movimento pode ser verificada em pacientes com EM de início pediátrico em comparação com EM de início em adultos, sugerindo um aumento da capacidade do encéfalo em desenvolvimento de compensar os danos aos tecidos. De qualquer forma, e considerando a alta

Tabela 62.11 Fatores preditivos para doença desmielinizante crônica recorrente em pacientes pediátricos.[55]			
	Preditores de evolução para EM	**Preditores de evolução para NMOSD**	**Preditores de evolução para formas recorrentes de MOGAD**
Neurite óptica	Idade > 10 anos BOD+ no LCR IRM com lesões ovoides na substância branca cerebral	IgG anti-AQP4 positiva no soro ou líquor	Títulos de IgG anti-MOG persistentes no soro Persistência de títulos elevados de IgG anti-MOG
Mielite transversa	Sexo feminino IRM do encéfalo com lesões ovoides na substância branca IRM da medula espinal com lesão parcial	IgG anti-AQP4 positiva no soro ou líquor	Títulos de IgG anti-MOG persistentes no soro
Síndrome clínica isolada (todos os fenótipos)	Mulher pós-púbere Idade > 10 anos Soropositividade para EBV Níveis séricos baixos de vitamina D Síndrome multifocal Presença de lesões na IRM de encéfalo, preenchendo os critérios de McDonald 2010	IgG anti-AQP4 positiva no soro ou líquor	Títulos de IgG anti-MOG persistentes no soro
ADEM	Idade > 10 anos, pós-púbere Níveis séricos baixos de vitamina D Soropositividade para EBV Preenchendo os critérios de McDonald 2010	IgG anti-AQP4 positiva no soro ou líquor	Títulos de IgG anti-MOG persistentes no soro

* Abreviações: BOC, bandas oligoclonais; EBV, vírus Epstein-Barr.

Tabela 62.12 Escala expandida de incapacidade de Kurtzke (EDSS).

Sistemas funcionais (SF) para a escala EDSS

Funções piramidais

0. Normal
1. Sinais anormais sem incapacidade motora
2. Incapacidade mínima
3. Discreta ou moderada paraparesia ou hemiparesia; monoparesia grave
4. Paraparesia ou hemiparesia acentuada; quadriparesia moderada; ou monoplegia
5. Paraplegia, hemiplegia ou acentuada quadriparesia
6. Quadriplegia
V. Desconhecido

Funções cerebelares

0. Normal
1. Sinais anormais sem incapacidade
2. Ataxia discreta em qualquer membro
3. Ataxia moderada do tronco ou de membros
4. Incapaz de realizar movimentos coordenados devido à ataxia
V. Desconhecido

Funções do tronco encefálico

0. Normal
1. Somente sinais anormais
2. Nistagmo moderado ou outra incapacidade leve
3. Nistagmo grave, acentuada paresia extraocular ou incapacidade moderada de outros nervos cranianos
4. Disartria acentuada ou outra incapacidade acentuada
5. Incapacidade de deglutir ou falar
V. Desconhecido

Funções sensitivas

0. Normal
1. Diminuição da sensibilidade ou estereognosia em 1-2 membros
2. Diminuição discreta de tato ou dor, ou da sensibilidade posicional, e/ou diminuição moderada da vibratória ou estereognosia em 1-2 membros; ou diminuição somente da vibratória em 3-4 membros
3. Diminuição moderada de tato ou dor, ou posicional, e/ou perda da vibratória em 1-2 membros; ou diminuição discreta de tato ou dor e/ou diminuição moderada de toda propriocepção em 3-4 membros
4. Diminuição acentuada de tato ou dor, ou perda da propriocepção em 1-2 membros, ou diminuição moderada de tato ou dor e/ou diminuição acentuada da propriocepção em mais de 2 membros
5. Perda da sensibilidade em 1-2 membros; ou moderada diminuição de tato ou dor e/ou perda da propriocepção na maior parte do corpo abaixo da cabeça
V. Desconhecido

Funções vesicais

0. Normal
1. Sintomas urinários sem incontinência
2. Incontinência ≤ a 1 vez por semana
3. Incontinência ≥ a 1 vez por semana
4. Incontinência diária ou mais que 1 vez por dia
5. Cateterização contínua
6. Grau 5 para bexiga e grau 5 para disfunção retal
V. Desconhecido

Tabela 62.12 Escala expandida de incapacidade de Kurtzke (EDSS). (*Continuação*)

Sistemas funcionais (SF) para a escala EDSS

Funções intestinais

0. Normal
1. Obstipação menos que diária sem incontinência
2. Obstipação diária sem incontinência
3. Incontinência < uma vez na semana
4. Incontinência > uma vez na semana, mas não diária
5. Sem controle de esfíncter retal
6. Grau 5 pra bexiga e grau 5 para disfunção retal
V. Desconhecido

Funções visuais

0. Normal
1. Escotoma com acuidade visual (AV) igual ou melhor que 20/30
2. Pior olho com escotoma e AV de 20/30 a 20/59
3. Pior olho com grande escotoma, ou diminuição moderada dos campos, mas com AV de 20/60 a 20/99
4. Pior olho com diminuição acentuada dos campos a AV de 20/100 a 20/200; ou grau 3 com AV do melhor olho igual ou menor que 20/60
5. Pior olho com AV menor que 20/200; ou grau 4 com AV do melhor olho igual ou menor que 20/60
6. Grau 5 com AV do melhor olho igual ou menor que 20/60
V. Desconhecido

Funções mentais

0. Normal
1. Alteração apenas do humor
2. Diminuição discreta da mentação
3. Diminuição normal da mentação
4. Diminuição acentuada da mentação (moderada síndrome cerebral crônica)
5. Demência ou grave síndrome cerebral crônica
V. Desconhecido

Outras funções

0. Nenhuma
1. Qualquer outro achado devido à EM
V. Desconhecido

Interpretação dos sistemas funcionais e escala de EDSS	EDSS
Exame neurológico normal (todos SF grau 0; grau 1 SF é aceitável)	0
Nenhuma incapacidade, sinais mínimos em 1 SF (por ex.: sinal de Babinski ou diminuição da sensibilidade vibratória)	1,0
Nenhuma incapacidade, sinais mínimos em mais de 1 SF	1,5
Incapacidade mínima em 1 SF (1 SF grau 2, outros 0 ou 1)	2
Incapacidade mínima em 2 SF (2 SF grau 2, outros 0 ou 1)	2,5
Incapacidade moderada em 1SF (1 SF grau 3, outros 0 ou 1) ou incapacidade discreta em 3 ou 4 SF (3 ou 4 SF grau 2, outros 0 ou 1)	3,0
Pode caminhar a distância que quiser. Incapacidade moderada em 1 SF (grau 3) e 1 ou 2 SF grau 2; ou 2 SF grau 3; ou 5 SF grau 2 (outros 0 ou 1)	3,5
Pode caminhar sem ajuda ou descanso até 500m. Autossuficiente (1 SF grau 4 – outros 0 ou 1 – ou vários graus 3 ou menores)	4,0
Pode caminhar sem ajuda ou descanso até 300m. Hábil para trabalhar todo o dia, podendo apresentar alguma limitação ou requerer mínima assistência (1 SF grau 4 – outros 0 ou 1 – ou combinação de graus menores que excedam limites de estágios anteriores)	4,5

Tabela 62.12 Escala expandida de incapacidade de Kurtzke (EDSS). (*Continuação*)

Sistemas funcionais (SF) para a escala EDSS

Pode caminhar sem ajuda ou descanso até 200m. Apresenta incapacidade que compromete as atividades diárias (1 SF grau 5 – outros 0 ou 1 – ou combinação de graus menores que excedam especificações para o grau 4)	5,0
Pode caminhar sem ajuda ou descanso até 100m. Incapacidade grave suficiente para impedir a realização de atividades diárias (1 SF grau 5 – outros 0 ou 1 – ou combinação de graus menores que excedam especificações para o grau 4)	5,5
Auxílio intermitente ou unilateral constante (bengalas, muletas) para caminhar cerca de 100m com ou sem descanso (combinações de SF com mais de 2 com grau 3)	6,0
Auxílio bilateral constante para caminhar 20m sem descanso (combinações de SF com mais de 2 com grau 3)	6,5
Incapacidade para caminhar mais de 5 m, mesmo com auxílio; uso de cadeira de rodas; capaz de entrar e sair da cadeira sem ajuda. (combinações com mais de 1 SF grau 4; mais raramente, SF piramidal grau 5 isolado)	7,0
Não consegue dar mais do que alguns poucos passos, essencialmente restrito à cadeira de rodas; pode precisar de ajuda para entrar e sair da cadeira; não consegue permanecer na cadeira de rodas comum o dia inteiro (somente na motorizada). Combinações com mais de 1 SF grau 4	7,5
Essencialmente confinado à cadeira de rodas ou à cama. Consegue se locomover com a cadeira de rodas, porém não consegue ficar fora da cama por muito tempo. Consegue realizar algumas funções de sua higiene e mantém o uso dos braços (combinações, geralmente grau 4 em várias funções)	8,0
Permanece na cama a maior parte do dia; consegue realizar algumas funções para cuidar de sua própria higiene e mantém algum uso dos braços (combinações, geralmente grau 4 em várias funções)	8,5
Acamado e incapacitado; consegue se comunicar e comer. Não realiza higiene própria (combinações, geralmente grau 4 em várias funções)	9,0
Totalmente incapacitado; não consegue se comunicar efetivamente ou comer/engolir (combinações, geralmente grau 4 em várias funções)	9,5
Óbito devido à EM (envolvimento de tronco ou falência respiratória; ou morte consequente de longo tempo acamado no leito com pneumonia, sepse, uremia ou falência respiratória)	10,0

taxa de recaídas que costumam ocorrer em crianças e adolescentes, o paciente pediátrico pode acumular incapacidades significativas em sua vida futura.

Um grupo de sintomas subagudos ou crônicos que pacientes pediátricos com EM também podem experimentar e merecem ser tratados adequadamente incluem fadiga, depressão e sintomas de ansiedade, que podem piorar a cada ataque ou de forma independente. O comprometimento cognitivo deve ser especialmente avaliado para realizar as intervenções necessárias para otimizar o desempenho escolar.

Exames complementares

Ressonância magnética convencional

Eventos patogênicos que incluem inflamação, desmielinização, perda axonal e gliose podem ser estudados *in vivo* usando técnicas convencionais e avançadas de neuroimagem. Desta forma, as lesões desmielinizantes inflamatórias são facilmente visíveis na IRM convencional como alterações de sinal na substância branca periventricular, tronco encefálico, medula espinal e nervos ópticos (Figura 62.9).

Desde 2000, a IRM se tornou o principal estudo de diagnóstico em todos os pacientes com síndrome clínica sugestiva de EM. Além disso, os critérios diagnósticos recentemente revisados permitem um determinado diagnóstico com um único estudo inicial (Painel 5). A neuroimagem também desempenha papel fundamental no controle dos pacientes e na avaliação da resposta clínica aos tratamentos implantados, uma vez que a ocorrência de novas lesões é mais frequente do que a ocorrência de recidivas clínicas.

As seguintes características de neuroimagem são comumente associadas ao diagnóstico de EM, tanto em pacientes adultos quanto pediátricos: distribuição espacial (lesões focais), morfologia (ovoide), alterações de sinal em sequências convencionais de IRM (hiperintensidade em T2/FLAIR/STIR), número e distribuição das lesões (propagação no espaço e no tempo), padrões de realce com gadolínio (anel aberto, embora o paciente pediátrico possa apresentar padrões de captação muito

Doenças Desmielinizantes

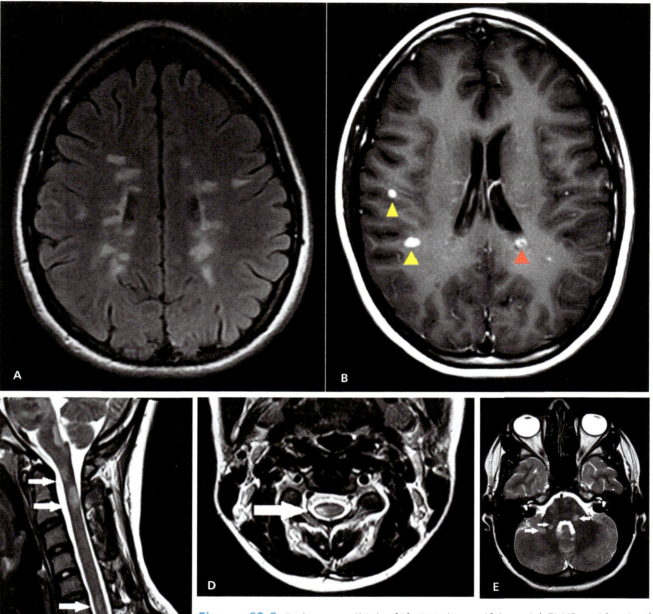

Figura 62.9 Esclerose múltipla. **(A)** IRM do encéfalo: axial FLAIR, evidenciando múltiplas lesões hiperintensas na substância branca periventricular e subcortical bilateral, discretas e bem definidas, ovoides, com orientação perpendicular ao eixo longitudinal dos ventrículos laterais. **(B)** IRM do encéfalo: axial T1 com gadolínio, demonstrando múltiplas lesões ativas que revelam realce com contraste com padrão nodular (ponta de flecha amarela) e anel semiaberto (ponta de flecha vermelha). **(C)** IRM da medula cervical: sagital T2, exibindo pelo menos 3 lesões intramedulares curtas (< 3 metâmeros medulares contíguos), na junção bulbomedular, C1 e C5 (setas brancas). **(D)** IRM da medula cervical: axial T2, evidenciando lesão cervical com comprometimento parcial e lateral do cordão medular. **(E)** IRM do encéfalo: axial T2, demonstrando múltiplas pequenas lesões hiperintensas bem delimitadas, localizadas na substância branca dos pedúnculos cerebelares bilateralmente (setas brancas). Uma pequena lesão também é identificada na interface branco-cinzenta do hemisfério cerebelar esquerdo.

Capítulo 62

variados).[188, 189] (Figura 62.9) No entanto, as características descritas também podem ser observadas em outras doenças por não serem patognomônicas para a EM e, portanto, diagnósticos alternativos com apresentação semelhante devem ser sempre considerados e descartados. Em geral, crianças e adolescentes com EM apresentam maior carga lesional em T2, com predomínio na fossa posterior, em comparação com pacientes adultos com duração semelhante da doença. No entanto, eles não desenvolvem deficiências físicas tão rapidamente.

Embora a IRM da medula espinal nem sempre seja solicitada no primeiro evento clínico pediátrico, especialmente se o paciente não apresentar sinais de disfunção medular, os achados de neuroimagem cerebral e medular continuam a ser as ferramentas diagnósticas mais valiosas, não apenas para o diagnóstico de EM (propagação no espaço e no tempo), mas também para afastar a presença de imagens sugestivas de diagnósticos alternativos (Figura 62.9 – C e D). Portanto, sempre que possível, considerando o tempo que o estudo requer, toda criança com quadro clínico sugestivo de doença inflamatória desmielinizante deve ser submetida à ressonância magnética cerebral, de órbitas e da medula espinal completa, incluindo sequências com administração de gadolínio.

Os seguintes achados da IRM devem chamar a atenção para considerar um diagnóstico diferencial de EM:

1. envolvimento predominante da substância cinzenta;
2. lesões bilaterais e simétricas da substância branca;
3. sinais de hemorragia intracraniana;
4. anormalidade persistente nas sequências de difusão;
5. realce meníngeo ou leptomeníngeo com gadolínio;
6. anormalidades vasculares associadas (arteriais ou venosas);
7. anormalidade de sinal ou realce periependimário pelo gadolínio.[190]

Técnicas avançadas de neuroimagem

Diferentes técnicas avançadas de neuroimagem foram desenvolvidas para investigar a patologia e a patogênese da EM, incluindo inflamação perivascular, desenvolvimento de lesões corticais e espinhais, perda de mielina e regeneração, inflamação leptomeníngea. Estudos em equipamentos de ressonância magnética 7 Tesla têm facilitado essas linhas de pesquisa.

Nos estágios iniciais da doença, o paciente pediátrico apresenta falha em atingir o crescimento cerebral esperado para a idade, manifestando claros sinais radiológicos de atrofia cerebral na adolescência. Esses resultados foram obtidos a partir de estudos longitudinais que compararam curvas de crescimento normal do encéfalo obtidas a partir de um registro de população pediátrica saudável (NHI, *MRI Study of Normal Brain Development*) com curvas de pacientes pediátricos com EM.[191, 192] Esses estudos também permitiram identificar atrofias regionais, como a redução do volume talâmico que, juntamente com o comprometimento das principais vias neurológicas da substância branca afetada, apresenta forte associação com a redução do desempenho cognitivo, impactando, em particular, a processamento de domínios de atenção e velocidade de processamento, linguagem expressiva, integração visuomotora e habilidades aritméticas.

As lesões pediátricas mostram uma taxa de reparo mais alta, medida por técnicas de transferência de magnetização (TM), do que as lesões em pacientes adultos.

O uso do tensor de difusão (DTI, do inglês *Diffusion Tensor Imaging*) tem contribuído para identificar extensa destruição de tecido não lesional na substância branca aparentemente normal, evidente mesmo nos estágios iniciais do curso clínico. Esse comprometimento da substância branca aparentemente normal está correlacionado com a carga de lesão em T2, e é possível que a degeneração Walleriana seja um dos mecanismos envolvidos.[193] Embora crianças com EM mostrem envolvimento frequente do corpo caloso na neuroimagem, em comparação com adultos, o impacto no corpo caloso em estudos de DTI é menor.

A presença de lesões corticais pôde ser demonstrada em 80% dos pacientes pediátricos com EM estudados com RM 3,0 Tesla, utilizando técnicas de multicontraste em sequência de magnetização tridimensional em T1 com gradiente eco rápido (3D-MPRAGE), uma vez que essas técnicas são mais sensíveis para a detecção de lesões corticais do que a DIR. O número total de lesões corticais mostrou associação positiva com o volume da lesão da substância branca, mas não com o volume do tálamo, a idade do paciente no momento do estudo ou a duração da doença.[194] Por outro lado, o número de lesões corticais nos lobos frontais mostrou associação com menor destreza manual avaliada com o teste dos nove pinos nos buracos (9-Holes Peg-Test). Esses achados importantes demonstram que a patologia cortical cerebral ocorre na doença de início pediátrico e que essas lesões corticais têm relevância clínica.

Estudos recentes com equipamentos de ressonância magnética 3 Tesla em pacientes adultos usando sequências de susceptibilidade (SWI, do inglês *High-Resolution, Susceptibility-Based MR Imaging Sequences*) identificaram um achado específico em um subgrupo de lesões crônicas da substância branca (hiperintenso em T2 / FLAIR, hipointenso em T1 ou buracos negros) consistindo em um anel de perda de sinal paramagnético em SWI nas bordas da lesão (sinal do anel paramagnético), associado à presença de ferro dentro dos fagócitos (macrófagos, microgliócitos), achado previamente descrito com os equipamentos 7-Tesla. A presença do sinal do anel paramagnético é considerada um indicador de desmielinização crônica ativa e sua relevância clínica em pacientes pediátricos com EM é um assunto de investigação atual.

Vários estudos realizados em equipamentos de ressonância magnética de 3 Tesla e 7 Tesla em adultos com EM usando SWI demonstraram a relação topográfica entre lesões de substância branca e vênulas (placas perivenulares), chamada de sinal da veia ou vênula central. A maioria das lesões em pacientes adultos com EM mostrou o sinal da veia central (mediana de 88%), em comparação com 14% na doença vascular do SNC. Assim, um limite de 50% de lesões perivenulares foi estabelecido para discriminar EM de doenças vasculares inflamatórias do SNC (Maggi et al., 2018).[195]

Tomografia de coerência óptica

A OCT permite acesso rápido aos detalhes da retina com resolução em nível de mícrons. A perda de axônios das células ganglionares da retina é facilmente detectada como um adelgaçamento dessa camada, que se correlaciona com alterações na IRM cerebral (atrofia), e permite que a evolução da deficiência seja monitorada e prevista. O adelgaçamento da camada de fibras nervosas da retina pôde ser identificado em pacientes pediátricos com EM estudados com OCT em 50% dos olhos que apresentaram neurite óptica, *versus* 5% nos olhos sem neurite clínica. Em contraste, uma latência prolongada nos potenciais evocados visuais pode ser observada em olhos sintomáticos e olhos sem neurite clínica.[196] Esses achados indicariam que OCT é sensível a mudanças na retina no contexto de neurite óptica clínica, enquanto os potenciais evocados visuais são úteis para detectar a disseminação de lesões na via óptica em EM pediátrica.

Exames laboratoriais

A expansão clonal de células B e plasmócitos secretores de imunoglobulina resulta no achado característico de bandas oligoclonais no LCR. O fracionamento oligoclonal de IgG produzido no compartimento intratecal é visualizado com técnicas de focalização isoelétrica e está presente em até 90%-95% dos pacientes adultos. Em pacientes pediátricos, porcentagens semelhantes podem ser observadas na população adolescente, enquanto 40%-60% dos pacientes pré-púberes com EM apresentam bandas oligoclonais no LCR. Embora os objetivos ou alvos dessas imunoglobulinas sejam provavelmente múltiplos, sua presença indica uma resposta imune restrita ao SNC com valor diagnóstico renovado para EM, uma vez que foi incorporada aos critérios diagnósticos de McDonald 2018, substituindo a exigência de disseminação no tempo.[181]

Atualmente, não temos biomarcadores no sangue que demonstrem especificidade diagnóstica. Mas na busca por biomarcadores de próxima geração que podem refletir dano do parênquima cerebral, atividade subclínica e lesão neuroaxonal, os neurofilamentos de cadeia leve (NfL) surgiram como marcadores promissores de dano axonal em várias doenças neurológicas em crianças e adultos. Em pacientes com EM de início na idade adulta, os NfL provaram ser um marcador de atividade e gravidade da doença, uma vez que níveis séricos elevados foram associados com aumento da atividade inflamatória na IRM, maiores escores de EDSS e antecedente de recidiva recente. Um estudo pediátrico foi capaz de replicar esses achados, encontrando níveis séricos mais elevados de NfL em pacientes com EM não tratados, naqueles que experimentaram uma recaída clínica dentro de 90 dias após a coleta da amostra e naqueles com escores mais elevados de deficiência.[197]

Fatores de risco

Ainda não se sabe se a causa da EM é única ou multifatorial, mas diferentes fatores de risco genéticos e ambientais foram identificados. Em geral, os mecanismos pelos quais diferentes polimorfismos genéticos e fatores de exposição poderiam interagir aumentando o risco de desenvolver EM é um assunto de pesquisa ativa neste momento. Os fatores de risco pediátricos são semelhantes aos descritos em pacientes adultos e serão atualizados a seguir.

Fatores genéticos

Indivíduos com um parente de primeiro grau afetado por EM têm um risco de desenvolvê-la de 2% a 4%, em comparação com o risco estimado na população geral de 0,1%; e entre gêmeos monozigóticos, esse risco aumenta para 30%-50%. Os estudos de associação genômica mais recentes realizados em amostras de milhares de pacientes com EM e controles saudáveis identificaram mais de 200 variantes do gene com certo risco de desenvolver EM, sendo a mais significativa o haplótipo DRB1*1501 do complexo principal de histocompatibilidade (HLA). A maioria dos alelos identificados como de risco está associada a genes envolvidos em mecanismos imunológicos, achado consistente com o conceito de que mecanismos autoimunes são fundamentais no desenvolvimento clínico da EM.

Fatores Ambientais

- **Vitamina D:** um dos principais fatores ambientais classicamente reconhecidos como de risco é a latitude geográfica, com maior incidência de EM em áreas de climas mais temperados, fator que pode refletir mudanças na exposição solar de acordo com as estações do ano, apresentando nítida associação com os níveis séricos de vitamina D. A insuficiência ou suficiência de vitamina D pode ser um fator de risco ou um fator de proteção para EM, respectivamente, junto com muitos outros fatores. O principal mecanismo de ação da vitamina D na EM parece ser imunomodulador, e diferentes mecanismos têm sido propostos: estimulação de células *T-regs* e citocina IL-10, diminuição de linfócitos Th17 pró-inflamatórios, diminuição da citocina deletéria IL-17 e atenuação da imunorreatividade de linfócitos B. A dosagem sanguínea da 25-OH-vitamina D (25-OH-D), um metabólito hepático da pré-vitamina D, é usada como um marcador do estado de suficiência ou insuficiência. Os baixos níveis de vitamina D têm sido associados a um risco aumentado de desenvolver EM, além de favorecer as recidivas durante o curso da doença. Estudos na população pediátrica com EM mostraram que cada aumento de 10 ng/mL nos níveis séricos da vitamina foi associado a uma redução de 34% na taxa de recaídas clínicas subsequentes.[198] Entretanto, essa relação entre níveis elevados de 25-OH-D e baixo risco de EM foi demonstrada apenas em indivíduos com pele clara. Um estudo recente não encontrou essa associação na população hispânica ou negra.[199] Considerando esses dados, e até que surjam novas informações sobre o assunto, é aconselhável suplementar nossos pacientes com EM com doses fisiológicas (entre 2.000 e 4.000 UI/dia) que corrijam a insuficiência documentada nos níveis séricos de 25-OH-D, até aos níveis recomendados de 30–60 ng/mL.

- **Obesidade:** a obesidade moderada e extrema em mulheres adolescentes tem sido reconhecida como fator de risco para o desenvolvimento de EM. Ela é considerada como promotora de um estado pró-inflamatório que pode favorecer não apenas o desenvolvimento de EM, mas também promover uma resposta clínica pobre a terapias modificadoras de primeira e segunda linha.[200]
- **Exposição ao tabaco:** o tabagismo promove um efeito irritante nos pulmões, desencadeando uma cascata pró-inflamatória que pode culminar em autoimunidade. Essa cascata inflamatória pode aumentar o risco de EM em um subconjunto de indivíduos predispostos por meio de um processo de imunorreatividade cruzada entre antígenos pulmonares e epítopos de mielina. Fatores genéticos desempenham um papel fundamental na predisposição individual para desencadear uma reação autoimune. Os pacientes com EM que fumam têm formas mais inflamatórias da doença, uma tendência mais rápida para desenvolver atrofia cerebral e atingir graus mais elevados de incapacidade. Vários estudos mostraram que a população pediátrica exposta indiretamente à fumaça do cigarro (fumantes passivos) também tem um risco aumentado de desenvolver EM.[201]
- **Vírus Epstein-Barr (EBV):** desempenha um papel importante na patogênese da EM e no risco de desenvolver EM. Em pacientes com EM, foi demonstrada uma interação clara entre fatores genéticos, infecção remota por EBV e níveis séricos de vitamina D e, mais especificamente, associação entre HLA DRB1*1501, níveis séricos de 25-OH-D e níveis séricos de anticorpos anti-EBNA1 (antígeno nuclear 1 do EBV).[202] Além do EBV, outros vírus foram sugeridos e investigados como possíveis causadores da doença, mas nenhum foi demonstrado de forma definitiva. Alguns agentes virais, entretanto, podem atuar por mimetismo molecular, enquanto outros podem interferir nos mecanismos que normalmente limitam a população de células autorreativas circulantes.
- **Microbiota intestinal:** vários estudos recentes sugerem uma forte associação entre a composição da microbiota intestinal e marcadores imunológicos no sangue de crianças com EM. A associação pode ter efeito na atividade inflamatória da doença e na expressão de linfócitos T. Por exemplo, a maior população de *Bacteroidetes* correlacionou-se inversamente com Th17 em crianças com EM, mas não em controles, bem como uma associação positiva entre a abundância de *Fusobacteria* e *Tregs* foi encontrada apenas em controles e não em pacientes com EM, de acordo com um estudo. Em outro estudo pediátrico, a ausência de *Fusobacteria*, altos níveis de *Firmicutes* e a presença de *Archaea euryarchaeota* foram associados a um risco aumentado de recidiva.[203] Embora seja uma área interessante de exploração, é evidente a necessidade de desenvolver novos estudos para confirmar esses resultados.

Patogênese

O dano tecidual na EM é o resultado de um jogo complexo e dinâmico entre o sistema imunológico, a glia (oligodendrócitos e seus precursores, microglia e astrócitos) e os neurônios. Ainda é questionável se a via que causa a EM é intrínseca ou extrínseca ao SNC, mas estudos realizados em modelos animais de encefalite alérgica experimental (EAE) e estudos em sangue e LCR de pacientes com EM sugerem um papel crítico do sistema imune adaptativo.

Esse complexo processo imunológico compromete as células T, mas também as células B, os anticorpos e as células do sistema imunológico inato. Tanto as células T helper (CD4+) quanto as citotóxicas (CD8+) foram identificadas em lesões de EM, com CD4 + especialmente concentrado no espaço perivascular e CD8 + amplamente distribuído no parênquima. Os medicamentos que limitam o acesso das células T ao SNC podem reduzir ou eliminar o desenvolvimento de novas lesões desmielinizantes. No entanto, células T autorreativas a antígenos de mielina foram identificadas em proporções semelhantes entre indivíduos com e sem EM, sugerindo que essas células são provavelmente disfuncionais em pacientes com EM ou que outros fatores imunológicos desempenham um papel crítico adicional.

O impacto positivo dramático que os tratamentos que reduzem a população de células B têm mostrado nos pacientes, limitando a formação de lesões e a atividade inflamatória da doença, renovou o interesse no papel das células B na EM. Sabemos que os pacientes com EM apresentam no LCR um padrão único de anticorpos (bandas oligoclonais) produzidos dentro do SNC, e que as células da linhagem B são as que produzem esses anticorpos. No entanto, é impressionante que outras funções das células B, como ser uma célula apresentadora de antígenos para auxiliar os linfócitos T e produzir citocinas, sejam ainda mais relevantes no processo.

Algumas células do sistema imunológico inato são especialmente importantes na patogênese da EM. Nas lesões desmielinizantes, é identificada uma infiltração macrofágica ativa responsável pela remoção de restos de mielina e produtos de degradação inflamatória. Os microgliócitos, que representam os fagócitos endógenos primários do SNC, são abundantes nas lesões de EM, mas ainda não se sabe se seu papel é patogênico ou protetor, ora mediando o processo inflamatório, ora promovendo reparo por eliminação de detritos de mielina. Uma ativação microglial, frequentemente distante da lesão estabelecida, foi encontrada na substância branca em material de biópsia e pode representar o estágio inicial no desenvolvimento da lesão. Uma vez ativados, os macrófagos e a micróglia são patologicamente indistinguíveis.[204] Embora a micróglia predomine nas lesões da substância branca, também pode ser identificada nas lesões da substância cinzenta, onde pode interromper o dano ao limitar as sinapses disfuncionais que expressam a cascata clássica das proteínas do complemento (C1q e C3). Mas esse processo pode se tornar patológico se astrócitos ativados promoverem a expressão do complemento nas sinapses, acelerando assim o processo de degeneração. Os astrócitos são o principal componente da placa EM e promovem a inflamação por meio da liberação de moléculas efetoras, mas, por sua vez, podem limitar os danos pela recaptação do glutamato, dando suporte metabólico aos axônios e mantendo a integridade da barreira hematoencefálica (BHE).[204]

Os distúrbios da BHE são um passo importante no desenvolvimento das lesões da substância branca, o que é demonstrado em neuroimagem com evidências de extravasamento de gadolínio nos estágios iniciais de sua formação. Uma permeabilidade vascular anormal precede o processo de desmielinização inflamatória no modelo de EAE e, potencialmente, esse poderia ser o caso na EM. No estágio inicial da formação da placa, os vasos próximos ao centro da lesão tornam-se permeáveis ao gadolínio, que então se difunde passivamente para os espaços intersticiais. Nos dias seguintes, a lacuna central na BHE começa a se reparar, enquanto pequenos capilares nas bordas da lesão ficam vazando, talvez como parte do processo inicial de cicatrização. A inflamação leptomeníngea também pode contribuir para a permeabilidade vascular, mas é mais um processo crônico.

Uma subpopulação celular que merece destaque é a de células precursoras de oligodendrócitos que expressam o proteoglicano NG2. As células precursoras de oligodendrócitos devem se diferenciar em oligodendrócitos, mas em pacientes com EM frequentemente são retidas nas bordas da placa e, embora completem sua diferenciação em oligodendrócitos pré-mielinizantes, falham no processo de envolver as fibras com mielina. Portanto, promover a diferenciação de células precursoras de oligodendrócitos é uma estratégia interessante para estimular a remielinização endógena, considerando o potencial risco de diferenciá-los em oligodendrócitos disfuncionais, causando dano tecidual pela perda de suporte trófico aos axônios.

Estudos neuropatológicos de dano axonal em material de biópsia cerebral e autópsias de pacientes pediátricos com EM, em comparação com os resultados em pacientes adultos com EM, mostraram que as crianças tiveram um aumento de 50% na extensão do dano axonal em lesões desmielinizantes ativas, assim como maior número de esferoides positivos para proteína precursora de amiloide, especialmente em material de biópsia de pacientes pré-púberes. A densidade axonal é reduzida em lesões pediátricas e em adultos, independentemente da atividade desmielinizante ou da presença de remielinização.[205]

Síndrome radiológica isolada em pediatria

O termo síndrome radiológica isolada (RIS, do inglês *Radiologically Isolated Syndrome*) identifica o achado de anormalidades na neuroimagem do encéfalo e da medula espinal compatível com desmielinização multifocal em um paciente que não apresenta manifestações clínicas de disfunção neurológica atribuíveis à desmielinização central, e está sendo estudada como uma condição diferente.

Os critérios diagnósticos para RIS foram originalmente propostos para pacientes adultos,[206] atendendo a certas características clínicas e neurorradiológicas (Tabela 62.13). Em pacientes adultos com RIS, o risco de apresentar um primeiro evento clínico consistente com desmielinização do SNC foi estimado em 34% em 5 anos, identificando os seguintes fatores de risco: paciente masculino, idade inferior a 37 anos, com lesão medular subclínica. A evolução radiológica com o desenvolvimento de novas lesões pôde ser demonstrada em 59% dos pacientes após um período (mediana) de 2,7 anos.

Estudos recentes utilizando técnicas avançadas de neuroimagem em pacientes adultos com RIS, mostraram que 60% dos pacientes apresentavam o sinal do anel paramagnético positivo e 90% apresentavam o sinal da veia central nas lesões da substância branca cerebral. Tomados em conjunto, esses achados sugerem que a maioria das lesões de substância branca observadas em pacientes com RIS se desenvolve a partir de inflamação perivenosa e desmielinização, e a maioria dos pacientes mostra evidência de inflamação crônica ativa subclínica, pelo menos em adultos.[207]

De acordo com estudos sobre RIS pediátrica, 42% das crianças desenvolveram um primeiro evento neurológico dentro de 2 anos a partir da identificação da primeira ressonância magnética patológica.[208] Os seguintes fatores preditivos para o desenvolvimento subsequente do primeiro evento clínico foram identificados: lesões subclínicas na medula espinal, bandas oligoclonais intratecais e níveis elevados de NfL no LCR.[209, 210] Ao contrário dos adultos, a evidência de realce com gadolínio nas IRM de crianças não apresentou maior risco para o desenvolvimento de EM clínica.

É evidente a necessidade de estudos prospectivos colaborativos em crianças com RIS para melhor compreender a história natural, as mudanças da neuroimagem ao longo do tempo e definir melhor os indicadores de risco de eventos clínicos para o diagnóstico definitivo da EM. Além disso, se os ensaios clínicos atualmente em andamento em pacientes adultos com RIS demonstrarem benefício das TMD para EM, seja por retardar ou evitar o primeiro evento clínico neurológico, será razoável avaliar essas intervenções em pacientes pediátricos com RIS.[211]

Tratamento

O manejo da EM pediátrica deve ser centrado no paciente e ter como objetivo minimizar o impacto da doença, maximizar sua qualidade de vida e melhorar o seu bem-estar. Para isso, é fundamental considerar não apenas o início de imunoterapias crônicas que reduzam a taxa de recidiva, mas também avaliar os diversos sintomas associados à EM, cujo tratamento é fundamental para o manejo do paciente. Muitos desses sintomas requerem intervenção multidisciplinar, como manejo da espasticidade, por exemplo. Mas tanto a avaliação diagnóstica quanto o manejo do paciente pediátrico com EM mudaram drasticamente desde 2007 e continuam a evoluir com o desenvolvimento e aprovação de novas moléculas terapêuticas.

Tabela 62.13 Critérios diagnósticos da síndrome radiológica isolada.[206]

IRM do encéfalo	Sinais anormais na substância branca	• Hiperintensas em T2 • Ovoides, bem circunscritas, ≥ 3 mm³ • Com ou sem o comprometimento do corpo caloso • Cumprem os critérios para disseminação no espaço* • Não apresentam um padrão vascular
Clínica	Paciente sem história prévia de manifestações clínicas sugestivas de EM	
	As anormalidades da IRM não são devidas a um processo patológico distinto (não há melhor explicação)	
* Critérios diagnósticos de disseminação no espaço	McDonald 2005 ≥ 3 de 4 critérios: • ≥ 1 lesão gadolínio (+) ou ≥ 9 lesões em T2 • ≥ 3 lesões periventriculares • ≥ 1 lesão justacortical • ≥ 1 lesão infratentorial	McDonald 2010 ≥ 1 lesão em ≥ 2 de 4 áreas do SNC: • Periventricular • Cortical ou justacortical • Infratentorial • Medula espinal

Tratamento de eventos agudos

Deve-se lembrar que os termos surto ou recaída referem-se ao aparecimento ou agravamento de um déficit neurológico que dura mais de 24 horas na ausência de febre ou infecção. Particularmente no caso de pacientes com EM, o aumento da temperatura ambiente pode causar desconforto severo nos pacientes até a piora aguda, devendo ser considerado como pseudo-recaída. O uso de corticosteroides em altas doses, gamaglobulina e, eventualmente, plasmaférese segue as mesmas recomendações feitas para ADEM.

Terapias crônicas de primeira linha

As terapias imunomoduladoras padrão para EM, na forma de injeções subcutâneas ou intramusculares, são utilizadas há mais de 20 anos em pacientes adultos, com comprovado benefício terapêutico na redução da frequência de recidivas e no surgimento de novas lesões na RM, com excelente perfil segurança em vários estudos controlados. Considerando esses resultados em adultos, o uso dessas terapias imunomoduladoras como tratamento crônico em crianças e adolescentes com EM começou a ser cada vez mais implementado, mesmo sem a aprovação formal dos órgãos reguladores.

O IPMSSG recomenda iniciar a TMD rapidamente após a confirmação do diagnóstico de EM em uma criança ou adolescente, uma vez que não se pode estabelecer qual paciente irá evoluir com alta taxa de recidiva, além do comprovado impacto negativo que a EM tem no desempenho cognitivo e no crescimento cerebral esperado para a idade.

O início precoce do tratamento com interferons beta (beta-1a subcutâneo, beta-1a intramuscular, beta-1a peguilado, beta-1b subcutâneo) ou acetato de glatirâmer em crianças e adolescentes com EM mostrou um benefício clínico notável com um perfil de alta segurança, uma experiência que foi documentada em vários estudos retrospectivos.[212-215]

Uma vez iniciado o tratamento, os pacientes devem ser monitorados para avaliar como toleram a medicação e, ao mesmo tempo, qual o impacto na frequência das recidivas, atividade nas neuroimagens e na evolução dos escores de incapacidade. A recomendação do IPMS-SG inclui a realização de IRM seriadas a cada 6 meses no paciente que inicia o tratamento para avaliar o ganho de lesões assintomáticas, idealmente incluindo o encéfalo e toda a medula espinal. A obtenção de neuroimagem após a administração de gadolínio no primeiro estudo do paciente tem valor diagnóstico (permite descartar diagnósticos alternativos) e prognóstico (aumenta a sensibilidade para detectar carga de lesão com atividade inflamatória), como já foi mencionado anteriormente. No entanto, a necessidade de completar o gadolínio em todas as imagens de controle é controversa. Estudos recentes sugerem um potencial acúmulo de gadolínio no SNC que deve ser evitado principalmente em pacientes pediátricos, uma vez que a identificação de novas lesões ou lesões prévias aumentadas em T2 seriam medidas suficientes de atividade.

A Tabela 62.14 resume as doses recomendadas, efeitos colaterais potenciais e controles para o uso de terapias imunomoduladoras em pacientes pediátricos.

- **Interferons beta:** incluem um grupo de terapias imunomoduladoras que atuam por diferentes mecanismos, como mudar o desequilíbrio das citocinas para um perfil mais anti-inflamatório e reduzir o tráfego de células inflamatórias através da BHE. Duas subclasses de interferons beta estão incluídas neste grupo: interferon beta-1a (IFN β-1a) e interferon beta-1b (IFN β-1b). O IFN β-1a tem 3 versões:
    - IFN β-1a sem albumina, nas doses de 22 e 44 mcg para administração subcutânea, 3 vezes por semana. Vários estudos retrospectivos demonstraram sua segurança e eficácia em pacientes pediátricos com EM.[213, 215] Os eventos adversos associados ao IFN β-1a subcutâneo estão resumidos na Tabela 62.14. De acordo com a experiência relatada, é aconselhável iniciar com 25%-50% da dose recomendada, aumentando gradualmente até atingir a dose terapêutica em 4-6 semanas, para reduzir a síndrome semelhante à gripe que os pacientes frequentemente desenvolvem.
    - IFN β-1a intramuscular, na dose de 30 mcg, para uma injeção por semana.
    - **IFN β-1a peguilado:** reduz o número de injeções, com dose de 125 mcg por via subcutânea, 1 vez a cada 2 semanas. Um estudo pediátrico (PLEGRIDY) está em andamento comparando a eficácia e tolerância do IFN peguilado *versus* IFN β-1a intramuscular.

O IFN β-1b é a segunda subclasse, com dose sugerida de 0,25 mg em injeções subcutâneas, em dias alternados. A experiência com o uso deste interferon é limitada na população pediátrica, provavelmente devido à frequência necessária de aplicações e por apresentar maior frequência no desenvolvimento de síndrome gripal, dores de cabeça e mialgias, bem como aumento das enzimas hepáticas, em comparação com outras subclasses de interferon.[216]

- **Acetato de glatirâmer:** é uma mistura de polipeptídeos sintéticos derivados de 4 aminoácidos: L-alanina, L-ácido glutâmico, L-lisina e L-tirosina. Embora seu mecanismo de ação não seja claro,

Tabela 62.14 Terapias imunomoduladoras e imunossupressoras para EM.[108, 213, 349]

Medicação	Dose	Efeitos colaterais	Monitorização
IFN beta-1a	22 mcg ou 44 mcg, SC, 3 vezes/semana	SPG, cefaleia, RSI, depressão Aumento transitório nas transaminases hepáticas, leucopenia, disfunção da tireoide	Hemograma, hepatograma a cada 3-6 meses. Função da tireoide 1 vez/ano
IFN beta-1a peguilado	125 mcg, SC, 1 vez a cada 15 dias	SPG, cefaleia, RSI, depressão	Hemograma, hepatograma a cada 3-6 meses. Função da tireoide 1 vez/ano
IFN beta-1a	30 mcg, IM, 1 vez/semana	SPG, cefaleia, RSI, depressão Aumento transitório nas transaminases hepáticas, leucopenia, disfunção da tireoide	Hemograma, hepatograma a cada 3-6 meses. Função da tireoide 1 vez/ano
IFN beta-1b	0,25 mg, SC, dias alternados	SPG, cefaleia, RSI, depressão Aumento transitório nas transaminases hepáticas, leucopenia, disfunção da tireoide	Hemograma, hepatograma a cada 3-6 meses. Função da tireoide 1 vez/ano
Acetato de glatirâmer	20 mg, SC, diariamente 40 mg, SC, 3 vezes/semana	Reação sistêmica transitória pós-injeção, RSI, prurido ou eritema, lipoatrofia	Não é necessário monitorar
Natalizumabe	300 mg, infusão IV a cada 4 semanas	Cefaleia, reação de hipersensibilidade, aumento das transaminases hepáticas, risco de TPM	*Antes de iniciar o tratamento:* Índice sérico de anticorpos anti-JCV e ressonância magnética, e a cada 6 meses em tratamento. Hemograma periódico e hepatograma
Fingolimode	0,5 mg, VO, diariamente	Bradicardia com a primeira dose, SPG, linfopenia, aumento das transaminases hepáticas, redução do volume expiratório pulmonar forçado, edema macular, aumento da pressão arterial, risco de PRES, risco de LEMP, risco de infecção por vírus da família do herpes	*Antes de iniciar o tratamento:* Hemograma, hepatograma, avaliação cardiológica e oftalmológica, varicela-zoster IgG. Controle cardiológico x 6 horas com a primeira dose *Acompanhamento no tratamento:* hemograma e hepatograma, e controle oftalmológico a cada 3-6 meses. Aferição da pressão arterial em cada visita
Fumarato de dimetila	7 mg ou 14 mg, VO, 2 vezes/dia	Sintomas gastrointestinais, vermelhidão facial, aumento das transaminases hepáticas, linfopenia, eosinofilia, risco de LEMP	*Antes de iniciar o tratamento:* Hepatograma, hepatograma *Em tratamento*: hemograma e hepatograma a cada 3-6 meses
Teriflunomida	240 mg, VO, 2 vezes/dia	Sintomas gastrointestinais, adelgaçamento do cabelo, SPG, neuropatia periférica, disfunção renal aguda com hipercalemia, leucopenia, hepatotoxicidade, reações graves da pele, teratogenicidade	*Antes de iniciar o tratamento*: teste de gravidez, hepatograma, hepatograma, triagem para tuberculose, controle da pressão arterial *Em tratamento*: hepatograma a cada 2-4 semanas os primeiros 6 meses de tratamento, pressão arterial em cada controle

Tabela 62.14 Terapias imunomoduladoras e imunossupressoras para EM.[108, 213, 349] (Continuação)

Medicação	Dose	Efeitos colaterais	Monitorização
Rituximabe	Indução: 375 mg/m², infusão semanal IV, 4 semanas Manutenção: a cada 6 meses ou de acordo com a contagem de células CD19+ B	Reações associadas à infusão; reativação da hepatite B; Risco de LEMP	*Antes de iniciar o tratamento*: hemograma, hepatograma, IgG para varicela-zoster e hepatite B (anticorpos superficiais) *Em tratamento*: monitoramento da contagem sanguínea, hepatograma e contagem de células B-CD19+ a cada 4-6 meses
Alemtuzumabe	12 mg, infusão IV diariamente, por 5 dias Em seguida: 12 mg, infusão IV diariamente, por 3 dias, 12 meses após o primeiro ciclo	Reações associadas à infusão, trombocitopenia, aumento do risco de infecções, risco de desenvolver doença autoimune (tireoide) e risco de desenvolver malignidade secundária	*Antes de iniciar o tratamento*: função renal, hepatograma, hepatograma, perfil da tireoide, urina com contagem celular *Em tratamento*: hemograma, hepatograma, função renal, urina com contagem de células, mensalmente por 48 meses após a infusão Função tireoide a cada 3 meses
Ocrelizumabe	300 mg, 2 infusões IV separadas por 15 dias, depois 1 infusão IV de 600 mg a cada 6 meses	Reações associadas à infusão, risco de infecção respiratória, risco de infecção na pele ou tecido subcutâneo	*Antes de iniciar o tratamento*: hemograma, hepatograma, IgG para varicela-zoster e hepatite B (anticorpos superficiais), teste de gravidez, triagem para tuberculose
Cladribina	3,75 mg/kg, VO, em 2 anos de tratamento, com 1,75 mg/kg a cada ano	Linfopenia, risco de infecção respiratória superior	Hemograma, hepatograma

Abreviações: SC, subcutâneo; IM, intramuscular; IV, intravenosa; VO, via oral; IFN, interferon; JCV, vírus de John Cunningham; LEMP, leucoencefalopatia multifocal progressiva; PRES, síndrome da leucoencefalopatia posterior reversível; RSI, reação no sítio da injeção; SPG, síndrome pseudogripal.

as evidências sugerem que induz a diferenciação preferencial de linfócitos T-CD4+ em linfócitos T helper, promovendo um estado anti-inflamatório. É administrado por injeção subcutânea de 20 mg (diariamente) ou 40 mg (3 vezes por semana), e em pacientes pediátricos pode ser iniciado com a dose total recomendada para adultos. O evento adverso associado à sua aplicação é uma reação sistêmica transitória (minutos após a injeção) com sensação de sufocamento, aperto no peito, ansiedade e rubor facial, que pode durar 30 minutos. A frequência relatada deste evento é de 7% a 14% em pacientes pediátricos e uma falha na técnica de injeção (intravascular em vez de subcutânea) seria o mecanismo que o causa. Vários estudos pediátricos retrospectivos mostraram uma redução na taxa anual de recaídas (TAR) semelhante à relatada em estudos em adultos. O acetato de glatirâmer pode ser considerado uma terapia imunomoduladora segura em mulheres adolescentes em risco de gravidez, uma vez que nenhuma complicação no feto associada ao seu uso foi relatada.

Terapias de escalonamento e indução

Embora as terapias imunomoduladoras de primeira linha (interferons e acetato de glatirâmer) tenham mostrado benefício clínico com um perfil de segurança excelente, 30%-40% dos pacientes pediátricos não respondem adequadamente a esses tratamentos. A definição de "resposta inadequada ao tratamento" proposta pelo IPMSSG inclui um aumento ou nenhuma redução na TAR, apresentando ≥ 2 lesões realçadas por gadolínio ou mostrando ≥ 2 novas lesões em T2, em comparação com a IRM pré-tratamento, e ≥ 2 recidivas clínicas confirmadas em um período de 12 meses, em um paciente que recebeu seu tratamento adequadamente por ≥ 6 meses.[217]

Duas estratégias terapêuticas diferentes podem ser implementadas para pacientes pediátricos com EM: estratégia de escalonamento ou de indução. A estratégia de escalonamento começa com terapias mais seguras, embora menos eficazes (como o uso de imunomoduladores de primeira linha), com acompanhamento do paciente até que uma resposta inadequada ou subótima seja evidenciada, optando então pela mudança para tratamentos altamente eficazes, embora associados a eventos adversos mais sérios. A estratégia de indução começa com terapias altamente eficazes para manter o paciente em remissão desde os estágios iniciais da doença, podendo então o mesmo tratamento ser mantido ou continuar com uma terapia de primeira linha, sempre de acordo com as características do paciente e do curso clínico de sua doença. Os argumentos para o uso de indução em pacientes pediátricos incluem a maior taxa de recidivas clínicas e a maior carga de lesões inflamatórias na IRM do encéfalo.

A necessidade de optar por estratégias de escalonamento ou indução se reflete no crescente número de publicações sobre o uso de terapias de segunda linha para EM em crianças e adolescentes.

- **Natalizumabe:** é um anticorpo monoclonal humanizado dirigido à subunidade α4 da integrina α4β1, e seu uso na EM pediátrica foi relatado em inúmeras séries retrospectivas, apresentando impacto terapêutico marcante com 60% dos pacientes livres de recidivas clínicas, livres de atividade radiológica, e com escores de deficiência estáveis ou melhorados.[218] Nenhum evento adverso relevante foi relatado nas séries pediátricas publicadas. No entanto, a identificação de anticorpos anti-JCV relatados em 39% dos pacientes pediátricos com EM deve ser considerada para minimizar o risco potencial de desenvolver uma complicação mediada por este vírus oportunista, a leucoencefalopatia multifocal progressiva (LEMP). Estudos extensos em pacientes adultos com EM mostraram um risco claro aumentado de desenvolver LEMP em indivíduos JCV positivos em comparação com indivíduos JCV negativos. A longa duração do tratamento com natalizumabe, bem como o uso prévio de imunossupressores, são fatores que aumentam esse risco. Estudos recentes mostraram uma redução no risco de LEMP, estendendo o intervalo entre as doses de 4 semanas para 6 semanas. Uma desvantagem a considerar é que a suspensão do tratamento com natalizumabe (seja pelo não cumprimento de infusões regulares, por soroconversão para JCV, ou na mulher que deseja programar uma gravidez) pode desencadear uma exacerbação grave da atividade inflamatória.
- **Fingolimode:** é um inibidor de S1P que impede a saída de linfócitos de órgãos linfoides secundários, bloqueando a entrada de linfócitos autorreativos no SNC. O estudo PARADIGMS (fase 3, multinacional, multicêntrico, duplo-cego randomizado), foi o primeiro ensaio clínico concluído em pacientes pediátricos com EM, que foram expostos a fingolimode (0,5 mg/dia, oral) ou IFN β-1a 30 µg semana, intramuscular.[219] Os resultados positivos observados no grupo tratado com fingolimode, tanto na redução da TAR quanto no surgimento de novas lesões na IRM, permitiram sua aprovação pelo FDA para o uso na faixa etária pediátrica, tornando-se a primeira molécula formalmente aprovada para o tratamento da EM pediátrica. Os eventos adversos e controles recomendados estão resumidos na Tabela 62.14. Ocasionalmente, a suspensão do tratamento com fingolimode, seja pelo não cumprimento da ingestão regular de comprimidos, seja na mulher que deseja programar uma gravidez ou engravidar, pode causar um reativação inflamatória grave da doença, com lesões cerebrais tumefativas.[220, 221]
- **Fumarato de dimetila:** tem efeito anti-inflamatório e citoprotetor por meio de mecanismos não completamente esclarecidos, mas que parecem ser mediados principalmente pela ativação da via de transcrição do fator nuclear tipo 2 (derivado do eritroide 2) (Nrf2) e ativação da via não dependente de Nrf2. É uma droga oral geralmente bem tolerada, embora seu uso esteja associado a certo risco de desenvolver LEMP, especialmente em pacientes com linfopenia persistente. Portanto, o monitoramento da contagem de linfócitos a cada 6 a 12 meses é recomendado. Um estudo pediátrico multicêntrico de fase 2 (FOCUS) incluiu 22 pacientes pediátricos tratados com fumarato de dimetila e avaliou o impacto na carga da lesão na IRM em 8 semanas de tratamento, mostrando uma redução significativa em comparação com a neuroimagem inicial. Em 24 semanas identificaram um perfil de eventos adversos semelhantes aos observados em pacientes adultos: sintomas gastrointestinais (55%) e rubor facial (45%), embora 33% dos pacientes apresentassem recaídas clínicas[222] (Tabela 62.14). Um estudo randomizado controlado de fase 3 (CONNECT) está em andamento e oferecerá dados comparativos entre fumarato de dimetila e IFN β-1a intramuscular.
- **Teriflunomida:** metabólito ativo da leflunomida, é um agente imunomodulador com propriedades anti-inflamatórias amplamente utilizado na artrite reumatoide. A teriflunomida inibe seletiva e reversivelmente a enzima mitocondrial diidroorotato desidrogenase (DHO-DH), necessária para a síntese de novo da pirimidina, evitando assim a proliferação de linfócitos ativados, presumivelmente autorreativos. Seus efeitos colaterais estão resumidos na Tabela 62.14. Considerando seu reconhecido efeito teratogênico, seu uso é contraindicado durante a gravidez. Se necessário, sua eliminação pode ser

alcançada rapidamente com a ingestão de colestiramina. O segundo estudo clínico de fase 3 concluído na população pediátrica com EM foi o TERIKIDS, e foi também o primeiro a comparar um tratamento inovador (teriflunomida) com placebo em pacientes adolescentes com EM. Embora a teriflunomida tenha reduzido o risco de recidiva em relação ao placebo em 34%, não atingiu significância estatística, mostrando as seguintes porcentagens de pacientes com recaídas: placebo 53% vs teriflunomida 39%. Em relação ao perfil de segurança, foi identificada maior prevalência de infecções (com um caso de tuberculose), emagrecimento, dor abdominal e pancreatite aguda no braço que recebeu teriflunomida.

- **Rituximabe:** é um anticorpo monoclonal quimérico anti-CD20 que demonstrou suprimir a atividade clínica e de IRM em pacientes com neuromielite óptica e EM, essencialmente a partir de estudos retrospectivos, embora não tenha sido aprovado por agências regulatórias para nenhuma das duas indicações. Reunindo a experiência relatada com seu uso em três estudos que incluíram mais de 80 adolescentes com EM com uma resposta inadequada aos tratamentos de primeira linha, o rituximabe mostrou uma redução acentuada na TAR, e a maioria dos pacientes sem registrar recidivas clínicas e apresentando baixa frequência de eventos adversos geralmente associados à infusão intravenosa.[223]

- **Ocrelizumabe:** é um anticorpo monoclonal humanizado dirigido contra a molécula CD20 na superfície das células B maduras. Assim, o ocrelizumabe reduz seletivamente as células B que expressam CD20, preservando a imunidade humoral pré-existente. Dessa forma, reduz a população de células apresentadoras de antígeno a células T, modula citocinas pró-inflamatórias secretadas por células B e reduz a ativação e diferenciação de plasmablastos secretores de imunoglobulina. Tem se mostrado altamente eficaz na supressão de recidivas clínicas e progressão subclínica em neuroimagem, em estudos que incluíram pacientes adultos com EM, sendo o único medicamento aprovado para o tratamento de formas progressivas de EM. Não há experiência publicada sobre seu uso em pacientes pediátricos, mas um estudo de fase 3 foi iniciado.

- **Alemtuzumabe:** é um anticorpo monoclonal humanizado dirigido contra o antígeno CD52, que se expressa na superfície dos linfócitos B, linfócitos T e, em menor extensão, nos monócitos e plaquetas, mas não nas células precursoras hematopoiéticas da medula óssea, a circunstância que favorece a reconstituição de linfócitos após o tratamento com alemtuzumabe. Este anticorpo monoclonal foi desenvolvido para o tratamento de doenças malignas linfoides, incluindo linfoma não-Hodgkin, linfoma linfocítico crônico, leucemia pró-linfocítica e linfoma de células T. O uso de alemtuzumabe causa uma depleção prolongada de linfócitos, especialmente células T, por três mecanismos diferentes: citotoxicidade mediada por células dependente de anticorpos, citotoxicidade dependente de complemento e apoptose. A neutropenia pode ser detectada em 10% dos pacientes após cada curso de tratamento, que geralmente é leve, mas pode ser grave em alguns pacientes. A tolerabilidade demonstrada em pacientes adultos revela > 90% dos pacientes com reações adversas associadas à infusão, desenvolvimento de autoimunidade secundária (doença da tireoide > 40%, púrpura trombocitopênica idiopática 1-3%, nefropatia 1%), infecções por herpes zoster 6% e alguns casos de meningite por *Listeria* e acidente vascular cerebral hemorrágico. É um poderoso agente terapêutico para EM, mas devido ao seu perfil de segurança com risco de eventos adversos graves, é aprovado pelo FDA para o tratamento de pacientes adultos com EM, mas apenas naqueles com resposta clínica inadequada a 2 ou mais medicamentos aprovados para EM.[224] Embora um estudo clínico pediátrico comparando alemtuzumabe com IFN β-1b (LEMKIDS) tenha sido iniciado, ele foi suspenso por enquanto.

- **Cladribina:** é um pró-fármaco análogo do nucleosídeo sintético da desoxiadenosina. O principal mecanismo de ação é a indução da apoptose do Cd-ATP, exercendo ações diretas e indiretas sobre a síntese de DNA e função mitocondrial. A cladribina pode cruzar a BHE e as concentrações no LCR são de 25% daquelas no plasma. Pode funcionar reduzindo a atividade da doença, pelo menos em parte, reduzindo as células B de memória circulantes, limitando assim sua entrada no SNC. Em estudos clínicos em pacientes adultos com EM, demonstrou reduções significativas na TAR, com quase 80% dos pacientes livres de recidivas clínicas. A ingestão de comprimidos de cladribina é bem tolerada, não apresentando efeitos adversos associados à sua administração e não desenvolvendo autoimunidade secundária. Com relação aos controles de sangue, 90% dos pacientes recuperam uma linfopenia leve inicial, na semana 48 de cada tratamento anual, e ao final do segundo ano apenas 2% dos pacientes apresentam linfopenia grave, portanto, este tratamento só pode ser iniciado em pacientes com uma contagem total de linfócitos normal. Infecções por herpes zoster foram relatadas em 2% dos pacientes. As informações sobre a teratogenicidade são escassas, mas algumas gravidezes ocorreram durante os estudos principais com diferentes resultados, mais frequentemente abortos induzidos, mas também o nascimento de bebês saudáveis. Em qualquer caso, é recomendado que as mulheres tratadas pratiquem contracepção eficaz e evitem engravidar até 6 meses após o tratamento. Os homens tratados devem tomar precauções para não engravidar as suas parceiras femininas durante o tratamento com cladribina e até 6 meses após a última dose.[224] Não há experiência publicada sobre o uso de cladribina em pacientes pediátricos.

Apesar dos avanços significativos observados no campo terapêutico da EM, com mais de treze moléculas formalmente aprovadas para pacientes adultos (FDA e EMA), a disponibilidade de imunomoduladores ou imunossupressores para o tratamento da EM em crianças e adolescentes varia de acordo com a região geográfica, sendo extremamente limitada em alguns países por diferentes razões. Levando em consideração o conhecimento atual sobre as características variáveis da EM em pacientes pediátricos, bem como o escopo e as limitações dos tratamentos tradicionais e inovadores, consideramos que a abordagem terapêutica de uma criança ou adolescente com EM deve ser individualizada, identificando aqueles pacientes que a apresentam. um alto ou baixo risco de doença ativa e aumento da incapacidade para projetar uma abordagem terapêutica apropriada.

Evolução e prognóstico

Para medir o impacto da EM na capacidade física, a escala EDSS ainda é usada em pacientes pediátricos e adultos. Alguns bancos de dados históricos que incluíram pacientes com EM com início antes dos 16 anos e com acompanhamento de longo prazo oferecem informações sobre esse aspecto da doença. Em um deles, o *European Database for Multiple Sclerosis* (EDMUS), o tempo para atingir a pontuação 4 na EDSS (capacidade limitada, mas com possibilidade de caminhar até 500 metros sem auxílio ou descanso) era de 20 anos para os casos pediátricos e 8 anos para pacientes com início na idade adulta. Em geral, considera-se que atingir a pontuação 4 marca o início de uma etapa de progressão. Outro banco de dados (Reino Unido) mostrou resultados semelhantes na faixa etária pediátrica e identificou que a recuperação incompleta após o primeiro evento clínico previu um encurtamento do tempo para atingir pontuação 4, sendo 13 anos para os pacientes com deficiência residual *versus* 25 anos para os que apresentaram recuperação completa. O desenvolvimento de uma etapa secundariamente progressiva da EM também mostrou diferenças entre crianças e adultos, exigindo cerca de 10 anos a mais (28 anos de evolução) em pacientes pediátricos *versus* os 19 anos de evolução exigidos em pacientes que iniciaram EM na idade adulta. Entretanto, quando ocorrer a fase secundariamente progressiva, o paciente pediátrico será em média 10 anos mais jovem do que um paciente adulto.

No entanto, a escala EDSS é particularmente insensível para a avaliação correta de crianças e adolescentes com EM, pois disfunções motoras persistentes são excepcionais durante os primeiros anos da doença e essa escala mede principalmente as habilidades de marcha.

O desempenho cognitivo é particularmente afetado pela doença na população pediátrica. Uma disfunção cognitiva é identificada em quase um terço dos pacientes pediátricos de forma consistente em diferentes estudos, definindo comprometimento cognitivo quando os escores obtidos caem abaixo do 5º percentil do desempenho de controles saudáveis, em pelo menos três domínios.[225] Os déficits cognitivos mais frequentemente identificados em pacientes pediátricos afetam a habilidade verbal, a memória visual e verbal, a atenção e as funções executivas, bem como o nível intelectual geral. Durante o acompanhamento, um grupo de pacientes continua apresentando deterioração em seus escores de desempenho cognitivo, com consequente impacto em seu aprendizado, enquanto outras crianças podem permanecer estáveis ou apresentar ligeira melhora. Portanto, testes cognitivos adequados devem ser incluídos na avaliação inicial e durante o acompanhamento de pacientes pediátricos com EM. O teste dígito-símbolo (*Symbol Digit Modalities* ou SDMT) demonstrou uma boa correlação com os resultados da bateria neuropsicológica ampla. Um estudo populacional interessante mostrou que pacientes com EM com início antes dos 18 anos de idade desenvolvem uma queda maior na eficiência do processamento de informações quando atingem a idade adulta, em comparação com pacientes que começam a EM na idade adulta. O teste dígito-símbolo mostrou pontuações significativamente mais baixas e com quedas mais rápidas dessas pontuações em adultos com EM de início pediátrico, independentemente da duração da doença ou do tipo de tratamento que receberam.[226]

A reabilitação cognitiva é fundamental considerando esta informação e a faixa etária que nos concerne, uma vez que essas crianças se encontram no período escolar. A prática de exercícios físicos desempenha um papel fundamental no manejo integral do paciente pediátrico com EM, apresentando também impacto positivo no desempenho cognitivo, conforme resultados observados em diversos estudos focados principalmente nas formas recorrente-remitente e progressiva da EM. O uso de tecnologia portátil, como monitores de movimento, pode fornecer informações adicionais além das coletadas durante a visita ao hospital.

DISTÚRBIOS DO ESPECTRO DA NEUROMIELITE ÓPTICA

A neuromielite óptica (NMO) é uma doença inflamatória autoimune recorrente do SNC que afeta principalmente os nervos ópticos e a medula espinal, apresentando envolvimento adicional de outras áreas, como a substância cinzenta periaquedutal, hipotálamo, substância branca cerebral e área postrema.

Em 1894, Eugène Devic apresentou uma comunicação no Congresso Francês de Medicina, na cidade de Lyon, descrevendo uma nova síndrome caracterizada pela ocorrência simultânea ou sequencial de mielite aguda associada a neurite óptica, de curso monofásico, seguido de paraplegia e cegueira residual.[227] Nesse mesmo ano, Fernand Gault, um estudante discípulo de Devic, publicou sua tese de doutorado que consistia em uma revisão de 16 casos previamente publicados e uma análise clínico-patológica do caso clínico de Devic, e propôs denominá-la "neuromielite difusa aguda", posteriormente reconhecida como "doença de Devic".[227]

Considerada inicialmente como uma síndrome monofásica, somente em 1999 e a partir do reconhecimento dos pacientes que apresentavam recidivas clínicas foi definido o primeiro conjunto de critérios diagnósticos que seriam objeto de novas revisões.[228] Dado que os pacientes apresentavam surtos clínicos seguidos de remissões, a NMO foi considerada por muito tempo um subtipo diagnóstico de EM, uma variante óptico-espinal.

A descoberta de um biomarcador específico, bem como a descrição do antígeno para o qual é dirigido e os subsequentes estudos imunopatológicos, permitiram ampliar o conhecimento sobre essa entidade. Em 2004, Vanda Lennon et al., aplicando técnicas de imunofluorescência indireta a um substrato de tecido neurológico de camundongo, reconheceram um anticorpo específico denominado NMO-IgG e identificaram canais de aquaporina-4 (AQP4) como seu alvo antigênico.[229] Nesse estudo, eles conseguiram identificar que 73% dos 45 pacientes clinicamente definidos como NMO eram soropositivos. Esses resultados foram então replicados em vários estudos e tornaram possível distinguir completamente NMO de EM. Consequentemente, a sorologia para a detecção de IgG anti-AQP4 foi incorporada aos critérios diagnósticos em 2006, e em 2007 o conceito de espectro da NMO foi introduzido para aqueles pacientes com sorologia positiva e apresentações clínicas atípicas ou limitadas, como formas isoladas ou recorrentes de mielite transversa longitudinalmente extensa sem NO, ou NO bilateral isolada ou recorrente, que apresentavam alto risco de recorrência.[230]

Com o avanço no conhecimento dessa entidade, além das formas recorrentes, foram identificados achados anormais e específicos em IRM de encéfalo, pacientes com início pediátrico e um subgrupo de pacientes que, apresentando o fenótipo clínico e radiológico característico, eram soronegativos. Um Painel Internacional para o Diagnóstico de NMO (IPND) foi convocado para realizar uma revisão sistemática da literatura e completar uma revisão dos critérios diagnósticos. Por fim, os critérios do IPND foram publicados em 2015 (Tabela 62.15) e ainda estão em vigor.[142]

Definição

De acordo com os critérios do IPND, uma nova nomenclatura é introduzida unificando o termo espectro NMO: distúrbios do espectro da neuromielite óptica (NMOSD, do inglês *Neuromyelitis Optica Spectrum Disorders*). Estes, por sua vez, devem ser separados em dois grupos de acordo com o resultado do teste sorológico para IgG anti-AQP4: NMOSD com ou sem anticorpos.[142] Para o diagnóstico de NMOSD soropositivo para IgG anti-AQP4, os pacientes devem ter apresentado um evento clínico dentro das seis síndromes características da entidade (Tabela 62.15). Para aqueles pacientes com sorologia negativa, ou com sorologia desconhecida por não terem acesso ao teste específico, são necessários dois eventos clínicos (no mesmo ataque ou em ataques subsequentes) dentro das três síndromes características mais frequentes, associadas a critérios radiológicos de suporte (Tabela 62.15).[142]

O grupo de trabalho pediátrico do IPND observou que as características clínicas, de neuroimagem e laboratoriais do NMOSD pediátrico eram semelhantes às do NMOSD de início adulto, e foi acordado que os critérios de 2015 eram apropriados para a população pediátrica, desde que as seguintes observações sejam consideradas: a detecção de um MTLE na IRM associada a mielite aguda em uma criança pode ser menos específica para NMOSD, uma vez que 15% das crianças com EM podem apresentar mielopatias longitudinais durante as recidivas, bem como podem estar associadas a lesões cerebrais em imagens de ADEM.[231-233]

Epidemiologia

Classicamente, NMOSD afeta mulheres jovens (30-40 anos), apresentando um prognóstico pior do que a EM.[232,234] É uma doença esporádica, embora a ocorrência familiar possa ser observada em 3% dos pacientes com diagnóstico devidamente estabelecido de NMOSD.[235] O haplótipo HLA-DRB1*03:01 foi associado a NMOSD em um estudo realizado em uma população brasileira.[236]

Investigações recentes destacaram uma maior prevalência da doença em pessoas negras[237], enquanto outros associaram a raça com o fenótipo clínico, idade de apresentação e gravidade dos surtos, visto que o prognóstico estaria mais associado ao início precoce do tratamento imunossupressor.[238] É interessante comparar as fre-

Tabela 62.15 Critérios diagnósticos do NMOSD.[142]

NMOSD com anticorpos anti-AQP4

O diagnóstico requer o cumprimento dos 3 critérios a seguir:

- ≥ 1 das síndromes características*
- Anticorpos positivos pelo melhor método disponível (CBA)
- Exclusão de diagnósticos alternativos

NMOSD sem anticorpos anti-AQP4 ou com estado sorológico desconhecido (não realizado ou não disponível)

O diagnóstico requer o cumprimento dos 3 critérios a seguir:

- ≥ 2 das síndromes características como resultado de um ou mais eventos clínicos, atendendo aos três critérios a seguir:
  - Pelo menos uma deve ser NO, MTLE ou síndrome da área postrema
  - Disseminação no espaço mostrando ≥ 2 síndromes clínicas características
  - Atender aos requisitos neurorradiológicos complementares**
- Teste negativo usando o melhor método de detecção ou não realizado
- Exclusão de diagnósticos alternativos

* Síndromes clínicas características: 1. neurite óptica; 2. mielite transversa aguda; 3. síndrome da área postrema; 4. síndrome aguda do tronco cerebral; 5. narcolepsia sintomática ou síndrome diencefálica, com lesões típicas na IRM; 6. síndrome cerebral sintomática, com lesões típicas na IRM.

** Requisitos adicionais em IRM:

- Neurite óptica aguda
  - IRM do encéfalo: normal ou com lesões inespecíficas da substância branca
  - RM das órbitas: nervos ópticos com hipersinal nas sequências T2 ou STIR, ou lesões com realce pelo contraste nas sequências T1 com gadolínio, envolvendo mais da metade do comprimento do nervo óptico ou envolvendo o quiasma óptico
- Mielite aguda
  - IRM da medula espinal: aumento do sinal envolvendo ≥ 3 segmentos contíguos da medula espinal ou atrofia da medula espinal de ≥ 3 segmentos contíguos em pacientes com história prévia consistente com mielite aguda
- Síndrome da área postrema
  - IRM do encéfalo: lesões na região dorsal do bulbo (área postrema)
- Síndrome tronco encefálico aguda
  - IRM do encéfalo: alterações de sinal nas superfícies periependimárias do quarto ventrículo
- Síndrome diencefálica
  - IRM do encéfalo: lesões envolvendo o hipotálamo, tálamo ou superfície periependimária do terceiro ventrículo
- Síndrome cerebral sintomática
  - IRM do encéfalo: lesões grandes, confluentes, uni ou bilaterais na substância branca subcortical ou profunda
  - Envolvimento do corpo caloso com lesões grandes (mais da metade do seu comprimento), com lesões difusas, heterogêneas ou edematosas
  - Envolvimento dos tratos corticoespinais, uni ou bilateral, incluindo cápsula interna e mesencéfalo
  - Lesões periependimárias extensas, com captação frequente de gadolínio

quências relativas relatadas entre pacientes adultos com NMOSD e a população de pacientes com EM, de acordo com diferentes regiões geográficas: 1,2% na Austrália, 8% no México, 15,2% na região Sudeste do Brasil, 27% na América Central, sendo a maior frequência registrada de 33% no Japão, dados que sugerem maior prevalência de NMOSD em populações não caucasianas e que residem em áreas geográficas com baixo índice de EM.[239]

Na mesma linha, um estudo populacional pediátrico mostrou que NMOSD, com ou sem anticorpos, é uma doença rara na população caucasiana, com taxas de prevalência de 0,147 e 0,267/100.000 pessoas na Alemanha e na Áustria, respectivamente.[240] O Laboratório de Neuroimunologia da Clínica Mayo relatou que 5% dos pacientes com soropositividade para IgG anti-AQP4 eram pediátricos, com idade média de início clínico de 12 anos.[234]

Fisiopatologia

A descoberta do anticorpo específico anti-AQP4 mudou substancialmente o conhecimento sobre a doença e facilitou um diagnóstico mais preciso. Estudos realizados em humanos e em modelos animais mostraram que esses anticorpos são patogênicos em NMOSD.[241]

No encéfalo, os canais de água AQP4 estão localizados principalmente nos processos astrocíticos subpiais, formando a membrana glial limitante, nos pés dos astrócitos perivasculares, e nos processos astrocíticos subependimários e na membrana basolateral das células ependimárias. Este padrão de expressão de AQP4 na fronteira entre o encéfalo e os compartimentos com maior teor de água, sugere seu papel como facilitador do fluxo de água para dentro e para fora do parênquima cerebral.[242]

Em um primeiro momento da doença, um mecanismo de mimetismo molecular entre epítopos AQP4 e algum antígeno patogênico poderia estar envolvido, causando a perda da tolerância imunológica e a produção de linfócitos autorreativos com produção de anticorpos. Quando foram identificadas células T proliferativas e específicas para AQP4, se pode comprovar sua capacidade de reatividade cruzada para sequências de peptídeos homólogos presentes no *Clostridium perfringens*, uma bactéria comensal da flora intestinal humana.[243] Além disso, o *Clostridium perfringens* é o patógeno bacteriano mais frequentemente encontrado em pacientes com NMOSD, em comparação com pacientes com EM e controles saudáveis.

Os anticorpos anti-AQP4 são predominantemente do subtipo IgG1 e se ligam a epítopos com uma conformação tridimensional localizada no domínio extracelular de AQP4. Estudos experimentais sugerem que os anticorpos anti-AQP4 induzem a produção de interleucina 6 (IL-6) em astrócitos e levam a danos astrocíticos por meio de um mecanismo de citotoxicidade dependente do complemento, com subsequente perda da expressão de AQP4.[242]

O aumento de IL-6 afeta as células endoteliais, produzindo um aumento na permeabilidade da BHE que facilitaria a entrada de moléculas inflamatórias (predominantemente neutrófilos e eosinófilos), citocinas e macrófagos responsáveis pelo dano aos oligodendrócitos, com impacto na mielina e, secundariamente, nos neurônios.[242]

O padrão de expressão de AQP4 explica a distribuição das lesões típicas de NMOSD em estudos de IRM, com lesões localizadas nos nervos ópticos, nas regiões periventriculares, periaquedutais, hipotálamo e na substância cinzenta da medula espinal.

Os achados neuropatológicos em pacientes com NMOSD soropositivos para AQP4 demonstram dano astrocítico, deposição de proteínas do complemento ativado, perda da expressão de AQP4 associada à perda de mielina e dano neuronal secundário. As células inflamatórias associadas às lesões de NMO são principalmente granulócitos (neutrófilos e eosinófilos), macrófagos, com poucos linfócitos, ao contrário das lesões típicas de EM com infiltrado celular abundante rico em linfócitos e macrófagos.[242]

Em conclusão, diferentes estudos neuropatológicos realizados em pacientes soropositivos confirmam que NMOSD é uma astrocitopatia autoimune primária direcionada aos canais AQP4, com seis subtipos patológicos identificados, apresentando desmielinização apenas como um processo secundário.[244, 245]

Quadro clínico

As características clínicas de NMOSD em pacientes adultos e pediátricos são descritas abaixo, de acordo com diferentes publicações recentes.[81, 98, 246-250] Em geral, o paciente pediátrico com NMOSD necessita mais frequentemente de internação no momento de apresentar os sintomas iniciais, em comparação com os adultos.

- **Neurite óptica:** 35%-60% dos pacientes adultos e 14%-65% dos pacientes pediátricos apresentam NO como primeiro evento clínico. Dependendo do anticorpo envolvido, as NO mostrarão diferenças clínicas e radiológicas (ver NO na seção sobre síndromes clínicas isoladas).
- **Mielite transversa:** 21%-44% dos pacientes adultos e 15%-55% das crianças apresentam mielite como primeiro evento clínico. Em geral, a mielopatia habitualmente é completa com disfunção motora, sensorial e esfincteriana.
- **Apresentação simultânea de NO e mielite:** 4%-9% dos adultos e 13%-86% dos pacientes pediátricos.
- **Síndrome da área postrema:** vômitos ou soluços, prolongados e refratários ao tratamento sintomático, foram descritos como manifestação inicial em até 38% dos pacientes pediátricos. A apresentação isolada de uma síndrome da área postrema tem mais especificidade para o diagnóstico de formas AQP4-positivas de NMOSD do que a apresentação de uma mielite longitudinal com extensão para o bulbo (bulbo-mielite longitudinal).[251]
- **Síndrome aguda do tronco encefálico:** pode se manifestar por diplopia secundária ao envolvimento do nervo oculomotor, comprometimento do nervo facial, perda de audição, neuralgia do trigêmeo ou ataxia vestibular. É relatada como manifestação inicial em 5%-24% dos pacientes adultos e crianças.[252]
- **Síndrome cerebral:** apresentações como hemiparesia, comprometimento campimétrico visual ou

sinais de encefalopatia aguda são manifestações menos frequentes como quadro de apresentação (16%-32%).

- **Síndrome diencefálica:** síndrome de secreção inapropriada do hormônio antidiurético é uma forma frequente de apresentação em pacientes com NMOSD associada a anticorpos IgG anti-AQP4, bem como os seguintes sintomas de comprometimento hipotalâmico: hipotensão, hipersonia, hipotermia, amenorreia, galactorreia ou narcolepsia, sempre associados a lesões correspondentes na IRM.

O NMOSD pode associar-se a outras doenças autoimunes, incluindo distúrbios órgãos-específicos, como miastenia gravis, doença celíaca e tireoidite de Hashimoto, e doenças sistêmicas, como a síndrome de Sjögren, LES, artrite reumatoide e dermatomiosite. A comorbidade autoimune foi relatada com frequências variáveis (9%-42%) na população pediátrica.[234, 253, 254] A associação com a encefalite autoimune por anticorpos anti-NMDAR também foi relatada.[255]

Diagnóstico diferencial

As alternativas diagnósticas a serem consideradas dependem das diferentes síndromes clínicas apresentadas e estão resumidas na Tabela 62.16. As características clínicas e radiológicas distintas entre EM, síndromes associadas a anticorpos anti-MOG e NMOSD com IgG anti-AQP4 são apresentadas na Tabela 62.17.

Exames complementares

Neuroimagem

A IRM do encéfalo, órbita e medula espinal completa é o estudo de imagem de escolha para a suspeita clínica de NMOSD.[62, 81, 234, 256]

- **Neuroimagens cerebrais:** a identificação de alterações de sinal no encéfalo em NMOSD com IgG anti-AQP4 é geralmente mais frequente em pacientes pediátricos. Geralmente são grandes (> 2 cm) e tendem a apresentar uma distribuição correspondente a áreas ricas em AQP4, como a superfície periependimária dos ventrículos laterais e corpo caloso, assim como a região diencefálica (tálamo, hipotálamo) seguindo a linha periependimária do terceiro ventrículo (Figura 62.10 – B e C). Outro achado distinto é o envolvimento dos tratos córtico-espinais (Figura 62.10 – D). Recomenda-se o uso de sequências ponderadas em T2 e FLAIR para melhor identificação dessas lesões.
- **Neuroimagens das órbitas:** o envolvimento do nervo óptico pode ser unilateral ou bilateral, geralmente extenso, afetando predominantemente o setor posterior, com envolvimento frequente do quiasma óptico (Figura 62.10 – A). Recomenda-se o uso de sequências ponderadas em T2 com supressão de gordura. Nas fases crônicas, pode-se observar atrofia dos nervos ópticos, com sinal residual hiperintenso variável em T2.
- **Neuroimagens do tronco encefálico:** superfície periependimária do quarto ventrículo, área periaquedutal e área postrema no dorso do bulbo (Figura 62.10 – E).
- **Neuroimagens da medula espinal:** o envolvimento da medula espinal é geralmente extenso e longitudinal (envolvendo ≥ 3 metâmeros consecutivos) em ima-

Tabela 62.16 Diagnóstico diferencial em pacientes pediátricos com NMOSD, de acordo com o quadro clínico de apresentação.

Neurite óptica
Neuropatia óptica pós-infecciosa
Neurorretinite infecciosa
Neuropatia óptica associada à sarcoidose
Neurite óptica associada à esclerose múltipla
Neurite óptica (papilite) associada a anticorpos anti-MOG
Deficiência de vitamina B12
Linfoma do SNC

Mielite transversal longitudinalmente extensa
Mielopatia pós-infecciosa
Mielite infecciosa
Paralisia flácida aguda (enterovírus 71, enterovírus D68, *Flavivirus*)
Doença sistêmica: LES, síndrome de Sjögren, mielopatia associada à sarcoidose
Mielopatia vascular: infarto, malformação arteriovenosa, vasculite
Mielite associada a anticorpos anti-GFAP
Deficiência de biotinidase (variante de início tardio)
Deficiência de vitamina B12 (degeneração combinada subaguda)
Neoplasia: linfoma, glioma, ependimoma

Síndrome do tronco cerebral
Encefalite do tronco
Infarto do tronco
Glioma de tronco
CLIPPERS
Envolvimento infeccioso: encefalomielite pelo enterovírus 71

Doenças Desmielinizantes

Tabela 62.17 Características distintivas entre MOGAD, NMOSD com IgG anti-AQP4 e EM.[329, 330]

	MOGAD	NMOSD IgG anti-AQP4 POSITIVO	Esclerose múltipla
Idade de início		30-40 anos	20-30 anos
Apresentação clínica	ADEM, NO, encefalite, MTLE, NO + MTLE, síndrome do tronco encefálico, crises epilépticas	NO, MTLE, síndrome da área postrema, síndrome do tronco encefálico/cerebelo, síndrome diencefálica, apresentação com síndrome cerebral	NO, mielite transversa, síndrome do tronco encefálico/cerebelo
Curso clínico	Monofásico ou com recaídas	Com recaídas	Recaída-remissão Formas progressivas
Gravidade dos ataques	+++	++++	+
Categorias diagnósticas finais	ADEM, ADEM-NO, ADEM-MF, encefalite autoimune, NMOSD soropositivo para MOG e soronegativo para IgG anti-AQP4, MTLE recorrente, CRION	NMOSD autoimune, IgG anti-AQP4 soropositivo NMOSD paraneoplásica, IgG anti-AQP4 soropositiva	EM remitente-recorrente EM secundariamente progressiva EM primariamente progressiva
IRM - Lesões cerebrais	Frequentes em crianças Grandes e tumefativas na ADEM Padrão pseudoleucodistrófico Comprometimento da substância cinzenta cortical Comprometimento dos núcleos da base Tronco encefálico: lesões tumefativas pontinas	Início tardio, mais comum em crianças Lesões cerebrais atípicas para EM, ou sem lesões cerebrais Superfície periependimária do 3º e 4º ventrículos Comprometimento da área postrema	Lesões ovais multifocais da substância branca Lesões periventriculares, justacorticais e infratentoriais Lesões de hipointensas em T1 Sinal de veia central
IRM - Neurite Óptica	Bilateral, longitudinal Envolvimento anterior com edema frequente de disco óptico Quiasma óptico geralmente poupado	Unilateral ou bilateral e grave Longitudinal e frequentemente recorrente Mais frequentemente posterior Envolvimento do quiasma óptico	Frequentemente unilateral e curto
Síndrome da área postrema	Infrequente	20%	Nunca
RM - Mielite	Normalmente longitudinalmente extenso (≥ 3 segmentos vertebrais) Envolvimento de segmentos toráco-lombares e do cone medular Sinal do "H" em cortes axiais	Lesões longitudinalmente extensas (≥ 3 segmentos vertebrais) Mielite curta (<3 segmentos) em 15% Comprometimento dos segmentos cérvico-torácicos Comprometimento central	Lesão medular curta (< 3 segmentos vertebrais) Parcial, com distribuição periférica
LCR	↑ PBM, GFAP indetectável BOC negativo	↑ GFAP (em recaídas) 20% DE BOCs	80-95% BOCs

Capítulo 62

Tabela 62.17 Características distintivas entre MOGAD, NMOSD com IgG anti-AQP4 e EM.[329, 330] *(Continuação)*

	MOGAD	NMOSD IgG anti-AQP4 POSITIVO	Esclerose múltipla
Neuropatologia	Oligodendrocitopatia Preservação de astrócitos e GFAP	Astrocitopatia Perda de imunomarcação AQP4 > GFAP	Desmielinização, dano axonal, astrogliose
Comorbidade autoimune	***Não neurológica***: hipotireoidismo, esclerodermia localizada, fenômeno de Raynaud ***Neurológica***: encefalite por anticorpos anti-NMDAR	***Não neurológica***: LES, síndrome de Sjögren, hipotireoidismo ***Neurológica***: encefalite por anticorpos anti-NMDAR, encefalite límbica, miastenia autoimune, doença celíaca, paquimeningite hipertrófica	***Baixa prevalência de comorbidades não neurológicas***: tireoidite autoimune, asma, dermatite atópica, diabetes tipo I, uveíte autoimune
Tratamento	Imunossupressão	Imunossupressão	Imunomodulação Imunossupressão

Abreviações: ADEM, encefalomielite disseminada aguda; ADEM-NO, ADEM seguido de neurite óptica; AQP4, aquaporina 4; CRION, neuropatia óptica inflamatória crônica recorrente; GFAP, proteína glial fibrilar ácida; MTLE, mielite transversa longitudinalmente extensa; PBM, proteína básica de mielina; ADEM-MF, encefalomielite disseminada aguda multifásica; MOGAD, espectro de síndromes associadas a anticorpos anti-MOG; EM, esclerose múltipla; NMDAR, receptor N-metil-D-aspartato; NMOSD, distúrbio do espectro da neuromielite óptica; BOC, bandas oligoclonas; NO, neurite óptica; LES, lúpus eritematoso sistêmico.
Fonte: Modificada de Zamvil & Slavin, 2015; Reindl & Waters, 2019.

gens sagitais, mostrando envolvimento da substância cinzenta ao longo do canal central (Figura 62.10 – F). No entanto, lesões curtas foram identificadas em 14% dos pacientes adultos positivos para IgG anti-AQP4.[257] A localização centro-medular nos cortes axiais permite observar um comprometimento superior a 50% da área do cordão, representando lesões extensas transversalmente. O envolvimento da medula espinal é mais frequente no setor cérvico-dorsal e pode apresentar extensão em direção ao bulbo (bulbo-mielite longitudinal), embora possa incluir toda a medula espinal. Na fase aguda, o edema do cordão pode ser observado como um aumento no diâmetro transversal, com realce variável irregular pelo contraste intravenoso. Um padrão particular com envolvimento multicístico da medula espinal foi descrito em uma menina de 10 anos.[258] O uso de sequências ponderadas em T2 e STIR (inversão-recuperação com tempo de inversão curto) é recomendado para uma melhor identificação das lesões medulares descritas.

Exames laboratoriais

Em todos os pacientes com suspeita de NMOSD, uma pesquisa de IgG anti-AQP4 deve ser realizada. Diferentes métodos têm sido usados com diferentes sensibilidades e especificidades para esta pesquisa. No entanto, estudos comparativos realizados entre os diferentes métodos disponíveis demonstraram que a maior sensibilidade foi identificada com ensaios baseados em células, sejam quantitativos por citometria de fluxo (77%), ou qualitativos por observação visual (CBA, 73%).[259] As técnicas de imunoprecipitação fluorescente e imunofluorescência baseada em tecidos foram claramente menos sensíveis (48%-53%), e os ensaios comerciais CBA, bem como o ensaio de imunoadsorção enzimática (ELISA) mostraram uma sensibilidade de 68%.[259]

Em estudos laboratoriais, a coexistência com outros autoanticorpos pode ser detectada em pacientes com NMOSD, sem que o paciente apresente outros sintomas associados à comorbidades autoimunes. Os mais comuns são anticorpos antinucleares, seguidos por anticorpos antitireoidianos e marcadores de doença celíaca.[234] Também foi relatada associação frequente com anticorpos anti-receptor de acetilcolina, embora com baixa prevalência de expressão clínica (apenas 2% dessas crianças apresentavam sintomas de miastenia gravis).[254]

Na população pediátrica, a pesquisa de anticorpos anti-MOG deve sempre ser incluída, pois são mais frequentes em crianças com NMOSD do que anticorpos anti-AQP4.[260]

Em todos os pacientes com suspeita diagnóstica de NMOSD também deve ser realizada punção lombar para estudo do LCR, o que permite descartar diagnósticos alternativos com quadro clínico semelhante. Classicamente, foi descrita pleocitose (> 50 leucócitos/μL) com predominância de neutrófilos ou linfócitos.[142, 234, 261] Esse achado contrasta com a pleocitose moderada de linfócitos que caracteriza o LCR na EM pediátrica (tipicamente < 25 leucócitos/μL). A presença de bandas oligoclonais intratecais pode ser detectada em até 10% dos pacientes pediátricos com NMOSD e geralmente são transitórias.

Tratamento

O paciente pediátrico com NMOSD requer uma abordagem abrangente e multidisciplinar que deve incluir pediatra, neurologista, oftalmologista, urologista e, dependendo das complicações apresentadas, fisioterapeuta e terapeuta ocupacional. Também é importante pensar em trabalhar em conjunto com a escola para realizar adaptações curriculares e intervenções psicopedagógicas, se necessário. Naqueles pacientes que necessitam de imunossupressão, o acompanhamento pediátrico é fundamental para a adoção de medidas de prevenção de infecções.

O tratamento desta entidade inclui o tratamento do evento agudo, as terapias para prevenção de recidivas

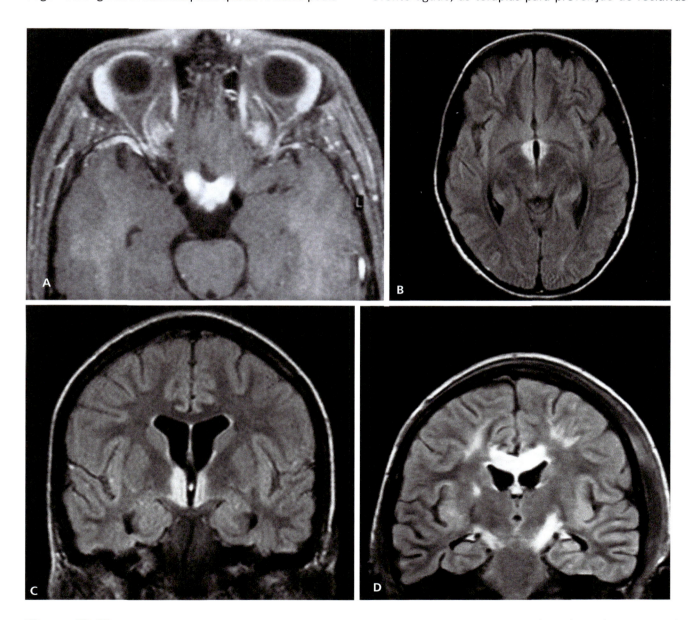

Figura 62.10 Neuromielite óptica. **(A)** IRM do encéfalo: axial T1 com gadolínio, evidenciando realce pelo contraste do quiasma óptico (neuropatia óptica quiasmática). **(B)** IRM do encéfalo: axial FLAIR, exibindo envolvimento diencefálico com sinal hiperintenso em torno do terceiro ventrículo e aqueduto cerebral, identificável também em **(C)** coronal FLAIR. **(D)** IRM do encéfalo: coronal FLAIR, demonstrando lesão tumefativa envolvendo a porção anterior do corpo caloso, e sinais hiperintensos lineares comprometendo ambos os tratos corticoespinais.

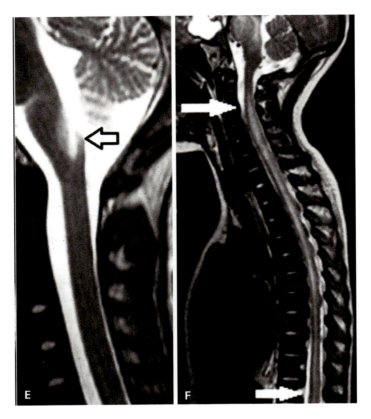

Figura 62.10 (*Continuação*) Neuromielite óptica. **(E)** IRM do tronco encefálico e medula cervical: sagital T2, evidenciando lesão dorsal do tronco adjacente ao assoalho do quarto ventrículo, incluindo a área postrema (seta branca). **(F)** IRM da medula cervical: sagital T2, exibindo sinal hiperintenso uniforme envolvendo o cordão medular de forma longitudinalmente extensa (área entre as setas brancas, ≥ 3 metâmeros espinhais contíguos).

(imunoterapia crônica) e o tratamento sintomático. A Figura 62.11 propõe um algoritmo para o manejo agudo e tratamento crônico de pacientes com NMOSD.

Tratamento do evento agudo

Os surtos de NMOSD, seja o evento clínico inicial ou recidivas subsequentes, tendem a ser mais agressivos em comparação com aqueles observados na EM e, portanto, as intervenções terapêuticas devem ser enérgicas. O objetivo do tratamento agudo é minimizar o dano neurológico residual e restaurar a função comprometida.

- **Corticosteroides:** o uso de corticosteroides intravenosos em altas doses com metilprednisolona é o tratamento de primeira linha recomendado para eventos agudos de NMOSD (ver a seção sobre o tratamento da ADEM).[232, 262]
- **Imunoglobulina intravenosa:** alguns estudos relatam uma boa resposta com seu uso (ver a seção sobre o tratamento da ADEM).
- **Plasmaférese:** considerando a gravidade do comprometimento visual ou espinal que pode ocorrer no NMOSD, esta intervenção terapêutica deve ser considerada particularmente em crianças com falta de resposta ou resposta insuficiente ao tratamento com corticosteroides (ver a seção sobre o tratamento da ADEM).[39, 263]

Tratamento crônico preventivo de recaídas

O NMOSD associado a IgG anti-AQP4 é uma doença recorrente, com surtos repetidos de NO e mielite se o paciente não receber imunoterapia crônica. Pacientes soropositivos para IgG anti-AQP4 têm um risco de recidiva maior que 50% em 12 meses após o diagnóstico.[264] Já os pacientes soronegativos para IgG anti-AQP4 podem apresentar curso monofásico ou apresentar recidivas inflamatórias, incluindo neste subgrupo pacientes com anticorpos anti-MOG.

O objetivo de iniciar a imunoterapia crônica é reduzir o risco e a gravidade das recidivas, evitando, assim, incapacidade residual e hospitalizações. Ela deve ser realizada em todos os pacientes com NMOSD soropositivos para IgG anti-AQP4 e, para os pacientes soronegativos, após apresentarem um segundo episódio clínico.[265] Os

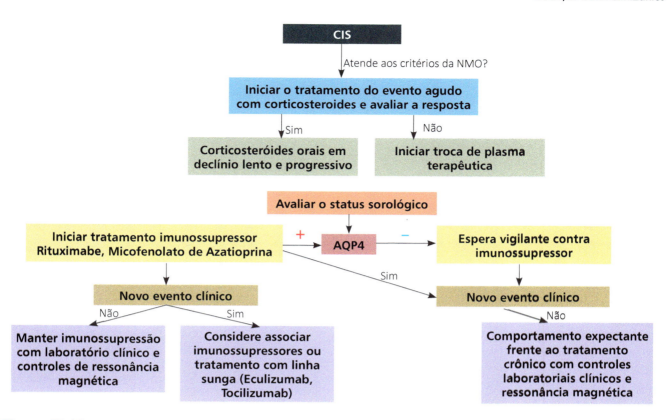

Figura 62.11 Algoritmo para o manejo agudo e crônico dos pacientes com NMOSD.

tratamentos preventivos de recidivas atualmente disponíveis para pacientes pediátricos incluem o uso "off-label" de rituximabe, azatioprina e micofenolato mofetil.

- **Rituximabe:** é um anticorpo monoclonal (AbM) quimérico direcionado contra a molécula CD20 humana, produzindo uma depleção rápida e profunda de células B que expressam CD19 e CD20. O rituximabe foi inicialmente indicado para o tratamento do linfoma de células B, posteriormente ampliando sua indicação para diferentes doenças imunomediadas.[223] O benefício terapêutico do rituximabe em NMOSD soropositiva para AQP4 foi demonstrado com evidências de classe IV, com uma associação clara entre recidivas clínicas e repovoamento de células B.[35]

O rituximabe é amplamente utilizado para o tratamento de NMOSD em pacientes pediátricos e adultos, embora seja uma indicação "off-label".[266] Diferentes estudos em pacientes pediátricos com NMOSD e IgG anti-AQP4 indicam uma redução na TAR ou uma cessação completa das recidivas clínicas em resposta ao uso de rituximabe.[35,267] Em contraste, a experiência com o uso de rituximabe em pacientes pediátricos com NMOSD e anticorpos anti-MOG mostra resultados diferentes e será desenvolvida na seção sobre MOGAD.

Na ausência de um protocolo pediátrico padronizado, as doses usadas para infusão de rituximabe variam entre as diferentes publicações.[265] Os dois protocolos comumente usados para o esquema de indução são os seguintes:

- 375 mg/m²/dose, 1 infusão/semana, 4 semanas consecutivas ou;
- 500 mg/m²/dose (dose máxima 1g), 2 infusões separadas por 15 dias.

É aconselhável realizar a contagem de células B, 2 a 3 semanas após a última infusão, para confirmar se a dose utilizada foi adequada, evidenciando a supressão da subpopulação de linfócitos que expressa CD19 (<1%). O esquema de manutenção imunossupressora com rituximabe também é variável: dose de 500 ou 1.000 mg a cada 6 meses, ou de acordo com o repovoamento de células B (CD19 ≥ 1%). O monitoramento de CD19 deve ser iniciado 4 meses após a conclusão da indução, pois um estudo documentou um repovoamento de células B tão cedo quanto em 4 meses.[35]

As reações adversas mais comuns associadas às infusões de rituximabe são geralmente leves, como dor de cabeça, calafrios, erupção na pele. Para reduzir a frequência dessas reações, é recomendado o uso de anti-histamínicos (difenidramina, 1 mg/kg/dose – dose máxima de 50 mg), antipiréticos (paracetamol, 10 mg/kg/dose) e corticosteroides (hidrocortisona, 1 mg/dose), 30 minutos antes de cada infusão. (Tabela 62.18)

Tratando-se de um imunossupressor e seguindo as indicações das diretrizes de manejo atuais, os pacientes devem ter recebido as imunizações necessárias de acordo com a idade, confirmadas com a carteira de vacinação ou os correspondentes exames de sangue, antes de iniciar o tratamento com rituximabe.[268] Naqueles pacientes que apresentam títulos séricos negativos para hepatite B (anticorpos IgG de superfície) e varicela-zoster, recomenda-se adiar o início do tratamento para realizar a vacinação correspondente e permitir a conclusão da imunização sem depleção de linfócitos B.[223] Um efeito adverso tardio associado a infusões repetidas e uso em longo prazo de rituximabe é o desenvolvimento de hipogamaglobulinemia.[269,270] Infecções respiratórias leves ou mais graves, infecções do trato urinário e até sepse ocorreram em associação com hipogamaglobulinemia. Recomenda-se iniciar o tratamento com imunoglobulina, na dose de 0,4-0,6 g/kg/mês, apenas nos pacientes em que a hipogamaglobulinemia é sintomática.[265,271] A Tabela 62.18 apresenta uma diretriz para avaliação clínica e laboratorial antes do início das infusões, durante as infusões e o acompanhamento recomendado para pacientes recebendo tratamento crônico com rituximabe.[265]

- **Micofenolato mofetil (MMF):** é o pró-fármaco do ácido micofenólico, que atua na proliferação de linfócitos, predominantemente células B. Em um estudo retrospectivo, mostrou-se eficaz em pacientes adultos e pediátricos com NMOSD, principalmente soropositivos para IgG anti-AQP4.[272] Este estudo mostrou uma redução significativa na TAR e nos escores de incapacidade do EDSS, com 60% dos pacientes livres de recidivas clínicas. Os eventos adversos observados em 24% dos pacientes incluíram sintomas gastrointestinais (náuseas, dor abdominal, diarreia), erupção cutânea, amenorreia, herpes zoster, cistite, hipotensão, fadiga e queda moderada de cabelo. É importante considerar que o MMF é altamente teratogênico. A dose recomendada é de 500 a 750 mg/m^2/dose, administrado por via oral duas vezes ao dia (máximo de 2 g/dia). Considerando que o MMF apresenta um início de ação mais lento para prevenir recidivas, o uso de corticosteroides orais simultaneamente por pelo menos 6 meses é recomendado.[273] Este medicamento também pode ser eficaz no tratamento de pacientes pediátricos com NMOSD associado a anticorpos anti-MOG (consulte a seção sobre MOGAD).
- **Azatioprina:** é um análogo das purinas que interfere na síntese e proliferação celular, incluindo linfócitos T e B. Tem demonstrado alguma eficácia no tratamento de adultos e crianças com NMOSD e IgG anti-AQP4 positivo.[274] Embora 89% dos pacientes tenham mostrado redução na TAR e 61% permanecessem livres de recidiva dentro de 18 meses do início do tratamento, 46% haviam interrompido devido a eventos adversos ou recidivas clínicas no momento do tratamento. A dose recomendada é de 2 a 3 mg/kg/dia, por via oral. As reações adversas associadas ao uso de azatioprina incluem: sintomas gastrointestinais, aumento das enzimas hepáticas, erupção cutânea e leucopenia. A experiência com o uso da azatioprina em pacientes com NMOSD e anti-MOG positivo será desenvolvida na seção sobre MOGAD. No passado, a azatioprina era o tratamento de escolha para pacientes com NMOSD devido à sua ampla disponibilidade, baixo custo e possibilidade de administração oral. Contudo, considerando a necessidade do uso concomitante de corticosteroides para manter sua modesta eficácia, atualmente o seu uso tem dado lugar a moléculas mais eficazes.[265]

Opções terapêuticas emergentes para NMOSD pediátrico

Diferentes anticorpos monoclonais foram desenvolvidos nos últimos anos e vários deles foram formalmente aprovados ou ainda estão sendo avaliados em estudos clínicos em pacientes com NMOSD, tanto soropositivos quanto soronegativos para AQP4.[265] Os diferentes mecanismos de ação, vias de administração e eventuais reações adversas estão resumidos na Tabela 62.19.

- **Eculizumabe:** é um anticorpo monoclonal humanizado, direcionado para complementar a proteína C5, com a consequente inibição da cascata do complemento responsável pela formação do complexo de ataque à membrana (MAC), responsável pelo ataque às células que expressam AQP4. Eculizumabe foi aprovado em junho de 2019 pela Agência Reguladora Norte-Americana (FDA, do inglês *Food and Drug Administration*) para o tratamento de pacientes adultos com NMOSD e soropositivos para IgG anti-AQP4. A aprovação foi baseada nos resultados do estudo de Fase 3 PREVENT (randomizado e controlado com placebo), que resultou em 98% dos pacientes sem recidiva recebendo eculizumabe como um tratamento complementar à terapia imunossupressora de base, em comparação com 63% nos pacientes recebendo placebo.[275] Embora não haja experiência publicada com o uso de eculizumabe em pacientes pediátricos com NMOSD, é um anticorpo monoclonal aprovado em vários países como tratamento de primeira linha para hemoglobinúria paroxística noturna e síndrome hemolítico-

Tabela 62.18 Guia prático para o uso do rituximabe em pacientes pediátricos.[265]

Exames complementares antes do início do tratamento

Laboratório Geral	Hemograma Função hepática Função renal Sorologia para HIV, hepatite C, hepatite B (antígeno superficial e anticorpo antinúcleo), testes para tuberculose
Laboratório específico	• Dosagem de subpopulações de linfócitos • Dosagem de IgG, IgA, IgM
Sorologias	• Hepatite B: IgG contra antígenos superficiais (vacinar em caso de anticorpos negativos) • Varicela Zoster: IgG (vacinar em caso de anticorpos negativos) *

Avaliações a serem realizadas no dia da infusão

Exame clínico	Descartar quadro febril, infecção ativa Atualização do peso (superfície corporal) para cálculo de dose
Laboratório	Hemograma, função renal e hepática
Pré-medicação	Hidrocortisona 1 mg/kg/dose Difenidramina 1 mg/kg/dose Paracetamol 10 mg/kg/dose
Rituximabe	• Indução: 375 mg/m^2/dose, 4 doses, 1/semana, ou 500 mg/m^2/dose, 2 doses, 1 a cada 15 dias • Booster: dose única 500 mgs/m^2/dose
Durante a infusão	Controle clínico, pressão arterial

Avaliações pós-infusão

Laboratório imediato: 2-3 semanas	• Laboratório de controle: hemograma, hepatograma, subpopulações de linfócitos (CD19) • Objetivo: Confirmar CD 19 < 1%
Laboratório de acompanhamento	• Para definir quando realizar a reinfusão de rituximabe, monitore o CD19 mensalmente a partir do 4º mês após a indução (CD19 ≥ 1%) • Avaliar IgG, IgM, IgA
Controle clínico/neurológico	• Avaliação neurológica e controle com IRM (encéfalo, órbitas e medula espinal completa) seriada, para avaliar a eficácia clínica • Descarte o desenvolvimento de infecções que requerem tratamento suplementar com imunoglobulina, se os valores de IgG diminuídos forem demonstrados • Avaliação oftalmológica completa (acuidade visual, fundo-de-olho, potenciais evocados visuais, OCT) • Avaliação neuropsicológica basal: realizá-la 6 meses após o evento clínico inicial, e então a cada 2 anos, se possível, especialmente nas crianças com evidências de lesões cerebrais associadas • Avaliar consultas com subespecialidades, de acordo com a necessidade em cada caso: reumatologia, psicologia, psiquiatria, urologia, oftalmologia

*A vacinação pré-tratamento com rituximabe será indicada quando o benefício da vacinação superar o risco de atraso do medicamento, desde que não haja contraindicação para vacinação (exemplo: outro tratamento imunossupressor). Recomenda-se o início do rituximabe quatro semanas após a vacinação.

Tabela 62.19 Anticorpos monoclonais desenvolvidos para o tratamento de NMOSD.[265]

	Ac Monoclonal	Mecanismo	Rota da administração	Reações adversas
Rituximabe	Quimérico	Esgotamento das células B-CD20	Intravenoso	Infecções; reativação da hepatite B; reações associadas à infusão
Eculizumabe	Humanizado	Inibidor complementar C5	Intravenoso	Infecção meningocócica; risco possível de LEMP; reações associadas à infusão
Satralizumabe	Humanizado	Bloqueio receptor IL-6	Intravenoso	Infecções; reações associadas à infusão
Tocilizumabe	Humanizado	Bloqueio receptor IL-6	Subcutâneo	Risco cardiovascular, aumento dos níveis de colesterol
Inebilizumabe	Humanizado	Esgotamento das células B-CD19	Intravenoso	Infecções; reações associadas à infusão
Ofatumumabe	Totalmente humanizado	Esgotamento das células B-CD20	Subcutâneo	Infecções; reações associadas à infusão; Reativação da hepatite B

* Abreviações: LEMP, leucoencefalopatia multifocal progressiva.

-urêmica atípica, em pacientes adultos e pediátricos. Devido ao seu mecanismo de ação, inibindo a fração C5 do complemento, o risco mais importante com o uso do eculizumabe é a infecção por germes encapsulados, como o meningococo, uma vez que o MAC desempenha um papel importante na resposta imunológica a este microrganismo. Um relatório do Centro de Controle e Prevenção de Doenças (CDC) dos Estados Unidos identificou 16 casos de infecção meningocócica (sepse meningocócica sem meningite) em pacientes tratados com eculizumabe no período de 2008-2016.[276] Este risco de infecção meningocócica grave e potencialmente fatal durante o tratamento com eculizumabe é uma preocupação para seu uso em pacientes pediátricos, e a vacinação meningocócica é obrigatória antes do início desta terapia. Outras reações adversas menos graves incluem dores de cabeça e reações associadas à infusão intravenosa.[277] (Tabela 62.19) Um estudo clínico de fase 2/3 foi iniciado em 2019, com 15 pacientes pediátricos com idades entre 2 e 17 anos.

- **Satralizumabe:** é um anticorpo monoclonal reciclável direcionado ao receptor de IL-6. O satralizumabe também foi aprovado pelo FDA para o tratamento de pacientes adultos com NMOSD (agosto de 2020). Em um estudo clínico de fase 3, 83 pacientes com NMOSD (soropositivos ou soronegativos para IgG anti-AQP4) foram designados para receber 120 mg de satralizumabe por via subcutânea ou placebo como terapias adjuvantes. O satralizumabe apresentou redução significativa no risco de recidiva, com melhor resposta observada em pacientes soropositivos.[278] Sete pacientes adolescentes (13-17 anos) com NMOSD foram incluídos no ensaio clínico aberto. Um estudo pediátrico controlado de fase 2 está atualmente em desenvolvimento.

- **Inebilizumabe:** é um anticorpo monoclonal humanizado direcionado aos linfócitos B que expressam CD19, um antígeno presente mais amplamente em toda a linhagem de células B. Comparado ao rituximabe, o inebilizumabe pode oferecer uma depleção ainda maior de células B, incluindo os plasmablastos na medula óssea, sangue e órgãos linfoides secundários. Dessa forma, ele remove as células que produzem IgG anti-AQP4.[277] O inebilizumabe foi aprovado em junho de 2020 pelo FDA para o tratamento de pacientes adultos com NMOSD. As reações adversas observadas com o uso deste anticorpo monoclonal incluem infecções do trato urinário, artralgias e reações associadas à infusão. Embora nenhum caso de infecções oportunistas ou doença oncológica secundária tenha sido identificado, o acompanhamento publicado de apenas 12 meses parece muito curto para avaliar possíveis riscos em longo prazo, uma vez que o estudo foi interrompido antes de completar o recrutamento de pacientes devido à eficácia significativa demonstrada.[279] Na ausência de experiência publicada com o uso de inebilizumabe em pacientes pediátricos com NMOSD, um estudo clínico de fase 3 está sendo planejado nessa faixa etária.

- **Tocilizumabe:** é um anticorpo monoclonal humanizado que atua bloqueando o receptor da IL-6. A potencial aprovação do tocilizumabe em pacientes com NMOSD é baseada no sucesso relatado em dois estudos abertos em pacientes adultos.[280, 281] Além de apresentarem bom controle da atividade inflamatória, mais de 50% dos pacientes também apresentaram redução da dor neuropática, sintoma frequente em pacientes adultos e que geralmente requer combinação com tratamentos sintomáticos. Em pacientes adultos tratados com tocilizumabe por artrite reumatoide foi identificado risco aumentado de doença cardiovascular e níveis elevados de colesterol sérico. (Tabela 62.19) As experiências publicadas sobre o uso de tocilizumabe em pacientes pediátricos incluem um adolescente de 14 anos com NMOSD e síndrome de Sjögren, dois jovens com NMOSD soropositivos para IgG anti-AQP4 que apresentaram recidivas durante o tratamento com rituximabe e três crianças com encefalite autoimune refratária ao rituximabe, evidenciando em todos eles estabilização da doença sem os eventos adversos observados em adultos e sem aumento da frequência de infecções.[282-284] Tocilizumabe pode ser uma opção terapêutica em pacientes pediátricos com formas agressivas de NMOSD que falham com rituximabe.[265]

Os seguintes mecanismos imunológicos estão sob investigação, como possíveis opções terapêuticas futuras:

- **Tolerância imunológica:** diferentes estratégias foram avaliadas em pacientes adultos com NMOSD para restaurar a tolerância imunológica periférica: vacinas com DNA ou células T autorreativas ou resposta imunológica tolerogênica com células dendríticas modificadas.[285-287]
- **Imunoablação:** a erradicação completa do sistema imunológico com um único tratamento, como transplante autólogo de medula óssea hematopoiética seguido de reconstituição imunológica, pode ser considerada como terapia de resgate para as formas mais graves da doença.[288]
- **Ravulizumabe:** trata-se de uma segunda geração de eculizumabe e está sendo avaliado em estudos clínicos.[288]
- **Aquaporumabe:** projetado para evitar a ligação de IgG anti-AQP4 específica com os canais de AQP4 (terapias de bloqueio). O aquaporumabe é um anticorpo não patogênico com uma região Fc mutada para evitar citotoxicidade dependente do complemento e que exibe alta afinidade com AQP4.

Tratamento sintomático

O manejo dos sintomas que podem eventualmente estar presentes em crianças com NMOSD é tão importante quanto o início da imunoterapia aguda ou crônica.

- **Distúrbios urinários:** o envolvimento inflamatório da medula espinal, tanto em eventos agudos quanto em sequelas crônicas, pode levar a disfunção urinária, com eventos de retenção (globo vesical) ou incontinência. O acompanhamento conjunto desses pacientes com o urologista é importante para definir a oportunidade de iniciar diferentes intervenções, como cateterismo intermitente ou medicamentos como oxibutinina, tolterodina ou desmopressina, além de implementar estratégias voltadas para a prevenção de infecções urinárias.
- **Dor:** é uma das comorbidades mais frequentemente associadas a diversas doenças neurológicas, com forte impacto na qualidade de vida. A dor frequentemente associada ao NMOSD é neuropática (lesões da medula espinal), mas os pacientes também podem apresentar enxaqueca, cefaleia tensional ou dor musculoesquelética associada à espasticidade e, portanto, seu manejo adequado pode ser complexo. O emprego de gabapentina tem mostrado bons resultados em crianças, mas carbamazepina, pregabalina, lamotrigina ou topiramato também podem ser usados.
- **Espasticidade:** predominando nos membros inferiores pode ser uma sequela de mielite agressiva. Esses pacientes necessitarão de tratamento fisioterapêutico ativo, bem como adaptações à escola e às atividades da vida diária. O uso de baclofeno (oral ou intratecal), diazepam, gabapentina ou toxina botulínica deve ser considerado em cada caso.
- **Espasmos tônicos paroxísticos:** ocorrem frequentemente em pacientes com NMOSD após um evento agressivo de mielite longitudinal associada à dor e com forte impacto na qualidade de vida. O uso de carbamazepina e lacosamida foi relatado com bons resultados.
- **Fadiga:** é um sintoma frequentemente referido por pacientes adultos com eventos desmielinizantes. Em estudo realizado em crianças, a fadiga foi um motivo de alteração da qualidade de vida em relação a controles saudáveis.[289] Intervenções não farmacológicas, como exercícios físicos, podem ser eficazes, mas em casos graves, deve-se considerar o uso de metilfenidato ou modafinila.

Prognóstico

O risco de sequelas graves em pacientes que sofrem de NMOSD está associado à gravidade dos surtos iniciais e das recaídas subsequentes e, portanto, esses eventos devem ser tratados com as terapias de resgate disponíveis (corticosteroides, plasmaférese, imunoglobulina intravenosa) para atingir a melhor recuperação, seguida do início precoce de terapias preventivas de recaída, consideradas em cada caso.

Em um estudo francês que avaliou o acompanhamento de pacientes com NMOSD, os pacientes pediátricos apresentaram as neurites ópticas mais incapacitantes, lesões cerebrais mais difusas e mortalidade mais baixa em comparação com pacientes adultos.[256] No entanto, as crianças demoram mais para atingir o escore do EDSS de 4 do que os adultos, provavelmente porque o paciente adulto desenvolve mielite longitudinal grave no início da doença.[256] Em um estudo pediátrico comparativo de NMOSD, ADEM e EM, foram identificados os maiores escores de deficiência medidos em 2 anos de doença no grupo NMOSD.[55] Embora possa ser especulado que a causa seria um atraso no início do tratamento imunossupressor, estudo pediátrico realizado no Brasil relatou acúmulo de valores de incapacidade independente do tratamento crônico implantado (Fragoso et al., 2014).[248]

NMOSD é uma doença rara na população pediátrica e com risco de desenvolver sequelas graves. Por isso, o seu reconhecimento precoce é de extrema importância. O diagnóstico adequado de NMOSD e sua diferenciação da EM evita o estabelecimento de tratamentos imunomoduladores inadequados e que podem ser prejudiciais ao paciente. Na população pediátrica, os anticorpos anti-MOG têm maior prevalência como causa de NMOSD do que os anticorpos anti-AQP4. A identificação adequada do fenótipo clínico e sorológico é extremamente útil na decisão do tratamento a ser instituído.

Ainda é necessário alcançar novos avanços na neuroimunologia pediátrica que nos permitam identificar novos biomarcadores diagnósticos para os fenótipos clínicos de NMOSD que apresentam soronegatividade para os dois anticorpos até então conhecidos (anti-MOG e anti-AQP4).

SÍNDROMES ASSOCIADAS A ANTICORPOS ANTI-MOG (MOGAD)

Nos últimos anos, notáveis progressos foram feitos na descrição dos aspectos clínicos, radiológicos e terapêuticos das diferentes síndromes desmielinizantes adquiridas na faixa etária pediátrica.[265] A identificação e diferenciação dos diferentes fenótipos clínicos e radiológicos pode ser um desafio, principalmente no episódio inicial, com implicações relevantes em termos de tratamento e prognóstico.[99]

Numerosos estudos relataram consistentemente a detecção de altos títulos de anticorpos para epítopos conformacionais da glicoproteína oligodendrocítica de mielina (MOG) em 30%-50% das crianças com um primeiro evento clínico.[40] Embora o espectro de manifestações clínicas associadas com MOG seja amplo, com características que às vezes se sobrepõem, muitos aspectos são notórios e permitem distinguir as diferentes apresentações clínicas, separando-as de outras doenças autoimunes do SNC.

Síndromes associadas a anticorpos anti-MOG foram reconhecidas como uma nova entidade clínica na última década e diferentes acrônimos foram propostos para nomeá-las: MONEM (do inglês *MOG-Igg-Associated Optic Neuritis, Encephalitis and Myelitis*); encefalomielite associada a anticorpos anti-MOG; MOG-AAD ou MARD (do inglês *MOG Antibody-Associated Demyelination* ou *MOG Antibody-Related Demyelination*); FLAMES (do inglês *FLAIR-Hyperintense Lesions and Anti-MOG Associated Encephalitis with Seizures*). Considerando que a autoimunidade mediada por MOG representa um verdadeiro espectro de doenças inflamatórias com uma ampla variabilidade fenotípica de acordo com a idade de apresentação, o termo MOGAD (distúrbios associados a IgG anti-MOG) parece o mais apropriado.[265]

A metade dos pacientes com MOGAD pode apresentar curso evolutivo monofásico. No entanto, um subgrupo de crianças irá evoluir com recidivas frequentes refratárias ao tratamento imunossupressor.[290,291] A difícil previsibilidade evolutiva desta síndrome constitui um desafio na definição da estratégia terapêutica. Os anticorpos anti-MOG podem ser permanentes ou transitórios e seu papel como preditores de recaída ainda é uma questão de discussão e estudo.[292]

MOG: estrutura e funções

A MOG é um membro da superfamília das imunoglobulinas e constitui apenas um componente menor da bainha de mielina (0,05%), expressa exclusivamente no SNC.[293] Sua localização na camada mais externa da lâmina e na superfície celular do oligodendrócito favorece sua capacidade antigênica. A função precisa dessa proteína é desconhecida, mas a expressão de MOG em oligodendrócitos maduros sugere um papel em sua maturação, bem como na integridade da mielina e suas interações de superfície. Pode atuar como uma célula de adesão molecular, um regulador da estabilidade dos microtúbulos e um mediador das interações da mielina.

A glicoproteína MOG é um dos autoantígenos mais bem estudados e está envolvida no modelo de EAE, que constitui o modelo animal clássico de doenças inflamatórias desmielinizantes que exploram a produção primária e secundária de linfócitos específicos para MOG e anticorpos dirigido a MOG.[294,295]

Detecção, sensibilidade e especificidade dos anticorpos anti-MOG

Os diferentes métodos de detecção de anticorpos são atualmente uma ferramenta laboratorial essencial na avaliação de pacientes pediátricos com doenças inflamatórias do SNC. A interpretação adequada desses estudos requer o conhecimento dos pontos fortes e fracos metodológicos de cada técnica e as considerações de acordo com o antígeno a ser identificado (intracelular *versus* extracelular). Os autoanticorpos contra MOG são principalmente do subtipo IgG1 e direcionados contra os epítopos conformacionais extracelulares na camada externa da bainha de mielina.[296] Esses anticorpos há muito são considerados potencialmente patogênicos e envolvidos em doenças desmielinizantes inflamatórias humanas.

Os resultados inicialmente relatados usando métodos como ELISA ou Western Blot foram inconsistentes, porque essas técnicas avaliaram os epítopos lineares da proteína MOG desnaturada, perdendo assim a sensibilidade e especificidade.[297] Com o desenvolvimento de técnicas avançadas, como CBA, que detecta a conformação estrutural integral da proteína, foi possível melhorar a sensibilidade e especificidade do método de detecção. Uma técnica de CBA otimizada usando a proteína MOG completa (*full length MOG*) expressa na superfície de células vivas como substrato, e avaliando a ligação secundária do anticorpo a uma IgG classe 1 (*live-CBA*) apresentou os maiores valores de sensibilidade. e a especificidade, ligeiramente superior à técnica que utiliza células fixas (*fixed CBA-IF*) em um estudo multicêntrico comparativo sobre diferentes métodos de detecção de anticorpos anti-MOG.[298] Pelo contrário, o ELISA apresentou desempenho muito baixo e não é uma metodologia confiável para o estudo desse anticorpo. Finalmente, deve-se notar que os anticorpos anti-MOG por CBA não foram detectados em nenhum controle saudável.[298]

A correlação entre os títulos de soropositividade e a atividade da doença continua a ser estudada, assim como seu papel preditivo para recidiva.[260]

Espectro clínico associado a anticorpos anti-MOG

Embora a MOGAD possa ocorrer em qualquer faixa etária, é mais frequente na população pediátrica e predomina em meninas sobre meninos, com uma relação aproximada de 3:1.[40,55]

Diferentes fenótipos clínicos foram associados com anti-MOG: ADEM, ADEM seguido por NO, ADEM multifásico, mielite, NO recorrente, NMOSD soronegativa para AQP4, incluindo formas recentes de encefalite com envolvimento cortical. Esses diferentes fenótipos parecem ser dependentes da idade, mostrando formas com envolvimento cerebral mais difuso em pacientes mais jovens, e neurite óptica isolada, recorrente, ou constituindo NMOSD em crianças mais velhas e adultos.[247,299,300]

Embora critérios diagnósticos tenham sido propostos para pacientes adultos, eles ainda não foram validados para a população pediátrica.[301] (Tabela 62.20) Particularmente em crianças e adolescentes, é conveniente diferenciar os fenótipos clínicos de apresentação daquelas categorias diagnósticas que são definidas durante o acompanhamento desses pacientes e que dependem de seu curso clínico (monofásico ou recorrente), da topografia dos surtos, e da evolução das lesões nas IRM seriadas. Abaixo estão descritos os diferentes fenótipos clínicos de apresentação.

Encefalomielite disseminada aguda

Aproximadamente 50% das crianças que preenchem os critérios do IPMSSG para ADEM são soropositivas para anticorpos anti-MOG,[23,260] constituindo a forma de apresentação clínica mais frequente em crianças. Uma evolução monofásica de ADEM com anticorpos anti-MOG foi associada a uma idade de apresentação precoce (<10 anos), em pacientes do sexo masculino, e a um quadro clínico de ADEM sem envolvimento dos nervos ópticos.[99]

Estudos recentes identificaram algumas diferenças clínicas e radiológicas entre pacientes MOG-positivos e MOG-negativos com ADEM. Em comparação com pacientes sem anticorpos anti-MOG, as crianças com ADEM positivo para MOG eram menores (4 anos *vs.* 7 anos), tinham recidivas (21% *vs.* 0%), apresentavam mais frequentemente envolvimento longitudinal da medula espinal (93% *vs.* 33%) e mostraram melhor reparo das lesões nas IRM (59% *vs* 21%), bem como recuperação clínica completa durante o acompanhamento (79% *vs* 64%).[23,291] Em contraste, as crianças soronegativas apresentaram com maior frequência déficits neurológicos sequelares e lesões residuais na IRM, como lesões persistentes em T2 e sinais de atrofia. Embora crises epilép-

---

Tabela 62.20 Critérios diagnósticos propostos para MOGAD.[301]

O diagnóstico requer que os todos critérios sejam satisfeitos:

1. Achados laboratoriais: soro positivo para anticorpos anti-MOG pela técnica CBA
2. Achados clínicos: qualquer uma das seguintes apresentações:
   - ADEM
   - NO, incluindo CRION
   - MTA
   - Síndrome desmielinizante do tronco encefálico
   - Qualquer combinação destas apresentações
3. Exclusão de diagnósticos alternativos

ticas tenham sido comumente descritas em pacientes pediátricos com ADEM, é surpreendente que o subgrupo soropositivo para MOG apresente uma alta frequência de crises no evento agudo, bem como um risco aumentado de desenvolver epilepsia após ADEM.[5,302]

Neurite óptica

É o segundo fenótipo de apresentação mais frequente na população pediátrica soropositiva para MOG. Uma perda grave de visão com borramento da papila no fundo-de-olho, como resultado de edema longitudinal do nervo óptico, geralmente bilateral, caracteriza a NO associada ao MOG.[63,175]

Em neuroimagem, a NO associado a MOG em adultos e crianças geralmente mostra envolvimento do segmento anterior do nervo óptico, frequentemente com edema de papila, associado a realce pelo contraste ao redor da bainha do nervo óptico (Figura 62.12 – A e B), com extensão para o tecido adiposo circundante na órbita e com envolvimento infrequente do quiasma óptico.[61-63,83,303-307] Estas características não são achados comumente vistos em pacientes com EM ou com NMOSD soropositivos para AQP4. (Tabela 62.17)

Mielite transversa

A mielite aguda associada à MOG é um dos fenótipos clínicos menos frequentes em pacientes pediátricos com um primeiro evento clínico. Clinicamente, se caracterizada por retenção ou incontinência urinária, fraqueza, parestesia, incluindo paralisia flácida com arreflexia em alguns pacientes.[102]

A IRM irá identificar um envolvimento longitudinal da medula espinal, mais frequentemente observado nos segmentos inferiores, incluindo o cone medular (Figura 62.13), mas também pode mostrar envolvimento multifocal da medula.[102,308,309] Esta localização mais caudal é a diferença da MTLE associada ao AQP4, que afeta preferencialmente os segmentos cérvico-dorsais e pode se estender em direção ao bulbo. Em sequências T2 axiais, o envolvimento da substância cinzenta central em relação à substância branca periférica mostra o "sinal ou padrão H", sugestivo, mas não específico, de desmielinização por MOG.[102,308] Em sequências pós-contraste, a mielite associada a MOG não realça de maneira geral, ou pode mostrar realce sutil, como "desenho a lápis" ao redor do cone. (Figura 62.13)

Em geral, os pacientes com mielite associada a MOG diferem daqueles associados com AQP4 na gravidade clínica, mostrando déficits motores mais leves.[247] Embora o comprometimento motor possa ser leve ou responder rapidamente ao tratamento com corticosteroides, é importante monitorar a função esfincteriana, pois pacientes adultos e pediátricos podem apresentar sinais persistentes de disfunção esfincteriana.[50]

Espectro de neuromielite óptica

Esse fenótipo clínico é atribuído a crianças que apresentam a combinação de NO unilateral ou bilateral e mielite longitudinal no evento clínico inicial, com anticorpos AQP4 negativos. É uma apresentação infrequente em pediatria, podendo associar-se a sinais anormais distribuídos na substância branca cerebral, de caráter subclínico.

Encefalite autoimune

A encefalite associada a anticorpos anti-MOG foi recentemente identificada como um distúrbio clínico-patológico diferente dos fenótipos desmielinizantes mais comuns. O quadro clínico atende aos critérios diagnósticos para possível encefalite autoimune,[8] incluindo sintomas psiquiátricos, alterações de personalidade, déficits cognitivos, febre, cefaleia, encefalopatia e crises

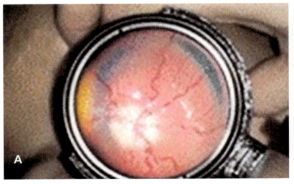
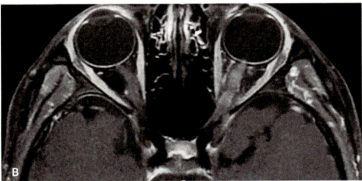

Figura 62.12 Síndromes associadas a anticorpos anti-MOG – neurite óptica. Adolescente com perda grave de acuidade visual no olho esquerdo, revelando em **(A)** borramento das bordas da papila no exame de fundo-de-olho. **(B)** IRM das órbitas: axial T1 com supressão de gordura e injeção de gadolínio, evidenciando o envolvimento longitudinal do nervo óptico esquerdo, com aumento do diâmetro e realce perineural pelo contraste.

Doenças Desmielinizantes

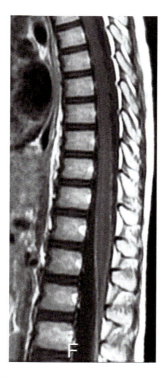

Figura 62.13 Síndromes associadas a anticorpos anti--MOG – mielite transversa longitudinalmente extensa. IRM da medula espinal: sagital T1 com gadolínio, evidenciando realce linear como *"desenho a lápis"* em torno do cone medular e das raízes proximais da cauda equina.

epilépticas, associados a evidências de envolvimento da substância cinzenta cortical na neuroimagem.

Relatada inicialmente em adultos, sua identificação em pacientes pediátricos vem aumentando.[310-312] Na maior coorte pediátrica publicada até o momento (*n*=116), os anticorpos anti-MOG foram mais frequentes (34%) do que todos os anticorpos neuronais combinados (33%) no subgrupo de 22 crianças com o fenótipo clínico de encefalite autoimune.[291] Essa informação é relevante porque destaca a necessidade de incluir a busca de anticorpos anti-MOG em pacientes com suspeita de encefalite autoimune, além de considerar esse autoanticorpo naqueles com fenótipo de ADEM.

O acrônimo FLAMES foi proposto para a descrição das imagens com comprometimento cortical melhor identificadas nas sequências T2 e FLAIR.[313]

Curiosamente, uma associação simultânea de anticorpos anti-MOG e anti-receptor N-metil-D-aspartato (NMDAR) pode ocorrer em pacientes com encefalite.[314,315] Na neuroimagem são descritas lesões multifocais e hiperintensas extensas em T2 e FLAIR na substância branca cerebral.[316] Metade dos pacientes com essas formas simultâneas de autoimunidade desenvolve pelo menos um evento clínico desmielinizante separado da encefalite anti-NMDAR. Fenótipos com autoimunidade concorrente sugerem a coexistência de dois mecanismos imunológicos ativados simultaneamente.

O achado típico na IRM do encéfalo mostrando comprometimento do córtex cerebral com sinais hiperintensos em T2 e FLAIR (Figura 62.14-B), se correlaciona com hiperperfusão em imagens de SPECT (do inglês Single Photon Emission Computed Tomography). Mas as características desse comprometimento na IRM são diferentes em adultos e crianças. O envolvimento cortical em adultos é geralmente limitado a um hemisfério cerebral, enquanto em crianças esse envolvimento é frequentemente difuso e bilateral, podendo haver comprometimento hipocampal bilateral adicional.[291,314] Um realce leptomeníngeo ao longo das lesões corticais também pode ser observado.[291,312,317,318]

A forma de encefalite cortical unilateral do adulto é geralmente considerada um fenótipo benigno de MOGAD. Estudos recentes indicam que a evolução é diferente em pacientes pediátricos. Por exemplo, um menino de 17 anos na Índia desenvolveu encefalopatia três meses após sofrer de extensa mielite longitudinal. Apresentava lesões corticais bilaterais e era soropositivo para MOG. Apesar de ter sido tratado com imunossupressão, após três meses de controle ainda apresentava atividade inflamatória na IRM do encéfalo e grave comprometimento cognitivo.[319] A má evolução clínica e radiológica pode ocorrer em até 27% dos casos de encefalite associada a MOG.[291]

Encefalite e cerebelite do tronco

Anticorpos anti-MOG foram detectados em crianças com encefalite de tronco isolada e cerebelite, ampliando o espectro de MOGAD.

Formas recorrentes de MOGAD

Ainda há controvérsia sobre a gravidade do curso clínico da MOGAD. Embora tenha sido inicialmente descrita como um transtorno monofásico, a experiência acumulada sugere que até 75% das crianças MOG-positivas terão uma recaída, especialmente se os títulos de anticorpos séricos persistirem altos ao longo do tempo.[99,182,260,291] Em qualquer caso, a identificação das formas recorrentes de MOGAD dependerá, em grande parte, do tempo de seguimento, uma vez que a reativação inflamatória pode ocorrer muitos anos após o evento clínico inicial.[320]

Formas recorrentes de ADEM

Após apresentar um primeiro evento de ADEM, os pacientes podem desenvolver recaídas clínicas configurando os quadros de ADEM multifásico (ADEM-MF), e ADEM monofásico ou multifásico seguido de neurite óp-

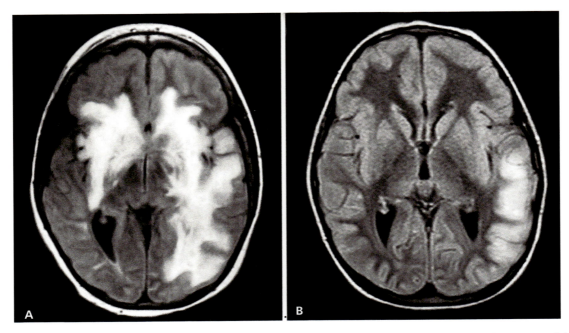

Figura 62.14 Síndromes associadas a anticorpos anti-MOG – lesões cerebrais pseudoleucodistróficas e encefalite autoimune. **(A)** IRM do encéfalo: axial FLAIR, evidenciando extensas lesões confluentes hiperintensas envolvendo a substância branca cerebral central, periventricular e subcortical bilateral, com aparência pseudoleucodistrófica em um paciente de nove anos sofrendo sua terceira recaída clínica com encefalopatia grave. **(B)** IRM do encéfalo: coronal FLAIR, demonstrando sinal hiperintenso ocupando a substância cinzenta cortical têmporo-parietal esquerda, sem lesões associadas na substância branca cerebral, em um paciente de cinco anos com crises motoras focais subintrantes, desenvolvendo um estado de mal epiléptico.

tica (ADEM-NO). A frequência dessas formas recorrentes é variável nas publicações, mas pode chegar a 75%.

O quadro de ADEM-MF inclui crianças que apresentam dois eventos consistentes com o diagnóstico de ADEM, separados por pelo menos três meses.[4,23] As IRM obtidas durante as recidivas de ADEM geralmente revelam um padrão semelhante ao da IRM inicial, com lesões disseminadas na substância branca bilateral.

No quadro ADEM-NO, os pacientes podem apresentar um ou vários eventos de NO durante o acompanhamento.[86]

Um subgrupo de crianças com ADEM e anticorpos anti-MOG pode ter evolução ruim, revelando um padrão radiológico de progressão com lesões cerebrais bilaterais confluentes, com alterações de sinal semelhantes a uma leucodistrofia (*Leukodystrophy-Like Pattern*) durante as recaídas clínicas.[291, 321] (Figura 62.14 – A) Normalmente, esse subgrupo pediátrico evolui com déficits residuais graves, como disfunção cognitiva, epilepsia, sintomas cerebelares e deficiência motora.

Espectro da neuromielite óptica

Os anticorpos anti-MOG foram identificados em um subconjunto de pacientes negativos para IgG anti-AQP4, com doença recorrente que atende aos critérios diagnósticos para NMOSD.[142] De acordo com esses critérios, pacientes sem anticorpos anti-AQP4 devem apresentar pelo menos duas síndromes clínicas representativas entre as três mais frequentes (NO, mielite e síndrome da área postrema) (critérios detalhados na seção sobre NMOSD e Painel 7). A frequência de soropositividade para MOG é variável (23% a 56%) em pacientes adultos e pediátricos.[250,318,322]

Do ponto de vista clínico, os pacientes com NMOSD MOG-positivo apresentam eventos recorrentes de NO, mielite e síndromes do tronco, geralmente associados a lesões assintomáticas na substância branca subcortical e substância cinzenta cerebral profunda e, menos frequentemente, envolvimento do corpo caloso ou diencefálico.[250,323] Lesões de substância branca periventricular são raras, mas foram descritas e podem ser observados diferentes padrões de realce (nodular, anel aberto, leptomeníngeo linear) em até 64% dos pacientes.[306]

Não há um franco predomínio do sexo feminino em crianças com NMOSD MOG-positivo, quando comparado às soropositivas para AQP4 e, apesar de apresentarem alta frequência de recidivas, a recuperação funcional a cada ataque agudo, bem como o prognóstico global, tanto visual quanto motor, são em geral mais favoráveis do que em pacientes IgG anti-AQP4 positivos.[324] O reparo das lesões anormais em T2 não é típico das condições associadas à autoimunidade AQP4, mas é geralmente identificado em pacientes com desmielinização anti-MOG, tanto no encéfalo quanto na medula espinal, sem evidência de atrofia residual.[50,322]

Formas recorrentes de neurite óptica

A neurite óptica isolada recorrente (RION) e a neuropatia óptica inflamatória crônica recorrente com corticodependência (CRION) são formas de NO recidivante associado a anticorpos anti-MOG, com diferentes frequências de soropositividade relatadas em crianças e adultos.[325-327]

Em um estudo pediátrico recente, quase metade das crianças que tiveram NO associada ao anti-MOG desenvolveram recaídas clínicas.[307] Pacientes com NO soropositivos para MOG não apresentam lesões cerebrais compatíveis com EM, nem evoluem clinicamente como EM e, embora apresentem alta frequência de recidivas visuais, o prognóstico é geralmente favorável, com casos isolados de perda visual grave.[328]

Formas recorrentes de encefalite

Formas recorrentes de encefalite com anticorpos anti-MOG foram identificadas em 5 (23%) de 22 crianças, mostrando imagens de encefalite, NO ou mielite durante as recidivas.[291] Um subgrupo de crianças apresentou má evolução, desenvolvendo hipertensão intracraniana seguida de óbito (um paciente) e um padrão de atrofia cortical progressiva com epilepsia farmacorresistente, comprometimento cognitivo e deficiência motora no restante.

Outros fenótipos clínicos recorrentes

Um paciente que apresentou quadro de ADEM aos 11 anos, com resolução clínica e radiológica completa, desenvolveu encefalite com comprometimento cortical unilateral seis anos depois. Aos 20 anos, ele foi readmitido com um novo evento de ADEM, apresentando anticorpos anti-MOG no soro.[320] Em geral, os pacientes pediátricos podem apresentar diferentes formas recorrentes da doença, combinando os diferentes fenótipos clínicos descritos.

Considerando o amplo espectro de fenótipos clínicos associados a anticorpos anti-MOG, MOGAD deve ser reconhecida como uma entidade nosológica distinta com desmielinização do SNC, e não um subtipo diagnóstico entre pacientes com NMOSD soronegativo para AQP4.

Características comparativas da autoimunidade anti-MOG e anti-AQP4 na faixa etária pediátrica

Crianças soropositivas para anticorpos anti-MOG, consideradas como um todo, são mais jovens, raramente apresentam síndrome de área postrema, são mais propensas a apresentar ADEM e, avaliadas após dois anos, apresentam baixa frequência de deficiência, ao contrário das crianças com autoimunidade anti-AQP4.

Na neuroimagem, os pacientes com anticorpos anti-AQP4 apresentam mais frequentemente lesões na porção dorsal do tronco e hipotálamo, enquanto os pacientes anti-MOG positivos apresentam envolvimento inflamatório dos pedúnculos cerebelares e lesões extensas na substância branca cerebral, incluindo um subgrupo com lesões pseudoleucodistróficas. As características clínicas, radiológicas e evolutivas diferenciais entre EM, MOGAD e autoimunidade anti-AQP4 estão resumidas na Tabela 62.17.[329,330]

Imunopatologia

Em eventos agudos, níveis aumentados da proteína básica de mielina (PBM) podem ser identificados no LCR, um indicador de um processo de desmielinização primário, com títulos indetectáveis de proteína fibrilar ácida da glia (GFAP), um marcador de destruição de astrócitos.

Esses achados estão relacionados aos resultados dos estudos neuropatológicos descritos em tecido cerebral obtidos de biópsias realizadas em pacientes adultos e pediátricos com diferentes fenótipos MOGAD, em geral ADEM, lesões cerebrais tumefativas e encefalite.[331-336]

Um achado comum é o padrão de desmielinização perivenosa, já descrito nos casos de ADEM, e menos frequente o achado de desmielinização confluente, identificado sobretudo na substância branca e na junção córtico-medular. Lesões desmielinizantes podem mostrar perda leve a grave de imunorreatividade ao MOG, com preservação relativa de oligodendrócitos e nenhuma perda de astrócitos. Um rico infiltrado inflamatório de células B, T (especialmente CD3 e CD4) e macrófagos que marcam MOG podem ser observados no espaço perivascular e ao redor das lesões desmielinizantes. Ocasionalmente, a deposição do complexo terminal do complemento (C9neo) pode ser identificada em lesões ativas. Lesões subpiais com desmielinização perivenosa também foram identificadas tanto em pacientes com ADEM, como em pacientes com encefalite cortical.

Tomando essas descrições em conjunto, pode-se inferir que o padrão neuropatológico característico da autoimunidade anti-MOG é uma desmielinização inflamatória ativa com infiltrado macrofágico perivenoso do tipo ADEM, com perda de mielina e sem perda de astrócitos, em um paciente que pode ou não preencher os critérios de diagnóstico para ADEM. Essas características neuropatológicas são claramente diferentes daquelas descritas em pacientes com EM e com NMOSD com anticorpos anti-AQP4, constituindo uma doença autoimune independente.

Tratamento

O tratamento de pacientes com MOGAD inclui o manejo de episódios agudos e imunoterapia crônica para aqueles com doença recorrente.

Tratamento de eventos agudos

Embora o tratamento dos eventos agudos de desmielinização do SNC mostre semelhança entre as diferentes doenças (MOGAD, EM e NMOSD com anticorpos anti-AQP4), as consequências clínicas são diferentes. Os surtos de NMOSD e MOGAD são geralmente mais graves e com maior risco de deficiência motora e visual associada a recaídas. Na EM, por outro lado, a deficiência progride de acordo com o desenvolvimento do estágio neurodegenerativa da doença.

Crianças com MOGAD e autoimunidade anti-AQP4 também diferem em termos de gravidade clínica, com anti-MOG mostrando melhor recuperação, apesar da gravidade das recidivas.

Embora o uso de imunoterapias como corticosteroides, imunoglobulina e plasmaférese sejam comumente usadas em pacientes pediátricos, nenhum estudo controlado foi realizado até o momento que permita uma avaliação adequada da eficácia comparativa. Uma recente pesquisa internacional de especialistas no manejo de pacientes pediátricos e adultos com MOGAD mostrou que 100% dos profissionais usam metilprednisolona intravenosa para o tratamento inicial de um evento agudo (doses e esquemas recomendados na seção sobre ADEM).[337]

Na prática clínica, além das doses, é importante considerar a sequência em que as terapias adicionais são administradas, uma vez que o início da plasmaférese em um paciente que recebeu imunoglobulina removerá esta substância da circulação sistêmica.

Para evitar reativação inflamatória com recorrência dos sintomas, é aconselhável observar o regime de retirada gradual dos corticosteroides orais após a pulsoterapia intravenosa, que pode variar de 6 semanas a 4-6 meses entre os diferentes centros. Naquelas crianças que apresentam sintomas graves de NO ou MTLE associadas à MOG, principalmente se o paciente não está recebendo imunossupressão crônica, a retirada programada dos corticosteroides deve ser mais demorada. Um estudo mostrou que a retirada rápida de corticosteroides (1,5 meses, em média) apresentou risco de recidiva, enquanto a retirada mais lenta não apresentou esse risco (5 meses, em média).[338]

Tratamento preventivo de recaída crônica

Como conceito geral, em todas as crianças com detecção de anticorpos anti-MOG no momento do primeiro evento clínico, o início imediato da imunoterapia crônica não deve ser considerado, uma vez que os títulos de anticorpos anti-MOG são transitórios em mais de 50% das crianças, mostrando tendência a se tornarem negativos com o tempo. E no paciente recidivante, nem todos os fenótipos recorrentes exigirão imunossupressão crônica, como no caso do ADEM-MF ou ADEM-NO. Por outro lado, é razoável não tratar títulos de anticorpos persistentes e apenas tomar decisões de acordo com as evidências de atividade inflamatória clínica e radiológica, uma vez que existem pacientes com soropositividade persistente que não recidivam, e pacientes soronegativos que desenvolvem recaídas clínicas, com ou sem reaparecimento de anticorpos.

O consenso emergente dos resultados observados em estudos retrospectivos sugere que o uso de imunossupressão prolongada reduz a frequência de recidivas, enquanto o uso de tratamentos modificadores da doença indicados para EM (interferons, acetato de glatirâmer, fingolimode) são identificados como ineficazes.[32,338,339]

O tratamento ideal para prevenir recidivas, seguro e com máxima eficácia para pacientes pediátricos e adultos, com MOGAD, ainda não foi identificado. As terapias comumente disponíveis e usadas off-label em crianças e adolescente incluem rituximabe, micofenolato mofetil, imunoglobulina crônica e azatioprina.

- **Rituximabe:** a experiência atual em séries pediátricas retrospectivas e geralmente pequenas indica que o uso de rituximabe oferece algum benefício na prevenção de recaídas, embora os resultados documentados sejam menores do que o esperado.[32,337,338,340,341] Em 12 crianças com formas recorrentes de MOGAD (ADEM, NO, NMOSD), nenhuma recidiva clínica ou novas lesões foram registradas na IRM durante o primeiro ano de tratamento com rituximabe, mas pelo menos dois pacientes subsequentemente apresentaram recidivas clínicas, apesar da confirmação de depleção adequada de células B. Adicionalmente, quatro outros pacientes tiveram recidivas, mas no contexto de repovoamento de linfócitos B.[340] Essas observações são consistentes com um estudo europeu com 102 crianças com NMOSD e anticorpos anti-MOG, que mostrou recidivas clínicas com todos os imunossupressores (azatioprina, micofenolato mofetil e rituximabe), embora uma redução da TAR com o uso de rituximabe pode ser documentada.[32]

  O efeito biológico do rituximabe pode ser verificado pelo monitoramento das subpopulações de linfócitos de células B que expressam CD19 e CD27 +. Em um estudo colaborativo de 120 pacientes, incluindo 30 crianças, uma diminuição acentuada na TAR foi encontrada em 42% dos pacientes tratados com rituximabe, e 79% das recidivas clínicas tiveram depleção adequada de células B com valores de CD19+ <1%.[337] Usando uma abordagem diferente, outro estudo comparou o impacto do rituximabe no subgrupo de linfócitos B de memória (CD27 < 0,05%) entre pacientes adultos soropositivos para MOG ou AQP4.[342] No grupo MOG, 38% dos pacientes tiveram recidiva, mas apenas duas das dez recaídas mostraram repovoamento de células B de memória. Em contraste, no grupo AQP4, a maioria das recidivas que ocorreram em 24% dos pacientes mostraram repopulação desses linfócitos. Esses achados fornecem evidências de que os mecanismos imunológicos que orientam a desmielinização associada aos anticorpos anti-MOG podem ser diferentes dos mecanismos envolvidos na autoimunidade anti-AQP4, e podem ser devidos a mecanismos multifatoriais. Detalhes sobre o esquema de tratamento e controles necessários com o uso de rituximabe foram detalhados na seção sobre NMOSD e na Tabela 62.18.

- **Micofenolato mofetil:** a experiência com o uso de MMF em pacientes pediátricos com formas recorrentes de MOGAD mostra uma tendência de reduzir a TAR, mas não supressão da reativação inflamatória, uma situação que frequentemente requer uma mudança no tratamento.[32,272,339]
- **Azatioprina:** este análogo de purina demonstrou ser eficaz em alguns pacientes soropositivos para MOG com fenótipos recorrentes. O benefício do tratamento com azatioprina foi documentado em um paciente de 5 anos que teve um diagnóstico incorreto de EM, mas tinha um fenótipo clínico de MOGAD.[343] No entanto, avaliando as diferentes publicações, pode-se concluir que a azatioprina pode apresentar uma tendência a reduzir a TAR, mas mais da metade dos pacientes apresentarão recaídas clínicas, apesar de receberem concomitantemente a prednisona oral.[32,339]
- **Imunoglobulina intravenosa:** de acordo com diferentes estudos, o único tratamento que demonstrou eficácia na prevenção de recidivas em pacientes pediátricos com MOGAD foi o uso crônico de imunoglobulina em doses repetidas a cada 4 semanas, mostrando as taxas de recidiva mais baixas em comparação com rituximabe, azatioprina e MMF.[32,344] O regime recomendado para o tratamento de manutenção com imunoglobulina inclui uma dose de indução de 2 g/kg e doses subsequentes de 1 g/kg/dose a cada 3 a 4 semanas. O tratamento com imunoglobulina também é a única terapia de manutenção crônica que não induz imunossupressão. Seus mecanismos de ação podem ir além do conhecido efeito imunomodulador e também se mostrar benéficos em pacientes com inflamação secundária.
- **Opções futuras de tratamento:** há uma necessidade real de estudos controlados para identificar o melhor tratamento para pacientes com formas recorrentes de autoimunidade anti-MOG, dados os resultados descritos acima. Diversas terapias emergentes foram desenvolvidas nos últimos anos e algumas moléculas foram aprovadas com base nos resultados favoráveis obtidos em estudos controlados que incluíram principalmente pacientes adultos com NMOSD. Alguns desses estudos incluíram pacientes soropositivos para AQP4 e soronegativos para NMOSD. Se, eventualmente, alguns pacientes MOG positivos participaram desses estudos, eles não foram identificados entre o grupo de pacientes AQP4-negativos.[265] Portanto, não seria apropriado extrapolar os resultados positivos desses estudos em termos de prevenção de recaída para pacientes com formas recorrentes de MOGAD.
  - **Eculizumabe:** anticorpo monoclonal humanizado direcionado para a proteína C5 do complemento, com inibição da cascata do complemento. Eculizumabe é aprovado pelo FDA apenas para o tratamento de pacientes adultos com NMOSD IgG anti-AQP4 positivos.[275] Um estudo pediátrico de fase 2/3 foi iniciado em 2019 (NCT04155424). Este é um estudo aberto que avaliará o benefício do tratamento com eculizumabe em 15 pacientes com idade entre 2 e 17 anos.
  - **Satralizumabe:** anticorpo monoclonal reciclável, direcionado ao receptor IL-6. O satralizumabe foi aprovado pelo FDA para o tratamento de pacientes adultos com NMOSD. Participaram do estudo pivotal aberto apenas sete adolescentes de 13 a 17 anos com NMOSD, soropositivos ou negativos para AQP4.[278] Um estudo pediátrico de fase 2 está em desenvolvimento.
  - **Inebilizumabe:** anticorpo monoclonal anti-CD19 humanizado. O inebilizumabe também tem a aprovação do FDA apenas para pacientes adultos com NMOSD,[279] e um estudo de fase 3 pediátrico está em desenvolvimento.
  - **Tocilizumabe:** anticorpo monoclonal humanizado que também bloqueia o receptor IL-6. Tocilizumabe mostrou benefício clínico claro em pacientes adultos com MOGAD que apresentaram recidivas e deterioração durante o tratamento com rituximabe.[345,346]

Prognóstico

A incapacidade acumulada por pacientes com doenças mediadas por anticorpos, como o anti-MOG, é considerada associada à frequência e gravidade das recidivas. Considerando a possibilidade de incapacidade, entende-se que é prioritário identificar os pacientes com risco de recidivas subsequentes e iniciar precocemente tratamentos eficazes e seguros.

Conclusões

A dificuldade de acesso a métodos laboratoriais adequados para detecção de anticorpos como o anti-MOG é uma limitação importante e real não só em vários países de nossa região, mas em diferentes regiões do mundo. Isso tem levado a diagnósticos errôneos em muitos pacientes, como EM, encefalite viral sem etiologia identificada, vasculite do SNC, entre outros, recebendo diversos tratamentos inadequados. É importante observar que, embora alguns pacientes com MOGAD possam desenvolver uma doença crônica altamente recorrente, outras crianças podem apresentar um único evento clínico, que por sua vez pode ser confundido com doença recorrente quando apresentam ressurgimento de sintomas anteriores ou expressão de novos sintomas dentro de 90 dias após a apresentação inicial de ADEM, por exemplo, ou durante a redução da dosagem dos corticosteroides. O tratamento de ambas as situações é claramente diferente.

Como em outras doenças autoimunes do SNC, é necessário gerar estudos clínicos controlados para identificar o tratamento ideal em termos de eficácia e segurança, para cada fenótipo clínico recorrente dentro do amplo espectro de MOGAD em pacientes pediátricos. Essa evolução deve ser acompanhada por um melhor entendimento do papel patogênico dos anticorpos anti-MOG e uma melhor identificação dos fatores prognósticos de recorrência e indicadores de risco de incapacidade.

REFERÊNCIAS BIBLIOGRÁFICAS

1. Wingerchuk DM. The clinical course of acute disseminated encephalomyelitis. Neurol Res. 2006;28(3):341-7.
2. Tenembaum S, Chitnis T, Ness J, Hahn JS, International Pediatric MSSG. Acute disseminated encephalomyelitis. Neurology. 2007;68(16 Suppl 2):S23-36.
3. Wingerchuk DM. Postinfectious encephalomyelitis. Curr Neurol Neurosci Rep. 2003;3(3):256-64.
4. Pohl D, Alper G, Van Haren K, Kornberg AJ, Lucchinetti CF, Tenembaum S, et al. Acute disseminated encephalomyelitis: Updates on an inflammatory CNS syndrome. Neurology. 2016;87(9 Suppl 2):S38-45.
5. Tenembaum S, Chamoles N, Fejerman N. Acute disseminated encephalomyelitis: a long-term follow-up study of 84 pediatric patients. Neurology. 2002;59(8):1224-31.
6. Krupp LB, Banwell B, Tenembaum S, International Pediatric MSSG. Consensus definitions proposed for pediatric multiple sclerosis and related disorders. Neurology. 2007;68(16 Suppl 2):S7-12.
7. Krupp LB, Tardieu M, Amato MP, Banwell B, Chitnis T, Dale RC, et al. International Pediatric Multiple Sclerosis Study Group criteria for pediatric multiple sclerosis and immune-mediated central nervous system demyelinating disorders: revisions to the 2007 definitions. Mult Scler. 2013;19(10):1261-7.
8. Graus F, Titulaer MJ, Balu R, Benseler S, Bien CG, Cellucci T, et al. A clinical approach to diagnosis of autoimmune encephalitis. Lancet Neurol. 2016;15(4):391-404.
9. Dale RC, de Sousa C, Chong WK, Cox TC, Harding B, Neville BG. Acute disseminated encephalomyelitis, multiphasic disseminated encephalomyelitis and multiple sclerosis in children. Brain. 2000;123 Pt 12:2407-22.
10. Banwell B, Kennedy J, Sadovnick D, Arnold DL, Magalhaes S, Wambera K, et al. Incidence of acquired demyelination of the CNS in Canadian children. Neurology. 2009;72(3):232-9.
11. Leake JA, Albani S, Kao AS, Senac MO, Billman GF, Nespeca MP, et al. Acute disseminated encephalomyelitis in childhood: epidemiologic, clinical and laboratory features. Pediatr Infect Dis J. 2004;23(8):756-64.
12. Pohl D, Hennemuth I, von Kries R, Hanefeld F. Paediatric multiple sclerosis and acute disseminated encephalomyelitis in Germany: results of a nationwide survey. Eur J Pediatr. 2007;166(5):405-12.
13. Torisu H, Kira R, Ishizaki Y, Sanefuji M, Yamaguchi Y, Yasumoto S, et al. Clinical study of childhood acute disseminated encephalomyelitis, multiple sclerosis, and acute transverse myelitis in Fukuoka Prefecture, Japan. Brain Dev. 2010;32(6):454-62.
14. Murthy SN, Faden HS, Cohen ME, Bakshi R. Acute disseminated encephalomyelitis in children. Pediatrics. 2002;110(2 Pt 1):e21.
15. Yamaguchi Y, Torisu H, Kira R, Ishizaki Y, Sakai Y, Sanefuji M, et al. A nationwide survey of pediatric acquired demyelinating syndromes in Japan. Neurology. 2016;87(19):2006-15.
16. Noorbakhsh F, Johnson RT, Emery D, Power C. Acute disseminated encephalomyelitis: clinical and pathogenesis features. Neurol Clin. 2008;26(3):759-80, ix.
17. Pellegrino P, Carnovale C, Perrone V, Pozzi M, Antoniazzi S, Clementi E, et al. Acute disseminated encephalomyelitis onset: evaluation based on vaccine adverse events reporting systems. PLoS One. 2013;8(10):e77766.
18. Stadelmann C, Timmler S, Barrantes-Freer A, Simons M. Myelin in the Central Nervous System: Structure, Function, and Pathology. Physiol Rev. 2019;99(3):1381-431.

19. Young NP, Weinshenker BG, Parisi JE, Scheithauer B, Giannini C, Roemer SF, et al. Perivenous demyelination: association with clinically defined acute disseminated encephalomyelitis and comparison with pathologically confirmed multiple sclerosis. Brain. 2010;133(Pt 2):333-48.
20. Blackburn KM, Wang C. Post-infectious neurological disorders. Ther Adv Neurol Disord. 2020;13:1756286420952901.
21. Giovannoni G, Cutter GR, Lunemann J, Martin R, Munz C, Sriram S, et al. Infectious causes of multiple sclerosis. Lancet Neurol. 2006;5(10):887-94.
22. Hoftberger R, Lassmann H. Inflammatory demyelinating diseases of the central nervous system. Handb Clin Neurol. 2017;145:263-83.
23. Baumann M, Sahin K, Lechner C, Hennes EM, Schanda K, Mader S, et al. Clinical and neuroradiological differences of paediatric acute disseminating encephalomyelitis with and without antibodies to the myelin oligodendrocyte glycoprotein. J Neurol Neurosurg Psychiatry. 2015;86(3):265-72.
24. Absoud M, Parslow RC, Wassmer E, Hemingway C, Duncan HP, Cummins C, et al. Severe acute disseminated encephalomyelitis: a paediatric intensive care population-based study. Mult Scler. 2011;17(10):1258-61.
25. Callen DJ, Shroff MM, Branson HM, Li DK, Lotze T, Stephens D, et al. Role of MRI in the differentiation of ADEM from MS in children. Neurology. 2009;72(11):968-73.
26. Zuccoli G, Panigrahy A, Sreedher G, Bailey A, Laney EJt, La Colla L, et al. Vasogenic edema characterizes pediatric acute disseminated encephalomyelitis. Neuroradiology. 2014;56(8):679-84.
27. Tenembaum SN. Acute disseminated encephalomyelitis. Handb Clin Neurol. 2013;112:1253-62.
28. Erol I, Ozkale Y, Alkan O, Alehan F. Acute disseminated encephalomyelitis in children and adolescents: a single center experience. Pediatr Neurol. 2013;49(4):266-73.
29. Franciotta D, Columba-Cabezas S, Andreoni L, Ravaglia S, Jarius S, Romagnolo S, et al. Oligoclonal IgG band patterns in inflammatory demyelinating human and mouse diseases. J Neuroimmunol. 2008;200(1-2):125-8.
30. Kothur K, Wienholt L, Mohammad SS, Tantsis EM, Pillai S, Britton PN, et al. Utility of CSF Cytokine/Chemokines as Markers of Active Intrathecal Inflammation: Comparison of Demyelinating, Anti-NMDAR and Enteroviral Encephalitis. PLoS One. 2016;11(8):e0161656.
31. Agarwal A, Kapur G, Altinok D. Childhood posterior reversible encephalopathy syndrome: Magnetic resonance imaging findings with emphasis on increased leptomeningeal FLAIR signal. Neuroradiol J. 2015;28(6):638-43.
32. Hacohen Y, Wong YY, Lechner C, Jurynczyk M, Wright S, Konuskan B, et al. Disease Course and Treatment Responses in Children With Relapsing Myelin Oligodendrocyte Glycoprotein Antibody-Associated Disease. JAMA Neurol. 2018;75(4):478-87.
33. Hacohen Y, Absoud M, Deiva K, Hemingway C, Nytrova P, Woodhall M, et al. Myelin oligodendrocyte glycoprotein antibodies are associated with a non-MS course in children. Neurol Neuroimmunol Neuroinflamm. 2015;2(2):e81.
34. Pohl D, Tenembaum S. Treatment of acute disseminated encephalomyelitis. Curr Treat Options Neurol. 2012;14(3):264-75.
35. Nosadini M, Mohammad SS, Suppiej A, Sartori S, Dale RC, Group IiNS. Intravenous immunoglobulin in paediatric neurology: safety, adherence to guidelines, and long-term outcome. Dev Med Child Neurol. 2016;58(11):1180-92.
36. Cortese I, Chaudhry V, So YT, Cantor F, Cornblath DR, Rae-Grant A. Evidence-based guideline update: Plasmapheresis in neurologic disorders: report of the Therapeutics and Technology Assessment Subcommittee of the American Academy of Neurology. Neurology. 2011;76(3):294-300.
37. Bigi S, Banwell B, Yeh EA. Outcomes after early administration of plasma exchange in pediatric central nervous system inflammatory demyelination. J Child Neurol. 2015;30(7):874-80.
38. Khurana DS, Melvin JJ, Kothare SV, Valencia I, Hardison HH, Yum S, et al. Acute disseminated encephalomyelitis in children: discordant neurologic and neuroimaging abnormalities and response to plasmapheresis. Pediatrics. 2005;116(2):431-6.
39. Savransky A, Rubstein A, Rios MH, Vergel SL, Velasquez MC, Sierra SP, et al. Prognostic indicators of improvement with therapeutic plasma exchange in pediatric demyelination. Neurology. 2019;93(22):e2065-e73.
40. Hacohen Y, Banwell B. Treatment Approaches for MOG-Ab-Associated Demyelination in Children. Curr Treat Options Neurol. 2019;21(1):2.
41. Aubert-Broche B, Weier K, Longoni G, Fonov VS, Bar-Or A, Marrie RA, et al. Monophasic demyelination reduces brain growth in children. Neurology. 2017;88(18):1744-50.
42. Jacobs RK, Anderson VA, Neale JL, Shield LK, Kornberg AJ. Neuropsychological outcome after acute disseminated encephalomyelitis: impact of age at illness onset. Pediatr Neurol. 2004;31(3):191-7.
43. Kuni BJ, Banwell BL, Till C. Cognitive and behavioral outcomes in individuals with a history of acute disseminated encephalomyelitis (ADEM). Dev Neuropsychol. 2012;37(8):682-96.
44. Burton KLO, Williams TA, Catchpoole SE, Brunsdon RK. Long-Term Neuropsychological Outcomes of Childhood Onset Acute Disseminated Encephalomyelitis (ADEM): a Meta-Analysis. Neuropsychol Rev. 2017;27(2):124-33.
45. Beatty C, Bowler RA, Farooq O, Dudeck L, Ramasamy D, Yeh EA, et al. Long-Term Neurocognitive, Psychosocial, and Magnetic Resonance Imaging Outcomes in Pediatric-Onset Acute Disseminated Encephalomyelitis. Pediatr Neurol. 2016;57:64-73.
46. Miller DH, Chard DT, Ciccarelli O. Clinically isolated syndromes. Lancet Neurol. 2012;11(2):157-69.
47. Dale RC, Brilot F, Banwell B. Pediatric central nervous system inflammatory demyelination: acute disseminated encephalomyelitis, clinically isolated syndromes, neuromyelitis optica, and multiple sclerosis. Curr Opin Neurol. 2009;22(3):233-40.
48. Gise RA, Heidary G. Update on Pediatric Optic Neuritis. Curr Neurol Neurosci Rep. 2020;20(3):4.
49. Jonzzon S, Suleiman L, Yousef A, Young B, Hart J, Peschl P, et al. Clinical Features and Outcomes of Pediatric Monophasic and Recurrent Idiopathic Optic Neuritis. J Child Neurol. 2020;35(1):77-83.
50. Jurynczyk M, Messina S, Woodhall MR, Raza N, Everett R, Roca-Fernandez A, et al. Clinical presentation and prognosis in MOG-antibody disease: a UK study. Brain. 2017;140(12):3128-38.
51. Wan MJ, Adebona O, Benson LA, Gorman MP, Heidary G. Visual outcomes in pediatric optic neuritis. Am J Ophthalmol. 2014;158(3):503-7 e2.

52. Alper G, Heyman R, Wang L. Multiple sclerosis and acute disseminated encephalomyelitis diagnosed in children after long-term follow-up: comparison of presenting features. Dev Med Child Neurol. 2009;51(6):480-6.
53. Bonhomme GR, Waldman AT, Balcer LJ, Daniels AB, Tennekoon GI, Forman S, et al. Pediatric optic neuritis: brain MRI abnormalities and risk of multiple sclerosis. Neurology. 2009;72(10):881-5.
54. Waldman AT, Stull LB, Galetta SL, Balcer LJ, Liu GT. Pediatric optic neuritis and risk of multiple sclerosis: meta-analysis of observational studies. J AAPOS. 2011;15(5):441-6.
55. Chitnis T. Pediatric Central Nervous System Demyelinating Diseases. Continuum (Minneap Minn). 2019;25(3):793-814.
56. Bonhomme GR, Mitchell EB. Treatment of pediatric optic neuritis. Curr Treat Options Neurol. 2012;14(1):93-102.
57. Wabbels BK, Wilscher S. Feasibility and outcome of automated static perimetry in children using continuous light increment perimetry (CLIP) and fast threshold strategy. Acta Ophthalmol Scand. 2005;83(6):664-9.
58. Averseng-Peaureaux D, Mizzi M, Colineaux H, Mahieu L, Pera MC, Brassat D, et al. Paediatric optic neuritis: factors leading to unfavourable outcome and relapses. Br J Ophthalmol. 2018;102(6):808-13.
59. Wilejto M, Shroff M, Buncic JR, Kennedy J, Goia C, Banwell B. The clinical features, MRI findings, and outcome of optic neuritis in children. Neurology. 2006;67(2):258-62.
60. Chen C, Liu C, Fang L, Zou Y, Ruan H, Wang Y, et al. Different magnetic resonance imaging features between MOG antibody- and AQP4 antibody-mediated disease: A Chinese cohort study. J Neurol Sci. 2019;405:116430.
61. Chen Q, Zhao G, Huang Y, Li Z, Sun X, Lu P, et al. Clinical Characteristics of Pediatric Optic Neuritis With Myelin Oligodendrocyte Glycoprotein Seropositive: A Cohort Study. Pediatr Neurol. 2018;83:42-9.
62. Dutra BG, da Rocha AJ, Nunes RH, Maia ACMJ. Neuromyelitis Optica Spectrum Disorders: Spectrum of MR Imaging Findings and Their Differential Diagnosis. Radiographics. 2018;38(1):169-93.
63. Ramanathan S, Prelog K, Barnes EH, Tantsis EM, Reddel SW, Henderson AP, et al. Radiological differentiation of optic neuritis with myelin oligodendrocyte glycoprotein antibodies, aquaporin-4 antibodies, and multiple sclerosis. Mult Scler. 2016;22(4):470-82.
64. Borchert M, Liu GT, Pineles S, Waldman AT. Pediatric Optic Neuritis: What Is New. J Neuroophthalmol. 2017;37 Suppl 1:S14-S22.
65. Narula S, Liu GT, Avery RA, Banwell B, Waldman AT. Elevated cerebrospinal fluid opening pressure in a pediatric demyelinating disease cohort. Pediatr Neurol. 2015;52(4):446-9.
66. Morgan-Followell B, Aylward SC. Comparison of Cerebrospinal Fluid Opening Pressure in Children With Demyelinating Disease to Children With Primary Intracranial Hypertension. J Child Neurol. 2017;32(4):366-70.
67. Voitenkov V, Skripchenko N, Klimkin A. Visual pathways involvement in clinically isolated syndrome in children. Int J Ophthalmol. 2015;8(2):382-4.
68. Heussinger N, Kontopantelis E, Rompel O, Paulides M, Trollmann R. Predicting multiple sclerosis following isolated optic neuritis in children. Eur J Neurol. 2013;20(9):1292-6.
69. Pohl D, Rostasy K, Treiber-Held S, Brockmann K, Gartner J, Hanefeld F. Pediatric multiple sclerosis: detection of clinically silent lesions by multimodal evoked potentials. J Pediatr. 2006;149(1):125-7.
70. Yilmaz U, Gucuyener K, Erin DM, Yazar Z, Gurkas E, Serdaroglu A, et al. Reduced retinal nerve fiber layer thickness and macular volume in pediatric multiple sclerosis. J Child Neurol. 2012;27(12):1517-23.
71. Eyre M, Hameed A, Wright S, Brownlee W, Ciccarelli O, Bowman R, et al. Retinal nerve fibre layer thinning is associated with worse visual outcome after optic neuritis in children with a relapsing demyelinating syndrome. Dev Med Child Neurol. 2018;60(12):1244-50.
72. Yeh EA, Graves JS, Benson LA, Wassmer E, Waldman A. Pediatric optic neuritis. Neurology. 2016;87(9 Suppl 2):S53-8.
73. Horwitz H, Friis T, Modvig S, Roed H, Tsakiri A, Laursen B, et al. Differential diagnoses to MS: experiences from an optic neuritis clinic. J Neurol. 2014;261(1):98-105.
74. Ruprecht K, Klinker E, Dintelmann T, Rieckmann P, Gold R. Plasma exchange for severe optic neuritis: treatment of 10 patients. Neurology. 2004;63(6):1081-3.
75. Waldman AT, Hiremath G, Avery RA, Conger A, Pineles SL, Loguidice MJ, et al. Monocular and binocular low-contrast visual acuity and optical coherence tomography in pediatric multiple sclerosis. Mult Scler Relat Disord. 2013;3(3):326-34.
76. Absoud M, Cummins C, Desai N, Gika A, McSweeney N, Munot P, et al. Childhood optic neuritis clinical features and outcome. Arch Dis Child. 2011;96(9):860-2.
77. Cakmakli G, Kurne A, Guven A, Serdaroglu A, Topaloglu H, Teber S, et al. Childhood optic neuritis: the pediatric neurologist's perspective. Eur J Paediatr Neurol. 2009;13(5):452-7.
78. Verhey LH, Branson HM, Shroff MM, Callen DJ, Sled JG, Narayanan S, et al. MRI parameters for prediction of multiple sclerosis diagnosis in children with acute CNS demyelination: a prospective national cohort study. Lancet Neurol. 2011;10(12):1065-73.
79. Heussinger N, Kontopantelis E, Gburek-Augustat J, Jenke A, Vollrath G, Korinthenberg R, et al. Oligoclonal bands predict multiple sclerosis in children with optic neuritis. Ann Neurol. 2015;77(6):1076-82.
80. Kim HJ, Paul F, Lana-Peixoto MA, Tenembaum S, Asgari N, Palace J, et al. MRI characteristics of neuromyelitis optica spectrum disorder: an international update. Neurology. 2015;84(11):1165-73.
81. Absoud M, Lim MJ, Appleton R, Jacob A, Kitley J, Leite MI, et al. Paediatric neuromyelitis optica: clinical, MRI of the brain and prognostic features. J Neurol Neurosurg Psychiatry. 2015;86(4):470-2.
82. Bennett JL, de Seze J, Lana-Peixoto M, Palace J, Waldman A, Schippling S, et al. Neuromyelitis optica and multiple sclerosis: Seeing differences through optical coherence tomography. Mult Scler. 2015;21(6):678-88.
83. Biotti D, Bonneville F, Tournaire E, Ayrignac X, Dalliere CC, Mahieu L, et al. Optic neuritis in patients with anti-MOG antibodies spectrum disorder: MRI and clinical features from a large multicentric cohort in France. J Neurol. 2017;264(10):2173-5.
84. Jarius S, Ruprecht K, Kleiter I, Borisow N, Asgari N, Pitarokoili K, et al. MOG-IgG in NMO and related disorders: a multicenter study of 50 patients. Part 2: Epidemiology, clinical presentation, radiological and laboratory features, treatment responses, and long-term outcome. J Neuroinflammation. 2016;13(1):280.

85. Narayan RN, McCreary M, Conger D, Wang C, Greenberg BM. Unique characteristics of optical coherence tomography (OCT) results and visual acuity testing in myelin oligodendrocyte glycoprotein (MOG) antibody positive pediatric patients. Mult Scler Relat Disord. 2019;28:86-90.
86. Huppke P, Rostasy K, Karenfort M, Huppke B, Seidl R, Leiz S, et al. Acute disseminated encephalomyelitis followed by recurrent or monophasic optic neuritis in pediatric patients. Mult Scler. 2013;19(7):941-6.
87. Kidd D, Burton B, Plant GT, Graham EM. Chronic relapsing inflammatory optic neuropathy (CRION). Brain. 2003;126(Pt 2):276-84.
88. Petzold A, Plant GT. Chronic relapsing inflammatory optic neuropathy: a systematic review of 122 cases reported. J Neurol. 2014;261(1):17-26.
89. Deiva K, Absoud M, Hemingway C, Hernandez Y, Hussson B, Maurey H, et al. Acute idiopathic transverse myelitis in children: early predictors of relapse and disability. Neurology. 2015;84(4):341-9.
90. Absoud M, Greenberg BM, Lim M, Lotze T, Thomas T, Deiva K. Pediatric transverse myelitis. Neurology. 2016;87(9 Suppl 2):S46-52.
91. Pidcock FS, Krishnan C, Crawford TO, Salorio CF, Trovato M, Kerr DA. Acute transverse myelitis in childhood: center-based analysis of 47 cases. Neurology. 2007;68(18):1474-80.
92. Thomas T, Branson HM, Verhey LH, Shroff M, Stephens D, Magalhaes S, et al. The demographic, clinical, and magnetic resonance imaging (MRI) features of transverse myelitis in children. J Child Neurol. 2012;27(1):11-21.
93. Kuo SC, Cho WH, Shih HI, Tu YF. Idiopathic Acute Transverse Myelitis in Children: A Retrospective Series. Neuropediatrics. 2015;46(5):307-12.
94. Maynard FM, Jr., Bracken MB, Creasey G, Ditunno JF, Jr., Donovan WH, Ducker TB, et al. International Standards for Neurological and Functional Classification of Spinal Cord Injury. American Spinal Injury Association. Spinal Cord. 1997;35(5):266-74.
95. Scott TF, Frohman EM, De Seze J, Gronseth GS, Weinshenker BG, Therapeutics, et al. Evidence-based guideline: clinical evaluation and treatment of transverse myelitis: report of the Therapeutics and Technology Assessment Subcommittee of the American Academy of Neurology. Neurology. 2011;77(24):2128-34.
96. Theroux LM, Brenton JN. Acute Transverse and Flaccid Myelitis in Children. Curr Treat Options Neurol. 2019;21(12):64.
97. Andersen EW, Kornberg AJ, Freeman JL, Leventer RJ, Ryan MM. Acute flaccid myelitis in childhood: a retrospective cohort study. Eur J Neurol. 2017;24(8):1077-83.
98. Chitnis T, Ness J, Krupp L, Waubant E, Hunt T, Olsen CS, et al. Clinical features of neuromyelitis optica in children: US Network of Pediatric MS Centers report. Neurology. 2016;86(3):245-52.
99. Hennes EM, Baumann M, Schanda K, Anlar B, Bajer-Kornek B, Blaschek A, et al. Prognostic relevance of MOG antibodies in children with an acquired demyelinating syndrome. Neurology. 2017;89(9):900-8.
100. Bridel C, Courvoisier DS, Vuilleumier N, Lalive PH. Cerebrospinal fluid angiotensin-converting enzyme for diagnosis of neurosarcoidosis. J Neuroimmunol. 2015;285:1-3.
101. Alper G, Petropoulou KA, Fitz CR, Kim Y. Idiopathic acute transverse myelitis in children: an analysis and discussion of MRI findings. Mult Scler. 2011;17(1):74-80.
102. Dubey D, Pittock SJ, Krecke KN, Morris PP, Sechi E, Zalewski NL, et al. Clinical, Radiologic, and Prognostic Features of Myelitis Associated With Myelin Oligodendrocyte Glycoprotein Autoantibody. JAMA Neurol. 2019;76(3):301-9.
103. Tantsis EM, Prelog K, Alper G, Benson L, Gorman M, Lim M, et al. Magnetic resonance imaging in enterovirus-71, myelin oligodendrocyte glycoprotein antibody, aquaporin-4 antibody, and multiple sclerosis-associated myelitis in children. Dev Med Child Neurol. 2019;61(9):1108-16.
104. Flanagan EP, Kaufmann TJ, Krecke KN, Aksamit AJ, Pittock SJ, Keegan BM, et al. Discriminating long myelitis of neuromyelitis optica from sarcoidosis. Ann Neurol. 2016;79(3):437-47.
105. Zalewski NL, Flanagan EP. Autoimmune and Paraneoplastic Myelopathies. Semin Neurol. 2018;38(3):278-89.
106. Elrick MJ, Gordon-Lipkin E, Crawford TO, Van Haren K, Messacar K, Thornton N, et al. Clinical Subpopulations in a Sample of North American Children Diagnosed With Acute Flaccid Myelitis, 2012-2016. JAMA Pediatr. 2019;173(2):134-9.
107. Meyer P, Leboucq N, Molinari N, Roubertie A, Carneiro M, Walther-Louvier U, et al. Partial acute transverse myelitis is a predictor of multiple sclerosis in children. Mult Scler. 2014;20(11):1485-93.
108. Brenton JN, Banwell BL. Therapeutic Approach to the Management of Pediatric Demyelinating Disease: Multiple Sclerosis and Acute Disseminated Encephalomyelitis. Neurotherapeutics. 2016;13(1):84-95.
109. Wolf VL, Lupo PJ, Lotze TE. Pediatric acute transverse myelitis overview and differential diagnosis. J Child Neurol. 2012;27(11):1426-36.
110. Rengarajan B, Venkateswaran S, McMillan HJ. Acute asymmetrical spinal infarct secondary to fibrocartilaginous embolism. Childs Nerv Syst. 2015;31(3):487-91.
111. Ayscue P, Van Haren K, Sheriff H, Waubant E, Waldron P, Yagi S, et al. Acute flaccid paralysis with anterior myelitis - California, June 2012-June 2014. MMWR Morb Mortal Wkly Rep. 2014;63(40):903-6.
112. Bitnun A, Yeh EA. Acute Flaccid Paralysis and Enteroviral Infections. Curr Infect Dis Rep. 2018;20(9):34.
113. Christy A, Messacar K. Acute Flaccid Myelitis Associated With Enterovirus D68: A Review. J Child Neurol. 2019;34(9):511-6.
114. Messacar K, Tyler KL. Enterovirus D68-Associated Acute Flaccid Myelitis: Rising to the Clinical and Research Challenges. JAMA. 2019;321(9):831-2.
115. Kerr DA, Ayetey H. Immunopathogenesis of acute transverse myelitis. Curr Opin Neurol. 2002;15(3):339-47.
116. Nakano I, Mannen T, Mizutani T, Yokohari R. Peripheral white matter lesions of the spinal cord with changes in small arachnoid arteries in systemic lupus erythematosus. Clin Neuropathol. 1989;8(2):102-8.
117. Krishnan C, Kaplin AI, Deshpande DM, Pardo CA, Kerr DA. Transverse Myelitis: pathogenesis, diagnosis and treatment. Front Biosci. 2004;9:1483-99.

118. Awad A, Stuve O. Idiopathic transverse myelitis and neuromyelitis optica: clinical profiles, pathophysiology and therapeutic choices. Curr Neuropharmacol. 2011;9(3):417-28.
119. Horellou P, Wang M, Keo V, Chretien P, Serguera C, Waters P, et al. Increased interleukin-6 correlates with myelin oligodendrocyte glycoprotein antibodies in pediatric monophasic demyelinating diseases and multiple sclerosis. J Neuroimmunol. 2015;289:1-7.
120. Defresne P, Meyer L, Tardieu M, Scalais E, Nuttin C, De Bont B, et al. Efficacy of high dose steroid therapy in children with severe acute transverse myelitis. J Neurol Neurosurg Psychiatry. 2001;71(2):272-4.
121. Absoud M, Gadian J, Hellier J, Brex PA, Ciccarelli O, Giovannoni G, et al. Protocol for a multicentre randomiSed controlled TRial of IntraVEnous immunoglobulin versus standard therapy for the treatment of transverse myelitis in adults and children (STRIVE). BMJ Open. 2015;5(5):e008312.
122. Greenberg BM, Thomas KP, Krishnan C, Kaplin AI, Calabresi PA, Kerr DA. Idiopathic transverse myelitis: corticosteroids, plasma exchange, or cyclophosphamide. Neurology. 2007;68(19):1614-7.
123. Defresne P, Hollenberg H, Husson B, Tabarki B, Landrieu P, Huault G, et al. Acute transverse myelitis in children: clinical course and prognostic factors. J Child Neurol. 2003;18(6):401-6.
124. Martin JA, Messacar K, Yang ML, Maloney JA, Lindwall J, Carry T, et al. Outcomes of Colorado children with acute flaccid myelitis at 1 year. Neurology. 2017;89(2):129-37.
125. Reindl M, Di Pauli F, Rostasy K, Berger T. The spectrum of MOG autoantibody-associated demyelinating diseases. Nat Rev Neurol. 2013;9(8):455-61.
126. Rovira A, Sastre-Garriga J, Auger C, Rovira A. Idiopathic inflammatory demyelinating diseases of the brainstem. Semin Ultrasound CT MR. 2013;34(2):123-30.
127. Ghassemi R, Antel SB, Narayanan S, Francis SJ, Bar-Or A, Sadovnick AD, et al. Lesion distribution in children with clinically isolated syndromes. Ann Neurol. 2008;63(3):401-5.
128. Lu Z, Zhang B, Qiu W, Kang Z, Shen L, Long Y, et al. Comparative brain stem lesions on MRI of acute disseminated encephalomyelitis, neuromyelitis optica, and multiple sclerosis. PLoS One. 2011;6(8):e22766.
129. Sastre-Garriga J, Tintore M, Rovira A, Grive E, Pericot I, Comabella M, et al. Conversion to multiple sclerosis after a clinically isolated syndrome of the brainstem: cranial magnetic resonance imaging, cerebrospinal fluid and neurophysiological findings. Mult Scler. 2003;9(1):39-43.
130. Miller DH, Weinshenker BG, Filippi M, Banwell BL, Cohen JA, Freedman MS, et al. Differential diagnosis of suspected multiple sclerosis: a consensus approach. Mult Scler. 2008;14(9):1157-74.
131. Zaffaroni M, Baldini SM, Ghezzi A. Cranial nerve, brainstem and cerebellar syndromes in the differential diagnosis of multiple sclerosis. Neurol Sci. 2001;22 Suppl 2:S74-8.
132. Frohman EM, Zhang H, Kramer PD, Fleckenstein J, Hawker K, Racke MK, et al. MRI characteristics of the MLF in MS patients with chronic internuclear ophthalmoparesis. Neurology. 2001;57(5):762-8.
133. Kakkar C, Kakkar S, Saggar K, Goraya JS, Ahluwalia A, Arora A. Paediatric brainstem: A comprehensive review of pathologies on MR imaging. Insights Imaging. 2016;7(4):505-22.
134. Bastianello S, Bozzao A, Paolillo A, Giugni E, Gasperini C, Koudriavtseva T, et al. Fast spin-echo and fast fluid-attenuated inversion-recovery versus conventional spin-echo sequences for MR quantification of multiple sclerosis lesions. AJNR Am J Neuroradiol. 1997;18(4):699-704.
135. Guzman-De-Villoria JA, Fernandez-Garcia P, Ferreiro-Arguelles C. Differential diagnosis of T2 hyperintense brainstem lesions: Part 1. Focal lesions. Semin Ultrasound CT MR. 2010;31(3):246-59.
136. Tintore M, Rovira A, Rio J, Tur C, Pelayo R, Nos C, et al. Do oligoclonal bands add information to MRI in first attacks of multiple sclerosis? Neurology. 2008;70(13 Pt 2):1079-83.
137. Quattrocchi CC, Errante Y, Rossi Espagnet MC, Galassi S, Della Sala SW, Bernardi B, et al. Magnetic resonance imaging differential diagnosis of brainstem lesions in children. World J Radiol. 2016;8(1):1-20.
138. Quattrocchi CC, Cherubini A, Luccichenti G, Grasso MG, Nocentini U, Beomonte Zobel B, et al. Infratentorial lesion volume correlates with sensory functional system in multiple sclerosis patients: a 3.0-Tesla MRI study. Radiol Med. 2010;115(1):115-24.
139. Yousry TA, Grossman RI, Filippi M. Assessment of posterior fossa damage in MS using MRI. J Neurol Sci. 2000;172 Suppl 1:S50-3.
140. Aliaga ES, Barkhof F. MRI mimics of multiple sclerosis. Handb Clin Neurol. 2014;122:291-316.
141. Pittock SJ, Weinshenker BG, Lucchinetti CF, Wingerchuk DM, Corboy JR, Lennon VA. Neuromyelitis optica brain lesions localized at sites of high aquaporin 4 expression. Arch Neurol. 2006;63(7):964-8.
142. Wingerchuk DM, Banwell B, Bennett JL, Cabre P, Carroll W, Chitnis T, et al. International consensus diagnostic criteria for neuromyelitis optica spectrum disorders. Neurology. 2015;85(2):177-89.
143. Atzori M, Battistella PA, Perini P, Calabrese M, Fontanin M, Laverda AM, et al. Clinical and diagnostic aspects of multiple sclerosis and acute monophasic encephalomyelitis in pediatric patients: a single centre prospective study. Mult Scler. 2009;15(3):363-70.
144. Akman-Demir G, Bahar S, Coban O, Tasci B, Serdaroglu P. Cranial MRI in Behcet's disease: 134 examinations of 98 patients. Neuroradiology. 2003;45(12):851-9.
145. Chae EJ, Do KH, Seo JB, Park SH, Kang JW, Jang YM, et al. Radiologic and clinical findings of Behcet disease: comprehensive review of multisystemic involvement. Radiographics. 2008;28(5):e31.
146. Noel N, Hutie M, Wechsler B, Vignes S, Le Thi Huong-Boutin D, Amoura Z, et al. Pseudotumoural presentation of neuro-Behcet's disease: case series and review of literature. Rheumatology (Oxford). 2012;51(7):1216-25.
147. Smith JK, Matheus MG, Castillo M. Imaging manifestations of neurosarcoidosis. AJR Am J Roentgenol. 2004;182(2):289-95.
148. Tobin WO, Guo Y, Krecke KN, Parisi JE, Lucchinetti CF, Pittock SJ, et al. Diagnostic criteria for chronic lymphocytic inflammation with pontine perivascular enhancement responsive to steroids (CLIPPERS). Brain. 2017;140(9):2415-25.

149. Kleffner I, Dorr J, Ringelstein M, Gross CC, Bockenfeld Y, Schwindt W, et al. Diagnostic criteria for Susac syndrome. J Neurol Neurosurg Psychiatry. 2016;87(12):1287-95.
150. McAdam LC, Blaser SI, Banwell BL. Pediatric tumefactive demyelination: case series and review of the literature. Pediatr Neurol. 2002;26(1):18-25.
151. Given CA, 2nd, Stevens BS, Lee C. The MRI appearance of tumefactive demyelinating lesions. AJR Am J Roentgenol. 2004;182(1):195-9.
152. Comi G. Multiple sclerosis: pseudotumoral forms. Neurol Sci. 2004;25 Suppl 4:S374-9.
153. Sanchez P, Meca-Lallana V, Vivancos J. Tumefactive multiple sclerosis lesions associated with fingolimod treatment: Report of 5 cases. Mult Scler Relat Disord. 2018;25:95-8.
154. Dastgir J, DiMario FJ, Jr. Acute tumefactive demyelinating lesions in a pediatric patient with known diagnosis of multiple sclerosis: review of the literature and treatment proposal. J Child Neurol. 2009;24(4):431-7.
155. Yiu EM, Laughlin S, Verhey LH, Banwell BL, Canadian Pediatric Demyelinating Disease N. Clinical and magnetic resonance imaging (MRI) distinctions between tumefactive demyelination and brain tumors in children. J Child Neurol. 2014;29(5):654-65.
156. Lucchinetti CF, Gavrilova RH, Metz I, Parisi JE, Scheithauer BW, Weigand S, et al. Clinical and radiographic spectrum of pathologically confirmed tumefactive multiple sclerosis. Brain. 2008;131(Pt 7):1759-75.
157. Hanumanthe SB, Francisco C, Hart J, Graves J, Waubant E. Biopsy-Supported Tumefactive Demyelination of the Central Nervous System in Children. J Child Neurol. 2016;31(14):1528-33.
158. Jeong IH, Kim SH, Hyun JW, Joung A, Cho HJ, Kim HJ. Tumefactive demyelinating lesions as a first clinical event: Clinical, imaging, and follow-up observations. J Neurol Sci. 2015;358(1-2):118-24.
159. Abdoli M, Freedman MS. Neuro-oncology dilemma: Tumour or tumefactive demyelinating lesion. Mult Scler Relat Disord. 2015;4(6):555-66.
160. Lu SS, Kim SJ, Kim HS, Choi CG, Lim YM, Kim EJ, et al. Utility of proton MR spectroscopy for differentiating typical and atypical primary central nervous system lymphomas from tumefactive demyelinating lesions. AJNR Am J Neuroradiol. 2014;35(2):270-7.
161. de Medeiros FC, de Albuquerque LA, Pittella JE, de Souza RB, Gomes Neto AP, Christo PP. Open-ring enhancement in pseudotumoral multiple sclerosis: important radiological aspect. Case Rep Neurol Med. 2014;2014:951690.
162. Kalis M, Bowen BC, Quencer RM. Metabolite findings in tumefactive demyelinating lesions utilizing short echo time proton magnetic resonance spectroscopy. AJNR Am J Neuroradiol. 2007;28(8):1427; author reply -8.
163. Malhotra HS, Jain KK, Agarwal A, Singh MK, Yadav SK, Husain M, et al. Characterization of tumefactive demyelinating lesions using MR imaging and in-vivo proton MR spectroscopy. Mult Scler. 2009;15(2):193-203.
164. Kim DS, Na DG, Kim KH, Kim JH, Kim E, Yun BL, et al. Distinguishing tumefactive demyelinating lesions from glioma or central nervous system lymphoma: added value of unenhanced CT compared with conventional contrast-enhanced MR imaging. Radiology. 2009;251(2):467-75.
165. Hardy TA, Chataway J. Tumefactive demyelination: an approach to diagnosis and management. J Neurol Neurosurg Psychiatry. 2013;84(9):1047-53.
166. Huisman TA. Tumor-like lesions of the brain. Cancer Imaging. 2009;9 Spec No A:S10-3.
167. Seewann A, Enzinger C, Filippi M, Barkhof F, Rovira A, Gass A, et al. MRI characteristics of atypical idiopathic inflammatory demyelinating lesions of the brain : A review of reported findings. J Neurol. 2008;255(1):1-10.
168. Altintas A, Petek B, Isik N, Terzi M, Bolukbasi F, Tavsanli M, et al. Clinical and radiological characteristics of tumefactive demyelinating lesions: follow-up study. Mult Scler. 2012;18(10):1448-53.
169. Tintore M, Rovira A, Rio J, Otero-Romero S, Arrambide G, Tur C, et al. Defining high, medium and low impact prognostic factors for developing multiple sclerosis. Brain. 2015;138(Pt 7):1863-74.
170. Guilfoyle MR, Kirollos RW. Tumefactive demyelinating lesion. Neurology. 2007;68(24):2155.
171. Nagappa M, Taly AB, Sinha S, Bharath RD, Mahadevan A, Bindu PS, et al. Tumefactive demyelination: clinical, imaging and follow-up observations in thirty-nine patients. Acta Neurol Scand. 2013;128(1):39-47.
172. Sempere AP, Feliu-Rey E, Sanchez-Perez R, Nieto-Navarro J. Neurological picture. Rituximab for tumefactive demyelination refractory to corticosteroids and plasma exchange. J Neurol Neurosurg Psychiatry. 2013;84(12):1338-9.
173. Wallner-Blazek M, Rovira A, Fillipp M, Rocca MA, Miller DH, Schmierer K, et al. Atypical idiopathic inflammatory demyelinating lesions: prognostic implications and relation to multiple sclerosis. J Neurol. 2013;260(8):2016-22.
174. Barton J, Hardy TA, Riminton S, Reddel SW, Barnett Y, Coles A, et al. Tumefactive demyelination following treatment for relapsing multiple sclerosis with alemtuzumab. Neurology. 2017;88(10):1004-6.
175. Kitley J, Evangelou N, Kuker W, Jacob A, Leite MI, Palace J. Catastrophic brain relapse in seronegative NMO after a single dose of natalizumab. J Neurol Sci. 2014;339(1-2):223-5.
176. Visser F, Wattjes MP, Pouwels PJ, Linssen WH, van Oosten BW. Tumefactive multiple sclerosis lesions under fingolimod treatment. Neurology. 2012;79(19):2000-3.
177. Tenembaum S. Multiple sclerosis in childhood and adolescence. J Neurol Sci. 2011;311 Suppl 1:S53-7.
178. Waldman A, Ghezzi A, Bar-Or A, Mikaeloff Y, Tardieu M, Banwell B. Multiple sclerosis in children: an update on clinical diagnosis, therapeutic strategies, and research. Lancet Neurol. 2014;13(9):936-48.
179. Belman AL, Krupp LB, Olsen CS, Rose JW, Aaen G, Benson L, et al. Characteristics of Children and Adolescents With Multiple Sclerosis. Pediatrics. 2016;138(1).
180. Chitnis T, Krupp L, Yeh A, Rubin J, Kuntz N, Strober JB, et al. Pediatric multiple sclerosis. Neurol Clin. 2011;29(2):481-505.
181. Thompson AJ, Banwell BL, Barkhof F, Carroll WM, Coetzee T, Comi G, et al. Diagnosis of multiple sclerosis: 2017 revisions of the McDonald criteria. Lancet Neurol. 2018;17(2):162-73.

182. Fadda G, Brown RA, Longoni G, Castro DA, O'Mahony J, Verhey LH, et al. MRI and laboratory features and the performance of international criteria in the diagnosis of multiple sclerosis in children and adolescents: a prospective cohort study. Lancet Child Adolesc Health. 2018;2(3):191-204.
183. Wong YYM, de Mol CL, van der Vuurst de Vries RM, van Pelt ED, Ketelslegers IA, Catsman-Berrevoets CE, et al. Real-world validation of the 2017 McDonald criteria for pediatric MS. Neurol Neuroimmunol Neuroinflamm. 2019;6(2):e528.
184. Benson LA, Healy BC, Gorman MP, Baruch NF, Gholipour T, Musallam A, et al. Elevated relapse rates in pediatric compared to adult MS persist for at least 6 years. Mult Scler Relat Disord. 2014;3(2):186-93.
185. Gorman MP, Healy BC, Polgar-Turcsanyi M, Chitnis T. Increased relapse rate in pediatric-onset compared with adult-onset multiple sclerosis. Arch Neurol. 2009;66(1):54-9.
186. Waldman A, Ness J, Pohl D, Simone IL, Anlar B, Amato MP, et al. Pediatric multiple sclerosis: Clinical features and outcome. Neurology. 2016;87(9 Suppl 2):S74-81.
187. Iaffaldano P, Simone M, Lucisano G, Ghezzi A, Coniglio G, Brescia Morra V, et al. Prognostic indicators in pediatric clinically isolated syndrome. Ann Neurol. 2017;81(5):729-39.
188. Brownlee WJ, Hardy TA, Fazekas F, Miller DH. Diagnosis of multiple sclerosis: progress and challenges. Lancet. 2017;389(10076):1336-46.
189. Cortese R, Collorone S, Ciccarelli O, Toosy AT. Advances in brain imaging in multiple sclerosis. Ther Adv Neurol Disord. 2019;12:1756286419859722.
190. Padilha IG, Fonseca APA, Pettengill ALM, Fragoso DC, Pacheco FT, Nunes RH, et al. Pediatric multiple sclerosis: from clinical basis to imaging spectrum and differential diagnosis. Pediatr Radiol. 2020;50(6):776-92.
191. Aubert-Broche B, Fonov V, Ghassemi R, Narayanan S, Arnold DL, Banwell B, et al. Regional brain atrophy in children with multiple sclerosis. Neuroimage. 2011;58(2):409-15.
192. Aubert-Broche B, Fonov V, Narayanan S, Arnold DL, Araujo D, Fetco D, et al. Onset of multiple sclerosis before adulthood leads to failure of age-expected brain growth. Neurology. 2014;83(23):2140-6.
193. Parmar K, Banwell BL, Akbar N, Bigi S. Imaging Pediatric Multiple Sclerosis-Challenges and Recent Advances. Neuropediatrics. 2018;49(3):165-72.
194. Maranzano J, Till C, Assemlal HE, Fonov V, Brown R, Araujo D, et al. Detection and clinical correlation of leukocortical lesions in pediatric-onset multiple sclerosis on multi-contrast MRI. Mult Scler. 2019;25(7):980-6.
195. Maggi P, Absinta M, Grammatico M, Vuolo L, Emmi G, Carlucci G, et al. Central vein sign differentiates Multiple Sclerosis from central nervous system inflammatory vasculopathies. Ann Neurol. 2018;83(2):283-94.
196. Waldman AT, Liu GT, Lavery AM, Liu G, Gaetz W, Aleman TS, et al. Optical coherence tomography and visual evoked potentials in pediatric MS. Neurol Neuroimmunol Neuroinflamm. 2017;4(4):e356.
197. Reinert MC, Benkert P, Wuerfel J, Michalak Z, Ruberte E, Barro C, et al. Serum neurofilament light chain is a useful biomarker in pediatric multiple sclerosis. Neurol Neuroimmunol Neuroinflamm. 2020;7(4).
198. Mowry EM, Krupp LB, Milazzo M, Chabas D, Strober JB, Belman AL, et al. Vitamin D status is associated with relapse rate in pediatric-onset multiple sclerosis. Ann Neurol. 2010;67(5):618-24.
199. Langer-Gould A, Lucas R, Xiang AH, Chen LH, Wu J, Gonzalez E, et al. MS Sunshine Study: Sun Exposure But Not Vitamin D Is Associated with Multiple Sclerosis Risk in Blacks and Hispanics. Nutrients. 2018;10(3).
200. Huppke B, Ellenberger D, Hummel H, Stark W, Robl M, Gartner J, et al. Association of Obesity With Multiple Sclerosis Risk and Response to First-line Disease Modifying Drugs in Children. JAMA Neurol. 2019.
201. Rosso M, Chitnis T. Association Between Cigarette Smoking and Multiple Sclerosis: A Review. JAMA Neurol. 2020;77(2):245-53.
202. Wergeland S, Myhr KM, Loken-Amsrud KI, Beiske AG, Bjerve KS, Hovdal H, et al. Vitamin D, HLA-DRB1 and Epstein-Barr virus antibody levels in a prospective cohort of multiple sclerosis patients. Eur J Neurol. 2016;23(6):1064-70.
203. Petrin J, Fiander M, Doss P, Yeh EA. A Scoping Review of Modifiable Risk Factors in Pediatric Onset Multiple Sclerosis: Building for the Future. Children (Basel). 2018;5(11).
204. Reich DS, Lucchinetti CF, Calabresi PA. Multiple Sclerosis. N Engl J Med. 2018;378(2):169-80.
205. Pfeifenbring S, Bunyan RF, Metz I, Rover C, Huppke P, Gartner J, et al. Extensive acute axonal damage in pediatric multiple sclerosis lesions. Ann Neurol. 2015;77(4):655-67.
206. Okuda DT, Mowry EM, Beheshtian A, Waubant E, Baranzini SE, Goodin DS, et al. Incidental MRI anomalies suggestive of multiple sclerosis: the radiologically isolated syndrome. Neurology. 2009;72(9):800-5.
207. Suthiphosuwan S, Sati P, Absinta M, Guenette M, Reich DS, Bharatha A, et al. Paramagnetic Rim Sign in Radiologically Isolated Syndrome. JAMA Neurol. 2020;77(5):653-5.
208. Makhani N. The Radiologically Isolated Syndrome: An Opportunity to Prevent Multiple Sclerosis in Children. Pediatr Neurol. 2018;85:13-5.
209. Makhani N, Lebrun C, Siva A, Narula S, Wassmer E, Brassat D, et al. Oligoclonal bands increase the specificity of MRI criteria to predict multiple sclerosis in children with radiologically isolated syndrome. Mult Scler J Exp Transl Clin. 2019;5(1):2055217319836664.
210. Matute-Blanch C, Villar LM, Alvarez-Cermeno JC, Rejdak K, Evdoshenko E, Makshakov G, et al. Neurofilament light chain and oligoclonal bands are prognostic biomarkers in radiologically isolated syndrome. Brain. 2018;141(4):1085-93.
211. Makhani N. Treatment Considerations in the Radiologically Isolated Syndrome. Curr Treat Options Neurol. 2020;22(1):3.
212. Ghezzi A, Amato MP, Annovazzi P, Capobianco M, Gallo P, La Mantia L, et al. Long-term results of immunomodulatory treatment in children and adolescents with multiple sclerosis: the Italian experience. Neurol Sci. 2009;30(3):193-9.
213. Ghezzi A, Amato MP, Makhani N, Shreiner T, Gartner J, Tenembaum S. Pediatric multiple sclerosis: Conventional first-line treatment and general management. Neurology. 2016;87(9 Suppl 2):S97-S102.

214. Makhani N, Ngan BY, Kamath BM, Yeh EA. Glatiramer acetate-induced acute hepatotoxicity in an adolescent with MS. Neurology. 2013;81(9):850-2.
215. Tenembaum SN, Banwell B, Pohl D, Krupp LB, Boyko A, Meinel M, et al. Subcutaneous interferon Beta-1a in pediatric multiple sclerosis: a retrospective study. J Child Neurol. 2013;28(7):849-56.
216. Banwell B, Reder AT, Krupp L, Tenembaum S, Eraksoy M, Alexey B, et al. Safety and tolerability of interferon beta-1b in pediatric multiple sclerosis. Neurology. 2006;66(4):472-6.
217. Chitnis T, Tenembaum S, Banwell B, Krupp L, Pohl D, Rostasy K, et al. Consensus statement: evaluation of new and existing therapeutics for pediatric multiple sclerosis. Mult Scler. 2012;18(1):116-27.
218. Ghezzi A, Moiola L, Pozzilli C, Brescia-Morra V, Gallo P, Grimaldi LM, et al. Natalizumab in the pediatric MS population: results of the Italian registry. BMC Neurol. 2015;15:174.
219. Chitnis T, Arnold DL, Banwell B, Bruck W, Ghezzi A, Giovannoni G, et al. Trial of Fingolimod versus Interferon Beta-1a in Pediatric Multiple Sclerosis. N Engl J Med. 2018;379(11):1017-27.
220. Berger B, Baumgartner A, Rauer S, Mader I, Luetzen N, Farenkopf U, et al. Severe disease reactivation in four patients with relapsing-remitting multiple sclerosis after fingolimod cessation. J Neuroimmunol. 2015;282:118-22.
221. Faissner S, Hoepner R, Lukas C, Chan A, Gold R, Ellrichmann G. Tumefactive multiple sclerosis lesions in two patients after cessation of fingolimod treatment. Ther Adv Neurol Disord. 2015;8(5):233-8.
222. Alroughani R, Das R, Penner N, Pultz J, Taylor C, Eraly S. Safety and Efficacy of Delayed-Release Dimethyl Fumarate in Pediatric Patients With Relapsing Multiple Sclerosis (FOCUS). Pediatr Neurol. 2018;83:19-24.
223. Ghezzi A, Banwell B, Bar-Or A, Chitnis T, Dale RC, Gorman M, et al. Rituximab in patients with pediatric multiple sclerosis and other demyelinating disorders of the CNS: Practical considerations. Mult Scler. 2021;27(12):1814-22.
224. Sorensen PS, Sellebjerg F. Pulsed immune reconstitution therapy in multiple sclerosis. Ther Adv Neurol Disord. 2019;12:1756286419836913.
225. Amato MP, Krupp LB, Charvet LE, Penner I, Till C. Pediatric multiple sclerosis: Cognition and mood. Neurology. 2016;87(9 Suppl 2):S82-7.
226. McKay KA, Manouchehrinia A, Berrigan L, Fisk JD, Olsson T, Hillert J. Long-term Cognitive Outcomes in Patients With Pediatric-Onset vs Adult-Onset Multiple Sclerosis. JAMA Neurol. 2019;76(9):1028-34.
227. Jarius S, Wildemann B. The history of neuromyelitis optica. J Neuroinflammation. 2013;10:8.
228. Wingerchuk DM, Hogancamp WF, O'Brien PC, Weinshenker BG. The clinical course of neuromyelitis optica (Devic's syndrome). Neurology. 1999;53(5):1107-14.
229. Lennon VA, Wingerchuk DM, Kryzer TJ, Pittock SJ, Lucchinetti CF, Fujihara K, et al. A serum autoantibody marker of neuromyelitis optica: distinction from multiple sclerosis. Lancet. 2004;364(9451):2106-12.
230. Wingerchuk DM, Lennon VA, Lucchinetti CF, Pittock SJ, Weinshenker BG. The spectrum of neuromyelitis optica. Lancet Neurol. 2007;6(9):805-15.
231. Banwell B, Tenembaum S, Lennon VA, Ursell E, Kennedy J, Bar-Or A, et al. Neuromyelitis optica-IgG in childhood inflammatory demyelinating CNS disorders. Neurology. 2008;70(5):344-52.
232. Tenembaum S, Chitnis T, Nakashima I, Collongues N, McKeon A, Levy M, et al. Neuromyelitis optica spectrum disorders in children and adolescents. Neurology. 2016;87(9 Suppl 2):S59-66.
233. Verhey LH, Branson HM, Makhija M, Shroff M, Banwell B. Magnetic resonance imaging features of the spinal cord in pediatric multiple sclerosis: a preliminary study. Neuroradiology. 2010;52(12):1153-62.
234. McKeon A, Lennon VA, Lotze T, Tenembaum S, Ness JM, Rensel M, et al. CNS aquaporin-4 autoimmunity in children. Neurology. 2008;71(2):93-100.
235. Matiello M, Kim HJ, Kim W, Brum DG, Barreira AA, Kingsbury DJ, et al. Familial neuromyelitis optica. Neurology. 2010;75(4):310-5.
236. Alvarenga MP, Fernandez O, Leyva L, Campanella L, Vasconcelos CF, Alvarenga M, et al. The HLA DRB1*03:01 allele is associated with NMO regardless of the NMO-IgG status in Brazilian patients from Rio de Janeiro. J Neuroimmunol. 2017;310:1-7.
237. Flanagan EP, Cabre P, Weinshenker BG, Sauver JS, Jacobson DJ, Majed M, et al. Epidemiology of aquaporin-4 autoimmunity and neuromyelitis optica spectrum. Ann Neurol. 2016;79(5):775-83.
238. Kim SH, Mealy MA, Levy M, Schmidt F, Ruprecht K, Paul F, et al. Racial differences in neuromyelitis optica spectrum disorder. Neurology. 2018;91(22):e2089-e99.
239. Papais-Alvarenga RM, Vasconcelos CC, Carra A, de Castillo IS, Florentin S, Diaz de Bedoya FH, et al. Central Nervous System Idiopathic Inflammatory Demyelinating Disorders in South Americans: A Descriptive, Multicenter, Cross-Sectional Study. PLoS One. 2015;10(7):e0127757.
240. Lechner C, Breu M, Wendel EM, Kornek B, Schanda K, Baumann M, et al. Epidemiology of Pediatric NMOSD in Germany and Austria. Front Neurol. 2020;11:415.
241. Pittock SJ, Lucchinetti CF. Neuromyelitis optica and the evolving spectrum of autoimmune aquaporin-4 channelopathies: a decade later. Ann N Y Acad Sci. 2016;1366(1):20-39.
242. Papadopoulos MC, Verkman AS. Aquaporin water channels in the nervous system. Nat Rev Neurosci. 2013;14(4):265-77.
243. Zamvil SS, Spencer CM, Baranzini SE, Cree BAC. The Gut Microbiome in Neuromyelitis Optica. Neurotherapeutics. 2018;15(1):92-101.
244. Fujihara K, Misu T. AQP4 in biopsied demyelinating lesions as a diagnostic clue to NMOSD and MS: final answer? Neurology. 2015;84(2):110-1.
245. Misu T, Hoftberger R, Fujihara K, Wimmer I, Takai Y, Nishiyama S, et al. Presence of six different lesion types suggests diverse mechanisms of tissue injury in neuromyelitis optica. Acta Neuropathol. 2013;125(6):815-27.
246. Bichuetti DB, Falcao AB, Boulos Fde C, Morais MM, Lotti CB, Fragomeni Mde O, et al. The profile of patients followed at the Neuroimmunology Clinic at UNIFESP: 20 years analysis. Arq Neuropsiquiatr. 2015;73(4):304-8.

247. Cobo-Calvo A, Ruiz A, Maillart E, Audoin B, Zephir H, Bourre B, et al. Clinical spectrum and prognostic value of CNS MOG autoimmunity in adults: The MOGADOR study. Neurology. 2018;90(21):e1858-e69.
248. Fragoso YD, Ferreira ML, Oliveira EM, Domingues RB, Ribeiro TA, Brooks JB, et al. Neuromyelitis optica with onset in childhood and adolescence. Pediatr Neurol. 2014;50(1):66-8.
249. Huppke P, Bluthner M, Bauer O, Stark W, Reinhardt K, Huppke B, et al. Neuromyelitis optica and NMO-IgG in European pediatric patients. Neurology. 2010;75(19):1740-4.
250. Lechner C, Baumann M, Hennes EM, Schanda K, Marquard K, Karenfort M, et al. Antibodies to MOG and AQP4 in children with neuromyelitis optica and limited forms of the disease. J Neurol Neurosurg Psychiatry. 2016;87(8):897-905.
251. Dubey D, Pittock SJ, Krecke KN, Flanagan EP. Association of Extension of Cervical Cord Lesion and Area Postrema Syndrome With Neuromyelitis Optica Spectrum Disorder. JAMA Neurol. 2017;74(3):359-61.
252. Kremer L, Mealy M, Jacob A, Nakashima I, Cabre P, Bigi S, et al. Brainstem manifestations in neuromyelitis optica: a multicenter study of 258 patients. Mult Scler. 2014;20(7):843-7.
253. Amorim ALM, Cabral NC, Osaku FM, Len CA, Oliveira EML, Terreri MT. Association between demyelinating disease and autoimmune rheumatic disease in a pediatric population. Rev Bras Reumatol Engl Ed. 2017;57(3):224-8.
254. McKeon A, Lennon VA, Jacob A, Matiello M, Lucchinetti CF, Kale N, et al. Coexistence of myasthenia gravis and serological markers of neurological autoimmunity in neuromyelitis optica. Muscle Nerve. 2009;39(1):87-90.
255. Yeh EA. White matter changes in childhood NMDA receptor encephalitis: Bringing new light to an old phenotype. Neurol Neuroimmunol Neuroinflamm. 2014;1(1):e3.
256. Collongues N, Marignier R, Zephir H, Papeix C, Fontaine B, Blanc F, et al. Long-term follow-up of neuromyelitis optica with a pediatric onset. Neurology. 2010;75(12):1084-8.
257. Flanagan EP, Weinshenker BG, Krecke KN, Lennon VA, Lucchinetti CF, McKeon A, et al. Short myelitis lesions in aquaporin-4-IgG--positive neuromyelitis optica spectrum disorders. JAMA Neurol. 2015;72(1):81-7.
258. Longoni G, Bigi S, Branson HM, Hawkins C, Rutka JT, Filippi M, et al. Multicystic demyelinating myelopathy: widening spectrum of pediatric aquaporin-4 autoimmunity. Neurology. 2014;82(10):902-3.
259. Waters PJ, McKeon A, Leite MI, Rajasekharan S, Lennon VA, Villalobos A, et al. Serologic diagnosis of NMO: a multicenter comparison of aquaporin-4-IgG assays. Neurology. 2012;78(9):665-71; discussion 9.
260. Duignan S, Wright S, Rossor T, Cazabon J, Gilmour K, Ciccarelli O, et al. Myelin oligodendrocyte glycoprotein and aquaporin-4 antibodies are highly specific in children with acquired demyelinating syndromes. Dev Med Child Neurol. 2018;60(9):958-62.
261. Jarius S, Paul F, Franciotta D, Ruprecht K, Ringelstein M, Bergamaschi R, et al. Cerebrospinal fluid findings in aquaporin-4 antibody positive neuromyelitis optica: results from 211 lumbar punctures. J Neurol Sci. 2011;306(1-2):82-90.
262. Gombolay GY, Chitnis T. Pediatric Neuromyelitis Optica Spectrum Disorders. Curr Treat Options Neurol. 2018;20(6):19.
263. Bonnan M, Valentino R, Debeugny S, Merle H, Ferge JL, Mehdaoui H, et al. Short delay to initiate plasma exchange is the strongest predictor of outcome in severe attacks of NMO spectrum disorders. J Neurol Neurosurg Psychiatry. 2018;89(4):346-51.
264. Palace J, Lin DY, Zeng D, Majed M, Elsone L, Hamid S, et al. Outcome prediction models in AQP4-IgG positive neuromyelitis optica spectrum disorders. Brain. 2019;142(5):1310-23.
265. Tenembaum S, Yeh EA, Guthy-Jackson Foundation International Clinical C. Pediatric NMOSD: A Review and Position Statement on Approach to Work-Up and Diagnosis. Front Pediatr. 2020;8:339.
266. Dale RC, Tantsis EM, Merheb V, Kumaran RY, Sinmaz N, Pathmanandavel K, et al. Antibodies to MOG have a demyelination phenotype and affect oligodendrocyte cytoskeleton. Neurol Neuroimmunol Neuroinflamm. 2014;1(1):e12.
267. Longoni G, Banwell B, Filippi M, Yeh EA. Rituximab as a first-line preventive treatment in pediatric NMOSDs: Preliminary results in 5 children. Neurol Neuroimmunol Neuroinflamm. 2014;1(4):e46.
268. Farez MF, Correale J, Armstrong MJ, Rae-Grant A, Gloss D, Donley D, et al. Practice guideline update summary: Vaccine-preventable infections and immunization in multiple sclerosis: Report of the Guideline Development, Dissemination, and Implementation Subcommittee of the American Academy of Neurology. Neurology. 2019;93(13):584-94.
269. Marcinno A, Marnetto F, Valentino P, Martire S, Balbo A, Drago A, et al. Rituximab-induced hypogammaglobulinemia in patients with neuromyelitis optica spectrum disorders. Neurol Neuroimmunol Neuroinflamm. 2018;5(6):e498.
270. Tallantyre EC, Whittam DH, Jolles S, Paling D, Constantinesecu C, Robertson NP, et al. Secondary antibody deficiency: a complication of anti-CD20 therapy for neuroinflammation. J Neurol. 2018;265(5):1115-22.
271. Perez EE, Orange JS, Bonilla F, Chinen J, Chinn IK, Dorsey M, et al. Update on the use of immunoglobulin in human disease: A review of evidence. J Allergy Clin Immunol. 2017;139(3S):S1-S46.
272. Huh SY, Kim SH, Hyun JW, Joung AR, Park MS, Kim BJ, et al. Mycophenolate mofetil in the treatment of neuromyelitis optica spectrum disorder. JAMA Neurol. 2014;71(11):1372-8.
273. Nosadini M, Gadian J, Lim M, Sartori S, Thomas T, Dale RC. Mycophenolate mofetil in paediatric autoimmune or immune-mediated diseases of the central nervous system: clinical experience and recommendations. Dev Med Child Neurol. 2019;61(4):458-68.
274. Elsone L, Kitley J, Luppe S, Lythgoe D, Mutch K, Jacob S, et al. Long-term efficacy, tolerability and retention rate of azathioprine in 103 aquaporin-4 antibody-positive neuromyelitis optica spectrum disorder patients: a multicentre retrospective observational study from the UK. Mult Scler. 2014;20(11):1533-40.
275. Pittock SJ, Berthele A, Fujihara K, Kim HJ, Levy M, Palace J, et al. Eculizumab in Aquaporin-4-Positive Neuromyelitis Optica Spectrum Disorder. N Engl J Med. 2019;381(7):614-25.
276. McNamara LA, Topaz N, Wang X, Hariri S, Fox L, MacNeil JR. High Risk for Invasive Meningococcal Disease Among Patients Receiving Eculizumab (Soliris) Despite Receipt of Meningococcal Vaccine. MMWR Morb Mortal Wkly Rep. 2017;66(27):734-7.
277. Paul F, Murphy O, Pardo S, Levy M. Investigational drugs in development to prevent neuromyelitis optica relapses. Expert Opin Investig Drugs. 2018;27(3):265-71.

278. Yamamura T, Kleiter I, Fujihara K, Palace J, Greenberg B, Zakrzewska-Pniewska B, et al. Trial of Satralizumab in Neuromyelitis Optica Spectrum Disorder. N Engl J Med. 2019;381(22):2114-24.
279. Cree BAC, Bennett JL, Kim HJ, Weinshenker BG, Pittock SJ, Wingerchuk DM, et al. Inebilizumab for the treatment of neuromyelitis optica spectrum disorder (N-MOmentum): a double-blind, randomised placebo-controlled phase 2/3 trial. Lancet. 2019;394(10206):1352-63.
280. Araki M, Matsuoka T, Miyamoto K, Kusunoki S, Okamoto T, Murata M, et al. Efficacy of the anti-IL-6 receptor antibody tocilizumab in neuromyelitis optica: a pilot study. Neurology. 2014;82(15):1302-6.
281. Ringelstein M, Ayzenberg I, Harmel J, Lauenstein AS, Lensch E, Stogbauer F, et al. Long-term Therapy With Interleukin 6 Receptor Blockade in Highly Active Neuromyelitis Optica Spectrum Disorder. JAMA Neurol. 2015;72(7):756-63.
282. Breu M, Glatter S, Hoftberger R, Freilinger M, Kircher K, Kasprian G, et al. Two Cases of Pediatric AQP4-Antibody Positive Neuromyelitis Optica Spectrum Disorder Successfully Treated with Tocilizumab. Neuropediatrics. 2019;50(3):193-6.
283. Marino A, Narula S, Lerman MA. First Pediatric Patient With Neuromyelitis Optica and Sjogren Syndrome Successfully Treated With Tocilizumab. Pediatr Neurol. 2017;73:e5-e6.
284. Randell RL, Adams AV, Van Mater H. Tocilizumab in Refractory Autoimmune Encephalitis: A Series of Pediatric Cases. Pediatr Neurol. 2018;86:66-8.
285. Bar-Or A, Steinman L, Behne JM, Benitez-Ribas D, Chin PS, Clare-Salzler M, et al. Restoring immune tolerance in neuromyelitis optica: Part II. Neurol Neuroimmunol Neuroinflamm. 2016;3(5):e277.
286. Steinman L, Bar-Or A, Behne JM, Benitez-Ribas D, Chin PS, Clare-Salzler M, et al. Restoring immune tolerance in neuromyelitis optica: Part I. Neurol Neuroimmunol Neuroinflamm. 2016;3(5):e276.
287. Zubizarreta I, Florez-Grau G, Vila G, Cabezon R, Espana C, Andorra M, et al. Immune tolerance in multiple sclerosis and neuromyelitis optica with peptide-loaded tolerogenic dendritic cells in a phase 1b trial. Proc Natl Acad Sci U S A. 2019;116(17):8463-70.
288. Brod SA. Review of approved NMO therapies based on mechanism of action, efficacy and long-term effects. Mult Scler Relat Disord. 2020;46:102538.
289. Self MM, Fobian A, Cutitta K, Wallace A, Lotze TE. Health-Related Quality of Life in Pediatric Patients With Demyelinating Diseases: Relevance of Disability, Relapsing Presentation, and Fatigue. J Pediatr Psychol. 2018;43(2):133-42.
290. Hoftberger R, Sepulveda M, Armangue T, Blanco Y, Rostasy K, Calvo AC, et al. Antibodies to MOG and AQP4 in adults with neuromyelitis optica and suspected limited forms of the disease. Mult Scler. 2015;21(7):866-74.
291. Armangue T, Olive-Cirera G, Martinez-Hernandez E, Sepulveda M, Ruiz-Garcia R, Munoz-Batista M, et al. Associations of paediatric demyelinating and encephalitic syndromes with myelin oligodendrocyte glycoprotein antibodies: a multicentre observational study. Lancet Neurol. 2020;19(3):234-46.
292. Waters P, Fadda G, Woodhall M, O'Mahony J, Brown RA, Castro DA, et al. Serial Anti-Myelin Oligodendrocyte Glycoprotein Antibody Analyses and Outcomes in Children With Demyelinating Syndromes. JAMA Neurol. 2020;77(1):82-93.
293. Hemmer B, Archelos JJ, Hartung HP. New concepts in the immunopathogenesis of multiple sclerosis. Nat Rev Neurosci. 2002;3(4):291-301.
294. Elliott C, Lindner M, Arthur A, Brennan K, Jarius S, Hussey J, et al. Functional identification of pathogenic autoantibody responses in patients with multiple sclerosis. Brain. 2012;135(Pt 6):1819-33.
295. Iglesias A, Bauer J, Litzenburger T, Schubart A, Linington C. T- and B-cell responses to myelin oligodendrocyte glycoprotein in experimental autoimmune encephalomyelitis and multiple sclerosis. Glia. 2001;36(2):220-34.
296. Waters P, Woodhall M, O'Connor KC, Reindl M, Lang B, Sato DK, et al. MOG cell-based assay detects non-MS patients with inflammatory neurologic disease. Neurol Neuroimmunol Neuroinflamm. 2015;2(3):e89.
297. O'Connor KC, McLaughlin KA, De Jager PL, Chitnis T, Bettelli E, Xu C, et al. Self-antigen tetramers discriminate between myelin autoantibodies to native or denatured protein. Nat Med. 2007;13(2):211-7.
298. Reindl M, Schanda K, Woodhall M, Tea F, Ramanathan S, Sagen J, et al. International multicenter examination of MOG antibody assays. Neurol Neuroimmunol Neuroinflamm. 2020;7(2).
299. Fernandez-Carbonell C, Vargas-Lowy D, Musallam A, Healy B, McLaughlin K, Wucherpfennig KW, et al. Clinical and MRI phenotype of children with MOG antibodies. Mult Scler. 2016;22(2):174-84.
300. Hacohen Y, Ciccarelli O, Hemingway C. Abnormal white matter development in children with multiple sclerosis and monophasic acquired demyelination. Brain. 2017;140(5):1172-4.
301. Lopez-Chiriboga AS, Majed M, Fryer J, Dubey D, McKeon A, Flanagan EP, et al. Association of MOG-IgG Serostatus With Relapse After Acute Disseminated Encephalomyelitis and Proposed Diagnostic Criteria for MOG-IgG-Associated Disorders. JAMA Neurol. 2018;75(11):1355-63.
302. Rossor T, Benetou C, Wright S, Duignan S, Lascelles K, Robinson R, et al. Early predictors of epilepsy and subsequent relapse in children with acute disseminated encephalomyelitis. Mult Scler. 2020;26(3):333-42.
303. Felipe-Rucian A, Wegener-Panzer A, Nassenstein I, Reindl M, Rostasy K. Teaching NeuroImages: Bilateral optic neuritis: When to suspect anti-MOG antibodies. Neurology. 2020;95(14):e2045-e6.
304. Parrotta E, Kister I. The Expanding Clinical Spectrum of Myelin Oligodendrocyte Glycoprotein (MOG) Antibody Associated Disease in Children and Adults. Front Neurol. 2020;11:960.
305. Ramanathan S, Reddel SW, Henderson A, Parratt JD, Barnett M, Gatt PN, et al. Antibodies to myelin oligodendrocyte glycoprotein in bilateral and recurrent optic neuritis. Neurol Neuroimmunol Neuroinflamm. 2014;1(4):e40.
306. Salama S, Khan M, Shanechi A, Levy M, Izbudak I. MRI differences between MOG antibody disease and AQP4 NMOSD. Mult Scler. 2020;26(14):1854-65.
307. Song H, Zhou H, Yang M, Tan S, Wang J, Xu Q, et al. Clinical characteristics and prognosis of myelin oligodendrocyte glycoprotein antibody-seropositive paediatric optic neuritis in China. Br J Ophthalmol. 2019;103(6):831-6.

308. Md Noh MSF. Myelin oligodendrocyte glycoprotein-antibody (MOG-IgG) associated disease with centrally located long spinal cord lesion in a 14-month old child. J Cent Nerv Syst Dis. 2020;12:1179573520955008.
309. Sato DK, Callegaro D, Lana-Peixoto MA, Waters PJ, de Haidar Jorge FM, Takahashi T, et al. Distinction between MOG antibody-positive and AQP4 antibody-positive NMO spectrum disorders. Neurology. 2014;82(6):474-81.
310. Hamid SHM, Whittam D, Saviour M, Alorainy A, Mutch K, Linaker S, et al. Seizures and Encephalitis in Myelin Oligodendrocyte Glycoprotein IgG Disease vs Aquaporin 4 IgG Disease. JAMA Neurol. 2018;75(1):65-71.
311. Ogawa R, Nakashima I, Takahashi T, Kaneko K, Akaishi T, Takai Y, et al. MOG antibody-positive, benign, unilateral, cerebral cortical encephalitis with epilepsy. Neurol Neuroimmunol Neuroinflamm. 2017;4(2):e322.
312. Wang C, Narayan R, Greenberg B. Anti-Myelin Oligodendrocyte Glycoprotein Antibody Associated With Gray Matter Predominant Transverse Myelitis Mimicking Acute Flaccid Myelitis: A Presentation of Two Cases. Pediatr Neurol. 2018;86:42-5.
313. Budhram A, Mirian A, Le C, Hosseini-Moghaddam SM, Sharma M, Nicolle MW. Unilateral cortical FLAIR-hyperintense Lesions in Anti-MOG-associated Encephalitis with Seizures (FLAMES): characterization of a distinct clinico-radiographic syndrome. J Neurol. 2019;266(10):2481-7.
314. Wegener-Panzer A, Cleaveland R, Wendel EM, Baumann M, Bertolini A, Hausler M, et al. Clinical and imaging features of children with autoimmune encephalitis and MOG antibodies. Neurol Neuroimmunol Neuroinflamm. 2020;7(4).
315. Zhang J, Ji T, Chen Q, Jiang Y, Cheng H, Zheng P, et al. Pediatric Autoimmune Encephalitis: Case Series From Two Chinese Tertiary Pediatric Neurology Centers. Front Neurol. 2019;10:906.
316. Titulaer MJ, Hoftberger R, Iizuka T, Leypoldt F, McCracken L, Cellucci T, et al. Overlapping demyelinating syndromes and anti-N--methyl-D-aspartate receptor encephalitis. Ann Neurol. 2014;75(3):411-28.
317. Budhram A, Kunchok AC, Flanagan EP. Unilateral Leptomeningeal Enhancement in Myelin Oligodendrocyte Glycoprotein Immunoglobulin G-Associated Disease. JAMA Neurol. 2020;77(5):648-9.
318. Hacohen Y, Mankad K, Chong WK, Barkhof F, Vincent A, Lim M, et al. Diagnostic algorithm for relapsing acquired demyelinating syndromes in children. Neurology. 2017;89(3):269-78.
319. Pandit L, Nakashima I, Mustafa S, Takahashi T, Kaneko K. Anti Myelin Oligodendrocyte Glycoprotein associated Immunoglobulin G (AntiMOG-IgG)-associated Neuromyelitis Optica Spectrum Disorder with Persistent Disease Activity and Residual Cognitive Impairment. Ann Indian Acad Neurol. 2017;20(4):411-3.
320. Fukushima N, Suzuki M, Ogawa R, Hayashi K, Takanashi JI, Ohashi T. [A case of anti-MOG antibody-positive multiphasic disseminated encephalomyelitis co-occurring with unilateral cerebral cortical encephalitis]. Rinsho Shinkeigaku. 2017;57(11):723-8.
321. Hacohen Y, Rossor T, Mankad K, Chong W, Lux A, Wassmer E, et al. 'Leukodystrophy-like' phenotype in children with myelin oligodendrocyte glycoprotein antibody-associated disease. Dev Med Child Neurol. 2018;60(4):417-23.
322. Kitley J, Waters P, Woodhall M, Leite MI, Murchison A, George J, et al. Neuromyelitis optica spectrum disorders with aquaporin-4 and myelin-oligodendrocyte glycoprotein antibodies: a comparative study. JAMA Neurol. 2014;71(3):276-83.
323. Ikeda A, Watanabe Y, Kaba H, Kaneko K, Takahashi T, Takeshita S. MRI findings in pediatric neuromyelitis optica spectrum disorder with MOG antibody: Four cases and review of the literature. Brain Dev. 2019;41(4):367-72.
324. Sepulveda M, Armangue T, Sola-Valls N, Arrambide G, Meca-Lallana JE, Oreja-Guevara C, et al. Neuromyelitis optica spectrum disorders: Comparison according to the phenotype and serostatus. Neurol Neuroimmunol Neuroinflamm. 2016;3(3):e225.
325. Lee HJ, Kim B, Waters P, Woodhall M, Irani S, Ahn S, et al. Chronic relapsing inflammatory optic neuropathy (CRION): a manifestation of myelin oligodendrocyte glycoprotein antibodies. J Neuroinflammation. 2018;15(1):302.
326. Mayer MC, Breithaupt C, Reindl M, Schanda K, Rostasy K, Berger T, et al. Distinction and temporal stability of conformational epitopes on myelin oligodendrocyte glycoprotein recognized by patients with different inflammatory central nervous system diseases. J Immunol. 2013;191(7):3594-604.
327. Petzold A, Woodhall M, Khaleeli Z, Tobin WO, Pittock SJ, Weinshenker BG, et al. Aquaporin-4 and myelin oligodendrocyte glycoprotein antibodies in immune-mediated optic neuritis at long-term follow-up. J Neurol Neurosurg Psychiatry. 2019;90(9):1021-6.
328. Jitprapaikulsan J, Chen JJ, Flanagan EP, Tobin WO, Fryer JP, Weinshenker BG, et al. Aquaporin-4 and Myelin Oligodendrocyte Glycoprotein Autoantibody Status Predict Outcome of Recurrent Optic Neuritis. Ophthalmology. 2018;125(10):1628-37.
329. Reindl M, Waters P. Myelin oligodendrocyte glycoprotein antibodies in neurological disease. Nat Rev Neurol. 2019;15(2):89-102.
330. Zamvil SS, Slavin AJ. Does MOG Ig-positive AQP4-seronegative opticospinal inflammatory disease justify a diagnosis of NMO spectrum disorder? Neurol Neuroimmunol Neuroinflamm. 2015;2(1):e62.
331. Ikeda T, Yamada K, Ogawa R, Takai Y, Kaneko K, Misu T, et al. The pathological features of MOG antibody-positive cerebral cortical encephalitis as a new spectrum associated with MOG antibodies: A case report. J Neurol Sci. 2018;392:113-5.
332. Patterson K, Iglesias E, Nasrallah M, Gonzalez-Alvarez V, Sunol M, Anton J, et al. Anti-MOG encephalitis mimicking small vessel CNS vasculitis. Neurol Neuroimmunol Neuroinflamm. 2019;6(2):e538.
333. Spadaro M, Gerdes LA, Mayer MC, Ertl-Wagner B, Laurent S, Krumbholz M, et al. Histopathology and clinical course of MOG-antibody-associated encephalomyelitis. Ann Clin Transl Neurol. 2015;2(3):295-301.
334. Takai Y, Misu T, Kaneko K, Chihara N, Narikawa K, Tsuchida S, et al. Myelin oligodendrocyte glycoprotein antibody-associated disease: an immunopathological study. Brain. 2020;143(5):1431-46.
335. Wang JJ, Jaunmuktane Z, Mummery C, Brandner S, Leary S, Trip SA. Inflammatory demyelination without astrocyte loss in MOG antibody-positive NMOSD. Neurology. 2016;87(2):229-31.
336. Zhou L, Huang Y, Li H, Fan J, Zhangbao J, Yu H, et al. MOG-antibody associated demyelinating disease of the CNS: A clinical and pathological study in Chinese Han patients. J Neuroimmunol. 2017;305:19-28.
337. Whittam DH, Cobo-Calvo A, Lopez-Chiriboga AS, Pardo S, Gornall M, Cicconi S, et al. Treatment of MOG-IgG-associated disorder with rituximab: An international study of 121 patients. Mult Scler Relat Disord. 2020;44:102251.

338. Ramanathan S, Mohammad S, Tantsis E, Nguyen TK, Merheb V, Fung VSC, et al. Clinical course, therapeutic responses and outcomes in relapsing MOG antibody-associated demyelination. J Neurol Neurosurg Psychiatry. 2018;89(2):127-37.
339. Chen JJ, Flanagan EP, Bhatti MT, Jitprapaikulsan J, Dubey D, Lopez Chiriboga ASS, et al. Steroid-sparing maintenance immunotherapy for MOG-IgG associated disorder. Neurology. 2020;95(2):e111-e20.
340. Albassam F, Longoni G, Yea C, Wilbur C, Grover SA, Yeh EA. Rituximab in children with myelin oligodendrocyte glycoprotein antibody and relapsing neuroinflammatory disease. Dev Med Child Neurol. 2020;62(3):390-5.
341. Mao L, Yang L, Kessi M, He F, Zhang C, Wu L, et al. Myelin Oligodendrocyte Glycoprotein (MOG) Antibody Diseases in Children in Central South China: Clinical Features, Treatments, Influencing Factors, and Outcomes. Front Neurol. 2019;10:868.
342. Durozard P, Rico A, Boutiere C, Maarouf A, Lacroix R, Cointe S, et al. Comparison of the Response to Rituximab between Myelin Oligodendrocyte Glycoprotein and Aquaporin-4 Antibody Diseases. Ann Neurol. 2020;87(2):256-66.
343. Zhou Y, Huang Q, Lu T, Sun X, Fang L, Lu Z, et al. Azathioprine therapy in a case of pediatric multiple sclerosis that was seropositive for MOG-IgG. J Clin Neurosci. 2017;38:71-3.
344. Tsantes E, Curti E, Siena E, Granella F. Successful intravenous immunoglobulin treatment in relapsing MOG-antibody-associated disease. Mult Scler Relat Disord. 2019;32:27-9.
345. Hayward-Koennecke H, Reindl M, Martin R, Schippling S. Tocilizumab treatment in severe recurrent anti-MOG-associated optic neuritis. Neurology. 2019;92(16):765-7.
346. Novi G, Gastaldi M, Franciotta D, Pesce G, Benedetti L, Uccelli A. Tocilizumab in MOG-antibody spectrum disorder: a case report. Mult Scler Relat Disord. 2019;27:312-4.
347. Weerasinghe D, Lueck C. Mimics and chameleons of optic neuritis. Pract Neurol. 2016;16(2):96-110.
348. Transverse Myelitis Consortium Working G. Proposed diagnostic criteria and nosology of acute transverse myelitis. Neurology. 2002;59(4):499-505.
349. Duignan S, Brownlee W, Wassmer E, Hemingway C, Lim M, Ciccarelli O, et al. Paediatric multiple sclerosis: a new era in diagnosis and treatment. Dev Med Child Neurol. 2019;61(9):1039-49.
350. Algahtani H, Shirah B, Alassiri A. Tumefactive demyelinating lesions: A comprehensive review. Mult Scler Relat Disord. 2017;14:72-9.

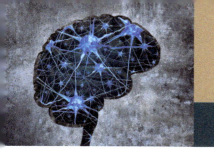

- Fabio Fieni Toso
- René de Araújo Gleizer
- Lívia Almeida Dutra

capítulo 63 | Encefalites Autoimunes

INTRODUÇÃO

As encefalites autoimunes (EAI) são doenças inflamatórias caracterizadas por sintomas neuropsiquiátricos associados a anticorpos antineuronais específicos. Clinicamente, os pacientes apresentam em até 12 semanas (apresentação aguda ou subaguda) alterações psiquiátricas como catatonia ou psicose, crises epilépticas, *status epilepticus* refratário, comprometimento cognitivo e de memória, movimentos anormais, disautonomia e redução do nível de consciência.

As EAI ocorrem em indivíduos de todas as idades, embora sejam mais comuns em crianças.[1,2] A incidência estimada em países desenvolvidos é de 5-13,7 casos por 100.000 habitantes/ano, sendo a principal forma de encefalite não infecciosa.[3-5] O estudo California Encephalitis Project demonstrou que a incidência de encefalite por anticorpos anti-N-metil-D-Aspartato (anti-NMDA) é superior à qualquer encefalite viral em indivíduos jovens.[6]

A EAI apresenta uma resposta imune com produção intratecal de anticorpos contra autoantígenos neuronais. A transferência passiva de anticorpos para animais experimentais, por exemplo, pode reproduzir um dano cerebral semelhante ao mostrado em humanos, demonstrando a patogenicidade do anticorpo.[7,8]

Os anticorpos antineuronais são classificados como:

1. anticorpos contra antígenos de superfície celular, habitualmente proteínas envolvidas na estrutura de canais iônicos ou receptores de neurotransmissores;
2. anticorpos contra antígenos sinápticos e
3. anticorpos contra antígenos intraneuronais, também conhecidos como anticorpos onconeurais.

O termo EAI é usado para descrever as encefalites com sintomas límbicos e extralímbicos associados a anticorpos contra antígenos da superfície celular.[9]

Existem mais de 10 anticorpos contra a superfície celular associados à EAI que determinam alteração da transmissão glutamatérgica, GABAérgica, ou ainda prejuízo da transmissão inibitória. Os efeitos fisiopatológicos de tais anticorpos determinam alterações variadas, tais como: internalização de receptores, deslocamento de receptores da fenda sináptica, bloqueio de canais iônicos, ou ainda desorganização de proteínas de sustentação dos receptores.[10] Por outro lado, os anticorpos onconeurais (por exemplo anti-Hu, anti-Yo, anti-Ma) representam epifenômeno da resposta imune mediada por células T, são frequentemente observados em pacientes com carcinoma de pequenas células de pulmão[11] e não são diretamente patogênicos.

A etiologia das EAI é parcialmente conhecida, e envolve predisposição genética relacionada à alguns polimorfismos do HLA em alguns subtipos de encefalites, *triggers* virais e também a presença de tumores (etiologia paraneoplásica), incluindo tumores benignos como timoma, teratomas e tumores neuroendócrinos.[12-15] Dentre os *triggers* virais podemos citar a encefalite por herpes-vírus, que atua expondo antígenos do parênquima cerebral; infecções sistêmicas por outros vírus da família herpes, tais como Epstein-Barr (EBV), Varicella Zoster (VZV); e também há relatos de EAI após infecção por chikungunya.[16-18] Mimetismo molecular, autoantígenos alterados e desregulação das vias imunorregulatórias são alguns dos mecanismos propostos para a ligação entre infecções e indução de autoimunidade no sistema nervoso central.[19,20]

Os pacientes podem apresentar anticorpos contra a superfície celular e onconeurais simultaneamente, sobretudo quando o *trigger* é uma síndrome paraneoplásica.[10,21] A via fisiopatológica sugere que antígenos liberados por células tumorais apoptóticas são levados através das células apresentadoras de antígeno a linfonodos regionais, com expansão clonal e formação de linfócitos B de memória, que então cruzam a barreira hematoencefálica.[22]

A primeira EAI descrita foi a encefalite por anticorpos anti-NMDA, já caracterizada como uma síndrome clínica definida, com achados típicos no exame físico como veremos adiante. Com relação à frequência, estudos mostraram que as EAI mais comuns na população geral são, nesta ordem: encefalite por anticorpos anti-NMDA, anti-proteína leucina glioma inativado-1 (anti-LGI1), anti-proteína associada a contactina 2 (anti-Caspr2), antirreceptor ácido-gama-aminobutírico A e B (anti-GABA A e anti-GABA B), antirreceptor alfa amino-3-hidroxi-5-metil-4-isoxazolpropiônico (anti-AMPA), antirreceptor de glicina (antiglicina). Na população pediátrica, na suspeita de EAI, os anticorpos mais frequentes são os anticorpos mais frequentes são anti-NMDA, anti-MOG e anti-GAD.[23] As EAI nas crianças são caracterizadas por envolvimento multifocal do SNC e déficits motores, além de serem raramente paraneoplásicas.[24]

Neste capítulo revisaremos as principais EAI e as síndromes relacionadas a anticorpos anti-GAD, um dos principais diagnósticos diferenciais das EAI na criança. Discutiremos também a abordagem estruturada dos casos suspeitos, prognóstico e tratamento. Um importante diagnóstico diferencial das EAI é a encefalite associada a anticorpos anti-MOG, que não será descrita neste capítulo, mas deve ser investigada na suspeita de EAI.

Encefalite por anticorpos anti-NMDA

A encefalite por anticorpos anti-NMDA acomete mais frequentemente as mulheres (4:1) e apresenta distribuição ampla de idade (mediana de 21 anos, faixa <1-85 anos).[25,26] A história clínica se inicia com uma fase prodômica, caracterizada por cefaleia, adinamia, em alguns casos febre, sintomas respiratórios ou gastrointestinais. Na sequência há o aparecimento de manifestações psiquiátricas e cognitivas, e sintomas variados como crises epilépticas, alteração de linguagem e movimentos anormais. Os casos graves evoluem com disautonomia, rebaixamento do nível de consciência e necessidade de UTI.

As alterações comportamentais mais frequentes são irritabilidade, psicose, alucinações, agitação, agressividade, catatonia e insônia. Adultos e adolescentes apresentam clínica com predomínio de alterações cognitivas e comportamentais. A maioria dos pacientes apresenta amnésia para o evento agudo e ou comprometimento da memória operacional. Por outro lado, crianças pequenas apresentam mais frequentemente crises epilépticas e movimentos anormais, tais como distonia, coreoatetose e opistótono. A presença de postura anormal e discinesia orofacial é muito sugestiva da doença; cerca de 75% dos adultos e 95% das crianças desenvolvem movimentos anormais mas nenhum fenótipo é específico para encefalite.[27-29] Outros movimentos anormais encontrados são miorritmia, balismo, blefaroespasmo e crise oculogírica. É descrita a ocorrência de ataxia e hemiparesia.[30] As crises epilépticas podem ocorrer em qualquer momento durante a doença.[31,32]

Independentemente da idade e da apresentação inicial do paciente, em 3-4 semanas o quadro clínico instalado é semelhante; em uma grande série de casos, ao final do primeiro mês, 498 (87%) pacientes apresentavam quatro ou mais das seguintes categorias de sintomas: comportamento anormal ou comprometimento da cognição, deficit de memória, distúrbio da fala, crises epilépticas, movimentos anormais (discinesias orofaciais, de membros ou tronco), perda de consciência ou disfunção autonômica.[26,33]

Os receptores NMDA (NMDAR) são canais iônicos heterotetraméricos compostos de duas subunidades GluN1 e combinações de duas subunidades GluN2 ou GluN3. A composição da subunidade do receptor depende da localização do cérebro e está vinculada à função do receptor. As subunidades GluN2A e GluN2B, por exemplo, predominam no telencéfalo e diencéfalo, ao passo que a subunidade GluN2C está presente no cerebelo. Os NMDAR agrupam-se nas regiões pós-sinápticas onde medeiam a sinalização envolvida nos mecanismos de plasticidade sináptica. São encontrados predominantemente no prosencéfalo e no sistema límbico, sobretudo no hipocampo, desempenhando um papel significativo em aprendizagem, memória, cognição e comportamento.[34,35] Pacientes com encefalite anti-NMDAR geralmente desenvolvem uma síndrome previsível com estágios de progressão e resolução dos sintomas que se assemelham aos causados por antagonistas não competitivos do NMDAR, como cetamina ou fenciclidina.[36,37]

A internalização do receptor é o principal mecanismo fisiopatológico da doença. Nesse contexto, a ligação do anticorpo induz a endocitose e a degradação do receptor nos lisossomos.[22,38,39] Estudos eletrofisiológicos demonstraram associação entre redução da atividade do receptor NMDA, redução da densidade do receptor na superfície celular e títulos elevados de anticorpos. É importante ressaltar que esse processo é reversível com a remoção de anticorpos; o retorno à densidade de receptor NMDA basal ocorre em 4 dias em modelos *in vitro*.[38]

Neoplasias e infecções são consideradas gatilhos para encefalite por anticorpos anti-NMDA, no entanto, em muitos casos a etiologia é desconhecida. Aproximadamente 50% das mulheres jovens apresentam teratoma ovariano; em crianças e homens, a frequência de tumores é mais baixa e a histologia diferente (por exemplo, homens e mulheres com maior idade apresentam carcinomas em vez de teratomas).[25,40] Dentre os *triggers* virais para encefalite por anticorpos anti-NMDA encontramos a encefalite herpética, infecções sistêmicas por micoplasma, Epsten-Barr, varicela-zoster, chikungunya e influenza.[41-43]

Em um estudo prospectivo verificou-se que 27% dos pacientes com encefalite herpética desenvolveram EAI nos primeiros 2 meses após o tratamento viral, e o prognóstico foi associado à idade, sendo as crianças mais jovens aquelas com pior desfecho.[44] É interessante observar neste estudo que 30% dos pacientes que não desenvolveram EAI apresentaram anticorpos anti-NMDA transitoriamente e que a persistência dos anticorpos após 3 semanas foi preditor do desenvolvimento de EAI.

Na encefalite por anticorpos anti-NMDA encontramos, nas fases iniciais, pleocitose linfocítica (em 89-90%), hiperproteinorraquia (33%) e presença de bandas oligoclonais (60%). O eletroencefalograma (EEG) é anormal em 90% dos pacientes, tipicamente demonstrando alentecimento difuso da atividade cerebral. Crises eletrográficas focais também podem ser vistas em 10% dos casos e um padrão de *extreme delta brush* (EDB) em 16-33%.[45,46] EDB se manifesta como ondas delta (1-3 Hz) sobre ondas beta (20-30 HZ) sobrepostas e recebe esse nome devido à semelhança com o padrão EEG de "escova delta" observado em bebês prematuros (Figura 63.1). O EDB é diferente do padrão neonatal, pois é normalmente síncrono e não varia com os ciclos de sono-vigília ou nível de excitação. É tipicamente visto como um padrão contínuo, não relacionado a sintomas como distonia, coreoatetose ou discinesias orofaciais.[12,47,48] Ainda é controverso se a presença de EDB reflete em maior gravidade da doença.[49,50]

A ressonância magnética de crânio é normal em 50-70% dos casos.[31,51] Alterações de sinal na sequência FLAIR e T2 podem ser encontradas no hipocampo, córtex cerebelar ou cerebral, regiões frontobasal e insular, gânglios da base, tronco cerebral ou medula espinhal (Figura 63.2). Os achados de imagem podem ser transitórios, inespecíficos e não se correlacionam com a gravidade dos sintomas. Não há consenso em relação ao seguimento de imagem, mas alguns estudos identificaram alterações e mudanças no padrão da RM em 40% dos pacientes, sem correlação específica entre gravidade e tempo de evolução dos sintomas. Dentre os achados, foram descritos desmielinização periventricular, hiperintensidade do lobo temporal e atrofia do lobo temporal medial ou frontotemporal.[52,54] Pacientes com encefalite anti-NMDA podem desenvolver síndromes desmielinizantes, inclusive com o aparecimento de anticorpos anti-MOG e anti-aquaporina4.[33]

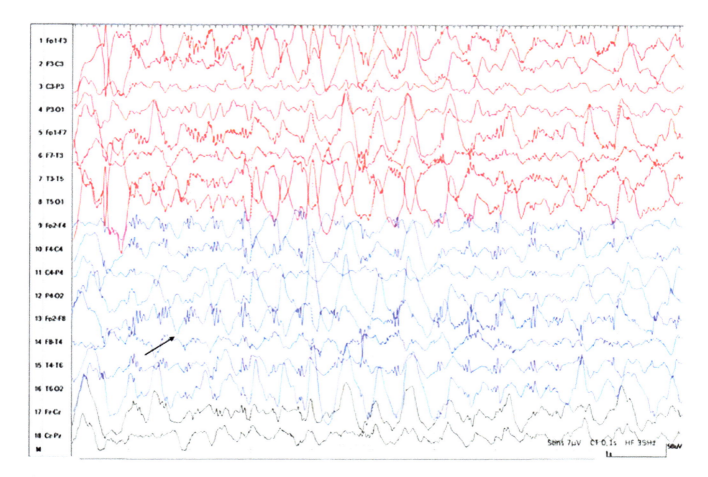

Figura 63.1 Eletroencefalograma na encefalite por anticorpos anti-NMDA. Observe o beta sobre delta apontado pela seta, configurando o *extreme delta brush*.

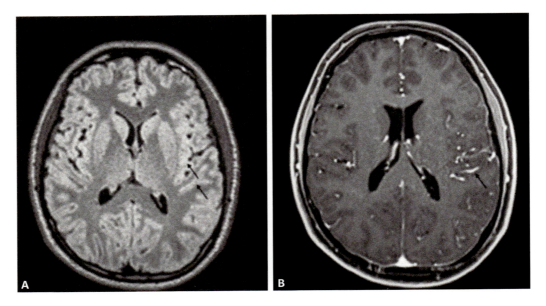

Figura 63.2 Achados de RNM de crânio em pacientes com encefalite por anticorpos anti-NMDA. **(A)** Observe o envolvimento da ínsula esquerda na sequência FLAIR e preenchimento do sulco por exsudato. **(B)** Note a captação de contraste na leptomeninge no mesmo território.

Encefalites por anticorpos anti-LGI1 e Caspr2

As proteínas LGI1 e Caspr2 foram identificadas em 2010 como os principais antígenos dentro do complexo de canais de potássio controlado por voltagem (VGKC).[55,56] Desde então, síndromes clínicas específicas foram identificadas associadas a esses antígenos, em especial nos pacientes adultos.

Os anticorpos anti-LGI-1 e anti-Caspr2 raramente são detectados em crianças. Dentre 13.319 pacientes pediátricos submetidos à avaliação sorológica para pesquisa de anticorpos antineuronais, apenas 0,1% foram positivos para anti-LGI1 e anti-CASPR2-IgG.[57]

Pacientes com encefalite por anticorpos anti-LGI1 apresentam crises epilépticas de diferentes semiologias (focais, generalizadas, com início variável), alterações de memória e comportamentais.[58,59] Nesta encefalite, encontramos em 26-71% dos pacientes a chamada crise fasciobraquidistônica, um achado específico caracterizado por breves contrações unilaterais da face e distonia do membro superior que ocorrem várias vezes ao dia. Alterações de memória são frequentes e dois terços dos pacientes apresentam ressonância com hiperintensidades no lobo temporal medial.[1,60-62] Muitos pacientes apresentam critérios clínicos para encefalite límbica, com hiperintensidade hipocampal bilateral, conforme citado por Graus et al.[33] Um outro achado frequente é a presença de hiponatremia. A encefalite paraneoplásica anti-LGI1 é incomum; no entanto, os pacientes devem ser rastreados para câncer de pulmão pelo menos no início do tratamento.

A apresentação típica da encefalite associada a anti-Caspr2 inclui sintomas compatíveis com hiperexcitabilidade (tremores, mioquimia, fasciculações, cãibras), dor neuropática em membros inferiores e disautonomia (pés arroxeados, alteração de temperatura, bradicardia ou hipertensão, emagrecimento).[63] Os pacientes podem apresentar Síndrome de Morvan, caracterizada por hiperexcitabilidade associada a alterações cognitivas e do sono (insônia, agrypnia excitata).[59,64] Também é descrito como fenótipo da encefalite associada a anti-Caspr2 a encefalite límbica. A maioria dos indivíduos acometidos é do sexo masculino e 40% dos casos estão associado a timoma.[63] Recentemente foi reportado que pacientes com anti-Caspr-2 podem apresentar ataxia, incluindo ataxia episódica como sintoma inicial.[65]

Em pacientes positivos tanto para anti-LGi1 quanto para anti-Caspr2 encontramos mais frequentemente sintomas psiquiátricos e periféricos, como dor ou cãibras, neuromiotonia e fraqueza.[66-68] A dupla positividade sugere neoplasia.

Nas crianças, os sintomas principalmente associados a estes dois anticorpos são: as encefalites (incluindo encefalite límbica) e epilepsias isoladas.

Encefalite associada a anticorpos Anti-GABA A e anti-GABA B

A encefalite associada a anticorpos anti-GABA A foi descrita em 2014 e cursa com redução sináptica seletiva dos receptores GABA A. Tais anticorpos podem ser detectados tanto no soro, quanto no liquor.[69] A doença pode ocorrer em crianças e adolescentes, mas a média de idade é de 22 anos. A principal manifestação clínica na encefalite por anticorpos anti-GABA A é crise epiléptica e *status epilepticus* refratário. Alguns pacientes também podem apresentar síndrome do homem rígido e opsoclonus-mioclonus. Na maioria dos casos a RNM está alterada demonstrando lesões hiperintensas no T2/FLAIR com envolvimento corticossubcortical.

A encefalite associada a anticorpos anti-GABA B foi descrita em 2010 e inicialmente em adultos. No entanto, as últimas séries demonstraram ocorrência da doença em adolescentes.[70,71] Clinicamente os pacientes podem apresentar encefalite límbica, crises epilépticas ou, ainda, ataxia, opsoclonus-mioclonus.[72] Entre adultos, a doença é paraneoplásica em 50%, habitualmente tumor de pulmão.

Pacientes com encefalites por anticorpos antirreceptores GABA podem apresentar outras disfunções GABAérgicas com coocorrência de anticorpos anti-GABA A, anti-GABA B e anti-GAD.[69] Além disso, com frequência apresentam outras doenças autoimunes como tireoidite e púrpura trombocitopenica idiopática.

Encefalite associada a anticorpos anti-AMPA

O receptor AMPA é um receptor glutamatérgico ionotrópico, que medeia a transmissão glutamatérgica rápida no cérebro, e está envolvido na circuitaria de memória e aprendizado.[73] Trata-se de uma encefalite rara, cuja média de idade é de 62 anos, sendo as manifestações clínicas mais comuns encefalite com crises epilépticas ou ainda um fenótipo compatível com encefalite límbica. A maioria dos pacientes apresenta RNM de crânio com alteração em estruturas corticais, mas há relato de RNM normal.[73] Em 60% dos casos a encefalite é paraneoplásica, geralmente associada a tumores de pulmão.[8] A doença é raramente descrita na população pediátrica.

Síndromes neurológicas associadas a anticorpos anti-GAD

As principais síndromes neurológicas relacionadas aos anticorpos anti-GAD são epilepsia, encefalite límbica, síndrome do homem rígido, opsoclonus-mioclonus, ataxia e nistagmo *downbeat*.[74,75] Aproximadamente 80% dos pacientes acometidos são mulheres e 56% apresentam outras doenças autoimunes, como diabetes *mellitus* tipo 1, tireoidite, anemia perniciosa ou vitiligo.[75,76]

Clinicamente, as síndromes podem se sobrepor, em especial no adulto e em pacientes com ataxia e síndrome do homem rígido; assim, pacientes podem apresentar epilepsia e ataxia, ou ainda distonia simultânea ou sequencialmente.

A enzima acido glutâmico descarboxilase é a enzima limitante na produção do neurotransmissor inibitório GABA e está localizada na fenda sináptica.[75] Por este motivo, os anticorpos anti-GAD são direcionados contra a sinapse, e considerados como marcadores de um processo fisiopatológico e não diretamente patogênicos. As síndromes típicas relacionadas ao anti-GAD raramente são paraneoplásicas.[77]

A apresentação clínica das síndromes neurológicas associadas a anticorpos anti-GAD é geralmente subaguda com evolução progressiva. A ataxia pode ser de marcha ou axial e, por vezes, assimétrica. Alguns pacientes podem apresentar tremor palatal.[74]

A síndrome do homem rígido é caracterizada por rigidez, espasmos estímulo-sensível, mioclonia e hiperplexia e pode ocorrer em espectro: alguns pacientes podem apresentar *stiff-limb*, *stiff-trunk*, hiperplexia isolada, ou encefalomielite progressiva com rigidez e mioclonia[78] (PERM, da sigla em inglês). Neste último, os pacientes apresentam um quadro clínico similar à síndrome do homem rígido com envolvimento do tronco cerebral ou outros sintomas e com evolução mais severa.[79] É importante reconhecer a síndrome do homem rígido e suas variantes, uma vez que 30% dos pacientes podem ser soronegativos ou ainda apresentar outros anticorpos que comprometem a transmissão inibitória ou GABAérgica, tais como CASPR-2, GABA A, GABA B, antiglicina e anticorpos onconeurais.[80]

Os pacientes com epilepsia associada a anticorpos anti-GAD geralmente são mulheres mais jovens e apresentam menor frequência de comorbidade autoimune quando comparado, por exemplo, aos pacientes com ataxia e anti-GAD.[75] Clinicamente os pacientes apresentam início agudo ou subagudo de epilepsia do lobo temporal, geralmente farmacorresistente, evoluindo ou não para estado de mal não convulsivo. Outra apresentação é dentro do contexto de encefalite límbica, que se caracteriza por uma síndrome marcada por alteração da memória de curta duração, alterações psiquiátricas e crises epilépticas, com envolvimento na RNM de crânio do hipocampo bilateralmente.[75]

As síndromes neurológicas associadas aos anticorpos anti-GAD não seguem a clínica e a evolução das EAI. A evolução da doença apresenta curso crônico, recorrente e resposta parcial ao tratamento na maioria dos casos.[76]

Anticorpos anti-GAD são considerados significativos quando presentes em altos títulos (superior a 10.000 UI/mL na técnica ELISA), em síndromes clínicas típicas e preferencialmente no LCR, antes do tratamento, por meio da técnica CBA ou ELISA.[76,77] É importante atentar para o fato de que estudos prévios utilizavam radioimunoensaio e por isso havia variação do *cut-off*.

A abordagem atual para suspeita de síndromes neurológicas associadas a anticorpos anti-GAD é confirmar a presença do anticorpo no liquor dos pacientes com títulos séricos elevados e valorizar as síndromes clássicas.[75] Títulos baixos no soro são inespecíficos e outros diagnósticos não imunomediados devem ser considerados como doenças genéticas ou síndromes paraneoplásicas. Há evidência para o uso do título de anticorpos anti-GAD para monitoramento do tratamento.[76]

Encefalites associadas a anticorpos anti-glicina

Anticorpos contra receptores de glicina reduzem a transmissão inibitória cortical e periférica, principalmente na retina, no tronco cerebral e na medula.[81]

As encefalites associadas a anticorpos antiglicina foram descritas em crianças e adultos, inicialmente associados a fenótipos como síndrome do homem rígido e PERM.[78] Neste grupo de doença aproximadamente 20% dos pacientes com síndrome do homem rígido apresentam anticorpos antiglicina.[80] Dentre crianças, o fenótipo clínico encontrado foi PERM, encefalite com epilepsia e em síndromes desmielinizantes com neurite óptica/ encefalomielite (ADEM).[78,79] Na maior série descrita (47 casos), 4 casos ocorreram em crianças pequenas, inclusive de 1 ano.[79] Raramente essa encefalite é paraneoplásica e, quando ocorre, os tumores encontrados são timoma e linfoma.

Ao contrário do anticorpo anti-GAD, o anticorpo antiglicina é direcionado contra a superfície celular, e por este motivo apresenta maior resposta clínica e melhor prognóstico.[75,80]

DIAGNÓSTICO

Pacientes com suspeita de EAI devem realizar RNM de crânio e liquor como investigação inicial. No exame de liquor são incluídos rotineiramente, além do quimiocitológico, índice de IgG, pesquisa de bandas oligoclonais e painel PCR para adenovírus, enterovírus, parvovírus e herpes-vírus. Metagenômica LCR é considerado em casos selecionados. Recomenda-se que todos os pacientes realizem EEG.

Os pacientes que preenchem critérios para EAI provável devem ser testados para anticorpos antineuronais no soro e liquor, já que os anticorpos podem ser detectados exclusivamente no LCR em até 13% dos casos.[33] Existem 3 técnicas laboratoriais para detecção dos anticorpos contra a superfície celular: imuno-histoquímica em cérebro de rato, a imunofluorescência e *cell-based assay* (CBA). A sequência ideal para testagem é realizar imuno-histoquímica em cérebro de rato, seguido por CBA. A imuno-histoquímica permite identificar de forma indireta a presença de algum anticorpo, especialmente novos anticorpos, enquanto o CBA é a etapa confirmatória. No entanto, temos comercialmente disponível apenas o CBA, que detecta somente alguns anticorpos com excelente sensibilidade. Caso o paciente tenha história compatível e CBA negativo, recomendamos encaminhar para protocolo de pesquisa em encefalites.

Especificamente no caso da encefalite por anticorpos anti-NMDA foram desenvolvidos critérios diagnósticos clínicos para a doença, sumarizados no Quadro 63.2, que podem ajudar no diagnóstico na impossibilidade de testagem.

A investigação tumoral é feita com tomografia de tórax e abdome total em todos os casos. Para investigação de testículo e pelve, o exame de escolha é o US, seguido por CT se necessário. Caso a primeira investigação tumoral seja negativa, poderá ser realizado PET-CT oncológico, que aumenta a detecção de tumores (exceto teratomas) em 20%.[1]

Quadro 63.1 Critérios diagnósticos para encefalite pediátrica autoimune.

Critérios diagnósticos para EAI provável (Deve preencher todos os três critérios)

1. Instalação de sintomas neurológicos e/ou psiquiátricos em 12 semanas em uma criança previamente hígida.
2. Pelo menos dois dos seguintes sintomas:
    a) Alteração do nível de consciência ou EEG demonstrando atividade epileptiforme (focal ou generalizada) ou lentificação da atividade de base
    b) Déficits neurológicos focais
    c) Dificuldades cognitivas
    d) Regressão aguda do desenvolvimento
    e) Transtornos do movimento (exceto tics)
    f) Sintomas psiquiátricos
    g) Crises epilépticas não explicadas por outra causa
3. Exclusão razoável de outras causas (neuroinfecção, quadros metabólicos e doenças sistêmicas)

Fonte: Adaptado de Cellucci *et al.*, 2020.

Quadro 63.2 Critério diagnóstico para encefalite por anticorpos anti-NMDA.
Encefalite por anticorpos anti-NMDA provável

Deve preencher todos os três critérios abaixo:
1. Instalação subaguda (rápida progressão em menos de 3 meses) de 4 grupos de sintomas dentre os seis listados abaixo:
   a) Comportamento anormal (psiquiátrico) ou disfunção cognitiva
   b) Disfunção da linguagem (redução verbal, mutismo)
   c) Crises epilépticas
   d) Distúrbios do movimento, discinesias, rigidez ou posturas anormais
   e) Redução do nível de consciência
   f) Disautonomia ou hipoventilação central
2. Pelo menos um dos resultados de exames laboratoriais:
   a) EEG anormal (lentificação difusa ou focal, desorganização da atividade de base, atividade epileptiforme ou extreme delta brush)
   b) Liquor com pleocitose, ou bandas oligoclonais
3. Exclusão de razoável de outras causas

Encefalite por anticorpos anti-NMDA definida
1. Diagnóstico pode ser feito na presença de um ou mais dos 6 grupos de sintomas e presença de anticorpos contra anti-NMDA (subunidade GluN1), após exclusão de outras causas.

Fonte: Adaptado de Graus et al., 2016.[33]

O PET-CT neurológico pode ser útil em pacientes com suspeita de EAI e RNM de crânio normal, por apresentar maior sensibilidade. Há relatos de que alguns padrões no PET-CT possam sugerir encefalite, tais como hipometabolismo occipital, áreas de hipo e hipermetabolismo.[82,83] No entanto, o PET-CT apresenta baixa especificidade e ainda não sabemos se é capaz de discriminar a EAI de outros diagnósticos diferenciais como, por exemplo, doenças degenerativas.

DIAGNÓSTICO DIFERENCIAL

Após a suspeita clínica, na presença de testagem com técnica adequada negativa, é verificado se o paciente apresenta critérios para EAI soronegativa (Quadro 63.3).

É importante lembrar que apenas 20% dos pacientes que preencherm critério para EAI pediátrica apresentam anticorpos antineuronais.[84]

Caso o paciente não se enquadre nos critérios estabelecidos, reinicia-se a investigação voltada para os diagnósticos diferenciais abaixo:

- Doenças autoimunes sistêmicas (lúpus eritematoso sistêmico, síndrome do anticorpo antifosfolipídio, doença de Behçet, Síndrome de Susac, vasculite primária do sistema nervoso)
- Outras doenças inflamatórias neurológicas (Síndrome de Rasmussen, ADEM, neuromielite óptica, encefalites relacionadas a anti-MOG, anti-GFAP, esclerose múltipla, encefalopatias responsíveis a corticoide, encefalite de Bikerstaff)
- Síndromes paraneoplásicas clássicas (opsoclonus-mioclonus)
- Doenças genéticas (encefalopatias mitocondriais, lipofuscinose, algumas encefalopatias epilépticas genéticas com apresentação de início agudo)
- Mal epiléptico refratário de início recente (NORSE, da sigla em inglês)
- Síndrome epilética relacionada à infecção febril (FIRES, da sigla em inglês)

TRATAMENTO

Para os pacientes que preenchem critério para EAI provável, indica-se tratamento empírico. O tratamento habitual é feito com metilprednisolona 30mg/kg por 5 dias, associado a IVIG 0,4 mg/kg por 5 dias. A IVIG pode ser substituída pela plasmaférese, geralmente troca-se 1,2 volemias, em 6 sessões em dias alternados. Para pacientes não respondedores, ou que apresentem melhora mínima em 10-14 dias, opta-se por iniciar rituximabe 375 mg/m² semanal por 4 semanas, especialmente nos pacientes com idade inferior a 16 anos. Em casos selecionados, a escolha é por ciclofosfamida, combinado ou não com rituximabe.[17,33,85] As terapias de terceira linha incluem tocilizumabe e bortezomibe.[86-88]

A associação entre títulos de anticorpos e desfecho clínico é imprecisa; assim, as decisões de tratamento de-

> **Quadro 63.3** Critérios para encefalite autoimune soronegativa pediátrica.
>
> Deve preencher todos os quatro critérios abaixo:
> 1. Instalação de sintomas neurológicos e/ou psiquiátricos em 12 semanas em uma criança previamente hígida
> 2. Pelo menos 2 dos seguintes sintomas:
>   a) Alteração do nível de consciência ou EEG demonstrando atividade epileptiforme (focal ou generalizada) ou lentificação da atividade de base
>   b) Déficits neurológicos focais
>   c) Dificuldades cognitivas
>   d) Regressão aguda do desenvolvimento
>   e) Transtornos do movimento (exceto tics)
>   f) Sintomas psiquiátricos
>   g) Crises epilépticas não explicadas por outra causa
> 3. Ausência de anticorpos no soro e liquor (painel clássico para EAI) e pelo menos um dos três critérios abaixo:
>   a) RNM sugestiva de EAI
>   b) Pleocitose no LCR e/ou presença de bandas oligoclonais
>   c) Biópsia cerebral mostrando infiltrado inflamatório e excluindo outras patologias (ex: tumor)
> 4. Exclusão de outras etiologias alternativas, incluindo outras doenças inflamatorias do CNS
>
> **Fonte:** Adaptado de Cellucci et al., 2020.

vem ser baseadas na avaliação clínica, e não nos títulos de anticorpos.[89,90]

Pacientes com crises epilépticas devem receber drogas antiepilépticas para controle dos sintomas; no entanto, o tratamento mais eficaz para crises epilépticas associadas a EAI é a imunoterapia. Não há DAE de escolha ou de melhor eficácia para tratamento das EAI. Nos casos de *status* epiléptico refratário vem sendo utilizado ketamina.

Em crianças os movimentos hipercinéticos podem conferir importante complicação clínica, aumentando a chance de complicações como infecções associadas ao ventilador e estenose subglótica. Algumas crianças com encefalite por anti-NMDAR podem apresentar opistótono. Para movimentos refratários usualmente associam-se drogas de diferentes mecanismos, tais como benzodiazepínicos, ácido valproico, fenobarbital e neurolépticos.[91,92]

O tratamento das síndromes neurológicas relacionadas ao anti-GAD é feito com uso de imunoglobulina mensal. Geralmente prescreve-se 6 ciclos mensais e avaliar após este periodo, o uso de imunossupressor oral como azatioprina ou micofenolato. Em casos refratários há evidência para o uso de rituximabe ou plasmaférese.[75,93,94] Pacientes com apresentações subagudas demonstram maior chance de resposta em monoterapia e de melhora funcional no longo prazo.[95,96] Em um estudo recente, a taxa de resposta à imunoterapia foi de 70%, no entanto, dentre os 29 pacientes integrantes, nenhum apresentou remissão completa dos sintomas.[76]

PROGNÓSTICO

As principais variáveis envolvidas no prognóstico da encefalite por anticorpos anti-NMDA são necessidade de UTI, pleocitose liquórica > 20 células, RNM alterada, intervalo superior a 4 semanas para início de tratamento e ausência de resposta em 4 semanas.[97] Extrapolamos esses dados para as demais encefalites, na ausência de dados específicos para cada uma delas. Em 2019 foi desenvolvido um *score* de prognóstico chamado NEOS, onde cada uma das variáveis aqui descritas recebe 1 ponto. Pacientes com pontuação entre 3-4 apresentam 69% de chance de *status* funcional desfavorável (escala funcional de Rankin >=3).[97] Apesar da gravidade dos sintomas, o diagnóstico e o tratamento precoce levam à melhora ou recuperação total na maioria dos casos.

A encefalite por anticorpos anti-NMDA apresenta melhor prognóstico em comparação com as demais EAI. Cerca de 75% dos pacientes se recuperam totalmente e apenas 25% apresentam morbidade ou mortalidade significativa.[26,31] Embora ainda não haja um ensaio clínico randomizado controlado de terapias na encefalite NMDAR, grandes estudos retrospectivos sugerem associação entre tratamento precoce e prognóstico, incluindo menor recidiva. A presença de tumor em si, entretanto, não é um indicador prognóstico e os resultados finais são semelhantes entre pacientes com e sem tumor.[91,98]

O prognóstico no longo prazo está associado à capacidade de resposta ao tratamento: 97% dos pacientes que respondem à terapia de primeira linha apresentam bom resultado no acompanhamento de 2 anos (Pontuação Rankin modificada 0-2).[45,99]

Uma melhora clínica expressiva pode ser obtida em poucas semanas após o início do tratamento, contudo o retorno ao estado funcional basal pode demorar até 3 anos. Os pacientes que apresentam EAI associado a tumores apresentam uma recuperação mais lenta e alguns podem ter melhora parcial. A despeito da melhora clínica, cerca de 85% dos pacientes apresentarão disfunções cognitivas, em especial deficits de atenção, memória e funções executivas.[100] Alterações de memória são correlacionadas à gravidade e duração da doença, assim como o grau de atrofia hipocampal. Atrofia cerebral difusa e cerebelar também é demonstrada em pacientes com encefalite anti-NMDA.[101]

É recomendado seguimento por 5 anos com investigação paraneoplásica anual, nos pacientes com encefalite anti-NMDA, anti-AMPA, anti-GABA B, anti-GABA A e anti-Caspr2. As encefalites anti-LGI1 e encefalopatia relacionada ao anti-GAD raramente são paraneoplásicas, e após primeira triagem normal, encerra-se o *follow-up* paraneoplásico.

A taxa de recorrência das encefalites por anticorpos anti-NMDA é 10-29% e em torno de 20% em pacientes com encefalites por anticorpos anti-LGi1.[102]

Alterações psiquiátricas e comportamentais permanecem apesar do tratamento em 1/3 das crianças com EIA.[103]

Apesar do bom prognóstico funcional, estudos demonstraram que as crianças evoluem com dificuldades escolares como alterações de linguagem (24%), dislexia (12%), impulsividade (10%) e baixa qualidade de vida que se estendem anos após o episodio de encefalite. Não houve asssociação entre os desfechos cognitivos e comportamentais e tratamento.[104]

REFERÊNCIAS BIBLIOGRÁFICAS

1. Dutra LA, Abrantes F, Toso FF, Pedroso JL, Barsottini OGP, Hoftberger R. Autoimmune encephalitis: a review of diagnosis and treatment. Arq Neuropsiquiatr. 2018;41-9.
2. Venkatesan A. Epidemiology and outcomes of acute encephalitis. Curr Opin Neurol. 2015;28(3):277-82.
3. Granerod J, Ambrose HE, Davies NWS, et al. Causes of encephalitis and differences in their clinical presentations in England: a multicentre, population-based prospective study. Lancet Infect Dis. 2010;10:835-44.
4. Vora NM, Holman RC, Mehal JM, Steiner CA, Blanton J, Sejvar J. Burden of encephalitis-associated hospitalizations in the United States, 1998-2010. Neurology. 2014;82(5):443-51.
5. Dubey D, Pittock SJ, Kelly CR, McKeon A, Lopez-Chiriboga AS, Lennon VA, et al. Autoimmune encephalitis epidemiology and a comparison to infectious encephalitis. Ann Neurol. 2018;83(1):166-77.
6. Gable MS, Sheriff H, Dalmau J, Tilley DH, Glaser CA. The frequency of autoimmune N-methyl-D-aspartate receptor encephalitis surpasses that of individual viral etiologies in young individuals enrolled in the california encephalitis project. Clin Infect Dis. 2012;54(7):899-904.
7. Fraune J, Gerlach S, Rentzsch K, Teegen B, Lederer S, Affeldt K, et al. Multiparametric serological testing in autoimmune encephalitis using computer-aided immunofluorescence microscopy (CAIFM). Autoimmun Rev. 2016;15(10):937-42.
8. Dalmau J, Rosenfeld MR. Autoimmune encephalitis update. Neuro Oncol. 2014;16(6):771-8.
9. Dalmau J, Geis C, Graus F. Autoantibodies to synaptic receptors and neuronal cell surface proteins in autoimmune diseases of the central nervous system. Physiol Rev. 2017;97:839-87.
10. van Coevorden-Hameete MH, de Graaff E, Titulaer MJ, Hoogenraad CC, Sillevis Smitt PAE. Molecular and cellular mechanisms underlying anti-neuronal antibody mediated disorders of the central nervous system. Autoimmun Rev [Internet]. 2014;13:299-312. Available from: http://dx.doi.org/10.1016/j.autrev.2013.10.016.
11. Rosenfeld MR, Dalmau J. Paraneoplastic neurologic syndromes. Neurol Clin [Internet]. 2018;36:675-85. Available from: https://doi.org/10.1016/j.ncl.2018.04.015.
12. Schmitt SE, Pargeon K, Frechette ES, Hirsch LJ, Dalmau J, Friedman D. Extreme delta brush: a unique EEG pattern in adults with anti-NMDA receptor encephalitis. Neurology. 2012;79:1094-100.
13. Dalmau J, Graus F. Antibody-mediated encephalitis. N Engl J Med. 2018;378:840-51.
14. van Sonderen A, Roelen DL, Stoop JA, Stoop JA, Verdijk RM, Haasnoot GW, et al. Anti-LGI1 encephalitis is strongly associated with HLA-DR7 and HLA-DRB4. Ann Neurol. 2017;81(2):193-8.
15. Mueller SH, Färber A, Prüss H, Melzer N, Golombeck KS, Kümpfel T, et al. Genetic predisposition in anti-LGI1 and anti-NMDA receptor encephalitis. Ann Neurol. 2018;83(4):863-9.
16. Nóbrega PR, Morais NMDM, Braga-Neto P, Barros LSS, Honório FPP, Dellavance A, et al. NMDAR encephalitis associated with acute chikungunya virus infection: a new trigger? Front Pediatr. 2020;8:176.
17. Dutra LA, Abrantes F, Toso FF, Pedroso JL, Barsottini OGP, Hoftberger R. Autoimmune encephalitis: a review of diagnosis and treatment. Arq Neuropsiquiatr. 2018;76(1):41-9.
18. Danieli D, Moraes ACM, Alves MP, Dutra LA, Höftberger R, Barsottini OGP, et al. Anti-N-methyl-D-aspartate receptor encephalitis and Epstein-Barr virus: another tale on autoimmunity? Eur J Neurol. 2017;24(8):e46-7.

19. Gable MS, Gavali S, Radner A, Tilley DH, Lee B, Dyner L, et al. Anti-NMDA receptor encephalitis: report of ten cases and comparison with viral encephalitis. Eur J Clin Microbiol Infect Dis. 2009;28:1421-9.
20. Armangue T, Moris G, Cantarín-Extremera V, Conde CE, Rostasy K, Erro ME, et al. Autoimmune post-herpes simplex encephalitis of adults and teenagers. Neurology. 2015;85(20):1736-43.
21. Leypoldt F, Wandinger KP, Bien CG, Dalmau J. Autoimmune encephalitis. Eur Neurol Rev. 2013;8:31-7.
22. Martinez-Hernandez E, Horvath J, Shiloh-Malawsky Y, Sangha N, Martinez-Lage M, Dalmau J. Analysis of complement and plasma cells in the brain of patients with anti-NMDAR encephalitis. Neurology. 2011;77:589-93.
23. Boesen MS, Born AP, Lydolph MC, Blaabjerg M, Børresen ML. Pediatric autoimmune encephalitis in Denmark during 2011-17: a nationwide multicenter population-based cohort study. Eur J Paediatr Neurol [Internet]. 2019;23:639-52. Available from: https://doi.org/10.1016/j.ejpn.2019.03.007.
24. Cellucci T, Van Mater H, Grau F, Muscal E, Gallentine W et al. Clinical approach to the diagnosis of autoimmune encephalitis in the pediatric patient Neurol Neuroimmunol Neuroinflamm 2020;7:e663.
25. Irani SR, Bera K, Waters P, Zuliani L, Maxwell S, Zandi MS, et al. N-methyl-D-aspartate antibody encephalitis: temporal progression of clinical and paraclinical observations in a predominantly non-paraneoplastic disorder of both sexes. Brain. 2010;133:1655-67.
26. Viaccoz A, Desestret V, Ducray F, Picard G, Cavillon G, Rogemond V, et al. Clinical specificities of adult male patients with NMDA receptor antibodies encephalitis. Neurology. 2014;82(7):556-63.
27. Varley JA, Webb AJS, Balint B, et al. The movement disorder associated with NMDAR antibody-encephalitis is complex and characteristic: an expert video-rating study. J Neurol Neurosurg Psychiatry. 2019;90(6):724-6.
28. Baizabal-Carvallo JF, Stocco A, Muscal E, Jankovic J. The spectrum of movement disorders in children with anti-NMDA receptor encephalitis. Mov Disord. 2013;28:543-7.
29. Mohammad SS, Fung VSC, Grattan-Smith P, Gill D, Pillai S, Ramanathan S, et al. Movement disorders in children with anti-NMDAR encephalitis and other autoimmune encephalopathies. Mov Disord. 2014;29(12):1539-42.
30. Poorthuis MHF, Van Rooij JLM, Koch AH, Verdonkschot AEM, Leembruggen MM, Titulaer MJ. Cerebellar ataxia as a presenting symptom in a patient with anti-NMDA receptor encephalitis. Neurol Neuroimmunol NeuroInflammation. 2019;6:4-6.
31. Dalmau J, Lancaster E, Martinez-Hernandez E, Rosenfeld MR, Balice-Gordon R. Clinical experience and laboratory investigations in patients with anti-NMDAR encephalitis. Lancet Neurol. 2011;10(1):63-74.
32. Meixensberger S, Tebartz van Elst L, Schweizer T, Maier SJ, Prüss H, Feige B, et al. Anti-N-methyl-D-aspartate-receptor encephalitis: a 10-year follow-up. Front Psychiatry. 2020;11:245.
33. Graus F, Titulaer MJ, Balu R, Benseler S, Bien CG, Cellucci T, et al. A clinical approach to diagnosis of autoimmune encephalitis. Lancet Neurol. 2016;15(4):391-404.
34. Moscato EH, Peng X, Jain A, Parsons TD, Dalmau J, Balice-Gordon RJ. Acute mechanisms underlying antibody effects in anti-N-methyl--D-aspartate receptor encephalitis. Ann Neurol. 2014;76:108-19.
35. Venkatesan A, Adatia K. Anti-NMDA-receptor encephalitis: from bench to clinic. ACS Chem Neurosci. 2017;8:2586-95.
36. Masdeu JC, Dalmau J, Berman KF. NMDA receptor internalization by autoantibodies: a reversible mechanism underlying psychosis? Trends Neurosci. 2016;39:300-10.
37. Dalmau J. NMDA receptor encephalitis and other antibody-mediated disorders of the synapse: the 2016 Cotzias Lecture. Neurology. 2016;87(23):2471-82.
38. Hughes EG, Peng X, Gleichman AJ, Lai M, Zhou L, Tsou R, et al. Cellular and synaptic mechanisms of anti-NMDA receptor encephalitis. J Neurosci. 2010;30:5866-75.
39. Kornau HC, Kreye J, Stumpf A, Fukata Y, Parthier D, Sammons RP, et al. Human cerebrospinal fluid monoclonal LGI1 autoantibodies increase neuronal excitability. Ann Neurol. 2020;87:405-18.
40. Titulaer MJ, McCracken L, Gabilondo I, Iizuka T, Kawachi I, Bataller L, et al. Late-onset anti-NMDA receptor encephalitis. Neurology. 2013;81(12):1058-63.
41. Armangue T, Leypoldt F, Málaga I, Raspall-Chaure M, Marti I, Nichter C, et al. Herpes simplex virus encephalitis is a trigger of brain autoimmunity. Ann Neurol. 2014;75:317-23.
42. Bektaş Ö, Tanyel T, Kocabaş BA, Fitöz S, Ince E, Deda G. Anti-N-methyl-D-aspartate receptor encephalitis that developed after herpes encephalitis: a case report and literature review. Neuropediatrics. 2014;45:396-401.
43. DeSena A, Graves D, Warnack W, Greenberg BM. Herpes simplex encephalitis as a potential cause of anti-N-methyl-D- aspartate receptor antibody encephalitis: Report of 2 cases. JAMA Neurol. 2014;71:344-6.
44. Armangue T, Spatola M, Vlagea A, Mattozzi S, Cárceles-Cordon M, Martinez-Heras E, et al. Frequency, symptoms, risk factors, and outcomes of autoimmune encephalitis after herpes simplex encephalitis: a prospective observational study and retrospective analysis. Lancet Neurol. 2018;17:760-72.
45. Titulaer MJ, McCracken L, Gabilondo I, Armangué T, Glaser C, Iizuka T, et al. Treatment and prognostic factors for long-term outcome in patients with anti-NMDA receptor encephalitis: an observational cohort study. Lancet Neurol [Internet]. 2013;12:157-65. Available from: http://dx.doi.org/10.1016/S1474-4422(12)70310-1.
46. Veciana M, Becerra JL, Fossas P, Muriana D, Sansa G, Santamarina E, et al. EEG extreme delta brush: an ictal pattern in patients with anti-NMDA receptor encephalitis. Epilepsy Behav. 2015;49:280-5.
47. Zhang Y, Liu G, Jiang M Di, Li LP, Su YY. Analysis of electroencephalogram characteristics of anti-NMDA receptor encephalitis patients in China. Clin Neurophysiol. 2017;128:1227-33.
48. Shi Y. Serial EEG monitoring in a patient with Anti-NMDA receptor encephalitis. Clin EEG Neurosci. 2017;48:301-3.
49. Da Silva-Júnior FP, Castro LHM, Andrade JQ, Bastos CG, Moreira CH, Valério RMF, et al. Serial and prolonged EEG monitoring in anti--N-Methyl-d-Aspartate receptor encephalitis. Clin Neurophysiol. 2014;125(8):1541-4.

50. VanHaerents S, Stillman A, Inoa V, Searls DE, Herman ST. Early and persistent "extreme delta brush" in a patient with anti-NMDA receptor encephalitis. Epilepsy Behav Case Reports. 2014;2:67-70.
51. Dalmau J, Tüzün E, Wu HY, Masjuan J, Rossi JE, Voloschin A, et al. Paraneoplastic anti-N-methyl-D-aspartate receptor encephalitis associated with ovarian teratoma. Ann Neurol. 2007;61:25-36.
52. Iizuka T, Sakai F, Ide T, Monzen T, Toshii S, Iigaya M, et al. Anti-NMDA receptor encephalitis in Japan: long-term outcome without tumor removal. Neurology. 2008;70:504-11.
53. Maneta E, Garcia G. Psychiatric manifestations of Anti-NMDA receptor encephalitis: neurobiological underpinnings and differential diagnostic implications. Psychosomatics. 2014;55(1):37-44.
54. Dalmau J, Gleichman AJ, Hughes EG, Rossi JE, Peng X, Lai M, et al. Anti-NMDA-receptor encephalitis: case series and analysis of the effects of antibodies. Lancet Neurol. 2008;7:1091-8.
55. Lai M, Huijbers MGM, Lancaster E, Graus F, Bataller L, Balice-Gordon R, et al. Investigation of LGI1 as the antigen in limbic encephalitis previously attributed to potassium channels: a case series. Lancet Neurol. 2010;9(8):776-85.
56. Irani SR, Alexander S, Waters P, Kleopa KA, Pettingill P, Zuliani L, et al. Antibodies to Kv1 potassium channel-complex proteins leucine--rich, glioma inactivated 1 protein and contactin-associated protein-2 in limbic encephalitis, Morvan's syndrome and acquired neuromyotonia. Brain. 2010;133(9):2734-48.
57. López-Chiriboga AS, Klein C, Zekeridou A, McKeon A, Dubey D, Flanagan EP, et al. LGI1 and CASPR2 neurological autoimmunity in children. Ann Neurol. 2018;84:473-80.
58. Sonderen A Van, Coenders EC, Sanchez E, et al. Anti-LGI1 encephalitis. Epub 2016.
59. van Sonderen A, Petit-Pedrol M, Dalmau J, Titulaer MJ. The value of LGI1, Caspr2 and voltage-gated potassium channel antibodies in encephalitis. Nat Rev Neurol. 2017;13(5):290-301.
60. Graus F, Gorman MP. Voltage-gated potassium channel antibodies: game over. Neurology. 2016;86(18):1657-8.
61. van Sonderen A, Schreurs MWJ, de Bruijn MAAM, Boukhrissi S, Nagtzaam MMP, Hulsenboom ESP, et al. The relevance of VGKC positivity in the absence of LGI1 and Caspr2 antibodies. Neurology. 2016;86:1692-9.
62. Irani SR, Pettingill P, Kleopa KA, Schiza N, Waters P, Mazia C, et al. Morvan syndrome: clinical and serological observations in 29 cases. Ann Neurol. 2012;72:241-55.
63. Vale TC, Pedroso JL, Dutra LA, Azevedo L, Pimentel Filho LH, Prado LBF, et al. Morvan syndrome as a paraneoplastic disorder of thymoma with anti-CASPR2 antibodies. Lancet. 2017;389:1367-8.
64. van Sonderen A, Ariño H, Petit-Pedrol M, Leypoldt F, Körtvélyessy P, Wandinger KP, et al. The clinical spectrum of Caspr2 antibody--associated disease. Neurology. 2016;87(5):521-8.
65. Joubert B, Gobert F, Thomas L, Saint-Martin M, Desestret V, Convers P, et al. Autoimmune episodic ataxia in patients with anti-CASPR2 antibody-associated encephalitis. Neurol Neuroimmunol NeuroInflammation. 2017;4(4):e371.
66. Gadoth A, Pittock SJ, Dubey D, McKeon A, Britton JW, Schmeling JE, et al. Expanded phenotypes and outcomes among 256 LGI1/CASPR2-IgG-positive patients. Ann Neurol. 2017;82(1):79-92.
67. Binks SNM, Klein CJ, Waters P, Pittock SJ, Irani SR. LGI1, CASPR2 and related antibodies: a molecular evolution of the phenotypes. J Neurol Neurosurg Psychiatry. 2018;89(5):526-34.
68. Nosadini M, Toldo I, Tascini B, Bien CG, Parmeggiani L, Gaspari P, et al. LGI1 and CASPR2 autoimmunity in children: systematic literature review and report of a young girl with Morvan syndrome. J Neuroimmunol. 2019;335:577008.
69. Petit-Pedrol M, Armangue T, Peng X, Bataller L, Cellucci T, Davis R, et al. Encephalitis with refractory seizures, status epilepticus, and antibodies to the GABAA receptor: a case series, characterisation of the antigen, and analysis of the effects of antibodies. Lancet Neurol. 2014;13(3):276-86.
70. Höftberger R, Titulaer MJ, Sabater L, Dome B, Rózsás A, Hegedus B, et al. Encephalitis and GABAB receptor antibodies: novel findings in a new case series of 20 patients. Neurology. 2013;81(17):1500-6.
71. Jeffery OJ, Lennon VA, Pittock SJ, Gregory JK, Britton JW, McKeon A. GABAB receptor autoantibody frequency in service serologic evaluation. Neurology. 2013;81:882-7.
72. Grativvol RS, Cavalcante WCP, Castro LHM, Nitrini R, Simabukuro MM. Updates in the diagnosis and treatment of paraneoplastic neurologic syndromes. Curr Oncol Rep. 2018;20(11):92.
73. Höftberger R, van Sonderen A, Leypoldt F, Houghton D, Geshwind M, Gelfand J, et al. Encephalitis and AMPA receptor antibodies. Neurology. 2015;84(24):2403-12.
74. Ariño H, Höftberger R, Gresa-Arribas N, Martínez-Hernández E, Armangue T, Kruer MC, et al. Paraneoplastic neurological syndromes and glutamic acid decarboxylase antibodies. JAMA Neurol. 2015;72(8):874-81.
75. Graus F, Saiz A, Dalmau J. GAD antibodies in neurological disorders: insights and challenges. Nat Rev Neurol. 2020;16(7):353-65.
76. Muñoz-Lopetegi A, de Bruijn MAAM, Boukhrissi S, Bastiaansen AEM, Nagtzaam MMP, Hulsenboom ESP, et al. Neurologic syndromes related to anti-GAD65: clinical and serologic response to treatment. Neurol Neuroimmunol Neuroinflamm. 2020;7(3):1-13.
77. Joubert B, Honnorat J. Nonparaneoplastic autoimmune cerebellar ataxias. Curr Opin Neurol. 2019;32:484-92.
78. McKeon A, Martinez-Hernandez E, Lancaster E, Matsumoto JY, Harvey RJ, McEvoy KM, et al. Glycine receptor autoimmune spectrum with stiff-man syndrome phenotype. Arch Neurol. 2013;70(1):44-50.
79. Carvajal-González A, Leite MI, Waters P, Woodhall M, Coutinho E, Balint B, et al. Glycine receptor antibodies in PERM and related syndromes: characteristics, clinical features and outcomes. Brain. 2014;137:2178-92.
80. Martinez-Hernandez E, Ariño H, McKeon A, Iizuka T, Titulaer MJ, Simabukuro MM, et al. Clinical and immunologic investigations in patients with stiff-person spectrum disorder. JAMA Neurol. 2016;73(6):714-20.
81. Hinson SR, Lopez-Chiriboga AS, Bower JH, Matsumoto JY, Hassan A, Basal E, et al. Glycine receptor modulating antibody predicting treatable stiff-person spectrum disorders. Neurol Neuroimmunol NeuroInflammation. 2018;5:1-8.

82. Probasco JC, Solnes L, Nalluri A, Cohen J, Jones KM, Zan E, et al. Abnormal brain metabolism on FDG-PET/CT is a common early finding in autoimmune encephalitis. Neurol Neuroimmunol NeuroInflammation. 2017;4:1-10.
83. Probasco JC, Solnes L, Nalluri A, Cohen J, Jones KM, Zan E, et al. Decreased occipital lobe metabolism by FDG-PET/CT. Neurol Neuroimmunol NeuroInflamm. 2018;5:1-9.
84. de Bruijn MAAM, Bruijstens AL, Bastiaansen AEM, van Sonderen A, Schreurs MWJ et al. Pediatric autoimmune encephalitis: Recognition and diagnosis. Neurol Neuroimmunol Neuroinflamm 2020;7:e682.
85. Ganesh A, Wesley SF. Practice current: when do you suspect autoimmune encephalitis and what is the role of antibody testing? Neurol Clin Pract. 2018;8:67-73.
86. Grzonka P, Scholz MC, De Marchis GM, et al. Tocilizumab in Autoimmune Encephalitis Refractory to Rituximab: An Institutional Cohort Study. JAMA Neurol [Internet]. 2016;73:1-11. Available from: http://dx.doi.org/10.1007/s13311-016-0442-6.
87. Randell RL, Adams AV, Van Mater H. Tocilizumab in refractory autoimmune encephalitis: a series of pediatric cases. Pediatr Neurol [Internet]. 2018;86:66-8. Available from: https://doi.org/10.1016/j.pediatrneurol.2018.07.016.
88. Scheibe F, Prüss H, Mengel AM, Kohler S, Nümann A, Köhnlein M, et al. Bortezomib for treatment of therapy-refractory anti-NMDA receptor encephalitis. Neurology. 2017;88(4):366-70.
89. Gresa-Arribas N, Titulaer MJ, Torrents A, Aguilar E, McCracken L, Leypoldt F, et al. Antibody titres at diagnosis and during follow-up of anti-NMDA receptor encephalitis: a retrospective study. Lancet Neurol. 2014;13(2):167-77.
90. Nicolle DCM, Moses JL. A systematic review of the neuropsychological sequelae of people diagnosed with Anti N-Methyl-D-Aspartate Receptor Encephalitis in the acute and chronic phases. Arch Clin Neuropsychol. 2017;33(8):964-83.
91. Kuppuswamy PS, Takala CR, Sola CL. Management of psychiatric symptoms in anti-NMDAR encephalitis: a case series, literature review and future directions. Gen Hosp Psychiatry. 2014;36:388-91.
92. Gresa-Arribas N, Titulaer MJ, Torrents A, Aguilar E, McCracken L, Leypoldt F, et al. Antibody titres at diagnosis and during follow-up of anti-NMDA receptor encephalitis: a retrospective study. Lancet Neurol [Internet]. 2014;13:167-77. Available from: http://dx.doi.org/10.1016/S1474-4422(13)70282-5.
93. Jones AL, Flanagan EP, Pittock SJ, Mandrekar JN, Eggers SD, Ahlskog JE, et al. Responses to and outcomes of treatment of autoimmune cerebellar ataxia in adults. JAMA Neurol. 2015;72(11):1304-12.
94. Baizabal-Carvallo JF. The neurological syndromes associated with glutamic acid decarboxylase antibodies. J Autoimmun. 2019;101:35-47.
95. Honnorat J, Saiz A, Giometto B, Vincent A, Brieva L, Andres de C, et al. Cerebellar ataxia with anti–glutamic acid decarboxylase antibodies. Arch Neurol. 2001;58(2):225-30.
96. Mitoma H, Adhikari K, Aeschlimann D, Chattopadhyay P, Hadjivassiliou M, Hampe CS, et al. Consensus paper: neuroimmune mechanisms of cerebellar ataxias. Cerebellum 2016;15(2):213-32.
97. Balu R, Mccracken L, Lancaster E, Graus F, Dalmau J, Titulaer MJ. A score that predicts 1-year functional status in patients with anti-NMDA receptor encephalitis. Neurology. 2019;92:e244-e52.
98. Wandinger KP, Saschenbrecker S, Stoecker W, Dalmau J. Anti-NMDA-receptor encephalitis: a severe, multistage, treatable disorder presenting with psychosis. J Neuroimmunol. 2011;231:86-91.
99. Finke C, Kopp UA, Prüss H, Dalmau J, Wandinger KP, Ploner CJ. Cognitive deficits following anti-NMDA receptor encephalitis. J Neurol Neurosurg Psychiatry. 2012;83:195-8.
100. De Bruijn MAAM, Aarsen FK, Van Oosterhout MP, Knoop MM, Castman-Berrevoets CE, Schreurs MWJ, et al. Long-term neuropsychological outcome following pediatric anti-NMDAR encephalitis. Neurology. 2018;90(22):e1997-e2005.
101. Iizuka T, Kaneko J, Tominaga N, Someko H, Nakamura M, Ishima D, et al. Association of progressive cerebellar atrophy with long-term outcome in patients with Anti-N-Methyl-D-Aspartate receptor encephalitis. JAMA Neurol. 2016;73(6):706-13.
102. Van Sonderen A, Thijs RD, Coenders EC, Jiskoot LC, Sanchez E, Brujin MMAAM, et al. Anti-LGI1 encephalitis: clinical syndrome and long-term follow-up. Neurology. 2016;87(14):1449-56.
103. Nguyen L, Yang JH Goyal S, Irani N, Graves JS. A systematic review and quantitative synthesis of the long-term psychiatric sequelae of pediatric autoimmune encephalitis J Affect Disord 2022 Jul 1;308:449-457.
104. de Bruijn MAAM, Aarsen FA, van Oosterhout MP, van der Knoop MM, Catsman-Berrevoets CE et al. Long-term neuropsychological outcome following pediatric anti-NMDAR encephalitis Marienke Neurology 2018; 90:e1997-e2005.

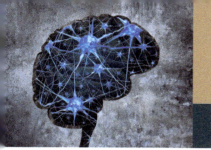

- Karen Baldin
- José Albino da Paz (*in memoriam*)

capítulo 64 | Vasculites e Outras Doenças Inflamatórias

Neste capítulo analisaremos o acometimento do sistema nervoso pelas diferentes vasculites imunomediadas, com ênfase na faixa pediátrica, e outras doenças inflamatórias que afetam o sistema nervoso central e que não foram avaliadas nos capítulos anteriores.

▍ VASCULITES

As vasculites são doenças caracterizadas pela inflamação da parede dos vasos sanguíneos com presença de infiltrado leucocitário que acabam levando sobretudo a acidentes vasculares encefálicos (AVE), os quais costumam ser isquêmicos (AVEI) por comprometer a luz do vaso, e, menos frequentemente, hemorrágicos (AVEH), e à formação de aneurismas pelo enfraquecimento da parede dos vasos. Segundo a Conferência Consenso Chapel Hill de 2012,[1] as vasculites são categorizadas como primária quando atingem apenas o sistema nervoso central (SNC) – incluindo a angeíte primária do SNC – e secundária como consequência de vasculites sistêmicas. Embora aplicável para a pediatria, a referida classificação não foi especificamente desenhada para esta faixa etária.

As vasculites são também classificadas de acordo com o calibre dos vasos acometidos, em grandes, médios e pequenos vasos. Os grandes vasos correspondem às artérias, como a aorta e seus ramos maiores; os vasos de médio calibre são os ramos da carótida no círculo de Willis, e os pequenos vasos que são as artérias corticais, de substância branca subcortical e profunda e leptomeníngeas.

Vasculite primária do sistema nervoso central

A real incidência da vasculite primária do SNC (VPSNC) é desconhecida, sendo que seus critérios diagnósticos, propostos por Calabrese e Mallek[2] e modificados por Birnbaum e Hellmann,[3] se baseiam nos aspectos clínicos, neurorradiológicos e histopatológicos. A VPSNC é classificada de acordo com o calibre do vaso acometido (grande ou pequeno) e na evolução como progressiva ou não. Esses subtipos estão associados a distintos fenótipos clínicos, evolução e resposta ao tratamento.

Os principais achados clínicos em crianças são: cefaleia aguda (80%), déficit neurológico focal (78%), déficit motor (62%), acometimento de nervos cranianos (59%) e disfunção cognitiva (54%). A maioria das crianças com VPSNC de pequenos vasos apresenta como manifestação inicial crises epilépticas e cefaleia, enquanto na VPSNC de grandes vasos manifesta-se quadro de AVE.[4] O AVE se caracteriza sobretudo como isquêmicos sendo múltiplos, bilaterias, corticais e/ou subcorticais.

A VPSNC de pequenos vasos apenas é definitivamente diagnosticada por meio da biópsia de tecido do SNC evidenciando inflamação transmural de pequenos vasos corticais penetrantes e meníngeos. Neste subgrupo, os sintomas focais decorrentes de AVEI são menos frequentes que as queixas neurológicas subagudas não localizatórias, como cefaleia, alterações comportamentais, crises epilépticas e declínio cognitivo e escolar. Além disso, os AVEI nas crianças apresentam maior variabilidade na distribuição e caráter quando comparado com adultos com VPSNC. Em comparação com os adultos, a incidência de AVEH é menor, correspondendo a menos de 10% dos AVE.[5]

A biópsia cerebral e de leptomeninge é considerada padrão-ouro para o diagnóstico de vasculite cerebral, pois permite sua determinação e afasta diagnósticos alternativos. Entretanto, a vasculite de vasos grandes pode não apresentar o envolvimento de pequenos vasos na biópsia. Em relação aos achados histopatológicos, três padrões são descritos: granulomatoso, linfocítico e necrotizante. Porém a sensibilidade é limitada pela natureza fragmentada da doença, pelo tratamento com imunossupressores, além de dificuldades técnicas do procedimento. Assim, a especificidade da biópsia cerebral é baixa, com presença de 25 a 50% de falsos negativos.[6]

Em relação à neuroimagem, estudo retrospectivo em adultos revelou alterações angiográficas em 68% dos casos, sobretudo com estenose arterial (Figura 64.1).[7] A neuroimagem na criança é menos específica que no adulto, mas também predomina quadro de estenose. A angiografia por tomografia computadorizada ou a angiorressonância magnética são em geral normais, incluindo a aquisição *vessel wall*. Os pacientes com angiografia convencional normal devem apresentar alterações histopatológicas consistentes com a VPSNC.[5] Estudos com tomografia por emissão de pósitrons (PET) ou por emissão de fóton único (SPECT) revelam alterações na perfusão cerebral.

Nos adultos, 90% das VPSNC com biópsia alterada apresentam hiperproteinorraquia ou pleocitose no líquido cefalorraquidiano (LCR), e a pressão de abertura deste costuma ser elevada, o mesmo ocorrendo em crianças. A presença de estudo do LCR associado a estudo de ressonância nuclear magnética (RNM) normais apresenta alto valor preditivo negativo.[6]

A quantidade do antígeno do fator de von Willebrand se correlaciona com a atividade da doença nas crianças, sendo este uma glicoproteína importante na agregação plaquetária e proteção do fator de coagulação VIII de sua proteólise. Esse fator é liberado após lesão vascular pelas células endoteliais, assim, se elevado, indicaria processo inflamatório dos vasos.[7]

Remissão ocorre em 42% dos casos pediátricos. Entre as sequelas, as crianças com vasculite de SNC de pequenos vasos apresentam mais déficits intelectuais que as com doença afetando vasos grandes, com acometimento da memória de trabalho e velocidade do processamento.[8] Em relação ao tratamento, diversos esquemas são preconizados, incluindo: esteroides, ciclofosfamida, rituximabe, metotrexato, plasmaférese, azatioprina ou micofenolato de mofetila por um período de 12 meses para atingir a remissão. O tratamento de escolha da VPSNC na infância é baseado sobretudo na experiência clínica devido à falta de estudos controlados.[9] Nas formas progressivas é recomendada a terapia de indução com altas doses de corticosteroides e ciclofosfamida seguida de terapia de manutenção com agente imunossupressor.[9] A presença de fenômenos tromboembólicos, condições pró-trombóticas ou de baixo fluxo pós-estenose podem requerer anticoagulação profilática.[6]

VASCULITES SECUNDÁRIAS DO SISTEMA NERVOSO

Vasculites de pequeno calibre

As vasculites associadas ao anticorpo citoplasmático antineutrofílico (ANCA) são doenças sistêmicas raras que usualmente ocorrem em adultos. Essas

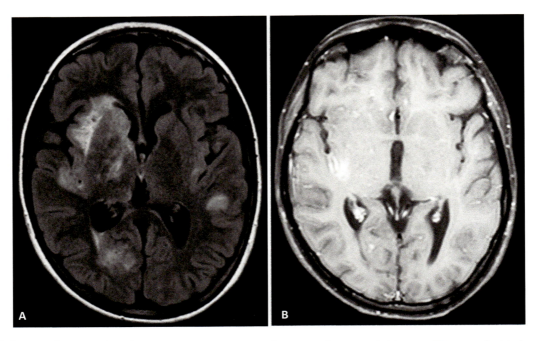

Figura 64.1 Vasculite primária do sistema nervoso central em menina com início aos 07 anos de idade, inicialmente com hemiparesia esquerda e que evoluiu em surtos. Imagem por ressonância realizada com dois anos de evolução, com zonas de alteração de sinal cortico-subcorticais dos hemisférios cerebrais, com hipersinal em FLAIR axial **(A)** na região fronto-temporo-insular direita, com extensão a região nucleocapsular e centro semioval deste lado, bem como menor extensão à esquerda temporo-insular. Realce leptomeníngeo e perivascular mais proeminente na região peri-insular direita, em T1 axial com contraste **(B)**.

vasculites compreendem a poliangeíte com granulomatose, poliangeíte microscópica e poliangeíte com granulomatose eosinofílica. As apresentações clínicas são heterogêneas, com envolvimento frequente do trato respiratório, renal, dermatológico e articulares. As vasculites associadas ao ANCA são raras na infância.

Poliangeíte granulomatosa (PAG) – (Granulomatose de Wegener)

A PAG é caracterizada por inflamação granulomatosa necrotizante do trato respiratório superior e inferior e posteriormente vasculite de pequeno calibre, afetando artérias de pequeno e médio calibres, arteríolas, capilares, veias e vênulas, associado a glomerulonefrite, infiltração pulmonar e dos seios nasais, além de lesões de pele, olhos (conjuntivite, esclerite), coração (pericardite, cardiomiopatia, lesão nas coronárias) e o sistema nervoso. O acometimento do sistema nervoso periférico é mais comum e pode ser a primeira manifestação. Pode estar associada a eventos cerebrovasculares em 4 a 17% dos casos, não sendo comum em crianças. Paquimeningite e granulomas na pituitária podem ocorrer.[10] O ANCA direcionado para o citoplasma neutrofílico PR3 (cANCA) está presente em 90% dos pacientes. A terapia se baseia no uso de imunossupressores, como esteroides e ciclofosfamida.

Poliangeíte com granulomatose eosinofílica (PAGE) – (síndrome de Churg-Strauss)

A PAGE é uma vasculite necrotizante que acomete vasos de médio e pequeno calibre, estando associada à asma e hipereosinofilia, além da soropositividade ao ANCA. Na maioria dos casos o envolvimento neurológico está ligado ao acometimento do sistema nervoso periférico (SNP) (mononeurite múltipla),[11] sendo que o acometimento do SNC ocorre entre 7,9 e 5,2%.[12,13]

Poliangeíte microscópica (PAM)

A PAM está associada com ANCA direcionados contra mieloperoxidase e raramente afeta o SNC, estando em geral relacionada ao acometimento de outros órgãos. A apresentação clínica usual se caracteriza por glomerulonefrite rapidamente progressiva e/ou capilarite pulmonar. O envolvimento do SNC pode desencadear hemorragia intracerebral ou subaracnoidea, vasculite, cefaleia, convulsões e paquimeningite. Acometimento do SNP leva a neuropatia periférica, em geral mononeurite múltipla. A PAM está associada com o MPA-ANCA em 75% dos casos. Poucos casos foram relatados em crianças e o tratamento precoce com imunossupressão é indicado, com bom prognóstico.[14]

Vasculite por imunoglobulina A

A vasculite por imunoglobulina A, também conhecida por púrpura de Henoch-Schönlein, é a vasculite de pequenos vasos mais frequente em crianças, decorrente de imunocomplexos. O quadro sistêmico se caracteriza por glomerulonefrite, sintomas gastrointestinais (dor abdominal e hemorragias), artrite e artralgia e púrpura não trombocitopênica. Ocasionalmente apresenta envolvimento do SNC, sendo em geral transitório e sem sequelas, apresentando cefaleia ou síndrome da encefalopatia posterior reversível (PRES), mas menos frequente AVEI ou AVEH e hemorragia subaracnoidea.[15,16] São descritas também neuropatia periférica, paralisia facial periférica e síndrome de Guillain-Barré (SGB). A terapia inicial é pulso com metilprednisolona, mas plasmaférese e imunoglobulina humana intravenosa (IGHIV) também são eficazes na fase crítica da doença.

Vasculite crioglobulinêmica

A vasculite crioglobulinêmica é uma doença rara que afeta primariamente os pequenos vasos em decorrência da formação de imunocomplexos e está associada à infecção pelo vírus da hepatite C na maioria dos casos. Os principais sintomas são púrpura, ulcerações, artrites e, nos casos mais graves, glomerulonefrite. Em relação às manifestações neurológicas, o mais frequente é a polineuropatia e, menos frequente, o acometimento do SNC. Laboratorialmente observa-se consumo da fração C4 do complemento e a presença do fator reumatoide.[17]

Vasculites de médio calibre

Poliarterite nodosa (PAN)

A PAN é uma arterite necrotizante de artérias de médio e pequeno calibres, sem vasculite em arteríolas, capilares ou vênulas. Nos adultos estima-se a incidência de acometimento do SNC em 4,6-9% dos casos, incluindo AVEI ou AVEH, hemorragia subaracnoidea e convulsões.[18,19] Nas crianças, entre 50-70% dos casos são observados quadros psicóticos, convulsões e déficits focais, além de quadros de acometimento de nervos cranianos, aneurismas intracranianos. O diagnóstico da PAN requer uma doença inflamatória sistêmica com evidência histológica de vasculite necrotizante de artérias de médio ou pequeno calibre ou a demonstração angiográfica de arterite nestes vasos (aneurismas ou oclusões vasculares) como critério mandatório, mais 1 de 5 achados: mialgia, acometimento dermatológico, hipertensão arterial, neuropatia periférica (mononeurite múltipla e também polineuropatias sensitivo-motoras) ou alterações no exame de urina ou da função renal.[20] Em relação à terapia são utilizados imunossupressores, por vezes em conjunto como esteroides, azatioprina, micofenolato de mofetila e ciclofosfamida, e até plasmaférese. Recentemente foram demonstradas mutações recessivas de perda de função no gene que codifica a adenosina desaminase (ADA2) que apresenta diversas manifestações com início na faixa pediátrica, tanto inflamatórias sistêmicas em geral como PAN, febre e livedo reticular, como vasculares levando a AVEI recorrentes (Figura 64.2). Apesar de apresentação clínica semelhante à PAN, os pacientes com deficiência de ADA2 (DADA2) respondem melhor a bloqueadores do antifator de necrose tumoral que a imunossupressão tradicional.[21]

Doença de Kawasaki (DK)

A DK é comum na infância, com maior incidência no Japão e ocorre sobretudo em menores de 5 anos (80% dos casos). Associa-se à presença de síndrome mucocutânea, afetando vasos de médio e pequeno calibre levando à formação de aneurismas e estenose, ocasionalmente coronárias, aorta e outras grandes artérias.[1] O diagnóstico da DK requer a presença de febre por ao menos 5 dias e 4 dos seguintes critérios: descamação das extremidades ou do períneo, exantema polimórfico, hiperemia conjuntival bilateral, hiperemia da mucosa oral ou faríngea e linfadenopatia cervical.[22] AVE é raramente descrita por mecanismo cardioembólico, mas também por micro-hemorragias cerebrais.[23]

Vasculites de Grande Calibre

Arterite de Takayasu (AT)

A arterite de células gigantes e a AT são os protótipos das vasculites inflamatórias granulomatosas crônicas de grandes vasos e que envolvem a aorta e seus ramos. A primeira afeta, sobretudo os idosos, já a AT apesar de pouco frequente pode afetar as crianças. Apesar de ser idiopática, o papel genético na sua predisposição torna-se evidente. O diagnóstico em geral é tardio, pois a AT manifesta-se com sintomas inespecíficos (febre, perda de peso, dor abdominal, dores musculares e artralgia, cefaleia e hipertensão arterial) e em decorrência da falta de biomarcadores específicos. Em 2010 foram validados critérios para a AT em crianças,[24] sendo obrigatória a presença de alterações angiográficas na aorta e seus ramos principais associado a um achado acessório, como assimetria de pulsos periféricos ou claudicação, discrepâncias na pressão arterial, presença de sopros nas grandes artérias, hipertensão arterial e provas inflamatórias elevadas (PCR e VHS). O diagnóstico da AT se dá pela presença de irregularidades das paredes arteriais, estenose, dilatações pós-estenóticas, formação de aneurismas, oclusões e aumento de vasos colaterais, encontrados pela angio-RNM ou pela angiografia convencional. Aumento no número de linfócitos CD8 com inversão da relação CD4/CD8 é um marcador da atividade da doença. O antígeno leucocitário humano (HLA) B52 é loco de susceptibilidade genética para a AT.[7]

A presença de AVE na AT em crianças é descrita em 17% dos pacientes,[24] apresentando tanto tromboembolismo como infartos cerebrais secundários à hipoperfusão secundária a estenose arterial proximal. Os quadros

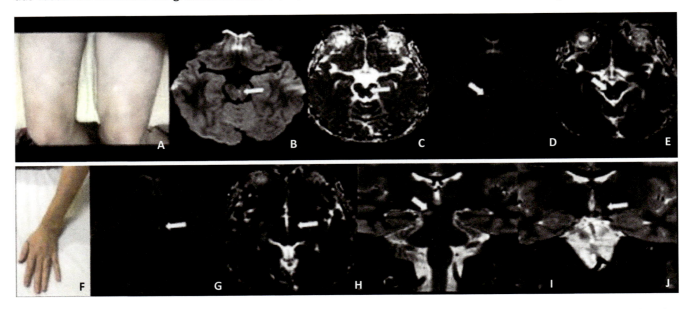

Figura 64.2 Deficiência ADA-2 em menino de 13 anos com livedo reticular (A, B) com oftalmoplegia a esquerda de início súbito. Mapa de difusão e perfusão (C, D) mostra restrição a difusão na porção paramediana do mesencéfalo na projeção das fibras do 3º nervo craniano esquerdo (setas), compatível com isquemia aguda. Após um ano, paciente apresentou parestesia e perda da gustação na porção esquerda da língua. Mapa de difusão e perfusão (E, F, G, H) com restrição à difusão na porção paramediana direita do mesencéfalo e hipotálamo esquerdo (setas), ambos compatíveis com isquemia aguda. Imagens coronais em T2 (I, J) confirmaram os achados (setas). Sequenciamento do genoma mostrou mutação missense em heterozigose no gene CECR1, que codifica a ADA-2.

vasculares possíveis são ataques isquêmicos transitórios, AVE, aneurismas intracranianos, síndrome de constrição cerebrovascular reversível, síncope e PRES, além de manifestações ocasionadas por hipertensão arterial decorrente de estenose das artérias renais.[25]

Os corticosteroides são a primeira linha no tratamento da AT, frequentemente associado a outro imunossupressor (metotrexato, ciclofosfamida, azatioprina, micofenolato de mofetila) e agentes biológicos (agentes antifator de necrose tumoral, como infliximabe, e anti-interleucina 6, como tocilizumabe). Revascularização pode ser considerada em casos com doença cerebrovascular, via endovascular ou cirúrgica, apesar de reestenoses serem frequentes.[26]

Vasculites de Diferentes Calibres
Doença de Behçet (DB)

A DB é classificada entre as doenças vasculares inflamatórias, afetando sobretudo o sistema venoso, mas também artérias de qualquer calibre, sendo sua etiopatogenia desconhecida. Apresenta distribuição global, mas preferencial nas populações da "Rota da Seda", o que implica em fatores ambientais. A frequência nas crianças varia entre 4-26%. A DB apresenta forte associação com o HLA B51. Embora variáveis, os critérios clínicos da DB são: lesões mucocutâneas recorrentes (aftas orais e genitais, pelo menos três vezes anuais), lesões de pele (pseudofoliculite, pápulas inflamatórias, eritema nodoso, úlceras, nódulos acneiformes), achados oculares (uveíte, retinite, irite) e o teste de patergia. Mais recentemente, novo critério para a DB foi proposto e o diagnóstico de DB ocorreria na presença de ≥ 4 pontos, sendo que: aftas orais, aftas genitais e lesões oculares somam 2 pontos cada; lesões de pele, envolvimento do SNC, manifestações vasculares e a patergia somam 1 ponto cada. Apesar de predominar em adultos, início pediátrico é observado, com frequência variável com a etnia.[27,28]

A frequência do acometimento neurológico na DB na pediatria varia entre 15-30% e se considerados os casos de cefaleia isolada a frequência eleva-se para 50% dos casos.[29,30] As manifestações do SNC são divididas em parenquimatosas e não parenquimatosas do tipo vascular. O quadro parenquimatoso é caracterizado por quadros localizatórios a depender da área do encéfalo lesada. Destacam-se também quadros de meningite asséptica e paralisia de nervos cranianos decorrentes de lesões no tronco encefálico e sintomas cerebelares (Figura 64.3).[29,30]

O comprometimento neurovascular engloba trombose de seios venosos (TSV) com aumento da pressão intracraniana, levando a cefaleia, edema de papila e sinais neurológicos focais (Figura 64.4). O acometimento arterial pode se apresentar como aneurismas, dissecção arterial ou infarto cerebral. A TSV associada à DB raramente apresenta infarto venoso (6%) e por isso é questionável a anticoagulação nesses pacientes.[31,32] Acometimento do SNP pode ocorrer com polineuropatia, neuropatia autonômica, mononeurite múltipla e SGB.

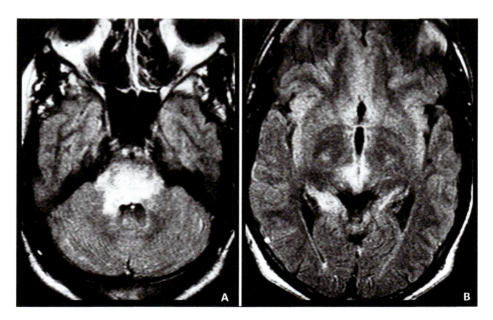

Figura 64.3 Doença de Behçet. As imagens axiais FLAIR (A-B) demonstram lesões hiperintensas de limites imprecisos no tronco encefálico, com comprometimento da ponte e pedúnculos cerebelares médios e discreta expansão focal. Observe o comprometimento da transição mesencéfalo-talâmica, maior à direita. A avaliação sistêmica permitiu a definição dos critérios para o diagnóstico de doença de Behçet. *Imagens gentilmente cedidas pelo Dr. Antônio José da Rocha.*

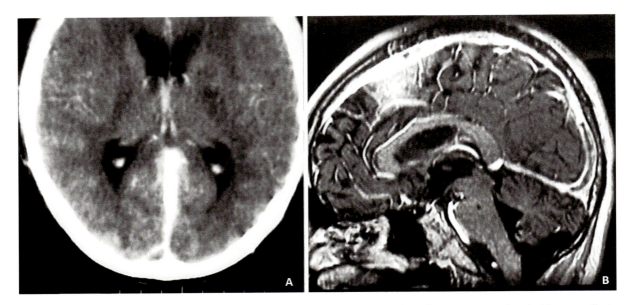

Figura 64.4 Trombose de seio sagital em menino de 13 anos com doença de Behçet, com quadro de hipertensão intracraniana. Corte axial de tomografia de crânio com contraste evidencia o sinal do delta vazio **(A)**. Imagem por ressonância com realce, corte sagital com falhas de enchimento no seio sagital **(B)**.

Não existem evidências de resposta satisfatória ao uso de agentes imunossupressores no neuro-Behçet, inclusive os pacientes com uso de ciclosporina apresentam neurotoxicidade. A frequência de sequelas neurológicas em um estudo atingiu 75% das crianças, sendo comuns distúrbios de aprendizado.[29]

Síndrome de Cogan (SC)

A SC é uma rara doença vascular inflamatória multissistêmica caracterizada pela associação de queratite intersticial e acometimento vestibulococlear (quadro de perda auditiva súbita e distúrbios do equilíbrio). Mais da metade dos pacientes apresentam envolvimento do SNC (meningismo, encefalite, infartos cerebrais, neuropatia periférica) e sintomas sistêmicos costumam estar presentes (febre, artralgia, dor abdominal, exantema). O acometimento dos vasos é variável, desde grandes vasos como a aorta até pequenos vasos. Relatos da SC em pediatria é restrito a apenas 17 casos descritos, e destes apenas quatro apresentaram vasculite, e um com relato de vasculite cerebral[33] (Tabela 64.1).

OUTRAS DOENÇAS INFLAMATÓRIAS

Lúpus eritematoso sistêmico (LES)

O LES é uma doença autoimune multissistêmica caracterizada por inflamação de vasos sanguíneos e do tecido conectivo (Tabela 64.2). No LES juvenil observa-se acometimento do SNC entre 20-40% dos casos, sendo a presença de manifestações psiquiátricas (40-56%) o achado mais comum, seguido de cefaleia (22-64%), convulsões (20-31%), AVE (15-28%), coreia associada à presença de anticorpos antifosfolípides (4-10%), neuropatia periférica (5-6%), papiledema (6-8%), vertigem (4%) e mielopatia (1%). Muitos desses achados podem decorrer dos efeitos colaterais da terapia da doença, sobretudo pelos esteroides.[34]

O AVE no LES pode estar associado com hipertensão arterial, trombose associada à síndrome antifosfolípide (SAF), ou hemorragia intracraniana secundária à trombocitopenia. As vasculites do SNC em pacientes lúpicos com manifestações neuropsiquiátricas devem ser consideradas. Outros mecanismos devem ser contemplados, incluindo lesões mediadas por autoanticorpos e células T na maioria das manifestações neuropsiquiátricas do LES.[35,36] Estudos *postmortem* estimam incidência de vasculite do SNC no LES entre 7-10%.[37]

No contexto do LES é importante considerar a contribuição da SAF.[38] A SAF é caracterizada pela presença persistente de moderado/altos títulos de anticorpos antifosfolípide. A vasculite pelo LES e a SAF são resultados de diferentes patologias de base que podem requerer tratamentos diferenciados. A SAF leva a vasculopatia trombo-oclusiva, requerendo tratamento com anticoagulação (ex. heparina) e/ou antiagregação (ex. aspirina, clopidogrel) e/ou terapia imunossupressora (ex. corticosteroides, imunoglobulina intravenosa [IGHIV], rituximabe, plasmaférese ou outra terapia imunossupressora).[39]

Dentre as manifestações do LES encontramos a vasculite do SNC, cuja imagem evidencia lesões multifocais na interface substância branca-cinzenta ou adjacentes aos ventrículos laterais e determinam quadro de AVEI (Figura 64.5) ou isquemia transitória aguda (ITA).

Vasculites e Outras Doenças Inflamatórias

Tabela 64.1 Classificação das vasculites que afetam o sistema nervoso central, com características do quadro clínico, biomarcadores e estudos de imagem.

Vasculite	Clínica sistêmica	Biomarcadores	Clínica Neurológica/Imagem
Vasculite primária do SNC			
Pequenas artérias		Antígeno vWF circulante	Cefaleia, deficit cognitivo, crises epilépticas
		IL-17 e CD-4T no LCR	
		Pleocitose LCR, síntese intratecal da imunoglobulina, mudança células NK ou B	Estudo angiográfico normal
Artérias médias			Sinais localizatórios
			Estudo angiográfico alterado
Vasculites sistêmicas			
Vasos de pequeno calibre			
Poliangeíte granulomatosa	Glomerulonefrite, infiltração pulmonar e dos seios nasais, lesões de pele e oculares, pericardite, cardiomiopatia, lesão nas coronárias	PCR, VHS, ANCA-PR3 (90%) (atividade da doença)	SNP, AVE é raro. Paquimeningite e granulomas na pituitária
Poliangeítes microscópicas	Renal, pulmonar	ANCA-MPO 75%	SNP AVE raro
Vasculites crioglobulinêmicas	Púrpura, ulcerações, artrites, glomerulonefrite	↓ C4, fator reumatoide	SNP AVE raro
Poliangeíte granulomatosa eosinofílica	Pulmonar, asma, rinite-sinusite	ANCA-MPO 40%, hipereosinofilia	SNP AVE raro
Vasculite por IgGA	Nefrite, dor estomacal-hematoquezia, púrpura.	Leucocitose, PCR, IL-6	SNP PRES, AVE raro
Vasos de médio calibre			
Doença de Kawasaki	Febre ≥ 5 dias e 4 dos seguintes critérios: descamação das extremidades ou períneo, exantema polimórfico, hiperemia conjuntival bilateral, hiperemia da mucosa oral ou faríngea e linfadenopatia cervical.	não	AVE raro (aneurismas e estenose)
PAN, vasculites associadas ao ANCA	Mialgia, dermatológico, hipertensão arterial, alteração renal.	Relação PCR/albumina, índice neutrofílico delta, ANCA-PR3 e ANCA-MPO. Mutação ADA2	SNC: quadro psicótico, convulsões, AVE, acometimento de nervos cranianos, aneurismas. SNP.
Vasos de grande calibre			
Arterite Takayasu	Alteração angiográfica na aorta e seus ramos principais e um achado acessório: pulsos periféricos assimétricos ou claudicação, discrepâncias na PA, sopros arteriais, HAS e ↑provas inflamatórias (PCR e VHS).	↑provas inflamatórias (PCR e VHS) ↑IL-6, ↑ linfócitos CD8 com inversão da relação CD4/CD8 (atividade da doença) HLA B 52 (loco de susceptibilidade genética)	Quadro vascular SNC (AIT, AVE, aneurismas, síndrome da constrição cerebrovascular reversível, síncope, PRES). Paredes arteriais irregulares, estenose e dilatações pós-estenóticas, aneurismas, oclusões e ↑ vasos colaterais.

(Continua)

Capítulo 64

Tabela 64.1 Classificação das vasculites que afetam o sistema nervoso central, com características do quadro clínico, biomarcadores e estudos de imagem. *(Continuação)*

Vasculite	Clínica sistêmica	Biomarcadores	Clínica neurológica/Imagem
Vasos de diversos calibres			
Doença de Behçet	Critérios: ≥ 4 pontos sendo aftas orais e genitais recorrentes (≥ 3 anuais) e lesões oculares (uveíte, retinite, hipopriom-irite) valem 2 pontos cada; lesões de pele (pseudofoliculite, pápulas inflamatórias, eritema nodoso, úlceras, nódulos acneiformes), teste de patergia, envolvimento do SNC e manifestações vasculares somam 1 ponto cada.	HLA B51	Parenquimatoso: quadros localizatórios. Meningite asséptica. Paralisia de nervos cranianos decorrentes de lesões no tronco encefálico e sintomas cerebelares. Neurovascular: arterial e venoso qualquer diâmetro. Venoso – trombose de seios venosos com aumento da pressão intracraniana; arterial – aneurismas, dissecção arterial ou infarto cerebral. Acometimento do SNP.
Síndrome de Cogan	Associação de queratite intersticial, acometimento vestibulococlear e sintomas sistêmicos (febre, artralgia, dor abdominal, rash).	Não	Perda auditiva súbita e distúrbios do equilíbrio. Acometimento do SNC (meningismo, encefalite, infartos cerebrais, neuropatia periférica). O acometimento dos vasos é variável, de grandes vasos como a aorta até pequenos vasos.

AIT, ataques isquêmicos transitórios; AVE, acidentes vasculares encefálicos; SNC, sistema nervo central; SNP, sistema nervoso periférico; HAS, Hipertensão arterial sistêmica.

Tabela Tabela 64.2 – Critérios diagnósticos para lúpus eritematoso sistêmico.[40]

O diagnóstico de lúpus eritematoso sistêmico é definido na presença de quatro dos seguintes critérios:
- Eritema malar: eritema fixo em região malar, plano ou em relevo
- Lesão discoide: lesão eritematosa infiltrada, com escamas queratóticas aderidas e tampões foliculares, que pode evoluir com cicatriz atrófica e discromia
- Fotossensibilidade: exantema cutâneo como reação não usual à exposição solar, de acordo com a história do paciente ou observado pelo médico
- Úlceras orais: úlceras orais ou nasofaríngeas, usualmente indolores, observadas pelo médico
- Artrite: artrite não erosiva envolvendo duas ou mais articulações periféricas, caracterizadas por dor, edema ou derrame articular
- Serosite: pleurite (caracterizada por história convincente de dor pleurítica ou atrito auscultado pelo médico ou evidência de derrame pleural) ou pericardite (documentado por eletrocardiograma ou atrito ou evidência de derrame pericárdico)
- Comprometimento renal: proteinúria persistente (> 0,5g/dia ou +++) ou cilindrúria anormal
- Alterações neurológicas: convulsão ou psicose, na ausência de outras causas
- Alterações hematológicas: anemia hemolítica (com reticulocitose) ou leucopenia (menor que 4.000/mm³ em duas ou mais ocasiões) ou linfopenia (menor que 1.500/mm³ em duas ou mais ocasiões) ou plaquetopenia (menor que 100.000/mm³ na ausência de outra causa)
- Alterações imunológicas:
- anticorpo anti-DNA nativo ou
- anti-SM ou
- anticorpos antifosfolípides, baseado em:
  - níveis anormais de IgG ou IgM anticardiolipina ou
  - teste positivo para anticoagulante lúpico ou
  - teste falso-positivo para sífilis por, no mínimo, seis meses
- Anticorpos antinucleares: título anormal de anticorpo antinuclear por imunofluorescência indireta ou método equivalente, em qualquer época e na ausência de exposição a drogas sabidamente causadoras da síndrome do LES induzido por drogas

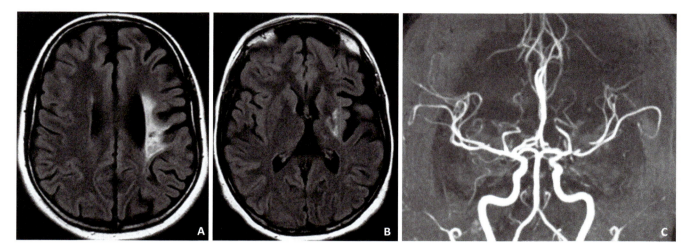

Figura 64.5 Vasculite lúpica com acidente vascular encefálico isquêmico em menina de 12 anos, com hemiparesia direita. Imagem por ressonância com zonas de alteração de sinal cortico-subcorticais no hemisfério cerebral esquerdo, com hipersinal em FLAIR axial parietal e insular (A, B), com extensão a região nucleocapsular. Irregularidade do segmento supraclinoideo da artéria carótida interna esquerda com moderada redução do diâmetro e leve irregularidade; redução do calibre da artéria cerebral anterior (segmento A1) e redução intensa do calibre do segmento M1 da artéria cerebral média esquerda além de redução do número e calibre dos ramos operculares (C).

A vasculite associada ao LES se relaciona a leucopenia, anticorpos anti-ds-DNA e redução do complemento.[41] O diagnóstico da vasculite do SNC requer estudo de RNM e a exclusão de outros diagnósticos, incluindo infecções, vasculites induzidas por drogas, vasculites associadas a neoplasias, doenças inflamatórias cerebrais não vasculíticas, doenças desmielinizantes e doenças cerebrais inflamatórias mediadas por anticorpos.[42] Recomenda-se que a investigação do LES juvenil deva ser igual à investigação do acometimento do SNC em paciente sem LES, incluindo: estudo do LCR, eletroencefalograma, avaliação neuropsicológica e oftalmológica, estudos de condução nervosa e RNM podem ser considerados.[43] Os estudos de imagem mesmo com angiografia não podem excluir vasculite pelo LES, resultados falsos negativos são possíveis se acometer pequenos vasos,[34] e a biópsia cerebral pode ser necessária.[41,42,44] O tratamento usualmente envolve altas dose de corticoides (prednisona oral 1-2 mg/kg/dia; ou metilprednisolona endovenosa 30 mg/kg/dia em 1 ou até 5 dias consecutivos) associado a ciclofosfamida endovenosa (500 mg/m²), e casos mais resistentes podem incluir plasmaférese, dexametasona e metotrexato intratecal e IGHIV.[45]

O prognóstico pode ser reservado nos pacientes com afecção do SNC persistente e a presença de encefalopatia e AVE são os principais fatores de risco.

Sarcoidose

A sarcoidose é uma doença granulomatosa multissistêmica crônica de etiologia desconhecida que se manifesta por linfadenopatia, hepatoesplenomegalia e manifestações oculares (uveíte/irite), pulmonares e musculoesqueléticas. Em 30% dos pacientes adultos há acometimento do SNC, com envolvimento de nervos cranianos, lesões tumorais, hidrocefalia obstrutiva, meningite asséptica, mielopatia, convulsões, lesões no eixo hipotalâmico-pituitário e acometimento medular. Alterações na base do crânio e meninges avaliadas pela neuroimagem são sugestivas do diagnóstico (Figura 64.6). A enzima conversora da angiotensina se encontra elevada em 74% dos pacientes. O tratamento com prednisona oral leva a melhora clínica significativa, assim como o uso de metotrexato oral em baixas doses (10-15 mg/m²/semana).[46]

Doenças autoinflamatórias

Síndrome crônica infantil neurológica, cutânea e articular (CINCA) ou doença inflamatória multissistêmica de início neonatal (NOMID)

A síndrome CINCA é uma doença autoinflamatória rara, caracterizada por *rash* urticariforme presente nos primeiros dias de vida associado a anomalias articulares e acometimento do SNC, que representa o fenótipo mais grave das síndromes periódicas associadas à criopirina. A CINCA decorre de mutações autossômico dominantes com ganho na função do gene *NLRP3*, que codifica componente-chave na imunidade inata que regula a ativação e secreção da interleucina-1 (IL1) beta.

Estes pacientes apresentam fácies peculiar com bossa frontal proeminente e nariz em sela. Entre as manifestações neurológicas são relatados meningite asséptica crônica levando a atrofia cerebral, retardo mental, surdez neurossensorial, cefaleia crônica, crises convul-

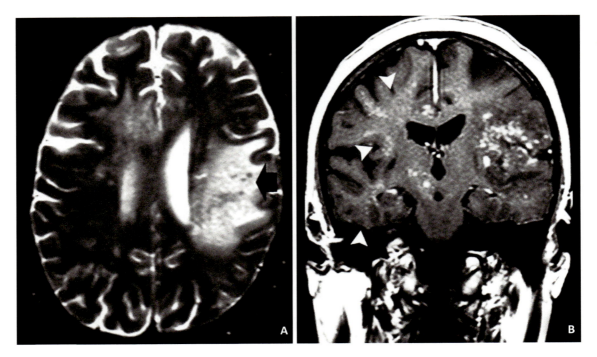

Figura 64.6 Neurossarcoidose. Imagem axial T2 **(A)** demonstra lesões bi-hemisféricas com comprometimento subcortical, periventricular e do corpo caloso. Observe que o predomínio de hipersinal deve decorrer de edema vasogênico associado a pequenos focos nodulares hipointensos, alguns confluentes (seta). A imagem coronal pós-contraste **(B)** confirma a natureza inflamatória multifocal e demonstra a distribuição perivascular (radial), principalmente no hemisfério direito (cabeças de setas). A biópsia confirmou a natureza granulomatosa não caseosa, compatível com sarcoidose.
Fonte: Imagens gentilmente cedidas pelo Dr. Antônio José da Rocha.

sivas, vômitos, diplegia espástica e atraso no fechamento da fontanela anterior. Calcificação da foice cerebral e dura-máter, coleção subdural e realce meníngeo são observados nos exames de neuroimagem. Em relação à terapia, indica-se o uso de agentes anti-IL1.[47]

Febre Familiar do Mediterrâneo (FFM)

A FFM é uma síndrome febril periódica, doença autoinflamatória monogênica, autossômica recessiva (genes *MEFV* e *M694V*), caracterizada por episódios recorrentes e polisserosite envolvendo o peritônio, pleura e sinóvia. A maioria dos pacientes respondem ao uso de colchicina. O acometimento do SNC é raro, sendo relatado meningite asséptica, cefaleia, crises convulsivas. São descritos também quadros graves com formas desmielinizantes, quadros cerebrovasculares e PRES.[48]

Encefalopatias agudas associadas à febre

Este grupo de encefalopatias, que afeta sobretudo lactentes e crianças jovens, se caracteriza pela presença de convulsões, rebaixamento do nível de consciência prolongado e sinais neurológicos focais acompanhado de febre precedidos de quadro prodrômico, e que apresentam prognóstico reservado. Incluem-se neste grupo a encefalopatia necrotizante aguda (ENA), a encefalopatia aguda com convulsões bifásicas e redução tardia da difusão (AESD), a encefalite/encefalopatia leve com lesão reversível do esplênio (MERS) e a síndrome do choque hemorrágico e encefalopatia (HSES).[49]

Encefalopatia necrotizante aguda da infância

A encefalopatia necrozanre aguda (ENA) infantil é uma encefalopatia fulminante que afeta lactentes e crianças com etiologia imunomediada secundária a infecções pelo vírus influenza tipo 1 mas também por outros agentes (influenza vírus tipo 2, parainfluenza, herpes-vírus tipo 1, herpes-vírus humano tipo 6, herpes-vírus tipo 7, rotavírus, enterovírus, rubéola, sarampo e bocavírus) e/ou em casos recorrentes ou familiares secundária ao polimorfismo genético com associação a mutação no gene *RANBP2*, que codifica a proteína do poro nuclear Ran Biding Protein-2, com transmissão autossômica dominante incompleta.[50,51] Invariavelmente há acometimento bilateral dos tálamos com a aparência trilaminar característica nas sequências de difusão e coeficente de difusão aparente (DW1 e ADC), por vezes com focos de hemorragia, mas acomete também outras áreas de maneira simétrica, como a substância branca e o tronco (Figura 64.7).

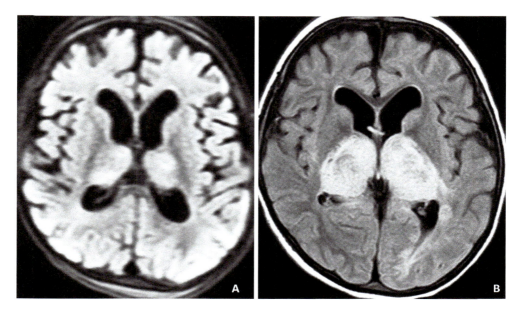

Figura 64.7 Encefalopatia necrozante aguda em menina com idade de 04 anos apresentando quadro progressivo de febre e rebaixamento do nível de consciência. Imagens por ressonância magnética de encéfalo, cortes axiais em FLAIR (A, B), mostrando evolução temporal de lesão talâmica bilateral, com hipersinal e na evolução intenso efeito tumefativo. Sequenciamento do exoma evidenciou mutação no gene RANBP2 codificador da proteína do poro nuclear Ran Biding Protein-2.

O diagnóstico diferencial inclui outras encefalopatias febris agudas anteriormente relatadas, as encefalites virais, bacterianas, autoimunes e o AVE.[49]

Uma tempestade de citocinas pró-inflamatórias com resposta imune fulminante como reação a um quadro viral e excitabilidade neuronal aumentada levando a colapso das vias metabólicas celulares é considerada como hipótese para o mecanismo patogênico. Assim, a terapia é baseada na supressão da produção dessas citocinas, sendo utilizados pulso de metilprednisolona, IGHIV e plasmaférese.[52]

O prognóstico é variável, com mortalidade em torno de 30% e menos que 10% dos pacientes apresentam recuperação completa.[52] Entre os fatores de mau prognóstico estão: lesão acometendo o tronco cerebral, quadro de choque no início da manifestação, idade de início maior que 48 meses, hiperproteinorraquia e plaquetopenia.[53]

Linfohistiocitose Hemofagocítica (LHH)

A LHH é uma doença hiperinflamatória sistêmica, caracterizada por elevação das citocinas, sendo classificada como primária ou secundária, e que frequentemente acomete o SNC. A LHH primária é um distúrbio monogênico que afeta a citotoxicidade mediada pela perforina de linfócitos T citotóxicos e células *natural killer*. A LHH secundária ocorre como complicação de infecções (Epstein-Barr vírus, herpes simples vírus, citomegalovírus, adenovírus), neoplasias (linfomas), doenças autoimunes (LES, artrite idiopática juvenil sistêmica), reações de hipersensibilidade a drogas (carbamazepina, fenobarbital, sulfametoxazol) e após transplante alogênico de células-tronco hematopoiéticas. As síndromes de Griscelli tipo 2, Chédiak-Higashi e Hermansky-Pudlak tipo 2, que interferem no tráfego de grânulos citotóxicos e na liberação de mediadores citotóxicos, também podem desenvolver LHH.[54]

A apresentação da LHH se caracteriza por febre refratária e hemofagocitose por macrófagos ativados, com pancitopenia, coagulação intravascular disseminada e falência de múltiplos órgãos. Reativações com o acometimento do SNC são frequentes na evolução (56% segundo Jovanovic *et al.*, em 30 crianças; e 60,3% segundo Zhao *et al.*, em 179 crianças) e podem ocorrer concomitantes ou não com recidiva sistêmica da LHH (Figura 64.8). Os sintomas são variáveis, incluindo alteração no nível da consciência, crises convulsivas, irritabilidade, abaulamento de fontanelas e paralisia de nervos cranianos.[55,56]

Para iniciar o tratamento adequado, o diagnóstico correto é essencial. Além dos exames sanguíneos para a doença são necessários o estudo do LCR e os estudos de imagem pela RNM, mesmo na ausência de sinais e sintomas neurológicos. Os achados de imagem são pouco específicos e incluem edema, atrofia, necrose subcortical e alterações de sinal na substância branca.[55]

Os critérios diagnósticos para a LHH 2004[57] estão na Tabela 64.3.

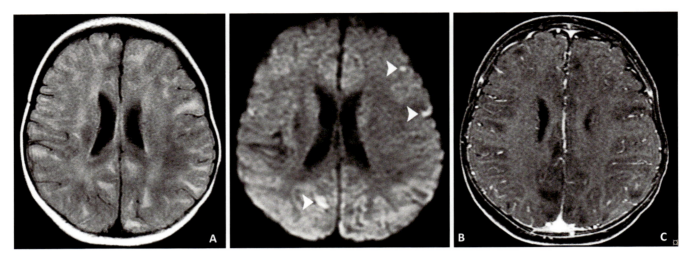

Figura 64.8 Linfohistiocitose hemofagocítica. Menino de 10 meses com histórico de infecções recorrentes, apresentando febre, aftas orais e crises epilépticas. A imagem axial FLAIR **(A)** demonstra múltiplas lesões hiperintensas subcorticais, supratentoriais, algumas com restrição à difusão da água **(B)**, porém sem evidências de impregnação anormal pelo contraste paramagnético **(C)**. *Imagens gentilmente cedidas pelo Dr. Leandro Tavares Lucato.*

Tabela 64.3 Critérios diagnósticos para linfohistiocitose hemofagocítica.

Diagnóstico estabelecido se tanto A e B forem realizados

A. Diagnóstico molecular compatível

B. Critérios diagnósticos (5 dos 8 critérios abaixo)

1. Febre persistente
2. Esplenomegalia
3. Citopenias (afetando ≥ 2 das 3 linhagens no sangue periférico)
   Hemoglobina < 9 g/dL (antes de 4 semanas considerar hemoglobina < 10 g/dL)
   Plaquetas < 100.000/μL
   Neutrófilos < 10.000/μL
4. Hipertrigliceridemia e/ou hipofibrinogenemia
   triglicérides no jejum ≥ 265mg/dL
   fibrinogênio ≥ 150mg/dL
5. Hemofagocitose na medula óssea, baço ou linfonodo sem evidência de neoplasia
6. Atividade das células NK ausente ou abolida
7. Ferritina ≥ 500 ng/mL
8. Receptor IL-2 solúvel ≥ 2400 U/mL

NK: *natural killer.*

A terapêutica da LHH no SNC inclui o tratamento sistêmico, mas não limitado apenas a este, tendo como opções drogas como IGHIV (1g/kg), corticosteroides (dexametasona - 10 mg/m²/dia ou pulso metilprednisolona - 20-30 mg/kg/dia, máximo 1 g/dia, 3 dias consecutivos), plasmaférese, além de ciclosporina A, etoposide, rituximabe, alemtuzumabe e globulina anti-timócito. Além disso, a aplicação de metotrexato intratecal e corticoide se tornou padrão. A terapia deve iniciar-se sem atraso. Uma abordagem com anticorpo anti-IFN-gama (NI-0501) é usualmente testada. O transplante de medula óssea (TMO) também representa uma importante opção terapêutica; pacientes com LHH primária podem se beneficiar de TMO imediato mesmo com doença ativa no transplante.[58]

A Tabela 64.4 mostra as principais terapias imunossupressoras empregadas no tratamento das doenças inflamatórias não infecciosas do SNC.

Tabela 64.4 – Terapias imunossupressoras empregadas no tratamento das doenças inflamatórias não infecciosas do SNC.

Medicação	Apresentações	Posologia	Modo de usar e monitoramento	Efeitos adversos
Azatioprina	50 mg (comprimidos)	1 a 3 mg/kg/dia	VO uma vez por dia (controle de hemograma, transaminases)	Aumento de risco de infecções, hepatotoxicidade e mielotoxicidade, alopecia
Metotrexato	2,5 mg (comprimido); 25 mg/mL (ampola)	15 a 20 mg/m^2	VO ou SC, uma vez por semana; uso de ácido fólico 5 mg, VO, 24 horas após a administração do metotrexato (controle de hemograma, transaminases)	Aumento de risco de infecções, hepatotoxicidade e mielotoxicidade, fibrose pulmonar, mucosite
Cloroquina	Hidroxicloroquina – 400 mg (comprimido)	5 a 7 mg/kg/dia	VO uma vez por dia (controle oftalmológico semestral com realização de fundo de olho, avaliação dos campos visuais e avaliação de cores)	Toxicidade retiniana
	Difosfato de cloroquina – 250 mg (comprimido)	3 a 5 mg/kg/dia		
Ciclofosfamida	1000 mg (ampola)	500 a 1000 mg/m^2	Pulsoterapia EV mensalmente (controle de hemograma, transaminases, hidratação intensa)	Aumento do risco de infecções, hepatotoxicidade e mielotoxicidade, vômitos, alopecia, cistite hemorrágica, teratogenicidade, neoplasias, esterilidade
Micofenolato mofetil	500 mg (comprimido)	400 a 600 mg/m^2	VO de 12/12 horas (mielotoxicidade)	Diarreia, infecções, neutropenia
Rituximabe	500 mg (ampola)	750 mg/m^2	2 ampolas a cada 15 dias por duas doses (repetir a cada 6 meses)	Mielotoxicidade, hipogamaglobulinemia, leucoencefalopatia multifocal progressiva

REFERÊNCIAS BIBLIOGRÁFICAS

1. Jennette JC, Falk RJ, Bacon PA, Basu N, Cid MC, Ferrario F, et al. 2012 revised International Chapel Hill Consensus Conference Nomenclature of Vasculitides. Arthritis Rheum. 2013;65(1):1-11.
2. Hajj-Ali RA, Calabrese LH. Central nervous system vasculitis. Curr Opin Rheumatol. 2009 Jan;21(1):10-8.
3. Birnbaum J, Hellmann DB. Primary angiitis of the central nervous system. Arch Neurol. 2009;66:704-9.
4. Cellucci T, Tyrrell PN, Twilt M, Sheikh S, Benseler SM. Distinct phenotype clusters in childhood inflammatory brain diseases: implications for diagnostic evaluation. Arthritis Rheumatol. 2014;66(3):750-6.
5. Pistracher K, Gellner V, Riegler S, Schökler B, Scarpatetti M, Kurschel S. Cerebral haemorrhage in the presence of primary childhood central nervous system vasculitis: a review. Childs Nerv Syst. 2012;28:1141-8.
6. Benseler SM, deVeber G, Hawkins C, Schneider R, Tyrell PN, Aviv RI, et al. Angiography-negative primary central nervous system vasculitis in children: a newly recognized inflammatory central nervous system disease. Arthritis Rheum. 2005;52(7):2159-67.
7. Strunk D, Schmidt-Pogoda A, Beuker C, Milles LS, Korsukewitz C, Meuth SG, et al. Biomarkers in vasculitides of the nervous system. Front Neurol. 2019 Jun 6;10:591.
9. Salvarani C, Brown RD Jr, Christianson TJ, Huston 3rd, Hunder GG. Adult primary central nervous system vasculitis: treatment and course: analysis of one hundred sixty-three patients. Arthritis Rheum. 2015;67(6):1637-45.
8. Deschamps K, Yeates KO, Fay-McClymont TB, Twilt M, Westmacott R, Dropol A, et al. Cognitive outcomes of childhood primary CNS vasculitis. Neuropsychology. 2019;33(4):462-9.
10. Lu T, Bao J, Lin D, Chen H, Qiu W, Lu Z. Pediatric granulomatosis with polyangiitis exhibiting prominent central nervous symptoms. Childs Nerv Syst 2016;32:1517-21.
11. Chumbley LC, Harrison EG, DeRemee RA. Allergic granulomatosis and angiitis (Churg-Strauss syndrome). Report and analysis of 30 cases. Mayo Clin Proc. 1977;52:477-84.
12. Mouthon L, Le Toumelin P, Andre MH, Gayraud M, Casassus P, Guillevin L. Polyarteritis nodosa and Churg-Strauss angiitis. Characteristics and outcome in 38 patients over 65 years. Medicine. 2002;81(1):27-40.

13. Peters JE, Gupta V, Saeed IT, Offiah C, Jawad ASM. Severe localised granulomatosis with polyangiitis (Wegener's granulomatosis) manifesting with extensive cranial nerve palsies and cranial diabetes insipidus: a case report and literature review. BMC Neurol. 2018 May 1;18(1):59.
14. Iglesias E, Eleftheriou D, Mankad K, Prabhakar P, Brogan PA. Microscopic polyangiitis presenting with hemorrhagic stroke. J Child Neurol. 2014;29(8):NP1-4.
15. Lava SAG, Peeters GGAM, Bianchetti MG, Simonetti BG, Simonetti GD, Milani GP. Posterior reversible encephalopathysyndrome in Henoch-Schönlein purpura. Rheumatol Int 2017;37(3):461-3.
16. Garzoni L, Vanoni F, Rizzi M, Simonetti GD, Simonetti BG, Ramelli GP, et al. Nervous system dysfunction in Henoch-Schönlein syndrome: systematic review of the literature. Rheumatology. 2009;48(12):1524-9.
17. Cacoub P, Comarmond C, Domont F, Savey L, Saadoun D. Cryoglobulinemia vasculitis. Am J Med. 2015 Sep;128(9):950-5.
18. Gonzalez-Gay MA, Blanco R, Rodríguez-Valverde V, Martínez-Taboada VM, Delgado-Rodriguez M, Figueroa M, et al. Permanent visual loss and cerebrovascular accidents in giant cell arteritis: predictors and response to treatment. Arthritis Rheum. 1998;41:1497-504.
19. Pagnoux C, Seror R, Henegar C, Mahr A, Cohen P, Le Guern V, et al. Clinical features and outcomes in 348 patients with polyarteritis nodosa: a systematic retrospective study of patients diagnosed between 1963 and 2005 and entered into the French Vasculitis Study Group Database. Arthritis Rheum. 2010;62(2):616-26.
20. Ozen S, Pistorio A, Iusan SM, Bakkaloglu A, Herlin T, Brik R, et al. EULAR/PRINTO/PRES criteria for Henoch-Schönlein purpura, childhood polyarterites nodosa, childhood Wegener granulomatosis and childhood Takayasu arteritis: Ankara 2008. Part II: Final classification criteria. An Rheum Dis. 2010;69:798-806.
21. Gonçalves TDS, Alves CAPF, da Paz JA, Lucato LT. Teaching neuroimages: lacunar stroke and polyarteritis nodosa: Consider ADA2 deficiency (DADA2). Neurology. 2019 Apr 9;92(15):e1801-e1802.
22. Ozen S, Ruperto N, Dillon MJ, Bagga A, Barron K, Davin JC, et al. EULAR/PReS endorsed consensus criteria for the classification of childhood vasculitides. Ann Rheum Dis. 2006;65(7):936-41.
23. Gitiaux C, Kossorotoff M, Bergounioux J, Adjadj E, Lesage F, Boddaert N, et al. Cerebral vasculitis in severe Kawasaki disease: early detection by magnetic resonance imaging and good outcome after intensive treatment. Dev Med Child Neurol. 2012;54(12):1160-3.
24. Brunner J, Feldman BM, Tyrrell PN, Kuemmerle-Deschner JB, Zimmerhackl LB, Gassner I, et al. Takayasu arteritis in children and adolescents. Rheumatology (Oxford). 2010;49(10):1806-14.
25. Bond KM, Nasr D, Lehman V, Lanzino G, Cloft HJ, Brinjikji W. Intracranial and extracranial neurovascular manifestations of Takayasu arteritis. Am J Neuroradiol. 2017 Apr;38(4):766-72.
26. Di Santo M, Stelmaszewski EV, Villa A. Takayasu arteritis in paediatrics. Cardiol Young. 2018;28:354-61.
27. Koné-Paut I. Behçet's disease in children, an overview. Pediatr Rheumatol. 2016;14:10.
28. Davatchi F, Assad-Khalil S, Calamia KT, Crook JE, Sadeghi-Abdollahi B, Schirmer M, et al. The International Criteria for Behçet's Disease (ICBD): a collaborative study of 27 countries on the sensitivity and specificity of the new criteria. J European Acad Dermatol and Venereol. 2014;28(3):338-47.
29. Metreau-Vastel J, Mikaeloff Y, Tardieu M, Koné-Paut I, Tran TA. Neurological involvement in paediatric Behçet's disease. Neuropediatrics. 2010;41(5):228-34.
30. Koné-Paut I, Shahram F, Darce-Bello M, Cantarini L, Cimaz R, Gattorno M, et al. Consensus classification criteria for paediatric Behçet's disease from a prospective observational cohort, PEDBD. Ann Rheum Dis 2016;75(6):958-64.
31. Siva A, Saip S. The spectrum of nervous system involvement in Behçet's syndrome and its differential diagnosis. J Neurol. 2009;256:513-29.
32. Yesilot N, Bahar S, Yilmazer S, Mutlu M, Kurtuncu M, Tuncay R, et al. Cerebral venous thrombosis in Behçet's disease compared to those associated with other etiologies. J Neurol 2009;256:1134-42.
33. Mora P, Calzetti G, Ghirardini S, Rubino P, Gandolfi S, Orsoni J. Cogan's syndrome: state of the art of systemic immunosuppressive treatment in adult and pediatric patients. Autoimmun Rev. 2017;16(4):385-90.
34. Rowshani AT, Remans P, Rozemuller A, Tak PP. Cerebral vasculitis as a primary manifestation of systemic lupus erythematosus. Ann Rheum Dis. 2005;64:784-6.
35. Moore PM. Vasculitis of the central nervous system. Curr Rheumatol Rep. 2000;2:376-82.
36. Omdal R. Some controversies of neuropsychiatric systemic lupus erythematosus. Scand J Rheumatol. 2002;31:19-7.
37. Koerner C, Sommer C, Knauth M, Breitbart A, Wildemann B. Granulomatous cerebral vasculitis in systemic lupus erythematosus during systemic remission of disease. J Neurol. 2000;247:722-4.
38. Lie JT. Vasculopathy of the antiphospholipid syndromes revisited: thrombosis is the culprit and vasculitis the consort. Lupus. 1996;5:368-71.
39. Groot N, de Graeff N, Avcin T, Bader-Meunier B, Dolezalova P, Feldman B, et al. European evidence-based recommendations for diagnosis and treatment of paediatric antiphospholipid syndrome: the SHARE initiative. Ann Rheum Dis. 2017;76:1637-41.
40. The American College of Rheumatology nomenclature and case definitions for neuropsychiatric lupus syndromes. Arthritis and rheumatism. 1999;42(4):599-608.
41. Toubi E, Kessel A, Bamberger E, Golan TD. Systemic lupus erythematosus vasculitis: a current therapeutic overview. Curr Treat Options Cardiovasc Med. 2004;6:87-97.
42. Gowdie P, Twilt M, Benseler SM. Primary and secondary central nervous system vasculitis. J Child Neurol. 2012;27:1448-59.
43. Groot N, de Graeff N, Avcin T, Bader-Meunier B, Brogan P, Dolezalova P, et al. European evidence-based recommendations for diagnosis and treatment of childhood-onset systemic lupus erythematosus: the SHARE initiative. Ann Rheum Dis. 2017;76:1788-96.
44. Barile-Fabris L, Hernandez-Cabrera MF, Barragan-Garfias JA. Vasculitis in systemic lupus erythematosus. Curr Rheumatol Rep. 2014;16:440.
45. Duzova A, Bakkaloglu A. Central nervous system involvement in pediatric rheumatic diseases: current concepts in treatment. Curr Pharm Des. 2008;14:1295-301.

46. Gedalia A, Khan TA, Shetty AK, Dimitriades VR, Espinoza LR. Childhood sarcoidosis: Louisiana experience. Clin Rheumatol 2016 Jul;35(7):1879-84.
47. Finetti M, Omenetti A, Federici S, Caorsi R, Gattorno M. Chronic Infantile Neurological Cutaneous and Articular (CINCA) syndrome: a review. Orphanet J Rare Dis. 2016 Dec 7;11(1):167.
48. Umut Kalyoncu U, Eker A, Oguz KK, Kurne A, Kalan I, Topcuoglu AM, et al. Familial Mediterranean fever and central nervous system involvement: a case series. Medicine (Baltimore). 2010 Mar;89(2):75-84.
49. Hoshino A, Saitoh M, Oka A, Okumura A, Kubota M, Saito Y, et al. Epidemiology of acute encephalopathy in Japan, with emphasis on the association of viruses and syndromes. Brain Dev. 2012;34:337-43.
50. Mizuguchi M. Acute necrotizing encephalopathy of childhood: a novel form of acute encephalopathy prevalent in Japan and Taiwan. Brain Dev. 1997;19:81-92.
51. Neilson DE, Adams MD, Orr CMD, Schelling DK, Eiben RM, Kerr DS, et al. Infection-triggered familial or recurrent cases of acute necrotizing encephalopathy caused by mutations in a component of the nuclear pore, RANBP2. Am J Hum Genet. 2009;84(1):44-51.
52. Wu X, Wu W, Pan W, Wu L, Liu K, Zhang H-L. Acute necrotizing encephalopathy: an underrecognized clinicoradiologic disorder. Mediat Inflamm 2015:792578.
53. Yamamoto H, Okumura A, Natsume J, Kojima S, Mizuguchi M. A severity score for acute necrotizing encephalopathy. Brain Dev. 2015;37:322-7.
54. Morimoto A, Nakazawa Y, Ishii E. Hemophagocytic lymphohistiocytosis: pathogenesis, diagnosis, and management. Pediatr Int. 2016;58(9):817-25.
55. Jovanovic A, Kuzmanovic M, Kravljanac R, Micic D, Jovic M, Gazikalovic S, et al. Central nervous system involvement in hemophagocytic lymphohistiocytosis: a single-center experience. Pediatr Neurol. 2014;50(3):233-7.
56. Zhao Y, Qing Z, Li Z, Zhang L, Lian H, Ma H, et al. Central nervous system involvement in 179 chinese children with hemophagocytic lymphohistiocytosis. Chin Med J (Engl). 2018;131(15):1786-92.
57. Henter JI, Horne A, Aricó M, Egeler RM, Filipovich AH, Imashuku S, et al. HLH-2004: diagnostic and therapeutic guidelines for hemophagocytic lymphohistiocytosis. Pediatr Blood Cancer. 2007;48(2):124-31.
58. Horne A, Wickström R, Jordan MB, Yeh EA, Naqvi A, Henter JI, et al. How to treat involvement of the central nervous system in hemophagocytic lymphohistiocytosis? Curr Treat Options Neurol. 2017 Jan;19(1):3.

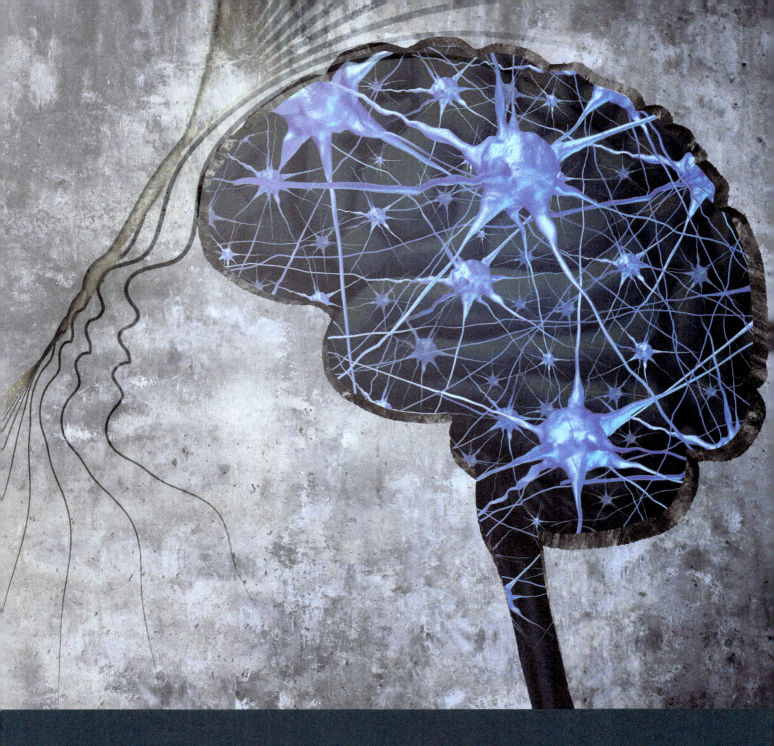

Seção 11 | NEOPLASIAS E CONDIÇÕES RELACIONADAS

Coordenador: Ricardo Silva Pinho

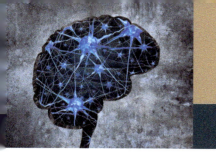

▶ Ricardo Silva Pinho
▶ Nasjla Saba da Silva
▶ Andréa Maria Cappellano

capítulo 65 | Neoplasia

A revisão das primeiras descrições escritas e relatórios de câncer mostram que médicos e cirurgiões antigos fizeram progressos graduais na compreensão do câncer. Ficou claro para a maioria deles que a detecção precoce e a remoção completa, antes que o câncer se tornasse ulcerado, proporcionava o melhor resultado.[1]

Eventos que ocorreram na medicina durante os séculos 15, 16 e 17 sinalizaram o fim da Idade das Trevas. O movimento renascentista, espalhando-se da Itália pela Europa, acabou com as proibições religiosas e públicas que impediram o progresso da medicina. Médicos e cirurgiões pioneiros que deram atenção às descobertas em anatomia, fisiologia e química estabeleceram as bases para patologia tumoral, oncologia cirúrgica e oncologia médica.[2]

No início do século 19, a microscopia substituiu a patologia descritiva grosseira do século 18. As células ficaram conhecidas como os elementos mais importantes e distintos dos tecidos benignos e cancerosos. Assim, em meados de 1800, uma base sólida havia sido estabelecida para a microscopia, e os cirurgiões reconheceram que o diagnóstico microscópico feito por patologistas merecia atenção. No devido tempo, diagnósticos microscópicos pré-operatórios e classificação de cânceres em espécimes de biópsia foram incorporados na escolha da operação cirúrgica mais adequada.[3]

Na segunda metade do século XIX, a maioria dos pacientes com câncer era atendida por cirurgiões que realizavam exérese e limitavam suas operações a 1 ou 2 áreas específicas. Para ajudar os cirurgiões e outros médicos a cuidar de seus pacientes, os patologistas descreveram entidades recém-descobertas, refinaram a classificação microscópica dos tumores e introduziram a classificação dos cânceres. As descobertas de Röntgen e Curie revolucionaram o diagnóstico e o tratamento dos cânceres. A busca pela cura dos cânceres se estendeu a organismos infecciosos, produtos químicos e materiais radioativos.[4]

Nas três décadas de 1910 a 1940, houve mais progresso na pesquisa, diagnóstico e tratamento de cânceres do que durante os séculos anteriores combinados. A descoberta de vários carcinógenos, condições pré-cancerosas e cânceres hereditários trouxe novos pensamentos sobre a gênese dos cânceres. Embora a radiologia diagnóstica e a radioterapia tenham se tornado especialidades pertinentes, a cirurgia manteve sua primazia no tratamento de pacientes com câncer. O delineamento de novas e distintas entidades neoplásicas, várias lesões pré-cancerosas e carcinomas não invasivos, bem como a introdução da classificação histopatológica dos cânceres, promulgou mudanças convincentes na terapia. No entanto, com todos os avanços no diagnóstico e tratamento de cânceres, muito pouca melhoria pôde ser demonstrada na sobrevida global dos pacientes e, no final da década de 1930, o câncer se tornou a segunda causa mais comum de morte nos Estados Unidos.[5]

Nas três décadas de 1940 a 1970, os Estados Unidos se tornaram o núcleo de pesquisa, diagnóstico e tratamento do câncer. A descoberta de drogas anticancerígenas e a demonstração clínica de que a quimioterapia e a radioterapia poderiam curar o câncer, e têm a capacidade de prevenir a recorrência de tumores foram, incontestavelmente, os eventos inovadores mais notáveis. Consequentemente, a tendência de menos cirurgia e mais terapia multimodal.[6]

Nas duas décadas e meia seguintes (1970-1995), novas pesquisas estabeleceram que a translocação cromossômica, deleção e amplificação de DNA são pré-requisitos para a carcinogênese e que oncogenes, genes supressores de tumor, fatores de crescimento e citocinas desempenham papéis cruciais no mecanismo patológico do câncer. Papilomavírus humano (HPV), vírus da imunodeficiência humana (HIV), vírus do herpes e vírus da hepatite B foram identificados como vírus causadores de câncer. Vários testes laboratoriais foram desenvolvidos para a detecção de cânceres primários e recorrentes, e a prevenção do câncer por métodos de rastreamento foi popularizada. A ultrassonografia, a tomografia computadorizada, a ressonância magnética, a tomografia por emissão de pósitrons, a excisão de linfonodos sentinela e as técnicas imunohistoquímicas tornaram-se procedimentos rotineiros. O estadiamento clínico-patológico e a classificação dos tumores foram padronizados. Cirurgia limitada, quimioterapia e radioterapia adjuvante e neoadjuvante, e o uso terapêutico de anticorpos monoclonais, vacinas tumorais e quimioterapia direcionada tornaram-se práticas rotineiras. O declínio na incidência e mortalidade por câncer demonstrou que a prevenção do câncer e o avanço da oncologia são fundamentais para o sucesso na cruzada contra a doença. Acima de tudo, foi claramente estabelecido que o cuidado de pacientes com câncer pode ser melhor realizado em um ambiente multidisciplinar envolvendo oncologistas cirúrgicos, radiologistas, terapeutas de radiação, oncologistas médicos, patologistas cirúrgicos e cientistas de laboratório. Em conclusão, os 25 anos entre 1970 e 1995 são o ponto alto da oncologia clínica, e este é o período em que a oncologia passou da arte à ciência.[7]

O uso da quimioterapia para tratar o câncer começou no início do século 20, com tentativas de estreitar o universo de produtos químicos que pudessem afetar a doença. Foram, no entanto, quatro programas relacionados à Segunda Guerra Mundial, e os efeitos das drogas que evoluíram a partir deles, que deram o impulso para estabelecer, em 1955, o esforço nacional para o desenvolvimento de medicamentos conhecidos como *Cancer Chemotherapy National Service Center*. A capacidade da quimioterapia combinada para curar a leucemia infantil aguda e a doença de Hodgkin avançada na década de 1960 e início da década de 1970 superou o pessimismo predominante sobre a capacidade das drogas de curar cânceres avançados, facilitou o estudo da quimioterapia adjuvante e ajudou a promover o programa nacional de câncer.[8]

A imunoterapia em oncologia tem mostrado respostas promissoras em muitos pacientes, mas a resistência adquirida também pode ser um verdadeiro desafio. Estudos clínicos e a busca por novos medicamentos estão superando nosso conhecimento atual em imunoterapia de ponta e imuno-oncologia.[9]

Os tumores do sistema nervoso representam o grupo de tumores sólidos mais comum da infância e a segunda causa de neoplasia na faixa etária pediátrica.[10-15] Decorrem de divisões celulares anormais envolvendo o tecido nervoso, meninges, vasos sanguíneos e as glândulas hipófise e pineal.[16,17] Desde o final do século XIX inúmeros avanços técnicos em neurocirurgia, radiologia, radioterapia, quimioterapia e cuidados de suporte têm levado a melhores resultados do tratamento, porém, o aumento das taxas de cura para alguns tipos de tumores do sistema nervoso ainda é um desafio.[11,15]

A quinta edição da Classificação da OMS de Tumores do Sistema Nervoso Central (OMS SNC5) é a sexta versão da norma internacional para classificação de tumores cerebrais e medulares, seguindo as publicações anteriores de 1979, 1993, 2000, 2007 e 2016. Essa nova classificação baseia-se na quarta edição atualizada que apareceu em 2016 e nas recomendações do *Consortium to Inform Molecular and Practical Approaches to CNS Tumor Taxonomy* (cIMPACT-NOW). A OMS SNC5 apresenta mudanças substanciais, avançando ainda mais para o papel do diagnóstico molecular na classificação do tumor do SNC com a introdução de novos tipos e subtipos de tumor, especialmente na população pediátrica. Essas classificações atualizadas permitirão que os médicos tenham uma melhor compreensão do prognóstico e da terapia ideal para pacientes com tumores específicos do SNC, além de propiciar características populacionais mais homogêneas de pacientes a serem inscritos em ensaios clínicos, facilitando a avaliação de novas terapias (Tabela 65.1).[18]

Tabela 65.1 Classificação e graduação dos tumores do SNC – OMS (2021).[18]
Classificação dos Tumores do Sistema Nervoso Central pela OMS, quinta edição
Gliomas, tumores glioneuronais e tumores neuronais
Glioma difuso tipo adulto
Astrocitoma, IDH-mutante
Oligodendroglioma, IDH-mutante e 1p/19p-codeletado
Gliobastoma, IDH-selvagem
Glioma difuso tipo pediátrico de baixo grau
Astrocitoma difuso, MYB- ou MYBL1- alterado
Glioma angiocêntrico
Tumor neuroepitelial polimorfo de baixo grau da juventude
Glioma de baixo grau difuso, MAPK alterado
Glioma difuso tipo pediátrico de alto grau
Glioma de linha média difusa, H3 K27-alterado

Tabela 65.1 Classificação e graduação dos tumores do SNC – OMS (2021).[18]	*(Continuação)*
Classificação dos Tumores do Sistema Nervoso Central pela OMS, quinta edição	

- Glioma hemisférico difuso, H3 G34-difuso
- Glioma difuso tipo pediátrico de algo grau, H3-selvagem e IDH-selvagem
- Glioma hemisférico infantil
- Glioma astrocítico circunscrito
  - Astrocitoma pilocítico
  - Astrocitoma com características de piloide de alto grau
  - Xantoastrocitoma pleomórfico
  - Astrocitoma subependimário de grandes células
  - Glioma cordoide
  - Astroblastoma, MN1-alterado
- Tumores neuronais e glioneurais
  - Ganlioglioma
  - Ganglioglioma desmoplásico infantil/Astrocitoma desmoplásico infantil
  - Tumor neuroepitelial disembrioblástico
  - Tumor glioneuronal difuso com características parecidas com oligodendroglioma e clusters nucleares
  - Tumor glioneural papilar
  - Tumor glioneural com formação de rosetas
  - Tumor glioneural mixoide
  - Tumor glioneural leptomeníngeo difuso
  - Gangliocitoma
  - Tumor neural multinodular e vacuolar
  - Gangliocitoma cerebelar disblástico (doença Lhermitte-Duclos)
  - Neurocitoma central
  - Neurocitoma extraventricular
  - Liponeurocitoma cerebral
- Tumores ependimários
  - Ependimoma supratentorial
  - Ependimoma supratentorial, ZFTA fusão-positiva (conhecido como fusão RELA positivo)
  - Ependimoma supratentorial, YZP1 fusão-positiva
  - Ependimoma da fossa posterior
  - Ependimoma da fossa posterior, grupo PFA
  - Ependimoma da fossa posterior, grupo PFB
  - Ependimoma espinhal
  - Ependimoma espinhal, MYCN-amplificado
  - Ependimoma mixopapilar
  - Subependimoma
- Tumores dos plexos coroides
  - Papiloma do plexo coroide
  - Papiloma do plexo coroide atípico
  - Carcinoma do plexo coroide
- Tumores embrionários
  - Meduloblastoma
    - Medulablastomas, definidos molecularmente
      - Meduloblastomas, WNT-ativado

Capítulo 65

Tabela 65.1 Classificação e graduação dos tumores do SNC – OMS (2021).[18]	(Continuação)
Classificação dos Tumores do Sistema Nervoso Central pela OMS, quinta edição	

- Meduloblastomas, SHH-ativado e TP53-selvagen
- Meduloblastomas, SHH-ativado e TP53-mutante
- Meduloblastomas, sem-WNT/sem-SHH
- Meduloblastomas, definido histologicamente

Outros tumores embrionários CNS
- Tumor teratoide/rabdoide atípico
- Tumor neuroepitelial cibriforme
- Tumor embrionário com múltiplas rosetas
- Neuroblastoma do SNC, FOXR2-ativado
- Tumor do SNC com duplicação interna tandem BCOR
- Tumor embrionário do SNC

Tumores pineais
- Pineocitoma
- Tumor do parênquima pineal de diferenciação intermediária
- Pineoblastoma
- Tumor papilar da região pineal
- Tumor mixoide desmoplásico da região pineal, SMARCB1-mutante

Tumores dos nervos paraespinhais e craniais
- Schwannoma
- Neurofibroma
- Perineurinoma
- Tumor híbrido da bainha neural
- Tumor de bainha de nervo melanótico maligno
- Tumor de bainha de nervo periférico maligno
- Paraganglioma

Meningiomas
- Meningioma

Tumores não meningotelial e mesenquimal
- Tumores de tecidos moles
  - Tumores miofibroblásticos e fibroblásticos
  - Tumor fibroso solitário
- Tumores vasculares
  - Malformações vasculares e hemangiomas
  - Hemangioblastoma
- Tumores musculares esqueléticos
  - Rabdomiossarcoma
- Diferenciação não confirmada
  - Tumor mesenquimal intracraniano, *FET-CREB* fusão-positiva
  - Sarcoma intracraniano primário, *DICER1* mutante
  - Sarcoma de Ewing

Tumores condro-ósseos
- Tumores condrogênicos
  - Condrossarcoma mesenquimal
  - Condrossarcoma
- Tumores da notocorda
  - Cordoma (incluindo cordoma mal diferenciado)

Tabela 65.1 Classificação e graduação dos tumores do SNC – OMS (2021).[18] *(Continuação)*

Classificação dos Tumores do Sistema Nervoso Central pela OMS, quinta edição

- Tumores melanocíticos
  - Neoplasias malanocíticas meníngeas difusas
    - Melanocitose meningeal e melanoma meningeal
  - Neoplasias melanocíticas meningeais circunscritas
    - Melanocitoma meningeal e melanoma meningeal
- Tumores hematolinfoides
  - Linfomas
    - Linfomas do SNC
      - Linfoma difuso primário de células B do SNC
      - Linfoma SNC associado à imunodeficiência
      - Linfoma grande de células B intravasculares
    - Linfomas malignos raros no SNC
      - Linfoma MALT da duramater
      - Outros linfomas com baixo grau de células B do SNC
      - Linfomas com células anaplásicas grandes (ALK+/ALK-)
      - Linfomas de células T e células NK/T
- Tumores histiocíticos
  - Doença de Erdheim-Chester
  - Doença de Rosai-Dorfman (DRD)
  - Xantogranuloma juvenil
  - Histiocitose celular de Langerhans
  - Sarcoma histiocítico
- Tumores de células germinativas
  - Teratoma maduro
  - Teratoma imaturo
  - Teratoma com malignidade tipo somática
  - Germinoma
  - Carcinoma embrionário
  - Tumor Yolk Sac
  - Coriocarcinoma
  - Tumor de células germinativas mistas
- Tumores de região selar
  - Craniofaringioma adamantinomatoso
  - Craniofaringioma papilar
  - Pituicitoma, tumor de células granulares de região selar e oncocitoma de célula de fuso
  - Adenoma pituitário/PitNET
  - Blastoma pituitário
- Metástases para o SNC
  - Metástases para o parênquima cerebral e medular
  - Metástases para as meninges

A causa para a maioria desses tumores é desconhecida, mas há dois fatores relacionados ao aumento do risco para desenvolver um tumor primário do Sistema Nervoso Central (SNC) na faixa etária pediátrica: ter recebido doses significativas de radiação para o SNC ou ter nascido com determinadas síndromes genéticas (Tabela 65.2).[12,17,19-21]

Tabela 65.2 Síndromes genéticas com predisposição a tumores do SNC.

Síndrome	Herança	Gene e região cromossômica	Quadro clínico	Tipo de tumor cerebral
Neurofibromatose tipo 1	AD	NF1, 17q11.2	Capítulo 23	Glioma de vias ópticas e astrocitomas (de baixo e alto grau)
Neurofibromatose tipo 2	AD	NF2, 22q12.2	Capítulo 23	Neurinoma do NC VIII, meningioma, ependimoma
Esclerose Tuberosa	AD	TSC1, 9q34.13 TSC2, 16p13.3	Capítulo 23	Astrocitoma subependimário de células gigantes, ependimoma, astrocitoma pilocítico
Síndrome de von Hippel-Lindau	AD	VHL, 3p25.3	Capítulo 23	Hemangioblastoma cerebelar e intramedular
Síndrome de Gorlin-Goltz	AD	PTCH2, 1p34.1 PTCH1, 9q22.32 SUFU, 10q24.32	Capítulo 23	Meduloblastoma desmoplásico, meningioma
Síndrome de Turcot tipo 1	AR	MSH2, 2p21-p16 * MSH6, 2p16.3 MLH1, 3p22.2 PMS2, 7p22	Pólipos intestinais múltiplos e câncer colorretal, neoplasias hematológicas, tumores do sistema nervoso central, tumores embrionários, rabdomiossarcoma e manchas cutâneas café-com-leite	Ependimoma, glioblastoma, oligodendroglioma, neuroblastoma, astrocitoma, meduloblastoma
Síndrome de Turcot tipo 2	AD	APC, 5q21-q22	Pólipos adenomatosos no trato gastrointestinal; história familiar	Meduloblastoma e astrocitoma
Síndrome de Wermer	AD	MEN1, 11q13.1	Mais conhecida como neoplasia endócrina múltipla tipo 1 (MEN1), caracteriza-se por uma combinação variável de tumores de paratireoides, ilhotas pancreáticas, células endócrinas duodenais e adeno-hipófise	Adenoma hipofisário
Síndrome de Rubinstein Taybi	Esporádica	CREBBP, 16p13.3 EP300, 22q13.2	Deficiência mental, retardo do crescimento pós-natal, microcefalia, dismorfismos faciais e hálux e polegares amplos	Meduloblastoma, gliomas, meningioma
Síndrome de Cowden	AD	PTEN, 10q23.31	Pólipos hamartomatosos no trato gastrointestinal, lesões mucocutâneas e aumento do risco para o desenvolvimento de neoplasias	Gangliocitoma do cerebelo, meningioma
Síndrome de Li-Fraumeni	AD	TP53, 17p13.1	Risco aumentado para o desenvolvimento de múltiplos tipos de neoplasias primárias	Glioma de alto grau, carcinoma de plexo coroide e PNET
Anemia de Fanconi	AR#	Grande heterogeneidade gênica (pelo menos 15 genes envolvidos)	Aplasia de medula óssea e predisposição para múltiplos tipos de neoplasias primárias	Meduloblastoma, astrocitoma

* Também conhecida como síndrome de Lynch.
# Há uma forma causada por mutações no gene FANCB cuja herança é ligada ao X.

Embora meningiomas e gliomas possam surgir de forma espontânea na população em geral, eles também ocorrem secundariamente à radioterapia. É importante reconhecer esses tumores secundários porque eles podem se manifestar muitos anos ou mesmo décadas após a exposição inicial.[12]

EPIDEMIOLOGIA

Os tumores primários do sistema nervoso central (SNC) constituem o maior grupo de tumores sólidos em crianças. Aproximadamente 3.000 a 3.500 crianças desenvolvem tumores cerebrais nos Estados Unidos a cada ano (5,26 por 100.000 habitantes). A incidência aumentou nas últimas duas décadas e, apesar dos avanços na terapia cirúrgica, radioterapia e quimioterapia, as perspectivas para crianças com tumores malignos geralmente é pobre, e o câncer cerebral ultrapassou a leucemia como a principal causa de mortalidade por câncer em crianças.

De acordo com último relatório do CBTRUS (*Central Brain Tumor Registry of the United States*), a incidência média anual de tumores cerebrais diagnosticados na faixa etária de 0 a 19 anos é de 4,84 por 100.000 habitantes. Com base nesses dados, aproximadamente 4.150 pessoas com idade inferior a 20 anos desenvolverão um tumor cerebral primário nos Estados Unidos (EUA) no período de um ano. A prevalência de tumores primários do SNC em crianças de 0 a 19 anos é estimada em 35,4 por 100.000 habitantes, o que significa que mais de 28.000 crianças apresentam esse diagnóstico nos EUA.[12]

PATOGÊNESE

Nos últimos anos houve extensa caracterização molecular de diversas variantes dos tumores cerebrais incidentes na faixa etária pediátrica.[14] A análise citogenética de alguns desses tumores tem identificado anormalidades cromossômicas grosseiras (Tabela 65.3).[22,23] Ganhos no cromossomo 7 e perdas no cromossomo 9 são alguns exemplos dessas alterações (Tabela 65.4).[22]

Dois mecanismos diferentes parecem explicar a origem tumoral. Um está associado à ativação ou superexpressão de fatores de crescimento celular, como os proto-oncogenes, e o outro como resultado da perda ou inativação de genes que normalmente regulam ou suprimem o crescimento celular. A mutação de um proto-oncogene, transformando-o em um oncogene, tem efeito dominante. A inativação de um gene supressor tumoral tem caráter recessivo. Na neurofibromatose tipo 1, e na esclerose tuberosa, o aparecimento dos tumores é fruto da inativação de genes supressores tumorais.[14,22,24-26]

QUADRO CLÍNICO

Sinais e sintomas decorrentes dos tumores do SNC são variáveis e dependem principalmente do tamanho,

Tabela 65.3 Alterações de vias e genes levando a tumores do SNC.

Histologia	Via(s)	Gene(s)
Meduloblastoma	SHH	*PTCH1, SUFU, SMO*
	WNT	*APC, CTNBB1, AXIN1*
	Notch	*NOTCH2*
	Família *MYC*	*MYC, MYCN, MYCL1*
	Sinalização de *TP53*	*TP53*
	PDGF /MAPK	*PDGFRA, PDGFRB*
	Ciclo celular	*CDK6*
Ependimoma	Notch	*NOTCH1, VAV1, NOTCH4*
	RB/TP53	*CDKN2A*
	Hippo	*YAP1*
	Sinalização de *EGFR*	*EGFR*
	Família *MYC*	*MYCN*
	Estrona sulfatase	*SULT4A1*
PNET	Sinalização de *TP53*	*TP53*
	P13K/AKT	*PTEN*
	PDGF/MAPK	*PDGRFA*
	Ciclo celular	*MYB*
	P13K/SRC	*KIT*
	RB/*TP53*	*CDKN2A*
Astrocitoma pilocítico	MAPK	*BRAF*
	MAPK	*NF1*
	MAPK	*KRAS*
	MAPK	*SRGPAP3-RAFI*

Tabela 65.4 Tumores com predileção para localizações específicas e sintomas neurológicos associados.

Localização	Sintomas neurológicos	Tumores cerebrais mais comuns
Selar/suprasselar	Déficits de campos visuais, baixa estatura, diabetes insípidus	Tumores de células germinativas (TCG) craniofaringioma
Hipotalâmico	Puberdade precoce, atraso puberal, crise epiléptica	Hamartoma, glioma
Via óptica	Perda de acuidade visual, déficits de campos visuais	Astrocitoma pilocítico
Ventrículos	Sintomas de aumento de pressão intracraniana da hidrocefalia obstrutiva	Tumores do plexo coroide, SEGA
Tálamos	Paralisia, parestesia, dor, regressão motora	Astrocitoma difuso, glioma difuso de linha média e TCG
Diencéfalo	Caquexia, euforia, alteração do ciclo sono/vigília	Astrocitoma pilocítico
Pineal	Síndrome de Parinaud e sinal de Collier	Tumores de células germinativas, Pineoblastoma
Lombo temporal	Crise epiléptica, Transtorno do Déficit de Atenção e Hiperatividade	DNET, ganglioglioma
Fossa posterior	Ataxia, anormalidades visuais, fraqueza e anormalidades dos nervos cranianos	Meduloblastoma, astrocitoma pilocítico e ependimoma
Tronco cerebral	Síndrome de Parinaud, anormalidades dos nervos cranianos	Glioma de alto grau, glioma de baixo grau, germinoma tumor teratoide e rabdoide atípico
Medula espinhal	Dor, fraqueza e alteração sensitiva	Astrocitoma pilocítico, ependimoma e ganglioglioma
Disseminação ao diagnóstico	Cefaleia e alteração do nível de consciência	Meduloblastoma e oligodendroglioma

da velocidade de crescimento e da topografia lesional (Tabela 65.5). Sinais de hipertensão intracraniana costumam estar presentes quando há hidrocefalia obstrutiva. Crise epiléptica pode ser a primeira manifestação clínica dos tumores hemisféricos. Macrocefalia pode ser encontrada nos tumores do plexo coroide. Alterações visuais, poliúria e polidipsia (*diabetes insipidus*) e baixa estatura são sintomas possíveis em pacientes com tu-

Tabela 65.5 Diagnóstico diferencial dos tumores do SNC.

Tipo de lesão	Diagnóstico diferencial
A – Inflamatória	Lesões desmielinizantes pseudotumorais
B – Infecciosa	Encefalite herpética e outras encefalites virais Leucoencefalopatia multifocal progressiva Tuberculoma Abscesso cerebral Empiema crônico Criptococoma e outras lesões fúngicas Neurocisticercose e outras lesões parasitárias
C – Metabólica	Adrenoleucodistrofia
D – Vascular	Aneurisma da veia de Galeno Hemangioma cavernoso
E – Malformativa	Displasia cortical Heterotopias periventriculares e subcorticais Hemimegalencefalia
F – Pós-radiação	Radionecrose
G – Pós-quimioterapia	Leucoencefalopatia necrotizante progressiva
H – Pós-cirurgia	Hematoma subdural crônico Seroma e material utilizado no procedimento cirúrgico

mores da região selar e suprasselar. Dor cervical, fraqueza e escoliose são manifestações comuns nos tumores medulares (Tabela 65.4).[12,27-29]

DIAGNÓSTICO

O exame clínico e um exame de imagem são suficientes para o diagnóstico de tumor cerebral. A tomografia computadorizada (TC) pode ser solicitada inicialmente e, posteriormente, complementada com imagem por ressonância magnética (IRM) de crânio com contraste. Outros exames complementares são necessários, como estudo do líquor com manometria, quando se trata de alguns diagnósticos diferenciais (Tabela 65.6). Marcadores tumorais são solicitados no sangue e no líquor quando houver suspeita de tumores de células germinativas. A biópsia é recomendada em quase todos os casos.[27]

TRATAMENTO

Quando o tumor de SNC associar-se a edema e hipertensão intracraniana, deve-se iniciar o tratamento da mesma logo após o diagnóstico. Assim, preconiza-se o uso de dexametasona 0,5 a 1,5 mg/kg/dia (máximo de 50 mg/dia). Um procedimento de derivação liquórica deverá ser feito caso haja hidrocefalia, o qual pode ser a derivação ventrículo-peritoneal (DVP), a derivação externa (DE) ou uma terceira ventriculostomia.

O objetivo da cirurgia é a ressecção máxima com segurança, ou seja, evitando sequelas. Novas técnicas cirúrgicas, aquisições de novos instrumentos (neuronavegador, aspirador ultrassônico, ressonância magnética intraoperatória) e neurocirurgiões bem treinados em centros especializados melhoraram os resultados cirúrgicos ao longo das últimas duas décadas.[15] A cirurgia não está indicada em pacientes com glioma pontino difuso e tumores de células germinativas com marcadores positivos, e geralmente não é necessária para o glioma da vias ópticas em pacientes com NF1 e schwannoma vestibular em pacientes com NF2.[27,30]

A radioterapia consiste numa transferência de feixes de alta energia para áreas conhecidas ou suspeitas de tumor. A fase do ciclo celular em que ocorre a divisão celular (fase M) é considerada o estado mais vulnerável em termos de intervenção radioterapêutica. A radioterapia é feita em doses fracionadas diariamente entre 5 e 7 semanas. Esse esquema permite que um paciente tolere altas doses sem sofrer efeitos adversos significativos. Novas modalidades têm sido relatadas: radioterapia por prótons, radioterapia estereotáxica, radiocirurgia e a β-irradiação intracavitária.[30]

O papel da quimioterapia (QT) no tratamento dos tumores do SNC é mais recente que o da cirurgia e da radioterapia. Ao longo dos anos, houve mudanças na escolha de quimioterápicos para que se pudesse atingir um melhor tratamento sem tanto efeitos adversos. A barreira hematoencefálica, efeitos sistêmicos e uso local das drogas (espaço epidural, no ventrículo ou diretamente no tumor) foram alguns dos vários obstáculos vencidos.[12]

Tabela 65.6 Características patológicas dos Gliomas de Baixo Grau (GBG).

Tumor	Grau	Características patológicas
Astrocitoma pilocítico	I	Fibras de Rosenthal, arquitetura bifásica, proliferação vascular e corpos granulares eosinofílicos.[294] Calcificações podem estar presentes.[295]
Astrocitoma subependimário de células gigantes (SEGA)	I	Grandes células ganglionares, com diferenciação de células gliais/neuronais.[296]
Gangliogliomas	I	Inflamação crônica perivascular, corpos granulares, neurônios binucleados, calcificações e degeneração cística.[297-302]
Tumor neuroepitelial disembrioplásico (DNET)	I	Arquitetura multinodular, com arranjo de células em colunas. Inclui uma entidade específica caracterizada por células semelhantes a oligodendrócitos, GFAP negativa e neurônios flutuantes em um fundo eosinofílico mucinoso.[303]
Glioma angiocêntrico ou tumor neuroepitelial angiocêntrico (ANET)	I	Células astrocíticas bipolares e fusiformes, marcadas positivamente para GFAP e S-100. Microcalcificações são raramente encontradas.[304-306]
Astrocitomas difusos	II	Atipia nuclear, índice mitótico baixo e ausência de proliferação vascular.
Astrocitoma pilomixoide	II	Células bipolares em arranjo perivascular, atipia celular significativa, ausência de fibras de Rosenthal e células gigantes multinucleadas com acúmulo intracelular de lipídio.[307-311]
Xantoastrocitoma pleomórfico	II	Células lipidizadas e pleomórficas. Tende a seguir um curso agressivo, com maior frequência de disseminação leptomeníngea.[312,313]
Oligodendrogliomas	II	Células monomórficas, com núcleos uniformes e halos perinucleares, microcalcificações e redes de capilares.[314,315]

O tratamento quimioterápico de crianças com tumores do SNC pode ser usado em diferentes situações: **1.** Baixas doses de QT em gliomas de baixo grau, quando não é possível sua ressecção completa ou em casos de síndromes associadas, como NF1 (doença crônica); **2.** Altas doses de QT nos meduloblastomas são usadas como adjuvantes (após) ou neoadjuvantes (antes), com radioterapia e cirurgia para aumentar a chance de cura; **3.** Altas doses de QT combinadas, para prevenir ou retardar o tratamento com radioterapia em crianças menores de 3 anos.[12]

A vantagem do uso de QT concomitante à radioterapia baseia-se no potencial para atingir ao máximo a morte celular no mais curto espaço de tempo. Os mecanismos de interação entre a radioterapia e QT incluem: morte celular aditiva, mas independente; diminuição da reparação dos danos causados pela radioterapia; prevenção do repovoamento acelerado das células tumorais após o início da resposta à radioterapia; e a eliminação de micrometástases sistêmicas ao mesmo tempo que o tratamento do tumor primário. Outra interação entre a QT e a radioterapia no nível molecular consiste na reparação alterada do DNA ou modificações das lesões induzidas pelos fármacos ou pela radiação. Neste âmbito, muitos agentes quimioterápicos demonstram efeito radiossensibilizador.[31]

No geral, a sobrevida em cinco anos dos pacientes com tumor do SNC é de 73%, entretanto, essa população é muito heterogênea, sendo que tratamentos e prognósticos variam de acordo com a idade, topografia tumoral, tamanho, histologia, biologia molecular e estadiamento. Enquanto alguns pacientes são curados com ressecção completa, outros necessitarão de QT, radioterapia, transplante de medula óssea e outras ressecções, caso seja necessário.[15]

A chave do sucesso do tratamento oncológico é um trabalho com equipe multidisciplinar, que inclui neuro-oncologistas, neurocirurgiões, neurologistas, radiologistas, radioterapeutas e, também, uma equipe de reabilitação, com fisioterapeutas, terapeutas ocupacionais, fonoaudiólogos, nutricionistas e psicólogos.

PRINCIPAIS TUMORES DO SNC

Gliomas

A palavra "glioma" refere-se a qualquer tumor originário da glia, quer seja benigno ou maligno. As células gliais são ubíquas no SNC. Logo, os tumores de origem glial podem ser encontrados em todas as partes do encéfalo e da medula espinal. Os subtipos de gliomas primários são definidos por três tipos de células:

- Astrócitos – encontradas em todo o SNC e desempenham muitas funções, como por exemplo suporte e regulação. Originam os astrocitomas.
- Células ependimárias – revestem os ventrículos. Originam os ependimomas.
- Oligodendrócitos – formadoras de mielina no SNC. Originam os oligodendrogliomas.

Os astrocitomas são classificados, de acordo com as características histológicas e prognóstico, em astrocitomas/gliomas de baixo grau, astrocitomas/gliomas de alto grau e gliomas do tronco encefálico.

Gliomas de baixo grau

Os gliomas de baixo grau (GBG) são os tumores cerebrais mais comuns, representando 35% de todos os tumores do SNC da criança.[32] Aproximadamente 60% são supratentoriais e 30% infratentoriais, sendo 39% das vias ópticas/hipotálamo, 32% em cerebelo, 13% em tronco encefálico e 4,5% em medula espinal.[33] Mais da metade desses tumores são astrocitomas pilocíticos (grau I) e astrocitomas difusos fibrilares (grau II), sendo que os demais são gliomas mistos, oligodendrogliomas ou gangliogliomas.[33] A incidência anual dos GBG é 2,1/100.000 habitantes nos EUA, estimando-se a ocorrência de 1.600 casos novos por ano naquele país.[33-35]

Em geral possuem crescimento lento, o que pode retardar o diagnóstico. Além disso, cerca de 5% dos pacientes com esses tumores apresentam metástases por ocasião do diagnóstico. A taxa de sobrevida em cinco anos varia de 78,7% para os oligoastrocitomas a 97,2% para os astrocitomas pilocíticos.

A OMS classifica os GBG de acordo com seus achados morfológicos (Tabela 65.6).[33] Com relação à imunohistoquímica, o índice de proliferação celular (Ki-67 ou MIB-1) é um marcador prognóstico muito utilizado. Quando a positividade é superior a 10% nos gliomas não ressecáveis, infere em pior prognóstico.[36]

A incidência relativa de cada subtipo histológico dos GBG varia com a idade (Figura 65.1). O astrocitoma pilocítico é o mais comum durante a infância e representa 15% de todo os tumores cerebrais pediátricos.[32,34,37-39] Os oligodendrogliomas e os oligoastrocitomas são raros em crianças e representam menos de 5%.[34,36,40]

As características moleculares dos tumores gliais de baixo grau foram descobertas a partir de algumas síndromes genéticas. Os astrocitomas pilocíticos e os difusos são prevalentes na *NF1* e envolvem as vias ópticas, o hipotálamo e o tronco encefálico.[41,42] A *NF1* é causada por mutações do gene da neurofibromina 1 (*NF1*), localizado no cromossomo 17q11.2, que resulta na ativação da via Ras/MAPK.[43] O astrocitoma subependimário de células gigantes (SEGA) pode ser encontrado em 5%-14% dos pacientes com esclerose tuberosa. A esclerose tuberosa é causada por mutações em dois genes supressores de tumor, *TSC1* (hamartina, no cromossomo 9q34.13) e

TSC2 (tuberina, no cromossomo 16p13.3). Essas proteínas são parte das via Rheb-mTOR, cuja função se dá na regulação da proliferação celular.[44-47] Logo, essas doenças genéticas contribuíram para a compreensão do papel das vias Ras/mTOR na oncogênese dos GBG.

Pela nova classificação da OMS SNC5, o grupo dos gliomas de baixo grau inclui 4 entidades que apresentam crescimento difuso no cérebro, mas às vezes com características histológicas sobrepostas e menos específicas. Ao todo, a investigação molecular ajuda a caracterizar a lesão como um tipo ou outro. Para a OMS SNC5, os 4 tipos são:

1. astrocitoma difuso MYB-alterado ou MYBL1-alterado;
2. glioma angiocêntrico;
3. tumor neuroepitelial polimorfo de baixo grau do jovem, e
4. glioma difuso de baixo grau, com via MAPK alterada. O último desses diagnósticos engloba tumores com morfologia astrocítica ou oligodendroglial. Para esses tumores (como para a maioria dos outros tipos de glioma), a classificação precisa requer caracterização molecular e a integração de informações histopatológicas e moleculares em um formato de diagnóstico. O delineamento claro das características moleculares específicas, por sua vez, prepara o cenário para terapias-alvo de tais tumores.[18]

Embora os gliomas possam ocorrer em qualquer lugar do SNC, diferentes subtipos apresentam predileção por locais específicos. Os astrocitomas difusos, os gliomas angiocêntricos, os xantoastrocitomas pleomórficos e os oligodendrogliomas são supratentoriais.[48-51] Os gangliogliomas ocorrem com maior frequência no lobo temporal,[52-54] enquanto os astrocitomas pilocíticos são mais frequentes no compartimento infratentorial (hemisférios cerebelares e tronco encefálico),[55] mas também podem ser encontrados na linha média (região selar/suprasselar/diencefálica/vias ópticas). Os gliomas das vias ópticas estão associados a *NF1*.[41] Os astrocitomas pilocíticos são os tumores mais encontrados na medula espinal.[56] Assim como ocorre com os demais tumores do SNC, a apresentação clínica dos GBG é ditada por sua localização (Tabela 65.5).

Os GBG são geralmente hipodensos, não apresentam edema peritumoral ou restringem a difusão (Figura 65.2).

Os achados radiológicos variam conforme os subtipos.[57,58] Os astrocitomas pilocíticos habitualmente são tumores bem circunscritos, hipointensos na sequência T1 e hiperintensos no FLAIR (Figura 65.1). Após a administração de gadolínio, demonstram realce homogêneo.[59] Em contraste, os gliomas grau II, especialmente os difusos, são menos circunscritos e não realçam após gadolínio. O astrocitoma pilomixoide pode apresentar realce heterogêneo.[60] Os gangliogliomas são hipointensos em T1 e hiperintensos em T2/FLAIR. O realce após injeção de gadolínio pode variar de ausente ao nodular (Figura 65.3).[61,62] Oligodendrogliomas exibem realce após contraste nos tumores sólidos e não infiltrativos.[63] Os DNETs não deslocam estruturas cerebrais e normalmente apresentam pouco ou nenhum realce pelo contraste. Seu crescimento lento pode levar à deformidade da calota craniana.[64,65]

A maioria das crianças com GBG é diagnosticada após seis meses do início dos sintomas, devido à taxa de crescimento lento dos tumores.[66] Um percentual desses gliomas tem sido relatado com regressão espontânea, especialmente em pacientes com *NF1*.[67,68]

Dada a excelente taxa de sobrevida para a maioria dos pacientes com GBG, o objetivo do tratamento consiste em alcançar o controle tumoral, minimizando em longo prazo a morbidade relacionada ao tratamento.[69] A maioria dos pacientes requer apenas controle por imagem após a cirurgia. Se ocorrer recidiva, outras modalidades de tratamento, incluindo nova ressecção cirúrgica, QT (terapia-alvo) ou radioterapia, são indicadas.

A ressecção cirúrgica continua a ser a chave para o tratamento. Pacientes com ressecção total do tumor normalmente não precisam de outras terapias. No entanto, a ressecção total nem sempre é realizada sem que haja comprometimento neurológico significativo para tumores em determinados locais, como as vias ópticas, hipotálamo, diencéfalo e tronco encefálico. Nesses casos, o objetivo da cirurgia é a ressecção máxima sem que haja déficits neurológicos ou gerando o menor prejuízo possível. Mesmo nos casos de ressecção subtotal, a sobrevida global dos pacientes permanece excelente.[70-74]

A QT é geralmente indicada quando há piora clínica e/ou radiológica. Ao longo das últimas décadas, muitos protocolos incluindo monoterapia ou politerapia têm sido utilizados para GBG. Quimioterápicos à base de platina, tais como carboplatina,[75] cisplatina,[76] oxaliplatina,[77] ibroplatina isolada ou em combinação com vincristina ou etoposida, têm sido amplamente utilizados.[78,79] A combinação de vincristina e carboplatina é usada como terapia de primeira linha, com taxas de sobrevida livre de progressão (SLP) em cinco anos de 86%-97%.[75]

Hipersensibilidade à carboplatina é um efeito adverso frequente, que pode ser evitado de forma eficaz com pré-medicações.[80-82] A ototoxicidade pode ocorrer durante o tratamento com compostos de platina. Uma combinação de tioguanina, procarbazina, lomustina e vincristina (TPCV) é outro regime de QT bem estabelecido para GBG.[83-85] Um ensaio clínico prospectivo e randomizado, comparando resultados de vincristina e carboplatina contra TPCV, revelou que o tratamento com TPCV teve resultado superior de cinco anos de so-

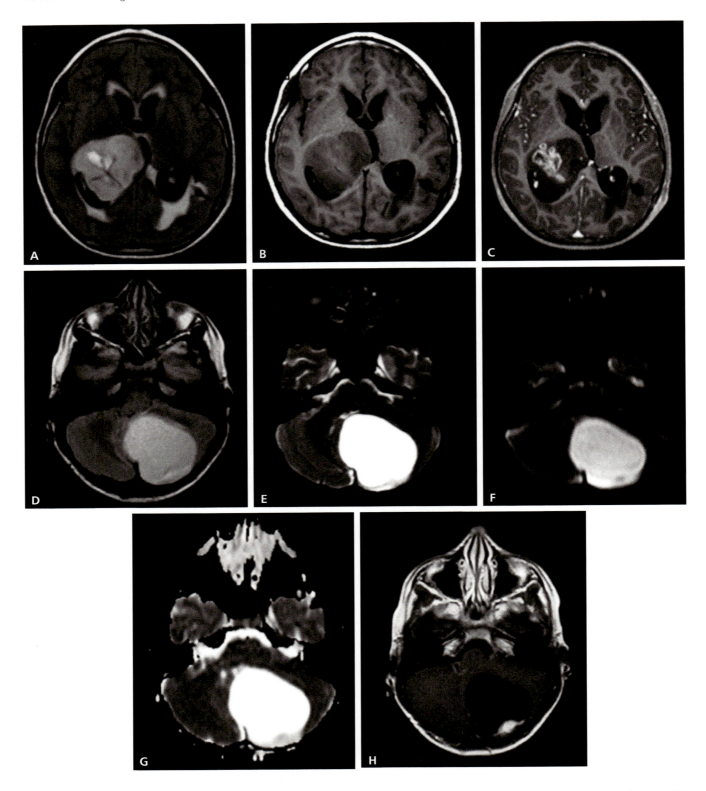

Figura 65.1 Características de imagem dos astrocitomas pilocíticos. **(A)** Lesão hiperintensa na imagem axial FLAIR; **(B)** Lesão hipo/isointensa na imagem axial T1; **(C)** Imagem axial T1 após injeção de gadolínio apresentando realce; **(D)** Lesão heterogênea, porém com predomínio de hipersinal na imagem axial FLAIR, sem edema perilesional; **(E)** Hipersinal na imagem axial T2, evidenciando lesão com conteúdo semelhante ao do líquor; **(F)** Ausência de restrição à difusão; **(G)** Ausência de restrição no mapa de ADC; **(H)** Imagem axial T1 pós-contraste evidenciando realce na parte sólida do tumor.

Fonte: Imagens cedidas pelo grupo de radiologia do GRAACC (Grupo de Apoio às Crianças e Adolescentes com Câncer).

Neoplasia

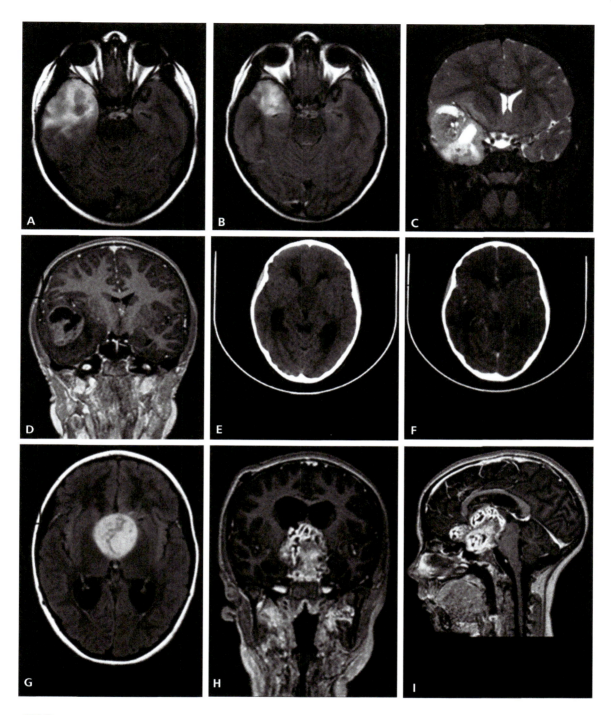

Figura 65.2 GBG em diferentes topografias. IRM de crânio evidencia lesão hiperintensa nas imagens axiais FLAIR em região temporal direita **(A)** e **(B)** e hiperintensa na imagem coronal T2 em mesma topografia **(C)**, com aspecto heterogêneo sólido-cístico na imagem coronal T1, sem realce pós-gadolínio **(D)**; outro paciente, apresentando lesão hipodensa na TC de crânio em região selar **(E)**, com leve realce após injeção de contraste **(F)**; sua IRM de crânio mostra uma lesão homogênea na imagem FLAIR em mesma topografia **(G)**, com realce pós-contraste nas imagens coronal **(H)** e sagital **(I)**.

Fonte: Imagens cedidas pelo grupo de radiologia do GRAACC (Grupo de Apoio às Crianças e Adolescentes com Câncer).

brevida livre de eventos (EFS) (39% vs 52%, respectivamente), embora sem obter significância estatística.[83] No entanto, o potencial de morbidade em longo prazo dos agentes alquilantes, tais como infertilidade e aumento do risco de malignidade secundária, levou a maioria dos oncologistas a usar vincristina e carboplatina como te-

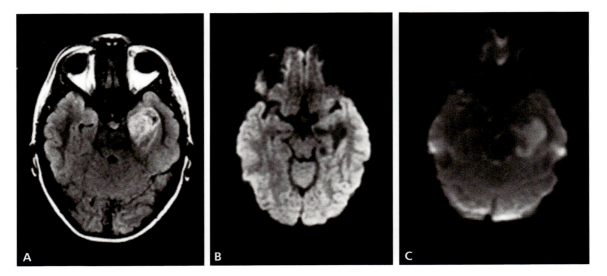

Figura 65.3 Ganglioglioma temporal esquerdo. **(A)** Lesão hiperintensa na imagem axial FLAIR em região temporal esquerda; **(B)** e **(C)** Não há restrição à difusão na sequência de difusão e mapa ADC.
Fonte: Imagens cedidas pelo grupo de radiologia do GRAACC (Grupo de Apoio às Crianças e Adolescentes com Câncer).

rapia de primeira linha. Discrasias são outras complicações potenciais, especialmente de agentes alquilantes.

Os agentes alquilantes também foram testados em combinação com tamoxifeno ou vimblastina, bem como em regimes de poliquimioterapia com outros agentes, incluindo procarbazina, ciclofosfamida, lomustina, vincristina, VP16 e 5-fluorouracil.[86-88] Monoterapia usando vinorelbina, temozolomida,[13,89-91] vimblastina,[92] ou ciclofosfamida[93] têm sido utilizados em GBG progressivos com resultados variáveis, dependendo da idade das crianças e dos locais dos tumores envolvidos nos estudos. Outros protocolos, incluindo vincristina/VP16 ou vincristina/carmustina, associados à injeção intratecal de metotrexato, demonstraram controle tumoral de 50%-70% em GBG progressivos.[93] Outros regimes de QT testados incluem vincristina, vincristina em combinação com actinomicina, altas doses de ifosfamida, altas doses de ciclofosfamida, bleomicina, topotecano ou idarrubicina.[94,95]

O agente antifator de crescimento do endotélio vascular (anti-VEGF), bevacizumabe, foi recentemente avaliado em combinação com irinotecano para progressão da doença.[96-98] O bevacizumabe é geralmente bem tolerado. Entretanto, hipertensão arterial, proteinúria e falência ovariana prematura podem ocorrer.[98]

A radioterapia é um dos tratamentos utilizados em GBG em progressão, com taxas de sobrevida de 70%-80% em 5 anos.[99-101] No entanto, mesmo com modalidades de radioterapia modernas, como a conformacional e com intensidade modulada (IMRT), as endocrinopatias, vasculopatias, deficiência intelectual e o aumento do risco para neoplasias secundárias, são potencias efeitos adversos, principalmente em crianças mais jovens.[102,103]

A utilização de radioterapia com prótons, modalidade em expansão, apresenta sobrevida semelhante com a promessa de redução dos efeitos adversos tardios, graças a uma melhor preservação dos tecidos saudáveis.[104]

A alteração cromossômica mais frequentemente encontrada nessas neoplasias é um ganho de material genético no cromossomo 7, especialmente em astrocitomas pilocíticos. Outras anormalidades cromossômicas incluem ganhos nos cromossomos 4, 5, 6, 8 e 11, supressão de 17p, inversão no cromossomo 8 e perda de material genético no cromossomo 1q.[105]

As alterações genéticas dos GBG pediátricos diferem dos adultos. A perda concomitante dos cromossomos 1p e 19q é uma das alterações genéticas mais frequentes nos oligodendrogliomas dos adultos, auxiliando no diagnóstico e servindo como marcador de prognóstico favorável.[106] Em contraste, é rara em crianças com oligodendrogliomas e não confere o mesmo prognóstico. Do mesmo modo, as mutações em *TP53*, um gene supressor de tumor que codifica uma fosfoproteína nuclear e regula a apoptose, são encontradas em adultos, mas raramente em GBG pediátrico.[107,108] Mutações *IDH1* e *IDH2* também são raramente observadas em crianças, mas frequentes nos adultos.

O risco aumentado de GBG em crianças com *NF1* foi uma das primeiras pistas de que a desregulação da via das proteínas-quinase ativadas por mitógenos (MAPK) poderia ser importante na patogênese desses tumores. O gene *NF1* codifica a neurofibromina, expressa ubiquamente em níveis variáveis em diferentes tipos de tecidos durante o desenvolvimento. Estruturalmente, a neurofibromina contém um domínio central homólogo à proteína Ras-GTPase-ativadora (Ras-GAP), atuando como um regulador negativo da via Ras-Raf-MEK-ERK.[109] Na neurofibromatose, mutações no gene *NF1* produzem uma perda de função da neurofibromina, que leva à ativação da via Ras, resultando na proliferação dos astrócitos.[109]

B-Raf é uma serina-treonina quinase citosólica e, juntamente com a A-Raf e a C-Raf, faz parte da família Raf de quinases. B-Raf é ativada pelo receptor tirosina quinase na membrana celular, sendo o principal regulador da cascata MEK/MAPK, atuando na diferenciação, invasão, desdiferenciação e proliferação celular.[110]

Os primeiros estudos utilizando hibridização genômica comparativa identificaram um ganho na região cromossômica específica (7q34) contendo o locus do gene *BRAF* como a alteração do número de cópias mais frequente nos GBG, envolvendo 50% a 100% dos astrocitomas pilocíticos pediátricos.[111,112] Essa alteração genética é encontrada com maior frequência nos tumores das regiões cerebelar e hipotalâmico-quiasmática. O ganho 7q34 representa uma duplicação do gene *BRAF* com um *tandem* de inserção no gene *KIAA1549*.[113] A duplicação desse gene resulta na ativação dos efetores a jusante das vias MAPK, MEK e ERK.[110,114] Posteriormente, as variantes da transcrição de fusão envolvendo o gene *BRAF* foram descritas, envolvendo não só *KIAA1549*, mas também outros parceiros de fusão, *SRGAP3, FAM131B, MACF1, RNF130, CLCN6, MKRN1* e *GNAI1*.[115-118] O gene *RAF1*, que codifica a síntese de uma proteína que leva à ativação e à estabilização do B-Raf, também tem sido descrita por abrigar fusões de genes como *SRGAP3* e *QK1*, que levam à ativação da via MAPK.[117,119]

Outra alteração genômica nos GBG é a mutação no lócus do *BRAF 1799* (aminoácido 600) formando o *BRAF V600E*, que também resulta na desregulação da via MAPK.[120] Essa mutação foi descrita em outros tipos de câncer, incluindo melanoma, carcinoma colorretal, leucemia e gliomas de alto grau.[121] O ponto de mutação *BRAF V600E* ocorre mais comumente nos xantoastrocitomas pleomórficos, gangliogliomas, astrocitomas difusos e astrocitomas pilomixoides, sendo raramente detectado nos astrocitomas pilocíticos.[122-124]

Depois da via MAPK, as outras vias alteradas nos GBG são a fosfatidilinositol 3-quinase (PI3K)/AKT/alvo da rapamicina em mamíferos (mTOR), a via do receptor do fator de crescimento epidérmico (EGFR), a via de sinalização *sonic hedgehog* (SHH) e a via do fator de crescimento do endotélio vascular (VEGF).[113]

O PI3K é uma proteína intracelular recrutada para a membrana celular, após a estimulação de receptores transmembrana por fatores de crescimento, tais como o EGFR ou o receptor do fator de crescimento derivado de plaquetas tipo alfa (PDGFRA – que também sinaliza a via da Ras-Raf-MEK-MAPK), resultando na ativação dos efetores mTOR e AKT e levando à proliferação celular e à inibição da apoptose. Pacientes com mutações no mTOR têm predisposição para GBG, particularmente o SEGA.[113,125]

Alterações genéticas que afetam fatores-chave de transcrição foram descritas nos GBG. Essas incluem amplificação do gene *MYB* nos astrocitomas difusos e deleções focais desse mesmo gene nos astrocitomas angiocêntricos. *MYB* é um oncogene encontrado em leucemias, câncer do pulmão, câncer do pâncreas e tumores do SNC, incluindo PNET e meduloblastoma. O seu papel na etiologia dos tumores do SNC ainda permanece desconhecido.[126,127]

A frequência de alterações nos modificadores epigenéticos no câncer tem sido demonstrada em vários tipos, como tumores hematológicos, tumor de Wilms, retinoblastoma, neuroblastoma, carcinoma da tireoide, carcinoma hepatocelular, sarcoma, meduloblastoma e TTRA com mutação *SMARCB1*.[128-131] A evidência de que a epigenética é um fator importante na biologia dos gliomas pediátricos é extremamente forte.[132] Mutações diretas no modificador da cromatina *H3F3A* foram descritas nos GBM, bem como nos astrocitomas difusos e pilocíticos.[103,119] Isso sugere que a desregulação dos efetores da remodelação da cromatina também age com alterações genômicas na oncogênese de um grupo de GBG. Outras alterações genômicas compreendem os ganhos do gene *HIPK2*, o aumento da expressão do RNAm no subgrupo de astrocitomas pilocíticos do cerebelo e um rearranjo do gene *BCR* no astrocitoma pilomixoide.[111,133,134]

Recentemente foram feitas tentativas para correlacionar alterações genômicas específicas e a evolução clínica, mas os resultados foram controversos. A análise multivariada de 146 pacientes mostrou que a presença de proteína de fusão KIAA1549-BRAF foi o fator de melhor prognóstico em pacientes com ressecção subtotal de astrocitoma pilocítico.[135] Outro estudo, incluindo 106 pacientes com GBG, sendo a maioria portador de astrocitomas pilocíticos esporádicos, não mostrou taxa de SLP estatisticamente significativa entre os tumores com duplicação *BRAF* em comparação com outros tumores.[116] Entretanto, a hipótese de que tumores com duplicação *BRAF* se comportariam de maneira diferente de outros tumores continua a ser uma questão em aberto, especialmente com a recente descoberta de novos tipos de fusão *BRAF*, que pode ter influenciado nos estudos anteriores. Postula-se que um melhor prognóstico dos astrocitomas pilocíticos, conferido pela duplicação *BRAF*, poderia decorrer de senescência induzida por oncogenes, que ocorreria através da ativação da via p16INK4a.[136]

De modo semelhante, um estudo recente realizado em gangliogliomas mostrou que a presença da mutação de ponto V600E foi associada com sobrevida livre de recorrência significativamente mais baixa.[137]

Novas terapias-alvo vêm sendo sintetizadas após melhor compreensão das alterações genéticas dos GBG. Atualmente, existem três grupos de drogas que vão agir em diferentes pontos da via MAPK, desempenhando papel importante no tratamento dos GBG (Figura 65.4). No primeiro grupo, as duas drogas, vemurafenibe e dabrafenibe são inibidores de *BRAF* com mutação *BRAFV600E*. A terceira droga, o sorafenibe é um fraco inibidor *BRAF*, que independe do tipo de mutação. O segundo grupo, do inibidor MEK1/2, é indicado para pacientes com GBG com duplicação *BRAF*. O terceiro grupo, dos inibidores de mTOR (rapamicina e everolimo), é utilizado para o tratamento de SEGA em pacientes com esclerose tuberosa.[138-140] (Figura 65.5)

Conclui-se que o tratamento ideal para GBG não ressecáveis ou progressivos, em se tratando de uma doença crônica, seria a associação de QT de base com menor efeito adverso (vinorelbina) associada à terapia-alvo. O uso da radioterapia não mais seria indicado.

Gliomas de alto grau

Os gliomas de alto grau (GAG) representam aproximadamente 20% de todos os tumores do SNC na faixa etária pediátrica.[30] Geralmente ocorrem no compartimento supratentorial ou no tronco encefálico.[30] Apresentam comportamento clínico agressivo, levando a altas taxas de morbimortalidade.[33] São classificados pela OMS como neoplasias de grau III e IV, com achados histopatológicos de hipercelularidade, atipia nuclear e alta atividade mitótica, com ou sem proliferação vascular e necrose em paliçada.[33]

A distribuição entre os sexos é igualitária.[141] Os GAGs podem ocorrer em qualquer parte do SNC, mas a topografia mais comum é a supratentorial hemisférica (35%-50%), enquanto o percentual de linha média (tálamo, hipotálamo, núcleos da base e terceiro ventrículo) é bem menor. Na medula espinal a incidência é de aproximadamente 3%. As lesões infratentoriais não troncoencefálicas são mais encontradas nas crianças do que nos adolescentes e adultos jovens.[142-144] A maior incidência dos GAG supratentoriais ocorre em crianças entre 15 e 19 anos, entretanto, eles podem ser encontrados em qualquer idade, até mesmo intraútero.[145,146]

Um dos fatores de risco bem conhecidos para GAG é a exposição à irradiação ionizante, tipicamente utilizada para tratamento de uma condição oncológica prévia.[30] Existem também doenças genéticas que predispõem a criança a desenvolver GAG. Na síndrome de Li-Fraumeni, pacientes apresentam um defeito no gene *TP53*, que codifica a proteína p53. O *TP53* age como um gene supressor tumoral, pela indução da via que causa parada do ciclo celular, apoptose e inibição da angiogênese.[19,147] Uma mutação nesse sistema leva à desregulação da proliferação celular e a um aumento do risco para transformação maligna. Esses pacientes podem desenvolver uma variedade de neoplasias, inclusive GAG. Pacientes com síndrome de Turcot apresentam defeito no gene *APC* (*adenomatous polyposis coli*) ou nos genes *MMR* (*mismatch repair*) – *MSH2*, *MSH6*, *MLH1* e *PMS2*, com predisposição ao desenvolvimento de múltiplos adenomas colorretais, adenocarcinoma colorretal e tumores primários do SNC. As mutações nos genes MMR associam-se aos GAG e as do gene *APC* ao meduloblastoma.[19]

Os gliomas de alto grau compreendem 4 tipos: glioma difuso de linha média, *H3K27* alterado, glioma hemisférico difuso *H3G34*-mutante, glioma difuso de alto grau do tipo pediátrico, tipo *H3-selvagem* e tipo

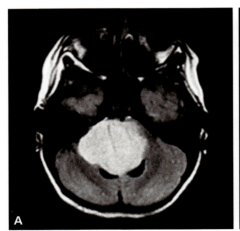
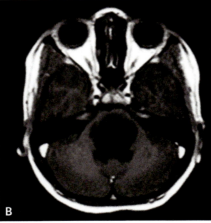
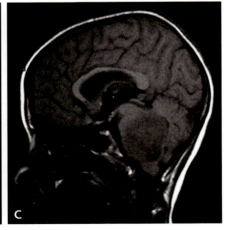

Figura 65.4 Glioma pontino intrínseco difuso. Lesão pontina hiperintensa na imagem axial FLAIR **(A)** e hipointensa na imagem axial T1 **(B)**; **(C)** Lesão hipo/isointensa na imagem sagital T1, ocupando toda a ponte e distorcendo a arquitetura do tronco encefálico, porém sem infiltrar o mesencéfalo e o bulbo.

Fonte: Imagens cedidas pelo grupo de radiologia do GRAACC (Grupo de Apoio às Crianças e Adolescentes com Câncer).

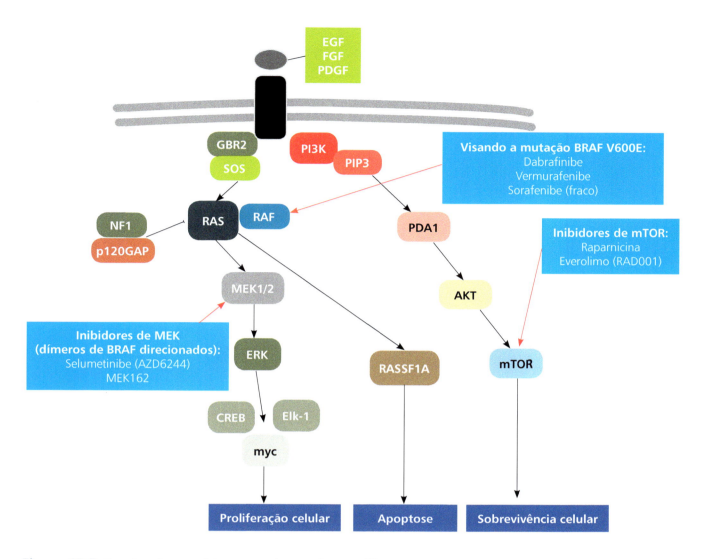

Figura 65.5 Terapias-alvo em vários pontos das vias dos GBG.[107]
Fonte: Nakamura M, Shimada K, Ishida E, et al. 2007.

IDH-selvagem, e o glioma hemisférico do tipo infantil. Glioma difuso de linha média, *H3K27-alterado* estava na classificação de 2016. Os outros 3 são tipos recém-reconhecidos. Glioma de alto grau do tipo pediátrico difuso, tipo selvagem *H3* e tipo selvagem *IDH* requerem caracterização molecular e integração de dados histopatológicos e moleculares para fins diagnósticos. O glioma hemisférico do tipo infantil é um novo tipo de glioma de alto grau que ocorre em recém-nascidos e lactentes, e que tem um perfil molecular distinto, com genes de fusão envolvendo *ALK, ROS1, NTRK1/2/3* ou *MET*. O termo "glioblastoma" não é mais usado no cenário de uma neoplasia do tipo pediátrica.[18]

À IRM de crânio, tipicamente, os GAG apresentam-se como lesões hipointensas em T1 e hiperintensas em T2, com edema perilesional significativo. Suas bordas são irregulares e o seu realce pelo gadolínio geralmente é anelar (Figura 65.6). Na espectroscopia, há um aumento dos picos de colina, lipídeos e lactato, com redução de n-acetil aspartato (NAA) e creatina, refletindo o aumento do metabolismo presente nos tumores de alto grau.[148,149] (Figura 65.7)

A intervenção cirúrgica é importante por vários motivos: estabelece o diagnóstico através da biópsia, trata a hipertensão intracraniana e contribui para o prognóstico, quando a ressecção é máxima. A ressecção completa nem sempre é possível, principalmente quando envolve estruturas críticas (linha média supratentorial e, na região infratentorial, o ângulo pontocerebelar e o tronco encefálico).[30,144]

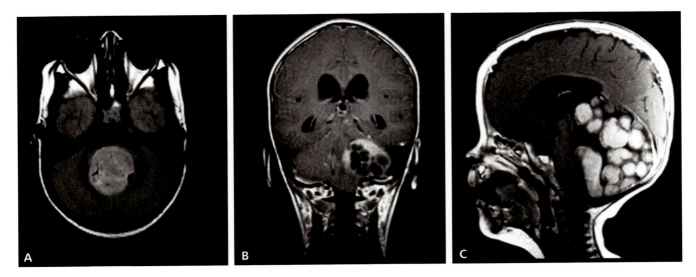

Figura 65.6 Tipos histológicos de meduloblastoma. **(A)** Meduloblastoma clássico; **(B)** Meduloblastoma desmoplásico/nodular (origem no hemisfério cerebelar); **(C)** Meduloblastoma com extensa nodularidade.
Fonte: Imagens cedidas pelo grupo de radiologia do GRAACC (Grupo de Apoio às Crianças e Adolescentes com Câncer).

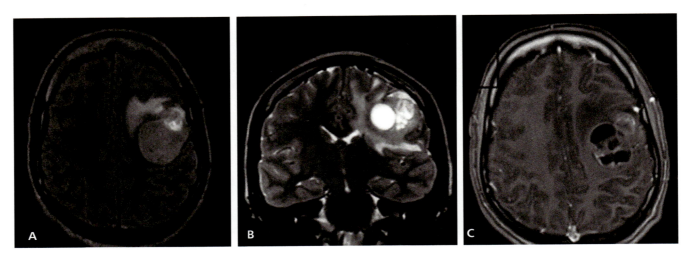

Figura 65.7 Glioma difuso tipo pediátrico de algo grau, H3-selvagem. Lesão hiperintensa na imagem axial FLAIR **(A)** e no T2 coronal **(B)**; **(C)** Realce após injeção de gadolínio e evidência de necrose na sequência T1.
Fonte: Imagens cedidas pelo grupo de radiologia do GRAACC (Grupo de Apoio às Crianças e Adolescentes com Câncer).

A estratégia do tratamento de uma criança com GAG inicialmente é a realização de cirurgia com ressecção máxima segura. Em seguida, é feita a radioterapia para crianças maiores de três anos de idade. A dose da radioterapia varia de 50-54 Gy, em doses fracionadas de 180-200 cGy em 6 semanas. A técnica alternativa de radioterapia, com hipo ou hiperfracionamento, não se mostrou estatisticamente benéfica para crianças com GAG.[150]

Nas últimas duas décadas, vários estudos usando QT adjuvante têm mostrado variação na taxa de sobrevida em cinco anos, de 8%-35%. A temozolomida, usada ao longo da radioterapia, tem sido utilizada em crianças. O bevacizumabe, um agente antiangiogênico, está sendo emprega-do como adjuvante, associado à radioterapia ou à QT, nos tumores de alto grau com aumento da vascularização. O ácido valproico pode ser usado como coadjuvante na QT, agindo como inibidor da histona deacetilase.[30,151]

O uso de combinações de drogas que inibem múltiplos alvos pode aumentar a eficácia, fornecer sinergia e possivelmente evitar o desenvolvimento de resistência à terapia em gliomas de alto grau.[152]

Gliomas de tronco encefálico

Representam entre 10% a 20% dos tumores do SNC na faixa etária pediátrica. Aproximadamente 250 casos de gliomas de tronco encefálico são diagnosticados anualmente nos EUA. Eles são classificados em gliomas focais e gliomas pontinos intrínsecos difusos.

Gliomas focais

Correspondem a 20% dos tumores do tronco encefálico na infância.[153] Em sua grande maioria são astrocitomas pilocíticos (grau I) e astrocitomas fibrilares (grau II). Quanto à histologia, apresentam variação no grau de celularidade e atipia nuclear, mas não são invasivos; sua taxa mitótica é baixa e são bem circunscritos.[153]

Alterações genéticas também são implicadas na etiologia desses tumores. A duplicação do cromossomo 7q34 ocorre em 62% dos astrocitomas pilocíticos do tronco. A mutação *BRAF V600E* é mais comum nos astrocitomas fibrilares (60% a 66%).[110,123,154,155]

A apresentação clínica costuma ser insidiosa. Os sintomas específicos correspondem à localização do tumor (Tabela 65.4). Hidrocefalia só ocorre em casos de tumor exofítico situado no teto do mesencéfalo.[156-159]

As características da IRM de crânio incluem bordas definidas, edema perilesional, iso ou hipointensidade na sequência T1, hiperintensidade em T2 e FLAIR, e realce homogêneo ao gadolínio. A sequência de difusão e a espectroscopia podem contribuir para o diagnóstico diferencial com glioma pontino intrínseco difuso, doenças desmielinizantes e doença de Alexander.[160-162]

Com técnicas cirúrgicas modernas e de imagem cada vez mais tem se obtido sucesso no tratamento dos gliomas focais de tronco. O tratamento cirúrgico é curativo, desde que não haja prejuízo ao paciente.[163] Se a ressecção completa não for possível, principalmente com volumes tumorais maiores de 10 cm³, se faz necessário o emprego de outros tratamentos.[162] A QT é, no momento, o tratamento de escolha em sintomas persistentes após cirurgia, progressão da doença ou em tumores irressecáveis.[30] Várias são as combinações. A vincristina e a carboplatina apresentam resposta positiva em 40% dos pacientes. TPCV também obteve sucesso satisfatório em 52%.[164] Uma combinação mais recentemente usada é a vimblastina, bevacizumabe, com ou sem irinotecano, e a etoposida.[30,98] Com relação às terapias-alvo, tem sido utilizados os inibidores MEK e BRAF V600E, com respostas variáveis em tumores com alta taxa de progressão.[158]

A radioterapia, embora muitas vezes eficaz em induzir remissão prolongada dos gliomas focais de tronco, tem sido associada à toxicidade, principalmente em crianças menores de três anos de idade. Complicações cognitivas, comportamentais e neurológicas são comuns, além do aumento de chance para desenvolvimento de uma segunda neoplasia. Diante desses dados, o uso da radioterapia é restrito em pacientes com gliomas de tronco focais não progressivos.[165]

Glioma pontino intrínseco difuso

O glioma pontino intrínseco difuso (GPID) representa, aproximadamente, 80% dos tumores do tronco encefálico na faixa etária pediátrica. Não há predileção por sexo. Ocorre, na maioria das vezes, em crianças escolares, com média de idade aos 7 anos, mas pode afetar crianças de qualquer faixa etária. É um tumor de tronco cerebral devastador na infância e principal causa de morte relacionada ao tumor cerebral pediátrico. Ao exame histopatológico, a graduação tumoral varia de II a IV,[166] porém isso não afeta o prognóstico.[158,167]

A sobrevida média do GPID é 9-11meses, com uma mortalidade de 99% em 5 anos. O GPID é classificado como um subtipo de glioma de linha média, diferenciado por sua origem na ponte. O prognóstico sombrio do tumor surge, em parte, devido a esta origem no tronco cerebral, onde muitas funções críticas do sistema nervoso, como a respiração, são regulados, impossibilitando a ressecção cirúrgica do tumor. Além disso, o GPID infiltra-se difusamente no tecido pontino e frequentemente evolui com metástase. A resistência aos agentes quimioterápicos convencionais usados para os tumores cerebrais, como a temozolomida, aumentou o desafio mesmo em busca de tratamentos moderadamente eficazes. A radioterapia é atualmente o único tratamento que demonstrou eficácia no prolongamento da vida, conferindo um benefício médio de sobrevida de 3 meses. O GPID ainda permanece universalmente fatal.[168]

Na última década, estudos de biópsia de tumor e amostras de autópsia aumentaram muito nossa compreensão da patogênese molecular subjacente do GPID. Oitenta por cento dos gliomas de tronco e uma alta porcentagem de gliomas em outras estruturas da linha média, como tálamo e medula espinhal, foram encontradas substituições de lisina por metionina (*K27M*) em genes codificando histona H3 – esses achados marcam as primeiras associações conhecidas entre mutações de histonas e câncer. As descobertas de que mutações de histonas delinearam um subgrupo de tumor com fisiopatologia e prognóstico únicos, levou à reclassificação de GPID *H3K27M-mutado* na classificação da OMS de 2016 de tumores do Sistema Nervoso Central como glioma difuso de linha média com mutação *K27M*, uma mudança em relação à anatomia anterior e classificações histológicas. A mutação da histona *H3K27M* resulta na disfunção do complexo repressivo polycomb-2 (PRC2) metiltransferase e hipometilação global da lisina na posição 27 da proteína H3 (H3K27), com consequente desregulação da expressão gênica. No GPID, essa ampla ruptura da regulação epigenética promove a oncogênese, em alguns casos com mutações secundárias associadas em vias oncogênicas clássicas.[18,168]

O início dos sintomas é agudo, com rápida progressão em dias ou semanas. Se a duração dos sintomas for maior que seis meses, deve-se pensar em outros diagnósticos. A tríade clássica inclui ataxia, sinais piramidais e paralisia dos nervos cranianos, sendo que os mais comumente afetados são o abducente e o facial. Entre outros raros sintomas, a retenção urinária e outras anormalidades da micção, com ou sem lesão da medula espinal, podem ser vistos, presumivelmente pela disfunção do centro da micção pontino.[158,169]

Os critérios aceitos para diagnóstico de GPID são: **a)** duração dos sintomas menor do que seis meses; **b)** dois ou três sintomas referentes à disfunção do tronco encefálico; **c)** aumento volumétrico da ponte em 60%, secundário à lesão difusamente infiltrativa.[170]

Na IRM de crânio observa-se a massa infiltrativa com hipersinal em FLAIR em T2, e hiposinal no T1. O deslocamento da artéria basilar pelo aumento da ponte é comum. Enquanto a infiltração dos pedúnculos cerebelares é frequente, o bulbo está sempre livre, ou seja, nunca é acometido (a demarcação bulbopontina no sagital é um achado clássico).[158,170] (Figura 65.6)

O tratamento inicial dos GPID, ao diagnóstico, é o uso de dexametasona. Com essa medida há uma melhora dos sintomas neurológicos devido à redução do edema peritumoral.[158] A biópsia da lesão é de necessidade discutível e somente deve ser realizada por neurocirurgiões experientes. A ressecção cirúrgica, no entanto, não é recomendada, pois não se consegue diferenciar tecido tumoral do tecido normal.[158]

A radioterapia local é feita com 1-2 mm de margem. A dose padrão é de 1.8 Gy, diariamente, por 30-33 frações, administradas cinco vezes por semana, até a dose total de 54-59 Gy.[158,170] A QT utilizada em vários protocolos, seja como agente único ou em combinações, tem falhado na sobrevida dos pacientes com GPID. Dentre os esquemas terapêuticos, a temozolomida, o vandetanibe com dasatinibe, o bevacizumabe com irinotecano, o tipifarnibe e o tamoxifeno foram utilizados.[30,158,170]

Terapias promissoras podem envolver o aproveitamento de ângulos distintos de vulnerabilidade em combinações das abordagens para erradicar este tumor heterogêneo. Terapias mais promissoras em trabalhos pré-clínicos ou ensaios clínicos iniciais incluem modificadores epigenéticos como panobinostat; reguladores transcricionais, como THZ1; imunoterapia CAR T e microambiente-alvos como a inibição de ADAM10.[168]

Meduloblastoma

Meduloblastoma é o tumor maligno mais comum em crianças.[11,30,171-173] Compreende quase 20% de todas as neoplasias do SNC na faixa etária pediátrica.[172] Pode se apresentar em qualquer idade (do nascimento até a idade adulta), mas o pico de incidência é bimodal – entre 3 e 4 anos e entre 8 e 10 anos.[11] Há certo predomínio do sexo masculino, numa proporção de 2:1. Casos familiares são descritos no contexto das síndromes de Gorlin-Goltz, Turcot e Li-Fraumeni.[11] Devido ao seu caráter altamente invasivo, pode estar disseminado ao diagnóstico. Ocorre em aproximadamente 70% dos casos no vérmis cerebelar, 30% nos hemisférios cerebelares e, raramente, no ângulo pontocerebelar.[173]

Os meduloblastomas foram classificados inicialmente por Chang, em 1969. Atualmente essa classificação é clínica e de interesse terapêutico, sendo os tumores divididos em baixo risco (risco padrão) e alto risco. Esse conceito de estratificação de grupos de risco foi consagrado por estudos clínicos de grandes grupos cooperativos, ajustando a intensidade da terapia para o risco de recidiva, de acordo com os fatores que afetam o prognóstico. Os pacientes são considerados de alto risco quando apresentam idade menor que 3 anos, massa residual tumoral >1,5 cm^2 após ressecção cirúrgica ou metástases ao diagnóstico.[174,175] Os subtipos histológicos anaplásico e de grandes células são também considerados de pior prognóstico. Acrescentado essas características, a Tabela 65.7 mostra classificação de risco de acordo com o grupo histológico e moleculares do meduloblastoma.

Pela última classificação histológica da OMS (Tabela 65.1), o meduloblastoma pode ser denominado de clássico, desmoplásico/nodular, com extensa nodularidade e anaplásico/grandes células (Figura 65.7). O clássico representa o subtipo histológico mais comum, ocorrendo em dois terços dos casos (66%), e sua topografia habitual é o vérmis cerebelar. É composto por células pequenas, arredondadas, com proporção núcleo-citoplasmática elevada e atividades apoptótica e mitótica aumentadas. O desmoplásico/nodular ocorre em 15% dos casos, apresenta bom prognóstico e é encontrado nos hemisférios cerebelares. É composto também por pequenas células arredondadas, entremeadas por estroma rico em fibras reticulares pálidas imunopositivas para a sinaptofisina, indicando diferenciação neuronal. O meduloblastoma com extensa nodularidade, também conhecido como "neuroblastoma cerebelar", é uma variante recentemente descrita, com aspecto nodular extremo, lembrando "cachos de uva". Ocorre em menores de três anos de idade e seu prognóstico é extremamente favorável. O anaplásico caracteriza-se por pleomorfismo nuclear marcado, moldagem nuclear e empacotamento célula-célula. A variante de grandes células, presente em 2%-4% dos casos, exibe uma população de grandes células monomórficas, cujos núcleos exibem nucléolos proeminentes. Ambos são considerados de pior prognóstico.[172,174-176]

Um dos mais importantes avanços no conhecimento sobre os meduloblastomas é a descoberta da sua biologia molecular, permitindo assim a sua divisão em subgrupos moleculares com citogenética, mutações e expressões gênicas diferentes. Em 2010, uma conferência realizada em Boston estabeleceu que o meduloblastoma pode ser dividido em quatro principais subgrupos moleculares: Wnt, Shh, grupo 3 e grupo 4[171-184] (Figura 65.8).

O subgrupo WNT é o mais conhecido, devido ao seu excelente prognóstico em comparação com outros subgrupos.[175,176,184] O tempo de sobrevida em cinco anos excede 90%. Esses pacientes morrem mais frequentemente por complicações da terapia ou por neoplasias secundárias do que pela recorrência tumoral. São responsáveis por 11% dos meduloblastomas e apresentam distribuição igualitária entre os sexos. Na criança, seu pico de incidência ocorre entre os 10 e 12 anos de idade. Geralmente sua histologia é a do meduloblastoma clássico, mas raramente pode ser anaplásico.[176,184]

Durante a embriogênese, a via WNT é responsável pela orientação axonal através da interação com o complexo β-catenina. Esta via envolve vários receptores, inclusive o complexo LRP-Frizzled. Quando inativa (isto é, na ausência da sinalização WNT), a β-catenina é degradada. Quando ocorre a sinalização Wnt, o complexo LRP-Frizzled interfere no processo de degradação da β-catenina, levando ao seu acúmulo. Este, por sua vez, leva à embriogênese tumoral.[176]

A monossomia 6 é frequente nos tumores WNT. A análise molecular também pode mostrar mutações do gene *CTNNB1*, que codifica a β-catenina. Outras alterações genéticas comuns incluem mutações no *TP53, APC, AXIN1, AXNI2, DDX3X* e os modificadores de cromatina *SMARCA4* e *MLL2*.[175,176]

O diagnóstico do meduloblastoma WNT baseia-se na combinação de achados imuno-histoquímicos e genéticos. São eles: coloração nuclear para β-catenina, mutação para CTNNB1 e perda do cromossomo 6.[175,176] As drogas utilizadas como terapias-alvo para esta via são o resveratrol, celecoxibe, cloreto de lítio e, mais recentemente, a norcantaridina.[176]

O subgrupo SHH apresenta prognóstico intermediário entre o WNT e o grupo 3. Representa 28% dos meduloblastomas. O pico de incidência é bimodal, ocorrendo em crianças menores de quatro anos e maiores de 16 anos. A distribuição quanto ao sexo é igualitária. Histologicamente, os desmoplásicos são mais frequentes, porém os clássicos e os anaplásicos também são descritos.[175,176,185,186]

Uma sinalização aberrante da via SHH, no desenvolvimento humano normal, pode causar holoprosencefalia e um risco aumentado de meduloblastoma infantil na síndrome de Gorlin.[186] A via Shh é parte integrante do desenvolvimento cerebelar, uma vez que desempenha um papel crítico na indução da célula precursora da proliferação neuronal localizada na camada granular externa. Isso explica porque os desmoplásicos são sempre hemisféricos, diferentes dos da via WNT, que são do vérmis.[176]

O evento molecular que rege a oncogênese na via SHH envolve a sua ativação aberrante e a interação com os receptores PTCH e os complexos proteicos Gli2-Gli3. Em condições normais, quando não há excesso de Shh, receptores PTCH trabalham para inibir *smoothened* (SMO), que por sua vez permite o *suppressor of fused* (SUFU) a se ligar aos complexos Gli2-Gli3. Quando essa ligação ocorre, há degradação do complexo proteico (proteossomas). O excesso do SHH liga-se a PTCH de tal forma que não consegue inibir o SMO. Desta forma o SUFU não se liga ao complexo Gli2-Gli3. Sem a formação do complexo SUFU/Gli2-Gli3 não há a degradação dos proteossomas, levando à formação tumoral.[175,176,178]

O diagnóstico do subgrupo SHH é baseado numa variedade de métodos, incluindo o exame histológico básico, análises imunohistoquímicas (SFRP1, GLI1 e GAB1) e citogenéticas (amplificação do *MYCN* e deleção do cromossomo 9q).[175,176]

A patogênese do subgrupo SHH é bem definida e, assim, várias terapias-alvo têm sido descritas como a vismodegibe, saridegibe, foretinibe e os anti-SMO.[175,176]

O grupo 3 (não WNT/SHH) representa 28% de todos os meduloblastomas. Predomina no sexo masculino, numa proporção de 2:1. Ocorre em crianças e raramente em adultos. Apresenta histologia dos clássicos ou anaplásicos/grandes células e associa-se aos piores prognósticos. Geralmente apresentam metástase ao diagnóstico. A amplificação do gene *MYC* e o isocromossomo 11q estão associados ao pior prognóstico.[175,176]

Tabela 65.7 Grupo de riscos moleculares dos meduloblastomas.		
Baixo risco	**Risco intermediário**	**Alto risco**
WNT, M0, M+	SHH, *TP53* tipo selvagem	Grupo 3, *MYC* e *MYC* não amplificado
		Grupo 3, M+
SHH, MBEN	SHH, não MBEN	SHH infantil, subtipo I
SHH infantil, subtipo II	Grupo 4	SHH, *TP53* mutante
Grupo 4 com cromossoma Perda de 11 ou ganho de 17	-	Grupo 4, M+

Subgrupo		WNT	SHH	Grupo 3	Grupo 4
Características clínicas	% de casos	10	30	25	35
	Idade do diagnóstico	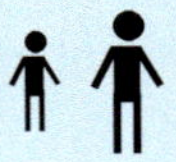	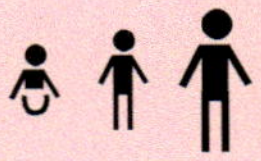	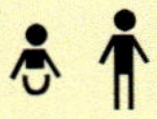	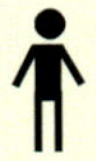
	Proporção de gênero (M:F)	1:1	1:1	2:1	3:1
	Localização anatômica	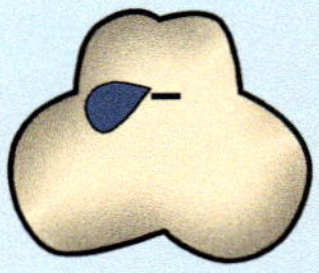	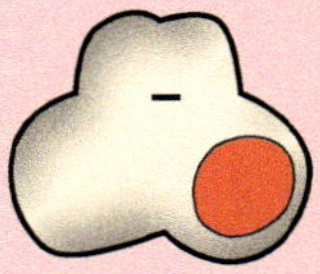	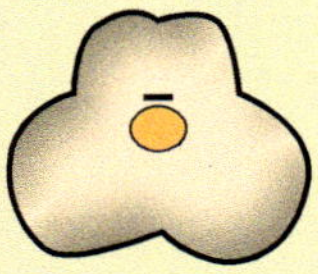	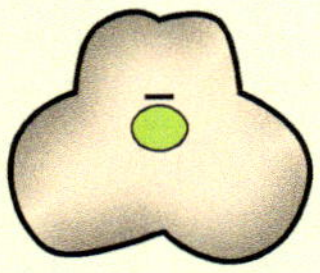
	Histologia	Clássico, raramente LCA	Desmoplástico, Classic, LCA	Clássico, LCA	Clássico, LCA
	Metástase no diagnóstico (%)	5-10	15-20	40-45	35-40
	Padrão de recorrência	Raro: local ou metastático	Local	Metastática	Metastática
	Prognóstico	Muito bom	Bebês bons, outros intermediários	Pobre	Intermediário
Característica molecular	Amplificações de genes recorrentes	–	MYCN GL1 ou GLI2	MYC MYCN OTX2	SNCAIP MYCN OTX2 CDK6
	SNVs recorrentes	CTNNB1 DDX3X SMARCA4 TP53	PTCH1 TERT SUFU SMO TP53	SMARCA4 KBTBD4 CTDNEP1 KMT2D	KDM6A ZMYM3 KTM2C KBTBD4
	Eventos citogenéticos Ganho Perda	6	3q, 9p 9q, 10q, 17p	1q, 7, 18 8, 10q, 11, 16q i17q	7, 18q 8, 11p, X i17q
	Outros eventos genéticos recorrentes	–	–	GFI1 e GFI1B sequestro de potenciador	PRDM6, GF1, e GFI1B sequestro de potenciador

Figura 65.8 Características clínicas e moleculares dos grupos de meduloblastoma.
Fonte: Northcott PA, Dubuc AM, Pfister S, Taylor MD. 2012.

O grupo 4 (não WNT/SHH) é o mais comum, correspondendo a 34% dos meduloblastomas. Seu pico de incidência ocorre aos 10 anos de idade. Apresenta histologia dos clássicos ou anaplásicos/grandes células e associa-se a prognóstico intermediário, quando comparado aos outros subgrupos. Quase dois terços do grupo 4 tem um isocromossomo 17q (i17q), embora deleções isoladas 17p sejam encontradas. Amplificações dos genes *MYCN* e *CDK6* também são encontradas nesse subgrupo.[175,176]

A OMS SNC5 alterou a classificação dos meduloblastomas para espelhar novos conhecimentos sobre sua heterogeneidade clínica e biológica. Inicialmente, o consenso estabeleceu 4 grupos moleculares principais: ativado por WNT, ativado por *sonic hedgehog* (SHH), grupo 3 e grupo 4. Os meduloblastomas WNT e SHH foram incluídos na classificação de 2016 e os tumores SHH divididos com base no status *TP53* (como tumores *TP53*-mutantes e *TP53*-tipo selvagem com características clínico-patológicas marcadamente diferentes). Os meduloblastomas não WNT/não SHH compreendiam os tumores do grupo 3 e do grupo 4 (Tabela 65.1). No entanto, por meio de metilação em larga escala e perfil de transcriptoma, novos subgrupos surgiram em um nível mais granular abaixo dos 4 principais grupos moleculares: 4 subgrupos de SHH (Figura 65.9) e 8 subgrupos de meduloblastomas não WNT/não SHH (Figura 65.10). Dos 4 principais grupos moleculares do meduloblastoma, alguns desses subgrupos estão associados a características clínico-patológicas e genéticas que fornecem utilidade clínica, tendo valor diagnóstico, prognóstico ou preditivo. Um exemplo é o delineamento de 2 (de 4) subgrupos de SHH, SHH-1 e SHH-2, ambos dominados por meduloblastomas de crianças pequenas. Esses subgrupos mostram resultados significativamente diferentes, e dados de ensaios clínicos recentes sugerem que regimes quimioterápicos específicos podem ajudar aqueles pacientes com tumores no subgrupo de mau prognóstico, indicando que essas distinções podem ser preditivas e não apenas prognósticas.[18,187,188]

A classificação histopatológica do meduloblastoma, listada na classificação da OMS de 2016, compreendeu 4 tipos morfológicos: clássico, desmoplásico/nodular, meduloblastoma com nodularidade extensa (MBEN) e grande célula/anaplástico. Estes foram agora combinados em uma seção que os descreve como padrões morfológicos de um tipo de tumor inclusivo, meduloblastoma, definido histologicamente (Tabela 65.1). As diferenças morfológicas têm suas próprias associações clínicas específicas e meduloblastomas molecularmente definidos demonstram associações distintas com os padrões morfológicos. Por exemplo, todos os meduloblastomas desmoplásicos/nodulares e MBENs se alinham com o grupo molecular SHH e a maioria está nos subgrupos SHH-1 e SHH-2. Quase todos os tumores WNT têm morfologia clássica e a maioria dos tumores anaplásicos de grandes células pertence ao subgrupo SHH-3 ou para o subgrupo 2 do grupo 3/4.[18,188,189]

Dada a sua heterogeneidade e a necessidade de classificar os meduloblastomas de acordo com uma combinação de características histopatológicas e moleculares, esses tumores devem ser relatados em um formato em camadas e integrado. As opções NOS e NEC também existem para essas lesões nas configurações apropriadas.[18]

Os sinais e sintomas na apresentação variam conforme a idade. No lactente, o aumento do perímetro cefálico e a regressão neurológica podem ser as primeiras manifestações. Em pré-escolares e escolares, cefaleia e vômitos são os mais comuns. A alteração comportamental pode ser um sintoma inespecífico desse tipo de tumor. Quando ocorre compressão dos forames de Magendie e Luschka há hidrocefalia e síndrome de hipertensão intracraniana. A síndrome cerebelar é encontrada em situações mais tardias. Fraqueza e meningismo sugerem disseminação liquórica com implantes medulares e meníngeos, respectivamente.[190]

O diagnóstico é feito através do exame de imagem, análise histológica, imuno-histoquímica, citogenética e em alguns casos exoma.[191] Os meduloblastomas são geralmente hiperdensos à TC de crânio sem contraste. A hidrocefalia obstrutiva é comum e calcificações estão presentes em 15% dos casos. Após a administração de contraste observa-se realce homogêneo. Contudo, essa aparência típica do meduloblastoma é vista em 30% dos pacientes e as alterações atípicas são relativamente comuns. Elas incluem alterações císticas (65%), isodensidade na TC de crânio (3%) e ausência de realce ao gadolínio (2%).[187]

Na IRM de crânio podem ser observadas alterações muito características, que sugerem o diagnóstico etiológico (Figuras 65.11 e 65.12). Nos meduloblastomas de extensa nodularidade, uma imagem em "cacho de uva" é vista na fossa posterior[192] (Figura 65.6).

Ao diagnóstico, deve-se fazer o estadiamento através do exame do líquor (pesquisas de células neoplásicas) e IRM de toda a coluna vertebral, para avaliar a presença de metástases.

O tratamento do meduloblastoma consiste na ressecção cirúrgica total, seguida de radioterapia do crânio e do canal vertebral e QT, com ou sem transplante autólogo de medula óssea.

Para os pacientes que apresentam hipertensão intracraniana, o tratamento inicial consiste em tirá-los da emergência neurológica, seja com colocação de uma derivação ventrículo-peritoneal, seja com ventriculostomia. Após esse procedimento, o estadiamento é realizado com a análise do líquor e IRM de crânio e coluna vertebral. A classificação em baixo e alto risco, e do subgrupo dos meduloblastomas, é fundamental para o sucesso terapêutico.

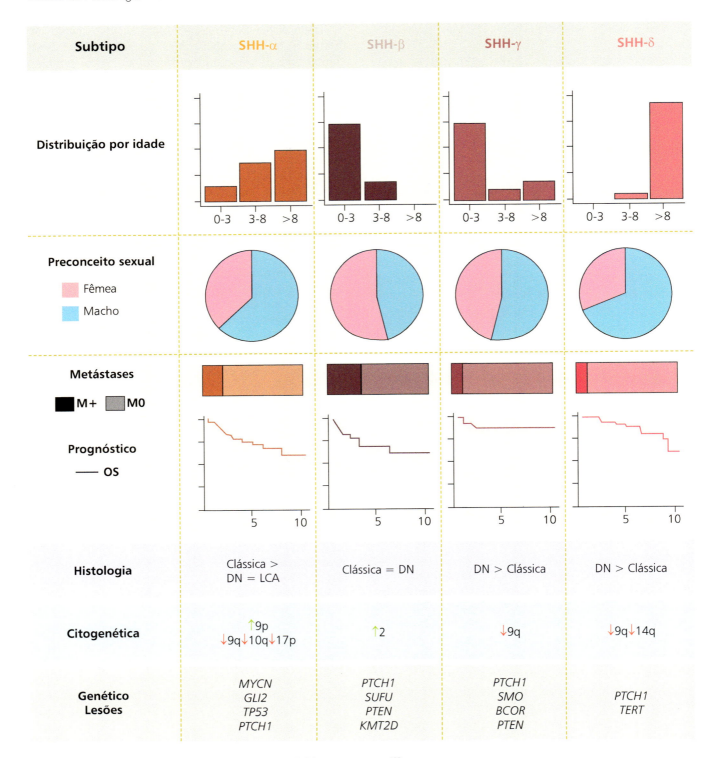

Figura 65.9 Sumário dos subgrupos dos meduloblastomas SHH.[188]
Fonte: Kumar R, Liu APY, Northcott PA. 2020.

A ressecção cirúrgica deverá ser completa, porém, evitando ao máximo a chance de sequelas em longo prazo. A radioterapia é realizada em associação à QT (carboplatina e vincristina) para melhorar a sua eficácia.

A dose é de 54 Gy no local (fossa posterior) e 24 Gy no crânio e canal vertebral para os meduloblastomas de bom prognóstico (baseando-se na histologia e imuno-histoquímica) e 54 Gy no local e 36 Gy no crânio e canal

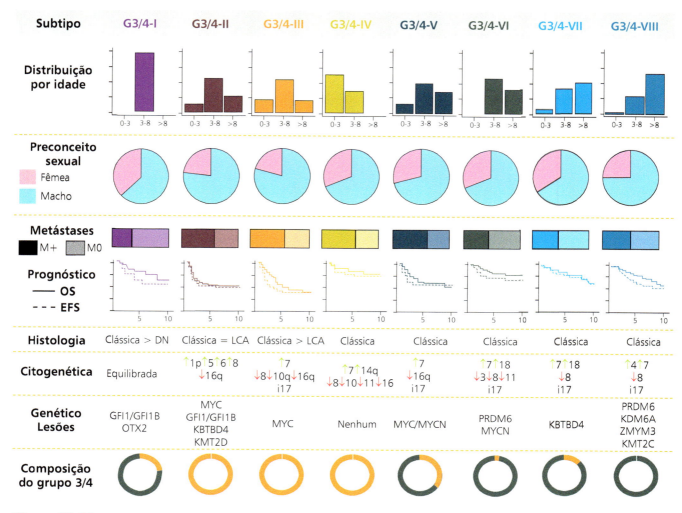

Figura 65.10 Sumário dos subtipos de meduloblastoma do Grupo 3/4. Características clínico-patológicas e moleculares de oito subtipos moleculares dos meduloblastomas do Grupo 3 e do Grupo 4, de acordo com Northcott *et al.* (2017) e Sharma *et al.* (2019). A composição de cada subtipo de acordo com o consenso, o perfil do Grupo 3 ou do Grupo 4 é mostrado no inferior da figura.

LCA = anaplásico de grandes células; DN = desmoplástico/ nodular.[188]

Fonte: Kumar R, Liu APY, Northcott PA. 2020.

vertebral para os meduloblastomas de pior prognóstico. Deve-se evitá-la em crianças menores de 3 anos. Um estudo randomizado de fase III, em andamento, avaliará o impacto da diminuição da dose padrão de radioterapia para 18 Gy no crânio e canal em meduloblastomas de baixo risco.[193]

A QT adjuvante pós-radioterapia, com uma combinação de vincristina, cisplatina, ciclofosfamida e lomustina, é realizada de acordo com a estratificação de risco do paciente. Quando há necessidade de doses muito altas de QT, o transplante autólogo de medula óssea se faz necessário. Sabendo-se que a radioterapia e a QT levam a comorbidades, principalmente cognitivas, a tendência terapêutica atual é a da realização de terapias-alvo que levariam a menores doses de QT e radioterapia.[183]

As complicações cirúrgicas mais comuns são: síndrome cerebelar, mutismo acinético pela manipulação do cerebelo, ventriculites e as infecções de ferida operatória. Neutropenia febril, aplasia da medula e crises epilépticas ocorrem pela QT. Déficits cognitivos são as complicações tardias mais comuns da radioterapia, principalmente em crianças menores.[193]

Ependimoma

Os ependimomas representam o terceiro tumor maligno mais comum do SNC em crianças.[194,195] Esses tumores podem ocorrer em qualquer parte do neuroeixo e originar-se do revestimento ependimário dos ventrículos e do canal central. A localização mais frequente é a fossa posterior (cerca de dois terços), seguida pelo

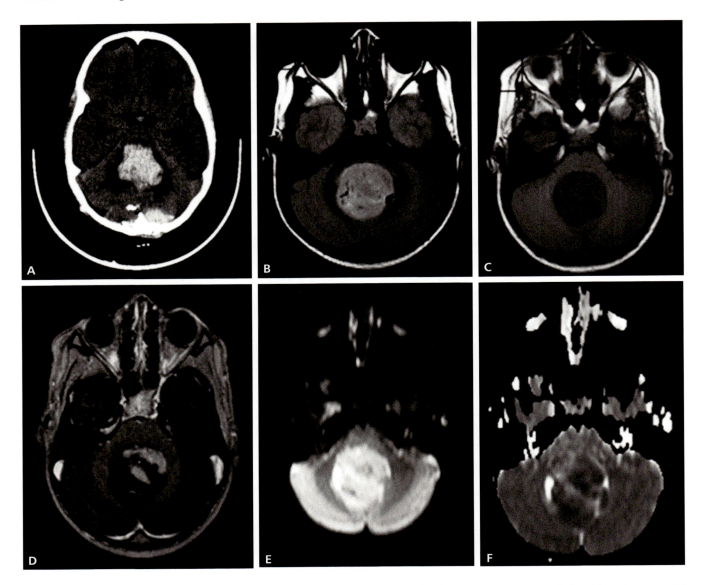

Figura 65.11 Características da imagem típicas do meduloblastoma. **(A)** lesão no vérmis cerebelar, hiperdensa na TC de crânio sem contraste; lesão sólida em vérmis cerebelar, apresentando hiperintensidade de sinal em FLAIR **(B)**, hiposinal em T1 **(C)**, realce heterogêneo após a injeção de gadolínio **(D)** e restrição à difusão **(E)** e **(F)**, sugerindo uma relação núcleo-citoplasma elevada.
Fonte: Imagens cedidas pelo grupo de radiologia do GRAACC (Grupo de Apoio ao Adolescente e à Criança com Câncer)

compartimento supratentorial, enquanto os tumores espinhais são bastante raros. Os ependimomas exibem uma distribuição etária bimodal, com um pico na faixa etária de 0 a 4 anos, declinando nos primeiros anos da adolescência e depois subindo para um segundo pico na terceira à quinta década de vida.[194]

Os ependimomas devem agora ser classificados de acordo com uma combinação de características histopatológicas e moleculares, bem como localização anatômica, dividindo-os assim em grupos moleculares nos compartimentos supratentorial, fossa posterior (FP) e espinhal.[18] (Tabela 65.1) (Figura 65.13) A OMS SNC5 lista 2 tipos molecularmente definidos de ependimoma supratentorial: um com *ZFTA* (a nova designação para *C11orf95*) e outro com fusão *YAP1*. Agora também inclui 2 tipos de ependimoma da FP definidos molecularmente, grupo FPA e grupo FPB, bem como um tumor espinhal definido pela presença de amplificação de *MYCN*.[196] Também estão listados os ependimomas definidos pela localização anatômica, mas não por uma alteração molecular. Estes podem ser usados quando a análise molecular encontra uma alteração molecular diferente daquela usada para definir ependimomas em um local específico (NEC) ou quando a análise mo-

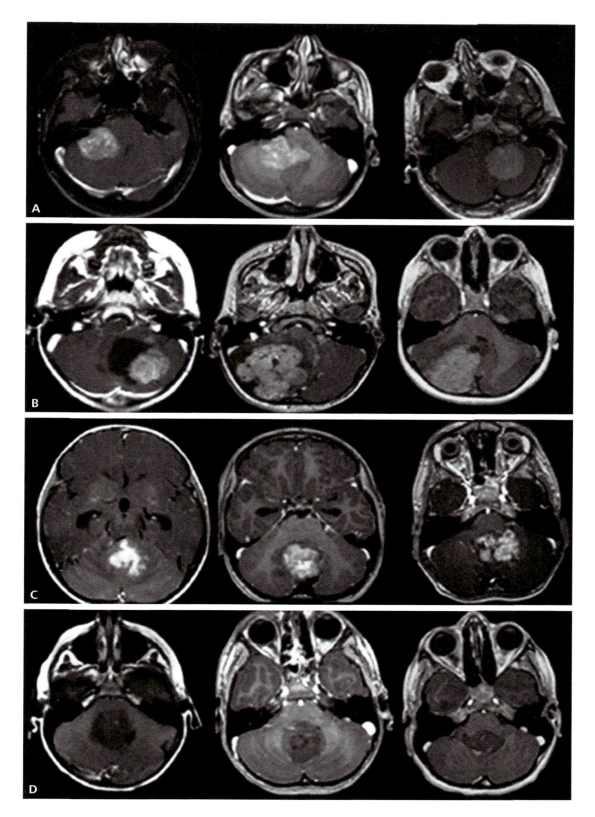

Figura 65.12 Comparação anatômica e características de imagem nos grupos moleculares do meduloblastoma. **(A)** WNT – Anatomia do ângulo cerebelopontino; **(B)** SHH – Anatomia do hemisfério cerebelar; **(C)** Grupo 3 – Anatomia do vermis cerebelar, porém, com realce ao gadolínio; **(D)** Anatomia do vermis cerebelar, porém, sem realce ao gadolínio.
Fonte: Yeom KW, Mobley BC, Lober RM, et al. 2013.

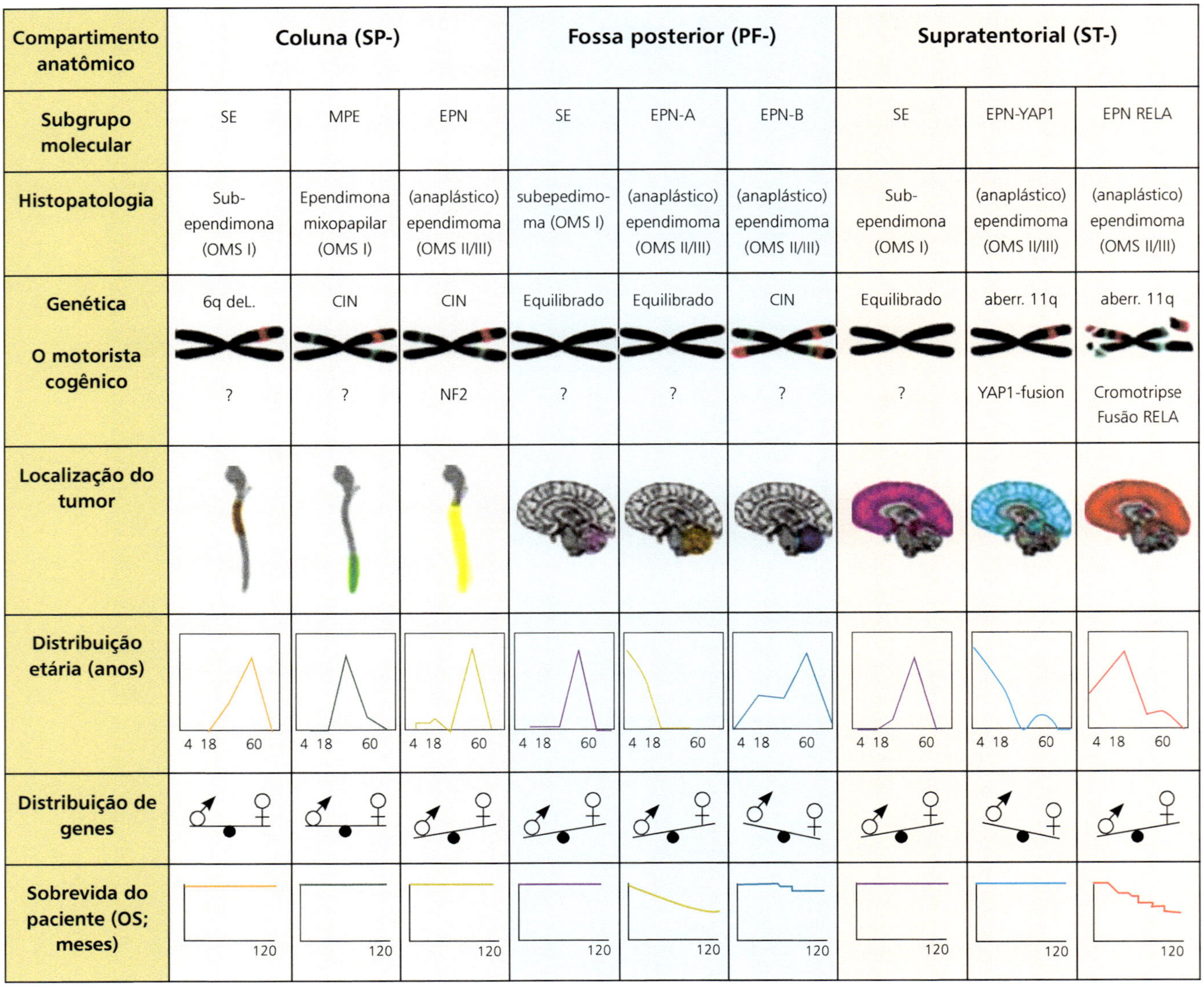

Compartimento anatômico	Coluna (SP-)			Fossa posterior (PF-)			Supratentorial (ST-)		
Subgrupo molecular	SE	MPE	EPN	SE	EPN-A	EPN-B	SE	EPN-YAP1	EPN RELA
Histopatologia	Sub-ependimona (OMS I)	Ependimona mixopapilar (OMS I)	(anaplástico) ependimoma (OMS II/III)	subepedimo-ma (OMS I)	(anaplástico) ependimoma (OMS II/III)	(anaplástico) ependimoma (OMS II/III)	Sub-ependimona (OMS I)	(anaplástico) ependimoma (OMS II/III)	(anaplástico) ependimoma (OMS II/III)
Genética	6q deL.	CIN	CIN	Equilibrado	Equilibrado	CIN	Equilibrado	aberr. 11q	aberr. 11q
O motorista cogênico	?	?	NF2	?	?	?	?	YAP1-fusion	Cromotripse Fusão RELA
Localização do tumor									
Distribuição etária (anos)	4 18 60	4 18 60	4 18 60	4 18 60	4 18 60	4 18 60	4 18 60	4 18 60	4 18 60
Distribuição de genes									
Sobrevida do paciente (OS; meses)	120	120	120	120	120	120	120	120	120

Figura 65.13 Resumo gráfico das principais características moleculares e clínicas dos subgrupos de tumores ependimários.[196]

Fonte: Malbari F, Lindsay H. 2020.

lecular falha ou não está disponível (NOS).[18] (Tabela 65.1) O ependimoma mixopapilar e o subependimoma permanecem como tipos histológicos de tumor, sendo que a classificação molecular não fornece utilidade clínico-patológica adicional para esses 2 tumores. As variantes morfológicas papilares, de células claras e tanicíticas, não são mais listadas como subtipos de ependimoma.[18]

A OMS SNC5 permite que apenas um diagnóstico histologicamente definido de ependimoma seja feito em qualquer um dos 3 locais anatômicos. O termo "ependimoma anaplásico" não está mais listado. No entanto, como para outros tumores no SNC da OMS5, um patologista ainda pode optar por atribuir grau 2 ou 3 da OMS a um ependimoma, de acordo com suas características histopatológicas.[18,196]

O ependimoma habitualmente ocorre de forma esporádica. Entretanto, em alguns casos, pode associar-se com neurofibromatose tipo 2 e, mais raramente, com a síndrome de Turcot, além de mutações germinativas do p53.[197]

A cirurgia, seguida de radioterapia, é a base do tratamento do ependimoma. No entanto, a ressecção completa é possível em menos de 70% dos casos, principalmente em tumores localizados na fossa posterior e que invadem o forame de Luschka e Magendie. Nesses casos, a cirurgia de *second look* tem demonstrado ser benéfica, seja antes ou após a QT adjuvante. Mesmo em cirurgias de *second look*, há sempre dificuldade na ressecção cirúrgica do grupo molecular tipo A (se original a partir do recesso lateral) (Figuras 65.14 e 65.15). No entanto, não raramente a morbidade da intervenção cirúrgica é um fator a se avaliar no risco e benefício do procedimento.[198]

No caso dos ependimomas supratentoriais, algumas séries sugerem a possibilidade de tratamento apenas com cirurgia, sendo passíveis de nova abordagem cirúrgica e radioterapia em caso de recidiva tumoral. Da mesma forma, o ependimoma intramedular, em sua maioria mixopapilar, possui como principal tratamento a cirurgia, apesar da possibilidade de recidiva local.[198,199]

A radioterapia tem demonstrado eficácia no controle local utilizando técnicas conformacionais com doses de 54-56 Gy, em pacientes com idade superior a um ano e com lesões localizadas na fossa posterior. Em estudo realizado por Merchant et al.[200], a SLP em 3 anos para 88 pacientes entre 1 e 21 anos foi de 74,7%, com avaliações cognitivas estáveis durante e após o tratamento. A radioterapia de crânio e canal vertebral é indicada somente na doença disseminada, não tendo demonstrado efetividade em tumores localizados. Não há estudos que comparem a radioterapia com prótons, utilizada em poucos centros do mundo e aparentemente causadora de menos morbidade, com a radioterapia tradicional com fótons.[201]

O papel da QT no tratamento do ependimoma tem se mostrado controverso ainda nos dias atuais. Vários são os esquemas de tratamento publicados na literatura, tendo a cisplatina como principal agente quimioterápico, com taxas de resposta em torno de 30% e, mais recentemente, o 5-fluorouracil.[202] Em sua maioria, no entanto, a melhor sobrevida parece estar relacionada à ressecabilidade tumoral, como observado em estudo do *Children's Oncology Group* no qual 84 pacientes, entre 3 e 21 anos, realizaram QT pré-radioterapia, sendo que aqueles que obtiveram uma ressecção superior a 90% apresentaram SLP de 67%, contra 29% nos casos de ressecção inferior a 90%.[203] Em crianças abaixo de três anos, algumas se submeteram apenas a cirurgia e QT, com o intuito de evitar a radioterapia, como Head Start III, o qual realizou QT convencional de indução seguida de altas doses de QT com Thiotepa e transplante autólogo de medula óssea, o qual não demonstrou efetividade neste grupo de pacientes, principalmente em lesões infratentoriais.[204]

A recidiva ou progressão da doença pode ocorrer em torno de 43% a 72% dos casos, principalmente em pacientes nos quais não foi possível uma ressecção completa ao diagnóstico.[205] Em geral, o tratamento de escolha é nova abordagem cirúrgica com o objetivo de ressecção tumoral completa, seguido de reirradiação, o

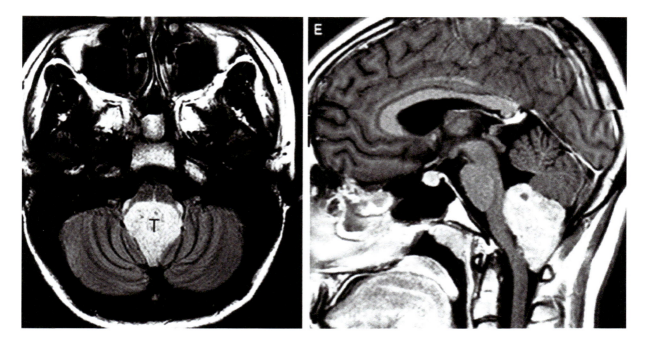

Figura 65.14 Ependimoma do assoalho médio (do assoalho ventricular caudal, próximo ao obex). Imagem característica do ependimoma FP tipo B.

Fonte: A. James Barkovich, Charles Raybaud. 2018.

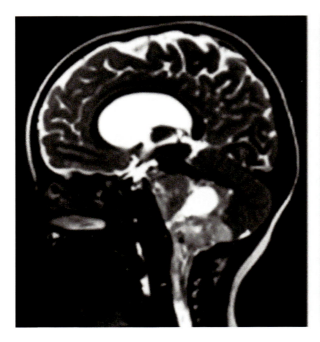
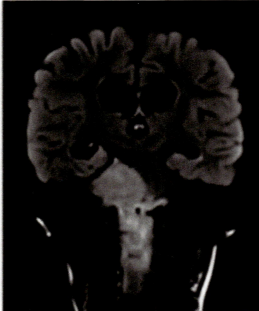

Figura 65.15 Ependimoma do recesso lateral (do assoalho lateral). Imagem característica do ependimoma FP tipo A.
Fonte: Imagens cedidas pelo grupo de radiologia do GRAACC (Grupo de Apoio ao Adolescente e à Criança com Câncer)

qual demonstrou, em estudos, uma superior sobrevida em relação aos pacientes que não realizaram reirradiação após nova abordagem cirúrgica.[206,207]

Tumores do plexo coroide

Os tumores do plexo coroide são neoplasias intraventriculares derivadas do epitélio do plexo coroide que representam 0,5% dos tumores cerebrais e 10%-20% dos tumores cerebrais congênitos, atrás dos teratomas e gliomas, mas também pode afetar crianças mais velhas e adultos.[208,209] A principal topografia lesional é o ventrículo lateral na criança e o quarto ventrículo no adulto. Histologicamente são classificados em papiloma do plexo coroide (PPC), papiloma do plexo coroide atípico (aPPC) e carcinoma do plexo coroide (CPC).[209-212]

No estudo realizado em 2020, que mapeou alterações genéticas para tumores do plexo coroide em adultos e crianças, foi concluído que os tumores do plexo coroide carecem de alterações genéticas, exceto para mutação no gene *TP53* (na Síndrome de Li-Fraumeni). No adulto, foram encontradas mutações no promotor *TERT* ou raramente uma transcrição na fusão *CCDC47-PRKCA*, que estavam associadas ao curso clínico agressivo.[213]

Os pacientes apresentam sinais e sintomas decorrentes do aumento da produção do líquor, levando à hidrocefalia e à hipertensão intracraniana. Lactentes podem apresentar macrocefalia, disjunção de suturas, abaulamento da fontanela anterior, vômitos, estrabismo e atraso do desenvolvimento neurológico. Crianças maiores podem apresentar cefaleia, náuseas, vômitos, crises epilépticas, déficits neurológicos focais e alterações comportamentais.[211,214-216]

Papiloma do plexo coroide

O PPC é raro e de crescimento lento. Ele representa 0,3%-0,6% de todos os tumores intracranianos da infância. Sua incidência é de 0,3 para 1.000.000 de indivíduos e, quando comparado ao carcinoma de plexo coroide (CPC), apresenta proporção de 5:1. É mais comum no primeiro ano de vida e corresponde a 10%-20% dos tumores dessa faixa etária.[214,215]

A média de idade ao diagnóstico dos tumores do ventrículo lateral, terceiro ventrículo, quarto ventrículo e do ângulo pontocerebelar são 1,5, 2,5, 22,5 e 35,5 anos, respectivamente. Eles podem ocorrer mais raramente em outras topografias, como região selar/suprasselar, hemisféricos, tronco encefálico e medula espinal.[215,216]

A OMS classifica o papiloma do plexo coroide em grau I (Tabela 65.1). A histologia mostra hastes fibrovasculares cercadas por uma única camada de células cuboides, dispostas em configuração ramificada (papilar). As figuras de mitose são raras. Quanto à imunohistoquímica, quase todos os PPC expressam citoqueratina, vimentina e podoplanina, mas estas não os distinguem dos papilomas atípicos. Os marcadores com alta sensibilidade e especificidade para os PPC são o Kir7.1 e a estaniocalcina-1.[215,217,218]

Na TC de crânio o PPC é iso ou hiperdenso, com calcificações em aproximadamente 25% dos casos. Essas lesões são bem vascularizadas, realçam com o contraste e podem ser císticas. Na IRM de crânio eles são homogêneos ou heterogêneos, com aparência de couve-flor. Os papilomas são iso ou hipointensos em T1 e T2, podendo ser hiperintensos em T2.[211,215]

O pilar do tratamento é a ressecção cirúrgica completa e segura. Ela ainda é considerada como a medida mais importante e efetiva nos PPC. Em alguns casos, faz-se necessário a embolização antes da cirurgia, devido à vascularização tumoral. Pelo sucesso do tratamento cirúrgico, o uso de QT é limitado. Embora haja casos de uso da radioterapia em tumores com ressecção parcial ou em situações para redução tumoral antes da cirurgia, o seu uso é controverso, principalmente pela idade das crianças.[214] Uma metanálise recente mostrou taxa de sobrevida em um, cinco e 10 anos de 90%, 81% e 77%, respectivamente.[215]

Carcinoma do plexo coroide

Os CPC são raros e originados a partir do tecido epitelial dos plexos coroides. Dos tumores do plexo coroide na infância, 20%-40% são CPC. Sua classificação pela OMS é de grau III (Tabela 65.1). Cerca de 20% dos CPC ocorrem no primeiro ano de vida.[219]

Macroscopicamente os CPC têm uma aparência de couve-flor. Eles frequentemente mostram áreas de hemorragia e necrose, com invasão tumoral no parênquima periventricular. Ao exame histológico esses tumores são caracterizados pelo aumento da densidade celular, aumento da atividade mitótica (> 5 a 10 por campo), pleomorfismo nuclear e necrose. Na imuno-histoquímica, os CPC são sempre positivos para citoqueratina, sinaptofisina, GFAP, EMA, CD44 e CA19-9. Histologicamente, os CPC e os teratoides/rabdoides apresentam achados semelhantes. O que os diferencia é a positividade do INI1 nos CPC.[217,219]

Os CPC ocorrem nos ventrículos laterais (50%), quarto ventrículo (40%) e terceiro ventrículo (5%). Raramente é encontrado em outras topografias, como o ângulo pontocerebelar, a região selar/suprasselar, os hemisférios cerebrais e a medula espinal.[219]

Na TC de crânio os CPC são heterogêneos e isodensos, com calcificações e necrose. Na IRM de crânio apresentam-se heterogêneos em T1 e T2, com realce irregular e edema peritumoral. Na espectroscopia os CPC podem ser diferenciados dos PPC por apresentarem baixos níveis de mioinositol e altos níveis de colina.[211,219]

A ressecção cirúrgica é o tratamento de escolha para os CPC. A ressecção total é o mais importante preditor de resultados. A dificuldade técnica-cirúrgica decorre dos seguintes fatores: tamanho do tumor, vascularização da massa tumoral e idade do paciente. Devido ao alto risco de hemorragia intraoperatória, a embolização pré-operatória por angiografia é feita para facilitar a ressecção completa. A QT fica restrita a casos de ressecção parcial ou em situações nas quais não se possa fazer radioterapia, recomendada nos casos de ressecção parcial em crianças maiores que 2-3 anos de idade.[211,214] A sobrevida em cinco anos dos CPC é de aproximadamente 40%-50%.[219]

Tumor teratoide/rabdoide atípico

O TTRA é um dos tumores mais malignos da infância, representando 1%-2% de todos os tumores pediátricos do SNC. Em crianças menores de três anos de idade, essa frequência sobe para 20%. A média de idade ao diagnóstico é de 17 meses. A razão entre masculino e feminino é de 2:1.[219]

O TTRA é classificado pela OMS em grau IV (Tabela 65.1). Histologicamente apresenta células rabdoides, caracterizadas por núcleos excêntricos e nucléolos proeminentemente eosinofílicos, alta taxa de mitose e muitas áreas de necrose. Na imunohistoquímica, a citoqueratina, sinaptofisina, GFAP e EMA são positivas e o INI 1 ausente.[220]

Cerca de 50% dos TTRA originam-se da fossa posterior e em torno de 35%-40% dos pacientes ao diagnóstico apresentam disseminação leptomeníngea.[219,221] As manifestações clínicas decorrem da topografia lesional (Tabela 65.5).[222,223]

O TTRA é hiperdenso na TC de crânio e realça intensamente pelo contraste. Calcificações são incomuns. Na região supratentorial, cistos podem ser encontrados. Na IRM de crânio se apresenta isointenso ou hiperintenso nas sequências T1 e heterogêneo nas sequências T2, devido a hemorragia, cistos e necrose. Há restrição na sequência de difusão[219] (Figura 65.16).

A ressecção cirúrgica máxima é muitas vezes possível. A radioterapia adjuvante aumenta a sobrevida. Vários protocolos quimioterápicos têm sido utilizados, mas nenhum é efetivo.[219,222] Terapias-alvo moleculares podem ser feitas, baseadas na ausência de INI1. Inibidores da via aurora quinase podem ser utilizados.[224] O TTRA é extremamente agressivo e a média de sobrevida é em torno de 10 meses.[219]

Craniofaringioma

O craniofaringioma é um tumor epitelial embrionário, originado de remanescentes da bolsa de Rathke, localizada ao longo do trajeto do duto craniofaríngeo.[225] Representa 1,2% a 4% de todos os tumores do SNC na faixa etária pediátrica.[226-228] Sua incidência é de 0,5 a 2 casos por 1.000.000 de pessoas por ano.[226,227]

Ele pode ser encontrado em qualquer idade, até mesmo no período pré-natal, mas aproximadamente

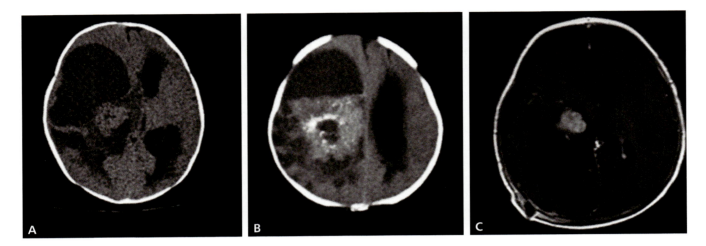

Figura 65.16 Tumor teratoide/rabdoide atípico, antes e após a cirurgia. **(A)** e **(B)** TC de crânio sem contraste evidencia lesão heterogênea (sólido-cística) em hemisfério cerebral direito, com efeito de massa, calcificações, desviando a linha média e colabando o terceiro ventrículo; **(C)** IRM de crânio pós-cirúrgica (sequência T1 após injeção de gadolínio) evidenciando tumor residual.
Fonte: Imagens cedidas pelo grupo de radiologia do GRAACC (Grupo de Apoio ao Adolescente e à Criança com Câncer)

30%-50% dos casos são diagnosticados entre a infância e a adolescência.[227,228] Sua distribuição é bimodal, com um pico de incidência na criança entre os 5 e 14 anos e no adulto entre 50 aos 74 anos.[226] Não há predominância entre os sexos.[226,227] Casos de craniofaringioma ocorreram em duas famílias, mas nenhuma suscetibilidade genética foi encontrada.[226]

Os craniofaringiomas são classificados em dois subtipos: adamantinomatoso e papilar.[225-228] O adamantinomatoso é reconhecido pela presença de epitélio escamoso, disposto em cordões, nódulos e trabéculas irregulares, envolto por um epitélio colunar em paliçada. Esse é o tipo encontrado na população pediátrica. O papilar, encontrado em adultos, apresenta massa monomorfa de epitélio escamoso bem diferenciado e ausência de calcificações.[225]

Várias anormalidades cromossômicas têm sido relatadas pela análise citogenética clássica, mormente as dos cromossomos 2 e 12. Mais de 70% dos craniofaringiomas adamantinomatosos apresentam uma mutação do gene β-catenina.[226]

A patogênese do craniofaringioma permanece controversa e duas teorias foram propostas: a embriônica e a metaplásica. A embriônica postula que o craniofaringioma adamantinomatoso origina-se da transformação neoplásica dos restos das células escamosas embriônicas do duto craniofaríngeo. Durante o processo de proliferação e rotação das células da bolsa de Rathke, levando à formação da adeno-hipófise, células remanescentes são espalhadas para a região intrasselar e suprasselar. A topografia do ângulo pontocerebelar também pode ser explicada por essa hipótese. A teoria metaplásica explica que o craniofaringioma papilar resulta da metaplasia das células da haste adeno-hipofisária. Essa teoria baseia-se na presença de células metaplásicas encontradas na glândula e que aumentam com a idade.[225,226]

A maioria dos craniofaringiomas (95%) tem um componente suprasselar (puramente suprasselar em 20%-40%), ambos supra e intrasselar (53%-75%) e puramente intrasselar (5%).[226] Ocasionalmente, o tumor suprasselar se estende anteriormente para a linha média ou para a região posterior.[226] Outras localizações raras incluem a nasofaringe, área paranasal, osso esfenoide, seio etmoide, área intraquiasmática, lobo temporal, glândula pineal, fossa posterior, ângulo pontocerebelar, porção média do tronco encefálico e terceiro ventrículo.[226]

Hoffman classificou os craniofaringiomas de acordo com a sela túrcica, quiasma óptico e o assoalho do terceiro ventrículo em: **1. Selar:** confinado à sela turca; **2. Préquiasmático:** crescendo rostralmente e deslocando o quiasma óptico e as artérias cerebrais anteriores súpero-posteriormente; **3. Retroquiasmático:** com crescimento no sentido posterior (em direção ao terceiro ventrículo), deslocando o quiasma óptico anteriormente; **4. Gigante:** com vários padrões de crescimento. Samii e colaboradores classificaram os craniofaringiomas em graus, baseando-se na sua posição vertical: grau I (intrasselar ou infradiafragmática); grau II (cisternal, com ou sem componente intrasselar); grau III (metade inferior do terceiro ventrículo); grau IV (metade superior do terceiro ventrículo); e grau V (atingindo o septo pelúcido ou o ventrículo lateral).[225]

O diagnóstico em crianças geralmente é tardio, até mesmo um ano após o início dos sintomas. O quadro clínico inicial pode compreender manifestações inespecíficas, como cefaleia e náusea. As manifestações primárias são hemianopsia ou quadrantopsia heterônima (62%-84%) e sintomas neuroendócrinos (52%-87%). O déficit endócrino é frequentemente causado por disfunção do eixo hipotálamo-hipófise, que afeta a secreção do hormônio de crescimento (75%), gonadotrofinas (40%), ACTH (25%) e TSH (25%). Ao diagnóstico, 40% a 87% dos pacientes apresentam déficit hormonal e outros sintomas endócrinos, como diabetes insipidus, que está presente em 17% a 27% dos casos.[225,226]

O diagnóstico de craniofaringioma é feito pela TC ou RM de crânio. Na TC de crânio a massa é heterogênea, apresentando uma parte cística hipodensa e uma parte sólida com realce pelo contraste e presença de calcificações. Na IRM de crânio, a parte sólida do tumor é iso ou hipointensa na sequência T1, e hipo ou hiperintensa em T2. O componente cístico é hipointenso em T1 e hiperintenso no T2. Após a injeção do contraste, nota-se realce periférico na porção cística.[225] (Figura 65.17).

A ressecção cirúrgica é considerada a terapia de primeira escolha, porque está associada ao melhor prognóstico.[225,229,230] Entretanto, o tratamento ideal do craniofaringioma ainda é tema de debate,[229] pois a função visual e hipotalâmica deve ser preservada. Diferentes abordagens neurocirúrgicas são feitas de acordo com a localização tumoral. A abordagem transcraniana é usada para o craniofaringioma suprasselar. A abordagem transesfenoidal é realizada nos craniofaringiomas infradiafragmáticos.[227,229]

A inserção de cateter fenestrado intracístico para a aplicação de substância esclerosante, como a bleomicina e o interferon alfa, é utilizada como tratamento alternativo nos craniofaringiomas císticos. Vários efeitos adversos foram observados com o uso da bleomicina. O interferon alfa tem sido utilizado com bons resultados.[226]

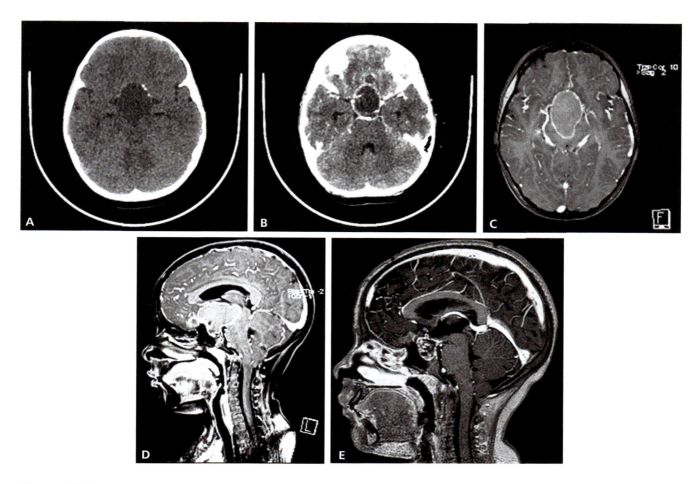

Figura 65.17 Craniofaringioma. TC de crânio evidencia lesão hipodensa sólido-cística com calcificações em região selar na fase sem contraste **(A)** e, após a sua injeção, realce anelar **(B)**; IRM de crânio evidencia lesão isointensa sólido-cística com realce anelar pelo meio de contraste na sequência T1 no plano axial **(C)** e sagital **(D)**; redução das dimensões da lesão após a aplicação de interferon alfa **(E)**.

Fonte: Imagens cedidas pelo grupo de radiologia do GRAACC (Grupo de Apoio ao Adolescente e à Criança com Câncer)

A radioterapia é realizada após a ressecção cirúrgica, a fim de evitar recidiva tumoral. A dose fracionada de 54 Gy é aceita universalmente. Novas modalidades têm sido reportadas: radioterapia por prótons, radioterapia estereotáxica, radiocirurgia e a β-irradiação intracavitária.[225,226]

A morbidade em longo prazo dos pacientes com craniofaringiomas é caracterizada pelos déficits visual (hemianopsia, quadrantopsia), endócrino (pan-hipopituitarismo), hipotalâmico (irregularidade do sono, obesidade), comportamental (agitação psicomotora) e das funções cognitivas (deficiência intelectual).[226,231]

Tumores de células germinativas

Os tumores de células germinativas (TCG) compreendem um grupo heterogêneo de tumores que, teoricamente, surgem de células germinativas primordiais totipotentes. Ocorrem comumente nas gônadas, seguidas por sítios extragonadais, como o mediastino e o Sistema Nervoso Central. A incidência de tumores de TCG intracranianas varia amplamente de 2% a 4% dos tumores cerebrais pediátricos no ocidente até 11% a 15% dos tumores cerebrais em crianças e adolescentes em países orientais como Japão e Coreia. A distribuição dos TCG em relação à topografia e à histologia variam com a idade.[232]

Os teratomas são mais comuns no período neonatal, enquanto que os germinomas ocorrem principalmente na puberdade.

Com base nos componentes histológicos e no grau de diferenciação, os TCG podem ser classificados em germinomas puros e tumores de células germinativas não germinomatosos (TCGNG).[233,234] Os germinomas puros representam cerca de 50%-70% dos casos e TCGNG compõem o terço restante.[235] Os TCGNG incluem coriocarcinomas, tumores do seio endodérmico (*yolk sac*), carcinomas embrionários e tumores mistos.[235]

Os pacientes com TCG intracranianos apresentam achados clínicos relacionados com a localização e tamanho do tumor (Tabela 65.5). Estes incluem anormalidades endócrinas, sinais de hipertensão intracraniana e alterações visuais.

TCG do SNC representam um grupo heterogêneo de lesões raras, que geralmente surgem a partir da glândula pineal e da região suprasselar, em pacientes de todas as idades. O pico de incidência é de 10 a 12 anos de idade. No sexo masculino, 70% de tumores ocorrem na região pineal e, no sexo feminino, 75% dos tumores são suprasselares. No geral, há uma predominância do sexo masculino. Em pacientes com TCGNG, a proporção entre o sexo masculino e o feminino é de 3:1, enquanto que nos germinomas cai para 1,8:1. TCG pode surgir como um nódulo solitário ou lesões múltiplas. A proporção entre a topografia da pineal e da região suprasselar é de 2:1, mas cerca de 5%-10% dos pacientes têm envolvimento bifocal no momento do diagnóstico (Figura 65.18). Outras áreas menos comumente envolvidas incluem os núcleos da base, ventrículos, tálamos, hemisférios cerebrais e medula espinal.[233,235]

Os múltiplos subtipos histológicos de TCG compartilham de uma célula de origem comum, e várias teorias têm sido propostas para explicar isso. A "teoria da célula germinal" propõe que o TCG extragonadal surge a partir de células germinais primitivas, que migraram de forma aberrante durante o período embrionário e, em seguida, sofrem transformação maligna. Uma teoria alternativa, a "teoria da célula embrionária", sugere que um erro de migração da célula embrionária pluripotente daria origem ao TCG.[233,234]

Os dados obtidos a partir da análise citogenética convencional até agora não permitem concluir sobre as alterações moleculares associadas ao TCG. A maioria dos dados disponíveis está extrapolada a partir de TCG extracranianos. A duplicação do braço curto do cromossomo 12 é a anomalia mais comum descrita nos germinomas extragonadais de início adulto. As análises de teratomas do SNC têm mostrado uma alta frequência de anomalias nos cromossomos sexuais. Na população pediátrica, um ganho de material cromossômico na região 12p tem sido descrito numa pequena porcentagem de tumores na região pineal.[235]

A classificação dos TCG segundo a OMS encontra-se na Tabela 65.1. Este sistema baseia-se na histologia, presença ou ausência de marcadores de células tumorais e marcadores de proteínas segregadas pelas células tumorais. Esses marcadores segregados podem ser medidos no soro e no líquor, sendo estes últimos mais sensíveis e confiáveis para o diagnóstico. Os marcadores são a alfa-fetoproteína (AFP), a β-gonadotrofina coriônica humana (β-HCG), a fosfatase alcalina placentária e a isoforma solúvel de c-kit. Variações nos marcadores tumorais ajudam a definir os subtipos dos TCG (Tabela 65.8).[233-236]

A apresentação clínica dos TCG depende da idade do paciente, da topografia (Tabela 65.5) e do tamanho do tumor. Tumores da região pineal geralmente apresentam-se com sinais de hipertensão intracraniana, resultante da hidrocefalia obstrutiva, muitas vezes exigindo a colocação de derivação ou ventriculostomia. Dessas anormalidades, oftalmoplegia, papiledema, ataxia, crises epilépticas e alterações comportamentais são vistas em mais de 25% dos pacientes. A síndrome de Parinaud também é vista na apresentação em até 50% dos TCG da região pineal. Endocrinopatias e perturbações no desenvolvimento sexual em pacientes com tumores isolados dessa região são menos comuns. A presença de diabetes insipidus (DI) sugere presença de tecido germinomatoso no assoalho do terceiro ventrículo.[233,235]

Neoplasia

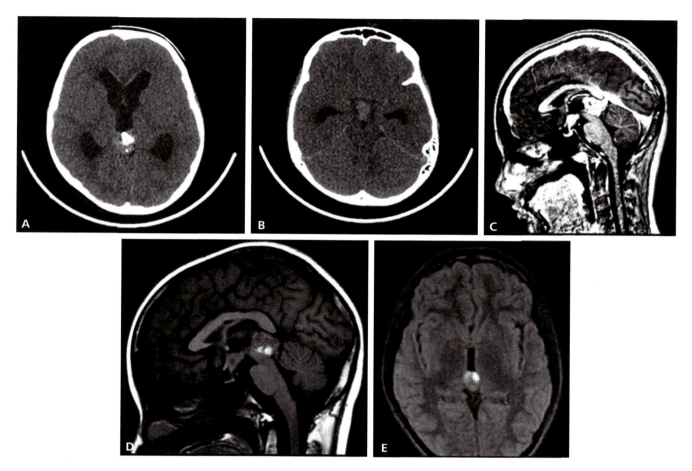

Figura 65.18 Tumor de células germinativas misto bifocal. TC de crânio sem contraste evidencia lesão isodensa com calcificações na região pineal **(A)** e lesão hiperdensa sem calcificações na região suprasselar **(B)**; IRM de crânio mostra lesão bifocal (pineal/selar), com realce pós-contraste mais evidente na região pineal no plano sagital **(C)**; imagens sagital T1 sem contraste **(D)** e axial FLAIR **(E)** após o início do tratamento com radioterapia, evidenciando redução significativa do tumor.
Fonte: Imagens cedidas pelo grupo de radiologia do GRAACC (Grupo de Apoio ao Adolescente e à Criança com Câncer)

Tabela 65.8 Classificação dos Tumores de Células Gigantes (TCG) de acordo com os marcadores tumorais.

Tipo de tumor	β-HCG	α-fetoproteína	PLAP	c-kit
Germinoma puro	-	-	+/-	+
Germinoma (sinciotrofoblasto)	+	-	+/-	+
Tumor do seio endodérmico	-	+	+/-	-
Coriocarcinoma	+	-	+/-	-
Carcinoma embrionário	-	-	+	-
TCG misto	+/-	+/-	+/-	+/-
Teratoma maduro	-	-	-	-
Teratoma imaturo	+/-	+/-	-	+/-

β-HCG – β-gonadotrofina coriônica humana; PLAP – fosfatase alcalina placentária.

Os pacientes com TCG suprasselares apresentam com frequência disfunção do eixo hipotálamo-hipofisário, como diabetes insipidus, atraso puberal, pan-hipopituitarismo, deficiência isolada de hormônio do crescimento e puberdade precoce. Os pacientes podem também apresentar hemianopsia heterônima bitemporal, devido à compressão quiasmática.[233]

A confirmação do diagnóstico requer a presença de marcadores tumorais no líquor ou estudo histológico, uma vez que as características das imagens não permitem diferenciar com precisão germinomas dos TCGNG, além do diagnóstico diferencial com GBG.[236]

Os TCG têm uma propensão a disseminar, mesmo nas fases iniciais da doença. Por isso, se faz necessário o estadiamento completo, com a realização de IRM de crânio e coluna com gadolínio, além da dosagem de marcadores tumorais no soro e no líquor.

Germinomas são radiossensíveis e quimiossensíveis. A taxa de sobrevivência em cinco anos é de 90% usando apenas a radioterapia. A adição de QT tem permitido uma redução da irradiação no campo e, consequentemente, um decréscimo das comorbidades.

Os TCGNG são menos radiossensíveis do que os germinomas puros e a taxa de sobrevivência em cinco anos varia de 30%-50%. QT, cirurgia e radioterapia são essenciais no tratamento dos vários tumores não germinomatosos.[233-235]

▌ TUMORES MEDULARES

Os tumores espinhais pediátricos são relativamente raros e representam 10% de todos os tumores do Sistema Nervoso Central em crianças. Em relação à localização, as neoplasias espinhais são divididas em extradural (aproximadamente dois terços dos casos), intradural-extramedular e intramedular (um terço dos casos). As neoplasias extradurais têm origem variável e surgem principalmente dos ossos e tecidos moles. As neoplasias intradurais-extramedulares são geralmente meningiomas, schwannomas e neurofibromas. Os cânceres intramedulares incluem principalmente tumores como astrocitomas e ependimomas, que representam 90% de todos os tumores intramedulares, mas também podemos incluir os gangliogliomas e o hemangioblastoma.[237]

A incidência de tumores medulares pediátricos é de 0,26 por 100.000 pessoas/ano, enquanto no adulto a incidência é de 0,74 por 100.000 pessoas/ano.[238]

Os sintomas iniciais são frequentemente inespecíficos e incluem dor, perda de equilíbrio, torcicolo, escoliose progressiva, regressão motora e hidrocefalia. Sintomas sensitivos estão ligados ao envolvimento das fibras sensoriais e às vezes representam o aparecimento de ependimomas devido à sua localização central e sua proximidade com o trato espinotalâmico. Por outro lado, os sintomas de disfunção esfincteriana estão relacionados à topografia lombossacral.[237]

A RM é a referência padrão para a avaliação de tumores espinhais pediátricos, pois permite (a) avaliação panorâmica do neuroeixo, (b) estudo anatômico da região de interesse, (c) caracterização radiológica do tumor e hipótese diagnóstica. Uma avaliação de RM inclui sequências ponderadas em T1 pré e pós-contraste, sequências ponderadas em T2, sequências de supressão de gordura, imagem ponderada em difusão (DWI), e imagem ponderada por suscetibilidade (SWI), além da técnica de perfusão e espectroscopia.[237]

O avanço dos achados moleculares em tumores pediátricos do SNC fornece informações adicionais sobre os subtipos de tumor, seu comportamento e o prognóstico dos pacientes. Esses novos achados ajudam a chegar a um diagnóstico detalhado e a obtenção de novas opções terapêuticas por medicamentos direcionados. Esses avanços moleculares também foram descritos para neoplasias da coluna vertebral.[239]

Tumores intramedulares

Os astrocitomas são os tumores espinhais intramedulares pediátricos mais comuns (aproximadamente 60%) e frequentemente encontrados na primeira década de vida. Entre os pediátricos gliomas de baixo grau, o subtipo histológico pilocítico é diagnosticado nos primeiros cinco anos de vida, enquanto o subtipo fibrilar é encontrado aos 10 anos de idade, representando 75% e 7% de todos os cânceres intrínsecos da medula espinhal pediátricos, respectivamente. Gliomas de alto grau são incomuns. O astrocitoma pilocítico geralmente está localizado na junção cervicomedular ou cervicotorácica e mostra aspecto "expansivo" em vez de "infiltrativo" (Figura 65.19), com um "epicentro" no parênquima medular, crescimento excêntrico e margens bem demarcadas. A aparência de inchaço da coluna pode se estender por vários segmentos vertebrais (geralmente < 4). A neoplasia pode ser predominantemente sólida (40% dos casos), cística necrótica (60% dos casos), ou cística nodular.[237,238] (Figura 65.20)

A ressecção quase total está correlacionada com uma sobrevida livre de progressão em 5 anos de até 80% e sobrevida global de até 95%.[240]

Crescimento infiltrativo, margens não demarcadas e disseminação pelo líquido cefalorraquidiano são mais típicos em tumores de alto grau. Gliomas de alto grau representam cerca de 0,2%–1,5% de todos os astrocitomas espinhais e são mais comuns nas regiões cervical (Figura 65.21) e torácica, enquanto a localização no cone medular é mais rara. A neoplasia geralmente apresenta sinal não homogêneo nas sequências ponderadas em T1 e T2, realce não homogêneo e também sangramento e

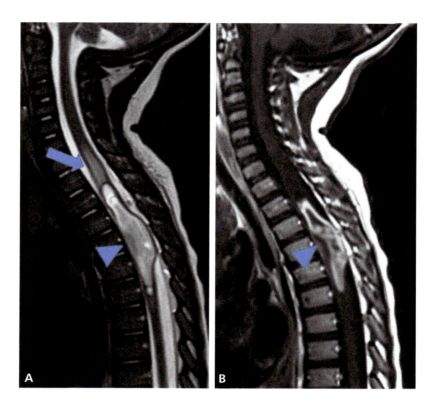

Figura 65.19 Astrocitoma pilocítico. IRM (plano sagital) evidenciando lesão intramedular e apresentando hipersinal na sequência T2 **(A)** e importante realce após a injeção de contraste na sequência T1 **(B)** (pontas de seta). Há edema perilesional na figura **(A)** (seta).[237]

Fonte: Marrazzo A, Cacchione A, Rossi S, et al. 2021.

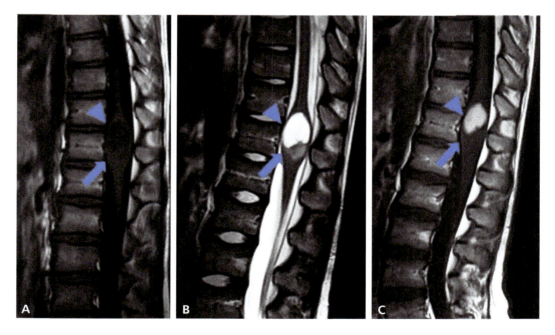

Figura 65.20 Astrocitoma pilocítico em criança de oito anos, mostra massa expansiva e componentes císticos sólidos distintos em nível T11-12. As imagens sagitais ponderadas em T1 **(A)**, ponderadas em T2 **(B)** e ponderadas em T1 pós-contraste **(C)** demonstram um componente cranial de aspecto cístico com realce homogêneo (pontas de seta) e componente sólido caudal sem realce (setas).[237]

Fonte: Marrazzo A, Cacchione A, Rossi S, et al. 2021.

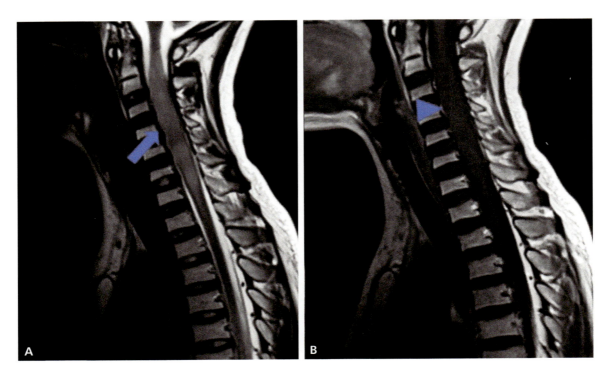

Figura 65.21 Glioma de alto grau com mutação *H3K27M* em uma criança de treze anos. Imagens ponderadas sagital T2 **(A)** e ponderadas em T1 pós-contraste **(B)** demonstram edema da medula cervical caracterizada por leve hiperintensidade em T2 (seta) e pouco realce (ponta de seta).[237]
Fonte: Marrazzo A, Cacchione A, Rossi S, *et al*. 2021.

cistos (Figura 65.22). O prognóstico do glioma de alto grau permanece sombrio, com sobrevida média de 12 meses após o diagnóstico.[240]

O envolvimento das fusões *KIAA1549-BRAF* e deleções no oncogene *BRAF* e nos genes *PTPN11*, *H3F3A*, *TP53*, *FGFR1* e *CDKN2A* foram detectadas nos tumores espinhais pediátricos. Uma das alterações moleculares mais estudadas é a fusão *KIAA1549-BRAF*, que causa a hiperativação da via MAPK/ERK nos gliomas de baixo grau. Tem sido amplamente investigado e demonstrado que os gliomas de baixo grau cerebelares que apresentam fusão *KIAA1549-BRAF* têm um prognóstico melhor em comparação com os que não carregam a fusão. Por outro lado, a presença da deleção *BRAFV600E* no tumor sugere o uso potencial de terapia-alvo, como inibidores de MEK.[239,241,242]

Os gangliogliomas, mais comuns nos primeiros cinco anos de vida, correspondem a cerca de 15% de todos os tumores pediátricos intramedulares. Essas neoplasias, geralmente de baixo grau, podem ser caracterizadas por recorrência local, mas muito raramente pelo risco de evolução (geralmente quando uma deleção *BRAFV600E* e *TP53* ou *CDNK2A/B* está presente). Os tratos cervical e torácico são mais frequentemente afetados. A presença de calcificações está intimamente relacionada ao diagnóstico de ganglioglioma, enquanto componentes sólidos e cistos, bem como edema e realce, são inespecíficos. Devido à relativa raridade, poucos estudos se concentraram nas alterações moleculares dos gangliogliomas espinhais. A genética mais comum é a mutação *V600E* no oncogene *BRAF*.[243]

Os ependimomas representam 30% dos tumores intramedulares pediátricos e estão relacionados à neurofibromatose tipo 2 (NF2).[244] Geralmente, ependimomas cervicais são caracterizadas por um epicentro espinhal central, delimitação clara e crescimento lento em vez de infiltrativo. A ressonância magnética geralmente revela um sinal baixo em T2, com bordas nas margens caudal ou cranial (o típico "*cap sign*" relacionado ao sangramento interno), realce vívido com vascularização marcada e cistos polares em vez de intratumorais (Figura 65.23).[237] Nove subgrupos moleculares distintos de ependimomas foram identificados, três dentro de cada compartimento anatômico dentro do SNC: supratentorial, fossa posterior e medula espinhal. Dentro da medula espinhal, os três subgrupos distintos correspondem aos subtipos histológicos da OMS: ependimoma mixopapilar, subependimoma e ependimoma clássico. A perda do cromossomo 22q (locus *NF2*) é um achado frequente; *NF2* é um gene supressor de tumor localizado em 22q12.2 e é o único *driver* conhecido de ependimoma espinhal. Embora rara, a amplificação de N-Myc

Neoplasia

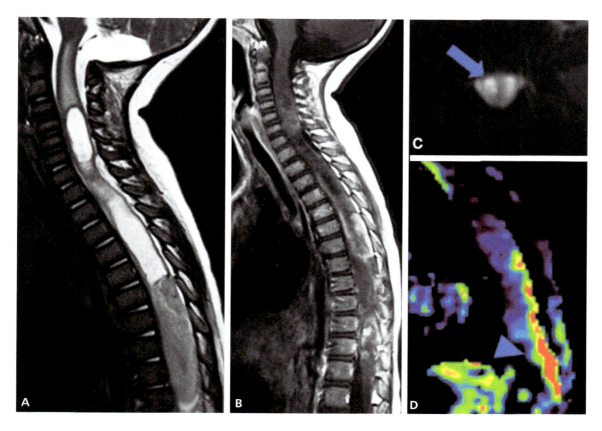

Figura 65.22 Imagens sagitais ponderadas em T2 **(A)**, T1 pós-contraste **(B)**, coronal difusão T10-T11 **(C)** e perfusão **(D)**. Imagem mostra glioma de alto grau com epicentro em região cervicotorácica, com edema difuso, em uma criança de 2 anos de idade. Nota-se hipersinal em T2, realce não homogêneo ao gadolínio e restrição à difusão.[237]
Fonte: Marrazzo A, Cacchione A, Rossi S, *et al.* 2021.

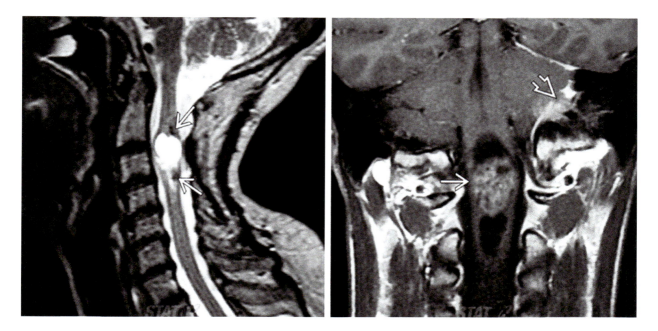

Figura 65.23 Ependimoma clássico mostrando *"cap sign"*.
Fonte: Rossi A, Gandolfo C, Morana G, Tortori-Donati P. 2007.

Capítulo 65   1477

pode ocorrer no ependimoma anaplásico da medula espinhal e está frequentemente associada a comportamento clínico agressivo.[244]

Tumores extramedulares intradurais

No adulto, o tumor extramedular intradural mais comum é o meningioma, que predomina no sexo feminino. Na população pediátrica, eles representam aproximadamente 4% dos tumores espinhais, sendo os meninos mais afetados que as meninas numa proporção de 2:1.[245] Dentre os mais encontrados estão os da bainha dos nervos (schwannomas e neurofibromas), ependimoma mixopapilar, cistos epidermoide ou dermoide, e o meningioma.[246-251]

O diagnóstico de tumores medulares na criança pode ser bastante desafiador, dependendo principalmente da idade do paciente. A dor dorsal é habitualmente a primeira queixa e pode preceder sinais e sintomas neurológicos por meses ou anos. Crianças que não verbalizam podem apontar a localização da sua dor especificamente no momento do exame.[252-254]

Incontinência vesical ou intestinal pode ser de difícil identificação em lactentes, mas a retenção urinária geralmente pode ser prontamente identificada. Dor em membros inferiores, fraqueza e regressão neurológica devem ser investigadas.[254] IRM do neuroeixo com contraste de ser solicitada em pacientes com suspeita de tumor extramedular intradural, para avaliação de lesão primária ou disseminação.[255]

O tratamento primário para todos os pacientes com tumor extramedular intradural é a ressecção máxima segura.[250] Os ependimomas mixopapilares se originam do filamento terminal, podendo envolver múltiplas raízes dos nervos da cauda equina e, em alguns casos, invadir o cone medular.[256,257] Ele representa 16% dos tumores da cauda equina em algumas séries pediátricas.[258,259] Na IRM a lesão é isointensa no T1 e hiperintensa em T2, apresentando realce pelo contraste.[256,258,260] Em alguns ependimomas mixopapilares, ricos em mucina, pode haver hipersinal no T1.[255]

A incidência de meningioma espinal em várias séries pediátricas varia de 0%-17%.[251,261-264] O meningioma extramedular intradural em crianças ocorre geralmente na região cervical e torácica.[261,262,265] A neurofibromatose tipo 2 está associada ao meningioma do neuroeixo e esse diagnóstico deve ser investigado em todas as crianças com meningioma espinal.[266] Os meningiomas são isointensos em T1 e T2, com realce importante após a injeção de gadolínio. A presença de uma cauda dural é muito sugestiva de meningioma, mas esta imagem característica pode não ser encontrada em todos os casos.[255]

Os tumores da bainha dos nervos periféricos, schwannoma e neurofibroma, ocorrem em pacientes com neurofibromatose.[267-270] Noventa por cento dos pacientes com neurofibromatose podem apresentar tumores medulares.[271-278] Esses tumores podem ocorrer em qualquer segmento medular e se originam dos nervos sensitivos.[269,279,280] A principal queixa é dor, que pode acompanhar-se de outras alterações sensitivas no nível da raiz envolvida. O retardo do diagnóstico pode levar a uma mielopatia compressiva pelo crescimento tumoral no nível cervical ou torácico.[281] Na IRM de crânio os schwannomas e neurofibromas geralmente são isointensos em T1, mas em 25% dos casos podem ser hiperintensos. Praticamente todos os tumores da bainha dos nervos são hiperintensos no T2 e o realce pelo gadolínio é marcante.[255,282,283]

Os tumores dermoides representam 10% de todos os tumores medulares na faixa etária pediátrica e são frequentemente associados com seios dérmicos.[249,255]

Tabela 65.9 Tumores espinais pediátricos, localizações e informações moleculares.

Tumores	Localização*	Molecular/Genético
Glioma de baixo grau	Cervical e torácica	Fusão KIAA1249-BRAF ou mutação BRAFV600E, Mutação NF1
Glioma de alto grau	/	H3K27M
Ependimoma	Cervical e lombossacral	Fusão RELA-/YAP1, amplificação nMyc e fusão NF2
Hemangioblastoma	Epicentro variável	Mutação VHL
Condrossarcoma mesenquimal	Torácico	Fusão HEY1/NCOA2
Meningioma	/	Mutação NF2; Mutação SMARCB1 ou SUFU
Schwanomas	Bainha do nervo	Mutação NF2, mutação LZTR1 ou SMARCB1
Neurofibroma plexiforme	Bainha do nervo	Mutação NF1
Tumor teratoide rabdoide atípico	/	Mutação SMARCB1
Tumor embrionário com rosetas multicamadas	/	Amplificação C19MC

Legenda: *(os mais comuns), /(sem localização preferencial).

Eles podem ser primários ou iatrogênicos (por exemplo, após reparo de mielomeningocele).[249] Os epidermoides são raros em crianças.[284,285] Lesões dermoides/epidermoides ocorrem com maior frequência na região lombar baixa e sacral, mas pode ocorrer em qualquer ponto do neuroeixo. Anomalias cutâneas estão sempre presentes e incluem fossetas, ondulações da pele, nevos (pilosos ou não) e hemangiomas (Figura 65.3). Pacientes com trato do seio dérmico podem apresentar episódios de meningite bacteriana de repetição. Meningite estéril pode ocorrer se o conteúdo do tumor estiver drenando para o espaço subaracnóideo.

Paciente com espinha bífida que apresente regressão da função neurológica basal, dor dorsal prolongada, disfunção esfincteriana ou alteração da marcha, deverá ser investigado em regime de urgência com IRM de coluna para avaliar compressão medular por tumor.[249] Os tumores dermoides são hiperintensos e podem ser hipo ou hiperintensos no T2.[255] Os epidermoides seguem o padrão do líquor em todas as sequências, porém restringem a difusão, o que os distingue dos cistos de aracnoide.[255] O tratamento cirúrgico está indicado em lesões sintomáticas e naquelas que têm o trato do seio dérmico. Se não há presença de infecção ao diagnóstico, a ressecção da massa e do trato deve ser feita tão logo possível. Se houver infecção, antibióticos devem ser prescritos e posterga-se a ressecção.[284,285]

Tumores extradurais

Os tumores extradurais perfazem aproximadamente 30% de todos os tumores intrarraquianos pediátricos.[248,286] Podem ser agrupados em tumores ósseos, tumores do espaço epidural e tumores extramedulares com invasão medular.[255] Dentre os tumores ósseos temos os hemangiomas vertebrais, osteoma osteoide, osteoblastoma, teratoma sacrococcígeo, sarcoma de Ewing e osteossarcoma.[286-291] Os tumores do espaço epidural são: linfoma, leucemia, tumores de células germinativas, teratoide/rabdoide atípico e sarcomas extraósseos.[292] Os neuroblastomas representam os tumores extramedulares com invasão medular.[293] O tratamento é feito de acordo com o tipo histológico.[286]

REFERÊNCIAS BIBLIOGRÁFICAS

1. Hajdu SI. A note from history: landmarks in history of cancer, part 1. Cancer. Mar 1 2011;117(5):1097-1102.
2. Hajdu SI. A note from history: landmarks in history of cancer, part 2. Cancer. Jun 15 2011;117(12):2811-2820.
3. Hajdu SI. A note from history: landmarks in history of cancer, part 3. Cancer. Feb 15 2012;118(4):1155-1168.
4. Hajdu SI. A note from history: landmarks in history of cancer, part 4. Cancer. Oct 15 2012;118(20):4914-4928.
5. Hajdu SI, Darvishian F. A note from history: landmarks in history of cancer, part 5. Cancer. Apr 15 2013;119(8):1450-1466.
6. Hajdu SI, Vadmal M. A note from history: Landmarks in history of cancer, Part 6. Cancer. Dec 1 2013;119(23):4058-4082.
7. Hajdu SI, Vadmal M, Tang P. A note from history: landmarks in history of cancer, part 7. Cancer. Aug 1 2015;121(15):2480-2513.
8. DeVita VT, Jr., Chu E. A history of cancer chemotherapy. Cancer Res. Nov 1 2008;68(21):8643-8653.
9. Dobosz P, Dzieciatkowski T. The Intriguing History of Cancer Immunotherapy. Front Immunol. 2019;10:2965.
10. Baldwin RT, Preston-Martin S. Epidemiology of brain tumors in childhood-a review. Toxicol Appl Pharmacol. Sep 1 2004;199(2):118-131.
11. Chintagumpala M, Gajjar A. Brain tumors. Pediatr Clin North Am. Feb 2015;62(1):167-178.
12. Fleming AJ, Chi SN. Brain tumors in children. Curr Probl Pediatr Adolesc Health Care. Apr 2012;42(4):80-103.
13. Gururangan S, Fisher MJ, Allen JC, et al. Temozolomide in children with progressive low-grade glioma. Neuro Oncol. Apr 2007;9(2):161-168.
14. Huse JT, Rosenblum MK. The Emerging Molecular Foundations of Pediatric Brain Tumors. J Child Neurol. Nov 2015;30(13):1838-1850.
15. Karajannis M, Allen JC, Newcomb EW. Treatment of pediatric brain tumors. J Cell Physiol. Dec 2008;217(3):584-589.
16. DeAngelis LM. Brain tumors. N Engl J Med. Jan 11 2001;344(2):114-123.
17. Kheirollahi M, Dashti S, Khalaj Z, Nazemroaia F, Mahzouni P. Brain tumors: Special characters for research and banking. Adv Biomed Res. 2015;4:4.
18. Louis DN, Perry A, Wesseling P, et al. The 2021 WHO Classification of Tumors of the Central Nervous System: a summary. Neuro Oncol. Aug 2 2021;23(8):1231-1251.
19. Melean G, Sestini R, Ammannati F, Papi L. Genetic insights into familial tumors of the nervous system. Am J Med Genet C Semin Med Genet. Aug 15 2004;129C(1):74-84.
20. Dunham C. Pediatric brain tumors: a histologic and genetic update on commonly encountered entities. Semin Diagn Pathol. Aug 2010;27(3):147-159.
21. Villani A, Malkin D, Tabori U. Syndromes predisposing to pediatric central nervous system tumors: lessons learned and new promises. Curr Neurol Neurosci Rep. Apr 2012;12(2):153-164.
22. Dubuc AM, Northcott PA, Mack S, Witt H, Pfister S, Taylor MD. The genetics of pediatric brain tumors. Curr Neurol Neurosci Rep. May 2010;10(3):215-223.
23. Dubuc AM, Mack S, Unterberger A, Northcott PA, Taylor MD. The epigenetics of brain tumors. Methods Mol Biol. 2012;863:139-153.

24. Pietsch T, Taylor MD, Rutka JT. Molecular pathogenesis of childhood brain tumors. J Neurooncol. Nov 2004;70(2):203-215.
25. Biegel JA, Pollack IF. Molecular analysis of pediatric brain tumors. Curr Oncol Rep. Nov 2004;6(6):445-452.
26. Zakrzewska M, Rieske P, Debiec-Rychter M, et al. Molecular abnormalities in pediatric embryonal brain tumors--analysis of loss of heterozygosity on chromosomes 1, 5, 9, 10, 11, 16, 17 and 22. Clin Neuropathol. Sep-Oct 2004;23(5):209-217.
27. Fruhwald MC, Rutkowski S. Tumors of the central nervous system in children and adolescents. Dtsch Arztebl Int. Jun 2011;108(22):390-397.
28. Navajas-Gutierrez A. [Pediatric neuro-oncology]. Rev Neurol. Jul 16-31 2006;43(2):88-94.
29. Feltbower RG, Fleming SJ, Picton SV, et al. UK case control study of brain tumours in children, teenagers and young adults: a pilot study. BMC Res Notes. 2014;7:14.
30. Khatua S, Sadighi ZS, Pearlman ML, Bochare S, Vats TS. Brain tumors in children--current therapies and newer directions. Indian J Pediatr. Jul 2012;79(7):922-927.
31. Packer RJ, Gajjar A, Vezina G, et al. Phase III study of craniospinal radiation therapy followed by adjuvant chemotherapy for newly diagnosed average-risk medulloblastoma. J Clin Oncol. Sep 1 2006;24(25):4202-4208.
32. Rickert CH, Paulus W. Epidemiology of central nervous system tumors in childhood and adolescence based on the new WHO classification. Childs Nerv Syst. Sep 2001;17(9):503-511.
33. Louis DN, Ohgaki H, Wiestler OD, et al. The 2007 WHO classification of tumours of the central nervous system. Acta Neuropathol. Aug 2007;114(2):97-109.
34. Dolecek TA, Propp JM, Stroup NE, Kruchko C. CBTRUS statistical report: primary brain and central nervous system tumors diagnosed in the United States in 2005-2009. Neuro Oncol. Nov 2012;14 Suppl 5:v1-49.
35. Ostrom QT, Gittleman H, Liao P, et al. CBTRUS statistical report: primary brain and central nervous system tumors diagnosed in the United States in 2007-2011. Neuro Oncol. Oct 2014;16 Suppl 4:iv1-63.
36. Johannessen AL, Torp SH. The clinical value of Ki-67/MIB-1 labeling index in human astrocytomas. Pathol Oncol Res. 2006;12(3):143-147.
37. Bauchet L, Rigau V, Mathieu-Daude H, et al. Clinical epidemiology for childhood primary central nervous system tumors. J Neurooncol. Mar 2009;92(1):87-98.
38. Kaatsch P, Rickert CH, Kuhl J, Schuz J, Michaelis J. Population-based epidemiologic data on brain tumors in German children. Cancer. Dec 15 2001;92(12):3155-3164.
39. Radner H, Blumcke I, Reifenberger G, Wiestler OD. [The new WHO classification of tumors of the nervous system 2000. Pathology and genetics]. Pathologe. Jul 2002;23(4):260-283.
40. Pfister S, Witt O. Pediatric gliomas. Recent Results Cancer Res. 2009;171:67-81.
41. Rodriguez FJ, Perry A, Gutmann DH, et al. Gliomas in neurofibromatosis type 1: a clinicopathologic study of 100 patients. J Neuropathol Exp Neurol. Mar 2008;67(3):240-249.
42. Hernaiz Driever P, von Hornstein S, Pietsch T, et al. Natural history and management of low-grade glioma in NF-1 children. J Neurooncol. Nov 2010;100(2):199-207.
43. Blazo MA, Lewis RA, Chintagumpala MM, Frazier M, McCluggage C, Plon SE. Outcomes of systematic screening for optic pathway tumors in children with Neurofibromatosis Type 1. Am J Med Genet A. Jun 15 2004;127A(3):224-229.
44. Skalicky AM, Rentz AM, Liu Z, et al. The burden of subependymal giant cell astrocytomas associated with tuberous sclerosis complex: results of a patient and caregiver survey. J Child Neurol. Apr 2015;30(5):563-569.
45. Zitterbart K. [Subependymal giant cell astrocytoma associated with tuberous sclerosis complex - pharmacological treatment using mTOR inhibitors]. Klin Onkol. 2014;27(6):401-405.
46. Kotulska K, Borkowska J, Mandera M, et al. Congenital subependymal giant cell astrocytomas in patients with tuberous sclerosis complex. Childs Nerv Syst. Dec 2014;30(12):2037-2042.
47. Beaumont TL, Godzik J, Dahiya S, Smyth MD. Subependymal giant cell astrocytoma in the absence of tuberous sclerosis complex: case report. J Neurosurg Pediatr. Aug 2015;16(2):134-137.
48. Sievert AJ, Fisher MJ. Pediatric low-grade gliomas. J Child Neurol. Nov 2009;24(11):1397-1408.
49. Rosemberg S, Fujiwara D. Epidemiology of pediatric tumors of the nervous system according to the WHO 2000 classification: a report of 1,195 cases from a single institution. Childs Nerv Syst. Nov 2005;21(11):940-944.
50. Peters O, Gnekow AK, Rating D, Wolff JE. Impact of location on outcome in children with low-grade oligodendroglioma. Pediatr Blood Cancer. Sep 2004;43(3):250-256.
51. Luyken C, Blumcke I, Fimmers R, Urbach H, Wiestler OD, Schramm J. Supratentorial gangliogliomas: histopathologic grading and tumor recurrence in 184 patients with a median follow-up of 8 years. Cancer. Jul 1 2004;101(1):146-155.
52. Faria C, Miguens J, Antunes JL, et al. Genetic alterations in a papillary glioneuronal tumor. J Neurosurg Pediatr. Jan 2008;1(1):99-102.
53. Cummings TJ, Provenzale JM, Hunter SB, et al. Gliomas of the optic nerve: histological, immunohistochemical (MIB-1 and p53), and MRI analysis. Acta Neuropathol. May 2000;99(5):563-570.
54. Luyken C, Blumcke I, Fimmers R, et al. The spectrum of long-term epilepsy-associated tumors: long-term seizure and tumor outcome and neurosurgical aspects. Epilepsia. Jun 2003;44(6):822-830.
55. Fernandez C, Figarella-Branger D, Girard N, et al. Pilocytic astrocytomas in children: prognostic factors--a retrospective study of 80 cases. Neurosurgery. Sep 2003;53(3):544-553; discussion 554-545.
56. Scheinemann K, Bartels U, Huang A, et al. Survival and functional outcome of childhood spinal cord low-grade gliomas. Clinical article. J Neurosurg Pediatr. Sep 2009;4(3):254-261.
57. Rodriguez Gutierrez D, Awwad A, Meijer L, et al. Metrics and textural features of MRI diffusion to improve classification of pediatric posterior fossa tumors. AJNR Am J Neuroradiol. May 2014;35(5):1009-1015.
58. Borja MJ, Plaza MJ, Altman N, Saigal G. Conventional and advanced MRI features of pediatric intracranial tumors: supratentorial tumors. AJR Am J Roentgenol. May 2013;200(5):W483-503.
59. Colosimo C, di Lella GM, Tartaglione T, Riccardi R. Neuroimaging of thalamic tumors in children. Childs Nerv Syst. Aug 2002;18(8):426-439.

60. Komotar RJ, Zacharia BE, Sughrue ME, et al. Magnetic resonance imaging characteristics of pilomyxoid astrocytoma. Neurol Res. Nov 2008;30(9):945-951.
61. Balaji R, Ramachandran K. Imaging of desmoplastic infantile ganglioglioma: a spectroscopic viewpoint. Childs Nerv Syst. Apr 2009;25(4):497-501.
62. Romero-Rojas AE, Diaz-Perez JA, Lozano-Castillo A. Desmoplastic infantile ganglioglioma with late presentation. A clinical, radiological and histopathological analysis. Neuroradiol J. Dec 2013;26(6):649-654.
63. Furtado SV, Venkatesh PK, Ghosal N, Murthy GK, Hegde AS. Clinical and radiological features of pediatric cerebellar anaplastic oligodendrogliomas. Indian J Pediatr. Jul 2011;78(7):880-883.
64. Bader A, Heran M, Dunham C, Steinbok P. Radiological features of infantile glioblastoma and desmoplastic infantile tumors: British Columbia's Children's Hospital experience. J Neurosurg Pediatr. Aug 2015;16(2):119-125.
65. Porto L, Kieslich M, Franz K, et al. Spectroscopy of untreated pilocytic astrocytomas: do children and adults share some metabolic features in addition to their morphologic similarities? Childs Nerv Syst. Jun 2010;26(6):801-806.
66. Fisher PG, Tihan T, Goldthwaite PT, et al. Outcome analysis of childhood low-grade astrocytomas. Pediatr Blood Cancer. Aug 2008;51(2):245-250.
67. Rozen WM, Joseph S, Lo PA. Spontaneous regression of low-grade gliomas in pediatric patients without neurofibromatosis. Pediatr Neurosurg. 2008;44(4):324-328.
68. Gunny RS, Hayward RD, Phipps KP, Harding BN, Saunders DE. Spontaneous regression of residual low-grade cerebellar pilocytic astrocytomas in children. Pediatr Radiol. Nov 2005;35(11):1086-1091.
69. Qaddoumi I, Sultan I, Gajjar A. Outcome and prognostic features in pediatric gliomas: a review of 6212 cases from the Surveillance, Epidemiology, and End Results database. Cancer. Dec 15 2009;115(24):5761-5770.
70. Bandopadhayay P, Bergthold G, London WB, et al. Long-term outcome of 4,040 children diagnosed with pediatric low-grade gliomas: an analysis of the Surveillance Epidemiology and End Results (SEER) database. Pediatr Blood Cancer. Jul 2014;61(7):1173-1179.
71. Due-Tonnessen BJ, Lundar T, Egge A, Scheie D. Neurosurgical treatment of low-grade cerebellar astrocytoma in children and adolescents: a single consecutive institutional series of 100 patients. J Neurosurg Pediatr. Mar 2013;11(3):245-249.
72. Wisoff JH, Sanford RA, Heier LA, et al. Primary neurosurgery for pediatric low-grade gliomas: a prospective multi-institutional study from the Children's Oncology Group. Neurosurgery. Jun 2011;68(6):1548-1554; discussion 1554-1545.
73. Uliel-Sibony S, Kramer U, Fried I, Fattal-Valevski A, Constantini S. Pediatric temporal low-grade glial tumors: epilepsy outcome following resection in 48 children. Childs Nerv Syst. Sep 2011;27(9):1413-1418.
74. Ramina R, Coelho Neto M, Fernandes YB, Borges G, Honorato DC, Arruda WO. Intrinsic tectal low grade astrocytomas: is surgical removal an alternative treatment? Long-term outcome of eight cases. Arq Neuropsiquiatr. Mar 2005;63(1):40-45.
75. Ronghe M, Hargrave D, Bartels U, et al. Vincristine and carboplatin chemotherapy for unresectable and/or recurrent low-grade astrocytoma of the brainstem. Pediatr Blood Cancer. Sep 2010;55(3):471-477.
76. Hsu TR, Wong TT, Chang FC, et al. Responsiveness of progressive optic pathway tumors to cisplatin-based chemotherapy in children. Childs Nerv Syst. Dec 2008;24(12):1457-1461.
77. Beaty O, 3rd, Berg S, Blaney S, et al. A phase II trial and pharmacokinetic study of oxaliplatin in children with refractory solid tumors: a Children's Oncology Group study. Pediatr Blood Cancer. Sep 2010;55(3):440-445.
78. Chintagumpala M, Eckel SP, Krailo M, et al. A pilot study using carboplatin, vincristine, and temozolomide in children with progressive/symptomatic low-grade glioma: a Children's Oncology Group studydagger. Neuro Oncol. Aug 2015;17(8):1132-1138.
79. Massimino M, Spreafico F, Biassoni V, et al. Diffuse pontine gliomas in children: changing strategies, changing results? A mono-institutional 20-year experience. J Neurooncol. May 2008;87(3):355-361.
80. Yu DY, Dahl GV, Shames RS, Fisher PG. Weekly dosing of carboplatin increases risk of allergy in children. J Pediatr Hematol Oncol. Aug-Sep 2001;23(6):349-352.
81. Lazzareschi I, Ruggiero A, Riccardi R, Attina G, Colosimo C, Lasorella A. Hypersensitivity reactions to carboplatin in children. J Neurooncol. May 2002;58(1):33-37.
82. Lafay-Cousin L, Sung L, Carret AS, et al. Carboplatin hypersensitivity reaction in pediatric patients with low-grade glioma: a Canadian Pediatric Brain Tumor Consortium experience. Cancer. Feb 15 2008;112(4):892-899.
83. Ater JL, Zhou T, Holmes E, et al. Randomized study of two chemotherapy regimens for treatment of low-grade glioma in young children: a report from the Children's Oncology Group. J Clin Oncol. Jul 20 2012;30(21):2641-2647.
84. Lancaster DL, Hoddes JA, Michalski A. Tolerance of nitrosurea-based multiagent chemotherapy regime for low-grade pediatric gliomas. J Neurooncol. Jul 2003;63(3):289-294.
85. Mishra KK, Squire S, Lamborn K, et al. Phase II TPDCV protocol for pediatric low-grade hypothalamic/chiasmatic gliomas: 15-year update. J Neurooncol. Oct 2010;100(1):121-127.
86. Laithier V, Grill J, Le Deley MC, et al. Progression-free survival in children with optic pathway tumors: dependence on age and the quality of the response to chemotherapy--results of the first French prospective study for the French Society of Pediatric Oncology. J Clin Oncol. Dec 15 2003;21(24):4572-4578.
87. Bruggers CS, Greene D. A phase 2 feasibility study of sequential, dose intensive chemotherapy to treat progressive low-grade gliomas in children. J Pediatr Hematol Oncol. Sep 2007;29(9):602-607.
88. Scheinemann K, Bartels U, Tsangaris E, et al. Feasibility and efficacy of repeated chemotherapy for progressive pediatric low-grade gliomas. Pediatr Blood Cancer. Jul 15 2011;57(1):84-88.
89. Khaw SL, Coleman LT, Downie PA, Heath JA, Ashley DM. Temozolomide in pediatric low-grade glioma. Pediatr Blood Cancer. Nov 2007;49(6):808-811.
90. Nicholson HS, Kretschmar CS, Krailo M, et al. Phase 2 study of temozolomide in children and adolescents with recurrent central nervous system tumors: a report from the Children's Oncology Group. Cancer. Oct 1 2007;110(7):1542-1550.

91. Bartels U, Baruchel S, Carret AS, et al. The use and effectiveness of temozolomide in children with central nervous system tumours: a survey from the Canadian Paediatric Brain Tumour Consortium. Curr Oncol. Jan 2011;18(1):e19-24.
92. Bouffet E, Jakacki R, Goldman S, et al. Phase II study of weekly vinblastine in recurrent or refractory pediatric low-grade glioma. J Clin Oncol. Apr 20 2012;30(12):1358-1363.
93. Varan A, Akyuz C, Akalan N, et al. Astrocytic tumors in children: treatment results from a single institution. Childs Nerv Syst. Mar 2007;23(3):315-319.
94. Warren KE, Goldman S, Pollack IF, et al. Phase I trial of lenalidomide in pediatric patients with recurrent, refractory, or progressive primary CNS tumors: Pediatric Brain Tumor Consortium study PBTC-018. J Clin Oncol. Jan 20 2011;29(3):324-329.
95. Dreyer ZE, Kadota RP, Stewart CF, et al. Phase 2 study of idarubicin in pediatric brain tumors: Pediatric Oncology Group study POG 9237. Neuro Oncol. Oct 2003;5(4):261-267.
96. Packer RJ, Jakacki R, Horn M, et al. Objective response of multiply recurrent low-grade gliomas to bevacizumab and irinotecan. Pediatr Blood Cancer. Jul 2009;52(7):791-795.
97. Couec ML, Andre N, Thebaud E, et al. Bevacizumab and irinotecan in children with recurrent or refractory brain tumors: toxicity and efficacy trends. Pediatr Blood Cancer. Jul 15 2012;59(1):34-38.
98. Gururangan S, Fangusaro J, Poussaint TY, et al. Efficacy of bevacizumab plus irinotecan in children with recurrent low-grade gliomas---a Pediatric Brain Tumor Consortium study. Neuro Oncol. Jan 2014;16(2):310-317.
99. Merchant TE, Kun LE, Wu S, Xiong X, Sanford RA, Boop FA. Phase II trial of conformal radiation therapy for pediatric low-grade glioma. J Clin Oncol. Aug 1 2009;27(22):3598-3604.
100. Merchant TE, Conklin HM, Wu S, Lustig RH, Xiong X. Late effects of conformal radiation therapy for pediatric patients with low-grade glioma: prospective evaluation of cognitive, endocrine, and hearing deficits. J Clin Oncol. Aug 1 2009;27(22):3691-3697.
101. Nishihori T, Shirato H, Aoyama H, et al. Three-dimensional conformal radiotherapy for astrocytic tumors involving the eloquent area in children and young adults. J Neurooncol. Nov 2002;60(2):177-183.
102. Armstrong GT, Conklin HM, Huang S, et al. Survival and long-term health and cognitive outcomes after low-grade glioma. Neuro Oncol. Feb 2011;13(2):223-234.
103. Jones DT, Kocialkowski S, Liu L, et al. Tandem duplication producing a novel oncogenic BRAF fusion gene defines the majority of pilocytic astrocytomas. Cancer Res. Nov 1 2008;68(21):8673-8677.
104. Kuhlthau KA, Pulsifer MB, Yeap BY, et al. Prospective study of health-related quality of life for children with brain tumors treated with proton radiotherapy. J Clin Oncol. Jun 10 2012;30(17):2079-2086.
105. Orr LC, Fleitz J, McGavran L, Wyatt-Ashmead J, Handler M, Foreman NK. Cytogenetics in pediatric low-grade astrocytomas. Med Pediatr Oncol. Mar 2002;38(3):173-177.
106. Smith JS, Perry A, Borell TJ, et al. Alterations of chromosome arms 1p and 19q as predictors of survival in oligodendrogliomas, astrocytomas, and mixed oligoastrocytomas. J Clin Oncol. Feb 2000;18(3):636-645.
107. Nakamura M, Shimada K, Ishida E, et al. Molecular pathogenesis of pediatric astrocytic tumors. Neuro Oncol. Apr 2007;9(2):113-123.
108. Suri V, Jha P, Agarwal S, et al. Molecular profile of oligodendrogliomas in young patients. Neuro Oncol. Oct 2011;13(10):1099-1106.
109. Yunoue S, Tokuo H, Fukunaga K, et al. Neurofibromatosis type I tumor suppressor neurofibromin regulates neuronal differentiation via its GTPase-activating protein function toward Ras. J Biol Chem. Jul 18 2003;278(29):26958-26969.
110. Pfister S, Janzarik WG, Remke M, et al. BRAF gene duplication constitutes a mechanism of MAPK pathway activation in low-grade astrocytomas. J Clin Invest. May 2008;118(5):1739-1749.
111. Deshmukh H, Yeh TH, Yu J, et al. High-resolution, dual-platform aCGH analysis reveals frequent HIPK2 amplification and increased expression in pilocytic astrocytomas. Oncogene. Aug 7 2008;27(34):4745-4751.
112. Hoischen A, Ehrler M, Fassunke J, et al. Comprehensive characterization of genomic aberrations in gangliogliomas by CGH, array-based CGH and interphase FISH. Brain Pathol. Jul 2008;18(3):326-337.
113. Hemmati HD, Nakano I, Lazareff JA, et al. Cancerous stem cells can arise from pediatric brain tumors. Proc Natl Acad Sci U S A. Dec 9 2003;100(25):15178-15183.
114. Sievert AJ, Jackson EM, Gai X, et al. Duplication of 7q34 in pediatric low-grade astrocytomas detected by high-density single-nucleotide polymorphism-based genotype arrays results in a novel BRAF fusion gene. Brain Pathol. Jul 2009;19(3):449-458.
115. Forshew T, Tatevossian RG, Lawson AR, et al. Activation of the ERK/MAPK pathway: a signature genetic defect in posterior fossa pilocytic astrocytomas. J Pathol. Jun 2009;218(2):172-181.
116. Lin A, Rodriguez FJ, Karajannis MA, et al. BRAF alterations in primary glial and glioneuronal neoplasms of the central nervous system with identification of 2 novel KIAA1549:BRAF fusion variants. J Neuropathol Exp Neurol. Jan 2012;71(1):66-72.
117. Jones DT, Kocialkowski S, Liu L, Pearson DM, Ichimura K, Collins VP. Oncogenic RAF1 rearrangement and a novel BRAF mutation as alternatives to KIAA1549:BRAF fusion in activating the MAPK pathway in pilocytic astrocytoma. Oncogene. May 21 2009;28(20):2119-2123.
118. Cin H, Meyer C, Herr R, et al. Oncogenic FAM131B-BRAF fusion resulting from 7q34 deletion comprises an alternative mechanism of MAPK pathway activation in pilocytic astrocytoma. Acta Neuropathol. Jun 2011;121(6):763-774.
119. Zhang J, Wu G, Miller CP, et al. Whole-genome sequencing identifies genetic alterations in pediatric low-grade gliomas. Nat Genet. Jun 2013;45(6):602-612.
120. Roberge D, Souhami L, Olivier A, Leblanc R, Podgorsak E. Hypofractionated stereotactic radiotherapy for low grade glioma at McGill University: long-term follow-up. Technol Cancer Res Treat. Feb 2006;5(1):1-8.
121. Yeo YH, Byrne NP, Counelis GJ, Perry A. Adult with cerebellar anaplastic pilocytic astrocytoma associated with BRAF V600E mutation and p16 loss. Clin Neuropathol. May-Jun 2013;32(3):159-164.
122. Dougherty MJ, Santi M, Brose MS, et al. Activating mutations in BRAF characterize a spectrum of pediatric low-grade gliomas. Neuro Oncol. Jul 2010;12(7):621-630.

123. Dias-Santagata D, Lam Q, Vernovsky K, et al. BRAF V600E mutations are common in pleomorphic xanthoastrocytoma: diagnostic and therapeutic implications. PLoS One. 2011;6(3):e17948.
124. Schindler G, Capper D, Meyer J, et al. Analysis of BRAF V600E mutation in 1,320 nervous system tumors reveals high mutation frequencies in pleomorphic xanthoastrocytoma, ganglioglioma and extra-cerebellar pilocytic astrocytoma. Acta Neuropathol. Mar 2011;121(3):397-405.
125. Li X, Newbern JM, Wu Y, et al. MEK Is a Key Regulator of Gliogenesis in the Developing Brain. Neuron. Sep 20 2012;75(6):1035-1050.
126. Tatevossian RG, Tang B, Dalton J, et al. MYB upregulation and genetic aberrations in a subset of pediatric low-grade gliomas. Acta Neuropathol. Dec 2010;120(6):731-743.
127. Ramkissoon LA, Horowitz PM, Craig JM, et al. Genomic analysis of diffuse pediatric low-grade gliomas identifies recurrent oncogenic truncating rearrangements in the transcription factor MYBL1. Proc Natl Acad Sci U S A. May 14 2013;110(20):8188-8193.
128. Wong IH, Chan J, Wong J, Tam PK. Ubiquitous aberrant RASSF1A promoter methylation in childhood neoplasia. Clin Cancer Res. Feb 1 2004;10(3):994-1002.
129. Jones DT, Jager N, Kool M, et al. Dissecting the genomic complexity underlying medulloblastoma. Nature. Aug 2 2012;488(7409):100-105.
130. Kieran MW, Roberts CW, Chi SN, et al. Absence of oncogenic canonical pathway mutations in aggressive pediatric rhabdoid tumors. Pediatr Blood Cancer. Dec 15 2012;59(7):1155-1157.
131. Hasselblatt M, Isken S, Linge A, et al. High-resolution genomic analysis suggests the absence of recurrent genomic alterations other than SMARCB1 aberrations in atypical teratoid/rhabdoid tumors. Genes Chromosomes Cancer. Feb 2013;52(2):185-190.
132. Schwartzentruber J, Korshunov A, Liu XY, et al. Driver mutations in histone H3.3 and chromatin remodelling genes in paediatric glioblastoma. Nature. Feb 9 2012;482(7384):226-231.
133. Yu J, Deshmukh H, Gutmann RJ, et al. Alterations of BRAF and HIPK2 loci predominate in sporadic pilocytic astrocytoma. Neurology. Nov 10 2009;73(19):1526-1531.
134. Melendez B, Fiano C, Ruano Y, Hernandez-Moneo JL, Mollejo M, Martinez P. BCR gene disruption in a pilomyxoid astrocytoma. Neuropathology. Oct 2006;26(5):442-446.
135. Hawkins C, Walker E, Mohamed N, et al. BRAF-KIAA1549 fusion predicts better clinical outcome in pediatric low-grade astrocytoma. Clin Cancer Res. Jul 15 2011;17(14):4790-4798.
136. Jacob K, Quang-Khuong DA, Jones DT, et al. Genetic aberrations leading to MAPK pathway activation mediate oncogene-induced senescence in sporadic pilocytic astrocytomas. Clin Cancer Res. Jul 15 2011;17(14):4650-4660.
137. Dahiya S, Haydon DH, Alvarado D, Gurnett CA, Gutmann DH, Leonard JR. BRAF(V600E) mutation is a negative prognosticator in pediatric ganglioglioma. Acta Neuropathol. Jun 2013;125(6):901-910.
138. Yalon M, Rood B, MacDonald TJ, et al. A feasibility and efficacy study of rapamycin and erlotinib for recurrent pediatric low-grade glioma (LGG). Pediatr Blood Cancer. Jan 2013;60(1):71-76.
139. Krueger DA, Care MM, Holland K, et al. Everolimus for subependymal giant-cell astrocytomas in tuberous sclerosis. N Engl J Med. Nov 4 2010;363(19):1801-1811.
140. Franz DN, Belousova E, Sparagana S, et al. Efficacy and safety of everolimus for subependymal giant cell astrocytomas associated with tuberous sclerosis complex (EXIST-1): a multicentre, randomised, placebo-controlled phase 3 trial. Lancet. Jan 12 2013;381(9861):125-132.
141. Finlay JL, Zacharoulis S. The treatment of high grade gliomas and diffuse intrinsic pontine tumors of childhood and adolescence: a historical - and futuristic - perspective. J Neurooncol. Dec 2005;75(3):253-266.
142. Fangusaro J. Pediatric high-grade gliomas and diffuse intrinsic pontine gliomas. J Child Neurol. Nov 2009;24(11):1409-1417.
143. Wolff B, Ng A, Roth D, et al. Pediatric high grade glioma of the spinal cord: results of the HIT-GBM database. J Neurooncol. Mar 2012;107(1):139-146.
144. Broniscer A, Gajjar A. Supratentorial high-grade astrocytoma and diffuse brainstem glioma: two challenges for the pediatric oncologist. Oncologist. 2004;9(2):197-206.
145. Seker A, Ozek MM. Congenital glioblastoma multiforme. Case report and review of the literature. J Neurosurg. Dec 2006;105(6 Suppl):473-479.
146. Hou LC, Bababeygy SR, Sarkissian V, et al. Congenital glioblastoma multiforme: case report and review of the literature. Pediatr Neurosurg. 2008;44(4):304-312.
147. Varley JM. Germline TP53 mutations and Li-Fraumeni syndrome. Hum Mutat. Mar 2003;21(3):313-320.
148. Panigrahy A, Bluml S. Neuroimaging of pediatric brain tumors: from basic to advanced magnetic resonance imaging (MRI). J Child Neurol. Nov 2009;24(11):1343-1365.
149. Lemort M, Canizares-Perez AC, Van der Stappen A, Kampouridis S. Progress in magnetic resonance imaging of brain tumours. Curr Opin Oncol. Nov 2007;19(6):616-622.
150. Buckner JC, Brown PD, O'Neill BP, Meyer FB, Wetmore CJ, Uhm JH. Central nervous system tumors. Mayo Clin Proc. Oct 2007;82(10):1271-1286.
151. Morris PG. Bevacizumab is an active agent for recurrent high-grade glioma, but do we need randomized controlled trials? Anticancer Drugs. Jul 2012;23(6):579-583.
152. Vanan MI, Underhill DA, Eisenstat DD. Targeting Epigenetic Pathways in the Treatment of Pediatric Diffuse (High Grade) Gliomas. Neurotherapeutics. Apr 2017;14(2):274-283.
153. Fisher PG, Breiter SN, Carson BS, et al. A clinicopathologic reappraisal of brain stem tumor classification. Identification of pilocytic astrocytoma and fibrillary astrocytoma as distinct entities. Cancer. Oct 1 2000;89(7):1569-1576.
154. Jeuken JW, Wesseling P. MAPK pathway activation through BRAF gene fusion in pilocytic astrocytomas; a novel oncogenic fusion gene with diagnostic, prognostic, and therapeutic potential. J Pathol. Dec 2010;222(4):324-328.

155. Bar EE, Lin A, Tihan T, Burger PC, Eberhart CG. Frequent gains at chromosome 7q34 involving BRAF in pilocytic astrocytoma. J Neuropathol Exp Neurol. Sep 2008;67(9):878-887.
156. Recinos PF, Sciubba DM, Jallo GI. Brainstem tumors: where are we today? Pediatr Neurosurg. 2007;43(3):192-201.
157. Ramos A, Hilario A, Lagares A, Salvador E, Perez-Nunez A, Sepulveda J. Brainstem gliomas. Semin Ultrasound CT MR. Apr 2013;34(2):104-112.
158. Green AL, Kieran MW. Pediatric brainstem gliomas: new understanding leads to potential new treatments for two very different tumors. Curr Oncol Rep. Mar 2015;17(3):436.
159. Babu R, Kranz PG, Karikari IO, Friedman AH, Adamson C. Clinical characteristics and treatment of malignant brainstem gliomas in elderly patients. J Clin Neurosci. Oct 2013;20(10):1382-1386.
160. Yamasaki F, Kurisu K, Kajiwara Y, et al. Magnetic resonance spectroscopic detection of lactate is predictive of a poor prognosis in patients with diffuse intrinsic pontine glioma. Neuro Oncol. Jul 2011;13(7):791-801.
161. Steffen-Smith EA, Shih JH, Hipp SJ, Bent R, Warren KE. Proton magnetic resonance spectroscopy predicts survival in children with diffuse intrinsic pontine glioma. J Neurooncol. Nov 2011;105(2):365-373.
162. Pai Panandiker AS, Wong JK, Nedelka MA, Wu S, Gajjar A, Broniscer A. Effect of time from diagnosis to start of radiotherapy on children with diffuse intrinsic pontine glioma. Pediatr Blood Cancer. Jul 2014;61(7):1180-1183.
163. Sabbagh AJ, Alaqeel AM. Focal brainstem gliomas. Advances in intra-operative management. Neurosciences (Riyadh). Apr 2015;20(2):98-106.
164. Warren K, Bent R, Wolters PL, et al. A phase 2 study of pegylated interferon alpha-2b (PEG-Intron((R))) in children with diffuse intrinsic pontine glioma. Cancer. Jul 15 2012;118(14):3607-3613.
165. Jalali R, Raut N, Arora B, et al. Prospective evaluation of radiotherapy with concurrent and adjuvant temozolomide in children with newly diagnosed diffuse intrinsic pontine glioma. Int J Radiat Oncol Biol Phys. May 1 2010;77(1):113-118.
166. Buczkowicz P, Hawkins C. Pathology, Molecular Genetics, and Epigenetics of Diffuse Intrinsic Pontine Glioma. Front Oncol. 2015;5:147.
167. Warren KE. Diffuse intrinsic pontine glioma: poised for progress. Front Oncol. 2012;2:205.
168. Aziz-Bose R, Monje M. Diffuse intrinsic pontine glioma: molecular landscape and emerging therapeutic targets. Curr Opin Oncol. Nov 2019;31(6):522-530.
169. Vanan MI, Eisenstat DD. DIPG in Children - What Can We Learn from the Past? Front Oncol. 2015;5:237.
170. Robison NJ, Kieran MW. Diffuse intrinsic pontine glioma: a reassessment. J Neurooncol. Aug 2014;119(1):7-15.
171. Dubuc AM, Morrissy AS, Kloosterhof NK, et al. Subgroup-specific alternative splicing in medulloblastoma. Acta Neuropathol. Apr 2012;123(4):485-499.
172. Schroeder K, Gururangan S. Molecular variants and mutations in medulloblastoma. Pharmgenomics Pers Med. 2014;7:43-51.
173. Wang X, Dubuc AM, Ramaswamy V, et al. Medulloblastoma subgroups remain stable across primary and metastatic compartments. Acta Neuropathol. Mar 2015;129(3):449-457.
174. Brandes AA, Bartolotti M, Marucci G, et al. New perspectives in the treatment of adult medulloblastoma in the era of molecular oncology. Crit Rev Oncol Hematol. Jun 2015;94(3):348-359.
175. DeSouza RM, Jones BR, Lowis SP, Kurian KM. Pediatric medulloblastoma - update on molecular classification driving targeted therapies. Front Oncol. 2014;4:176.
176. Samkari A, White JC, Packer RJ. Medulloblastoma: toward biologically based management. Semin Pediatr Neurol. Mar 2015;22(1):6-13.
177. Sadighi Z, Vats T, Khatua S. Childhood medulloblastoma: the paradigm shift in molecular stratification and treatment profile. J Child Neurol. Oct 2012;27(10):1302-1307.
178. Rusert JM, Wu X, Eberhart CG, Taylor MD, Wechsler-Reya RJ. SnapShot: Medulloblastoma. Cancer Cell. Dec 8 2014;26(6):940-940 e941.
179. Northcott PA, Shih DJ, Remke M, et al. Rapid, reliable, and reproducible molecular sub-grouping of clinical medulloblastoma samples. Acta Neuropathol. Apr 2012;123(4):615-626.
180. Northcott PA, Korshunov A, Pfister SM, Taylor MD. The clinical implications of medulloblastoma subgroups. Nat Rev Neurol. Jun 2012;8(6):340-351.
181. Northcott PA, Dubuc AM, Pfister S, Taylor MD. Molecular subgroups of medulloblastoma. Expert Rev Neurother. Jul 2012;12(7):871-884.
182. Eberhart CG. Three down and one to go: modeling medulloblastoma subgroups. Cancer Cell. Feb 14 2012;21(2):137-138.
183. Adamski J, Ramaswamy V, Huang A, Bouffet E. Advances in managing medulloblastoma and intracranial primitive neuro-ectodermal tumors. F1000Prime Rep. 2014;6:56.
184. Taylor MD, Northcott PA, Korshunov A, et al. Molecular subgroups of medulloblastoma: the current consensus. Acta Neuropathol. Apr 2012;123(4):465-472.
185. Cohen MM, Jr. The hedgehog signaling network. Am J Med Genet A. Nov 15 2003;123A(1):5-28.
186. Teglund S, Toftgard R. Hedgehog beyond medulloblastoma and basal cell carcinoma. Biochim Biophys Acta. Apr 2010;1805(2):181-208.
187. Ray S, Chaturvedi NK, Bhakat KK, Rizzino A, Mahapatra S. Subgroup-Specific Diagnostic, Prognostic, and Predictive Markers Influencing Pediatric Medulloblastoma Treatment. Diagnostics (Basel). Dec 28 2021;12(1).
188. Kumar R, Liu APY, Northcott PA. Medulloblastoma genomics in the modern molecular era. Brain Pathol. May 2020;30(3):679-690.
189. Adel Fahmideh M, Scheurer ME. Pediatric Brain Tumors: Descriptive Epidemiology, Risk Factors, and Future Directions. Cancer Epidemiol Biomarkers Prev. May 2021;30(5):813-821.
190. Northcott PA, Robinson GW, Kratz CP, et al. Medulloblastoma. Nat Rev Dis Primers. Feb 14 2019;5(1):11.
191. Northcott PA, Buchhalter I, Morrissy AS, et al. The whole-genome landscape of medulloblastoma subtypes. Nature. Jul 19 2017;547(7663):311-317.
192. Yeom KW, Mobley BC, Lober RM, et al. Distinctive MRI features of pediatric medulloblastoma subtypes. AJR Am J Roentgenol. Apr 2013;200(4):895-903.

193. Moxon-Emre I, Bouffet E, Taylor MD, et al. Impact of craniospinal dose, boost volume, and neurologic complications on intellectual outcome in patients with medulloblastoma. J Clin Oncol. Jun 10 2014;32(17):1760-1768.
194. Junger ST, Timmermann B, Pietsch T. Pediatric ependymoma: an overview of a complex disease. Childs Nerv Syst. Aug 2021;37(8):2451-2463.
195. Khatua S, Mangum R, Bertrand KC, Zaky W, McCall D, Mack SC. Pediatric ependymoma: current treatment and newer therapeutic insights. Future Oncol. Dec 2018;14(30):3175-3186.
196. Malbari F, Lindsay H. Genetics of Common Pediatric Brain Tumors. Pediatr Neurol. Mar 2020;104:3-12.
197. Plotkin SR, O'Donnell CC, Curry WT, Bove CM, MacCollin M, Nunes FP. Spinal ependymomas in neurofibromatosis Type 2: a retrospective analysis of 55 patients. J Neurosurg Spine. Apr 2011;14(4):543-547.
198. Venkatramani R, Dhall G, Patel M, et al. Supratentorial ependymoma in children: to observe or to treat following gross total resection? Pediatr Blood Cancer. Mar 2012;58(3):380-383.
199. Safaee M, Oh MC, Mummaneni PV, et al. Surgical outcomes in spinal cord ependymomas and the importance of extent of resection in children and young adults. J Neurosurg Pediatr. Apr 2014;13(4):393-399.
200. Merchant TE, Mulhern RK, Krasin MJ, et al. Preliminary results from a phase II trial of conformal radiation therapy and evaluation of radiation-related CNS effects for pediatric patients with localized ependymoma. J Clin Oncol. Aug 1 2004;22(15):3156-3162.
201. MacDonald SM, Safai S, Trofimov A, et al. Proton radiotherapy for childhood ependymoma: initial clinical outcomes and dose comparisons. Int J Radiat Oncol Biol Phys. Jul 15 2008;71(4):979-986.
202. Wright KD, Daryani VM, Turner DC, et al. Phase I study of 5-fluorouracil in children and young adults with recurrent ependymoma. Neuro Oncol. Dec 2015;17(12):1620-1627.
203. Garvin JH, Jr., Selch MT, Holmes E, et al. Phase II study of pre-irradiation chemotherapy for childhood intracranial ependymoma. Children's Cancer Group protocol 9942: a report from the Children's Oncology Group. Pediatr Blood Cancer. Dec 15 2012;59(7):1183-1189.
204. Venkatramani R, Ji L, Lasky J, et al. Outcome of infants and young children with newly diagnosed ependymoma treated on the "Head Start" III prospective clinical trial. J Neurooncol. Jun 2013;113(2):285-291.
205. Vinchon M, Leblond P, Noudel R, Dhellemmes P. Intracranial ependymomas in childhood: recurrence, reoperation, and outcome. Childs Nerv Syst. Mar 2005;21(3):221-226.
206. Merchant TE, Boop FA, Kun LE, Sanford RA. A retrospective study of surgery and reirradiation for recurrent ependymoma. Int J Radiat Oncol Biol Phys. May 1 2008;71(1):87-97.
207. Bouffet E, Hawkins CE, Ballourah W, et al. Survival benefit for pediatric patients with recurrent ependymoma treated with reirradiation. Int J Radiat Oncol Biol Phys. Aug 1 2012;83(5):1541-1548.
208. Gaddi MJS, Lappay JI, Chan KIP, Pascual JSG, Salonga AEM. Pediatric choroid plexus papilloma arising from the cerebellopontine angle: systematic review with illustrative case. Childs Nerv Syst. Mar 2021;37(3):799-807.
209. Hosmann A, Hinker F, Dorfer C, et al. Management of choroid plexus tumors-an institutional experience. Acta Neurochir (Wien). Apr 2019;161(4):745-754.
210. Del Rio-Perez CM, Sunol-Capella M, Cruz-Martinez O, Garcia-Fructuoso G. [Choroid plexus tumours in childhood: Experience in Sant Joan de Deu hospital]. Neurocirugia (Astur). Jul 21 2015.
211. Ogiwara H, Dipatri AJ, Jr., Alden TD, Bowman RM, Tomita T. Choroid plexus tumors in pediatric patients. Br J Neurosurg. Feb 2012;26(1):32-37.
212. Konar SK, Kandregula S, Beniwal M, et al. Management of choroid plexus tumours: A comprehensive study from a tertiary hospital. Clin Neurol Neurosurg. Feb 2021;201:106454.
213. Thomas C, Soschinski P, Zwaig M, et al. The genetic landscape of choroid plexus tumors in children and adults. Neuro Oncol. Apr 12 2021;23(4):650-660.
214. Dudley RW, Torok MR, Gallegos D, Liu AK, Handler MH, Hankinson TC. Pediatric choroid plexus tumors: epidemiology, treatments, and outcome analysis on 202 children from the SEER database. J Neurooncol. Jan 2015;121(1):201-207.
215. Safaee M, Oh MC, Bloch O, et al. Choroid plexus papillomas: advances in molecular biology and understanding of tumorigenesis. Neuro Oncol. Mar 2013;15(3):255-267.
216. Strojan P, Popovic M, Surlan K, Jereb B. Choroid plexus tumors: a review of 28-year experience. Neoplasma. 2004;51(4):306-312.
217. Wolburg H, Paulus W. Choroid plexus: biology and pathology. Acta Neuropathol. Jan 2010;119(1):75-88.
218. Safaee M, Clark AJ, Bloch O, et al. Surgical outcomes in choroid plexus papillomas: an institutional experience. J Neurooncol. May 2013;113(1):117-125.
219. Kubicky CD, Sahgal A, Chang EL, Lo SS. Rare primary central nervous system tumors. Rare Tumors. Jul 30 2014;6(3):5449.
220. Zhao RJ, Wu KY, Zhang JG, Ma YH, Kong LF. Primary Intracranial Atypical Teratoid/Rhabdoid Tumors: A Clinicopathologic and Neuroradiologic Study. J Child Neurol. Jul 2015;30(8):1017-1023.
221. Dho YS, Kim SK, Cheon JE, et al. Investigation of the location of atypical teratoid/rhabdoid tumor. Childs Nerv Syst. Aug 2015;31(8):1305-1311.
222. Mitrofanova AM, Konovalov DM, Kisliakov AN, Roshchin V, Abramov DS. [Atypical teratoid/rhabdoid tumors of childhood]. Arkh Patol. Sep-Oct 2013;75(5):36-42.
223. Oh CC, Orr BA, Bernardi B, et al. Atypical teratoid/rhabdoid tumor (ATRT) arising from the 3rd cranial nerve in infants: a clinical--radiological entity? J Neurooncol. Sep 2015;124(2):175-183.
224. Schneiderhan TM, Beseoglu K, Bergmann M, et al. Sellar atypical teratoid/rhabdoid tumours in adults. Neuropathol Appl Neurobiol. Apr 2011;37(3):326-329.
225. Mortini P, Gagliardi F, Boari N, Losa M. Surgical strategies and modern therapeutic options in the treatment of craniopharyngiomas. Crit Rev Oncol Hematol. Dec 2013;88(3):514-529.

226. Muller HL. Craniopharyngioma. Endocr Rev. Jun 2014;35(3):513-543.
227. Muller HL. Childhood craniopharyngioma. Pituitary. Mar 2013;16(1):56-67.
228. Muller HL. Consequences of craniopharyngioma surgery in children. J Clin Endocrinol Metab. Jul 2011;96(7):1981-1991.
229. Muller HL. Childhood craniopharyngioma: current controversies on management in diagnostics, treatment and follow-up. Expert Rev Neurother. Apr 2010;10(4):515-524.
230. Mortini P, Losa M, Pozzobon G, et al. Neurosurgical treatment of craniopharyngioma in adults and children: early and long-term results in a large case series. J Neurosurg. May 2011;114(5):1350-1359.
231. Hoffmann A, Postma FP, Sterkenburg AS, Gebhardt U, Muller HL. Eating behavior, weight problems and eating disorders in 101 long-term survivors of childhood-onset craniopharyngioma. J Pediatr Endocrinol Metab. Jan 2015;28(1-2):35-43.
232. Venkatasai J, Balakrishnan R, Rajkrishna B, et al. A pragmatic diagnostic approach to primary intracranial germ cell tumors and their treatment outcomes. CNS Oncol. Nov 22 2021:CNS79.
233. Kaatsch P, Hafner C, Calaminus G, Blettner M, Tulla M. Pediatric germ cell tumors from 1987 to 2011: incidence rates, time trends, and survival. Pediatrics. Jan 2015;135(1):e136-143.
234. Reith W, Muhl-Benninghaus R, Simgen A, Yilmaz U. [Germ cell and embryonal tumors]. Radiologe. Aug 2014;54(8):772-782.
235. Echevarria ME, Fangusaro J, Goldman S. Pediatric central nervous system germ cell tumors: a review. Oncologist. Jun 2008;13(6):690-699.
236. Calaminus G, Bamberg M, Harms D, et al. AFP/beta-HCG secreting CNS germ cell tumors: long-term outcome with respect to initial symptoms and primary tumor resection. Results of the cooperative trial MAKEI 89. Neuropediatrics. Apr 2005;36(2):71-77.
237. Marrazzo A, Cacchione A, Rossi S, et al. Intradural Pediatric Spinal Tumors: An Overview from Imaging to Novel Molecular Findings. Diagnostics (Basel). Sep 18 2021;11(9).
238. Choi HY, Kim KH, Cho BK, et al. Clinicopathological Features of Primary Solitary Spinal Cord Tumors in Pediatric Patients : A 32-Year Single Institution Experience. J Korean Neurosurg Soc. Jul 2021;64(4):592-607.
239. Konovalov NA, Asyutin DS, Shayhaev EG, Kaprovoy SV, Timonin SY. Molecular Biomarkers of Brain and Spinal Cord Astrocytomas. Acta Naturae. Apr-Jun 2019;11(2):17-27.
240. Perwein T, Benesch M, Kandels D, et al. High frequency of disease progression in pediatric spinal cord low-grade glioma (LGG): management strategies and results from the German LGG study group. Neuro Oncol. Jul 1 2021;23(7):1148-1162.
241. Banerjee A, Jakacki RI, Onar-Thomas A, et al. A phase I trial of the MEK inhibitor selumetinib (AZD6244) in pediatric patients with recurrent or refractory low-grade glioma: a Pediatric Brain Tumor Consortium (PBTC) study. Neuro Oncol. Aug 1 2017;19(8):1135-1144.
242. Hargrave DR, Bouffet E, Tabori U, et al. Efficacy and Safety of Dabrafenib in Pediatric Patients with BRAF V600 Mutation-Positive Relapsed or Refractory Low-Grade Glioma: Results from a Phase I/IIa Study. Clin Cancer Res. Dec 15 2019;25(24):7303-7311.
243. Deora H, Sumitra S, Nandeesh BN, Bhaskara Rao M, Arivazhagan A. Spinal Intramedullary Ganglioglioma in Children: An Unusual Location of a Common Pediatric Tumor. Pediatr Neurosurg. 2019;54(4):245-252.
244. Szathmari A, Zerah M, Vinchon M, et al. Ependymoma of the Spinal Cord in Children: A Retrospective French Study. World Neurosurg. Jun 2019;126:e1035-e1041.
245. Carra S, Drigo P, Gardiman M, Perilongo G, Rigobello L. Clear-cell meningioma in a 22-month-old male: a case report and literature review. Pediatr Neurosurg. May 2001;34(5):264-267.
246. Yu DW, Choi JH, Lee ES, Kim SH. Intradural extramedullary and subcutaneous tumors in neonate : atypical myxoid spindle cell neoplasm. J Korean Neurosurg Soc. Oct 2012;52(4):417-419.
247. Dong LQ, Tian JW, Wang CX, Cao GH. [Surgical treatment for the intradural extramedullary tumor in the spinal canal]. Zhongguo Gu Shang. Jan 2008;21(1):54-55.
248. Kumar R, Singh V. Benign intradural extramedullary masses in children of northern India. Pediatr Neurosurg. Jan-Feb 2005;41(1):22-28.
249. Mongia S, Devi BI, Shaji KR, Hegde T. Spinal subdural epidermoids - a separate entity: report of 3 cases. Neurol India. Dec 2002;50(4):529-531.
250. Korn A, Halevi D, Lidar Z, Biron T, Ekstein P, Constantini S. Intraoperative neurophysiological monitoring during resection of intradural extramedullary spinal cord tumors: experience with 100 cases. Acta Neurochir (Wien). May 2015;157(5):819-830.
251. Gelabert-Gonzalez M, Garcia-Allut A, Martinez-Rumbo R. [Spinal meningiomas]. Neurocirugia (Astur). Apr 2006;17(2):125-131.
252. Hsu W, Jallo GI. Pediatric spinal tumors. Handb Clin Neurol. 2013;112:959-965.
253. Binning M, Klimo P, Jr., Gluf W, Goumnerova L. Spinal tumors in children. Neurosurg Clin N Am. Oct 2007;18(4):631-658.
254. Gelabert-Gonzalez M. [Primary spinal cord tumours. An analysis of a series of 168 patients]. Rev Neurol. Mar 1-15 2007;44(5):269-274.
255. Rossi A, Gandolfo C, Morana G, Tortori-Donati P. Tumors of the spine in children. Neuroimaging Clin N Am. Feb 2007;17(1):17-35.
256. Klekamp J. Spinal ependymomas. Part 2: Ependymomas of the filum terminale. Neurosurg Focus. Aug 2015;39(2):E7.
257. Khalatbari MR, Moharamzad Y. Myxopapillary ependymoma of the conus medullaris presenting with intratumoral hemorrhage during weight lifting in a teenager. Childs Nerv Syst. Jan 2014;30(1):181-183.
258. Bandopadhayay P, Silvera VM, Ciarlini PD, et al. Myxopapillary ependymomas in children: imaging, treatment and outcomes. J Neurooncol. Oct 14 2015.
259. Chen X, Li C, Che X, Chen H, Liu Z. Spinal myxopapillary ependymomas: a retrospective clinical and immunohistochemical study. Acta Neurochir (Wien). Jan 2016;158(1):101-107.
260. Morselli C, Ruggeri AG, Pichierri A, Marotta N, Anzidei M, Delfini R. Intradural Extramedullary Primary Ependymoma of the Craniocervical Junction Combined with C1 Partial Agenesis: Case Report and Review of the Literature. World Neurosurg. Dec 2015;84(6):2076 e2071-2076.
261. Balogun JA, Halliday W, Bouffet E, Kulkarni AV. Spinal clear cell meningioma in a 3-year-old: a case report. Pediatr Neurosurg. 2013;49(5):311-315.

262. Mekitarian Filho E, Horigoshi NK, Carvalho WB, et al. Primary spinal meningioma in a 10-year-old boy. Arq Neuropsiquiatr. Oct 2010;68(5):804-806.
263. Ben Nsir A, Boubaker A, Jemel H. Cervico-occipital meningioma in a 5-year-old child: a case report. Turk Neurosurg. 2014;24(1):131-134.
264. Santos MV, Furlanetti L, Valera ET, Brassesco MS, Tone LG, de Oliveira RS. Pediatric meningiomas: a single-center experience with 15 consecutive cases and review of the literature. Childs Nerv Syst. Nov 2012;28(11):1887-1896.
265. Cho HR, Lee JK, Paik AL, Jang WY. An unusual cervical spinal meningioma in a child. J Korean Neurosurg Soc. Feb 2013;53(2):129-131.
266. Aboukais R, Zairi F, Baroncini M, et al. Intracranial meningiomas and neurofibromatosis type 2. Acta Neurochir (Wien). Jun 2013;155(6):997-1001; discussion 1001.
267. Pratap A, Nepal P, Agrawal A, Singh MP, Pandey SR. Giant malignant nerve sheath tumor of lumbosacral plexus with intraspinal extension in a child with neurofibromatosis type 1. Pediatr Neurosurg. 2007;43(5):410-413.
268. Bates JE, Peterson CR, Dhakal S, Giampoli EJ, Constine LS. Malignant peripheral nerve sheath tumors (MPNST): a SEER analysis of incidence across the age spectrum and therapeutic interventions in the pediatric population. Pediatr Blood Cancer. Nov 2014;61(11):1955-1960.
269. Amirian ES, Goodman JC, New P, Scheurer ME. Pediatric and adult malignant peripheral nerve sheath tumors: an analysis of data from the surveillance, epidemiology, and end results program. J Neurooncol. Feb 2014;116(3):609-616.
270. Nguyen R, Jett K, Harris GJ, Cai W, Friedman JM, Mautner VF. Benign whole body tumor volume is a risk factor for malignant peripheral nerve sheath tumors in neurofibromatosis type 1. J Neurooncol. Jan 2014;116(2):307-313.
271. Darrigo Jr LG, Geller M, Bonalumi Filho A, Azulay DR. Prevalence of plexiform neurofibroma in children and adolescents with type I neurofibromatosis. J Pediatr (Rio J). Nov-Dec 2007;83(6):571-573.
272. Pascual-Castroviejo I, Pascual-Pascual SI, Viano J, Velazquez-Fragua R, Lopez-Gutierrez JC. Bilateral spinal neurofibromas in patients with neurofibromatosis 1. Brain Dev. Aug 2012;34(7):563-569.
273. Pourtsidis A, Doganis D, Baka M, et al. Malignant peripheral nerve sheath tumors in children with neurofibromatosis type 1. Case Rep Oncol Med. 2014;2014:843749.
274. Rosenbaum T, Wimmer K. Neurofibromatosis type 1 (NF1) and associated tumors. Klin Padiatr. Nov 2014;226(6-7):309-315.
275. Sbidian E, Hadj-Rabia S, Riccardi VM, et al. Clinical characteristics predicting internal neurofibromas in 357 children with neurofibromatosis-1: results from a cross-selectional study. Orphanet J Rare Dis. 2012;7:62.
276. Tosun HB, Serbest S, Turk BA, Gumustas SA, Uludag A. Giant malignant peripheral nerve sheath tumor of thigh in an adolescent with neurofibromatosis type 1: a case report. Int Med Case Rep J. 2015;8:267-271.
277. Wu L, Deng X, Yang C, Xu Y. Spinal intradural malignant peripheral nerve sheath tumor in a child with neurofibromatosis type 2: the first reported case and literature review. Turk Neurosurg. 2014;24(1):135-139.
278. Friedrich RE, Hartmann M, Mautner VF. Malignant peripheral nerve sheath tumors (MPNST) in NF1-affected children. Anticancer Res. Jul-Aug 2007;27(4A):1957-1960.
279. Ogawa BK, Skaggs DL, Kay RM. Malignant peripheral nerve sheath tumor of the lumbar spine. Am J Orthop (Belle Mead NJ). May 2009;38(5):E89-92.
280. Xu Q, Xing B, Huang X, Wang R, Li Y, Yang Z. Primary malignant peripheral nerve sheath tumor of the cauda equina with metastasis to the brain in a child: case report and literature review. Spine J. Apr 2012;12(4):e7-13.
281. Gabhane SK, Kotwal MN, Bobhate SK. Morphological spectrum of peripheral nerve sheath tumors: a series of 126 cases. Indian J Pathol Microbiol. Jan-Mar 2009;52(1):29-33.
282. Fayad LM, Wang X, Blakeley JO, et al. Characterization of peripheral nerve sheath tumors with 3T proton MR spectroscopy. AJNR Am J Neuroradiol. May 2014;35(5):1035-1041.
283. Chhabra A, Thakkar RS, Andreisek G, et al. Anatomic MR imaging and functional diffusion tensor imaging of peripheral nerve tumors and tumorlike conditions. AJNR Am J Neuroradiol. Apr 2013;34(4):802-807.
284. Bayar MA, Gokcek C, Erdem Y, et al. Intramedullary spinal epidermoid associated with an intramedullary lipoma. Pediatr Neurosurg. 2007;43(5):418-420.
285. Muraszko K, Youkilis A. Intramedullary spinal tumors of disordered embryogenesis. J Neurooncol. May 2000;47(3):271-281.
286. Kumar R, Giri PJ. Pediatric extradural spinal tumors. Pediatr Neurosurg. 2008;44(3):181-189.
287. Tsutsumi S, Yasumoto Y, Manabe A, Ogino I, Arai H, Ito M. Magnetic resonance imaging appearance of primary spinal extradural Ewing's sarcoma: case report and literature review. Clin Neuroradiol. Jun 2013;23(2):81-85.
288. Huang WY, Tan WL, Geng DY, et al. Imaging findings of the spinal peripheral Ewing's sarcoma family of tumours. Clin Radiol. Feb 2014;69(2):179-185.
289. Quon JL, Grant RA, Huttner AJ, Duncan CC. Thoracic epidural teratoma: case report and review of the literature. Clin Med Insights Pathol. 2014;7:15-20.
290. Fenoy AJ, Greenlee JD, Menezes AH, et al. Primary bone tumors of the spine in children. J Neurosurg. Oct 2006;105(4 Suppl):252-260.
291. Spacca B, Giordano F, Donati P, Genitori L. Spinal tumors in children: long-term retrospective evaluation of a series of 134 cases treated in a single unit of pediatric neurosurgery. Spine J. Sep 1 2015;15(9):1949-1955.
292. Acquaviva A, Marconcini S, Municchi G, Vallone I, Palma L. Non-Hodgkin lymphoma in a child presenting with acute paraplegia: a case report. Pediatr Hematol Oncol. Apr-May 2003;20(3):245-251.
293. De Bernardi B, Pianca C, Pistamiglio P, et al. Neuroblastoma with symptomatic spinal cord compression at diagnosis: treatment and results with 76 cases. J Clin Oncol. Jan 1 2001;19(1):183-190.
294. Tung JN, Tsao TY, Tai CJ, Yeh KT, Cheng YW, Jiang MC. Distribution of lysosome-associated membrane proteins-1 and -2, and cathepsin D in eosinophilic granular bodies: possible relationship to cyst development in pilocytic astrocytomas. J Int Med Res. Jul-Aug 2010;38(4):1354-1364.

295. Berhouma M, Jemel H, Kchir N. Calcified pilocytic astrocytoma of the medulla mimicking a brainstem "stone". Pathologica. Oct 2008;100(5):408-410.
296. Reyaz N, Tayyab M, Khan SA, Siddique T. Correlation of glial fibrillary acidic protein (GFAP) with grading of the neuroglial tumours. J Coll Physicians Surg Pak. Aug 2005;15(8):472-475.
297. Tamburrini G, Colosimo C, Jr., Giangaspero F, Riccardi R, Di Rocco C. Desmoplastic infantile ganglioglioma. Childs Nerv Syst. Jun 2003;19(5-6):292-297.
298. Puget S, Alshehri A, Beccaria K, et al. Pediatric infratentorial ganglioglioma. Childs Nerv Syst. Oct 2015;31(10):1707-1716.
299. Ortiz-Gonzalez XR, Venneti S, Biegel JA, Rorke-Adams LB, Porter BE. Ganglioglioma arising from dysplastic cortex. Epilepsia. Sep 2011;52(9):e106-108.
300. Lindsay AJ, Rush SZ, Fenton LZ. Pediatric posterior fossa ganglioglioma: unique MRI features and correlation with BRAF V600E mutation status. J Neurooncol. Jun 2014;118(2):395-404.
301. Karremann M, Pietsch T, Janssen G, Kramm CM, Wolff JE. Anaplastic ganglioglioma in children. J Neurooncol. Apr 2009;92(2):157-163.
302. Donson AM, Kleinschmidt-DeMasters BK, Aisner DL, et al. Pediatric brainstem gangliogliomas show BRAF(V600E) mutation in a high percentage of cases. Brain Pathol. Mar 2014;24(2):173-183.
303. Park JY, Suh YL, Han J. Dysembryoplastic neuroepithelial tumor. Features distinguishing it from oligodendroglioma on cytologic squash preparations. Acta Cytol. Jul-Aug 2003;47(4):624-629.
304. Shakur SF, McGirt MJ, Johnson MW, et al. Angiocentric glioma: a case series. J Neurosurg Pediatr. Mar 2009;3(3):197-202.
305. Koral K. Angiocentric glioma. J Neurosurg Pediatr. Dec 2013;12(6):666.
306. Buccoliero AM, Castiglione F, Degl'innocenti DR, et al. Angiocentric glioma: clinical, morphological, immunohistochemical and molecular features in three pediatric cases. Clin Neuropathol. Mar-Apr 2013;32(2):107-113.
307. Pereira FO, Lombardi IA, Mello AY, et al. Pilomyxoid astrocytoma of the brainstem. Rare Tumors. Apr 15 2013;5(2):65-67.
308. Komotar RJ, Mocco J, Carson BS, et al. Pilomyxoid astrocytoma: a review. MedGenMed. 2004;6(4):42.
309. Komotar RJ, Mocco J, Jones JE, et al. Pilomyxoid astrocytoma: diagnosis, prognosis, and management. Neurosurg Focus. Jun 15 2005;18(6A):E7.
310. Komotar RJ, Mocco J, Zacharia BE, et al. Astrocytoma with pilomyxoid features presenting in an adult. Neuropathology. Feb 2006;26(1):89-93.
311. Azad S, Kudesia S, Chawla N, et al. Pilomyxoid astrocytoma. Indian J Pathol Microbiol. Apr-Jun 2010;53(2):294-296.
312. Amatya VJ, Akazawa R, Sumimoto Y, Takeshima Y, Inai K. Clinicopathological and immunohistochemical features of three pilomyxoid astrocytomas: comparative study with 11 pilocytic astrocytomas. Pathol Int. Feb 2009;59(2):80-85.
313. Forbes JA, Mobley BC, O'Lynnger TM, et al. Pediatric cerebellar pilomyxoid-spectrum astrocytomas. J Neurosurg Pediatr. Jul 2011;8(1):90-96.
314. Jenkinson MD, du Plessis DG, Smith TS, Brodbelt AR, Joyce KA, Walker C. Cellularity and apparent diffusion coefficient in oligodendroglial tumours characterized by genotype. J Neurooncol. Feb 2010;96(3):385-392.
315. Shaw EJ, Haylock B, Husband D, et al. Gene expression in oligodendroglial tumors. Anal Cell Pathol (Amst). 2010;33(2):81-94.

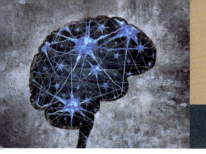

Paulo Breno Noronha Liberalesso
Alfredo Löhr Júnior

capítulo 66 | Síndromes Neurocutâneas

As síndromes neurocutâneas, previamente conhecidas como facomatoses, são doenças em que alterações cutâneas típicas se associam a manifestações neurológicas.[1] Trata-se de um grupo heterogêneo de doenças sistêmicas, cujas condições individuais resultam de alterações nos folhetos embrionários (ectoderma, mesoderma e, mais raramente, endoderma).[2]

Embora a maioria das síndromes neurocutâneas tenha expressão fenotípica variável, alguns aspectos clínicos costumam ser comuns à quase todas essas doenças, como a presença de lesões cutâneas hipo ou hiperpigmentadas, lesões displásicas hamartomatosas, tumores benignos ou malignos derivados de células embrionárias e uma grande variedade de malformações e displasias congênitas de órgãos.[3]

O termo facomatose foi utilizado pela primeira vez por Van der Hoeve em 1923, para descrever uma lesão "em lente" encontrada na retina de pacientes com esclerose tuberosa (ET). Com o passar dos anos demonstrou-se que essa lesão retiniana ocorria em poucos pacientes e somente em algumas síndromes neurocutâneas. Dessa forma, o termo facomatose foi sendo gradativamente substituído por síndromes neurocutâneas.[4,5]

■ NEUROFIBROMATOSE

A neurofibromatose é uma doença de grande variabilidade fenotípica, que se apresenta clinicamente como a neurofibromatose tipo 1 (NF1), também denominada forma clássica ou periférica, e a neurofibromatose tipo 2 (NF2) – ou forma central.[1]

Neurofibromatose tipo 1

O primeiro relato de um paciente com NF1 data de 1768. Esse indivíduo apresentava neurofibromas cutâneos múltiplos e teria herdado a doença de seu pai. Contudo, somente em 1882, Friedrich Daniel von Recklinghausen descreveu clinicamente a doença de forma praticamente completa.[4]

A NF1 é a mais frequente das síndromes neurocutâneas, podendo englobar manifestações de pele, neurológicas, ósseas, oftalmológicas, entre outras menos frequentes. Embora os critérios diagnósticos sejam bem estabelecidos (Tabela 66.1), há significativa variabilidade clínica e de gravidade entre indivíduos de uma mesma família e de famílias diferentes.[4-7]

A NF1 pode acometer pessoas de ambos os sexos e de todas as raças, tendo sua incidência estimada em 1 caso para cada 3.000 indivíduos.[8] Ocorre por mutações no gene *NF1*, situado no cromossomo 17q11.2, responsável pela codificação da síntese da neurofibromina, proteína com ação de supressão tumoral por ação no proto-oncogene *RAS*. Apresenta herança autossômica dominante, porém 50% dos casos ocorrem por mutações *de novo* e há grande variabilidade fenotípica entre os afetados.[2]

As manchas hiperpigmentadas café com leite (Figura 66.1A) ocorrem em, aproximadamente, 95% dos

Tabela 66.1 Critérios diagnósticos da NF1.[9]

Presença de dois ou mais dos seguintes achados:

- Seis ou mais manchas café com leite maiores que 0,5 cm de diâmetro (pré-púberes) e maiores que 1,5 cm (pós-púberes)
- Dois ou mais neurofibromas ou um neurofibroma plexiforme
- Sardas (efélides) na região axilar ou inguinal
- Glioma de nervo óptico
- Dois ou mais nódulos de Lisch
- Lesões ósseas características (displasia do esfenoide ou pseudoartrose de tíbia)
- Um parente de primeiro grau (pais, irmãos ou filhos) com diagnóstico de NF1 definido pelos critérios acima

pacientes com NF1, tem coloração acastanhada, forma arredondada ou ovalada, podendo estar presentes ao nascimento ou não. As manchas café com leite tendem a ser a primeira manifestação da doença na imensa maioria dos casos. Embora possam aumentar em número e tamanho durante toda a vida, esse comportamento geralmente predomina nos primeiros 5 a 7 anos. É importante lembrar que nem todos os pacientes com NF1 apresentam essas manchas.[10,11] Outras lesões cutâneas são as efélides axilares (Figura 66.1B) ou inguinais, em geral presentes a partir de 3 a 5 anos de idade. Manchas hipopigmentadas também podem estar presentes.[2]

Os neurofibromas cutâneos ou subcutâneos (Figura 66.1C) são tumores displásicos, constituídos por células de Schwann, fibroblastos, mastócitos, melanócitos, axônios e vasos sanguíneos, de textura amolecida à palpação, podendo ser únicos ou ocorrer em grande número distribuídos por todo o corpo. De modo geral são mais frequentes no tronco do que nos membros e a pele que os recobre pode ter coloração normal, ser discretamente acastanhada ou violácea. Geralmente aparecem após a primeira década de vida e, clinicamente, há prurido e parestesias nas lesões subcutâneas.[4,10,11] Esses tumores podem atingir grandes volumes, sendo então denominados plexiformes (Figuras 66.1D e E), cuja histologia é bastante semelhante à dos neurofibromas cutâneos, contudo contém maior quantidade de matriz extracelular.[11] Clinicamente podem se manifestar com dor neuropática e deficit neurológico por compressão de nervos periféricos ou da medula espinhal e sua transformação em tumor maligno da bainha do nervo periférico ocorre em cerca de 10% dos pacientes.[2]

Quanto às manifestações oftalmológicas, a NF1 pode afetar íris, retina e nervo óptico. Os nódulos de Lisch (Figura 66.1F) foram descritos em 1937 e correspondem à mais frequente manifestação oftalmológica dessa doença. Esses nódulos são formações hamartomatosas, constituídas basicamente por proliferação anormal de melanócitos e fibroblastos, assintomáticos, com bordos bem definidos, de aspecto arredondado, na superfície da íris, cuja coloração varia entre o transparente, amarelo-claro até o marrom, podendo ser bilaterais. Os nódulos de Lisch não afetam a visão e habitualmente surgem em algum momento da adolescência.[4,10,11]

Os gliomas ópticos (astrocitomas pilocíticos grau I) são observados em cerca de 15% dos pacientes com NF1. Frequentemente bilaterais, costumam envolver o quiasma óptico e podem se estender em direção ao hipotálamo ou mesmo pelo trato óptico (Figura 66.1G). Diferentemente dos nódulos de Lisch, os gliomas ópticos costumam provocar sintomas como diminuição da acuidade visual e defeitos de campo visual. Raramente esses tumores podem apresentar progressão e provocar quadros neurológicos de hipertensão intracraniana. Sabe-se que os gliomas de nervo óptico diagnosticados antes dos 6 anos de idade tendem a apresentar prognóstico mais reservado do que quando diagnosticados posteriormente.[11] Embora não seja um achado clínico habitual, ptose congênita já foi descrita em crianças com NF1, sem relação com outras doenças do sistema oftalmológico.[4,11]

Quanto ao sistema esquelético, as principais alterações são a hipoplasia da asa maior do esfenoide, hipoplasia da mandíbula, escoliose (geralmente mais pronunciada na coluna dorsal inferior), cifoescoliose, anomalias da coluna cervical e da transição cervico-occipital, erosão de corpos vertebrais, geno valgo e varo, tórax escavado e pseudoartrose de ossos longos (pseudoartrose da tíbia e/ou fíbula é considerada a forma mais frequente, embora rádio e ulna possam ser afetados), além de neoplasias ósseas e proliferação óssea subperiosteal. Desmineralização e tumores ósseos podem provocar dor e fraturas espontâneas. Em casos bastante raros pode-se observar hipoplasia ou hiperplasia de membros. Na calota craniana, falhas do desenvolvimento ósseo podem provocar o surgimento de lacunas ósseas, particularmente nas proximidades da sutura lambdoide.[6,10,11]

A NF1 é uma doença sistêmica, de modo que outras manifestações clínicas podem incluir hipotonia, alteração da coordenação motora, macrocefalia (ocorre em metade dos casos e não está associada à nenhuma anormalidade estrutural do cérebro), baixa estatura (geralmente não associada à disfunções hormonais e se dá em 30% dos pacientes), puberdade precoce ou tardia (particularmente em pacientes com tumores de vias ópticas), epilepsia (em cerca de 7% dos indivíduos) e enxaqueca.[12]

Hipertensão arterial sistêmica, principalmente quando nas crianças, pode sugerir estenose da artéria renal. Displasia das artérias renais, da aorta, das carótidas e de seus ramos, também é descrita em pacientes com NF1 (Figura 66.1H). Além disso, cerca de 5% dos indivíduos com NF1 apresentam vasculopatia intracraniana, podendo apresentar o padrão moyamoya, aneurismas ou malformações vasculares.[12]

Tumores intestinais (neurofibromas ou ganglioneuromas) podem provocar hemorragia digestiva baixa. É importante lembrar que outros tumores como o de Wilms, tumores de mediastino, feocromocitoma e as leucemias são consistentemente mais frequentes em pacientes com NF1 do que na população geral.[4-6,9,10]

Distúrbios cognitivos são frequentes, incluindo deficiência intelectual, deficits visuoespaciais, transtorno do espectro autista, distúrbios de linguagem e de comportamento. Distúrbios de aprendizagem e o transtorno do deficit de atenção e hiperatividade ocorrem em mais da metade dos pacientes.[2,14]

Tumores comprometendo cerebelo, tronco encefálico e supratentoriais são relativamente frequentes.

Síndromes Neurocutâneas

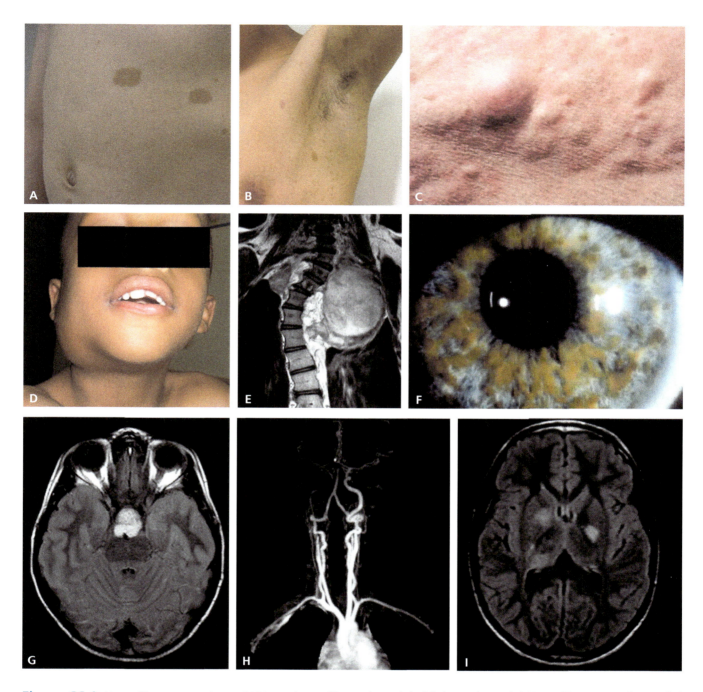

Figura 66.1 Neurofibromatose tipo 1. **(A)** Manchas café com leite. **(B)** Efélides axilares. **(C)** Neurofibromas cutâneos. **(D)** Neurofibroma plexiforme em região cervical. **(E)** Neurofibroma plexiforme paravertebral. **(F)** Nódulos de Lisch. **(G)** Tumor na topografia do quiasma óptico, com hipersinal homogêneo em FLAIR, sugestivo de glioma de vias ópticas. **(H)** Redução de calibre da artéria carótida interna direita, evidenciando vasculopatia. **(I)** Áreas de vacuolização da mielina.

Fonte: Imagens gentilmente cedidas pelo Dr. Marcelo Masruha.

Como em sua maioria são assintomáticos, procedimentos de biópsia e ressecções cirúrgicas devem ser avaliados com cautela. O surgimento de sintomas (por exemplo os decorrentes de compressão de estruturas encefálicas nobres), assim como evidências radiológicas de crescimento ou de malignização da lesão justificariam abordagem cirúrgica.

O diagnóstico da NF1 baseia-se em critérios clínicos e de imagem (Tabela 66.1). A pesquisa da mutação genética é indicada em ocasiões excepcionais, como no primeiro caso da família ou em quadros segmentares.[2] O seguimento de crianças com NF1 é necessário para diagnóstico e tratamento precoce de complicações (Tabela 66.2). Crianças de até 3 anos de idade devem ser avaliadas duas a três vezes ao ano, enquanto pacientes maiores podem ser avaliados anualmente.

A realização de neuroimagem é desnecessária em pacientes assintomáticos, sendo frequente a visualização de lesões sem correlação clínica, principalmente áreas de hipersinal em T2 em núcleos da base, hipotálamo, tronco encefálico e cerebelo, sem realce com contraste (Figura 66.1I). Antigamente denominados *unidentified bright objects* (UBOs), atualmente são consideradas áreas de vacuolização da mielina. Essas alterações estão presentes em até 75% dos pacientes e são mais frequentes em crianças menores de 7 anos de idade.[15]

Embora menos de 50% dos casos esporádicos de NF1 sejam diagnosticados no primeiro ano de vida, 97% o são aos 8 anos e 100% na segunda década de vida.[16] Portanto, são essenciais a história familiar e o exame físico dos pais para identificar manifestações sugestivas da doença. Na ausência de história familiar positiva, crianças com múltiplas manchas café com leite, sem outros achados clínicos, devem ser monitorizadas para diagnóstico diferencial com NF2, NF1 segmentar/mosaico, síndrome de Watson, associação NF1 e síndrome de Noonan, síndrome de Leopard e síndrome de McCune-Albright, dentre outras. Manchas café com leite também podem estar presentes em pequena quantidade (até duas) em cerca de 10% da população geral.[17]

O tratamento visa, fundamentalmente, o aconselhamento genético e o tratamento clínico e/ou cirúrgico das complicações da doença. A expectativa de vida dos pacientes com NF1 é cerca de 15 anos menor do que a população em geral, sendo os tumores a principal causa de óbito.[10,14] Embora a evolução da síndrome seja bastante variável, praticamente todos os pacientes e suas famílias apresentam significativo comprometimento da qualidade de vida, particularmente pela incerteza quanto à evolução da doença.

Os neurofibromas plexiformes em crianças e adolescentes com NF1 costumam estar relacionados a desconforto e dor local a depender de seu volume, bem como pode haver o risco de malignização. Alguns desses tumores podem ser cirurgicamente ressecados. Quando a ressecção cirúrgica não é uma possibilidade terapêutica, o tratamento farmacológico com sulfato de selumetinibe é uma opção em crianças a partir de 2 anos de idade, com dose recomendada de 25 mg/m² de área de superfície corpórea.[18,19]

Neurofibromatose tipo 2

A NF2 é significativamente mais rara que a NF1, com incidência estimada de 1 caso para cada 25.000 indivíduos.[20] É uma doença autossômica dominante, causada por mutações do gene *NF2*, localizado no cromossomo 22q12.2, e que codifica a síntese da proteína merlina ou shwannomina, com ação supressora de tumores. Assim como na NF1, aproximadamente metade dos pacientes não têm história familiar, ou seja, cerca de 50% dos casos decorrem de mutações *de novo*.

Na NF2 há predisposição ao surgimento de tumores no sistema nervoso central (SNC) e periférico (SNP), como schwannomas vestibulares, meningiomas, gliomas

Tabela 66.2 Avaliação inicial e seguimento dos pacientes com NF1.[20]
Avaliação inicial
• Anamnese com atenção particular para as características da NF1
• Exame físico detalhado*, com ênfase nos sistemas nervoso, cardiovascular, musculoesquelético e pele
• Avaliação do desenvolvimento neurológico
• Avaliação oftalmológica, incluindo o exame da íris com lâmpada de fenda
• A solicitação de exames complementares é direcionada pelos sinais e sintomas do paciente
• Encaminhamento para avaliação com geneticista
Seguimento
• Exame físico*
• Avaliação do desenvolvimento neurológico e vigilância do desempenho escolar
• Avaliação oftalmológica (anual até os 7 anos de idade; com menor periodicidade após)
• A solicitação de exames complementares é direcionada pelos sinais e sintomas do paciente
• Anormalidades de sistemas específicos devem ser acompanhadas por especialistas (p.ex., hipertensão arterial pelo cardiologista e alterações musculoesqueléticas pelo ortopedista)

* Antropometria (peso, estatura e perímetro cefálico), análise do desenvolvimento puberal e aferição da pressão arterial.

e ependimomas (Figura 66.2). A manifestação mais frequente da doença são os schwannomas vestibulares, que estão presentes em mais de 95% dos casos. Seu crescimento é mais acelerado em indivíduos mais jovens, mas esse comportamento é variável e eles podem aumentar de volume durante toda a vida em alguns casos.[21,22]

Os sintomas mais comuns incluem perda auditiva uni ou bilateral, zumbido e alteração do equilíbrio. Conforme a evolução da doença, podem surgir alterações visuais, crises epilépticas e sinais de compressão da medula espinhal. Manchas café com leite podem ser encontradas em até 50% dos casos, mas são sempre poucas, geralmente não ultrapassando o número de quatro manchas (raramente acima de seis).[1] De forma semelhante, neurofibromas periféricos podem ocorrer em pequeno número. O diagnóstico da NF2 baseia-se em critérios clínicos e de imagem (Tabela 66.3).

A grande variação fenotípica da doença faz com que o tratamento seja individualizado e dirigido aos sinais e sintomas predominantes. Os tumores do SNC e SNP, quando sintomáticos, podem ter indicação de remoção cirúrgica. Nos pacientes em que o schwannoma vestibular provoca perda auditiva progressiva e irreversível, o tratamento cirúrgico deve sempre ser considerado.[4,22]

ESCLEROSE TUBEROSA

O primeiro caso relatado na literatura de ET data de 1862 e é creditado à Von Recklinghausen. Mas foi Bourneville quem descreveu de forma completa a associação entre a deficiência intelectual, epilepsia e túberes corticais e subependimários. Contudo, deve-se à Heinrich Vogt, em 1908, a descrição clássica da tríade da ET, constituída por deficiência intelectual, epilepsia e "adenomas sebáceos" em face.[4,5]

A ET está entre as síndromes neurocutâneas mais frequentes, com incidência estimada em 1 caso para cada 6.000 a 10.000 habitantes.[23] Pode acometer pessoas de ambos os sexos e todas as raças, já tendo sido descrita em todos os continentes. Sua transmissão é autossômica dominante com penetrância completa, mas

Tabela 66.3 Critérios diagnósticos da NF2.

NF2 confirmada

- Presença de schwannoma vestibular bilateral ou
- Parente de primeiro grau com NF2 e
  - Schwannoma vestibular unilateral ou
  - Pelo menos dois dos seguintes: meningioma, schwannoma, glioma, neurofibroma, catarata subcapsular posterior

NF2 provável

- Schwannoma vestibular unilateral e pelo menos dois dos seguintes: meningioma, schwannoma, glioma, neurofibroma, catarata subcapsular posterior ou
- Múltiplos meningiomas (dois ou mais) e
  - Schwannoma vestibular unilateral ou
  - Pelo menos dois dos seguintes: schwannoma, glioma, neurofibroma, catarata subcapsular posterior

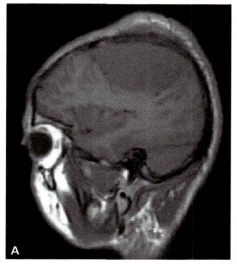
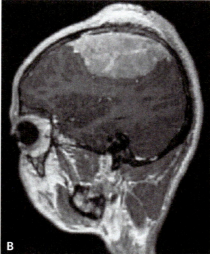
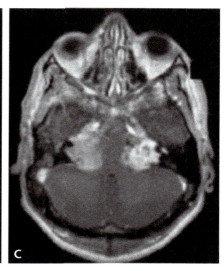

Figura 66.2 Neurofibromatose tipo 2 – IRM de crânio. **(A)** Imagem sagital ponderada em T1, na qual se observa meningioma na convexidade do hemisfério cerebral esquerdo (lesão com isossinal em T1). **(B)** Após a injeção do gadolínio, nota-se intenso realce da lesão. **(C)** Presença de schwannoma bilateral, com intenso realce após a injeção do contraste.

Fonte: Imagens gentilmente cedidas pelo Dr. Marcelo Masruha.

com expressão fenotípica muito variável. Cerca de 65% dos casos ocorrem por mutações *de novo*.[24]

Pode ser causada por mutações em um dos seguintes genes supressores de tumores: *TSC1*, localizado no cromossomo 9q34.13 e que codifica a síntese da hamartina; *TSC2*, localizado no cromossomo 16p13.3 e que codifica a síntese da tuberina. Mutações do gene *TSC2* são responsáveis por cerca de 70% dos casos.[23,25] Entretanto, um teste genético normal não exclui a ET, pois em 10 a 25% dos pacientes não é possível identificar uma mutação patogênica.[24]

A ET caracteriza-se fundamentalmente por hamartomas multissistêmicos, que são lesões bem delimitadas de células displásicas com tendência a crescimento excessivo. O diagnóstico baseia-se em critérios clínicos e de imagem (Tabela 66.4), revisados em 2012.[24] A tríade clássica de Vogt ocorre em apenas 30% dos pacientes.[26]

Tabela 66.4 Critérios diagnósticos da ET.*[24]

Critérios maiores

- Angiofibromas faciais (mais de três) ou placa fibrosa na fronte
- Fibromas ungueais (mais de dois)
- Máculas hipomelanocíticas (mais de três, com no mínimo 5 mm de diâmetro)
- Placa de chagrém
- Múltiplos hamartomas retinianos nodulares
- Displasias corticais (túberes ou linhas de migração na substância branca com disposição radial)
- Nódulos subependimários
- Astrocitoma subependimário de células gigantes
- Rabdomioma cardíaco
- Linfangioleiomiomatose¶
- Angiomiolipomas renais (mais de dois)¶

Critérios menores

- Lesões "em confete" na pele
- Múltiplas manchas no esmalte dentário (mais de três)
- Fibromas intraorais (mais de dois)
- Hamartoma de localização não renal
- Mancha acrômica em retina
- Cistos renais múltiplos

* O diagnóstico é considerado definitivo na presença de dois critérios maiores ou um critério maior e dois menores. Diagnóstico provável na presença de um critério maior e um critério menor. Diagnóstico suspeito na presença de um critério maior ou dois critérios menores.

¶ A combinação de linfangioleiomiomatose e angiomiolipomas sem quaisquer outras características de ET não é considerada um diagnóstico definitivo.

As máculas hipocrômicas (Figura 66.3A) estão presentes em mais de 90% dos pacientes. São geralmente descritas como em forma de "folha", têm contornos irregulares, estão presentes ao nascimento e podem aumentar em tamanho e número, principalmente nos primeiros 2 anos de vida. Na quase totalidade dos pacientes são essas lesões que levantam a suspeita para o diagnóstico da ET. Em recém-nascidos, porém, pode ser difícil a visualização dessas lesões, sendo indicada a avaliação dermatológica com luz ultravioleta (lâmpada de Wood) sempre que houver suspeita.[26] Manchas café com leite e mechas de cabelo branco podem ocorrer em uma pequena parcela de pacientes.[23,25,27]

Os "adenomas sebáceos" são, na realidade, angiofibromas e, dessa forma, não se deve utilizar a primeira terminologia (Figura 66.3B). Costumam surgir na idade pré-escolar como pápulas avermelhadas, inicialmente nas asas do nariz, posteriormente evoluindo para as regiões malares, bochechas e queixo. Uma forma variante dos angiofibromas são as placas fibrosas, lesões elevadas e de coloração acastanhada, que surgem geralmente antes da idade escolar e costumam apresentar crescimento muito lento.[23,25,27]

As placas de chagrém (Figura 66.3C) são fibromas dérmicos de contornos irregulares, discretamente elevados, com coloração semelhante à pele e que se localizam no tronco, preferencialmente no dorso da região lombossacra. Cerca de 20% a 30% dos pacientes podem apresentar máculas hipocrômicas múltiplas e pequenas (lesões em confete).[25]

Os fibromas ungueais e periungueais, também conhecidos como tumores de Koënen, ocorrem em torno de 20% dos pacientes, mais frequentemente em adultos do que em crianças, e caracterizam-se por nódulos de consistência endurecida que se formam ao lado das unhas.[25]

Há uma grande diversidade quanto às manifestações neurológicas na ET, havendo desde crianças cognitivamente normais até aquelas com deficiência intelectual profunda. Cerca de 45% a 65% das crianças com ET apresentam algum grau de deficiência intelectual. A epilepsia não é por si só a causa do comprometimento intelectual, mas praticamente todas as crianças com ET e formas graves de epilepsia desenvolverão deficiência intelectual em grau moderado a grave. Epilepsia ocorre em 75% a 90% dos casos, podendo ocorrer crises parciais, generalizadas e síndrome de West. Quanto mais precoce o início das crises, maior a morbidade neurológica. Quanto à semiologia das crises, já foram descritas crises tônicas, clônicas, tônico-clônicas, atônicas, mioclônicas, astáticas e crises de ausência atípica.

Distúrbios de comportamento e doenças psiquiátricas são observados em uma parcela significativa desses pacientes, destacando-se o transtorno do espectro autista, o transtorno do deficit de atenção e hiperatividade, transtornos de ansiedade, transtorno opositivo-desafiador e agressividade.[23,25]

As principais displasias corticais são os túberes, presentes em 90% dos casos,[24] visualizados à RM de crânio com hipersinal em T2 e FLAIR na região subcortical adjacente aos mesmos (Figura 66.3D), podendo haver calcificação associada e raramente realce com contraste. O túber pode ter epileptogenicidade intrínseca, de modo que em casos de epilepsia clinicamente refratária a remoção cirúrgica dessa lesão pode reduzir a frequência e intensidade das crises.[4,25] Outras displasias são os nódulos subependimários (Figura 66.3E) e os astrocitomas subependimários de células gigantes (SEGA), visualizados à RM de crânio principalmente ao longo do sulco tálamo-caudado (Figura 66.3F). Os SEGA estão presentes em 15% dos pacientes com ET, podendo cursar com hidrocefalia obstrutiva secundária à obstrução do forame de Monro em cerca de 5% dos casos.[2,5]

A manifestação cardíaca mais frequente é o rabdomioma, que embora seja frequentemente assintomático, em determinados pacientes pode desencadear arritmias, tromboembolismo cerebral e disfunção valvular. Outros tumores cardíacos também relatados são o mixoma, teratoma cístico e lipoma, também geralmente assintomáticos. Há certa tendência de que essas lesões cardíacas regridam de tamanho com o passar dos anos.[28]

Em torno de metade dos pacientes com ET pode-se encontrar hamartomas de retina em forma de placa (anteriormente denominados facomas). Embora a maior parte seja assintomática, hamartomas volumosos podem provocar perda da acuidade visual, alteração de campos visuais, escotomas, hemorragias e descolamento da retina.[4,25,28]

A manifestação renal mais comum na ET são os angiomiolipomas, tumores de histologia benigna constituídos basicamente por tecido vascular, adiposo e muscular, habitualmente assintomáticos, em geral múltiplos e bilaterais e que costumam surgir após a pré-ado-

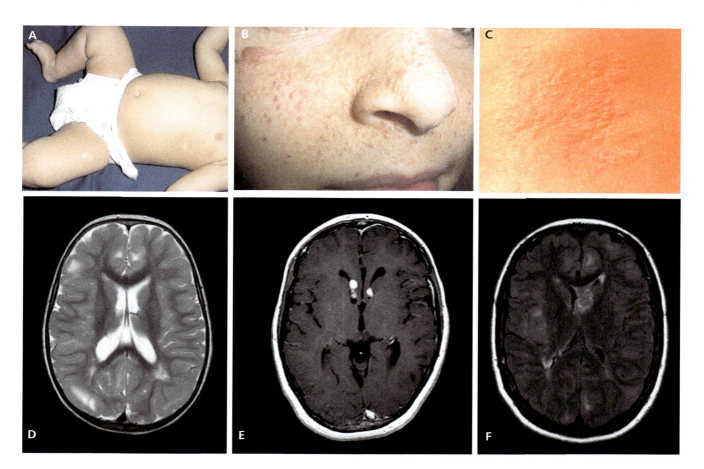

Figura 66.3 Esclerose tuberosa. **(A)** Manchas hipocrômicas. **(B)** Angiofibromas faciais. **(C)** Placa de chagrém. **(D)** Túberes corticais. **(E)** Nódulos subependimários. **(F)** SEGA.
Fonte: Imagens gentilmente cedidas pelo Dr. Marcelo Masruha.

lescência. Cistos renais também podem ser encontrados com frequência. Nos raros casos em que essas lesões renais manifestam-se com hematúria, dor abdominal, sangramento retroperitoneal e obstrução renal, o tratamento cirúrgico deve ser considerado.[28]

Comprometimento pulmonar é tido como raro na ET, sendo de quatro a cinco vezes mais frequente no sexo feminino. A lesão mais comum é a linfangioleiomiomatose progressiva, que tende a surgir após a terceira ou quarta décadas de vida.[28]

Pequenas e numerosas depressões no esmalte dentário, hiperplasia e fibromas gengivais, úvula bífida, fenda palatina e labial, macroglossia e cistos ósseos (principalmente em falanges dos dedos de mãos e pés) também são descritos em pacientes com ET.[25]

O tratamento é individualizado e dirigido às manifestações clínicas específicas, sendo essencial o seguimento adequado dos pacientes com ET (Tabela 66.5).

Os angiofibromas, quando numerosos ou volumosos, podem ser tratados cirurgicamente. Há estudos promissores sobre o uso tópico de rapamicina no tratamento das lesões cutâneas.[29] Os astrocitomas de células gigantes são tratados cirurgicamente quando apresentam manifestações neurológicas por compressão de estruturas encefálicas, hidrocefalia ou crescimento rápido. Em 2010 foi aprovado pela Food and Drug Administration (FDA) o

Tabela 66.5 Avaliação inicial e seguimento dos pacientes com ET.[30]

Avaliação inicial

- Anamnese e exame físico detalhados, com ênfase para as características da ET, incluindo inspeção detalhada da pele e dos dentes, além de aferição da pressão arterial
- Eletroencefalograma – no caso de estar anormal e, especialmente, se houver alterações neuropsiquiátricas associadas, considerar a realização de um videoeletroencefalograma de 24 horas para avaliação de atividade epiléptica subclínica*
- IRM do encéfalo
- Avaliação oftalmológica
- Eletrocardiograma (todas as idades)
- Ecocardiograma para pacientes pediátricos (sobretudo para menores de 3 anos)
- Espirometria e TC de tórax de alta resolução para mulheres com mais de 18 anos, mesmo que assintomáticas. Para os homens, apenas quando houver sintomas
- IRM do abdome para avaliar a presença de angiomiolipomas e cistos renais
- Avaliação da função renal pela dosagem da creatinina sérica e cálculo da taxa de filtração glomerular
- Encaminhamento para avaliação com geneticista

Seguimento

- Avaliação anual quanto à presença de transtorno neuropsiquiátrico associado
- IRM do encéfalo a cada 1 ou 3 anos em indivíduos assintomáticos menores de 25 anos, para avaliar o possível surgimento de um SEGA. Para os casos de SEGA assintomático diagnosticados na infância, deve-se manter a realização periódica de IRM durante a vida adulta, para monitorar se haverá ou não crescimento
- Avaliação dentária a cada 6 meses e radiografia panorâmica por volta dos 7 anos de idade (se não previamente realizada)
- Avaliação dermatológica anual
- Avaliação oftalmológica anual para pacientes com lesões oculares previamente identificadas ou sintomas visuais
- Ecocardiograma a cada 1 a 3 anos para pacientes assintomáticos com rabdomiomas cardíacos previamente documentados, até que ocorra a regressão completa dos mesmos. Avaliações mais frequentes ou outros métodos diagnósticos mais avançados podem ser necessários em indivíduos sintomáticos
- Pesquisa de angiomiolipomas renais e doença renal cística por IRM de abdome a cada 1 a 3 anos em pacientes assintomáticos
- Avaliação anual da função renal pela dosagem da creatinina sérica e cálculo da taxa de filtração glomerular, além da medida da pressão arterial
- Pesquisa clínica (interrogatório direcionado) sobre sintomas pulmonares anualmente. TC de alta resolução do tórax a cada 5 a 10 anos para mulheres assintomáticas com mais de 18 anos e a cada 2 ou 3 anos em pacientes com alterações prévias
- Anormalidades de sistemas específicos devem ser acompanhadas por especialistas (p. ex., angiomiolipomas pelo nefrologista e rabdomiomas pelo cardiologista)

* Em lactentes, orientar os parentes para que reconheçam os espasmos da síndrome de West.

uso do everolimus no tratamento do astrocitoma de células gigantes, havendo estudos que documentam a redução de volume do tumor de forma sustentada. A dose do everolimus é baseada na superfície corporal, devendo ser mantida uma concentração sérica entre 5 e 10 ng/mL.[31]

Quando sintomáticas, as lesões tumorais renais e cardíacas podem ser tratadas cirurgicamente. Mais recentemente, o tamoxifeno e a progesterona têm sido utilizados com sucesso em mulheres com ET e linfangioleiomiomatose pulmonar progressiva.[32]

Do ponto de vista neurológico, uma das complicações mais graves da ET é o SEGA, quer pelo potencial de reduzir a expectativa de vida, quer pelo risco de desencadear crises epilépticas focais, hidrocefalia e aumento de pressão intracraniana. O everolimo é um fármaco indicado para pacientes com câncer de mama avançado receptor hormonal positivo, tumores neuroendócrinos avançados de origem gastrointestinal, pulmonar ou pancreática, nos carcinomas avançados de células renais, no angiolipoma renal e SEGA associados à ET. Nos casos de SEGA associado à ET a dose diária recomendada do everolimo é de 4,5 mg/m^2, devendo a área de superfície corporal ser calculada usando a fórmula de Dubois (peso em quilogramas e altura em centímetros).[33,34]

SÍNDROME DE STURGE-WEBER

Embora a síndrome de Sturge-Weber (SSW) tenha sido pioneiramente relatada por Schirmer em 1860, foi apenas em 1878 que Sturge descreveu suas características clínicas de forma mais detalhada, associando as alterações dermatológicas, neurológicas e oftálmicas. Dürck e Krabbe relataram as calcificações no córtex cerebral subjacente à lesão da leptomeninge. Em 1922, Weber complementou a descrição da síndrome com os aspectos radiológicos característicos.[4,35,36]

Também conhecida como angiomatose encefalotrigeminal, trata-se de uma doença rara, com incidência de 1 caso para cada 50.000 nascidos vivos, ocorrendo de forma esporádica e distribuição universal, acometendo todas as raças.[1,15] É causada por mutações somáticas no gene *GNAQ*, localizado no cromossomo 9q21.[37]

Assim como ocorre com diversas outras síndromes neurocutâneas, a SSW tem apresentação fenotípica variada, sendo os achados mais característicos o angioma facial plano (Figura 66.4A e B), com coloração vinhosa, acompanhando o trajeto do nervo trigêmeo, angiomatose leptomeníngea e coroidal (ambas homolaterais), calcificações acompanhando os giros cerebrais adjacentes à angiomatose da leptomeninge (tendem a predominar em córtex posterior), alterações oftalmológicas, deficiência intelectual, atraso do desenvolvimento neurológico, deficits neurológicos focais e epilepsia.

O angioma facial na SSW geralmente é unilateral, podendo em casos menos típicos ser bilateral e, em casos raríssimos, estar ausente. Essa lesão normalmente ocupa a porção superior da face, respeita a linha média e não tem comportamento progressivo.

O mecanismo pelo qual o cálcio deposita-se acompanhando os giros cerebrais subjacentes à lesão da leptomeninge não é totalmente claro até o momento. Contudo, provavelmente, a lentificação do fluxo sanguíneo na região provocaria aumento da permeabilidade dos vasos, hipóxia tecidual local, formação de granulações e subsequente calcificação giriforme.[4,5,36]

A SSW pode cursar com hemangioma em lábios, gengiva, língua, vias aéreas superiores, membrana ocular coroidal, pescoço, couro cabeludo, tronco e membros. Há relatos de macrocefalia e assimetria craniana e facial.[36] Glaucoma está presente em mais da metade dos casos, geralmente com apresentação unilateral, podendo ocorrer já ao nascimento ou surgir em diferentes momentos da vida. Quando não precoce e adequadamente tratado, pode provocar dor local intensa e perda da visão. Há relatos de heterocromia de íris, estrabismo, atrofia óptica e coloboma de íris. Pode haver também malformações dos sistemas urinário, cardíaco, pulmonar e gastrointestinal.[1]

A evolução com hemiplegia espástica e hemiatrofia corporal é considerada habitual na SSW, devido o comprometimento cortical e subcortical adjacente à angiomatose da leptomeninge. Nos casos em que se identifica comprometimento em ambos os hemisférios cerebrais, há maior incidência de atraso de desenvolvimento neurológico e deficiência intelectual.[36]

Crises convulsivas podem surgir em qualquer momento da evolução da doença, mas aparentemente estão relacionadas à progressão do comprometimento do hemisfério cerebral adjacente à lesão meníngea.

A incidência de deficiência intelectual nas crianças com SSW é variável na literatura. Um estudo que acompanhou durante décadas indivíduos com SSW apontou que apenas 36% dos pacientes apresentavam deficiência intelectual ou inteligência limítrofe.[36]

Do ponto de vista psíquico, a maior parte dos pacientes desenvolve problemas emocionais e comportamentais em algum momento da vida, como depressão, tendência ao isolamento, transtornos de ansiedades e baixa autoestima. O comprometimento da qualidade de vida costuma ser marcante.

O diagnóstico baseia-se no quadro clínico. A presença exclusiva do nevo facial não é suficiente para o diagnóstico, pois somente 8% a 20% dos pacientes com angiomas vinho-do-porto estão associados a sintomas neurológicos.[38] A radiografia de crânio pode demonstrar calcificações após o terceiro ano de vida, descritas como em trilho de trem. A TC de crânio evidencia calcificações intracranianas corticais

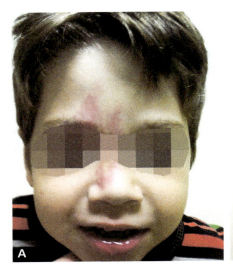 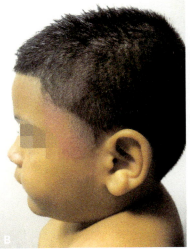 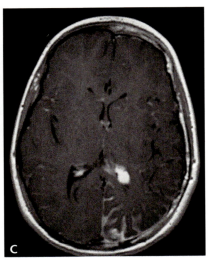

Figura 66.4 Síndrome de Sturge-Weber. **(A)** e **(B)** Hemangioma facial plano. Em ambos os pacientes observa-se a típica distribuição dessa lesão na SSW, ou seja, no território de inervação do ramo oftálmico do nervo trigêmeo. **(C)** IRM de crânio do paciente B: imagem axial ponderada em T1, após a infusão de gadolínio – observa-se angioma leptomeníngeo occipital esquerdo associado à proeminência de plexo coroide ipsilateral.

Fonte: Imagens gentilmente cedidas pelo Dr. Marcelo Masruha.

parieto-occipitais com hipodensidade da substância branca subjacente. A IRM do crânio demonstra hemiatrofia cerebral e proeminência do plexo coroide ipsilateral ao angioma meníngeo, mielinização acelerada e áreas de hipersinal em T2 e FLAIR no hemisfério alterado (Figura 66.4C).

O tratamento é dirigido aos sintomas específicos, podendo ser necessário fármacos antiepilépticos, medicações moduladoras de comportamento, terapias de reabilitação motora e terapia fonoaudiológica. Em particular nos pacientes que evoluem com epilepsia clinicamente refratária, pode ser necessário tratamento cirúrgico. O tratamento com *laser* do angioma facial pode ser realizado para efeitos cosméticos e o acompanhamento oftalmológico regular é considerado fundamental na SSW, já que o glaucoma é frequente e pode ter evolução assintomática ou oligossintomática durante muito tempo.[4]

■ SÍNDROME DE KLIPPEL-TRÉNAUNAY-WEBER

A síndrome de Klippel-Trénaunay-Weber (SKTW), também conhecida como angiomatose ósteo-hipertrófica, foi descrita pioneiramente em 1900 pelos médicos franceses Maurice Klippel e Paul Trénaunay. Sete anos mais tarde. Parkes Weber descreveu a presença de fístulas arteriovenosas na síndrome. Contudo, algumas décadas antes, Foucher (1850) e Devousges (1856) já haviam relatado pacientes com "membros hiperdesenvolvidos", lesões cutâneas e veias dilatadas. Erroneamente, no início do século XIX, acreditava-se que a dilatação das veias provocaria um aumento do aporte de sangue e de nutrientes, levando à formação de um membro anormalmente grande. Evidentemente, essa teoria não tem nenhuma sustentação científica e foi rejeitada já em 1858 por Chassaignac.[4,5]

A etiologia e a fisiopatologia da SKTW não são totalmente conhecidas, mas provavelmente ela decorre de mutações somáticas em genes codificadores de fatores da angiogênese durante o desenvolvimento embrionário.[4]

A tríade que define a SKTW é a de alterações cutâneas (nevo plano e angiomas unilaterais), alterações vasculares (dilatação varicosa observada em um dos membros) e alterações ósteo-hipertróficas (de um dos membros e, geralmente, homolateral às lesões cutâneas e varicosas). A intensidade das manifestações e da deformidade dos membros é variável e há franco predomínio de alterações em membros inferiores (Figura 66.5).

Na maior parte dos pacientes os hemangiomas planos cutâneos e dilatações venosas superficiais e profundas podem se agravar com o passar dos anos. A dor no membro afetado costuma ser uma queixa relativamente comum em pacientes com SKTW, estando relacionada à insuficiência venosa crônica, celulite, trombose venosa profunda, tromboflebite e calcificação das malformações vasculares.[4,39]

Envolvimento gastrointestinal ocorre em cerca de 20% dos pacientes com SKTW, devido à presença de hemangiomas e veias varicosas. A grande maioria dos pacientes é totalmente assintomática, embora possam ocorrer dores abdominais difusas e hemorragia digesti-

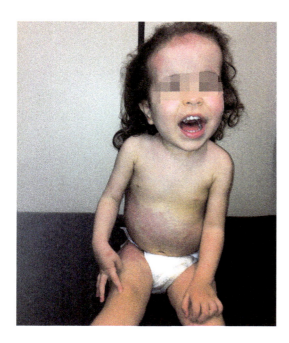

Figura 66.5 Klippel-Trénaunay-Weber. Hemi-hipertrofia à esquerda e nevos cutâneos.

Fonte: Imagens gentilmente cedidas pelo Dr. Marcelo Masruha.

va baixa.[40] Malformações venosas envolvendo o sistema urinário, particularmente a bexiga, são pouco frequentes e podem se manifestar por meio de hematúria maciça.[41]

Outras alterações que podem estar presentes esporadicamente na síndrome são polidactilia, oligodactilia, pseudocisto de suprarrenal, macrocefalia, hemimegalencefalia, hipertrofia unilateral do cerebelo e nevo azul. Pode haver epilepsia e deficiência intelectual.

O diagnóstico é clínico e não há tratamento curativo. Metade dos pacientes necessitará de procedimentos cirúrgicos em algum momento. Algumas lesões vasculares podem ser tratadas com crioterapia ou *laser*.[42]

SÍNDROME DE VON HIPPEL-LINDAU

A primeira descrição de um paciente com síndrome de von Hippel-Lindau (SHL), também conhecida como angiomatose retinocerebelar, data de 1872 e foi realizada por Jackson, relatando de forma detalhada um paciente com lesões císticas, vasculares e neoplásicas em diversos órgãos. Já o envolvimento retiniano característico da síndrome foi descrito somente em 1879 por Panas e Rémy, em sua obra "Anatomia Patológica dos Olhos". von Hippel citou pela primeira vez o termo angiomatose retiniana em 1904 e Lindau propôs que a associação desta angiomatose retiniana com tumores do SNC e viscerais poderia constituir uma nova síndrome.[4,5]

É uma doença rara, com incidência estimada em 1 caso para cada 30.000 a 50.000 indivíduos, de herança autossômica dominante e alta penetrância. É causada por mutações do gene supressor tumoral VHL, localizado no cromossomo 3p25.3.[4]

A SHL caracteriza-se pela ocorrência de neoplasias hereditárias múltiplas, podendo afetar ambos os sexos, todas as raças e com distribuição universal. Os indivíduos afetados têm tendência para o desenvolvimento de cistos e tumores benignos e malignos. As principais características da síndrome são hemangioblastomas no SNC e na retina (Figura 66.6), neoplasia e cistos renais, feocromocitoma, cistos e tumores pancreáticos, cistoadenoma de epidídimo ou do ligamento largo do útero e tumores de saco endolinfático.

A presença de dois hemangioblastomas (do SNC ou retina) ou de um hemangioblastoma e uma manifestação visceral é o suficiente para confirmação do diagnóstico. As primeiras manifestações da síndrome geralmente se iniciam após a adolescência. Classicamente, o hemangioblastoma cerebelar é conhecido como tumor de Lindau e o hemangioblastoma retiniano como tumor de von Hippel.[4,43,44]

Os hemangioblastomas do SNC manifestam-se ao redor dos 40 anos, geralmente são bilaterais e estão presentes na maioria dos afetados pela SHL. As localizações mais frequentes são o cerebelo, tronco encefálico e medula espinhal, sendo as apresentações supratentoriais consideradas pouco frequentes. Costumam ser tumores muito vascularizados e sua sintomatologia depende de sua localização. Os hemangioblastomas sintomáticos devem ser submetidos à tratamento cirúrgico, podendo ou não ser realizada embolização pré ou intraoperatória. Nos casos em que a ressecção cirúrgica não é possível, pode-se optar por radioterapia estereotáxica.[45]

Os hemangioblastomas de retina ocorrem em metade dos casos, geralmente são bilaterais e costumam surgir na vida adulta, embora possam estar presentes na infância em casos raros. Ao exame de fundo de olho podem ser facilmente identificados, pois têm aspecto nodular, elevado e de coloração avermelhada. Alguns pacientes também podem desenvolver hamartomas vasculares na retina. Os hemangioblastomas de retina podem provocar hemorragias locais, edema de mácula, uveíte, catarata, glaucoma, descolamento de retina e, evolutivamente, comprometimento da acuidade e perda visual completa. O diagnóstico e tratamento precoce (cirurgia, fotocoagulação com laser, crioterapia, braquiterapia) das lesões oftalmológicas pode prevenir a perda visual. Em casos específicos, em que as lesões são extensas, com grave comprometimento visual e dor intensa, a enucleação do olho é a última opção.[44-46]

Os tumores do saco endolinfático são adenocarcinomas uni ou bilaterais, que podem provocar erosão do osso temporal por contiguidade, não sendo relatados

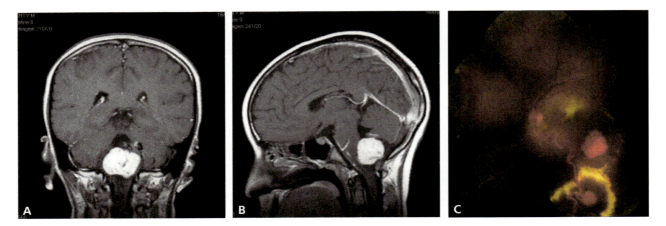

Figura 66.6 Síndrome de von Hippel-Lindau. **(A)** e **(B)** Hemangioblastoma cerebelar. **(C)** Hemangiomas retinianos. Imagem C gentilmente cedida pelo Prof. Rodrigo Jorge e pela Dra. Marina Labarrère de Albuquerque – Setor de Retina e Vítreo do Hospital das Clínicas da Faculdade de Medicina de Ribeirão Preto da Universidade de São Paulo.

Fonte: Imagens (A) e (B) gentilmente cedidas pelo Dr. Marcelo Masruha.

casos de metástases. São considerados fortemente sugestivos da SHL e manifestam-se por perda da acuidade auditiva, zumbido, vertigem, podendo evoluir com ataxia e nistagmo dependendo da extensão da progressão local. A perda auditiva geralmente é definitiva. A suspeita clínica deve ser confirmada com a realização de TC ou IRM. O tratamento é cirúrgico e pode ser seguido de implante coclear nos casos de perda auditiva.[44,47]

As lesões renais mais frequentes observadas na SHL são os cistos e os carcinomas de células renais e, menos frequentemente, os adenomas e os angiomas renais. As lesões císticas podem sofrer malignização e o carcinoma de células renais pode gerar metástases em pulmão, osso, fígado, pâncreas, SNC e epidídimo. A IRM é o exame mais indicado para o diagnóstico e acompanhamento das lesões renais, devendo sempre ser utilizado o mesmo protocolo de aquisição das imagens para que seja possível a análise evolutiva e comparativa. O tratamento das lesões renais é cirúrgico e deve ser realizado precocemente para prevenir lesões metastáticas.[43,47]

O feocromocitoma pode ser a única manifestação da SHL, tendo geralmente apresentação bilateral. Nos poucos casos em que essa lesão tumoral é sintomática, as principais queixas são cefaleia, taquicardia, palidez, sudorese excessiva, náuseas, vômitos e aumento da pressão arterial. Crises hipertensivas podem ocorrer espontaneamente ou serem desencadeadas por diversos fatores como estresse físico ou emocional, procedimentos cirúrgicos, anestesias, micção entre outros. O diagnóstico pode ser confirmado por TC ou IRM e pela dosagem sérica e urinária de catecolaminas. O tratamento cirúrgico visa a ressecção completa da lesão.[44,45]

As lesões pancreáticas mais frequentes são os cistos, seguidos pelos tumores como os cistoadenomas serosos, hemangioblastomas, adenocarcinomas ductais e tumores endócrinos do pâncreas. Os cistos pancreáticos são extremamente raros na população geral. Deste modo, sua presença deve imediatamente levantar a suspeita de SHL. Essas lesões pancreáticas são inicialmente assintomáticas mas podem provocar, na evolução, dores abdominais difusas e inespecíficas, obstrução biliar, pancreatite e insuficiência pancreática. O diagnóstico pode ser confirmado pela realização da IRM de abdome. O tratamento das lesões malignas é cirúrgico e a precocidade da ressecção previne a instalação de metástases.[4]

O cistoadenoma papilar do epidídimo é geralmente bilateral e assintomático. Contudo, ocasionalmente, pode evoluir com infertilidade e dor. O diagnóstico pode ser confirmado por ecografia e o tratamento é a ressecção cirúrgica da lesão.[44,45]

MELANOSE NEUROCUTÂNEA

Embora o neuropatologista belga Van Bogaert tenha sido o primeiro a utilizar o termo melanose neurocutânea (MN) em 1948, esta doença foi descrita originalmente em 1861 por Rokitansky em uma menina de 14 anos com nevo gigante, deficiência intelectual e hidrocefalia.[48]

Os mecanismos patogênicos não estão completamente compreendidos, mas provavelmente a origem da MN esteja relacionada a um distúrbio na formação da crista neural durante a vida embrionária, desencadeando alterações na formação dos melanócitos.[48]

Trata-se de uma síndrome congênita rara (incidência estimada de 1 caso a cada 20.000 nascidos vivos),[49] esporádica e caracterizada por áreas de hiperpigmentação cutânea associada a melanose leptomeníngea.

A alteração cutânea mais frequente é o nevo melanocítico gigante (Figura 66.7A), definido como maior de 20 cm em adultos, maior de 9 cm em face ou maior de 6 cm em tronco de recém-nascidos. Os nevos tendem a aumentar de tamanho com o passar dos anos, podendo ocupar grandes extensões da superfície corporal do paciente. O risco de um recém-nascido com nevo melanocítico gigante apresentar MN varia entre 1 e 12%.[43]

Sintomas neurológicos surgem em geral nos primeiros 2 anos de vida, podendo haver sinais de hipertensão intracraniana secundária à hidrocefalia, alteração de comportamento, crises epilépticas e quadro medular por acometimento espinhal.

O diagnóstico é feito pelo quadro clínico e pela neuroimagem. A IRM de crânio mostra áreas de hipersinal em T1, mais frequentes em lobo temporal, especialmente amígdala (Figura 66.7B e C). Sugere-se que a IRM seja realizada precocemente, pois parece haver maior sensibilidade para a detecção de lesões quando a mielinização está incompleta.

Não há tratamento específico, ou seja, o mesmo é apenas sintomático. A incidência de melanoma é maior nesses pacientes, sendo essencial a avaliação dermatológica periódica.

■ INCONTINÊNCIA PIGMENTAR (SÍNDROME DE BLOCH-SULZBERGER)

Embora a incontinência pigmentar (IP) tenha sido primeiramente descrita em 1906 por Garrod, o termo "*incontinentia pigmenti*" foi utilizado somente em 1926, por Bloch, e por Sulzberger em 1928.[50]

Trata-se de uma doença rara, com prevalência estimada de 0,2 casos para cada 100.000 indivíduos,[51] de herança dominante ligada ao X, com mutações no gene *IKBKG* localizado no cromossomo Xq28. A doença ocorre quase que exclusivamente no sexo feminino, pois os indivíduos do sexo masculino geralmente evoluem para óbito intraútero.[50,52]

As manifestações clínicas da IP decorrem de alterações nos folhetos embrionários ectodérmico e mesodérmico. As lesões cutâneas evoluem em quatro fases distintas:

a. surgimento de vesículas e bolhas inflamatórias, habitualmente com disposição linear, que podem estar presentes já ao nascimento ou surgir nos primeiros meses de vida;
b. placas hiperqueratóticas verrugosas e também com disposição linear;
c. lesões pigmentadas de coloração acastanhada, seguindo as linhas de Blaschko que surgem na infância e tendem a desaparecer até a vida adulta (Figura 66.8) e
d. máculas lineares hipopigmentadas que normalmente surgem já na vida adulta. Estas lesões cutâneas podem ocorrer de forma sequencial ou concomitantemente.[46]

A maior parte dos pacientes apresenta manifestações extracutâneas, como deficiência intelectual (um terço dos casos), crises epilépticas, acidente vascular cerebral, atrofia cerebral, fraqueza muscular, hidrocefalia, hipodontia, sindactilia, deformidades cranianas, estrabismo, catarata, microftalmia, esclerótica azulada, coriorretinite exsudativa, papilite e encurtamento de membros superiores

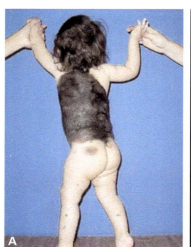
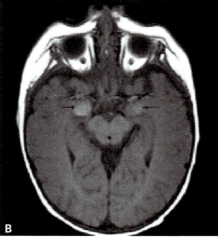
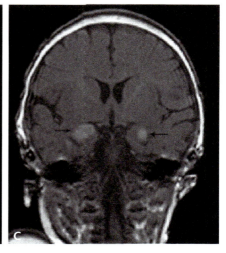

Figura 66.7 Melanose neurocutânea. **(A)** Nevo piloso gigante e múltiplos nevos satélites. IRM de crânio nos planos axial **(B)** e coronal **(C)** demonstrando hipersinal em T1 em úncus bilateralmente, correspondendo a depósito de melanina.

Fonte: Imagens gentilmente cedidas pelo Dr. Marcelo Masruha.

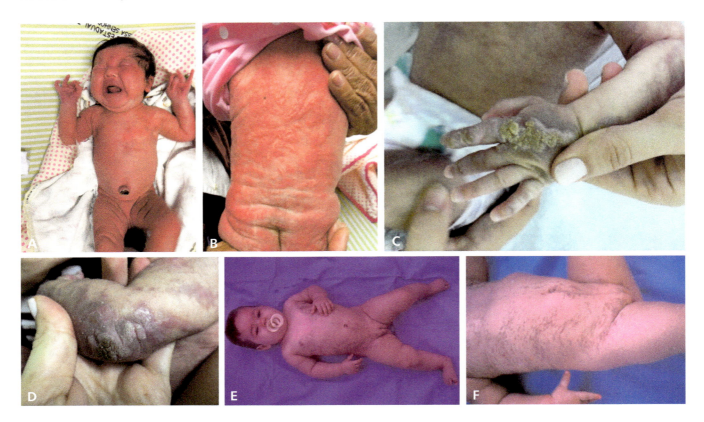

Figura 66.8 Incontinência pigmentar (síndrome de Bloch-Sulzberger). **(A e B)** Recém-nascido – fase vesiculosa. **(C e D)** Terceiro mês de vida – fase verrucosa. **(E e F)** Seis meses de idade – fase pigmentar.

Fonte: Imagens A, B, C e D gentilmente cedidas pela Dra. Isabela Sandri – Vitória, ES. Imagens E e F gentilmente cedidas pelo Dr. Paulo Sergio Emerich – Vitória, ES.

e inferiores. As alterações oculares, particularmente as anormalidades vasculares retinianas e o descolamento de retina, podem evoluir com amaurose em parte considerável dos pacientes. Alterações do sistema imunológico também são descritas, porém em uma parcela menor de indivíduos. Outras alterações mais raras incluem hipoplasia de mamilos, mamilos supranumerários, escoliose, espinha bífida, sindactilia e costelas supranumerárias.[50,52]

O diagnóstico baseia-se nas manifestações clínicas e na análise histológica das lesões. Outros exames subsidiários podem ser necessários em casos específicos.[50]

O tratamento é sintomático, uma vez que não há cura definitiva. É importante lembrar que embora as lesões apresentem tendência a regressão, sintomas neurológicos podem surgir e progredir evolutivamente.[50]

HIPOMELANOSE DE ITO (INCONTINÊNCIA PIGMENTAR ACRÔMICA)

A incontinência pigmentar acrômica (IPA) foi descrita por Ito em 1952 e corresponde a uma síndrome neurocutânea bastante rara. Tem distribuição universal, ocorre de forma esporádica, é relatada em todas as raças e é mais frequente no sexo feminino. A etiologia é genética, sendo que já foram relatados casos com mecanismo de transmissão autossômica dominante. Contudo, fenômenos genéticos de translocação e mosaicismo têm sido descritos em praticamente metade dos casos. Portanto, sugere-se que a IPA não seja uma entidade única e sim a representação fenotípica de um quadro de mosaicismo.[53,54]

Sua principal manifestação dermatológica são lesões hipocrômicas lineares ou irregulares, uni ou bilaterais, localizadas no tronco e membros, habitualmente acompanhando as linhas de Blaschko e que normalmente já estão presentes ao nascimento (Figura 66.9). Essas lesões cutâneas podem permanecer inalteradas, evoluir ou regredir com o passar dos anos.[53,54]

Entre 30% e 50% dos pacientes apresentará alguma sintomatologia extracutânea, principalmente neurológica, oftalmológica, cardíaca ou dos sistemas genitourinário e musculoesquelético.[53,54]

As manifestações neurológicas podem ser graves, envolvendo malformações do desenvolvimento cortical, distúrbios de migração neuronal, macrocefalia, hi-

Síndromes Neurocutâneas

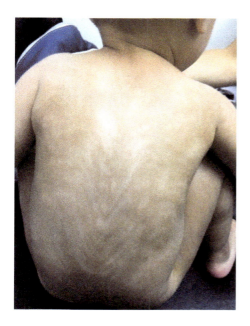

Figura 66.9 Hipomelanose de Ito.
Fonte: Imagens gentilmente cedidas pelo Dr. Marcelo Masruha.

potonia, distúrbios da marcha, deficiência intelectual moderada a severa, atraso do desenvolvimento neurológico, transtorno do espectro autista e epilepsia de difícil controle medicamentoso. A IRM pode demonstrar alterações do SNC muito variadas, sendo descritos hemimegalencefalia, polimicrogiria, paquigiria, hidrocefalia, lesões císticas periventriculares bilaterais, atrofia cerebral e cerebelar e anormalidades focais na substância branca. As alterações oftalmológicas podem incluir estrabismo e, mais raramente, nistagmo. Já foram descritos casos de IPA cursando com *pectus carinatum* e *excavatum*, escoliose, assimetria facial, cistos renais, defeitos de septo atrial, tetralogia de Fallot e malformações do sistema urinário.[53,54]

O diagnóstico diferencial deve ser realizado com outras síndromes que cursam com lesões hipopigmentadas ao longo das linhas de Blaschko, particularmente como o nevus despigmentado e a incontinência pigmentar. Não há tratamento curativo para esses pacientes. Os cuidados são sintomáticos e dirigidos aos sintomas específicos.

SÍNDROME DE CHÉDIAK-HIGASHI

A síndrome de Chédiak-Higashi (SCH) foi descrita pioneiramente em 1943 por Beguez-Cesar. Contudo, coube ao médico cubano Alejandro Moisés Chédiak (1952) e ao pediatra japonês Otokata Higashi (1954) descreverem com maior riqueza de detalhes a síndrome que mais tarde receberia seus nomes. Trata-se de uma doença rara, de transmissão autossômica recessiva, cujo mecanismo fisiopatogênico não é totalmente conhecido. A consanguinidade aumenta consideravelmente o risco para a prole. A SCH é causada por uma mutação no gene *LYST*, localizado no cromossomo 1q42.3, afetando diretamente o funcionamento e a morfologia dos lisossomos. Em particular, o transporte de substâncias dentro dos lisossomos é profundamente comprometido.[4,5,55]

As principais manifestações clínicas da SCH são albinismo oculocutâneo, tendência à sangramento em pele e mucosas, imunodeficiência, síndrome linfoproliferativa e alterações neurológicas de caráter progressivo.[56]

A intensidade da hipopigmentação da pele é bastante variável e os cabelos apresentam coloração prateada. As principais manifestações oftalmológicas são diminuição da pigmentação, a íris pode apresentar coloração azulada ou acinzentada, nistagmo, fotofobia e redução da acuidade visual.[56]

O risco aumentado de sangramentos ocorre devido a comprometimento da função plaquetária e do número destas células. A imunodeficiência resulta do mal funcionamento das células T e do comprometimento da quimiotaxia de neutrófilos e monócitos. É comum que os pacientes apresentem infecções de repetição, principalmente comprometendo as vias aéreas e a pele. Crianças e adolescentes costumam apresentar de forma recorrente quadros de sinusite, otite, celulite. Pode haver infecções bacterianas da orofaringe, gengivite e periodontite graves e queda de dentes.[56,57]

As manifestações neurológicas podem envolver tanto o SNC como o SNP, com degeneração neurológica progressiva, ataxia, crises convulsivas, comprometimento cognitivo, tremores e fraqueza muscular.[56,57]

A maior parte dos pacientes evolui com a denominada "fase acelerada", caracterizada por infiltração linfo-histiocitária de diversos órgãos, linfadenopatia, hepatomegalia, esplenomegalia, anemia, neutropenia e trombocitopenia.

O diagnóstico pode se confirmado pela achado de grânulos citoplasmáticos gigantes, peroxidase-positivos, em polimorfonucleares, leucócitos, plaquetas e em células hepáticas, renais ou do sistema nervoso. Também é possível estabelecer o diagnóstico definitivo da síndrome geneticamente.[4,56,57]

O tratamento indicado é o transplante de medula óssea, que é capaz de melhorar a eficácia do sistema imunológico, reduzir a frequência e gravidade das infecções e reduzir as manifestações da "fase acelerada". Mesmo quando realizado precocemente, o prognóstico em geral é desfavorável e o óbito pode ocorrer na primeira ou segunda décadas de vida, geralmente decorrente das infecções frequentes, hemorragias ou das complicações relacionadas à infiltração linfo-histiocitária de múltiplos órgãos.[56-58]

SÍNDROME DE GORLIN-GOLTZ

Embora tenha sido descrita por Jarish em 1894, coube a Gorlin e Goltz relatarem os detalhes clínicos da patologia em 1960. Também denominada síndrome do nevo basocelular, a síndrome de Gorlin-Goltz (SGG) é uma doença genética rara, com incidência variando de 1 caso para cada 164.000 a 256.000 habitantes, de transmissão autossômica dominante, decorrente de mutações em um gene de supressão tumoral (*PTCH*) localizado no cromossomo 9q22.3-q31. A síndrome apresenta alta penetrância e expressão fenotípica variável. Esse gene de supressão tumoral participa de uma via de sinalização que codifica moléculas responsáveis pela padronização embrionária, reparação tecidual, manutenção da hemostasia e carcinogênese.

São descritos, também, casos da síndrome relacionados a mutações em 1p34.1 e 10q24.32. Estima-se que ao redor de 40% sejam decorrentes de novas mutações e que a idade paterna tenha influência no surgimento dessas anormalidades gênicas.[59-61] A grande variação fenotípica na SGG pode estar relacionada à expressão de diferentes mutações dos genes ou, ainda, a interações entre fatores genéticos e ambientais.[61]

A principal manifestação clínica dessa síndrome são os carcinomas basocelulares múltiplos, tumores dentários e alterações ósseas, além de comprometimento do sistema nervoso, genital, oftalmológico e endócrino. Alguns pacientes podem desenvolver fibromas cardíacos (arritmia) e ovarianos (Tabela 66.6).

Os critérios diagnósticos da SGG estão estabelecidos e o diagnóstico é firmado na presença de dois critérios maiores ou um critério maior e dois menores.[60]

Os carcinomas basocelulares são o componente fundamental da síndrome, surgindo em geral após a adolescência, predominando nas regiões expostas à luz solar, particularmente a face, variando de algumas poucas até centenas de lesões e com baixo risco para lesões metastáticas. Na maior parte dos pacientes com SGG os carcinomas basocelulares são precedidos pelos tumores odontogênicos, geralmente múltiplos e que podem comprometer a maxila e a mandíbula. Nos casos menos graves, manifestam-se com dor e edema local e nos casos mais graves podem provocar fratura local.[59-61]

As lesões encontradas no SNC habitualmente são assintomáticas, destacando-se as calcificações em foice e tenda do cerebelo, em ponte e sela túrcica. Alguns pacientes podem desenvolver meduloblastoma durante a infância.[60,61]

O tratamento do carcinoma basocelular é cirúrgico ou com *laser*, podendo ser utilizada quimioterapia tópica. Estes pacientes devem ser orientados quanto à utilização diária de protetores solares.[59-61]

Tabela 66.6 Critérios diagnósticos da síndrome de Gorlin-Goltz. Presença de dois critérios maiores ou de um critério maior e dois menores.

Critérios maiores
- Mais de dois carcinomas basocelulares ou um carcinoma basocelular antes dos 20 anos
- Ceratocistos odontogênicos, confirmados pela histologia
- Três ou mais depressões palmo-plantares
- Calcificação bilamelar da foice cerebral
- Costelas bífidas, fundidas ou achatadas
- Parente de primeiro grau com SGG

Critérios menores
- Macrocefalia
- Malformações congênitas, como fenda labial ou palatina, fácies grosseira, hipertelorismo
- Alterações esqueléticas, como deformidade de Sprengel, alteração da forma do tórax, hemivértebras, fusão de vértebras, espinha bífida oculta, cifoescoliose, alongamento de corpos vertebrais, malformações em mãos e pés, polidactilia, sindactilia, cistos ósseos em chama de vela nas mãos
- Pontificação da sela túrcica
- Fibroma ovariano
- Meduloblastoma

SÍNDROME DE PEUTZ-JEGHERS

A síndrome de Peutz-Jeghers (SPJ) foi descrita por Conner em 1895 em duas irmãs que apresentavam múltiplas lesões pigmentadas no lábio inferior. Uma das irmãs faleceu aos 20 anos devido complicações de uma invaginação intestinal e a outra faleceu ao 52 anos, decorrente de câncer de mama. Somente após algumas décadas, o médico holandês Jan Peutz (1921) observou a relação entre pólipos intestinais e lesões pigmentadas em pele e mucosas em uma família holandesa. Coube ao médico americano Harold Jeghers (1949) descrever os detalhes clínicos, a forma de transmissão e o risco aumentado de desenvolvimento de câncer presentes nessa síndrome.[62]

A SPJ é uma rara síndrome neurocutânea, de transmissão autossômica dominante, que afeta em torno de 1 em cada 60.000 a 300.000 indivíduos.[62,63] São descritas dezenas de mutações relacionadas a essa síndrome, a maioria caracterizada por pequenas deleções, inserções ou substituições simples de bases em gene localizado no braço curto do cromossomo 19 (19p13.3). Em 75% dos casos há um padrão de transmissão autossômico dominante, enquanto 25% são casos esporádicos.[62]

As principais manifestações clínicas são a pigmentação melanótica de pele (dedos das mãos e dos pés e genitália) e mucosas (cavidade oral) e pólipos hamartomatosos que podem ser encontrados nos trato digestório, respiratório e urinário. As lesões intestinais podem se manifestar por meio de dor abdominal difusa e inespecífica, prolapso de reto e sangramento intestinal. As lesões hamartomatosas intestinais, particularmente no delgado, podem provocar invaginações intestinais de repetição.[62,63]

As lesões hiperpigmentadas na mucosa oral geralmente são as primeiras a surgir, sendo importantes para o diagnóstico precoce da síndrome. A mucosa do lábios inferior costuma ser a primeira área acometida. As máculas hiperpigmentadas têm a coloração marrom-escuro e costumam predominar ao redor dos orifícios corporais (olhos, boca, narinas e ânus). O aumento do estrógeno e da testosterona pode levar a alterações do ciclo menstrual, puberdade precoce, ginecomastia, crescimento acelerado e tumores testiculares.[62,63]

Embora os hamartomas intestinais tenham risco extremamente baixo de sofrer malignização, pacientes com SPJ têm elevado risco de desenvolver neoplasias malignas em pâncreas, fígado, testículos, ovários, útero, mamas e pulmão. Cerca de metade dos pacientes desenvolverá algum tipo de câncer durante a vida, de modo que o monitoramento deve ser contínuo nesses indivíduos. A idade média do diagnóstico de câncer em pacientes com SPJ está entre a terceira e a quinta décadas de vida.[62,63]

Não há tratamento curativo para a SPJ e como os pólipos se estendem por todo o trato digestório, eventuais procedimentos cirúrgicos devem ser sempre conservadores.[63]

SÍNDROME DE MCCUNE-ALBRIGHT

A síndrome de McCune-Albright (SMA) foi descrita em 1937 por McCune, Bruch e Albright. É uma síndrome neurocutânea extremamente rara, com prevalência estimada em 1 caso para cada 100.000 a 1.000.000 de indivíduos. Essa síndrome tem distribuição universal e já foi descrita em todas as raças. A SMA é causada por uma mutação no gene *GNAS1*, localizado no braço longo do cromossomo 20, intimamente relacionado com o processo de formação da proteína G.[64,65]

A SMA é caracterizada pela tríade manchas cutâneas café com leite geralmente extensas, puberdade precoce e displasia fibrosa óssea. A puberdade precoce gonadotropina-independente é mais frequente no sexo feminino, enquanto as demais manifestações clínicas ocorrem de forma semelhante em ambos os sexos. Metade dos pacientes apresentará comprometimento renal em algum momento da evolução da doença. Além da puberdade precoce, outras manifestações endocrinológicas podem incluir hipersomatotropismo, hiperprolactinemia, hipertireoidismo, hiperparatireoidismo e níveis elevados de cortisol circulante.[64,65]

Os primeiros sintomas podem surgir em qualquer momento da infância, embora os pacientes com alterações hormonais mais graves tenham início dos sintomas mais precoce. No sexo feminino, as manifestações clínicas costumam iniciar mais cedo.[64,65]

A displasia fibrosa óssea pode evoluir com alteração da marcha, dor crônica e alterações da coluna vertebral como escoliose progressiva e fraturas ósseas espontâneas. Os principais ossos envolvidos em ordem decrescente de frequência são fêmur, tíbia, quadril, costelas, crânio, ossos faciais, coluna lombar, clavícula e coluna cervical.[64,65]

As manchas café com leite podem estar presentes ao nascimento ou surgir precocemente nos primeiros meses de vida.[64,65]

A suspeita clínica da SMA deve ser seguida pela realização de exames subsidiários como a dosagem de hormônios sexuais, da tireoide, cortisol, hormônio do crescimento, ecografia pélvica, TC de abdome, radiografias e cintilografia óssea.[64,65]

Não há tratamento curativo para a síndrome. Procedimentos cirúrgicos podem ser necessários em casos específicos. Tratamento hormonal pode ser necessário na maior parte das crianças afetadas. Fisioterapia motora deve ser sempre orientada por profissional com conhecimento da síndrome, para fortalecimento de grupos musculares específicos e redução do risco de fraturas ósseas espontâneas. Em casos raros, a displasia fibrosa óssea pode sofrer malignização (osteossarcoma) de modo que o acompanhamento dessas lesões deve ser cauteloso.[64,65]

SÍNDROME DE MAFUCCI

A síndrome de Mafucci (SM) foi descrita pelo patologista italiano Ângelo Mafucci em 1881, correspondendo a uma síndrome neurocutânea rara, relatada em ambos os sexos e em todas as raças. A SM caracteriza-se clinicamente pela associação de malformações venosas cutâneas e encondromas (lesões displásicas do tecido cartilaginoso).[66,67]

As lesões cutâneas podem estar presentes ao nascimento, mas geralmente surgem nos primeiros anos de vida, sendo caracterizadas sobretudo por linfangiomas e manchas café com leite. As lesões vasculares podem corresponder a hemangiomas cavernosos e hemangioendoteliomas de células fusiformes. Essas lesões vasculares habitualmente são superficiais, mas já foram descritas em leptomeninges, olhos, língua, faringe, traqueia, intestino e ossos.[66,67]

Lesões tumorais, geralmente assimétricas, podem ser encontradas em falanges, metacarpos, metatarsos e na metáfise de ossos longos. Essas lesões cartilaginosas podem alterar o crescimento ósseo e fragilizar sua estrutura, provocando fraturas espontâneas.

O surgimento de neoplasias malignas é frequente na SM, destacando-se o condrossarcoma, osteossarcoma, fibrossarcoma, angiossarcoma, linfangiossarcoma, tumores de ovário, gliomas e adenocarcinoma de pâncreas. O potencial de malignização das lesões tumorais e os diversos sítios de comprometimento faz com que os pacientes devam ser seguidos por equipe multidisciplinar.[66,67]

O tratamento é sintomático, uma vez que não há terapia curativa para a síndrome. Remoções cirúrgicas de neoplasias podem ser necessárias durante o curso da doença. Intervenções cirúrgicas paliativas também podem ser necessárias para reduzir os sintomas das deformidades.[66,67]

SÍNDROME DE BRÉGEAT

A síndrome de Brégeat corresponde a uma síndrome neurocutânea muito rara, de natureza congênita, caracterizada por angioma óculo-orbitário evoluindo com exoftalmia de caráter pulsátil, alterações em músculos palpebrais, hipotensão do globo ocular, associado com um angioma de tálamo homolateral e angioma cutâneo de coloração de vinho-do-porto na região frontal contralateral.[4,5]

ANGIOMATOSE SISTÊMICA DE ULLMANN

A angiomatose sistêmica de Ullmann (ASU) é uma doença genética muito rara caracterizada por angioma cutâneo (geralmente na face), angiomas viscerais (intestinos, rins e fígado), angioma em cérebro e/ou cerebelo, atraso do desenvolvimento neurológico, deficiência intelectual, nanismo, disfunções sexuais, astenia e hipotonia. A etiologia e a fisiopatologia da ASU não estão totalmente claras até o momento, mas estima-se que provavelmente seja decorrente de uma displasia mesodérmica generalizada.[4,5]

SÍNDROME DE CROSS

A síndrome de Cross (SC) foi descrita em 1967, sendo considerada um síndrome genética extremamente rara, caracterizada por pele de aspecto albinoide, atraso do desenvolvimento neurológico, deficiência intelectual grave, nistagmo progressivo, microftalmia, opacidade das córneas, alterações gengivais, microftalmia e cabelos com brilho metálico.[4,5]

SÍNDROME DO NEVO EPIDÉRMICO

Nevos epidérmicos são lesões hamartomatosas que se originam dos folhetos ectodérmico e mesodérmico e, dependendo do tipo celular predominante, podem ser classificados em nevo queratinocítico, sebáceo, comedônico e das glândulas écrinas e apócrinas. Quando esses nevos epidérmicos estão associados a anormalidades oftalmológicas congênitas, ósseas e do SNC, constitui-se a denominada síndrome do nevo epidérmico (SNE) ou síndrome de Solomon. São descritas também anormalidades do desenvolvimento envolvendo os sistemas cardiovascular e urogenital. Conforme a manifestação cutânea, histopatológica e molecular, a SNE pode ser classificada como síndrome do nevo sebáceo linear, síndrome do nevo linear comedônico, síndrome do nevo epidérmico linear e síndrome do nevo epidérmico verrucoso inflamatório linear (Figura 66.10).[68,69]

A SNE tem apresentação fenotípica bastante variada, sendo descritos casos de hemimegalencefalia, hemiatrofia cerebral, hidrocefalia e malformações de giros corticais. Evolução com deficiência mental em grau moderado a severo e epilepsia sintomática de difícil controle parece ser frequente. Entre as síndromes epilépticas nestes indivíduos, destaca-se, por sua maior frequência, a síndrome de West. As anormalidades vasculares que também podem estar presentes podem levar ao surgimento de lesões corticais e subcorticais decorrentes de infartos cerebrais, calcificações e atrofia. O surgimento de grandes poros no tecido cerebral secundários à isquemia ou sangramento são descritos. As alterações ósseas mais relatadas incluem deformidades de coluna, principalmente a escoliose, além de hipertrofia e/ou atrofia óssea, podendo ocorrer em somente um hemicorpo.[68,69]

Por se tratar de uma doença de origem genética, não há tratamento curativo. A terapia é dirigida para os sintomas específicos. O tratamento deve ser multidisciplinar, envolvendo médicos de diferentes especialidades (neurologistas, oftalmologistas, ortopedistas, dermatologistas) e profissionais para reabilitação quando necessário.[68,69]

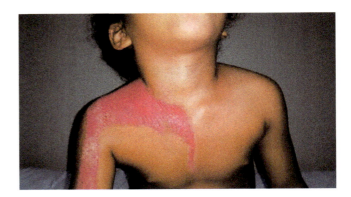

Figura 66.10 Nevo epidérmico verrucoso inflamatório linear (NEVIL).

Fonte: Imagem gentilmente cedida pelo Dr. Paulo Sergio Emerich – Vitória, ES.

SÍNDROME WYBURN-MASON

A síndrome de Wyburn-Mason (SWM) é uma síndrome neurocutânea considerada bastante rara, decorrente de uma falha no desenvolvimento do mesoderma vascular primário entre a vesícula óptica e a porção anterior do tubo neural. As apresentações clínicas são variadas, mas na maioria dos pacientes a doença cursa com malformações arteriovenosas localizadas na retina e anexos oculares, no mesencéfalo, na topografia de projeção do nervo trigêmeo, mandíbula, maxila, na cavidades nasal e oral, além de poder comprometer estruturas vasculares intracranianas. As manifestações clínicas são variadas e dependem do local e da extensão das malformações arteriovenosas.[70-73]

Em 1937, Bonnet foi pioneiro ao descrever a associação entre malformação arteriovenosa facial e retiniana. Contudo, somente em 1943, Wyburn e Mason descreveriam com detalhes 27 pacientes com malformação arteriovenosa em retina, dos quais 22 tinham associação com lesões vasculares intracranianas.

Ao exame oftalmológico é possível observar na retina vasos tortuosos e dilatados, sendo impossível diferenciar as artérias e as veias. Já foram descritos hemorragia vítrea, intra-retiniana e glaucoma neovascular. A presença do hemangioma racemoso na retina torna obrigatório a investigação do SNC por meio de IRM. Outros sinais sugestivos da SWM são proptose, alterações cutâneas em trajeto do nervo trigêmeo, manifestações neurológicas focais e crises epilépticas sintomáticas focais. As manifestações neurológicas dependem, evidentemente, da topografia da lesão central.[70-73]

O tratamento é sintomático e dirigido às manifestações clínicas predominantes. O prognóstico pode variar desde lesões que permanecem estáveis e inalteradas por toda a vida, até quadros progressivos com perda visual e deterioração neurológica progressiva.[70-73]

SÍNDROME PHACE

PHACE é um acrônimo utilizado para descrever uma síndrome neurocutâneas de etiologia desconhecida, caracterizada pela presença de malformações em fossa posterior (cisto aracnoide, hipoplasia de hemisférios cerebelares e/ou do vérmis cerebelar, disgenesia de cerebelo, malformação de Dandy-Walker), hemangioma faciais, artérias cerebrais malformadas, estenose de artérias da base do crânio, dilatações segmentais longitudinais da artéria carótida interna, coartação da artéria aorta e malformações cardíacas variadas e alterações oftalmológicas (glaucoma, criptoftalmia, coloboma, microftalmia, hipoplasia de nervo óptico). Nos casos em que está associada a malformações em esterno, costuma-se acrescentar a letra "S" no final do acrônimo (PHACES). Essa síndrome é muito mais frequente no sexo feminino, mantendo uma proporção aproximada de 8:1 (Figura 66.11).[74,75]

Além dessas alterações, menos frequentemente pode ocorrer na síndrome PHACE: hipoplasia cerebral e/ou de corpo caloso, disgenesia de corpo caloso, microcefalia, agenesia da pituitária, aneurismas do arco aórtico, duplicação do arco aórtico, origem aberrante da subclávia, persistência do forame oval, malformações em veias pulmonares, estenose pulmonar, atresia tricúspide, hipertrofia de vasos da íris, catarata congênita, hipoplasia de íris, paralisia do terceiro par craniano, síndrome de Horner, agenesia parcial ou completa do esterno, hérnia supraumbilical, onfalocele, micrognatia, hipoplasia auricular, espinha bífida oculta e divertículos em esôfago.[74,75]

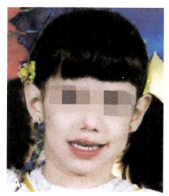
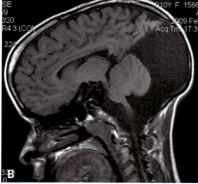
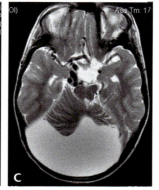
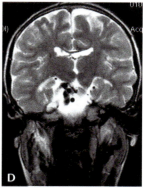

Figura 66.11 Síndrome PHACES. Menina de 10 anos com hemangioma capilar em lábio superior **(A)** e antecedente de correção de coartação de aorta e atresia tricúspide. Imagens axiais ponderadas em T1 **(B)** e T2 **(C e D)** demonstram malformação de Dandy-Walker (cisto de fossa posterior e hipoplasia cerebelar), associada a ectasias e tortuosidades vasculares.

Fonte: Imagens gentilmente cedidas pela Dra. Christiane Monteiro de S. Campos e pelo Dr. Lázaro L. Faria do Amaral – Medimagem – Hospital da Beneficência Portuguesa de São Paulo – SP.

As apresentações fenotípicas são muito variadas e raramente um paciente apresenta o quadro clínico completo com todas as alterações anteriormente descritas. A regra é que os pacientes apresentem fenótipos parciais da síndrome PHACE, com manifestações clínicas presentes já ao nascimento. As malformações vasculares têm forte tendência a serem unilaterais, sendo a PHACE classificada entre as síndromes cerebrofaciais.[74,75]

A fisiopatologia não é totalmente compreendida e o diagnóstico pode ser confirmado por exames de imagem (TC e IRM) do crânio, pescoço e tórax e ecocardiograma. O diagnóstico precoce é fundamental para antecipar o tratamento, prevenindo assim complicações decorrentes das malformações vasculares. A indicação de tratamento cirúrgico depende da localização e extensão das lesões arteriais e venosas. Parte dos pacientes pode se beneficiar de revascularização cerebral. Ácido acetilsalicílico pode ser indicado para prevenir acidentes vasculares isquêmicos. O prognóstico é muito variável, dependendo da extensão e da localização das lesões no SNC. Contudo, no médio e longo prazo, sequelas neurológicas focais são relativamente frequentes.[74,75]

REFERÊNCIAS BIBLIOGRÁFICAS

1. Aicardi J. Diseases of the nervous system in childhood. 3rd ed. London: Mac Keith Press; 2009. 963 p.
2. Siqueira EdS, Pinho RS, Rodrigues MM, Vilanova LCP. Síndromes neurocutâneas. In: Bertolucci PHF, Ferraz HB, Barsottini OGP, Pedroso JL, editors. Guias de medicina ambulatorial e hospitalar da UNIFESP-EPM. Barueri: Manole; 2016.
3. Maria BL, Menkes JH. Neurocutaneous syndromes. In: Menkes JH, Sarnat HB, Maria BL, editors. Child Neurology. 7th ed. Philadelphia: Lippincott Williams & Wilkins; 2005. p. 803-28.
4. Diament A, Ferreira VJ. Síndromes Neurocutâneas ou facomatoses. In: Diament A, Cypel S, editors. Neurologia infantil. 4th ed. São Paulo: Atheneu; 2005. p. 641-68.
5. Bacheschi ICC, Ferreira VJ. Neuromesoectodermoses. In: Diament A, Cypel S, editors. Neurologia infantil. São Paulo: Atheneu; 1989. p. 375-96.
6. Souza JF, Toledo LL, Ferreira MCM, Rodrigues LOC, Rezende NA. Neurofibromatose tipo 1: mais comum e grave do que se imagina. Rev Assoc Med Bras. 2009;55(4):394-9.
7. Williams VC, Lucas J, Babcock MA, Gutmann DH, Korf B, Maria BL. Neurofibromatosis type 1 revisited. Pediatrics. 2009;123(1):124-33.
8. Hirbe AC, Gutmann DH. Neurofibromatosis type 1: a multidisciplinary approach to care. Lancet Neurol. 2014;13(8):834-43.
9. Neurofibromatosis. Conference statement. National Institutes of Health Consensus Development Conference. Arch Neurol. 1988;45(5):575-8.
10. Antônio JR, Trídico LA, Goloni-Bertollo EM. Neurofibromatose: histórico cronológico e aspectos atuais. An Bras Dermatol. 2013;88(3):333-47.
11. Tonsgard JH. Clinical manifestations and management of neurofibromatosis type 1. Semin Pediatr Neurol. 2006;13(1):2-7.
12. Pinho RS, Fusao EF, Paschoal JK, Caran EM, Minett TS, Vilanova LC, et al. Migraine is frequent in children and adolescents with neurofibromatosis type 1. Pediatr Int. 2014;56(6):865-7.
13. Paschoal JK, Paschoal FM, Jr., de Lima FT, Pinho RS, Vilanova LC, Bor-Seng-Shu E, et al. Detection of cerebral vasculopathy by transcranial doppler in children with neurofibromatosis type 1. J Child Neurol. 2016;31(3):351-6.
14. North K, Joy P, Yuille D, Cocks N, Hutchins P. Cognitive function and academic performance in children with neurofibromatosis type 1. Dev Med child Neurol. 1995;37(5):427-36.
15. Nandigam K, Mechtler LL, Smirniotopoulos JG. Neuroimaging of neurocutaneous diseases. Neurol Clin. 2014;32(1):159-92.
16. Nowak CB. The phakomatoses: dermatologic clues to neurologic anomalies. Semin Pediatr Neurol. 2007;14(3):140-9.
17. Radtke HB, Sebold CD, Allison C, Haidle JL, Schneider G. Neurofibromatosis type 1 in genetic counseling practice: recommendations of the National Society of Genetic Counselors. J Genet Couns. 2007;16(4):387-407.
18. Gross AM, Wolters PL, Dombi E, Baldwin A, Whitcomb P, Fisher MJ, et al. Selumetinib in children with inoperable plexiform neurofibromas. N Engl J Med. 2020;382:1430-42.
19. Santo VE, Passos J, Nzwalo H, Carvalho I, Santos F, Martins C, et al. Selumetinib for plexiform neurofibromas in neurofibromatosis type 1: a single-institution experience. J Neurooncol. 2020;147:459-63.
20. Ferner RE, Huson SM, Thomas N, Moss C, Willshaw H, Evans DG, et al. Guidelines for the diagnosis and management of individuals with neurofibromatosis 1. J Med Genet. 2007;44(2):81-8.
21. Evans DG, Moran A, King A, Saeed S, Gurusinghe N, Ramsden R. Incidence of vestibular schwannoma and neurofibromatosis 2 in the North West of England over a 10-year period: higher incidence than previously thought. Otol Neurotol. 2005;26(1):93-7.
22. Evans DG. Neurofibromatosis type 2 (NF2): a clinical and molecular review. Orphanet J Rare Dis. 2009;4:16.
23. Leung AK, Robson WL. Tuberous sclerosis complex: a review. J Pediatr Health Care. 2007;21(2):108-14.
24. Northrup H, Krueger DA. International Tuberous sclerosis complex consensus g. tuberous sclerosis complex diagnostic criteria update: recommendations of the 2012 Iinternational Tuberous Sclerosis Complex Consensus Conference. Pediatr Neurol. 2013;49(4):243-54.

25. Curatolo P, Verdecchia M, Bombardieri R. Tuberous sclerosis complex: a review of neurological aspects. Eur J Paediatr Neurol. 2002;6(1):15-23.
26. Roach ES, Sparagana SP. Diagnosis of tuberous sclerosis complex. J Child Neurol. 2004;19(9):643-9.
27. Roach ES, Gomez MR, Northrup H. Tuberous sclerosis complex consensus conference: revised clinical diagnostic criteria. J Child Neurol. 1998;13(12):624-8.
28. Crino PB, Nathanson KL, Henske EP. The tuberous sclerosis complex. N Engl J Med. 2006;355(13):1345-56.
29. Wataya-Kaneda M, Tanaka M, Nakamura A, Matsumoto S, Katayama I. A novel application of topical rapamycin formulation, an inhibitor of mTOR, for patients with hypomelanotic macules in tuberous sclerosis complex. Arch Dermatol. 2012;148(1):138-9.
30. Krueger DA, Northrup H; International Tuberous Sclerosis Complex Consensus Group. Tuberous sclerosis complex surveillance and management: recommendations of the 2012 International Tuberous Sclerosis Complex Consensus Conference. Pediatri Neurol. 2013;49(4):255-65.
31. Curran MP. Everolimus: in patients with subependymal giant cell astrocytoma associated with tuberous sclerosis complex. Paediatr Drugs. 2012;14(1):51-60.
32. Harari S, Cassandro R, Chiodini I, Taveira-DaSilva AM, Moss J. Effect of a gonadotrophin-releasing hormone analogue on lung function in lymphangioleiomyomatosis. Chest. 2008;133(2):448-54.
33. Overwater IE, Rietman AB, van Eeghen AM, de Wit MCY. Everolimus for the treatment of refractory seizures associated with tuberous sclerosis complex (TSC): current perspectives. Ther Clin Risk Manag. 2019;15:951-5.
34. Lechuga L, Franz DN. Everolimus as adjunctive therapy for tuberous sclerosis complex-associated partial-onset seizures. Expert Rev Neurother. 2019;19(10):913-25.
35. Fontenelle LMC, Silva ES, Kreimer VS. Síndrome de Sturge-Weber: relato de um caso com hemangioma de retina e outras alterações incomuns. Rev Bras de Neurologia. 1991;27(5):161-3.
36. Pascual-Castroviejo I, Pascual-Pascual SI, Velazquez-Fragua R, Viano J. Sturge-Weber syndrome: study of 55 patients. Can J Neurol Sci. 2008;35(3):301-7.
37. Shirley MD, Tang H, Gallione CJ, Baugher JD, Frelin LP, Cohen B, et al. Sturge-Weber syndrome and port-wine stains caused by somatic mutation in GNAQ. N Engl J Med. 2013;368(21):1971-9.
38. Lo W, Marchuk DA, Ball KL, Juhasz C, Jordan LC, Ewen JB, et al. Updates and future horizons on the understanding, diagnosis, and treatment of Sturge-Weber syndrome brain involvement. Dev Med Child Neurol. 2012;54(3):214-23.
39. Gloviczki P, Driscoll DJ. Klippel-Trenaunay syndrome: current management. Phlebology. 2007;22(6):291-8.
40. Fernandes S, Aberto L, Pinho R, Veloso R, Pinto-Pais T, Carvalho J, et al. Síndrome de Klippel-Trenaunay-Weber: Hemorragia gastrointestinal em doente jovem. J Port Gastrenterol. 2013;20(3):128-31.
41. Arguedas MR, Shore G, Wilcox CM. Congenital vascular lesions of the gastrointestinal tract: blue rubber bleb nevus and Klippel-Trenaunay syndromes. South Med J. 2001;94(4):405-10.
42. Latessa V, Frasier K. Case study: a minimally invasive approach to the treatment of Klippel-Trenaunay syndrome. J Vasc Nurs. 2007;25(4):76-84.
43. Gatti R, Pereira MAA, Neto DG. Síndrome de von Hippel-Lindau. Arq Bras Endocrinol Metab. 1999;43(5):377-88.
44. Shehata BM, Stockwell CA, Castellano-Sanchez AA, Setzer S, Schmotzer CL, Robinson H. Von Hippel-Lindau (VHL) disease: an update on the clinico-pathologic and genetic aspects. Adv Anat Pathol. 2008;15(3):165-71.
45. Shuin T, Yamasaki I, Tamura K, Okuda H, Furihata M, Ashida S. Von Hippel-Lindau disease: molecular pathological basis, clinical criteria, genetic testing, clinical features of tumors and treatment. Jpn J Clin Oncol. 2006;36(6):337-43.
46. Kreusel KM. Ophthalmological manifestations in VHL and NF 1: pathological and diagnostic implications. Fam Cancer. 2005;4(1):43-7.
47. Butman JA, Linehan WM, Lonser RR. Neurologic manifestations of von Hippel-Lindau disease. JAMA. 2008;300(11):1334-42.
48. Noronha L, Sampaio GA, Netto MRM, Reis-Filho JS, Faoro LN, Raskin S, et al. Melanose neurocutânea. J Pediatr (Rio J). 1999;75(4):277-80.
49. Scattolin MA, Lin J, Peruchi MM, Rocha AJ, Masruha MR, Vilanova LC. Neurocutaneous melanosis: follow-up and literature review. J Neuroradiol. 2011;38(5):313-8.
50. Pereira MAC, Mesquita LAF, Budel AR, Cabral CSP, Feltrim AS. Incontinência pigmentar ligada ao X ou síndrome de Bloch-Sulzberger: relato de um caso. An Bras Dermatol. 2010;85(3):372-5.
51. Minic S, Trpinac D, Obradovic M. Systematic review of central nervous system anomalies in incontinentia pigmenti. Orphanet J Rare Dis. 2013;8:25.
52. Pacheco TR, Levy M, Collyer JC, de Parra NP, Parra CA, Garay M, et al. Incontinentia pigmenti in male patients. J Am Acad Dermatol. 2006;55(2):251-5.
53. Almeida AS, Cechin WA, Ferraz J, Rodrigues R, Moro A, Jorge R, et al. Hipomelanose de Ito – relato de um caso. J Pediatr (Rio J). 2001;77(1):59-62.
54. Pascual-Castroviejo I. [Hypomelanosis of Ito]. Neurologia. 1997;12(7):300-5.
55. Introne W, Boissy RE, Gahl WA. Clinical, molecular, and cell biological aspects of Chediak-Higashi syndrome. Mol Genet Metab. 1999;68(2):283-303.
56. Fantinato GT, Cestari SCP, Afonso JPJ, Sousa LS, Simões MM, Enokihara S. Você conhece essa síndrome? Síndrome de Chediak-Higashi. An Bras Dermatol. 2001;86(5):1029-38.
57. Ward DM, Shiflett SL, Kaplan J. Chediak-Higashi syndrome: a clinical and molecular view of a rare lysosomal storage disorder. Curr Mol Med. 2002;2(5):469-77.
58. Eapen M, DeLaat CA, Baker KS, Cairo MS, Cowan MJ, Kurtzberg J, et al. Hematopoietic cell transplantation for Chediak-Higashi syndrome. Bone Marrow Transplant. 2007;39(7):411-5.
59. Medeiros L, Ferreira JC. Síndrome de Gorlin-Goltz: revisão bibliográfica a propósito de um caso clínico. Rev Port Estomatol Cir Maxilofac. 2006;47(1):25-31.

60. Ortega Garcia de Amezaga A, Garcia Arregui O, Zepeda Nuno S, Acha Sagredo A, Aguirre Urizar JM. Gorlin-Goltz syndrome: clinicopathologic aspects. Med Oral Patol Oral Cir Bucal. 2008;13(6):E338-43.
61. Vieira EC, Abbade LPF, Marques SA, Marques MEA, Stolf HO. Síndrome de Gorlin. Diagn Tratamento. 2012;17(3):110-4.
62. Nieto JO, Quintero AP. Síndrome de Peutz-Jeghers. Presentación de casos y revisión de la literatura. Rev Col Gastroenterol. 2009;24(2):188-99.
63. Andrade AC, Júnior EC, Dantas KS, Sousa JS, Moraies RKP. Síndrome de Peutz-Jeghers: relato de caso. Rev Col Bras Cir. 2008;35(3):210-11.
64. Rao S, Colaco MP, Desai MP. McCune Albright Syndrome (MCAS): a case series. Indian Pediatr. 2003;40(1):29-35.
65. Salim ACR, Leonhardt FD, Cervantes O, Abrahão M, Yazaki RK. Hipertireoidismo relacionado à síndrome de McCune Albright: relato de dois casos e revisão da literatura. Arq Bras Endocrinol Metab. 2008;52(3):556-61.
66. Giménez JCM, Blana FV, Baquerizo IM, Molina TM. Síndrome de Maffucci. Actas Dermosifiliogr. 2002;93(5):321-4.
67. Johnson TE, Nasr AM, Nalbandian RM, Cappelen-Smith J. Enchondromatosis and hemangioma (Maffucci's syndrome) with orbital involvement. Am J Ophthalmol. 1990;110(2):153-9.
68. Garcia-Vargas A, Hafner C, Perez-Rodriguez AG, Rodriguez-Rojas LX, Gonzalez-Esqueda P, Stoehr R, et al. An epidermal nevus syndrome with cerebral involvement caused by a mosaic FGFR3 mutation. Am J Med Genet A. 2008;146A(17):2275-9.
69. Heike CL, Cunningham ML, Steiner RD, Wenkert D, Hornung RL, Gruss JS, et al. Skeletal changes in epidermal nevus syndrome: does focal bone disease harbor clues concerning pathogenesis? Am J Med Genet A. 2005;139A(2):67-77.
70. Dayani PN, Sadun AA. A case report of Wyburn-Mason syndrome and review of the literature. Neuroradiology. 2007;49(5):445-56.
71. Medina FM, Maia OO, Jr., Takahashi WY. Rhegmatogenous retinal detachment in Wyburn-Mason syndrome: case report. Arq Bras Oftalmol. 2010;73(1):88-91.
72. Ponce FA, Han PP, Spetzler RF, Canady A, Feiz-Erfan I. Associated arteriovenous malformation of the orbit and brain: a case of Wyburn-Mason syndrome without retinal involvement. Case report. J Neurosurg. 2001;95(2):346-9.
73. Reck SD, Zacks DN, Eibschitz-Tsimhoni M. Retinal and intracranial arteriovenous malformations: Wyburn-Mason syndrome. J Neuroophthalmol. 2005;25(3):205-8.
74. Heyer GL, Dowling MM, Licht DJ, Tay SK, Morel K, Garzon MC, et al. The cerebral vasculopathy of PHACES syndrome. Stroke. 2008;39(2):308-16.
75. Judd CD, Chapman PR, Koch B, Shea CJ. Intracranial infantile hemangiomas associated with PHACE syndrome. AJNR Am J Neuroradiol. 2007;28(1):25-9.

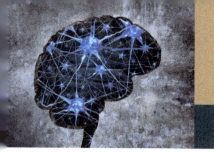

capítulo 67 | Hipertensão Intracraniana

- Marcos Devanir Silva da Costa
- Sérgio Cavalheiro

A hipertensão intracraniana (HIC) é uma condição de urgência que está associada a inúmeras afecções prevalentes na prática médica. O seu reconhecimento precoce e a condução inicial são de vital importância para o prognóstico do paciente. Sua real incidência e prevalência são difíceis de serem estimadas, tendo em vista as várias doenças e seus cursos agudos ou crônicos, como será visto adiante, que podem evoluir com essa síndrome.

DEFINIÇÃO E CONCEITO

A definição de HIC é baseada em valores de pressão intracraniana (PIC), que é a pressão exercida por unidade de área sobre a superfície óssea do crânio que está em contato com o tecido encefálico. Valores abaixo de 15 mmHg são considerados normais para adultos, entre 15 e 20 mmHg podem corresponder a aumentos pressóricos transitórios fisiológicos, como na tosse e nas manobras de Valsalva, e valores acima de 20 mmHg sustentados por mais de cinco minutos em adultos, ou intermitentemente elevados, consideram-se patológicos. No entanto, esses valores só poderão ser obtidos por meio de métodos invasivos de monitorização, portanto, na prática clínica, o médico deverá reconhecer a HIC por meio de sinais e sintomas, como veremos adiante.[1-4]

É importante notar que essa medida de pressão pode ser apresentada em unidades distintas de pressão, dentre elas, as mais comuns são mmHg e cmH2O, mas isso pode gerar confusão na definição e mesmo na condução de casos clínicos. Sabemos que 1 mmHg equivale a aproximadamente 1,36 cmH2O. Portanto, 20 mmHg seriam equivalentes a 27,2 cmH2O, dessa forma, é possível que seja encontrada a definição de que HIC ocorre quando a PIC> 27 cmH2O.

Outra observação que se faz necessária é o fato de que a definição de HIC com valor de corte em 20 mmHg é clara para adultos, no entanto para crianças, lactentes e neonatos esses valores podem ser diferentes. Dentro do contexto de trauma, os *guidelines* atuais usam esse valor de corte dos adultos, visto que não existem estudos recentes com medidas invasivas de indivíduos normais que estabeleça valores de normalidade para crianças.[2] Estudos da década de 1980 com indivíduos normais demonstravam diferença nos valores normais de PIC para os neonatos, lactentes e crianças maiores, sendo eles, respectivamente: 1,5 a 6 mmHg; 3 a 7 mmHg; e 10 a 15 mmHg, mas há incerteza na metodologia citada para aferir a pressão dos indivíduos nesses grupos etários.[5,6]

FISIOPATOLOGIA

A elevação da PIC pode ocorrer em consequência do aumento do volume de qualquer um dos componentes da caixa craniana, ou seja, do sangue, liquor ou do próprio parênquima encefálico. O conhecimento de alguns princípios de neurofisiologia e da semiologia dessa síndrome são a chave para o seu reconhecimento clínico, bem como de suas etapas/sua evolução e tratamento. Dentre os conceitos neurofisiológicos, a doutrina modificada de Monro-Kellie é extremamente simples e relevante. Nessa doutrina, considera-se o crânio como uma caixa inelástica cujo conteúdo interno (espaço intracraniano) é composto por três elementos: encéfalo (80% do volume), líquido cefalorraquidiano (LCR) (8-10%) e sangue (10-12%). Portanto, no aumento patológico do volume intracraniano, é necessário que exista uma adequação volumétrica dos outros componentes para que se mantenha valores normais de PIC.

Essa readequação de volumes ocorre inicialmente por meio da migração do LCR para o espaço subaracnoide do canal raquiano, e quando esse mecanismo se esgota, é a vez do sangue venoso ceder espaço e direcionar seu conteúdo dos seios durais para as veias jugulares. A partir desse ponto de equilíbrio, o último componente a se adequar é o próprio encéfalo, que poderá sofrer deslocamentos, chamados de herniações, que serão discutidas mais adiante.

Diferentemente do que se poderia imaginar, não existe linearidade na relação entre o aumento do volume intracraniano e o aumento da PIC. Na realidade, os mecanismos de adequação do volume intracraniano descritos produzem uma curva exponencial da relação PIC versus volume intracraniano, conhecida também como curva de Langfitt ou curva de complacência cerebral (Figura 67.1).[1,4,5,7,8]

A curva de Langfitt divide-se em quatro fases: a primeira delas é caracterizada pelo ajuste do LCR e sangue venoso frente a um volume crescente, não causando de início aumento da pressão, ou seja, na situação do crescimento inicial de um hematoma intracraniano, não haveria um aumento da PIC, ou haveria um aumento pequeno, até que os mecanismos de adequação se esgotassem; isso é mostrado no segmento reto da curva, dita uma fase compensada. No entanto, após esgotados os mecanismos de adaptação, a PIC passa a ter elevações significativas transitórias ou permanentes, mesmo com pequenos aumentos de volume intracraniano, assumindo uma progressão exponencial, que seria a segunda fase, ou fase de descompensação. Tal descompensação promove o surgimento de ondas patológicas de pressão, observadas na monitorização.

Ainda, notam-se outras duas fases nessa curva de Langfitt, a terceira, que seria a fase de lesão secundária, na qual o valor da PIC se aproximam dos valores da pressão arterial média (PAM) diminuindo a pressão de perfusão cerebral (PPC) e, portanto, causando isquemia e vasodilatação compensatória, aumentando ainda mais o volume intracraniano, em um ciclo vicioso que pode vir a culminar na quarta fase, a equalização da PIC com PAM tornando a PPC nula e causando morte encefálica.

Uma atenção deve ser dada a crianças menores de 2 anos, nas quais o aumento craniano, ou seja, a macrocrania, é outro mecanismo compensatório que contraria a doutrina de Monro-Kellie, uma vez que, nesse período da vida, a caixa craniana pode mudar de volume para acomodar aumentos dos seus elementos internos. De maneira geral, a importância do entendimento dessas relações fisiológicas está diretamente ligada ao tratamento empregado nos casos de HIC em que se busca intervenção precoce para evitar os estágios mais avançados da curva de Langfitt.[1,4,5,7,8]

QUADRO CLÍNICO

A síndrome de HIC pode ser caracterizada clinicamente por meio dos sinais e sintomas descritos detalhadamente a seguir:

- **Cefaleia:** a cefaleia na HIC é causada por compressão das meninges, vasos ou nervos cranianos, uma vez que estas possuem terminações sensitivas e o parênquima cerebral não. É descrita como dor holocraniana, em pressão ou aperto, podendo ser mais intensa na região occipital ou frontal, pior pela manhã ou que aparece em recumbência; piora com manobras de Valsalva; refratária ao uso de analgésicos comuns. Nas crianças que ainda não desenvolveram a fala pode ser traduzida por intensa irritabilidade.

- **Vômitos:** os vômitos na HIC têm como mecanismo fisiopatológico mais comum a pressão no assoalho do quarto ventrículo. São abruptos e não precedidos de náuseas, por isso, recebem a denominação de vômitos em jato.

- **Alterações no nível de consciência:** o aumento da PIC pode promover a compressão das estruturas envolvidas no sistema reticular ativador ascendente, responsável pelo ciclo sono-vigília. Isso provoca diversos estágios de perturbação no nível de consciência, como sonolência, estupor, torpor ou coma.

- **Papiledema:** esse é um sinal que se dá pela diminuição do retorno venoso da papila óptica devido à elevação da PIC, que se transmite, quando elevada, através do manguito meníngeo que envolve o nervo óptico até o globo ocular. Há formação de um borramento ou apagamento do disco óptico, sendo a diminuição do pulso venoso das veias retinianas um dos sinais mais precoces de HIC. É um sinal fa-

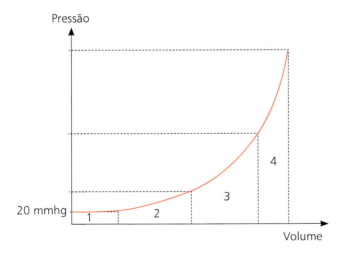

Figura 67.1 Curva de Langfitt, também conhecida como curva de complacência cerebral. Essa curva demonstra um comportamento peculiar da variação da PIC em função do volume intracraniano, pois dependendo da fase da curva o aumento de volume apresenta um aumento desproporcional da pressão.

Fonte: modificada de Greenberg MS. Brain trauma. In: Greenberg MS, editor. Handbook of neurosurgery. New York: Thieme Medical Publishers; 2010.

cilmente identificado na oftalmoscopia direta ou indireta.
- **Hipertensão arterial:** durante a fase de descompensação da HIC, é necessário um aumento compensatório da PAM para manter valores normais de PPC, gerando hipertensão arterial sistêmica (HAS). Nesse ponto, é importante lembrar que crianças possuem curvas específicas para determinação dos valores esperados de pressão arterial sistólica (PAS) e diastólica (PAD).
- **Bradicardia:** tem como fisiopatologia a compressão do bulbo encefálico devido ao aumento da PIC nos estágios de descompensação que gera respostas do sistema nervoso autônomo (SNA), causando bradicardia.
- **Alterações do ritmo respiratório:** também decorrente da compressão bulbar provocada pela HIC. O paciente passa a determinar alterações do padrão respiratório, como o ritmo de Cheyne-Stokes e/ou Biot (ataxia respiratória).
- **Diplopia:** normalmente relacionada ao nervo abducente, que, por ter um longo trajeto intracraniano, tende a sofrer compressão na vigência de HIC.
- **Em neonatos e lactentes:** cumpre lembrar que esses grupos podem apresentar abaulamento e tensão nas fontanelas, em geral, a anterior, que é mais facilmente palpável, macrocrania e disjunção de suturas, sendo essas características inerentes dessa faixa etária pelo não fechamento das suturas.

Existem duas tríades sintomatológicas relacionadas à HIC. A primeira, também conhecida como Tríade de Cushing, é caracterizada pelos seguintes sinais: HAS; bradicardia e alteração do ritmo respiratório, normalmente associada a estágios da descompensação grave da HIC. A segunda tríade caracteriza-se por cefaleia, vômitos e papiledema.

Em casos onde a intervenção terapêutica não for realizada precocemente, a evolução da HIC será para um estágio onde o próprio encéfalo começa a sofrer migrações de compartimentos. Esse deslocamento do encéfalo é chamado de herniação. Um resumo das características das herniações é apresentado na Tabela 67.1.[1,4,5,7,8]

Tabela 67.1 Tipos de herniações encefálicas, seus mecanismos, sinais e sintomas.

Tipo de herniação	Estrutura envolvida/mecanismo	Sinais e sintomas
Herniação Central	O diencéfalo sofre herniação através da incisura tentorial causando compresso do tronco encefálico e da artéria cerebral posterior. Pode ser causado por edema cerebral difuso ou neoplasia nos lobos frontais	Alteração do nível de consciência, pupilas dilatadas ou médio-fixas, tetraparesia, atitude de decorticação ou descerebração, sinal de Babinski, respiração de Cheyne-Stokes, hemianopsia ou amaurose
Herniação uncal	O úncus, estrutura mesial temporal, é forçado através da borda da incisura da tenda e comprime diretamente o terceiro nervo e o mesencéfalo. Pode ser causada por hematomas traumáticos na fossa média	Dilatação pupilar ipsilateral ou bilateral (tardiamente), alteração do nível de consciência, hemiparesia contralateral ou tetraparesia (tardiamente), atitude de descerebração ipsilateralmente ou bilateral (tardiamente), sinal de Babinski ipsilateral ou bilateral (tardiamente)
Herniação subfalcina	O giro do cíngulo sofre herniação através da porção inferior da foice cerebral, causando compressão das artérias pericalosas. Pode ser causado por lesões neoplásicas ou hematomas hemisféricos	Monoparesia ou diparesia/plegia crural
Herniação cerebelar ascendente	O cerebelo e o tronco encefálico sofrem herniação ascendente através da incisura da tenda, causando compressão do próprio tronco encefálico. Normalmente causada por volumosos tumores da fossa posterior. Pode ser precipitada por diminuição da pressão do compartimento supratentorial, como no caso de uma drenagem do sistema ventricular supratentorial	Alteração do nível de consciência, pupilas dilatadas ou médio-fixas, tetraparesia, atitude de decorticação ou descerebração, sinal de Babiski, respiração de Cheyne-Stokes.
Herniação tonsilar	As tonsilas cerebelares sofrem herniação através do forame magno, causando sua compressão contra o bulbo	Alteração do nível de consciência, respiração lenta, atáxica (ritmo de Biot), apneia, bradicardia, parada cardiorrespiratória

Fonte: Adaptada de Greenberg, 2010.[5]

DIAGNÓSTICO E ETIOLOGIA

A suspeita diagnóstica deve ser baseada na história clínica e no exame físico. Frente à hipótese clínica de HIC, é imperativa a investigação diagnóstica. Nesse sentido, vários exames podem vir a complementar a suspeita clínica. Estes exames variam de acordo com a faixa etária e a maior facilidade de realização. Em pacientes com a fontanela aberta, a ultrassonografia pode ser o melhor exame, uma vez que dispensa sedação e é de baixo custo. O próprio raio x simples de crânio pode nos revelar sinais indiretos de hipertensão, como sinal da prata batida, disjunção de suturas e erosão das clinoides posteriores. Tem o inconveniente da radiação, mas seu custo também é baixo.

Dois exames são de excelência: a tomografia computadorizada (TC) e/ou a ressonância magnética (RM) de crânio. Apesar de a RM apresentar superioridade em relação aos detalhes anatômicos e possibilidade de diagnósticos diferenciais, principalmente em casos de neoplasia, a TC tem seu papel ainda muito bem definido para situações de urgências, sobretudo por ser um exame rápido e realizado em poucos minutos em aparelhos helicoidais e em paciente intubados, sem depender de equipamentos adicionais, além de ser extremamente sensível para detectar sangramentos, o que a torna muito útil em urgências traumáticas e vasculares. A RM pode ser reservada para os casos em que restar dúvida em relação aos achados da tomografia, ou em casos que precisem de complementação diagnóstica, como nas lesões neoplásicas. Lembrando que, em crianças, é frequentemente necessário anestesia para o exame de RM, dada a duração do tempo requerido para realização do exame. Além disso, na suspeita de lesões neoplásicas, existe a necessidade de complementação do exame com injeção de contraste – no caso da TC, o contraste não iodado, e no caso da RM, o gadolínio.

Uma vez realizado o exame de imagem, a presença de algum dos achados descritos a seguir pode corroborar a hipótese de HIC.

Desvios da linha média

Linha média é uma linha imaginária traçada no sentido anteroposterior, na altura do septo pelúcido; seu desvio indica que pode haver efeito de massa deslocando as estruturas para o lado contralateral. Tal desvio se torna, de maneira geral, sinal de gravidade quando é igual ou superior a 5 mm. Pode ser causado por hematoma, edema vasogênico secundário à neoplasia ou mesmo devido a edema citotóxico secundário a acidente vascular encefálico (AVE) etc.

Apagamento ou compressão de cisternas da base (cisterna interpeduncular, crural, ambiens e da lâmina quadrigêmea)

Cisternas são dilatações dos espaços aracnoides, ou seja, contêm LCR. O seu apagamento ou compressão indica de modo indireto que o LCR intracraniano, ora presente nas cisternas, deslocou-se para o espaço subaracnoide da coluna vertebral, demonstrando indiretamente, como visto, que o compartimento intracraniano está sofrendo adaptações para se adequar a um novo volume crescente e patológico. Na TC, as cisternas são caracterizadas por sua hipodensidade idêntica ao LCR, e na RM, por seu hipersinal nas sequências de T2 e Flair idêntico ao LCR.

Apagamento de sulcos corticais

Os sulcos podem sofrer apagamento devido ao desvio do LCR para espaço subaracnoide da coluna vertebral, sendo frequentemente identificado nos casos de edema cerebral pós-traumático, edemas causados por diversas etiologias, hidrocefalia etc.

Edema

O edema vasogênico possui como mecanismo fisiopatológico a quebra da barreira hematoencefálica (BHE). Nas lesões neoplásicas causa um aspecto em "dedo de luva" por ser mais intenso na substância branca. Radiologicamente, na TC, observamos uma região de hipodensidade, e na RM, o hipersinal nas sequências de T2 e Flair. O edema transependimário, cujo representante mais comum é a hidrocefalia, ocorre por aumento da pressão hidrostática no interior dos ventrículos, causando transudação nas regiões periventriculares. Na TC, caracteriza-se por hipodensidade ao nível do corno frontal e occipital, e na RM, nos mesmos sítios, mas determinando hipersinal nas sequências de T2 e Flair. Já no caso do edema citotóxico ou celular, que ocorre nos AVE isquêmicos (AVEi), caracteriza-se por perda da diferenciação corticosubcortical e por acometer território restrito à área de isquemia, aparecendo na TC como hipodensidade, e na RM, com hipersinal nas sequências de T2 e Flair, nas fases subaguda e crônica.

Observação deve ser feita em relação a uma etiologia específica conhecida como HIC idiopática, antigamente denominada pseudotumor cerebral, cujos sinais clínicos são os de HIC, mas carece de achados nos exames de imagem, ou seja, não se acham nenhum dos sinais assinalados. Nesses casos, é comum que os ventrículos tenham um tamanho reduzido e pode haver sinal da sela turca vazia ou parcialmente vazia. O diagnóstico é confirmado pela punção lombar (PL), na qual a pressão de abertura deverá ser maior do que 20 mmHg ou 27 cmH2O (Figura 67.2).

Hipertensão Intracraniana

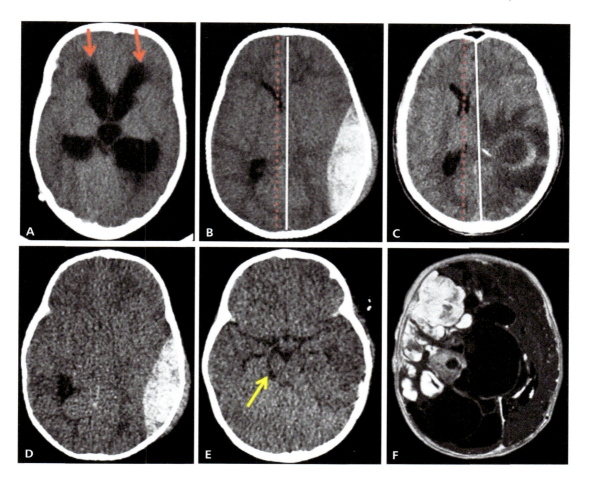

Figura 67.2 **(A)** TC de crânio evidenciando hidrocefalia aguda com transudação ependimária no fórceps menor do corno frontal dos ventrículos laterais, conforme apontado pelas setas vermelhas. **(B)** TC de crânio evidenciando volumoso hematoma epidural parietal esquerdo causando apagamento de sulcos e desvio da linha média, representada pela linha pontilhada vermelha e seu afastamento da posição original, representada pela reta branca. **(C)** TC de crânio mostrando um abscesso, representado por uma lesão arredondada associada a intenso edema vasogênico, causando importante desvio da linha mediana, no caso, maior que o representado pela imagem em B, mas que teve sua instalação subaguda permitindo maior adequação ao crescente volume intracraniano. **(D)** TC de crânio representando outro hematoma epidural temporo-parietal esquerdo causando intenso apagamento de cisternas perimesencefálicas. **(E)** Evidencia exame de controle no 1º dia pós-operatório do caso representado em D, mostrando, então, um retorno precoce das cisternas perimesencefálicas, agora visíveis como demonstrado pela seta amarela. **(F)** Imagem de RM em sequência T1 com contraste evidenciando um glioblastoma associado a múltiplos cistos, exercendo efeito de massa importante no parênquima cerebral e deslocando-o para o outro lado.

Fonte: Imagens do arquivo pessoal Dr. Marcos Devanir Silva da Costa.

Existem outros exames diagnósticos utilizáveis, porém com menor frequência. Um deles é o doppler transcraniano, que nos mostra uma diminuição no índice de pulsatilidade e da diminuição do fluxo sanguíneo cerebral (FSC) nas artérias, podendo indicar indiretamente HIC. A vantagem deste exame é seu uso no ambiente da terapia intensiva, sem necessidade do deslocamento do paciente.

Outro exame que atualmente cumpre um papel histórico no arsenal médico diagnóstico é a radiografia de crânio, na qual se identifica o sinal de "prata batida", formado pela impressão dos giros na calota craniana através da pulsatilidade cerebral em vigência de HIC, bem como a disjunção de suturas, principalmente da sutura coronal, sendo ambos sinais de cronicidade de uma condição de aumento da PIC (Figura 67.3).

Existem diversas etiologias para hipertensão intracraniana em crianças; as principais estariam relacionadas a hidrocefalia, traumatismo cranioencefálico (TCE) e neoplasias. A história clínica e o exame neurológico associados aos exames complementares anteriormente citados são fundamentais para estabelecer o diagnósti-

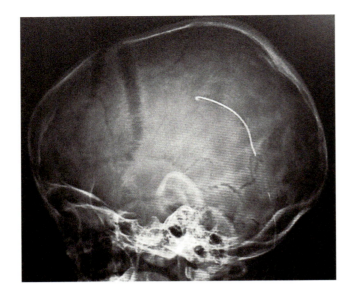

Figura 67.3 Imagem de criança de 4 anos, com história de mielomeningocele corrigida após o nascimento e derivação ventrículo-peritoneal nos primeiros dias de vida. Apresentava cefaleia diária nos últimos meses, foi identificado papiledema no fundo de olho e a radiografia de crânio em perfil evidencia importante disjunção de suturas coronárias, além de sinais de "prata batida".

co etiológico da condição que impõe HIC. A Tabela 67.2 elenca os principais diagnósticos etiológicos de HIC na infância e seus mecanismos fisiopatológicos.[4,5]

TRATAMENTO

Para intervenção terapêutica, consideram-se pressões sustentadas acima de 20 mmHg por 5 minutos como patológico – sendo que essa informação só é obtida em indivíduos em monitoramento. Na grande maioria dos casos, o diagnóstico de HIC será clínico e as medidas que deverão ser tomadas independem de um valor mensurado, mas dos sinais, sintomas e do diagnóstico estabelecido. Algumas medidas terapêuticas devem e podem ser tomadas antes mesmo que o paciente receba qualquer tipo de intervenção para monitorizar a PIC. Essas medidas serão chamadas de medidas gerais, e normalmente são de grande valor e podem ser empregadas por qualquer médico; as medidas específicas dependem de um diagnóstico preciso da causa de HIC, uma vez que podem variar desde intervenções cirúrgicas a medicamentosas.[1-3,9]

Medidas gerais

Elevação da cabeceira

A elevação da cabeça em 30° acima do nível do átrio cardíaco, em posição neutra, auxilia o retorno

Tabela 67.2 Principais causas de HIC e seus mecanismos fisiopatológicos.

Etiologia	Mecanismo fisiopatológico
Traumatismo cranioencefálico	Efeito de massa, edema, vasodilatação
Hemorragia subaracnóidea	Edema, efeito de massa, distúrbio da circulação do LCR
Trombose de seio venoso	Edema, distúrbio da circulação do LCR
Encefalopatia hipóxico-isquêmica	Edema
Tumores cerebrais	Efeito de massa, edema
Acidente vascular encefálico isquêmico	Edema
Hemorragias cerebrais	Edema e efeito de massa
Abcesso	Edema e efeito de massa
Meningite	Edema
Hipertensão intracraniana idiopática	Distúrbios da circulação do LCR
Encefalopatia hepática aguda	Edema, vasodilatação
Síndromes hiperosmolares	Edema
Encefalopatia hipertensiva	Edema
Síndrome de Reye	Edema
Hidrocefalia	Distúrbio da circulação do LCR
Cranioestenoses	Restrição óssea do crescimento craniano

Fonte: Adaptada de Stocchetti e Mass, 2014.[4]

venoso dos seios durais para as veias jugulares e dessas para o átrio cardíaco, facilitando, assim, um daqueles primeiros mecanismos de adaptação da PIC, o retorno venoso através das veias jugulares. Uma cabeça posicionada abaixo do nível cardíaco ou extremamente fletida ou lateralizada poderá dificultar o retorno venoso.[1-4,9]

Controle térmico

Pacientes com HIC deverão manter-se com a temperatura variando entre os valores da normalidade. Controle agressivo da febre deve ser empregado, pois essa condição aumenta o FSC e, assim, a PIC. Não há dados suficientes que sustentem o uso de hipotermia para pacientes vítimas de TCE grave com HIC refratária.[1-4,9]

Proteção de vias aéreas

Pacientes com HIC e rebaixamento do nível de consciência com 8 ou menos pontos na Escala de Coma de Glasgow (ECG) deverão ser submetidos à intubação orotraqueal e ventilação mecânica, por algumas razões. A primeira delas é para a proteção de vias aéreas, evitando que paciente sem controle de consciência sofra de hipóxia e broncoaspirações. A segunda é evitar hipoventilação e hipercapnia, que causa vasodilatação e aumento da PIC. Deve-se evitar hiperventilação com hipocapnia com PCO_2 abaixo de 30 mmHg pelo risco de gerar isquemia devido à vasoconstrição severa. Recomenda-se manter os níveis de pressão parcial arterial de gás carbônico ($PaCO_2$) entre 30 e 35 mmHg e nunca acima disso.[1-4,9]

Sedação e analgesia

Pacientes com hipertensão, com HIC impondo quadro de coma (ECG ≤ 8), além da intubação com ventilação adequada para evitar a hipercapnia, deverão receber sedação à base de benzodiazepínicos, como o Midazolam, de modo contínuo em bomba de infusão. Além disso, medicações como propofol devem ser evitadas devido ao risco de acidose metabólica. A analgesia deverá ser baseada no uso de opioides, como fentanil ou sufentanil, também de modo contínuo em bomba de infusão. Essas medidas têm como objetivo reduzir o tônus simpático elevado, a HIC induzida por movimento, esforço, a tosse, a tensão da musculatura abdominal e permitir acoplamento à ventilação mecânica (VM).[1-4,9]

Controle hidroeletrolítico

Devem-se evitar alterações hidroeletrolíticas principalmente do sódio, pois tanto a hiponatremia quanto a hipernatremia podem contribuir para aumento do edema cerebral.[1-4,9]

Medidas específicas

Essas medidas são normalmente empregadas após a identificação do diagnóstico etiológico de HIC e, muitas vezes, dependerá de um especialista, como o neurocirurgião pediátrico, o neurologista pediátrico ou o neurointensivista pediátrico para o seu adequado manejo.

Uso de glicocorticoides

Deve ser evitado o uso de glicocorticoides nas causas de HIC relacionadas a trauma, hemorragias e isquemias. Normalmente são empregados para situações em que a etiologia causadora de HIC é uma lesão neoplásica causando edema vasogênico. Seu papel, nesses casos, é restaurar a BHE, restabelecendo os mecanismos de transporte ativo, permitindo correção de distúrbios que propiciam a formação do edema vasogênico. Seu mecanismo exato de diminuição de HIC, nesses casos, não é perfeitamente conhecido, e um dos mecanismos envolvidos é a diminuição da produção de LCR. Efeitos colaterais são: aumento do risco de infecção, principalmente pulmonares naqueles pacientes que necessitam de intubação por períodos prolongados, síndrome de Cushing, úlceras gástricas, dentre outros, principalmente se utilizados no longo prazo.[1-4,9]

Uso de soluções hiperosmolares

Em geral, as terapias hiperosmolares são empregadas em casos de HIC documentadas por cateter monitor de PIC. Normalmente a intervenção deve ser realizada quando a PIC estiver em valores maiores do que 20 mmHg sustentados por um tempo maior do que 5 minutos. Dentre as soluções hiperosmolares temos o manitol e a salina hipertônica, sendo que o manitol pode ser utilizado em condições onde presumimos que a BHE esteja íntegra, pois seus mecanismos de ação dependem da integridade da BHE para que ocorra transporte osmótico do meio extracelular para o intravascular e, assim, diminua o edema cerebral. A salina hipertônica (NaCl 3%) na dose de 2-6 mL/kg em bólus, seguida de infusão 0,1 a 1 mL/kg por hora pode ser usada de forma adjunta ou na refratariedade ao uso de manitol. O manitol 20% é usado em bólus 0,25 a 1 g/kg infundido em menos de 10 minutos seguido por bólus de 0,25 g/kg a cada 6 horas. Ambos os agentes devem ser usados se osmolaridade sérica for menor do que 320 mOsm/L; dessa forma, os níveis de osmolaridade devem ser monitorizados, bem como o sódio sérico, que poderá sofrer aumento. A presença de sódio sérico maior do que 160 a 165 mEq/L torna as terapias hiperosmolares ineficazes.[1-4,9]

As soluções hiperosmolares também podem ser usadas na ausência de valores de PIC, quando o paciente apresenta um TCE grave cujos sinais e sintomas de herniação transtentorial descendentes estejam presentes. Nesses casos, tanto o manitol 20% quanto a salina hipertônica podem ser usados, desde que não haja instabilidade hemodinâmica (PAS < 90). Atualmente, dá-se preferência pelo uso de salina hipertônica, devido ao menor risco de depleção do volume intravascular.[1-4,9]

Cirurgia

Os procedimentos cirúrgicos têm um papel amplo dentro da síndrome de HIC, podendo variar desde a derivação ventricular externa (DVE) até a microcirurgia para exérese de uma lesão neoplásica. A Tabela 67.3 mostra algumas opções de intervenções para cada tipo de patologia associado a HIC. É importante lembrar que devemos individualizar a conduta para cada paciente levando em consideração a clínica apresentada e o exame de imagem.

Tabela 67.3 Possibilidades de intervenção para manejo invasivo da HIC relacionadas ao tipo de patologia.	
Etiologia da HIC	**Possíveis intervenções**
Traumatismo cranioencefálico	PIC-DVE, craniotomia para drenagem de hematomas, craniectomias descompressivas
Acidente vascular encefálico isquêmico	Craniectomias descompressivas
Hemorragias encefálicas	Craniotomia para drenagem de hematomas; PIC-DVE
Tumores supratentoriais	Microcirurgia para exérese da lesão
Tumores infratentoriais + hidrocefalia	DVP, DVE, terceiro ventriculostomia endoscópica, microcirurgia para exérese da lesão
Hidrocefalia	DVP, DVE, terceiro ventriculostomia endoscópica
Abscesso cerebral	Drenagem por punção + antibioticoterapia
Empiema cerebral	Drenagem por craniotomia + antibioticoterapia
Cranioestenoses	Suturectomias, avanços fronto-orbitários, osteotomias cranio-maxilares com uso de distratores
Trombose de seio venoso	Anticoagulação
Hipertensão intracraniana idiopática	DVP, derivação lombo-peritoneal, fenestração da bainha do nervo óptico, ampliação craniana por distratores.

DVP, derivação ventrículo-peritoneal; PIC-DVE, cateter para monitorização da PIC – pode ser ventricular (associado a derivação ventricular externa [DVE]) ou parenquimatoso (não associado a DVE).

DVE e monitorização da PIC

Nos pacientes vítimas de TCE, é estabelecido que Glasgow ≤ 8 associado a TC alterada, bem como nos pacientes com Glasgow ≤ 8 com TC normal que tiverem dois ou mais dos seguintes achados: idade > 40 anos, PAS < 90 mmHg e postura de decerebração ou decorticação, deverão ser submetidos à monitorização da PIC com cateter parenquimatoso ou ventricular, sendo que o último tem o benefício de poder drenar LCR.[1-3,9]

Outros casos que poderão se beneficiar de DVE são os pacientes com hidrocefalia causada por infecção aguda não tratada, ou pacientes com hidrocefalia secundária a tumores de fossa posterior em que se pretende realizar a microcirurgia com brevidade e em seguida remover a derivação.

Deve-se realizar a monitorização, também, nos casos que foram operados com descompressão, seja por drenagem ou craniectomia descompressiva, e necessitam manter-se sob sedação para proteção neurológica. Nestes casos, a aferição dos valores de PIC ajuda na determinação e no controle da pressão de perfusão encefálica (PPE) realizado pelo intensivista pediátrico.

Na medida em que o paciente está monitorizado com cateter monitor de PIC associado ou não a sistema de DVE, algumas informações práticas são importantes. A primeira é que esse sistema pode fornecer dois tipos de dados. Um deles é o quantitativo, que está associado ao valor fornecido da PIC. Normalmente esse valor é apresentado em mmHg, e suas variações irão guiar as decisões terapêuticas. Quando houver dúvida da veracidade dos valores apresentados, o sistema poderá ser "zerado" e, para tanto, convenciona-se usar o meato acústico externo como referência para o "zero" do sistema. Além disso, pequenas compressões abdominais ou das veias jugulares podem ser usadas para analisar a repercussão imediata no valor da PIC. Com essas manobras, espera-se que ocorra um aumento no valor da PIC e retorno aos valores anteriores após cessar a manobra. O cateter monitor de PIC associado a DVE poderá ser usado para drenagem de LCR de forma adjuvante para tratamento da HIC. As desvantagens desses sistemas é que aumentam o risco de infecção no sistema nervoso central.[1,5]

Outra informação que a monitorização da PIC pode fornecer é o dado qualitativo da própria curva apresentada. A onda normal de PIC apresenta 3 picos: P1, que corresponde à transmissão do pulso arterial intracraniano nos plexos coroides; P2, que representa a complacência cerebral para o pulso arterial, e normalmente é 80% da amplitude de P1; e P3, que representa entalhe dicrótico do fechamento da válvula aórtica. Quando há aumento da PIC ocorre o surgimento de ondas patológicas que apresentam formação de platôs, ou seja: devido à perda da complacência cerebral, a onda P2 se iguala ou supera em amplitude a onda P1[7-9] (Figura 67.4).

Derivação ventrículo-peritoneal

Procedimento indicado para pacientes com hidrocefalia comunicante. Algumas de suas causas podem ser: congênita, secundária a processos infecciosos ou secundária a tumores de fossa posterior.

Terceiro ventriculostomia endoscópica

Procedimento indicado para pacientes com hidrocefalia obstrutiva, como, por exemplo, em tumores das

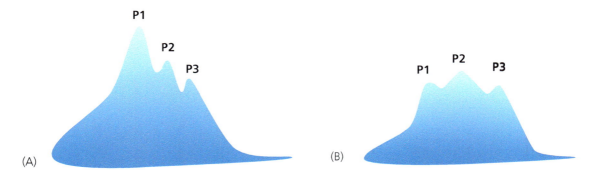

Figura 67.4 Exemplificação dos dois tipos de onda de PIC. Onda A evidencia os três picos componentes da onda normal (P1 = transmissão do pulso arterial intracraniano nos plexos coroides, P2 = complacência cerebral para o pulso arterial, normalmente representando 80% da amplitude de P1; e P3 = entalhe dicrótico do fechamento da válvula aórtica). Onda B evidencia o aumento de P2 devido à perda de complacência cerebral.

regiões da pineal ou fossa posterior, que apresentem obstruções de aqueduto cerebral ou quarto ventrículo.

Craniotomia

Procedimento em que janelas ósseas são realizadas para acessar o compartimento intracraniano. Por definição, o osso retirado é reafixado ao crânio. De maneira geral, hematomas intracranianos com efeito de massa, principalmente aqueles com mais de 30 mL, poderão ser tratados por meio de craniotomia para drenagem do hematoma, como nos casos de hematomas epidurais, subdurais e contusões. Há discussão acerca do benefício de tratar com essa técnica pacientes com hematomas intraparenquimatosos espontâneos profundos. Além disso, pacientes com empiemas subdurais devem ser idealmente tratados com drenagem da coleção por craniotomia.

Craniectomia descompressiva

Esse procedimento tem por objetivo remover uma janela óssea com diâmetro de pelo menos 12 cm para promover um aumento do continente e permitir a expansão do cérebro secundária a inchaço por diversas causas. Está indicado nos casos de TCE grave refratários a todas as outras medidas já apresentadas de controle para HIC. A craniotomia descompressiva deve ser considerada, então, tratamento de segunda linha.

Embora infrequente em crianças, esse procedimento está indicado para pacientes vítimas de AVEi que acomete > 50% do território da artéria cerebral média, com intervalo de início do quadro menor do que 72 horas e, em alguns estudos da população adulta, considerou-se até 96 horas.[10-12]

Agentes barbitúricos

Essas medicações agem através da vasoconstrição de arteríolas de áreas normais desviando o fluxo sanguíneo para áreas isquêmicas; além disso, diminuem a demanda metabólica de O_2, com redução do FSC, estabilizando a perfusão cerebral e diminuindo a PIC. No entanto, sua ação sistêmica promove redução do tônus simpático, causando vasodilatação periférica e depressão miocárdica, o que, muitas vezes, limita o uso da medicação. Atualmente, esses agentes têm sido reservados apenas para casos de TCE grave, com HIC refratária a todas as demais medidas terapêuticas citadas. *Modo de uso do tiopental*: Dose inicial 5 mg/kg. IV, administrado em 10 minutos. Dose de manutenção 5 mg/kg/h por 24 h e, após esse período, a dosagem pode ser reduzida para 2,5 mg/kg/h. O nível sérico terapêutico é de 6 a 8,5 mg/dL, devendo-se titular a dosagem conforme a PIC e a supressão do eletroencefalograma.[1-3]

REFERÊNCIAS BIBLIOGRÁFICAS

1. Bell MJ, Adelson PD, Forbes ML, Kochanek PM. Traumatic brain injury in children: critical care management. In: Albright AL, Pollak IF, Adelson PD, editors. Principles and Practice of Pediatric Neurosurgery. New York: Thieme Medical Publishers; 2015.
2. Kochanek PM, Tasker RC, Bell MJ, Adelson PD, Carney N, Vavilala MS, et al. Management of pediatric severe traumatic brain injury: 2019 consensus and guidelines-based algorithm for first and second tier therapies. Pediatr Crit Care Med. 2019;20(3):269-79.

3. Kochanek PM, Tasker RC, Carney N, Totten AM, Adelson PD, Selden NR, et al. Guidelines for the management of pediatric severe traumatic brain injury, third edition: update of the brain trauma foundation guidelines. Pediatr Crit Care Med. 2019;20(3S Suppl 1):1-82.
4. Stocchetti N, Maas AI. Traumatic intracranial hypertension. N Engl J Med. 2014;370(22):2121-30.
5. Greenberg MS. Brain trauma. In: Greenberg MS, editor. Handbook of neurosurgery. New York: Thieme Medical Publishers; 2010.
6. Welch K. The intracranial pressure in infants. J Neurosurg. 1980;52(5):693-9.
7. Marmarou A, Beaumont A. Physiology of the cerebrospinal fluid and intracranial pressure. In: Winn RH, editor. Youmans and Winn neurological surgery. Philadelphia, PA: Elsevier; 2011.
8. Wang VY, Manley Gt. Intracranial pressure monitoring. In: Winn RH, editor. Youmans and Winn neurological surgery. Philadelphia, PA: Elsevier; 2011.
9. Konakondla S, Brimley CJ, Timmons SD. Neurosurgical physiology and neurocritical management of the acute neurosurgical patient. Oper Neurosurg (Hagerstown). 2019;17(Suppl 2):17-44.
10. Vahedi K, Vicaut E, Mateo J, et al. Sequential-design, multicenter, randomized, controlled trial of early decompressive craniectomy in malignant middle cerebral artery infarction (DECIMAL Trial). Stroke 2007;38:2506-2517
11. Juttler E, Schwab S, Schmiedek P, et al. Decompressive Surgery for the Treatment of Malignant Infarction of the Middle Cerebral Artery (DESTINY): a randomized, controlled trial. Stroke 2007;38:2518-2525
12. Hofmeijer J, Kappelle LJ, Algra A, Amelink GJ, van Gijn J, van der Worp HB. Surgical decompression for space-occupying cerebral infarction (the Hemicraniectomy After Middle Cerebral Artery infarction with Life-threatening Edema Trial [HAMLET]): a multicentre, open, randomised trial. Lancet Neurol 2009;8:326-333

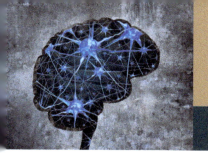

capítulo 68 | Pseudotumor Cerebral

Ricardo Silva Pinho
Sandro Luiz de Andrade Matas

O termo "hipertensão intracraniana benigna" foi inicialmente reconhecido por Quincke, em 1897.[1-3] Várias décadas depois, em 1989, Cobertt e Thompson, perceberam que essa patologia não teria o grau de "benignidade" como se postulava, pois, poderia levar a danos visuais irreversíveis, e passou a denominá-la de hipertensão intracraniana idiopática (HII). Os critérios diagnósticos foram formulados pela primeira vez por Dandy em 1937 e modificados por Smith em 1985. Em 2013, Friedmann refinou ainda mais os critérios diagnósticos e propôs a condição melhor descrita como síndrome do pseudotumor cerebral, classificando-a em primária (também chamada de HII) ou secundária, de acordo com a presença ou ausência de causa identificável.[4] A síndrome de pseudotumor cerebral primária (SPTCP) ou HII é caracterizada por uma série de sinais e sintomas que refletem aumento da pressão intracraniana com parênquima cerebral normal que não pode ser atribuído a lesão que ocupe espaço, ventriculomegalia, lesão maligna e infecção.[1]

A taxa de incidência anual é estimada entre 0,47 e 1,2 por 100.000 da população pediátrica, sendo de 0,63 nos EUA, 0,47 na Alemanha, 0,71 na Inglaterra e 1,2 na Croácia.[23] Estudos prévios têm demonstrado influência de idade, sexo e estado puberal na epidemiologia da SPTCP.[5] O sexo feminino e a obesidade estão mais fortemente associados a SPTCP em crianças mais velhas.[5] A razão entre os sexos feminino e masculino é de 1:1 em pré-puberes e 4:1 em pós-púberes. A ocorrência familiar de HII foi descrita pela primeira vez em 1969. Os casos familiares são raros e publicados como relato de caso. Uma única série maior foi publicada por Corbetti, que descreveu 11 famílias.[6]

A fisiopatologia da SPTC pediátrica é complexa. Na SPTCP, pode haver fatores de risco distintos, determinados pela idade, sexo e índice de massa corporal da criança. A obesidade pediátrica tem fisiopatologia complexa e inclui potenciais contribuições de alterações no hormônio do crescimento e nos hormônios gonadais, fatores também conhecidos por desempenhar um papel na síndrome de pseudotumor cerebral secundária (SPTCS).[7,8] Salpietro et al. desenvolveram um modelo neuroendócrino coerente de SPTCP e, com o apoio de um estudo retrospectivo e prospectivo combinados, sugeriram que a via mineralocorticoide, atuando por meio da aldosterona, poderia ajudar a explicar como a hipervitaminose A, a obesidade pediátrica e o hormônio do crescimento desencadeiam a SPTC. Um estudo baseado na população do Reino Unido publicado em 2017,[9] analisando o perfil clínico e os fatores de risco para SPTC em crianças, constatou que, tanto para meninos quanto para meninas, a incidência anual de SPTC aumentou significativamente com a idade e 65% dos pacientes preencheram os critérios de obesidade. Postulou-se inicialmente que o aumento da pressão intra-abdominal se traduziu em aumento da pressão intratorácica e subsequentemente reverteu o gradiente de pressão venosa, que permitiu que o líquido cefalorraquidiano (LCR) drenasse para os seios venosos, levando ao seu acúmulo e hipertensão intracraniana. Somente essa teoria, no entanto, não explicaria a acentuada diferença na prevalência entre homens e mulheres obesos, sugerindo que fatores hormonais durante a idade fértil provavelmente também desempenharia um papel importante na doença.

Outros autores sugeriram que a fisiopatologia da SPTC envolve alterações no metabolismo dos glicocorticoides.[10] De fato, a suspensão do uso crônico de corticoides pode desencadear SPTC secundário. Esse processo pode levar a uma relativa deficiência local de cortisol no LCR que, através das atividades do complexo enzimático da 11-beta-hidroxi-esteroide dehidrogenase tipos 1 e 2, atua no plexo coroide para alterar a produção do LCR.[10,11] Por fim, a regulação anormal da produção de LCR pode sustentar a SPTC pediátrica. Margeta et al. mostraram que crianças pré-púberes com SPTC frequentemente apresentavam baixa concentração de proteínas no LCR, em contraste com a análise do LCR em crianças pubertárias com SPTC.[12] Eles sugeriram que o aumento da produção de LCR pode ser responsável pela baixa concentração de proteínas no LCR a partir de um efeito de diluição. Assim, o aumento da produção de LCR pode desempenhar um papel na fisiopatologia da SPTC, especificamente na população pré-puberal.[12]

A SPTCS tem sido associada a várias condições médicas e a medicamentos (ver Tabela 68.1).

Em crianças, pode ocorrer obstrução venosa no quadro de trombose do seio venoso cerebral (TSVC) secundária a otite média e mastoidite. O TSVC também pode ocorrer em situações de anemia grave por deficiência de ferro devido à alta ingestão de leite de vaca em crianças e outros estados hipercoaguláveis.[9]

Tetraciclinas como doxiciclina e minociclina podem levar a apresentações fulminantes da SPTCS.[13] Pensa-se que esses medicamentos tenham um efeito tóxico nas vilosidades aracnoides, resultando em uma reabsorção prejudicada do LCR. Os sintomas geralmente ocorrem algumas semanas após a exposição, um efeito que pode durar vários meses após a retirada do agente agressor. Os derivados da vitamina A também foram associados a SPTCS. Estes compostos são frequentemente utilizados para o tratamento da acne.[9]

A terapia com hormônio do crescimento em crianças também pode levar a SPTCS. Também foram postuladas condições endocrinológicas, como hipo e hipertireoidismo. A tireotoxicose raramente leva ao fechamento precoce das suturas cranianas em crianças, resultando em craniossinostose com subsequente hipertensão intracraniana secundária e perda visual fulminante.[14]

O levonorgestrel também foi associado ao SPTCS, mas o seu papel ainda não é claro.

Outros medicamentos ligados ao SPTCS incluem lítio e o ácido nalidíxico.

Verkuil et al., em 2020, publicaram um relato de caso referente a um paciente do sexo masculino, 14 anos, com diagnóstico de síndrome inflamatória sistêmica pelo SARS-CoV-2 que evoluiu com SPTCS[15] (Tabela 68.1).

Pacientes com HII podem apresentar sintomas relacionados a hipertensão intracraniana (HIC).[6] Nas crianças esses sintomas variam com a idade, e as mais novas podem apresentar manifestações sutis. Cefaleia é o sintoma mais comum, presente em 57 a 87% dos pacientes pediátricos.[16-18] No entanto, não apresenta características específicas em relação ao tipo, intensidade, localização, frequência e aos fatores de exacerbação.[19] Dada a variabilidade no fenótipo, a descrição da cefaleia pode imitar a enxaqueca e/ou a cefaleia tensional. Por outro lado, esses distúrbios podem coexistir com a HII, o que pode dificultar a formulação diagnóstica. Em casos mais típicos, a cefaleia é diária, matinal, descrita como não pulsátil, podendo ser acompanhada de vômitos e não cede com uso de analgésicos e algumas vezes matinal.[20,21] Alguns pacientes, principalmente crianças menores, podem apresentar hipertensão intracraniana sem cefaleia em até 20%.[22,23] Na ausência de dor, o diagnóstico é frequentemente sugerido pelo achado acidental de papiledema durante avaliações oftalmológicas de rotina.[23] Crianças com SPTC apresentam maior frequência de disfunção da motricidade ocular extrínseca em comparação com adultos.[24] A paralisia do sexto nervo é a mais comum, afetando até 40% dos pacientes.[24,25] No entanto, outras alterações da motilidade ocular têm sido relatadas, incluindo paralisia do terceiro e quarto nervos, e mais raramente, oftalmoparesia completa.[12] Zumbido pulsátil pode ser ouvido uni ou bilateralmente e exacerbado em posição supina.[19] Entre os sinais oftalmológicos do pseudotumor cerebral, o papiledema é o sinal mais relevante para a suspeita diagnóstica[6] (ver Figura 68.1). Embora seja tradicionalmente considerado o melhor indicador clínico de aumento da hipertensão intracraniana, estudos mais recentes sugerem que até 18% dos pacientes com sintomas e sinais de hipertensão intracraniana com pressão de abertura elevada na punção lombar não terão papiledema.[26]

O papiledema se caracteriza, nos estágios iniciais, por borramento da borda do disco óptico associado à protrusão do mesmo e ao obscurecimento dos vasos superficiais ao cruzar a margem do disco, sinais de compressão da veia central da retina, como ausência de pulso venoso espontâneo, ingurgitamento venoso, hemorragias retinianas em chama de vela e edema retiniano peripapilar.[27] A observação do pulso venoso, embora muito difundida em especial entre os neurologistas, é na verdade pouco útil no diagnóstico do papiledema. Acredita-se que o pulso venoso espontâneo desapareça quando a pressão intracraniana excede 20 cm de água. Se o pulso estiver presente, a pressão intracraniana deve estar abaixo deste nível. No entanto, deve ser lembrado que pode haver grande flutuação nos níveis da pressão intracraniana em grande número de afecções e que o pulso venoso pode estar presente em uma dessas flutuações, a despeito da existência do papiledema. Além disso, o pulso venoso não é observado em todos os indivíduos normais. Por essas razões, na grande maioria das vezes a pesquisa do pulso venoso não auxilia no diagnóstico diferencial do papiledema.[27]

Além das hemorragias retinianas, podem existir tortuosidade dos vasos retinianos e exsudatos algodonosos na retina peripapilar, que representam pequenas áreas de infarto. Em alguns casos o número de hemorragias peripapilares é muito grande. Em casos mais graves, dobras retinianas circunferenciais (linhas de Paton) podem ser observadas e exsudatos duros e hemorragias podem ocorrer na região macular. As hemorragias e os exsudatos duros geralmente são mais importantes quando a hipertensão intracraniana se desenvolveu rapidamente. Quando o papiledema se torna crônico, as hemorragias e os exsudatos geralmente desaparecem e ele se torna mais arredondado, o disco óptico passa a ser atrófico e ocorre estreitamento e embainhamento dos vasos retinianos.

Tabela 68.1 Condições associadas a síndrome de pseudotumor cerebral secundária.

Condições sistêmicas	Endócrinas endógena	Hipoparatireoidismo
	Exógena	Doença de Addison
		Reposição de GH
		Tiroxina
		Esteroides anabolizantes
		Retirada de corticoides crônicos
		Acetato de leuprorrelina
	Metabólicas	Hipervitaminose A
	Anemia	Anemia
		Leucemia
		Distúrbio da coagulação
	Insuficiência renal/uremia	
	Autoimune	Lupus eritematoso sistêmico
		Doença de Behçet
	Hipercapnia	Apneia do sono
		Síndrome de Pickwick
	Infecciosa	Síndrome inflamatória sistêmica
Condições genéticas	Síndrome de Turner	
	Síndrome de Down	
Medicações	Antibióticos	Tetraciclinas (monociclinas e doxiciclinas)
		Ácido nalidíxico
		Sulfas
		Nitrofurantoínas
		Fluoroquinolonas
	Lítio	
	Derivados da vitamina A	Isotretinoína
		Ácido transretinoico
Anormalidade venosa cerebral	Trombose de seio venoso cerebral	
	Síndrome da veia cava superior	
	Fístulas arteriovenosas	
	Estado de hipercoagulabilidade	
	Pressão cardíaca direita aumentada	
	Infecção da mastoide	
	Infecção do ouvido médio	
	Trombose de veia jugular	
	Diminuição da absorção do LCR por infecção prévia ou hemorragia subaracnoide	

É importante ressaltar que o papiledema e os sinais associados podem ser assimétricos ou unilaterais e assim, HII não deve ser excluída do diagnóstico diferencial das neuropatias ópticas monoculares.[28] Kirkham *et al.* sugeriram que o papiledema unilateral nestes pacientes seria decorrente da presença de anomalia na bainha do nervo óptico, a qual impediria a transmissão da pressão do líquor para a cabeça do nervo óptico.[29] No entanto, Muci Mendoza *et al.* relataram dois casos de papiledema unilateral em pseudotumor cerebral, nos quais a tomografia computadorizada revelou aumento bilateral da imagem dos nervos ópticos na órbita, indicando, portanto, patência do espaço suba-

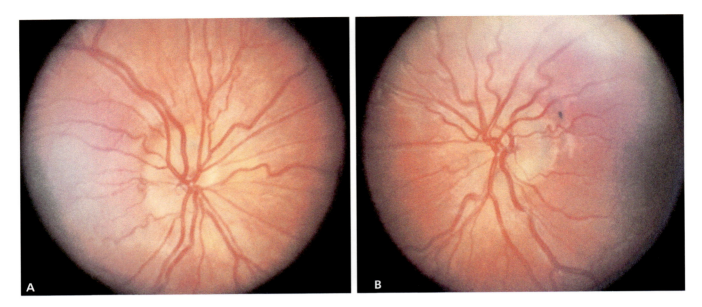

Figura 68.1 Fotografias do fundo do olho direito **(A)** e do olho esquerdo **(B)** mostrando elevação acentuada do nervo óptico e edema da cama de fibras nervosas.[46]

Fonte: Esmaili N, Bradfield YS, 2007.

racnoideo perióptico, mesmo do lado em que não havia papiledema.[20] Parece, portanto, mais provável que os fatores anatômicos e fisiológicos que determinam se o disco óptico irá ou não desenvolver edema, em pacientes com pressão intracraniana elevada, devem atuar na porção distal do nervo óptico. O mecanismo exato para explicar esta ocorrência incomum é, no entanto, desconhecido.[30]

No entanto, é importante distinguir papiledema de outras condições não patológicas. Comumente, essa situação ocorre nos pacientes que apresentam drusas ocultas do nervo óptico, nervo óptico congenitamente cheio e na síndrome do disco óptico inclinado. O aspecto oftalmoscópico do nervo óptico dessas condições pode simular o papiledema. A confusão diagnóstica é ainda maior quando existem defeitos de campo visual associado a essas anomalias do nervo óptico. Kovarik *et al.* mostraram que entre 34 crianças encaminhadas para avaliação de suspeita de papiledema, apenas duas foram diagnosticadas.[31] Da mesma forma, Liu *et al.* mostraram que, entre 52 crianças encaminhadas com diagnóstico de pseudotumor cerebral ou papiledema, 26 tinham pseudopapiledema.[12] Entre as 26 crianças com pseudopapiledema, 19 tinham ressonância magnética (RM) de crânio, 9 tinham tomografia computadorizada (TC), 14 tinham punções lombares e 12 estavam sendo tratadas com medicamentos antes do encaminhamento. Esses estudos enfatizam a necessidade de uma avaliação precisa do disco óptico para evitar o diagnóstico excessivo de SPTC, levando a tratamentos inadequados.[12]

Testes auxiliares como ultrassonografia B, angiografia com fluoresceína, tomografia computadorizada e tomografia de coerência óptica (TCO) podem mostrar drusas ocultas e facilitar a distinção entre pseudopapiledema e papiledema.[32] A ultrassonografia B é barata e provavelmente o método mais sensível para a detecção de drusa de disco óptico em crianças e adultos. A TC é menos desejável por causa da exposição à radiação. A angiografia com fluoresceína manchará o disco óptico e mostrará vazamento difuso do disco com papiledema verdadeiro.[32] No entanto, obter acesso intravenoso para injeção de fluoresceína pode ser difícil em crianças pequenas. A TCO pode diferenciar papiledema verdadeiro de drusa ocultas em crianças e adultos.[33] No papiledema, a TCO mostra aumento da espessura da camada de fibra nervosa da retina peripapilar, uma deflexão interna da camada da membrana perpapilar de Bruch em direção ao vítreo e um contorno suave do espaço sub-retiniano peripapilar.[33] Por outro lado, na drusa de disco óptico, a TCO mostra uma espessura normal da camada de fibra nervosa da retina peripapilar, nenhuma deflexão interna da camada da membrana de Bruch e um contorno irregular do espaço sub-retiniano peripapilar. Além disso, a TCO pode permitir a visualização direta da drusa oculta do disco.[34] Merchant *et al.* mostraram que a TCO com imagens de profundidade aprimorada detectou drusa de disco óptico com maior sensibilidade em comparação com a ultrassonografia B.[35] Como alternativa, vários pesquisadores descobriram que a TCO não é confiável na distinção entre papiledema leve e pseudopapiledema.[36] Kulkarni *et al.* concluíram que a ultrassonografia B ainda é o melhor exame para distinguir papiledema leve de drusa oculta do disco óptico.[36]

Os critérios diagnósticos para SPTC estão detalhados na Tabela 68.2 e o Algoritmo diagnóstico revisado em 2013 no Algoritmo 68.1. Considera-se que um paciente tem SPTC definitivo se os critérios A-E forem atendidos. O diagnóstico é considerado provável se os critérios A-D forem atendidos com papiledema bilateral e a pressão medida no LCR for menor que a especificada.

A neuroimagem é necessária para confirmar o parênquima cerebral normal em pacientes com suspeita de SPTC. Nos critérios diagnósticos revisados, os autores recomendaram imagens de contraste com RM ou TC. A RM é preferível à TC em crianças para evitar a exposição à radiação. Na prática, recomendamos ressonância magnética, incluindo imagem venosa (angio-RM de crânio) em todas as crianças e adolescentes não obesos com suspeita de SPTC.[1]

A presença de certos achados de imagem, juntamente com o parênquima normal, pode apoiar o diagnóstico de SPTC. Na ausência de papiledema e paralisia do sexto nervo craniano, os critérios de diagnóstico revisados para 2013 exigem a presença desses achados de imagem para fazer um diagnóstico da PTCS sugerida.[37] Estes incluem: (a) achatamento do globo ocular (observado em 56-81%); (b) distensão do espaço subaracnoideo perióptico (60-79%) sem, ou com (c) tortuosidade do nervo óptico (30-68%); (d) sela vazia (30-77%) e (e) estenose transversa do seio venoso[26,38,39] (Figura 68.2). Em crianças, a estenose do seio transverso parece ser o sinal de ressonância magnética mais clinicamente útil, pois possui alta especificidade e sensibilidade.[26,38]

Os principais objetivos do manejo dos pacientes com SPTC são de evitar a perda visual e aliviar os sintomas do aumento da pressão intracraniana, como cefaleia. Qualquer causa secundária identificável ou fator de risco subjacente deve ser tratado.

O único tratamento modificador da SPTC é a perda de peso.[40] Em estudos com adultos, é necessária a perda de pelo menos 6% do peso corporal total para a resolução do papiledema.[41] No entanto, as metas de perda de peso em crianças provavelmente são diferentes, pois ainda estão em crescimento e desenvolvimento. Qualquer perda de peso em uma criança com sobrepeso ou obesidade deve ser individualizada e apoiada sob supervisão pediátrica. Em uma série de casos pediátricos, a taxa de resposta da acetazolamida (20 mg/kg/dia dividido em 2 tomadas) foi de 76,7%, incluindo melhora da cefaleia. Os efeitos adversos incluíram parestesia, fadiga, diminuição do apetite e acidose metabólica que geralmente é leve e assintomática.[18]

O topiramato (5 a 9 mg/kg/dia dividido em 2 tomadas) é comumente usado e bem tolerado em crianças com enxaqueca, portanto, parece ser uma escolha razoável no SPTC, principalmente se a cefaleia for uma queixa importante. Outros medicamentos com evidência de benefício limitado incluem furosemida (1 mg/kg/dia dividido em 2 tomadas) e espironolactona (1 mg/kg/dia dividido em 2 tomadas).[1] Quando o tratamento com acetazolamida não for satisfatório pode-se associar ao topiramato e ao corticoide.[18]

As intervenções cirúrgicas são consideradas quando há perda visual significativa no início ou evidência de de-

Tabela 68.2 Critérios diagnósticos da síndrome de pseudotumor cerebral com e sem papiledema.

1. Critérios necessários para o diagnóstico de SPTC

A. Papiledema

B. Exame neurológico normal exceto para anormalidades de nervos cranianos

C. Neuroimagem: RM de crânio normal com e sem contraste; TC de crânio deve ser feita caso RM seja contraindicada ou indisponível; angiografia venosa em casos atípicos

D. Composição do LCR normal

E. Pressão de abertura da punção lombar aumentada (≥ 28 cm de H2O se a criança não estiver sedada e não obesa e ≥ 25 cm de H$_2$O se estiver sedada)

2. Critérios diagnósticos para SPTC sem papiledema

Na ausência de papiledema o paciente deve apresentar os critérios de B a E e paralisia do sexto nervo uni ou bilateral

Na ausência de papiledema e nem alteração de sexto nervo craniano o paciente deve preencher os critérios de B a E e preencher 3 dos critérios de neuroimagem a seguir:

I. Sela vazia

II. Achatamento do aspecto posterior do globo ocular

III. Aumento do espaço subaracnoideo perióptico, com o sem tortuosidade no nervo óptico

IV. Estenose do seio transverso

Tratado de Neurologia Infantil

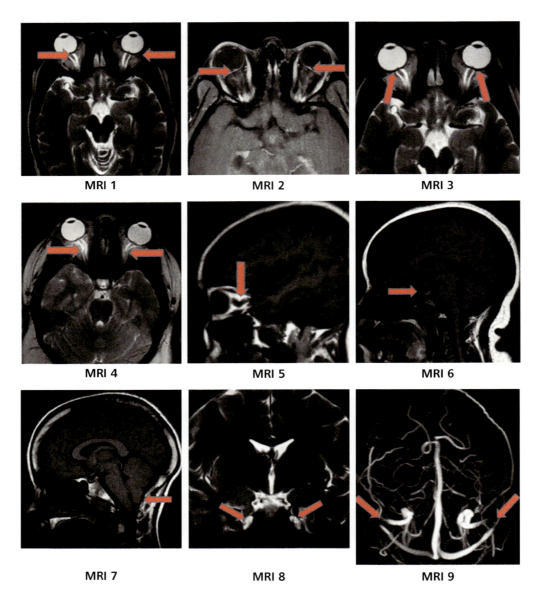

Figura 68.2 Achados de ressonância magnética (RM) com aumento da pressão intracraniana. MRI 1: Imagem axial ponderada em T2 mostrando protrusão da cabeça do nervo óptico nos globos. MRI 2: Imagem axial pós-contraste ponderada em T1 mostrando realce da cabeça do nervo óptico. MRI 3: Imagem axial ponderada em T2 mostrando achatamento da esclera posterior. MRI 4: Imagem axial ponderada em T2 mostrando aumento do líquido cefalorraquidiano perióptico. MRI 5: Imagem sagital ponderada em T1 mostrando tortuosidade vertical do nervo óptico. MRI 6: Imagem ponderada em T1 sagital mostrando sela parcialmente "vazia". MRI 7: Imagem sagital ponderada em T1, mostrando hérnia das amígdalas cerebelares através do forame magno. RM 8: Imagem coronal ponderada em T2 mostrando aumento bilateral da caverna de Meckel. MRI 9: Angio-RM mostrando estenose bilateral do seio venoso transverso.[22]

Fonte: Hartmann AJ, Soares BP, Bruce BB, Saindane AM, Newman NJ, Biousse V, et al., 2017.

clínio da função visual mesmo com terapia medicamentosa. Essas intervenções devem ser consideradas como parte do manejo agudo e não devem substituir estratégias de manejo de longo prazo, como perda de peso ou modificação de fatores de risco subjacentes. As opções cirúrgicas mais comumente empregadas no SPTC incluem a fenestração da bainha do nervo óptico e a derivação lomboperitoneal ou ventriculoperitoneal.[42-44]

Técnicas neurocirúrgicas mais modernas, como a estereotaxia sem moldura guiada por imagem, fazem colocação efetiva, estéril e segura do cateter ventricular em um sistema ventricular não dilatado.[45] Alguns trabalhos mostram que o cateter, também, pode ser colocado através de neuroendoscópio e confirmado pela tomografia de crânio intraoperatória.[42,44]

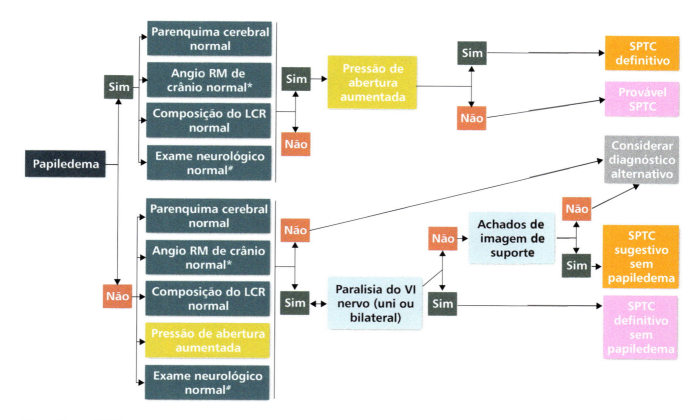

Algoritmo 68.1 Algoritmo diagnóstico para SPTC baseado nos critérios revisados de 2013.[1]
* Em situações especiais; # Exceto alterações de nervos cranianos; LCR, líquido cefalorraquidiano.

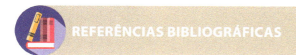

REFERÊNCIAS BIBLIOGRÁFICAS

1. Barmherzig R, Szperka CL. Pseudotumor cerebri syndrome in children. Curr Pain Headache Rep. 2019;23(8):58.
2. Boles S, Martinez-Rios C, Tibussek D, Pohl D. Infantile idiopathic intracranial hypertension: a case study and review of the literature. J Child Neurol. Nov 2019;34(13):806-14.
3. Foley J. Benign forms of intracranial hypertension; toxic and otitic hydrocephalus. Brain. 1955;78(1):1-41.
4. Aylward SC, Way AL. Pediatric intracranial hypertension: a current literature review. Curr Pain Headache Rep. 2018;22(2):14.
5. Sheldon CA, Paley GL, Beres SJ, McCormack SE, Liu GT. Pediatric pseudotumor cerebri syndrome: diagnosis, classification, and underlying pathophysiology. Semin Pediatr Neurol. 2017;24(2):110-15.
6. Polemikos M, Heissler HE, Hermann EJ, Krauss JK. Idiopathic intracranial hypertension in monozygotic female twins: intracranial pressure dynamics and treatment outcome. World Neurosurg. 2017;101:814.e11-814.e14.
7. Sheldon CA, Kwon YJ, Liu GT, McCormack SE. An integrated mechanism of pediatric pseudotumor cerebri syndrome: evidence of bioenergetic and hormonal regulation of cerebrospinal fluid dynamics. Pediatr Res. 2015;77(2):282-9.
8. Salpietro V, Polizzi A, Bertè LF, Ch menz R, Chirico V, Manti S, et al. Idiopathic intracranial hypertension: a unifying neuroendocrine hypothesis through the adrenal-brain axis. Neuro Endocrinol Lett. 2012;33(6):569-73.
9. Cleves-Bayon C. Idiopathic intracranial hypertension in children and adolescents: an update. Headache. 2018;58(3):485-93.
10. Sinclair AJ, Walker EA, Burdon MA, van Beek AP, Kema IP, Hughes BA, et al. Cerebrospinal fluid corticosteroid levels and cortisol metabolism in patients with idiopathic intracranial hypertension: a link between 11beta-HSD1 and intracranial pressure regulation? J Clin Endocrinol Metab. 2010;95(12):5348-56.
11. Sinclair AJ, Onyimba CU, Khosla P, Vijapurapu N, Tomlinson JW, Burdon MA, et al. Corticosteroids, 11beta-hydroxysteroid dehydrogenase isozymes and the rabbit choroid plexus. J Neuroendocrinol. 2007;19(8):614-20.
12. Phillips PH, Sheldon CA. Pediatric pseudotumor cerebri syndrome. J Neuroophthalmol. 2017;37(Suppl 1):33-40.
13. Dinkin MJ, Patsalides A. Venous sinus stenting in idiopathic intracranial hypertension: results of a prospective trial. J Neuroophthalmol. 2017;37(2):113-21.

14. Bonfield CM, Tamber MS, Losee JE. Blindness from late presenting undiagnosed pancraniosynostosis mimicking pseudotumor cerebri. J Child Neurol. 2014;29(8):NP24-7.
15. Verkuil LD, Liu GT, Brahma VL, Avery RA. Pseudotumor cerebri syndrome associated with MIS-C: a case report. Lancet. 2020;396(10250):532.
16. Matthews YY, Dean F, Lim MJ, McLachlan K, Rigby AS, Solanki GA, et al. Pseudotumor cerebri syndrome in childhood: incidence, clinical profile and risk factors in a national prospective population-based cohort study. Arch Dis Child. 2017;102(8):715-21.
17. Gillson N, Jones C, Reem RE, Rogers DL, Zumberge N, Aylward SC. Incidence and demographics of pediatric intracranial hypertension. Pediatr Neurol. 2017;73:42-7.
18. Tovia E, Reif S, Oren A, Mitelpunkt A, Fattal-Valevski A. Treatment response in pediatric patients with pseudotumor cerebri syndrome. J Neuroophthalmol. 2017;37(4):393-7.
19. Wall M. Update on Idiopathic intracranial hypertension. Neurol Clin. 2017;35(1):45-57.
20. Hamedani AG, Witonsky KFR, Cosico M, Rennie R, Xiao R, Sheldon CA, et al. Headache characteristics in children with pseudotumor cerebri syndrome, elevated opening pressure without papilledema, and normal opening pressure: a retrospective cohort study. Headache. 2018;58(9):1339-46.
21. Mathew NT, Ravishankar K, Sanin LC. Coexistence of migraine and idiopathic intracranial hypertension without papilledema. Neurology. 1996;46(5):1226-30.
22. Hartmann AJ, Soares BP, Bruce BB, Saindane AM, Newman NJ, Biousse V, et al. Imaging Features of Idiopathic Intracranial Hypertension in Children. J Child Neurol. Jan 2017;32(1):120-6.
23. Moavero R, Sforza G, Papetti L, Battan B, Tarantino S, Vigevano F, et al. Clinical features of pediatric idiopathic intracranial hypertension and applicability of new ICHD-3 criteria. Front Neurol. 2018;9:819.
24. Rangwala LM, Liu GT. Pediatric idiopathic intracranial hypertension. Surv Ophthalmol. 2007;52(6):597-617.
25. Teksam O, Keser AG, Konuskan B, Haliloglu G, Oguz KK, Yalnizoglu D. Acute abducens nerve paralysis in the pediatric emergency department: analysis of 14 patients. Pediatr Emerg Care. 2016;32(5):307-11.
26. Kwee RM, Kwee TC. Systematic review and meta-analysis of MRI signs for diagnosis of idiopathic intracranial hypertension. Eur J Radiol. 2019;116:106-15.
27. Gospe SM 3rd, Bhatti MT, El-Dairi MA. Anatomic and visual function outcomes in paediatric idiopathic intracranial hypertension. Br J Ophthalmol. 2016;100(4):505-9.
28. Micieli JA, Bruce BB, Vasseneix C, Blanch RJ, Berezovsky DE, Peragallo JH, et al. Optic nerve appearance as a predictor of visual outcome in patients with idiopathic intracranial hypertension. Br J Ophthalmol. 2019;103(10):1429-35.
29. Soiberman U, Stolovitch C, Balcer LJ, Regenbogen M, Constantini S, Kesler A. Idiopathic intracranial hypertension in children: visual outcome and risk of recurrence. Childs Nerv Syst. 2011;27(11):1913-8.
30. Micieli JA, Bruce BB, Vasseneix C, Blanch RJ, Berezovsky DE, Newman NJ, et al. Influence of optic nerve appearance on visual outcome in pediatric idiopathic intracranial hypertension. Can J Neurol Sci. 2020;47(5):661-5.
31. Phillips PH. Pediatric pseudotumor cerebri. Int Ophthalmol Clin. Summer 2012;52(3):51-59, xii.
32. Pineles SL, Arnold AC. Fluorescein angiographic identification of optic disc drusen with and without optic disc edema. J Neuroophthalmol. 2012;32(1):17-22.
33. Chen JJ, Trobe JD. Optical Coherence tomography should be used routinely to monitor patients with idiopathic intracranial hypertension. J Neuroophthalmol. 2016;36(4):453-9.
34. Lee KM, Woo SJ, Hwang JM. Morphologic characteristics of optic nerve head drusen on spectral-domain optical coherence tomography. Am J Ophthalmol. 2013;155(6):1139-47.
35. Merchant KY, Su D, Park SC, Qayum S, Banik R, Liebmann JM, et al. Enhanced depth imaging optical coherence tomography of optic nerve head drusen. Ophthalmology. 2013;120(7):1409-14.
36. Kulkarni KM, Pasol J, Rosa PR, Lam BL. Differentiating mild papilledema and buried optic nerve head drusen using spectral domain optical coherence tomography. Ophthalmology. 2014;121(4):959-63.
37. Friedman DI, Liu GT, Digre KB. Revised diagnostic criteria for the pseudotumor cerebri syndrome in adults and children. Neurology. 24 2013;81(13):1159-65.
38. Görkem SB, Doğanay S, Canpolat M, Koc G, Dogan MS, Per H, et al. MR imaging findings in children with pseudotumor cerebri and comparison with healthy controls. Childs Nerv Syst. 2015;31(3):373-80.
39. Kohli AA, Vossough A, Mallery RM, Woo JH, Sheldon CA, Paley GL, et al. Magnetic resonance imaging findings in pediatric pseudotumor cerebri syndrome. Pediatr Neurol. 2019;99:31-9.
40. Sinclair AJ, Burdon MA, Nightingale PG, Ball AK, Good P, Matthews TD, et al. Low energy diet and intracranial pressure in women with idiopathic intracranial hypertension: prospective cohort study. BMJ. 2010;341:c2701.
41. Johnson LN, Krohel GB, Madsen RW, March Jr GA. The role of weight loss and acetazolamide in the treatment of idiopathic intracranial hypertension (pseudotumor cerebri). Ophthalmology. 1998;105(12):2313-7.
42. Yim B, Reid Gooch M, Dalfino JC, Adamo MA, Kenning TJ. Optimizing ventriculoperitoneal shunt placement in the treatment of idiopathic intracranial hypertension: an analysis of neuroendoscopy, frameless stereotaxy, and intraoperative CT. Neurosurg Focus. 2016;40(3):e12.
43. Bersani TA, Meeker AR, Sismanis DN, Carruth BP. Pediatric and adult vision restoration after optic nerve sheath decompression for idiopathic intracranial hypertension. Orbit. 2016;35(3):132-9.
44. Thurtell MJ, Wall M. Idiopathic intracranial hypertension (pseudotumor cerebri): recognition, treatment, and ongoing management. Curr Treat Options Neurol. 2013;15(1):1-12.
45. Woodworth GF, McGirt MJ, Elfert P, Sciubba DM, Rigamonti D. Frameless stereotactic ventricular shunt placement for idiopathic intracranial hypertension. Stereotact Funct Neurosurg. 2005;83(1):12-6.
46. Esmaili N, Bradfield YS. Pseudotumor cerebri in children with Down syndrome. Ophthalmology. 2007;114(9):1773-8.

capítulo 69 | Hidrocefalia

▸ Marcos Devanir Silva da Costa   ▸ Sergio Cavalheiro
▸ Linoel Curado Valsechi

■ INTRODUÇÃO

Hidrocefalia é a disfunção do sistema nervoso central (SNC) mais comum da infância. Representada em pinturas rupestres do período paleolítico por figuras humanoides macrocefálicas e descrito por Hipócrates (460 a.C.-368 a.C.) como uma condição em que ocorre acúmulo de fluído cerebral que provocava cefaleia, vômitos e alteração visual, a hidrocefalia acompanha a humanidade desde os primórdios da civilização, já sendo considerada desde o início uma condição extremamente grave, com prognóstico funcional ruim e cujo tratamento ainda é um desafio para a medicina.

Cerca de 1 a cada 1000 crianças nascem com hidrocefalia, porém a disparidade geográfica de sua incidência evidencia a íntima relação com as condições socioeconômicas do local. Estima-se 225 mil casos novos de crianças diagnosticadas com hidrocefalia na África Subsaariana, numa incidência aproximada de 750 novos casos a cada 100 mil crianças nascidas vivas (a maioria devido a infecção perinatal), ante 110 novos casos por 100 mil nascidos vivos na coorte europeia.[1] Nos EUA, aproximadamente 2 bilhões de dólares são gastos anualmente em decorrência da hidrocefalia.[2] Portanto, trata-se eminentemente de um problema de saúde pública com impacto catastrófico na vida da criança, da família e de toda sociedade.

Nos próximos tópicos faremos uma imersão no universo da hidrocefalia tentando compreender desde a anatomia e fisiologia da circulação liquórica, passando pelo diagnóstico e principais etiologias e, por fim, discutindo sobre o tratamento e suas complicações, que há milênios desafiam os mais brilhantes cientistas dos quatro cantos do mundo.

■ ANATOMIA E FISIOLOGIA DO LÍQUIDO CEFALORRAQUIDIANO

Anatomia ventricular

Durante a 4ª semana gestacional ocorre a neurulação, processo no qual a placa neural formará o tubo neural, e, após seu fechamento, originará a neuroce-le, cavidade precursora dos ventrículos cerebrais.[3] Os ventrículos laterais, originados das vesículas telencefálicas, são cavidades em formato de C que se dispõem ao redor do tálamo. Cada ventrículo lateral apresenta 5 porções, sendo que cada cavidade apresenta um volume aproximado de 10 mL: o corno frontal localiza-se anteriormente ao forame interventricular (forame de Monro); o corpo estende-se da borda posterior do forame interventricular até a junção do corpo caloso com o fórnice; o átrio e o corno occipital formam juntos uma cavidade triangular, cujo ápice posterior é formado pelo lobo occipital e a base anterior pelo pulvinar do tálamo; o corno temporal estende-se do átrio, abaixo do pulvinar do tálamo, até a porção medial do lobo temporal (Figuras 69.1 e 69.2).[4]

O terceiro ventrículo é uma cavidade única, mediana e estreita, em formato de funil, comunicando com cada um dos ventrículos laterais na margem superoanterior através do forame interventricular, e com o quarto ventrículo inferoposteriormente pelo aqueduto cerebral (ou Sylvius).[4] O assoalho do terceiro ventrículo

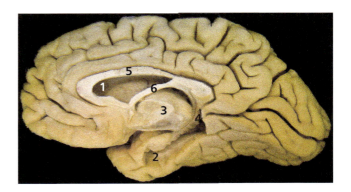

Figura 69.1 Peça anatômica de hemisfério cerebral, face medial, demonstrando ventrículo lateral direito. 1: corno frontal; 2: corno temporal; 3: tálamo; 4: plexo coroide; 5: corpo caloso; 6: fórnice.

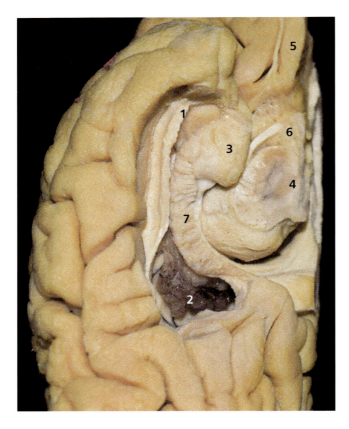

Figura 69.2 Peça anatômica de hemisfério cerebral, face inferior, com corno temporal de ventrículo lateral esquerdo aberto. 1: corno temporal; 2: plexo coroide; 3: uncus; 4: mesencéfalo; 5: nervo olfatório; 6: trato óptico; 7: giro denteado.

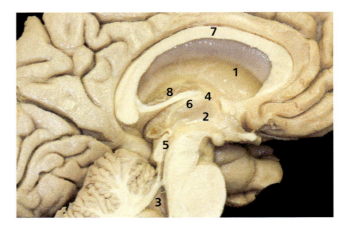

Figura 69.3 1: ventrículo lateral; 2: III ventrículo; 3: IV ventrículo; 4: forame de Monro; 5: aqueduto cerebral; 6: tálamo; 7: corpo caloso; 8: plexo coroide.

destaca-se no contexto da hidrocefalia pois é no túber cinéreo que se realiza a perfuração com intuito de tratar alguns tipos de hidrocefalias obstrutivas, como será comentado a seguir (Figuras 69.3 e 69.4).

O quarto ventrículo é uma ampla cavidade em forma de tenda localizada na fossa posterior, entre o cerebelo e o tronco encefálico. Conecta-se rostralmente com o terceiro ventrículo pelo aqueduto cerebral, caudalmente com a cisterna magna através do forame de Magendie, e lateralmente com as cisternas ângulo-pontinas, pelos forames de Luschka.[4] Na porção inferior encontra-se o óbex, que se comunica com o canal central da medula (Figura 69.5) o qual se torna virtual ainda na vida intrauterina.

O plexo coroide é uma estrutura altamente vascularizada que se evagina para o lúmen dos 4 ventrículos cerebrais, formado por vilosidades compostas por um tecido conectivo em continuidade com a leptomeninge e recoberta por um epitélio composto por células cuboidais em continuidade com o epêndima.[5] A embriogênese inicia-se na 7ª semana de gestação por células derivadas do teto do tubo neural, que passam por um processo de diferenciação celular até por volta da 29ª semana, num processo não sincrônico, sendo primariamente diferenciado no IV ventrículo, seguido pelos ventrículos laterais e, finalmente, o III ventrículo.[6]

Nos ventrículos laterais, o plexo coroideo adere-se à fissura coroideia, estreita fenda em formato de C entre o fórnice e o tálamo, situada na porção medial do corpo, átrio e corno temporal. Inicia-se no forame interventricular, contorna o tálamo e termina no ponto coroideo inferior, situado no corno temporal.[4]

Composição do líquido cefalorraquidiano

O líquido cefalorraquidiano (LCR), em condições fisiológicas, é um líquido límpido e incolor com um pH que varia de 7,33 a 7,35; densidade específica de 1,007 e exerce uma pressão cujo limite superior é de 20 mmHg no adulto. Ao nascimento esta pressão pode até ser negativa, no período onde os recém-nascidos perdem água. A princípio fora considerado como um ultrafiltrado do plasma, porém, análises bioquímicas detalhadas demonstraram várias diferenças nas concentrações iônicas, evidenciando um processo ativo de secreção e absorção regulados por canais iônicos (Na, K, Cl, HCO3), receptores e ligantes neuro-humorais (receptor de serotonina e angiotensina II, ligantes dos peptídeos AVP [peptídeo arginina vasopressina] e ANP [peptídeo natriurético atrial]), presente nas membranas apicais e basolaterais das células coroideias e ependimárias. No LCR, habitualmente, há uma concentração maior em relação ao plasma de cloreto e magnésio; menor de potássio, cálcio, ureia e glicose (2/3 da concentração plasmática); e similar de sódio. A osmolaridade também é similar. A celularidade decai com a idade, sendo aproximadamente de 10 leucócitos/mm3 em neonatos prematuros e 0 a 5 em adolescentes e adul-

Hidrocefalia

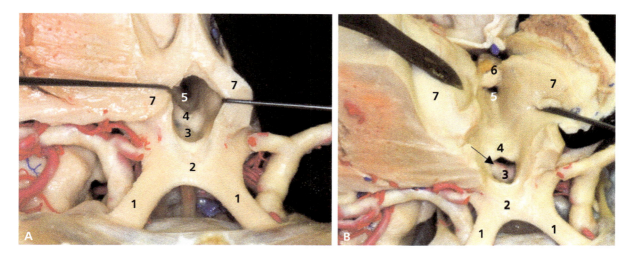

Figura 69.4 **(A)** Visão anterior do III ventrículo após dissecção da lamina terminalis, sua parede anterior. **(B)** Visão superior do III ventrículo após abertura do teto. Ambas as figuras evidenciam o assoalho do III ventrículo. Note a abertura do túber cinério (representado pelo número 3) na figura B, expondo a artéria basilar (seta). Este é o local de abertura na terceiro ventriculostomia endoscópica. 1: nervo óptico; 2: quiasma óptico; 3: túber cinério; 4: corpos mamilares; 5: aqueduto cerebral; 6: pineal; 7: tálamo.

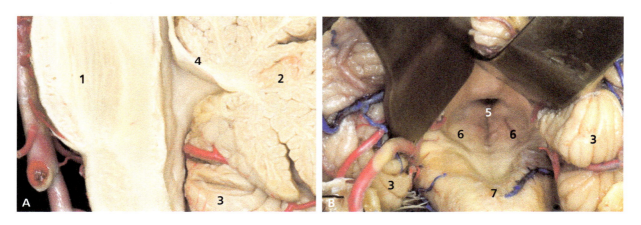

Figura 69.5 Visão lateral **(A)** e nferior **(B)** de IV ventrículo. Note em B a fossa romboide, que representa o assoalho do IV ventrículo e apresenta a projeção de núcleos dos nervos cranianos, portanto uma área de extrema importância e cuja manipulação exige grande habilidade técnica a fim de evitar déficits neurológicos. 1: ponte; 2: hemisfério cerebelar; 3: tonsila cerebelar; 4: véu medular superior; 5: aqueduto cerebral; 6: colículo facial; 7: óbex.

tos. O nível de proteína varia com a idade: 150 mg/dL em neonatos prematuros, 15 mg/dL em lactentes de 1 a 2 anos, 30 mg/dL em adolescentes e adultos, com um acréscimo aproximado de 1 mg/dL por ano de vida.

Produção

Estudos com injeção de marcadores inativos examinando o *clearance* de tais substâncias estimam uma taxa de produção liquórica de 0,35 a 0,37 mL/mim em humanos. Em estudos mais recentes utilizando sequências específicas de ressonância magnética e avaliando os sinais de fluxo (*flow voids*), estima-se uma taxa maior que 0,48 mL/mim. Mesmo em situações fisiológicas há variabilidade na taxa de produção liquórica, sendo maior no período noturno e nas primeiras horas do dia, por exemplo.[7]

Em neonatos o volume total de LCR em todo sistema (ventricular + subaracnoideo intracraniano e raquimedular) é de aproximadamente 50cm³, enquanto em um adulto gira em torno de 165 mL, sendo que metade desse volume é contido no interior dos ventrículos.

Setenta por cento do LCR é produzido pelo plexo coroide e tela coroideia dos ventrículos laterais, III e IV ventrículos. O restante da produção liquórica é secretada pelas células ependimárias das paredes ventriculares e capilares da barreira hematoencefálica.

Dinâmica do fluxo liquórico

Dandy e Blackfan, em 1913, e posteriormente Cushing em 1926 conceberam o conceito de que o LCR, assim como o sangue e a linfa, não era estático e sim um sistema que circulava seguindo um fluxo unidirecional mediado por um gradiente pressórico hidrostático. Segundo essa teoria, o líquor produzido pelo plexo coroide dentro do sistema ventricular atravessa os forames de Lushka e Magendie no IV ventrículo, atinge o espaço subaracnoideo banhando as cisternas basais, os hemisférios cerebrais e ao redor da medula espinhal, e drena para o seio sagital superior através das granulações aracnoideas, conjunto de células da camada aracnoideia que evaginam para dentro dos seios venosos, localizadas no seio sagital superior, sendo drenado pelo sistema venoso cerebral e atingindo a circulação sistêmica pelas veias jugulares. Outros locais de absorção liquórica, posteriormente descritos, são: epêndima da parede ventricular; vilosidades aracnoideas da medula espinhal, que se localizam próximo às veias espinhais epidurais; as bainhas meníngeas dos nervos cranianos e espinhais e o sistema linfático periarterial e perineural (sistema glinfático).[8-10]

Atualmente a dinâmica liquórica é reconhecida como um complexo sistema com subsistemas apresentando processamento, mecanismos de regulação e funções próprias, sendo identificados: sistema ventrículo-cisternal clássico (proposto por Dandy, Blackfan e Cushing); sistema glinfático com drenagem liquórica através dos espaços perivasculares para o parênquima regulado pelas células da glia; sistema liquórico-intersticial com a drenagem do líquor através do epêndima das paredes ventriculares; sistema capilar regulado pela pressão osmótica e oncótica dos fluídos liquórico e intersticial; sistema linfático com a drenagem através das paredes das artérias e dura-máter; sistema da transmissibilidade da pulsatilidade arterial para o sistema ventricular (*windkessel system*).[11]

Um século após a primeira e mais difundida teoria sobre a circulação liquórica, ainda há muitas questões sem resposta em torno das diversas patologias de disfunção da dinâmica liquórica.

FISIOPATOLOGIA E CLASSIFICAÇÃO DAS HIDROCEFALIAS

Dandy, no início do século 20, iniciou estudo da hidrodinâmica liquórica para tentar compreender a fisiopatologia da hidrocefalia. Por meio de um modelo animal com injeção de corante nos ventrículos, verificando após se o mesmo poderia ser encontrado no espaço subaracnoide, Dandy foi o primeiro a conceber uma classificação entre as hidrocefalias: comunicante e não comunicante, que separava as hidrocefalias entre aquelas em que havia uma obstrução ao fluxo liquórico e aquelas em que havia uma superprodução ou falha na absorção do líquor. No decorrer do século surgiram várias outras formas de se classificar, e um grupo de neurocientistas, a partir de modelo matemático e hidrodinâmico, propuseram uma classificação baseada no local de disfunção da hidrodinâmica da circulação liquórica, assim, resumidamente, teríamos: hidrocefalias sem ponto de restrição ao fluxo, pela hiperprodução liquórica (tumores ou hiperplasias do plexo coroide), uma rara condição; bloqueio do fluxo no forame interventricular, ocasionando hidrocefalia uni ou biventricular; bloqueio no aqueduto cerebral (Sylvius), originando hidrocefalia triventricular com alargamento do III ventrículo; bloqueio nos forames de saída do IV ventrículo (Lushka e Magendie), levando a uma hidrocefalia tetraventricular e também podendo originar siringomielia pela drenagem do líquor através do canal central da medula; bloqueio entre o espaço subaracnoideo espinhal e cortical, evidenciados pelos casos de hemorragia e infecção; bloqueio na drenagem venosa, por meio de uma alta pressão nos seios venosos durais dificultando a absorção liquórica, vista nos casos de estenose de jugular (acondroplasia) e mal formação da ampola de galeno, por exemplo.[12]

Considerando a etiologia que levou à formação da hidrocefalia, e não o mecanismo, poderíamos dividi-la entre adquirida – quando se identifica um fator extrínseco ao desenvolvimento da hidrocefalia, como infecção, hemorragia ou tumor, podendo inclusive ser congênita se o evento ocorrer no período fetal; e intrínseca – quando não há um fator externo, como ocorre nas hidrocefalias por causas genéticas, que também podem se apresentar no período pós-natal.

Podemos também classificar as hidrocefalias em sindrômicas e não sindrômicas, a primeira quando pertence a um espectro de outras malformações cerebrais, a última quando se desenvolve como a única ou a mais relevante alteração de uma doença genética.

Modelos mais recentes tentam explicar a hidrocefalia como uma disfunção da pulsatilidade intracraniana. De acordo com esse modelo, as ondas de pressão arterial sistólica que entram no cérebro são dissipadas pelo espaço subaracnoideo, veias (a partir da capacitância dos vasos) e pulsações intraventriculares transmitidas pelo plexo coroide. Tais pulsações intraventriculares são então absorvidas pelos forames de saída ventriculares. Portanto, de acordo com este modelo, disfunções da absorção dessa pulsatilidade intraventricular provocaria um aumento da pressão no sistema ventricular, ocasionando sua expansão.[13]

AVALIAÇÃO DO PACIENTE HIDROCEFÁLICO

O diagnóstico de um paciente com hidrocefalia inicia-se com a avaliação clínica em que se evidencia sinais e sintomas de hipertensão intracraniana e cuja apresentação varia de acordo com a idade do paciente (Tabela 69.1).

Além da clínica de hipertensão intracraniana, alguns sinais podem sugerir a etiologia da hidrocefalia e devem ser procurados na avaliação do paciente. Deformidades em flexão dos polegares podem ser uma pista para hidrocefalia ligada ao X, proeminência occipital pode indicar uma Síndrome de Dandy-Walker, uma retinopatia pode sugerir uma neuroinfecção intrauterina, alteração do formato craniano pode sinalizar uma craniossinostose, sendo as sindrômicas as mais relacionadas a hidrocefalia. Após a suspeita clínica da hidrocefalia, deve-se proceder com a investigação com os exames complementares.

A ultrassonografia (USG) é o primeiro método a ser utilizado para identificar pacientes com suspeita de hidrocefalia no período pré-natal e neonatal. De baixo custo, acessível, rápida, não invasiva e ainda poder ser realizada à beira leito são algumas de suas vantagens. Além de fazer diagnóstico por meio da medição dos ventrículos (Tabela 69.2), também é possível identificar algumas causas, como hemorragias da prematuridade, tumores, malformações cerebrais associadas e ventriculites. Pela sua relativa versatilidade (comparada às outras modalidades) e baixo custo, pode ser utilizada no acompanhamento seriado a fim de avaliar progressão ou não da hidrocefalia e condições associadas. Com o uso do Doppler, é possível medir o índice de resistência do fluxo das artérias cerebrais anteriores e cerebral média e correlacionar com a pressão intracraniana, diferenciando aqueles pacientes com ventriculomegalia sem aumento da pressão intracraniana, determinando assim condutas diferentes. Suas desvantagens são: operador dependente, restrição de idade (necessidade de fontanelas abertas e amplas) e limitada avaliação do parênquima cerebral devido à baixa nitidez de imagem do método.

O padrão-ouro para diagnóstico de hidrocefalia, bem como sua etiologia e complicações de seu tratamento, é a ressonância magnética encefálica. As sequências mais importantes e que devem conter no estudo do paciente hidrocefálico são: T1 tridimensional com cortes finos e sem contraste para estudo detalhado da morfologia cerebral e avaliar presença de malformações associadas; T1 tridimensional com gadolíneo, para avaliar captação de contraste por lesões neoplásicas, abcessos cerebrais, realce leptomeníngeo (meningoencefalite, carcinoma-

Tabela 69.1 Apresentação clínica dos pacientes hidrocefálicos por faixa etária.

Neonatos	Lactentes	Pré-escolares e escolares
Formação globosa do crânio	Macrocefalia	Cefaleia (pior no período diurno e com manobra de valsalva)
Crescimento acelerado do perímetro cefálico	Distensão das veias do escalpe	Vômitos
Fontanela tensa	Fontanela tensa com abaulamento frontal, paralisia do IV par craniano, sinal do olhar poente	Paralisia do IV e VI pares cranianos, hiperreflexia/clônus
Distensão das veias do escalpe	Sonolência	Diplopia
Apneia	Vômitos	Papiledema
Bradicardia	Irritabilidade	Letargia

Tabela 69.2 Graduação da hidrocefalia por USG.

Diâmetro Atrial*	Graduação da hidrocefalia
<10mm	Normal
10- 12 mm	Leve
12- 15mm	Moderada
>15mm	Severa

*diâmetro atrial do ventrículo lateral na altura do glômus do plexo coroide.

tose), realce nas paredes ventriculares (ventriculite); T2 sagital e coronal, a fim de avaliar morfologia das paredes ventriculares e septo pelúcido, e artefatos de fluxo a partir dos forames e aquedutos cerebrais *flow voids*, bem como a patência do aqueduto cerebral, importante causa de hidrocefalia obstrutiva; T2 FIESTA, que possibilita avaliar com detalhe a presença de finas membranas intraventriculares e intracisternais; T2 axial FLAIR para avaliar presença de transudação ependimária, decorrente de falha no mecanismo de absorção liquorica pelo epêndima ventricular, vista como hipersinal periventricular. Na substância branca profunda; e também, algumas sequencias para avaliar a dinâmica liquórica, tais como: SSFP, SPAMM, PSIF, 3D-SPACE e *Time*-SLIP.

A tomografia craniana (TC) ainda tem seu espaço no manejo dos pacientes hidrocefálicos, principalmente nos casos de hidrocefalia aguda em que o paciente abre o quadro com rebaixamento do nível de consciência, estupor ou coma, ou após implante das derivações, para avaliar posicionamento do cateter ventricular e complicações, como nas disfunções de válvula em que o paciente apresenta uma rápida e progressiva deterioração neurológica. A TC de crânio tem a vantagem de ser rápida e acessível na maioria dos hospitais, porem a desvantagem de emitir grande quantidade de irradiação sobre um sistema nervoso ainda em formação.

ETIOLOGIAS

Hidrocefalia Fetal

Hidrocefalia fetal é uma complexa malformação que além da ventriculomegalia está frequentemente associada a outros defeitos do SNC, os quais variam dependendo da doença que a originou.

A incidência é provavelmente subestimada devido inúmeros casos de óbitos fetais que não são diagnosticados. Dentre os nascidos vivos, estima-se uma incidência de 0,2 a 1 por 1000 nascimentos.[14,15] Sexo masculino e primigestas são fatores predisponentes conhecidos.[16] As causas mais frequentes de hidrocefalia fetal são: estenose de aqueduto, hidrocefalias comunicantes, malformação de Dandy-Walker, patologias do tubo neural, infecções congênitas e mielomeningocele.[17]

Com o desenvolvimento tecnológico na área da medicina fetal, principalmente em relação aos exames diagnósticos e a qualidade das ultrassonografias e ressonância magnética (Figuras 69.6 e 69.7), tornou-se possível diagnósticos muito mais precisos e precoces, o que trouxe à tona outros dilemas, tais como: quais, quando e como abordar essas hidrocefalias.

O termo hidrocefalia fetal já foi considerado por muitos autores como qualquer dilatação dos ventrículos antes do nascimento. Entretanto, sabemos que algumas malformações cursam com colpocefalia (dilatação dos cornos occipitais), sem contudo apresentar sinais de hidrocefalia hipertensiva, frequentemente vistos em casos de mielomeningoceles, e por vezes associadas a várias outras malformações, como agenesia de corpo caloso, para as quais os procedimentos fetais trarão poucos benefícios.

Cavalheiro *et al.*, analisando a evolução cognitiva e motora em pacientes com hidrocefalia fetal submetidos a derivação intraútero (ventrículo-amniótica), verificaram que as melhores evoluções ocorreram nos indivíduos que apresentavam aumento da pressão intracraniana. Os autores passaram a classificar essas hidrocefalias em hipertensivas e destrutivas, esta última verificada nos casos pós-infecções virais ou parasitárias. A identificação desses casos pode ser feita por meio de cefalocenteses transabdominal pré-opertória e medida da pressão intracraniana.[15]

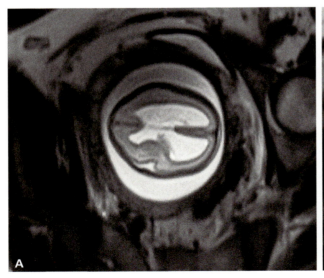 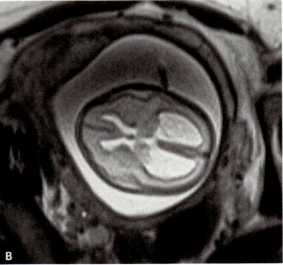

Figura 69.6 Ressonância magnética fetal de um paciente com mielomeningocele com alterações características, como sinal indireto de hipotensão liquórica, "sinal do limão"; colpocefalia e aumento das aderências intertalâmicas.

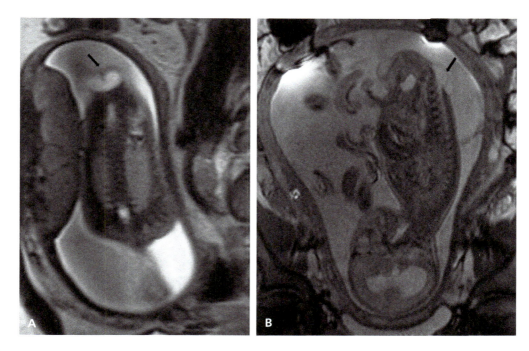

Figura 69.7 Ressonância magnética fetal de paciente com mielomeningocele. Nota-se a falha óssea com herniação do saco dural (setas).

Algumas infecções virais (rubéola, varicela, sarampo, citomegalovírus e herpes) na gestação, principalmente no 1º trimestre, cursam com ependimite severa evoluindo com hidrocefalia destrutiva sem estenose de aqueduto ou hemorragias, levando a uma ventriculomegalia sem aumento de pressão intracraniana, não sendo, portanto, indicado qualquer procedimento fetal. Outras infecções, como coxsackie vírus, também podem evoluir com hidrocefalia, porém com uma evolução mais benigna, sem uma severa destruição do parênquima cerebral e geralmente mais tardia, sendo então indicado os procedimentos fetais.

Portanto, observa-se que os melhores resultados obtidos são com os fetos com hidrocefalia aguda hipertensiva, diagnosticadas no 3º trimestre e sem outras malformações associadas.

A neurocirurgia fetal para tratamento de hidrocefalias ainda é um tema muito debatido e foi iniciado com as cefalocenteses em 1981 por Birnholz e Frigoletto, evoluindo para as derivações ventrículo-amnióticas introduzidas por Clewel e, mais recentemente, proposto por Cavalheiro et al., em 2003, as terceiro ventriculostomias endoscópicas (TVE). A despeito do grande desenvolvimento das técnicas diagnósticas, o mesmo não se pode dizer das técnicas terapêuticas, que se resumem a múltiplas punções liquóricas de alívio, derivações provisórias ventriculares-amnióticas – as quais frequentemente migram para cavidade uterina ou ventricular – e, mais recentemente, a neuroendoscópica, que apresenta grande dificuldade técnica muitas vezes imposta pelo posicionamento fetal.

A técnica cirúrgica mais desenvolvida até o momento, não como tratamento, mas para prevenção, é a correção intraútero de mielomeningocele. Nesse sentido, o *Managment of Myelomeningocele Study* (MOMS), estudo randomizado comparando a correção pré-natal *versus* pós-natal, evidenciou que dentre pacientes submetidos a correção de mielomeningocele antes da 27ª semana, apenas 40% necessitaram de derivação após o nascimento, enquanto naqueles em que a correção foi realizada pós-natal, 82% desenvolveram hidrocefalia. Esse estudo é um marco tanto no tratamento fetal da mielomeningocele quanto na introdução do conceito de prevenir o desenvolvimento de hidrocefalia.[18]

Hidrocefalia Congênita (Intrínseca)

Quando não há uma causa externa estabelecida para o desenvolvimento da hidrocefalia, deve-se suspeitar de algumas síndromes genéticas que podem se apresentar predominantemente com hidrocefalia ou fazer parte de um fenótipo clínico de malformações em que também há o desenvolvimento da hidrocefalia. (Figura 69.8).

A maioria das síndromes genéticas desenvolve hidrocefalia obstrutiva, podendo ser proximal, com estenose do III ventrículo ou aqueduto, ou distal no IV ventrículo, forames de Lushka e Magendi ou a nível do forame magno (Tabela 69.3).

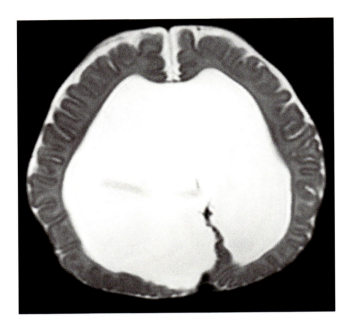

Figura 69.8 RM encéfalo em T2 corte axial de um paciente com hidrocefalia extrema congênita (intrínseca) associada a outras malformações, como agenesia de corpo caloso.

■ HIDROCEFALIA PÓS-INFECCIOSA

Pré-natal

Toxoplasmose

Causada pelo protozoário *Toxoplasma gondi*, a toxoplasmose congênita ocorre pela transmissão transplacentária sendo mais grave quando ocorre no primeiro trimestre da gestação e mais frequente quando ocorre no último trimestre.[20] A grande maioria dos infectados serão assintomáticos, porém pode haver formas severas que vão desde comprometimento cognitivo grave à aborto, além da clássica síndrome de Sabin (hidrocefalia, calcificações intracranianas, coriorretinite e convulsões).

O parasita toxoplasma tem um tropismo pelas células ependimárias, invadindo-a e causando necrose do tecido. Os debris desse processo necrotizante caem no sistema ventricular e bloqueiam os pontos de estreitamento, como os forames interventriculares ou aqueduto cerebral, podendo gerar várias formas de hidrocefalia, com envolvimento apenas de um ventrículo lateral, de ambos ventrículos laterais, do III° ventrículo, ou do IV° ventrículo.[21]

O tratamento mais eficaz é a prevenção, com políticas de educação quanto às formas de contágio para as gestantes. Uma vez diagnosticado a toxoplasmose congênita, deve-se iniciar o esquema antiparasitário com pirimetamina + sulfadiazina acrescido de ácido folínico e associado a glicocorticoides em casos com suspeita de inflamação aguda. O manejo da hidrocefalia depende da atividade inflamatória e infecciosa da doença: nos casos de infecção aguda, com ventriculite ao nascimento, deve-se proceder a derivação externa ou subgaleal; nos casos de estenose de aqueduto isolado pode-se tentar a TVE; nos casos subagudos e crônicos com formas complexas de hidrocefalia com destruição de parênquima e fibrose do espaço subaracnoideo, a derivação ventrículo-peritoneal deve ser a primeira opção.

Tabela 69.3 Síndromes genéticas relacionadas a hidrocefalia congênita.[19]

Síndrome genética	Ponto de obstrução	Características clínicas	Características radiológicas	Gene acometido	Herança
Estenose de Aqueduto de Sylvius ligado ao X (Síndrome de Bicker-Adams)	Aqueduto	Polegares aduzidos	Hipoplasia ou aplasia do corpo caloso (não é específico desta mutação)	*L1CAM*	Ligada ao X
Síndrome de Fried	Aqueduto/ IV ventrículo (espectro Dandy Walker)	Deficiência intelectual	Calcificação gânglios da base (mais sensível na TC ou na ponderação SWI da RM)	*AP1S2*	Ligada ao X
Síndrome de Walker-Warburg	Aqueduto/ Comunicante (espaço subaracnoideo)	Microftalmia, hipoplasia nervo óptico, malformação câmara anterior, elevação de CPK sérica	"Cobblestone" córtex, anormalidade sinal substância branca, alargamento teto mesencefálico, cisto cerebelar, "kink" medular	*POMT1, POMT2, POMGNT1, FKTN, FKRP, LARGE, ISPD*	Autossômico recessivo
Defeitos no fechamento do tubo neural	Distal	Mielomeningocele	Malformação de Chiari tipo II	*Fuzzy (FUZ), VANGL1, CELSR1*	Multifatorial Interação meio ambiente

Tabela 69.3 Síndromes genéticas relacionadas a hidrocefalia congênita.[19] *(Continuação)*

Síndrome genética	Ponto de obstrução	Características clínicas	Características radiológicas	Gene acometido	Herança
Cistos aracnoides complexos	Variável em relação à localização do cisto	Sd. OFD 1: língua trilobada, frênulo acessório, polidactilia ou sindactilia	Agenesia corpo caloso e cisto aracnoide.	OFD1	Ligada ao X (letal em homens)
		Sd. Acrocalosa/Sd. Hydrolethalus/ Sd. Grieg: polidactilia, duplicação do halux	Agenesia corpo caloso, hamartoma hipotalâmico, sinal do dente molar	KIF7, GLI3 GPSM2	Autossômico dominante, autossômico recessivo
		Sd. Chudley McCollough: surdez	Agenesia do corpo caloso e polimicrogiria		Autossômico recessivo
Craniossinostoses sindrômicas e displasia esquelética	Distal	Malformação craniofacial com fechamento precoce de suturas, e malformação esquelética	Fechamento precoce de suturas, sinal prata batida	FGFR1, FGFR2, FGFR3	Autossômica dominante
RASopatias	Distal/ Comunicante/ Ambos	NF1: Manchas café com leite, neurofibromas	Lesões hiperintensas não identificadas, gliomas, hamartomas.	NF1	Autossômica dominante
		Noonan: baixa estatura, malformações faciais, defeito cardíaco estrutural (estenose artéria pulmonar)	Não caracterizado	PTPN11, SOS1, RAF1, KRAS, NRAS, BRAF, MAP2K1	Autossômica dominante
		CFC: defeito cardíaco estrutural, malformações faciais, anormalidade cutâneas e cabelos	Não caracterizado	BRAF, MAP2K1, MAP2K2, KRAS	Autossômico dominante
		Costello: malformações craniofaciais, defeito cardíaco estrutural	Aumento do cerebelo e do volume da fossa posterior	HRAS	Autossômica dominante
Síndromes megaloencefálicas	Distal	MCAP: malformação capilar, crescimento segmentar, sindactilia, polidactilia	Megaloencefalia, aumento do volume da fossa posterior	PIK3CA, CCND3	Mosaicismo pós-zigótico
		MPPH: polidactilia	Megaloencefalia, aumento volume fossa posterior, polimicrogiria	PIK3R2, AKT3	Autossômico dominante
VACTERL-H	Aqueduto	Defeitos vertebrais, atresia anal, defeitos cardíacos, fístula traqueoesofágica, anomalias renais e anomalias dos membros	Não caracterizada Rombencefalosinapse	FANCB Desconhecido	Ligada ao X Mutação esporádica

OFD, cro-facial-digital; MCAP, malformação capilar megaloencefálica; MPPH, megaloencefalia- polimicrogiria-polidactilia-hidrocefalia; NF1, neurofibromatose tipc 1; CFC, cárdio-facial-cutâneo.

Citomegalovírus

O citomegalovírus (CMV) é um membro da família dos herpesvírus e é o mais frequente agente infeccioso que causa dano cerebral por transmissão materno-fetal. As malformações podem ser evidenciadas a partir da 28ª semana de gestação por USG ou RM, que apontam hidrocefalia, extensa gliose da substância branca com atrofia, calcificações e cistos parenquimatosos e ependimários, e ainda malformações corticais, notavelmente polimicrogiria.[22] As características clínicas dos neonatos são: coriorretinite, microcefalia, epilepsia e atraso cognitivo.

Lesões inflamatórias extensas, periventriculares e periaquedutais promovem obstrução mecânica ao fluxo liquórico, resultando na hidrocefalia obstrutiva.

O tratamento consiste em antirretroviral com ganciclovir e o tratamento da hidrocefalia, quando presente, com as derivações ventrículo-peritoneais. O prognóstico depende da severidade da destruição do parênquima cerebral, usualmente sendo muito ruim a despeito do tratamento instituído.

Zika vírus

O zika vírus é uma arbovirose da família Flaviridae cuja infecção cursa com uma síndrome febril com *rash* cutâneo maculopapular e artralgia. Essa síndrome assolou principalmente o nordeste brasileiro entre 2015 e 2017. Dentre seu espectro clínico notavelmente encontra-se a microcefalia, que evolui com uma importante disfunção neurológica com atraso do desenvolvimento neuropsicomotor e cognitivo.

Em alguns casos foi observado a associação do zika vírus com hidrocefalia. A persistência do vírus no SNC leva a apoptose do tecido neural com destruição maciça do parênquima, embora permaneça ativa a produção liquórica. A falta do tecido cerebral aliado a um aumento progressivo do líquor leva a um alargamento ventricular crônico e em determinado momento a pressão hidrostática do líquor irá exceder a complacência cerebral, resultando na hidrocefalia hipertensiva. Postula-se que, associado a perda neuronal e da astroglia pela infecção viral, também ocorre uma disfunção de todo tecido de sustentação e suporte, como vascular e linfático, que contribuirão para a formação da hidrocefalia, uma vez que participam ativamente da absorção e circulação.[23]

O tratamento mais eficaz, assim como toda neuroinfecção, é a prevenção. No caso de zika vírus, é realizada por meio de medidas contra o vetor, o mosquito *Aedes aegypti*, com políticas de conscientização da população sobre as medidas de erradicação do inseto. Uma vez ocorrendo a infecção e diagnosticada a hidrocefalia, o principal tratamento é a derivação ventricular definitiva, embora o prognóstico neurológico dessas crianças seja muito ruim a despeito do tratamento.

Neonatal

Meningite Piogênica

Meningite neonatal ocorre em 40 a 50 por 100 mil nascidos vivos, sendo 2/3 nosocominais.[24] Há 2 grupos distintos: o primeiro compreende os casos em que a meningite surge poucos dias após o nascimento, como parte de um quadro de sepse generalizado; tem como principais agentes *E. coli* e estreptococos do grupo B e a infecção é materna. O outro grupo é representado pelos casos em que a meningite é a principal manifestação, frequentemente atingindo os prematuros. Tem como principais agentes os estafilococos e estreptococos do grupo B, podendo a origem da infecção ser tanto materna quanto nosocominal. Com frequência, a meningite ou ventriculite vem associada a abscesso cerebral, principalmente se o agente infeccioso é Proteus, Haemophilus ou gram-negativo. Em geral, esses abscessos rompem-se no interior dos ventrículos, originando ventriculite e hidrocefalia, normalmente diagnosticadas 2 a 3 semanas após e se apresentando em sua forma multiloculada (Figura 69.9).

Os critérios para diagnóstico de hidrocefalia pós-infecciosa neonatal são:[25]

- Ausência de hidrocefalia ao nascimento;
- História de doença febril ou sepse generalizada no período neonatal;
- Líquor ventricular com 4 ou > alterações dentre: celularidade > 100 cel/mm³; glicose < 20mg/dL; proteína> 150mg/dL; cultura positiva.

A fisiopatologia consiste na presença de exsudato nos sulcos e cisternas basais, composto por leucócitos polimorfonucleares, linfócitos, macrófagos e fibroblastos, associado a um fluído ventricular espesso e presença de pus na parede ependimária e plexo coroide, os quais determinam um bloqueio na absorção e circulação liquórica e promovem a dilatação ventricular. A presença de fibroblastos no exsudato inflamatório provoca adesões nas paredes ventriculares, contribuindo para a formação da hidrocefalia multiloculada.[26]

O tratamento consiste em antibioticoterapia de amplo espectro num primeiro momento e depois guiada pelo antibiograma, se identificado o agente. A lavagem endoscópica é eficaz não apenas por proporcionar a remoção do exsudato piogênico, de pus e debris no interior dos ventrículos, mas também para evitar uma obstrução mecânica do sistema ventricular. Após o procedimento endoscópico deve-se deixar um cateter de derivação ventricular externa. Se após o tratamento

Hidrocefalia

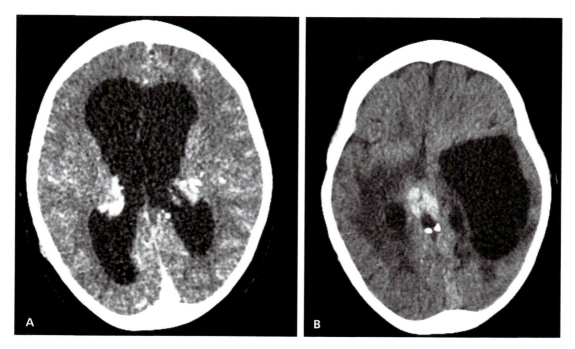

Figura 69.9 Tomografia de crânio em cortes axiais com contraste (A) e sem (B) de um paciente com meningite piogênica por tuberculose desenvolvendo hidrocefalia multiloculada. Note sinais de ventriculite pela captação de contraste no epêndima em A, e presença de dilatação do corno temporal isolado em B pela formação de septação secundário ao processo infeccioso.

da infecção persistir a hidrocefalia deve-se implantar uma derivação ventrículo-peritoneal e, em alguns casos de hidrocefalia complexa multiloculada, talvez seja necessário mais de 1 derivação ou procedimentos endoscópicos para fenestração das septações.

Pós-neonatal

Em pacientes acima de 3 meses de idade o agente mais prevalente é o *Haemophilus influenza,* e em adolescentes o *Neisseria meningitidis.* O pico de incidência é entre 7 e 11 meses. Nesta idade, infecção por gram-negativo apresenta altas taxas de morbidade e mortalidade. No caso das ventriculites, podem ocorrer diminuição da produção liquórica devido à destruição das vilosidades do plexo coroide.

Também nesta idade pode surgir uma coleção pericerebral com alargamento do espaço subaracnoideo associado à mínima captação de contraste do córtex cerebral após resolução do quadro infeccioso, com evolução benigna na grande maioria das vezes e que não requer nenhum tratamento.

HIDROCEFALIA NA HEMORRAGIA DA PREMATURIDADE

A hemorragia intraventricular e periventricular é uma grave complicação da prematuridade, e com o desenvolvimento da neonatologia houve um aumento expressivo de neonatos prematuros extremos e consequentemente aumento na incidência desta complicação que pode ter um desfecho catastrófico. Pacientes com hemorragia da prematuridade grave ou moderada apresentam grande risco de hidrocefalia, paralisia cerebral e atraso cognitivo.[27]

A incidência de hemorragia intraventricular varia de 20% a 25% entre os extremos prematuros, sendo mais frequente quanto menor a idade gestacional, sendo em torno de 25% nos neonatos com 24 semanas, caindo para 5% com 28 semanas, e muito raramente é visto após 30 semanas. Assim, a idade gestacional é o principal fator de risco independente para o desenvolvimento da hemorragia intraventricular. Dentre eles, aproximadamente 30% a 50% dos neonatos com a forma grave serão dependentes de uma derivação definitiva. O único fator protetor independente foi o uso de glicocorticoide para maturação pulmonar antenatal.[28]

Fisiopatologia

A hemorragia intraventricular inicia-se na matriz germinativa, uma área extremamente vascularizada, berço de células precursoras neurogliais, que desaparece por volta da 36ª semana de gestação. Os vasos dessa região são imaturos, irregulares e frágeis com paredes delgadas, cuja localização periventricular com conexão direta ao sistema de drenagem venosa profunda torna-a diretamente afetada por fatores como isquemia, reperfusão e congestão venosa. A falta de um sistema de autorregulação do fluxo cerebral nos prematuros permite que a área seja muito suscetível às variações pressóricas e, consequentemente, à hemorragia. Causas como hipercapnia, hipoglicemia e hipóxia podem levar a vasodilatação cerebral e aumentar o risco de sangramento. O aumento da atividade fibrinolítica desempenha um papel importante na extensão da hemorragia. Evidências apontam para o papel genético na predisposição à hemorragia intraventricular, tendo sido identificados alguns polimorfismos como o do fator V de Leiden.[29,30]

A hemorragia intraventricular ocorre geralmente nos primeiros 5 dias pós-natal, sendo mais frequente nas primeiras 72h (>90%), e 50% nas primeiras 6h após o nascimento, evidenciando, portanto, a extrema importância da assistência ao parto e às crianças no período perinatal dos neonatos prematuros.[28]

Uma das complicações da hemorragia intraventricular é a dilatação ventricular, que usualmente se desenvolve dentre alguns dias da instalação da hemorragia a algumas semanas, e é mais frequente quanto maior o grau da hemorragia. Em cerca de 55% a ventriculomegalia pós-hemorragia não necessitará de nenhuma intervenção cirúrgica, porém em 35% será necessário cirurgia, e 10% morrerão. A hidrocefalia desenvolve-se pela obstrução em algum ponto do sistema ventricular por coágulos, incluindo as tetraventriculares, designadas como "comunicantes", pela obstrução nos pontos de absorção liquórica.[28]

Outra complicação da hemorragia intraventricular associada ou não ao infarto hemorrágico periventricular, é a leucoencefalomalacia periventricular cística, uma lesão da substância branca devido ao estresse oxidativo derivado dos elementos da degradação do sangue intraventricular, levando a apoptose da matriz glial[31] (Figura 69.10).

Diagnóstico

Embora seja mais frequente em prematuros < 30 semanas, pacientes nascidos < 32 semanas ou acima, mas gravemente enfermo ou com instabilidade hemodinâmica ao nascimento, devem ser triados com USG transcraniana seriadas.

Papille et al.[32] graduou as hemorragias intraventriculares em 4 grupos de acordo com a extensão do hematoma e presença ou não de hidrocefalia, porém Volpe propôs uma nova classificação ao observar que as hemorragias intraventriculares na verdade não seriam uma extensão do hematoma intraventricular para dentro do parênquima, mas sim resultado de um infarto hemorrágico periventricular por compressão dos vasos da matriz germinativa, e que portanto poderia ser uma complicação de qualquer grau da hemorragia intraventricular, sendo mais frequente no grau III (Tabela 69.4).

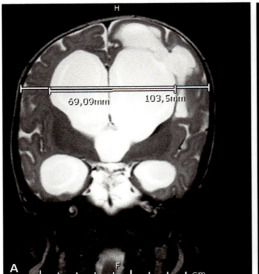 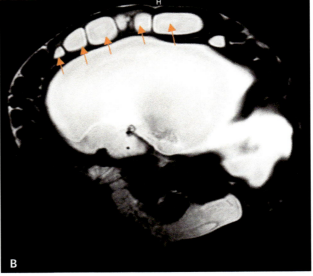

Figura 69.10 corte coronal **(A)** e sagital **(B)** evidenciando hidrocefalia após hemorragia da prematuridade (índice de Evans = 0,66). Em destaque (setas laranjas) observa-se leucoencefalomalacia periventricular cística, uma complicação associada à substância branca após hemorragia intraventricular e/ou infarto periventricular.

Após diagnóstico de hemorragia intraventricular, o paciente deve manter um seguimento para acompanhar a evolução e identificar possíveis complicações: hemorragias grau I e II com USG 1 vez por semana, no mínimo por 4 semanas; hemorragias grau III e IV (Pappile) com USG 2 vezes por semana até estabilização e, então, 1 vez

Tabela 69.4 Classificação de hemorragia da prematuridade.

	Local	Imagem
Grau I	Hemorragia restrita à matriz germinativa	
Grau II	Hemorragia intraventricular sem dilatação	
Grau III	Hemorragia intraventricular com dilatação	
Infarto hemorrágico periventricular (antigo Grau IV)	Hemorragia intraventricular com infarto hemorrágico intraparenquimatoso	

Fonte: Adaptada de Pappile e Volpe, 2008.

por semana. Outra ferramenta amplamente utilizada é o índice de resistência das artérias cerebrais internas (RI), que auxilia na inferência indireta de aumento da pressão intracraniana.

Contudo, é imprescindível o acompanhamento clínico desses pacientes, com mensuração diária do perímetro cefálico, o qual não deve exceder um aumento superior a 2 cm/semana; palpação da fontanela; observação de vômitos, apneia, alteração do tônus, irritabilidade, atividade e reatividade.

Tratamento

O objetivo principal do tratamento das hemorragias intraventriculares é evitar uma derivação ventricular definitiva e prevenir efeitos deletérios ao parênquima cerebral da hipertensão intracraniana, inflamação e liberação de radicais livre pelo coágulo.

As opções de tratamento para o manejo da hidrocefalia pós-hemorrágica incluem: punção lombar/transfontanelar seriada (PLS), inserção de reservatório ventricular, derivação ventricular externa (DVE), derivação ventrículo-subgaleal (DVSG) e lavagem cerebral (*brainwashing*).

A DVSG reduz a necessidade de aspiração liquórica diária em comparação ao reservatório, enquanto reservatório ventricular apresenta menor morbidade e mortalidade em relação a DVE.

O uso rotineiro de punção lombar ou transfontanelar não é recomendado para evitar derivação definitiva ou progressão da hidrocefalia nos prematuros, sendo utilizado para alívio imediato da hipertensão intracraniana.

Uso de trombolíticos intraventriculares, como uroquinase, estreptoquinase ou ativador plasminogênio ativado, não são recomendados como método para evitar derivação definitiva, estando associados a aumento do risco de hemorragia intraventricular secundário.

O uso de acetazolamida e furosemida não são recomendados para evitar derivação definitiva.

Não há evidência suficiente que determine qual peso ou parâmetro liquórico ideal para implementação da derivação definitiva, quando necessária. No entanto, em geral, neonatos com mais de 1500 g são candidatos para derivação ventrículo-peritoneal com menor taxa de complicações.[33]

O *brainwashing* é um termo em inglês utilizado para definir uma cirurgia intraventricular endoscópica para remoção de coágulos e realização de TVE. Consiste na inserção do neuroendoscópio no ventrículo lateral com irrigação contínua de soro fisiológico, ringer com lactato ou plasma lite aquecidos por um canal de trabalho e drenagem do conteúdo hemático pelo outro canal do neuroendoscópio. Adicionalmente, pode-se efetuar aspiração ativa de coágulos, além disso, é possível realizar TVE, capaz de tratar as hidrocefalias decorrentes de um fator obstrutivo, além de casos selecionados que poderiam ser submetidos também a aqueductopalstia, de forma a evitar o quarto ventrículo isolado. No entanto, essa abordagem é restrita a poucos centros e, no momento, encontra-se em comparação com outras técnicas no estudo TRophy, que reúne diversos centros ao redor do mundo, incluindo o Brasil.

IV VENTRÍCULO ISOLADO

Condição em que ocorre hidrocefalia infratentorial por estenose de aqueduto e dos forames de saída do IV ventrículo (Luscka e Magendie) secundário à hemorragia intraventricular ou infecção. Tal condição está associada aos casos em que há uma derivação ventricular definitiva crônica no espaço supratentorial e, com o desenvolvimento do IV ventrículo isolado, ocorre uma diferença de pressão, resultando numa herniação ascendente do IV ventrículo.

Como opção de tratamento pode-se realizar uma segunda derivação do espaço infratentorial com uma conexão em Y com o cateter supratentorial, porém, tal prática vem sendo abandonada pela alta taxa de complicação e falha (aproximadamente 40% necessitam de revisão em 1 ano). Muitos estudos têm demonstrado benefício do uso da endoscopia para se realizar aquedutoplastia, com fenestração da membrana que obstrui o aqueduto cerebral, comunicando o III com IV ventrículo, dispensando uma segunda derivação. Mais recentemente, tem-se descrito associar a aquedutoplastia com implantação de um *stent* trespassando o aqueduto e comunicando o III com IV ventrículo, a fim de evitar a reestenose e diminuindo assim o índice de falhas[34] (Figura 69.11).

HIDROCEFALIA NA MIELOMENINGOCELE

Mielomeningocele é o defeito do tubo neural mais frequente e está associado a outras malformações, como malformação de Arnold-Chiari tipo II; disfunção sensitivo-motora e esfincteriana em grau variável, a depender da altura medular do defeito; deformidades ortopédicas, incluindo escoliose, displasia de quadril, pé torto; siringomielia; e hidrocefalia, estimada acima de 80-90% dos casos.

A hidrocefalia em portadores de mielomeningocele é multifatorial. O defeito do tubo neural gera uma fístula constante de líquor para o líquido amniótico, que gera uma diferença de pressão entre o compartimento craniano e espinhal no feto. Essa diferença contribui para a descida e herniação das tonsilas cerebelares e do tronco encefálico por meio do forame magno, levando a uma hi-

Hidrocefalia

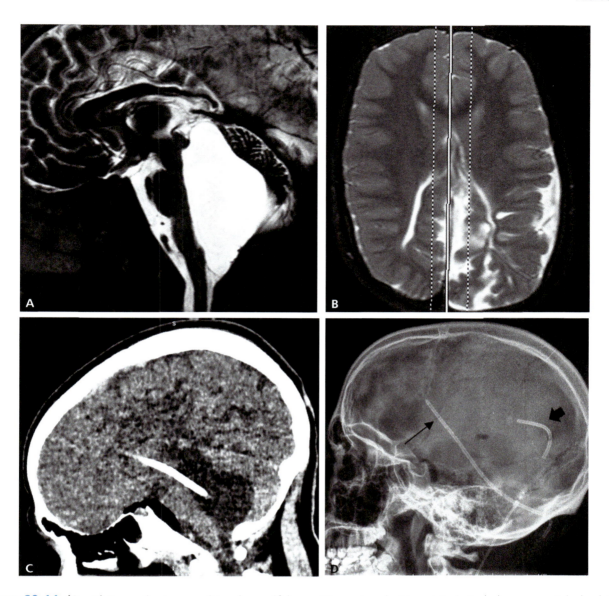

Figura 69.11 (A e B) Ressonância magnética de encéfalo em T2 mostrando IV ventrículo isolado com ventrículos laterais em fenda. (C) Tomografia de crânio após aquedutoplastia com inserção de *stent* em aqueduto cerebral por endoscopia. Observe a redução do tamanho do IV ventrículo. (D) RX de crânio evidenciando o posicionamento do *stent* (seta longa) comunicando os espaços supratentorial e infratentorial, e o cateter proximal da derivação ventrículo-peritoneal (seta curta) posicionado no ventrículo lateral.

poplasia da fossa posterior, características que definem a malformação de Chiari tipo II. Tal herniação provoca uma compressão das estruturas nervosas a nível craniocervical provocando uma obstrução da circulação liquórica a nível do IV ventrículo e de seus forames de saída, além do bloqueio do fluxo liquórico através do forame magno. A hipoplasia da fossa posterior também gera um estado de congestão venosa, o que dificulta a absorção liquórica e contribui para desenvolvimento da hidrocefalia.[35]

Estenose de aqueduto é outra malformação comumente observada em pacientes com mielomeningocele, estimada em até 75%, e também envolvida nos fatores que desencadeiam hidrocefalia.[36]

O diagnóstico de mielomeningocele pode ser feito por USG obstétrica logo na 12ª semana de gestação, identificando o defeito da coluna espinhal no feto ou por sinais indiretos de hipotensão cerebral que são conhecidos como sinal do limão ou sinal da banana. Além disso, esse *screening* durante a gestação também pode

Capítulo 69

identificar ventriculomegalia, sendo assim caracterizada quando o diâmetro ventricular é maior que 10 mm ao nível do átrio. A RM fetal é o exame padrão-ouro para o diagnóstico preciso da malformação de Chiari, com análise detalhada da fossa posterior e de todo parênquima cerebral, importante para elencar os candidatos a correção intraútero. Heterotopias da substância cinzenta, agenesia do corpo caloso, alteração do teto mesencefálico (*tectal beacking*), hiperplasia da massa intertalâmica, deformidade do III ventrículo em "dente de tubarão", colpocefalia, hipoplasia da fossa posterior com herniação do tronco e tonsilas cerebelares pelo forame jugular são alguns exemplos de alterações que podem ser identificadas, além do próprio defeito do fechamento no tubo neural, que mais frequentemente ocorre na coluna lombar/sacral (Figuras 69.6 e 69.7).

Tratamento

O estudo do manejo da mielomeningocele (MOMS), publicado em 2011, comparou pacientes submetidos a correção da mielomeningocele no período pré-natal (antes de 27 semanas) com os tratados no período pós-natal. Foi interrompido antes do planejado por evidenciar uma eficácia inequívoca do procedimento fetal com uma taxa de derivação definitiva de 40% ante 82% nos pacientes tratados no período pós-natal, com um seguimento de 12 meses.[18] Além disso, o estudo também comprovou a eficácia deste grupo em relação à função cognitiva e motora com um seguimento de 30 meses. No entanto, foi evidenciado um risco maior de prematuridade e morbidade materna (Figura 69.12).

Devido à significativa morbidade no longo prazo relacionada à inserção de derivações ventrículo-peritoneais, deve-se ter cautela na identificação dos pacientes que realmente as necessitam. Sinais clínicos de hidrocefalia como fontanela abaulada e tensa, macrocrania, sinal do sol poente, apneia, bradicardia e o aumento da pressão intracraniana são os principais fatores preditivos para necessidade de uma derivação definitiva. Tulipan *et al.* também identificaram que fetos com ventriculomegalias acima de 15 mm (medido pelo diâmetro atrial dos ventrículos laterais no plano axial) apresentavam piores resultados e, portanto, colocaram em discussão se estes seriam bons candidatos para as cirurgias fetais.

Alguns autores propõem, para os casos de mielomeningoceles tratadas após o nascimento, que se realize a derivação definitiva no mesmo tempo cirúrgico da correção da mielomeningocele, com a justificativa de isso reduzir o risco de fístula liquórica pelo defeito medular, otimizar o tempo anestésico e ter a mesma taxa de infecção se comparado aos procedimentos realizados num segundo tempo. No entanto, essa estratégia impõe a derivação ventrículo-peritoneal para 100% dos pacientes tratados de mielomeningocele após o nascimento e sabe-se que mesmo nesse grupo não há 100% de prevalência de hidrocefalia, dessa forma, uma fração desses pacientes seriam desnecessariamente tratados. Por outro lado, muitos outros grupos advogam que se deve aguardar um tempo para observar quais realmente terão indicação da derivação definitiva, de acordo com os sinais e sintomas apresentados que caracterizem a necessidade de tratamento para hidrocefalia.

Em virtude da morbidade inerente à inserção de uma derivação ventricular, muito se discute sobre estratégias ou alternativas para evitar tal procedimento, seja com uma permissividade maior de ventriculomegalia, seja por meio de outros procedimentos, como a TVE. Teo e Jones, em 1996, foram os primeiros a descreverem tal técnica para os portadores de mielomeningocele e obtiveram na sua série de 69 crianças uma taxa de sucesso de 72%.[31] Crianças acima de 6 meses e com falha da derivação ventrículo-peritoneal obtiveram maiores taxas de sucesso. Pacientes com infecção do SNC, hemorragia ventricular apresentaram as piores taxas. Warf e Campbell, em 2008, descreveram essa técnica associada a coagulação do plexo coroide em 115 crianças da África Oriental, e obtiveram sucesso em 76%, justificando sua teoria pela imaturidade das granulações aracnoideas como uma importante causa não obstrutiva da hidrocefalia desses pacientes e, portanto, com a coagulação do plexo coroide haveria uma diminuição da produção liquórica, associada à melhora do fluxo com a terceiro ventriculostomia.[37]

HIDROCEFALIA NA MALFORMAÇÃO DE DANDY-WALKER

A malformação de Dandy-Walker é caracterizada por uma lesão cística mediana de fossa posterior com ampla comunicação com IV ventrículo, ausência da porção caudal do vermis cerebelar com hipoplasia, rotação anterior e superior da porção remanescente, alargamento de toda fossa posterior com elevação da tórcula de Herófilo, rotação anterolateral dos hemisférios cerebelares hipoplásicos. Tal malformação faz diagnóstico diferencial com outras lesões que cursam com cistos da fossa posterior: variante de Dandy-Walker, persistência do Cisto da Bolsa de Blake, cisto aracnoide de fossa posterior e mega cisterna magna.

A hidrocefalia está presente em 80% dos casos e é multifatorial: atresia dos forames de Luskha e Magendie, estenose de aqueduto cerebral, aracnoidite das cisternas basais e congestão venosa imposta pela anatomia anormal da drenagem na fossa posterior com elevação dos seios transversos e confluência dos seios; estenose de aqueduto, seja primária dentro do espectro de malformações associadas ou secundária pelo deslocamento da porção anterior do vermis cerebelar devido aumento

Hidrocefalia

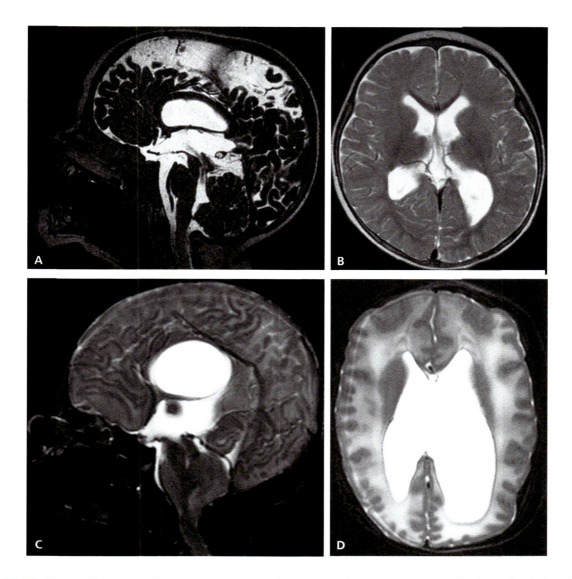

Figura 69.12 RM encéfalo em T2 de 2 pacientes com mielomeningocele. Em **A** e **B**, a correção foi realizada intraútero e o indivíduo não desenvolveu hidrocefalia. Em **C** e **D**, a correção do disrafismo foi pós-natal e a criança apresenta hidrocefalia. Note o Chiari tipo II em C, evidenciado pela herniação de tonsilas cerebelares e tronco cerebral pelo forame magno.

de pressão da fossa posterior, exercendo uma obstrução funcional do aqueduto cerebral; aracnoidite das cisternas basais, descrita por vários autores como um desenvolvimento anormal do espaço subaracnoideo nesses pacientes, dificultando o fluxo liquórico; congestão venosa imposta pela anatomia anormal da drenagem na fossa posterior com elevação dos seios transversos e confluência dos seios, levando a uma diminuição da absorção liquórica e consequentemente hidrocefalia.[38,39]

Tratamento

Sabendo da multifatoriedade da hidrocefalia nos pacientes com malformação e Dandy-Walker, o manejo torna-se um desafio e a escolha do método terapêutico é individualizado.

Antes da era das derivações ventriculares, realizava-se a abordagem cirúrgica com craniotomias suboccipitais e fenestração dos cistos, comunicando-os com o espaço subaracnoideo. Porém, a taxa de insucesso chegava a 75%, com uma mortalidade de 10%. A dificuldade pode ser explicada pela falha na circulação liquórica no espaço subaracnoideo anormalmente desenvolvido ou pela recorrência dos cistos e adesões aracnoideas removidas na cirurgia. Porém, com o avanço das técnicas microcirúrgicas e introdução da neuroendoscopia, houve aumento das taxas de sucesso com drástica redução da mortalidade, portanto, a abordagem cirúrgica, seja neuroendoscópica ou aberta, com a realização da fenestração ampla da parede do cisto e promovendo uma cisto-cisternostomia, ainda tem seu espaço no arsenal terapêutico.

Com o advento das derivações ventrículo-peritoneais ou ventriculoatriais, esses procedimentos se tornaram a opção de escolha para a maioria dos cirurgiões, no entanto, surgiu o debate se deveriam ser inicialmente colocados no ventrículo lateral, na fossa posterior, ou ainda, se em ambos ao mesmo tempo. A justificativa para tal debate encontra-se nos casos de estenose de aqueduto, seja ela primária ou funcional, onde ocorre uma diferença de pressão entre os compartimentos supra e infratentorial, assim, eventualmente, em uma inserção no ventrículo lateral poderia ocorrer uma herniação ascendente, ou descendente, se inserido na fossa posterior. Assim, alguns autores advogam implante de cateter nos dois compartimentos simultaneamente e com auxílio de um dispositivo em Y para conectar ambos os cateteres para somente um cateter peritoneal, não gerando, portanto, uma diferença de pressão entre os compartimentos. Outra opção à utilização do dispositivo Y seria uma aquedutoplastia endoscópica com introdução de *stent* para manter a patência do aqueduto e introdução de um único cateter no ventrículo lateral.[40]

Na tentativa de se evitar uma derivação ventricular definitiva para minimizar as complicações que podem chegar a > 50% dos casos, alguns autores advogam a realização da TVE como primeira opção desde que o paciente apresente condições favoráveis para o procedimento, como alargamento do III ventrículo, permeabilidade do espaço subaracnoideo (podendo ser diretamente avaliado pelo estudo do fluxo liquórico na ressonância magnética) e ausência de outras malformações que impeçam a fenestração do assoalho do III ventrículo. Alguns autores ainda associaram a TVE com a coagulação do plexo coroide e obtiveram uma taxa de sucesso de 78%.[41]

A despeito da evolução de técnicas e inovações tecnológicas, a hidrocefalia e as complicações desencadeadas pelo seu tratamento, como infecção e disfunção de válvulas, ainda configuram como principais causas de mortalidade nos pacientes com malformação de Dandy-Walker.

HIDROCEFALIA ASSOCIADA AOS TUMORES

Tumores de fossa posterior

Os tumores sólidos mais comuns na criança são os tumores do SNC, e a maioria deles se encontra na fossa posterior. Dentre eles, destacam-se os meduloblastomas, ependimomas, astrocitomas pilocíticos cerebelares e gliomas de tronco.[42] Entre 60% a 91% dos casos, a hidrocefalia estará presente no momento do diagnóstico.[43,44]

Na maioria dos casos de hidrocefalia por tumores de fossa posterior, o ponto de obstrução é o aqueduto cerebral ou IV ventrículo, provocando uma hidrocefalia triventricular. Assim, com a ressecção do tumor, a hidrocefalia é resolvida por restaurar a via natural do fluxo liquórico. Entretanto, em alguns casos, mesmo com a ressecção total do tumor, persiste a hidrocefalia, notavelmente naqueles com diagnóstico de meduloblastoma e ependimoma. Nestes casos, outros mecanismos fisiopatológicos estão envolvidos, como: obstrução no espaço subaracnoideo das cisternas basais por um processo inflamatório crônico, hemorragia tumoral e/ou pós-operatória e disseminação leptomeníngea do tumor, levando à disfunção da absorção liquórica[45] (Figura 69.13).

A fim de determinar a chance de o paciente desenvolver hidrocefalia persistente após ressecção do tumor, um grupo canadense elaborou um modelo de pontuação de acordo com número de fatores de risco preditivos para desenvolvimento de hidrocefalia persistente. São eles: idade <2 anos, presença de papiledema, hidrocefalia moderada a severa, metástase cerebral e histologia do tumor (meduloblastoma, ependimoma e glioma de tronco exofítico).[46] Quanto maior o número de fatores presentes, maior risco de hidrocefalia persistente após a ressecção do tumor.

Embora muito debatido, o tratamento ideal no manejo do paciente hidrocefálico com tumor de fossa posterior é a ressecção da lesão (idealmente total, se possível e dependendo da histologia). Alguns autores optam por introduzir uma derivação ventricular externa antes da ressecção, ou no mesmo ato cirúrgico, a fim de promover relaxamento do parênquima cerebelar e facilitar o procedimento. Após a cirurgia, então, seria necessário a realização de testes para saber se aquele paciente em questão será dependente de uma derivação permanente. Existe ainda um outro cenário, em que o paciente se apresenta ao diagnóstico em regime de franca hipertensão intracraniana aguda, muitas vezes em estado comatoso, requerendo um tratamento urgente, com um cérebro já em sofrimento pela alta pressão intracraniana, e em alguns lugares não há recurso suficiente para abordagem direta da lesão ou condições de cirurgia imediata, ou locais em que certamente será necessária a transferência do paciente para outro centro, dessa forma, pode-se realizar derivação ventrículo-peritoneal ou uma TVE, para, em um segundo momento, programar a abordagem da lesão.

Tumores suprasselares

Os principais tumores suprasselares na criança são os craniofaringiomas, gliomas quiasmáticos-hipotalâmicos e tumores de células germinativas, além dos cistos aracnoides suprasselares (Figura 69.14), como diferencial por lesões não neoplásicas. O principal mecanismo do desenvolvimento da hidrocefalia é por meio da obs-

Hidrocefalia

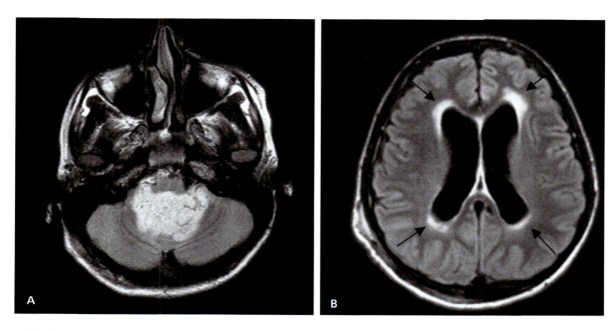

Figura 69.13 **(A)** RM do encéfalo de paciente com tumor de fossa posterior e hidrocefalia supratentorial. **(B)** Notar na sequência *flair* a transudação liquórica (setas), indicando hidrocefalia hipertensiva.

trução do forame de Monro e pelo crescimento da lesão em direção ao terceiro ventrículo.

A despeito do tratamento oncológico das lesões que admite uma gama de opções multimodais com diversos esquemas quimioterápicos, radioterapia e infusão intracística de interferon, muitas vezes a remissão do tumor não ocorre ou o paciente torna-se muito sintomático pela hipertensão intracraniana, assim, o tratamento cirúrgico se impõem necessário, podendo-se realizar:

- Ressecção cirúrgica da lesão, em que na grande maioria das vezes será parcial devido à íntima relação com nervos ópticos, quiasma óptico, artérias carótidas internas e seus ramos e perfurantes e hipotálamo;
- Fenestração endoscópica da parede do cisto com introdução de cateter de Ommaya para drenagem do conteúdo cístico e infusão de medicação, como interferon;[47]
- Biopsia endoscópica e coleta de líquor para pesquisa de células neoplásicas e marcadores dos tumores de células germinativas;
- Septostomia, com a comunicação de ambos os ventrículos laterais, uma vez que o tumor pode obstruir seletivamente um forame de Monroe e provocar hidrocefalias univentriculares;
- Derivação ventrículo-peritoneal. É importante destacar que pacientes com gliomas de vias ópticas apresentam alto nível de proteína no líquor e, portanto, evoluem em muitos casos com ascite e falha da derivação ventrículo-peritoneal, sendo necessário alocar o cateter distal em outros locais, como coração ou vesícula biliar.[48]

Tumores talâmicos

Os tumores talâmicos e de gânglios da base são incomuns na população pediátrica e podem também cursar com hidrocefalia à medida que comprimem o terceiro ventrículo e aqueduto cerebral, quando localizados na porção posterior do tálamo. O tratamento vai depender do tipo histológico, tamanho e localização. Tumores com características de baixo grau, focal e bem delimitados podem ser ressecados sem a necessidade de uma derivação definitiva. Tumores infiltrativos, com bordas irregulares, sugestivos de alto grau, associado a hidrocefalia, se beneficiam de derivação ventrículo-peritoneal com biopsia da lesão, que pode ser estereotáxica ou aberta; ou TVE com biopsia da lesão, dependendo da localização da lesão com uma anatomia ventricular e do assoalho do terceiro ventrículo favorável ao procedimento. Em caso de compressão ventricular unilateral, deve-se considerar a septostomia.

Tumores da região da pineal

Os tumores da região da glândula pineal são os mais frequentemente relacionados à obstrução do aqueduto cerebral. Tais lesões podem se apresentar com sinais de hipertensão intracraniana por uma hidrocefalia descompensada, déficit neurológico focal pela compressão da lesão principalmente no tecto

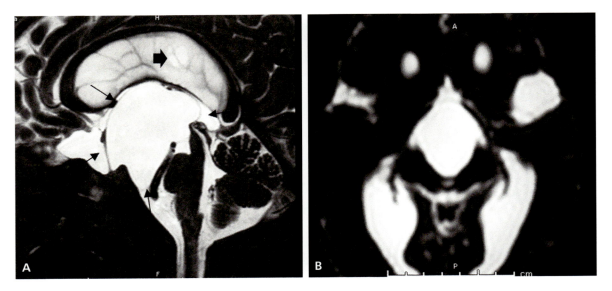

Figura 69.14 RM encéfalo ponderado em T2 corte sagital **(A)** e corte axial **(B)** evidenciando cisto aracnoideo suprasselar com hidrocefalia. Nota-se a falha do septo pelúcido devido regime de hipertensão crônica (seta curta) e as delgadas paredes do cisto de aracnoide (setas longas).

mesencefálico, com alteração do olhar conjugado vertical para cima, Síndrome de Parinaud ou disfunção hormonal, como puberdade precoce e diabetes insipidus pelo acometimento da haste hipofisária. O manejo da hidrocefalia nesses tumores deve ser cauteloso, pois passa a ser mandatória a realização de TVE, sendo sempre que possível, indicada a biopsia concomitante da lesão além de coleta de líquor para realizar os marcadores de tumores germinativos (alfa-fetoproteína e fração beta da gonadotrofina coriônica) (Figura 69.15).

Tumores do Plexo Coroide

Os tumores do plexo coroide são raros tumores intraventriculares que se originam do epitélio do plexo coroide e são classificados em 3 subtipos: papiloma do plexo coroide, benigno compreendendo de 40% a 60%; carcinoma do plexo coroide, malignos, presentes em 30% a 50% e papiloma atípico de plexo coroide, subtipo intermediário presente em 10% a 30%.[49]

Essas lesões, juntamente com a hiperplasia do plexo coroide, são as únicas cuja causa da hidrocefalia é por hiperprodução liquórica. Entretanto, além desse mecanismo na fisiopatologia da hidrocefalia, a obstrução ao fluxo liquórico pelo tamanho da lesão e a disabsorção pelo epêndima ventricular são outras causas que podem contribuir para o desenvolvimento da hidrocefalia.[50] O quadro clínico se apresenta com sintomas de hipertensão intracraniana e nos casos de lesões extensas com infiltração e compressão do parênquima, podem cursar com crises convulsivas e déficits focais. Classicamente localizadas no átrio dos ventrículos laterais, a ressonância magnética pode ser muito sugestiva pelo formato em "couve-flor" da lesão, isointensa em T1 com captação pelo contraste, que pode ser homogênea nos papilomas ou heterogêneas nos carcinomas (Figura 69.16).

O tratamento é cirúrgico almejando-se ressecção completa, sendo curativa no caso dos papilomas e pode ser complementada com terapia adjuvante nos carcinomas. A embolização pré-operatória das artérias coroideias posteriores e anteriores é uma opção que deve ser considerada em lesões muito extensas, uma vez que se trata de lesões muito vascularizadas.

Os papilomas podem produzir micro-hemorragia e obstrução das granulações aracnoideas e a hidrocefalia pode persistir mesmo após a remoção do tumor.

TRATAMENTO CIRÚRGICO

Derivações

Os sistemas de derivações são dispositivos que redirecionam o LCR do SNC (principalmente no espaço intraventricular) até uma cavidade corpórea capaz de absorver o líquor (comumente cavidade peritoneal, e com menos frequência átrio direito e espaço pleural, seios durais, vesicular biliar etc.), atuando por diferença de pressão. O sistema é composto basicamente por 3 elementos: cateter ventricular, válvula e cateter distal, no qual o objetivo final é oferecer idealmente um fluxo

Hidrocefalia

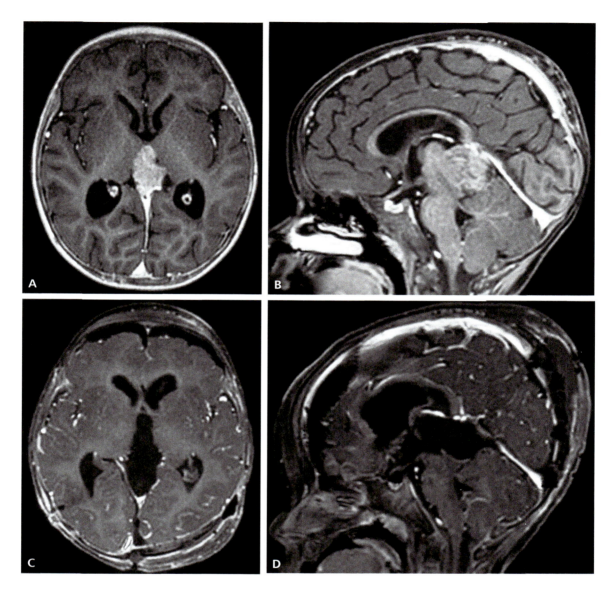

Figura 69.15 RM encéfalo de um paciente com pinealoblastoma submetido previamente a uma DVP devido quadro clínico de hipertensão intracraniana e após submetido a ressecção da lesão. **(A** e **B)** Lesão em região da glândula pineal com contornos irregulares e captação de contraste. **(C** e **D)** Após ressecção completa da lesão, evidencia-se comunicação da cisterna quadrigeminal com terceiro ventrículo.

unidirecional do local de produção ao local de absorção, adequado para normalizar a pressão intracraniana, na tentativa de restabelecer o mais fidedignamente o processo fisiológico natural.

O cateter ventricular varia de 15 a 23 cm de comprimento, com pequenos furos em sua extremidade ao longo de 1 a 2 cm, podendo ser retos ou angulados a 90°, acompanhados por um estilete metálico para sua inserção ventricular e atualmente manufaturado em silicone.

As válvulas basicamente regulam o fluxo por meio da pressão de abertura e fechamento e impõe resistência ao sistema, podendo ser de vários tipos:

- **Válvulas por diferencial de pressão (pressão fixa):** esses modelos apresentam pressões de abertura e fechamento já predeterminadas, disponíveis em alta pressão, média pressão, baixa pressão e extra baixa pressão. O mecanismo de abertura varia de acordo com o modelo, podendo ser em forma de diafragma, mitral, fenda ou tipo bola e mola.
- **Válvulas reguladas por fluxo:** essas válvulas tentam manter um fluxo constante diante de qualquer diferencial de pressão. Para isso, diminuem a área de superfície, portanto aumentando a resistência (Lei de Poiseullie) de forma predeterminada de acordo

Capítulo 69

1549

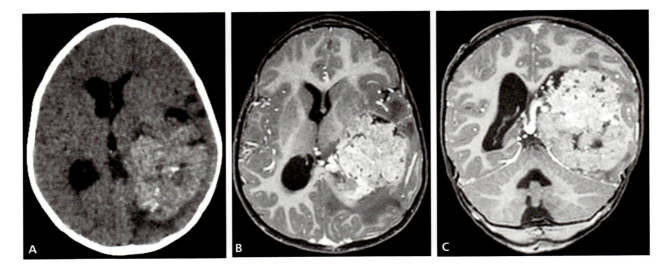

Figura 69.16 **(A)** TC de crânio de paciente com papiloma de plexo coroide associado a hidrocefalia. **(B e C)** RM encéfalo em T1 com contraste evidenciando lesão de aspecto em "couve-flor" localizada no átrio do ventrículo lateral esquerdo, após passagem de DVP.

com a pressão, mantendo assim um fluxo constante independente de qual diferencial de pressão, se o paciente está deitado ou em pé, evitando a hiperdrenagem.

- **Válvulas de pressão ajustável (programável):** essas válvulas funcionam de acordo com a pressão de abertura, porém permitem o ajuste externo por meio de um ímã, assim, se estiver ocorrendo uma hiperdrenagem, poderá ser efetuada elevação da pressão de abertura de forma não invasiva – inclusive alguns modelos permitem elevar a pressão de abertura a tal ponto que é como se fechasse o sistema (> 200mmH2O).
- **Válvulas com mecanismo antissifão:** devido ao efeito hidrostático, a mudança de decúbito para posição ortostática permite um aumento da drenagem liquórica, efeito conhecido como sifão. Alguns modelos de válvula apresentam um dispositivo que impõe maior resistência ao fluxo na posição ereta, mantendo assim um fluxo constante. Esse dispositivo ainda pode estar associado a modelos com pressão ajustável, numa tentativa de encontrar um fluxo ideal e constante para o paciente e evitar efeitos deletérios como a hiperdrenagem.

Cateter distal, também produzidos em silicone, tem cumprimento variável e sua extremidade pode ter ou não uma válvula tipo fenda. Não há limite restritivo sobre o quanto de cateter distal pode ser colocado na cavidade abdominal, independentemente da idade.

Técnica

O ato cirúrgico deve restringir o mínimo de pessoas dentro da sala cirúrgica, que deve compreender cirurgião, auxiliar, anestesista e circulante de sala. A sala deve ser fechada e de preferência ninguém deverá sair até o final do procedimento. É recomendado uso de duas luvas cirúrgicas para os cirurgiões.

O procedimento inicia-se com o posicionamento do paciente sob anestesia geral balanceada em decúbito dorsal com rotação da cabeça para o lado contralateral ao posicionamento da válvula e com coxins sob os ombros a fim de estender o pescoço até propiciar um alinhamento retilíneo do local de incisão do crânio até o abdome. Antibioticoprofilaxia é imprescindível e deve ser realizada na indução anestésica (Figura 69.17).

Realiza-se tricotomia do couro cabeludo no local da incisão, assepsia e antissepsia meticulosa de uma área extensa do couro cabeludo e hemicorpo do lado do trajeto da válvula. Coloca-se campos cirúrgicos estéreis, deixando exposta a pele apenas onde serão feitas a incisão craniana, o trajeto e a incisão abdominal, e por cima recomenda-se utilizar campos adesivos transparentes com liberação lenta de iodo ou outra substância antisséptica.

Em caso de dois cirurgiões experientes, opta-se pela realização concomitante das incisões na região craniana e abdominal a fim de diminuir o tempo cirúrgico. Caso haja somente um cirurgião e/ou o auxiliar esteja em treinamento, inicia-se pelo abdome. A incisão craniana é realizada comumente na região parieto-occipital em formato semilunar para a incisão não ficar sobre a válvula e evitar, assim, a deiscência da ferida operatória. Confecciona-se uma loja subperiosteal para alojar a válvula posteriormente. A trepanação pode variar de acordo com a morfologia do crânio e do ventrículo, mas usualmente utiliza-se o ponto craniométrico de Frasier, que se localiza 6 cm acima da protuberância occipital ex-

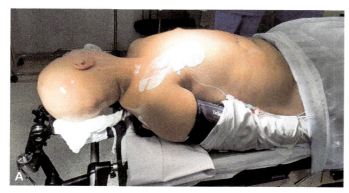
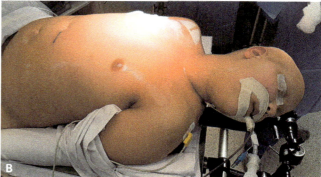

Figura 69.17 (**A** e **B**) Posicionamento de paciente para implante de derivação ventrículo peritoneal. Realizado passagem em abdome contralateral pela presença de portocath no mesmo lado da válvula.

terna e 3-4 cm lateral à linha média. A incisão abdominal pode ser supraumbilical ou paramediana retilínea com abertura dos planos subcutâneos, passando pela fáscia superficial, plano muscular, fáscia profunda e peritônio visceral, para enfim abri-lo e adentrar no espaço peritoneal. Esta é uma etapa crítica do procedimento, pois se não estiver certeza da abertura da cavidade peritoneal, o cateter distal poderá ser alocado no espaço pré-peritoneal e não ocorrer a drenagem liquórica. A próxima etapa é a passagem de um tunelizador subcutâneo da incisão craniana até o abdome, por onde será passado o cateter distal. Nesse momento, de contato com o cateter, ambos os cirurgiões deverão trocar de luvas. Após a passagem do cateter distal, conecta-se a válvula, certificando-se de colocá-la na orientação correta, uma vez que elas são unidirecionais. Abre-se a dura-máter e realiza-se pequena corticectomia com bipolar. Punciona-se o ventrículo com o cateter proximal acoplado a um estilete metálico e, após sentir a sensação de trespassar o epêndima ventricular, espontaneamente drenará líquor, devendo ser posicionado o cateter até o tamanho desejado (previamente medido na tomografia de crânio, almejando a ponta do cateter no corno frontal do ventrículo lateral, ou ao menos após o plexo coroide). Retira-se o estilete e conecta-se o cateter proximal com a válvula. Para assegurar que não ocorrerá migração do cateter intraventricular, recomenda-se fixação da válvula no tecido subcutâneo. Por fim, após coleta de líquor para análise e realização de testagem de todo o sistema, com observação de saída espontânea de líquor pelo cateter distal, este é introduzido na cavidade peritoneal e efetua-se o fechamento da incisão abdominal e craniana por planos.

Complicações

Diversas são as complicações decorrentes de uma derivação definitiva, por isso deve ser extremamente criteriosa a decisão de introduzi-la. Podem ser precoces ou tardias, aparecendo anos após a sua introdução.

O índice de falha de uma derivação varia de 25% a 60% com 1 ano após o implante, e próximo a 13% nos primeiros 30 dias. Dentre os fatores de risco associados à falha da derivação evidencia-se a idade (< 6 meses), comorbidades cardíacas e etiologia da hidrocefalia.

A seguir, revisaremos as principais complicações, que podem ser divididas entre mecânicas, infecciosas e hidrodinâmicas.[51]

Mecânicas

As complicações mecânicas são as mais comuns e podem ser decorrentes de obstrução em algum ponto do sistema de drenagem, fratura de cateter, desconexão da válvula, migração do cateter ou válvula ou mal posicionamento do cateter proximal ou distal (Figura 69.18).

O diagnóstico é feito pela avaliação clínica com sintomas de hipertensão intracraniana, podendo em alguns casos ser identificado acúmulo de líquor no trajeto da derivação ou algum ponto em que seja evidente a fratura ou desconexão a partir da palpação; e por exames complementares, que deve abranger: um RX de trajeto (crânio, cervical e tórax em AP e abdome em AP e perfil) a fim de avaliar fratura, desconexões e migração; tomografia ou ressonância de crânio, para avaliar tamanho e formato de ventrículo e posicionamento do cateter proximal; USG ou tomografia de abdome para avaliar o cateter distal e presença de pseudocistos ou abscessos abdominais.

O tratamento é identificar o ponto de obstrução, sendo o cateter ventricular o local mais comum, presente em até 30% de todos os casos de disfunção de válvula, decorrente de debris celulares, hiperproteinorraquia ou coágulos, e realizar a troca do segmento acometido

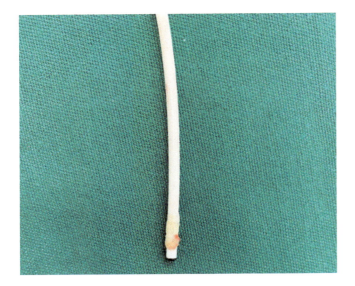

Figura 69.18 Ponta de cateter ventricular após revisão devido obstrução por fragmentos de tecido cerebral.

ou do sistema inteiro quando se suspeita de mais de um local provável de obstrução.

Infecção

O principal agente responsável pelas infecções das derivações é o stafilococos, representado na maioria das vezes pelo *S. epidermidis* seguido pelo *S. aureus*. Em neonatos e portadores de mielomeningocele, um importante agente é a *Escherichia coli*. Algumas cepas têm a capacidade de fazer um biofilme na superfície de silicone do cateter, tornando mais difícil detectar a infecção, bem como tratá-la. Em 90% dos casos, as infecções ocorrem dentro dos primeiros 6 meses após a cirurgia. Alguns dos fatores de risco envolvidos são: prematuridade, fístula liquórica, número de revisões.

O quadro clínico pode variar desde um quadro de febre sem um foco aparente até uma clínica de disfunção de válvula associada a hidrocefalia ou um quadro de choque séptico. Em alguns casos pode cursar com sinais flogísticos na ferida operatória ou exposição de cateter e válvula ou saída de secreção purulenta, tornando o diagnóstico evidente na avaliação clínica. O diagnóstico laboratorial é feito pela coleta do líquor, sendo possível este líquido ser colhido diretamente da válvula quando esta apresenta um reservatório, embora muitos serviços desencorajem tal prática pelo risco de levar a infecção para dentro do sistema ou provocar uma disfunção da válvula por um acidente de punção. O líquor habitualmente na vigência de infecção apresenta aumento de celularidade com baixa taxa de glicose e alta de proteína, a cultura muitas vezes não positiva.

No caso de pseudocisto abdominal, a conduta é retirar o cateter distal, seja exteriorizando ou com retirada de todo o sistema e implante de derivação ventricular externa, tratamento da infecção subjacente que ocasionou o pseudocisto e, após término do tratamento, reinserção de todo o sistema (Figuras 69.19 e 69.20). Em alguns serviços realiza-se a drenagem do conteúdo cístico pela aspiração do cateter distal. Normalmente, opta-se pela mudança de sítio do cateter distal após o advento de pseudocistos abdominais, optando pelo átrio, pleura, seios durais, vesícula biliar ou, sempre que possível, realizando uma TVE.

O manejo da infecção no sistema de derivação deve compreender a retirada do sistema infectado com inserção de uma derivação ventricular externa provisória, antibioticoretapia endovenosa por um mínimo de 2 semanas, seguido por passagem de uma nova derivação definitiva, após um mínimo de 2 culturas negativas (alguns serviços aguardam até 3 culturas) e com melhora dos parâmetros bioquímicos do líquor. O esquema antimicrobiano vai depender de cada serviço, mas deve ter uma cobertura principalmente para gram-positivo com penetrância no SNC, sendo fortemente recomendado a cobertura para estafilococos MRSA com vancomicina, por exemplo.

O uso de cateteres ventriculares impregnados com antibióticos (rifampicina e clindamicina) são recomendados como profilaxia para infecção das derivações ventrículo-peritoneias, como demostrado no estudo multicêntrico britânico BASICS.[52]

Hidrodinâmica

"Síndrome do ventrículo em fenda" é um termo utilizado para descrever os pacientes que sofrem de cefaleia crônica, de forte intensidade e usualmente intermitente, portadores de derivação ventricular definitiva e que apresentam à tomografia de crânio tamanho reduzido dos ventrículos. O mecanismo básico deve-se a uma hiperdrenagem crônica do sistema de derivação, levando à redução do diâmetro ventricular. No entanto, tal situação pode ocorrer associada a hipotensão liquórica em decorrência da hiperdrenagem ou hipertensão intracraniana devido ao colabamento das paredes ventriculares com obstrução do cateter proximal porém sem dilatação dos ventrículos devido a perda de sua complacência. Há varias estratégias no manejo desses pacientes, mas todas envolvem a revisão da derivação. Pode-se implementar um dispositivo que contenha mecanismo antissifão, o qual impede que ocorra um aumento da drenagem na posição ortostática; substituir para uma válvula que funcione regulada por fluxo; implementar um cateter para medição de pressão intracraniana e avaliar se é um problema de hi-

Hidrocefalia

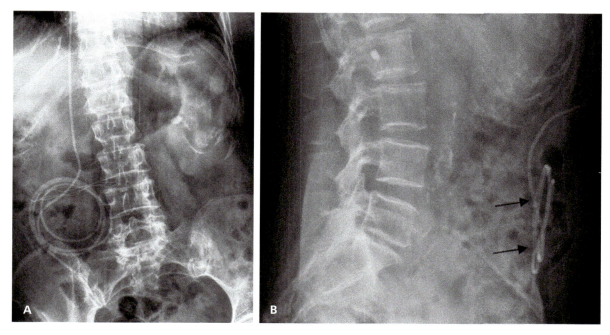

Figura 69.19 RX de abdome em AP **(A)** e perfil **(B)**, evidenciando cateter distal mal posicionado, fora da cavidade peritoneal.

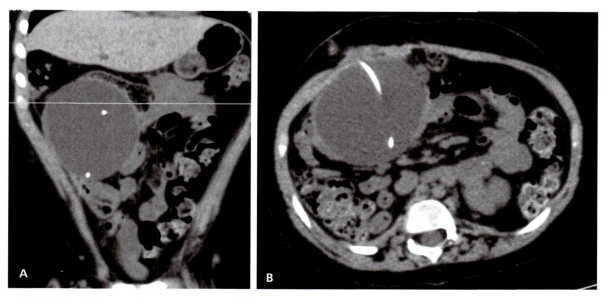

Figura 69.20 RM abdominal em corte coronal **(A)** e axial **(B)** com pseudocisto abdominal e cateter distal dentro da coleção de líquor.

perdrenagem ou de obstrução intermitente de cateter; substituir o sistema de derivação ventrículo-peritoneal para um lombo-peritoneal[53] (Figura 69.21).

Trata-se de uma condição de difícil diagnóstico e ressalta-se a importância do acompanhamento de longo prazo dos pacientes portadores de derivação, além da avaliação clínica criteriosa desses pacientes na sala de urgência com queixa de cefaleia refratária, uma vez que o exame de imagem pode não se alterar e, mesmo assim, estar diante de uma disfunção de válvula.

TERCEIRO VENTRICULOSTOMIA ENDOSCÓPICA

Essa técnica cirúrgica consiste em realizar uma comunicação entre o terceiro ventrículo e a cisterna in-

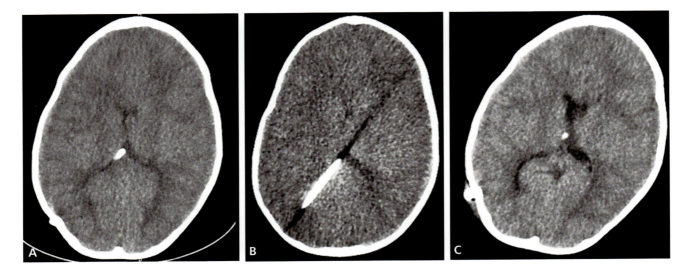

Figura 69.21 TC de crânio sem contraste com ventrículos em fenda e cateter de DVP posicionada em ventrículo lateral direito (A e B), e após a troca do sistema por uma válvula regulado por fluxo com melhora dos sintomas do paciente acompanhado por abertura discreta dos ventrículos laterais (C).

terpeduncular através da fenestração do túber cinério, uma estrutura do assoalho do terceiro ventrículo, e da membrana de Liliequist, sob visualização direta através de um neuroendoscópio acoplado a uma fibra óptica, que pode ser rígida ou flexível, com angulação de 0° ou 30°, restabelecendo assim o fluxo liquórico do sistema interventricular para o espaço subaracnoideo.

A indicação clássica para essa técnica são as hidrocefalias obstrutivas com alargamento do terceiro ventrículo, como nas estenoses de aqueduto, cisto da bolsa de Blake, tumores do tecto mesocefálico, tumores da região da pineal e tumores de fossa posterior. Porém, cada vez mais é vista sua utilização em outras etiologias, como uma tentativa de livrar os pacientes de uma derivação definitiva. Assim, ela também pode ser usada nos casos de disfunção de válvula, mielomeningocele e síndrome de Dandy-Walker, como visto anteriormente, craniossinostoses sindrômicas, malformação da ampola de galeno e alguns casos pós-infeccioso e pós-hemorrágico, quando não associados e se detectado algum componente obstrutivo (estenose de aqueduto por infecção crônica, presença de coágulos e debris). Em neonatos abaixo de 1 ano a taxa de sucesso é menor devido à imaturidade das granulações aracnoideas na absorção liquórica, assim, o uso de ETV deve ser muito criterioso. Alguns autores defendem associar a esta técnica a coagulação do plexo coroide.

Técnica

Paciente é submetido a anestesia geral, colocado em posição supina com a cabeça neutra em leve flexão de 15°. Após tricotomia, assepsia, antissepsia e colocação de campos estéreis, realiza-se uma incisão retilínea na linha hemi-pupilar de cerca de 4 cm, centrada na sutura coronal. O ponto de trepanação craniana pode variar de acordo com a morfologia ventricular, mas tradicionalmente é feito até 1 cm à frente da coronal e 3 cm lateral à linha média. Em neonatos, disseca-se a fontanela na sua porção mais lateral e amplia-se as bordas com a retirada de fragmentos ósseos. Após, realiza-se a abertura dural e uma pequena corticectomia com eletrocautério no local da punção. A punção ventricular é feita com um trocater e, em seguida, a introdução do neuroendoscópio acoplado a uma óptica. Após adentrar o interior do ventrículo lateral, o neurocirurgião prontamente deve identificar as estruturas anatômicas, notavelmente o plexo coroide, as veias talamoestriadas e septal anterior e o forame de Monro. A passagem do neuroendoscópio pelo forame de Monro deve ser realizada meticulosamente e por mãos experientes, uma vez que compressão do aparelho sobre o fórnice e sangramentos da veia talamoestriada podem provocar severas sequelas ao paciente. Uma vez dentro do terceiro ventrículo, deve-se identificar as estruturas da parede anterior e assoalho do terceiro ventrículo: quiasma óptico, recesso infundibular, dorso da sela, túber cinério e corpos mamilares. Após a correta identificação, introduz-se um cateter de Fogarty para fazer a perfuração do túber cinério (alguns cirurgiões preferem fazer a abertura com pinça cortante para depois introduzir o cateter de Fogarty). Depois de feita a fenestração, insere-se o cateter no estoma e instila-se soro para inflar o balão que se encontra na extremidade para, assim, ampliar o ponto de comunicação. Aqui, um detalhe importante: a desinsuflação deve ser feita devagar e bem atenciosamente.

Em caso de algum sangramento, imediatamente deve ser reinsuflado para contenção mecânica do sangramento (Figuras 69.22 e 69.23).

Após abertura do assoalho do terceiro ventrículo, cuidadosamente inspeciona-se a cisterna interpeduncular com o neuroendoscópio, pois muitas vezes será necessário a fenestração da membrana de Liliequist, para assim garantir a eficácia da técnica. Após identificado o fluxo pelo estoma, inspeciona-se toda a cavidade ventricular para identificar possível foco de hemorragia. É importante destacar que todo o procedimento deve ser realizado sob irrigação contínua com SF 0,9% aquecido com um canal do endoscópio aberto para saída do líquido, de modo a evitar aumento da pressão intracraniana.

Tão importante quanto realizar a fenestração, é o fechamento da incisão, pois uma das maiores complicações é a presença de fístula liquórica. Portanto, a ferida operatória deverá ser feita de forma hermética com todos os planos possíveis (fontanela, no caso dos neonatos, periósteo, subcutâneo e pele).

Complicações

Embora seja um procedimento bastante seguro, a terceiro ventriculostomia deve ser muito bem indicada e necessita-se de um treinamento e uma curva de aprendizagem pelo neurocirurgião para alcançar os melhores resultados e evitar complicações, que podem ser catastróficas. As principais complicações intraoperatórias são hemorragia; lesões de estruturas nervosas, principalmente tálamo, fórnice, hipotálamo e mesencéfalo; bradicardia ou assistolia por manipulação do assoalho do III ventrículo.

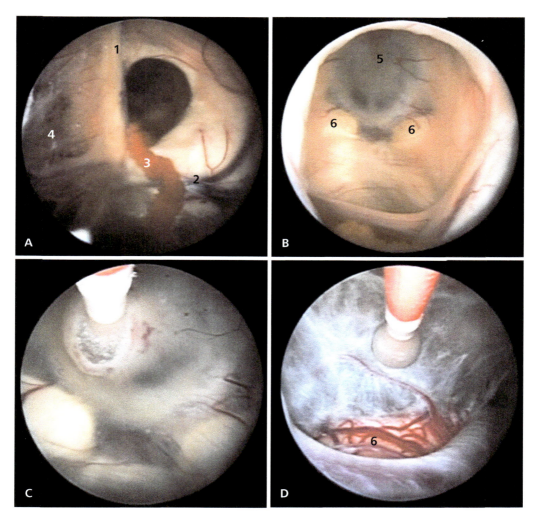

Figura 69.22 Terceiro ventriculostomia endoscópica. **(A)** Introdução do neuroendoscópio no ventrículo lateral e identificação do forame de Monro. **(B)** Introdução do neuroendoscópio no III ventrículo e identificação das estruturas do assoalho. **(C)** Fenestração do túber cinério com cateter de Fogarty. **(D)** Dilatação do orifício com insuflação do balão. 1: veia septal; 2: veia tálamo estriada; 3: plexo coroide; 4: septo intervertebral; 5: túber cinério; 6: corpos mamilares.

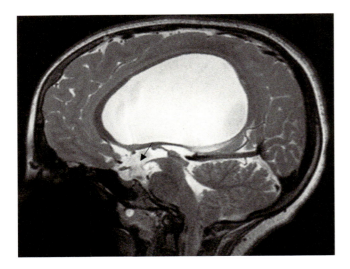

Figura 69.23 RM encéfalo em T2 corte sagital com hidrocefalia obstrutiva por estenose de aqueduto submetida a terceira ventriculostomia. A seta evidencia *flow void* no assoalho do III ventrículo, comprovando a patência da ostomia.

No pós-operatório, as complicações mais temidas são a fístula liquórica e infecção, que pode ser apenas de partes moles até uma ventriculite. A primeira pode ser evitada com um fechamento meticuloso por planos e posicionamento da cabeça elevada nos primeiros dias pós-operatório para evitar pressão liquórica sobre a ferida, embora algumas vezes a fístula seja um indicativo de falha da técnica e deva ser considerada uma derivação por válvula. A segunda pode ser evitada seguindo protocolo cirúrgico de assepsia e antissepsia e uso rotineiro de antibioticoprofilaxia. Outras complicações que podem ocorrer, embora menos frequentes, são as hemorragias e higromas subdurais, hematomas intracranianos e convulsões.

CONCLUSÃO

A hidrocefalia, a despeito de ser uma patologia milenar, foi melhor compreendida no último século, com os experimentos de Dandy e Cushing na tentativa de elucidar a fisiologia do complexo sistema de circulação liquórica. Presente em um amplo e heterogêneo grupo de patologias, cuja etiologia na maioria dos casos é multifatorial, a hidrocefalia impõe um grande desafio no seu tratamento e manejo. Desenvolvida na década de 1960, as válvulas de derivação ventricular ainda são o arsenal terapêutico mais utilizado, porém, ainda não encontramos um sistema próximo do ideal capaz de mimetizar e restaurar o fluxo liquórico. Assim, frequentemente nos deparamos com complicações durante a implementação dos sistemas. O desenvolvimento da neuroendoscopia nos trouxe novas perspectivas no tratamento das hidrocefalias, sendo possível restabelecer o fluxo liquórico sem a necessidade das válvulas, porém seu uso ainda é restrito a alguns tipos de hidrocefalia e não são isentas de complicação e taxas de falha.

REFERÊNCIAS BIBLIOGRÁFICAS

1. Dewan MC, Rattani A, Mekary R, Glancz LJ, Yunusa I, Baticulon RE, et al. Global hydrocephalus epidemiology and incidence: systematic review and meta-analysis. J Neurosurg. 2019;130(4):1065-1079.
2. Simon TD, Riva-Cambrin J, Srivastava R, Bratton SL, Dean JM, Kestle JRW. Hospital care for children with hydrocephalus in the United States: utilization, charges, comorbidities, and deaths. J Neurosurg Pediatr. 2008;1(2):131-7.
3. Schoenwolf GC, Alvarez IS. Roles of neuroepithelial cell rearrangement and division in shaping of the avian neural plate. Development. 1989;106(3):427-39.
4. Rothon Jr., AL. Rhoton's cranial anatomy and surgical approaches. Philadelphia: Lippincott Williams & Wilkins; 2007.
5. Maxwell DS, Pearse DC. The electron microscopy of the choroid plexus. J Biophys Biochem Cytol. 1956;2:467-74.
6. Brocklehurst G. The development of the human cerebrospinal fluid pathway with particular reference to the roof of the fourth ventricle. J Anat. 1969;105:467-75.
7. Brinker T, Stopa E, Morrison J et al (2014) A new look at cerebrospinal fluid circulation. Fluids Barriers CNS 11:10
8. Zenker W, Bankoul S, Braun JS. Morphological indications for considerable diffuse reabsorption of cerebrospinal fluid in spinal meninges particularly in the areas of meningeal funnels. Anat Embryol. 1994;189:243-58.
9. Brightman MW, Reese TS. Junctions between intimately apposed cell membranes in the vertebrate brain. J Cell Biol. 1969;40:648-77.
10. Abbott NJ, Pizzo ME, Preston JE, Janigro D, Thorne RG. The role of brain barriers in fluid movement in the CNS: is there a 'glymphatic' system? Acta Neuropathol. 2018;135:387-407.
11. Filis AK, Aghayev K, Vrionis FD. Cerebrospinal fluid and hydrocephalus: physiology, diagnosis, and treatment. Cancer Control. 2017;24(1):6-8.
12. Rekate HL. The definition and classification of hydrocephalus: a personal recommendation to stimulate debate. Cerebrospinal Fluid Res. 2008;5:2.
13. Wagshul ME, Eide PK, Madsen JR. The pulsating brain: a review of experimental and clinical studies of intracranial pulsatility. Fluids Barriers CNS. 2011;8:5.

14. Chi JH, Fullerton HJ, Gupta N. Time trends and demographics of death from congenital hydrocephalus in children in the United States: National Center for Health Statistics data, 1979 to 1998. J Neurosurg (Pediatr). 2005;2(103):113-8.
15. Cavalheiro S, Moron AF, Almodin CG, Suriano I, Hisaba WJ, Dastoli PA, et al. Fetal hydrocephalus. Childs Nerv Syst. 2011;27:1575-83.
16. Cavalheiro S, Uchiyama M, Santana RM, Pares DBS, Rogano LA, Camano L, et al. Hidrocefalia fetal. J Bras Neurocirurg. 1992;3:1-8.
17. Morota N, Yamasaki M. Congenital hydrocephalus. In: Neurologic syndrome (IV). 2nd ed. Osaka: Nippon Rinsho, 2014. pp 299-306 (Japanese).
18. Adzick NS, Thom EA, Spong CY, Brock JW 3rd, Burrows PK, Johnson MP, et al.; MOMS investigators. A randomized trial of prenatal versus postnatal repair of myelomeningocele. N Engl J Med. 2011;364(11):993-1004.
19. Tully HM, Dobyns WB. Infantile hydrocephalus: a review of epidemiology, classification and causes. Eur J Med Genet. 2014;57(8):359-68.
20. Gagne SS. Toxoplasmosis. Prim Care Updat Ob Gyns. 2001;8(3):122-6.
21. Stahl W, Kaneda Y. Pathogenesis of murine toxoplasmic hydrocephalus. Parasitology. 1997;114(Pt 3):219-29.
22. Barkovich AJ, Girard N. Fetal brain infections. Childs Nerv Syst. 2003;19:501-11.
23. van der Linden V, Petribu NCL, Pessoa A, Faquini I, Paciorkowski AR, van der Linden Jr, H, et al. Association of severe hydrocephalus with congenital zika syndrome. JAMA Neurol. 2019;76(2):203-10.
24. Overturf GD. Bacterial meningitis. In: Hoeprich PD, Jordan MC, editors. Infectious disease. 4th ed., Philadelphia/Grand Rapids/ New York/St. Louis/San Francisco/London/Sydney/ Tokyo: JB Lippincott Company; 1989. p. 1114-32.
25. Li L, Padi A, Ranjeva SL, Donaldson S, Warf BC, Mugamba J, et al. Association of bacteria with hydrocephalus in Ugandan infants. J Neurosurg Paediatrics. 2077;7:73-87.
26. Chatterjee S. Post-infective hydrocephalus. In: Cinalli G, Özek MM, Christian SR. Pediatric hydrocephalus. 2nd ed. Cham: Springer; 2019. p. 593-613.
27. Özek E, Özek MM. Germinal matrix-intraventricular hemorrhage and posthemorrhagic ventricular dilatation in the preterm infant. In: Cinalli G, Özek MM, Christian SR. Pediatric hydrocephalus. 2nd ed. Cham: Springer; 2019. p. 619.
28. Parodi A, Govaert P, Horsch S, Bravo MC, Ramenghi LA; eurUS.brain group. Cranial ultrasound findings in preterm germinal matrix haemorrhage, sequelae and outcome. Pediatr Res. 2020;87:13-24.
29. Bassan H. Intracranial hemorrhage in the preterm infant: understanding it, preventing it. Clin Perinatol. 2009;36(4):737-62.
30. Volpe JJ. Intracranial hemorrhage: germinal matrix – intraventricular hemorrhage of the premature infant. In: Volpe JJ, editor. Neurology of the newborn. 5th ed. Philadelphia: Elsevier; 2008. p. 517-88.
31. Kusters CDJ, Chen ML, Follett PL, Dammann O. "Intraventricular" hemorrhage and cystic periventricular leukomalacia in preterm infants: How are they related? J Child Neurol. 2009;24(9):1158-1170.
32. Burstein J, Papile LA, Burstein R. Intraventricular hemorrhage and hydrocephalus in premature newborns: a prospective study with CT. AJR Am J Roentgenol. 1979 Apr;132(4):631-5. doi: 10.2214/ajr.132.4.631. PMID: 106697.
33. Mazzola CA, Choudhri AF, Auguste KI, Limbrick Jr. DD, Rogido M, Mitchell L, et al. Pediatric hydrocephalus: systematic literature review and evidence-based guidelines. Part 2: Management of posthemorrhagic hydrocephalus in premature infants. J Neurosurg Pediatr. 2014;14(Suppl 1):8-23.
34. Say I, Dodson V, Tomycz L, Mazzola C. Endoscopic fourth ventriculostomy: suboccipital transaqueductal approach for fenestration of isolated fourth ventricle: case report and technical note. World Neurosurg. 2019;129:440-4.
35. Tamburrini G, Frassanito P, Iakovaki K, Pignotti F, Rendeli C, Murolo D, et al. Myelomeningocele: the management of the associated hydrocephalus. Childs Nerv Syst. 2013;29(9):1569-79.
36. Teo C, Jones R. Management of hydrocephalus by endoscopic third ventriculostomy in patients with myelomeningocele. Pediatr Neurosurg. 1996;25(2):57-63.
37. Warf BC, Campbell JW. Combined endoscopic third ventriculostomy and choroid plexus cauterization as primary treatment of hydrocephalus for infants with myelomeningocele: long-term results of a prospective intent-to-treat study in 115 East African infants. J Neurosurg Pediatr. 2008;2(5):310-6.
38. Gibson JB. Congenital hydrocephalus due to atresia of the foramen of Magendie. J Neuropathol Exp Neurol. 1955;14:244-62.
39. Carmel PW, Antunes JL, Hilal SK, Gold AP. et al. Dandy Walker syndrome: clinico pathological features and reevaluation of modes of treatment. Surg Neurol. 1977;8(2):132-8.
40. Raimondi AJ, Samuelson G, Yarzagaray L, Norton T. Atresia of the foramen of Luschka and Magendie: the Dandy-Walker cyst. J Neurosurg. 1969;31:202-16.
41. Mohanty A, Biswas A, Satish S, Praharaj SS, Sastry KV. Treatment options for Dandy–Walker malformation. J Neurosurg. 2006;105(5 Suppl):348-56.
42. Riva-Cambrin J, Detsky AS, Lamberti-Pasculli M, Sargent MA, Armstrong D, Moineddin R, et al. Predicting postresection hydrocephalus in pediatric patients with posterior fossa tumors. J Neurosurg Pediatr. 2009;3(5):378-85.
43. Sainte-Rose C, Cinalli G, Roux FE, Maixner R, Chumas PD, Mansour M, et al. Management of hydrocephalus in pediatric patients with posterior fossa tumors: the role of endoscopic third ventriculostomy. J Neurosurg. 2001;95(5):791-7.
44. Santos de Oliveira R, Barros Juca CE, Valera ET, Machado HR. Hydrocephalus in posterior fossa tumors in children. Are there factors that determine a need for permanent cerebrospinal fluid diversion? Childs Nerv Syst. 2008;24(12):1397-1403.
45. Bateman GA, Fiorentino M. Childhood hydrocephalus secondary to posterior fossa tumor is both an intra- and extraaxial process. J Neurosurg Pediatr. 2016;8(1):21-8.
46. Lee M, Wisoff JH, Abbott R, Freed D, Epstein FJ. Management of hydrocephalus in children with medulloblastoma: prognostic factors for shunting. Pediatr Neurosurg. 1994;20(4):240-7.
47. Dastoli PA, Nicacio JM, Silva NS, Capellano AM, Toledo SR, Ierardi D, et al. Cystic craniopharyngioma: intratumoral chemotherapy with alpha interferon. Arq Neuropsiquiatr. 2011;69(1):50-5.

48. Gil Z, Beni-Adani L, Siomin V, Nagar H, Dvir R, Constantini S. Ascites following ventriculoperitoneal shunting in children with chiasmatichypothalamic glioma. Childs Nerv Syst. 2001;17(7):395-8.
49. Dudley RW, Torok MR, Gallegos D, Liu AK, Handler MH, Hankinson TC. Pediatric choroid plexus tumors: epidemiology, treatments, and outcome analysis on 202 children from the SEER database. J Neuro-Oncol. 2015;121:201-7.
50. Bettegowda C, Adogwa O, Mehta V, Chaichana KL, Weingart J, Carson BS, et al. Treatment of choroid plexus tumors: a 20-year single institutional experience. J Neurosurg Pediatr. 2012;10:398-405.
51. Sivaganesan A, Krishnamurthy R, Sahni D, Viswanathan C. Neuroimaging of ventriculoperitoneal shunt complications in children. Pediatr Radiol. 2012;42(9):1029-46.
52. Mallucci CL, Jenkinson MD, Conroy EJ, Hartley JC, Brown M, Dalton J, et al.; BASICS Study collaborators. Antibiotic or silver versus standard ventriculoperitoneal shunts (BASICS): a multicentre, single-blinded, randomised trial and economic evaluation. Lancet. 2019;26;394(10208):1530-9.
53. Mencser Z, Kopniczky Z, Kis D, Barzo P. Slit ventricle as a neurosurgical emergency: case report and review of literature. World Neurosurg. 2019;130:493-98.

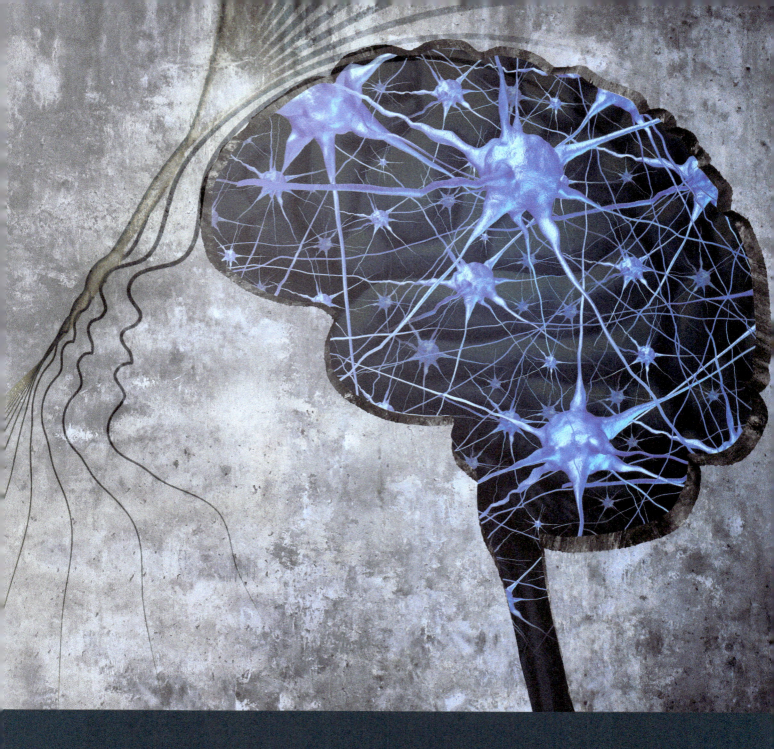

Seção 12 | DOENÇAS VASCULARES

Coordenador: Joelma Karin Sagica Fernandes Paschoal

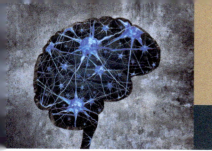

- Joelma Karin Sagica Fernandes Paschoal
- Fernando Mendes Paschoal Júnior

capítulo 70 | Acidente Vascular Encefálico

INTRODUÇÃO

O acidente vascular encefálico (AVE) pediátrico é uma entidade rara, muitas vezes diagnosticada com atraso significativo,[1] e, consequentemente, o AVE pediátrico é frequentemente associado a custos substanciais e encargos financeiros em longo prazo para as famílias.[2] As alterações neurológicas agudas na população pediátrica têm um amplo diagnóstico diferencial e várias apresentações clínicas. A falta de familiaridade com suas manifestações nesta faixa etária, bem como sua raridade, resulta em diagnóstico tardio e erro de diagnóstico. Atualmente existem poucos ensaios clínicos randomizados sobre o manejo do AVE agudo na população pediátrica. O atendimento clínico direcionado ao AVE pediátrico foi extrapolado a partir de dados e experiências com a população adulta. A terapia trombolítica e a trombectomia mecânica são realizadas principalmente caso a caso. No entanto, sua eficácia tem sido demonstrada em relatos de casos e séries. A compreensão das várias apresentações clínicas de AVE nesta faixa etária, enquanto a maioria dos pediatras sabe que não haverá fatores de risco vasculares tradicionais, frequentemente encontrados em adultos, é fundamental para a condução dos casos.[1,2]

O AVE pode ser classificado em isquêmico (por oclusão de um vaso sanguíneo) ou hemorrágico (por uma ruptura de um vaso sanguíneo). O AVE hemorrágico ainda é subclassificado em hemorragia intraparenquimatosa e subaracnóidea (sangramento ocorrendo para dentro do espaço subaracnoide).[3,4]

O AVE isquêmico é mais frequentemente causado por oclusão arterial, mas também pode ser causado por oclusão das veias cerebrais ou seios venosos. Já o AVE hemorrágico ocorre a partir da ruptura de uma artéria cerebral ou pelo sangramento no local de um AVE isquêmico. O AVE isquêmico corresponde a cerca de metade de todos os AVEs em crianças. As crianças também têm um maior e mais diversificado número de fatores de risco para AVE, que diferem significativamente dos adultos.[4]

FISIOPATOLOGIA

O cérebro adulto pesa cerca de 2% do peso corporal total, porém seu metabolismo elevado demanda 15%-20% do débito cardíaco em repouso, 20% do consumo de oxigênio e 25% do consumo de glicose corporal. O fluxo sanguíneo encefálico (FSE) normal é de aproximadamente 50 mL/100 g de tecido cerebral/minuto e varia nas diferentes regiões do cérebro, sendo maior na substância cinzenta (74,5 mL/100 g/min), que contém os corpos neuronais, do que na substância branca (24,8 mL/100 g/min), que contém axônios.[5]

O mecanismo de autorregulação da circulação encefálica é de grande importância para o cérebro maduro. Graças a esse mecanismo, o cérebro é capaz de manter o FSE constante, adaptando-se às suas necessidades metabólicas, garantindo um aporte de oxigênio ao tecido nervoso, apesar das variações da pressão arterial média (PAM) e de alterações na pressão de perfusão encefálica (PPE). A PAM deve permanecer entre 60-150 mmHg para que o FSE se mantenha constante.

Dentre os demais fatores que contribuem para a homeostase do FSE estão a pressão intracraniana (PIC) e a resistência vascular encefálica (RVE). O FSE é inversamente proporcional à RVE. O cérebro modifica a RVE em resposta às alterações na PPE, promovendo vasodilatação quando há queda na PPE e vasoconstrição quando a PPE aumenta.

O suprimento sanguíneo cerebral deriva das artérias carótidas internas e vertebrais. As artérias carótidas internas levam o sangue ao cérebro por seus ramos principais, às artérias cerebrais médias, cerebrais anteriores e às artérias coroideias anteriores (circulação anterior). As duas artérias vertebrais se unem na linha média, no nível da borda caudal da ponte, e formam a artéria basilar, que leva sangue ao tronco encefálico e ao cerebelo, assim como à parte dos hemisférios cerebrais, por seus ramos terminais, às artérias cerebrais posteriores (circulação posterior) (Figura 70.1). A circulação anterior e a circulação posterior se comunicam através do polígono arterial de Willis.[6]

O sangue venoso do cérebro flui das veias cerebrais profundas e superficiais para os seios venosos da dura-máter e, a partir daí, para as veias jugulares internas de ambos os lados.

Quando há interrupção no fluxo sanguíneo dentro de um vaso, ocorre a isquemia do tecido perfundido pelo mesmo. Logo, não há oferta de oxigênio suficiente para suprir a atividade metabólica ou demanda tecidual, não correspondendo apenas ao declínio do FSE, mas ao declínio do consumo regional de oxigênio devido à insuficiência da oferta, promovendo uma alteração na relação fluxo/consumo, consequentemente levando a um metabolismo anaeróbio e à acidose láctica.[7]

O FSE pode decrescer até 20 mL/100 g de tecido nervoso/minuto sem causar sintomatologia clínica, porém valores abaixo desse limiar levam ao desaparecimento da atividade elétrica neuronal, com redução da viabilidade do neurônio, processo denominado de **penumbra isquêmica**. Nesse processo existem neurônios vivos, com baixo fluxo sanguíneo, alta extração e baixo consumo de oxigênio devido à oferta insuficiente. Se o FSE decrescer a valores abaixo de 12 mL/100 g de tecido nervoso/minuto, o neurônio acaba morrendo devido ao metabolismo anaeróbio intenso e acidose tecidual importante.[5]

PATOGENIA

As artérias são formadas por três camadas: a camada íntima (células endoteliais em camadas sobre a lâmina elástica interna), túnica média (músculo liso vascular intercalado com os tecidos conjuntivos e fibras de elastina dentro da lâmina elástica externa), e túnica adventícia (tecido conjuntivo e *vasa vasorum*) (Figura 70.2). O desenvolvimento e crescimento dos vasos sanguíneos é

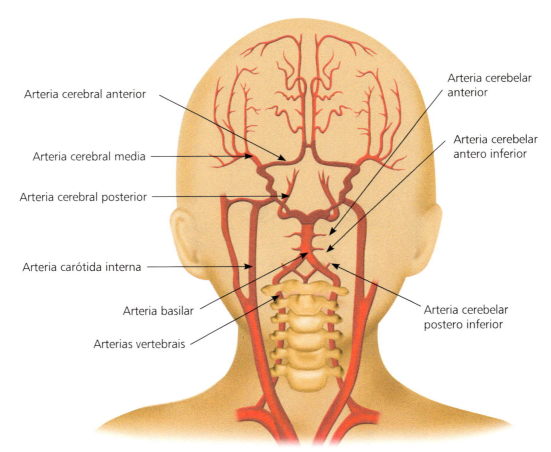

Figura 70.1 Esquema da circulação arterial cerebral.

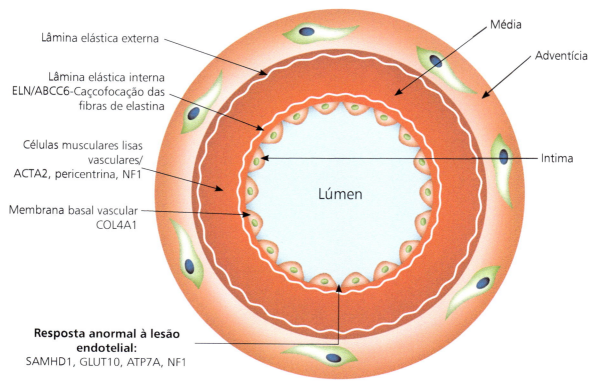

Figura 70.2 Representação esquemática de um corte transversal de uma artéria mostrando as células-alvo para defeitos genéticos nas arteriopatias determinadas geneticamente. GLA, globotriaosilceramida; TGFß, fator de crescimento transformador ß; *COL4A1*, gene que codifica a cadeia alfa-1 do colágeno tipo IV; *NOTCH3*, gene da arteriopatia autossômica dominante cerebral; *ACTA2*, actina alfa 2; *ELN*, gene da síndrome de Williams-Beuren; *NF1*, gene da neurofibromatose tipo 1; *SLC2A10*, gene da síndrome de tortuosidade arterial; *ATP7A*, gene da doença de Menkes; *JAG1*, gene da síndrome de Alagille; *SAMHD1*, gene da síndrome de Aicardi-Goutières[10].

um processo complexo, que envolve a interação entre fatores genéticos e vias mediadoras da vasculogênese (formação de vasos sanguíneos a partir de precursores embrionários), angiogênese (expansão dos vasos primitivos) e remodelação em resposta dinâmica aos sinais locais e da genética, que representam o que se denomina de **homeostase vascular**.[8-10]

Vários estudos têm avaliado a relevância dos polimorfismos genéticos nas vias protrombóticas, inflamatórias, imunomediadas e metabólicas que contribuem para o AVE na infância. No entanto, essas séries basearam-se em um pequeno número de pacientes e raramente foram replicadas, o que limitou as conclusões dos estudos. Por outro lado, embora um tanto incomum, a associação de AVE na infância com os distúrbios genéticos mendelianos pode fornecer informações sobre sua patogênese (Tabela 70.1).[11,12]

Uma revisão realizada por Mergenthaler e col., em 2004, compilou uma lista das principais características envolvidas na gênese da lesão cerebral. A mais importante é a zona de penumbra, a área que circunda a área infartada e é afetada por apoptose celular e citocinas pró-inflamatórias, representando 50% do volume cerebral envolvido no infarto.[7,13]

EPIDEMIOLOGIA

As doenças cerebrovasculares estão entre as 10 principais causas de morte na faixa etária pediátrica. As taxas de incidência anuais para AVE variam de 2 a 8 casos em cada 100.000 crianças de até 14 anos. Os AVE peri e neonatais têm uma incidência de 10 a 18 casos para cada 100.000 nascidos-vivos, enquanto que outros estudos demonstraram taxas de até 63/100.000. A recorrência de AVE em crianças pode alcançar uma taxa

Tabela 70.1 Genes e doenças associadas à arteriopatia cerebral na infância, cuja patogênese relaciona-se ao desenvolvimento vascular, homeostase ou resposta à lesão.

Genes	Mecanismos das doenças ou vias implicadas	Principais doenças relacionadas
COL4A1	Integridade anormal da parede do vaso	Doença de pequenos vasos cerebrais idiopáticas em crianças
ABCC6	Homeostase vascular anormal	Pseudoxantoma elástico
ACTA2	Proliferação de músculos lisos	Arteriopatia cerebral grave da infância
NF1	Proliferação excessiva das células musculares lisas (CML) e oclusão vascular	Neurofibromatose tipo 1
ELN	Proliferação excessiva das CML	Síndrome de Williams-Beuren
NOTCH3	Sinalização NOTCH (determinante durante o desenvolvimento vascular)	Arteriopatia autossômica dominante com infartos corticais e leucoencefalopatia (CADASIL)
JAG1	Sinalização NOTCH	Síndrome de Alagille
HTRA1	Desregulação do fator de crescimento transformante-beta (TGFß)	Arteriopatia autossômica recessiva com infartos corticais e leucoencefalopatia (CARASIL)
SAMHD1	Possível resposta imune ou homeostase vascular	Síndrome de Aicardi-Goutières
PCNT	Não definida	Nanismo primordial osteodisplásico microcefálico tipo II (MOPD II)
ATP7A	Resposta anormal a lesão vascular ou endotelial (infecção, trauma ou estresse oxidativo).	Doença de Menkes (recessiva ligada ao cromossomo X)
SLC2A10 (GLUT10)	Facilitador no transporte de glicose	Síndrome da tortuosidade arterial (autossômica recessiva)
GLA	Lesão endotelial por acúmulo de globotriaosilceramida no endotélio vascular	Doença de Fabry (ligada ao X)
CBS	Deficiência da cistationina-β sintetase. Lesão vascular devido ao acúmulo de metabólitos anormais	Homocistinúria (autossômica recessiva)

de 20% e, na presença de múltiplos fatores de risco, pode chegar a 42%.

Um dos primeiros achados epidemiológicos do *International Pediatric Stroke Study* (IPSS) foi a verificação de predominância masculina nos AVE isquêmicos na infância em todos os grupos estudados. Durante o período de quatro anos, 1.187 crianças com AVE isquêmico agudo ou trombose venosa encefálica foram estudadas em 30 centros localizados em 10 países, incluindo todos os continentes. No período neonatal, 61% dos pacientes com AVE isquêmico eram meninos; durante a infância, 59% eram meninos; e em todas as idades, 60% eram meninos, confirmando uma predominância masculina descrita também em estudos anteriores.[14]

O AVE pediátrico leva à significativa morbimortalidade. Cerca de 10%-25% das crianças com um AVE evoluem para o óbito, 25% das crianças poderão ter recorrência e até 66% delas poderão apresentar déficits neurológicos persistentes ou desenvolver epilepsia subsequente, dificuldade de aprendizado e problemas de comportamento. Dado o aparecimento dos déficits neurológicos na infância e o efeito sobre a qualidade de vida da criança e da família, o impacto econômico e emocional para a sociedade são ampliados.[13]

FATORES ETIOLÓGICOS

Os fatores de risco para AVE na infância foram inicialmente identificados em séries de casos, sendo descrita a alta prevalência da doença cardíaca congênita, anemia falciforme, infecção e estados de hipercoagulabilidade. Aproximadamente 24% dos casos são classificados como idiopáticos (Tabela 70.2).[15] Abaixo abordaremos suscintamente os principais fatores etiológicos.

Anormalidades cardíacas

As anomalias congênitas e adquiridas do coração são relatadas em grande escala em crianças com AVE.[16] No IPSS, 31% das crianças acometidas apresentaram uma alteração cardíaca,[17] o que contrasta com o resultado do *Kaiser Pediatric Stroke Study* (KPSS), no qual apenas 8% tinham história de doença cardíaca congênita.

Acidente Vascular Encefálico

Tabela 70.2 Condições associadas ao AVE isquêmico.	
Cardíacas	**Infecção**
Doença cardíaca congênita	Vírus da varicela-zoster
Endocardites	Meningite bacteriana
Doença valvar (congênita ou adquirida)	Neuroborreliose
Miocardiopatia	Fúngica
Arritmia cardíaca	
Hematológicas	**Genética**
Anemia falciforme	Neurofibromatose tipo 1
Fatores de risco protrombóticos (hereditário ou adquirido)	Esclerose tuberosa
	Síndrome PHACES
	Doença de Fabry
	Homocistinúria
Vasculopatia cerebral	**Tóxico**
Doença de moyamoya (primária)	L-asparaginase
Síndrome de moyamoya (secundária)	Irradiação craniana
	Tumores encefálicos malignos
Síndrome de Down	Linfoma / leucemia
Anemia falciforme	
Neurofibromatose tipo 1	
Esclerose tuberosa	
Pós-irradiação craniana	
Arteriopatia cerebral transitória	
Dissecções	
Vasculite pós-infecção	
Displasia fibromuscular	

Essa discrepância pode refletir diferenças entre séries de centros referenciados terciários e naquelas baseadas em estudos populacionais.[18] A anatomia cardíaca pode aumentar o risco de AVE através dos inúmeros mecanismos, que incluem o *shunt* de embolia paradoxal, o estado protrombótico secundário à inflamação, anemia ferropriva e depressão da função cardíaca. O *bypass* cardiopulmonar, a parada cardiocirculatória ou outros fatores relacionados ao reparo cirúrgico cardíaco podem constituir-se também em mediadores de risco elevado para AVE (Capítulo 78 – Manifestações Neurológicas de Doenças Sistêmicas).[19]

Recentemente tem-se dado bastante importância ao papel do forame oval patente (FOP) nos AVE de origem criptogênica em jovens. O FOP age como um potencial *shunt* direita-esquerda e pode permitir a embolia paradoxal ao encéfalo.[20,21] No entanto, o FOP isolado foi descrito em somente 5% das crianças pelo IPSS, quando comparado à prevalência de aproximadamente 25% da população geral. A eficácia do fechamento do FOP para AVE recorrentes tem sido vastamente debatida. Recentemente, o ensaio RESPECT (*Randomized Evaluation of Recurrent Stroke Comparing PFO Closure to Established Current Standard of Care Treatment*) avaliou o fechamento de FOP *versus* tratamento medicamentoso isolado em 980 adultos com FOP e um diagnóstico recente de AVE isquêmico criptogênico, sendo que não houve diferença estatisticamente significativa do fechamento do FOP para prevenir recorrência de AVE isquêmico.[22,23] No entanto, o fechamento do FOP foi superior à terapia medicamentosa isolada no protocolo preliminar e como tratamento no desfecho secundário. As taxas de eventos adversos graves foram semelhantes entre os grupos e a análise do subgrupo sugeriu que aqueles com *shunt* substancial ou aneurisma de septo atrial podem ter um benefício maior com a oclusão do FOP.[23]

Infecção

As infecções prévias são frequentemente descritas em crianças com AVE. No KPSS, as crianças menores de um mês com infecção tinham uma chance quadriplicada de aumento no risco de AVE, comparadas com o grupo controle. No IPSS, a infecção foi associada com 24% dos casos de AVE e a prevalência foi inversamente proporcional à idade, com as menores de cinco anos predispostas ao maior risco.[17] Nenhum foco de infecção nesse estudo foi mais associado ao AVE e os casos tinham doenças variadas, incluindo infecção do trato respiratório superior, otites médias e gastroenterites agudas. No KPSS, uma infecção do trato respiratório superior foi descrita em 9% daqueles com arteriopatia cerebral, comparado a 5% daqueles sem arteriopatia (exemplo: anemia falciforme, dissecção, Moyamoya).

Trabalhos relatam uma maior incidência de casos de dissecção espontânea de carótida e vertebral na comunidade europeia seguindo uma variação sazonal, após a ocorrência de infecção do trato respiratório, sugerindo uma correlação entre estes fatores (Figura 70.3).[24]

As alterações patológicas nos tecidos após a morte dos pacientes com infecção e AVE têm dado credibilidade para o papel da inflamação. O vírus varicela-zoster, relacionado à arteriopatia (Figura 70.3), talvez seja o mais estudado das infecções vasculares diretas em associação com o AVE.[25] O tecido pós-morte na arteriopatia pós-varicela tem demonstrado o vírus em secções da íntima do vaso e associado ao infiltrado celular linfocítico e proliferação vascular (capítulo 61 – Doenças Infecciosas). Estudos prospectivos estão em andamento para melhor entender a associação complexa de infecção, inflamação, lesão vascular cerebral e AVE.[25,26]

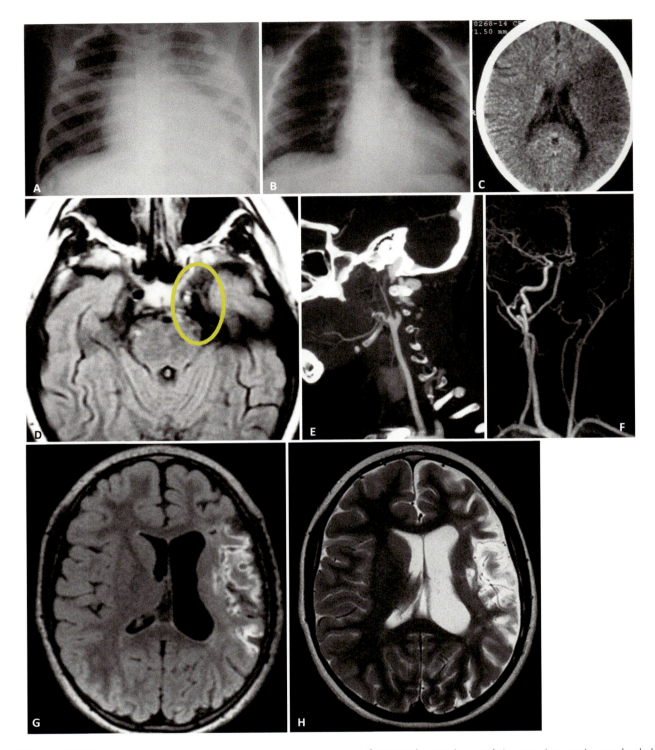

Figura 70.3 Menina de 8 anos apresentou pneumonia, que foi tratada, porém evoluiu com isquemia cerebral decorrente de oclusão da artéria carótida interna esquerda (CIE) associada a sinais de dissecção. **(A e B)** Radiografia de tórax demonstrando sinais de pneumonia a esquerda. **(C)** TC de crânio evidencia extensa hipoatenuação por injúria isquêmica em território irrigado por ramos da artéria cerebral média esquerda. **(D)** Ausência do sinal de fluxo na CIE na IRM. **(E e F)** Angiotomografia e angiorressonância mostram sinais de oclusão da CIE. **(G e H)** Sequela de isquemia no hemisfério cerebral esquerdo.

Anemia falciforme

A anemia falciforme (AF) é um dos fatores de risco mais importantes para AVE isquêmico, com incidência variável com a idade. A taxa de incidência estimada, sem tratamento, é 1 em 416 pessoas/ano, com uma prevalência de 11% aos 20 anos de idade. A idade de maior risco para o AVE está entre 2 a 5 anos. O risco de recorrência é alto (67%).[27] As crianças com AF estão em risco para AVE devido ao desenvolvimento de vasculopatia cerebral progressiva de grandes artérias, padrão vascular Moyamoya e possibilidade maior de *shunt* intracardíaco (Figura 70.4).

Habitualmente as estenoses dos grandes vasos afetam a artéria carótida interna distal, as porções proximais das artérias cerebrais médias e anteriores, e podem ser identificadas através de exames de imagem como a angiografia por ressonância/tomografia, e a angiografia cerebral convencional. A estenose pode ser um *nidus* para formação de trombos e embolia artério-arterial ou diminuição da perfusão, levando a infartos em territórios de fronteira. As crianças com estenoses críticas têm episódios isquêmicos transitórios de repetição e eventos cerebrovasculares isquêmicos ou hemorrágicos pela vulnerabilidade hemodinâmica.[23]

O desenvolvimento de melhores alternativas para prevenir eventos cerebrovasculares tem facilitado o entendimento da fisiopatologia por trás das estenoses cerebrais focais na AF. Estudos recentes sugerem uma complexa via envolvendo a hemólise intravascular crônica, que libera mediadores pró-inflamatórios, ativação da superfície endotelial e disfunção endotelial. Acredita-se que a hemoglobina livre da hemólise crônica e a redução da disponibilidade do óxido nítrico levem ao aumento do tônus vasomotor. A aderência de eritrócitos, leucócitos e plaquetas contribuem para o meio inflamatório, levando ao dano endotelial e proliferação de células musculares lisas. Os exames pós-morte das artérias cerebrais, depois da demonstração do espessamento intimal no AVE, com fibroblastos e proliferação de músculo liso em grandes artérias, evidenciam a formação dos trombos.

Em estados de anemia crônica, e particularmente em territórios vasculares de doença estenótica dos vasos, o cérebro reage através da autorregulação da vasculatura cerebral, com dilatação dos vasos sanguíneos e aumento do FSE para melhorar a perfusão.[28-30]

Em 1992, anormalidades ao DTC da artéria cerebral média ou artéria carótida interna (velocidade média máxima ≥ 200 cm/s) foram estabelecidas como parâ-

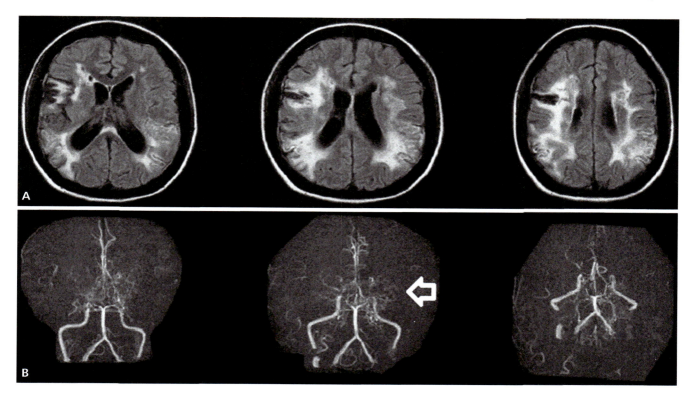

Figura 70.4 Menino de 15 anos com o diagnóstico de anemia falciforme. **(A)** IRM de crânio (plano axial – sequência FLAIR) demonstrando áreas de injúria isquêmica em territórios de fronteira vascular interna e externa em ambos os hemisférios. **(B)** Angiorressonância arterial do crânio evidencia oclusão de ambas as carótidas internas e padrão moyamoya.

metros para predizer AVE nesses pacientes.[28] Entre as crianças que tinham velocidades anormais pela triagem com DTC, 40% apresentaram AVE em três anos. Estes achados levaram ao ensaio clínico STOP, que demonstrou que a terapia transfusional sanguínea crônica, em pacientes com velocidades anormais ao DTC, reduziu o risco de AVE em 92%. Não se sabe exatamente como a transfusão sanguínea crônica confere prevenção do AVE, porém, uma possibilidade seria através da melhoria ou parada da progressão da arteriopatia cerebral.[29,31]

A terapia transfusional crônica leva, após algum tempo, ao risco de infecção, sobrecarga de ferro e lesão de órgão terminal. Por isso, métodos alternativos para reduzir o risco de AVE em pacientes com AF têm sido estudados. O SWITCH (*Stroke With Transfusions Changing to Hidroxyurea*) foi iniciado para estudar a redução de evento cerebrovascular depois da transição de transfusão crônica para hidroxiureia, um agente antineoplásico que aumenta os níveis de hemoglobina F. Nesse ensaio, 134 crianças com AF, história de AVE e mais de 18 meses de transfusão sanguínea prévia foram randomizadas para receber 30 meses de hidroxiureia e flebotomia (para liberar a sobrecarga de ferro estabelecida) ou terapia de transfusão sanguínea contínua, com terapia de quelação. Em análise de um terço que completaram o ensaio clínico, houve uma taxa de recorrência de 10% de AVE no grupo hidroxiureia/flebotomia e 0% no grupo transfusões/quelante.[32] Além disso, não encontraram mudanças dos estoques de ferro no fígado entre os grupos. O papel da hidroxiureia na prevenção, para crianças com AF, continua a ser estudado.[33]

Distúrbios hematológicos e de coagulação

A maioria das trombofilias adquiridas e genéticas tem sido associada com AVE em crianças. Estas últimas são relativamente comuns na população em geral e acredita-se que interajam com outros fatores de risco de maneira multifatorial em crianças que tenham tido AVE.[34] A associação do polimorfismo homozigótico do gene *MTHFR*, homocisteína elevada e risco de eventos tromboembólicos foram estudados, pois os efeitos de mutações do gene *MTHFR* são mediados pela hiper-homocisteinemia, o que pode ser superado através de uma dieta rica em folato. Nesses casos, o teste para risco trombótico representa a dosagem dos níveis de homocisteína em jejum.

Os estudos descrevem que as trombofilias, tais como deficiência de proteína C, anticorpos anticardiolipina, fator V de Leiden e mutação 20210 do gene da protrombina, são mais frequentes em populações de AVE do que em controles, porém estão, mais comumente, associadas com trombose dos seios venosos cerebrais do que com o AVE isquêmico. Estudos futuros são necessários para avaliar o papel do polimorfismo genético e risco de AVE em crianças, otimizando os métodos de triagem e avaliando estratégias terapêuticas potenciais para as doenças que possam aumentar o risco trombótico nesta faixa etária.[34]

Condições Genéticas/Hereditárias

As doenças genéticas são um importante fator de risco para AVE na população pediátrica. A obtenção de uma história familiar adequada e a realização de um exame físico completo são essenciais para a identificação do distúrbio genético subjacente. As causas genéticas comuns de AVE estão listadas na Tabela 70.1. Outras mutações genéticas associadas ao AVE são a neurofibromatose tipo 1 e a telangiectasia hemorrágica hereditária. As mutações que envolvem cistationina beta-sintase e metilenotetrahidrofolato redutase resultam em hiper-homocisteinemia e homocisteinemia. A hiper-homocisteinemia também pode surgir de deficiências alimentares. Além disso, as deficiências em cianocobalamina, piridoxina ou folato causam aterosclerose prematura e lesão da parede do vaso.[35,36]

Condições Oncológicas

O AVE pode ocorrer no contexto do próprio câncer ou como consequência do tratamento, seja por meio de radiação ou quimioterapia. Os pacientes com leucemia e aqueles com radioterapia foram citados como os de maior risco.[37,38] A maioria dos AVE ocorre precocemente durante o tratamento do câncer com um tempo médio de 5 meses após o diagnóstico do câncer.[39] As crianças com câncer têm o maior risco, ao longo da vida, de acidentes vasculares encefálicos fatais e o risco é, parcialmente, devido à exposição à radiação que causa AVE mesmo após décadas de tratamento.[39] Sun et al. avaliaram a relação entre câncer e AVE isquêmico infantil de crianças inscritas no *International Pediatric Stroke Study* entre janeiro de 2003 e junho de 2019, e descobriram que o câncer estava presente em 3,3% das crianças com EIA e em 10,7% com trombose sinovenosa cerebral.[40] Esses achados são consistentes com os achados de outros estudos publicados, com AVC hemorrágico e isquêmico ocorrendo em frequências semelhantes.[37,41]

Em relação à quimioterapia, citarabina e L-arginase estão altamente associadas ao aumento do risco de acidente vascular cerebral.[42]

Dissecções

As dissecções resultam em uma ruptura da parede arterial. Geralmente ocorre no cenário de trauma ou com extensão ou flexão súbita do pescoço, como as que ocorrem com esportes. Outros mecanismos incluem tosse, espirros e arteriopatias, como as observadas na síndrome de Marfan, pseudoxantoma elástico, doença

Acidente Vascular Encefálico

de Moyamoya e displasia fibromuscular. As dissecções podem levar ao AVE através do desenvolvimento de um hematoma intramural, com subsequente oclusão do lúmen verdadeiro ou via tromboembolismo. Os sintomas podem ser retardados em qualquer lugar, de um dia a uma semana. Em comparação com os adultos, as dissecções intracranianas, principalmente as que envolvem a circulação anterior, são mais comuns em pediatria. Além disso, a incidência de dissecções na infância é maior em meninos do que em meninas (Figura 70.10).[43]

Condições Vasculares

Acidentes vasculares cerebrais hemorrágicos na infância geralmente ocorrem no contexto de malformações vasculares. Tais malformações são tipicamente devido a distúrbios genéticos ou são de natureza congênita, como malformações arteriovenosas (MAVs) (Figura 70.5). As MAVs são os mais comumente encontrados e são vistos As MAVs cenário de síndromes neurocutâneas como doença de Struge-Weber, síndrome de Wyburn--Mason, síndrome PHACE, telangiectasia hemorrágica hereditária e incontinência pigmentar. As arteriopatias também são causa comum de AVE (Figura 70.6). As arteriopatias podem ocorrer no contexto de infecções e também com condições não inflamatórias, como dissecções e displasia fibromuscular, bem como na doença de Moyamoya.[42]

Doença de Moyamoya

A Doença de Moyamoya (DMM) é uma vasculopatia não inflamatória associada à estenose das artérias intracranianas, notadamente a artéria carótida interna distal (ACI) e seus ramos (Figura 70.9). Pacientes com doença de Moyamoya são propensos a ter um acidente vascular cerebral devido à oclusão e estenose dos vasos sanguíneos. Mecanismos compensatórios permitem a formação de vasos colaterais na base do cérebro. Moyamoya tem uma apresentação variável que pode ser amplamente categorizada em dois grupos; sintomas devido à isquemia ou a sintomas devido à hemorragia intracraniana que ocorre como uma complicação da rede de vasos sanguíneos colaterais. Embora a maioria dos pacientes apresente isquemia, os adultos são mais propensos a apresentar AVC hemorrágico do que as crianças. Moyamoya tem sido associada a fatores genéticos e ambientais e deve ser considerada para qualquer paciente que apresente déficits neurológicos ou isquemia cerebral. Moyamoya pode ser confirmado por meio de vários estudos radiográficos, incluindo tomografias computadorizadas, ressonâncias magnéticas e angiografia.[44]

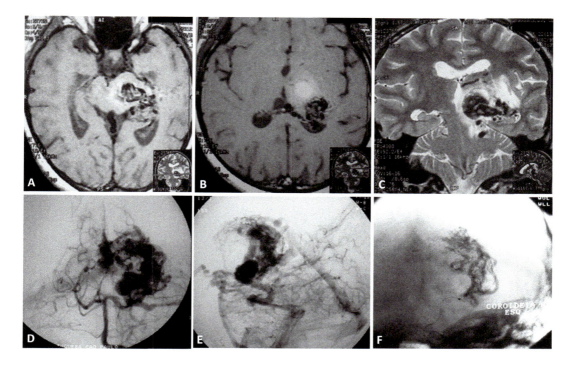

Figura 70.5 MAV PIAL. Menino de 12 anos com quadro súbito de náuseas, cefaleia, vômitos e diminuição de força em dimídio direito. Imagens axiais ponderadas em T1 (**A** e **B**) e coronal T2 (**C**) evidenciam hematoma agudo no tálamo a esquerda, junto ao nidus da MAV, com edema vasogênico ao redor. Angiografia digital pré e pós-embolização (**D, E** e **F**) demonstra aneurisma venoso eliminado pela embolização.

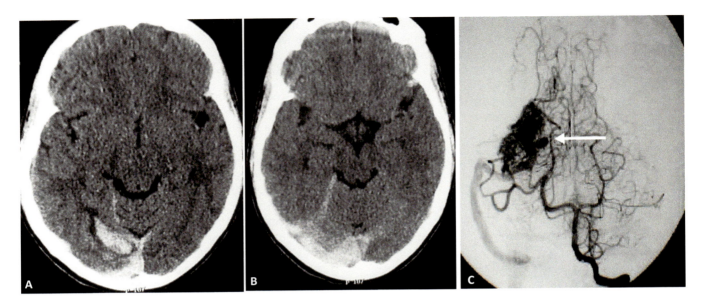

Figura 70.6 Hemorragia subaracnoide/subdural não traumática. Adolescente do sexo feminino, 16 anos, apresentando cefaleia e náuseas. **(A e B)** TC de crânio evidencia hematoma intraparenquimatoso no lobo occipital direito, acompanhado de hemorragia subaracnoide e subdural. **(C)** Angiografia digital mostra MAV pial occipital direita com aneurisma intranidal, que representa fator de risco de sangramento (seta).

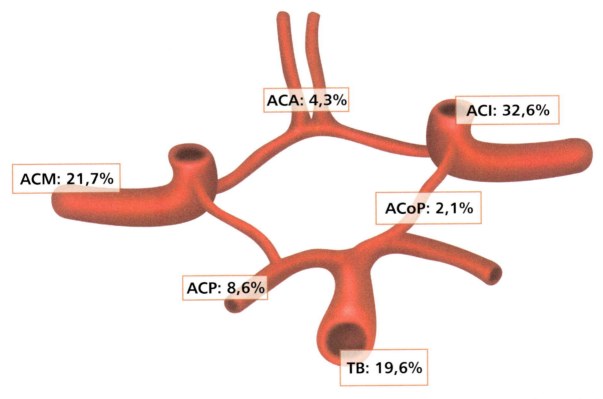

Figura 70.7 Incidência de aneurismas de acordo com as principais artérias envolvidas. ACM, artéria cerebral média; ACA, artéria cerebral anterior; ACP, artéria cerebral posterior; AcoP, artéria comunicante posterior; ACI, artéria carótida interna; TB, tronco da artéria basilar.

SITUAÇÕES CLÍNICAS QUE MIMETIZAM O AVE

- Enxaqueca hemiplégica (Capítulo 38 – Cefaleias).
- Encefalomielite disseminada aguda (Capítulo 62 - Doenças Desmielinizantes.): geralmente não há dificuldade em caracterizar a natureza desmielinizante do processo através da IRM.[45]
- Síndrome da encefalopatia posterior reversível (Capítulo 78 – Manifestações Neurológicas de Doenças Sistêmicas).[46]
- AVE metabólico: alguns achados clínicos podem sugerir um AVE de causa metabólica, como por exemplo, vômitos persistentes, hipoglicemia ou diabetes. Acidemias orgânicas, doenças do ciclo da ureia e mitocondriopatias (p.ex., MELAS, podem se confundir com o AVE, apresentando anormalidades de imagem em distribuição vascular atípica. A homocistinúria e a doença de Fabry são geralmente associadas com doença cerebrovascular.[3,47]

APRESENTAÇÃO CLÍNICA

A manifestação clínica depende da idade da criança, da presença de fatores de risco, da localização da lesão e do tipo de AVE. O diagnóstico geralmente é difícil em crianças, principalmente nos lactentes jovens, nos quais a sintomatologia pode se apresentar inicialmente muito inespecífica.

A apresentação clínica do AVE no período neonatal (Capítulo 14 – Acidente Vascular Cerebral Isquêmico e Trombose Venosa Cerebral) ainda é mais inespecífica, podendo se manifestar por crises epilépticas focais ou letargia nos primeiros dias após o nascimento. Entretanto, em muitos casos os déficits neurológicos focais podem não ser observados por meses.

Lactentes podem apresentar-se agudamente letárgicos, com apneia ou hipotonia. Alguns manifestam alterações como choro excessivo ou sonolência, irritabilidade, dificuldade de alimentação, vômitos e sintomas semelhantes à sepse, tais como extremidades frias.

Já as crianças na fase pré-escolar e escolar podem apresentar sinais neurológicos mais específicos, semelhantes aos dos adultos. Estes incluem hemiparesia, afasia, déficits visuais e cefaleia (Tabela 70.3). Os episódios em que os sintomas permanecem por menos de 24 horas, na ausência de lesões a IRM do encéfalo, são denominados ataques isquêmicos transitórios (AIT).

É praticamente impossível determinar, por meio do quadro clínico, se a isquemia resultou de um embolismo ou trombose. Sintomas que aparecem subitamente sugerem embolismo, mas o início preciso dos sintomas frequentemente não é obtido, particularmente na criança mais nova. Fatores de risco específicos algumas vezes sugerem se o AVE resultou de um processo embólico ou trombótico. Por exemplo, uma cardiopatia resulta mais frequentemente em embolismo do que em trombose. Ao contrário, a presença de arterite cerebral fala a favor de trombose.

Os sinais e sintomas de um AVE dependem do tamanho e da localização da artéria envolvida, como mostra a Tabela 70.4. A circulação anterior é frequentemente mais afetada que o sistema vertebrobasilar. Os núcleos da base e tálamos são, em conjunto, as estruturas mais frequentes afetadas no AVE isquêmico nas crianças.

Tabela 70.3 Principais déficits neurológicos focais observados no AVE.

Alteração de força e/ou sensibilidade em um ou ambos os lados do corpo
Dificuldade para falar
Confusão ou dificuldade para entender e se comunicar
Dificuldade de marcha ou equilíbrio
Dificuldade para enxergar com um ou ambos os olhos
Cefaleia súbita e atípica

TROMBOSE VENOSA CEREBRAL

A trombose venosa cerebral representa uma causa cada vez mais reconhecida de AVE na infância e no período neonatal.[48] Quando ela ocorre, resulta em obstrução na passagem do fluxo sanguíneo, congestão venosa e, consequentemente, aumenta a pressão capilar hidrostática e conduz o fluido para o interstício, produzindo edema. As taxas de fluxo sanguíneo nos seios venosos são ditadas pela pressão arterial média (PAM). Dessa forma, a trombose venosa ocorre principalmen-

Tabela 70.4 Sintomatologia do AVE em relação ao território arterial.

Território vascular	Principais sintomas
Artéria carótida interna	Hemiparesia, afasia e hemianopsia
Artéria cerebral anterior	Hemiparesia, especialmente membros inferiores
Artéria cerebral média	Hemiparesia, especialmente membros superiores, hemianopsia e afasia
Artéria cerebral posterior	Hemianopsia, ataxia, hemiparesia e vertigem
Artéria basilar	Distúrbios respiratórios, sensoriais e hidroeletrolíticos
	Ataxia, nistagmo, opistótono, tremor e vômitos

te na hipotensão arterial. Em recém-nascidos a termo e pré-termo existe uma associação entre hemorragia intraventricular e trombose venosa cerebral (Capítulo 14 – Acidente Vascular Cerebral Isquêmico e Trombose Venosa Cerebral).

As manifestações clínicas da trombose na infância são muito inespecíficas e sutis. Crianças com trombose de seios venosos, particularmente no período neonatal, frequentemente apresentam sinais e sintomas neurológicos não focais e o diagnóstico pode não ser suspeitado. Crises epilépticas, alteração do nível de consciência, encefalopatia, déficits neurológicos focais (paralisia de nervos cranianos, hemiparesia, alteração sensorial) e sintomas neurológicos difusos (cefaleia, náuseas, vômitos) podem ser observados (Tabela 70.5). Enquanto que a maioria dos sinais e sintomas são observados em qualquer idade, crises epilépticas são mais frequentes nos recém-nascidos.[48]

ACIDENTE VASCULAR ENCEFÁLICO HEMORRÁGICO

As anormalidades estruturais vasculares constituem a causa principal de hemorragias encefálicas em crianças. O AVE hemorrágico têm incidência estimada em 1,5 a 2,9 casos em cada 100.000 crianças por ano e inclui a hemorragia intraparenquimatosa espontânea e a hemorragia subaracnóidea (HSA) não traumática.[4]

Tabela 70.5 Sinais e sintomas mais frequentes de trombose venosa cerebral.

Crises epilépticas
Alteração do nível de consciência
Letargia
Náusea
Vômitos
Cefaleia
Alteração da acuidade visual
Papiledema
Hemiparesia
Perda sensorial
Ataxia
Alteração da linguagem
Paralisia de nervo craniano
Sintomas psiquiátricos agudos
Falência respiratória (em recém-nascidos)
Jitteriness (em recém-nascidos)

Hemorragia intraparenquimatosa

A maioria das crianças com hemorragia encefálica intraparenquimatosa apresenta-se com cefaleia ou sintomas de hipertensão intracraniana.

As lesões estruturais são as causas mais comuns de hemorragia intraparenquimatosa. Tumores cerebrais são responsáveis por 27% dos casos e as malformações arteriovenosas (MAV) por 17%, sendo estes os fatores etiológicos mais frequentes (Figura 70.5). Já as coagulopatias correspondem a 13% dos casos e incluem várias causas de trombocitopenia, hemofilia e doença de von Willebrand; AF (6%), hipertensão arterial sistêmica (10%) e infecções (6%) também são causas significativas. Hemorragia intraparenquimatosa de causa idiopática é pouco frequente.[49]

Hemorragia subaracnóidea

A HSA classicamente produz cefaleia súbita, vômitos, meningismo e alteração da consciência. O quadro clínico pode ser difícil de ser caracterizado em crianças pequenas, que podem apresentar-se com irritabilidade, vômitos, fotofobia ou crises epilépticas (em cerca de 20% dos pacientes).

A HSA é a apresentação clínica mais comum dos aneurismas intracranianos (Figura 70.7). Nesses casos a cefaleia também pode ocorrer pelo aumento do tamanho do aneurisma, por uma pequena hemorragia ("hemorragia sentinela") ou, se o aneurisma é grande, por aumento da pressão intracraniana a partir do efeito de massa ou obstrução da circulação do líquor (Figura 70.8).[50]

Aneurismas rotos correspondem a cerca de 10% das hemorragias intracranianas em crianças. A incidência de HSA é aumentada em várias condições congênitas e hereditárias, como as malformações arteriovenosas, doenças cardíacas, distúrbios hematológicos, facomatoses e anormalidades do tecido conjuntivo.

DIAGNÓSTICO DO AVE

Antigamente, os exames de neuroimagem, particularmente a tomografia computadorizada (TC), eram solicitados na investigação de um paciente com suspeita de AVE para detectar alteração estrutural potencialmente responsável pelo sintoma neurológico agudo, diferenciar doença vascular de não vascular ou fazer o diagnóstico diferencial entre acidente vascular isquêmico do hemorrágico. Atualmente, a TC e a IRM são fundamentais para orientar o tratamento, avaliar sua eficácia/complicações e estabelecer prognóstico.

A TC é um método difundido, com custo baixo e boa acurácia.[51,52] Em algumas situações o método permanece como principal exame de investigação, como no diagnóstico de hemorragia, traumatismo e calcificações.

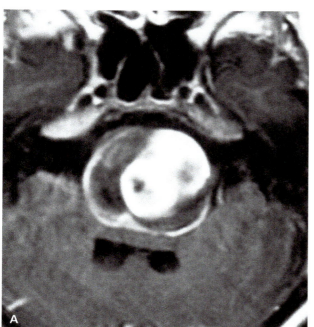 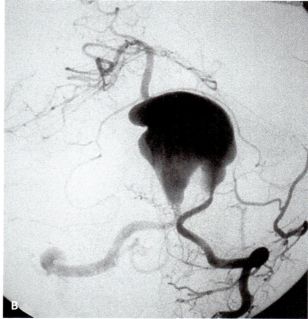

Figura 70.8 Aneurisma gigante trombosado da junção vertebrobasilar em menino de 8 anos, apresentando cefaleia, náusea, vômitos, ataxia, tetraparesia e comprometimento de nervos cranianos baixos. Sequência T1 pós-contraste de IRM (A) e angiografia digital (B) evidenciam aneurisma gigante com trombo mural, opacificando parcialmente a sua luz pelo contraste.

Além disso, é extremamente útil para detectar complicações potencialmente letais como herniação cerebral e hidrocefalia aguda.[53]

Na fase aguda do AVE isquêmico ocorre falência da bomba de sódio, com entrada de água na célula lesada (edema citotóxico). Como a mobilidade das moléculas de água é menor no espaço intracelular quando comparado ao extracelular, nesta região cerebral há uma restrição à difusão das moléculas de água, demonstrada pela sequência de difusão na IRM como um hipersinal. Esta falência da bomba de sódio é bastante precoce, ocorrendo alterações na difusão minutos após o início da isquemia.[43] Por outro lado, a perfusão por IRM busca definir a proporção de tecido cerebral que está isquêmico, porém ainda viável (penumbra isquêmica). Após a infusão endovenosa de um agente paramagnético (gadolínio), imagens seriadas de vários cortes de tecido cerebral definem mapas decorrentes da passagem deste agente pelo parênquima cerebral ao longo do tempo.

Desta forma, pacientes com volume pequeno de lesão na difusão (core isquêmico pequeno), mas com grande déficit perfusional na perfusão (penumbra extensa) seriam os candidatos ideais para terapia trombolítica (princípio do *mismatch* difusão-perfusão). Uma alternativa para detectar este fenômeno, sem a utilização da perfusão, é o *mismatch* clínico-difusão.[54] No entanto, na faixa etária pediátrica o tratamento trombolítico na fase aguda não é estabelecido como no adulto, e o uso da ressonância independente da terapia trombolítica, nesta faixa etária, torna-se inviável pela necessidade de sedação, principalmente em crianças (lactentes e pré-escolares), sendo a tomografia o exame usual utilizado, nas primeiras horas do evento cerebrovascular, em grandes centros hospitalares.

O espectro do dano cerebral na trombose de seio venoso varia a partir da congestão venosa, que pode ser ou não observada em exames de neuroimagem. Embora rara, a trombose venosa encefálica pode ocorrer no segundo trimestre de gestação e pode ser detectada no ultrassom Doppler fetal. A trombose venosa cerebral pode ser acompanhada de infartos (algumas vezes hemorrágicos), tipicamente em distribuição talâmica, frontal, parietal ou occipital. Se o diagnóstico não é claro pela TC ou IRM, pode ser considerada a angiografia por IRM ou TC na emergência para todos os AVEs com suspeita de dissecção ou trombose venosa. Em alguns casos a angiografia convencional pode ser solicitada para diagnóstico de vasculites de pequenos vasos, trombose venosa cortical e algumas vezes para o diagnóstico de dissecção.

TRATAMENTO DO AVE

O objetivo principal na abordagem inicial é promover a estabilidade da criança quando recepcionada no serviço de emergência, até encaminhá-la à unidade de terapia intensiva.

A abordagem se baseia nos princípios que irão ser aplicados aos cuidados de qualquer criança gravemente doente (ABCD, vias aéreas, respiração, circulação, déficits) incluindo a manutenção da adequada oxigenação (estimada não invasivamente por oximetria de pulso), débito cardíaco, pressão de perfusão cerebral e sistêmica, e controle da glicose e temperatura corporal.

As crianças que deterioram o nível de consciência (Glasgow ≤ 8) devem ser ventiladas e transferidas o mais breve possível para centro de terapia intensiva pediátrica, bem como avaliadas por uma equipe neurocirúrgica caso venham a necessitar de drenagem de hematoma, ventriculostomia por hidrocefalia ou craniotomia por hipertensão intracraniana (HIC) intratável.

A monitorização da PIC deve ser considerada em crianças que permanecem sedadas e nas que têm suspeita clínica/radiológica de lesão compressiva. Na persistência de HIC ou a partir da evidência de herniação, apesar de toda a terapia medicamentosa, a craniectomia descompressiva deve ser considerada para AVE/trombose venosa encefálica. Pacientes com hidrocefalia secundária a infartos cerebelares podem necessitar de ventriculostomia ou cerebelectomia.

Convulsões na fase aguda devem ser tratadas agressivamente, de acordo com algoritmo e protocolos, por aumentarem consideravelmente a taxa metabólica cerebral e assim comprometer a demanda para a área em sofrimento vascular.

As opções de manejo na hemorragia encefálica abrangem duas categorias: tentativa de estabilizar o paciente e medidas que reduzem o risco de novos sangramentos. O manejo cirúrgico é controverso e não existe evidência de que a drenagem cirúrgica do hematoma intraparenquimatoso supratentorial seja benéfico em qualquer idade. Contudo, a drenagem de um hematoma intraparenquimatoso que esteja causando herniação encefálica pode ser benéfica. A embolização de aneurismas e MAV por via endovascular, ou a cirurgia, são efetivas em muitos pacientes. Vários estudos retrospectivos vêm mostrando que a radiocirurgia estereotáxica é segura e efetiva no tratamento de crianças que apresentem malformações arteriovenosas, geralmente pequenas ou com contraindicação de abordagem cirúrgica.

O tratamento dos distúrbios de coagulação e hematológicos reduzem o risco de hemorragias subsequentes. Esplenectomia de emergência é indicada na hemorragia intraparenquimatosa associada com púrpura trombocitopênica idiopática. Outras complicações importantes na HSA não traumática que requerem tratamento são: hidrocefalia, vasoespasmo e hiponatremia.

Após a estabilização do paciente pediátrico, alguns exames podem serem considerados na investigação (Tabela 70.6)

Tabela 70.6 Exames a serem considerados na investigação do paciente pediátrico com AVE.

Exames laboratoriais	Exames de imagem e procedimentos
Hemograma e plaquetas	Tomografia de crânio
Coagulograma	Angiotomografia de crânio (vasos intra e extracranianos)
Glicemia	Imagem por ressonância magnética de crânio
Eletrólitos	Angiorressonância de crânio (vasos intra e extracranianos)
Gasometria arterial	Sequência de difusão/perfusão
Função renal	Angiografia convencional
Função hepática	Ecocardiografia transesofágica
Colesterol total e frações	Eletroencefalograma
Triglicerídeos	Punção lombar
Eletroforese de hemoglobina	Doppler transcraniano
Perfil sérico de lipoproteínas	
Fator antinuclear	
Anticorpo anticoagulante lúpico	
Anticorpo anticardiolipina	
Anticorpo β2-glicoproteína	
Mutação do fator V de Leiden	
Proteína C e S	
Resistência à proteína C ativada	
Fibrinogênio	
Fator VII e VIII	
Deficiência de fator XII	
Antitrombina III	
Mutação no gene protrombina	
Homocisteína	
Lactato sérico e liquórico	
Aminoácidos plasmáticos e ácidos orgânicos urinários	
Sorologia para HIV	
Sorologia para varicela-zoster (soro e líquor)	
Pesquisa de bactérias, fungos, vírus e parasitas (p. ex., Lyme, teste tuberculínico e VDRL)	

Terapias hiperagudas

Os estudos demonstram a eficácia da lise do coágulo com a terapia de intervenção hiperaguda do AVE isquêmico em adultos, restauração da perfusão cerebral e prognóstico em longo prazo, incluindo administração intravenosa ou intra-arterial do ativador de plasminogênio tecidual (tPA) e dispositivos de captura de coágulo por via endovascular. No entanto, crianças menores de 18 anos têm sido, geralmente, excluídas da terapia de intervenção hiperaguda do AVE isquêmico pelos principais protocolos.

Na ausência de dados na literatura referentes à idade para orientações quanto à segurança ou adequada dosagem, as crianças que se apresentam com um quadro de AVE agudo são, por vezes, tratadas com terapia hiperaguda fora das diretrizes recomendadas para uso de tPA. Uma recente série de casos de embolectomia mecânica em crianças com AVEI foi descrita com sucesso na revascularização em 4 crianças, idade de 4-17 anos, com AVE isquêmico de grandes artérias, usando o *Merci retriever* (Concentric Medical, Mountain View, California, USA) e/ou Sistema Penumbra (Penumbra, Alameda, California, USA), com concomitante melhora clínica. O tempo médio do início do AVE para punção arterial variou de 4 a 20 horas, com limitação pelo pequeno número de crianças avaliadas.[55]

Em 2010, o *National Institute of Neurological Disorders and Stroke* (NINDS) financiou o primeiro estudo prospectivo para avaliar o tratamento do trombolítico no AVE em criança (TIPS) de acordo com o *National Institutes of Health* (NIH). TIPS refletiu um projeto multi-institucional e multidisciplinar para determinar a segurança, a melhor dose e viabilidade de tratamento com a infusão intravenosa (IV) de tPA em crianças que apresentaram AVE isquêmico. Os objetivos secundários incluíram a determinação da farmacocinética de tPA em crianças e a avaliação do resultado clínico em 90 dias entre os pacientes tratados. O TIPS foi fechado pelo NIH em dezembro de 2013 por falta de competência. A ocorrência de HIC sintomática após o uso de tPA em crianças com AVE isquêmico agudo constitui uma das principais preocupações do estudo e mundialmente.[56,57] O estudo TIPS surgiu de duas grandes preocupações na comunidade pediátrica para AVE. A primeira compreende segurança da administração tPA para crianças. A segunda está relacionada com a ausência de dados sobre os resultados precisos para o uso de tPA na infância. Estas duas fundamentais preocupações persistem. O estudo TIPS começou a abordar a primeira questão, definindo, por meio de consenso entre os especialistas e experiência coletiva, critérios de segurança para orientar o uso de tPA na infância.

A trombólise na fase aguda do AVE isquêmico é raramente utilizada em crianças. Há uma tendência para maiores riscos de hemorragia intracerebral hospitalar e mortalidade, embora estes riscos sejam tão baixos como os relatados na população adulta. A utilização da trombólise em crianças nos hospitais tem aumentado nos últimos anos, mas requer novos estudos para demonstrar o benefício e riscos nesta faixa etária.[55,58]

Infelizmente, não existe consenso sobre critérios de inclusão específicos para o uso de trombolíticos IV na população pediátrica. Várias recomendações sobre variações de dosagem e tempo foram feitas com base na compreensão de certas diferenças nas quantidades relativas de fatores de coagulação e níveis de fibrinogênio.[59] Variações de dosagem de 0,3 mg/kg a 1,0 mg/kg têm sido recomendadas por vários grupos sociais, sem quaisquer dados randomizados adequados.[55] Acredita-se que a adesão estrita às diretrizes para adultos sobre as contraindicações para trombólise intravenosa devam ser seguidas na ausência de dados na população pediátrica.

Trombectomia Mecânica

A trombectomia mecânica no AVC infantil, como o uso de tPA, também não está bem estabelecida. Existem vários pequenos estudos retrospectivos que investigam sua viabilidade e eficácia. Esses estudos demonstraram sua segurança e benefício, com resultados neurológicos em longo prazo em pacientes pediátricos selecionados.

Em uma revisão abrangente da literatura disponível por Satti et al., 29 pacientes pediátricos submetidos a tratamento de AVE isquêmico, usando dispositivos modernos (excluindo técnicas mais antigas, como manipulação de fios e angioplastia com balão), entre 2008 e 2015, foram identificados.[60] A idade média foi de 10,3 anos, variando de 1,8 a 18 anos, com uma pontuação média na escala pediátrica de AVC de 18,1. Houve uma ampla faixa de tempo relatado para tratamento, com vários casos de recanalização extremamente atrasada (intervalo geral de 1,5 a 120 horas). Excluindo esses valores discrepantes, o tempo médio de tratamento foi de 8,8 horas. Esse excesso de tempo de atraso, em comparação com estudos em adultos, provavelmente se deve ao atraso no reconhecimento do AVE agudo em crianças, bem como à falta de padronização dos cuidados neurointervencionistas. Uma variedade de tratamentos vem sendo registrada, incluindo *stent retrievers*, o sistema Penumbra e outros dispositivos mecânicos, incluindo Merci, Solitaire, Trevo e Wingspan. Dada a gravidade do AVE na apresentação clínica, houve relativamente poucos eventos adversos relatados. A maioria dos efeitos adversos relacionou-se a pacientes com oclusão de artéria basilar associada a altos escores da escala de NIHSS pediátricos de base (*National Institute of Health Stroke Scale*). Esses eventos incluíram edema cerebelar grave e hidrocefalia, hemorragia assintomática e vasoespasmo basilar. Dos 29 pacientes incluídos no estudo, o resultado clínico foi relatado em 23 pacientes, 20 dos quais alcançaram resultados clínicos favoráveis, com uma pontuação média de mRS (Escala de Rankin modificada) de 0-1.[60]

Resultados semelhantes aos observados por Satti et al. também são ecoados por revisões sistemáticas subsequentes e metanálises conduzidas por Bhatia et al. e Fragata et al. Essas revisões sistemáticas e metanálises investigaram a eficácia da trombectomia mecânica para AVE isquêmico pediátrico devido à oclusão de grandes vasos.[61,62] O primeiro estudo descobriu que a trombectomia mecânica resultou em bons resultados neurológicos em longo prazo (escores mRS entre 0-2) em 87 dos 96 casos; bons resultados em curto prazo (redução no NIHSS em ≥ 8 pontos) em 55 dos 79 casos, e recanalização bem-sucedida (tratamento modificado na isquemia cerebral, mTICI, 2b/3) em 86 de 98 casos. A morte ocorreu em dois pacientes e hemorragia intracraniana sintomática em um paciente.[61] O último estudo de Fragata et al. relatou sete casos em um período de sete anos, em que cinco pacientes apresentavam doença cardíaca, dois dos quais estavam sob assistência cardíaca externa, com um tempo médio desde o início dos sintomas até o tratamento de aproximadamente 7 horas. A trombectomia mecânica foi realizada com *stent retriever* em 3 pacientes, aspiração em 3 pacientes e técnica combinada em um paciente. Enquanto seis pacientes tiveram boa recanalização, dois pacientes morreram, um após transformação hemorrágica de um infarto da artéria cerebral média e o outro devido à extensa isquemia do tronco encefálico causada por vasculite secundária à varicela.[62]

Em um estudo retrospectivo um pouco maior, que incluiu dezenove pacientes submetidos à trombectomia endovascular entre 2008 e 2017, com idade média de 10,9 anos e escore NIHSS de 13,9, uma abordagem transfemoral utilizando *stent retrievers* e aspiração resultou em revascularização bem-sucedida em 89,5% dos pacientes, com média de 2,2 passadas e tempo de recanalização de 48,7 minutos. Após a alta, a redução média no NIHSS foi de 10,2. Embora um paciente tenha apresentado convulsão pós-revascularização, nenhuma outra complicação ocorreu.[63]

Semelhante ao seu uso em seus homólogos adultos, o uso de dispositivos modernos para trombectomia mecânica em populações pediátricas parece estar associado a baixas taxas de complicações e bons resultados clínicos. Enquanto a literatura existente consiste em pequenos estudos de coorte, séries de casos e relatos de casos, as publicações de casos pediátricos têm aumentado nos últimos anos, e isso tem ajudado a orientar nossa tomada de decisão.

Os resultados após AVE em crianças são, muitas vezes, piores do que em adultos pela falta de protocolos de tratamento e atrasos no diagnóstico.[64] As oclusões de grandes vasos, definidas como oclusão proximal aguda da artéria carótida interna (ACI), artérias cerebrais (posteriores, médias e anteriores), artéria vertebral intracraniana e/ou artéria basilar, são clinicamente importantes porque foram associados a duas vezes o risco de morte em adultos quando comparado com outros tipos AVE.[65,66]

Avanços recentes na terapia endovascular para AVE adulto melhoraram as taxas de mortalidade e mor-

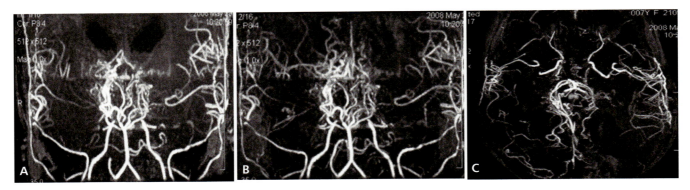

Figura 70.9 Menina de 7 anos, com vários episódios de ataques isquêmicos transitórios. Angiorressonância na sequência 3D TOF mostra oclusão no segmento supraclinoide de ambas as carótidas internas, logo após a origem das artérias oftálmicas. Nota-se a extensa rede de circulação colateral, com hipertrofia de ramos perfurantes na substância perfurada anterior (aspecto em "fumaça", recanalizando ramos piais dos grupos cerebral anterior e médio, bilateral. Observa-se também a relativa preservação do sistema vertebrobasilar.

Acidente Vascular Encefálico

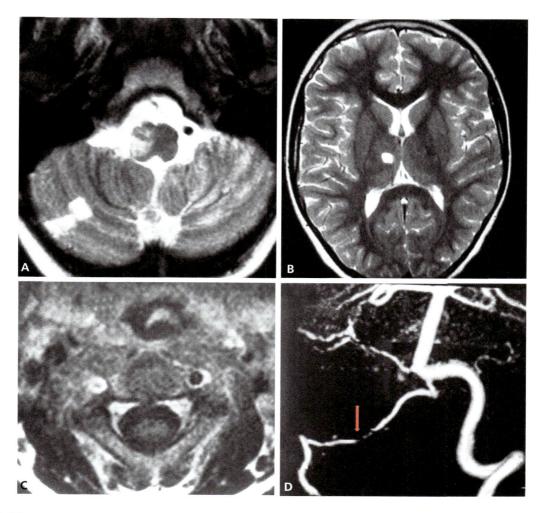

Figura 70.10 Dissecção vertebral em menino de 12 anos, apresentando cefaleia seguida de disartria e ataxia. **(A e B)** IRM de crânio no plano axial, ponderada em T2, evidencia injúria vascular isquêmica comprometendo o bulbo, cerebelo e tálamo direitos. **(C)** IRM de coluna cervical demonstra trombo mural na artéria vertebral direita. **(D)** Angiorressonância na sequência 3D TOF mostra estenose na vertebral direita intradural.

bidade[67-69] e levou à expansão do uso de técnicas endovasculares na população pediátrica.[70,71] Atualmente, não há evidência de nível I para revascularização em pacientes pediátricos, mas apenas recomendações de classe IIb para terapia endovascular em pacientes com déficits neurológicos persistentes (Institutos Nacionais de Pediatria de *Health Stroke Scale*, PedNIHSS, ≥10 e ≤30) e radiograficamente com oclusão de artéria cerebral de grandes vasos confirmada em centros com experiência angiográfica tratando crianças.[70,72] Baseado em estudo de coorte multi-institucional, os resultados clínicos em uma grande série norte-americana de pacientes pediátricos apresentando quadro de AVE isquêmico por oclusão de grandes vasos e que foram tratados com trombectomia mecânica para revascularização, obteve-se a hipótese de que crianças tratadas com trombectomia podem ter bons resultados neurológicos, semelhantes aos observados em adultos. Nesta grande série de pacientes pediátricos tratados com trombectomia, a recanalização bem-sucedida foi realizada por meio de uma variedade de abordagens com excelentes resultados clínicos; mas estudos longitudinais prospectivos são necessários.

Prevenção secundária

As transfusões crônicas são feitas como prevenção primária e secundária do AVE isquêmico na AF.[30] O risco e o benefício da terapia por anticoagulação ou antiagregação plaquetária variam com a idade e a etiologia do AVE. A pesquisa da causa específica deve ser prioridade, a fim de que seja implementada uma prevenção mais específica.

As terapias adicionais, tais como a cirurgia de revascularização, são consideradas terapias de prevenção secundária nas arteriopatias graves, que podem ser familiares, idiopáticas ou associadas a condições patológicas que predispõem à AVE como: AF, neurofibromatose tipo 1 e síndrome de Down.[73]

Terapia anticoagulante e antiplaquetária

O uso de anticoagulação permanece controverso na infância. As crianças apresentam menor risco de hemorragia do que adultos e existem casos para se indicar a anticoagulação na fase aguda do AVE isquêmico. A anticoagulação com heparina de baixo peso molecular, seguida de varfarina, deve certamente ser considerada em crianças com trombose de seios venosos cerebrais (TSVC) (por 3 a 6 meses ou até a completa recanalização) ou dissecção arterial extracraniana associada com AVE isquêmico (por 3 a 6 meses ou até evidência da cicatrização do vaso) (Figura 70.10).[74] O uso de anticoagulação em pacientes com embolia cardíaca é controverso e o manejo depende de avaliação cardíaca e neurológica.

A aspirina, na dose de 5 mg/kg/dia, deve ser considerada na fase aguda do AVE isquêmico, exceto se exista evidência de hemorragia, com subsequente terapia profilática prolongada, particularmente se existe persistência de vasculopatia, na dose de 3 a 5 mg/kg/dia.[74,75]

Reabilitação e seguimento

A terapia multidisciplinar composta por terapia ocupacional, fisioterapia e terapia fonoaudiológica deve ser considerada desde o início do AVE e continuar após a alta hospitalar. As terapias devem incluir a reabilitação de domínios cognitivos e físicos.[76]

REFERÊNCIAS BIBLIOGRÁFICAS

1. Chiang KL, Cheng CY. Epidemiology, risk factors and characteristics of pediatric stroke: a nationwide population-based study. QJM. 2018;111:445-454.
2. Meyer S, Poryo M, Flotats-Bastardas M, Ebrahimi-Fakhari D, Yilmaz U. Schlaganfall bei Kindern und Jugendlichen [Stroke in children and adolescents]. Radiologe. 2017;57:569-576.
3. Braun KP, Kappelle LJ, Kirkham FJ, Deveber G. Diagnostic pitfalls in paediatric ischaemic stroke. Dev Med Child Neurol. 2006;48(12):985-90.
4. Ciccone S, Cappella M, Borgna-Pignatti C. Ischemic stroke in infants and children: practical management in emergency. Stroke Res Treat. 2011;2011:736965.
5. Raichle ME. The pathophysiology of brain ischemia. Ann Neurol. 1983;13(1):2-10.
6. Duus BM. Diagnóstico Topográfico em Neurologia. Rio de Janeiro: Guanabara Koogan;2008.
7. Aguiar P. Tratado de Neurovascular: príncipios básicos, diagnóstico e terapêutica. São Paulo: Roca; 2012.
8. Nowak-Gottl U, Langer C, Bergs S, Thedieck S, Strater R, Stoll M. Genetics of hemostasis: differential effects of heritability and household components influencing lipid concentrations and clotting factor levels in 282 pediatric stroke families. Environ Health Perspect. 2008;116(6):839-43.
9. Man BL BL, Fu YP. Genetic polymorphisms of Chinese patients with ischemic stroke and concurrent stenoses of extracranial and intracranial vessels. J Clin Neurosci. 2010;(17):1244-7.
10. Stoll M, Ruhle F, Nowak-Gottl U. Advances in understanding stroke risk in children--a geneticist's view. Br J Haematol. 2014;164(5):636-45.
11. Munot P, Crow YJ, Ganesan V. Paediatric stroke: genetic insights into disease mechanisms and treatment targets. Lancet Neurol. 2011;10(3):264-74.
12. Wang JJ, Jiang LQ, He B, Shi KL, Li JW, Zou LP. The association of CTLA-4 and CD28 gene polymorphisms with idiopathic ischemic stroke in the paediatric population. Int J Immunogenet. 2009;36(2):113-8.
13. Tsze DS, Valente JH. Pediatric stroke: a review. Emerg Med Int. 2011;2011:734506.
14. Golomb MR, Fullerton HJ, Nowak-Gottl U, Deveber G. Male predominance in childhood ischemic stroke: findings from the international pediatric stroke study. Stroke. 2009;40(1):52-7.
15. Fullerton HJ, Wu YW, Sidney S, Johnston SC. Risk of recurrent childhood arterial ischemic stroke in a population-based cohort: the importance of cerebrovascular imaging. Pediatrics. 2007;119(3):495-501.
16. Numis AL, Fox CK. Arterial ischemic stroke in children: risk factors and etiologies. Curr Neurol Neurosci Rep. 2014;14(1):422.
17. Hills NK, Johnston SC, Sidney S, Zielinski BA, Fullerton HJ. Recent trauma and acute infection as risk factors for childhood arterial ischemic stroke. Ann Neurol. 2012;72(6):850-8.
18. Maguire JL, deVeber G, Parkin PC. Association between iron-deficiency anemia and stroke in young children. Pediatrics. 2007;120(5):1053-7.
19. Procelewska M, Kolcz J, Januszewska K, Mroczek T, Malec E. Coagulation abnormalities and liver function after hemi-Fontan and Fontan procedures - the importance of hemodynamics in the early postoperative period. Eur J Cardiothorac Surg. 2007;31(5):866-72.
20. Bellinger DC, Jonas RA, Rappaport LA, Wypij D, Wernovsky G, Kuban KC, et al. Developmental and neurologic status of children after heart surgery with hypothermic circulatory arrest or low-flow cardiopulmonary bypass. N Engl J Med. 1995;332(9):549-55.

21. Meissner I, Khandheria BK, Heit JA, Petty GW, Sheps SG, Schwartz GL, et al. Patent foramen ovale: innocent or guilty? Evidence from a prospective population-based study. J Am Coll Cardiol. 2006;47(2):440-5.
22. Carroll JD, Saver JL, Thaler DE, Smalling RW, Berry S, MacDonald LA, et al. Closure of patent foramen ovale versus medical therapy after cryptogenic stroke. N Engl J Med. 2013;368(12):1092-100.
23. Furlan AJ, Reisman M, Massaro J, Mauri L, Adams H, Albers GW, et al. Closure or medical therapy for cryptogenic stroke with patent foramen ovale. N Engl J Med. 2012;366(11):991-9.
24. Schievink WI. Spontaneous dissection of the carotid and vertebral arteries. N Engl J Med. 2001;344(12):898-906.
25. Amlie-Lefond C, Bernard TJ, Sebire G, Friedman NR, Heyer GL, Lerner NB, et al. Predictors of cerebral arteriopathy in children with arterial ischemic stroke: results of the International Pediatric Stroke Study. Circulation. 2009;119(10):1417-23.
26. Berger TM, Caduff JH, Gebbers JO. Fatal varicella-zoster virus antigen-positive giant cell arteritis of the central nervous system. Pediatr Infect Dis J. 2000;19(7):653-6.
27. Gemmete JJ, Davagnanam I, Toma AK, Brew S, Ganesan V. Arterial ischemic stroke in children. Neuroimaging Clin N Am. 2013;23(4):781-98.
28. Earley CJ, Kittner SJ, Feeser BR, Gardner J, Epstein A, Wozniak MA, et al. Stroke in children and sickle-cell disease: Baltimore-Washington Cooperative Young Stroke Study. Neurology. 1998;51(1):169-76.
29. Ohene-Frempong K, Weiner SJ, Sleeper LA, Miller ST, Embury S, Moohr JW, et al. Cerebrovascular accidents in sickle cell disease: rates and risk factors. Blood. 1998;91(1):288-94.
30. Adams RJ, Brambilla DJ, Granger S, Gallagher D, Vichinsky E, Abboud MR, et al. Stroke and conversion to high risk in children screened with transcranial Doppler ultrasound during the STOP study. Blood. 2004;103(10):3689-94.
31. Adams R, McKie V, Nichols F, Carl E, Zhang DL, McKie K, et al. The use of transcranial ultrasonography to predict stroke in sickle cell disease. N Engl J Med. 1992;326(9):605-10.
32. Ware RE, Helms RW. Stroke With Transfusions Changing to Hydroxyurea (SWiTCH). Blood. 2012;119(17):3925-32.
33. Aygun B, Wruck LM, Schultz WH, Mueller BU, Brown C, Luchtman-Jones L, et al. Chronic transfusion practices for prevention of primary stroke in children with sickle cell anemia and abnormal TCD velocities. Am J Hematol. 2012;87(4):428-30.
34. Joachim E, Goldenberg NA, Bernard TJ, Armstrong-Wells J, Stabler S, Manco-Johnson MJ. The methylenetetrahydrofolate reductase polymorphism (MTHFR c.677C>T) and elevated plasma homocysteine levels in a U.S. pediatric population with incident thromboembolism. Thromb Res. 2013;132(2):170-4.
35. Rabia EA, Coull BM. Thrombophilias. In: Caplan L, Biller J, editors. Uncommon Causes of Stroke [Internet]. 3a ed. Cambridge University Press,2018;336–46.
36. Cunha L, Sargento-Freitas J. Marfan Syndrome. In: Caplan L, Biller J, editors. Uncommon Causes of Stroke. 3rd ed. Cambridge: Cambridge University Press, 2018;170–174.
37. Noje C, Cohen K, Jordan LC. Hemorrhagic and ischemic stroke in children with cancer. Pediatr Neurol. 2013;49:237-42.
38. Santoro N, Giordano P, Del Vecchio GC, Guido G, Rizzari C, Varotto S, et al. Ischemic stroke in children treated for acute lymphoblastic leukemia: a retrospective study. J Pediatr Hematol Oncol. 2005;27:153-7.
39. Zaorsky NG, Zhang Y, Tchelebi LT, Mackley HB, Chinchilli VM, Zacharia BE. Stroke among cancer patients. Nat Commun. 2019;10:5172.
40. Sun LR, Linds A, Sharma M, Rafay M, Vadivelu S, Lee S, et al. International Pediatric Stroke Study Group. Cancer and Tumor-Associated Childhood Stroke: Results From the International Pediatric Stroke Study. Pediatr Neurol. 2010;111:59-65
41. Kyrnetskiy EE, Kun LE, Boop FA, Sanford RA, Khan RB. Types, causes, and outcome of intracranial hemorrhage in children with cancer. J Neurosurg. 2005;102:31-5.
42. Felling RJ, Sun LR, Maxwell EC, Goldenberg N, Bernard T. Pediatric arterial ischemic stroke: Epidemiology, risk factors, and management. Blood Cells Mol Dis. 2017;67:23-33.
43. Grotta JC, Albers G, Broderick JP, Kasner SE, Lo EH, Mendelow AD, et al. Arterial dissections and fibromuscular dysplasia. In: Stroke: pathophysiology, diagnosis, and management. United States: Elsevier, 2016;599–618.
44. Scott RM, Smith ER. Moyamoya disease and moyamoya syndrome. N Engl J Med. 2017;360:1226-37.
45. Pappachan J, Kirkham FJ. Cerebrovascular disease and stroke. Arch Dis Child. 2008;93(10):890-8.
46. Henderson JN, Noetzel MJ, McKinstry RC, White DA, Armstrong M, DeBaun MR. Reversible posterior leukoencephalopathy syndrome and silent cerebral infarcts are associated with severe acute chest syndrome in children with sickle cell disease. Blood. 2003;101(2):415-9.
47. Shellhaas RA, Smith SE, O'Tool E, Licht DJ, Ichord RN. Mimics of childhood stroke: characteristics of a prospective cohort. Pediatrics. 2006;118(2):704-9.
48. Dlamini N, Billinghurst L, Kirkham FJ. Cerebral venous sinus (sinovenous) thrombosis in children. Neurosurg Clin N Am. 2010;21(3):511-27.
49. Meyer-Heim AD, Boltshauser E. Spontaneous intracranial haemorrhage in children: aetiology, presentation and outcome. Brain Dev. 2003;25(6):416-21.
50. Meyer FB, Sundt TM, Jr., Fode NC, Morgan MK, Forbes GS, Mellinger JF. Cerebral aneurysms in childhood and adolescence. J Neurosurg. 1989;70(3):420-5.
51. Rovira A, Orellana P, Alvarez-Sabin J, Arenillas JF, Aymerich X, Grive E, et al. Hyperacute ischemic stroke: middle cerebral artery susceptibility sign at echo-planar gradient-echo MR imaging. Radiology. 2004;232(2):466-73.
52. Barber PA, Demchuk AM, Zhang J, Buchan AM. Validity and reliability of a quantitative computed tomography score in predicting outcome of hyperacute stroke before thrombolytic therapy. ASPECTS Study Group. Alberta Stroke Programme Early CT Score. Lancet. 2000;355(9216):1670-4.
53. Fiorelli M, Bastianello S, von Kummer R, del Zoppo GJ, Larrue V, Lesaffre E, et al. Hemorrhagic transformation within 36 hours of a cerebral infarct: relationships with early clinical deterioration and 3-month outcome in the European Cooperative Acute Stroke Study I (ECASS I) cohort. Stroke. 1999;30(11):2280-4.
54. Ganesan V, Chong WK, Cox TC, Chawda SJ, Prengler M, Kirkham FJ. Posterior circulation stroke in childhood: risk factors and recurrence. Neurology. 2002;59(10):1552-6.

55. Rivkin MJ, deVeber G, Ichord RN, Kirton A, Chan AK, Hovinga CA, et al. Thrombolysis in pediatric stroke study. Stroke. 2015;46(3):880-5.
56. Roach ES, Golomb MR, Adams R, Biller J, Daniels S, Deveber G, et al. Management of stroke in infants and children: a scientific statement from a Special Writing Group of the American Heart Association Stroke Council and the Council on Cardiovascular Disease in the Young. Stroke. 2008;39(9):2644-91.
57. Janjua N, Nasar A, Lynch JK, Qureshi AI. Thrombolysis for ischemic stroke in children: data from the nationwide inpatient sample. Stroke. 2007;38(6):1850-4.
58. Alshekhlee A, Geller T, Mehta S, Storkan M, Al Khalili Y, Cruz-Flores S. Thrombolysis for children with acute ischemic stroke: a perspective from the kids' inpatient database. Pediatr Neurol. 2013;49(5):313-8.
59. Manco-Johnson MJ, Grabowski EF, Hellgreen M, Kemahli AS, Massicotte MP, Muntean W, et al. Recommendations for tPA thrombolysis in children. On behalf of the Scientific Subcommittee on Perinatal and Pediatric Thrombosis of the Scientific and Standardization Committee of the International Society of Thrombosis and Haemostasis. Thromb Haemost. 2002;88:157-8.
60. Satti S, Chen J, Sivapatham T, Jayaraman M, Orbach D. Mechanical thrombectomy for pediatric acute ischemic stroke: review of the literature. J Neurointerv Surg. 2017;9:732-737.
61. Bhatia K, Kortman H, Blair C, Parker G, Brunacci D, Ang T, Worthington J, et al. Mechanical thrombectomy in pediatric stroke: systematic review, individual patient data meta-analysis, and case series. J Neurosurg Pediatr. 2019;9:1-14.
62. Fragata I, Morais T, Silva R, Nunes AP, Loureiro P, Diogo Martins J, et al. Endovascular treatment of pediatric ischemic stroke: A single center experience and review of the literature. Interv Neuroradiol. 2021;27:16.
63. Shoirah H, Shallwani H, Siddiqui AH, Levy EI, Kenmuir CL, Jovin TG, et al. Endovascular thrombectomy in pediatric patients with large vessel occlusion. J Neurointerv Surg. 2019;11:729-732.
64. Bodey C, Goddard T, Patankar T, Childs AM, Ferrie C, McCullagh H, et al. Experience of mechanical thrombectomy for paediatric arterial ischaemic stroke. Eur J Paediatr Neurol. 2014;18:730–735
65. Ellis MJ, Amlie-Lefond C, Orbach DB. Endovascular therapy in children with acute ischemic stroke: Review and recommendations. Neurology. 2012;79:S158–164 [PubMed: 23008391]
66. Hu YC, Chugh C, Jeevan D, Gillick JL, Marks S, Stiefel MF. Modern endovascular treatments of occlusive pediatric acute ischemic strokes: Case series and review of the literature. Childs Nerv Syst. 2014;30:937–943.
67. Ladner TR, Mahdi J, Gindville MC, Gordon A, Harris ZL, Crossman K, et al. Pediatric acute stroke protocol activation in a children's hospital emergency department. Stroke. 2015;46:2328–2331.
68. Tatum J, Farid H, Cooke D, Fullerton H, Smith W, Higashida R, et al. Mechanical embolectomy for treatment of large vessel acute ischemic stroke in children. J Neurointerv Surg. 2013;5:128–134.
69. Buompadre MC, Andres K, Slater LA, Mohseni-Bod H, Guerguerian AM, Branson H, et al. Thrombectomy for acute stroke in childhood: A case report, literature review, and recommendations. Pediatric Neurology. 2016.
70. Giroud M, Lemesle M, Gouyon JB, Nivelon JL, Milan C, Dumas R. Cerebrovascular disease in children under 16 years of age in the city of dijon, france: A study of incidence and clinical features from 1985 to 1993. J Clin Epidemiol. 1995;48:1343–1348.
71. Broderick J, Brott T, Kothari R, Miller R, Khoury J, Pancioli A, et al. The greater cincinnati/northern kentucky stroke study: Preliminary first-ever and total incidence rates of stroke among blacks. Stroke. 1998;29:415–421
72. Golomb MR, Garg BP, Saha C, Williams LS. Accuracy and yield of icd-9 codes for identifying children with ischemic stroke. Neurology. 2006;67:2053–2055.
73. Paschoal JK, Paschoal FM, Jr., de Lima FT, Pinho RS, Vilanova LC, Bor-Seng-Shu E, et al. Detection of Cerebral Vasculopathy by Transcranial Doppler in Children With Neurofibromatosis Type 1. J Child Neurol. 2015.
74. Monagle P, Chalmers E, Chan A, DeVeber G, Kirkham F, Massicotte P, et al. Antithrombotic therapy in neonates and children: American College of Chest Physicians Evidence-Based Clinical Practice Guidelines (8th Edition). Chest. 2008;133(6 Suppl):887S-968S.
75. Strater R, Kurnik K, Heller C, Schobess R, Luigs P, Nowak-Gottl U. Aspirin versus low-dose low-molecular-weight heparin: antithrombotic therapy in pediatric ischemic stroke patients: a prospective follow-up study. Stroke. 2001;32(11):2554-8.
76. King AA, White DA, McKinstry RC, Noetzel M, Debaun MR. A pilot randomized education rehabilitation trial is feasible in sickle cell and strokes. Neurology. 2007;68(23):2008-11.

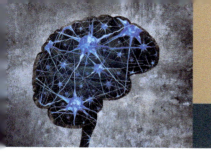

▶ Joelma Karin Sagica Fernandes Paschoal

capítulo 71 | Trombose Venosa Cerebral

INTRODUÇÃO

A trombose venosa cerebral (TVC) ou trombose sinovenosa cerebral (TSVC) é uma patologia não muito frequente, principalmente quando se refere a crianças.[1] A sintomatologia clínica é inespecífica e o diagnóstico é muitas vezes postergado. No entanto, é cada vez mais diagnosticada devido à conscientização dos médicos e aos avanços atuais de neuroimagem.[2] A TSVC em crianças ainda representa um desafio diagnóstico e terapêutico, devido ao polimorfismo clínico e à ausência de consenso internacional de atendimento. A morbimortalidade permanece alta em crianças, dada a sobrevivência prolongada desta após o incidente em comparação com o adulto.[3] Embora exista considerável sobreposição de fatores de risco para a TSVC neonatal e infantil, há diferenças específicas entre os grupos. O manejo permanece controverso, diferentemente da TSVC do adulto. Assim, há necessidade de novos estudos de alta qualidade neste campo para melhor definição, apesar de se ter, atualmente, a anticoagulação como terapia padrão. Este capítulo tem como objetivo abordar a TSVC na infância e no período neonatal.

Epidemiologia

A incidência anual de TSVC permanece subestimada devido à anatomia variável e à rápida recanalização dos canais sinovenosos, ao polimorfismo clínico e ao uso das antigas técnicas de imagem.[4] Os números, provavelmente, subestimam a verdadeira incidência por várias razões. A TSVC na infância varia entre 0,4 e 0,7 por 100.000 crianças por ano, predominando no sexo masculino; ocorre, mais frequentemente, em neonatos (27-35% do total número de TSVC) e em lactentes durante os primeiros 6 meses da vida. A incidência de trombose sinovenosa em neonatos é estimada em 40,7 por 100.000 nascidos vivos por ano.[5,6] Wasay et al. em um estudo de coorte multicêntrico dos Estados Unidos relatam que 55% pertenciam a essa faixa etária, semelhante ao registro canadense de TSVC. Outros autores descrevem uma proporção alta semelhante nessa faixa etária.[7,8]

Nas crianças com TSVC, principalmente os neonatos que, frequentemente, apresentam sinais e sintomas neurológicos não focais, o diagnóstico pode não ser suspeito.[5] A utilização de antigas técnicas de imagem, a anatomia variável sinovenosa central e a rápida recanalização são fatores que podem contribuir para o subdiagnóstico. A falta de evidências para embasar o tratamento e os anseios sobre a segurança da anticoagulação podem também reduzir o ímpeto para fazer um diagnóstico, particularmente em suspeita de TSVC associada com hemorragia.

Anatomia

O sistema venoso cerebral possui dois compartimentos principais: os seios venosos durais e as veias cerebrais. Os seios venosos durais são a principal via de drenagem das veias cerebrais. Eles são canais fechados revestidos com endotélio entre o periósteo e o interior (meníngea) das camadas durais. Divide-se em um grupo anteroinferior e um grupo posterossuperior. O mais proeminente é o grupo posterossuperior e inclui o seio sagital superior (SSS), seio sagital inferior (SSI), seio reto (SR), confluência sinusal (tórcula), seios transversais (STs), seios sigmoides (SS) e bulbos jugulares (Figura 71.1). O grupo anteroinferior é constituído pelos seios cavernosos, seios petrosos superiores e inferiores, plexo da veia clival e seio esfenoparietal.[9,10]

Os seios e veias venosas estão dentro do espaço subaracnoide. As vilosidades aracnoides em seios venosos da dura-máter estão concentradas no seio sagital superior, que é importante para a absorção e drenagem do líquido cefalorraquidiano. A drenagem venosa é alcançada por dois sistemas: o superficial e o profundo.[9,10]

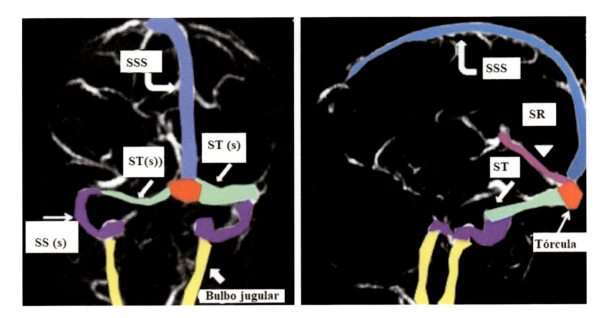

Figura 71.1 O 2D TOF da anatomia venosa dural dos seios da face: seio sagital superior (SSS), seio sagital inferior (SSI), seio reto (SR), confluência do seio (tórcula), seios transversais (STs), seios sigmoides da face (SS) e bulbos jugulares.

Fonte: Adaptada de Carducci C et al. 2016.

O sistema superficial de drenagem é composto pelas veias corticais, seio sagital superior (SSS), tórcula ou confluência de veias, seio transverso direito (dominante na maioria dos indivíduos), seio sigmoide e veia jugular interna. O sistema venoso profundo consiste das veias basais, que drenam o sangue dos gânglios basais e da matriz germinativa em neonatos prematuros; do sistema de Galeno com as duas veias cerebrais internas que formam a veia de Galeno; do seio reto, da veia basal de Rosenthal, da tórcula e das características, tipicamente, do seio transverso esquerdo não dominante, que drenam no seio sigmoide esquerdo e na veia jugular interna esquerda.[11]

Os principais tratos de saída venosa incluem a veias jugulares internas (VJI) e colaterais das vias venosas extra jugulares, como as veias do plexo venoso vertebral e veias emissárias extracranianas. Na posição supina assumida pelos neonatos, a VJI é a principal via de saída venosa. Contudo, estudos com adultos mostraram que, em posição ortostática, o plexo venoso vertebral é o principal canal de saída. As veias emissárias extracranianas são pequenas, poucas, e não desempenham função importante na drenagem venosa normal. No entanto, em certas condições em que há obstrução congênita do fluxo venoso crônico, como craniossinostose, as veias emissárias extracraninanas têm um papel central, que fornece uma via de saída.[12,13] Na maioria das crianças, o seio cavernoso ainda não está conectado às veias cerebrais, o que resulta em menos reserva e maior vulnerabilidade ao sistema venoso de drenagem.[12,14]

O posicionamento do recém-nascido demonstrou ter grande influência no fluxo venoso. A flexão cervical e compressão do SSS pelo osso occipital estão implicados na etiologia da estase venosa e trombose, constituindo uma área que requer mais estudos.[15-17]

As variações anatômicas comuns nas veias durais do seio tornam-se, particularmente, importante no quadro clínico de trombose do seio venoso dural. Em termos de desenvolvimento, o seio sagital superior drena preferencialmente ao seio venoso transverso e veia jugular à direita.[17] O seio reto, que se desenvolve como o fluxo venoso primário do sistema venoso profundo (plexo coroide da lateral e terceiros ventrículos), drena, majoritariamente, para o seio transverso esquerdo e veia jugular. Esses dois sistemas venosos, no geral, se unem no tórcula de Herófilo, mas em uma pequena porcentagem de pacientes eles são separados. A trombose venosa de um membro venoso pode levar à drenagem venosa inadequada e graves consequências clínicas.[11] A persistência do seio venoso falcino é um importante embrião do sistema venoso observado no contexto da malformação da veia de Galeno e da cefalocele atrésica parietal (Figura 71.2).[11]

Fisiopatologia

A formação de um trombo na circulação venosa cerebral leva a um aumento da pressão hidrostática nas veias e capilares a montante da oclusão. No entanto, devido ao circuito anastomótico do sistema venoso

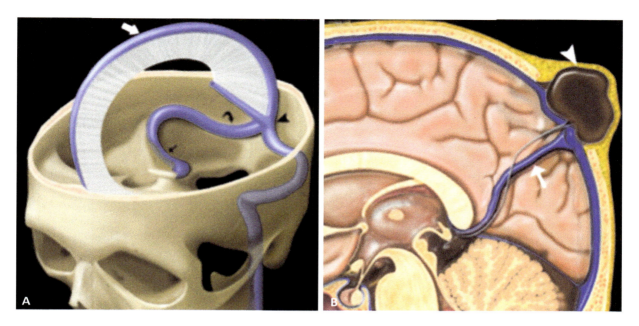

Figura 71.2 (A) Anatomia venosa cerebral. Um gráfico de cores dos seios venosos cerebrais normais. Seio sagital superior (seta), seio transverso direito (seta curva), tórcula de Herófilo (ponta de seta) e seio venoso sigmoide (seta pequena). **(B)** Persistência venosa do seio falcino. Gráfico de cor sagital mostra uma orientação vertical no seio venoso falcino (seta). Observe o vértice associado ao cefalocele parietal atrésica (ponta de seta).
Fonte: Adaptada de Hedlund GL. 2013.

cerebral, o aumento da pressão venosa é, geralmente, compensado até certo ponto. Se o aumento da pressão venosa superar a capacidade de compensação, pode ocorrer rompimento da barreira hematoencefálica, extravasamento de fluidos para o parênquima cerebral e consequente edema localizado. Além disso, se a pressão venosa exceder a pressão arterial, pode ocorrer uma redução do fluxo arterial e consequente isquemia arterial e, se não for tratada adequadamente, pode evoluir para um AVC hemorrágico.[18] Uma característica peculiar que distingue o edema vasogênico (decorrente de oclusão venosa) do edema citotóxico (devido à oclusão arterial) é que, no primeiro, a pressão de perfusão, geralmente, não é reduzida e, portanto, o dano tecidual cerebral é improvável. De fato, no AVC venoso, uma resolução de trombos e um prognóstico favorável são mais prováveis do que no AVC arterial. A peculiaridade da oclusão venosa é a redução da reabsorção do líquido cefalorraquidiano, reduzindo o acesso deste às granulações aracnóideas de Pacchioni, que resulta em hipertensão intracraniana.[19] Esse cenário é mais frequente com a oclusão do seio sagital superior (onde estão presentes granulações aracnóideas de Pacchioni), mas também pode ocorrer na oclusão de outros seios.

O espectro da lesão cerebral na TSVC varia da congestão venosa, que pode ou não ser apreciável na neuroimagem, à lesão isquêmica parenquimatosa mais reconhecida, que podem ser corticais ou subcorticais e envolvem a substância cinzenta profunda. A maioria dos infartos parenquimatosos são hemorrágicos. A hemorragia subaracnóidea e subdural são menos evidentes se associarem à TSVC. Nos recém-nascidos prematuros e a termo também existe uma associação entre hemorragia peri-intraventricular (HPIV) e TSVC.[20] Vários estudos demonstram que a TSVC é a causa mais frequentemente reconhecida de HPIV sintomática e está associada a hemorragia talâmica e de gânglios da base em neonatos a termo. A trombose venosa profunda pode vir acompanhada de hemorragia nos ventrículos como resultado de bloqueio e hipertensão no sistema de drenagem venosa profunda.[21,22]

Fatores de Risco

A etiologia da TSVC em neonatos, lactentes, crianças, assim como em adultos, é muitas vezes multifatorial, com uma condição comórbida predisponente ou enfermidade que são identificadas em até 95% dos indivíduos afetados (Tabela 71.1). Essas condições incluem as doenças comuns da infância como: febre, infecção, desidratação, anemia, bem como condições médicas agudas e crônicas, entre outras, doença cardíaca congênita, síndrome nefrótica, lúpus eritematoso sistêmico (LES) e malignidade. Do mesmo modo, no período perinatal existem fatores neonatais para TSVC que são paralelos às de crianças mais velhas. Além desses fatores de risco sistêmicos, a trombose pode se desenvolver

Tabela 71.1 Condições clínicas relacionadas à TSVC na faixa etária pediátrica.

Geral
- Desidratação
- Infecção
- Febre
- Lesão hipóxico-isquêmica
- Pós-punção lombar

Infecções de cabeça e pescoço
- Otite média e mastoidite
- Meningite
- Sinusite
- Infecção do trato respiratório superior

Outros distúrbios de cabeça e pescoço
- Ferimento na cabeça
- Pós-cirurgia intracraniana
- Hidrocefalia (derivação ventriculoperitoneal)

Anemia
- Falta de ferro
- Anemia falciforme
- Talassemia
- Anemia hemolítica autoimune
- Hemoglobinúria paroxística noturna

Doenças autoimunes
- Doença de Behçet
- Lúpus eritematoso sistêmico
- Síndrome do anticorpo antifosfolipídeo
- Doença inflamatória intestinal (ulcerativa colite, doença de Crohn)
- Tireotoxicose
- Síndrome de Cushing
- Púrpura trombocitopênica idiopática

Malignidade
- Leucemia
- Linfoma
- Tumores do sistema nervoso central

Doença cardíaca
- Cardiopatia congênita cianótica
- Pós-operatório
- Pós-cateterização

Doença renal
- Síndrome nefrótica
- Síndrome hemolítico-urêmica

Drogas
- L-Asparaginase
- Contraceptivos orais
- Corticosteroides
- Epoetina-a

---

e propagar em resposta a estase venosa local. Muitas crianças têm patologia local coincidente no crânio e/ou cervical, incluindo traumatismo craniano, tumores do sistema nervoso central ou cirurgia intracraniana recente.[23,24] Historicamente, a TSVC foi uma complicação bem reconhecida de otite média e mastoidite, e embora menos atenção tenha sido dada recentemente a esse importante fator de risco, a otite média ou mastoidite foi identificada em 24% a 62% de todas as séries e coortes de casos de TSVC na infância que foram publicados de 2000 a 2010.[25,26] Em termos de frequência observada, a infecção parece ser a condição mais comum associada à TSVC em crianças fora do período neonatal.[23,26]

A anemia é frequentemente observada em crianças com TSVC, embora os mecanismos para sua contribuição para desenvolvimento de trombos sejam pouco compreendidos na literatura. A anemia por deficiência de ferro e microcitose são mais comumente descritos, às vezes, em associação com trombocitose.[27] A TSVC também foi relatada em anemias crônicas, como anemia hemolítica e síndrome de Evans,[28] talassemia maior, e falciforme.[29,30,31] O diagnóstico de anemia pode ser obscurecido por hemoconcentração relativa (particularmente se a desidratação também estiver presente) e apresentar uma ferritina falsamente elevada no quadro agudo, por isso, é importante que o diagnóstico de anemia e deficiência de ferro devam ser excluídos ou tratados de forma abrangente em todas as crianças com TSVC.[31]

A desidratação é outro fator de risco tratável para TSVC pediátrica, secundário ou por aumento de perdas de fluidos pela síndrome nefrótica ou gastroenterite, ou por má ingestão oral com infecção ou por doença sistêmica.[32] A desidratação e a hipovolemia devem sempre ser cuidadosamente avaliadas e corrigidas para impedir a propagação de trombos e promover a recanalização do vaso comprometido. Outras doenças comuns incluem meningite e diabetes, que podem ser complicadas pela TSVC.[5,33,34]

Embora ocasionalmente reconhecido, existem poucos dados sobre a prevalência de TSVC em epilepsia e hidrocefalia inexplicável.[35,36]

A TSVC também pode ser um determinante importante do desfecho em traumatismo craniano[37-39] e coma não traumático (por exemplo, malária cerebral).[40] Outras infecções mais comumente descritas em países tropicais (por exemplo, neurocisticercose) também podem estar associadas à TSVC. Algumas condições crônicas, como a doença inflamatória intestinal, o LES, a Síndrome de Cushing e a tireotoxicose parecem predispor a TSVC,[41-44] e podem estar presentes de maneiras incomuns, inclusive com manifestações psiquiátricas.[5,42]

O sistema hemostático em crianças está em um estado dinâmico, com diferenças quantitativas e qualitativas nos fatores de coagulação em comparação aos adultos.

Em neonatos, o sistema hemostático é acelerado como resultado da diminuição dos níveis de proteínas anticoagulantes naturais (antitrombina, proteína C e proteína S) que elevam a níveis fisiológicos de adultos, aproximadamente, 6 meses após o nascimento.[45,46] Apesar disso, os neonatos têm um bom equilíbrio hemostático que pode ser alterado por comorbidades concomitantes, como infecções locais ou sistêmicas, desidratação, insuficiência renal crônica e tumores cerebrais.[47,48] A trombofilia hereditária tem sido pouco investigada na TSVC pediátrica e relatada em 20% a 62% dos casos.[24,49,50] A associação da TSVC ao fator V de Leiden e ao polimorfismo G20210A da protrombina parece mais fraca em crianças do que em adultos.[24,51] A combinação de trombofilia adquirida e condições subjacentes fornece uma grande contribuição para a patogênese do TSVC pediátrico.[24,52]

Outros fatores de riscos mecânicos adicionais para TSVC incluem, em procedimentos neurocirúrgicos, cateterismo jugular interno e punção lombar.[19,53] Em relação às causas genéticas, vários locais no cromossomo 6 (dentro do complexo principal de histocompatibilidade) e no cromossomo 9 (próximo ao gene *ABO*) estão envolvidos no desenvolvimento da TSVC, embora essas associações ainda necessitem de confirmação em grandes estudos de associação genômica ampla.[54,55]

Apresentação Clínica

Os dados clínicos da TSVC são bem variáveis a depender de diferentes fatores, como a localização e extensão da trombose, a extensão dos seios ou veias ocluídas, idade do paciente e a natureza da doença ou causa predisponente. Do mesmo modo, também parece razoável considerar que a velocidade de formação do coágulo dentro dos vasos venosos e as complicações relacionadas podem influenciar nos diferentes sintomas.

Em crianças, os sintomas iniciais são ainda mais específicos do que em adultos e são frequentemente atribuídos a doenças mais comuns, como infecções ou desidratação, tornando a suspeita e o diagnóstico da TSVC, particularmente, difícil. Em geral, os sintomas nas crianças são iguais aos dos adultos, mas os déficits neurológicos generalizados são mais comuns e as convulsões são mais frequentes nos neonatos (Tabela 71.2).[5]

Diagnóstico

Técnicas de Neuroimagem

A avaliação neurorradiológica é fundamental no início para detecção da TSVC. O avanço nas técnicas de imagem desempenha um papel importante na identificação da trombose venosa, de lesão cerebral secundária e, em algumas condições, pode até ajudar a identificar as causas de doenças que favoreçam a TSVC.

Tabela 71.2 Sinais e sintomas de TSVC em crianças.

- Convulsões (focais, generalizadas)
- Nível de consciência deprimido e coma
- Letargia
- Náuseas
- Vômitos
- Cefaleia
- Deficiência visual (obscurecimentos transitórios, acuidade reduzida, cegueira)
- Papiledema
- Hemiparesia
- Perda hemissensorial
- Ataxia
- Comprometimento da fala, mutismo
- Paralisia dos nervos cranianos (VI)
- Sintomas psiquiátricos agudos
- Insuficiência respiratória (em neonatos)
- Agitação (em neonatos)

Nas últimas décadas, a angiografia de subtração digital (ASD), uma técnica invasiva com riscos consideráveis, foi o padrão-ouro de diagnóstico; hoje em dia, quase não é realizada para este fim, e tem sido quase completamente substituída por ressonância magnética (RM) e venografia por RM, tomografia de computadorizada (TC) e a angiografia por TC. A ASD ainda tem um papel importante em procedimentos angiográficos terapêuticos (trombectomia mecânica, trombólise intra-arterial), quase exclusivamente em trombose arterial e na população adulta.

TC sem contraste

O aumento da atenuação no seio (sinal de coágulo denso) pode ser o único achado sugestivo de trombose em imagens de TC sem contraste (Figura 71.3) e pacientes com este sinal devem ser avaliados posteriormente com TC com contraste, ressonância magnética ou ambos, em um cenário clínico adequado. Uma atenuação aumentada, sem trombose de seios, pode ser um achado quase normal em seios da face de pacientes desidratados ou com hematócrito elevado. Além disso, em neonatos, uma atenuação elevada dos seios da face pode ser normal devido à alta hemoconcentração (policitemia relativa) e hipodensidade do cérebro imaturo adjacente.

Todos os achados na TC sem contraste, incluindo os seios venosos "hiperdensos", muitas vezes são sutis e inespecíficos nos estágios iniciais (Tabela 71.3). No entanto, Black *et al.*[56] e Poon *et al.*[57] mostraram que a hi-

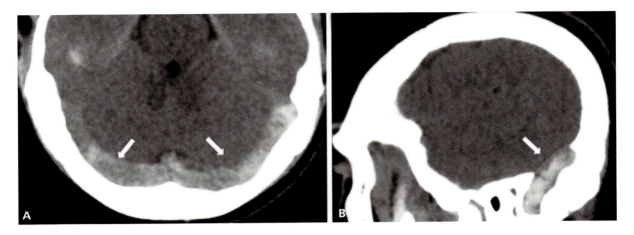

Figura 71.3 TC sem contraste. **(A)** "Sinal denso de coágulo" axial. **(B)** Imagem de TC reformatada sagital mostra atenuação aumentada nos seios durais transversais (seta).
Fonte: Adaptada de Carducci C et al. 2016.

Tabela 71.3 Sinais diretos e indiretos de TSVC na TC sem contraste e com contraste.	
Sinais diretos	**Sinais indiretos**
TC sem contraste	
Trombo hiperatenuante no seio/medula ocluída parcial ou totalmente	Placa: distensão focal do compartimento venoso dural
	Infarto parenquimatoso hemorrágico na área de drenagem da veia/seio obstruídos
Veias piais ocluídas como hiperatenuação linear na superfície do cérebro, seguindo o fluxo do seio dural	Ectasia/tortuosidade da veia proximal ao seio afetado
TC com contraste	
Visualização direta do seio trombosado: relativamente hipodenso e com realce ao contraste da parede dural e canais venosos colaterais	Canais: sinal delta vazio (defeito de enchimento intraluminal central, causado por realce ao contraste dural ao redor de trombo não realçado)

perdensidade do seio venoso pode ser considerada um sinal sensível para TSVC. Alsafi et al.[58] avaliaram a densidade (unidades de Hounsfield, HU) de seios venosos na TC sem contraste em pacientes com TSVC, comparando esses resultados com um grande grupo de controle correspondente sem TSVC, para verificar se isso poderia ser considerado útil como ferramenta de diagnóstico adicional objetiva. Seus resultados apresentam ampla variação de HU nos seios da face do grupo controle; além disso, a medição HU de um trombo antigo pode mostrar uma densidade baixa, podendo ser confusa a interpretação. Ademais, os autores destacaram que os grupos de amostra não foram suficientes para que se possa usar o método para aumentar a confiança do diagnóstico de TSVC.

A aparência hiperdensa de um trombo sem contraste na TC, geralmente, desaparece em 7 dias, mas pode estar presente por mais tempo no caso de coágulos maiores. Além desta fase subaguda, a TVC pode não ser facilmente reconhecível sem contraste.[59]

Os sinais indiretos da TSVC são a distensão focal do compartimento venoso dural com atenuação aumentada de veias corticais (sinal do cordão), hiperatenuação das veias cerebrais internas e infarto venoso, geralmente aparecendo como um sinal tardio (Figura 71.4). Pode ser possível detectar cortical/hemorragias petequiais subcorticais.[56,57]

Na presença de uma imagem de TC sem contraste ou suspeita clínica de TSVC, uma angiografia venosa por TC ou RNM é obrigatória.

TC com contraste

Na TC com contraste, o trombo geralmente pode ser reconhecido como um defeito de enchimento (sinal delta vazio) fácil de detectar entre 1 dia e 4 semanas após o início dos sintomas, sendo mais frequentemente observado entre 5 dias e 2 meses a partir do início dos sintomas (Figura 71.5).[60] Na fase aguda, o sinal hiperdenso do coágulo pode resultar em falso-negativo em TC com

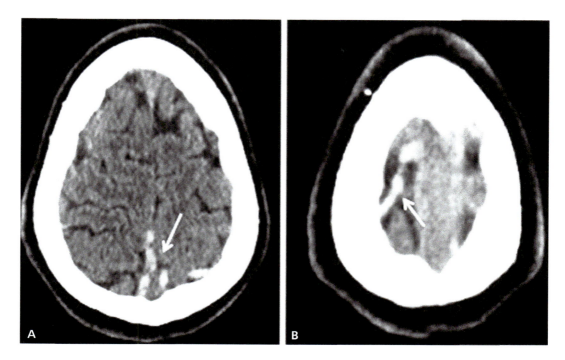

Figura 71.4 (**A e B**) "Sinal da corda" indicam trombose venosa de veias corticais (setas).
Fonte: Adaptada de Carducci C et al. 2016.

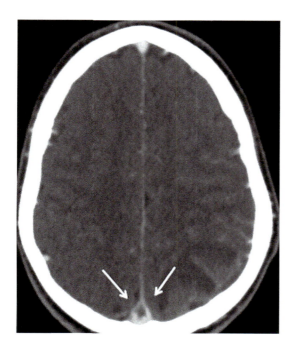

Figura 71.5 "Sinal do delta vazio" após contraste em TC de crânio.
Fonte: Adaptada de Carducci C et al. 2016.

contraste se uma diferença de densidade entre o coágulo e o vazio do seio nasal realçado não for observada. A TC sem contraste anterior pode ajudar no diagnóstico, mostrando uma hiperdensidade natural correspondente ao coágulo que vai se tornar menos hiperdensa em comparação com o seio na TC com contraste.

Imagem de Ressonância Magnética (RM)

A RM sem contraste é mais sensível para a detecção de trombos venosos do que TC sem contraste.[61] A falta dentro do seio do efeito de vazio de fluxo nas imagens ponderadas em T2 (T2WI) e a hiperintensidade de imagens pesadas em T1 (T1WI) são achados diretos de trombose na RM sem contraste.[62] O aparecimento de TSVC na RM não contrastada é, frequentemente, condicionado por diferentes elementos, afetando as características do coágulo (idade, localização, extensão e hidratação do paciente), unidade da RM e a escolha das sequências.

O trombo muda a intensidade do sinal de acordo com o intervalo entre o seu aparecimento e o momento da ressonância magnética.[62,64,65] Essas mudanças nas imagens ponderadas em T1 e T2 da RM estão relacionadas aos efeitos paramagnéticos dos produtos da degradação da hemoglobina.

- **Estágio agudo (0-3 dias):** trombo predominantemente isointenso em imagens T1W e hipointensa em imagens T2W (desoxiemoglobina nos glóbulos vermelhos presos no trombo). Possível erro de diagnóstico: pode imitar um vazio de fluxo normal (muito hipointenso em T2) (Figura 71.6A-C).

- **Estágio subagudo (4 a 15 dias):** do início ao final o trombo de tempo é predominantemente hiperintenso em ambas as imagens, T1W e T2W (metahemoglobina extracelular). Sinal sutil: cortical e intracraniano profundo, as veias aparecem hiperintensas em imagens T1W.[61,66] Nesta fase, a detecção do trombo é mais fácil, devido ao sinal mais anormal do seio (Figura 71.6 D-F).
- **Estágio crônico (> 15 dias):** recanalização incompleta do seio com o trombo isointenso/hiperintenso em imagens pesadas T2 e isointensas na sequência ponderada em T1. Nesta fase, a intensidade do sinal do trombo pode apresentar uma ampla variabilidade e o diagnóstico pode ser desafiador. Devido à heterogenicidade da intensidade do sinal da RM, na fase crônica, o trombo pode mimetizar sangue venoso normal lento.[61,67]

Para confirmar o diagnóstico e definir melhor uma TSVC, uma sequência ponderada T1 aprimorada com gradiente ultrarrápido 3D (3D-MPRAGE, 3D-SPGR, 3D-TFE) com e sem contraste é fortemente sugerida, permitindo excelente visualização de seios durais em reconstruções multiplanares e venografia por ressonância magnética (VRM).

Para melhorar a precisão do diagnóstico em caso de trombose parcial ou estágio crônico, T2 gradiente-eco (GRE) e/ou sequências de imagem ponderada de susceptibilidade (SWI) podem ser considerados como parte do protocolo de ressonância magnética.[61,68] O SWI é útil para detectar trombo na fase aguda e subaguda inicial. Fases para um sinal indireto: a dilatação das veias local cortical e medular. A recomendação de Hedlung era não substituir GRE por SWI, embora o último mostre "mi-

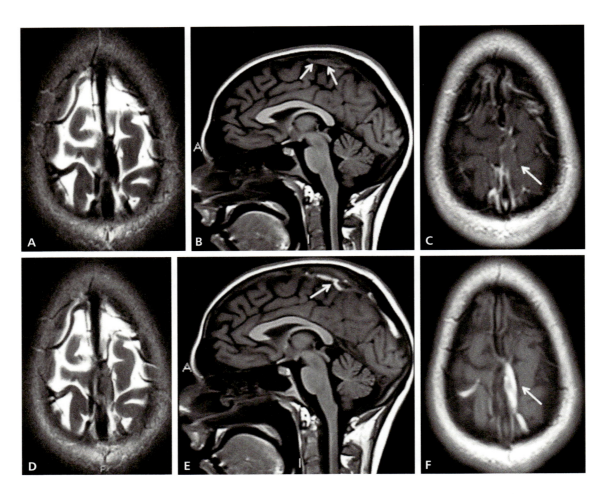

Figura 71.6 Fases do trombo na ressonância magnética. Estágio agudo (A-C). **(A)** TSE T2WI axial. **(B)** TSE T1W sagital. **(C)** imagens axiais T1W aprimoradas mostram o trombo predominantemente isointenso em imagens T1W e hipointenso em imagens T2W. A imagem aprimorada **(C)** mostra um trombo isointenso comparado à fase subaguda (F) quando o trombo no seio e a veia colateral são espontaneamente hiperintensos. Estágio subagudo (D-F). **(D)** TSE T2W axial. **(E)** TSE T1W sagital. **(F)** Imagens TSE T1W axiais mostram trombo predominantemente hiperintenso em T1W e mais isointenso em imagens T2W comparado com o estudo anterior, realizado 7 dias antes.[70]

Fonte: Adaptada de Carducci C et al. 2016.

crobleeds" melhor, porque SWI mostra tanto o sinal de baixa intensidade normal e veias/seios durais contendo coágulos como estruturas hipointensas.[61]

O envolvimento do parênquima cerebral resulta em edema, frequentemente reversível, e infarto hemorrágico subcortical.[61,69]

Venografia por RM (VRM)

O sinal proveniente do fluxo sanguíneo pode ser codificado usando várias técnicas de VRM, algumas das quais sem contraste. Os mais difusos são o tempo de voo bidimensional (2D TOF)[71] e "contraste de fase" (CF).[72] A VRM é amplamente utilizada e considerada uma técnica de imagem sensível no diagnóstico da TSVC,[1] no entanto, acreditamos que tenha de ser usada como parte de uma avaliação de ressonância magnética completa e não como a única sequência a considerar.

O 2D TOF é particularmente útil no estágio crônico, quando continua a demonstrar ausência de fluxo. O trombo com frequência tem intensidade de sinal ligeiramente reduzida se comparada ao fluxo normal.[73] Uma armadilha potencial é o fluxo de lacuna que geralmente aparece no seio transverso não dominante, correlacionado com um seio pequeno, mas normal. Este achado pode ser uma combinação de pequeno tamanho do seio, plano de aquisição da imagem não perpendicular ao seio e a taxa de fluxo lento.

A venografia por RM com a fase de contraste é baseada na velocidade induzida das mudanças de fase transmitidas aos giros móveis para distinguir sinal alto fluindo sangue do sinal suprimido do tecido estacionário circundante. As vantagens do CF versus 2D TOF são a ausência do sinal de coágulo/hematoma com hiperintensidade, resultando na supressão do fundo, e a possibilidade de chegar a uma determinação quantitativa do fluxo. Também é útil quando o meio de contraste é contraindicado mas tem um tempo de aquisição mais longo em comparação com 2D TOF (Figura 71.7).

Embora o 2D TOF e a CF tenham melhorado, existem ainda falso-negativos, artefatos técnicos e limitações na avaliação diagnóstica, fortemente reduzida com os meios de contraste de comunicação. A VRM com meio de contraste também é útil para representar vasos colaterais (por exemplo, veias medulares aumentadas). A ARM de realce ao contraste (CE-MRA) pode ser 3D ou 4D com uma resolução temporal que não é particularmente útil no diagnóstico de TSVC.[72] Os resultados obtidos com realce ao contraste a VRM são semelhantes aos achados obtidos com arteriografia por subtração digital cerebral, mas sendo uma técnica não invasiva. O

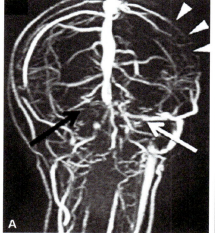 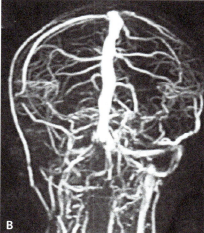 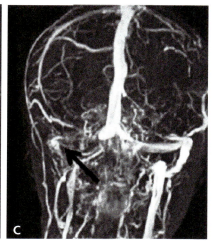

Figura 71.7 (A-C) Venogramas por RM com contraste de fase tridimensional realizados agudamente **(A)** e subagudamente **(B)** mostraram extensa trombose sinovenosa, envolvendo os seios transverso e sigmoide direito (seta preta), veia jugular interna direita, seios sagitais posterior superior e inferior, tórcula, veia de Galeno, veia basal de Rosenthal e veias cerebrais internas e talamoestriato. As veias corticais parietais esquerdas também foram trombosadas (pontas de setas brancas). Os seios transverso esquerdo e sigmoide foram preservados (seta branca). Recanalização de intervalo da veia cerebral interna esquerda e da veia basal de Rosenthal foram visualizadas de forma subaguda (C). Em um tempo de voo bidimensional, o venograma por RM feito 6 meses após o diagnóstico **(C)** mostrou fluxo persistentemente ausente dentro do seio transverso direito, mas parcialmente visualizado o fluxo dentro do seio sigmoide direito e bulbo jugular (seta preta), evidência de qualquer recanalização ou fluxo lento dentro desses seios da face. Houve recanalização completa do seio sagital superior, sistema venoso profundo e veias corticais parietais esquerdas.[74]

Fonte: Adaptada de Dlamini N, Billinghurst L, Kirkham FJ. 2010.

uso complementar de RM e VRM melhora o teste de desempenho a uma sensibilidade de 100%.[71]

Imagem ponderada por difusão (DWI)

A imagem ponderada por difusão (DWI, da sigla em inglês) faz parte do estudo de RM e deve ser usado rotineiramente no caso de TSVC, permitindo a detecção precoce do território isquêmico parenquimatoso afetado pelo edema citotóxico e que melhora o prognóstico do resultado.[75] A descoberta de restrição à difusão, geralmente referida como edema citotóxico, no contexto da obstrução venosa não está totalmente esclarecido, uma vez que áreas de difusão restrita do parênquima foram mostradas em alguns casos normais.[76]

Imagem de perfusão (PWI)

A imagem ponderada por perfusão (PWI, da sigla em inglês) é realizada por injeção de um agente de contraste para, em seguida, obter uma série rápida de imagens de ressonância magnética usando uma técnica ultrarrápida. A trilha de imagens mostra a passagem do agente de contraste pelo cérebro. Esta técnica pode ser usada para avaliar o fluxo sanguíneo cerebral (FSC) e volume de sangue cerebral (VSC) em várias regiões do cérebro.[60] Os objetivos da imagem por PWI na TSVC são os mesmos de qualquer outra condição clínica de circulação sanguínea anormal, mas essa técnica não está incluída na ressonância magnética de rotina de TSVC.[76]

Ultrassom (US) transfontanela

O US é uma técnica de rotina à beira leito para imagens neonatais e deve incluir o uso de todas as quatro janelas acústicas, fontanela anterior e posterior e temporal e mastoide, garantindo a cobertura máxima do cérebro.[77] Com o advento de sondas mais modernas, melhor visualização de trombos venosos intravasculares e a permeabilidade dos sistemas de Doppler venosos, a suspeita de trombose é mais confiável, embora acreditemos que com uma ressonância magnética a confirmação é sempre garantida (Figura 71.8).

Investigação e Tratamento

A investigação de TSVC em crianças e adultos é similar, baseando-se na investigação das condições clínicas associadas (Tabelas 71.4 e 71.5). O tratamento da TSVC historicamente envolve cuidados de suporte ou medidas sintomáticas, como correção de desidratação e hipovolemia, antibióticos para casos envolvendo infecção, controle de convulsões com anticonvulsivantes e medicamentos e medidas cirúrgicas destinadas a diminuir a pressão intracraniana.

Para o tratamento de TSVC pediátrico, o *The American Society of Hematology 2017 Guidelines for Mana-*

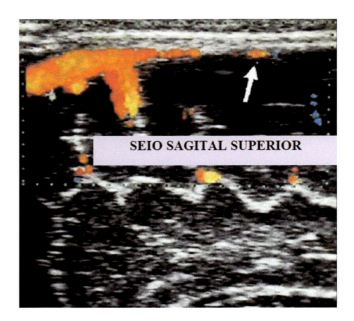

Figura 71.8 Ultrassom Doppler: imagem sagital demonstrando falha em vasos preenchendo o seio sagital superior (seta branca).[78]

Fonte: Adaptada de Monteiro AMV, Lima CMAO, Ribeiro EB, Lins MC, Miranda S, Miranda LE. 2010.

gement of Venous Thromboembolism fornece diretrizes atualizadas com base em evidências relacionadas ao tratamento (Tabelas 71.6 e 71.7).[79] Existem três principais medicamentos anticoagulantes usados em neonatos e crianças, heparina não fracionada (HNF), heparina de baixo peso molecular (HBPM), e antagonistas orais da vitamina K (AVK), e cada um deles tem vantagens e desvantagens.[80] O fondaparinux é usado em alguns centros, mas seu uso não é difundido internacionalmente.

Heparina não fracionada (HNF)

A HNF continua sendo um anticoagulante que comumente é usado em pacientes pediátricos. A HNF tem a vantagem de uma meia-vida curta e de início e deslocamento rápidos de ação, tornando-a ideal para circulação extracorpórea, profilaxia de circuito, profilaxia de procedimento (por exemplo, cateterismo cardíaco), e para manter a permeabilidade do acesso vascular. Em hospitais pediátricos terciários, aproximadamente 15% dos pacientes hospitalizados são expostos a HNF todos os dias.[81] De fato, muito de nossa experiência clínica com HNF vem dessas outras indicações, em vez de ser específico para o gerenciamento de trombo embolia venosa (TEV). Contudo, os recursos de rápido início/ deslocamento e reversibilidade tornam-no o agente ideal para o controle de TEV em pacientes com alto risco de sangramento percebido, como pacientes pós-operatórios ou pacientes de outras intervenções, em

Tabela 71.4 Condições clínicas associadas a TSVC em neonatos.

Condições maternas
- Corioamnionite
- Diabetes
- Hipertensão

Condições perinatais
- Aspiração de mecônio
- Apgar <7 em 5 min
- Entubado ao nascer

Infecção neonatal

Policitemia

Desidratação severa

Pneumonia

Tratamento com oxidação de membrana extracorpórea (ECMO)

Doença cardíaca congênita

Coagulação intravascular disseminada

Hérnia diafragmática congênita

Tabela 71.6 Manejo agudo da TVSC de acordo com o nível de evidência científica.

Tratamento suporte	Nível de evidência
Reidratação	IC
Tratar infecção (ex: antibioticoterapia para meningites, mastoidites, faringites)	IC
Tratar causa (ex: mastoidectomia, esteroides para LES, intestino inflamatório)	IC
Tratar convulsões	IC
Tratar deficiência de ferro	IIB
Anticoagular/monitorar em 4 meses ou inexistência de hemorragia	
Heparina intravenosa/TTPA	IIB
Heparina subcutâneo/fator Xa	IIC
Varfarina/INR	IIC
Trombólises	IIC
Trombectomia	IIC
Descompressão cirúrgica	IIC

outros procedimentos. A trombocitopenia induzida por heparina, por razões que permanecem obscuras, parece ocorrer raramente em crianças, tornando a heparina um agente muito útil em crianças hospitalizadas.

Existem vários fatores específicos que podem alterar o efeito da HNF em crianças em comparação com adultos. Há implicações clínicas dessas mudanças na dosagem, monitoramento e eficácia, mas o perfil de segurança da HNF em crianças permanece incerto (Tabela 71.8).

As doses em *bolus* de 75 a 100 UI/kg resultam em valores terapêuticos de Tempo de Tromboplastina Parcial Ativada (TTPA) em 90% das crianças em 4 a 6 horas após o *bolus*. No entanto, *bolus* de 75 a 100 UI/kg em crianças, recentemente, mostrou resultar em prolongamento excessivo do TTPA para 100 minutos, implicando que as recomendações podem precisar ser reexaminadas. As doses de manutenção da HNF dependem da idade, crianças menores de 12 meses têm as doses mais elevadas (média de 28 UI/kg por hora) e crianças maiores que 1 ano doses mais baixas (média de 20 UI/kg por hora). As doses de

Tabela 71.5 Condições clínicas associadas à TSVC em pediatria.

Neonatos	Crianças menores	Crianças maiores e adolescentes
Desidratação	Desidratação	Desidratação
Infecção do SNC	Infecção	Infecção
Gestacional	• SNC	• SNC
• Infecção materna	• Crânio e cervical	• Crânio e cervical
• Diabetes gestacional	Anemia por deficiência de ferro	Outros estados protrombóticos
• Ruptura prematura das membranas (RPM)	Outros estados protrombóticos	Doença sistêmica crônica
Obstétrica	Doença sistêmica crônica	Contraceptivos orais
• Trauma	• Malignidade	
• Lesão isquêmica hipóxica	• Doença renal crônica	
Estados protrombóticos	• Lúpus eritematoso sistêmico (LES)	

Tabela 71.7 Monitorização das crianças com TSVC aguda de acordo com o nível de evidência científica.	
	Nível de evidência
Convulsões (duração, semiologia)	IC
Nível de consciência (escala de coma adaptada para criança)	IC
Sinais neurológicos focais (ex: hemiparesia)	IC
Campo e acuidade visual	IC
Para aqueles com heparina intravenosa, 4/4 h TTPA	IC
Para aqueles que estão inconscientes e/ou ventilação mecânica	
Monitorização com eletroencefalograma	IIC
Monitorização da pressão intracraniana	IIC
Repetir exames de neuroimagem	IIC

HNF necessárias para crianças maiores são semelhantes às doses ajustadas pelo peso em adultos (18 UI/kg por hora). Em muitos casos, especialmente nos quais o risco de sangramento é maior, a terapia deve ser iniciada apenas com uma infusão (sem *bolus*). Doses reduzidas são geralmente necessárias na insuficiência renal.[82]

O monitoramento da terapia de HNF é uma prática padrão, mas o melhor ensaio permanece desconhecido.[79] A razão antifator Xa/antifator IIa do efeito da HNF muda com a idade.[83] A idade do paciente e a concentração da HNF impacta a inibição da trombina mediada pela HNF. A concentração plasmática de HNF (titulação de protamina) não se correlaciona bem com medidas de efeito de HNF (antifator Xa, TTPA, tempo de coagulação da trombina, ou antifator IIa).[82,84] As medidas de efeito não se correlacionam com a dose de HNF, e as medidas de efeito não correspondem aos resultados.[85] O intervalo de 60 a 85 segundos do TTPA se correlaciona com um nível de antifator Xa de 0,35 a 0,70 UI/mL, mas a depender do reagente e do analisador usado no laboratório.

Muitos médicos experientes usam pequenas alterações incrementais e nenhum *bolus* por se sentirem confortáveis com o monitoramento uma vez ao dia, o que geralmente é mais prático. No entanto, não há dados para apoiar a vantagem clínica de um tratamento em intervalo definido, e se levarmos em consideração a razão para o tratamento, assim como o progresso clínico do paciente na tomada de decisão, a abordagem parece ser razoável.[86]

A reversão rápida da HNF pode ser alcançada com titulação de protamina, embora, em muitos casos, a simples interrupção da infusão de HNF seja adequada.

Além do sangramento, os possíveis efeitos colaterais da HNF incluem anafilaxia e osteoporose, sendo assim, há necessidade de avaliar os riscos em se manter o uso da HNF no longo prazo (semanas a meses) em crianças.

Heparina de Baixo Peso Molecular (HBPM)

A HBPM tornou-se o anticoagulante de escolha em muitos pacientes pediátricos por uma variedade de razões. No entanto, a previsibilidade do efeito anticoagulante com doses ajustadas ao peso é menor do que em adultos, provavelmente devido a diferenças na ligação às proteínas plasmáticas. A HBPM mais comumente relatada usada em pacientes pediátricos é a enoxaparina, embora as doses iniciais tenham sido relatadas para uma série de HBPM.[81]

Os ensaios que se utilizam de antifator Xa para monitorar a HBPM devem ser calibrados para a HBPM específica; no entanto, mesmo com essa calibração, foi relatada uma variabilidade significativa entre os ensaios.[85] Os reagentes aditivos, substratos e fator exógeno de Xa estão implicados como causas potenciais para variação interensaio. Atualmente, não há estudos clínicos de resultados para sugerir uma estratégia de monitoramento ideal. Apesar da variação interindividual na resposta à dose, o que sugere a necessidade de monitoramento, seis estudos originais relatam não haver associação entre resultados laboratoriais e desfechos clínicos. Em todos os casos, a taxa de resolução/recorrência foi mais positiva do que a taxa de realização da faixa terapêutica alvo.[86] Além disso, não houve associação entre o nível de antifator Xa e sangramento.

As principais taxas de sangramento com HBPM em crianças parecem ser baixas em pacientes estáveis, e

Tabela 71.8 Fatores em crianças que afetam a ação da heparina não fracionada (HNF).	
Fator HNF	Diferença relacionada a idade
HNF age via catabolismo mediado antitrombina de trombina e fator	Níveis reduzidos de antitrombina e protrombina
	Reduz a capacidade para gerar trombina
A HNF está ligada a proteínas plasmáticas que limitam a liberação endotelial de HNF ativa livre	Diferença relacionada a idade na atividade de antifator Xa e antifator IIa das alterações da HNF no plasma

embora os relatos de taxas de sangramento variem de 0% a 19%, a seleção do paciente é crítica; em muitos casos de sangramento, a HNF titulável é mais facilmente reversível e teria sido uma melhor opção terapêutica (por exemplo, pacientes pós-operatórios imediatos).[87] A HBPM é apenas parcialmente revertida pela protamina. Não há dados sobre a frequência de osteoporose (embora existam relatos de casos na extensão do uso de HBPM, especialmente em bebês prematuros), a heparina pode induzir trombocitopenia ou outras reações de hipersensibilidade, além de relatos de perda de cabelo em crianças expostas a HBPM.

Antagonistas de Vitamina K (AVK)

A varfarina é a AVK mais comumente utilizada e estudada em todo o mundo. O acenocumarol é administrado com alta frequência em alguns países europeus e sul-americanos, e o fenprocumon é o AVK preferido em algumas partes da Europa.

O atual coeficiente terapêutico internacional normalizado (INR) varia para crianças com TEV e são inferidas nas recomendações de pacientes adultos, porque nenhum ensaio clínico avaliou o intervalo ideal de INR para crianças. O INR alvo terapêutico é 2,5 (intervalo 2,0-3,0). A varfarina geralmente se inicia com 0,1 a 0,2 mg/kg e com limite máximo de 5 mg a dose inicial.[78] Os pacientes com insuficiência hepática ou cirurgia pós-operatória de Fontan requerem doses mais baixas. Uma série de estudos examinaram a farmacogenômica da varfarina e demonstraram que as variantes VKORC1 e CYP2C9, provavelmente, contribuíram para as necessidades de dose de varfarina. No entanto, a contribuição da variação do genoma para resultados clínicos permanece inconclusiva.[88]

O monitoramento da terapia anticoagulante oral em crianças é difícil e requer supervisão cuidadosa, com ajustes de dose frequentes (Tabela 71.9). Durante o início da terapia, o monitoramento deve ser diário ou em intervalo de poucos dias; no entanto, mesmo após a terapia estável de longo prazo ser alcançada, apenas 10% a 20% das crianças são monitoradas com segurança mensalmente.[89] As crianças mais jovens, geralmente, requerem monitoramento a cada 2 semanas, embora a chave seja ser flexível e basear a frequência de monitoramento individual com a estabilidade da criança, levando em consideração infecções intercorrentes, e outras mudanças de medicamentos e dieta.

Os AVKs são frequentemente evitados em bebês para o tratamento de TEV, por várias razões, o que é provavelmente razoável, dado que a duração do tratamento é geralmente de 6 semanas a 3 meses. Em primeiro lugar, porque os níveis plasmáticos da vitamina K dependem de fatores de coagulação, e são fisiologicamente diminuídos em comparação com os níveis de adultos. Em segundo lugar, a fórmula infantil é suplementada com vitamina K para prevenir doenças hemorrágicas, o que torna bebês resistentes aos AVKs. Alternativamente, o leite materno tem baixas concentrações de vitamina K, tornando os bebês amamentados sensíveis à substância, que podem ser compensados pela alimentação de 30 a 60 mL da fórmula a cada dia. Terceiro, os AVKs estão disponíveis apenas na forma de comprimido na maioria dos países, sendo, portanto, inadequado para recém-nascidos, mesmo se suspenso na água. Quarto lugar, os requisitos para a mudança rápida dos AVKs na infância são por causa da rápida alteração nos valores fisiológicos de proteínas de coagulação dependentes de vitaminas e modificações na dieta. Finalmente, há pouca eficácia ou informações de segurança específicas para o uso de AVK em neonatos.[81]

O sangramento é a principal complicação da terapia com AVK; entretanto, em mãos experientes, as taxas de

Tabela 71.9 Doses terapêuticas dos anticoagulantes mais frequentemente utilizados no tratamento da TSVC em pacientes pediátricos.

Anticoagulantes	Dose terapêutica	Monitorização
Enoxaparina *(HBPM)*		
≤ 2 meses de idade	1,5 mg / Kg, 2x/dia	Antifator Xa
> 2 meses de idade	1 mg/Kg, 2x/dia	
Heparina não fracionada		
< 12 meses de idade	28 UI/Kg/hora	Antifator Xa ou TTPA
> 12 meses de idade	20 UI/Kg/hora	
Varfarina (AVK)		
	0,1mg/Kg/dia	INR controle

HBPM, heparina de baixo peso molecular; AVK, antagonistas de vitamina K (AVK); TTPA, tempo de tromboplastina parcial ativada; INR, coeficiente terapêutico internacional normalizado.

sangramento são de 0,5% por paciente ao ano.[78] Complicações não hemorrágicas de AVKs, como calcificação traqueal ou perda de cabelo, foram descritas em raras ocasiões em jovens crianças. A densidade óssea reduzida em crianças em uso de varfarina 0,1 mg/kg foi relatada em uma série de estudos e muitos programas que monitoraram rotineiramente a densidade óssea em todas as crianças em uso de AVK por longo prazo. Os protocolos de educação do paciente e da família são os principais fatores na redução de eventos hemorrágicos em crianças em terapia com AVK.[90]

O regime de tratamento é frequentemente seguido por anticoagulação crônica com HBPM ou varfarina por 3 a 6 meses. A anticoagulação deve ser monitorada cuidadosamente, com TTPA para heparina não fracionada, anti-Xa para HBPM ou INR para varfarina, para atingir níveis adequados de eficácia enquanto se evita a sobredosagem. No entanto, a anticoagulação pode ser encerrada antes disso se a recanalização do(s) vaso(s) afetado(s) for demonstrada em acompanhamento de neuroimagem com venografia por RM ou TC. Em alguns centros, parece haver uma relutância em tratar neonatos com anticoagulação devido a riscos percebidos de agravamento de hemorragia intracraniana preexistente ou por poder causar transformação hemorrágica de infarto venoso brando, juntamente com a falta de evidências que demonstrem melhoras no desfecho em neonatos tratados com anticoagulação.[91] No entanto, o tratamento de neonatos com HBPM parece ser seguro e deve pelo menos vir a ser considerado.[92] Muito poucos centros relataram o uso de agentes antiplaquetários, como ácido acetilsalicílico (AAS) ou dipiridamol, na forma aguda ou crônica.[90]

Na ausência de ensaios clínicos randomizados sobre o tratamento de anticoagulante em crianças com TSVC, as diretrizes atuais recomendam doses terapêuticas de heparina independentemente da hemorragia intracraniana concomitante, e tratamento endovascular para pacientes com funções neurológicas em rápida deterioração, apesar da anticoagulação adequada, de forma semelhante aos adultos.[93,94]

Para os neonatos, não há consenso sobre o manejo da fase aguda, devendo-se considerar tanto a anticoagulação quanto a abordagem conservadora. Uma alternativa promissora para a heparina parenteral ou AVKs que requerem monitoramento laboratorial (muito desconfortáveis na população pediátrica) são os anticoagulantes orais diretos (DOACs), atualmente já com estudos clínicos randomizados (RE-SPECT CVT)[95] que demonstram segurança, tanto com o uso de dabigatrana quanto AVK, na prevenção de TVC em população adulta. No entanto, ainda necessita-se de estudos para a segurança em crianças.[96] A duração ideal do tratamento anticoagulante não está bem estabelecida, contudo, período de 6 semanas a 3 meses é recomendado para neonatos e 3 a 6 meses para crianças.[97]

A trombólise deve ser usada apenas em pacientes altamente selecionados devido ao risco de sangramento, que é particularmente alto em neonatos em razão do seu sistema hemostático imaturo. Além disso, os níveis naturalmente baixos de plasminogênio em neonatos podem diminuir a eficácia da trombólise química e alguns autores sugerem a infusão de plasminogênio por plasma fresco congelado antes do procedimento.[94] A segurança e eficácia atuais dos agentes antitrombóticos disponíveis podem ser excelentes em mãos de profissionais experientes e com infraestrutura adequada para o uso intra-hospitalar e ambulatorial de anticoagulantes.

Prognóstico da TSVC

Os preditores para um resultado desfavorável foram propostos a partir de estudos de coorte incluindo idade, sexo masculino, coma, síndrome de encefalopatia, diminuição do nível de consciência, hemiparesia, convulsões, hemorragia intracraniana, envolvimento do seio reto, trombose do sistema venoso cerebral profundo, infarto venoso, câncer, infecção do sistema nervoso central (SNC), febre e trombofilia hereditária subjacente.[98] Barboza et al., estabeleceram uma pontuação prática para predição de resultado após a TVC com somatória de 13 pontos no total (CVT-GS), sendo a TSVC categorizada em leve (0-2 pontos), moderada (3-7 pontos) e grave (8-13 pontos),[99] em comparação à classificação anterior (ISCVT-RS) de risco por pontuação para predizer prognóstico de TSVC, a qual soma 9 pontos no total (Tabela 71.10).[98]

A taxa de mortalidade varia de 5% a 10% e aumenta até 25% nos recém-nascidos.[100] Poucos estudos investigaram o resultado clínico de neonatos e crianças que sobrevivem à fase aguda de TSCV e não há dados disponíveis sobre o seu neurodesenvolvimento subsequente. O período de observação mais longo foi descrito em um grande estudo prospectivo que incluiu 104 neonatos acompanhados por um período médio de 2,5 anos (variação de 6 meses a 15 anos).[101] O prognóstico em crianças parece pior do que em adultos, com 20-70% dos pacientes apresentando déficits neurológicos residuais.[101,102] Em uma série de 42 neonatos, um morreu e apenas 21% daqueles que completaram 2 anos de acompanhamento se recuperaram completamente.[99] Um estudo de coorte europeu relatou uma taxa de recanalização de 69% (46% completa e 42% parcial) entre 3 e 6 meses após a TSVC,[103] e outro estudo recente encontrou uma taxa de 85% em 3 meses em neonatos em comparação com 56% em crianças.[99] Apesar

Tabela 71.10 Avaliação crítica sobre o desempenho de previsão e pontuação de risco do ISCVT-RS (referência sistema) e CVT-GS (sistema proposto).

Prognóstico variável	ISCVT-RS (faixa de risco 0-9 pontos)	CVT-GS (faixa de risco 0-13 pontos)
Pontuação de risco		
Malignidade	2	—
Coma	2	—
Trombose do sistema venoso profundo	2	—
Alteração do estado mental	1	—
Sexo masculino	1	—
Hemorragia parênquima	1	—
Pontuação de risco		
Lesão parênquima > 6cm	—	3
Sinal de Babinski bilateral	—	3
Sexo masculino	—	2
Hemorragia parênquima	—	2
Consciente e alerta	—	0
Sonolência	—	1
Estupor	—	2
Coma	—	3

dos dados limitados, a recanalização completa parece ocorrer mais cedo em crianças do que em adultos, particularmente em neonatos.[100]

A taxa de recorrência da trombose varia entre 0% e 20%,[97-99] com os valores mais elevados para crianças com mais de 2 anos.[102] Isso se deve principalmente a doenças sistêmicas subjacentes (por exemplo, LES e doença de Behçet).[78] O não uso da terapia anticoagulante, a falta de recanalização e a presença da mutação do gene da protrombina G20210A foram associados a um risco aumentado de recorrência de 11,2; 4,1 e 4,3 vezes, respectivamente.[102]

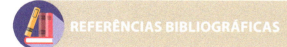

REFERÊNCIAS BIBLIOGRÁFICAS

1. Ritchey Z, Hollatz AL, Weitzenkamp D, Fenton LZ, Maxwell EC, Bernard TJ, et al. Pediatric cortical vein thrombosis: frequency and association with venous infarction. Stroke. 2016;47(3): 866-8.
2. Fischer U, Nedeltchev K, Gralla J, Brekenfeld C, Arnold M. Thromboses veineuses cérébrales: mise à jour. Forum Med Suisse. 2008;8(41):766-72.
3. Javed I, Sultan T, Rehman Z, Yaseen RM. Cerebral venous sinus thrombosis in children. J Coll Physicians Surg Pak. 2018;28(5):390-3.
4. Stolz E, Trittmacher S, Rahimi A, Gerriets T, Rottger C, Siekmann R, et al. Influence of recanalization on outcome in dural sinus thrombosis: a prospective study. Stroke. 2004;35(2):544-7.
5. Veber G, Andrew M, Adams C, Bjornson B, Booth F, Buckley DJ, et al.; Canadian Pediatric Ischemic Stroke Study Group. Cerebral sinovenous thrombosis in children. N Engl J Med. 2001;345(6):417-23.
6. Hedlund GL. Cerebral sinovenous thrombosis in pediatric practice. Pediatr Radiol. 2013;43:173-88.
7. Wasay M, Dai AI, Ansari M, Shaikh Z, Roach ES. Cerebral venous sinus thrombosis in children: a multicenter cohort from the United States. J Child Neurol. 2008;23:26-31.
8. Carvalho KS, Bodensteiner JB, Connoly PJ, Garg BP. Cerebral venous thrombosis in children. J Child Neurol. 2001;16(8):574-80.
9. Osborn AG. Osborn's brain: imaging, pathology and anatomy. Salt Lake City: Amirsys; 2012.
10. Simonds GR, Truwit CL. Anatomy of the cerebral vasculature. Neuroimaging Clin N Am. 1994;4:691-706.

11. Raybaud C. Normal and abnormal embryology and development of the intracranial vascular system. Neurosurg Clin N Am. 2010;21:399-426.
12. Schreiber SJ, Lurtzing F, Gotze R, et al. Extrajugular pathways of human cerebral venous blood drainage assessed by duplex ultrasound. J Appl Phys. 2003;94(5):1802-5.
13. Al-Otibi M, Jea A, Kulkarni AV. Detection of importante venous collaterals by computed tomography venogram in multisutural synostosis. Case report and review of the literature. J Neurosurg. 2007;107:508-10.
14. Valdueza JM, von MT, Hoffman O, Schreiber S, Einhäupl KM. Postural dependency of the cerebral venous outflow. Lancet. 2000;355:200-1.
15. Cowan F, Thoresen M. Changes in superior sagittalsinus blood velocities due to postural alterations and pressure on the head of the newborn infant. Pediatrics. 1985;75:1038-47.
16. Dean LM, Taylor GA. The intracranial venous system in infants: normal and abnormal findings on duplex and color Doppler sonography. AJR Am J Roentgenol. 1995;164:151-6.
17. Newton TH, Gooding CA. Compression of superior sagittal sinus by neonatal calvarial molding. Radiology. 1975;115:635-40.
18. Schaller B, Graf R. Cerebral venous infarction: the pathophysiological concept. Cerebrovasc Dis. 2004;18:179-88.
19. Stam J. Thrombosis of the cerebral veins and sinuses. N Engl J Med. 2005;352:1791-8.
20. Ramenghi LA, Gill BJ, Tanner SF, Martinez D, Arthur R, Levene MI. Cerebral venous thrombosis, intraventricular haemorrhage and white matter lesions in a preterm newborn with factor V (Leiden) mutation. Neuropediatrics. 2002;33:97-9.
21. Wu YW, Miller SP, Chin K, Collins AE, Lomeli SC, Chuang NA, et al. Multiple risk factors in neonatal sinovenous thrombosis. Neurology. 2002;59(3):438-40.
22. Wu YW, Hamrick SE, Miller SP, Haward MF, Lai MC, Callen PW, et al. Intraventricular hemorrhage in term neonates caused by sinovenous thrombosis. Ann Neurol. 2003;54:123-6.
23. Mallick AA, Sharples PM, Calvert SE, Jones RW, Leary M, Lux AL, et al. Cerebral venous sinus thrombosis: a case series including thrombolysis. Arch Dis Child. 2009;94:790-4.
24. Heller C, Heinecke A, Junker R, Knöfler R, Kosch A, Kurnik K, et al. Cerebralvenous thrombosis in children: a multifactorial origin. Circulation. 2003;108:1362-7.
25. Barron TF, Gusnard DA, Zimmerman RA, Clancy RR. Cerebral venous thrombosis in neonates and children. Pediatr Neurol. 1992;8:112-6.
26. Carvalho KS, Bodensteiner JB, Connolly PJ, Garg BP. Cerebral venous thrombosis in children. J Child Neurol. 2001;16:574-80.
27. Sébire G, Tabarki B, Saunders DE, Leroy I, Liesner R, Saint-Martin C, et al. Cerebral venous sinus thrombosis in children: risk factors, presentation, diagnosis and outcome. Brain. 2005;128:477-89.
28. Shiozawa Z, Ueda R, Mano T, Tsugane R, Kageyama N. Superior sagittal sinus thrombosis associated with Evans' syndrome of haemolytic anaemia. J Neurol. 1985;232:280-2.
29. Incorpora G, Di Gregorio F, Romeo MA, Pavone P, Trifiletti RR, Parano E. Focal neurological deficits in children with beta-thalassemia major. Neuropediatrics. 1999;30(1):45-8.
30. van Mierlo TD, van den Berg HM, Nievelstein RAJ, Braun KPJ. An unconscious girl with sickle-cell disease. Lancet. 2003;361:136.
31. Oguz M, Aksungur EH, Soyupak SK, Yildirim AU. Vein of Galen and sinus thrombosis with bilateral thalamic infarcts in sickle cell anaemia: CT follow-up and angiographic demonstration. Neuroradiology. 1994;36(2):155-6.
32. Fluss J, Geary D, deVeber G. Cerebral sinovenous thrombosis and idiopathic nephrotic syndrome in childhood: report of four new cases and review of the literature. Eur J Pediatr. 2006;165:709-16.
33. Kastenbauer S, Pfister HW. Pneumococcal meningitis in adults: spectrum of complications and prognostic factors in a series of 87 cases. Brain. 2003;126:1015-25.
34. Keane S, Gallagher A, Ackroyd S, McShane MA, Edge JA. Cerebral venous thrombosis during diabetic ketoacidosis. Arch Dis Child. 2002;86(3):204-5.
35. Narayanan JT, Murthy JM. Nonconvulsive status epilepticus in a neurological intensive care unit: profile in a developing country. Epilepsia. 2007;48:900-6.
36. Norrell H, Wilson C, Howieson J, Megison L, Bertan V. Venous factors in infantile hydrocephalus. J Neurosurg. 1969;31(5):561-9.
37. Tamimi A, Abu-Elrub M, Shudifat A, Saleh Q, Kharazi K, Tamimi I. Superior sagittal sinus thrombosis associated with raised intracranial pressure in closed head injury with depressed skull fracture. Pediatr Neurosurg. 2005;41(5):237-40.
38. Yuen HW, Gan BK, Seow WT, Tan HKK. Dural sinus thrombosis after minor head injury in a child. Ann Acad Med Singap 2005;34(10):639-41.
39. Stiefel D, Eich G, Sacher P. Posttraumatic dural sinus thrombosis in children. Eur J Pediatr Surg. 2000;10:41-4.
40. Krishnan A, Karnad DR, Limaye U, Siddharth W. Cerebral venous and dural sinus thrombosis in severe falciparum malaria. J Infect. 2004;48:86-90.
41. Prasad R, Singh R, Joshi B. Lateral sinus thrombosisin neurocysticercosis. Trop Doct. 2005;35:182-3.
42. Uziel Y, Laxer RM, Blaser S, Andrew M, Schneider R, Silverman ED. Cerebral vein thrombosis in childhood systemic lupus erythematosus. J Pediatr. 1995;126:722-7.
43. Yoshimura S, Ago T, Kitazono T, Yonekura T, Kumai Y, Kuroda J, et al. Cerebral sinus thrombosis in a patient with Cushing's syndrome. J Neurol Neurosurg Psychiatr. 2005;76:1182-3.
44. Siegert CE, Smelt AH, de Bruin TW. Superior sagittal sinus thrombosis and thyrotoxicosis. Possible association in two cases. Stroke. 1995;26:496-7.
45. Andrew M, Paes B, Milner R, Johnstone M, Mitchell L, Tollefsen DM, et al. De-velopment of the human coagulation system in the full-term infant. Blood. 1987;70:165-72.
46. Van Ommen CH, Sol JJ. Developmental hemostasis and management of central ve-nous catheter thrombosis in neonates. Semin Thromb Hemost. 2016;42:752-9.

47. Tan M, deVeber G, Shroff M, Moharir M, Pontigon A-M, Widjaja E, et al. Sagittal sinus compression is associated with neonatal cerebral sinovenous thrombosis. Pediatrics. 2011;128:429-35.
48. Hedlund GL. Cerebral sinovenous thrombosis in pediatric practice. Pediatr Radiol. 2013;43:173-88.
49. Suppiej A, Gentilomo C, Saracco P, Sartori S, Agostini M, Bagna R, et al. Paediatric arterial ischaemic stroke and cerebral sinovenous thrombosis. Thromb Haemost. 2015;113:1270-7.
50. deVeber G, Monagle P, Chan A, MacGregor D, Curtis R, Lee S, et al. Prothrombotic disorders in infants and children with cerebral thromboembolism. Arch Neurol. 1998;55(12):1539-43.
51. Bonduel M, Sciuccati G, Hepner M, Pieroni G, Torres AF, Mardaraz C, et al. Factor V Leiden and prothrombin gene G20210A mutation in children with cerebral thromboembolism. Am J Hematol. 2003;73(2):81-6.
52. Cakmak S, Derex L, Berruyer M, Nighoghossian N, Philippeau F, Adeleine P, et al. Cerebral venous thrombosis: clinical outcome and systematic screening of prothrombotic factors. Neurology. 2003;60(7):1175-8.
53. Bousser M-G, Ferro JM. Cerebral venous thrombosis: an update. Lancet Neurol. 2007;6:162-70.
54. Cotlarciuc I, Marjot T, Malik R, Khan M, Pare G, Sharma P, on behalf of the BEAST Consortium. Exome array analysis on cerebral venous thrombosis: preliminary results. Int J Stroke. 2015;10:219.
55. Cotlarciuc I, Marjot T, Khan MS, Hiltunen S, Haapaniemi E, Metso TM, et al. Towards the genetic basis of cerebral venous thrombosis – the BEAST Consortium: a study protocol: Table 1. BMJ Open. 2016;6:e012351.
56. Black DF, Rad AE, Gray LA, Campeau NG, Kallmes DF. Cerebral venous sinus density on noncontrast CT correlates with hematocrit. AJNR Am J Neuroradiol. 2011;32(7):1354-13571.
57. Poon CS, Chang JK, Swarnkar A, Johnson MH, Wasenko J. Radiologic diagnosis of cerebral venous thrombosis: pictotial review. AJR Am J Roentgenol. 2007;89:64-75.
58. Alsafi A, Lakhani A, Jones LC, Lobotesis K. Cerebral venous sinus thrombosis, a nonenhanced CT diagnosis? Radiol Res Pract. 2015;2015:581437.
59. Krasnokutsky MV. Cerebral venous thrombosis: a potential mimic of primary traumatic brain injury in infants. AJR Am J Roentgenol. 2011;197(3):503-7.
60. Yock-Corrales A, Barnett P. The role of imaging studies for evaluation of stroke in children. Pediatr Emerg Care. 2011;27:966-74.
61. Hedlund GL. Cerebral sinovenous thrombosis in pediatric practice. Pediatr Radiol. 2013;43:173-88.
62. Leach JL, Fortuna RB, Jones BV, Gaskill-Shipley MF. Imaging of cerebral venous thrombosis: current techniques, spectrum of findings, and diagnostic pitfalls. Radiographics. 2006;26:19-43.
63. Macchi PJ, Grossman RI, Gomori JM, Goldberg HI, Zimmerman RA, Bilaniuk LT. High field MR imaging of cerebral venous thrombosis. J Comput Assist Tomogr. 1986;10(1):10-5.
64. Dormont D, Anxionnant R, Evrard S, Louaille C, Chiras J, Marsault C. MRI in cerebral venous thrombosis. J Neuroradiol. 1994; 21(2):81-99.
65. Thamburaj K, Choudhary A. Hyperintense vessel sign: isolated cortical venous thrombosis after l-asparaginase therapy. Pediatr Radiol. 2009;39:757.
66. Baumgartner RW, Studer A, Arnold M, Georgiadis D. Recanalisation of cerebral venous thrombosis. J Neurol Neurosurg Psychiatry. 2003;74:459-61.
67. Bracken J, Barnacle A, Ditchfield M. Potential pitfalls in imaging of pediatric cerebral sinovenous thrombosis. Pediatr Radiol. 2013;43(2):219-31.
68. Yoshikawa T, Abe O, Tsuchiya K, Okubo T, Tobe K, Masumoto T, et al. Diffusion weighted magnetic resonance imaging of dural sinus thrombosis. Neuroradiology. 2002;44:481-8.
69. Jackson BF, Porcher FK, Zapton DT, Losek JD. Pediatric sinovenous thrombosis in children: diagnosis and treatment. Pediatr Emerg Care. 2011;27(9):874-80.
70. Carducci C, Colafati GS, Figa-Talamanca L, Longo D, Lunardi T, Randisi F, et al. Cerebral sinovenous thrombosis (CSVT) in children: what the pediatric radiologists need to know. La radiologia medica. 2016;121:329-41.
71. Widjaja E, Shroff M, Blaser S, Laughlin S, Raybaud C. 2D time-of-flight MR venography in neonates: anatomy and pitfalls. Am J Neuroradiol. 2006;27:1913-8.
72. Ayanzen RH, Bird CR, Keller PJ, McCully FJ, Theobald MR, Heiserman JE. Cerebral MR venography: normal anatomy and potential diagnostic pitfalls. AJNR Am J Neuroradiol. 2000;21(1):74-8.
73. Mullins ME, Grant PE, Wang B, Gonzales RG, Schaefer PW. Parenchymal abnormalities associated with cerebral venous thrombosis: assessment with Diffusion-Weighted MR Imaging. AJNR Am J Neuroradiol. 2004;25(10):1666-75.
74. Dlamini N, Billinghurst L, Kirkham FJ. Cerebral venous sinus (sinovenous) thrombosis in children. Neurosurg Clin N Am Elsevier Ltd. 2010;21:511-27.
75. Ducreux D, Oppenheim C, Vandamme X, Dormont D, Samson Y, Rancurel G, et al. Diffusion- weighted imaging patterns of the brain damage associated with cerebral venous thrombosis. AJNR Am J Neuroradiol. 2001;22(2):261-8.
76. Doege CA, Tavakolian R, Kerskens CM, Romero BI, Lehmann R, Einhäupl KM, et al. Perfusion and diffusion magnetic resonance imaging in human cerebral venous thrombosis. J Neurol. 2001;248(7):564-71.
77. Cowan F, Mercuri E, Groenendaal F, Bassi L, Ricci D, Rutherford M, et al. Does cranial ultrasound imaging identify arterial cerebral infarction in term neonates? Arch Dis Child Fetal Neonatal Ed. 2005;90(3):F252-6.
78. Monteiro AMV, Lima CMAO, Ribeiro EB, Lins MC, Miranda S, Miranda LE. Imaging diagnosis and clinical findings of cerebral venous thrombosis in full-term neonates without brain damage: a ten-year review. Radiol Bras. 2010;43(3):149-53.
79. Monagle P, Cuello C, Augustine C, et al. American Society of Hematology 2018 guidelines for management of venous thromboembolism: treatment of pediatric venous thromboembolism. Blood Adv. 2018;2(22):3292-316.
80. Newall F, Branchford B, Male C. Anticoagulant prophylaxis and therapy in children: current challenges and emerging issues. J Thromb Haemost. 2018;16(2):196-208.

81. Monagle P, Chan AKC, Goldenberg NA, et al. Antithrombotic therapy in neonates and children: Antithrombotic Therapy and Prevention of Thrombosis, 9th ed: American College of Chest Physicians Evidence-Based Clinical Practice Guidelines. Chest. 2012;141(2 Suppl):e737S-e801S.
82. Hanslik A, Kitzmüller E, Tran US, Thom K, Karapetian H, Prutsch N, et al. Anti-activated factor II assay for monitoring unfractionated heparin in children: results of the HEARTCAT study. J Thromb Haemost. 2017;15(1):38-46.
83. Al-Sallami H, Newall F, Monagle P, Ignjatovic V, Cranswick N, Duffull S. Development of a population pharmacokinetic-pharmacodynamic model of a single bolus dose of unfractionated heparin in paediatric patients. Br J Clin Pharmacol. 2016;82(1):178-84.
84. Schechter T, Finkelstein Y, Ali M, Kahr WH, Williams S, Chan AK, et al. Unfractionated heparin dosing in young infants: clinical outcomes in a cohort monitored with anti-factor Xa levels. J Thromb Haemost. 2012;10(3):368-74.
85. Malowany JI, Knoppert DC, Chan AK, Pepelassis D, Lee DS. Enoxaparin use in the neonatal intensive care unit: experience over 8 years. Pharmacotherapy. 2007;27(9):1263-71.
86. Warad D, Rao AN, Mullikin T, Graner K, Shaughnessy WJ, Pruthi RV, et al. A retrospective analysis of outcomes of dalteparin use in pediatric patients: a single institution experience. Thromb Res. 2015;136(2):229-33.
87. Ignjatovic V, Najid S, Newall F, Summerhayes R, Monagle P. Dosing and monitoring of enoxaparin (low molecular weight heparin) therapy in children. Br J Haematol. 2010;149(5):734-8.
88. Zhang J, Tian L, Huang J, Huang S, Chai T, Shen J. Cytochrome P450 2C9 gene polymorphism and warfarin maintenance dosage in pediatric patients: a systematic review and meta-analysis. Cardiovasc Ther. 2017;35(1):26-32.
89. Streif W, Andrew M, Marzinotto V, Massicotte P, Chan AK, Julian JA, et al. Analysis of warfarin therapy in pediatric patients: a prospective cohort study of 319 patients. Blood. 1999;94(9):3007-14.
90. Newall F, Jones S, Bauman M, Bruce A, Massicotte MP, Monagle P; Subcommittee on Perinatal and Paediatric Haemostasis of the International Society on Thrombosis and Hemostasis. Recommendations for the development of a dedicated pediatric anticoagulation service: communication from the SSC of the ISTH. J Thromb Haemost. 2015;13(1):155-9.
91. Fitzgerald KC, Williams LS, Garg BP, Carvalho KS, Golomb MR. Cerebral sinovenous thrombosis in the neonate. Arch Neurol. 2006;63:405-9.
92. Kersbergen KC, de Vries LS, van Straaten HLM, Benders MJNL, Nievelstein RAJ, Groenendaal F. Anticoagulation therapy and imaging in neonates with a unilateral thalamic hemorrhage due to cerebral sinovenous thrombosis. Stroke. 2009;40(8):2754-60.
93. Ferro JM, Coutinho JM, Dentali F, Kobayashi A, Alasheev A, Canhão P, et al; for the RE-SPECT CVT Study Group. Safety and efficacy of dabigatran etexilate vs dose-adjusted warfarin in patients with cerebral venous thrombosis a randomized clinical trial. JAMA Neurology. 2019;76(12):1457-65.
94. von Vajna E, Alam R, So T-Y. current clinical trials on the use of direct oral antico-agulants in the pediatric population. Cardiol Ther Springer Healthcare. 2016;5:19-41.
95. Lebas A, Chabrier S, Fluss J, Gordon K, Kossorotoff M, Nowak-Göttl U, et al. EPNS/SFNP guideline on the anticoagulant treatment of cerebral sinovenous thrombosis in children and neonates. Eur J Paediatr Neurol. 2012;16:219-28.
96. Ferro JM, Canhão P, Stam J, Bousser MG, Barinagarrementeria F; ISCVT Investigators. Prognosis of cerebral vein and dural sinus thrombosis: results of the International Study on Cerebral Vein and Dural Sinus Thrombosis (ISCVT). Stroke. 2004;35(3):664-70.
97. Barboza MA, Chiquete E, Arauz A, Merlos-Benitez M, Quiroz-Compeán A, Barinagarrementería F, et al. A practical score for prediction of outcome after cerebral venous thrombosis. Front Neurol. 2018;9:882.
98. Wasay M, Dai AI, Ansari M, Shaikh Z, Roach ES. Cerebral venous sinus thrombosis in children: a multicenter cohort from the United States. J Child Neurol 2008;23:26-31.
99. Moharir MD, Shroff M, Pontigon A-M, Askalan R, Yau I, MacGregor D, et al. A prospective outcome study of neonatal cerebral sinovenous thrombosis. J Child Neurol. 2011;26:1137-44.
100. De Schryver EL, Blom I, Braun KP, Jaap Kappelle L, Rinkel GJ, Boudewyn AP, et al. Long-term prognosis of cerebral venous sinus thrombosis in childhood. Dev Med Child Neurol. 2004;46:514-9.
101. Kenet G, Kirkham F, Niederstadt T, Heinecke A, Saunders D, Stoll M, et al. Risk factors for recurrent venous thromboembolism in the European collaborative paediatric database on cerebral venous thrombosis: a multicentre cohort study. Lancet Neurol. 2007;6:595-603.
102. Moharir MD, Shroff M, Stephens D, Pontigon AM, Chan A, MacGregor D, et al. Anticoagulants in pediatric cerebral sinovenous thrombosis a safety and outcome study. Ann Neurol. 2010;67:590-9.

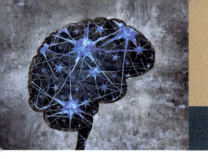

capítulo 72 | Malformações Vasculares Cerebrais

Igor Pagiola

INTRODUÇÃO

As malformações vasculares na faixa etária pediátrica englobam uma vasta gama de lesões com diversas etiologias. Neste capítulo iremos revisar algumas dessas alterações. Dentro deste heterogêneo grupo, há lesões exclusivas desta faixa etária, entretanto, outras podem estar presentes tanto na idade pediátrica quanto na idade adulta, como malformações arteriovenosas (MAV), fístulas arteriovenosas (FAV) e aneurismas intracranianos (AI).

Uma característica interessante das malformações vasculares cerebrais da infância é sua frequente associação com síndromes subjacentes como: a síndrome PHACES (malformações da fossa cerebral posterior, hemangiomas faciais grandes, anomalias anatômicas das artérias cerebrais, coartação da aorta e outras anomalias cardíacas, e anomalias oculares), mutação do *RASA 1* e telangiectasia hereditária hemorrágica (THH). Algumas dessas lesões estão descritas na Tabela 72.1.

O diagnóstico dessas lesões é sempre um desafio, principalmente pela sua relativa raridade, já que as doenças cerebrovasculares congênitas apresentam uma incidência ao redor de 3 casos por 100.000 por ano.[1] O avanço das técnicas e da tecnologia dos procedimentos endovasculares promoveram um grande progresso no tratamento dessas alterações na população pediátrica.

ANOMALIAS ARTERIAIS

Devemos sempre lembrar que dentro das anomalias arteriais algumas alterações podem acarretar distúrbios precoces no desenvolvimento cerebrovascular enquanto outras poderão ser descobertas de forma incidental durante a vida adulta. Estas podem ser hemodinamicamente compensadas e não ter apresentação clínica, devendo ser melhor caracterizadas como uma variação anatômica. A descrição da formação embriológica foge do intuito desde capítulo, devendo ser avaliada no vasto trabalho de Streeter[2] e Padget.[3]

Displasia arterial

Agenesia e hipoplasia da artéria carótida interna

A agenesia congênita da artéria carótida interna (ACI) normalmente é descoberta de forma acidental na idade adulta durante investigação com exames não in-

Tabela 72.1 Malformações vasculares cerebrais da infância			
Anomalias do seio dural	Seio falcino persistente, *sinus pericranii* e seio sagital duplicado		
Malformações vasculares	Baixo fluxo	EXTRA-AXIAL	Malformação do seio dural
		INTRA-AXIAL	Anomalia venosa do desenvolvimento; síndrome metamérica venosa cerebrofacial; malformação capilar cerebral (THH; SSW, SBRBN); malformação cavernosa cerebral
	Alto fluxo	EXTRA-AXIAL	*Shunt* AV dural
		INTRA-AXIAL	*Shunt* AV Pial; CM-AVM pela mutação do gene RASA1; MAVG pela mutação do gene *RASA1*
Anomalias arteriais	Persistência de anastomoses carótido-vertebrobasilar primitivas; displasia arterial; anatomia vascular anormal		

THH, telangiectasia hereditária hemorrágica; SSW, síndrome de Sturge-Weber; MAVG, malformação arteriovenosa da veia de Galeno; SBRBN (síndrome *Blue rubber bleb nevus*),

vasivos do pescoço e cabeça. A agenesia da ACI apresenta uma incidência de aproximadamente 0,01%.[4-6] A hipoplasia da ACI é menos rara que a agenesia, mas continua sendo uma alteração rara com uma incidência de 0,079%.[6] Um bom marcador que possa nos garantir e diferenciar a agenesia de uma hipoplasia é a ausência do canal carotídeo na base do crânio. Este é um marcador indireto que demonstra a agenesia da ACI levando à não formação deste canal que se desenvolve secundariamente ao desenvolvimento arterial. Apesar da ausência da ACI, a circulação intracraniana do seu território passa a ser suprido pelas comunicações e anastomoses que podem estar presentes no adulto, como o polígono de Willis, via colaterais que se desenvolve via anastomoses da artéria carótida externa para a ACI ou por comunicações persistentes fetais que iremos falar mais a frente.

Duplicação e fenestração da artéria basilar

Esta anomalia arterial congênita é relativamente frequente. Retornando para a origem embriológica desta artéria (basilar), percebemos que ela é formada pela fusão de duas artérias neurais longitudinais que se fundem na linha mediana para formar o que conhecemos como artéria basilar. Quando há, por algum motivo, a não fusão correta desses tubos neurais paralelos, pode ocorrer o que chamamos de artéria basilar duplicada e, quando a fusão ocorre de forma parcial, há o que conhecemos como fenestração da artéria basilar.

A fenestração também pode ser vista na artéria comunicante anterior, cerebral anterior, principalmente em seu segmento A1, no segmento M1 da artéria cerebral média e do segmento P1 da artéria cerebral posterior. Mas o local mais comum é o da artéria basilar.[7]

Anastomoses Carótido-vertebrobasilar Persistentes

As anastomoses carótido-vertebrobasilar são conexões que estão presentes na vida embrionária e conectam a aorta dorsal com o sistema neural longitudinal. Essas artérias comunicantes normalmente são temporárias e desaparecem com o desenvolvimento normal do sistema longitudinal neural (artéria basilar) e das artérias vertebrais. Isso ocorre quando o embrião chega ao redor de 15 mm. Quando tem-se uma falha da regressão dessas comunicações normais do embrião entre essas duas artérias há a formação das anastomoses carótido-vertebrobasilares persistentes.

Há 4 tipos conhecidos dessas artérias intersegmentares que podem estar presentes após o período embrionário: artéria trigeminal persistente (Figura 72.1);

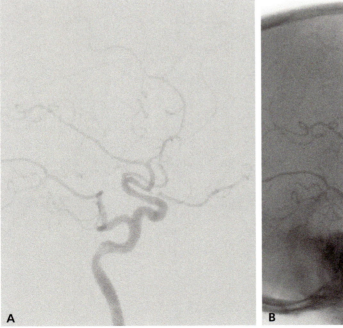
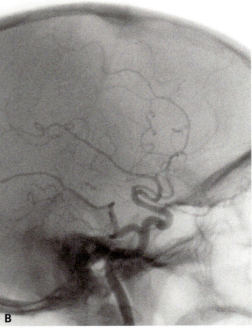

Figura 72.1 Anastomoses carótido-vertebrobasilares persistentes: Angiografia digital por subtração da artéria carótida interna direita em perfil. **(A)** Presença de uma artéria que se origina do segmento cavernoso da artéria carótida interna direita e comunica com o 1/3 médio da artéria basilar, caracterizando a artéria trigeminal persistente. **(B)** Mesma imagem sem a subtração para verificar a relação dos vasos com as estruturas ósseas.

artéria hipoglossal persistente, artérias proatlantais (tipo I e tipo II) (Figura 72.2) e artéria ótica primitiva persistente. Vamos descrever de forma sucinta as características de cada uma delas:

1. Artéria Intersegmentar Proatlantal:
   Como já mencionado, esta artéria representa a persistência da comunicação embriológica entre a circulação posterior e anterior. São anomalias extremamente raras. Em geral, tem origem no nível C2-C3 e está comumente associada a aplasia ou hipoplasia da artéria vertebral em 50% dos casos.[8,9] Há dois tipos descritos: a artéria proatlantal do tipo I, em que sua origem é na ACI e se conecta com a artéria vertebral no espaço atlantoccipital (este tipo não atravessa o forame transverso); e a artéria proatlantal do tipo II, que possui sua origem na artéria carótida externa e se conecta com a artéria vertebral no espaço C1-C2.

2. Artéria Ótica:
   É a mais rara das comunicações vertebrobasilares persistentes, e sua existência é ainda questionada.[10,11] É um ramo do segmento petroso da ACI e atravessa o canal auditivo interno para se comunicar com a artéria basilar.

3. Artéria Hipoglossal:
   Pode ser proveniente da ACI ou da carótida comum e sua origem se dá no local da bifurcação da artéria carótida comum.[12] Diferente das artérias proatlantais, que entram via forame magno no crânio, esta entra para a cavidade intracraniana pelo canal do hipoglosso.

4. Artéria Trigeminal Persistente:
   É vista em aproximadamente 0,3% das angiografias cerebrais e se estende da região pré-selar da ACI para o sistema basilar.[13,14] Normalmente ocorre na porção superior da artéria basilar.

ANOMALIAS DOS SEIOS DURAIS

O conhecimento destas anomalias pode nos ajudar a evitar diagnósticos incorretos de trombose de seio. As principais anomalias dos seios durais podem ser descritas como: hipoplasia, aplasia e duplicação. A localização mais comum da hipoplasia ou aplasia do seio dural é no seio transverso.[15] Esse conhecimento nos ajuda na diferenciação de trombose nesta região. Em contrapartida, duplicações são mais vistas no seio sagital superior pela fusão incompleta do seio marginal no período embrionário.[16]

Duas alterações merecem nossa atenção especial: seio falcorial persistente e *sinus pericranii*, as quais serão tratadas a seguir.

Sinus Pericranii

Denomina-se *sinus pericranii* comunicações anormais entre os seios durais intracranianos e estruturas venosas dilatadas epicranianas. Uma característica interessante dessa anomalia é que o tamanho das estruturas venosas pode variar com o aumento da pressão intra-

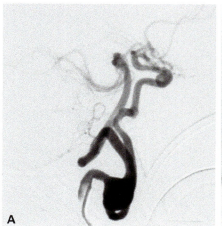
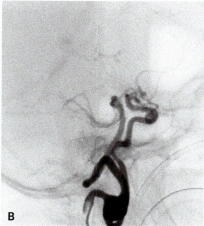
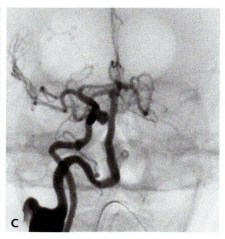

Figura 72.2 Anastomoses carótido-vertebrobasilares persistentes. **(A)** Angiografia digital por subtração da artéria carótida interna direita em perfil, demonstrando a presença de uma artéria que se origina da artéria carótida interna e comunica com a artéria vertebral, caracterizando a artéria intersegmentar proatlantal. **(B)** Mesma imagem sem subtração para avaliar a relação com as estruturas ósseas. **(C)** Imagem da mesma artéria na incidência em PA sem subtração. Obs.: Neste paciente, podemos observar a presença de um aneurisma no segmento cavernoso da artéria carótida interna direita e uma dilatação na origem da artéria proatlantal.

craniana em virtude dessa comunicação com o sistema venoso intracraniano, levando à transmissão da pressão para essas estruturas extracranianas. Os sintomas mais comuns relatados são cefaleia e dor local.[17] Pode estar associado com anomalia venosa do desenvolvimento (DVA) e com a síndrome *blue rubber bleb nevus* (BRBN).

Seio falcorial persistente

O seio falcorial é uma estrutura anatômica normal que em geral desaparece antes do nascimento, de modo que a sua presença na idade adulta é algo incomum de ser diagnosticado. O achado incidental dessa estrutura anatômica raramente ocorre, mas a sua presença é muito comumente associada com outras condições como: MAV, agenesia do corpo caloso, *osteogenesis imperfecta*; a sua associação mais conhecida é com a malformação da veia de Galeno (MAVG).[18] É uma conexão entre o seio sagital superior e o sistema profundo de drenagem. Quando presente, pode estar associado a uma hipoplasia do seio sagital superior, já que há uma drenagem para o sistema venoso profundo.[19]

MALFORMAÇÕES VASCULARES

Neste grupo que discutiremos, encontramos a principal causa de hemorragia intracraniana da faixa etária infantil de etiologia não traumática,[20] as malformações vasculares. Esse grupo engloba alterações nas artérias, capilares e veias. Para que possamos compreender de forma mais didática os vários tipos de lesões presentes neste grupo, classificaremos as ocorrências em baixo e alto fluxo.

Malformações vasculares de baixo fluxo

Além da divisão que separa as malformações vasculares levando em conta o tipo de fluxo que irriga estas lesões, também realizaremos, para cada um desses subgrupos, uma divisão anatômica: aquelas que não apresentam vasos intraparenquimatosos anormais envolvidos, chamaremos de lesões extra-axiais. E aquelas que apresentam vasos intraparenquimatosos anormais serão classificadas como malformações vasculares de baixo fluxo intra-axiais.

A malformação vascular de baixo fluxo extra-axial que abordaremos será a malformação do seio dural. Já as malformações vasculares de baixo fluxo intra-axial serão: DVA, síndrome metamérica venosa cerebrofacial, malformação capilar cerebral (THH, SSW, BRBN) e as malformações cavernosas cerebrais.

Malformação do Seio Dural

Esta é uma lesão congênita rara e ocorre pela falha do desenvolvimento embriológico dos seios durais. O desenvolvimento do shunt arteriovenoso é uma ocorrência secundária à esta lesão congênita do seio dural. O desenvolvimento de fístulas durais está relacionado com a angiogênese e a nutrição normalmente ocorre por vasos meníngeos.[21]

Anomalia Venosa do Desenvolvimento (DVA)

Esta alteração também pode ser chamada de malformação venosa ou angioma venoso e pode se apresentar como várias veias de drenagem direcionadas de forma centrípeta e uma veia coletora única (*caput medusa*). Em sua grande maioria são lesões assintomáticas, mas alterações hemodinâmicas (aumento do *inflow* por MAV adjacente ou diminuição do *outflow* em virtude de uma estenose, trombose ou compressão da veia de drenagem) pode levar a hemorragias nessas lesões.[22] Os casos sintomáticos com hemorragias normalmente se tratam da associação de uma DVA com um cavernoma. A presença de múltiplas DVA deve levantar a suspeita da forma esporádica ou familiar da síndrome BRBN.[23]

Síndrome Metamérica Vascular Cerebrofacial

Durante o período embrionário (4ª a 5ª semana) podem ocorrer insultos vasculares, anomalias com distribuição segmentar conectando a face com o cérebro. Esta ligação ocorre pelo mesmo território de origem do mesoderma cefálico e a crista neural. Esses insultos podem levar a alterações arteriovenosas (síndrome metamérica arteriovenosa cerebrofacial) e venosas (síndrome metamérica venosa cerebrofacial [SMVCF]). Além disso, alterações longitudinais podem acarretar a síndrome PHACES.[24] Neste tópico de lesões de baixo fluxo, abordaremos somente a SMVCF.

Síndrome Metamérica Venosa Cerebrofacial

Nessa espécie de malformação há a divisão em 3 tipos principais, relacionados ao local de acometimento em: SMVCF Tipo 1 – Grupo olfatório ou prosencefálico medial (região da testa e nariz); Tipo 2 – Grupo óptico e prosencefálico lateral (lobo occipital, olhos, bochechas e maxila); Tipo 3 – Grupo ótico e rombencéfalo (cerebelo, face inferior e mandíbula).[24] Podem se apresentar com envolvimento parcial de territórios ou associação de tipos.

Malformação Capilar Cerebral

Descrita também como telangiectasia capilar, é uma lesão caracterizada pelo conglomerado de vasos, localizado superficialmente e que como característica não apresenta vasos nutridores ou veias de drenagem alargadas. Como se trata de uma lesão de baixo fluxo intra-axial, também se caracteriza por possuir tecido cerebral normal no seu permeio. Esta lesão pode estar associada a síndrome BRBN (familiar e esporádica) mas sua ligação mais frequente é com a condição familiar autossômica dominante da THH e de forma menos frequente com a síndrome de Sturge-Weber (SSW). Em virtude da sua maior frequência, iremos abordar agora a THH.

Telangiectasia Hemorrágica Hereditária

Como já dito, é uma alteração autossômica dominante com uma incidência de 10-20% com várias malformações vasculares cerebrais. Temos duas mutações descritas que podem ser causadoras –THH 1: proteína angiogênica TGF-β (SMAD4) e endoglina (ENG); THH 2: mutação do ALK-1.

A malformação capilar é a lesão mais comumente vista (61%), seguida pelo MAV cerebral tipo nidal (43%), fístulas AV tipo 1 e 2 (12%), fístulas durais (1%) e DVA (1%); a associação de múltiplos tipos foi identificada em 44% dos casos.[25]

Síndrome *Blue Rubber Bleb Nevus*

A presença de múltiplas malformações venosas cutâneas com lesões viscerais (frequentemente no trato gastrointestinal) caracteriza a BRBN. As lesões vasculares cerebrais são raras, mas podem se manifestar com múltiplas malformações capilares no telencéfalo, cerebelo e tectum do mesencéfalo.

Síndrome de Sturge-Weber

É uma síndrome neurocutânea muito conhecida também como angiomatose encefalotrigeminal. A SSW envolve face, olho (coroide) e leptomeninges. É caracterizada por uma mancha cor vinho-do-porto no território cutâneo da face de V1, também chamado de *nevus flammeus* facial, glaucoma congênito, alterações ipsilateral leptomeníngeo e drenagem venosa cortical anormal. A SSW pode ser classificada como uma SMVCF do tipo 1 + 2, em virtude do envolvimento facial que ela promove. Essa síndrome raramente se apresenta como SMVCF do tipo 3, e a lesão "*bear-shaped*" (localizada na mandíbula) é raramente vista.[26,27] A apresentação clínica pode ser com crises convulsivas, hemiplegia, hemianopsia e atraso do desenvolvimento. Comumente pode ser notado um aumento das veias profundas de drenagem cerebral. Isso pode ser explicado por um *shunt* pela disgenesias do sistema superficial, levando a uma sobrecarga de drenagem desse sistema profundo. Essa também pode ser a explicação para o aumento dos plexos coroides visto nessa síndrome. Uma característica interessante é a presença de calcificações subcorticais na TC de crânio que pode estar relacionada com isquemias crônicas por dificuldade de drenagem venosa.

Malformação cavernosa cerebral

Esse é um tipo de malformação venosa que corresponde a 20-25% das malformações vasculares intracranianas. Pode ocorrer de forma esporádica ou associada com uma condição familiar autossômica dominante com 3 genes descritos (*CCM1/Krit1* no cromossomo 7q21-q22; *CCM2/MGC4607* no cromossomo 7p15-p13 e *CCM3/PDCD10* no cromossomo 3q25.25-27).[28] Analisando do ponto de vista histopatológico, essa lesão se apresenta como um conjunto de espaços vasculares sinusoidais com uma única camada de células endoteliais. No seu permeio podem estar presentes sinais de calcificação e, muito comumente, sinais de depósito de hemossiderina decorrente de hemorragias prévias, normalmente assintomáticas.[29] Como dito, essas lesões normalmente são diagnosticadas de forma incidental durante exame de imagem não invasivo, mas também podem ser diagnosticadas após um evento hemorrágico, convulsão, cefaleia ou deficit neurológico focal. O risco hemorrágico dessas lesões na população pediátrica é de aproximadamente 1% por ano.[13] Um dos mais importantes fatores de risco para hemorragia nas malformações cavernosas é a hemorragia prévia que aumenta o risco anual para 11%.[30] Uma das imagens características desta lesão é o aspecto em pipoca que pode ser visualizado nas imagens de RM ponderada em T2; as imagens em gradiente eco podem auxiliar no diagnóstico de hemorragias prévias. Além disso, há uma associação entre o cavernoma e as DVA em 20% dos casos. Na existência de dois parentes de primeiro grau com cavernoma, a investigação com RM deve ser indicada.

Malformações vasculares de alto fluxo

Esse tipo de malformação é caracterizado pela conexão direta (*shunt*) entre uma artéria e uma veia em vez da interposição de uma rede capilar que serve como um "freio" pressórico para o sangue arterial de alta pressão. Quando não há a interposição desta rede capilar, a hipertensão do sistema venoso é uma das grandes características dessa conexão direta entre uma artéria e uma veia[31] além de outras características como o roubo de fluxo para esta região de menor pressão pela ausência da rede capilar. Há vários tipos de lesões que podem se apresentar com esse *shunt*. Dentre elas, a FAV, que se apresenta como uma conexão direta entre uma artéria e uma veia; e a MAV, que se apresenta com um enovelado de vasos chamado de nidus na região desta conexão.

As imagens características nos exames complementares podem ser resumidas como a presença de múltiplas artérias nutridoras, nidus no caso das MAV e veias de drenagem que se apresentam de forma precoce já que não há esta rede capilar como mediadora desta conexão. Essas alterações normalmente podem ser mais bem avaliadas pelo exame de angiografia cerebral diagnosticada por subtração. Além disso, para melhor definição da angioarquitetura, este exame é o padrão-ouro para melhor analisar esses dados, sendo possível classificar o risco hemorrágico dessas lesões a partir dessas informações. Algumas das apresentações desses *shunts* podem ser: hemorragias intracranianas; deficit neurológico; convulsões e cefaleia.

Nesta seção, iremos abordar: MAV; *shunt* AV pial; malformação AV-CM; MAVG e *shunt* AV dural.

Malformações arteriovenosas

As MAV são lesões vasculares congênitas, podendo ser diagnosticada em qualquer faixa etária com uma média de idade para o diagnóstico de 31,2 anos.[32] O risco hemorrágico depende de vários fatores da arquitetura e localização da MAV, podendo variar entre 2-4% por ano. A prevalência correta das MAV na população em geral é algo difícil de prever, por ser uma doença rara e ser assintomática em uma grande parcela da população. Estudos baseados em autópsias mostra uma prevalência estimada entre 0,06-0,11%[33] mas essas lesões são ainda mais raras na população pediátrica. Apesar disso, ainda é considerada a malformação vascular intracraniana mais comum desta população e a principal causa de hemorragia intracraniana. Em virtude disso, a classificação do risco de ruptura de uma MAV deve ser avaliada para se propor algum tipo de tratamento, que tem como objetivo final, independente da técnica, a obliteração angiográfica completa da MAV. A conhecida classificação de Spetzler-Martin é utilizada para verificar o risco para a abordagem cirúrgica da MAV levando em conta os seguintes parâmetros: tamanho; localização e tipo de drenagem venosa (Tabela 72.2). A soma dos pontos classificará a MAV entre graus I a V.[34] Essa classificação foi revisada e dividida em 3 grupos: A (I e II); B (III) e C (IV e V).[35] Isso pode ajudar na tomada de decisão para escolher o tipo de tratamento: ressecção cirúrgica para o tipo A; radiocirurgia para o grupo B e tratamento conservador no grupo C. Mas isso deve ser avaliado caso a caso, com todos os especialistas, já que houve muito progresso no tratamento endovascular desse tipo de lesão, podendo ser uma alternativa um tratamento pré-operatório para diminuição do tamanho do nidus ou até com proposta curativa pela via arterial ou via venosa.

Shunt arteriovenoso pial

Também conhecida como fístula arteriovenosa pial, esta lesão é rara na fase pediátrica, sua incidência é de aproximadamente 1-1,6%.[36] É caracterizada por uma conexão direta entre uma artéria e uma veia pial (Figura 72.3), podendo ter a presença de várias artérias nutridoras sem a presença do nidus. Em virtude desta conexão de baixa resistência entre uma artéria e uma veia, pode levar a uma das apresentações clínicas possíveis nesta faixa etária pela sobrecarga cardíaca: a insuficiência cardíaca de alto fluxo. Há também apresentações com crises convulsivas e macrocrania.[37] O exame de angiografia digital por subtração é essencial para definição do ponto fistular e para realizar uma classificação para se avaliar o risco hemorrágico e programar a abordagem terapêutica. Há uma associação em 25% dos pacientes com *shunt* AV pial e a THH.

Telangiectasia Hemorrágica Hereditária

Os critérios diagnósticos de Curaçao (epistaxe recorrente; telangiectasias mucocutâneas; lesões AV fora do SNC e história familiar) são utilizados para o diagnóstico de THH, já que o diagnóstico genético, na maioria das vezes, não é realizado. Sintomas dos *shunts* AV nos pulmões e no SNC podem ser responsáveis por sintomas na fase perinatal. Além dos *shunts* pias, podem estar presentes as malformações capilares e MAV.

Malformação Arteriovenosa – Malformação capilar

Essa é um tipo de alteração vascular autossômica dominante relacionada com mutações do gene *RASA1* e possui associação com os *shunts* pias.[38] Os pacientes podem apresentar uma ou mais lesões cutâneas (malformações capilares, também chamadas de manchas em vinho-do-porto) associado ou não com *shunts* AV das extremidades, tronco, pescoço, cabeça e SNC.[39] As lesões das extremidades podem se apresentar com a síndrome do hipercrescimento do membro (Síndrome de Parks-Weber).[40]

Tabela 72.2 Classificação de Spetzler-Martin.	
Tamanho	
Pequena (< 3cm)	1
Média (3-6cm)	2
Grande (> 6cm)	3
Localização	
Eloquente	1
Não eloquente	0
Drenagem Venosa	
Superficial	0
Profunda	1

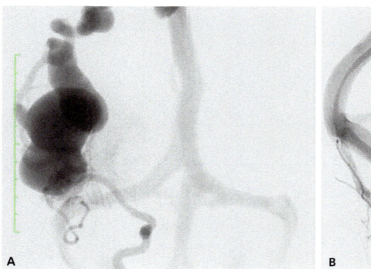
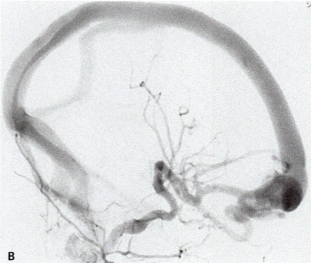

Figura 72.3 Fístula arteriovenosa pial. **(A)** Angiografia digital por subtração da artéria carótida interna direita na incidência em PA com um shunt de alto fluxo entre uma artéria pial da artéria cerebral média e uma veia cortical dilatada. **(B)** Angiografia digital por subtração da artéria carótida interna direita em perfil demonstrando uma fístula pial da fossa anterior comunicando uma artéria pial da artéria cerebral anterior e uma veia pial que drena para o seio sagital superior.

Malformação aneurismal da veia de galeno (MAVG)

A MAVG (Figura 72.4) representa 30% das malformações vasculares da infância sintomáticas.[41] Essas lesões são caracterizadas por múltiplos *shunts* AV que drenam para uma veia precursora da veia de Galeno, a chamada veia prosencefálica mediana, também conhecida como veia de Markowski. Durante um desenvolvimento embrionário normal, a porção posterior da veia de Markowski se tornará a veia de Galeno e sua porção anterior, a veia cerebral interna. Além desse distúrbio de desenvolvimento do sistema venoso profundo, outra importante característica é a ausência de desenvolvimento do seio reto. A dilatação aneurismática da veia de Markowski drena para um seio falcino persistente, o que corrobora a teoria de um distúrbio de desenvolvimento do sistema venoso profundo que leva a MAVG. A mutação do *RASA1*, além de estar associada com a malformação arteriovenosa (malformação capilar), pode estar relacionada ao desenvolvimento da MAVG. O grande professor Pierre Lasjaunias e sua equipe realizaram uma classificação das MAVG que a dividiu em dois tipos: tipo mural (conexão direta entre uma artéria e a parede da veia) e tipo coroidal (emaranhado de vasos que conectam as artérias nutridoras à veia). Outra característica importante da MAVG são as artérias nutridoras típicas desta comunicação: artérias coroidais (anterior e posterior); pericalosa; transmesencefálicas e artérias tálamo-perfurantes.

A apresentação clínica dos pacientes pode incluir: falência cardíaca, hipertensão venosa intracraniana, podendo levar a deficits neurológicos focais, cefaleias, atraso do desenvolvimento, convulsões e aumento do perímetro encefálico.[42] A definição do momento do tratamento e a via de tratamento devem ser cuidadosamente avaliadas de acordo com o quadro clínico e idade do paciente. O tratamento conservador ou cirúrgico de neonatos com falência cardíaca tem uma taxa de mortalidade maior que 90%.[24] Em virtude da grande evolução do tratamento endovascular da MAVG, que muito se deve ao seu precursor, o professor Pierre Lasjaunias, este se tornou o tratamento de escolha,[43] mudando muito o prognóstico desses pacientes.

Síndrome metamérica arteriovenosa cerebrofacial

Essa nomenclatura foi introduzida em 2001 para uma síndrome rara, não hereditária, caracterizada por envolvimento cerebral unilateral e um espectro de fenótipos. Os epônimos Wyburn-Mason e Bonnet-Dechaume-Blanc eram utilizados mas, como pode haver intercessão entre os dois, a SMACF é preferida atualmente.[44] Como a SMVCF, ela pode ser diferenciada em 3 tipos, dependendo da região facial e do cérebro que é acometida: grupo olfatório (região prosencefálica mediana) que envolve hipotálamo, corpo caloso, hipófise e nariz – CMACF 1; grupo óptico (região prosencefálica lateral) com envolvimento do nervo óptico, retina, lobo occipital, parietal

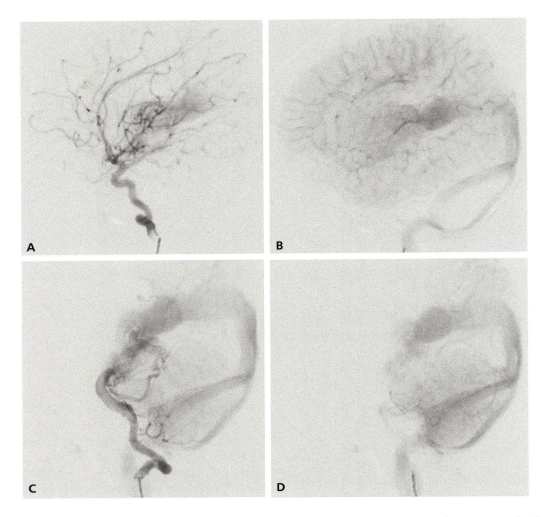

Figura 72.4 Malformação de Galeno. Angiografia cerebral por subtração de um paciente de 10 meses de idade demonstrando múltiplas shunts AV que drenam para uma veia precursora da veia de Galeno, a chamada veia prosencefálica mediana, também conhecida como veia de Markowski. Nessas imagens também podemos verificar a ausência do desenvolvimento do seio reto. **(A)** Angiografia da artéria carótida interna direita incidência em PA. **(B)** Angiografia da artéria carótida interna direita incidência em PA fase arterial tardia. **(C)** Angiografia da artéria vertebral esquerda incidência em perfil. **(D)** Angiografia da artéria vertebral esquerda, incidência em perfil, fase venosa.

e temporal, tálamo e maxila – CMACF 2; e o grupo ótico (rombencéfalo) com envolvimento do rombencéfalo, ponte, osso petroso e mandíbula.[7,27] Como na síndrome metamária venosa, ela também pode ter um envolvimento incompleto dependendo das vias acometidas ou da combinação de mais de um território (ex.: CMACF 2+3 quando ocorre envolvimento dos grupos olfatório e óptico). De forma interessante, a agioarquitetura e história natural das MAV dessa síndrome são diferentes das MAV esporádicas, e, em muitos casos, o tratamento conservador é escolhido. A indicação de tratamento (embolização, radiocirurgia ou microcirurgia ou tratamento combinado) pode ser optado nos pacientes muito sintomáticos. Pela complexidade das lesões, a abordagem pode ser um grande desafio e o risco de sequelas após o tratamento pode ser alto. Como as lesões não rotas são normalmente estáveis, o manejo conservador é optado e a embolização profilática normalmente não é indicada.[45]

Shunt Arteriovenoso Dural

Essas são lesões raras na população adulta e seguem o mesmo padrão na população pediátrica.[46] Também são conhecidas como fístulas arteriovenosas durais (FAVd). Lasjaunias descreveu 3 tipos de shunts AV durais na infância: malformação do seio dural (já descrita anteriormente); shunt AV dural do tipo infantil (lesões de alto fluxo, multifocal com seios patentes e shunts piais); e shunt AV dural do tipo adulto.[47] Há alguns relatos de casos associando os *shunts* durais com a síndrome de Bannayan-Riley-Ruvalcaba e Cowden.[48-50] A etiologia das FAVd ainda é incerta, mas há algumas condições que podem estar associadas ao seu desenvolvimento como: trombose de seios durais, estenoses, traumas cranioencefálicos, abordagem cirúrgica na região do crânio. Alguns profissionais relatam que a presença de tumores pode aumentar a produção de fatores de crescimento endotelial e levar a uma maior angiogênese e ao surgimento das FAVd.[51] A avaliação com angiografia cerebral diagnóstica é importante para melhor classificar anatomicamente a FAVd para tentar estimar de forma mais precisa o risco hemorrágico da lesão. Existem duas principais classificações angiográficas para essas lesões: Cognard[52] e Borden[53] (Tabela 72.3) e as duas apresentam como característica semelhante a avaliação da via de drenagem para estratificar esse risco. As FAVd que apresentam drenagem diretamente para veias corticais possuem maior risco que as que drenam diretamente para um seio dural. Na população pediátrica, as FAVd podem se apresentar, além das hemorragias, como insuficiência cardíaca de alto fluxo, macrocrania, atraso do desenvolvimento, deficits neurológicos focais, convulsões, atraso cognitivos. O tratamento de escolha é a realização do tratamento endovascular com a oclusão da veia de drenagem. Essa técnica pode ser realizada por via arterial, venosa e, em alguns casos, pela combinação dessas duas abordagens.

DOENÇA DE MOYAMOYA

A doença de Moyamoya (Figura 72.5) é uma doença cerebrovascular crônica oclusiva caracterizada pela estenose progressiva da porção terminal da ACI, geralmente bilateral, com aparecimento de uma rede vascular anormal na base do crânio chamada de vasos de Moyamoya.[54] A circulação posterior é normalmente poupada, mas pode estar envolvida em fases mais avançadas da doença. A etiologia segue desconhecida, apesar de recentes estudos genéticos terem relacionados o gene *RNF213* na população do leste da Ásia (população com a maior incidência da doença no mundo).[55] Há evidências sugerindo que a doença de Moyamoya se deve a uma proliferação intimal dos vasos. Quando uma causa subjacente é identificada, a nomenclatura adequada é síndrome de Moyamoya. As principais associações estão relacionadas com: neurofibromatose, síndrome de Down, anemia falciforme, lúpus eritematoso sistêmico, meningite por tuberculose, diabetes *mellitus*, leptospirose, infecção pelo HIV, sarcoidose, radiação.

As apresentações clínicas podem ser: ataques isquêmicos transitórios (AIT), acidente vascular cerebral (AVC) isquêmico e hemorrágico. Como a doença de Moyamoya é caracterizada por seu pico bimodal (ao redor de 10 anos de idade e entre 30-45 anos), o tipo de apresentação clínica é variável entre esses dois picos: na população pediátrica, a principal manifestação clínica são os eventos isquêmicos, responsáveis por 70% dos casos, principalmente o AIT. Já na apresentação adulta, os eventos hemorrágicos são mais frequentes.[56] Uma característica importante desses eventos isquêmicos da população pediátrica é que podem ser desencadeados por episódios de hiperventilação como o choro.

Os critérios diagnósticos incluem pacientes com estenoses da porção final da carótida unilateral e bilateral, sendo que nos casos unilaterais a angiografia diagnóstica por subtração é obrigatória. Esse exame ajuda, inclusive nos casos bilaterais, para melhor definição e avaliação para a abordagem neurocirúrgica. Como a doença de Moyamoya é uma doença progressiva, Suzuki e Takaku[54] descreveram 6 estágios. A presença da rede vascular anormal característica da doença de Moyamoya esta presente apenas nos estágios 2, 3 e 4 (variando a intensidade da rede anormal). Isso demonstra que não é uma condição *sine qua non* para a doença a presença da rede anastomótica característica. Uma das abordagens terapêuticas é a realização de anastomoses da carótida externa para a carótida interna para melho-

Tabela 72.3	Classificações das FAVd	
Borden	**Cognard**	
I	I	Drenagem exclusiva para seio dural com fluxo anterógrado
	IIa	Drenagem exclusiva para seio dural com fluxo retrógrado
II	IIb	Drenagem para o seio dural com fluxo anterógrado com refluxo em veias corticais
	IIa+b	Drenagem para o seio dural com fluxo retrógrado e refluxo em veias corticais
III	III	Drenagem para veias corticais
	IV	Drenagem para veias corticais associado a ectasias venosas (>5mm ou 3x o tamanho da veia)
	V	FAVd intracraniana com drenagem para veias perimedulares.

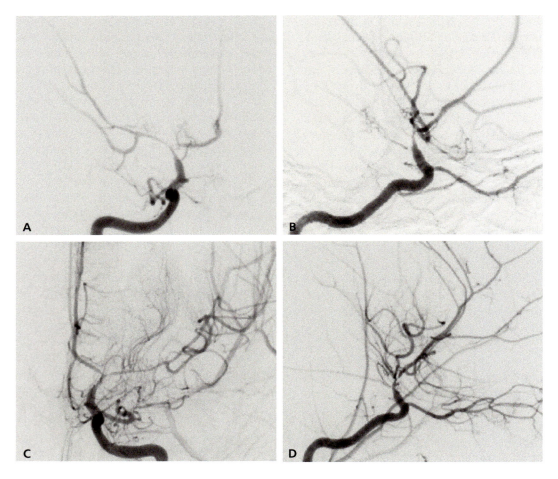

Figura 72.5 Síndrome de Moyamoya. **(A)** Angiografia digital por subtração da artéria carótida interna direita na incidência em PA e em perfil em **(B)** demonstrando uma estenose progressiva da carótida interna supraclinoide e do segmento M1 da artéria cerebral média e da cerebral anterior. Ainda não apresenta a característica anastomose dos vasos em "Moyamoya". **(C e D)** Angiografia cerebral diagnóstica da artéria carótida interna esquerda em PA (C) e perfil (D) com as alterações semelhantes do lado direito.

rar a perfusão dos territórios mais acometidos e tentar diminuir os sintomas isquêmicos.

ANEURISMAS INTRACRANIANOS

Os aneurismas intracranianos (Figuras 72.6 e 72.7) pediátricos são raros, representando aproximadamente 1% de todos os AI, com um predomínio no sexo masculino (3:1).[57] Em aproximadamente 72% dos casos eles se localizam na circulação anterior[58] e, quando comparados com os aneurismas da população adulta, apresentam maior taxa de trombose espontânea.[59] Esse dado leva ao acompanhamento clínico e radiológico em alguns casos selecionados. Os aneurismas do tipo dissecante, fusiforme, traumático, infeccioso e/ou gigantes[60] são mais comuns que na população adulta e algumas crianças apresentam síndromes de vasculopatia subjacentes.

A apresentação clínica dos aneurismas na população pediátrica pode variar de uma descoberta incidental, cefaleia, deficits focais pelo efeito de massa causado pelo aneurisma, AVC isquêmico e hemorrágico e, em 20-80% dos casos, com hemorragia subaracnoidea (HSA) como a apresentação inicial.[61] Uma importante diferença quando comparamos a HSA pediátrica com os adultos, é a grande capacidade de tolerar uma HSA e suas complicações das crianças[62,63] e apresentar melhor desfecho[57,64] com o tratamento se compararmos com o desfecho catastrófico das HSA dos adultos. Em virtude disso, os aneurismas intracranianos rotos se beneficiam de um tratamento agressivo em busca da cura e, pelo risco de recanalização e formação de aneurisma de novo, o seguimento com exames de imagem por toda a vida é obrigatório.

Malformações Vasculares Cerebrais

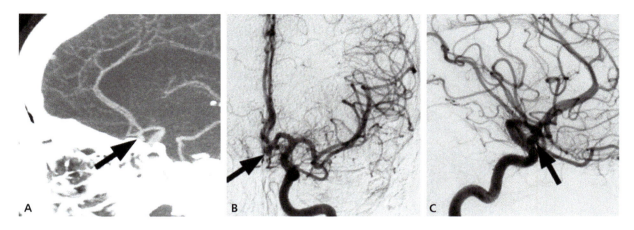

Figura 72.6 Aneurismas intracranianos. **(A)** Angiotomografia intracraniana com a presença de uma dilatação sacular (aneurisma) do complexo comunicante anterior de orientação inferior (seta). **(B)** Angiografia digital por subtração da artéria carótida interna esquerda na incidência em PA sendo identificado o aneurisma do complexo comunicante anterior visto na angiotomografia (seta). **(C)** Angiografia do mesmo paciente na incidência em perfil, com a dilatação sacular do complexo comunicante anterior (seta).

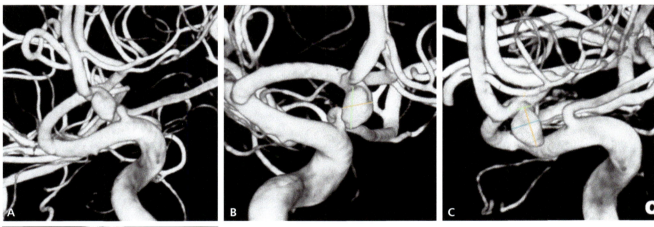

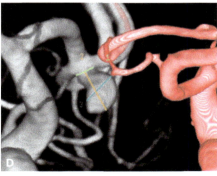

Figura 72.7 Aquisição rotacional da angiografia digital do mesmo paciente da Figura 72.6 para melhor definição anatômica do aneurisma e sua relação com as artérias intracranianas. **(A)** Aquisição rotacional da artéria carótida interna esquerda com a presença do aneurisma intracraniano sacular do complexo comunicante anterior; duas novas incidências para melhor definição da relação do aneurisma com os segmentos A2 das artérias cerebrais anteriores em **B** e **C**. **(D)** Realização da técnica de *overlay* para fusão da angiografia cerebral por subtração rotacional da artéria carótida interna direita e esquerda para que a relação anatômica entre os dois segmentos A1 da artéria cerebral anterior possa ser melhor compreendido, otimizando o planejamento terapêutico desse tipo de aneurisma.

REFERÊNCIAS BIBLIOGRÁFICAS

1. Meyers PM, Halbach VV, Barkovich AJ. Anomalies of cerebral vasculature: diagnostic and endovascular considerations. In: Barkovich AJ, Raybaud C, editors. Pediatric neuroimaging. 3rd ed. Philadelphia: Lippincott Williams & Wilkins; 2000; p. 806.
2. Streeter G. The developmental alterations in the vascular system of the brain of the human embryo. Contrib Embryol. 1918;271(24):5-38.

3. Padget DH. The development of the cranial arteries in the human embryo. Contrib Embryol. 1948;212(32):205-71.
4. Quint D, Silbergleit R, Young W. Absence of the carotid canals at skull base CT. Radiology. 1992;182:477-81.
5. Pilleul F, Guibaud L, Badinand N, Rouviere O, Pracros JP. Bilateral internal carotid agenesis: value of CT angiography and correlation to embryogenesis. Eur Radiol. 2001;11(5):858-60.
6. Given CA, Huang-Hellinger F, Baker MD, Chepuro NB, Morris PP. Congenital absence of the internal carotid artery: case reports and review of the collateral circulation. AJNR Am J Neuroradiol. 2001;22(10):1953-9.
7. Bożek P, Pilch-Kowalczyk J, Kluczewska E, Zymon-Zagórska A. Detection of cerebral artery fenestrations by computed tomography angiography. Neurol Neurochir Pol. 2012;46(3):239-44.
8. Kolbinger R, Heindel W, Pawlik G, Erasmi-Körber H. Right proatlantal artery type I, right internal carotid occlusion, and left internal carotid stenosis: case report and review of the literature. J Neurol Sci. 1993;117(1-2): 232-9.
9. Suzuki S, Nobechi T, Itoh I, Yakura M, Iwashita K. Persistent proatlantal intersegmental artery and occipital artery originating from internal carotid artery. Neuroradiology. 1979;17(2):105-9.
10. Reynolds AF Jr., Stovring J, Turner PT. Persistent otic artery. Surg Neurol. 1980;13(2):115-7.
11. Huber G, trans. The primitive otic artery, a very rare, persistent, primitive artery. Rofo. 1977;127(4):350-3.
12. Fantini GA, Reilly LM, Stoney RJ. Persistent hypoglossal artery: diagnostic and therapeutic considerations concerning carotid thromboendarterectomy. J Vasc Surg. 1994;20(6):995-9.
13. Debrun GM, Davis KR, Nauta HJ, Heros RE, Ahn HS. Treatment of carotid cavernous fistulae or cavernous aneurysms associated with a persistent trigeminal artery: report of three cases. AJNR Am J Neuroradiol. 1988;9(4):749-55.
14. Saltzman GF. Patent primitive trigeminal artery studied by cerebral angiography. Acta Radiol. 1959;51(5):329-36.
15. Alper F, Kantarci M, Dane S, Gumustekin K, Onbas O, Durur I. Importance of anatomical asymmetries of transverse sinuses: an MR venographic study. Cerebrovasc Dis. 2004;18(3):236-9.
16. Huang YP, Okudera T, Ohta T, et al. Anatomic variations of the dural venous sinuses. In: Kapp JP, Schmidek HH, editors. The cerebral venous system and its disorders. Orlando, Fl: Grune and Stratton; 1984; p. 109-68.
17. Bollar A, Allut AG, Prieto A, Gelabert M, Becerra E. Sinus pericranii: radiological and etiopathological considerations: case report. J Neurosurg. 1992;77(3):469-72.
18. Sener RN. Association of persistent falcine sinus with different clinicoradiologic conditions: MR imaging and MR angiography. Comput Med Imaging Graph. 2000;24(6):343-8.
19. Huang YP, Okudera T, Ohta T, et al. Anatomic variations of the dural venous sinuses. In: Kapp JP, Schmidek HH, editors. The cerebral venous system and its disorders. Orlando, Fl: Grune and Stratton; 1984.
20. Goyal P, Mangla R, Gupta S, Malhotra A, Almast J, Sapire J, et al. Pediatric congenital cerebrovascular anomalies. J Neuroimaging. 2019;29(2):165-81.
21. Barbosa M, Mahadevan J, Weon YC, Yoshida Y, Ozanne A, Rodesch G, et al. Dural sinus malformation (DSM) with giant lakes, in neonates and infants. Review of 30 consecutive cases. Interv Neuroradiol. 2003;9(4):407-24.
22. Aoki R, Srivatanakul K. Developmental venous anomaly: benign or not benign. Neurol Med Chir (Tokyo). 2016;56(9):534-43.
23. Chung JI, Alvarez H, Lasjaunias P. Multifocal cerebral venous malformations and associated developmental venous anomalies in a case of blue rubber bleb nevus syndrome. Interv Neuroradiol. 2003;9(2):169-76.
24. Krings T, Geibprasert S, Luo CB, Bhattacharya JJ, Alvarez H, Lasjaunias P. Segmental Neurovascular Syndromes in Children. Neuroimaging Clin N Am. 2007;17(2):245-58.
25. Krings T, Kim H, Power S, Nelson J, Faughnan ME, Young WL, et al. Neurovascular manifestations in hereditary hemorrhagic telangiectasia: imaging features and genotype-phenotype correlations. AJNR Am J Neuroradiol. 2015;36(5):863-70.
26. Di Rocco C, Tamburrini G. Sturge-Weber syndrome. Child's Nerv Syst. 2006;22(8):909-21.
27. Ramli N, Sachet M, Bao C, Lasjaunias P. Cerebrofacial venous metameric syndrome (CVMS) 3: Sturge-Weber syndrome with bilateral lymphatic/venous malformations of the mandible. Neuroradiology. 2003;45(10):687-90.
28. Acciarri N, Galassi E, Giulioni M, Pozzati E, Grasso V, Palandri G, et al. Cavernous malformations of the central nervous system in the pediatric age group. Pediatr Neurosurg. 2009;45(2):81-104.
29. Clatterbuck RE, Moriarity JL, Elmaci I, Lee RR, Breiter SN, Rigamonti D. Dynamic nature of cavernous malformations: a prospective magnetic resonance imaging study with volumetric analysis. J Neurosurg. 2000;93(6):981-6.
30. Gross BA, Du R, Orbach DB, Scott RM, Smith ER. The natural history of cerebral cavernous malformations in children. J Neurosurg Pediatr. 2016;17(2):123-8.
31. Kondziolka D, Humphreys RP, Hoffman HJ, Hendrick EB, Drake JM. Arteriovenous malformations of the brain in children: a forty year experience. Can J Neurol Sci. 1992;19(1):40-5.
32. El-Ghanem M, Kass-Hout T, Kass-Hout O, Alderazi YJ, Amuluru K, Al-Mufti F, et al. Arteriovenous malformations in the pediatric population: review of the existing literature. Interv Neurol. 2016;5(3-4):218-25.
33. Karhunen PJ, Penttilä A, Erkinjuntti T. Arteriovenous malformation of the brain: imaging by postmortem angiography. Forensic Sci Int. 1990;48(1):9-19.
34. Speizler RF, Martin NA. A proposed grading system for arteriovenous malformations. 1986. J Neurosurg. 2008;108(1):186-93.
35. Spetzler RF, Ponce FA. A 3-tier classification of cerebral arteriovenous malformations. J Neurosurg. 2011;114(3):842-9.
36. Halbach VV, Higashida RT, Hieshima GB, Hardin CW, Dowd CF, Barnwell SL. Transarterial occlusion of solitary intracerebral arteriovenous fistulas. Am J Neuroradiol. 1989;10(4):747-52.
37. Weon YC, Yoshida Y, Sachet M, Mahadevan J, Alvarez H, Rodesch G, et al. Supratentorial cerebral arteriovenous fistulas (AVFs) in children: review of 41 cases with 63 non choroidal single-hole AVFs. Acta Neurochir (Wien). 2005;147(1):17-31.
38. Eerola I, Boon LM, Mulliken JB, Burrows PE, Dompmartin A, Watanabe S, et al. Capillary malformation-arteriovenous malformation, a new clinical and genetic disorder caused by RASA1 mutations. Am J Hum Genet. 2003;73(6):1240-9.

39. Walcott BP, Smith ER, Scott MR, Orbach DB. Pial arteriovenous fistulae in pediatric patients: associated syndromes and treatment outcome. J Neurointerv Surg. 2013;5(1):10-4.
40. Burrows PE. Angioarchitecture of hereditary arteriovenous malformations. Semin Intervent Radiol. 2017;34(3):250-7.
41. Johnston IH, Whittle IR, Besser M, Morgan MK. Vein of Galen malformation: diagnosis and management. Neurosurgery. 1987;20(5):747-58.
42. Grupta AK, Varma DR. Vein of galen malformations: review. Neurol India [Internet]. 2004;52:43-53. Available from: http://www.neurologyindia.com/text.asp?2004/52/1/43/6697.
43. Bhatia K, Mendes Pereira V, Krings T, Ter Brugge K, Kortman H, Dirks P, et al. Factors contributing to major neurological complications from Vein of Galen malformation embolization. JAMA Neurol. 2020;77(8):992-9.
44. Bhattacharya JJ, Luo CB, Suh DC, Alvarez H, Rodesch G, Lasjaunias PL. Wyburn-Mason or Bonnet-Dechaume-Blanc as cerebrofacial arteriovenous metameric syndromes (CAMS): a new concept and a new classification. Interv Neuroradiol. 2001;7(1):5-17.
45. O'Loughlin L, Groves ML, Miller NR, Pearl MS. Cerebrofacial arteriovenous metameric syndrome (CAMS): a spectrum disorder of craniofacial vascular malformations. Child's Nerv Syst [Internet]. 2017;33(3):513-6. Available from: http://dx.doi.org/10.1007/s00381-016-3277-x.
46. Kim MS, Han DH, Kwon OK, Oh CW, Han MH. Clinical characteristics of dural arteriovenous fistula. J Clin Neurosci. 2002;9(2):147-55.
47. Lasjaunias P, Magufis G, Goulao A, Piske R, Suthipongchai S, Rodesch R, et al. Anatomoclinical aspects of dural arteriovenous shunts in children: review of 29 cases. Interv Neuroradiol. 1996;2(3):179-91.
48. Tan WH, Baris HN, Burrows PE, Robson CD, Alomari AI, Mulliken JB, et al. The spectrum of vascular anomalies in patients with PTEN mutations: implications for diagnosis and management. J Med Genet. 2007;44(9):594-602.
49. Srinivasa RN, Burrows PE. Dural arteriovenous malformation in a child with Bannayan-Riley-Ruvalcaba syndrome. Am J Neuroradiol. 2006;27(9):1927-9.
50. Moon K, Ducruet AF, Crowley RW, Klas K, Bristol R, Albuquerque FC. Complex dural arteriovenous fistula in Bannayan-Riley-Ruvalcaba syndrome. J Neurosurg Pediatr. 2013;12(1):87-92.
51. Gupta A, Periakaruppan A. Intracranial dural arteriovenous fistulas: a review. Indian J Radiol Imaging. 2009;19(1):43-8.
52. Cognard C, Gobin YP, Pierot L, Bailly AL, Houdart E, Casasco A, et al. Cerebral dural arteriovenous fistulas: clinical and angiographic correlation with a revised classification of venous drainage. Radiology. 1995;194(3):671-80.
53. Borden JA, Wu JK, Shucart WA. A proposed classification for spinal and cranial dural arteriovenous fistulous malformations and implications for treatment. J Neurosurg. 1995;82(2):166-79.
54. Suzuki J, Takaku A. Cerebrovascular "moyamoya" disease. Arch Neurol. 1969;20(3):288-99.
55. Wakai K, Tamakoshi A, Ikezaki K, Fukui M, Kawamura T, Aoki R, et al. Epidemiological features of Moyamoya disease in Japan: findings from a nationwide survey. Clin Neurol Neurosurg. 1997;99(2):1-5.
56. Kim SK, Cho BK, Phi JH, Lee JY, Chae JH, Kim KJ, et al. Pediatric moyamoya disease: an analysis of 410 consecutive cases. Ann Neurol. 2010;68(1):92-101.
57. Huang J, McGirt MJ, Gailloud P, Tamargo RJ. Intracranial aneurysms in the pediatric population: case series and literature review. Surg Neurol. 2005;63(5):424-32.
58. Sanai N, Quinones-Hinojosa A, Gupta NM, Perry V, Sun PP, Wilson CB, et al. Pediatric intracranial aneurysms: durability of treatment following microsurgical and endovascular management. J Neurosurg. 2006;104(2):82-9.
59. Backes D, Vergouwen MDI, Tiel Groenestege AT, Bor ASE, Velthuis BK, Greving JP, et al. PHASES score for prediction of intracranial aneurysm growth. Stroke. 2015;46(5):1221-6.
60. Zhang YJ, Barrow DL, Day AL, Sutton LN, Scott RM. Extracranial-intracranial vein graft bypass for giant intracranial aneurysm surgery for pediatric patients: two technical case reports. Neurosurgery. 2002;50(3):663-8.
61. Fulkerson DH, Voorhies JM, Payner TD, Leipzig TJ, Horner TG, Redelman KL, et al. Middle cerebral artery aneurysms in children: case series and review - clinical article. J Neurosurg Pediatr. 2011;8(1):79-89.
62. Chitale R, Kung D, Tjoumakaris S, Jabbour P, Rosenwasser RH. Endovascular management of intracranial aneurysms. Neurocritical Care Manag Neurosurg Patient. 2018;(February):357-63.
63. Park DH, Kang SH, Lim DJ, Kwon TH, Park JY, Chung YG, et al. Multiple intracranial aneurysms with intraventricular hemorrhage in a child with unilateral fibromuscular dysplasia of the renal artery. Pediatr Neurosurg. 2009;44(6):486-9.
64. Gerosa M, Licata C, Fiore DL, Iraci G. Intracranial aneurysms of childhood. Pediatr Neurosurg. 1980;6(6):295-302.

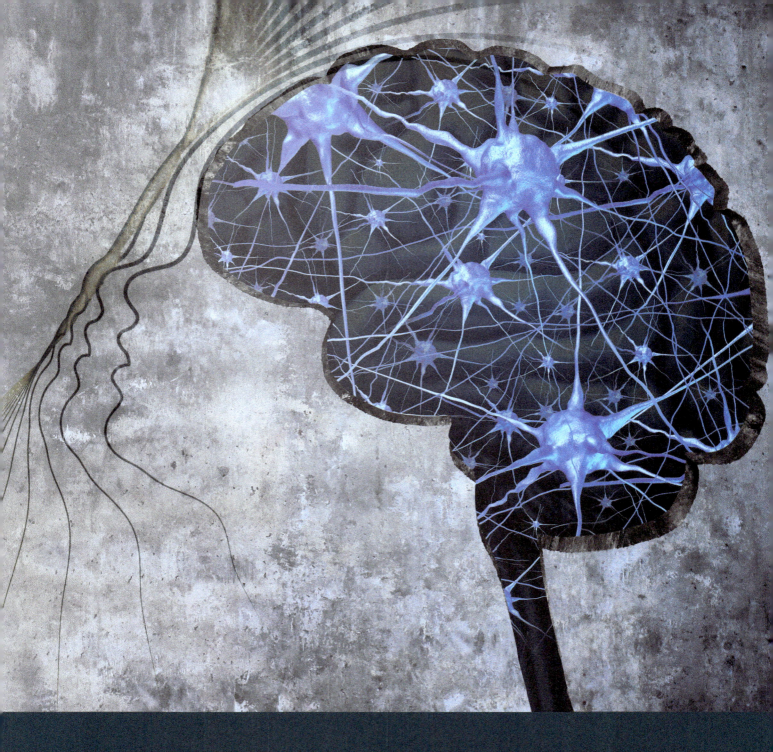

SEÇÃO 13 | DOENÇAS NEUROMUSCULARES

Coordenador: Edmar Zanoteli

▶ Ciro Matsui Jr.
▶ Rodrigo de Holanda Mendonça

capítulo 73 | Neuronopatias Motoras

■ DOENÇAS DO NEURÔNIO MOTOR – NEURONOPATIAS MOTORAS

Os neurônios motores do corno anterior da medula espinhal e dos núcleos motores no tronco encefálico, cujos axônios fazem sinapse diretamente com a musculatura estriada, são a via final comum no processo do controle muscular.[1] Os grandes neurônios motores do tipo alfa (α) são responsáveis pela inervação das fibras musculares esqueléticas extrafusais. Dispersos entre os neurônios alfa, existe uma grande quantidade de pequenos neurônios motores gama (γ), os quais inervam as fibras intrafusais dos fusos musculares. Os fusos musculares são receptores sensoriais proprioceptivos do estiramento muscular, e sua função é regular a relação da resposta do tônus da musculatura antagonista contra a agonista.[2]

Os corpos desses neurônios motores se encontram em uma organização somatotópica no corno anterior da substância cinzenta da medula espinhal. Os neurônios que suprem a musculatura axial, incluindo aqueles responsáveis pelos músculos do pescoço, estão localizados em colunas na posição ventromedial. A musculatura proximal recebe comandos dos neurônios localizados na região mediana, já a musculatura distal responde aos neurônios das colunas laterais.[3] Além disso, existe um padrão de organização flexor-extensor, com o grupo de neurônios responsáveis pelos músculos flexores localizado mais dorsalmente, e o dos músculos extensores encontrado mais ventralmente em relação ao corno anterior[4] (Figura 73.1).

As neuronopatias motoras se caracterizam então pelo envolvimento do corpo celular do neurônio motor

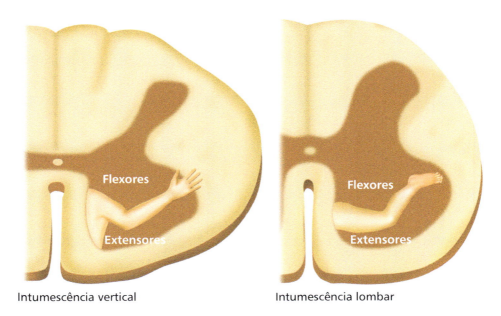

Intumescência vertical   Intumescência lombar

Figura 73.1 Esquematização da organização somatotópica dos corpos dos neurônios motores inferiores localizados no corno anterior da medula.
Fonte: Noback CR. 2005.

inferior (NMI), acompanhado ou não de envolvimento do neurônio motor superior (NMS). As principais doenças desse grupo são: atrofia muscular espinhal (AME), doença do neurônio motor (DNM) e poliomielite aguda.

Atrofia muscular espinhal

A AME representa uma doença genética autossômica recessiva caracterizada por fraqueza muscular progressiva, geralmente simétrica, com amiotrofia e hipotonia muscular. Esses achados são resultantes da degeneração do neurônio motor, localizado no corno anterior da medula. Em pacientes mais comprometidos ocorre envolvimento dos núcleos motores dos nervos cranianos no tronco encefálico com a presença de sintomas como disfagia e sinais clínicos como fasciculações de língua. Alterações da junção neuromuscular são observadas em alguns modelos animais.[5]

Por via de regra, todas as modalidades sensitivas são preservadas na AME, porém, em alguns estudos, foi possível detectar alterações subclínicas da aferência sensorial em até dois terços dos casos.[6] Somado a isso, alterações anatômicas das raízes posteriores e tálamo também são relatadas em algumas crianças mais afetadas.[7,9]

A AME foi inicialmente descrita em duas crianças da mesma família pelo neurologista austríaco Guido Werdnig em 1891 e, posteriormente, em mais sete casos pelo alemão Johann Hoffmann, entre 1893 e 1900. Curiosamente, os casos relatados se referiam à forma intermediária da doença, e não à forma grave tipo I, a qual leva o epônimo de doença de Werdnig-Hoffmann.[8] Posteriormente, em 1956, uma forma mais branda da doença é descrita pelos neurologistas suecos Eric Klaus Henrik Kugelberg e Lisa Welander, a qual é classificada atualmente como AME tipo III.[8]

Em 1990, um mesmo gene responsável por ambas as doenças de Werdnig-Hoffmann e Kugelberg-Welander foi localizado no cromossomo 5.[9] Esse achado é confirmado em 1995 pela identificação de mutações e deleções em homozigose envolvendo o gene SMN1 na maioria dos casos de AME.[10,11]

Etiologia e patogênese

Em aproximadamente 95% dos casos, a doença é causada pela deleção ou mutação em homozigose do gene SMN (do inglês, survival of motor neuron). O SMN apresenta duas formas homólogas no cromossomo 5 (locus 5q13), designadas SMN1 (forma telomérica) e SMN2 (forma centromérica), as quais são praticamente idênticas, diferenciadas apenas por cinco pares de base. Esses genes são responsáveis pela codificação da proteína SMN, a qual tem papel importante no processo de maturação do precursor do RNA mensageiro (pré-mRNA) até seu estágio final.[12] Em menor porcentagem, o gene SMN2 é responsável pela produção de diversas versões da proteína SMN, porém somente parte delas é funcional (cerca de 10%), sendo as restantes menores e facilmente degradadas.[5,8]

Como dito, a maioria dos pacientes com AME apresentam mutação do gene SMN1, geralmente em deleção homozigótica, porém mantém número de cópias variável do SMN2. Diversos trabalhos mostram haver uma relação parcial do número de cópias do SMN2 com o nível de proteína funcional e inversamente com a severidade dos quadros clínicos.[8,15] Além disso, naqueles indivíduos com mutação em heterozigose composta no SMN1 (deleção em um alelo com mutação de ponto em outro alelo), a variante patogênica presente no gene SMN1 parece determinar mais a gravidade fenotípica do que o número de cópias do SMN2.

Referente às alterações teciduais encontradas, os estudos histopatológicos evidenciam perda neuronal na região dos cornos ventrais da medula espinhal e de núcleos de nervos cranianos, com características degenerativas do tipo cromatólise e neuronofagia, além de gliose.[13,14]

Epidemiologia

A incidência da AME é estimada em 1 a cada 10.000 nascidos vivos,[15] sendo a causa genética mais comum de óbito na infância e a segunda doença autossômica recessiva mais prevalente nessa faixa etária, logo atrás da mucoviscidose. A frequência dos carreadores da mutação SMN1 é cerca de 1:50 indivíduos, sendo maior nos caucasianos (2,7%).[16,17]

Quadro clínico

A principal característica clínica da AME é a fraqueza muscular com amiotrofia simétrica e progressiva, geralmente combinada com alterações respiratórias e ortopédicas. O deficit motor é puramente periférico, típico dos acometimentos crônicos do NMI, com diminuição ou abolição dos reflexos osteotendíneos, hipotonia e contraturas musculares. A fraqueza muscular costuma envolver o tronco, predominantemente nas regiões de cintura escapular e pélvica. Fasciculações musculares em língua são bastante frequentes e podem ser observadas nas crianças mais comprometidas.[14] Em contrapartida, fasciculação em membros não é achado comum.[18]

O início e a progressão da fraqueza acontecem de forma distinta de outras doenças neuromusculares. Usualmente, no começo das manifestações clínicas, o avanço da perda funcional é rápido, havendo posteriormente uma fase de curso mais lento, relativamente estática. Em alguns casos, familiares podem até mesmo referir um período transitório de melhora. O motivo pelo qual acontece esse padrão ainda não é conhecido.[16]

Outros sinais clínicos refletem o acometimento dos núcleos dos nervos cranianos no tronco cerebral e são comumente encontrados nas formas mais graves da doença, relacionando-se a um pior prognóstico. A exemplo, na degeneração do núcleo trigeminal é observado fraqueza dos músculos mastigatórios. Nas formas de acometimento precoce, o crescimento do osso mandibular pode ser prejudicado, o que leva a micrognatismo. A fraqueza facial não costuma ser pronunciada, mas oclusão palpebral incompleta pode estar presente. Disfunção glossofaríngea é responsável por dificuldade de deglutição, com estase salivar e pneumonias de repetição. Acometimento do nervo vago afeta a motricidade palatal, enquanto a degeneração do núcleo do hipoglosso ocasiona atrofia e fasciculação da língua. Os núcleos dos nervos responsáveis pela motricidade ocular são geralmente preservados.[14]

A degeneração no tronco encefálico também pode comprometer tratos relacionados ao sistema neurovegetativo. A disautonomia pode levar a sintomas de desregulação vasomotora (aumento da sudorese e aparecimento de *flushing*), alterações da frequência cardíaca e da motricidade gastrointestinal (refluxo gastroesofágico, constipação e gastroparesia). Nos casos mais graves, episódios de hipopneias e apneias noturnas podem acontecer, sugerindo o envolvimento dos centros de controle respiratório (o que também poderia explicar a alta taxa de morte súbita nesses pacientes).[14]

A desregulação do controle hipotalâmico sob os andrógenos adrenais é comumente observada, podendo levar a pubarca precoce, nos primeiros anos de vida. Nos meninos, criptorquidismo é frequente e um deficit de gonadotrofinas tem sido demonstrado em alguns casos.[19]

As variedades fenotípicas da AME permitem a classificar em três subtipos principais (I, II e III), os quais representam um contínuo da doença, com diferentes espectros de gravidade dentro de cada um deles. Por motivos de classificação, os marcos motores de sentar sem apoio e o de aquisição de marcha são usados para delimitar esses grupos. Mais recentemente, foram identificadas a forma de apresentação congênita, denominada tipo 0 (ou Ia), e a de início no adulto, tipo IV, na qual o paciente não apresenta atraso na aquisição dos marcos motores, tipicamente tem início na segunda ou terceira década e a expectativa de vida é normal.[20] A Tabela 73.1 resume as principais formas de AME de acordo com idade de início de sintomas, correlação com número de cópias do *SMN2* e marcos motores do desenvolvimento.

Atrofia muscular espinhal tipo 0

Também denominada como tipo Ia, é a forma mais grave e precoce no espectro da AME, podendo se apresentar até mesmo com história de diminuição dos movimentos fetais. Ao nascimento, a criança já apresenta fraqueza muscular global importante, com acometimento da musculatura facial e, mais raramente, oftalmoplegia. Não há ganho dos marcos do desenvolvimento motor. Contraturas são comuns, inclusive podendo ocorrer artrogripose (especialmente em grandes articulações) e luxação do quadril.[21] Alterações sistêmicas podem estar presentes como defeitos do septo atrial e hipoplasia pulmonar. Insuficiência respiratória com necessidade de suporte ventilatório no momento do nascimento é o usual.[22]

Estudos de necropsia revelam perda de fibras mielinizadas e dano axonal em nervos sensitivos e mistos, e até mesmo alterações no sistema nervoso central podem ser encontradas, como atrofia encefálica global e hidrocefalia.[9] Óbito costuma acontecer antes dos 6 meses de idade.[5]

Atrofia muscular espinhal tipo 1 (Doença de Werdnig-Hoffmann)

Os indivíduos com essa forma de doença apresentam fraqueza muscular progressiva com início antes dos 6 meses de idade (geralmente antes dos 3 meses), principalmente em regiões proximais, sendo os membros inferiores mais afetados que os superiores. A hipotonia é importante, marcada pelo pobre controle do segmento cefálico, além

Tabela 73.1 Formas clínicas da AME.					
Tipo	Início sintomas	Cópias do *SMN2*	Sobrevida	Marcos do desenvolvimento	Proporção dos casos de AME (%)
0 ou Ia	Pré-natal	1	Semanas	Não há	
I	1-5 m	2	< 2 anos	Não senta sem apoio	60
II	6-18 m	3	> 2 anos	Senta sem apoio Não deambula	27
III	> 18 m	3 ou 4	Normal	Deambula	12
IV	> 18 anos	4 (ou mais)	Normal	Normal	1

de não ser possível o sustento vertical pelas axilas no exame físico. No decúbito dorsal, o lactente se mantém em "atitude de batráquio", com abdução e rotação externa das coxas. Somam-se aos achados hiporreflexia ou arreflexia global e as crianças não são capazes de sentar-se. O tórax assume uma conformação em "sino" e a respiração se apresenta com padrão paradoxal, no qual há expansão do abdômen na inspiração, decorrente da fraqueza da musculatura intercostal com relativa preservação do diafragma (Figura 73.2).[18]

Eventualmente, pode haver dificuldade de deglutição com risco para broncoaspiração. Fasciculação em língua é achado clássico. Outros nervos cranianos não são afetados, mas fraqueza facial pode ocorrer nos estágios finais. Não há acometimento da cognição, e as crianças geralmente apresentam uma expressão facial "em alerta", contrastando com a debilidade muscular. A insuficiência respiratória geralmente se desenvolve a partir dos 2 anos de idade, com aumento da sobrevida nos últimos anos decorrente do uso da ventilação assistida e de um manejo de cuidado mais proativo nesses casos.[23]

Em alguns casos, a doença pode se iniciar um pouco mais tardiamente, entre o terceiro e sexto mês de vida, e é chamada de AME tipo I de início tardio (ou AME tipo Ib). Nessa forma, o marco de sustento cefálico é adquirido e até mesmo a habilidade de sentar-se pode ocorrer com atraso, entre os 9 e 12 meses de vida, podendo ser considerada como um tipo grave de AME tipo II.[14]

Previamente considerada uma doença puramente do NMI, hoje se sabe que, em formas severas da AME tipo I, podem haver manifestações em múltiplos órgãos, com aumento de malformações cardíacas como a síndrome do coração esquerdo hipoplásico[24] e neuropatia sensitiva.[25]

Atrofia muscular espinhal tipo II – Forma intermediária

O que caracteriza essa apresentação de doença é que, em algum momento de sua evolução, os pacientes serão capazes de sentar-se sem apoio, mas nunca de andar (Figura 73.3). O início geralmente ocorre entre 7 e 18 meses de idade e o quadro clínico é marcado por escoliose progressiva grave (presente em 75 a 95% dos casos)[26] que, juntamente com a fraqueza intercostal, leva a uma doença pulmonar restritiva com o passar da idade. As contraturas são comuns, a exemplo: cotovelo em fle-

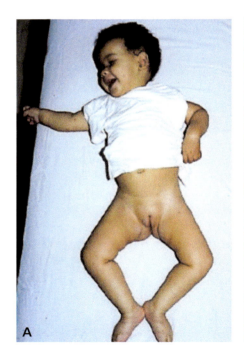
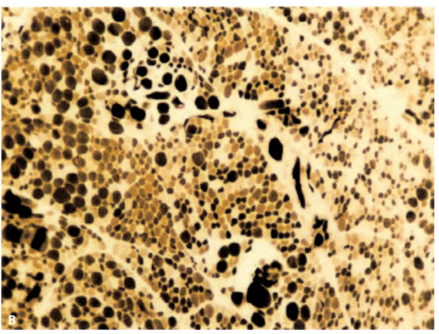

Figura 73.2 AME tipo I (doença de Werdnig-Hoffmann): **(A)** Lactente com hipotonia global, tetraparesia e arreflexia. **(B)** Biópsia muscular mostrando atrofia de todas as fibras musculares e manutenção do padrão em mosaico (ATPase).

Fonte: Imagens gentilmente cedidas pelo Prof. dr. Acary Souza Bulle Oliveira – Setor de Doenças Neuromusculares da Disciplina de Neurologia Clínica – EPM-Unifesp.

xão não-redutível, pronação de punho, flexão de quadril e joelhos e *talipes equinovarus*.[27] Em alguns casos, pode haver anquilose da articulação temporomandibular.[18]

Os indivíduos do espectro mais preservado da AME tipo II apresentam propensão ao acúmulo de gordura e desenvolvimento de obesidade, fato esse que pode ter impacto na restrição pulmonar. Isso contrasta com os mais comprometidos que, geralmente, têm um baixo índice de massa corpórea.[28,29] Além disso, é observado que nessas crianças o desenvolvimento do tecido alveolar pode ser prejudicado pela hipomobilidade da caixa torácica.[30]

A presença de sintomas gastrointestinais na AME tipo II é frequente e pode ser causa de distúrbios nutricionais nesses pacientes. A discinesia esofágica é achado comum, levando a disfagia e hiporexia. Dificuldade na mastigação e deglutição, relacionada à degeneração de núcleos dos nervos cranianos, tem uma implicação importante nesse problema.[31] Refluxo gastroesofágico é quase uma constante, o qual pode ser complicado com esofagite, o que leva ao desenvolvimento de pirose e anemia. Episódios de dilatação gástrica aguda potencialmente graves podem ocorrer, geralmente relacionados ao contexto de infecções virais. Constipação intestinal é recorrente, podendo ser causa de fecalomas. Em alguns casos, desenvolve-se pseudo-obstrução aguda com necessidade de abordagem cirúrgica.[14]

Os distúrbios da micção são frequentes e pouco diagnosticados. Perda urinária é causada pela fraqueza perineal associada à hipotonia esfincteriana.[32] Nefrolitíase por cálculos de sais de cálcio pode ocorrer pela hipercalciúria relacionada à osteoporose.[14]

A taxa de sobrevida desses pacientes é alta, com aproximadamente 98% alcançando os 5 anos e cerca de dois terços atingindo a terceira década de vida.[18]

Atrofia muscular espinhal tipo III (doença de Wohlfart-Kugelberg-Welander)

O quadro clínico da AME tipo III é bastante heterogêneo. Tipicamente, os pacientes obtêm todos os marcos do desenvolvimento motor, mas algumas crianças podem necessitar de auxílio de cadeira de rodas mesmo apresentando deambulação independente, enquanto outras evoluem na marcha e atingem a fase adulta com fraqueza muscular discreta (Figura 73.4). A musculatura respiratória é pouco ou nada comprometida e a escoliose acontece em menor grau. Sintomas de desgaste articular são comuns, decorrentes do acometimento muscular.

A polimínimioclonia é achado frequente e se apresenta como mioclonia postural irregular e de baixa am-

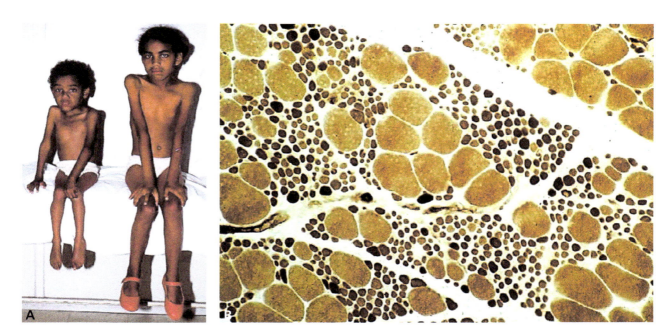

Figura 73.3 AME tipo II (forma intermediária): **(A)** duas irmãs com fraqueza muscular desde o primeiro ano de vida, predominando nos membros inferiores e com marcha impossibilitada. (B) Biópsia muscular com grandes fascículos musculares atróficos, mas com a presença de fibras musculares de calibre normal, agrupadas, de mesmo tipo histoquímico (*type grouping*), denotando a presença de motoneurônios sobreviventes. Os agrupamentos de fibra são pequenos, talvez se explicando por motoneurônios sobreviventes não tão sadios (ATPase).

Fonte: Imagens gentilmente cedidas pelo Prof. dr. Acary Souza Bulle Oliveira – Setor de Doenças Neuromusculares da Disciplina de Neurologia Clínica – EPM-Unifesp.

plitude das mãos e dos dedos, sendo acentuada durante os movimentos voluntários e aos estímulos sensitivos.[33] A fasciculação em membros é mais comumente visível do que nas outras formas de AME.

A expectativa de vida nesses casos não se diferencia de modo significativo do restante da população, com muitos dos indivíduos chegando na fase adulta funcionalmente produtivos.[18]

Diagnóstico

O diagnóstico das atrofias musculares espinhais se apoia no quadro clínico característico associado, nas formas clássicas, à pesquisa da perda de função em homozigose do *SMN1*. A análise molecular dos genes é realizada por meio do PCR (reação em cadeia da polimerase) ou, idealmente, pelo MLPA (*multiplex ligation-dependent probe amplification*). A deleção em homozigose do *SMN1* ocorre em cerca de 95-98% das vezes.[5] No restante dos casos, existe mutação em heterozigose composta (deleção em um alelo com uma mutação de ponto no alelo remanescente) sendo necessária, nessas situações, uma análise por sequenciamento do gene *SMN1* para detecção da variante patogênica.[15,16] Estudos brasileiros reportaram uma prevalência maior, ao redor de 10%, de pacientes com mutações em heterozigose composta no *SMN1*, podendo esta ser uma variação regional ou retrato de uma prevalência de pacientes com menor gravidade clínica.[15]

A eletroneuromiografia (ENMG) atualmente está reservada para os casos nos quais a pesquisa da mutação ou deleção do *SMN1* é negativa, ou em apresentações atípicas do quadro clínico, já que é um exame doloroso, estressante e de árdua realização em crianças. A agitação e falta de colaboração do paciente também levam à difícil interpretação dos resultados. Quando realizado, o estudo de condução demonstra sinais de disfunção do neurônio motor relacionado à perda axonal; geralmente não há envolvimento sensitivo, excetuando-se em situações excepcionais de formas não-5q com neuropatia ou ganglionopatia sensitivas (ver Tabela 73.2 mais adiante). O valor prognóstico da ENMG nesses casos é limitado, e não indica a realização do exame.[16]

A eletromiografia de agulha demonstra padrão neurogênico com potenciais de unidade motora de longa duração, alta amplitude e recrutamento reduzido. As evidências de reinervação podem não estar presentes na AME tipo I, motivo esse que pode ser relacionado à menor quantidade da proteína SMN ou ao tempo insuficiente para que a reinervação tenha ocorrido.[16]

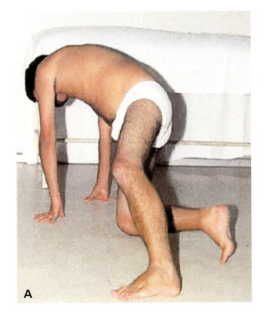 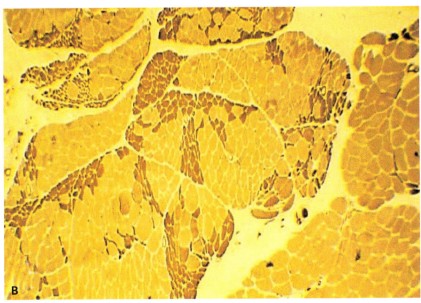

Figura 73.4 AME tipo III (doença de Kugelberg-Welander): **(A)** paciente independente, mas com dificuldade para se levantar a partir da posição sentada. **(B)** Biópsia muscular com grandes agrupamentos de fibras musculares de mesmo tipo histoquímico, denotando a presença de motoneurônios remanescentes e sadios. A presença de agrupamentos de fibras atróficas de mesmo tipo histoquímico é explicada pela desenervação de fascículos previamente reinervados, secundária à degeneração de motoneurônios remanescentes (ATPase).
Fonte: Imagens gentilmente cedidas pelo Prof. dr. Acary Souza Bulle Oliveira – Setor de Doenças Neuromusculares da Disciplina de Neurologia Clínica – EPM-Unifesp.

Tabela 73.2 Atrofias musculares espinhais não relacionadas ao cromossomo 5q.

Doença	Herança/Incidência	Gene/região cromossômica	Idade de Início	Quadro clínico e prognóstico	Exames complementares
AME distal tipo I/SMARD	AR	*IGHMBP2* 11q13.3	Congênita ou nos primeiros seis meses de vida	Deficit ponderoestatural, prematuridade, choro fraco, deformidades em pés, paralisia diafragmática com eventração, fraqueza muscular com atrofia predomínio distal. Óbito, em geral, no primeiro ano de vida. Sequenciamento do gene *SMN1* com resultado negativo.	ENMG: padrão neurogênico, com potenciais de ação sensitivos normais (sNap) (o que as diferencia das formas de doença de Charcot-Marie-Tooth); Biópsia muscular: padrão neurogênico; Sequenciamento do exoma útil para o diagnóstico.
AME distal tipo II	AR	*SIGMAR1*, 9p13	6-10 anos	Fraqueza e amiotrofia distal predominante dos membros inferiores, mas também das mãos. Presença de pés cavos e sinais piramidais	ENMG: padrão neurogênico, com potenciais de ação sensitivos normais
AME distal tipo III (NMH tipos III e IV)	AR	*11q13*	6 meses- 19 anos	Fraqueza e amiotrofia distal predominante dos membros inferiores, mas também das mãos. Há paraparesia diafragmática e diminuição da capacidade vital. O quadro é lentamente progressivo	ENMG: padrão neurogênico, com potenciais de ação sensitivos normais; Biópsia muscular: padrão neurogênico
AME distal tipo IV	AR	*PLEKHG5*, 1p36.31	Pré-escolares	Fraqueza e amiotrofia distal predominante dos membros inferiores, mas também das mãos. Posteriormente, há fraqueza da musculatura das cinturas pélvica e escapular, com hiperlordose lombar e escoliose. O quadro é rapidamente progressivo.	ENMG: padrão neurogênico, com potenciais de ação sensitivos normais
AME distal congênita não-progressiva	AD	*TRPV4*, 12q24.11	Congênita	História de diminuição dos movimentos fetais, fraqueza muscular distal dos membros inferiores e tronco, hiperlordose lombar e escoliose. Em casos graves, há acometimento de musculatura de cintura pélvica. Ocorre contraturas de quadril, cotovelos e joelhos. Presença de *talipes equinovarus*. Neuropatia motora hereditária tipo 2C e AME escápulo-peroneal tipo Nova Inglaterra são desordens alélicas	Biópsia muscular: padrão neurogênico RM de membros inferiores demonstrando atrofia de tecido adiposo, com preservação do bíceps femoral e gastrocnêmio medial
AME autossômica Dominante com comprometimento de MMII tipo I (SMA-LED1)	AD	*DYNC1H1*, 14q32.31	Lactentes e pré-escolares	O quadro clínico é semelhante à AME tipo III (doença de Wohlfart-Kugelber-Welander). Sequenciamento do gene *SMN1* com resultado negativo	ENMG: padrão neurogênico, com potenciais de ação sensitivos normais

Tabela 73.2 Atrofias musculares espinhais não relacionadas ao cromossomo 5q.					(Continuação)
Doença	Herança/ Incidência	Gene/região cromossômica	Idade de Início	Quadro clínico e prognóstico	Exames complementares
SMALED2	AD	BICD2, 9q22.31	Congênita a pré-escolar	O quadro se apresenta com fraqueza e atrofia muscular com predomínio em membros inferiores, distal e proximal. Atraso e dificuldade para deambulação com marcha miopática. Sinais de acometimento de neurônio motor superior pode estar presente em alguns casos	ENMG: padrão neurogênico, com potenciais de ação sensitivos normais.
Hipoplasia Pontocerebelar Tipo IA	AR	VRK1, 14q32.2	Congênita	O quadro clínico muscular é semelhante à AME tipo I (doença de Werdnig-Hoffmann), mas com sinais de acometimento encefálico como atraso cognitivo, hiperreflexia e ataxia	ENMG: padrão neurogênico, com potenciais de ação sensitivos normais; RM de crânio: hipoplasia da porção ventral da ponte e cerebelo. Áreas de gliose em tronco cerebral e núcleos da base
Hipoplasia Pontocerebelar Tipo IB	AR	EXOSC3, 9p13.2	Congênita	O quadro é semelhante ao tipo IA, somando-se apraxia oculomotora, nistagmo e tropia. Presença de microcefalia progressiva. Crises epilépticas podem acontecer em alguns pacientes	ENMG: padrão neurogênico, com potenciais de ação sensitivos normais; RM de crânio: atrofia global com presença de cistos cerebelares. Atrofia da ponte em alguns casos
Hipoplasia Pontocerebelar Tipo IC	AR	EXOSC8, 13q13.3	Primeiros meses de vida	O quadro clínico se apresenta com atrofia muscular importante, espasticidade e atraso global do desenvolvimento, além de acometimento visual e auditivo. Apenas descrita em três famílias[63]	RM de crânio: hipoplasia do corpo caloso e vermis cerebelar, atrofia cortical e imaturidade da mielinização
Neuropatia Motora Hereditária pura (NMH) Tipo I	AD	7q34-q36	Primeiras duas décadas de vida	Fraqueza e amiotrofia distal predominante dos membros inferiores, mas também das mãos. Presença de pés cavos, dedos em martelo e sinal de Babinski	ENMG: padrão neurogênico, com potenciais de ação sensitivos normais
NMH Tipo IIA	AD	HSPB8, 12q24.23	14-35 anos	O quadro inicial é o de paresia da musculatura extensora do hálux; fraqueza e atrofia distal dos membros inferiores (nestes o quadro inicia-se e é predominante) e das mãos; pés cavos. A doença de Charcot-Marie-Tooth 2L é uma desordem alélica, com fenótipo semelhante	ENMG: padrão neurogênico, com potenciais de ação sensitivos normais

Tabela 73.2 Atrofias musculares espinhais não relacionadas ao cromossomo 5q.					(Continuação)
Doença	Herança/Incidência	Gene/região cromossômica	Idade de Início	Quadro clínico e prognóstico	Exames complementares
NMH Tipo IIB	AD	HSPB1, 7q11.23	Usualmente na idade adulta, embora início na faixa etária pediátrica possa ocorrer	O quadro inicial é o de paresia da musculatura extensora do hálux; fraqueza e atrofia distal dos membros inferiores (nestes o quadro inicia-se e é predominante) e das mãos; pés cavos. A doença de Charcot-Marie-Tooth 2F é uma desordem alélica, com fenótipo semelhante.	ENMG: padrão neurogênico, com potenciais de ação sensitivos normais
NMH Tipo VA	AD	GARS, 7p14.3 BSCL2, 11q12.3	12-36 anos	Fraqueza e atrofia distal dos membros superiores (nestes o quadro inicia-se e é predominante) e dos membros inferiores; pés cavos; a doença de Charcot-Marie-Tooth 2D é uma desordem alélica, com fenótipo semelhante.[64] A síndrome de Silver também é uma desordem alélica, entretanto nesta última há a presença de espasticidade	ENMG: padrão neurogênico, com potenciais de ação sensitivos normais
NMH Tipo VIIA	AD	SLC5A7, 2q12.3	10-20 anos	Fraqueza e atrofia distal dos membros inferiores (nestes o quadro predomina) e das mãos (onde o quadro frequentemente inicia-se); disfonia secundária a paresia das cordas vocais; o quadro é lentamente progressivo. Há sobreposição clínica com a doença de Charcot-Marie-Tooth tipo IIC.	ENMG: padrão neurogênico, com potenciais de ação sensitivos normais

AD, autossômica dominante; AR, autossômica recessiva; ENMG, eletroneuromiografia.

Os níveis séricos de creatinoquinase (CK) podem estar elevados de duas a quatro vezes o valor de referência, mas não mais que dez vezes o normal.[5]

A biópsia muscular já não é mais indicada na investigação dos quadros de AME, mas quando realizada revela padrão neurogênico, com fibras musculares atróficas agrupadas e de aparência arredondadas.[18]

Tratamento

Terapia de suporte e multidisciplinar

A terapia de suporte continua sendo essencial para o manejo adequado dos pacientes com AME, mesmo após o surgimento de terapias modificadoras da história natural da doença. A equipe multidisciplinar deve envolver neurologistas, pneumologistas, ortopedistas, pneumologistas, nutricionistas, enfermeiros, fisioterapeutas e terapeutas ocupacionais. Nos casos de pacientes com acometimento grave, ao exemplo da AME tipo I, a intervenção precoce de equipes especializadas e apoio psicológico deve oferecer à família o suporte necessário e ajudar a maximizar a qualidade de vida da criança.[34]

A insuficiência respiratória continua sendo, apesar de todo o avanço terapêutico medicamentoso a ser discutido, a principal causa de morbimortalidade nos pacientes com AME tipos I e II. Nessas formas de doença, a insuficiência respiratória é invariável com o avanço dos sintomas, e a realização de traqueostomia com ventilação mecânica contínua precisa ser avaliada caso a caso juntamente com os familiares. A doença restritiva pulmonar acarreta em início insidioso de hipoventilação relacionada ao sono. O uso de suporte ventilatório não-invasivo, como o BiPAP (*biphasic positive airway pressure*), nesses casos melhora os sintomas relacionados com a hipoxigenação noturna, como fadiga, cefaleia e sono agitado.[35] Pacientes com AME apresentam ainda dificuldade de expectoração por tosse pouco efetiva, a qual pode levar a infecções respiratórias recorrentes, com exacerbação da secreção e hipóxia por "rolhas" de muco. A rotina de fisioterapia respiratória é ponto-chave na prevenção dessas complicações, e o uso de assistência mecânica à tosse e de aspiradores de secreção deve ser considerado. O limiar para início de antibióticos em quadros respiratórios nesses pacientes deve ser baixo pelo elevado risco de pneumonia.[29]

Os lactentes com AME tipo I tipicamente apresentam cansaço durante as mamadas, o que pode levar a dificuldade de ganho de peso e broncoaspiração. A obstipação também é um problema comum nesses pacientes. A realização de gastrostomia precoce se relaciona com um melhor perfil nutricional das crianças, e a associação desse procedimento com a fundoplicatura parece melhorar os episódios de refluxo gastroesofágico e aspiração.[36]

Cuidado especial deve ser tomado com os pacientes que apresentam AME tipo II do espectro mais brando, dado que a imobilidade tende a favorecer uma balança calórica positiva, levando a ganho de peso com comprometimento das funções muscular e respiratória. O acompanhamento nutricional especializado tem impacto positivo nessas situações.[14]

Os pacientes com AME precisam de seguimento ortopédico contínuo pelo desenvolvimento de escoliose e contraturas. Intervenção cirúrgica para escoliose geralmente é necessária e fraturas são comumente observadas nos pacientes com AME tipos II e III. A porção distal do fêmur é o local mais frequentemente acometido, seguido de tíbia, tornozelo e úmero. Na maioria dos casos, é possível o tratamento conservador.[37]

Tratamento medicamentoso – terapia modificadoras de doença

Dentre as doenças neuromusculares de origem genética, a AME foi a que mais sofreu grande avanço terapêutico na última década, passando a ser uma doença tratável e com mudança drástica na sua história natural. No momento da presente publicação, existem três terapias aprovadas no Brasil e no mundo, todas voltadas para restabelecer níveis normais da proteína SMN funcional, seja agindo sobre o gene *SMN2* (nusinersena e risdiplam) ou a partir da terapia de reposição gênica do *SMN1* por meio de vetor viral (onasemnogene abeparvovec).

Oligonucleotídeo Antisenso – Nusinersena

Nusinersena é um oligonucleotídeo antissenso, sendo constituído de fragmentos de material genético sintético que se ligam ao ácido ribonucleico (RNA), que aumenta a produção da proteína SMN funcional, aumentando a inclusão do éxon 7 no RNA mensageiro final a partir do *SMN2*.[38,39] A medicação é aprovada pela Anvisa, pelo FDA, pela EMA e por outros órgãos regulatórios. A forma de administração é intratecal, já que esses oligonucleotídeos não são capazes de atravessar a barreira hematoencefálica.[38,39] Uma das maiores limitações da terapia é a administração intratecal em pacientes com desvios de coluna ou cirurgia prévia de coluna. Nestes casos, há necessidade do uso de exames de imagem para auxiliar a administração da droga, tais como tomografia computadorizada.[40]

O tratamento consiste em duas fases: na chamada fase de indução ou ataque, são administradas 4 doses por 2 meses (D1, D+14, D+28, D+58). Na fase de manutenção, que se inicia a partir da quinta dose, o paciente deve receber a aplicação a cada 4 meses de forma contínua. Portanto, no primeiro ano de tratamento o paciente recebe seis doses; a partir do segundo ano, recebe três doses por ano.

No ensaio clínico ENDEAR, placebo controlado na proporção de 2:1, o nusinersena foi administrado em 121 pacientes com AME tipo I que tinham até 7 meses de idade.[38] Os resultados do tratamento foram avaliados se considerando a aquisição de marcos motores básicos do desenvolvimento (sustento da cabeça, sentar com e sem apoio, ficar em pé com sem apoio, chutar em supino, rolar e engatinhar). Ao término do estudo, 55% dos pacientes que haviam sido tratados desde o início apresentaram benefícios da função motora e na sobrevida, além de ter sido observado aumento da idade livre do uso da ventilação mecânica permanente. Houve evidência que o maior benefício ocorreu em pacientes tratados em até 12 semanas após o início dos sintomas. Os efeitos colaterais relacionados a medicação mais comumente relatados foram infecções das vias aéreas superiores, broncopneumonia, obstipação, proteinúria assintomática e trombocitopenia.

O estudo de fase 3 CHERISH analisou o tratamento com nusinersena durante 15 meses em 100 pacientes com AME tipos II ou III, de 2 a 12 anos de idade, sendo a maioria com três cópias do gene *SMN2*.[39] A proporção de tratados *versus* placebo foi de 2:1. O estudo resultou em melhora da função motora, avaliada pela escala *Hammersmith Motor Function Scale Expanded* (HMFSE) em 57% das crianças tratadas, sendo que as melhores pontuações foram observadas em crianças menores e tratadas precocemente.

Mais recentemente, o estudo dos pacientes com AME que receberam nusinersena em fase pré-sintomática, denominado NURTURE, incluiu 25 participantes com duas ou três cópias do gene *SMN2*.[41] Na última visita do estudo todos os pacientes com 34 meses idade, em média, estavam vivos sem ter necessitado de traqueostomia ou ventilação mecânica permanente. Todos os 25 participantes alcançaram o marco de sentar sem apoio, 23 (92%) conseguiram caminhar com assistência e 22 (88%) alcançaram a marcha independente. A aquisição dos marcos motores foi próxima daquela do desenvolvimento motor normal. Esses resultados, referidos com uma mediana de 2,9 anos de acompanhamento, enfatizam a importância do tratamento pré-sintomático imediatamente após o estabelecimento do diagnóstico genético da AME em bebês com histórico familiar, além de justificar os esforços emergentes para incluir a análise do gene *SMN1* na triagem neonatal da rede pública.

Após os estudos pivotais ENDEAR e CHERISH, diversos estudos de vida real, em diferentes regiões do mundo, demonstraram a eficácia e segurança do uso do nusinersena em pacientes com AME tipos I, II e III. O estudo de Pane *et al*,[42] em 2018, foi o primeiro a salientar que, embora o uso precoce ofereça melhor resultado, alguns pacientes se beneficiam com o tratamento mesmo em estágios mais avançados da doença do que o preconizado pelo estudo ENDEAR.[42]

No Brasil, em estudo realizado por Mendonça *et al.*,[43] do Hospital das Clínicas de São Paulo, foi observado que o tratamento de 21 pacientes com AME tipo I levou ao ganho médio na escala motora CHOP-INTEND de 4,9 pontos aos 6 meses, 5,9 pontos aos 12 meses, 6,6 pontos aos 18 meses e 14 pontos aos 24 meses de seguimento. Pacientes que tinham duração da doença menor que 12 meses e/ou não estavam em uso de ventilação invasiva no início do tratamento apresentaram melhor resposta na escala CHOP-INTEND (>4 pontos); 28,6% dos pacientes adquiriram algum marco motor ou ganharam pelo menos três pontos na escala funcional HINE-2.[43] Na maioria dos pacientes com ventilação não invasiva no início do estudo, o tempo diário de suporte ventilatório foi reduzido após o tratamento. Porém, nenhuma mudança no uso diurno da ventilação foi observada na maioria dos pacientes que estavam em ventilação invasiva no início do estudo.

Outro estudo brasileiro realizado no Hospital das Clínicas de São Paulo mostrou efeitos benéficos do nusinersena também para pacientes com AME tipos II e III. Neste estudo, foram avaliados 30 pacientes com AME tipos II e III tratados com nusinersena em comparação com 37 pacientes não tratados. Resultados mostraram ganho de 1,47 ponto (12 meses) e 1,60 ponto (24 meses) na escala HFMSE no grupo tratado, em comparação com perda de 1,71 (12 meses) e 3,93 pontos (24 meses) no grupo não tratado. O estudo mostrou que quanto menor o tempo de doença, melhor foi a resposta ao tratamento.[44] Pacientes em idade adulta também tiveram resultados satisfatórios, mostrando estabilização da doença ou ganho funcional. Interessantemente, em muitos desses pacientes observou-se melhora no controle cervical e de tronco e da qualidade da voz. O estudo também mostrou menor número de hospitalizações no grupo tratado. No entanto, ao contrário dos benefícios com relação à função motora, a escoliose continuou piorando mesmo com o tratamento. Complicações ocorreram em torno de 4,2% dos casos e estavam relacionadas com a administração intratecal (síndrome pós-punção).[44]

Mesmo em pacientes em idade adulta o uso do nusinersena tem mostrado efeitos benéficos, tais como melhora na pontuação de escalas motoras, na capacidade para marcha dos pacientes ambulantes e na fadiga.[45,46]

No Brasil, logo após aprovação da Anvisa, em 2017, o alto custo do nusinersena foi inicialmente um fator limitante para o seu uso na prática clínica, mas o fármaco passou a estar disponível no SUS em 2019 por meio do Protocolo Clínico e Diretrizes Terapêuticas (PCDT) para AME tipo I, com início dos sintomas antes de 6 meses de idade e sem necessidade de ventilação mecânica permanente, como também para pacientes com diagnóstico molecular em fase pré-sintomática.[47]

Moléculas pequenas (risdiplam)

Além do nusinersena, e também dirigidas seletivamente ao gene *SMN2*, foram sintetizadas e estão em estudo pequenas moléculas administradas por via oral (VO), que já têm sido testadas com bons resultados tanto em modelos animais quanto em pacientes. Entre estas, a mais promissora é a molécula RG 7916, denominada risdiplam, que é administrada VO, atravessa a barreira hematoencefálica e tem ampla distribuição tecidual.

Resultados da parte 1 do estudo FIREFISH foram recentemente publicados.[48] Trata-se de estudo aberto, fase 2-3, de risdiplam VO em bebês com AME tipo I de 1 a 7 meses de idade. Foram avaliados segurança, farmacocinética, farmacodinâmica (incluindo a concentração de proteína SMN no sangue) e a seleção da dose de risdiplam para a parte 2 do estudo. Um total de 21 crianças foram incluídas no estudo. Quatro bebês estavam em uma coorte de baixa dose e foram tratados com uma dose final no mês 12 de 0,08 mg/kg/dia risdiplam, enquanto 17 estavam em uma coorte de alta dose e foram tratados com uma dose final no mês 12 de 0,2 mg/kg/dia. Aos 12 meses, os valores medianos da proteína SMN aumentaram em média 3 vezes e 1,9 vez os valores basais nas coortes de dose baixa e alta, respectivamente. Os eventos adversos graves incluíram pneumonia, infecção do trato respiratório e insuficiência respiratória aguda. No momento da publicação, quatro bebês tinham morrido de complicações respiratórias. Sete bebês na coorte de alta dose e nenhum bebê na coorte de baixa dose foram capazes de sentar sem apoio por pelo menos 5 segundos (desfecho primário). A dose mais alta de risdiplam (0,2 mg/kg/dia) foi selecionada para a parte 2 do estudo. Esses resultados, em conjunto com resultados positivos também observados na parte 1 do estudo SUNFISH, formaram o embasamento para a recente aprovação do risdiplam pelo FDA e também pela Anvisa e pela EMA, em 2020.

Estão em andamento outros estudos com o risdiplam. Os resultados da parte 2 do SUNFISH mostraram que nos pacientes com AME tipos II e III tratados por 12 meses, os escores das escalas funcionais melhoram significativamente em comparação ao placebo, também melhorando a independência nas atividades da vida diária avaliada por uma escala de qualidade de vida. Em ambos os estudos não houve nenhum efeito adverso sério que levasse à suspensão do risdiplam. O estudo RAINBOWFISH para bebês em fase pré-sintomática está em andamento, inclusive com centros no Brasil.

Terapia de reposição gênica

É um tratamento que melhora os níveis de proteína SMN funcional através da introdução na célula do paciente de um novo gene *SMN1*. A terapia gênica, zolgensma (onasemnogene abeparvovec), por meio de administração endovenosa (EV) em dose única, tem se mostrado uma opção para o tratamento de crianças com AME até 2 anos de idade, já sendo utilizada nos EUA (aprovado pelo FDA em 2019) e recentemente aprovada pela Anvisa no Brasil. Nesta terapia, uma cópia do gene *SMN1* é inserida em um vetor viral AAV9 não replicante. No DNA viral eliminam-se os genes que permitem replicação e patogenicidade do vírus e no lugar é inserido o transgene humano normal com o respectivo promotor. O vetor AAV9 é capaz de atravessar a barreira hematoencefálica, permitindo assim a administração EV. Como o fragmento de DNA inserido fica retido no núcleo da célula de forma permanente, o medicamento é aplicado em uma só dose. No entanto, a duração do efeito da terapia ainda não foi estabelecida.[49,50]

No estudo fase 1, foram tratados 12 bebês de 0 a 9 meses de idade para testar segurança e escalonamento de dose única por via EV. Adicionalmente, observou-se marcante melhora motora, respiratória e nutricional, além de todos os pacientes terem alcançado a idade de 13,6 meses sem ventilação invasiva. Por ocasião da publicação de Mendell et al.,[50] 11 dos 12 bebês sentavam sem apoio e alimentavam-se por via oral, oito falavam, sete não utilizavam nenhum tipo de suporte respiratório, quatro engatinhavam e dois andavam sem apoio. O resultado foi melhor em crianças tratadas precocemente e com bom quadro funcional basal. O perfil de segurança foi favorável e houve boa tolerabilidade. O único evento adverso sério foi o aumento assintomático de enzimas hepáticas, abordado com corticoterapia. Devido ao risco de eventos adversos relacionados com imunogenicidade contra a terapia, os pacientes devem ser submetidos previamente à dosagem de anticorpos anti-AAV9. Além do mais, todos os pacientes devem receber tratamento profilático com corticosteroides por pelo menos 1 mês, iniciando no dia anterior à aplicação da medicação.

Em uma recente publicação, Waldrop et al.[51] relataram dados de segurança e resultados iniciais de 21 crianças (1 a 23 meses de idade) tratadas com zolgensma no estado de Ohio, nos EUA.[51] Em crianças com ≤ 6 meses, a terapia foi bem tolerada. Neste grupo, a elevação das transaminases séricas (TGO, TGP) foi modesta e não associada à elevação da gama GT. Nestes casos, a administração de prednisolona ocorreu sem intercorrências. Em crianças mais velhas, o aumento nas transaminases séricas e gama GT foi mais frequente e exigiu uma dose mais elevada de prednisolona. Dezenove de 21 (90%) crianças experimentaram uma queda assintomática nas plaquetas na primeira semana após o tratamento, que se recuperou sem intervenção. Das 19 crianças que tinham dados de seguimento, 11% (n = 2) experimentaram estabilização e 89% (n = 17) experimentaram melhora na função motora.

O STR1VE foi um estudo aberto, de braço único, dose única, fase 3, realizado em 12 hospitais e universidades nos EUA. Foram incluídos pacientes com AME tipo I de até 6 meses de idade com uma ou duas cópias de *SMN2*.[52] Os pacientes receberam uma infusão IV única de zolgensma ($1\cdot1 \times 10^{14}$ genomas de vetor por kg) por 30-60 min. Os resultados de eficácia foram comparados com bebês não tratados com 6 meses ou menos de idade (n = 23) com AME tipo I do *Pediatric Neuromuscular Clinical Research* (PNCR). Vinte e dois pacientes foram elegíveis e receberam zolgensma. Treze pacientes (59%) alcançaram a habilidade de sentar independente por 30 segundos ou mais (desfecho primário) na visita do estudo de 18 meses de idade (versus 0 de 23 pacientes na coorte PNCR não tratada). Vinte pacientes (91%) sobreviveram sem ventilação permanente aos 14 meses (versus 6 [26%], na coorte PNCR não tratada). Os eventos adversos graves relatados com maior frequência foram bronquiolite, pneumonia, dificuldade respiratória e bronquiolite por vírus sincicial respiratório. Três eventos adversos graves foram relacionados ou possivelmente relacionados ao tratamento; dois pacientes tiveram aminotransferases hepáticas elevadas e um teve hidrocefalia.

Diversos estudos com terapia gênica em AME estão em andamento, tanto em pacientes com AME tipo I além de 6 meses de idade, como em pacientes com

AME tipos II e III, inclusive por via intratecal. A aprovação da terapia gênica pelo FDA para AME com zolgensma foi baseada em estudos clínicos com pacientes com AME com menos de 6 meses de idade. Dados adicionais de pacientes com até 2 anos e peso de até 13,5 kg são divulgados por meio de apresentações em congressos médicos. Esses dados vêm principalmente de coleta de dados não sistemáticos nos EUA, onde o zolgensma é aprovado até a idade de 2 anos. Mais recentemente, o zolgensma também foi aprovado no Brasil para crianças com AME, com confirmação de mutações bialélicas no gene *SMN1* e até 3 cópias do gene *SMN2*, sendo indicado até 2 anos de idade. Quando administrado após os 6 meses de idade e/ou em estágios avançados da doença, os pais e médicos devem estar cientes de que até o momento não há dados publicados sobre eficácia e segurança. Nesta população de pacientes, é particularmente importante que os médicos discutam a relação benefício/risco e gerenciem com cuidado as expectativas dos pais ou pacientes. Tal recomendação está incluída em um consenso sobre tratamento com zolgensma para AME tipo I publicado recentemente por médicos especialistas europeus.[53]

Formas não-5q de atrofia muscular espinhal

Inicialmente considerada como uma condição exclusivamente autossômica recessiva, atualmente sabe-se que, em uma pequena proporção, as atrofias musculares espinhais (cerca de 4%) não estão relacionadas ao gene SMN1 (locus *5q13.2*). Nos últimos anos, com o fácil acesso e uso amplo do sequenciamento do exoma, a descoberta de genes relacionados às formas não-5q de AME cresceu de forma importante.[54]

Apesar de raras, essas formas representam um grupo genética e clinicamente heterogêneo. Elas são classificadas por seu padrão de herança (autossômico dominante, autossômico recessivo ou ligado ao X) e pela distribuição da fraqueza muscular (proximal, distal ou bulbar).[54] O quadro clínico dessas formas de AME com predomínio distal se sobrepõem em muito às neuropatias hereditárias motoras puras e até mesmo a formas de Charcot-Marie-Tooth.

Nessas formas de AME, os sintomas podem seguir um curso estático ou avançarem de forma rapidamente progressiva, com necessidade de suporte ventilatório precoce. A sensibilidade é preservada e os reflexos tendinosos são dependentes do tipo e da duração da doença, podendo variar de ausentes a até mesmo exaltados, o que pode tornar a diferenciação com formas esporádicas e familiares de esclerose lateral amiotrófica um desafio.[54]

Existe muitas descrições de formas distintas, esporádicas ou limitadas a membros de uma ou poucas famílias, encontradas em regiões restritas do globo. Em sua maioria, tais formas não apresentam alteração gênica relacionada catalogada. Foge do escopo do capítulo a exposição de todas elas. As entidades mais relevantes são descritas na Tabela 73.2, de acordo com nomenclatura mais utilizada, tipo de herança e gene e idade de início.

Outras doenças do neurônio motor
Amiotrofia monomélica (doença de Hirayama)

Inicialmente descrita no Japão por Keizo Hirayama em 1959, a amiotrofia monomélica (AM, também conhecida como doença de Hirayama) é uma enfermidade rara e esporádica, tipicamente caracterizada por atrofia e fraqueza muscular em antebraço e mão, de forma unilateral ou assimétrica.

A AM é encontrada em maior prevalência na população asiática e afeta mais homens que mulheres em uma proporção de 3:1. O quadro comumente se inicia na segunda década de vida, sendo que a idade de início dos sintomas tende a coincidir com o período de 2 anos após o pico da velocidade de crescimento estatural.

Apesar de ser considerada uma doença idiopática, a etiologia mais aceita para a AM é a de que os indivíduos afetados apresentam uma maior frouxidão da dura-máter em sua ancoragem superior, na superfície dorsal das vértebras C2 e C3. Isso permitiria um maior deslocamento anterior da medula espinhal durante a flexão do pescoço, resultando em múltiplos episódios de traumas subclínicos na medula cervical, com microisquemias na região dos cornos anteriores. Eventualmente, esse processo levaria a degeneração medular, evidente pelo afilamento assimétrico na medula cervical inferior e que se correlaciona anatomicamente com o quadro clínico. É sugerido que essa frouxidão seja causada por uma desproporção entre o crescimento da coluna vertebral e o saco dural, que é principalmente notada durante o período de estirão puberal. À medida que o crescimento dessas estruturas desacelera e termina, o deslocamento da dura diminui, levando a um platô no processo da doença.[55]

Em 2012, Lim *et al.* acharam uma associação significativa entre duas variantes *missense* e uma maior suscetibilidade para o desenvolvimento da doença em 24 pacientes sul-coreanos: p.Gly668Ser no gene *KIAA1377* e p.Pro1794Leu no gene *C5orf72*. Contudo, apenas uma cópia dessas variantes não aumentava o risco para o quadro, a associação só era presente nos casos heterozigotos paras as duas variantes, ou homozigotos para a variante no gene *KIAA1377*, o que sugere um possível papel sinérgico desses genes na suscetibilidade para AM.[56]

O quadro clínico se inicia com fraqueza muscular e declínio funcional progressivos da mão do membro afetado. O membro superior direito é mais afetado em relação ao membro superior esquerdo em uma proporção de 2,8:1, independente da dominância manual. Quando há acometimento bilateral, ele costuma ser claramente assimétrico. Piora dos sintomas com o frio pode ser relatada.

O exame físico revela fraqueza muscular nos flexores e extensores de punhos e dedos, que se relaciona com o acometimento do segmento medular de C7-T1. Tipicamente, a força muscular é preservada na flexão, extensão, supinação e pronação do cotovelo. O exame da sensibilidade não revela alterações, e os reflexos osteotendíneos são preservados, sem sinais de liberação piramidal. Com a evolução do quadro, é notado hipotrofia muscular distal do membro superior afetado, comprometendo a musculatura intrínseca da mão, eminência tenar e hipotenar, assim como os músculos da porção medial do antebraço, com preservação do músculo braquiorradial. Nos casos mais graves, pode haver discrepância no comprimento dos braços. A história natural é de progressão até um platô de comprometimento em um período entre 1 e 4 anos após o início dos sintomas.[55]

A ENMG demonstra achados significativos nos músculos inervados pelas raízes de C7, C8 e T1. O estudo de condução nervosa apresenta diminuição da amplitude do CMAP, especialmente no nervo mediano. A eletromiografia de agulha mostra alterações compatíveis com desnervação crônica. Achados de desnervação ativa como ondas agudas positivas, potenciais de fibrilação e fasciculações de repouso geralmente não são encontrados.[57]

O exame de imagem por RNM dinâmica da coluna cervical (realizada em posição neutra e de flexão do pescoço) deve evidenciar na flexão o deslocamento anterior da parede posterior da dura-máter com alargamento "em crescente" do espaço peridural posterior no segmento cervical inferior, que aparece como um hipersinal local nas imagens ponderadas em T1 e T2 com realce homogêneo ao gadolínio. Na posição neutra, pode ser visto afilamento assimétrico e hipersinal medular nas imagens ponderadas em T2 do segmento acometido (Figura 73.5).[58]

Apesar de ser uma condição autolimitada, as possíveis sequelas da doença podem ter impacto funcional importante. O tratamento conservador objetiva diminuir o número e a frequência dos microtraumas, limitando a progressão do quadro. O uso de colar cervical para restrição da flexão do pescoço é a primeira linha de tratamento. O colar deve ser usado por cerca de 3 a 4 anos, até que o estirão do crescimento esteja completo ou que um platô esperado para a condição seja alcançado.

Nos quadros com apresentação mais grave, a abordagem cirúrgica pode ser recomendada. A duroplastia com sutura "em tenda" tem sido associada com um melhor prognóstico nestes casos. Posteriormente, pode ser notado aumento da força da mão com melhora funcional no segmento com a reabilitação motora tradicional.[59]

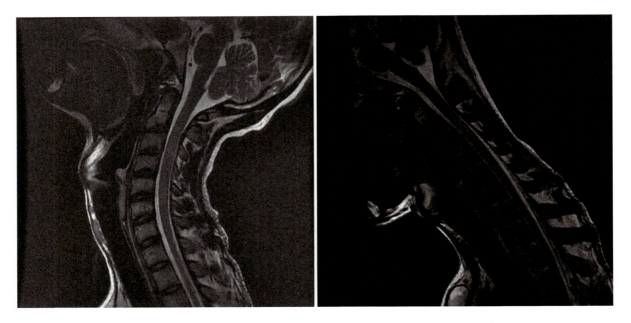

Figura 73.5 Imagem por RNM da coluna cervical mostrando alterações dinâmicas na amiotrofia monomélica.

Amiotrofia asmática (síndrome de Hopkins)

A amiotrofia asmática é uma desordem rara, com poucas dezenas de casos relatados desde sua descrição inicial por Hopkins em 1974. É caracterizada por um quadro agudo monofásico semelhante à poliomielite (*polio-like*) que se inicia geralmente 4 a 11 dias após um episódio de crise asmática, tipicamente em crianças com idade inferior a 13 anos. A apresentação é variável, com fraqueza e hipotrofia muscular podendo afetar membros superiores ou inferiores, em padrão de monoparesia, diparesia ou hemiparesia. Os reflexos osteotendíneos são tipicamente ausentes nos membros afetados, sem alteração da sensibilidade. A gravidade da crise asmática não parece ter relação com a chance para o desenvolvimento da síndrome.[60]

A etiologia da doença não é conhecida, mas algumas hipóteses sobre a sua causa são aventadas. Acredita-se que nesses casos uma infecção possa ser o gatilho para a crise asmática, e que esse cenário de estresse orgânico e corticoterapia possa levar a uma imunossupressão que favoreça o agente infeccioso a invadir os neurônios do cornos anteriores da medula. Alguns organismos associados a essa situação são: echovírus 18, adenovírus, vírus Coxsackie, vírus do herpes simples e micoplasma.[61]

O diagnóstico é feito por meio da história clínica e achados do exame físico. Exames laboratoriais servem principalmente para exclusão de diagnósticos diferenciais, com o estudo do LCR sendo normal. Estudo de imagem por RNM da coluna pode evidenciar hipersinal dos cornos anteriores da medula nas sequências ponderadas em T2, sem realce no estudo pós-contraste. Leve intumescimento medular na porção afetada também pode ser observado. A ENMG evidencia sinais de desnervação sugestivos de acometimento do NMI, com presença de fasciculações.[62]

O manejo ideal para a síndrome ainda não é estabelecido devido a raridade da condição. Corticoide oral, pulsoterapia com metilprednisolona, IVIg e plasmaférese são as opções terapêuticas geralmente consideradas. O prognóstico de recuperação é ruim e deficit motor permanente comumente é observado.[62]

REFERÊNCIAS BIBLIOGRÁFICAS

1. Brazis PW, Masdeu JC, Biller J. Localization in clinical neurology. 6nd ed. Boston: Little, Brown; 2011. p. xlI, 509p.
2. Flitzgerald M. Neuroanatomy basic and clinical in spinal cord: descending pathways. 3rd ed. London: WB Saunders; 1996.
3. Mihailoff G. Motor system II: corticofugal systems and the control of movement. In: Haines DE. Fundamental neuroscience. New York: Churchill Livingstone; 1997.
4. Noback CR. The human nervous system structure and function. Totowa: Humana Press; 2005.
5. Markowitz JA, Singh P, Darras BT. Spinal muscular atrophy: a clinical and research update. Pediatr Neurol. 2012;46(1):1-12.
6. Cheliout-Heraut F, Barois A, Urtizberea A, Viollet L, Estournet-Mathiaud B. Evoked potentials in spinal muscular atrophy. J Child Neurol. 2003;18(6):383-90.
7. Anagnostou E, Miller SP, Guiot MC, Karpati G, Simard L, Dilenge ME, et al. Type I spinal muscular atrophy can mimic sensory-motor axonal neuropathy. J Child Neurol. 2005;20(2):147-50.
8. Kolb SJ, Kissel JT. Spinal muscular atrophy: a timely review. Arch Neurol. 2011;68(8):979-84.
9. Melki J, Abdelhak S, Sheth P, Bachelot MF, Burlet P, Marcadet A, et al. Gene for chronic proximal spinal muscular atrophies maps to chromosome 5q. Nature. 1990;344(6268):767-8.
10. Burglen L, Spiegel R, Ignatius J, Cobben JM, Landrieu P, Lefebvre S, et al. SMN gene deletion in variant of infantile spinal muscular atrophy. Lancet. 1995;346(8970):316-7.
11. Clermont O, Burlet P, Lefebvre S, Burglen L, Munnich A, Melki J. SMN gene deletions in adult-onset spinal muscular atrophy. Lancet. 1995;346(8991-8992):1712-3.
12. Fallini C, Bassell GJ, Rossoll W. Spinal muscular atrophy: the role of SMN in axonal mRNA regulation. Brain Res. 2012;1462:81-92.
13. Araki S, Hayashi M, Tamagawa K, Saito M, Kato S, Komori T, et al. Neuropathological analysis in spinal muscular atrophy type II. Acta Neuropathol. 2003;106(5):441-8.
14. Dulac O, Lassonde M, Sarnat HB. Pediatric neurology. Handb Clin Neurol. 2013;111:ix.
15. Bueno KC, Gouvea SP, Genari AB, Funayama CA, Zanette DL, Silva WA, Jr., et al. Detection of spinal muscular atrophy carriers in a sample of the Brazilian population. Neuroepidemiology. 2011;36(2):105-8.
16. Arnold WD, Kassar D, Kissel JT. Spinal muscular atrophy: diagnosis and management in a new therapeutic era. Muscle Nerve. 2015;51(2):157-67.
17. Lunn MR, Wang CH. Spinal muscular atrophy. Lancet. 2008;371(9630):2120-33.
18. Amato AA, Russell JA. Neuromuscular disorders. New York: McGraw-Hill Medical; 2008. p. viii, 775p.
19. Guillot N, Cuisset JM, Cuvellier JC, Hurtevent JF, Joriot S, Vallee L. Unusual clinical features in infantile spinal muscular atrophies. Brain Dev. 2008;30(3):169-78.
20. Van Den Berg-Vos RM, Van Den Berg LH, Visser J, de Visser M, Franssen H, Wokke JH. The spectrum of lower motor neuron syndromes. J Neurol. 2003;250(11):1279-92.

21. Burglen L, Amiel J, Viollet L, Lefebvre S, Burlet P, Clermont O, et al. Survival motor neuron gene deletion in the arthrogryposis multiplex congenita-spinal muscular atrophy association. J Clin Invest. 1996;98(5):1130-2.
22. Dubowitz V. Very severe spinal muscular atrophy (SMA type 0): an expanding clinical phenotype. Eur J Paediatr Neurol. 1999;3(2):49-51.
23. Oskoui M, Levy G, Garland CJ, Gray JM, O'Hagen J, De Vivo DC, et al. The changing natural history of spinal muscular atrophy type 1. Neurology. 2007;69(20):1931-6.
24. Cook AL, Curzon CL, Milazzo AS. An infant with hypoplastic left heart syndrome and spinal muscular atrophy. Cardiol Young. 2006;16(1):78-80.
25. Fernandez-Torre JL, Teja JL, Castellanos A, Figols J, Obeso T, Arteaga R. Spinal muscular atrophy type I mimicking critical illness neuropathy in a paediatric intensive care neonate: electrophysiological features. Brain Dev. 2008;30(9):599-602.
26. Fujak A, Raab W, Schuh A, Richter S, Forst R, Forst J. Natural course of scoliosis in proximal spinal muscular atrophy type II and IIIa: descriptive clinical study with retrospective data collection of 126 patients. BMC Musculoskelet Disord. 2013;14:283.
27. Haaker G, Fujak A. Proximal spinal muscular atrophy: current orthopedic perspective. Appl Clin Genet. 2013;6(11):113-20.
28. Sproule DM, Montes J, Montgomery M, Battista V, Koenigsberger D, Shen W, et al. Increased fat mass and high incidence of overweight despite low body mass index in patients with spinal muscular atrophy. Neuromuscul Disord. 2009;19(6):391-6.
29. Chng SY, Wong YQ, Hui JH, Wong HK, Ong HT, Goh DY. Pulmonary function and scoliosis in children with spinal muscular atrophy types II and III. J Paediatr Child Health. 2003;39(9):673-6.
30. Cunningham M, Stocks J. Werdnig-Hoffmann disease. The effects of intrauterine onset on lung growth. Arch Dis Child. 1978;53(12):921-5.
31. Willig TN, Paulus J, Lacau Saint Guily J, Beon C, Navarro J. Swallowing problems in neuromuscular disorders. Arch Phys Med Rehabil. 1994;75(11):1175-81.
32. Han Kr K, Glazier DB, Gazi MA, Cummings KB, Barone JG. Urodynamics in a patient with Werdnig-Hoffman disease. Can J Urol. 1999;6(1):706-8.
33. Kojovic M, Cordivari C, Bhatia K. Myoclonic disorders: a practical approach for diagnosis and treatment. Ther Adv Neurol Disord. 2011;4(1):47-62.
34. Garcia-Salido A, de Paso-Mora MG, Monleon-Luque M, Martino-Alba R. Palliative care in children with spinal muscular atrophy type I: What do they need? Palliat Support Care. 2015;13(2):313-7. P
35. Verrillo E, Bruni O, Pavone M, Ferri R, Caldarelli V, Novelli L, et al. Sleep architecture in infants with spinal muscular atrophy type 1. Sleep Med. 2014;15(10):1246-50.
36. Yuan N, Wang CH, Trela A, Albanese CT. Laparoscopic Nissen fundoplication during gastrostomy tube placement and noninvasive ventilation may improve survival in type I and severe type II spinal muscular atrophy. J Child Neurol. 2007;22(6):727-31.
37. Vestergaard P, Glerup H, Steffensen BF, Rejnmark L, Rahbek J, Moseklide L. Fracture risk in patients with muscular dystrophy and spinal muscular atrophy. J Rehabil Med. 2001;33(4):150-5.
38. Finkel RS, Mercuri E, Darras BT, Connolly AM, Kuntz NL, Kirschner J, et al. Nusinersen versus Sham control in infantile-onset spinal muscular atrophy. N Engl J Med. 2017;377(18):1723-32.
39. Mercuri E, Darras BT, Chiriboga CA, Day JW, Campbell C, Connolly AM, et al. Nusinersen versus Sham control in later-onset spinal muscular atrophy. N Engl J Med. 2018;378(7):625-35.
40. Mendonça RH, Fernandes HDS, Pinto RBS, Matsui Jr. C, Polido GJ, Silva A, et al. Managing intrathecal administration of nusinersen in adolescents and adults with 5q-spinal muscular atrophy and previous spinal surgery. Arq Neuropsiquiatr. 2021;79(2):127-32.
41. De Vivo DC, Bertini E, Swoboda KJ, Hwu WL, Crawford TO, Finkel RS, et al. Nusinersen initiated in infants during the presymptomatic stage of spinal muscular atrophy: interim efficacy and safety results from the Phase 2 NURTURE study. Neuromuscul Disord. 2019;29(11):842-56.
42. Pane M, Palermo C, Messina S, Sansone VA, Bruno C, Catteruccia M, et al. Nusinersen in type 1 SMA infants, children and young adults: preliminary results on motor function. Neuromuscul Disord. 2018;28(7):582-5.
43. Mendonça RH, Polido GJ, Ciro M, Solla DJF, Reed UC, Zanoteli E. Clinical outcomes in patients with spinal muscular atrophy type 1 treated with nusinersen. J Neuromuscul Dis. 2021;8(2):217-24.
44. Mendonça RH, Polido GJ, Matsui C, Silva AMS, Solla DJF, Reed UC, et al. Real-World data from nusinersen treatment for patients with later-onset spinal muscular atrophy: a single center experience. J Neuromuscul Dis. 2021;8(1):101-8.
45. Hagenacker T, Wurster CD, Gunther R, Schreiber-Katz O, Osmanovic A, Petri S, et al. Nusinersen in adults with 5q spinal muscular atrophy: a non-interventional, multicentre, observational cohort study. Lancet Neurol. 2020;19(4):317-25.
46. Maggi L, Bello L, Bonanno S, Govoni A, Caponnetto C, Passamano L, et al. Nusinersen safety and effects on motor function in adult spinal muscular atrophy type 2 and 3. J Neurol Neurosurg Psychiatry. 2020;91(11):1166-74.
47. Diário Oficial da União, Portaria Nº 24, de 24 de abril de 2019. [Acesso em: 17/05/2021] Disponível em: http://www.in.gov.br/web/dou/-/portaria-n%C2%BA-24-de-24-de-abril-de-2019-85049724.
48. Baranello G, Darras BT, Day JW, Deconinck N, Klein A, Masson R, et al. Risdiplam in type 1 spinal muscular atrophy. N Engl J Med. 2021;384(10):915-23.
49. Al-Zaidy SA, Mendell JR. From clinical trials to clinical practice: practical considerations for gene replacement therapy in SMA type 1. Pediatr Neurol. 2019;100:3-11.
50. Mendell JR, Al-Zaidy S, Shell R, Arnold WD, Rodino-Klapac LR, Prior TW, et al. Single-dose gene-replacement therapy for spinal muscular atrophy. N Engl J Med. 2017;377(18):1713-22.
51. Waldrop MA, Karingada C, Storey MA, Powers B, Iammarino MA, Miller NF, et al. Gene therapy for spinal muscular atrophy: safety and early outcomes. Pediatrics. 2020;146(3).
52. Day JW, Finkel RS, Chiriboga CA, Connolly AM, Crawford TO, Darras BT, et al. Onasemnogene abeparvovec gene therapy for symptomatic infantile-onset spinal muscular atrophy in patients with two copies of SMN2 (STR1VE): an open-label, single-arm, multicentre, phase 3 trial. Lancet Neurol. 2021;20(4):284-93.

53. Kirschner J, Butoianu N, Goemans N, Haberlova J, Kostera-Pruszczyk A, Mercuri E, et al. European ad-hoc consensus statement on gene replacement therapy for spinal muscular atrophy. Eur J Paediatr Neurol. 2020;28:38-43.
54. Peeters K, Chamova T, Jordanova A. Clinical and genetic diversity of SMN1-negative proximal spinal muscular atrophies. Brain. 2014;137(Pt 11):2879-96.
55. Lay SE, Sharma S. Hirayama disease. Treasure Island; StatPearls, 2021.
56. Lim YM, Koh I, Park YM, Kim JJ, Kim DS, Kim HJ, et al. Exome sequencing identifies KIAA1377 and C5orf42 as susceptibility genes for monomelic amyotrophy. Neuromuscul Disord. 2012;22(5):394-400.
57. Wang XN, Cui LY, Liu MS, Guan YZ, Li BH, Du H. A clinical neurophysiology study of Hirayama disease. Chin Med J (Engl). 2012;125(6):1115-20.
58. Lehman VT, Luetmer PH, Sorenson EJ, Carter RE, Gupta V, Fletcher GP, et al. Cervical spine MR imaging findings of patients with Hirayama disease in North America: a multisite study. AJNR Am J Neuroradiol. 2013;34(2):451-6.
59. Ito H, Takai K, Taniguchi M. Cervical duraplasty with tenting sutures via laminoplasty for cervical flexion myelopathy in patients with Hirayama disease: successful decompression of a "tight dural canal in flexion" without spinal fusion. J Neurosurg Spine. 2014;21(5):743-52.
60. Kumar P, Kumar P, Ry K. Monocrural flaccid paralysis following asthmatic attack (post asthmatic amyotrophy) - case report & minireview. Clin Neurol Neurosurg. 2014;123:1-3.
61. Shahar EM, Hwang PA, Niesen CE, Murphy EG. Poliomyelitis-like paralysis during recovery from acute bronchial asthma: possible etiology and risk factors. Pediatrics. 1991;88(2):276-9.
62. Yeung SC, Antonio G, Ip KS. Flaccid paralysis of the limbs after an asthmatic attack. Pediatr Neurol. 2010;42(2):133-6.
63. Boczonadi V, Muller JS, Pyle A, Munkley J, Dor T, Quartararo J, et al. EXOSC8 mutations alter mRNA metabolism and cause hypomyelination with spinal muscular atrophy and cerebellar hypoplasia. Nat Commun. 2014;5:4287.
64. Dubourg O, Azzedine H, Yaou RB, Pouget J, Barois A, Meininger V, et al. The G526R glycyl-tRNA synthetase gene mutation in distal hereditary motor neuropathy type V. Neurology. 2006;66(11):1721-6.

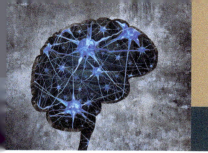

- Alulin Tácio Quadros Santos Monteiro Fonseca
- Juliana Silva de Almeida Magalhães
- Pedro Henrique Marte de Arruda Sampaio

capítulo 74 | Neuropatias Periféricas

ESTRUTURA DO NERVO PERIFÉRICO

O nervo periférico é composto de fibras nervosas mielinizadas e não mielinizadas. Diferentes fibras nervosas se originam de diferentes neurônios, a exemplo dos neurônios motores localizados no corno ventral da medula espinhal, neurônios sensitivos provenientes dos gânglios das raízes dorsais e neurônios autonômicos.[1]

Os dois principais componentes dos nervos periféricos são os axônios e as células da glia, estas representadas no sistema nervoso periférico pelas células de Schwann. No sistema nervoso periférico, podem ser encontradas dois diferentes tipos de células de Schwann: mielinizantes e não mielinizantes. As células de Schwann não mielinizantes têm o papel de revestir múltiplos axônios com diâmetro menor que 1 μm, enquanto as células de Schwann mielinizantes embainham com mielina um único axônio com diâmetro maior que 1 μm.[2]

A mielina corresponde a uma substância lipídica altamente especializada responsável por isolar eletricamente o axônio do meio adjacente. Além disso, a mielina proporciona a existência da condução saltatória, a qual depende de fendas entre as porções onde há descontinuidade da mielina, conhecidas como nódulos de Ranvier. Essas regiões permitem o processo de despolarização por meio do influxo iônico pelos canais de cálcio e, principalmente, pelos canais de sódio voltagem-dependentes, com manutenção da condução nervosa.[3]

O segmento de mielina que se estende entre dois nódulos de Ranvier é chamado de região internodal. O comprimento de cada região internodal é aproximadamente cem vezes o diâmetro do axônio, sendo correspondente à maior parte do corpo da fibra nervosa. Já a região paranodal é formada por "loops" da mielina não compactada na borda lateral da bainha. Mais medialmente, é encontrada a região justaparanodal, na qual existe a maior concentração de canais de potássio voltagem-dependentes, responsáveis pela repolarização da fibra nervosa.[4]

O compartimento compacto da mielina é constituído principalmente de colesterol e esfingolipídeos, com as proteínas correspondendo a uma pequena fração dessa estrutura. As principais proteínas encontradas na porção compacta da mielina são: proteína zero da mielina (MPZ), proteína da mielina periférica 22 (PMP22), e a proteína básica da mielina (MBP)[5] (Figura 74.1).

As neuropatias periféricas podem ser classificadas de acordo com qual estrutura do nervo é mais acometida, bainha de mielina ou axônio, bem como a forma de instalação clínica, podendo ser aguda, subaguda ou crônica. A distinção entre os diferentes tipos é importante tanto do ponto de vista de apresentação clínica, quanto para guiar a investigação diagnóstica e tratamento.

Neuropatia periférica é um termo genérico utilizado para definir distúrbios do nervo periférico, independente do padrão da lesão ou da causa. O termo polineuropatia é geralmente usado para descrever um distúrbio generalizado e relativamente simétrico dos nervos periféricos, acometendo diversos nervos em um padrão comprimento-dependente (ou seja, de distal para proximal).

A lesão focal de um único nervo (mononeuropatia) comumente decorre de trauma ou compressão, enquanto a lesão simultânea ou sequencial de dois ou mais (mononeuropatia múltipla) é geralmente decorrente de causas compressivas, vasculites ou infecciosas (hanseníase).

Radiculopatia e plexopatia são termos utilizados para descrever distúrbios das raízes e plexos (braquial e lombossacral), respectivamente. Por fim, nas polirradiculoneuropatias, há o acometimento multifocal de raízes, plexos e nervos, e, como na Síndrome de Guillain-Barré, estão geralmente associadas a causas inflamatórias e autoimunes.[7]

Os diferentes tipos de neuropatias periféricas estão resumidos na Tabela 74.1.

POLINEUROPATIAS HEREDITÁRIAS SENSITIVO-MOTORAS

As neuropatias hereditárias abrangem um grupo heterogêneo de doenças genéticas caracterizadas por

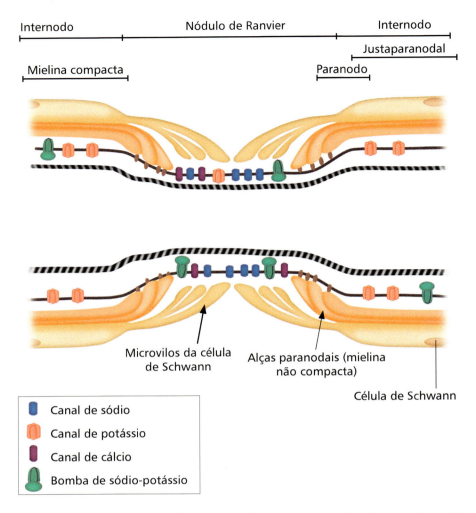

Figura 74.1 Estrutura do axônio do nervo periférico na região do nódulo de Ranvier e a disposição dos canais iônicos envolvidos no processo de condução nervosa. Observe o prolongamento das células de Schwann através dos microvilos, encapsulando a região do nódulo de Ranvier.

Fonte: Adaptada de Brazhe et al., 2008.[6]

comprometimento do sistema nervoso periférico, na maioria das vezes de forma distal, simétrica e progressiva. Os sintomas classicamente se iniciam nas duas primeiras décadas de vida, com acometimento dos pés, podendo ocorrer, na evolução da doença, fraqueza nos membros superiores geralmente de forma mais tardia e menos pronunciada.[8]

O grupo mais prevalente dessas formas de doença é o das neuropatias hereditárias sensitivo-motoras, mais conhecidas pelo epônimo de doença de Charcot-Marie-Tooth (CMT). As várias formas de CMT são classificadas de acordo com a velocidade de condução nervosa, o tipo predominante de dano ao nervo (desmielinizante ou axonal), padrão de herança, idade de início dos sintomas e as variantes genéticas específicas.[9]

A CMT se relaciona a outros grupos de neuropatias hereditárias mais raras, como as neuropatias (ou neuronopatias) motoras hereditárias distais (dHMN, do inglês *distal hereditary motor neuropathy/neuronopathy*), descritas no capítulo de doenças do neurônio motor, e as neuropatias hereditárias sensitivo-autonômicas (HSAN, do inglês *hereditary sensory and autonomic neuropathies*).[10]

Anteriormente à descrição original da doença, relatos de atrofia muscular fibular já tinham sido realizados por Virchow, Friedreich e Osler. Porém, é somente em 1886 que o neurologista francês Jean Martin-Charcot e seu assistente, Pierre Marie, publicam a descrição de cinco casos do que eles chamaram de atrofia muscular progressiva, assumindo que a lesão fosse primariamente medular. Três meses após, o inglês Howard Henry Tooth, para sua graduação na Universidade de Cambridge, apresenta a tese sobre a forma fibular de atrofia muscular progressiva, localizando a alteração fisiopatológica da doença no nervo periférico.[11]

Tabela 74.1 Diferentes tipos de neuropatias periféricas.

Tipo	Padrão	Etiologia
Polineuropatia	Diversos nervos, distal, simétrico, comprimento-dependente	Tóxica, carencial, associada a doenças sistêmicas, hereditária (CMT, dHMN, neuropatias hereditárias complexas)
Mononeuropatia	Um nervo isoladamente	Compressiva (sítios de compressão), trauma
Mononeuropatia múltipla	Dois ou mais nervos	Compressiva (sítios de compressão), autoimune (vasculites, síndrome de Lewis-Sumner, neuropatia motora multifocal), infecção (hanseníase), hereditário (HNPP)
Radiculopatia	Uma raiz nervosa	Compressiva (estenose foraminal, hérnia discal)
Multirradiculopatia	Duas ou mais raízes nervosas	Compressiva (estenose foraminal, hérnia discal), autoimune (vasculites, idiopática), infecção (vírus da família herpes), neoplasia (infiltração, paraneoplasia)
Plexopatia	Plexo braquial e/ou lombossacral	Autoimune (amiotrofia neurálgica, amiotrofia diabética, vasculites, neuropatia motora multifocal), infecção (vírus da família herpes), neoplasia (infiltração, paraneoplasia)
Ganglionopatia	Gânglios da raiz dorsal (sensitivos e/ou autonômicos)	Autoimune (idiopática, doença de Sjögren), paraneoplásica (anticorpo anti-Hu), tóxica (piridoxina, cisplatina), hereditária (HSAN, ataxia de Friedreich), infecciosa (herpes zóster)
Polirradiculoneuropatia	Raízes, plexos, nervos (multifocal)	Autoimune (síndrome de Guillain-Barré, PIDC), paraneoplásica (neuropatia associada à anti-MAG, síndrome POEMS).

CMT: Doença de Charcot-Marie-Tooth; dHMN: neuropatia motora hereditária distal; HNPP: neuropatia hereditária sensível a compressão; HSAN: neuropatia hereditária sensitiva e autonômica; PIDC: polirradiculoneuropatia inflamatória desmielinizante crônica; MAG: glicoproteína associada à mielina; POEMS: polineuropatia, organomegalia, endocrinopatia, pico monoclonal e alterações cutâneas.

Etiologia e patogênese

A CMT e outras neuropatias hereditárias representam um grupo de doenças associadas com mutações de ponto ou variações no número de cópia de genes responsáveis na codificação de proteínas com funções estratégicas nas células de Schwann ou em estruturas axonais.[12] Essas proteínas apresentam papéis fisiológicos e de desenvolvimento que incluem a formação da mielina, participação na função mitocondrial, retenção no retículo endoplasmático, processamento de RNA, realização de fissão e fusão de membranas, e atuação como fatores de transcrição e de componentes do citoesqueleto.[13] Atualmente, mais de noventa genes são associados com pelo menos um tipo de CMT, com importante sobreposição entre genes específicos e fenótipos.

Os aspectos moleculares genéticos das CMT são complexos e revelam algumas inter-relações intrigantes. A exemplo da forma mais comum de CMT, a CMT1A é causada por duplicações no gene *PMP22*, responsável pela codificação da proteína que corresponde a cerca de 2 a 5% da mielina do sistema nervoso periférico (SNP).[14] Ela é produzida primariamente pelas células de Schwann e expressa na porção compacta da mielina no SNP. Por outro lado, deleções no mesmo *PMP22* estão relacionadas ao fenótipo de neuropatia hereditária sensível à compressão (HNPP, do inglês *hereditary neuropathy with a liability to pressure palsy*).[15]

A CMT1B se relaciona a mutações no gene responsável pela codificação da MPZ, a qual representa até 50% da proteína estrutural na mielina no SNP. Curiosamente, mutações isoladas no MPZ (o qual só é expresso em células de Schwann) também podem levar a formas axonais de CMT (CMT2I e CMT2J, ambas de início na idade adulta), indicando que a interação estrutural entre a bainha de mielina e o axônio é crucial para a manutenção da integridade axonal.[1]

As formas axonais de CMT são principalmente representadas pela CMT2A2. O gene mutado nessa apresentação é o *MFN2*, o qual codifica a mitofusina-2. Essa proteína é localizada na camada externa das mitocôndrias e interage com o complexo Miro-Milton, o qual tem função na ancoragem das mitocôndrias com as proteínas motoras da família das cinesinas.[16] Em contrapartida, a CMT2A1 é causada por mutação no gene responsável pela codificação de proteínas motoras semelhantes à cinesina (gene *KIF1B*).[17]

As mutações no gene *GJB1* são responsáveis pela CMTX1, a qual corresponde a forma mais prevalente de CMT ligada ao X e também a segunda CMT mais comum na população em geral. O produto desse gene (a proteína de junção de fenda, beta-1; também conhecida como conexina 32) tem função de se conectar com as diferentes dobras no citoplasma das células de Schwann, permitindo a transferência de nutrientes, íons e moléculas paras as camadas mais internas da mielina não compacta[18] (Figura 74.2).

Epidemiologia

A CMT e outras neuropatias associadas correspondem ao grupo de afecções hereditárias mais comum dentro das doenças neuromusculares.[12] A prevalência geral

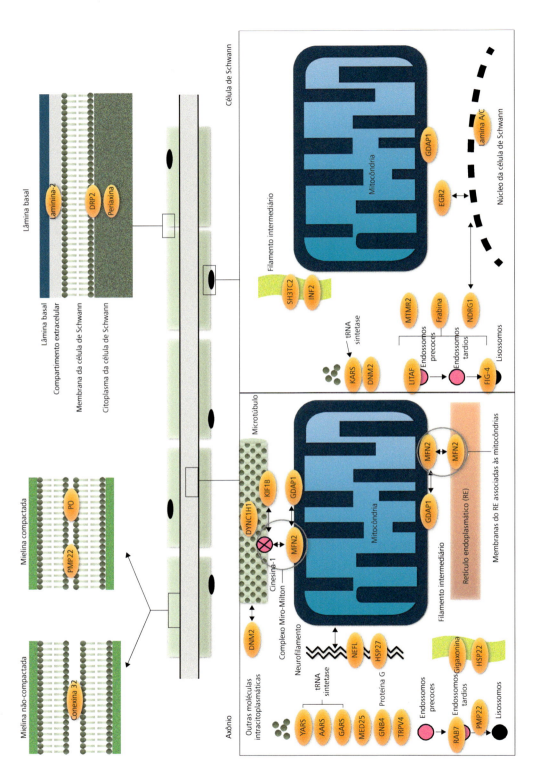

Figura 74.2 Localização intraneural das proteínas relacionadas aos principais genes associados à CMT: AARS, alanil-tRNA sintetase; DNM2, dinamina-2; DYNC1H1, cadeia pesada 1 da dineína citoplasmática 1; EGR2, proteína de resposta de crescimento precoce-2; FIG4, fosfoinositídeo 5-fosfatase; GARS, glicil-tRNA sintetase; GDAP1, proteína associada à diferenciação induzida por gangliosídeo-1; GNB4, proteína de ligação ao nucleotídeo guanina; HSP22 (HSPB8), proteína de choque térmico 22-kDa-8; HSP27 (HSPB1), proteína de choque térmico 27-kDa-1; INF2, formina invertida-2; KARS, lisil-tRNA sintetase; KIF1B, proteína motora de microtúbulo semelhante à cinesina; LITAF, fator de necrose tumoral alfa induzido por lipopolissacarídeo; LRSAM 1, repetições ricas em leucina SAM-1 (responsável pela CMT2P, com início na fase adulta); MED25, complexo mediador subunidade 25 (responsável pela CMT2B2, com início na fase adulta); MFN2, mitofusina-2; MTMR2, proteína relacionada à miotubularina-2; NDRG1, proteína do N-myc regulado a jusante-1; NEFL, neurofilamento de polipeptídeo leve; PMP22, proteína da mielina periférica-22; P0 (MPZ), proteína zero da mielina; TRPV4, canais de cátions do receptor de potencial transitório V4; RAB7, proteína Rab-7a relacionada ao Ras; SH3TC1, proteína contentora do domínio SH3 e repetição de tetratricopeptídeo-2; YARS, tirosil-tRNA sintetase.

Fonte: Adaptada de Tazir et al., 2014.[19]

dessa condição é de 1 a cada 2.500 indivíduos, mas não há uma boa estimativa da mesma na população pediátrica.[1] Esse número pode sofrer variação regional e de acordo com os diferentes grupos étnicos, assim como os tipos de CMT encontrados. A exemplo do ocidente, onde há uma maior diversidade populacional, as formas dominantes e ligadas ao X são as mais encontradas. Contudo, em países mais isolados e com população mais homogênea, casamentos consanguíneos são mais comuns, favorecendo a ocorrência de tipos recessivos de CMT.[12]

Nos últimos anos, diversos estudos epidemiológicos têm descrito a prevalência de formas específicas de CMT em centros especializados e na população em geral. Estudos conduzidos nos Estados Unidos e Reino Unido apontam para achados semelhantes. As variantes de CMT desmielinizante representaram cerca de metade dos casos diagnosticados, sendo as mutações nos genes *PMP22* (CMT1A), *MPZ* (CMT1B), *GJB1* (CMTX1) e *MFN2* (CMT2A2) responsáveis por 90% das formas que tiveram confirmação molecular. Todos os outros genes relacionados à CMT corresponderam a menos de 1% a 2% dos diagnósticos individuais. Porém, em aproximadamente um terço dos indivíduos estudados, uma confirmação molecular não foi alcançada, demonstrando que em muitos casos o gene causador da CMT ainda precisa ser identificado.[12] Recentemente, o gene da sorbitol desidrogenase (SORD) foi identificado com um novo gene causador de formas recessivas de neuropatia hereditária, incluindo CMT axonal e dHMN, com uma frequência estimada de até 10% em casos previamente sem diagnóstico molecular.[20]

Quadro clínico

A doença de Charcot-Marie-Tooth tipo 1 (CMT1) refere-se às neuropatias hereditárias sensitivo-motoras de carácter desmielinizante, de padrão de herança autossômica dominante. Formas axonais são classificadas como CMT2, e podem apresentar padrão de herança dominante ou recessivo. Ambas costumam se iniciar na infância ou no início da vida adulta. Contudo, apresentações mais tardias podem ocorrer, principalmente nos casos de CMT2.[21]

Duas formas de CMT são classificadas como CMT3: a doença de Dejerine-Sottas e a neuropatia hipomielinizante congênita. Ambas são formas de neuropatia autossômica dominante, desmielinizantes, com início congênito ou antes do primeiro ano de vida. Caracterize-se por grave desmielinização ou hipomielinização.[22]

A CMT4 é uma neuropatia sensitivo-motora com herança autossômica recessiva que se inicia tipicamente na infância ou no início da fase adulta.[21]

Os tipos intermediários de CMT são representados por neuropatias que possuem características eletrofisiológicas mistas, com achados axonais e desmielinizantes. De maneira similar, a biópsia de nervo evidencia achados mistos de desmielinização e dano axonal. As formas autossômicas dominantes são a maioria (CMTDI), mas formas autossômicas recessivas (CMTRI) também são descritas.[23]

As formas de CMT ligadas ao cromossomo X são comuns no grupo das neuropatias hereditárias. Devem ser suspeitadas nas famílias nas quais não há evidência clara de transmissão de pai para filho. Alguns dos seus subtipos apresentam padrão ligado ao X dominante, com mulheres carreadoras podendo apresentar fenótipos mais brandos.[18]

As características clínicas de cada um desses tipos são detalhadas a seguir. Os subtipos dentro de cada um desses grupos são ordenados para consulta na Tabela 27.12.

Doença de Charcot-Marie-Tooth tipo 1

A CMT1 é a forma mais comum de neuropatia hereditária, com a proporção de CMT1:CMT2 sendo próxima a 2:1.[9] Tipicamente, os pacientes com CMT1 iniciam fraqueza distal dos membros inferiores na primeira à terceira década de vida. O compartimento anterior é o primeiro a ser afetado, com comprometimento dos músculos fibulares. Esse padrão de fraqueza leva ao desenvolvimento de "pé caído" progressivo, com ocorrência frequente de tropeços, quedas e entorses de tornozelo. Em geral, os pacientes não apresentam queixas de parestesias ou alterações da sensibilidade, o que pode ser útil para distinguir a CMT de formas adquiridas de neuropatias.[24]

Apesar de os indivíduos com CMT1 geralmente não se queixarem de alteração da sensibilidade em membros inferiores, redução da sensibilidade em todas as modalidades é evidente no exame clínico. Os reflexos osteotendíneos encontram-se hipoativos ou ausentes.[25] Comumente, a musculatura distal da perna encontra-se atrofiada (levando ao aspecto de "garrafa de champanhe invertida"). Pseudo-hipertrofia assimétrica de panturrilhas pode ocorrer em raros pacientes. Deformidade dos pés é o usual, podendo haver desenvolvimento de pé-cavo, equinovarus ou "dedos em martelo" (Figura 74.3). Fraqueza leve a moderada na região proximal de membros também pode acontecer com o passar do tempo. Envolvimento do nervo frênico com comprometimento respiratório é possível em alguns casos.[24]

O acometimento dos membros superiores ocorre em até dois terços dos indivíduos, com fraqueza distal e atrofia dos braços, com desenvolvimento de deformidade em "mãos em garra" nos casos mais graves.[26] Até um terço dos pacientes com CMT1 apresentam-se com tremor essencial, sendo esses casos designados como síndrome de Roussy-Levy.[27]

Hipertrofia de nervos periféricos, principalmente na região posterior das orelhas e braços, pode ser visualizada e palpada[24].

Doença de Charcot-Marie-Tooth tipo 2

A CMT2 se refere às neuropatias hereditárias sensitivo-motoras que cursam com achados eletrofisiológicos compatíveis com acometimento primariamente axonal. Esse grupo de doenças representa cerca de 25% a 30%

de todos os casos de CMT, mas o diagnóstico molecular só é feito em cerca de um quarto dos pacientes, mesmo nos grandes centros.[28] Em sua maioria, essas formas de doença são associadas a um padrão de herança autossômica dominante. Ainda assim, formas recessivas existem, como ocorre em seu subtipo mais comum, a CMT2A2,[29] assim como em formas mais raras (à exemplo: CMT2B1,[30] CMT2H,[31] CMT2K,[32] CMT2R[33] e CMT2S[34]).

Como dito, a CMT2A2 é o maior representante desse grupo e corresponde a cerca de um terço dos casos de CMT2. Apresenta-se, em sua maioria, com o fenótipo clássico das CMT, mas algumas características podem ajudar na diferenciação com as formas de CMT1. Na CMT2, os sintomas costumam iniciar mais tardiamente, em geral na segunda década, e o envolvimento da musculatura distal de membros superiores é menos pronunciado, com os reflexos osteotendíneos nos braços usualmente mantidos. Em contrapartida, a atrofia muscular distal de membros inferiores é mais grave na CMT2 (na CMT2A2, a maioria dos pacientes necessitaram de cadeira de rodas por volta dos 20 anos). A associação com tremores (síndrome de Roussy-Levy) é menos encontrada em comparação aos casos de CMT1. Deformidades em pés do tipo pé-cavo ou "dedos em martelo" podem ser observadas, no entanto, em uma frequência menor do que na CMT1.[9,24]

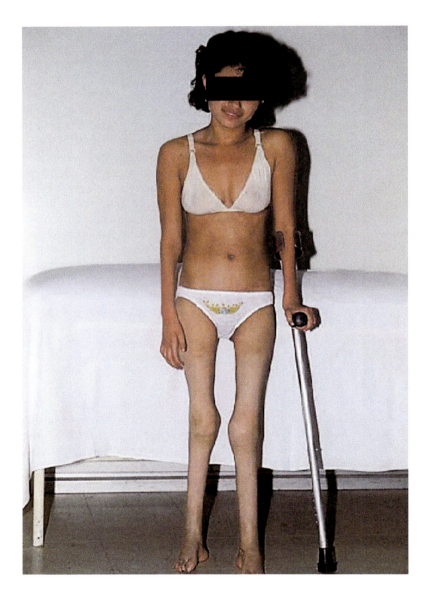

Figura 74.3 Paciente com CMT, com atrofia muscular distal, assumindo característica clássica de atrofia sob a forma de "pernas de cegonha", pés cavos e hálux em martelo.
Fonte: Imagem gentilmente cedida pelo Prof. dr. Acary Souza Bulle Oliveira – Setor de Doenças Neuromusculares da Disciplina de Neurologia Clínica – EPM-Unifesp.

Apesar da grande parte dos pacientes não se queixarem de perda sensitiva ou parestesias, 50% a 70% apresentam evidência de redução de sensibilidade na maioria das modalidades sensitivas. Em algumas situações pode haver também perda auditiva e atrofia óptica. Em alguns casos raros, há o desenvolvimento de sinais piramidais como hiperreflexia e hipertonia.[9]

Doença de Charcot-Marie-Tooth tipo 3 – doença de Dejerine-Sottas

Inicialmente descrita em 1893, a doença de Dejerine-Sottas refere-se a uma polineuropatia hereditária sensitivo-motora de início bastante precoce, geralmente antes dos 5 anos de idade. O padrão de herança é heterogêneo, apresentando-se na maioria dos casos por mutações em heterozigose espontâneas dos genes *PMP-22*, *MPZ* ou *ERG2* (mesmos genes responsáveis pela maioria dos casos de CMT1), além de mutações bialélicas do gene *PRX*.[35]

As formas que se apresentam ao nascimento com hipotonia, atraso do desenvolvimento motor, insuficiência respiratória e dificuldade de sucção podem ser classificadas como neuropatia hipomielinizante congênita (NHC). Geralmente, esses casos se apresentam com contraturas distais importantes (artrogripose múltipla congênita), as quais podem ser diagnosticadas até mesmo nos exames pré-natais. Nas formas clássicas, os membros inferiores são afetados antes dos superiores. Pode haver desenvolvimento de cifoescoliose e nistagmo é observado em alguns pacientes.[9,35]

Doença de Charcot-Marie-Tooth tipo 4

O tipo 4 da doença de Charcot-Marie-Tooth (CMT4) representa uma forma bastante rara de CMT, seus subtipos são descritos em poucas famílias de etnias específicas no norte da África ou populações europeias geneticamente isoladas.[36]

A CMT4 é caracterizada por uma grave polineuropatia sensitivo-motora de início precoce, geralmente antes dos 2 ou 3 anos de idade. A progressão clínica é rápida, e a deformidade distal em membros se dá de forma marcada, com ocorrência de talipes equinovarus, "mãos em garra" e deformidades importantes envolvendo a coluna vertebral. Dependendo do subtipo, os estudos eletrofisiológicos e histopatológicos podem demonstrar características tanto de desmielinização (a grande maioria) quanto de dano axonal primário.[9,37]

O padrão de herança usualmente é autossômico recessivo. As formas de doença relacionadas a mutações nos genes *PMP22*, *MPZ* e *EGR2* são mais comumente encontradas nas crianças com hipotonia precoce e insuficiência respiratória (podendo também serem classificadas na doença de Dejerine-Sottas), enquanto mutações nos genes *GDAP1*, *MTMR2*, *SBF2*, *PRX*, *SH3TC2* ou *FGD4* geralmente são presentes nos quadros de início mais "tardio", com atraso variável do desenvolvimento motor e deformidade em pés que foram precedidos por um período neonatal, em sua maioria, sem intercorrências.[36,37]

Formas intermediárias da doença de Charcot-Marie-Tooth

Os estudos relacionados ao entendimento fisiopatológico da CMT acabam por nos permitir dividi-la em dois grupos principais: o das neuropatias desmielinizantes, as quais se apresentam com NCVs reduzidas, e o das neuropatias axonais, com NCVs próximas ao normal. Porém, existe um grupo de neuropatias as quais apresentam NCVs com valores intermediários, se sobrepondo aos dois outros grupos principais.

Os casos das formas intermediárias de CMT podem ser reconhecidos em famílias nas quais diferentes indivíduos se apresentam com velocidades de condução nervosa motora (mNCV) em faixas tanto para a CMT tipo 1 quanto tipo 2, ou seja, acima e abaixo de 38 m/s. É importante enfatizar que o termo "intermediário" não deve ser usado para descrever uma única medida da NCV, ele deve ser aplicado para descrever formas de doença que apresentam características na patologia de dano tanto desmielinizante como axonal.[23]

O padrão de herança nesses casos geralmente é autossômico dominante, mas também podem ser autossômico recessivo ou ligado ao X.[38]

Formas da doença de Charcot-Marie-Tooth ligadas ao cromossomo X

As formas de CMT ligadas ao cromossomo X (CMTX) representam cerca de 7 a 10% de todos dos casos de neuropatias hereditárias sensitivo-motoras. Apesar desses números, esse subgrupo de doenças não é comumente diagnosticado na infância. Descrita inicialmente em 1888, a CMTX classicamente se apresenta como neuropatias hereditárias com fenótipos semelhantes à CMT1, mas as quais não apresentam transmissão direta entre homens. É importante lembrar que nesses casos todas as filhas de pais portadores carreiam o defeito genético, o qual é transmitido para metade de seus descendentes.[39,40]

A CMT ligada ao X tipo 1 (CMTX1) é a principal representante desse grupo e é causada pela mutação no gene responsável pela codificação da proteína GJB1 (também conhecido como conexina 32). Esse componente é responsável por formar junções entre as diferentes camadas da mielina. A CMTX1 é considerada uma condição ligada ao X de caráter dominante, ou seja, portadores da mutação do sexo feminino também podem expressar fenótipo de neuropatia, contudo, nesses casos, os sintomas geralmente iniciam-se após a segunda década de vida e de forma mais branda do que nos indivíduos do sexo masculino. Em contrapartida, os outros tipos de CMTX descritos apresentam padrão de herança ligada ao X recessiva[39,40] (Tabela 74.2).

Tabela 74.2 Características das neuropatias hereditárias primárias de acometimento motor com início na faixa etária pediátrica.

	Herança	Locus, gene	Produto do gene	Idade de início	Padrão na ENMG	Características
CMT1A #118220	AD	17p12, PMP22	Proteína da mielina periférica-22	1ª ou 2ª década	mNCV reduzida com a maioria dos casos entre 16 e 30 m/s; CMAP geralmente reduzido; SNAP bastante reduzido, geralmente ausentes	É a forma mais comum de CMT. Geralmente causada por duplicação dentro da região cromossômica 17p12, com penetrância próxima a 100%. Início com fraqueza distal em membros inferiores, principalmente em compartimento anterior. Progressão com pé caído e marcha escarvante. Sensibilidade distal comprometida ao exame físico, com arreflexia ou hiporreflexia. Nervos hipertróficos e palpáveis. Acometimento de membros superiores ocorre tardiamente[24]
Neuropatia hereditária sensível à compressão (HNPP)		17p12, PMP22	Proteína da mielina periférica-22	15 a 20 anos	Redução difusa da mNCV, porém mais proeminente nos locais típicos de compressão	A HNPP é causada por deleção do PMP22 e é a terceira forma mais comum de CMT. O quadro clínico é caracterizado por déficit sensitivo-motor recorrente em nervos isolados, geralmente provocados por trauma leve ou compressão. Diagnósticos diferenciais incluem as neuropatias compressivas comuns (ulnar, mediano e fibular) e outras neuropatias múltiplas (as quais são geralmente progressivas). As dicas para a HNPP são que a neuropatia é desproporcional ao trauma, história familiar, recorrência do quadro e presença de polineuropatia desmielinizante subjacente[1,15]
CMT1B #118200		1q23.3, MPZ	Proteína zero da mielina	1ª ou 2ª década	mNCV reduzida, geralmente < 20 m/s; Alguns pacientes podem apresentar mNCV praticamente normal	Corresponde a aproximadamente 20% dos casos de CMT1. Apresenta padrão clínico semelhante ao dos pacientes com CMT1A. Pupila tônica de Adie pode estar presente em alguns casos. A síndrome de Dejerine-Sottas, a neuropatia hipomielinizante congênita e algumas formas de CMT2 representam desordens alélicas com sobreposição de fenótipo[19]
CMT1C #601098		16p13.13, LITAF	Fator de necrose tumoral alfa induzido por lipopolissacarídeo	2 a 12 anos	mNCV reduzida, média entre 23 a 26 m/s	Forma rara de neuropatia hereditária, correspondendo em algumas séries a 0,6% dos casos de CMT1. Apresentação clínica semelhante às formas anteriores. O LITAF, também conhecido como SIMPLE, é um gene expresso nas células de Schwann e apresentam papel nas vias proteolíticas[9]
CMT1D #607678		10q21.3, EGR2	Proteína 2 de resposta de crescimento precoce	1ª ou 2ª década	mNCV reduzida (< 38 m/s)	Essa forma responde por menos de 1% dos casos de CMT1. Quadro clínico semelhante ao das outras formas de CMT1. A síndrome de Dejerine-Sottas e a neuropatia hipomielinizante congênita representam desordens alélicas com sobreposição de fenótipo[24]

CMT1E #118300	AD AR	17p12, *PMP22*	Proteína da mielina periférica-22	2 a 12 anos	A CMT1E representa uma desordem alélica com sobreposição fenotípica à CMT1A. É causada por mutação de ponto no gene *PMP22*. Diferencia-se das outras formas de CMT1 por haver perda auditiva neurossensorial. A síndrome de Dejerine-Sottas e a neuropatia hereditária sensível à compressão são outras desordens alélicas com sobreposição de fenótipo[41]
CMT1F #607734	AD AR	8p21.2, *NEFL*	Neurofilamento de cadeia leve	1 a 13 anos	mNCV reduzido com a maioria dos casos entre 16 e 30 m/s. Alguns pacientes podem apresentar mNCV praticamente normal. A CMT1F representa uma forma bastante rara de neuropatia hereditária. Descrições apontam que pode haver padrão de herança recessiva relacionada a mutações do tipo *nonsense* ou *truncating* no gene NEFL. Formas de doença com velocidade de condução nervosa normal ou levemente diminuída (maior que 38 m/s) são classificadas como CMT2E[42]
CMT2A1 #118210	AD	1p36.22, *KIF1B*	Proteína motora de microtúbulo semelhante à cinesina	6 meses a 50 anos	mNCV quase normal, com CMAP e SNAP bastante reduzidos. A CMT2A1 é uma forma de neuropatia hereditária de padrão axonal descrita inicialmente em alguns indivíduos japoneses da mesma família. Apresenta fenótipo semelhante ao da CMT2A2, mas com um pico de incidência maior na segunda década[17]
CMT2A2 #609260	AD AR	1p36.22, *MFN2*	Mitofusina-2		mNCV discretamente reduzida (>38 m/s). A CMT2A2 é a forma mais comum de neuropatia hereditária de padrão axonal. Responde por cerca de um terço dos casos de CMT2. Apresenta-se com fraqueza distal e atrofia muscular levando a "pé caído" e marcha escarvante. Hipoestesia térmica e dolorosa são mais proeminentes, com sensibilidade vibratória e propriocepitva relativamente preservadas. Perda auditiva neurossensorial e atrofia óptica podem estar presentes. Hiporreflexia ou arreflexia são os achados padrão, mas algumas formas de doença podem se apresentar com hiperreflexia e outros sinais de comprometimento piramidal. Até 25% dos pacientes são assintomáticos ou oligossintomáticos, sugerindo penetrância incompleta. Há relato de raros casos por homozigose ou heterozigose composta[24]
CMT2B #600882	AD	3q21.3, *RAB7*	Proteína Rab-7a relacionada ao Ras	2ª década	mNCV discretamente reduzida, com CMAP e SNAP bastante diminuídos. Essa forma de CMT2 apresenta componente de neuropatia sensitiva importante, podendo haver desenvolvimento de úlceras distais com infecção de partes moles e necessidade de amputação. Apresenta sobreposição fenotípica com a neuropatia sensitiva e autonômica hereditária tipo I (HSAN 1)[43]
CMT2B1 #605588	AR	1q22, *LMNA*	Lamina A/C	6 a 27 anos	mNCV normal ou discretamente reduzida (>38 m/s). Classificada no grupo das laminopatias, essa apresentação de doença é descrita em algumas famílias do Marrocos e Argélia com fenótipo axonal de CMT gravemente acometido. Envolvimento de membros superiores pode ocorrer tardiamente no curso da doença[30]

Tabela 74.2 Características das neuropatias hereditárias primárias de acometimento motor com início na faixa etária pediátrica. *(Continuação)*

	Herança	Locus, gene	Produto do gene	Idade de início	Padrão na ENMG	Características
CMT2C #606071	AD	12q24.11, TRPV4	? (Gene atua na regulação da expressão de canais iônicos TRPV4)	Congênita a 60 anos	mNCV normal ou muito discretamente reduzido (>48 m/s)	Além do envolvimento de membros, essa forma de CMT2 apresenta-se com fraqueza de diafragma e paralisia de pregas vocais. A idade de início é bastante variável. Estridor e dificuldade respiratória podem ser as primeiras manifestações na criança e suporte ventilatório mecânico pode ser necessário em alguns casos. A fraqueza distal em membros costuma ser grave e também pode haver acometimento proximal. Há perda sensitiva discreta para todas as modalidades e os reflexos osteotendíneos são hipoativos. Deformidade em pés não é tão acentuada quanto outras formas clássicas de CMT1 e CMT2.[44]
CMT2D #601472		7p14.3, GARS	Glicil-tRNA sintetase	2ª a 3ª década (média de início 18 anos)	mNCV normal ou discretamente reduzida (>38 m/s)	A CMT2D se apresenta com comprometimento proeminente dos membros superiores, sendo comumente observado atrofia de musculatura interóssea. O acometimento costuma ser leve e lentamente progressivo. Não é observado a presença de nervos hipertrofiados e palpáveis. Neuropatia hereditária motora distal tipo V representa uma desordem alélica.[45]
CMT2E #607684		8p21.2, NEFL	Neurofilamento de polipeptídeo leve	1ª a 3ª década	Valores de mNCV bastante heterogêneo em algumas famílias (21 a 54 m/s)	A CMT2E é uma forma rara de neuropatia hereditária axonal, tem início geralmente entre a segunda e terceira década. Envolvimento distal em membros inferiores com pé cavo precede o acometimento distal em membros superiores. Alguns pacientes podem evoluir com surdez. Formas de doença com padrão eletrofisiológico desmielinizante são classificadas como CMT1F.[46]
CMT2F #606595		7q11.23, HSPB1	Proteína de choque térmico 27-kDa-1 (HSP27)	15 a 25 anos	mNCV entre 42 e 59 m/s. CMAP diminuído em membros inferiores	Forma de CMT2 inicialmente descrita em quatorze indivíduos de uma família russa. Presença de fasciculações e cãibras em alguns pacientes.[47]
CMT2G %608591		12q12-q13.3, ?	Proteína ligadora de F-actina relacionada ao FGD1?	9 a 76 anos (média de início 20 anos)	mNCV normal ou discretamente reduzida (>38 m/s)	Forma descrita apenas em uma única família na Espanha. Doença de progressão bastante lenta. Reflexo aquileu é mantido em alguns casos. Possível desordem alélica com CMT4H.[48]
CMT2H %607731	AR	8q13-q23, GDAP1?	Proteína associada à diferenciação induzida por gangliosídeo-1?	Início na 1ª década	mNCV normal	Neuropatia descrita em família da Tunísia com fenótipo de CMT, mas com sinais de liberação piramidal. Região cromossômica se sobrepõe à mesma onde está localizado o gene *GDAP1*, responsável pela CMT4A.[31]
CMT2L #608673	AD	12q24.23, HSPB8	Proteína de choque térmico 22-kDa-8	15 a 33 anos	mNCV normal, mas com CMAP e SNAP reduzidos	Forma de doença descrita em uma família chinesa amplamente acometida. Neuropatia hereditária motora distal tipo IIA representa uma desordem alélica com sobreposição fenotípica.[49]

CMT2K #607831	AD AR	8q21.11, *GDAP1*	Proteína associada à diferenciação induzida por gangliosídeo-1	Antes dos 3 anos	mNCV normal ou discretamente reduzida (>38 m/s)	A CMT2K é uma causa de neuropatia precoce. Algumas crianças podem apresentar paralisia de pregas vocais. Carreadores de mutação em heterozigose do GDAP1 podem apresentar fenótipo discreto, correspondendo a herança autossômica dominante. A CMT4A representa uma desordem alélica[50]
CMT2N #613287	AD	16q22.1, *AARS*	Alanil-tRNA sintetase	6 a 54 anos		Neuropatia de padrão axonal autossômica dominante. Relato de uma família com surdez neurossensorial[51]
CMT2O #614228		14q32.31, *DYNC1H1*	Cadeia pesada 1 da dineína citoplasmática 1	1ª década		Essa forma de doença se apresenta com atraso do desenvolvimento motor e menos comumente com dificuldade de aprendizado. Dor neuropática pode estar presente. A evolução é lenta e a marcha geralmente está preservada na idade adulta[52]
CMT2Q #615025		10p14, *DHTKD1*	Desidrogenase E1 e proteína contentora de domínio da transcetolase 1	13 a 25 anos	mNCV discretamente reduzida (>38 m/s)	Forma presente em uma única família da China. Causada por mutação tipo *nonsense* da DHTKD1[53]
CMT2R #615490	AR	4q31.3, *TRIM2*	E3 – ubiquitina-proteína ligase	< 1 ano	mNCV e sNCV reduzidas (<38 m/s)	Inicialmente descrita na Finlândia. Menina com atraso motor discreto e hipotonia, evolui com atrofia muscular de membros superiores e inferiores. Pode haver paralisia de pregas vocais[54]
CMT2S #616155		11q13.3, *IGHMBP2*	Proteína de ligação à cadeia mu da imunoglobulina-2	1ª década		Forma de doença causada por mutações do tipo *truncating* e *missense* do gene *IGHMBP2*. O acometimento sensitivo nesses casos é pronunciado. A evolução é lenta, mas em sua maioria os pacientes acabam necessitando de cadeira de rodas na vida adulta. A neuropatia hereditária motora distal tipo VI representa uma desordem alélica[55]
CMT3 (doença de Dejerine-Sottas) #145900	AD AR	1q23.3, *MPZ*	Proteína zero da mielina	< 5 anos	mNCV e CMAP extremamente reduzidos, SNAP geralmente ausente	Forma de início bastante precoce. Padrão de herança heterogêneo (maioria dos casos causados por mutação em heterozigose espontânea). Acometimento dos membros inferiores precede o dos membros superiores. Pode haver atraso do desenvolvimento motor, hipotonia e cifoescoliose. Presença de nistagmo em alguns pacientes. Estudo do LCR evidencia aumento de proteína. A CMT4E representa uma desordem alélica com sobreposição de fenótipo[35]
		10q21.3, *EGR2*	Proteína de resposta de crescimento precoce-2			
		17p12, *PMP22*	Proteína da mielina periférica-22			
		19q13.2, *PRX*	Periaxina			

Tabela 74.2 Características das neuropatias hereditárias primárias de acometimento motor com início na faixa etária pediátrica. *(Continuação)*

	Herança	Locus, gene	Produto do gene	Idade de início	Padrão na ENMG	Características
CMT4A #214400	AR	8q21.11, *GDAP1*	Proteína associada à diferenciação induzida por gangliosídeo-1	< 2 anos	mNCV e sNCV entre 35 e 25 m/s	Inicialmente identificada em algumas famílias da Tunísia, a CMT4A geralmente se manifesta com atraso do desenvolvimento motor a partir do segundo ano de vida, com progressão de neuropatia periférica importante. Com o desenvolvimento da doença, a fraqueza da musculatura proximal se torna evidente no fim da primeira década, acometendo em muitos casos os membros superiores. Dependência da cadeira de rodas geralmente acontece antes da terceira década de vida. Paralisia de pregas vocais e diafragma podem ocorrer[56]
CMT4B1 #601382		11q21, *MTMR2*	Proteína relacionada à miotubularina-2	Por volta dos 3 anos	mNCV reduzida (15 a 17 m/s) a ausente, SNAP geralmente ausente	Relatada em famílias com casamentos consanguíneos no sul da Itália e Arábia Saudita. Geralmente os marcos do desenvolvimento motor estão preservados. Evolui com padrão de neuropatia desmielinizante grave com perda de deambulação na fase adulta. Fraqueza facial, bulbar e diafragmática são observadas[57]
CMT4B2 #604563		11p15.4, *SBF2* (*MTMR13*)	Proteína relacionada à miotubularina-13	4 a 13 anos	mNCV reduzida (15 a 30 m/s)	Subtipo causado por mutações do tipo *nonsense* ou *truncating* no gene *SBF2*. Presença de glaucoma de ângulo aberto pode anteceder o início da neuropatia. A concentração de proteína no LCR pode se apresentar aumentada ou no limite superior da normalidade. Presença de perda auditiva neurossensorial é descrita em uma única família[58]
CMT4C #601596		5q32, *SH3TC2*	Proteína contentora do domínio SH3 e repetição de tetratricopeptídeo-2	1ª a 4ª década	mNCV reduzida (média de 22 m/s)	Inicialmente descrita na Argélia. A CMT4C apresenta quadro clínico clássico das CMT1, no entanto, a escoliose pode ser mais acentuada. O início dos sintomas geralmente ocorre na primeira década. Alguns pacientes podem desenvolver surdez com potenciais do BERA prolongados, assim como atrofia e fasciculações em língua. Fibras sensitivas grossas são as mais acometidas, com perda da sensibilidade vibratória e proprioceptiva[59]
CMT4D (NHSM tipo Lom) #601455		8q24.22, *NDRG1*	Proteína do N-myc regulado a jusante-1	5 a 15 anos	mNCV bastante reduzida (10 a 20 m/s), geralmente ausente após os 15 anos	Inicialmente relatada em ciganos búlgaros, essa forma de doença é descrita em vários países da Europa. A CMT4D é caracterizada por neuropatia sensitivo-motora grave, com acometimento e deformidade de membros superiores e inferiores. Geralmente, perda auditiva é notada na terceira década, com BERA marcadamente anormal, sugestivo de lesão desmielinizante[60]
CMT4E (neuropatia hipomielinizante congênita) #605253	AD AR	1q23.3, *MPZ*	Proteína zero da mielina	Congênita	mNCV extremamente reduzida (3 a 8 m/s)	Forma extremamente grave de neuropatia que se apresenta com hipotonia neonatal, atraso do desenvolvimento motor e, até mesmo, artrogripose. É considerada como uma impossibilidade congênita da formação da mielina. Acometimento de nervos cranianos com paresia facial pode ser encontrada. Insuficiência respiratória é frequente, sendo causa importante de óbito. A doença de Déjerine-Sottas, a CMT1B e CMT1D representam desordens alélicas[61,62]

		10q21.3, *EGR2*	Proteína de resposta de crescimento precoce-2			
CMT4F #614895	AR	19q13.2, *PRX*	Periaxina	< 1 ano	mNCV e sNCV ausentes	Inicialmente descrita no Líbano, a CMT4F se assemelha clinicamente à CMT3, sendo esta uma desordem alélica com sobreposição de fenótipo. Geralmente existe um atraso do desenvolvimento motor com aquisição de marcha por volta dos 2 anos. No final da primeira década se inicia os sinais típicos de CMT em membros inferiores, com membros superiores afetados alguns anos mais tarde. Em alguns casos, o déficit sensitivo pode ser mais proeminente que o motor. Paralisia de pregas vocais foi descrita em um único caso[63]
CMT4G (NHSM tipo Russe) #605285		10q23.2, *HK1*	Hexoquinase-1	8 a 16 anos	mNCV ausente em membros inferiores, SNAP ausente	Primeiros casos descritos em famílias de ciganos europeus. Evolui com fraqueza completa da musculatura de membros inferiores por volta da 4ª a 5ª década. Déficit sensitivo costuma ser proeminente[64]
CMT4H #609311		12p11.21, *FGD4*	Proteína contentora do domínio FYVE, RhoGEF e PH-4	< 2 anos	mNCV bastante reduzida (<15 m/s), SNAP ausente	Forma de início precoce, pode se apresentar com atraso do desenvolvimento motor. Primeiros casos descritos em famílias da Argélia e Líbano[65]H.</author><author>Hammans, S.</author><author>Katifi, H.</author><author>Reilly, M. M.</author></authors></contributors><auth-address>Institute of Neurology, Queen Square, London WC1N3BG, UK. h.houlden@ion.ucl.ac.uk</auth-address><titles><title>A novel Frabin (FGD4
CMT4J #611228		6q21, *FIG4*	Fosfoinositídeo 5-fosfatase	1ª a 6ª década	mNCV reduzida (18 a 34 m/s)	A CMT4J apresenta idade de início bastante variável (geralmente na infância). Pode se apresentar por atraso do desenvolvimento motor, assim como por neuropatia que se inicia após os 50 anos. A fraqueza muscular acomete membros superiores e inferiores, mas comumente com padrão assimétrico[66]
CMTDIA %606483	AD	10q24.1--q25.1, ?	?	2ª década	mNCV entre 25 e 45 m/s	Inicialmente descrita na Itália, esse subtipo de doença se assemelha fenotipicamente a outras formas de CMT com início na segunda década. Costuma ter uma progressão rápida após os 40 **anos**[67]
CMTDIB (CMT2M) #606482		19p13.2, *DNM2*	Dinamina-2	**1ª a 2ª década**	**mNCV entre 25 e** 54 m/s	**A CMTDIB classicamente se inicia na adolescência. Em alguns** casos pode se apresentar com catarata precoce. Mutações no DNM2 também são relacionadas com neutropenia, ptose palpebral e oftalmoparesia[68]
CMTDIC #608323		1p35.1, *YARS*	Tirosil-tRNA sintetase	7 a 59 anos	mNCV entre 30 e 40 m/s	Casos de CMTDIC foram descritos em famílias dos Estados Unidos, Bulgária e Bélgica. A idade de início é bastante variável, **e a progressão dos sintomas é lenta, com grau de acometimento moderado**[69]

Tabela 74.2 Características das neuropatias hereditárias primárias de acometimento motor com início na faixa etária pediátrica. *(Continuação)*

	Herança	Locus, gene	Produto do gene	Idade de início	Padrão na ENMG	Características
CMTDIE #614455		14q32.33, INF2	Formina invertida-2	5 a 28 anos (média de início 13 anos)	mNCV entre 23 e 45 m/s	A CMTDIE se apresenta com neuropatia relacionada a glomerulosclerose focal e segmentar, proteinúria e insuficiência renal crônica em alguns casos. A neuropatia pode preceder os primeiros sinais de nefropatia em alguns anos (média de início da proteinúria é aos 18 anos). Surdez neurossensorial está presente em alguns casos[70]
CMTDIF #615185		3q26.33, GNB4	Proteína de ligação ao nucleotídeo guanina	1ª a 2ª década	mNCV entre 16 e 45 m/s	Forma de neuropatia descrita em poucos casos na China. Homens acometidos de forma mais grave e precoce do que mulheres[71]
CMTRIA #608340	AR	8q21.11, GDAP1	Proteína associada à diferenciação induzida por gangliosídeo-1	2 a 4 anos	mNCV entre 26 e 45 m/s	Forma de neuropatia recessiva intermediária de início precoce descrita inicialmente na Turquia e Polônia. Os marcos motores do desenvolvimento iniciais são preservados[72]
CMTRIB #613641		16q23.1, KARS	Lisil-tRNA sintetase	–	mNCV entre 40 e 30 m/s	Único paciente descrito em 2010. Associação com sinais dismórficos, alteração comportamental e schwannoma vestibular[73]
CMTRIC #615376		1p36.31, PLEKHG5	Proteínas contendo domínios homólogos à pleckstrina, família G, membro 5	1ª a 5ª década	mNCV entre 25 e 45 m/s	Neuropatia hereditária descrita somente em 2013. Idade de início e gravidade dos sintomas bastantes variáveis. Exames laboratoriais com aumento discreto da creatinoquinase. A atrofia muscular espinhal distal tipo 4 representa uma desordem alélica[74]
CMTRID #616039		12q24.31, COX6A1	Polipeptídeo 1 da subunidade VIa do citocromo C oxidase	4 a 5 anos	mNCV entre 49 e 35 m/s, SNAP ausente	Forma de CMT descrita em famílias japonesas com história de casamentos consanguíneos. A RM de crânio pode evidenciar discreta atrofia cerebral global, mas com cognição preservada[75]
CMTX1 #302800	XD	Xq13.1, GJB1	Proteína de junção de fenda, Beta 1, 32 kDa (conexina 32)	1ª a 2ª década	mNCV entre 30 e 45 m/s, SNAP e CMAP reduzidos ou ausentes	A CMTX1 é a segunda variante de CMT mais comum, representando cerca de 10% de todos os casos. É sempre necessário suspeitar desse grupo de doenças quando não houver evidências claras de transmissão de pais para filhos. O padrão de herança é dominante, podendo os indivíduos do sexo feminino serem afetados em homozigose, geralmente de forma mais branda ou até mesmo assintomática. O envolvimento da musculatura da mão é precoce, e os sintomas sensitivos positivos podem ser proeminentes. A apresentação clínica pode ser bastante variável, até mesmo com apresentação de atraso do desenvolvimento motor, tremores, disfagia e sinais de acometimento do sistema nervoso central (afasia, disartria, ataxia cerebelar e sinais piramidais). Existem casos relatados de atrofia cerebelar e alterações transitórias da substância branca. O estudo eletrofisiológico se apresenta no padrão semelhante das variedades intermediárias[40]

CMTX2 %302801	XR	Xp22.2, ?	?	< 1 ano	mNCV reduzida (<38 m/s) SNAP e CMAP reduzidos	A CMTX2 é uma forma rara de CMT ligada ao X. Mulheres carreadoras da mutação não são afetadas. Existe associação com deficiência intelectual[40]
CMTX3 %302802		Xq26, ?	?	10 a 14 anos	mNCV reduzida (<38 m/s) SNAP e CMAP reduzidos	Apresentação de CMTX com fenótipo mais brando. Os sinais sensitivos positivos podem ser proeminentes (como dor e parestesias). Associação em uma família com paraparesia espástica tipo 17[76]
CMTX4 (síndrome de Cowchock) #310490		Xq24-q26.1, AIFM1	Fator indutor de apoptose associado à mitocôndria	< 4 anos	mNCV normal ou discretamente reduzida (>38 m/s)	Forma de CMTX que se apresenta com início de neuropatia precoce em meninos. Surdez neurossensorial e deficiência mental podem ser encontradas. RM de crânio pode apresentar-se com acometimento da substância branca. Exames laboratoriais evidenciam aumento da CPK e transaminases. Biópsia muscular apresenta padrão de amiotrofia neurogênica com acúmulo de mitocôndrias aberrantes na região subsarcolemal[77]
CMTX5 (síndrome de Rosenberg-Chutorian) #311070		X22.3, PRPS1	Fosforribosil pirofosfato sintetase-1	1ª década		Variável da CMTX com apresentação precoce. Surdez neurossensorial pode estar presente nas mulheres carreadoras da mutação. Pode-se desenvolver baixa acuidade visual e atrofia óptica anos após início da neuropatia. A superatividade da fosforribosil pirofosfato sintetase e a síndrome de Arts representam desordens alélicas[78]
CMTX6 #300905	XD	Xp22.11, PDK3	Piruvato desidrogenase quinase, isoenzima-3		mNCV normal ou pouco reduzida (>38 m/s), CMAP e SNAP reduzidos	Somente uma única família descrita em 2013. Garotos com início dos sintomas antes dos 13 anos. Meninas carreadoras da mutação com fenótipo discreto de fraqueza muscular em mãos, tremores e reflexo aquileu hipoativo. Perda auditiva em um único paciente[79]

Diagnóstico

A abordagem para o diagnóstico dos subtipos de CMT e de outras neuropatias hereditárias depende de uma linha de raciocínio clínico-laboratorial que se inicia pela definição do fenótipo, identificação do padrão de herança, estudo eletrofisiológico, e que termina na análise molecular. A biópsia de nervo pode ser necessária em alguns casos selecionados.[21]

O fenótipo clínico típico, descrito nas sessões anteriores, pode estar associado com a maior parte dos casos de CMT. Vários achados de anamnese e exame físico podem ser úteis para guiar a investigação molecular, incluindo idade de início, gravidade da doença e pela presença de associação com sintomas incomuns (Tabela 74.3).

O padrão de herança autossômico dominante é o mais comumente encontrado e é visto nos casos de CMT1 e na maioria das variáveis de CMT2. É importante lembrar que a CMTX1 é transmitida de forma dominante ligada ao X, a qual é caracterizada pela ausência de transmissão entre homens, com as garotas portadoras da mutação em heterozigose apresentado fenótipo mais brando do que os indivíduos do sexo masculino.

Casos esporádicos podem ocorrer e representam um desafio diagnóstico, a exemplo das mutações "de novo", as quais estão particularmente associadas à CMT1A (por duplicação do *PMP22*) e pela mutação do *MFN2* (relacionada com a CMT2A2), porém também podem ocorrer em outros tipos de CMT.[21,80]

A história familiar, em alguns casos, pode ser pouco elucidativa, visto que há uma grande variabilidade da expressão gênica com muitos portadores oligossintomáticos. Convocar parentes da criança ditos como "assintomáticos", com finalidade de realização de eletroneuromiografia (ENMG) e um exame físico detalhado, pode revelar achados interessantes.[21]

Avaliação eletrofisiológica

O exame eletrofisiológico corresponde a uma etapa importante na avaliação dos indivíduos com suspeita de neuropatia hereditária e pode ser necessário para planejamento dos testes genéticos. O estudo de condução nervosa (NCS) corresponde ao pilar da investigação eletrofisiológica nesses casos. O objetivo principal é o de diferenciar entre formas desmielinizantes e axonais, ou mesmo buscar evidências para os tipos intermediários.[1]

Tabela 74.3 Sinais e sintomas incomuns associados a tipos específicos da doença de Charcot-Marie-Tooth (CMT).

Achado associado	Neuropatia	Gene
Atrofia óptica	CMT2A2	*MFN2*
	CMTX5	*PRPS1*
Glaucoma	CMT4B2	*SPF2 (MTMR13)*
Catarata	CMTDIB (CMT2M)	*DNM2*
Fraqueza facial e bulbar	CMT4B1	*MTMR2*
	CMT4C	*SH3TC2*
Perda auditiva	CMT2J	*MPZ*
	CMT4D	*NDRG1*
	CMTX4	*AIFM1*
	CMTX5	*PRPS1*
Paralisia de pregas vocais	CMT2C	*TRPV4*
	CMT4A	*GDAP1*
Paralisia de diafragma	CMT4A	*GDAP1*
Sinais piramidais	CMT2A2	*MFN2*
Predomínio em membros superiores	CMT2D	*GARS*
Neuropatia sensitiva mutilante*	CMT2B	*RAB7A*
Escoliose	CMT4C	*SH3TC2*
	CMT4H	*FGD4*
Nefropatia (GESF)	CMTDIE	*IFN2*

Fonte: Adaptada de Saporta, 2014.[12]

*Nesses casos, a principal suspeita diagnóstica será a de HSAN. GESF, glomeruloesclerose segmentar e focal.

No NCS, pelo menos três nervos sensitivos (nervos sural, mediano e ulnar) e três nervos motores (nervos fibular, tibial e mediano) devem ser examinados. Idealmente, deve-se complementar a avaliação com a eletromiografia de agulha e a pesquisa do potencial evocado motor e somatossensitivo para confirmação dos achados encontrados nos estudos da condução nervosa.[1]

As variantes CMT1 e CMT4 (autossômica dominante e recessiva, respectivamente) se apresentam com perfil eletrofisiológico bastante semelhante. A marca característica nessas formas é a redução acentuada nas mNCVs abaixo de 38 m/s nos nervos dos membros superiores (geralmente usando o nervo ulnar como referência). Classicamente, os valores de mNCVs encontram seu nadir até os 5 anos de idade. Na CMT1, o valor médio das mNCVs é tipicamente por volta de 25 m/s, mas com valores registrados variando entre 9 m/s e 41 m/s. De uma forma geral, a CMT4 costuma se apresentar com mNCVs menores do que a CMT1. Os SNAPs podem estar ausentes, principalmente em membros inferiores, com CMAPs usualmente bastante reduzidos ou ausentes.[24,26]

Nas formas axonais CMT2, as mNCVs tipicamente se encontram acima de 45 m/s, contrastando com as variantes desmielinizantes. Correlacionando-se com o dano axonal, os estudos eletromiográficos demonstram potenciais de unidade motora aumentados, potenciais de fasciculação, potenciais de fibrilação e ondas agudas positivas. Os SNAPs e CMAPs se encontram bastante reduzidos.[24,26]

As informações disponíveis sobre o padrão eletrofisiológico na doença de Dejerine-Sottas (CMT3) são provenientes em sua maioria de relato de casos, dado a raridade dessa condição e da dificuldade da realização do exame complementar nesses pacientes. Os nervos das crianças com CMT3 se caracterizam por um alto limite para estimulação, sendo necessário o uso de uma corrente elétrica mais alta e prolongada do que o habitual para o estímulo. As mNCVs nesses casos é bastante diminuída, usualmente com valores menores que 10 m/s nos membros superiores. Os CMAPs em geral apresentam redução importante, e SNAPs tipicamente estão ausentes.[35]

Os membros de famílias portadoras das formas intermediárias de CMT apresentam-se com mNCVs que transitam entre os valores da CMT1 e CMT2, em geral entre 25 e 45 m/s. A amplitude dos CMAPs normalmente é bastante reduzida.[23]

Nos casos de CMT ligadas ao X (representadas pela CMTX1), o padrão eletrofisiológico pode demonstrar características tanto de desmielinização quanto de dano axonal. As mNCVs nos membros superiores variam entre 18 e 60 m/s, podendo o mesmo indivíduo apresentar velocidades discrepantes em diferentes nervos testados. Os SNAPs e CMAPs também estão reduzidos.[1,39]

Biópsia de nervo

Anteriormente à acessibilidade do teste molecular, a histopatologia do nervo periférico era a ferramenta mais importante no processo diagnóstico das neuropatias hereditárias. Atualmente, as indicações de biópsia do nervo periférico se restringem a casos seletos os quais não foi possível a determinação diagnóstica apesar de uma investigação ampla das mutações dos genes mais comumente envolvidos. Outro cenário possível é aquele no qual exista uma importante suspeita de neuropatia hereditária esporádica, entrentanto, causas de neuropatias adquiridas precisam ser afastadas.[1,21]

O valor diagnóstico da biópsia de nervo é influenciado por fatores como: a pequena quantidade de material geralmente extraído, as poucas opções de nervos no corpo adequados para a coleta de amostra e a disponibilidade de laboratórios especializados para a análise do tecido.[1]

O nervo que costuma ser escolhido para a realização de coleta de material é o nervo sural, pois além de ser exclusivamente sensitivo, também reúne as características necessárias para um procedimento de sucesso: é uma estrutura superficial na qual o acesso cutâneo é facilitado; geralmente é acometido pelo processo patológico e não há dificuldades técnicas para realizar a avaliação eletrofisiológica pré-biópsia. De forma alternativa, o nervo cutâneo radial e o fibular superficial também podem ser opções.[1]

Na CMT1 e na CMT4, a natureza desmielinizante do processo patológico é confirmada pela presença ocasional de axônios de grande calibre desprovidos de bainha de mielina e formações em "casca de cebola" em graus variáveis de acordo com o tipo específico da CMT, sendo mais proeminentes nas formas de CMT1. Essas formações refletem a proliferação concêntrica do citoplasma das células de Schwann ao redor de fibras normalmente mielinizadas.[1,81]

Nas formas axonais (classicamente a CMT2 e a CMTX) é observado uma redução na densidade das fibras mielinizadas, principalmente por comprometimento das fibras de grosso calibre. Essa redução é mais importante nas formas de CMTX do que nas de CMT2. Dobras irregulares na bainha de mielina podem ser observadas em alguns casos de CMT2. Fibras não mielinizadas são relativamente preservadas e formações em "casca de cebola" podem ser vistas eventualmente.[1,81]

Testes genéticos

A introdução do sequenciamento de nova geração (NGS) como ferramenta de pesquisa no campo das neuropatias hereditárias tem permitido uma constante queda no custo do sequenciamento completo do exoma (WES, do inglês, *whole-exome sequencing*). A tendência dessa evolução é tornar muitos algoritmos diagnósticos por testagem sequencial de genes parcialmente obsoletos. Contudo, é importante lembrar que, apesar do surgimento desse novo cenário, o custo do WES ainda permanece bastante elevado para o uso na rotina clínica.[10]

Uma alternativa sensata é o sequenciamento restrito tendo como alvo apenas genes já conhecidos como relevantes para a doença. Tais painéis gênicos podem ser oferecidos por um preço mais competitivo, mas apresentam a desvantagem de não identificarem novas mutações ou mutações mais recentemente descritas.[10]

A estratégia tradicional de testagem sequencial de genes ainda é uma opção diagnóstica. O caminho a ser seguido no algoritmo depende da mNCV e do padrão de herança, podendo ser adaptado se houver presença de características fenotípicas que apontem para um diagnóstico molecular específico, a exemplo daquelas descritas na Tabela 74.3. Essa abordagem tem uma taxa de sucesso razoável, com cerca de 60% dos pacientes alcançando um diagnóstico genético, porém, apresenta uma relação de custo-benefício pior em relação aos painéis moleculares e o WES[82] (Figura 74.4).

Tratamento

Atualmente, ainda não há terapia farmacológica efetiva na CMT. A maior parte do manejo da doença está relacionada à terapia de reabilitação e ao tratamento cirúrgico das deformidades esqueléticas. O acompanhamento do paciente deve ser multidisciplinar, incluindo a assistência de neurologistas, ortopedistas, fisiatrias, fisioterapeutas e enfermeiros.[12]

A prescrição de órteses para membros inferiores é recomendada para os pacientes com o fenótipo clássico de CMT. Exercícios físicos moderados e alongamento com finalidade de evitar complicações osteoarticulares geralmente são bem tolerados. Pacientes com deformidades vertebrais e em membros comumente irão necessitar de cirurgias ortopédicas corretivas.[21]

A fadiga também pode ser uma queixa presente aos quadros de CMT e provavelmente está associada a diferentes fatores, incluindo a redução da força muscular e possível redução na capacidade cardiorrespiratória. A síndrome da apneia obstrutiva do sono também é comum na CMT e sua correção pode ter uma resposta positiva na melhora da fadiga desses pacientes. A modafinila foi um fármaco que mostrou benefício nesse sintoma em uma pequena série de casos, e a coenzima Q10 também tem sido estudada com esse mesmo propósito.[21,42,83,84]

Estratégias farmacológicas

Na CMT1A, as estratégias farmacológicas em estudo têm como objetivo modular a superexpressão do gene *PMP22*, tendo em vista que a diminuição dos níveis da proteína codificada tem efeito positivo em modelo de animais com CMT1A. O ácido ascórbico foi uma das substâncias mais estudas com esse intuito, mas grandes estudos clínicos não conseguiram demonstrar qualquer efeito benéfico no desfecho da doença em humanos, mesmo em altas doses.[85] Outros estudos em andamento também têm como objetivo avaliar a resposta de substâncias que modificam a expressão do PMP22, entre elas os antagonistas de progesterona e o PXT3003 (politerapia com combinação de (RS)-baclofeno, cloridrato de naltrexona e D-sorbitol).[86,87]

Em relação aos fatores tróficos, o tratamento com a neurotrofina-3 levou à melhora da sensibilidade vibratória e reflexos osteotendíneos de paciente com CMT1A, porém, não foi observado melhora na performance motora.[13,88]

Na CMT1B, um trabalho demonstrou efeito benéfico da curcumina (substância extraída do açafrão-da-terra) em camundongos como modelos animais, ocorrendo liberação da MPZ mutante acumulada nas células de Schwann, mas estudos em humanos ainda não foram conduzidos.[11,89]

Nas formas axonais, estratégias de tratamento têm sido de mais difícil identificação. Contudo, correção do transporte axonal pode representar uma opção terapêutica comum nesses tipos de CMT. A exemplo, inibidores da histona deacetilase 6 levaram à reversão da perda axonal e melhora funcional em camundongos com CMT2F.[90]

Terapia gênica e celular

A terapia gênica molecular e a terapia com células-tronco estão entre os muitos tratamentos teoricamente atrativos que têm sido propostos para certas formas de CMT. Os avanços no campo da análise genética têm identificado diversas vias e mecanismos moleculares responsáveis por processos de mielinização e de manutenção da estrutura da mielina e do axônio. Quando envolvidas em processos patológicos, essas vias representam alvos teóricos que podem ser manipulados de forma positiva, potencialmente revertendo a perda da mielina e restaurando a função do nervo. Contudo, a CMT ainda apresenta uma heterogeneidade genotípica importante e muitas questões ainda têm de ser respondidas antes do sucesso dessas estratégias terapêuticas em humanos.[13]

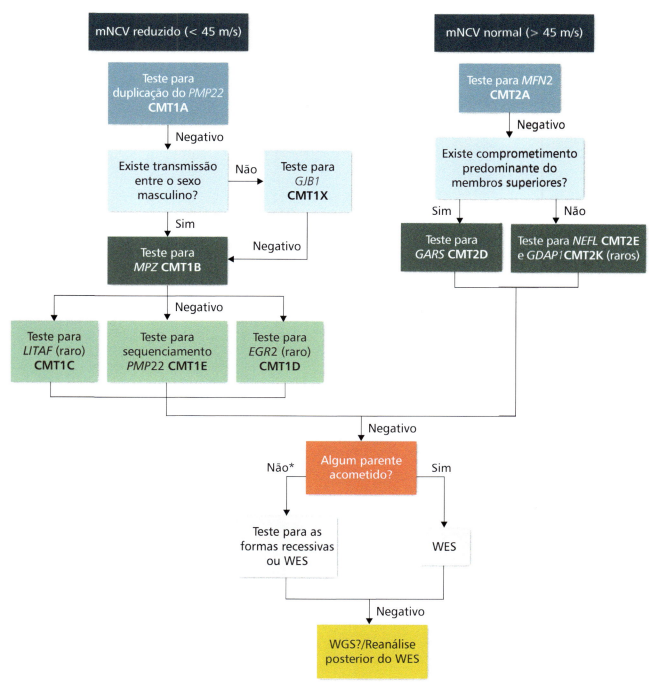

*Não considere que a história familiar seja negativa até que parentes mais próximos do paciente sejam avaliados clinicamente.

Figura 74.4 Algoritmo diagnóstico na doença de Charcot-Marie-Tooth. Na estratégia convencional de testagem sequencial de genes, os custos vão se elevando à medida que sucessivos testes são negativos, sem contar que muito tempo pode acabar sendo despendido nesse processo. Em consequência disso, o WES ou os painéis moleculares para neuropatias hereditárias se tornam testes iniciais adequados nessa investigação (após exclusão da duplicação do *PMP22* por MLPA nas formas desmielinizantes). A alternativa nos casos em que o WES é inconclusivo é a de reavaliá-lo após um certo período de tempo, já que o número de mutações patológicas descritas é crescente, levando à atualização nos bancos de dados laboratoriais.

Mais recentemente, o vírus adeno-associado sorotipo 9 (AAV9) tem mostrado sucesso em atravessar a barreira hematoencefálica em modelos animais. O uso do AAV9 como vetor viral possibilitaria a transferências de genes terapêuticos para células no SNC e nervos periféricos, com impacto na CMT, na AME e em outras doenças neurodegenerativas.[13,91]

■ NEUROPATIAS HEREDITÁRIAS SENSITIVAS E AUTONÔMICAS

As neuropatias hereditárias sensitivas e autonômicas (HSAN, do inglês *hereditary sensitive and autonomic neuropathies*) é o grupo mais raro dentre as doenças hereditárias dos nervos periféricos[92-95]. Correspondem a um grupo heterogêneo, no qual cada doença é decorrente de um diferente erro genético, levando a uma expressão fenotípica variável.[96] Nestas doenças, verifica-se uma degeneração seletiva dos neurônios sensitivos do SNP, com isso, há uma perda sensitiva distal importante. Desta forma, ocorrem muito frequentemente úlceras, osteomielite, necrose distal e autoamputação. Além disso, há também degeneração das fibras autonômicas, o que leva a sintomas disautonômicos, como anidrose e alterações gastrointestinais.

As HSAN são divididas em tipos I a VIII, de acordo com a idade de acometimento e o padrão de herança genética (Tabela 74.4). As doenças transmitidas via herança autossômica dominante (HSAN tipos I e VII) tendem a ocorrer mais tardiamente, iniciando por volta da segunda ou terceira décadas de vida. Já as que são transmitidas via herança autossômica recessiva tendem a estarem presentes desde o nascimento ou nos primeiros anos de vida. Ademais, em alguns

Tabela 74.4 Neuropatias hereditárias sensitivas e autonômicas.					
Tipos	Subtipos / Sinonímia	Herança	Gene, região cromossômica	Idade de início	Quadro clínico
I	IA #162400	AD	SPTLC1, 9q22.31	2ª década	Hipoidrose / Fraqueza muscular distal / Perda sensorial mais proeminente a dor e temperatura
	IB %608088		3p24-p22		Tosse crônica / Refluxo gastroesofágico / Perda auditiva sensorial / Perda sensorial mais proeminente a dor e temperatura
	IC #613640		SPTLC2, 14q24.3		Hipoidrose / Fraqueza muscular distal / Perda sensorial mais proeminente a dor e temperatura
II	IIA #201300 Doença de Morvan	AR	WNK1, 12p13.33	Lactente ou pré-escolar	Hiposmia/anosmia / Refluxo gastroesofágico / Diminuição do reflexo do vômito / Hiperidrose episódica / Fraturas indolores / Degeneração articular / Acrosteólise / Perda sensorial distal de todas as modalidades / Evolução progressiva
	IIB #613115		FAM134B, 5p15.1	1ª e 2ª décadas	Resposta pupilar diminuída à luz / Incontinência urinária / Hiperidrose episódica / Acrosteólise / Perda sensorial mais proeminente a dor e temperatura / Evolução progressiva
	IIC #614213		KIF1A, 2q37.3	Pré-escolar	Atrofia e fraqueza muscular distal / Insensibilidade distal à dor / Evolução progressiva
	IID #243000 Analgesia congênita tipo 1		s, 2q24.3	Lactente ou pré-escolar	Perda auditiva sensorial / Hiposmia/anosmia / Hipoidrose/anidrose / Incontinência urinária / Fraturas indolores / Degeneração articular / Insensibilidade isolada à dor

Tabela 74.4 Neuropatias hereditárias sensitivas e autonômicas. *(Continuação)*

Tipos	Subtipos / Sinonímia	Herança	Gene, região cromossômica	Idade de início	Quadro clínico	
III #223900	Síndrome de Riley-Day Disautonomia familiar	AR	IKBKAP, 9q31.3	Ao nascimento	Déficit de crescimento Alacrimia Úlcera de córnea Diminuição do paladar Hipertensão episódica Hipotensão postural sem taquicardia reflexa Diminuição da sensibilidade à hipoxemia Dificuldade de alimentação Refluxo gastroesofágico Vômitos recorrentes Diarreia	Constipação Hiperidrose episódica Labilidade emocional Febre episódica Hipotonia Escoliose Ataxia Redução das sensibilidades a dor e temperatura Perda tardia da sensibilidade vibratória Progressiva
IV #256800	Analgesia congênita com anidrose Disautonomia familiar tipo 2	AR	NTRK1, 1q23.1	Lactente	Úlcera e opacidade de córnea Automutilação Anidrose Febre episódica	Atraso do desenvolvimento neurológico Deficiência intelectual Insensibilidade à dor (inclusive a visceral) e temperatura
V #608654	Analgesia congênita	AR	NGF, 1p13.2	Lactente	Fraturas indolores Anidrose Hipertermia episódica	Deficiência intelectual Insensibilidade distal a dor e temperatura
VI #614653		AR	DST, 6p12.1	Nascimento a 1ª década	Redução da sensibilidade à dor Deformidades articulares Úlceras Amputações	Diarreia crônica Dor abdominal Hipoidrose Intolerância ao calor
VII #615548	Analgesia dolorosa congênita com hiperidrose e disfunção gastrointestinal	AD	SCN11A, 3p22.2	Ao nascimento	Hiperidrose Disfunção gastrointestinal Fraturas indolores Prurido	Automutilação Fraqueza muscular leve Atraso no desenvolvimento motor Redução da sensibilidade a dor e temperatura
VIII #616488	Analgesia congênita tipo 3	AR	PRDM12, 9q34.12	1° ano	Ausência do reflexo córneo-palpebral Redução da produção lacrimal Hipoidrose	Insensibilidade à dor Redução da sensibilidade à temperatura Automutilação

AD, autossômica dominante; AR, autossômica recessiva.

subtipos pode haver também fraqueza muscular discreta e retardo mental. O diagnóstico na maioria das vezes é baseado nos dados clínicos, exame físico e padrão da eletroneuromiografia. Entretanto, o diagnóstico confirmatório é feito somente por meio de teste genético.[97]

■ HSAN TIPO I

A HSAN I tem padrão de herança autossômica dominante e se apresenta na idade adulta (a partir da 2ª década de vida). É subdividida em tipos IA (SPTLC1, 9q22.31), IB (3p24-p22) e IC (SPTLC2, 14q24.3), a depender da mutação genética.[96] Entretanto, já foram descritas mutações em outros genes, como *ATL1*, *RAB7* e *DNMT1*,[94] assim como apresentação congênita em um paciente com uma mutação *de novo* no gene *SPTLC1*.[98] Os principais sintomas são a perda da sensibilidade a dor e temperatura, inicialmente nos membros inferiores com progressão para os membros superiores e região proximal. Devido a isso, podem ocorrer ulcerações e autoamputação. Os sintomas autonômicos são menos proeminentes, sendo o mais comum a hipoidrose.

HSAN TIPO II

Nesse grupo de neuropatia hereditária, também conhecido como analgesia congênita, a apresentação clínica ocorre na população pediátrica e o padrão de herança é autossômico recessivo. Os subtipos são determinados pela mutação genética, sendo eles: IIA (*WNK1*, 12p13.33), IIB (*FAM134B*, 5p15.1), IIC (*KIF1A*, 2q37.3) e IID (*SCN9A*, 2q24.3). O quadro clínico envolve a perda sensorial importante e sintomas disautonômicos (hiperidrose), assim como sintomas gastrointestinais (refluxo gastroesofágico e vômitos).[94] Os indivíduos apresentam comprometimento de todas as modalidades sensitivas, sendo assim, é comum ocorrerem ulcerações e autoamputação, além de fraturas indolores. Ademais, perda auditiva neurossensorial, hipotonia e fraqueza muscular podem estar presentes, ocasionando atraso no desenvolvimento motor.

HSAN TIPO III

A HSAN III (conhecida como síndrome de Riley-Day) foi descrita em 1949 pelos pediatras americanos Conrad Riley e Richard Day, a qual foi nomeada posteriormente como disautonomia familiar.[99,100] Trata-se de uma doença de herança autossômica recessiva, causada por mutação no gene *IKBKAP*, localizado no cromossomo 9 (9q31.3), sendo o subtipo mais prevalente dentre as HSANs. Cerca de quatro tipos diferentes de mutação já foram identificados, mas a mais comum (chamada de mutação fundadora) é a troca de uma base T por C na posição 6 do íntron 20, o que causa o *skipping* do xon 20 e a produção de uma proteína truncada e disfuncional.[101-103] Existe uma frequência elevada de carreadores heterozigotos entre descendentes de judeus Ashkenazi.[94,96] Entretanto, após a migração judaica da Europa no final do século XIX e início do século XX, houve uma dispersão dos casos pelo mundo. Estima-se que sejam descritos, em média, três novos casos por ano.[103]

A manifestação clínica de parte dos sintomas da disautonomia familiar ocorre desde o nascimento. Esses indivíduos apresentam retardo do crescimento intrauterino, dificuldade de sucção e deglutição, além de refluxo gastroesofágico e vômitos, ocasionando risco elevado para pneumonias aspirativas e desnutrição.[94,102] A hipotonia também está presente desde o início da vida e contribui para o atraso do desenvolvimento neuropsicomotor.[96] As alterações faciais são observadas ao longo da vida (lábios finos e mandíbula proeminente – Figura 74.5), assim como baixa estatura e escoliose.

Assim como os outros tipos de HSAN, as alterações sensitivas também são parte importante dessa doença. Nesse caso, tanto a sensibilidade dolorosa quanto a térmica são afetadas, sendo a última de forma mais proeminente.[96] Consequentemente, podem ocorrer queimaduras e fraturas indolores. Contudo, a sensibilidade visceral permanece presente. Os nervos cranianos são igualmente comprometidos, ocasionando diminuição do reflexo córneo-palpebral, alacrimia e ulcerações na córnea, assim como diminuição do paladar (resultante do número reduzido de papilas gustativas na língua – Figura 74.6).[94,104] Os reflexos tendinosos são hipoativos e, com a progressão da doença, há envolvimento da sensibilidade vibratória e proprioceptiva e, portanto, ataxia sensitiva progressiva.[96]

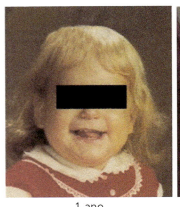 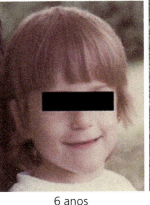 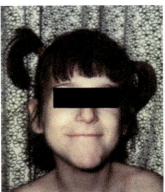 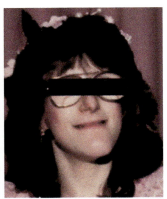

1 ano — 6 anos — 10 ano — 19 ano

Figura 74.5 Alterações faciais observadas ao longo da vida de uma paciente com HSAN III.
Fonte: Axelrod *et al.*, 2007.[104]

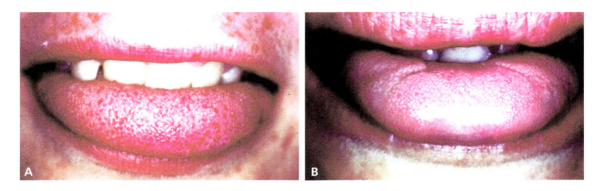

Figura 74.6 Alteração encontrada na língua de pacientes com HSAN III. **(A)** Língua normal, com número adequado de papilas. **(B)** Língua com alteração característica de ausência de papilas, aspecto liso.
Fonte: Axelrod et al., 2007.[104]

Além de todas as repercussões clínicas já citadas, a disfunção autonômica está em evidência na síndrome de Riley-Day. Ocorrem frequentemente hipotensão ortostática e crises disautonômicas, responsáveis pelo maior comprometimento na qualidade de vida dos pacientes.[94,96,102,104] Além do mais, há labilidade da pressão arterial, bradiarritmia e síncopes, os quais pioram com a evolução da doença e podem produzir insuficiência renal.[96,103] As crises disautonômicas são resultado do aumento das catecolaminas circulantes, o que leva a sintomas como náuseas e vômitos importantes, além de eritema, hipertensão, agitação, taquicardia e sudorese intensa.[96,101-103]

HSAN TIPO IV

A analgesia dolorosa congênita com anidrose (CIPA, do inglês *congenital insensitivity to pain with anhidrosis*) é causada pela mutação no gene *NTRK1*, localizado no cromossomo 1 (1q23.1), com herança autossômica recessiva. Clinicamente, esses indivíduos têm comprometimento grave da sensibilidade dolorosa desde o nascimento, com tendência a automutilação, assim como diminuição da sensibilidade térmica.[105,106] Outra característica importante é a anidrose, a qual origina episódios frequentes de hipertermia, sendo, geralmente, o primeiro sinal clínico da doença.[94] Ocorrem também xerose e liquenificação na pele, além de unhas distróficas (Figura 74.7).[107] A maioria dos pacientes apresenta deficiência intelectual importante.[108]

HSAN TIPO V

A HSAN tipo V ocorre por mutação no gene *NGF*, localizado no cromossomo 1 (1p13.2), e tem herança

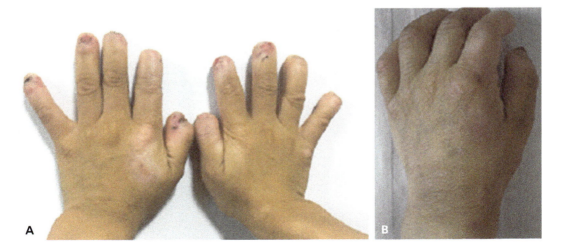

Figura 74.7 Alterações na pele de paciente com HSAN IV. **(A)** Falanges distais apresentando autoamputação. **(B)** Pele com xerose e liquenificação.
Fonte: Li et al., 2019.[106]

autossômica recessiva. Do ponto de vista clínico, esse grupo de neuropatia se assemelha muito ao tipo IV.[92,94] Entretanto, alguns aspectos os diferenciam, como: a idade de apresentação (lactentes), a inteligência preservada e ausência de anidrose. Além disso, as sensibilidades tátil e térmica estão preservadas.

HSAN TIPO VI

A HSAN tipo VI ocorre devido a mutação no gene *DST*, localizado no cromossomo 6 (6p12.1).[109] Esse gene é responsável pela produção de várias isoformas de proteínas com funções no epitélio (distonina-e/BPAG1e), sistema nervoso (distonina-a/BPAG1a – subdivida em a1, a2 e a3) e músculo (distonina-b/BPAG1b – subdividida em b1, b2 e b3).[110]

Esse subtipo foi descrito inicialmente em 2012, a partir do relato de caso de três crianças de uma família de judeus Ashkenazi que apresentava história de consanguinidade.[111] Todos manifestaram comprometimento importante desde o nascimento com artrogripose distal, sintomas disautonômicos, movimentação facial diminuída com hipotonia perioral, deficiência intelectual grave e morte precoce. Mais recentemente, foram descritos casos em adolescentes e adultos, sem história de consanguinidade, decorrentes de novas mutações encontradas no gene *DST*.[112-115] O início dos sintomas ocorreu na primeira década de vida, sendo um padrão clínico mais ameno do que o descrito em 2012. Portanto, trata-se de uma doença com um espectro clínico variado e gravidade determinada pela isoforma da distonina afetada.[109] Em geral, os pacientes apresentam envolvimento da sensibilidade dolorosa, deformidades articulares, úlceras, amputações, sintomas autonômicos (hipoidrose, intolerância ao calor e defeitos pupilares) e gastrointestinais[116] (diarreia crônica e dor abdominal).

HSAN TIPO VII

Recentemente descrita,[117-120] a HSAN tipo VII (analgesia congênita tipo 2), assim como o tipo I, tem padrão de herança autossômico dominante e decorre de mutação no gene *SCN11A*, localizado no cromossomo 3 (3p22.2). Esse gene codifica o canal de sódio voltagem-dependente Nav1.9, o qual é expresso nos nociceptores, termorreceptores e plexo entérico.[121-124] Clinicamente os pacientes manifestam diminuição da sensibilidade a dor e temperatura, automutilação, fraturas indolores, hipotonia, atraso do desenvolvimento motor, prurido importante, hiperidrose e sintomas gastrointestinais (dismotilidade de diarreia crônica).

HSAN TIPO VIII

A HSAN tipo VIII (analgesia congênita tipo 3) faz parte do grupo das neuropatias hereditárias com herança autossômica recessiva. Foi descrita por Chen *et al.* em 2015,[125] sendo resultado de mutações no gene *PRDM12*, localizado no cromossomo 9 (9q34.12), responsável pela regulação da neurogênese de receptores sensoriais (nociceptores e termorreceptores).[121] Outros casos foram relatados posteriormente com quadro clínico semelhante,[126,127] o qual consiste em início precoce (primeiro ano de vida) com analgesia dolorosa, redução da sensibilidade à temperatura, automutilação, alterações dentárias,[128] hipoidrose, hipertermia, ausência do reflexo córneo-palpebral e redução da produção lacrimal.[96]

NOVAS DESCOBERTAS

À medida que os estudos genéticos tornam-se amplamente disponíveis, novas mutações são descritas.[96,129,130] Foi assim que Nahorski *et al.* identificaram em 2015 uma nova doença (ainda sem nome) a partir do sequenciamento completo do exoma de pacientes com analgesia congênita.[131] Eram três indivíduos de uma família de origem iraniana com história de consanguinidade, os quais manifestaram alteração das sensibilidades dolorosa e tátil desde o nascimento, além de atraso no desenvolvimento e deficiência intelectual grave.

Em 2018, Habib *et al.* descreveram uma doença de padrão de herança autossômica dominante, devido à mutação no gene *ZFHX2*, localizado no cromossomo 14 (14q11.2), a síndrome de Marsili (OMIM #147430).[132] Consistiam em seis indivíduos de uma mesma família italiana com história de redução da sensibilidade dolorosa desde a infância. Além disso, apresentavam também redução da sensibilidade térmica, fraturas indolores, hipoidrose, hipertermia, redução do reflexo córneo-palpebral e sintomas disautonômicos (náuseas, vômitos e síncope).

DIAGNÓSTICO

O diagnóstico das neuropatias hereditárias sensitivas e autonômicas, assim como a sua classificação, ainda é um desafio, visto que novas descrições ocorrem frequentemente. Além disso, a disponibilidade de exames complementares e testes genéticos ainda é escassa, principalmente nos países em desenvolvimento e subdesenvolvidos. Algumas características específicas podem colaborar na diferenciação dos subtipos (Tabela 74.1), porém ainda não há uma correlação genótipo-fenótipo bem estabelecida. Uma característica comum a todos os subtipos é a resposta anormal à injeção intradérmica de histamina (Figura 74.8).[94] Todavia, o

Neuropatias Periféricas

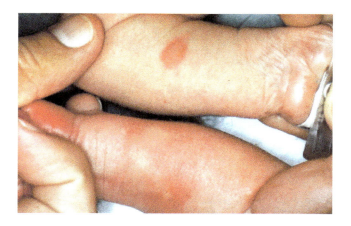

Figura 74.8 Teste com injeção intradérmica de histamina demonstrando alteração típica dos pacientes com HSAN no antebraço superior (pequena aréola circundando a pápula) em comparação a resposta normal no antebraço inferior.
Fonte: Axelrod et al., 2015.[94]

diagnóstico definitivo deve ser realizado por meio da confirmação molecular.

TRATAMENTO

Nos últimos anos, houve um avanço significativo no conhecimento genético, assim como na disponibilidade de testes moleculares. Com isso, diversas pesquisas têm sido realizadas no campo das terapias gênicas, principalmente em relação à disautonomia familiar.[101,133-139] Contudo, não existem até o momento tratamentos curativos disponíveis para essas doenças. Os sintomas autonômicos devem ser tratados individualmente, a depender do que for apresentado por cada paciente.[94] Já o manejo das alterações sensitivas devem ser voltados para a prevenção e tratamento precoce de traumas e lesões que ocorrem de maneira despercebida.[94]

NEUROPATIAS HEREDITÁRIAS COMPLEXAS

As neuropatias periféricas podem fazer parte de uma síndrome genética mais complexa. Em alguns casos, a síndrome pode ser relativamente restrita ao sistema nervoso, o que é observado em algumas formas de paraparesia espástica hereditária (SPG) ou de ataxia espinocerebelar (SCA) com neuropatia. Em outros quadros, doenças generalizadas multissistêmicas podem afetar os nervos periféricos assim como outros órgãos, incluindo coração, rins, pele e olhos (a exemplo dos erros inatos do metabolismo).[12,140] Foge do escopo deste capítulo se aprofundar em todas essas doenças, as quais serão detalhadas em suas devidas sessões neste livro. A Tabela 74.5 traz a relação das principais doenças he-

Tabela 74.5 Neuropatias hereditárias complexas.				
Doença	**Locus**	**Gene**	**Produto**	**OMIM**
Paraparesia espástica (SPG)				
SPG3A	14q22.1	ATL1	Atlastina	#182600
SPG7	16q24.3	PGN	Paraplegina	#607259
SPG11	15q21.1	SPG11	Espataxina	#604360
SPG15	14q24.1	ZFYVE26	Espastizina	#270700
SPG17	11q12.3	BSCL2	Seipina	#270685
SPG20	13q13.3	SPG20	Espartina	#275900
Neuropatia sensitiva com paraparesia espástica	5p15.2	CCT5	Proteína 1 do complexo T subunidade épsilon	#256840
Ataxias				
Ataxia espástica de Charlevoix-Saguenay (ARSACS)	13q12.12	SACS	Sacsina	#270550
Ataxia-telangiectasia	11q22.3	ATM	Proteína quinase serina/treonina ATM	#208900
Ataxia com apraxia oculomotora tipo 1	9p21.1	APTX	Aprataxina	#208920
Ataxia com apraxia oculomotora tipo 2	9q34.13	SETX	Senataxina	#606002
Síndrome de Marinesco-Sjögren	5q31.2	SIL1	Fator de troca de nucleotídeo SIL1	#248800
Ataxia espinocerebelar com neuropatia axonal	14q32.11	TDP1	Tirosil-DNA fosfodiesterase 1	#607250
Ataxia de Friedreich	9q21.11	FXN	Frataxina	#229300
Ataxia com deficiência de vitamina E	8q12.3	TTPA	Proteína de transferência de alfa-tocoferol	#277460

Capítulo 74

Tabela 74.5 Neuropatias hereditárias complexas.				(Continuação)
Doença	Locus	Gene	Produto	OMIM
Leucodistrofias				
Leucodistrofia metacromática	22q13.33	ARSA	Arilsulfatase A	#250100
Adrenoleucodistrofia	Xq28	ABCD1	Proteína da adrenoleucodistrofia	#300100
Doença de Krabbe	14q31.3	GALC	Galactocerebrosidase	#245200
Hipomielinização com catarata congênita	7p15.3	FAM126A	Hicina	#610532
Doença de Pelizaeus-Merzbacher	Xq22.2	PLP1	Proteína proteolipídica 1	#312080
Outras doenças neurodegenerativas				
Distrofia neuroaxonal infantil	22q13.1	PLA2G6	Fosfolipase A2 independente de cálcio	#256600
Neuropatia axonal gigante	16q23.2	GAN	Gigaxonina	#256850
Síndrome de Lowe	Xq26.1	OCRL	Inositol polifosfato 5-fosfatase OCRL-1	#309000
Doença de Chediak-Higashi	1q42.3	LYST	Proteína reguladora do tráfego lisossomal	#214500
Xeroderma pigmentoso (grupo A, B, C, D, E, F e G)	-	-	-	-
Doenças lisossomais				
Doença de Fabry	Xq22.1	GLA	Alfa-galactosidase A	#301500
Doença de Niemann-Pick	11p15.4	SMPD1	Esfingomielina fosfodiesterase	#257200
Doença de Gaucher	1q22	GBA	Glucosilceramidase	#230800
Doença de Faber	8p22	ASAH1	Ceramidase ácida	#228000
Gangliosidose GM1	3p22.3	GLB1	Beta-galactosidase	#230500
Gangliosidose GM2	15q23	HEXA	Hexosaminidase A	#272800
Outras doenças metabólicas				
Xantomatose cerebrotendínea	2q35	CYP27A1	Esterol 26-hidroxilase mitocondrial	#213700
Porfiria aguda intermitente	11q23.3	HMBS	Porfobilinogênio deaminase	#176000
Tirosinemia tipo 1	15q25.1	FAH	Fumarilacetoacetase	#276700
Abetalipoproteinemia	4q23	MTP	Proteína de transferência microssomal	#200100
Doença de Tangier	9q31.1	ABCA1	Transportador de cassete de ligação ao ATP	#205400
Sialidose tipo 2	6p21.33	NEU1	Sialidase 1	#256550
Defeito congênito da glicolisação tipo Ia	16p13.2	PMM2	Fosfomanomutase 2	#212065
Síndrome de Chanarin-Dorfman	3p21.33	ABHD5	1-acilglicerol-3-fosfato O-aciltransferase	#275630
Doença de Refsum	10p13	PHYH	Fitanoil-CoA dioxigenase peroxissomal	#266500

reditárias que podem apresentar neuropatia periférica como achado proeminente.

Neste ponto, vale ressaltar a neuropatia axonal gigante (NAG), uma rara doença neurodegenerativa da infância com padrão de herança autossômico recessivo. A NAG é causada por mutação no *GAN*, um gene presente na região cromossômica 16q23.2 e que é responsável pela codificação da gigaxonina. A gigaxonina, por sua vez, é uma proteína que participa do processo de ubiquitinação, com papel na manutenção de componentes do citoesqueleto.[141]

O quadro clínico usualmente se inicia antes dos 7 anos de idade com achados típicos de neuropatia periférica distal. Envolvimento de nervos cranianos com paresia facial, atrofia óptica e oftalmoplegia também pode ocorrer. Sinais de acometimento cerebelar dominam os achados sugestivos de comprometimento do SNC (ataxia, nistagmo e disartria), mas também podem estar presentes epilepsia, déficit cognitivo e sinais piramidais. A maioria das crianças afetadas irão apresentar cabelos crespos e encaracolados, denotando anormalidades nos filamentos intermediários.

Os pacientes com NAG geralmente estarão restritos à cadeira de rodas na primeira ou segunda década de vida, a morte costuma acontecer antes dos trinta anos.[142]

A biópsia do nervo periférico evidencia axônios gigantes (diâmetro duas a três vezes maior que o habitual) e agregação de neurofilamentos. A RM de crânio, com imagens ponderadas em T2 e FLAIR, demonstra hipersinal bilateral e simétrico envolvendo a substância branca cerebelar e o hilo dos núcleos denteados. Tipicamente, a ENMG se apresenta com SNAPs bastante reduzidos nos membros superiores e ausentes nos membros inferiores.[1,142]

Porfirias

As porfirias são desordens, hereditárias ou adquiridas, na síntese das porfirinas, as quais são precursores do heme. O heme é uma proteína tetramérica de 64 kDa presente em compostos moleculares como a hemoglobina, mioglobina, peroxidases hêmicas, citocromos da cadeia respiratória e enzimas do citocromo P450.[143] A biossíntese do heme ocorre na maioria dos tipos de células, mas a maior parte da produção é feita no tecido eritropoiético da medula óssea (~85%) para a fabricação da hemoglobina, e nos hepatócitos (~15%) para a síntese de hemoproteínas essenciais.[144] A glicina e a succinil coenzima A são os substratos iniciais na biossíntese do heme, que apresenta oito passos enzimáticos distintos, codificados por nove diferentes genes, uma vez que dois genes participam no primeiro passo da via, o *ALAS1*, que é expresso na maioria dos tecidos, e o *ALAS2*, que é expresso somente em eritroblastos na medula óssea. Desta forma, quatro enzimas são encontradas no citoplasma, enquanto outras quatro estão presentes na mitocôndria, com cada tipo de porfiria hereditária sendo classificada de acordo com o defeito específico em um desses passos enzimáticos.[145,146]

As porfirias hereditárias também podem ser classificadas de acordo com a origem do precursor em excesso (hepáticas ou eritropoiéticas) e pela forma de apresentação clínica predominante (agudas ou cutâneas). Nas formas agudas, prevalecem os sinais e sintomas neuropsiquiátricos e viscerais, enquanto as formas cutâneas se manifestam com lesões em pele por fotossensibilidade e mucosas. Assim sendo, delineia-se três grupos de doença:

1. as porfirias hepáticas agudas, que incluem: porfiria aguda intermitente, coproporfiria hereditária, porfiria variegata e a porfiria por deficiência de ácido 5-delta aminolevulínico desidratase;
2. a porfiria hepática cutânea, representada pela porfiria cutânea tardia; e
3. as porfirias eritropoiéticas cutâneas, que são: porfiria eritropoiética congênita, protoporfiria eritropoiética e a protoporfiria ligada ao X.[146]

Fatores adquiridos podem ter um papel preponderante em certas porfirias, principalmente na forma mais comum de doença, porfiria cutânea tarda (PCT). Nestes casos, a maioria dos pacientes apresentam múltiplos fatores precipitantes à diminuição da atividade enzimática da uroporfirinogênio descarboxilase, a exemplo: consumo de álcool, tabagismo, uso de estrógeno, infecção pelo vírus da hepatite C e HIV. Variantes no gene relacionado à hemocromatose, *HFE*, que levam a suscetibilidade a porfiria, estão presentes em mais de 50% dos pacientes com PCT. Mutações no *UROD* só são responsáveis pela minoria dos casos (~17%), e não são essenciais para a expressão da doença.[147,148]

O termo "porfiria" é derivado do grego antigo *porphura*, que significa púrpura. Os gregos trouxeram o termo dos fenícios, que extraíam de moluscos do gênero *Murex* um pigmento roxo usado para tingir as roupas da família real. A primeira descrição da doença é atribuída a Hipócrates por relato presente no *Corpus Hippocraticum* (Epidemias, livro III).[149] Em 1871, o bioquímico alemão Ernst Felix Immanuel Hoppe-Seyler é o primeiro a cristalizar a hematina (formada por meio da oxidação do íon de ferro no heme) e nomeia sua forma livre de ferro de "hematoporfirina". Mais tarde, em 1874, Johann Heinrich Schultz faz a primeira descrição de uma forma cutânea de porfiria, sendo creditado posteriormente como sendo o primeiro a dar o nome à doença.[150]

Neste segmento, é enfatizado a forma mais comum e mais grave de porfiria aguda, a porfiria aguda intermitente (PAI). As outras formas agudas da doença podem se apresentar de maneira semelhante à PAI, mas geralmente com sintomas mais brandos. A coproporfiria hereditária e porfiria variegata são porfirias agudas que também podem se manifestar com sintomas cutâneos[151] (Figura 74.9).

Porfiria aguda intermitente

A PAI resulta da perda de função por variantes patogênicas de herança autossômica dominante no gene *HMBS* (locus 11q23.3), que levam a deficiência de cerca de 50% da hidroximetilbilano sintase (HMBS, também conhecida como porfobilinogênio deaminase). A HMBS se apresenta na forma de duas isoenzimas (eritroide específica e eritroide não específica), e participa no terceiro passo enzimático da via da biossíntese do heme, catalisando a condensação de quatro moléculas de porfobilinogênio (PBG) em hidroximetilbilano.[152] Na maioria dos pacientes, existe deficiência de ambas as formas de isoenzimas (PAI clássica), mas em 5% dos casos não há redução na atividade enzimática eritrocitária (PAI não eritroide). Porém, em ambos os casos, a apresentação clínica é semelhante.[153]

Apesar da prevalência de variantes patogênicas no *HMBS* ser consideravelmente alta (1 para 1.700 em caucasianos), a penetrância da doença é bastante baixa, com

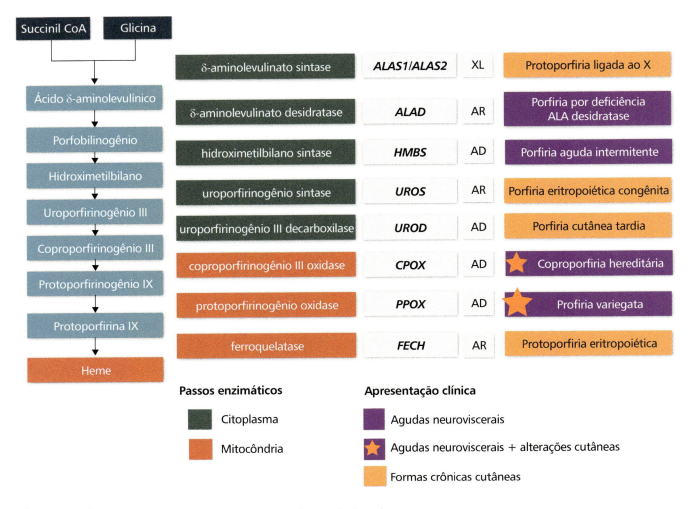

Figura 74.9 Passos enzimáticos do heme e as porfirias relacionadas.
Fonte: Bissell DM, Anderson KE, Bonkovsky HL. 2017.

sintomas agudos se apresentando em cerca de 1% desses carreadores. Essa baixa penetrância indica a importância da correlação genótipo-fenótipo na doença, assim como da presença de genes modificadores e do papel de fatores ambientais na precipitação dos ataques.[154]

Múltiplos fatores podem ser indutores de ataques agudos de porfiria, a exemplo: uso de álcool, infecções, baixa ingesta calórica, mudanças hormonais do período menstrual e drogas de alto risco porfirogênico (comumente indutores do citocromo P450).[155] A diminuição dos estoques hepáticos de heme também leva à indução da primeira enzima da via, delta-aminolevulinato sintase, e consequente acúmulo dos precursores proximais ao HMBS, ácido delta-aminolevulínico (ALA) e PBG. Nesse contexto, tanto a deficiência de proteínas heme em células neuronais, quanto a neurotoxicidade do ALA parecem ser responsáveis pela gênese dos sintomas da doença.[156]

A grande maioria dos ataques agudos costumam ocorrer em mulheres na idade reprodutiva (80% a 90% dos casos) e podem estar relacionados ao período menstrual, raramente acontecendo antes da menarca. Os sintomas classicamente progridem em um curso de alguns dias, iniciando-se com queixas inespecíficas de fadiga e dificuldade de concentração, seguidas por dor abdominal que piora progressivamente, com náuseas e vômitos, e sinais neurológicos sutis de fraqueza muscular, parestesias e alteração do humor. Mais raramente, pode haver epilepsia, insuficiência respiratória e até mesmo coma. Casos com neuropatia periférica de instalação mais rápida e ascendente podem mimetizar a síndrome de Guillain-Barré. Sinais de disautonomia são notados por taquicardia e elevação da pressão arterial sistólica. Manifestações cutâneas não são observadas na PAI. O exame físico do abdome é surpreendentemente benigno e exames de imagem podem mostrar sinais de íleo paralítico, mas caso contrário são normais. Avaliação do prontuário pode demonstrar visitas anteriores do paciente ao pronto-socorro pelas mesmas queixas, e a falta de resposta adequada a analgesia geralmente cria uma impressão de transtorno conversivo.[148,157]

Apesar do que o nome da doença sugere, certa porcentagem de pacientes com PAI pode manter sintomas crônicos entre as crises, especialmente dor, náusea, fadiga e alterações neuropáticas como hipoestesia e parestesia.[158]

Na faixa etária menor que 14 anos, o predomínio dos casos ocorre no sexo masculino. A apresentação é semelhante à descrita em pacientes mais velhos, mas uma maior incidência de epilepsia é observada nas crianças. Comumente, a epilepsia se inicia antes do diagnóstico de PAI, com ataques agudos podendo aparecer após a introdução de drogas antiepilépticas porfirinogênicas. Febre e infecções de vias aéreas superiores também são fatores precipitantes comuns nessa faixa etária.[159]

Raros casos graves causados por variantes patogênicas bialélicas (em homozigose ou heterozigose composta) já foram descritos. Estes pacientes têm uma baixa atividade residual na HMBS, geralmente < 4% do normal, e níveis elevados mantidos de ALA e PBG urinários. O quadro clínico é de uma encefalopatia crônica evolutiva que se apresenta precocemente com ataxia, nistagmo e distonia. A morte geralmente ocorre ainda na infância.[146]

O ponto principal no diagnóstico das porfirias agudas ainda é a avaliação bioquímica. O perfil de alteração das porfirinas em amostra de urina, fezes e sangue é distinto nas diferentes porfirias. A concentração desses precursores costuma estar aumentada durante os ataques agudos e normal ou pouco aumentada nos indivíduos assintomáticos ou nos períodos de remissão. Nos pacientes com PAI sintomáticos, o valor urinário do ALA pode estar entre 25 e 100 mg/L e do PBG entre 50 e 200 mg/L (valor de referência de 0 a 4 mg/L). Hiponatremia é achado comum, por provável mecanismo de SIADH. Outros achados laboratoriais inespecíficos incluem hipomagnesemia, elevação de aminotransferases e leucocitose.[151] Apesar do termo "porfiria" implicar em urina púrpura, na PAI a urina recém-excretada apresenta coloração normal, isso porque os precursores do heme nesse tipo de doença (ALA e PBG) são incolores. Só com a exposição à luz que há formação de compostos pigmentados (porfobilina) e aparecimento do característico tom escuro vermelho-acastanhado.[148]

A avaliação genética não é obrigatória para o diagnóstico da doença, mas pode ser útil em casos individualizados e para rastreio e aconselhamento genético de familiares. Essa avaliação geralmente é feita por meio de NGS em painel de genes implicados nas porfirias agudas.[145]

Durante os ataques agudos, a abordagem inicial deve focar no manejo e eliminação de possíveis fatores precipitantes, como desidratação e privação calórica.

Medicações em uso pelo paciente precisam ser revisadas em busca de possíveis drogas porfirinogênicas. Dietas ricas em carboidratos e soro glicosado administrado via intravenosa (preferencialmente glicose a 10% em soro fisiológico 0,45%) inibem, em parte, a transcrição hepática do *ALAS1*. Opioides são a melhor escolha para controle da dor. Prometazina e ondansentrona são úteis em caso de náusea e vômitos, devendo-se evitar o uso de metoclopramida e dimenidrinato. Taquicardia e hipertensão podem ser controladas com betabloqueadores, inibidores da enzima conversora da angiotensina e bloqueadores de canal de cálcio (diltiazem). Benzodiazepínicos e sulfato de magnésio são adequados na ocorrência de crises epilépticas.[151] A alta hospitalar pode ser avaliada quando o paciente apresentar uma ingesta calórica oral adequada e não mais necessitar de uso de opioides parenterais.

A terapia específica é feita por administração intravenosa de heme, e é indicada em casos de ataques agudos graves da doença. A medicação permite o reabastecimento dos estoques hepáticos do heme, o que leva à inibição (por *downregulation*) da transcrição do *ALAS1*, com diminuição da produção de precursores porfíricos e, consequentemente, melhora dos sintomas. No Brasil, a medicação é registrada pela Anvisa na forma de hemina, mas não é comercializada no país. A dose de 3 a 4 mg/kg/dia (preferencialmente reconstituída em albumina humana 25%) pode ser feita uma vez ao dia ou dividida em 12/12h, por 3 a 14 dias. A infusão deve ser feita em veia calibrosa ou acesso central para diminuir as chances de flebite. A resposta clínica geralmente é observada no terceiro dia de tratamento e coincide com o decréscimo dos níveis urinários e séricos de PBG.[160,161]

Ataques agudos podem ser frequentes, principalmente em mulheres que apresentam episódios mensais relacionados ao período menstrual. Supressão da ovulação pode ser útil nessa situação.[162] Infusão profilática de heme (semanal a mensal) também é uma opção nesses pacientes. Nesse contexto, deve ser considerado a possibilidade de sobrecarga hepática de ferro e risco de fibrose hepática causadas pelas repetidas infusões de heme.[163] Nos casos em que não há controle adequado das crises agudas ou que mantém progressão dos sintomas neurológicos apesar do tratamento, o transplante de fígado ortotópico deve ser avaliado.[164]

Os riscos inerentes à infusão profilática de heme e ao transplante hepático levaram à pesquisa de outras propostas terapêuticas para pacientes mais graves. Em novembro de 2019 foi aprovado pelo FDA para uso em adultos o Givosiran, que é uma terapia com pequeno RNA interferente (siRNA) com alvo no mRNA do *ALAS1*, provocando a inibição da expressão do gene. Infusões subcutâneas mensais na dose de 2.5 mg/kg levaram à diminuição de 74% na taxa anualizada de ataques agudos em pacientes com porfirias hepáticas agudas. Efeitos adversos incluem náusea, reações no local da aplicação, piora da função renal e aumento de aminotransferases.[165,166] Outra abordagem terapêutica é a da terapia gênica. Estudo aberto de fase I com vector viral (rAAV2/5-*PBGD*) visando distribuição do *HMBS* normal em hepatócitos foi realizada em paciente com PAI que apresentavam ataques frequentes. A administração do vetor se demonstrou segura em humanos, mas não foi observado diminuição significativa nos níveis urinários de ALA e PBG nestes pacientes, e a resposta clínica foi variável.[167] Mais recentemente, foi alcançado um melhor índice terapêutico da terapia gênica em modelos animais, e é provável que novos estudos em humanos aconteçam no futuro.[168]

O prognóstico da PAI é bom se o quadro é reconhecido e tratado precocemente, com diminuição da mortalidade nas últimas décadas. Complicações da PAI envolvem hipertensão arterial, doença renal crônica, neuropatia crônica e aumento do risco para carcinoma hepatocelular (em pacientes acima dos 50 anos).[151]

SÍNDROME DE GUILLAIN-BARRÉ

A síndrome de Guillain-Barré (SGB) é uma neuropatia periférica inflamatória de instalação aguda e apresentação clínica variada. Em sua forma mais comum, caracteriza-se pela progressão aguda de fraqueza simétrica e ascendente, associada à ausência de reflexos tendíneos profundos. O curso da doença é monofásico, geralmente pós-infeccioso e responsivo a imunoterapias.[168] Geralmente, o pico máximo dos sintomas ocorre dentro de quatro semanas.[170]

Apesar de quadros sugestivos dessa condição terem sido descritos por Jean Baptiste Octave Landry em 1859, foi somente no início do século XX que os achados clínicos e laboratoriais (com a típica dissociação proteíno-citológica no estudo do líquor) foram agrupados em uma síndrome.[171] Essas alterações foram relatadas em 1916 pelos neurologistas Georges Charles Guillain, Jean-Alexandre Barré e André Strohl no acompanhamento de dois soldados do exército francês que apresentaram paralisia flácida aguda com remissão espontânea.[172]

A SGB é heterogênea com diversas manifestações e variantes clínicas. A polirradiculoneuropatia inflamatória desmielinizante aguda (PIDA) é a forma de apresentação clínica mais frequente da síndrome.[173] Sintomas sensitivos positivos iniciais, como parestesias ou dores em extremidades, costumam preceder o quadro motor de horas a dias. Segue-se a fraqueza muscular aguda e progressiva, relativamente simétrica e ascendente, acompanhada da ausência ou hipoatividade dos reflexos miotáticos. O grau de fraqueza pode variar desde o comprometimento discreto da marcha até à paralisia completa dos músculos apendiculares, respiratórios e bulbares. O sétimo nervo craniano é o mais frequentemente afetado e a diparesia facial é uma manifestação clínica habitual. Aproximadamente metade dos casos evoluem com algum tipo de disfunção do sistema autonômico, como labilidade pressórica, diaforese, alterações pupilares e distúrbios urinários e fecais.[173,174]

Diversas variantes clínicas foram referidas na SGB e recentemente uma nova classificação foi proposta.[175] Cada variante tem características clínicas, eletrofisiológicas e evolutivas particulares. Formas mistas, denominadas síndrome de sobreposição, podem ocorrer. A neuropatia axonal motora aguda (AMAN, do inglês *acute motor axonal neuropathy*) é uma forma exclusivamente axonal motora da SGB. Distingue-se da forma mais frequente, a PIDA, pelo comprometimento exclusivamente motor e achados eletrofisiológicos indicativos de uma axonopatia.[169] Trata-se de um tipo de comprometimento que ocorre com maior frequência nos países asiáticos e está associada à precedência pela infecção por *Campylobacter jejuni*.[176] A neuropatia axonal sensitivo-motora aguda (AMSAN, do inglês *acute motor and sensory axonal neuropathy*) inclui o comprometimento de fibras nervosas sensitivas, o que se reflete no comprometimento da sensibilidade.[177,178]

A Síndrome de Miller Fisher (SMF) é composta pela tríade de oftalmoparesia extrínseca, ataxia e arreflexia. A SMF também pode estar associada a fraqueza bulbar, e as crianças com essa clínica costumam desenvolver posteriormente debilidade da musculatura de tronco e membros. Relatos recentes têm identificado formas frustras de SMF incluindo ptose palpebral ou oftalmoplegia isoladas, com ou sem ataxia.[179,180] Quando acompanhada de alteração do nível de consciência e sinais de comprometimento do tronco encefálico, causando uma rombencefalite, é denominada de encefalite de Bickerstaff (EB). A variante de acometimento sensitivo agudo isolado se sobrepõe à forma de SMF de neuropatia atáxica aguda sem oftalmoparesia.

Também descrita é a pandisautonomia aguda, que representa uma forma de SGB com disfunção autonômica preponderante.[181] Formas focais de apresentação, tais como a SGB paraparética (SGB-P), paralisia bráquio-cérvico-faríngea (PBCF) e polineurite craniana (PNC) também são encontradas, ainda que em menor frequência.[182,183]

Etiologia e patogênese

Em geral, a SGB ocorre após processos infecciosos nos quais há formação de anticorpos com reação cruzada contra estruturas da membrana do nervo periférico. Essa resposta autoimune é responsável por lesar a estrutura do nervo ou levar ao seu bloqueio de condução.

Em cerca de dois terços dos casos, há relato de queixas respiratórias ou gastrointestinais antecedendo, em média, três semanas o início dos sintomas.[184]

Em cerca de metade dos casos da SGB, o agente infeccioso desencadeador da resposta imune pode ser identificado. O principal deles é o *Campylobacter jejuni* (26%), entretanto também são relatados como potenciais causadores: citomegalovírus ([CMV] 15%), Epstein-Barr (EBV), Varicella-zóster (VZV), herpes simplex (HSV), *influenzae*, *parainfluenzae*, HIV, vírus das hepatites A, B e C, vírus do sarampo, caxumba, rubéola, echovírus, coxsackievirus, sincicial respiratório (VSR), *Mycoplasma pneumoniae*, *Haemophilus influenzae*, *Salmonella*, *Shigella*, *Brucella* e *Yersinia*. Cerca de 5% dos casos ocorrem em períodos pós-operatórios, possivelmente por associação com infecções da ferida cirúrgica, viremia por CMV ou por vírus da hepatite adquiridos após transfusão sanguínea.[170] O risco de desenvolver SGB pós-imunização também existe, mas é extremamente baixo. Estima-se que a chance de adquirir a síndrome após vacinação contra o vírus da influenza é muito menor do que a de desenvolvê-la após infecção pelo vírus em si.[185] Ademais, é importante lembrar que o tipo de infecção pregressa e a especificidade do anticorpo antigangliosídeo podem apresentar relação com o subtipo e evolução clínica dos casos. À exemplo, sabe-se que a infecção pelo *Campylobacter jejuni* associa-se predominantemente com a AMAN.[170]

O acometimento preferencialmente radicular é explicado pela maior permeabilidade da barreira hematonervosa ao nível das raízes nervosas. A barreira hematonervosa, a exemplo da barreira hematoencefálica, é responsável por isolar parcialmente o sistema nervoso da circulação sistêmica, filtrando principalmente as moléculas maiores, como é o caso dos anticorpos.[186]

Os principais alvos antigênicos na membrana dos axônios são os gangliosídeos e os canais iônicos. Gangliosídeos representam um grupo de glicoesfingolipídeos que contêm ao menos uma unidade de ácido siálico em sua estrutura. Esses lipídios têm papel estrutural e funcional no folheto externo das membranas plasmáticas, principalmente dos neurônios, com implicação nos processos de transmissão de impulsos, crescimento e proliferação celular.[187]

Mecanismos humorais e celulares de imunidade têm sido implicados na fisiopatologia da SGB. Modelos animais para reação cruzada com inoculação de proteínas presentes na mielina, à exemplo da MPZ, demonstram padrão histopatológico semelhante ao encontrado em humanos. Em ambos os casos, são encontrados infiltrados perivascular de macrófagos e células T que levam à desmielinização segmentar, comumente acompanhadas de graus variáveis de degeneração axonal secundária.[188]

Em contrapartida, no braço humoral, estudos de imuno-histoquímica evidenciam depósitos de imunoglobulina e complemento, com degeneração vesicular da lâmina externa da mielina.[186] Os anticorpos contra gangliosídeos geralmente encontrados são do subtipo IgG1 e IgG3, os quais necessitam, para a sua produção, da ativação de células T. Estudos também demonstram um aumento na concentração de células T ativadas no sangue periférico de pacientes com SGB.[189]

Na AMAN, os estudos histopatológicos evidenciam destruição axonal com relativa escassez de infiltrado inflamatório, com macrófagos situados preferencialmente entre a mielina e o axônio, especialmente na região dos nódulos de Ranvier.[190] As alterações na AMSAN se dão de forma semelhante, mas com acometimento tanto das raízes ventrais quanto das dorsais (sensitivas).[191]

Epidemiologia

Na era pós-poliomielite, a SGB tornou-se a principal causa de paralisia flácida aguda em crianças.[192] A SGB pode afetar indivíduos de qualquer faixa etária, embora a incidência aumente de forma linear com a idade. A SGB tem uma incidência anual que varia de 1 a 2 casos por 100.000 habitantes por ano. A incidência da SGB é menor nas crianças em comparação com a população adulta, e tem sido estimada entre 0.34 e 1.34/100.000, na dependência das diferentes condições epidemiológicas ao redor do globo.[193] Em contraste com os adultos, a SGB na criança e adolescente tende a afetar as faixas etárias mais jovens.[194] Dados nacionais apontam para incidência de 0.3/100.000 no Rio Grande do Norte, sendo a PDIA a variante mais comum (81,8%).[195] No estado de São Paulo, dados indicam incidência de 0.6/100.000, com frequência mais baixa nos menores de 15 anos (18,9%).[196] Meninos representaram 1,35 vez mais casos do que meninas, compatível com a maior incidência da SGB no sexo masculino.[197]

Adicionalmente, parece haver uma variação sazonal nos casos da síndrome, com aumento de sua incidência no período do inverno. Esse padrão é principalmente observado nos quadros com relato de pródromos de infecção do trato respiratório.[198] De modo geral, as formas axonais podem responder por cerca de 30% dos casos de SGB, porém essa porcentagem pode ser ainda maior em países asiáticos e da América do Sul, incluído a faixa etária pediátrica.[199]

Quadro clínico

Em sua apresentação clínica mais clássica, a SGB se inicia com distúrbio da marcha e a fraqueza em membros inferiores.[200] Em praticamente todos os casos, os sintomas motores e sensitivos progridem no sentido ascendente no eixo craniocaudal. A evolução é progressiva, com a fraqueza alcançando seu nadir dentro de 4 semanas após início dos sintomas (geralmente entre 7 e 10 dias). A fraqueza muscular tipicamente apresenta "distribuição piramidal", afetando principalmente a dorsiflexão do tornozelo, flexão dos quadris e joelhos. Nos membros superiores, a adução dos ombros e a extensão dos cotovelos são mais comprometidas, com predomínio do déficit na porção proximal.[184] Os membros paralisados encontram-se hipotônicos, sendo a SGS a principal causa de paralisia flácida aguda em crianças previamente hígidas.[201] Contudo, cerca de 20% dos pacientes mantêm marcha sem necessidade de ajuda. Fasciculações são visíveis apenas na minoria dos casos, porém arreflexia está presente na maioria.

Crianças apresentam uma proporção maior de achados motores atípicos, comparativamente com adultos. Karimzadeh et al. descreveram um total de 24,2% de pacientes com sintomas atípicos de SGB, incluindo fraqueza exclusiva de membros superiores em 3% e fraqueza proximal exclusiva em 9%.[202] Na mesma série, observaram uma proporção significativa de casos com fraqueza descendente no eixo craniobulbar, correspondendo a 15,2% dos casos. Esses achados são importantes, uma vez que a progressão descendente no eixo craniocaudal é considerada atípica e pode sugerir outros diagnósticos diferenciais, como o botulismo.[192] Em uma série de 61 crianças com idades entre 7 meses e 13 anos, Linden et al. notaram uma prevalência de 18% de casos com fraqueza crural exclusiva e 4,9% com uma distribuição assimétrica dos déficits no início do quadro e que regrediu ou se atenuou ao longo da evolução clínica.[203] Pérez-Lledó et al. também observaram um acometimento exclusivo de membros inferiores em 25%, numa série de oito pacientes, com um paciente iniciando o quadro com hemiparesia esquerda que progrediu para tetraparesia simétrica no nadir.[204]

A história e avaliação dos sintomas sensitivos podem ser de difícil obtenção na faixa etária pediátrica, principalmente naqueles com idade menor que 7 anos. As alterações sensitivas no geral se iniciam com parestesias nos dedos das mãos e pés, seguindo-se dias após pela paresia bilateral, relativamente simétrica e geralmente ascendente. À avaliação neurológica, os sinais de comprometimento sensitivo costumam ser leves, como perda da sensibilidade vibratória e de propriocepção.[9]

Em crianças, a presença de dor em região cervical, dorsal, nádegas ou pernas, presumidamente pela inflamação das raízes e nervos periféricos, pode ser o primeiro sintoma em até 50% dos casos. O padrão da dor neuropática nesses casos geralmente é descrito como importante ou muito importante. Reconhecimento desses sintomas é especialmente essencial nas crianças mais jovens, nas quais irritabilidade e recusa a andar podem ser confundidos como problemas ortopédicos ou reumatológicos.[201] Dor lombar também é achado comum, provavelmente representa inflamação das raízes nervosas e pode coincidir com a quebra da barreira hematoliquórica, possibilitando a passagem de proteínas plasmáticas para o LCR.[184]

O envolvimento de nervos cranianos é mais comum nas crianças do que nos adultos,[205] sobretudo dos nervos faciais (50%). Disfagia (50%) e oftalmoparesia (15%) também são relativamente frequentes. A apresentação com acometimento isolado de nervos cranianos é rara, com cerca de 3% dos casos se iniciando com diplopia e 2% com paresia facial. Insuficiência respiratória, sobretudo devido à fraqueza diafragmática, é a complicação mais grave da doença (10 a 15% dos pacientes necessitará de assistência ventilatória mecânica). O comprometimento importante dos membros superiores é o fator preditivo mais relevante para insuficiência respiratória, correspondendo ao padrão clínico de paralisia ascendente. Porém, cerca de 25% dos casos não demonstram envolvimento dos membros superiores.[200]

Distúrbios autonômicos são observados em até 50% das crianças. Apresentam-se principalmente com disfunção do esfíncter vesical, hipertensão arterial, taquiarritmia, alterações pupilares e da sudorese.[203] Bradiarritmia pode ser causa infrequente de morte associada à síndrome.[184]

Diagnóstico

O diagnóstico de SGB é apoiado pelas evidências do exame clínico, da punção lombar para avaliação do líquor, e do estudo eletrofisiológico e de neuroimagem. Não há exame complementar confirmatório ou excludente do diagnóstico de SGB, especialmente no início do quadro.

Classicamente, o estudo do líquor se apresenta com dissociação proteíno-citológica (proteína acima de 45 mg/dL e citologia menor que 10 células, mononuclear). É importante lembrar que o nível de proteinorraquia pode estar normal na primeira semana, mas se encontra aumentado em até 90% dos pacientes ao final da segunda semana.[206]

Os estudos eletrofisiológicos são importantes para a confirmação do diagnóstico e para a classificação entre os subtipos desmielinizantes e axonais.[207] Achados eletroneuromiográficos sugestivos de desmielinização incluem a redução da velocidade de condução motora e sensitiva, aumento das latências motoras distais, bloqueio parcial da condução motora, dispersão temporal e aumento da latência das ondas F. Achados que sugerem as formas axonais incluem a redução da amplitude dos potenciais motores e/ou sensitivos e bloqueio parcial da condução motora transitório (também chamado de bloqueio reversível).[208,209] Já na SMF, o estudo de condução nervosa mostra redução da amplitude dos potenciais sensitivos, desproporcional ao nível de prolongamento da latência distal ou de qualquer lentificação nas velocidades de condução sensitiva. O potencial motor nos quatro membros costuma ser normal.[210] Assim como no exame de LCR, os achados eletroneuromiográficos podem ser normais na primeira semana de evolução.

A neuroimagem tem se tornado uma ferramenta adjuvante importante na investigação dos casos suspeitos de SGB. O estudo por ressonância magnética evidencia realce pelo gadolínio nas raízes dos nervos periféricos e na região da cauda equina em até 95% dos casos.[211] É importante ressaltar que essas alterações não são específicas da síndrome, realce semelhante pode ser encontrado após a realização de punção lombar e em casos de neuropatias hereditárias e outras neuropatias inflamatórias.[201]

A presença de anticorpos antigangliosídeo pode ser detectada em até 50% das crianças com SGB,[212] mas a sua pesquisa rotineira não se faz necessária. Contudo, existem situações clínicas nas quais a determinação do perfil de anticorpos pode ajudar significamente no diagnóstico: (1) na investigação da SMF e suas variantes, títulos elevados de anti-GQb1 podem ser encontrados em até 90% dos casos; (2) em regiões com alta incidência de infecção pelo C. jejuni e desenvolvimento de AMAN, dosagem do anti-GM1 e anti-GD1a pode ser útil; (3) quando há suspeita da variante com fraqueza faringo-cérvico-braquial, elevação do anti-GQ1b e anti-GT1a corroboram o diagnóstico (Tabela 74.6).[199]

Tabela 74.6 Variantes da síndrome de Guillain-Barré e os anticorpos antigangliosídeo IgG associados.

Síndrome clínica	Frequência	Anticorpo IgG
Polineuropatia desmielinizante inflamatória aguda (PDIA)	Comum	—
Neuropatia motora axonal aguda (AMAN)	Comum	GM1, GD1a
Neuropatia sensitivo-motora axonal aguda (AMSAN)	Incomum	GM1, GD1a
Síndrome de Miller Fisher (SMF)	Incomum	GQ1b, GT1a
Variante faringo-cérvico-braquial	Rara	GT1a, GQ1b, GD1a
Polineurite craniana	Rara	GQ1b, GT1a
Neuropatia atáxica aguda	Muito rara	GQ1b, GT1a
Pandisautonomia aguda	Muito rara	—
Oftalmoparesia aguda	Muito rara	GQ1b, GT1a

Fonte: Adaptada de Ryan, 2013.[201]

Diagnósticos diferenciais

Na dependência da variabilidade do quadro clínico, outros diagnósticos devem ser considerados, a exemplo das miosites, miastenia e das neuropatias infecciosas, tóxicas e vasculíticas. É de se notar também que, enquanto os sintomas da SGB compreendem dor radicular, disestesias e alteração sensitiva difusa, uma história clara de nível sensitivo é sempre indicativo de processo medular. Por outro lado, a SGB também pode se apresentar com quadro clínico de paraparesia isolada, com reflexos em membros superiores preservados, além de ser descritos que até 10% dos casos podem apresentar reflexos osteotendíneos normais ou até mesmo exaltados.[213]

A apresentação inicial da polirradiculopatia desmielinizante inflamatória crônica (PDIC), especialmente nos indivíduos mais jovens, pode ser tão aguda quanto a SGB, com o correto diagnóstico sendo realizado somente meses mais tarde. A PDIC de início agudo deve ser suspeita quando o paciente continua a deteriorar após 9 semanas do início dos sintomas, ou quando acontece dois ou mais momentos de piora clínica (Tabela 74.7).[214]

Tratamento e prognóstico

O paciente com SGB tem uma dependência importante do cuidado multidisciplinar para manejo e prevenção de complicações potencialmente fatais. É necessário suporte em ambiente de UTI na fase aguda, com a monitorização regular da função pulmonar (capacidade vital e frequência respiratória) e de possível disfunção autonômica (frequência cardíaca e pressão arterial).[171] Além disso, os cuidados de enfermagem devem objetivar a prevenção de úlceras de decúbito, assim como a fisioterapia motora deve ser atuante na prevenção de contraturas.

O controle da dor nesses pacientes não pode ser negligenciado e sua abordagem precisa ser precoce. Opções de medicações incluem analgésicos opioides e não opioides, drogas para controle de dor neuropática (carbamazepina e gabapentina) e neurolépticos. No caso de necessidade de sedação, benzodiazepínicos devem ser evitados, pois podem exacerbar a fraqueza respiratória.[200] A disponibilidade de suporte ventilatório é imprescindível, já que 15% a 20% das crianças precisarão de ventilação mecânica durante a fase aguda da doença. A necessidade de ventilação mecânica também se relaciona com o grau de fraqueza muscular, e é geralmente precedida de hipotensão grave.[215]

A imunopatogênese da doença tem levado a tentativas de diferentes abordagens terapêuticas de imunossupressão e imunomodulação. Corticoterapia, mesmo em altas doses, tem sido considerada ineficaz após resultados negativos de diferentes estudos controlados.[200]

Tabela 74.7 Diagnósticos diferenciais da síndrome de Guillain-Barré.

Corno anterior da medula espinhal
- Poliovírus, enterovírus não pólio, vírus do Nilo ocidental
- CMV, EBV, VZV, HSV
- Rabdovírus, HIV

Raízes dos nervos espinhais
- Polirradiculopatia desmielinizante inflamatória crônica (PDIC)
- Síndrome da cauda equina

Nervos periféricos
- Distúrbios eletrolíticos (hipermagnesemia, hipofosfatemia)
- Intoxicação por metal pesado (arsênio, chumbo, tálio, ouro)
- Neuropatia induzida por drogas
- Paralisia por picada de carrapato, doença de Lyme*
- Porfiria
- Neuropatia do doente crítico
- Vasculites
- Difteria

Junção neuromuscular
- Miastenia gravis
- Intoxicação por organofosfato
- Botulismo

Músculo
- Miopatia do doente crítico
- Paralisia periódica
- Polimiosite
- Dermatomiosite
- Hipercalemia ou hipocalemia

*Mais comuns na América do Norte.
CMV, citomegalovírus; EBV, Epstein-Barr; VZV, Varicella-zóster; HSV, herpes simplex.

Porém, tanto a plasmaférese quanto o uso de imunoglobulina humana intravenosa (IVIg) têm demonstrado aceleração na recuperação da marcha independente e diminuição dos dias de internação.[216,217] Os mecanismos de ação prováveis da IVIg são por meio da ligação com anticorpos patogênicos, inibição da produção de anticorpos mediada por linfócitos B, aceleração do catabolismo de anticorpos e inibição do complemento.[216] Já a plasmaférese reduz os níveis de autoanticorpos circulantes e parece interferir nos níveis de citocinas pró-inflamatórias ou de moléculas de adesão celular.[217]

Ambas as terapias parecem ser mais eficazes quando administradas no período de até 2 semanas do início dos sintomas, contudo, nenhuma delas parece aprimorar o desfecho em longo prazo da síndrome.[201]

A IVIg é administrada na dose de 0,4 g/kg/dose por 5 dias (total de 2 g/kg). Os principais efeitos colaterais atribuídos ao seu uso são as reações alérgicas cutâneas, cefaleia, vômitos, meningite asséptica, papiledema e proteinúria.[218] Podem ainda ocorrer, mais raramente, insuficiência cardíaca, síndrome nefrótica e AVC isquêmico. Deve-se lembrar que os indivíduos com baixa concentração de IgA podem desenvolver reação anafilática à infusão da IVIg, sendo sempre necessária a dosagem do IgA antes da administração da primeira dose. Geralmente, a terapia com IVIg é preferível nas crianças pela maior facilidade de administração e por ter um perfil de reações adversas mais favorável, em comparação com a plasmaférese.[201]

A plasmaférese é realizada por meio da troca do volume plasmático em um total de 250 mL/kg, dividida geralmente em 5 dias alternados. Os riscos associados ao procedimento são a passagem do cateter venoso central, hipotensão, arritmia cardíaca, reação alérgica à reposição de albumina, hipocalcemia, anemia e trombocitopenia.[218]

Nos pacientes que continuam a deteriorar após o ciclo padrão de IVIg ou plasmaférese, a melhor opção terapêutica ainda é desconhecida. No momento, não é elucidado se os pacientes tratados com IVIg se beneficiariam da plasmaférese, além do que, a plasmaférese removeria da circulação a imunoglobulina previamente administrada. Em contrapartida, a combinação de plasmaférese seguida de imunoglobulina não parece ser melhor do que qualquer uma das terapêuticas administradas individualmente.[171] Uma pequena parcela dos pacientes pode apresentar flutuações clínicas, definida como uma piora neurológica após um período de estabilidade clínica, que se inicia até 8 semanas após o início do tratamento.[219] Nesses casos, o retratamento com a mesma modalidade de tratamento instituída previamente pode ser considerado.[220,221]

A SGB na faixa etária pediátrica é geralmente associada com um curso de doença mais breve e de melhor recuperação em relação aos adultos. As crianças com PDIA usualmente se recuperam mais rápido[219] do que aquelas com AMAN ou AMSAN.[222] Os marcadores eletrofisiológicos de dano axonal grave e a presença de autoanticorpos detectáveis nem sempre se relacionam com um pior prognóstico nesses indivíduos.[223] Em muito poucas exceções, crianças com formas não complicadas de SGB vão recuperar em longo prazo a habilidade de andar e correr sem auxílio, mas no acompanhamento desses pacientes pode haver a persistência de achados como fatigabilidade, mialgia, incoordenação motora, manutenção da hiporreflexia e tremor distal em membros superiores.[224]

POLINEUROPATIA DESMIELINIZANTE INFLAMATÓRIA CRÔNICA

A polirradiculoneuropatia inflamatória desmielinizante crônica (PIDC) é uma neuropatia periférica desmielinizante adquirida, imunomediada, de caráter crônico e responsiva a terapias imunomoduladoras ou imunossupressoras.[225,226] A PDIC é a mais comum das neuropatias autoimunes crônicas e, de certo modo, pode ser vista como uma forma crônica da SGB, já que compartilha similaridades eletrofisiológicas, histológicas e autoimunes. Contudo, a PDIC difere da SGB no tempo de curso da doença, modo de evolução, prognóstico, e responsividade a corticoides.

A PIDC se manifesta por meio de uma fraqueza muscular proximal e distal, em geral clinicamente simétrica, associada, em maior ou menor intensidade, a uma perda da sensibilidade, em especial aquela mediada por fibras nervosas de grosso calibre. Os reflexos de estiramento estão ausentes ou diminuídos. Há variantes clínicas na apresentação e ao longo da evolução na PIDC. Tais variantes incluem apresentações exclusivamente motoras ou sensitivas, focais, assimétricas ou predominantemente distais. A evolução clínica pode se fazer por meio de surtos recorrentes, de maneira cronicamente progressiva ou com início agudo, neste caso mimetizando a síndrome de Guillain-Barré. Por definição, a PIDC só pode ser diagnosticada após constatada uma evolução dos sinais e sintomas de duração de pelo menos 8 semanas. A forma de doença com tempo de instalação intermediário (entre 4 e 8 semanas) é por vezes determinada como polineuropatia desmielinizante inflamatória subaguda, apresentando características de quadro clínico e de resposta ao tratamento semelhantes ao da PDIC clássica.[227]

Historicamente, casos da doença têm sido descritos desde o final do século XIX,[200] contudo o termo PDIC (no inglês, CIDP: *chronic inflammatory demyelinating polyneuropathy*) foi cunhado somente em 1975, pelo neurologista canadense Peter J. Dyck.[228]

Etiologia e patogênese

A patogenia da PIDC não é compreendida completamente. Diferentes evidências sugerem que seja devida a uma agressão ao nervo periférico, de caráter autoimune, humoral e celular, ocasionando um processo de desmielinização multifocal crônico. A perda axonal associada é considerada de caráter secundário. A resposta aos imunoterápicos reforça a hipótese de um mecanismo fisiopatológico imunomediado.[225,226,229] A presença de eventos prodromais, na sua maioria infecções do trato respiratório superior, é descrita em cerca de 33% a 57% das crianças com PDIC[230] – número menor quando comparado com a SGB, na qual essa porcentagem pode chegar até 60% a 80% nos casos de PDIA em indivíduos mais jovens.[231] Ao contrário do que é visto nos adultos, a PIDC na faixa etária pediátrica é menos associada com doenças sistêmicas como neoplasias, HIV, diabetes *mellitus* e gamopatias monoclonais.[231]

Como foi dito, o alvo antigênico específico na PDIC ainda não é conhecido, mas evidências apontam que sua localização possivelmente seja na porção não compactada da mielina, assim como em pontos de interação entre a célula de Schwann e o axônio.[225] Essa hipótese é corroborada por estudos de microscopia eletrônica que demonstram, quando comparadas com amostras controles, múltiplas alterações nas regiões nodal e paranodal de nervos de pacientes com PDIC.[232] No braço celular, apesar de a doença ser definida como uma polineuropatia inflamatória, o processo inflamatório observado nas peças de biópsia do nervo sural somente apresentam infiltrado discreto de células T.[225] Os macrófagos são as células predominantes nesses infiltrados, eles representam as células efetoras finais no processo de desmielinização, e são principalmente encontrados difusamente ou agrupados ao redor dos vasos do endoneuro.[233] A ativação dos macrófagos é provavelmente induzida por citocinas específicas liberadas por células T. Esses macrófagos ativados penetram na membrana basal das células de Schwann, deslocam o citoplasma, dividem as lamelas e causam destruição focal da bainha de mielina.[234]

Em relação aos fatores humorais, os efeitos benéficos relacionados à terapêutica com plasmaférese apontam que esses fatores, juntamente com anticorpos patogênicos, desempenham funções importantes no desenvolvimento da doença. Além do mais, amostras de plasma de pacientes com PDIC podem induzir desmielinização passiva em animais de laboratório.[235] Outra evidência que apoia essa linha de raciocínio é a presença de depósitos de IgG e IgM fixadores de complemento na bainha de mielina desses pacientes, o que sugere que autoanticorpos reconhecem antígenos presentes nessa mielina.[236] Também consistente com essa hipótese é o fato que anticorpos para vários glicolipídios[237] ou para a MPZ[238] são mais frequentemente detectados no plasma de indivíduos com PDIC, em comparação com os controles. Por fim, a análise por eletroforese do líquor nesses pacientes revela uma banda que provavelmente seja de IgG, achado que não é visto em grupos controles.[239]

Epidemiologia

A PIDC é uma doença rara, com prevalência estimada entre 0,8 e 8,9 casos para cada 100.000 habitantes, e incidência anual estimada entre 0,15 e 1,6 para cada 100.000 habitantes, predominando no sexo masculino.[240-244] A PDIC é muito menos comum na população pediátrica do que nos adultos. Em um estudo australiano, a prevalência dessa doença em pacientes com menos de 20 anos foi estimada em 0,48 por 100.000, enquanto em adultos da mesma população, esse número pode chegar a 1,9 por 100.000.[230] Em outro estudo, realizado no Japão, foi constatada uma taxa de incidência anual de 0,06 por 100.000 nos pacientes com menos de 15 anos, enquanto em adultos jovens, na faixa de idade entre 15 e 55 anos, esse número é da ordem de 0,40 por 100.000.[242] Porém, no Brasil, ainda há carência de estudos epidemiológicos semelhantes.

Por essa baixa prevalência nos jovens, conhecimento das características clínicas, resposta ao tratamento e prognóstico da doença são baseados em diversas pequenas séries de casos, o que torna a generalização difícil.

Quadro clínico

A queixa mais comum que faz com que os pais tragam as crianças com PDIC para a avaliação médica é a alteração de marcha acompanhada de quedas. No quadro mais clássico, esses pacientes se apresentam com ataxia ou fraqueza muscular distal e simétrica, com predomínio em membros inferiores. Em alguns casos, fraqueza muscular, tremor de extremidades e ataxia também podem ser observados nos membros superiores. Na grande maioria dos casos, os reflexos osteotendíneos se encontram diminuídos ou ausentes.

De uma forma geral, sintomas sensitivos são menos relatados nas crianças em comparação com os adultos.[245] É observado que menos de um terço dos pacientes pediátricos apresentam algum sintoma sensitivo do tipo parestesias ou disestesias. Além disso, envolvimento de nervos cranianos, fraqueza da musculatura respiratória, e disfunção autonômica são incomuns na PDIC pediátrica.[230]

Normalmente, o início da PDIC é insidioso e a progressão dos sintomas ocorre em um período de pelo menos 2 meses, mas também pode haver uma apresentação mais aguda no contexto de episódios recorrentes.[246] Em comparação com os adultos, as crianças usualmente apresentam uma progressão mais rápida da disfunção neurológica, assim como uma chance maior de seguirem um curso recorrente-remitente da doença (60% a 80% dos casos).[230]

Algumas vezes, pode ser difícil distinguir inicialmente a PDIC da PDIA, em especial porque as duas condições podem alcançar o máximo da fraqueza muscular dentro do período de 4 semanas. A presença de história infecciosa precedendo o quadro, fraqueza da musculatura facial ou respiratória, dor neuropática e disfunção autonômica direcionam o diagnóstico para PDIA.[230]

Mais raramente, alguns pacientes com PDIC podem demonstrar envolvimento subclínico do SNC com exames de imagem mostrando padrão de desmielinização difusa. Esse envolvimento do SNC é muitas vezes assintomático, mas também pode se apresentar como uma condição semelhante à esclerose múltipla.[225]

Como dito, a PDIC na faixa etária pediátrica é considerada uma doença bastante incomum. Nos quadros atípicos, o desafio diagnóstico se torna ainda maior, sendo necessário uma alta suspeição clínica das outras variantes de neuropatias crônicas autoimunes. São elas:

- Neuropatia desmielinizante adquirida distal e simétrica (DADS);
- Neuropatia desmielinizante adquirida sensitivo-motora multifocal (MADSAM ou Síndrome de Lewis-Sumner);
- Neuropatia motora multifocal (NMM).

A Tabela 74.8 ressalta os pontos em comum e as diferenças da PDIC em relação a essas outras formas de doença.

Diagnóstico

Basicamente, são três as ferramentas diagnósticas usadas para a confirmação dos casos de PDIC. A ENMG é responsável por prover a maior parte dos dados necessários, assim como pode ser útil para informar a gravidade da doença. A avaliação do líquor e o estudo por ressonância magnética completam esse quadro. Exames de sangue complementares podem ajudar a excluir outras causas de neuropatias.

A ENMG nos pacientes com PDIC demonstram evidências de uma polineuropatia predominantemente desmielinizante, tipicamente em um padrão segmentado e não uniforme. Achados compatíveis com desmielinização incluem a diminuição das NCVs motora e sensitiva, prolongamento da latência distal, e ausência ou prolongamento da onda F. Evidências de acometimento não uniforme das fibras nervosas incluem dispersão temporal anormal, bloqueio de condução e disparidade no alentecimento da condução nervosa entre diferentes nervos ou mesmo em diferentes medidas em um mesmo nervo. Características que sinalizam perda axonal também podem estar presentes, assim como é possível observar sinais de desnervação ativa por meio da eletromiografia por agulha.[225,230]

O estudo do líquor nas crianças com PDIC comumente revelam dissociação *proteíno-citológica*, definida por proteinorraquia maior que 35 mg/dL (mas que geralmente se encontra elevada mais que seis vezes o valor de referência[225]), e contagem de leucócitos me-

Tabela 74.8 Comparativo da PDIC com as outras formas de neuropatias crônicas autoimunes.

	PDIC	DADS	MADSAM	NMM
Achados clínicos				
Fraqueza	Simétrica, proximal e distal	Ausente ou somente distal simétrica, leve	Assimétrica; distal > proximal; MMSS>MMII	Assimétrica; distal > proximal; MMSS>MMII
Alteração sensitiva	Sim; simétrica	Sim; distal e simétrica	Sim; assimétrica (na distribuição de nervos individuais)	Não
Reflexos	Reduzidos ou ausentes simetricamente	Reduzidos ou ausentes simetricamente	Reduzidos ou ausentes assimetricamente	Reduzidos ou ausentes assimetricamente
Padrão na ENMG				
	Polirradiculoneuropatia sensitiva e motora de padrão desmielinizante	Polineuropatia sensitiva e motora desmielinizante, com latências distais muito prolongadas	Mononeuropatia múltipla desmielinizante, com bloqueio de condução sensitivo e motor	Mononeuropatia múltipla desmielinizante com bloqueio de condução motor
Achados laboratoriais				
Proteína no líquor	Geralmente aumentada	Geralmente aumentada	Geralmente aumentada	Geralmente normal
Proteína monoclonal	Pode estar presente, geralmente IgG ou IgA	IgM, se associação com MGUS (rara na infância)	Raramente presente	Raramente presente
Anticorpos anti-GM1	Raramente presentes	Ausentes	Raramente presentes	Frequentemente presentes
Biópsia de nervo	Padrão desmielinizante/remielinizante é comum	Padrão desmielinizante/remielinizante é comum, com depósito evidente de IgM nas regiões paranodais	Padrão desmielinizante/remielinizante é comum	Se presente, características desmielinizantes/remielinizantes são escassas
Resposta ao tratamento				
Corticoide	Sim	Sim (parcial*)	Sim	Não
Plasmaférese	Sim	Sim (parcial*)	Possível (necessita mais estudos)	Não
IVIG	Sim	Sim (parcial*)	Sim	Sim
Ciclofosfamida	Sim	Sim (parcial*)	Possível (necessita mais estudos)	Sim

*Se associada à IgM-MGUS (gamopatia monoclonal de significado indeterminado, rara na infância).
Fonte: Adaptada de Dimachkie, 2013.[247]

nor que 10 por mm³, padrão similar ao observado na PDIA.[246] Se houver pleocitose importante no líquor, outros diagnósticos precisam ser considerados. Contudo, nem todas as crianças com PDIC apresentam proteinorraquia elevada, e a dissociação proteíno-citológica não é específica para PDIC ou PDIA.

Assim como observado na PDIA, o estudo de ressonância dos pacientes com PDIC pode demonstrar espessamento e realce ao meio de contraste das raízes nervosas. É provável que esse realce represente a quebra da barreira hematonervosa pelo processo inflamatório.[248] Espessamento de nervos cranianos é outro achado de imagem possível, mas são mais comumente vistos nos adultos do que nas crianças.[249]

A identificação de autoanticorpos, a exemplo do anti-GM1 e anti-MAG, é possível nos pacientes com PDIC, porém esses achados são muito mais comuns na população adulta, e não devem fazer parte da rotina de investigação na faixa etária pediátrica.[246] A biópsia do nervo sural é outro exame que também não é feito de rotina nessas crianças, mas quando realizado demonstra achados compatíveis com desmielinização e remielinização, edema e formações em "casca de cebola". Ocasionalmente, também são observados linfócitos T infiltrados no epineuro e endoneuro, assim como escassos macrófagos difusos ou agrupados na região perivascular do endoneuro.[225,230]

Tratamento e prognóstico

Os principais objetivos no tratamento da PDIC consistem em recuperar a força muscular, a performance motora e o equilíbrio, retomando a qualidade de vida do indivíduo. Devido a etiologia autoimune da doença, a terapia imunomoduladora se torna o ponto-chave no tratamento desses pacientes. As evidências para essas terapêuticas na população pediátrica provêm, em sua maior parte, da interpretação e adaptação de dados dos grandes estudos realizados em adultos, mas também de pequenas séries de casos realizadas em crianças. Uma das principais diferenças no tratamento da PDIC pediátrica, em comparação com a da população adulta, é o maior limiar para início da corticoterapia.[230]

A IVIg é considerada como o tratamento de primeira linha nas crianças com PDIC. A dose inicial deve ser de 2 g/kg divididos no período de 2 a 5 dias. A maioria dos pacientes também irão necessitar de terapia de manutenção com 1 g/kg divido em 1 ou 2 dias, a cada 1 a 6 semanas.[250] Os principais contrapontos da IVIg são o alto custo (especialmente no contexto da terapia de manutenção) e os efeitos colaterais relatados da infusão, os quais já foram descritos no texto sobre tratamento da SGB.

A plasmaférese pode ser uma alternativa viável nas crianças mais velhas, principalmente naquelas em que as veias periféricas comportam cateteres calibrosos (evitando as complicações inerentes do acesso venoso central). Na população adulta, a eficácia da plasmaférese se assemelha à da terapia com IVIg, mas parece haver necessidade de se repetir as sessões com mais frequência, quando comparada com a IVIg.[230]

Quando a prednisona é escolhida como tratamento inicial, ela é geralmente administrada em uma dose de 1 a 1,5 mg/kg/dia, com dose máxima de 60 mg/dia. Esse esquema é mantido por 4 a 6 semanas, com posterior desmame que pode durar um período entre 3 e 6 meses.[245] O maior empecilho para essa linha terapêutica é o já bastante conhecido perfil de efeitos colaterais do uso prolongado de corticoide, o qual apresenta consequências no longo prazo mais substanciais nas crianças do que nos adultos. Alterações inclusas nesse perfil são: ganho de peso, hipertensão arterial, hiperglicemia, catarata, osteopenia, imunossupressão e atraso do crescimento.[230] De forma alternativa, em adultos, uso de pulsoterapia com altas doses de metilprednisolona ou dexametasona (oral ou intravenosa) tem se mostrado eficaz no tratamento de longo prazo na PDIC, com poucos efeitos colaterais.[251] Nas crianças, os dados são ainda mais escassos, mas também existem evidências que abordagem semelhante possa ser eficaz.[252]

Nos casos refratários à terapia de primeira linha, pode-se lançar mão de agentes imunomodulatórios alternativos como azatioprina, metotrexato, ciclosporina, ciclofosfamida e micofenolato. Contudo, é difícil definir a eficácia dessas opções em um número tão pequeno de crianças estudadas.[200]

As crianças com PDIC têm um desfecho mais favorável do que os adultos, sendo a remissão completa ou fraqueza residual mínima vista na maioria dos casos.[231] Por outro lado, a recorrência do quadro é mais comum nas crianças do que nos adultos, com tempo mínimo necessário de tratamento de manutenção entre 1 e 2 anos, porém o número de recorrências não parece afetar a gravidade do prognóstico. A maior parte dos episódios de recorrência costumam ocorrer dentro dos dois primeiros anos de doença, geralmente na vigência de processo infeccioso ou na tentativa de desmame da terapia imunomodulatória.[230]

AMIOTROFIA NEURÁLGICA

A amiotrofia neurálgica (AN), também conhecida como síndrome de Parsonage-Turner ou plexite braquial, é uma doença caracterizada por início agudo de dor em membro superior, seguida de fraqueza muscular e alterações sensitivas no membro afetado.[253] A incidência geral na população é de 2 a 3 casos por 100.000 indivíduos/ano, mas é provável que esse número seja subestimado pelo reconhecimento limitado do quadro. A predominância é maior nos homens, com pico de incidência entre a terceira e a sétima década.[254,255] A AN foi inicialmente descrita por Dreschfeld em 1887, mas foi somente em 1948 que os aspectos clínicos da síndrome foram detalhados por Parsonage e Turner.[255]

A doença existe em duas formas: amiotrofia neurálgica hereditária e amiotrofia neurálgica idiopática, sendo que a forma idiopática é cerca de dez vezes mais prevalente do que a forma hereditária.[254,256] Na forma idiopática, história de fatores precipitantes são encontrados em cerca de metade dos casos, incluindo infecções, vacinação, doenças do tecido conjuntivo e procedimentos cirúrgicos.[257]

Nas crianças, o pico maior de incidência é nos recém-nascidos, com a doença se comportando como uma paralisia do plexo braquial adquirida tempo após o nascimento, sem história de tocotrauma. A maioria desses quadros estão associados a osteomielite ou artrite séptica do úmero. Nos casos idiopáticos até 16 anos, a incidência da doença é muito mais rara, com apenas 58 casos descritos até 2010.[258]

Etiologia e patogênese

A AN existe em duas formas distintas, a idiopática e a hereditária. Na forma idiopática, até 43% dos casos parecem estar ligados a um processo autoimune pós-infeccioso.[259] Essa etiologia ganha suporte pela presença de anticorpo antigangliosídeo (anti-GalNAc-GD1a IgM) presente em altos títulos em alguns pacientes.[260] O achado histopatológico é de infiltrado inflamatório mononuclear observado ao redor dos vasos epineurais e endoneurais do plexo braquial. Os principais agentes infecciosos associados como gatilho para a doença são: vírus da hepatite E, HIV, CMV, EBV, Influenza, Parvovírus B19, *Campylobacter* sp, *Yersinia* sp e *Borrelia* sp.[256] Outros fatores precipitantes descritos são: vacinação, exercício extenuante, período pós-operatório, gravidez e puerpério.[255]

Na forma hereditária, a história familiar é presente e costuma haver recorrência dos episódios. Variantes patogênicas no gene *SEPT9* (*locus* 17q25) têm sido implicadas como responsáveis por parte desses casos, sendo identificadas em até 55% das famílias com AN hereditária. O padrão de herança é autossômico dominante de alta penetrância. Infecções agudas também podem servir de gatilho nessa forma de doença.[256,261]

Quadro clínico

Classicamente, o sintoma inicial é de dor aguda e importante na região de membro superior, ombro, pescoço ou tronco. A dor progride em período de horas, sendo pior à noite e deixando o paciente inquieto. Nas crianças, a apresentação inicial com dor é menos comum, estando presente em cerca de 66% dos casos (contra 95% dos adultos).[255,258] A regressão da dor acontece geralmente após 2 a 4 semanas do início do quadro. Após o período de dor é notado fraqueza muscular que afeta a distribuição superior do plexo braquial. O nervo torácico longo pode ser afetado levando ao deslocamento da escápula (escápula alada). Outros nervos à distância podem ser comprometidos, sendo entre os mais comuns: frênico, laríngeo recorrente e o plexo lombossacral. Acometimento bilateral assimétrico é observado em até 30% dos adultos, mas nas crianças esse padrão é incomum.[254,258]

A presença de alterações sensitivas ocorre na maioria dos casos, com hipoestesia e parestesias na região afetada. Alterações autonômicas acontecem menos frequentemente, manifestando-se por meio de edema da extremidade afetada, desregulação de temperatura, aumento da sudorese e mudanças tróficas em pelos e unhas.[262]

Nos casos hereditários, podem ser observados sinais dismórficos leves como: hipertelorismo, pregas epicânticas, fissuras palpebrais estreitas, fenda palatina e microstomia. Episódios recorrentes de plexite também podem ser observados nestes casos.[258]

Diagnóstico

O diagnóstico da AN é predominantemente clínico e a correta caracterização cronológica do desenvolvimento dos sinais e sintomas é o elemento mais importante neste processo.[263] Os exames complementares têm função de auxiliar na confirmação do quadro e na diferenciação de outros diagnósticos. A ENMG demonstra sinais de desnervação aguda com ondas agudas positivas e potenciais de fibrilação no período de 3 a 4 semanas após o início dos sintomas. Quando realizada após 3 a 4 meses após o início dos sintomas, a ENMG revela sinais de desnervação crônica e reinervação precoce com potenciais motores polifásicos.[262]

O estudo de imagem por ressonância magnética é uma ferramenta útil no diagnóstico da AN. Os achados de imagem podem revelar um aumento difuso do sinal na sequência T2/STIR na musculatura desnervada, correspondendo a edema. O sinal na sequência T1 inicialmente pode se encontrar normal, mas hipersinal na musculatura afetada pode aparecer com a progressão da doença, correspondendo a amiotrofia e substituição gordurosa.[257,263,264]

Tratamento e prognóstico

Não existe protocolo terapêutico definido na AN. Devido à falta de estudos sobre tratamentos baseados em evidência para adultos e crianças, o manejo da AN é principalmente de suporte por meio de repouso, analgesia e fisioterapia.[258] Contudo, há recomendação de especialistas para uso de prednisolona oral na fase aguda (dolorosa) em dose diária de 1 mg/kg durante 1 semana, com desmame e retirada do corticoide na segunda semana.[254] A proposta desse regime é diminuir o período de dor intensa e acelerar a recuperação do nervo.[262] AINEs e opioides podem ser usados em combinação para auxílio no controle da dor. Medicações para dor neuropática podem ser úteis na segunda fase da doença.[254] Existe relato de resposta favorável ao uso de IVIg em alguns casos positivos para o anti-GalNAc-GD1a.[260]

A fisioterapia ajuda o paciente a se adaptar à fraqueza muscular nas atividades diárias, além de ser útil no controle da dor local. O paciente precisa ser encorajado a usar o membro afetado o máximo possível, mas exercícios de força precisam ser evitados se a musculatura estiver muito comprometida.[254]

O prognóstico da AN é variável, com alguns casos resistentes à terapêutica e outros com resolução completa após alguns meses. A duração da dor parece estar relacionada com o tempo de duração da fraqueza muscular.[263] Nas crianças, a apresentação da doença parece ser mais branda e com o prognóstico de recuperação um pouco melhor do que nos adultos.[258]

NEUROPATIAS INFECCIOSAS

Neuropatia por hanseníase

A hanseníase é uma doença crônica, infectocontagiosa, que acomete principalmente os nervos periféricos e a pele, podendo levar à incapacidade física e sequelas motoras graves. É uma das causas mais comuns de neuropatia periférica no mundo e, no Brasil, é uma doença de notificação compulsória e de investigação obrigatória.

A hanseníase não é uma afecção recente na história da medicina, sendo uma doença já relatada por antigas civilizações da China, Egito e Índia. Versos do texto bíblico também citam a doença com frequência. Contudo, foi apenas em 1873 que o agente etiológico, o *Mycobacterium leprae (M. leprae)*, foi identificado pelo médico norueguês Gerhard Armauer Hansen. Por isso, é também chamado de bacilo de Hansen.[265]

Apesar de a hanseníase poder afetar indivíduos de todas as idades, ela é uma doença rara na infância. Nas áreas de maior prevalência, a hanseníase em indivíduos menores de 15 anos pode representar de 7% a 10% dos casos novos. Nos adultos, a prevalência é maior no sexo masculino em uma taxa de até 3:1, mas nas crianças não há diferença entre os sexos. Baixo nível socioeconômico continua sendo o principal fator de risco nas áreas endêmicas.[266,267]

Segundo dados da Organização Mundial de Saúde (OMS), a eliminação da hanseníase a nível mundial (ou seja, uma taxa de prevalência menor que 1 caso por 10.000 pessoas) foi alcançada no ano de 2000. Entretanto, o número de novos casos diagnosticados globalmente continua relevante, com mais de 200.000 registrados em 2016.[268]

Entre 2014 e 2019, foram diagnosticados no Brasil mais de 140.000 novos casos de hanseníase. Dados de 2019 mostram que o Mato Grosso foi o estado com maior número de casos novos na população geral, seguido por Maranhão e Pará.[269]

Etiologia e patogênese

O *M. leprae* é um parasita intracelular obrigatório, álcool-ácido resistente, com afinidade por células cutâneas e células de Schwann. A temperatura necessária para a sobrevivência e proliferação do bacilo é entre 27 ºC e 30 ºC. Isso explica a sua maior incidência em áreas de superfície, tais como a pele, os nervos periféricos, testículos e vias aéreas superiores, e menor envolvimento visceral.[270] Características do bacilo incluem sua alta infectividade e baixa patogenicidade, ou seja, o agente infecta muitos indivíduos, mas somente poucos destes manifestam clinicamente a doença. Além disso, mais de 95% das pessoas são naturalmente imunes a hanseníase.[271,272]

A principal via de eliminação do bacilo e a mais provável porta de entrada são as vias aéreas superiores, por meio de contato direto com pacientes multibacilíferos não tratados, já que nas primeiras doses do tratamento o indivíduo se torna incapaz de transmitir a infecção. Menos comumente, a transmissão pode ocorrer por meio das erosões na pele. Outras vias de transmissão, como sangue, transmissão vertical, leite materno e picadas de insetos também são possíveis. O aparecimento da doença e sua apresentação clínica vão depender da relação do parasita com o hospedeiro e pode ocorrer após um longo período de incubação (2 a 7 anos).[271,272]

A ampla variedade de manifestações clínicas e histopatológicas da hanseníase se deve à capacidade do hospedeiro de desenvolver diferentes graus de resposta imune celular contra o *M. leprae*. A primeira barreira contra a infecção pelo *M. Leprae* é a imunidade inata, representada pela integridade dos epitélios, pelas secreções mucosas e pela IgA. Além disso, os linfócitos T citotóxicos e macrófagos ativados podem destruir os bacilos, independentemente da ativação da imunidade adaptativa. Logo após instalada a infecção, a resposta imune do hospedeiro ainda é indefinida. É a regulação de citocinas inflamatórias e quimiocinas que conduzem a proliferação de linfócitos T auxiliares 1 (Th1) ou 2 (Th2), direcionando a resposta para a imunidade celular CD4+ (forma tubercuiloide) ou humoral CD8+ (forma virchowiana), respectivamente.[273,274]

Quadro clínico

A hanseníase se manifesta principalmente por meio de sinais e sintomas dermatológicos e neurológicos. As alterações neurológicas, quando não diagnosticadas e tratadas adequadamente, podem causar incapacidades e deformidades físicas. Membranas mucosas, olhos, ossos, articulações, gânglios linfáticos, vasos sanguíneos, vias aéreas superiores, dentes e os órgãos internos também podem ser afetados.

Acometimento cutâneo

Nos pacientes com alta resistência e predomínio da resposta celular, a doença é limitada à forma tuberculoide (TT). Nestes quadros, os pacientes apresentam uma ou poucas lesões cutâneas, assimétricas, caracterizadas por placas eritematosas, muitas vezes com bordas externas elevadas e centro hipocrômico, com alterações significativas de sensibilidade. As lesões podem ter alopecia e anidrose por causa da desnervação dos anexos da pele, com espessamento da bainha dos nervos na proximidade. Hiperqueratose e ulceração podem aparecer em áreas de compressão.[271,275]

Na forma virchowiana (VV) da doença, o *M. leprae* se dissemina através do sangue devido à ausência de resposta imune celular ao bacilo. Anticorpos chegam a ser produzidos, mas eles não são efetivos. As lesões de pele tendem a ser múltiplas e simétricas, localizadas preferencialmente em áreas mais frias do corpo. As máculas são hipocrômicas, eritematosas ou acastanhadas, com bordas indefinidas. Pode não haver alteração da sensibilidade local. Vários nervos periféricos são comprometidos, mas não há espessamento, a menos que o paciente desenvolva as formas limítrofes da doença (*borderline*). Conforme a doença progride, as lesões se infiltram, com formação de placas e nódulos. Edema nas pernas e pés e hipoestesia dos membros são outros sintomas comuns. Nos estágios avançados da doença, a face do paciente apresenta um aspecto infiltrado clássico (fácies leonina) e pode haver perda dos cílios (madarose).[271]

O grupo indeterminado (*borderline*) tem diferentes manifestações clínicas por causa de diferentes graus de resposta imune celular ao *M. leprae*. As lesões cutâneas do subgrupo tuberculoide *borderline* (BT) se assemelham à forma TT em termos de aparência e perda de sensibilidade, mas ocorrem em maior número e são menores. Espessamento dos troncos nervosos tende a ser irregular, menos intenso, aparecendo em um número maior de nervos. Já no subgrupo *borderline-borderline* (BB), estão presentes características das lesões de ambos os grupos, TT e VV, com distribuição assimétrica e moderado comprometimento nervoso. As lesões cutâneas do subgrupo virchowiano *borderline* (BV) se assemelham à forma VV e tendem a ocorrer em um grande número, mas não tão simétricas e com perda de sensibilidade em algumas áreas[271] (Figura 74.10).

Estados reacionais

Alguns pacientes desenvolvem estados inflamatórios agudos, resultantes da perda do equilíbrio imunológico entre o hospedeiro e o *M. leprae*. Essas reações podem ocorrer em qualquer fase da doença; antes, durante ou após o seu tratamento. Os estados reacionais são classificados em dois tipos:[271,275]

- **Reação tipo 1:** é devida à hipersensibilidade celular tardia do tipo IV, sendo típica dos pacientes imunologicamente "instáveis" (BB, BT e BV). Costuma ocorrer nos primeiros meses de tratamento, evoluindo, geralmente, para algum grau de melhora da doença (em direção ao polo TT). As lesões preexistentes tornam-se mais eritematosas, edemaciadas e, por vezes, ulceradas e numerosas. Febre, mal-estar, dor, anorexia, edema de membros e face também podem ocorrer. A neurite é comum e costuma reincidir, podendo ser muito grave e gerar deformidade. Quando ocorre em um paciente não tratado, pode evoluir desfavoravelmente para o polo VV.

- **Reação tipo 2:** é uma reação sistêmica, resultante da deposição de imunocomplexos nos tecidos. Caracteriza-se por piora súbita, especialmente durante o tratamento nos indivíduos VV. Manifesta-se por eritema nodoso, nódulos inflamatórios ou lesões eritematomas subcutâneas simetricamente distribuídas. Há sintomas gerais, como febre, mal-estar, mialgia, edema, artralgia, linfadenomegalia, assim como neurite e hepatopatia. Pode haver vasculite leucocitoclástica devido à deposição de complexos imunes no interior das paredes dos vasos, com a formação de trombos e isquemia.

Acometimento neurológico

Entre as manifestações neurológicas da hanseníase, destacam-se o comprometimento das terminações nervosas livres cutâneas, responsáveis pelas alterações de sensibilidade superficial, e dos troncos nervosos, causando neurites, com espessamento dos nervos, dor e disfunção. A sensibilidade térmica é geralmente a primeira a ser comprometida, devendo ser pesquisada, mesmo quando as sensibilidades tátil e dolorosa estão preservadas.[272]

Devido ao potencial incapacitante secundário ao comprometimento dos nervos periféricos, a avaliação neurológica do paciente com hanseníase deve ser realizada no momento do diagnóstico (mesmo na ausência de queixas), semestralmente e na alta do tratamento, na ocorrência de neurites e reações ou quando houver sua suspeita, e sempre que houver queixas.[272]

A neuropatia periférica da hanseníase costuma ser mista (sensitiva, motora e autonômica), e pode se manifestar como mononeuropatia ou mononeuropatia múltipla. Os nervos se tornam espessados e dolorosos à palpação. Alteração de sensibilidade, redução da força muscular, amiotrofia, retrações, rigidez articular, disfunção vasomotora, diminuição da secreção das glândulas sebáceas e sudoríparas podem ocorrer com a progressão da doença. Os principais nervos periféricos acometidos são:[270,276]

- Ulnar (mais comum), radial e mediano – causando alterações de força, sensibilidade e deformidades (mão em garra, mão caída e mão simiesca, respectivamente).

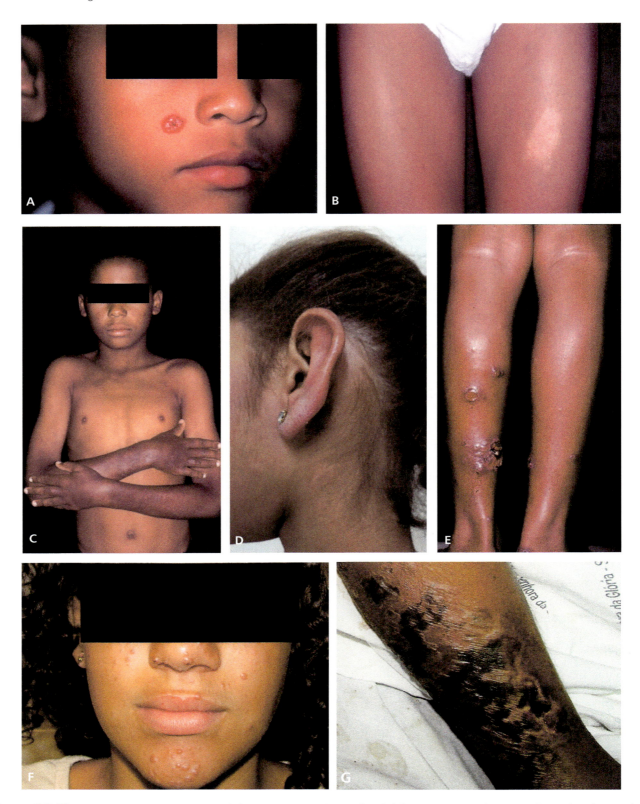

Figura 74.10 Lesões hansênicas na criança. **(A)** Hanseníase nodular infantil. **(B)** Hanseníase indeterminada, evoluindo para hanseníase tuberculoide. **(C)** Hanseníase virchowiana – infiltração cutânea difusa. **(D)** Hanseníase virchowiana – infiltração do pavilhão auricular. **(E)** Reação tipo 2 (eritema nodoso hansênico) na hanseníase virchowiana. **(F)** Hanseníase histoide de Wade – adolescente apresentando vários hansenomas. **(G)** Fenômeno de Lúcio (reação hansênica caracterizada por vasculopatia trombosante).
Fonte: Imagens gentilmente cedidas pelo Dr. Paulo Sergio Emerich – Vitória, ES.

- Trigêmeo e facial – causando perda de sensibilidade fácil, alteração do reflexo córneo-palpebral e lagoftalmo, com lesões oculares e até mesmo cegueira.
- Fibular comum e tibial posterior – causando alterações de força, sensibilidade e deformidades em pernas e pés, predispondo a ulcerações e infecções secundárias.

Esses danos neurológicos contribuem para a ocorrência frequente de lesões associadas, principalmente nas mãos, pés e olhos. Ulcerações, fissuras, ressecamento de pele, infecções secundárias e reabsorção óssea acabam por causar deformidades. Neurites podem levar a dor neuropática crônica.[270,276] Raramente, a hanseníase também pode se manifestar como polineuropatia, acometendo principalmente as fibras amielínicas e mielínicas finas. Nestes casos, a infecção se manifesta quase que exclusivamente por alterações sensitivas, principalmente térmica e dolorosa. Esse padrão ocorre, sobretudo, na forma virchowiana da doença.[270,275]

Diagnóstico

O Ministério da Saúde do Brasil define como um caso de hanseníase os indivíduos que apresentam uma ou mais das seguintes características:[272]

- Lesão ou lesões de pele com alteração de sensibilidade;
- Acometimento de nervo com espessamento neural;
- Baciloscopia positiva.

O diagnóstico da hanseníase é essencialmente clínico, porém, testes complementares auxiliam na sua confirmação. A baciloscopia é útil na classificação e manejo da doença, bem como no acompanhamento da resposta ao tratamento, encontrando-se positiva nas formas multibacilares. O teste de intradermorreação de Mitsuda se baseia na resposta imunológica do indivíduo a partir de reação retardada do tipo celular, de alta especificidade, frente ao bacilo *M. leprae*. Existe boa correlação desse teste com o estado imunológico do paciente.[276] O teste da histamina e o teste da pilocarpina são semelhantes, avaliando a integridade dos ramos nervosos terminais da pele. O exame histopatológico ainda é o padrão-ouro para o diagnóstico, mas é pouco realizado na prática pela facilidade de diagnóstico clínico na maioria dos casos, e pelas dificuldades de interpretação do exame histopatológico.[276]

A presença de anticorpos específicos para o *M. leprae* PGL-1 (glicolipídeo fenólico 1) se correlaciona com a carga bacteriana. A maioria dos pacientes paucibacilares são soronegativos, enquanto a maioria dos multibacilares são soropositivos. Contatos dos pacientes PGL-1 soropositivos têm um maior risco de desenvolver hanseníase em comparação com os contatos PGL-1 soronegativos e, quando os primeiros desenvolvem a doença, esta é principalmente multibacilar. Identificação de anticorpos contra PGL-1 em contatos de hanseníase pode levar à detecção precoce da doença e contribuir para a prevenção da transmissão. Além disso, a estimativa dos títulos de anti PGL-1 pode ser usada para o acompanhamento desses pacientes e para monitorar o sucesso do tratamento.[277] Reação em cadeia da polimerase (PCR) é o teste mais sensível e específico para confirmar a presença de DNA de *M. leprae* em qualquer amostra de tecido ou fluído.[278]

Na ENMG, a velocidade de condução nos nervos motores e sensitivos apresenta uma marcada desaceleração em um grande número de pacientes com evidência clínica de envolvimento dos nervos, independentemente da forma clínica de hanseníase.[276]

Tratamento

O tratamento da hanseníase é realizado por meio do esquema de poliquimioterapia padronizado pela OMS. De forma operacional, os pacientes são divididos em paucibacilares (casos com até cinco lesões de pele) e multibacilares (casos com mais de cinco lesões de pele). Nas formas paucibacilares, o tratamento é realizado com doses mensais supervisionadas de rifampicina e dapsona, sendo que a dapsona também é administrada diariamente em domicílio. Já nas formas multibacilares, a clofazimina é adicionada ao esquema com dose mensal supervisionada e dose diária. Nas crianças, as doses devem ser ajustadas de acordo com o peso.[272]

O critério de alta para os casos paucibacilares é de seis doses mensais de rifampicina, administradas em até 9 meses. Nos casos multibacilares, esse número é de doze doses mensais em até 18 meses. Os casos multibacilares que iniciam o tratamento com numerosas lesões e extensas áreas de infiltração cutânea poderão apresentar uma regressão mais lenta das lesões de pele. A maioria desses doentes continuará melhorando após a conclusão do tratamento com doze doses. É possível, no entanto, que alguns desses casos demonstrem pouca melhora e, por isso, poderão necessitar de doses adicionais da poliquimioterapia.[272]

O tratamento dos estados reacionais tipo 2 deve ser feito com altas doses de corticoide (prednisona 1 mg/kg/dia ou dexametasona 0,15 mg/kg/dia), principalmente se na presença de neurite, ou com talidomida (100 a 400 mg/dia). Quando os sintomas são controlados, a medicação deve ser retirada gradualmente, muitas vezes sendo necessário manter pequenas doses de talidomida (100mg/dia) por longos períodos. Por sua alta teratogenicidade, a talidomida é proscrita nas jovens em idade fértil. Os casos de reação tipo 1 são tratados somente com corticoide, não respondendo à talidomida.[272]

A reabilitação é um aspecto importante do tratamento. Exame oftalmológico frequente pode detectar danos precoces em pacientes com reflexo córneo-palpebral alterado ou lagoftalmo. Exame diário dos pés e calçados especiais podem prevenir e tratar deformidades e ulcerações plantares. A educação do paciente e sua família é de extrema importância para o sucesso do programa de reabilitação.[276]

POLINEUROPATIA DIFTÉRICA

A difteria é causada por cepas produtoras de toxina da *Corynebacterium diphtheriae*, uma bactéria que se propaga entre os humanos pelo contato com secreções aéreas e lesões cutâneas. Apesar da difteria ser uma doença prevenível por meio da vacinação, apenas 24% dos países do mundo alcançaram uma rotina de mais de 80% de cobertura para a vacina tríplice bacteriana (DTP).[279] No período entre 2007 e 2011, a maioria dos casos reportados pela OMS foram provenientes da Índia (89,6%).[279]

Clinicamente, as manifestações neurológicas da difteria acontecem de forma bifásica. Cerca de 10 dias após os sintomas clássicos de febre, linfonodomegalia cervical e de placas faríngeas pseudomembranosas acinzentadas, ocorre o acometimento bulbar com paralisia palatal ipsilateral, disfonia e disfagia (paralisia do nervo vago e glossofaríngeo). Contudo, raramente a cultura do *swab* de orofaringe isola o agente.[279] A polineuropatia se segue em 15% a 20% dos casos em geral, sendo mais frequente nos quadros mais graves. O período de latência médio é de 40 dias após os sintomas bulbares, sendo geralmente menor nas crianças do que nos adultos.[279,280] Os sintomas bulbares nunca acontecem após a polineuropatia, mas, raramente, a polineuropatia pode ocorrer sem a história do acometimento bulbar estar presente.[281] Comprometimento de outros nervos cranianos (principalmente II, III, VI e VII) pode acontecer, mas é incomum.[280]

A polineuropatia diftérica é uma complicação tóxica da infecção inicial pelo *C. diphtheriae* resultante da disseminação hematogênica da exotoxina diftérica, a qual é transportada até o axônio. A neuropatia geralmente é desmielinizante, com uma fraqueza muscular que progride da região proximal para distal, e os sintomas sensitivos são proeminentes (sendo o nadir desses sintomas por volta do décimo dia). O padrão da progressão da fraqueza é comumente simétrico, podendo ser ascendente, descendente ou indeterminado.[279] Na maioria dos casos, os reflexos osteotendíneos estão ausentes, e até 50% dos indivíduos podem apresentar ataxia sensitiva.[282] A ENMG comumente demonstra um acometimento do tipo desmielinizante, mas que também pode ser misto (desmielinizante e axonal) em uma menor porcentagem dos casos.[279,282]

O acometimento da musculatura respiratória já pode se iniciar na primeira semana da polineuropatia, com até 60% das crianças necessitando de suporte ventilatório (duração média de 13 dias em ventilação mecânica).[279,280] Mortalidade na difteria pode ocorrer por arritmia cardíaca secundária à disfunção parassimpática do nervo vago, miocardite ou por insuficiência respiratória causada pelo envolvimento laríngeo (laringoespasmo ou laringoestenose).[279,282]

A antitoxina diftérica é uma opção de tratamento e deve ser administrada o quanto antes no diagnóstico de difteria ou sua suspeita. Porém, não parece haver benefício da antitoxina na polineuropatia após esta já ter se manifestado.[279] Mesmo com o suporte adequado em ambiente de UTI, a mortalidade da população pediátrica pode chegar até a 15% em algumas séries, com cerca de 10% apresentando sequela por dano hipóxico cerebral.[280] Por outro lado, a polineuropatia tende a ter uma recuperação total.[282]

Acompanhamento clínico, por um período de 3 a 6 meses, de crianças que apresentaram a fase aguda da difteria pode ser útil para antecipar as complicações neurológicas.[283]

NEUROPATIAS VASCULÍTICAS

As vasculites são doenças em que o ataque imunomediado é dirigido contra os vasos sanguíneos, ocasionando isquemia de órgãos e outras estruturas supridas por esses vasos. As vasculites podem ser classificadas como primárias, quando não se existe etiologia conhecida (a exemplo da poliarterite nodosa e síndrome de Churg-Strauss), ou secundárias, quando ela se apresenta no contexto de outros quadros sistêmicos (colagenoses, infecções, síndromes paraneoplásicas ou efeito adverso de fármacos).[284] As vasculites primárias ainda podem ser classificadas de acordo com o calibre do vaso acometido (pequenos, médios ou grandes vasos).[285] Em geral, as vasculites são mais comuns nos adultos, mas também podem estar presentes nas crianças.[9] No caso das neuropatias vasculíticas, os alvos do ataque são os vasos de médio calibre e a vasa nervorum (Figura 74.11), uma rede de pequenas artérias responsáveis pelo aporte sanguíneo dos nervos periféricos.[286]

Quando a vasculite é restrita ao nervo periférico e músculo, ela pode ser definida como neuropatia por vasculite não sistêmica (NVNS). Nessa forma de doença, os achados clínicos, eletrofisiológicos e histopa-

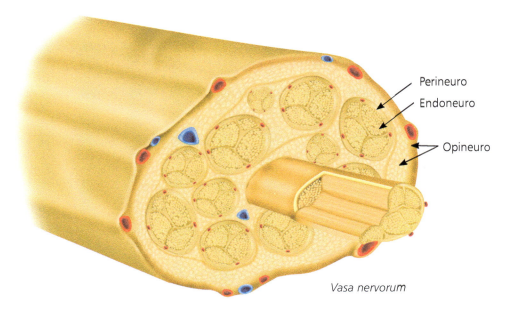

Figura 74.11 Relação da vasa nervorum com os outros componentes do nervo periférico.
Fonte: Mathew L, Talbot K, Love S, Puvanarajah S, Donaghy M. 2007.

tológicos são semelhantes ao da poliarterite nodosa (PAN), exceto pela falta de acometimento significativo de outros sistemas. Neste quadro, a vasculite pode estar presente na biópsia muscular, mas o nervo periférico é a estrutura mais comprometida. O prognóstico é melhor do que nas formas sistêmicas de vasculite.[287] É importante lembrar que esse padrão de acometimento restrito também pode ser visto nas fases iniciais de vasculites que irão se revelar sistêmicas com a continuidade do acompanhamento.[283]

Quadro clínico

Inicialmente, as neuropatias vasculíticas podem se apresentar somente como mononeuropatia isolada. Porém, com a progressão da doença, outros nervos são eventualmente afetados de forma focal, dando ao quadro o padrão assimétrico clássico de mononeuropatia múltipla. Se não houver controle do processo vasculítico, um número cada vez maior de nervos é afetado, com acometimento bilateral, mas ainda assimétrico, pois as lesões se iniciaram em tempos diferentes (sobreposição de mononeuropatias). Nos estágios finais, com a gradual progressão lesional, os nervos periféricos são afetados de maneira uniforme e generalizada, assemelhando-se ao padrão de uma polineuropatia distal e simétrica[9] (Figura 74.12).

Todavia, a avaliação de nervos isolados e sensibilidade nas crianças nem sempre é simples. A fraqueza muscular pode ser relatada pelos pais como dificuldade de correr, subir escadas, ou mesmo que a criança começou a ficar "desajeitada". Sintomas sensitivos podem ser descritos como "formigamento" ou dor tipo queimação, mas também como incoordenação pela ataxia sensitiva. Comumente, a neuropatia não é o sintoma principal e os pais irão procurar o serviço médico por outros sinais sistêmicos associados às vasculites.

A Tabela 74.9 contém as principais características das vasculites primárias que levam a neuropatia periférica, enquanto a Tabela 74.10 cita as principais causas secundárias.

Tratamento

Em geral, o tratamento das neuropatias vasculíticas é o controle da doença de base. Essa terapia deve ser guiada pelo consenso existente para cada uma das diferentes doenças que podem estar associadas ao quadro neuropático. Contudo, o tratamento padrão para as neuropatias vasculíticas e a NVNS é a base de corticoides. É recomendado se iniciar prednisona ou prednisolona 1 mg/kg/dia, com desmame gradual da dose, até uma dose de manutenção de 5 a 10 mg/dia. Nos quadros de neuropatia grave, pode ser feito pulsoterapia com metilprednisolona ou dexametasona por 3 a 5 dias, antes do início da dose oral. Nos quadros que apresentam dano axonal, a melhora da força muscular não é vista nas primeiras semanas. Nas neuropatias por vasculites sistêmicas, provas inflamatórias como VHS e PCR podem ser usadas para monitorizar a resposta ao tratamento.[294]

Quando não há resposta satisfatória à terapia inicial, ciclofosfamida pode ser adicionada ao esquema ou mesmo substituir o uso de corticoide. A pulsoterapia é recomendada na dose de 0,6 a 0,75 g/m² a cada 2 a 4 semanas, adicionando-se mesna ao esquema para se evitar a toxicidade vesical. O tratamento de longo prazo para se evitar remissões pode ser feito com metotrexato, dose semanal, ou com azatioprina em dose diária. Na falha do uso de corticoides e ciclofosfamida, terapia com IVIg pode ser uma escolha razoável. Outros imunomoduladores (a exemplo do micofenolato e rituximabe) têm sido estudados no controle das vasculites em adultos, e carecem de dados para seu uso na população pediátrica.[294]

NEUROPATIAS TÓXICAS

As neuropatias periféricas causadas por agentes tóxicos são geralmente pouco reconhecidas. Para fazer esse diagnóstico, o médico necessita de uma alta suspeição e deve buscar na história clínica indícios de exposição ao agente agressor. Em muitos casos, não há teste toxicológico específico, e o diagnóstico é feito a partir da clínica e da avaliação eletroneurofisiológica.

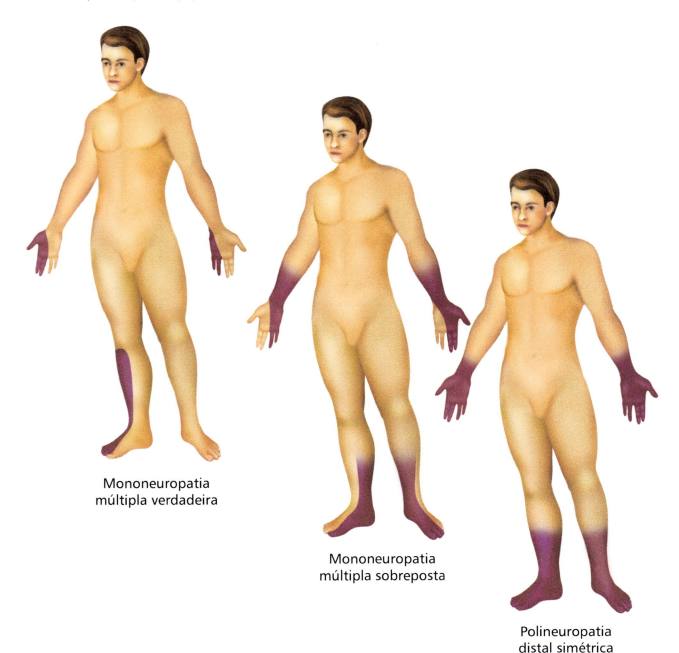

Figura 74.12 Progressão das neuropatias vasculíticas.
Fonte: Amato AA, Russell JA., 2008.

Tabela 74.9 Características das vasculites sistêmicas primárias relacionadas à neuropatia periférica.

	Vaso/ Calibre	Padrão da neuropatia	Características	Exames complementares	Histopatologia
Poliarterite nodosa (PAN)	Artérias de médio calibre	Mononeuropatia múltipla ou polineuropatia assimétrica; Nervos cranianos e SNC raramente são acometidos (<2% dos pacientes)	A PAN é a mais comum das vasculites necrotizantes. O nervo isquiático é o mais afetado, juntamente com seus ramos fibular e tibial. Órgãos comumente acometidos são o fígado, pele, rins (nefropatia isquêmica) e sistema gastrointestinal. Raramente há envolvimento pulmonar. Vasculite cutânea leva a petéquias, púrpuras, nódulos subcutâneos e necrose distal. Pode haver dor abdominal, mialgia, artralgia, dor testicular (orquite), sangramento gastrointestinal, anemia e sintomas constitucionais (febre, inapetência, perda de peso). A associação com hepatite B é rara nas crianças[289,290]	↑ VHS e PCR ↓ Hb; Angiografia abdominal com aneurismas vasculíticos. ANCA negativo	Infiltrado transmural de linfócitos T, macrófagos e polimorfonucleares; Necrose fibrinoide na parede dos vasos; Deposição de IgM, IgG e complemento
Granulomatose eosinofílica com poliangeíte (Síndrome de Churg-Strauss)	Artérias e veias de médio e pequeno calibre	Mononeuropatia múltipla (mais comum), polineuropatia distal simétrica ou assimétrica	A granulomatose eosinofílica com poliangeíte se apresenta com sinais e sintomas semelhantes ao da PAN. A principal diferença é que o acometimento pulmonar é muito mais comum na SCS. Tipicamente, esses pacientes iniciam o quadro com rinite alérgica, pólipos nasais, sinusite e asma. Manifestações de vasculite sistêmica costumam aparecer mais tardiamente. O acometimento renal se dá por glomerulonefrite necrotizante. Apesar dos casos descritos em crianças serem bastante raros, eles parecem compartilhar achados muito semelhantes ao dos adultos[291]	↑Eosinofilia, VHS, FR, IgG e IgE séricos p-ANCA (+): 60% Infiltrado pulmonar em até 50%	Vasculite necrotizante com infiltrado de linfócitos T e eosinófilos; Granulomas intravasculares e extravasculares

Tabela 74.9 Características das vasculites sistêmicas primárias relacionadas à neuropatia periférica.					(Continuação)
	Vaso/ Calibre	Padrão da neuropatia	Características	Exames complementares	Histopatologia
Granulomatose com poliangeíte (Granulomatose de Wegener)	Artérias de médio e pequeno calibre	Polineuropatia distal simétrica ou mononeuropatia múltipla; Neuropatia craniana, principalmente do II, VI e VII nervos, em 5% a 10% dos casos (geralmente de etiologia compressiva, pelos granulomas)	A granulomatose com poliangeíte é caracterizada principalmente por vasculite necrotizante e granulomas envolvendo o trato respiratório (superior e inferior) e rins. As manifestações respiratórias iniciais são de coriza, tosse, hemoptise e dispneia. Envolvimento pulmonar é visto em mais da metade dos casos, com hemorragia alveolar e nódulos parenquimatosos. Neuropatia é mais comum nos pacientes com insuficiência renal grave. Acometimento do SNC é muito mais raro, sendo a paquimeningite a manifestação central mais sugestiva da doença. Também pode haver achados mucocutâneos como púrpuras e úlceras, assim como sinais de acometimento gastrointestinal, cardíaco e ocular[292]	c-ANCA (+): 95%	Achados semelhantes ao da PAN, mas com presença de infiltrado granulomatoso em trato respiratório
Poliangeíte microscópica	Artérias e veias de pequeno calibre	Mononeuropatia múltipla	A poliangeíte microscópica é uma vasculite necrotizante clinicamente semelhante à PAN, exceto pelo acometimento pulmonar com dano alveolar e fibrose intersticial (pelo envolvimento dos capilares pulmonar). Contudo, a neuropatia periférica é menos comum do que vista na PAN[285]	p-ANCA (+): 60% a 80%; ↑ creatinina e ureia; Hematúria	Depósito imune escassos ou ausentes
Púrpura de Henoch-Schönlein	Artérias e veias de pequeno calibre	Apresentação com neuropatia é rara — mononeurite, mononeuropatia múltipla ou polineuropatia	A púrpura de Henoch-Schönlein é a vasculite mais comum da infância, com 90% dos pacientes apresentando sinais antes dos 10 anos de idade. A maioria dos casos são precedidos por infecção de vias aéreas superiores. Manifestação com púrpura palpável, artrite, dor abdominal, glomerulonefrite, orquite ou epididimite[293]	Anemia e plaquetose ↑ creatinina e ureia Hematúria/ proteinúria	Vasculite leucocitoclástica / glomerulonefrite proliferativa com depósito de IgA

VHS = velocidade de hemossedimentação; PCR = proteína C reativa; Hb = Hemoglobina; FR = fator reumatoide; p-ANCA = anticorpos anti-citoplasma de neutrófilos, padrão perinuclea; SCS = síndrome de Churg-Strauss.

Tabela 74.10 Causas secundárias de vasculite relacionadas à neuropatia periférica.

1. Doenças do tecido conjuntivo
    a) Artrite idiopática juvenil
    b) Lúpus eritematoso sistêmico
    c) Síndrome de Sjögren
    d) Esclerose sistêmica juvenil
    e) Dermatomiosite juvenil
    f) Doença mista do tecido conjuntivo
    g) Doença de Behçet
2. Vasculites de hipersensibilidade
    a) Crioglobulinemia*
        i) Essencial
        ii) Hepatite B
        iii) Hepatite C
    b) Vasculites induzidas por fármacos
        i) Cefotaxima
        ii) Metimazol
        iii) Propiltiouracil
        iv) Infliximabe
        v) Clozapina
        vi) Alopurinol
        vii) D-penicilamina
        viii) Hidralazina
        ix) Fenitoína
        x) Sulfassalazina
    c) Vasculite urticariforme hipocomplementêmica**
3. Causas infecciosas
    a) HIV
    b) CMV
    c) EBV
    d) VZV
    e) HTLV-1
    f) Parvovírus B19
    g) Hanseníase
    h) Doença de Lyme
4. Neoplasias
    a) Linfoma não Hodgkin
    b) Tumores do sistema gastrointestinal
    c) Carcinoma pulmonar de pequenas células
5. Doença inflamatória intestinal
    a) Doença de Crohn
    b) Retocolite ulcerativa
6. Sarcoidose
7. Diabetes
    a) Radiculoplexopatia lombossacra diabética (síndrome de Bruns-Garland)

*Nas crianças, a causa mais comum é a essencial.
**Tem relação com lúpus eritematoso sistêmico.

Algumas características anatômicas e fisiológicas do nervo periférico o tornam mais vulnerável a drogas e toxinas em comparação ao SNC. A exemplo, podemos citar a maior permeabilidade da barreira hematonervosa no nível dos gânglios sensitivos das raízes dorsais, a ausência de vasos linfáticos no fascículo dos nervos periféricos, e a ausência de junções estreitas nos vasos epineurais do SNP.[295]

Neuropatias por metais pesados e agentes industriais

Muitas substâncias manufaturadas podem induzir dano ao nervo periférico de indivíduos expostos. O fenótipo clínico mais comum nesses quadros é o de polineuropatia sensitiva ou sensitivo-motora, geralmente dolorosa, com características axonais no estudo eletroneurofisiológico e histopatológico.[296] Porém, as intoxicações por metais pesados e agentes industriais não costumam causar neuropatia isolada, o que torna necessária a avaliação dos outros sintomas sistêmicos para completar o raciocínio clínico. É importante lembrar que a confirmação da exposição a um agente específico não necessariamente implica que o diagnóstico da neuropatia seja pela intoxicação por tal agente, sendo necessário manter outras causas mais comuns de neuropatia incluídas nas hipóteses diagnósticas. Sintomas compatíveis em outros indivíduos expostos ao possível agente agressor devem ser investigados, e se presentes, corroboram a suspeita de intoxicação.[297,298]

Os casos desses tipos de intoxicação têm se tornado cada vez mais raros nos países industrializados devido às medidas de proteção ambiental adotadas pelos governos locais. Contudo, isso não garante que todas as normas sejam cumpridas, e crianças que moram próximas a regiões industriais e áreas de despejo podem correr risco de exposição a essas substâncias.[299] Deve-se também levar em consideração possíveis atividades exercidas por familiares no domicílio (à exemplo de mecânica amadora), as quais podem representar risco de contaminação à criança.

A cessação da exposição ao agente agressor é a principal medida terapêutica a ser tomada nesses casos, já que nem sempre há tratamento específico para muita das intoxicações por agentes industriais, sendo necessário manter o suporte clínico enquanto há a eliminação da substância pelo organismo. Nas intoxicações por metais pesados, a possibilidade do uso de quelantes deve ser sempre avaliada, os quais apresentam resposta terapêutica variável, dependendo do grau de exposição e do tipo de metal[297] (Tabela 74.11 e 74.12).

Tabela 74.11 Neuropatias tóxicas por metais pesados.

Metal	Contatos de risco	Mecanismo de neurotoxicidade	Apresentação	Exames complementares	Tratamento
Chumbo	Tintas à base de chumbo, água de encanamento com chumbo, brinquedos, oficinas mecânicas, baterias automotivas, metalúrgica, soldagem, medicações ayurvédicas	Mecanismo iônico Geração de espécies reativas de oxigênio Depleção das reservas de antioxidantes (principalmente glutationa)[300]	Predomínio de neuropatia motora, classicamente neuropatia radial bilateral com "punhos caídos" Encefalopatia* Anemia hipocrômica microcítica, hemólise Nefrite intersticial, tubulopatia Dor abdominal, constipação, hiporexia e vômitos. Linha de Burton (azulada) na gengiva[301,302]	↑plumbemia (PbS) ↑plumbúria ↑ácido delta-aminolevulínico na urina ↑coproporfobilinogênio na urina RX abdômen: conteúdo radiopaco se ingestão de peça de chumbo RX de ossos longos: banda radiopaca na parte distal da metáfise (exposição crônica) Esfregaço de sangue periférico: ponteado basofílico NCS: ↓CMAP, SNAP geralmente normal	Afastar da exposição Intoxicação aguda (geralmente PbS > 25 µg/dL): iniciar terapia quelante Intoxicação crônica PbS entre 25 e 44 µg/dL: fazer TMC** TMC (+): iniciar terapia quelante PbS > 44 µg/dL: iniciar terapia quelante Quelantes: versenato de cálcio (EDTACa-Na2), ácido dimercaptosuccínico (DMSA) dimercaprol (BAL)[301]
Mercúrio	Equipamentos elétricos, amálgamas, galvanoplastia, lâmpadas, pigmentos, termômetros, medicações ayurvédicas	Alteração das estruturas terciária e quaternária das proteínas Ligação aos grupos sulfidrila e selenohidrila[303]	Mercúrio orgânico: parestesias em mãos e pés, progressão proximal, pode envolver face e língua. Pode haver ataxia, tremor, disartria, lentificação do pensamento, alterações psiquiátricas, perda auditiva e visual (com discromatopsia). Gengivite, salivação excessiva, disfunção imune Mercúrio inorgânico: principalmente sintomas gastrointestinais e síndrome nefrótica. Mas polineuropatia e encefalopatia também podem ocorrer[303]	Mercúrio orgânico: diagnóstico difícil, metal bastante lipofílico, excreção urinária pode ser escassa Mercúrio inorgânico: dosagem da concentração na urina de 24h NCS: ↓SNAP, mNCV normal ou limítrofe	Afastar da exposição Quelante (1ª escolha): ácido dimercapto propanil-1-sulfônico (DMPS) Outras opções: BAL e D-penicilamina[303]

	Fontes	Mecanismo	Manifestações clínicas	Laboratório	Tratamento
Tálio	Rodenticidas, inseticidas, células fotoelétricas, produção de lentes	Desconhecido	Parestesia dolorosa em membros inferiores e disautonomia	↑ do nível sérico e urinário de tálio	Afastar da exposição
		Comprometimento do metabolismo da glutationa? Interrupção da homeostase regulada pelo potássio?[304]	Fraqueza de predomínio distal Neuropatia craniana (V, VII, IX e X) Reflexos osteotendíneos são geralmente preservados[305] Encefalopatia, alteração do comportamento Dor abdominal, vômitos, polidipsia, insuficiência renal Pigmentação capilar e acne em região malar de face. Alopecia é o sinal mais característico[297]	↓Hb, ↑ ureia e creatinina, ↑ ALT e AST ↑ proteinorraquia NCS: ↓ da amplitude do SNAP e CMAP Perda do reflexo H	Laxativos, diuréticos Hemodiálise Reposição de potássio Quelante: Azul da Prússia (via oral)[306]
Arsênio	Pesticidas, pigmentos, eletrônicos, galvanoplastia, frutos do mar, medicações ayurvédicas	Geração de espécies reativas de oxigênio, aumento na produção de peróxidos lipídicos Depleção das reservas de glutationa e superóxido dismutase Alteração no metabolismo de neurotransmissores (monoaminas, acetilcolina, glutamato e GABA)[307]	Polineuropatia sensitivo-motora que pode progredir de forma semelhante à SGB, com diminuição dos reflexos osteotendíneos e até mesmo necessidade de suporte ventilatório. Nervos cranianos também podem ser afetados Encefalopatia Dor abdominal, náuseas, vômitos e diarreia. Anemia aplásica Pigmentação em pele, unhas com linhas de Mee (também podem ocorrer na intoxicação por tálio)[297]	Arsênico é eliminado rapidamente da corrente sanguínea, logo a concentração sérica não é útil para diagnóstico ↑ da concentração em urina, cabelo e unha ↓Hb, pontilhado eritrocitário, pancitopenia ↑proteinorraquia NCS: padrão de polineuropatia axonal sensitivo-motora. ↓ da amplitude do SNAP. Bloqueio de condução e prolongamento da latência da onda F	Afastar da exposição Quelantes: BAL, DMPS e DMSA[308]
Ouro	Aurotiomalato de sódio, aurotioglicose, auranofina (medicações usadas para controle da artrite reumatoide) Cianeto duplo de ouro e potássio (uso em galvanização de ouro) Forma metálica não é tóxica	Desconhecido. Relacionado a mecanismos autoimunes?	Parestesia distal e diminuição de todas as modalidades sensitivas. Pode haver fasciculações e mioquimias Síndrome Guillain-Barré-*like* Hepatopatia Rash cutâneo e prurido[299]	↑ da concentração sérica e urinária NCS: SNAP com amplitude ↓ ou não detectável. mNCV normal	Afastar da exposição Quelantes: BAL, D-penicilamina

*Nas crianças, a apresentação com encefalopatia é mais comum do que a de neuropatia.
**Teste de mobilização de chumbo

Neuropatias induzidas por fármacos

As neuropatias induzidas por fármacos representam uma causa pouco comum de neuropatia na infância e raramente causam comprometimento funcional. No ambiente de clínicas especializadas em neuropatias periféricas, sua incidência é de 2% a 4%.[309] Contudo, um número significativo dessas crianças não é referenciado ao neurologista infantil, sendo geralmente tratadas pelo médico prescritor, particularmente no contexto de neuropatias induzidas por quimioterápicos e drogas antirretrovirais. É possível que a verdadeira frequência dessa complicação seja subestimada, já que sua associação pode nem sempre ser bem relatada pela criança ou reconhecida pelo médico assistente, além do que, sintomas mínimos de neuropatia podem ser ofuscados por aqueles mais graves da doença de base. As neuropatias induzidas por fármacos geralmente se apresentam como uma polineuropatia sensitiva, simétrica, de predomínio distal, com sintomas de parestesia e dor. O acometimento motor tende a ser discreto.[310,311]

Alguns pacientes podem ter uma predisposição maior a esse tipo de complicação, principalmente aqueles que apresentam disfunção renal ou hepática (permitindo um maior acúmulo da droga), assim como os que têm alguma neuropatia de base (a exemplo da doença de Charcot-Marie-Tooth).[295] É possível que variantes em alguns genes também estejam implicadas com uma maior propensão individual ao desenvolvimento de neuropatia por certos fármacos.[312]

Os mecanismos de dano ao nervo periférico são variáveis, e muitas vezes podem ser múltiplos. Mais comumente, a lesão pode ser causada por neurotoxicidade direta da droga, interrupção da função mitocondrial, processos vasculíticos e indução de deficiência vitamínica (à exemplo da deficiência de piridoxina associada ao uso da isoniazida).[295]

O reconhecimento dessa iatrogenia é importante, pois a suspensão precoce do fármaco agressor permite a resolução completa dos sintomas, a qual pode não ser possível mais tardiamente, quando dano irreversível ao axônio ou ao gânglio da raiz dorsal estiver estabelecido. A associação clínica precoce dos sintomas de neuropatia com o uso do fármaco também abrevia a investigação clínica, evitando assim exames invasivos e desnecessários.[295]

Apesar de muitas drogas serem associadas a neuropatia periférica, faltam provas objetivas para muitas delas. Esse efeito colateral muitas vezes é inicialmente descrito em relatos de casos, os quais levantam a suspeita para a possível associação, levando a investigações adicionais. Para estabelecer esse nexo causal, alguns dos critérios a seguir precisam estar presentes:[295]

- Uma relação dose-resposta;
- Manifestações consistentes;
- Relação temporal do início dos sintomas com a exposição ao fármaco;
- Melhora ou não progressão dos sintomas com a suspensão do fármaco;
- Reaparecimento ou exacerbação dos sintomas após nova exposição ao fármaco;
- Dados de patologia e de modelos animais;
- Plausibilidade biológica;
- Exclusão de outras causas.

Contudo, muitos desses princípios podem ser de difícil aplicação na prática. Por exemplo, pode não haver melhora dos sintomas após a suspensão da droga por dano axonal grave, ou esses sintomas podem até mesmo progredir após a suspensão do fármaco (fenômeno de *coasting*), assim como podem haver reações idiossincráticas.[313]

Na maioria das vezes, as neuropatias induzidas por fármacos que se apresentam com sintomas sensitivos leves não necessitam de um tratamento específico, sendo necessário somente a redução da dose ou interrupção da medicação implicada ao quadro. Nos casos que apresentam dor neuropática, manejo com antidepressivos tricíclicos, gabapentina ou pregabalina pode ser necessário.[314]

Os principais fármacos reconhecidos como causadoras de neuropatia, assim como seus principais padrões de lesão ao nervo periférico, são listadas na Tabela 74.13.

POLINEUROMIOPATIA DO DOENTE CRÍTICO

A polineuropatia do doente crítico e a miopatia do doente crítico são condições neuromusculares comuns relacionadas a internações prolongadas em ambiente de UTI. Essas duas condições geralmente coexistem e sua diferenciação clínica e neurofisiológica muitas vezes é difícil, por esse motivo, elas são frequentemente agrupadas como polineuromiopatia do doente crítico (PNMDC).[200]

O impacto da PNMDC na população pediátrica ainda não é bem estabelecido. Um dos poucos estudos epidemiológicos nessa área demonstra uma incidência de 1,7% para as crianças que permaneceram pelo menos 24 horas na UTI, sendo que 28% dessas crianças também tiveram dificuldade para extubação.[315] Porcentagem bem menor do que a vista nos adultos gravemente enfermos (25-45%).[316] Contudo, estudo com crianças que necessitaram de ventilação mecânica em UTI por ≥ 7 dias demonstrou incidência maior (27%) de PNMDC.[317]

Quadro clínico

Em todas as idades, a PNMDC pode se desenvolver já na primeira semana da doença grave. O exame clínico evidencia padrão global e simétrico de fraqueza e hipotrofia muscular, com reflexos osteotendíneos diminuídos ou abolidos. Tipicamente, os membros inferio-

Tabela 74.12 Neuropatias tóxicas relacionadas a agentes industriais.

Substância	Uso	Quadro clínico
Acrilamida	Tratamento de água Construção civil	Polineuropatia axonal (sensitivo > motora), parestesias dolorosas, ataxia sensitiva, fraqueza distal leve Confusão mental, alucinações, dermatite de contato
Dissulfeto de carbono	Fabricação de raiom, viscose, celofane	Neuropatia padrão dependente de comprimento, hipoestesia e parestesias, fraqueza distal leve Parkinsonismo, neurite óptica, alteração do humor, psicose.
Hexacarbonos	Produção de solventes industriais e colas (ex: "cola de sapateiro")	Polineuropatia sensitivo-motora progressiva, padrão dependente do comprimento Discromatopsia, envolvimento de nervos cranianos
Óxido de etileno	Esterilizador de equipamentos médicos Indústria química	Neuropatia sensitivo-motora grave, ataxia sensitiva Depressão do SNC, convulsões, lesões vesiculares em pele, catarata
Organofosfato	Produção de inseticidas e derivados de petróleo	Neuropatia sensitivo-motora tardia Síndrome colinérgica, fraqueza muscular lembra padrão de miastenia
Vinil benzeno	Produção de plástico e borracha sintética	Neuropatia sensitiva, com propriocepção e sensibilidade vibratória preservadas

res são mais comprometidos que os superiores. Déficits sensitivos são comuns, porém são pouco proeminentes e de difícil demonstração. A PNMDC também pode ser apontada como causa de falha de extubação nos casos em que a doença pulmonar não mais demanda suporte ventilatório.[318] Essa dificuldade é devida ao comprometimento dos nervos frênicos, diafragma e dos músculos intercostais juntamente com outros músculos acessórios da respiração. Apesar de ser rara, fraqueza muscular facial também pode estar presente, assim como oftalmoparesia externa.[319]

Fatores de risco e patogênese

As principais afecções relacionadas com a PNMDC são a síndrome do desconforto respiratório agudo, sepse, a síndrome da resposta inflamatória sistêmica e a síndrome de disfunção de múltiplos órgãos. Outras condições associadas são a permanência prolongada no leito, hiperglicemia e infecções de uma forma geral (principalmente a bacteremia por germes gram-negativos). De uma forma menos consistente, outros fatores podem ser associados, como: sexo feminino, febre alta, asma grave, desnutrição, hiperosmolaridade, hipoalbuminemia, hipóxia, hipotensão, hipercalcemia ou hipocalcemia, comprometimento do SNC (a exemplo da encefalopatia associada à sepse), disfunção renal, terapia dialítica, corticoides, bloqueadores neuromusculares, nutrição parenteral e necessidade de drogas vasoativas.[319,320]

Em relação à fisiopatologia da doença, as causas da degeneração axonal na polineuropatia do doente crítico e da necrose e atrofia de fibras musculares na miopatia do doente crítico são complexas e não totalmente compreendidas. A patogênese da doença envolve mudanças na microcirculação, alterações metabólicas, anormalidades elétricas e falência bioenergética. Esses fatores podem contribuir de forma independente, sinérgica ou simultânea para o desenvolvimento da doença (Figura 74.13).

A disfunção microcirculatória iniciada pela sepse parece ter papel importante no dano ao nervo periférico e músculo. A cascata pró-inflamatória iniciada pelo processo infeccioso é responsável por aumentar o nível de expressão da E-selectina no endotélio da vasa nervorum, promovendo ativação leucocitária local. Esses leucócitos ativados são responsáveis pela produção de citocinas que levam a dano tecidual. As citocinas produzidas também são responsáveis por aumentar a permeabilidade microvascular, o que consequentemente torna a barreira hematonervosa mais permeável, permitindo que as toxinas circulantes comprometam o axônio diretamente (algumas citocinas também representam fatores neurotóxicos diretos). O déficit energético ocasionado pela desregulação da microcirculação leva à degeneração axonal, a qual retrata o principal achado na polineuropatia do doente crítico.[321]

Em relação ao processo miopático, o aumento das citocinas pró-inflamatórias é responsável por proteólise

Tabela 74.13 Principais medicamentos relacionados a neuropatias periféricas.

Medicação	Classe	Padrão da neuropatia
Ixabepilona	Quimioterápicos	Axonal sensitiva
Cisplatina		
Carboplatina		
Oxaliplatina		
Taxanos		
Isoniazida	Antibióticos e antivirais	
Linezolida		
Metronidazol		
Zalcitabina		
Didanosina		
Estavudina		
Cloranfenicol*		
Itraconazol	Antifúngicos	
Voriconazol		
Fenitoína	Antiepiléptico	
Estatinas	Hipolipemiantes	
Piridoxina	Vitamina	
Levodopa	Antiparkinsoniano	
Vincristina	Quimioterápicos	Axonal sensitivo-motora
Suramina		
Inibidores de TNF	Imunomoduladores	
Interferon-alfa		
Nitrofurantoína	Antibiótico	
Cloroquina*	Antimalárico	
Colchicina**	Outros	
Inibidores de TNF	Imunomoduladores	Desmielinizante sensitivo-motora
Interferon-alfa		
Amiodarona	Antiarrítmico	
Dapsona	Hansenostático	Axonal motora

*Relação com neurite óptica.
**Relação com miopatia.
Fonte: Adaptada de Manji, 2013.[295]

e apoptose do tecido muscular. É observado nesse processo a elevação do nitrogênio urinário, assim como um aumento na taxa de catabolismo da musculatura esquelética, o qual está associado ao hipermetabolismo presente no doente crítico.[321] A perda da miosina na musculatura afetada pela PNMDC também é outro achado observado.[316] Adicionalmente, modelos animais demonstram evidência de canalopatias relacionadas com os componentes neuropático e miopático da doença.[322]

Diagnóstico

O diagnóstico de PNMDC se apoia na história de um paciente gravemente enfermo que desenvolve fraqueza muscular generalizada durante seu período na UTI. Exames complementares tem função de demonstrar o acometimento do nervo periférico e da musculatura esquelética. Na Tabela 74.14 encontra-se as principais diferenças entre a neuropatia do doente crítico e a miopatia do doente crítico, porém esses achados costumam ocorrer de forma simultânea.

Em reflexo ao acometimento muscular, os níveis de CPK podem estar aumentados de dez a cem vezes o valor de referência (com risco de rabdomiólise e insuficiência renal), apresentando pico de concentração sérica por volta do terceiro ou quarto dia de doença, e com valores próximos ao normal após o décimo dia.[323] Por esse motivo, a CPK não é um parâmetro tão útil naqueles indivíduos com um período de internação mais prolongado.[324]

A ENMG é sempre um exame a ser considerado nos pacientes críticos que desenvolvem fraqueza muscular. Obviamente, suas limitações e dificuldade de realização na criança devem ser ponderadas antes de sua indicação. É importante lembrar que as alterações presentes na ENMG do paciente com PNMDC muitas vezes podem anteceder os achados clínicos, porém o estudo eletroneurofisiológico não deve ser indicado como triagem. O padrão da polineuropatia é tipicamente axonal, sinalizado pela diminuição da amplitude dos potenciais de ação (CMAP, SNAP ou ambos), com preservação das NCVs (indicando integridade da bainha de mielina). Redução ou ausência do CMAP no diafragma também pode ser observado. Sinais de desnervação, como potenciais de fibrilação e onda aguda positiva, podem estar presentes mais tardiamente, geralmente após a segunda ou terceira semana da doença de base.[321]

A diferenciação pela ENMG dos componentes neuropático e miopático na PNMDC muitas vezes é difícil, principalmente nos pacientes que não colaboram ativamente. O padrão-ouro para essa distinção é o estudo histopatológico por meio de biópsia, contudo este não encontra valor na prática clínica pois é invasivo, e a diferenciação em qual estrutura é mais comprometida (nervo ou músculo) não altera o manejo dos casos.[318]

Diagnósticos diferenciais

Os diagnósticos diferenciais da PNMDC podem ser representados tanto por condições preexistentes que pioram no contexto do paciente crítico, quanto por afecções que se desenvolvem durante a internação na UTI.

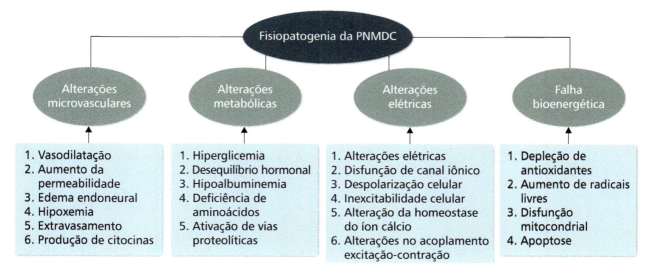

Figura 74.13 Fisiopatogenia da PNMDC.
Fonte: Adaptada de Zhou *et al.*, 2014.[319]

Tabela 74.14 Comparativo entre as características da polineuropatia do doente crítico e as da miopatia do doente crítico.	
Polineuropatia do doente crítico	**Miopatia do doente crítico**
Fraqueza generalizada ou distal	Fraqueza generalizada e simétrica, principalmente proximal
Flacidez	Flacidez
Alteração sensitiva distal	Sensibilidade preservada
Nervos cranianos preservados	Musculatura craniana geralmente preservada
Atrofia muscular com redução dos reflexos osteotendíneos	Atrofia muscular com reflexos osteotendíneos preservados ou reduzidos
CPK geralmente normal	CPK normal ou aumentada
LCR normal	LCR normal
ENMG: Diminuição ou ausência da amplitude dos potenciais motores e sensitivos, sem achados de desmielinização	ENMG: Diminuição da amplitude do potencial motor, mas com potencial sensitivo preservado. Achados miopáticos
Biópsia muscular: atrofia neurogênica	Biópsia muscular: degeneração aguda da fibra muscular e perda de filamento grosso, mas sem sinais de inflamatórios. Atividade anormal da miosina ATPase

CPK, creatinofosfoquinase; LCR, líquido cefalorraquidano.
Fonte: Adaptada de Apostolakis *et al.*, 2015.[321]

Algumas delas necessitam de um tratamento mais específico do que a PNMDC.[321]

Determinadas condições preexistentes não diagnosticadas, como miastenia gravis, miopatias congênitas ou neuropatias hereditárias, podem ser reveladas em um cenário de doença grave ou com uso de bloqueadores neuromusculares. A SGB também pode se desenvolver por doenças graves ou após cirurgias.[200] Outras condições que podem ser encontradas são neuropatias metabólicas e induzidas por drogas, miopatias associadas à hipocalemia, hipofosfatemia, hipermagnesemia ou uremia.[321]

Tratamento e prognóstico

Não existe tratamento específico para a PNMDC. O manejo envolve evitar os fatores de risco, tratamento agressivo da sepse e suporte às possíveis disfunções orgânicas associadas. Estratégias como desmame precoce da ventilação, mobilização frequente e fisioterapia motora também diminuem os riscos e ajudam na recuperação.[325]

Os adultos com PNMDC apresentam alta mortalidade, períodos mais prolongados de ventilação mecânica e de estada hospitalar. A melhora geralmente é lenta e incompleta, com uma proporção de adultos apresentando prejuízo funcional no longo prazo.[325,326] Contudo, a recuperação e o desfecho desse quadro na infância parece ser mais favorável.[200]

NEUROPATIAS COMPRESSIVAS E TRAUMÁTICAS

As neuropatias compressivas e traumáticas compõem um grupo de distúrbios neurológicos responsáveis pelas queixas de muitos pacientes, principalmente em adultos. Sintomas como dor, parestesia e fraqueza muscular são comuns, resultado de lesões parciais ou completas dos nervos. Além disso, podem se apresentar como radiculopatias, plexopatias ou mononeuropatias. Na pediatria, o quadro clínico mais frequente é a lesão de plexo braquial.

A depender do agravo, poderão ocorrer danos temporários ou permanentes nos nervos afetados. Tais lesões resultam de diferentes mecanismos fisiopatológicos, como desmielinização, bloqueio de condução ou degeneração axonal. A classificação do tipo de comprometimento da fibra nervosa é dividida em três graus (Figura 74.14): neuropraxia (grau I), axonotmese (grau II) e neurotmese (grau III).[327-329] Na neuropraxia há bloqueio temporário da condução nervosa, porém a estrutura do nervo está preservada. Na axonotmese ocorre ruptura axonal com degeneração Walleriana do segmento distal, porém o endoneuro está mantido e, com isso, há chance de regeneração axonal. Já na neurotmese há descontinuidade do nervo, com lesão do epineuro e endoneuro, sendo considerado o quadro mais grave.

LESÕES DO PLEXO BRAQUIAL

A lesão traumática do plexo braquial pode ser resultado de diversos mecanismos em qualquer idade. Entretanto, na população pediátrica, a causa mais frequente é a paralisia obstétrica do plexo braquial, decorrente da tração mecânica durante o nascimento. A incidência é de 0,5-2 casos por 1.000 nascidos vivos,[330-335] porém a maioria dos dados é de países desenvolvidos.[329,336,337] Já nos países subdesenvolvidos, essa incidência parece ser muito maior.[338,339]

O plexo braquial é responsável pela inervação dos membros superiores, tendo uma anatomia complexa. Anatomicamente, encontra-se entre os músculos escalenos anterior e médio, posterior e lateralmente ao músculo esternocleidomastoideo e, no seu trajeto, passa posteriormente à clavícula, acompanhando a artéria axilar. É formado pelos ramos anteriores dos nervos espinhais cervicais inferiores (C5, C6, C7 e C8), além do primeiro torácico (T1). Posteriormente, ele se organiza em três troncos: superior (ramos de C5 e C6), médio (ramo de C7) e inferior (ramos de C8 e T1). Então, cada um desses troncos divide-se em ramo anterior e posterior, os quais dão origem aos fascículos: lateral (ramos anteriores dos troncos superior e médio), posterior (ramos posteriores dos troncos superior, médio e inferior) e medial (ramo anterior do tronco inferior). Finalmente, a partir dos fascículos, surge a maior parte dos nervos periféricos (Tabela 74.15). O esquema anatômico representativo do plexo braquial está ilustrado nas Figuras 74.15 e 74.16.

Patogênese

A paralisia traumática do plexo braquial decorre, geralmente, do mecanismo de tração do nervo. Ela pode ocasionar diferentes tipos de comprometimento da fibra nervosa, a depender do grau da lesão, como já descrito previamente.[329] Nas lesões obstétricas, a maioria dos casos são leves a moderados. Entretanto, podem ocorrer casos graves com avulsão completa da raiz nervosa e, frequentemente, lesão medular associada.[340] O quadro mais frequente é o da lesão do tronco superior do plexo braquial, a paralisia de Erb (Figura 74.17). Já o acometimento do tronco inferior é chamado de paralisia de Klumpke.

Características clínicas

O quadro clínico da paralisia do plexo braquial dependerá do grau e da localização da lesão nervosa. Ba-

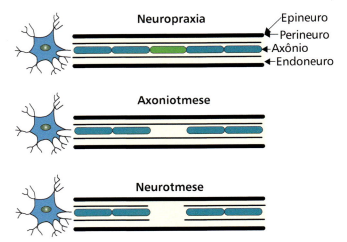

Figura 74.14 Tipos de lesões nervosas periféricas.

Tabela 74.15 Nervos periféricos originados do plexo braquial.

Nervos periféricos	Origem	Segmento	Inervação muscular
Dorsal da escápula	Ramo anterior de C5	C5	Levantador da escápula
			Romboides maior e menor
Torácico longo	Ramos anteriores de C5, C6 e C7	C5-7	Serrátil anterior
Supraescapular	Tronco superior	C5-6	Supra e infraespinhais
Subclávio			Músculo subclávio
Peitoral lateral	Fascículo lateral	C5-7	Peitoral maior
Musculocutâneo			Coracobraquial
			Braquial
			Bíceps braquial
Subescapular superior	Fascículo posterior	C5-6	Subescapular e redondo maior
Subescapular inferior			
Axilar			Deltoide e redondo menor
	Toracodorsal	C6-8	Latíssimo do dorso
	Radial	C5-8 e T1	Tríceps braquial
			Braquiorradial
			Extensor radial longo e curto do carpo
			Supinador
			Músculos da região posterior do antebraço
Peitoral medial	Fascículo medial	C8 e T1	Peitorais maior e menor
Cutâneo medial do antebraço			Pele da face medial do antebraço
Cutâneo medial do braço		T1	Pele da face medial do braço
Ulnar		C7-8 e T1	Flexor ulnar do carpo
			Parte medial do flexor profundo dos dedos (4º e 5º)
			Adutor do polegar
			Lumbricais (3º e 4º dedos)
Mediano	Fascículos lateral e medial	C5-8 e T1	Músculos da região anterior do antebraço
			Curtos do polegar
			Pele da face lateral da mão

seado nisso, Narakas[341] criou em 1987 uma classificação para esses pacientes, a qual divide-se em quatro grupos (Tabela 74.16): paralisia de Erb – grupo I; paralisia de Erb estendida – grupo II; paralisia total do membro superior sem síndrome de Horner – grupo III; paralisia total do membro superior com síndrome de Horner – grupo IV. Entretanto, recomenda-se que a classificação seja aplicada após cerca de 2 semanas do nascimento, pois corresponde ao período de resolução das lesões causadas por um simples bloqueio de condução.[342,343] Além disso, existe também a paralisia de Klumpke causada por lesão das raízes de C8-T1, não incluída nessa classificação, a qual se caracteriza por paralisia isolada da mão com síndrome de Horner.[344]

Diagnóstico

O diagnóstico da paralisia do plexo braquial é feito a partir da história clínica e exame físico. Entretanto, exames complementares auxiliam na avaliação e também na decisão de intervenção cirúrgica.[335,345] Os exames de condução nervosa, como a ENMG, ajudam a diferenciar o grau de comprometimento da fibra nervosa (neuropraxia, axonotmese e neurotmese). Os sinais de denervação, ou seja, fibrilações, surgem a partir da terceira semana após o insulto.[340] Devido a isso, é indicada a realização da ENMG entre o primeiro e o terceiro mês de vida.[333,340,344] Dentre os exames de imagem, a ressonância magnética é o mais utilizado e os seus achados contribuem na diferenciação de lesões parciais ou totais das raízes.[335,340,345] No caso de

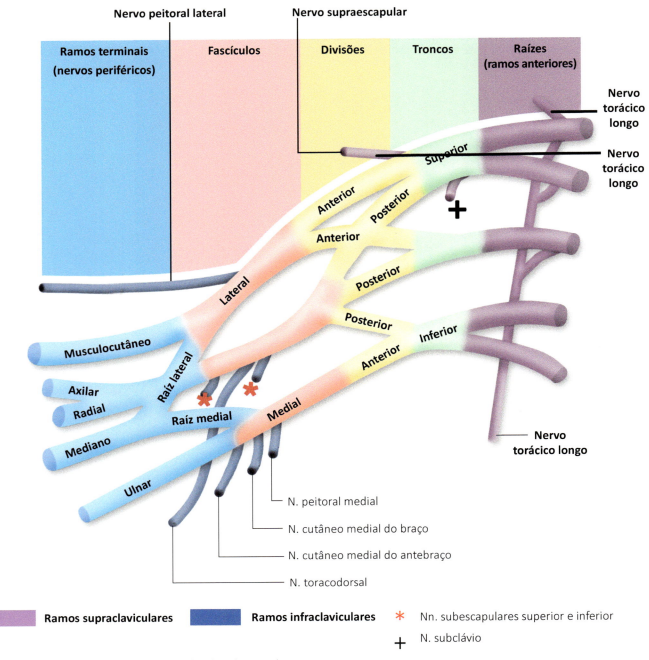

Figura 74.15 Esquema anatômico do plexo braquial.

avulsão completa da raiz do nervo, há o surgimento de pseudomeningocele no sítio da lesão (Figura 74.18).[335] Além disso, outros exames complementares devem ser realizados a fim de avaliar a existência de outras lesões traumáticas associadas.

Tratamento

O tratamento do membro afetado deve ser iniciado precocemente, ainda na primeira semana de vida. A reabilitação inicial, considerado tratamento conservador, baseia-se na realização de exercícios de fisioterapia, terapia ocupacional e uso de órteses de posicionamento, a fim de evitar contraturas e, consequentemente, piora funcional do membro.[329,335,340] Além disso, a família deve fazer parte desse processo e ser ensinada a realizar os exercícios de alongamento diariamente, de forma cuidadosa. O tratamento cirúrgico para reconstrução dos nervos acometidos deve ser aventado nos pacientes que

Neuropatias Periféricas

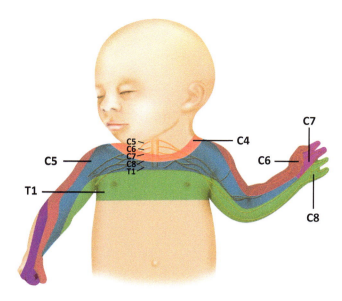

Figura 74.16 Anatomia do plexo braquial na criança.
Fonte: Jones HR, Ryan MM, Levin KH. 2015.

não apresentam boa recuperação a partir dos 3 meses de vida.[329,335] Entretanto, não há consenso quanto ao período ideal para a realização da abordagem cirúrgica.[343]

PARALISIA DIAFRAGMÁTICA

O diafragma é uma estrutura músculo-tendinosa inervada pelo nervo frênico, posicionada entre a cavidade abdominal e a caixa torácica, a qual exerce papel essencial na respiração.[346] Quando comprometido, leva a sintomas como dispneia e até insuficiência respiratória. A paralisia diafragmática pode ocorrer por dano ao nervo frênico e, no caso de lesões traumáticas no período neonatal, está geralmente associada à lesão do plexo braquial.[340,347] Entretanto, outros mecanismos de trauma estão implicados nessa condição, como por exemplo, cirurgias cardíacas e drenagens torácicas.[346,348-350] A patogênese dos casos neonatais é similar ao da paralisia do plexo braquial, ocorrendo trauma por estiramento do nervo no momento do parto (Figura 74.19).[340,351] A maioria dos pacientes tem quadro unilateral, principalmente à direita (cerca de 80%) e menos de 10% são paralisias bilaterais.[340,352,353] A incidência pode variar de 1/15.000 a 1/30.000 nascidos vivos, sendo associado à paralisiado plexo braquial em 80-90% das vezes.[340,347] Já a mortalidade gira em torno de 10-15% dos casos.[347,353]

Características clínicas

O diafragma exerce um papel fundamental durante a respiração dos bebês, visto que os mesmos têm hipotonia fisiológica e maior mobilidade do mediastino e da parede torácica.[347] Devido a isso, manifestam mais sintomas do que os adultos com paralisia diafragmática, mesmo em lesões unilaterais. Esses pacientes apresentam dificuldade respiratória e, geralmente, necessitam de suporte ventilatório. Ao exame físico, podem ter assimetria torácica. Além disso, podem evoluir com atelectasias, infecções pulmonares e falha de extubação. Entretanto, o diagnóstico nem sempre é fácil, pois muitos pacientes fazem uso de ventilação com pressão positiva e os sinais clássicos podem ser mascarados. Deve-se ter atenção ainda maior ao examinar bebês com diagnóstico de paralisia do plexo braquial, onde o diafragma ipsilateral pode também estar afetado.

O prognóstico depende do grau de comprometimento do nervo, assim como do suporte ao tratamento e do fato de ser uni ou bilateral. A maioria dos pacientes consegue se recuperar nos primeiros 6 a 12 meses de vida.[340] Nos casos de lesão bilateral, há um aumento importante da mortalidade, podendo chegar a 50%.[340] Estudos realizados previamente indicam que não há correlação entre a gravidade das lesões do plexo braquial e o comprometimento diafragmático.[347,354,355] Entretanto, Yoshida e Kawabata realizaram um estudo retrospectivo com 366 recém-nascidos com paralisia do plexo braquial em Osaka, Japão, no qual identificaram valor prognóstico em prever a recuperação motora espontânea pior quando havia lesão concomitante do nervo frênico.[356]

Diagnóstico

A investigação diagnóstica da paralisia diafragmática se inicia com o exame físico, no qual podem ser identificados sinais como alteração da percussão na porção torácica inferior do lado comprometido, estertores e respiração paradoxal do abdome.[346] Além disso, na maioria das vezes, esses pacientes apresentam outras lesões traumáticas associadas, como a paralisia do plexo braquial, cefaloematoma ou fraturas. Na radiografia ou na tomografia de tórax, pode-se identificar elevação da cúpula diafragmática do lado afetado. Entretanto, em pacientes que estão em uso de ventilação com pressão positiva ou naqueles com quadro bilateral, nem sempre é possível visualizar esse sinal. A confirmação é feita por meio da avaliação da função diafragmática pela fluoroscopia pulmonar ou da ultrassonografia torácica em tempo real, sendo a segunda opção a mais utilizada, devido ao fato de ser menos invasiva, ser de fácil acesso, não haver radiação e se poder realizar exames seriados para acompanhar a recuperação do quadro.[340,346,347,352]

Tratamento

O tratamento de suporte é essencial no desfecho dos casos de paralisia diafragmática, interferindo diretamen-

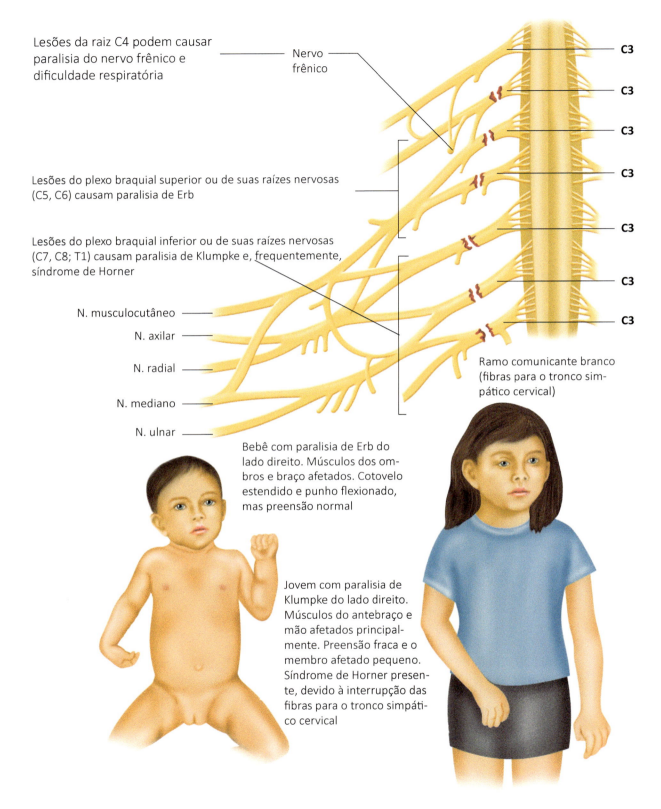

Figura 74.17 Representação esquemática dos tipos de lesões envolvendo o plexo braquial.
Fonte: Adaptada de Jones et al., 2015.[335]

Neuropatias Periféricas

Tabela 74.16 Classificação de Narakas da paralisia do plexo braquial.

Grupo	Nome	Sítio da lesão	Características clínicas	Prognóstico
I	Paralisia de Erb	C5-C6	Membro aduzido, rodado internamente e pronado	Boa recuperação espontânea em 80% dos casos
II	Paralisia de Erb estendida	C5-C7	Como acima, associado a flexão do punho e dedos (posição do garçom)	Boa recuperação espontânea em 60% dos casos
III	Paralisia total sem Síndrome de Horner	C5-T1	Paralisia flácida completa do membro	Recuperação espontânea em 30% a 50% dos casos. A mão pode ser funcional em muitos pacientes
IV	Paralsia total com Síndrome de Horner	C5-T1	Paralisia flácida completa do membro com síndrome de Horner associada	Ruim. Sem cirurgia, há comprometimento importante do membro

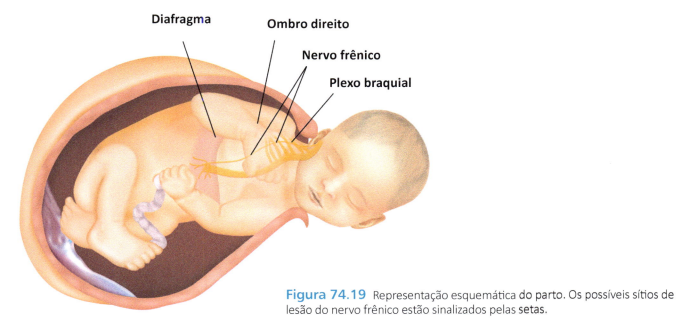

Figura 74.18 (A) A ressonância magnética axial ponderada em T2 mostra uma pseudomeningocele de avulsão da raiz nervosa (seta). (B) Imagem sagital de ressonância magnética da coluna em T2 mostrando múltiplas pseudomeningoceles na coluna cervical de C5 a T1 (seta). (C) Ressonância magnética com supressão de gordura em T2 coronal indicativa de múltiplas pseudomeningoceles secundárias a avulsões da raiz do nervo no lado direito (seta).

Fonte: Adaptada de Jones et al., 2015.[335]

Figura 74.19 Representação esquemática do parto. Os possíveis sítios de lesão do nervo frênico estão sinalizados pelas setas.

Fonte: Adaptada de Volpe, 2018.[340]

Tabela 74.17 Causas de paralisia facial em crianças.

Nascimento	Inflamatório/infeccioso
• Distrofia miotônica congênita	• Meningites; otite média; mastoidite; parotidite
• Distrofia muscular congênita	• Infecções virais (Epstein-Bar; varicela/herpes zóster; HIV etc.)
• Distrofia fáscio-escápulo-umeral	• Doença de Lyme
• Síndrome miastênica congênita ou neonatal	• Neurossarcoidose
• Miopatias congênitas	• Doença de Kawasaki
• Síndrome de Moebius	• Vasculite (Púrpura de Henoch-Schönlein)
• Síndrome CHARGE	• Síndrome de Guillain-Barré e suas variantes (síndrome de Miller-Fisher; polineurite craniana)
• Síndrome de Goldenhar	
• Encefalopatia hipóxico-isquêmica	
• Doenças mitocondriais	

Trauma	Neoplasia
• Lesões do parto	• Linfomas; leucemias; hemangiomas
• Fraturas da base do crânio	• Tumores faciais
• Fraturas do osso petroso	• Schwannoma do VII nervo
• Trauma penetrante do ouvido médio	• Glioma do tronco encefálico
• Barotrauma	• Colesteatoma
• Traumas faciais	• Osteopetrose

Tóxico	Idiopático/recorrentes
• Etilenoglicol	• Paralisia de Bell
• Talidomida	• Pseudotumor cerebral (hipertensão intracraniana benigna)
• Intoxicação por arsênico	• Síndrome de Melkersson-Rosenthal
	• Neuropatia hereditária com risco de paralisia de pressão

te na mortalidade. A depender da gravidade do quadro, os pacientes podem necessitar de suporte ventilatório com pressão positiva contínua ou negativa intermitente, por meio de ventilação não invasiva ou invasiva.[340] Além disso, existe a possibilidade de tratamento cirúrgico por meio de plicatura diafragmática. Geralmente, a intervenção cirúrgica é indicada caso não haja resolução espontânea após 1 mês de tratamento conservador.[340] Contudo, pode ser realizada mais precocemente nos casos mais graves, com comprometimento bilateral ou até mesmo com o intuito de diminuir o tempo de ventilação.[352]

LESÃO DO NERVO FACIAL

A paralisia facial na pediatria pode ocorrer por diversos mecanismos e patologias distintas (Tabela 74.17).[357-361] A incidência varia de 1,8 a 7,5 por 1.000 nascidos vivos.[358,362] A maior parte dos casos traumáticos são por lesões no período perinatal, podendo ser decorrentes de mecanismos pré-natais ou no momento do parto. Como consequência, há fraqueza da musculatura facial, geralmente acometendo os andares superior e inferior da face.[340] Esses bebês necessitam de avaliação neurológica minuciosa, já que muitas vezes essa condição está associada a outros tipos de lesões traumáticas.[363] Os principais fatores de risco são o uso de fórceps durante o parto, trabalho de parto prolongado, peso ao nascimento acima de 3.500g e primiparidade.[340,357,360,362-365] Outras possíveis causas de lesões traumáticas do VII nervo são: trauma cirúrgico; traumas penetrantes na parótida ou ouvido médio; barotrauma; fraturas faciais; fraturas do osso temporal.[366] As causas não traumáticas de lesões do nervo facial são descritas no capítulo 8 (Nervos Cranianos).

Em um estudo realizado em Boston (Brigham and Women's Hospital) com mais de 40 mil nascimentos, foram identificados 92 bebês com paralisia facial (incidência de 2,1 por 1.000 nascidos vivos).[363] Desses, 81 casos ocorreram devido a trauma ao nascimento (88%, incidência de 1,8 por 1.000 nascidos vivos). Assim como relatado anteriormente, foram observados os mesmos fatores de risco.

O nervo facial (VII nervo craniano) é um nervo misto com funções motoras e sensitivas, além de possuir fibras parassimpáticas. Ele emerge do tronco encefálico, ao nível do sulco bulbopontino, entre o VI e o VIII nervos cranianos, e prossegue lateralmente ao ângulo cerebelopontino; após esse percurso, entra no meato acústico interno na parte petrosa do osso temporal, através do forame estilomastóideo. O nervo facial pode ser dividido em quatro segmentos: meatal; labiríntico (emerge o nervo petroso superficial maior); horizontal ou timpânico; vertical ou mastoide (emergem: nervo do músculo estapédio, nervo corda do tímpano, nervo auricular posterior, ramo digástrico, ramo estilo-hióideo, ramo temporofacial e ramo cervicofacial) (Figura 74.20). Geralmente, as lesões ocorrem próximo à saída do nervo no osso temporal (forame estilomastóideo).[340] Devido ao bom prognóstico das paralisias faciais neonatais traumáticas, as lesões são mais compatíveis com edema e hemorragia, resultando em neuropraxia (grau I).

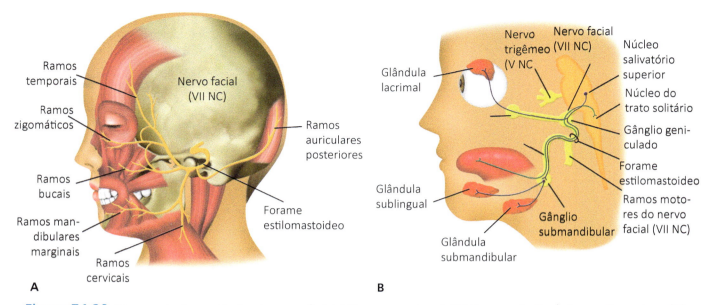

Figura 74.20 Representação anatômica do nervo facial (VII nervo craniano). **(A)** Representação da inervação motora. **(B)** Representação da inervação parassimpática.
Fonte: Adaptada de Zandian et al., 2014.[367]

Patogênese

Diferentes mecanismos podem ser responsáveis pelas lesões do nervo facial. Entretanto, os principais são a compressão intrauterina contra o promontório sacral e compressão intraparto.[340,359,365,368] Em 1951, Hepner realizou um estudo com 875 bebês, no qual foi identificada correlação entre o lado da face afetado e o posicionamento intrauterino (Tabela 74.18).[369] Com isso, nota-se que a compressão do nervo facial no promontório sacral exerce efeito importante nessa condiçã.[359] Além disso, o uso do fórceps durante o parto também é uma causa importante de paralisia facial neonatal.[340,368] O mecanismo de lesão do fórceps ocorre a partir da compressão sobre o forame estilomastóideo pela lâmina posterior da pinça. Os estudos já realizados demostram um aumento considerável no risco de ocorrência da paralisia facial nos bebês nascidos com uso de fórceps.[362,363,370,371]

Características clínicas

As lesões traumáticas do nervo facial no período neonatal se apresentam clinicamente como uma paralisia facial periférica. Sendo assim, nota-se assimetria facial no repouso, caracterizada por diminuição do sulco nasolabial e dificuldade em ocluir as pálpebras do lado afetado (Figura 74.21).[359] Durante a movimentação facial, observa-se o desvio da comissura labial para o lado contralateral e dificuldade em realizar os movimentos da mímica facial do lado afetado (franzir a testa, elevar a sobrancelha, sorrir etc.). Além disso, pode haver hiperacusia (por paralisia do músculo estapédio), diminuição da produção lacrimal, lagoftalmo, parestesia no pavilhão auricular e dificuldade na oclusão labial, resultando em salivação e dificuldade na alimentação.[340,357,372] Os sinais de Bell e Negro podem estar presentes. Os pacientes podem ainda apresentar sinais externos de trauma, como marca da pinça do fórceps na face, equimoses, lacerações e céfalo-hematoma.[340,372]

Diagnóstico

O diagnóstico das lesões traumáticas do nervo facial é baseado principalmente na anamnese e no exame físico minucioso.[340] Devem ser investigadas as histórias

Tabela 74.18 Relação entre o posicionamento intrauterino e o lado da paralisia facial.

Pacientes (n)	Tipo do parto	Lado da paralisia facial	Posição intrauterina
6	Natural	Esquerda	Occipito-esquerda transversa
4	Natural	Direita	Occipito-direita transversa
34	Fórceps	Esquerda	Occipito-esquerda transversa ou anterior
12	Fórceps	Direita	Occipito-direita anterior, transversa ou posterior

Fonte: Hepner Jr., 1951.[369]

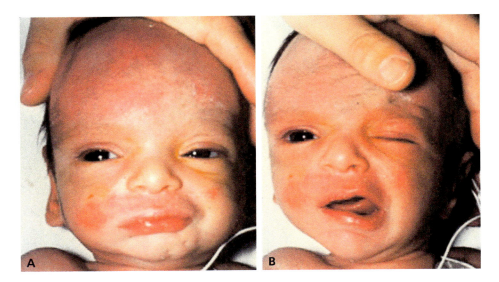

Figura 74.21 Paralisia facial neonatal.
Fonte: Renault et al., 2014.[358]

da gestação (incluindo as ultrassonografias fetais) e do parto, a fim de identificar possíveis fatores de risco. Além disso, a evolução do quadro e as características clínicas são essenciais nesses casos.[357] Entretanto, alguns exames complementares auxiliam nessa investigação, assim como na determinação da gravidade e do prognóstico.[358,361] Diversas escalas foram criadas para avaliação da paralisia facial,[373-377] sendo a mais utilizada a de House-Brackmann (Tabela 74.19).[378] Os diagnósticos diferenciais das paralisias faciais são discutidos no capítulo 8 – Nervos Cranianos.

Avaliação auditiva

Nos pacientes com quadro de paralisia facial congênita, deve ser realizada avaliação auditiva durante o processo de investigação diagnóstica. Essa etapa visa identificar a presença de trauma no conduto auditivo, o nível da le-

Tabela 74.19 Escala de House-Brackmann para paralisia facial.[377,378]

Grau	Descrição	Em repouso	Em movimento
I	Normal	Simetria	Movimentação facial normal
II	Disfunção leve	Simetria e tônus normais	Fronte – função moderada a boa
			Olhos – fechamento completo com esforço mínimo
			Boca – assimetria discreta
III	Disfunção moderada	Simetria e tônus normais	Fronte – movimento discreto a moderado
			Olhos – fechamento completo com esforço
			Boca – discreta fraqueza com máximo esforço
IV	Disfunção moderadamente grave	Simetria e tônus normais	Fronte – nenhum
			Olhos – fechamento incompleto
			Boca – assimetria com esforço máximo
V	Disfunção grave	Assimetria	Fronte – nenhum
			Olhos – fechamento incompleto
			Boca – discreto movimento
VI	Paralisia total	Assimetria	Nenhum movimento

Fonte: Adaptada de Fonseca et al., 2015;[377] House et al., 1985.[378]

são do nervo facial e também se há comprometimento do nervo vestibulococlear (VIII nervo craniano), já que anatomicamente ele se posiciona muito próximo ao nervo facial.[358] Além do exame físico, por meio da otoscopia para avaliar possíveis infecções ou traumas no ouvido externo e médio, deve-se realizar os exames de emissões otoacústicas e potencial evocado auditivo do tronco encefálico (PEATE ou BERA, do inglês, *brainstem evoked response audiometry*), a fim de examinar os limiares auditivos e a integridade das vias auditivas retrococleares (do ouvido interno até o córtex cerebral).

Estudos de condução nervosa

Os estudos de condução nervosa são aplicados para analisar o grau de acometimento, assim como determinar o prognóstico do quadro.[358,361,379] Tais exames avaliam a função da porção extracraniana do nervo facial. Na eletroneurografia são colocados eletrodos na pele, sobre os músculos da face, para identificar a resposta gerada após o estímulo elétrico do VII nervo (Figura 74.22). Os resultados são expressos em porcentagem em relação ao lado contralateral (não afetado). Já a eletromiografia utiliza agulhas inseridas nos músculos com o objetivo de observar os potenciais de ação gerados após a contração muscular (voluntária ou estimulada). Quando há uma denervação, ocorrem fibrilações ao exame, já na etapa de reinervação, vemos potenciais polifásicos. É importante ressaltar que esses estudos devem ser realizados a partir da segunda semana do evento, pois os resultados podem não ser fidedignos antes desse período, devido ao processo de degeneração walleriana.[358,361]

Exames de imagem

Os exames de imagem estão sempre indicados nas paralisias faciais congênitas e quando há suspeita de trauma. Além de constatarem possíveis fraturas cranianas ou hemorragias, avaliam também a presença de malformações cerebrais e outras causas de paralisias faciais, como por exemplo, tumores. A tomografia computadorizada (TC) de crânio pode ser realizada logo após o evento, sendo o melhor método para identificação de fraturas e hemorragias pós-traumáticas. Entretanto, o exame de ressonância magnética é superior na avaliação das estruturas do tronco encefálico e fossa posterior, sendo viável a detecção de alteração de sinal ao longo do trajeto do VII nervo craniano.

Prognóstico

De uma forma geral, as paralisias faciais da infância têm um prognóstico melhor do que nos adultos. Entretanto, isso vai depender tanto da etiologia do quadro, quanto da gravidade da lesão. Com base na escala de House-Brackmann (Tabela 74.19), pacientes com grau II apresentam bom prognóstico e os de grau III ou IV estão associados a disfunções residuais moderadas. Já aqueles com grau V ou VI têm pior prognóstico.[357,367,380] Nos casos de lesões traumáticas do parto, o prognóstico na grande maioria é excelente, com recuperação completa até os 4 meses.[357,360]

Tratamento

A maioria dos casos de lesões traumáticas do nervo facial são leves.[358] Devido a isso, o tratamento mais indicado é o de suporte, por meio do uso de lágrimas artificiais e oclusão ocular, quando necessário, a fim

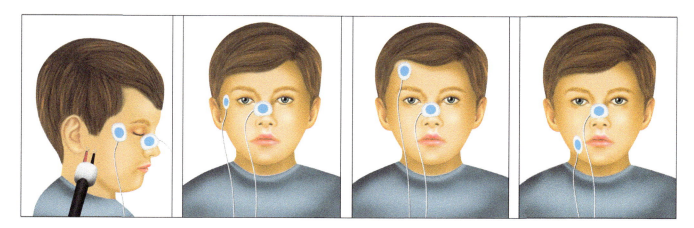

Figura 74.22 Eletroneurografia facial.

de evitar lesões na córnea.[340,381] Entretanto, nos casos graves pode ser necessária abordagem cirúrgica para reconstrução do nervo.[382]

LESÃO DO NERVO MEDIANO

A neuropatia do nervo mediano não é frequente na população pediátrica, ao contrário dos adultos. Diferentes mecanismos podem ser responsáveis pelo seu acometimento, tanto na região proximal quanto distal. O reconhecimento dos sintomas pode ser difícil nas crianças, principalmente nas mais novas, pelo fato de não conseguirem relatar bem as próprias sensações. Os traumas são os principais causadores das lesões do nervo mediano na pediatria.[383]

A síndrome do túnel do carpo (STC) é o principal tipo de lesão do nervo mediano, sendo a mais frequente das síndromes compressivas. Entretanto, sua ocorrência na pediatria é rara.[384] A STC ocorre por compressão e/ou estiramento do nervo mediano ao nível do punho, tendo sido descrita pela primeira vez por Sir James Paget em 1858.[385-387] A partir de 1950, a doença foi melhor definida decorrente dos trabalhos publicados por George Phalen.[387,388] Contudo, a primeira descrição em pacientes pediátricos ocorreu em 1958 por Martin e Masse.[389] A maior parte dos casos acontece em pacientes com doenças de depósito, como as mucopolissacaridoses.[384,390-393]

O nervo mediano é um nervo misto que se forma na região axilar, a partir da junção da raiz lateral do fascículo lateral e da raiz medial do fascículo medial do plexo braquial (ramos de C6-C7 e C8-T1, respectivamente).[394] No seu trajeto percorre a face medial do braço, próximo à artéria braquial, até a fossa cubital e, ainda na região proximal do antebraço, emite o nervo interósseo anterior (Figura 74.23).[340,394] No antebraço é responsável pela inervação dos seguintes músculos: pronador redondo; flexor radial do carpo; palmar longo; flexor superficial dos dedos. Já o nervo interósseo inerva a cabeça lateral do flexor profundo dos dedos, flexor longo do polegar e pronador quadrado.[384] Após emitir o ramo cutâneo palmar, ele passa através do túnel do carpo e divide-se nos ramos terminais sensitivos e motores.[394] O túnel do carpo é um canal osteofibroso inextensível por onde passam o nervo mediano, os quatro tendões dos flexores superficiais dos dedos, os quatro tendões dos flexores profundos dos dedos e o tendão do flexor longo do polegar (Figura 74.24).[386,395]

Patogênese

O nervo mediano pode ser lesado a partir de diferentes mecanismos. Quando há compressão ou tração do nervo, pode haver comprometimento da circulação sanguínea e, consequentemente, alterações na estrutura do nervo.[386] Nesses casos, os pacientes são categorizados em três estágios, de acordo com a classificação anatomoclínica de Lundborg:[396] precoce (edema endoneural – sintomas noturnos e intermitentes); intermediário (alteração circulatória permanente, com destruição da bainha de mielina – sintomas noturnos e diurnos intermitentes); avançado (lesão axonal com degeneração Walleriana – sintomas permanentes). Já os traumas são decorrentes de fraturas, luxações do cotovelo, lesões contusas ou durante punções venosas ou arteriais, assim como em bloqueios anestésico.[383]

Características clínicas

A lesão do nervo mediano se apresenta de forma diferente nas crianças, com sintomas menos aparentes do que nos adultos. Os sintomas podem ser tanto sensitivos (dor, formigamento, sensação de queimação e dormência) quanto motores (fraqueza e atrofia).[397] Ao exame físico, podem ser observados sinais como fasciculações, atrofia e mão em garra (Figura 74.25).[383] Entretanto, os pacientes pediátricos por vezes não apresentam os sinais clássicos de dor e parestesias, nem os testes de Tinel e Phalen positivos.[397]

Diagnóstico

O diagnóstico da neuropatia traumática ou compressiva do nervo mediano deve ser cogitado a partir da história clínica e do exame físico. Entretanto, os testes provocativos e o exame de condução nervosa podem auxiliar no processo de investigação. Atualmente, o diagnóstico pode ser estabelecido mesmo sem a realização de uma ENMG, pois, caso o paciente apresente quatro testes anormais, a probabilidade de ser Síndrome do Túnel do Carpo é de 86%.[386]

O fato de o nervo mediano se localizar em uma região de fácil acesso, fez com que fossem descobertas manobras capazes de provocar dor ou sensações, a depender do grau de comprometimento do paciente. Dentre os testes provocativos já descritos, os mais utilizados são os sinais de Tinel e Phalen, além dos testes de compressão em flexão do punho e o de Paley e McMurphy.[386] O sinal de Tinel é feito a partir da percussão da face palmar do punho ao nível do nervo mediano (Figura 74.26) e é considerado positivo quando há parestesia (sensibilidade de 26% a 70% e especificidade de 40% a 100%).[398] Já o sinal de Phalen (Figura 74.27) é positivo quando surge parestesia durante a flexão do punho por 1 minuto (sensibilidade de 67% a 83% e especificidade de 47% a 100%).

Tratamento

Ao longo dos anos, diversos tipos de tratamento surgiram para a STC, alguns consolidados e outros controversos. Os tratamentos conservadores comprovadamente eficazes são a injeção local de corticoide, imobilização com órteses e corticoterapia oral.[399] Já o tratamento ci-

Neuropatias Periféricas

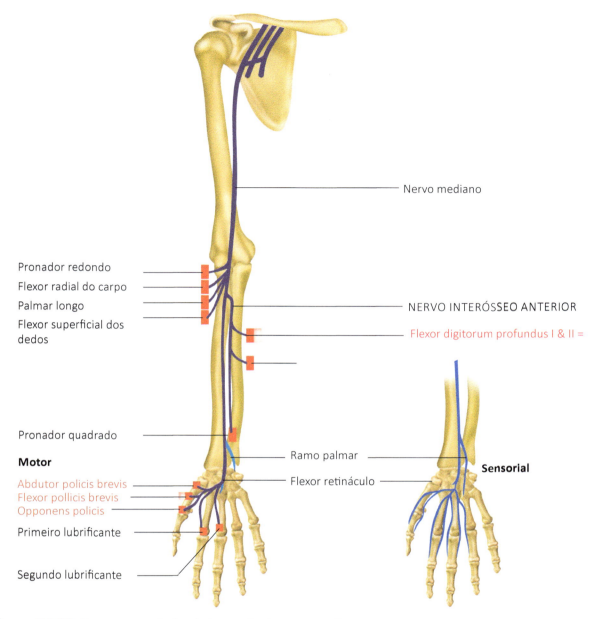

Figura 74.23 Esquema anatômico da inervação do nervo mediano.
Fonte: Adaptada de Ryan et al.; 2015.[384]

rúrgico, visa aumentar o volume do túnel do carpo e, consequentemente, diminuir a pressão no seu interior.

LESÕES DO NERVO CIÁTICO

Na pediatria, a maioria das lesões do nervo ciático são causadas por injeções intramusculares na região glútea.[400] As boas práticas nos cuidados em saúde podem reduzir essa incidência, visto que, geralmente, há iatrogenia envolvida nesses casos.[401] Em 1999 estimava-se que eram aplicadas de 8 a 12 bilhões de injeções por ano no mundo, sendo que cerca de 50% dessas eram consideradas inseguras nos países em desenvolvimento.[402,403] Bebês prematuros têm um risco maior de serem acometidos por esse problema, pois possuem menos massa muscular na região glútea. Devido a isso, as aplicações nessa área são contraindicadas nessa população.

O nervo ciático é formado a partir das raízes de L4-S3 (divisões anterior e posterior de L4-S2; divisão anterior de S3), sendo considerado um nervo misto e o maior do corpo.[394,404,405] Ele emerge do plexo sacral e sai da pelve através do forame isquiático maior, abaixo do músculo piriforme, passando então entre os músculos obturador interno (anteriormente) e glúteo (posteriormente).[406,407]

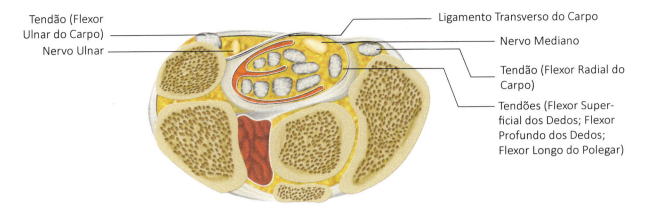

Figura 74.24 Anatomia do nervo mediano no túnel do carpo.
Fonte: Adaptada de Bouche, 2013.[395]

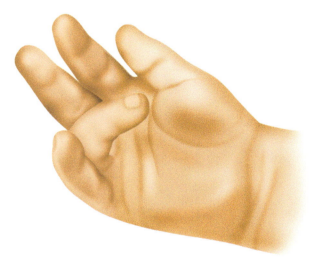

Figura 74.25 Mão em garra por lesão do nervo mediano.
Fonte: Volpe, 2018.[340]

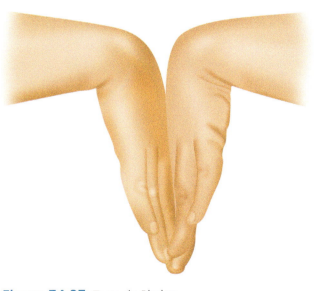

Figura 74.27 Teste de Phalen.
Fonte: White, 2010.[397]

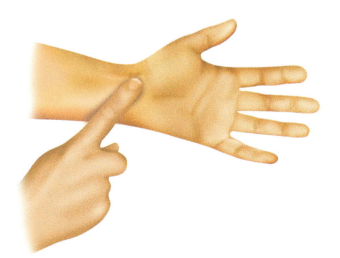

Figura 74.26 Teste de Tinel.
Fonte: White, 2010.[397]

É responsável pela inervação dos seguintes músculos da coxa: semitendíneo, semimembranoso, bíceps femoral e adutor magno. Após a fossa poplítea, divide-se nos nervos tibial e fibular (Figura 74.28).

Patogênese

Diferentes mecanismos estão envolvidos na patogênese da lesão do nervo ciático. Em relação às injeções, o acometimento pode ocorrer pela aplicação medicamentosa diretamente no nervo ou na sua proximidade, assim como pela própria agulha.[404] Alguns fatores interferem nessa situação, como por exemplo o local da injeção, o material utilizado, a técnica e a composição do produto.[408,409] Outra forma de lesão ocorre pela trombose da artéria glútea inferior após aplicação de substâncias na artéria umbilical, podendo ocasionar alterações

Neuropatias Periféricas

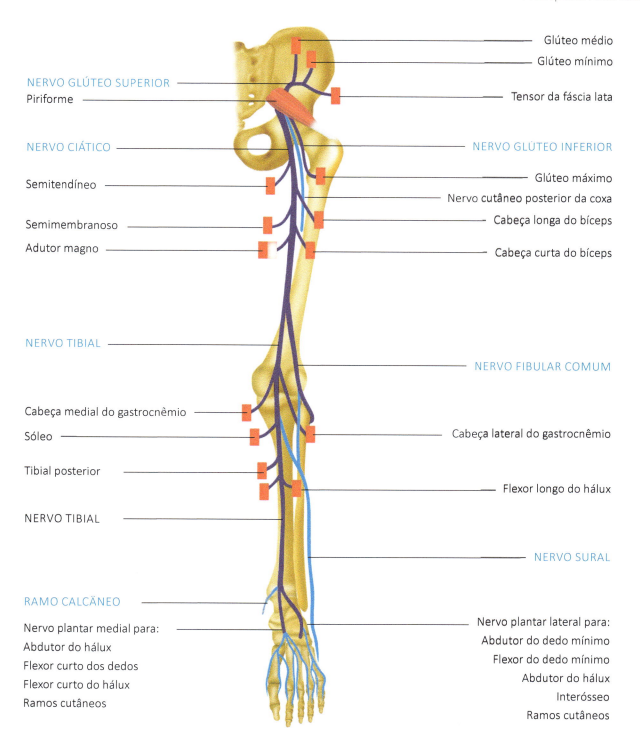

Figura 74.28 Esquema anatômico da inervação posterior do membro inferior.
Fonte: Adaptada de Ryan et al., 2015.[383]

circulatórias e áreas de gangrena nas nádegas e coxa.[400] Além disso, o nervo também pode ser afetado após procedimentos cirúrgicos ortopédicos[410-412] ou sofrer compressão de tumores, hematomas ou linfomas.[400]

Características clínicas

O tempo de início dos sintomas depende do mecanismo da lesão. Todavia, a maioria dos pacientes apresenta sinais e sintomas imediatamente após a lesão.[404] Os principais sintomas são dor, parestesia, paresia e causalgia, os quais podem ocorrer por todo trajeto do nervo ou afetar somente uma divisão.[400,409] A divisão fibular é a mais comumente acometida, ocasionando dificuldade na dorsiflexão do pé, caracterizando o chamado "pé caído".[406] O membro lesionado pode evoluir também com atrofia muscular e déficit de crescimento.

Diagnóstico

Assim como em outras neuropatias periféricas, o diagnóstico da lesão do nervo ciático é feito por meio do exame físico e exames complementares de imagem e de condução nervosa. O exame de imagem de escolha é a neurografia por ressonância magnética, no qual são implementados protocolos específicos para a sua realização.[405] Nesses casos, pode haver hipersinal na sequência ponderada em T2, aumento da dimensão ou deformidade do nervo, assim como perda da integridade do mesmo.[404] Já a sequência STIR (do inglês, *short tau inversion recovery*) ajuda a identificar a extensão da lesão (Figura 74.29).[406] O estudo de condução nervosa também é essencial, tanto para o diagnóstico quanto para avaliar a gravidade da lesão e o prognóstico.[404,409] A eletroneuromiografia deve avaliar a condução do nervo motor tibial e fibular comum, assim como a condução nervosa sensorial fibular superficial e sural, além de ser realizada comparação com o membro não afetado.[406] Podem ser encontrados sinais de desnervação aguda (alta atividade de inserção, fibrilação espontânea positiva e ondas agudas com baixa interferência e recrutamento nos músculos afetados) ou crônica com reinervação (polifasia; alta amplitude; padrão de interferência e recrutamento reduzidos nos músculos afetados), a depender do período em que for realizado o exame.[404] Geralmente, há redução da amplitude dos potenciais de ação do nervo sensorial (SNAPs, do inglês, *sensory nerve action potentials*) e também dos potenciais de ação musculares compostos (CMAP, do inglês, *compound muscle action potentials*).[409] Ademais, outros músculos não inervados pelo nervo ciático (glúteo médio, tensor da fáscia lata ou glúteo máximo), mas que são inervados pela mesma

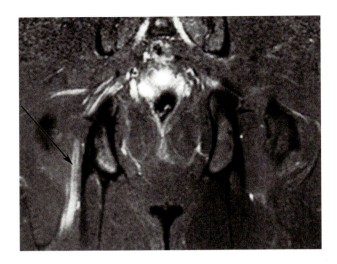

Figura 74.29 Imagem na sequência STIR (do inglês, *short tau inversion recovery*) coronal demostrando um hipersinal (seta) em um segmento de nervo proximal, secundário a uma neuropatia ciática direita idiopática.
Fonte: Distad *et al.*, 2013.[406]

raiz, também devem ser avaliados, a fim de se excluir plexopatia lombossacra ou radiculopatia L5 ou S1.[406]

Tratamento

O tratamento das lesões do nervo ciático depende da etiologia do caso. A terapia conservadora com exercícios de alongamento, fisioterapia e órteses é utilizada em muitos casos, como por exemplo na síndrome do piriforme e nos casos de pé caído. Muitos pacientes evoluem com dor neuropática, sendo então indicado o tratamento medicamentoso.[404] Já a abordagem cirúrgica é realizada nos casos de tumores, síndrome compartimental e também nas fraturas e luxações de quadril.[406] Alguns fatores devem ser levados em consideração na decisão entre terapia conservadora ou cirúrgica, como por exemplo o mecanismo, a gravidade e a localização da lesão, além da evolução clínica do paciente. Quando há evidência de piora do déficit neurológico e da dor, pode ser feita intervenção precoce.[409] Entretanto, quando se observa resolução espontânea dos sintomas, a preferência é para o tratamento conservador.[404]

REFERÊNCIAS BIBLIOGRÁFICAS

1. Kuhlenbäumer G. Hereditary peripheral neuropathies. Darmstadt: Steinkopff; 2005.
2. Smith KJ, Blakemore WF, Murray JA, Patterson RC. Internodal myelin volume and axon surface area. A relationship determining myelin thickness? J Neurol Sci. 1982;55(2):231-46.
3. Kaplan MR, Cho MH, Ullian EM, Isom LL, Levinson SR, Barres BA. Differential control of clustering of the sodium channels Na(v)1.2 and Na(v)1.6 at developing CNS nodes of Ranvier. Neuron. 2001;30(1):105-19.

4. Wang H, Kunkel DD, Martin TM, Schwartzkroin PA, Tempel BL. Heteromultimeric K+ channels in terminal and juxtaparanodal regions of neurons. Nature. 1993;365(6441):75-9.
5. Young P, Suter U. The causes of Charcot-Marie-Tooth disease. Cell Mol Life Sci. 2003;60(12):2547-60.
6. Brazhe AR, Brazhe NA, Rodionova NN, Yusipovich AI, Ignatyev PS, Maksimov GV, et al. Non-invasive study of nerve fibres using laser interference microscopy. Philos Trans A Math Phys Eng Sci. 2008;366(1880):3463-81.
7. Hanewinckel R, Ikram MA, Van Doorn PA. Peripheral neuropathies. Handb Clin Neurol. 2016;138:263-82.
8. d'Ydewalle C, Benoy V, Van Den Bosch L. Charcot-Marie-Tooth disease: emerging mechanisms and therapies. Int J Biochem Cell Biol. 2012;44(8):1299-304.
9. Amato AA, Russell JA. Neuromuscular disorders. New York: McGraw-Hill Medical; 2008. p. viii, 775.
10. Baets J, De Jonghe P, Timmerman V. Recent advances in Charcot-Marie-Tooth disease. Curr Opin Neurol. 2014;27(5):532-40.
11. Kazamel M, Boes CJ. Charcot Marie Tooth disease (CMT): historical perspectives and evolution. J Neurol. 2015;262(4):801-5.
12. Saporta MA. Charcot-Marie-Tooth disease and other inherited neuropathies. Continuum (Minneap Minn). 2014;20(5 Peripheral Nervous System Disorders):1208-25.
13. El-Abassi R, England JD, Carter GT. Charcot-Marie-Tooth disease: an overview of genotypes, phenotypes, and clinical management strategies. PM R. 2014;6(4):342-55.
14. Pareek S, Suter U, Snipes GJ, Welcher AA, Shooter EM, Murphy RA. Detection and processing of peripheral myelin protein PMP22 in cultured Schwann cells. J Biol Chem. 1993;268(14):10372-9.
15. Luigetti M, Del Grande A, Conte A, Lo Monaco M, Bisogni G, Romano A, et al. Clinical, neurophysiological and pathological findings of HNPP patients with 17p12 deletion: a single-centre experience. J Neurol Sci. 2014;341(1-2):46-50.
16. Misko A, Jiang S, Wegorzewska I, Milbrandt J, Baloh RH. Mitofusin 2 is necessary for transport of axonal mitochondria and interacts with the Miro/Milton complex. J Neurosci. 2010;30(12):4232-40.
17. Zhao C, Takita J, Tanaka Y, Setou M, Nakagawa T, Takeda S, et al. Charcot-Marie-Tooth disease type 2A caused by mutation in a microtubule motor KIF1Bbeta. Cell. 2001;105(5):587-97.
18. Yiu EM, Geevasinga N, Nicholson GA, Fagan ER, Ryan MM, Ouvrier RA. A retrospective review of X-linked Charcot-Marie-Tooth disease in childhood. Neurology. 2011;76(5):461-6.
19. Tazir M, Hamadouche T, Nouioua S, Mathis S, Vallat JM. Hereditary motor and sensory neuropathies or Charcot-Marie-Tooth diseases: an update. J Neurol Sci. 2014;347(1-2):14-22.
20. Frasquet M, Rojas-Garcia R, Argente-Escrig H, Vazquez-Costa JF, Muelas N, Vilchez JJ, et al. Distal hereditary motor neuropathies: mutation spectrum and genotype-phenotype correlation. Eur J Neurol. 2021;28(4):1334-43.
21. Pareyson D, Marchesi C. Diagnosis, natural history, and management of Charcot-Marie-Tooth disease. Lancet Neurol. 2009;8(7):654-67.
22. Burger NB, Adriaanse BM, Vermeulen RJ, Tan-Sindhunata MB, de Vries JI. Dejerine-Sottas syndrome: prenatal and postnatal postural and motor assessment. J Obstet Gynaecol. 2015;14:1-2.
23. Liu L, Zhang R. Intermediate Charcot-Marie-Tooth disease. Neurosci Bull. 2014;30(6):999-1009.
24. Ye YQ, Wang KR, Jiang X. Clinical and electrophysiological features of Charcot-Marie-Tooth disease. Int J Dev Neurosci. 2015;47(Pt A):104.
25. Gemignani F, Melli G, Alfieri S, Inglese C, Marbini A. Sensory manifestations in Charcot-Marie-Tooth disease. J Peripher Nerv Syst. 2004;9(1):7-14.
26. Pareyson D, Scaioli V, Laura M. Clinical and electrophysiological aspects of Charcot-Marie-Tooth disease. Neuromolecular Med. 2006;8(1-2):3-22.
27. Auer-Grumbach M, Strasser-Fuchs S, Wagner K, Korner E, Fazekas F. Roussy-Levy syndrome is a phenotypic variant of Charcot-Marie--Tooth syndrome IA associated with a duplication on chromosome 17p11.2. J Neurol Sci. 1998;154(1):72-5.
28. Murphy SM, Laura M, Fawcett K, Pandraud A, Liu YT, Davidson GL, et al. Charcot-Marie-Tooth disease: frequency of genetic subtypes and guidelines for genetic testing. J Neurol Neurosurg Psychiatry. 2012;83(7):706-10.
29. Polke JM, Laura M, Pareyson D, Taroni F, Milani M, Bergamin G, et al. Recessive axonal Charcot-Marie-Tooth disease due to compound heterozygous mitofusin 2 mutations. Neurology. 2011;77(2):168-73.
30. De Sandre-Giovannoli A, Chaouch M, Kozlov S, Vallat JM, Tazir M, Kassouri N, et al. Homozygous defects in LMNA, encoding lamin A/C nuclear-envelope proteins, cause autosomal recessive axonal neuropathy in human (Charcot-Marie-Tooth disorder type 2) and mouse. Am J Hum Genet. 2002;70(3):726-36.
31. Barhoumi C, Amouri R, Ben Hamida C, Ben Hamida M, Machghoul S, Gueddiche M, et al. Linkage of a new locus for autosomal recessive axonal form of Charcot-Marie-Tooth disease to chromosome 8q21.3. Neuromuscul Disord. 2001;11(1):27-34.
32. Birouk N, Azzedine H, Dubourg O, Muriel MP, Benomar A, Hamadouche T, et al. Phenotypical features of a Moroccan family with autosomal recessive Charcot-Marie-Tooth disease associated with the S194X mutation in the GDAP1 gene. Arch Neurol. 2003;60(4):598-604.
33. Ylikallio E, Poyhonen R, Zimon M, De Vriendt E, Hilander T, Paetau A, et al. Deficiency of the E3 ubiquitin ligase TRIM2 in early-onset axonal neuropathy. Hum Mol Genet. 2013;22(15):2975-83.
34. Cottenie E, Kochanski A, Jordanova A, Bansagi B, Zimon M, Horga A, et al. Truncating and missense mutations in IGHMBP2 cause Charcot-Marie Tooth disease type 2. Am J Hum Genet. 2014;95(5):590-601.
35. Pearce JM. Dejerine-Sottas disease (progressive hypertrophic polyneuropathy). Eur Neurol. 2006;55(2):115-7.
36. Tazir M, Bellatache M, Nouioua S, Vallat JM. Autosomal recessive Charcot-Marie-Tooth disease: from genes to phenotypes. J Peripher Nerv Syst. 2013;18(2):113-29.
37. Espinos C, Calpena E, Martinez-Rubio D, Lupo V. Autosomal recessive Charcot-Marie-Tooth neuropathy. Adv Exp Med Biol. 2012;724:61-75.
38. Nicholson G, Myers S. Intermediate forms of Charcot-Marie-Tooth neuropathy: a review. Neuromolecular Med. 2006;8(1-2):123-30.

39. Scherer SS, Kleopa KA. X-linked Charcot-Marie-Tooth disease. J Peripher Nerv Syst. 2012;17(Suppl 3):9-13.
40. Wang Y, Yin F. A review of X-linked Charcot-Marie-Tooth disease. J Child Neurol. 2016;31(6):761-72.
41. Sambuughin N, de Bantel A, McWilliams S, Sivakumar K. Deafness and CMT disease associated with a novel four amino acid deletion in the PMP22 gene. Neurology. 2003;60(3):506-8.
42. Yum SW, Zhang J, Mo K, Li J, Scherer SS. A novel recessive Nefl mutation causes a severe, early-onset axonal neuropathy. Ann Neurol. 2009;66(6):759-70.
43. Meggouh F, Bienfait HM, Weterman MA, de Visser M, Baas F. Charcot-Marie-Tooth disease due to a de novo mutation of the RAB7 gene. Neurology. 2006;67(8):1476-8.
44. Landoure G, Sullivan JM, Johnson JO, Munns CH, Shi Y, Diallo O, et al. Exome sequencing identifies a novel TRPV4 mutation in a CMT2C family. Neurology. 2012;79(2):192-4.
45. Hamaguchi A, Ishida C, Iwasa K, Abe A, Yamada M. Charcot-Marie-Tooth disease type 2D with a novel glycyl-tRNA synthetase gene (GARS) mutation. J Neurol. 2010;257(7):1202-4.
46. Miltenberger-Miltenyi G, Janecke AR, Wanschitz JV, Timmerman V, Windpassinger C, Auer-Grumbach M, et al. Clinical and electrophysiological features in Charcot-Marie-Tooth disease with mutations in the NEFL gene. Arch Neurol. 2007;64(7):966-70.
47. Ismailov SM, Fedotov VP, Dadali EL, Polyakov AV, Van Broeckhoven C, Ivanov VI, et al. A new locus for autosomal dominant Charcot-Marie-Tooth disease type 2 (CMT2F) maps to chromosome 7q11-q21. Eur J Hum Genet. 2001;9(8):646-50.
48. Nelis E, Berciano J, Verpoorten N, Coen K, Dierick I, Van Gerwen V, et al. Autosomal dominant axonal Charcot-Marie-Tooth disease type 2 (CMT2G) maps to chromosome 12q12-q13.3. J Med Genet. 2004;41(3):193-7.
49. Tang BS, Zhao GH, Luo W, Xia K, Cai F, Pan Q, et al. Small heat-shock protein 22 mutated in autosomal dominant Charcot-Marie-Tooth disease type 2L. Hum Genet. 2005;116(3):222-4.
50. Zimon M, Baets J, Fabrizi GM, Jaakkola E, Kabzinska D, Pilch J, et al. Dominant GDAP1 mutations cause predominantly mild CMT phenotypes. Neurology. 2011;77(6):540-8.
51. McLaughlin HM, Sakaguchi R, Giblin W, Program NCS, Wilson TE, Biesecker L, et al. A recurrent loss-of-function alanyl-tRNA synthetase (AARS) mutation in patients with Charcot-Marie-Tooth disease type 2N (CMT2N). Hum Mutat. 2012;33(1):244-53.
52. Weedon MN, Hastings R, Caswell R, Xie W, Paszkiewicz K, Antoniadi T, et al. Exome sequencing identifies a DYNC1H1 mutation in a large pedigree with dominant axonal Charcot-Marie-Tooth disease. Am J Hum Genet. 2011;89(2):308-12.
53. Xu WY, Gu MM, Sun LH, Guo WT, Zhu HB, Ma JF, et al. A nonsense mutation in DHTKD1 causes Charcot-Marie-Tooth disease type 2 in a large Chinese pedigree. Am J Hum Genet. 2012;91(6):1088-94.
54. Pehlivan D, Coban Akdemir Z, Karaca E, Bayram Y, Jhangiani S, Yildiz EP, et al. Exome sequencing reveals homozygous TRIM2 mutation in a patient with early onset CMT and bilateral vocal cord paralysis. Hum Genet. 2015;134(6):671-3.
55. Schottmann G, Jungbluth H, Schara U, Knierim E, Morales Gonzalez S, Gill E, et al. Recessive truncating IGHMBP2 mutations presenting as axonal sensorimotor neuropathy. Neurology. 2015;84(5):523-31.
56. Patzko A, Shy ME. Charcot-Marie-Tooth disease and related genetic neuropathies. Continuum (Minneap Minn). 2012;18(1):39-59.
57. Bolino A, Muglia M, Conforti FL, LeGuern E, Salih MA, Georgiou DM, et al. Charcot-Marie-Tooth type 4B is caused by mutations in the gene encoding myotubularin-related protein-2. Nat Genet. 2000;25(1):17-9.
58. Conforti FL, Muglia M, Mazzei R, Patitucci A, Valentino P, Magariello A, et al. A new SBF2 mutation in a family with recessive demyelinating Charcot-Marie-Tooth (CMT4B2). Neurology. 2004;63(7):1327-8.
59. Senderek J, Bergmann C, Stendel C, Kirfel J, Verpoorten N, De Jonghe P, et al. Mutations in a gene encoding a novel SH3/TPR domain protein cause autosomal recessive Charcot-Marie-Tooth type 4C neuropathy. Am J Hum Genet. 2003;73(5):1106-19.
60. Okamoto Y, Goksungur MT, Pehlivan D, Beck CR, Gonzaga-Jauregui C, Muzny DM, et al. Exonic duplication CNV of NDRG1 associated with autosomal-recessive HMSN-Lom/CMT4D. Genet Med. 2014;16(5):386-94.
61. Funalot B, Topilko P, Arroyo MA, Sefiani A, Hedley-Whyte ET, Yoldi ME, et al. Homozygous deletion of an EGR2 enhancer in congenital amyelinating neuropathy. Ann Neurol. 2012;71(5):719-23.
62. Kochanski A, Drac H, Kabzinska D, Ryniewicz B, Rowinska-Marcinska K, Nowakowski A, et al. A novel MPZ gene mutation in congenital neuropathy with hypomyelination. Neurology. 2004;62(11):2122-3.
63. Tokunaga S, Hashiguchi A, Yoshimura A, Maeda K, Suzuki T, Haruki H, et al. Late-onset Charcot-Marie-Tooth disease 4F caused by periaxin gene mutation. Neurogenetics. 2012;13(4):359-65.
64. Hantke J, Chandler D, King R, Wanders RJ, Angelicheva D, Tournev I, et al. A mutation in an alternative untranslated exon of hexokinase 1 associated with hereditary motor and sensory neuropathy Russe (HMSNR). Eur J Hum Genet. 2009;17(12):1606-14.
65. Houlden H, Hammans S, Katifi H, Reilly MM. A novel Frabin (FGD4) nonsense mutation p.R275X associated with phenotypic variability in CMT4H. Neurology. 2009;72(7):617-20.
66. Nicholson G, Lenk GM, Reddel SW, Grant AE, Towne CF, Ferguson CJ, et al. Distinctive genetic and clinical features of CMT4J: a severe neuropathy caused by mutations in the PI(3,5)P(2) phosphatase FIG4. Brain. 2011;134(Pt 7):1959-71.
67. Verhoeven K, Villanova M, Rossi A, Malandrini A, De Jonghe P, Timmerman V. Localization of the gene for the intermediate form of Charcot-Marie-Tooth to chromosome 10q24.1-q25.1. Am J Hum Genet. 2001;69(4):889-94.
68. Fabrizi GM, Ferrarini M, Cavallaro T, Cabrini I, Cerini R, Bertolasi L, et al. Two novel mutations in dynamin-2 cause axonal Charcot-Marie-Tooth disease. Neurology. 2007;69(3):291-5.
69. Jordanova A, Irobi J, Thomas FP, Van Dijck P, Meerschaert K, Dewil M, et al. Disrupted function and axonal distribution of mutant tyrosyl-tRNA synthetase in dominant intermediate Charcot-Marie-Tooth neuropathy. Nat Genet. 2006;38(2):197-202.
70. Boyer O, Nevo F, Plaisier E, Funalot B, Gribouval O, Benoit G, et al. INF2 mutations in Charcot-Marie-Tooth disease with glomerulopathy. N Engl J Med. 2011;365(25):2377-88.
71. Soong BW, Huang YH, Tsai PC, Huang CC, Pan HC, Lu YC, et al. Exome sequencing identifies GNB4 mutations as a cause of dominant intermediate Charcot-Marie-Tooth disease. Am J Hum Genet. 2013;92(3):422-30.

72. Senderek J, Bergmann C, Ramaekers VT, Nelis E, Bernert G, Makowski A, et al. Mutations in the ganglioside-induced differentiation-associated protein-1 (GDAP1) gene in intermediate type autosomal recessive Charcot-Marie-Tooth neuropathy. Brain. 2003;126(Pt 3):642-9.
73. McLaughlin HM, Sakaguchi R, Liu C, Igarashi T, Pehlivan D, Chu K, et al. Compound heterozygosity for loss-of-function lysyl-tRNA synthetase mutations in a patient with peripheral neuropathy. Am J Hum Genet. 2010;87(4):560-6.
74. Azzedine H, Zavadakova P, Plante-Bordeneuve V, Vaz Pato M, Pinto N, Bartesaghi L, et al. PLEKHG5 deficiency leads to an intermediate form of autosomal-recessive Charcot-Marie-Tooth disease. Hum Mol Genet. 2013;22(20):4224-32.
75. Tamiya G, Makino S, Hayashi M, Abe A, Numakura C, Ueki M, et al. A mutation of COX6A1 causes a recessive axonal or mixed form of Charcot-Marie-Tooth disease. Am J Hum Genet. 2014;95(3):294-300.
76. Huttner IG, Kennerson ML, Reddel SW, Radovanovic D, Nicholson GA. Proof of genetic heterogeneity in X-linked Charcot-Marie-Tooth disease. Neurology. 2006;67(11):2016-21.
77. Rinaldi C, Grunseich C, Sevrioukova IF, Schindler A, Horkayne-Szakaly I, Lamperti C, et al. Cowchock syndrome is associated with a mutation in apoptosis-inducing factor. Am J Hum Genet. 2012;91(6):1095-102.
78. Kim HJ, Hong SH, Ki CS, Kim BJ, Shim JS, Cho SH, et al. A novel locus for X-linked recessive CMT with deafness and optic neuropathy maps to Xq21.32-q24. Neurology. 2005;64(11):1964-7.
79. Kennerson ML, Yiu EM, Chuang DT, Kidambi A, Tso SC, Ly C, et al. A new locus for X-linked dominant Charcot-Marie-Tooth disease (CMTX6) is caused by mutations in the pyruvate dehydrogenase kinase isoenzyme 3 (PDK3) gene. Hum Mol Genet. 2013;22(7):1404-16.
80. Banchs I, Casasnovas C, Alberti A, De Jorge L, Povedano M, Montero J, et al. Diagnosis of Charcot-Marie-Tooth disease. J Biomed Biotechnol. 2009;2009:985415.
81. Sander S, Nicholson GA, Ouvrier RA, McLeod JG, Pollard JD. Charcot-Marie-Tooth disease: histopathological features of the peripheral myelin protein (PMP22) duplication (CMT1A) and connexin32 mutations (CMTX1). Muscle Nerve. 1998;21(2):217-25.
82. Harel T, Lupski JR. Charcot-Marie-Tooth disease and pathways to molecular based therapies. Clin Genet. 2014;86(5):422-31.
83. Carter GT, Han JJ, Mayadev A, Weiss MD. Modafinil reduces fatigue in Charcot-Marie-Tooth disease type 1A: a case series. Am J Hosp Palliat Care. 2006;23(5):412-6.
84. Plank S. Effects of coenzyme Q10 on Charcot-Marie-Tooth Disease 2013 [cited 2015]. Available from: https://clinicaltrials.gov/ct2/show/study/NCT00541164?term=coenzyme+q10&rank=1.
85. Lewis RA, McDermott MP, Herrmann DN, Hoke A, Clawson LL, Siskind C, et al. High-dosage ascorbic acid treatment in Charcot-Marie-Tooth disease type 1A: results of a randomized, double-masked, controlled trial. JAMA Neurol. 2013;70(8):981-7.
86. Sereda MW, Meyer zu Horste G, Suter U, Uzma N, Nave KA. Therapeutic administration of progesterone antagonist in a model of Charcot-Marie-Tooth disease (CMT-1A). Nat Med. 2003;9(12):1533-7.
87. Chumakov I, Milet A, Cholet N, Primas G, Boucard A, Pereira Y, et al. Polytherapy with a combination of three repurposed drugs (PXT3003) down-regulates Pmp22 over-expression and improves myelination, axonal and functional parameters in models of CMT1A neuropathy. Orphanet J Rare Dis. 2014;9:201.
88. Sahenk Z, Nagaraja HN, McCracken BS, King WM, Freimer ML, Cedarbaum JM, et al. NT-3 promotes nerve regeneration and sensory improvement in CMT1A mouse models and in patients. Neurology. 2005;65(5):681-9.
89. Patzko A, Bai Y, Saporta MA, Katona I, Wu X, Vizzuso D, et al. Curcumin derivatives promote Schwann cell differentiation and improve neuropathy in R98C CMT1B mice. Brain. 2012;135(Pt 12):3551-66.
90. d'Ydewalle C, Krishnan J, Chiheb DM, Van Damme P, Irobi J, Kozikowski AP, et al. HDAC6 inhibitors reverse axonal loss in a mouse model of mutant HSPB1-induced Charcot-Marie-Tooth disease. Nat Med. 2011;17(8):968-74.
91. Meyer K, Ferraiuolo L, Schmelzer L, Braun L, McGovern V, Likhite S, et al. Improving single injection CSF delivery of AAV9-mediated gene therapy for SMA: a dose-response study in mice and nonhuman primates. Mol Ther. 2015;23(3):477-87.
92. Landrieu P, Baets J, De Jonghe P. Hereditary motor-sensory, motor, and sensory neuropathies in childhood. Handb Clin Neurol. 2013;113:1413-32.
93. De Jonghe P, Kuhlenbäumer G. Hereditary sensory and autonomic neuropathies (HSAN). In: Kuhlenbäumer G, Stögbauer F, Ringelstein EB, Young P., editors. Hereditary Peripheral Neuropathies. New York: Springer; 2005. p. 157-69.
94. Axelrod FB, Kaufmann H. Hereditary sensory and autonomic neuropathies. In: Darras B, HR Jones Jr., Ryan M, Vivo DD, editors. Neuromuscular disorders of infancy, childhood, and adolescence: a clinician's approach. 2 ed. Cambridge: Academic Press; 2015. p. 1160.
95. Wilmshurst JM, Ouvrier R. Hereditary peripheral neuropathies of childhood: an overview for clinicians. Neuromuscul Disord. 2011;21(11):763-75.
96. Schwartzlow C, Kazamel M. Hereditary sensory and autonomic neuropathies: adding more to the classification. Curr Neurol Neurosci Rep. 2019;19(8):52.
97. Rossor AM, Evans MR, Reilly MM. A practical approach to the genetic neuropathies. Pract Neurol. 2015;15(3):187-98.
98. Rotthier A, Baets J, De Vriendt E, Jacobs A, Auer-Grumbach M, Levy N, et al. Genes for hereditary sensory and autonomic neuropathies: a genotype-phenotype correlation. Brain. 2009;132(Pt 10):2699-711.
99. Riley CM, Day RL, et al. Central autonomic dysfunction with defective lacrimation; report of five cases. Pediatrics. 1949;3(4):468-78.
100. Riley CM. Familial autonomic dysfunction with defective lacrimation. AMA Am J Dis Child. 1952;84(4):503-4.
101. Rubin BY, Anderson SL. IKBKAP/ELP1 gene mutations: mechanisms of familial dysautonomia and gene-targeting therapies. Appl Clin Genet. 2017;10:95-103.
102. Dietrich P, Dragatsis I. Familial dysautonomia: mechanisms and models. Genet Mol Biol. 2016;39(4):497-514.
103. Norcliffe-Kaufmann L, Slaugenhaupt SA, Kaufmann H. Familial dysautonomia: history, genotype, phenotype and translational research. Prog Neurobiol. 2017;152:131-48.
104. Axelrod FB, Gold-von Simson G. Hereditary sensory and autonomic neuropathies: types II, III, and IV. Orphanet J Rare Dis. 2007;2:39.

105. Rajbansh P, Yadav M, Kumar P, Das A. Congenital insensitivity to pain with anhidrosis: a rare entity. Indian Dermatol Online J. 2020;11(2):274-7.
106. Li N, Guo S, Wang Q, Duan G, Sun J, Liu Y, et al. Heterogeneity of clinical features and mutation analysis of NTRK1 in Han Chinese patients with congenital insensitivity to pain with anhidrosis. J Pain Res. 2019;12:453-65.
107. An I, Ucmak D. congenital insensitivity to pain and anhydrosis syndrome. Indian Dermatol Online J. 2018;9(3):211-2.
108. Liu Z, Liu J, Liu G, Cao W, Liu S, Chen Y, et al. Phenotypic heterogeneity of intellectual disability in patients with congenital insensitivity to pain with anhidrosis: a case report and literature review. J Int Med Res. 2018;46(6):2445-57.
109. Lynch-Godrei A, Kothary R. HSAN-VI: a spectrum disorder based on dystonin isoform expression. Neurol Genet. 2020;6(1):e389.
110. Kunzli K, Favre B, Chofflon M, Borradori L. One gene but different proteins and diseases: the complexity of dystonin and bullous pemphigoid antigen 1. Exp Dermatol. 2016;25(1):10-6
111. Edvardson S, Cinnamon Y, Jalas C, Shaag A, Maayan C, Axelrod FB, et al. Hereditary sensory autonomic neuropathy caused by a mutation in dystonin. Ann Neurol. 2012;71(4):569-72.
112. Manganelli F, Parisi S, Nolano M, Tao F, Paladino S, Pisciotta C, et al. Novel mutations in dystonin provide clues to the pathomechanisms of HSAN-VI. Neurology. 2017;88(22):2132-40.
113. Cappuccio G, Pinelli M, Torella A, Alagia M, Auricchio R, Staiano A, et al. Expanding the phenotype of DST-related disorder: a case report suggesting a genotype/phenotype correlation. Am J Med Genet A. 2017;173(10):2743-6.
114. Fortugno P, Angelucci F, Cestra G, Camerota L, Ferraro AS, Cordisco S, et al. Recessive mutations in the neuronal isoforms of DST, encoding dystonin, lead to abnormal actin cytoskeleton organization and HSAN type VI. Hum Mutat. 2019;40(1):106-14.
115. Jin JY, Wu PF, He JQ, Fan LL, Yuan ZZ, Pang XY, et al. Novel compound heterozygous DST variants causing hereditary sensory and autonomic neuropathies VI in twins of a Chinese family. Front Genet. 2020;11:492.
116. Lynch-Godrei A, De Repentigny Y, Yaworski RA, Gagnon S, Butcher J, Manoogian J, et al. Characterization of gastrointestinal pathologies in the dystonia musculorum mouse model for hereditary sensory and autonomic neuropathy type VI. Neurogastroenterol Motil. 2020;32(4):e13773.
117. Leipold E, Liebmann L, Korenke GC, Heinrich T, Giesselmann S, Baets J, et al. A de novo gain-of-function mutation in SCN11A causes loss of pain perception. Nat Genet. 2013;45(11):1399-404.
118. Woods CG, Babiker MO, Horrocks I, Tolmie J, Kurth I. The phenotype of congenital insensitivity to pain due to the NaV1.9 variant p.L811P. Eur J Hum Genet. 2015;23(5):561-3.
119. Salvatierra J, Diaz-Bustamante M, Meixiong J, Tierney E, Dong X, Bosmans F. A disease mutation reveals a role for NaV1.9 in acute itch. J Clin Invest. 2018;128(12):5434-47.
120. King MK, Leipold E, Goehringer JM, Kurth I, Challman TD. Pain insensitivity: distal S6-segment mutations in NaV1.9 emerge as critical hotspot. Neurogenetics. 2017;18(3):179-81.
121. Nahorski MS, Chen YC, Woods CG. New Mendelian disorders of painlessness. Trends Neurosci. 2015;38(11):712-24.
122. Lolignier S, Bonnet C, Gaudioso C, Noel J, Ruel J, Amsalem M, et al. The Nav1.9 channel is a key determinant of cold pain sensation and cold allodynia. Cell Rep. 2015;11(7):1067-78.
123. Eberhardt MJ, Leffler A. [Pain and analgesia: Mutations of voltage-gated sodium channels]. Schmerz. 2017;31(1):14-22. Schmerz und Schmerzlosigkeit: Mutationen spannungsabhangiger Natriumkanale.
124. Huang J, Vanoye CG, Cutts A, Goldberg YP, Dib-Hajj SD, Cohen CJ, et al. Sodium channel NaV1.9 mutations associated with insensitivity to pain dampen neuronal excitability. J Clin Invest. 2017;127(7):2805-14.
125. Chen YC, Auer-Grumbach M, Matsukawa S, Zitzelsberger M, Themistocleous AC, Strom TM, et al. Transcriptional regulator PRDM12 is essential for human pain perception. Nat Genet. 2015;47(7):803-8.
126. Saini AG, Padmanabh H, Sahu JK, Kurth I, Voigt M, Singhi P. Hereditary sensory polyneuropathy, pain insensitivity and global developmental delay due to novel mutation in PRDM12 gene. Indian J Pediatr. 2017;84(4):332-3.
127. Zhang S, Malik Sharif S, Chen YC, Valente EM, Ahmed M, Sheridan E, et al. Clinical features for diagnosis and management of patients with PRDM12 congenital insensitivity to pain. J Med Genet. 2016;53(8):533-5.
128. Elhennawy K, Reda S, Finke C, Graul-Neumann L, Jost-Brinkmann PG, Bartzela T. Oral manifestations, dental management, and a rare homozygous mutation of the PRDM12 gene in a boy with hereditary sensory and autonomic neuropathy type VIII: a case report and review of the literature. J Med Case Rep. 2017;11(1):233.
129. Drissi I, Woods WA, Woods CG. Understanding the genetic basis of congenital insensitivity to pain. Br Med Bull. 2020;133(1):65-78.
130. Tarailo-Graovac M, Zahir FR, Zivkovic I, Moksa M, Selby K, Sinha S, et al. De novo pathogenic DNM1L variant in a patient diagnosed with atypical hereditary sensory and autonomic neuropathy. Mol Genet Genomic Med. 2019;7(10):e00961.
131. Nahorski MS, Al-Gazali L, Hertecant J, Owen DJ, Borner GH, Chen YC, et al. A novel disorder reveals clathrin heavy chain-22 is essential for human pain and touch development. Brain. 2015;138(Pt 8):2147-60.
132. Habib AM, Matsuyama A, Okorokov AL, Santana-Varela S, Bras JT, Aloisi AM, et al. A novel human pain insensitivity disorder caused by a point mutation in ZFHX2. Brain. 2018;141(2):365-76.
133. Donadon I, Pinotti M, Rajkowska K, Pianigiani G, Barbon E, Morini E, et al. Exon-specific U1 snRNAs improve ELP1 exon 20 definition and rescue ELP1 protein expression in a familial dysautonomia mouse model. Hum Mol Genet. 2018;27(14):2466-76.
134. Morini E, Gao D, Montgomery CM, Salani M, Mazzasette C, Krussig TA, et al. ELP1 Splicing correction reverses proprioceptive sensory loss in familial dysautonomia. Am J Hum Genet. 2019;104(4):638-50.
135. de Greef BTA, Merkies ISJ, Geerts M, Faber CG, Hoeijmakers JGJ. Efficacy, safety, and tolerability of lacosamide in patients with gain-of-function Nav1.7 mutation-related small fiber neuropathy: study protocol of a randomized controlled trial–the LENSS study. Trials. 2016;17(1):306.
136. Dillon RC, Palma J-A, Spalink CL, Altshuler D, Norcliffe-Kaufmann L, Fridman D, et al. Dexmedetomidine for refractory adrenergic crisis in familial dysautonomia. Clin Auton Res. 2017;27(1):7-15.

137. Yannai S, Zonszain J, Donyo M, Ast G. Combinatorial treatment increases IKAP levels in human cells generated from Familial Dysautonomia patients. PLOS ONE. 2019;14(3):e0211602.
138. Sinha R, Kim YJ, Nomakuchi T, Sahashi K, Hua Y, Rigo F, et al. Antisense oligonucleotides correct the familial dysautonomia splicing defect in IKBKAP transgenic mice. Nucleic Acids Research. 2018;46(10):4833-44.
139. Bruun GH, Bang JMV, Christensen LL, Brøner S, Petersen USS, Guerra B, et al. Blocking of an intronic splicing silencer completely rescues IKBKAP exon 20 splicing in familial dysautonomia patient cells. Nucleic Acids Res. 2018;46(15):7938-52.
140. D'Amico A, Bertini E. Metabolic neuropathies and myopathies. Handb Clin Neurol. 2013;113:1437-55.
141. Mahammad S, Murthy SN, Didonna A, Grin B, Israeli E, Perrot R, et al. Giant axonal neuropathy-associated gigaxonin mutations impair intermediate filament protein degradation. J Clin Invest. 2013;123(5):1964-75.
142. Vijaykumar K, Bindu PS, Taly AB, Mahadevan A, Bharath RD, Gayathri N, et al. Giant axonal neuropathy. J Child Neurol. 2015;30(7):912-5.
143. Balwani M, Wang B, Anderson KE, Bloomer JR, Bissell DM, Bonkovsky HL, et al. Acute hepatic porphyrias: recommendations for evaluation and long-term management. Hepatology. 2017;66(4):1314-22.
144. Puy H, Gouya L, Deybach JC. Porphyrias. Lancet. 2010;375(9718):924-37.
145. Gounden V, Jialal I. Acute porphyria. Treasure Island (FL): StatPearls; 2020.
146. Yasuda M, Chen B, Desnick RJ. Recent advances on porphyria genetics: inheritance, penetrance & molecular heterogeneity, including new modifying/causative genes. Mol Genet Metab. 2019;128(3):320-31.
147. Jalil S, Grady JJ, Lee C, Anderson KE. Associations among behavior-related susceptibility factors in porphyria cutanea tarda. Clin Gastroenterol Hepatol. 2010;8(3):297-302.
148. Bissell DM, Anderson KE, Bonkovsky HL. Porphyria. N Engl J Med. 2017;377(21):2101.
149. Rimington C. Was Hippocrates the first to describe a case of acute porphyria? Int J Biochem. 1993;25(10):1351-2.
150. With TK. A short history of porphyrins and the porphyrias. Int J Biochem. 1980;11(3-4):189-200.
151. Gonzalez-Mosquera LF, Sonthalia S. Acute intermittent porphyria. Treasure Island (FL): StatPearls; 2020.
152. Nordmann Y, Puy H. Human hereditary hepatic porphyrias. Clin Chim Acta. 2002;325(1-2):17-37.
153. Brancaleoni V, Granata F, Colancecco A, Tavazzi D, Cappellini MD, Di Pierro E. Seven novel genetic mutations within the 5'UTR and the housekeeping promoter of HMBS gene responsible for the non-erythroid form of acute intermittent porphyria. Blood Cells Mol Dis. 2012;49(3-4):147-51.
154. Chen B, Solis-Villa C, Hakenberg J, Qiao W, Srinivasan RR, Yasuda M, et al. Acute intermittent porphyria: predicted pathogenicity of HMBS variants in dicates extremely low penetrance of the autosomal dominant disease. Hum Mutat. 2016;37(11):1215-22.
155. Roveri G, Nascimbeni F, Rocchi E, Ventura P. Drugs and acute porphyrias: reasons for a hazardous relationship. Postgrad Med. 2014;126(7):108-20.
156. Bissell DM, Lai JC, Meister RK, Blanc PD. Role of delta-aminolevulinic acid in the symptoms of acute porphyria. Am J Med. 2015;128(3):313-7.
157. Liu YP, Lien WC, Fang CC, Lai TI, Chen WJ, Wang HP. ED presentation of acute porphyria. Am J Emerg Med. 2005;23(2):164-7.
158. Simon A, Pompilus F, Querbes W, Wei A, Strzok S, Penz C, et al. Patient perspective on acute intermittent porphyria with frequent attacks: a disease with intermittent and chronic manifestations. Patient. 2018;11(5):527-37.
159. Balwani M, Singh P, Seth A, Debnath EM, Naik H, Doheny D, et al. Acute intermittent porphyria in children: a case report and review of the literature. Mol Genet Metab. 2016;119(4):295-9.
160. Bissell DM. Treatment of acute hepatic porphyria with hematin. J Hepatol. 1988;6(1):1-7.
161. Tenhunen R, Mustajoki P. Acute porphyria: treatment with heme. Semin Liver Dis. 1998;18(1):53-5.
162. Anderson KE, Spitz IM, Bardin CW, Kappas A. A gonadotropin releasing hormone analogue prevents cyclical attacks of porphyria. Arch Intern Med. 1990;150(7):1469-74.
163. Willandt B, Langendonk JG, Biermann K, Meersseman W, D'Heygere F, George C, et al. Liver fibrosis associated with iron accumulation due to long-term heme-arginate treatment in acute intermittent porphyria: a case series. JIMD Rep. 2016;25:77-81.
164. Yasuda M, Erwin AL, Liu LU, Balwani M, Chen B, Kadirvel S, et al. Liver transplantation for acute intermittent porphyria: biochemical and pathologic studies of the explanted liver. Mol Med. 2015;21:487-95.
165. Balwani M, Sardh E, Ventura P, Peiro PA, Rees DC, Stolzel U, et al. Phase 3 Trial of RNAi therapeutic givosiran for acute intermittent porphyria. N Engl J Med. 2020;382(24):2289-301.
166. Scott LJ. Givosiran: first approval. Drugs. 2020;80(3):335-9
167. D'Avola D, Lopez-Franco E, Sangro B, Paneda A, Grossios N, Gil-Farina I, et al. Phase I open label liver-directed gene therapy clinical trial for acute intermittent porphyria. J Hepatol. 2016;65(4):776-83.
168. Serrano-Mendioroz I, Sampedro A, Serna N, de Salamanca RE, Sanz-Parra A, Corrales F, et al. Bioengineered PBGD variant improves the therapeutic index of gene therapy vectors for acute intermittent porphyria. Hum Mol Genet. 2018;27(21):3688-96.
169. Korinthenberg R. Acute polyradiculoneuritis: Guillain-Barré syndrome. Handb Clin Neurol. 2013;112:1157-62.
170. van den Berg B, Walgaard C, Drenthen J, Fokke C, Jacobs BC, van Doorn PA. Guillain-Barre syndrome: pathogenesis, diagnosis, treatment and prognosis. Nat Rev Neurol. 2014;10(8):469-82.
171. van Doorn PA, Ruts L, Jacobs BC. Clinical features, pathogenesis, and treatment of Guillain-Barre syndrome. Lancet Neurol. 2008;7(10):939-50.
172. Schott B. [History of Guillain-Barre syndrome]. Rev Neurol (Paris). 1982;138(12):931-8. Histoire du syndrome de Guillain et Barre.
173. Yuki N, Hartung HP. Guillain-Barre syndrome. N Engl J Med. 2012;366(24):2294-304.
174. Koul RL, Alfutaisi A. Prospective study of children with Guillain-Barre syndrome. Indian J Pediatr. 2008;75(8):787-90.
175. Wakerley BR, Uncini A, Yuki N, Group GBSC, Group GBSC. Guillain-Barre and Miller Fisher syndromes: new diagnostic classification. Nat Rev Neurol. 2014;10(9):537-44.
176. Yuki N, Susuki K, Koga M, Nishimoto Y, Odaka M, Hirata K, et al. Carbohydrate mimicry between human ganglioside GM1 and Campylobacter jejuni lipooligosaccharide causes Guillain-Barre syndrome. Proc Natl Acad Sci U S A. 2004;101(31):11404-9.

177. Griffin JW, Li CY, Ho TW, Xue P, Macko C, Gao CY, et al. Guillain-Barre syndrome in northern China. The spectrum of neuropathological changes in clinically defined cases. Brain. 1995;118 (Pt 3):577-95.
178. Kalita J, Misra UK, Goyal G, Das M. Guillain-Barre syndrome: subtypes and predictors of outcome from India. J Peripher Nerv Syst. 2014;19(1):36-43.
179. Lee SH, Lim GH, Kim JS, Oh SY, Kim JK, Cha JK, et al. Acute ophthalmoplegia (without ataxia) associated with anti-GQ1b antibody. Neurology. 2008;71(6):426-9.
180. Wertheim MS, Benzimra JD, Jadresic LP, Ferris JD. Ocular presentation of pediatric Miller-Fisher syndrome. J Pediatr Ophthalmol Strabismus. 2008;45(4):245-6.
181. Koike H, Watanabe H, Sobue G. The spectrum of immune-mediated autonomic neuropathies: insights from the clinicopathological features. J Neurol Neurosurg Psychiatry. 2013;84(1):98-106.
182. Shahrizaila N, Yuki N. Bickerstaff brainstem encephalitis and Fisher syndrome: anti-GQ1b antibody syndrome. J Neurol Neurosurg Psychiatry. 2013;84(5):576-83.
183. Wakerley BR, Yuki N. Pharyngeal-cervical-brachial variant of Guillain-Barre syndrome. J Neurol Neurosurg Psychiatry. 2014;85(3):339-44.
184. Winer JB. An update in guillain-barre syndrome. Autoimmune Dis. 2014;2014:793024.
185. Bardage C, Persson I, Ortqvist A, Bergman U, Ludvigsson JF, Granath F. Neurological and autoimmune disorders after vaccination against pandemic influenza A (H1N1) with a monovalent adjuvanted vaccine: population based cohort study in Stockholm, Sweden. BMJ. 2011;343:d5956.
186. Bourque PR, Chardon JW, Massie R. Autoimmune peripheral neuropathies. Clin Chim Acta. 2015;449:37-42.
187. Mrowczynska L, Mrowczynski W. [Physiological and pathological roles of gangliosides]. Postepy Hig Med Dosw (Online). 2013;67:938-49. Fizjologiczne i patologiczne znaczenie gangliozydow.
188. Hughes RA, Cornblath DR. Guillain-Barre syndrome. Lancet. 2005;366(9497):1653-66.
189. Hu W, Janke A, Ortler S, Hartung HP, Leder C, Kieseier BC, et al. Expression of CD28-related costimulatory molecule and its ligand in inflammatory neuropathies. Neurology. 2007;68(4):277-82.
190. Griffin JW, Li CY, Macko C, Ho TW, Hsieh ST, Xue P, et al. Early nodal changes in the acute motor axonal neuropathy pattern of the Guillain-Barre syndrome. J Neurocytol. 1996;25(1):33-51.
191. Griffin JW, Li CY, Ho TW, Tian M, Gao CY, Xue P, et al. Pathology of the motor-sensory axonal Guillain-Barre syndrome. Ann Neurol. 1996;39(1):17-28.
192. Jones HR, Jr. Guillain-Barre syndrome: perspectives with infants and children. Semin Pediatr Neurol. 2000;7(2):91-102.
193. McGrogan A, Madle GC, Seaman HE, de Vries CS. The epidemiology of Guillain-Barre syndrome worldwide. A systematic literature review. Neuroepidemiology. 2009;32(2):150-63.
194. Delanoe C, Sebire G, Landrieu P, Huault G, Metral S. Acute inflammatory demyelinating polyradiculopathy in children: clinical and electrodiagnostic studies. Ann Neurol. 1998;44(3):350-6.
195. Dourado ME, Felix RH, da Silva WK, Queiroz JW, Jeronimo SM. Clinical characteristics of Guillain-Barre syndrome in a tropical country: a Brazilian experience. Acta Neurol Scand. 2012;125(1):47-53.
196. Rocha MS, Brucki SM, Carvalho AA, Lima UW. Epidemiologic features of Guillain-Barre syndrome in Sao Paulo, Brazil. Arq Neuropsiquiatr. 2004;62(1):33-7.
197. Sejvar JJ, Baughman AL, Wise M, Morgan OW. Population incidence of Guillain-Barre syndrome: a systematic review and meta--analysis. Neuroepidemiology. 2011;36(2):123-33.
198. Webb AJ, Brain SA, Wood R, Rinaldi S, Turner MR. Seasonal variation in Guillain-Barré syndrome: a systematic review, meta-analysis and Oxfordshire cohort study. J Neurol Neurosurg Psychiatry. 2015;86(11):1196-201.
199. Tekgul H, Serdaroglu G, Tutuncuoglu S. Outcome of axonal and demyelinating forms of Guillain-Barre syndrome in children. Pediatr Neurol. 2003;28(4):295-9.
200. Dulac O, Lassonde M, Sarnat HB. Pediatric neurology. Handb Clin Neurol. 2013;111:ix.
201. Ryan MM. Pediatric Guillain-Barre syndrome. Curr Opin Pediatr. 2013;25(6):689-93.
202. Karimzadeh P, Bakhshandeh Bali MK, Nasehi MM, Taheri Otaghsara SM, Ghofrani M. Atypical findings of guillain-barre syndrome in children. Iran J Child Neurol. 2012 Fall;6(4):17-22.
203. Linden V, da Paz JA, Casella EB, Marques-Dias MJ. Guillain-Barre syndrome in children: clinic, laboratorial and epidemiologic study of 61 patients. Arq Neuropsiquiatr. 2010;68(1):12-7.
204. Perez-Lledo E, Diaz-Vico A, Gomez-Gosalvez FA. [Guillain-Barre syndrome: clinical presentation and prognosis in children under six years-old]. An Pediatr (Barc). 2012;76(2):69-76. Sindrome de Guillain-Barre: presentacion clinica y evolucion en menores de 6 anos de edad.
205. Devos D, Magot A, Perrier-Boeswillwald J, Fayet G, Leclair-Visonneau L, Ollivier Y, et al. Guillain-Barre syndrome during childhood: particular clinical and electrophysiological features. Muscle Nerve. 2013;48(2):247-51.
206. van der Meche FG, van Doorn PA. Guillain-Barre syndrome and chronic inflammatory demyelinating polyneuropathy: immune mechanisms and update on current therapies. Ann Neurol. 1995;37(Suppl 1):14-31.
207. Willison HJ, Jacobs BC, van Doorn PA. Guillain-Barre syndrome. Lancet. 2016;388(10045):717-27.
208. Uncini A, Kuwabara S. Electrodiagnostic criteria for Guillain-Barre syndrome: a critical revision and the need for an update. Clin Neurophysiol. 2012;123(8):1487-95.
209. Chanson JB, Echaniz-Laguna A. Early electrodiagnostic abnormalities in acute inflammatory demyelinating polyneuropathy: a retrospective study of 58 patients. Clin Neurophysiol. 2014;125(9):1900-5.
210. Chung T, Prasad K, Lloyd TE. Peripheral neuropathy: clinical and electrophysiological considerations. Neuroimaging Clin N Am. 2014;24(1):49-65.
211. Mulkey SB, Glasier CM, El-Nabbout B, Walters WD, Ionita C, McCarthy MH, et al. Nerve root enhancement on spinal MRI in pediatric Guillain-Barre syndrome. Pediatr Neurol. 2010;43(4):263-9.

212. Willison HJ, Goodyear CS. Glycolipid antigens and autoantibodies in autoimmune neuropathies. Trends Immunol. 2013;34(9):453-9.
213. Wakerley BR, Yuki N. Mimics and chameleons in Guillain-Barre and Miller Fisher syndromes. Pract Neurol. 2015;15(2):90-9.
214. Ruts L, van Koningsveld R, van Doorn PA. Distinguishing acute-onset CIDP from Guillain-Barre syndrome with treatment related fluctuations. Neurology. 2005;65(1):138-40.
215. Hu MH, Chen CM, Lin KL, Wang HS, Hsia SH, Chou ML, et al. Risk factors of respiratory failure in children with Guillain-Barre syndrome. Pediatr Neonatol. 2012;53(5):295-9.
216. Hughes RA, Swan AV, van Doorn PA. Intravenous immunoglobulin for Guillain-Barre syndrome. Cochrane Database Syst Rev. 2012;7:CD002063.
217. Raphael JC, Chevret S, Hughes RA, Annane D. Plasma exchange for Guillain-Barre syndrome. Cochrane Database Syst Rev. 2012;7:CD001798.
218. Dimachkie MM, Saperstein DS. Acquired immune demyelinating neuropathies. Continuum (Minneap Minn). 2014;20(5 Peripheral Nervous System Disorders):1241-60.
219. Fokke C, van den Berg B, Drenthen J, Walgaard C, van Doorn PA, Jacobs BC. Diagnosis of Guillain-Barre syndrome and validation of Brighton criteria. Brain. 2014;137(Pt 1):33-43.
220. Rajabally YA. Treatment of Guillain-Barre syndrome: a review. Inflamm Allergy Drug Targets. 2012;11(4):330-4.
221. Godoy DA, Rabinstein A. Is a second cycle of immunoglobulin justified in axonal forms of Guillain-Barre syndrome? Arq Neuropsiquiatr. 2015;73(10):848-51.
222. Lin JJ, Hsia SH, Wang HS, Lyu RK, Chou ML, Hung PC, et al. Clinical variants of Guillain-Barre syndrome in children. Pediatr Neurol. 2012;47(2):91-6.
223. Korinthenberg R, Schessl J, Kirschner J. Clinical presentation and course of childhood Guillain-Barre syndrome: a prospective multicentre study. Neuropediatrics. 2007;38(1):10-7.
224. Vajsar J, Fehlings D, Stephens D. Long-term outcome in children with Guillain-Barre syndrome. J Pediatr. 2003;142(3):305-9.
225. Dalakas MC, Medscape. Advances in the diagnosis, pathogenesis and treatment of CIDP. Nat Rev Neurol. 2011;7(9):507-17.
226. Nobile-Orazio E. Chronic inflammatory demyelinating polyradiculoneuropathy and variants: where we are and where we should go. J Peripher Nerv Syst. 2014;19(1):2-13.
227. Hsu CY, Chuang YC, Chiu NC, Chen KW. Childhood subacute inflammatory demyelinating polyneuropathy. Kaohsiung J Med Sci. 2011;27(11):520-3.
228. Dyck PJ, Lais AC, Ohta M, Bastron JA, Okazaki H, Groover RV. Chronic inflammatory polyradiculoneuropathy. Mayo Clin Proc. 1975;50(11):621-37.
229. Mathey EK, Park SB, Hughes RA, Pollard JD, Armati PJ, Barnett MH, et al. Chronic inflammatory demyelinating polyradiculoneuropathy: from pathology to phenotype. J Neurol Neurosurg Psychiatry. 2015;86(9):973-85.
230. Markowitz JA, Jeste SS, Kang PB. Child neurology: chronic inflammatory demyelinating polyradiculoneuropathy in children. Neurology. 2008;71(23):e74-8.
231. Rossignol E, D'Anjou G, Lapointe N, Haddad E, Vanasse M. Evolution and treatment of childhood chronic inflammatory polyradiculoneuropathy. Pediatr Neurol. 2007;36(2):88-94.
232. Cifuentes-Diaz C, Dubourg O, Irincpoulou T, Vigny M, Lachkar S, Decker L, et al. Nodes of ranvier and paranodes in chronic acquired neuropathies. PLoS One. 2011;6(1):e14533
233. Sommer C, Koch S, Lammens M, Gabreels-Festen A, Stoll G, Toyka KV. Macrophage clustering as a diagnostic marker in sural nerve biopsies of patients with CIDP. Neurology. 2005;65(12):1924-9.
234. Vallat JM, Sommer C, Magy L. Chronic inflammatory demyelinating polyradiculoneuropathy: diagnostic and therapeutic challenges for a treatable condition. Lancet Neurol. 2010;9(4):402-12.
235. Yan WX, Taylor J, Andrias-Kauba S, Pollard JD. Passive transfer of demyelination by serum or IgG from chronic inflammatory demyelinating polyneuropathy patients. Ann Neurol. 2000;47(6):765-75
236. Dalakas MC, Engel WK. Immunoglobulin and complement deposits in nerves of patients with chronic relapsing polyneuropathy. Arch Neurol. 1980;37(10):637-40.
237. Ilyas AA, Mithen FA, Dalakas MC, Chen ZW, Cook SD. Antibodies to acidic glycolipids in Guillain-Barre syndrome and chronic inflammatory demyelinating polyneuropathy. J Neurol Sci. 1992;107(1):111-21.
238. Yan WX, Archelos JJ, Hartung HP, Pollard JD. P0 protein is a target antigen in chronic inflammatory demyelinating polyradiculoneuropathy. Ann Neurol. 2001;50(3):286-92.
239. Dalakas MC, Houff SA, Engel WK, Madden DL, Sever JL. CSF "monoclonal" bands in chronic relapsing polyneuropathy. Neurology. 1980;30(8):864-7.
240. Lunn MP, Manji H, Choudhary PP, Hughes RA, Thomas PK. Chronic inflammatory demyelinating polyradiculoneuropathy: a prevalence study in south east England. J Neurol Neurosurg Psychiatry. 1999;66(5):677-80.
241. Chio A, Cocito D, Bottacchi E, Buffa C, Leone M, Plano F, et al. Idiopathic chronic inflammatory demyelinating polyneuropathy: an epidemiological study in Italy. J Neurol Neurosurg Psychiatry. 2007;78(12):1349-53.
242. Iijima M, Koike H, Hattori N, Tamakoshi A, Katsuno M, Tanaka F, et al. Prevalence and incidence rates of chronic inflammatory demyelinating polyneuropathy in the Japanese population. J Neurol Neurosurg Psychiatry. 2008;79(9):1040-3.
243. Laughlin RS, Dyck PJ, Melton LJ 3rd, Leibson C, Ransom J, Dyck PJ. Incidence and prevalence of CIDP and the association of diabetes mellitus. Neurology. 2009;73(1):39-45.
244. Mahdi-Rogers M, Hughes RA. Epidemiology of chronic inflammatory neuropathies in southeast England. Eur J Neurol. 2014;21(1):28-33.
245. Rabie M, Nevo Y. Childhood acute and chronic immune-mediated polyradiculoneuropathies. Eur J Paediatr Neurol. 2009;13(3):209-18.
246. Connolly AM. Chronic inflammatory demyelinating polyneuropathy in childhood. Pediatr Neurol. 2001;24(3):177-82.

247. Dimachkie MM, Barohn RJ, Katz J. Multifocal motor neuropathy, multifocal acquired demyelinating sensory and motor neuropathy, and other chronic acquired demyelinating polyneuropathy variants. Neurol Clin. 2013;31(2):533-55.
248. Ryan MM, Grattan-Smith PJ, Procopis PG, Morgan G, Ouvrier RA. Childhood chronic inflammatory demyelinating polyneuropathy: clinical course and long-term outcome. Neuromuscul Disord. 2000;10(6):398-406.
249. Abe Y, Terashima H, Hoshino H, Sassa K, Sakai T, Ohtake A, et al. Characteristic MRI features of chronic inflammatory demyelinating polyradiculoneuropathy. Brain Dev. 2015;37(9):894-6.
250. Vedanarayanan VV, Kandt RS, Lewis DV Jr., DeLong GR. Chronic inflammatory demyelinating polyradiculoneuropathy of childhood: treatment with high-dose intravenous immunoglobulin. Neurology. 1991;41(6):828-30.
251. Muley SA, Kelkar P, Parry GJ. Treatment of chronic inflammatory demyelinating polyneuropathy with pulsed oral steroids. Arch Neurol. 2008;65(11):1460-4.
252. Rafai MA, Boulaajaj FZ, Sekkat Z, El Moutawakkil B, Slassi I. [Methylprednisolone pulse in treatment of childhood chronic inflammatory demyelinating polyneuropathy]. Arch Pediatr. 2010;17(9):1293-9. Place des bolus de methylprednisolone dans le traitement des polyradiculonevrites chroniques de l'enfant.
253. Yamada K, Mano T, Toribe Y, Yanagihara K, Suzuki Y. MRI findings and steroid therapy for neuralgic amyotrophy in children. Pediatr Neurol. 2011;45(3):200-2.
254. van Alfen N. Clinical and pathophysiological concepts of neuralgic amyotrophy. Nat Rev Neurol. 2011;7(6):315-22.
255. Sathasivam S, Lecky B, Manohar R, Selvan A. Neuralgic amyotrophy. J Bone Joint Surg Br. 2008;90(5):550-3.
256. Dartevel A, Colombe B, Bosseray A, Larrat S, Sarrot-Reynauld F, Belbezier A, et al. Hepatitis E and neuralgic amyotrophy: five cases and review of literature. J Clin Virol. 2015;69:156-64.
257. Yu DK, Cho YJ, Heo DH, Hong MS, Park SH. Neuroradiologic and neurophysiologic findings of neuralgic amyotrophy. J Korean Neurosurg Soc. 2010;48(5):423-8.
258. Host C, Skov L. Idiopathic neuralgic amyotrophy in children. Case report, 4 year follow up and review of the literature. Eur J Paediatr Neurol. 2010;14(6):467-73.
259. van Alfen N, van Engelen BG. The clinical spectrum of neuralgic amyotrophy in 246 cases. Brain. 2006;129(Pt 2):438-50.
260. Moriguchi K, Miyamoto K, Takada K, Kusunoki S. Four cases of anti-ganglioside antibody-positive neuralgic amyotrophy with good response to intravenous immunoglobulin infusion therapy. J Neuroimmunol. 2011;238(1-2):107-9.
261. Kuhlenbaumer G, Hannibal MC, Nelis E, Schirmacher A, Verpoorten N, Meuleman J, et al. Mutations in SEPT9 cause hereditary neuralgic amyotrophy. Nat Genet. 2005;37(10):1044-6.
262. Stutz CM. Neuralgic amyotrophy: Parsonage-Turner syndrome. J Hand Surg Am. 2010;35(12):2104-6.
263. Tjoumakaris FP, Anakwenze OA, Kancherla V, Pulos N. Neuralgic amyotrophy (Parsonage-Turner syndrome). J Am Acad Orthop Surg. 2012;20(7):443-9.
264. Upadhyaya V, Upadhyaya DN. Current status of magnetic resonance neurography in evaluating patients with brachial plexopathy. Neurol India. 2019;67(Supplement):118-24.
265. Monot M, Honoré N, Garnier T, Araoz R, Coppée JY, Lacroix C, Sow S, et al. On the origin of leprosy. Science. 2005 May 13;308(5724):1040-2
266. Imbiriba EB, Hurtado-Guerrero JC, Garnelo L, Levino A, Cunha Mda G, Pedrosa V. Epidemiological profile of leprosy in children under 15 in Manaus (Northern Brazil), 1998-2005. Rev Saude Publica. 200;42(6):1021-6.
267. Sales AM, Ponce de Leon A, Duppre NC, Hacker MA, Nery JA, Sarno EN, et al. Leprosy among patient contacts: a multilevel study of risk factors. PLoS Negl Trop Dis. 2011;5(3):e1013.
268. World Health Organization. Guidelines for the diagnosis, treatment and prevention of leprosy. New Delhi: World Healt Organization, Regional Office for South-East Asia; 2018.
269. Brasil. Boletim epidemiológico: hanseníase. Brasília, DF: Ministério da Saúde; 2020.
270. Nunzi E, Massone C, SpringerLink (Online service). Leprosy a practical guide. Milano: Springer Milan; 2012. Available from: http://www.library.musc.edu/serials.php?qurl=http://dx.doi.org/10.1007/978-88-470-2376-5.
271. Lastoria JC, Abreu MA. Leprosy: review of the epidemiological, clinical, and etiopathogenic aspects - part 1. An Bras Dermatol. 2014;89(2):205-18.
272. Brasil. Diretrizes para vigilância, atenção e eliminação da hanseníase como problema de saúde pública.. Brasília, DF: Ministério da Saúde; 2016.
273. Nath I, Saini C, Valluri VL. Immunology of leprosy and diagnostic challenges. Clin Dermatol. 2015;33(1):90-8.
274. Mendonça VA, Costa RD, Melo GEBA, Antunes CM, Teixeira AL. Imunologia da hanseníase. An Bras Dermatol. 2008;83:343-50.
275. Aminoff MJ. Neurology and general medicine: the neurological aspects of medical disorders. 5th ed. New York: Churchill Livingstone; 2014. p. xx, 999.
276. Agrawal A, Pandit L, Dalal M, Shetty JP. Neurological manifestations of Hansen's disease and their management. Clin Neurol Neurosurg. 2005;107(6):445-54.
277. Penna ML, Penna GO, Iglesias PC, Natal S, Rodrigues LC. Anti-PGL-1 positivity as a risk marker for the development of leprosy among contacts of leprosy cases: systematic review and meta-analysis. PLoS Negl Trop Dis. 2016;10(5):e0004703.
278. Pathak VK, Singh I, Turankar RP, Lavania M, Ahuja M, Singh V, et al. Utility of multiplex PCR for early diagnosis and household contact surveillance for leprosy. Diagn Microbiol Infect Dis. 2019;95(3):114855.
279. Mateen FJ, Bahl S, Khera A, Sutter RW. Detection of diphtheritic polyneuropathy by acute flaccid paralysis surveillance, India. Emerg Infect Dis. 2013;19(9):1368-73.
280. Kanwal SK, Yadav D, Chhapola V, Kumar V. Post-diphtheritic neuropathy: a clinical study in paediatric intensive care unit of a developing country. Trop Doct. 2012;42(4):195-7.
281. Logina I, Donaghy M. Diphtheritic polyneuropathy: a clinical study and comparison with Guillain-Barre syndrome. J Neurol Neurosurg Psychiatry. 1999;67(4):433-8.

282. Piradov MA, Pirogov VN, Popova LM, Avdunina IA. Diphtheritic polyneuropathy: clinical analysis of severe forms. Arch Neurol. 2001;58(9):1438-42.
283. Manikyamba D, Satyavani A, Deepa P. Diphtheritic polyneuropathy in the wake of resurgence of diphtheria. J Pediatr Neurosci. 2015;10(4):331-4.
284. Beachy N, Satkowiak K, Gwathmey KG. Vasculitic neuropathies. Semin Neurol. 2019;39(5):608-19.
285. Sampaio L, Silva LG, Terroso G, Nadais G, Mariz E, Ventura F. Vasculitic neuropathy. Acta Reumatol Port. 2011;36(2):102-9.
286. Mathew L, Talbot K, Love S, Puvanarajah S, Donaghy M. Treatment of vasculitic peripheral neuropathy: a retrospective analysis of outcome. QJM. 2007;100(1):41-51.
287. Said G, Lacroix C. Primary and secondary vasculitic neuropathy. J Neurol. 2005;252(6):633-41.
288. Schaublin GA, Michet CJ Jr., Dyck PJ, Burns TM. An update on the classification and treatment of vasculitic neuropathy. Lancet Neurol. 2005;4(12):853-65.
289. Merlin E, Mouy R, Pereira B, Mouthon L, Bourmaud A, Piette JC, et al. Long-term outcome of children with pediatric-onset cutaneous and visceral polyarteritis nodosa. Joint Bone Spine. 2015;82(4):251-7.
290. Jelusic M, Vikic-Topic M, Batinic D, Milosevic D, Malenica B, Malcic I. Polyarteritis nodosa in Croatian children: a retrospective study over the last 20 years. Rheumatol Int. 2013;33(12):3087-90.
291. Boyer D, Vargas SO, Slattery D, Rivera-Sanchez YM, Colin AA. Churg-Strauss syndrome in children: a clinical and pathologic review. Pediatrics. 2006;118(3):e914-20.
292. Comarmond C, Cacoub P. Granulomatosis with polyangiitis (Wegener): clinical aspects and treatment. Autoimmun Rev. 2014;13(11):1121-5.
293. Hetland LE, Susrud KS, Lindahl KH, Bygum A. Henoch-Schonlein purpura: a literature review. Acta Derm Venereol. 2017;97(10):1160-6.
294. Blaes F. Diagnosis and therapeutic options for peripheral vasculitic neuropathy. Ther Adv Musculoskelet Dis. 2015;7(2):45-55.
295. Manji H. Drug-induced neuropathies. Handb Clin Neurol. 2013;115:729-42.
296. Grogan PM, Katz JS. Toxic neuropathies. Neurol Clin. 2005;23(2):377-96.
297. London Z, Albers JW. Toxic neuropathies associated with pharmaceutic and industrial agents. Neurol Clin. 2007;25(1):257-76.
298. Karam C, Dyck PJ. Toxic neuropathies. Semin Neurol. 2015;35(4):448-57.
299. Wokke JH, van Dijk GW. Sensory neuropathies including painful and toxic neuropathies. J Neurol. 1997;244(4):209-21.
300. Flora G, Gupta D, Tiwari A. Toxicity of lead: a review with recent updates. Interdiscip Toxicol. 2012;5(2):47-58.
301. Dapul H, Laraque D. Lead poisoning in children. Adv Pediatr. 2014;61(1):313-33.
302. Thomson RM, Parry GJ. Neuropathies associated with excessive exposure to lead. Muscle Nerve. 2006;33(6):732-41.
303. Bernhoft RA. Mercury toxicity and treatment: a review of the literature. J Environ Public Health. 2012;2012:460508.
304. Cvjetko P, Cvjetko I, Pavlica M. Thallium toxicity in humans. Arh Hig Rada Toksikol. 2010;61(1):111-9.
305. Kuo HC, Huang CC, Tsai YT, Chu CC, Hsieh ST, Chu NS. Acute painful neuropathy in thallium poisoning. Neurology. 2005;65(2):302-4.
306. Zhang HT, Qiao BP, Liu BP, Zhao XG. Study on the treatment of acute thallium poisoning. Am J Med Sci. 2014;347(5):377-81.
307. Singh AP, Goel RK, Kaur T. Mechanisms pertaining to arsenic toxicity. Toxicol Int. 2011;18(2):87-93.
308. Kosnett MJ. The role of chelation in the treatment of arsenic and mercury poisoning. J Med Toxicol. 2013;9(4):347-54.
309. Jain KK. Drug-induced neurological disorders. 2nd ed. Seattle, WA: Hogrefe & Huber; 2001. p. vii, 389.
310. Vilholm OJ, Christensen AA, Zedan AH, Itani M. Drug-induced peripheral neuropathy. Basic Clin Pharmacol Toxicol. 2014;115(2):185-92.
311. Jones MR, Urits I, Wolf J, Corrigan D, Colburn L, Peterson E, et al. Drug-induced peripheral neuropathy: a narrative review. Curr Clin Pharmacol. 2020;15(1):38-48.
312. de Anda-Jauregui G, McGregor BA, Guo K, Hur J. A network pharmacology approach for the identification of common mechanisms of drug-induced peripheral neuropathy. CPT Pharmacometrics Syst Pharmacol. 2019;8(4):211-9.
313. Weimer LH, Sachdev N. Update on medication-induced peripheral neuropathy. Curr Neurol Neurosci Rep. 2009;9(1):69-75.
314. Finnerup NB, Kuner R, Jensen TS. Neuropathic pain: from mechanisms to treatment. Physiol Rev. 2021;101(1):259-301.
315. Banwell BL, Mildner RJ, Hassall AC, Becker LE, Vajsar J, Shemie SD. Muscle weakness in critically ill children. Neurology. 2003;61(12):1779-82.
316. Lacomis D. Neuromuscular disorders in critically ill patients: review and update. J Clin Neuromuscul Dis. 2011;12(4):197-218.
317. Thabet Mahmoud A, Tawfik MAM, Abd El Naby SA, Abo El Fotoh WMM, Saleh NY, Abd El Hady NMS. Neurophysiological study of critical illness polyneuropathy and myopathy in mechanically ventilated children; additional aspects in paediatric critical illness co-morbidities. Eur J Neurol. 2018;25(7):991-e76.
318. Williams S, Horrocks IA, Ouvrier RA, Gillis J, Ryan MM. Critical illness polyneuropathy and myopathy in pediatric intensive care: a review. Pediatr Crit Care Med. 2007;8(1):18-22.
319. Zhou C, Wu L, Ni F, Ji W, Wu J, Zhang H. Critical illness polyneuropathy and myopathy: a systematic review. Neural Regen Res. 2014;9(1):101-10.
320. Schmidt SB, Rollnik JD. Critical illness polyneuropathy (CIP) in neurological early rehabilitation: clinical and neurophysiological features. BMC Neurol. 2016;16(1):256.
321. Apostolakis E, Papakonstantinou NA, Baikoussis NG, Papadopoulos G. Intensive care unit-related generalized neuromuscular weakness due to critical illness polyneuropathy/myopathy in critically ill patients. J Anesth. 2015;29(1):112-21.
322. Friedrich O, Hund E, Weber C, Hacke W, Fink RH. Critical illness myopathy serum fractions affect membrane excitability and intracellular calcium release in mammalian skeletal muscle. J Neurol. 2004;251(1):53-65.
323. Dhand UK. Clinical approach to the weak patient in the intensive care unit. Respir Care. 2006;51(9):1024-40; discussion 40-1.
324. Hermans G, De Jonghe B, Bruyninckx F, Van den Berghe G. Clinical review: critical illness polyneuropathy and myopathy. Crit Care. 2008;12(6):238.

325. Stevens RD, Dowdy DW, Michaels RK, Mendez-Tellez PA, Pronovost PJ, Needham DM. Neuromuscular dysfunction acquired in critical illness: a systematic review. Intensive Care Med. 2007;33(11):1876-91.
326. Symeonidou Z, Theodoraki K, Chalkias A, Argyra E, Casale R. Critical Illness Polyneuropathy (CIP): a multicenter study on functional outcome. G Ital Med Lav Ergon. 2019;41(1):58-64.
327. Amato AA, Russel JA. Neuromuscular disorders. 2nd ed. New York: McGraw Hill; 2016. 948 p.
328. Griffin MF, Malahias M, Hindocha S, Wasim Khan. Peripheral nerve injury: principles for repair and regeneration. Open Orthop J. 2014;8:199-203.
329. Frade F, Gomez-Salgado J, Jacobsohn L, Florindo-Silva F. Rehabilitation of neonatal brachial plexus palsy: integrative literature review. J Clin Med. 2019;8(7).
330. Volpe J. Volpe's neurology of the newborn. 6 ed. Philadelphia: Elsevier; 2018. 1240 p.
331. Lagerkvist AL, Johansson U, Johansson A, Bager B, Uvebrant P. Obstetric brachial plexus palsy: a prospective, population-based study of incidence, recovery, and residual impairment at 18 months of age. Dev Med Child Neurol. 2010;52(6):529-34.
332. Walsh JM, Kandamany N, Ni Shuibhne N, Power H, Murphy JF, O'Herlihy C. Neonatal brachial plexus injury: comparison of incidence and antecedents between 2 decades. Am J Obstet Gynecol. 2011;204(4):324 e1-6.
333. Zafeiriou DI, Psychogiou K. Obstetrical brachial plexus palsy. Pediatr Neurol. 2008;38(4):235-42.
334. Pondaag W, Malessy MJ, van Dijk JG, Thomeer RT. Natural history of obstetric brachial plexus palsy: a systematic review. Dev Med Child Neurol. 2004;46(2):138-44.
335. Jones HR, Ryan MM, Levin KH. Radiculopathies and Plexopathies. In: Darras BT, Jones HR, Ryan MM, De Vivo DC, editors. Neuromuscular disorders of infancy, childhood, and adolescence. 2nd ed. San Diego: Academic Press; 2015. p. 199-224.
336. Chauhan SP, Blackwell SB, Ananth CV. Neonatal brachial plexus palsy: incidence, prevalence, and temporal trends. Semin Perinatol. 2014;38(4):210-8.
337. Evans-Jones G, Kay SP, Weindling AM, Cranny G, Ward A, Bradshaw A, et al. Congenital brachial palsy: incidence, causes, and outcome in the United Kingdom and Republic of Ireland. Arch Dis Child Fetal Neonatal Ed. 2003;88(3):F185-9.
338. Ogwumike OO, Adeniyi AF, Badaru U, Onimisi JO. Profile of children with new-born brachial plexus palsy managed in a tertiary hospital in Ibadan, Nigeria. Niger J Physiol Sci. 2014;29(1):1-5.
339. Yarfi C, Elekusi C, Banson AN, Angmorterh SK, Kortei NK, Ofori EK. Prevalence and predisposing factors of brachial plexus birth palsy in a regional hospital in Ghana: a five year retrospective study. Pan Afr Med J. 2019;32:211.
340. Volpe JJ. Injuries of extracranial, cranial, intracranial, spinal cord, and peripheral nervous system structures. In: Volpe JJ, Inder TE, Darras BT, Vries LSd, Plessis AJd, Neil JJ, et al., editors. Volpe's neurology of the newborn. 6th ed. Philadelphia: Elsevier; 2018. p. 1093-123.
341. Narakas AJECL. The paralysed hand. 1987.
342. Al-Qattan MM, El-Sayed AA, Al-Zahrani AY, Al-Mutairi SA, Al-Harbi MS, Al-Mutairi AM, et al. Narakas classification of obstetric brachial plexus palsy revisited. J Hand Surg Eur Vol. 2009;34(6):788-91.
343. Yang LJS. Neonatal brachial plexus palsy: Management and prognostic factors. Seminars in Perinatology. 2014;38(4):222-34.
344. van Dijk JG, Pondaag W, Malessy MJ. Obstetric lesions of the brachial plexus. Muscle Nerve. 2001;24(11):1451-61.
345. Ferrante MA. Brachial plexopathies: classification, causes, and consequences. Muscle Nerve. 2004;30(5):547-68.
346. Qureshi A. Diaphragm paralysis. Semin Respir Crit Care Med. 2009;30(3):315-20.
347. Bowerson M, Nelson VS, Yang LJ. Diaphragmatic paralysis associated with neonatal brachial plexus palsy. Pediatr Neurol. 2010;42(3):234-6.
348. Arya H, Williams J, Ponsford SN, Bissenden JG. Neonatal diaphragmatic paralysis caused by chest drains. Arch Dis Child. 1991;66(4 Spec No):441-2.
349. Karaoglu P, Yis U, Oztura I, Akdogan O, Bayram E, Topcu Y, et al. Phrenic nerve palsy associated with brachial plexus avulsion in a pediatric patient with multitrauma. Pediatr Emerg Care. 2013;29(8):922-3.
350. Akbariasbagh P, Mirzaghayan MR, Akbariasbagh N, Shariat M, Ebrahim B. Risk factors for post-cardiac surgery diaphragmatic paralysis in children with congenital heart disease. J Tehran Heart Cent. 2015;10(3):134-9.
351. Alvord EC Jr., Austin EJ, Larson CP. Neuropathologic observations in congenital phrenic nerve palsy. J Child Neurol. 1990;5(3):205-9.
352. Ahmadpour-Kacho M, Zahedpasha Y, Hadipoor A, Akbarian-Rad Z. Early surgical intervention for diaphragmatic paralysis in a neonate; report of a case and literature review. Iran J Pediatr. 2011;21(1):116-20.
353. Stramrood CA, Blok CA, van der Zee DC, Gerards LJ. Neonatal phrenic nerve injury due to traumatic delivery. J Perinat Med. 2009;37(3):293-6.
354. Murty VS, Ram KD. Phrenic nerve palsy: a rare cause of respiratory distress in newborn. J Pediatr Neurosci. 2012;7(3):225-7.
355. Al-Qattan MM, Clarke HM, Curtis CG. The prognostic value of concurrent phrenic nerve palsy in newborn children with Erb's palsy. J Hand Surg Br. 1998;23(2):225.
356. Yoshida K, Kawabata H. The prognostic value of concurrent phrenic nerve palsy in newborn babies with neonatal brachial plexus palsy. J Hand Surg Am. 2015;40(6):1166-9.
357. Ciorba A, Corazzi V, Conz V, Bianchini C, Aimoni C. Facial nerve paralysis in children. World J Clin Cases. 2015;3(12):973-9.
358. Renault F, Quijano-Roy S. Congenital and acquired facial palsies. In: Darras BT, Jones HR, Ryan MM, De Vivo DC, editors. Neuromuscular disorders of infancy, childhood, and adolescence. 2nd ed. San Diego: Academic Press; 2015. p. 225-42.
359. Menezes M, Ouvrier R. Localised disorders of cranial nerves. In: Arzimanoglou A, O'Hare A, Johnston MV, Ouvrier R, editors. Aicardi's diseases of the nervous system in childhood. 4th ed. London: Mac Keith Press; 2018. p. 1238-44.
360. Pavlou E, Gkampeta A, Arampatzi M. Facial nerve palsy in childhood. Brain Dev. 2011;33(8):644-50.
361. Gordin E, Lee TS, Ducic Y, Arnaoutakis D. Facial nerve trauma: evaluation and considerations in management. Craniomaxillofac Trauma Reconstr. 2015;8(1):1-13.

362. Levine MG, Holroyde J, Woods JR Jr., Siddiqi TA, Scott M, Miodovnik M. Birth trauma: incidence and predisposing factors. Obstet Gynecol. 1984;63(6):792-5.
363. Falco NA, Eriksson E. Facial nerve palsy in the newborn: incidence and outcome. Plast Reconstr Surg. 1990;85(1):1-4.
364. Laing JH, Harrison DH, Jones BM, Laing GJ. Is permanent congenital facial palsy caused by birth trauma? Arch Dis Child. 1996;74(1):56-8.
365. Harbert MJ, Pardo AC. neonatal nervous system trauma. In: Swaiman K, Ashwal S, Ferriero D, Schor N, Finkel R, Gropman A, et al., editors. Swaiman's pediatric neurology: principles and practice. 6th ed. Philadelphia: Elsevier; 2018. p. 156-60.
366. Mavrikakis I. Facial nerve palsy: anatomy, etiology, evaluation, and management. Orbit. 2008;27(6):466-74.
367. Zandian A, Osiro S, Hudson R, Ali IM, Matusz P, Tubbs SR, et al. The neurologist's dilemma: a comprehensive clinical review of Bell's palsy, with emphasis on current management trends. Med Sci Monit. 2014;20:83-90.
368. Duval M, Daniel SJ. Facial nerve palsy in neonates secondary to forceps use. Arch Otolaryngol Head Neck Surg. 2009;135(7):634-6.
369. Hepner WR Jr. Some observations on facial paresis in the newborn infant: etiology and incidence. Pediatrics. 1951;8(4):494-7.
370. Caughey AB, Sandberg PL, Zlatnik MG, Thiet MP, Parer JT, Laros RK Jr. Forceps compared with vacuum: rates of neonatal and maternal morbidity. Obstet Gynecol. 2005;106(5 Pt 1):908-12.
371. Werner EF, Janevic TM, Illuzzi J, Funai EF, Savitz DA, Lipkind HS. Mode of delivery in nulliparous women and neonatal intracranial injury. Obstet Gynecol. 2011;118(6):1239-46.
372. Malik S, Bhandekar HS, Korday CS. Traumatic peripheral neuropraxias in neonates: a case series. J Clin Diagn Res. 2014;8(10):PD10-2.
373. Sarhan F-R. Quantification des mouvements de la mimique faciale par motion capture sur une population de volontaires sains. Université de Technologie de Compiègne, 2017.
374. Lee LN, Susarla SM, Hohman MH, Henstrom DK, Cheney ML, Hadlock TA. A comparison of facial nerve grading systems. Ann Plast Surg. 2013;70(3):313-6.
375. Lee HY, Park MS, Byun JY, Chung JH, Na SY, Yeo SG. Agreement between the Facial Nerve Grading System 2.0 and the House-Brackmann Grading System in patients with bell palsy. Clin Exp Otorhinolaryngol. 2013;6(3):135-9.
376. Fattah AY, Gurusinghe AD, Gavilan J, Hadlock TA, Marcus JR, Marres H, et al. Facial nerve grading instruments: systematic review of the literature and suggestion for uniformity. Plast Reconstr Surg. 2015;135(2):569-79.
377. Fonseca KM, Mourao AM, Motta AR, Vicente LC. Scales of degree of facial paralysis: analysis of agreement. Braz J Otorhinolaryngol. 2015;81(3):288-93.
378. House JW, Brackmann DE. Facial nerve grading system. Otolaryngol Head Neck Surg. 1985;93(2):146-7.
379. Sittel C, Stennert E. Prognostic value of electromyography in acute peripheral facial nerve palsy. Otol Neurotol. 2001;22(1):100-4.
380. Biebl A, Lechner E, Hroncek K, Preisinger A, Eisenkolbl A, Schmitt K, et al. Facial nerve paralysis in children: is it as benign as supposed? Pediatr Neurol. 2013;49(3):178-81.
381. Banks CA, Hadlock TA. Pediatric facial nerve rehabilitation. Facial Plast Surg Clin North Am. 2014;22(4):487-502.
382. Deramo PJ, Greives MR, Nguyen PD. Pediatric facial reanimation: an algorithmic approach and systematic review. Arch Plast Surg. 2020;47(5):382-91.
383. Ryan MM, Jones HR. Mononeuropathies. In: Darras BT, Jones HR, Ryan MM, De Vivo DC, editors. Neuromuscular disorders of infancy, childhood, and adolescence. 2nd ed. San Diego: Academic Press; 2015. p. 243-73.
384. Van Meir N, De Smet L. Carpal tunnel syndrome in children. Acta Orthop Belg. 2003;69(5):387-95.
385. Paget J. The first description of carpal tunnel syndrome. J Hand Surg Eur Vol. 2007;32(2):195-7.
386. Chammas M, Boretto J, Burmann LM, Ramos RM, Dos Santos Neto FC, Silva JB. Carpal tunnel syndrome - Part I (anatomy, physiology, etiology and diagnosis). Rev Bras Ortop. 2014;49(5):429-36.
387. Michelsen H, Posner MA. Medical history of carpal tunnel syndrome. Hand Clinics. 2002;18(2):257-68.
388. Phalen GS. The Carpal-Tunnel syndrome: seventeen years' experience in diagnosis and treatment of six hundred fifty-four hands. JBJS. 1966;48(2).
389. Martin C, Masse P. Le syndrome du canal carpien chez l'enfant. Archives Françaises de Pédiatrie. 1958;15:930-40.
390. Davis L, Vedanarayanan VV. Carpal tunnel syndrome in children. Pediatr Neurol. 2014;50(1):57-9.
391. Leduc A, Perrot P, Truffandier MV, Bellier-Waast F, Duteille F. [Carpal tunnel syndrome in children. About 10 clinical cases]. Ann Chir Plast Esthet. 2014;59(3):155-60. Syndrome du canal carpien chez l'enfant. À propos de 10 cas cliniques.
392. Viskochil D, Muenzer J, Guffon N, Garin C, Munoz-Rojas MV, Moy KA, et al. Carpal tunnel syndrome in mucopolysaccharidosis I: a registry-based cohort study. Dev Med Child Neurol. 2017;59(12):1269-75.
393. Ghali J, Murugasu A, Day T, Nicholls K. Carpal tunnel syndrome in fabry disease. JIMD Rep. 2012;2:17-23.
394. Brazis PW, Masdeu JC, Biller J. Peripheral Nerves. In: Brazis PW, Masdeu JC, Biller J, editors. Localization in clinical neurology. 6 ed. Amsterdam: Wolters Kluwer Health; 2011. p. 25-71.
395. Bouche P. Compression and entrapment neuropathies. In: Said G, Krarup C, editors. Handbook of Clinical Neurology: vol. 115. Amsterdam: Elsevier; 2013. p. 311-66.
396. Lundborg G. Nerve injury and repair. New York: Churchill Livingstone; 1988.
397. White K, Kim T, Neufeld JA. Clinical assessment and treatment of carpal tunnel syndrome in the mucopolysaccharidoses. J Pediatr Rehabil Med. 2010;3(1):57-62.
398. Palumbo CF, Szabo RM. Examination of patients for carpal tunnel syndrome: sensibility, provocative, and motor testing. Hand Clinics. 2002;18(2):269-77.
399. Chammas M, Boretto J, Burmann LM, Ramos RM, Neto FS, Silva JB. Carpal tunnel syndrome - Part II (treatment). Rev Bras Ortop. 2014;49(5):437-45.
400. Menezes M, Ouvrier R. Disorders of the peripheral nerves. In: Arzimanoglou A, O'Hare A, Johnston M, Ouvrier R, editors. Aicardi's disease of the nervous system in childhood. 4 ed. London: Mac Keith Press; 2018. p. 1207-59.

401. Hayashi T, Hutin YJ, Bulterys M, Altaf A, Allegranzi B. Injection practices in 2011-2015: a review using data from the demographic and health surveys (DHS). BMC Health Serv Res. 2019 ;19(1):600.
402. Miller MA, Pisani E. The cost of unsafe injections. Bull World Health Organ. 1999;77(10):808-11.
403. Pépin J, Abou Chakra CN, Pépin E, Nault V. Evolution of the global use of unsafe medical injections, 2000-2010. PLoS One. 2013;8(12):e80948.
404. Jung Kim H, Hyun Park S. Sciatic nerve injection injury. 2014;42(4):887-97.
405. Sanal HT. Siatic nerve: beyond the sacral foramen. Diagn Interv Radiol. 2016;22(6):574-9.
406. Distad BJ, Weiss MD. Clinical and electrodiagnostic features of sciatic neuropathies. Phys Med Rehabil Clin N Am. 2013;24(1):107-20.
407. Ndiaye A, Sakho Y, Fall F, Dia A, Sow ML. [Sciatic nerve in gluteal portion: application of sciatic nerve post injection lesion]. Morphologie. 2004;88(282):135-8.
408. Bostan H, Cabalar M, Altinay S, Kalkan Y, Tumkaya L, Kanat A, et al. Sciatic nerve injury following analgesic drug injection in rats: a histopathological examination. North Clin Istanb. 2018;5(3):176-85.
409. Topuz K, Kutlay M, Simşek H, Atabey C, Demircan M, Senol Güney M. Early surgical treatment protocol for sciatic nerve injury due to injection: a retrospective study. Br J Neurosurg. 2011;25(4):509-15.
410. Hasija R, Kelly JJ, Shah NV, Newman JM, Chan JJ, Robinson J, et al. Nerve injuries associated with total hip arthroplasty. J Clin Orthop-Trauma. 2018;9(1):81-6.
411. Wolf M, Bäumer P, Pedro M, Dombert T, Staub F, Heiland S, et al. Sciatic nerve injury related to hip replacement surgery: imaging detection by MR neurography despite susceptibility artifacts. Plos One. 2014;9(2):e89154.
412. Hurd JL, Potter HG, Dua V, Ranawat CS. Sciatic nerve palsy after primary total hip arthroplasty: a new perspective. J Arthroplasty. 2006;21(6):796-802.

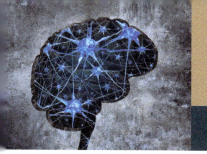

- Ana Flávia Pincerno Pouza
- Eduardo de Paula Estephan

capítulo 75 | Doenças da Junção Neuromuscular

FISIOLOGIA DA JUNÇÃO NEUROMUSCULAR

A junção neuromuscular (JNM) corresponde a uma pequena parte da unidade motora onde existe a interação do terminal nervoso com a membrana da fibra muscular esquelética. À medida que se aproxima da fibra muscular, o neurônio motor mielinizado perde a sua bainha de mielina e se divide em terminais filiformes que se alojarão em goteiras criadas em depressões na membrana de cada fibra muscular. Esta região da membrana muscular é denominada placa motora e é constituída por uma membrana muscular diferenciada que responde a estímulos químicos (quimioexcitável).[1]

Essa estimulação é feita por meio da acetilcolina (ACh), a qual representa o neurotransmissor da sinapse neuromuscular. A ACh é sintetizada no axônio do neurônio colinérgico, e resulta da ação da colina acetiltransferase sobre a colina e a acetilcoenzima A (acetil-CoA). Após sua síntese, a ACh precisa estar armazenada em vesículas sinápticas para ser usada como neurotransmissor. As vesículas contendo a ACh são estocadas na membrana pré-sináptica em uma região próxima aos canais de cálcio voltagem-dependentes (CSVD) – zona ativa. Quando o potencial de ação alcança o terminal do nervo, a abertura dos canais de cálcio leva a um rápido aumento na concentração dos íons de cálcio localmente, desencadeando a exocitose das vesículas na fenda sináptica.[1]

Por sua vez, a membrana pós-sináptica (placa motora) se organiza por meio de dobras juncionais, com os receptores de acetilcolina (AChR) se concentrando no topo das dobras, enquanto os CSVD estão localizados no fundo. No processo de sinapse neuromuscular, duas moléculas de ACh se ligam a cada AChR, ocorrendo então despolarização local da membrana com ativação dos CSVD e propagação do potencial de ação muscular. No neurônio motor, os CSVD se fecham e há abertura dos canais de potássio voltagem-dependentes com repolarização da membrana ao seu potencial de repouso.[1]

MIASTENIA GRAVIS JUVENIL

A miastenia gravis é uma doença autoimune da transmissão neuromuscular causada por anticorpos dirigidos contra componentes da membrana pós-sináptica da JNM (placa motora), sendo o principal alvo os AChR.[2] O quadro clínico clássico se apresenta por fraqueza flutuante e fatigabilidade da musculatura ocular, facial, bulbar ou de membros. Por definição, a miastenia gravis juvenil (MGJ) inclui os indivíduos com até 18 anos completos. A MGJ ainda é subdividida, de acordo com idade da ocorrência do primeiro sintoma, em pré-púbere (antes dos 12 anos) e pós-púbere (após os 12 anos).[3]

Epidemiologia

Nos países do Ocidente, a prevalência da MGJ corresponde a 10-11% a 24% de todos os pacientes pediátricos e adultos com MG.[4,5] Na Europa, a incidência anual de miastenia gravis na população geral é estimada em 30/1.000.000, já nas crianças e adolescentes com idade entre 0 e 19 anos esse número fica entre 1 e 5/1.000.000.[6] No Reino Unido, a incidência de MGJ autoimune média em um período de 5 anos foi de 1,5 casos/1.000.000 crianças/ano, com 5 casos identificados de MGJ anti-MusK positivos.[7] Nos EUA, uma revisão da Mayo Clinic de 2019 de casos de MGJ diagnosticados e computados por cinco décadas encontrou uma incidência de MGJ de 0,12 casos/100.000 habitantes.[8] No estudo prospectivo populacional de Popperud et al. na Dinamarca, a incidência de MGJ foi de 1,6 casos/1.000.000 habitantes/ano, com 1/3 dos casos de início pré-puberal e os outros 2/3 de início pós-puberal.[9] Na África do Sul, a incidência anual de MGJ seropositiva para anti-AChR é de 8,5 casos/1.000.000.[10]

Já na população asiática, particularmente do Leste Asiático e muito especialmente do Sul da China, aproximadamente 50% do número total de pacientes com MG apresentam o primeiro sintoma da miastenia gravis durante a infância (idade de pico entre os 3 e 5 anos de idade, com declínio gradual até os 7 anos), sem diferença na distribuição entre sexos. Ainda nessa população, os sintomas oculares puros iniciam-se e persistem em 66-70% dos pacientes com MGJ com até 8 anos de idade e em 50% dos pacientes com MGJ após os 8 anos. Chama a atenção que tanto os pacientes do grupo de início muito precoce (até os 8 anos de idade) quanto o do grupo de início tardio (acima dos 8 anos) geralmente apresentam evolução benigna quando comparados a pacientes adultos com MGJ na coorte asiática, com a proporção de casos de MGJ severa (classificasção da MGFA III-V) respectivamente de 8%, 20% e 47% dos pacientes.[3,4,11]

Todos os estudos citados anteriormente revelam diferenças étnicas na MGJ, com taxas de prevalência globalmente mais elevadas, sobretudo em crianças menores de 10 anos, vistas em populações predominantemente afrodescendentes da África do Sul e entre a população pediátrica da China, Taiwan e Japão, em comparação aos estudos europeus de população majoritariamente caucasiana.[12]

Entre os caucasianos, nas crianças pré-púberes, em alguns estudos não se observa a predominância de sexo (à semelhança de pacientes miastênicos idosos);[11] em outros estudos mais recentes, é notada a preponderância do sexo feminino na faixa pré-púbere. Na faixa etária pós-púbere, assim como em muitas doenças autoimunes, há predomínio do sexo feminino.[8,11,12] Nos jovens pós-púberes, o curso clínico da doença se assemelha ao da miastenia gravis de início no adulto. O paciente frequentemente apresenta sintomas oculares no início do quadro, desenvolvendo fraqueza muscular generalizada em mais de 80% dos casos com a evolução da doença.[13] Na revisão da Mayo Clinic de 2019, 90% dos pacientes de MGJ tinham sintomas e sinais oculares (ptose palpebral, diplopia) à apresentação clínica, a maioria deles de apresentação bilateral.[8] Pacientes pós-púberes também mostram uma maior associação com outras doenças autoimunes, como: doenças da tireoide, dermatomiosite, artrite reumatoide, lúpus eritematoso sistêmico (LES), trombocitopenia autoimune, síndrome de Sjögren, transtorno do espectro da neuromielite óptica, psoríase, doença de Crohn, rectocolite ulcerativa, espondilite anquilosante, sarcoidose, esclerodermia, doença celíaca e diabetes *mellitus* tipo 1.[9,14-16]

Etiologia e patogênese

A MGJ é causada por autoanticorpos dirigidos contra estruturas da membrana pós-sináptica da JNM que, juntamente com o complemento, interferem na transmissão neuromuscular normal. Na maioria dos casos, o anticorpo antirreceptor de acetilcolina (anti-AChR) é o responsável por esse processo, com trabalhos que mostram uma variação da positividade deste anticorpo da ordem de 75% a 85%.[8,9] Os 10% a 15% dos pacientes que são negativos para o anti-AChR podem apresentar elevados títulos de autoanticorpos IgG para a tirosina quinase músculo-específica (MuSK), com casos muito raros sendo descritos na faixa pré-púbere da MGJ quando em comparação com a faixa pós-púbere para pacientes com anticorpo anti-AChR negativos, como no trabalho de Hong *et al.*, com ausência total de casos na faixa de MGJ de início precoce asiática e positividade de 10% na faixa de início tardio após os 8 anos de idade.[4,17]

Outras classes de anticorpos podem estar associadas com a MGJ seronegativa para anti-AChR, como os anticorpos contra proteína do músculo estriado, os anticorpos contra proteína 4 relacionada ao receptor de lipoproteína de baixa densidade (LRP4), os anticorpos contra titina e os anticorpos contra o receptor da rianodina (RyR).[2,4]

Não há muitos estudos na literatura disponíveis que analisam o padrão de suscetibilidade genética para MGJ. Popperud *et al.* estudaram pelo método de sequenciamento de nova geração (NGS) cinco *loci* de genes do sistema HLA humano (HLA-A, -B, -C, -DRB1 e -DQ) reconhecidamente envolvidos na predisposição de pacientes adultos ao desenvolvimento de MG em 43 pacientes de MGJ, tanto pré-púberes como pós-púberes. Foi vista associação positiva com os alelos HLA-B*08 e HLA-DRB1*04:04 na população dinamarquesa de MGJ quando comparado aos controles saudáveis. Entretanto, foi a população pré-puberal de MGJ que se correlacionou mais fortemente com o alelo HLA-DRB1*04:04.[18] Já no estudo de Hong *et al.* voltados para a coorte asiática de MGJ, pesquisaram-se polimorfismo de nucleotídeo único (SNP) de três genes envolvidos com a codificação de moléculas envolvidas na fisiologia da JNM como na do sistema imune celular: *CHRNA1*, *AIRE* e *CTLA4*. As variantes dos alelos rs16862847 e rs2229957 no gene *CHRNA1*, e rs231775 e rs733618 no gene *CTLA-4* demonstraram ter significância estatística (P <0,05) entre pacientes com MGJ e controles saudáveis, e isso teve relação estatisticamente mais forte no grupo de pacientes com MGJ de início muito precoce.[4]

Na população afro-descendente da África do Sul, Heckmann e Nel, ao pesquisarem um certo subtipo de polimorfismo de nucleotídeo único (SNP) do tipo *TGFB1* c. 387T (rs11466316) da região regulatória do gene *TGFB1* (fator de crescimento transformador Beta 1) associado com o fenótipo "oftalmoplégico" da MGJ, encontraram uma frequência de alelos menores de 0,18 (estatisticamente significativa) em duas populações-controles independentes da África do Sul comparativamente a uma frequência de 0,04 dos mesmos alelos em populações da África Oriental, Ocidental e de afro-americanos. O fator de crescimento transformador Beta 1 (TGF-B1) é uma citocina pivotal na resposta das células musculares a lesões e no processo de cicatrização do tecido muscular, sendo sua expressão aumentada em células inflamatórias presentes e nas células musculares constituintes de placas motoras terminais lesionadas. Ela ativa a transdiferenciação das células-satélites em miofibroblastos e mioblastos quando tem a sua expressão super-regulada e ativa as propriedades contrácteis das células musculares. Em animais de experimentação, os níveis de regulação funcional decorrente deste transcripto costumam atingir valores mais elevados em linhagens celulares de músculos extraoculares do que de músculos apendiculares. Os transcriptos proteicos do gene *DAF*, por sua vez, atuam como proteínas regulatórias (*down-regulation*) da atividade do sistema complemento, e a inibição experimental em cobaias da expressão gênica *DAF* produziu uma lesão muito mais grave mediada pelo complemento da placa motora terminal. Estudos preliminares com a aplicação da técnica de sequenciamento exômico global (*Whole Exomic Sequencing*) encontraram variantes funcionais específicas da população africana nas regiões regulatórias dos genes *TGFB1* e *DAF* (*decay-accelerating factor*), respectivamente *TGFB1 c. 387T (rs11466316)* e *DAF c. 198C>G*, implicadas nos mecanismos descritos anteriormente, predispondo à regulação anormal (*down-regulation*) das vias da biossíntese dos ganglio-esfingo-lipídeos da membrana pós-sináptica e na miogênse pivotais para o *turn-over* e a reparação de lesões na JNM. Estas vias são provavelmente ativadas em resposta a lesões mediadas pelo sistema complemento das mesmas, e sua *down-regulation* levaria a uma suscetibilidade muito aumentada da JNM dos músculos extraoculares a lesões inflamatórias mediadas pelo sistema complemento em pacientes com MGJ portadores destes polimorfismos na África do Sul.[10,19]

Os linfócitos T CD4+ são classificados em dois subtipos: células Th1 e células Th2. Os indivíduos com miastenia gravis apresentam na circulação sanguínea um grande número de células Th1 anti-AChR, as quais são capazes de reconhecer muitos epítopos do AChR, induzindo os linfócitos B a produzirem anticorpos anti-AChR. Esse anticorpo representa uma IgG de alta afinidade que pode interferir no receptor AChR por três mecanismos principais: lise ativada por complemento da membrana pós-sináptica, aumento da taxa de degradação do AChR através de modulação antigênica por reação cruzada, e inibição direta na função do AChR.[20]

A patogênese da MGJ de início muito precoce (abaixo de 8 anos) ou pré-púbere (abaixo de 12 anos) com anticorpos anti-AChR envolve um modelo de dois passos. Linfócitos T CD4 (+) (*T helper*) respondem imunologicamente a subunidades do receptor AChR desdobradas e não agrupadas expressas por células epiteliais tímicas e estimulam a produção de anticorpos anti-AChR de fase precoce. Estes anticorpos, por sua vez, atacam células mioides tímicas nas proximidades que expressam o receptor AChR nativo, levando às manifestações clínicas características. A partir deste segundo passo, as vias patogênicas da MGJ de início muito precoce ou pré-púbere devem diferir em várias características daquelas da MG de início precoce do adulto. Primeiramente, fatores genéticos como os descritos anteriormente parecem ser mais importantes na primeira forma. Segundo, o tecido tímico é altamente ativo durante a primeira década de vida e o sistema imune adaptativo encontra-se em franco desenvolvimento. Terceiro, os níveis séricos do fator de ativação de linfócitos B (B.A.F.F.) e de interleucina-17 (IL-17), citocinas que são importantes para a sobrevivência e diferenciação das células B, são mais elevados na MG do adulto do que na de início muito precoce. Em contraste, na MGJ forma ocular pura, os níveis de BAFF encontram-se elevados enquanto as concentrações de IL-17 estão normais. Isso pode contribuir para o espectro de manifestações clínicas mais restrito e os menores títulos de anticorpos anti-AChR observados na MGJ quando comparados com a MG dos adultos.[4]

O sistema de sinalização agrina-LRP4-MuSK-Dok-7 é essencial para a manutenção da integridade estrutural e funcional da membrana pós-sináptica na JNM. Os anticorpos anti-MuSK afetam a manutenção do agrupamento de AChR dependente da agrina na JNM, diminuindo assim o número total desses receptores. Dano mediado por complemento também parece fazer parte do mecanismo de agressão relacionado ao anti-MuSK em um grau muito menor, visto que os anticorpos anti-MuSK são predominantemente da subclasse IgG4, caracterizada pelo baixo tropismo para a ativação do sistema complemento.[10,21]

O timo apresenta um papel importante na fisiopatologia da miastenia gravis. A timectomia, com resultante remoção de linfócitos T CD4+ AChR-específicos, tem impacto positivo sobre os sintomas da doença.[20] Na MGJ, hiperplasia do timo é evidente em até 83% dos pacientes, já o timoma é relativamente raro (principalmente na faixa pré-púbere) quando comparado com a população adulta, sendo visto em 3,8% dos casos.[22]

No que se relaciona à MG seronegativa para anti-AChR e seropositiva para anti-MuSK, os estudos de espécimes de timo derivadas de MG anti-MuSK demonstraram que os folículos linfoides com seus respectivos centros germinativos não eram encontrados ou estavam presentes somente em poucos pacientes portadores de MG seropositiva para anti-MuSK. Estes achados e observações clínicas sugeriram que a timectomia pode não ser efetiva no tratamento da MG tanto juvenil como de adultos anti-MuSK positiva.[17]

Quadro clínico

Na MGJ, os primeiros sintomas já podem se iniciar antes do primeiro ano de vida. A apresentação clínica depende da musculatura afetada: ocular, bulbar, respiratória ou proximal de membros. Geralmente, os reflexos osteotendíneos e o exame sensitivo são normais. Antes do aparecimento da doença, a criança apresenta um desenvolvimento motor completamente normal. Algumas vezes, processos infecciosos podem antecipar o início do quadro clínico, assim como vacinações e cirurgias.[2,9]

A presença de sintomas oculares isolados é comum no início do quadro, mas a definição de miastenia ocular é restrita aqueles casos nos quais os sintomas não generalizam após dois anos de doença. Logo, a definição entre miastenia ocular e generalizada não é possível no início do quadro.[12,22,23] Aproximadamente 50% das crianças com sintomas oculares desenvolveram fraqueza bulbar ou generalizada após dois anos do início da doença na série de Della Marina et al.,[3] entretanto em outros trabalhos o período observado para conversão entre a forma ocular pura e a generalizada da MGJ foi de 6 meses.[9,12,23] Nos jovens, esse período costuma ser maior, com a generalização da fraqueza podendo ocorrer após três anos de doença. A ptose palpebral flutuante é causada pelo envolvimento do músculo elevador da pálpebra superior, podendo ser unilateral ou bilateral (Figura 75.1). A maioria das crianças com MGJ irá apresentar-se com ptose e um grau variado de oftalmoplegia, a qual pode ser marcantemente assimétrica, característica que pode ajudar a diferenciar do acometimento de musculatura ocular das síndromes miastênicas congênitas de etiologia genética. A piora pode ocorrer após atividade física e as crianças comumente inclinam a cabeça para trás na tentativa de desbloquear a visão. A ptose palpebral pode ser evocada pedindo que o paciente segure o olhar vertical superior por pelo menos um minuto (teste de Simpson). A diplopia aparece no decorrer do dia decorrente do acometimento da musculatura extraocular, especialmente após leitura prolongada. Em alguns casos, a queixa inicial pode ser somente insegurança para subir escadas causada pela visão dupla. Estrabismo e blefaroespasmo também podem estar presentes na história. Existem outras manobras ao exame clínico que podem ser utilizadas para diagnosticar os sinais de comprometimento ocular da MGJ com variável sensibilidade, incluindo a pesquisa do sinal de Cogan, quando se pede ao paciente que levante o olhar até a posição primária após um tempo prolongado olhando para baixo e observa-se um leve espasmo de retração palpebral no músculo elevador da pálpebra superior afetado por fraqueza; o "teste do gelo", que é a melhora na ptose palpebral após colocar-se sobre os olhos do paciente um envoltório protegido contendo gelo por cerca de 5 minutos; e a pesquisa do "sinal da cortina", que é a piora e/ou o surgimento da ptose palpebral no olho menos afetado, após segurar-se a pálpebra do olho mais afetado por curto período de tempo. É importante que sejam realizados o reconhecimento e o tratamento precoces do comprometimento ocular em crianças, especialmente na faixa pré-púbere, a fim de evitarem-se sequelas de longo prazo, como o estrabismo permanente e a ambliopia.[23]

As crianças com fraqueza da musculatura bulbar tentam evitar alimentos difíceis de mastigar e engolir. Tosse frequente durante as refeições deve sinalizar para risco de aspiração. Líquidos podem refluir através do nariz. A fala se torna arrastada, hipofônica e anasalada, principalmente à noite ou após conversas prolongadas, com o reflexo nauseoso usualmente diminuído. A fraqueza facial leva a uma expressão triste com dificuldade de sorrir propriamente por impossibilidade de erguer o ângulo da boca (sorriso miastênico).[24]

A presença de sintomas bulbares deve sempre levantar a suspeita para comprometimento respiratório. A associação com dificuldade de sustentação cefálica por fraqueza importante da musculatura cervical geralmente sinaliza insuficiência respiratória eminente, e deve ser encarada como uma emergência. Nos pacientes colaborativos, solicitar que ele conte após uma única inspiração é um método prático para avaliar a capacidade respiratória. Dispneia aos esforços, insuficiência respiratória ou letargia por retenção de CO_2 às vezes podem ser sintomas isolados em pacientes com a forma generalizada de MGJ.[24]

Na faixa etária pré-púbere, a fraqueza muscular generalizada é rara. Quando presente, o paciente mostra dificuldade para andar uma distância normal ou correr, assim como dificuldade para subir escadas ou se levantar da posição de agachamento. Se os membros superiores são afetados, há esforço para escovar os dentes ou lavar os cabelos. Após repouso, o exame físico pode ser normal. Mais raramente, fadiga generalizada pode ser a queixa principal, mas mialgia é incomum.[25] O estudo populacional prospectivo recente de Popperud et al. da MGJ na faixa pré-púbere não encontrou diferenças estatisticamente significativas na ocorrência comparativa de sintomas primários, sintomas no momento do diagnóstico e percentual de generalização com a faixa pós-púbere; entretanto, houve uma tendência aos sintomas tornarem-se generalizados mais precocemente e ao aumento da ocorência de crises miastênicas na faixa pré-púbere.[9]

No extremo do quadro clínico se encontra a crise miastênica, na qual a fraqueza muscular generalizada é acompanhada de insuficiência respiratória com necessidade de suporte ventilatório. Também são comumente observados taquicardia, obstipação intestinal e ptose palpebral. Infecções (geralmente do trato respiratório), desgaste físico e alterações no esquema medicamentoso podem ser identificados como desencadeantes para essa descompensação.[26]

Nos raros casos relatados na literatura de MGJ soronegativa para anti-AChR e seropositiva para anti-MuSK, principalmente na faixa pré-púbere, foram relacionados, comparativamente com a MGJ anti-AChR, um menor confinamento dos sintomas à musculatura ocular por um período prolongado de tempo, maior envolvimento marcante e conjunto da musculatura óculo-palpebral com desenvolvimento mais frequente de atrofia lingual ("língua em tridente"), períodos mais curtos de remissão espontânea (sem tratamento) e farmacológica (com tratamento), acometimento mais brando da musculatura das extremidades e resposta ruim ao tratamento sintomático com drogas anti-colinesterásicas.[17] Na MGJ seropositiva para anti-MuSK, o início da enfermidade costuma ser tipicamente agudo com envolvimento respiratório precoce, embora o início ocular o qual frequentemente torna-se a posteriori mais generalizado não seja incomum. A presença tanto de mioquimias como de fasciculações podem também ser indicativas desta condição. Há uma forte predominância de pacientes do sexo feminino na MGJ seropositiva para anti-MuSK, chegando a 89% de pacientes do sexo feminino em grandes séries de casos pediátricos.[23]

Recentemente foram relatados casos identificados como MG, tanto de adultos como juvenil, com dupla seronegatividade para anti-AChR e anti-MuSK, positivos para uma nova classe de anticorpos, contra uma proteína chamada cortactina. A MG manifesta por estes pacientes costuma ser clinicamente restrita aos músculos oculares ou assumir uma forma generalizada leve, sem sintomas bulbares associados.[5,27]

Outro fenótipo clínico digno de nota descrito recentemente por Heckmann e Nel em pacientes tanto de MG de início precoce na fase adulta quanto em pacientes de MGJ na África do Sul é o fenótipo "oftalmoplégico" da MG (ophtalmoplegic phenotype-MG), notado particularmente em crianças e adultos jovens com MG com sintomas generalizados de MG e que desenvolvem uma oftalmoplegia incapacitante e resistente a terapêutica. Cerca de 20% de todos os pacientes com MGJ na África do Sul, tanto com a forma ocular pura quanto com a forma generalizada da enfermidade, desenvolvem este fenótipo, que pode ser parcial (≥ 6 músculos extraoculares afetados, cada qual com ≥ 50% de fraqueza) ou total. Vários destes pacientes são seropositivos para anti-AChR, entretanto casos com seronegatividade para anti-AChR e seropositividade para anti-MuSK, e inclusive casos de MGJ com tripla seroengatividade, têm sido relatados com este fenótipo clínico. Casos de MGJ oftalmoplégica têm sido crescentemente relatados também entre afro-americanos e afro-caribenhos. Os músculos extraoculares, diferentemente do que acontece na miopatia ocular de Graves, não sofrem alteração de sinal às imagens ponderadas em T1 à ressonância magnética de órbitas.

Diagnóstico

Sorologia

A presença de anticorpos anti-AChR é vista na maioria dos pacientes com MGJ. Na população adulta, o anti-AChR positivo apresenta sensibilidade de cerca de 80% e uma especificidade de 100%.[2] Na MGJ, números menores foram observados em um estudo, com sensibilidade de 68% na faixa peri-púbere, e 50% nas crianças pré-púberes.[28] Na maioria dos trabalhos, entretanto, o anticorpo anti-AChR é o principal responsável por esse processo, com trabalhos que mostram uma variação da positividade deste anticorpo mais restrita, da ordem de 70-75% a 80-85%, até revisões que mostraram taxas de positividade mais variáveis, no espectro de 50% (formas oculares puras da MGJ) a 90% (formas generalizadas da MGJ) e associação da presença do mesmo com a forma generalizada da MGJ, a severidade da enfermidade e uma resposta sub-ótima ao tratamento comparativamente aos casos seronegativos para anti-AChR e anti-Musk. À semelhança do que ocorre com a MG em pacientes adultos, pacientes pré-púberes e púberes com a MGJ forma ocular pura possuem a tendência a ter positividade menor da presença do anti-AChR quando comparados a pacientes com a forma de MGJ generalizada. Os títulos dos anticorpos anti-AChR não têm associação com a severidade clínica da doença e não devem ser utilizados como parâmetros de resposta ao tratamento.[5,9,29]

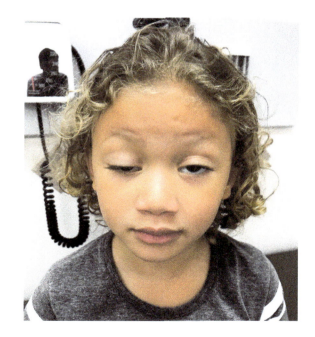

Figura 75.1 Ptose palpebral na miastenia gravis juvenil.
Fonte: Imagem gentilmente cedida pelo Dr. Marcelo Masruha.

Raramente, testes falso-positivos são relatados em pacientes com hepatite autoimune, LES, esclerose lateral amiotrófica e artrite reumatoide em uso de penicilamina.[3]

Os métodos mais comuns de determinação laboratorial da presença e dos títulos de AChR são o de radioimunoensaio por precipitação (RAI) e o de ELISA.[12] Recentemente, um estudo de Yan et al. com pacientes de uma coorte de MGJ provenientes da China comparou os resultados de exames para detecção de anticorpos anti-AChR pela técnica de ensaio baseado em células modificadas HEK293T expressando receptores para Ach e rapsina com os ensaios de imunodetecção pelo método de ELISA convencionalmente utilizados na prática laboratorial. Os resultados foram expressivamente favoráveis à técnica de detecção baseada em células, com positividade de 76,8% de detecção com o ensaio baseado em células frente ao percentual de 58,5% de detecção com o ensaio pelo método de ELISA convencional. Digno de nota foi também que entre os pacientes com detecção negativa de anti-AChR pelo método de ELISA, 44,1% deles tinham anticorpos anti-AChR de baixa afinidade detectáveis, e que em 15 pacientes positivos foi possível determinar que a subclasse predominante do anticorpo anti-AChR era do tipo IgG 1.[30] Futuramente, o método de detecção baseado em células poderá tornar-se o padrão-ouro na diferenciação mais acurada entre pacientes anti-AChR soropositivos e soronegativos. É importante re-testar com frequência os pacientes AChR soronegativos a cada 6 meses, uma vez que casos de soroconversão tardia foram detectados até 5 anos após o início da doença, especialmente na faixa pré-púbere.[12]

Na MGJ, paciente soronegativos (nesse caso, negativos para anti-AChR) são na maioria crianças jovens com miastenia ocular, na qual o anti-AChR pode ser negativo em mais de 50% dos casos. Anticorpos anti-MuSK, também são raros nas crianças, responsabilizando-se por cerca de 5-8% de todos os casos de pacientes com MG, e parecem estar associados a casos mais graves, afetando principalmente a musculatura bulbar e facial, e com insuficiência respiratória frequente quando associado a fraqueza generalizada.[12,17] Soroconversão também tem sido descrita em crianças que desenvolvem anticorpos anti-MuSK após timectomia para MGJ anti-AChR positivo.[3] Espera-se que um ensaio recentemente desenvolvido para detecção de anti-MuSK baseado em células, combinado com um anticorpo IgG secundário Fc gama-específico, detecte anticorpos IgG-anti-MuSK de baixa afinidade com melhor sensibilidade e especificidade.[12]

Nos raros casos de MG, tanto de adultos como juvenil, com dupla seronegatividade para anti-AChR e anti-MuSK, estudos recentes mostraram a importância de se solicitar anticorpos contra a cortactina, uma proteína intracelular que interage com o complexo agrina-MuSK favorecendo a agregação dos AChR da membrana pós-sináptica. Um estudo em pacientes de MG adultos encontrou 23,7% de positividade dos anticorpos anti-cortactina em pacientes com MG com dupla seronegatividade, 9,5% em pacientes anti-AChR positivos e ausência do mesmo em pacientes anti-MuSK positivos, em pacientes com outras enfermidades imunológicas e controles saudáveis.[27] De modo interessante, todos os casos até o momento de MG com dupla seronegatividade positivos para cortactina o foram negativos para a presença de anticorpos anti-músculo estriado e anti-LRP4.[27]

A positividade do anticorpo anti-músculo estriado tem sido alusiva ao timoma nos adultos, mas sua relação nos casos de MGJ não é estabelecida.[2] O anti-LR4P é outro anticorpo recentemente descrito, mas sua detecção ainda se restringe a laboratórios especializados. A relação do anti-LRP4 na população pediátrica também não foi estabelecida ainda.[3]

Eletroneuromiografia

O teste de estimulação repetitiva (TER) é uma ferramenta útil no diagnóstico da MGJ. O achado clássico é o de decremento do CMAP acima de 10% em resposta à estimulação supramáxima repetitiva do nervo, geralmente na frequência de 2 a 3 Hz.[2] Em lactentes e crianças, ela elicita um alto nível de desconforto clínico, e sua sensibilidade na detecção de anormalidades da junção neuromuscular é claramente inferior à metodologia de fibra única.[31]

A eletromiografia de fibra única (EMGFU) é um exame mais sensível, podendo demonstrar alterações patológicas naqueles pacientes em que o TER não apresentou resposta decremental.[29,31] A EMGFU é tecnicamente mais difícil de ser realizada na faixa etária pediátrica, podendo somente ser realizada em crianças sedadas ou em jovens na fase pós-púbere que colaborem de forma adequada.[29,31] Logo, é preciso de uma forte indicação antes de iniciar a investigação neurofisiológica. A EMGFU é um exame altamente sensível, com sensibilidade chegando a 95% e valores normais em um músculo afetado afastam miastenia.[12,25,29,31] Em um artigo de revisão recente, o desenvolvimento de técnicas de EMGFU dependentes de estimulação ("eEMGFU") é o método preferencial sobre as técnicas convencionais voluntárias de EMGFU ("vEMGFU"), visto que as últimas são virtualmente impraticáveis em crianças menores de 8 anos de idade.[31] O método de eEMGFU que se provou mais útil, sensível e específico foi o de Análise de Potencial Estimulado com Eletrodo de Agulhas Concêntricas (conhecido em inglês pelo acrônimo "SPACE"), com sensibilidade de 84% e especificidade de 70%, elevando-se esta para 74% se forem excluídas anormalidades neurogênicas com as demais técnicas de EMN convencionais.[12,29,31] O músculo escolhido é sempre o orbicular dos olhos, e os valores normais do limite superior do *jitter* foram estabelecidos como sendo de 45 microssegundos em pacientes abaixo de 1 ano de idade, 32 microssegundos em pacientes entre 1 e 2 anos de idade e 26 microssegundos para pacientes a partir de 2 anos. Valores do *jitter* acima de 115% do valor do limite superior são altamente prováveis na MGJ, enquanto que valores no intervalo entre o limite superior do *jitter* e 115% do valor do limite superior do mesmo são mais encontrados em miopatias com transtornos associados da JNM.[31]

Estudos neurofisiológicos detalhados realizados em pacientes pós-púberes revelaram achados característicos da MGJ anti-MuSK positiva assim como o são em pacientes adultos com MG anti-MuSK positiva. Diferentemente da MGJ anti-AChR positiva forma generalizada, a estimulação nervosa repetitiva (TER) mostrou decremento facial muito mais proeminente nos músculos faciais, particularmente o orbicular dos olhos, enquanto os músculos das extremidades revelaram apenas decremento muito limítrofe nos músculos abdutor do dedo mínimo e trapézio. Este envolvimento desproporcionado dos músculos orbiculares dos olhos na MGJ anti-MuSK positiva é bem descrito na literatura. A EMG de fibra única revelou nestes casos *jitter* aumentado e bloqueio da dispersão do estímulo em todos os músculos estudados, com achados mais evidentes nos músculos orbiculares dos olhos e masseteres.[17]

A repetição do exame de eEMGFU tem validação para mensurar a atividade da MGJ durante o seu curso e pode ser uma ferramenta útil no acompanhamento de casos refratários. Em uma revisão retrospectiva recente em 13 pacientes com MGJ, o valor médio do *jitter*, o valor médio dos potenciais de ação aparentes de fibra única (AS-FAPs) com *jitter* aumentado e sob bloqueio de dispersão do estímulo elétrico basais e no seguimento clínico dos pacientes correlacionaram-se muito bem com a classificação clínica do paciente na escala da Myasthenia Gravis Foundation of America (MGFA), diferentemente da força do aperto manual e os valores da espirometria, mostrando que os dados neurofisiológicos são marcadores sensíveis para atividade clínica da MGJ.[32]

Teste farmacológico

No teste do Tensilon®, o edrofônio (não disponível no Brasil), um inibidor da colinesterase de curta duração, é administrado por via intravenosa, permitindo que a ACh tenha um contato mais prolongado com o AChR na membrana pós-sináptica no músculo.[21] O teste já pode ser indicado a partir do primeiro ano de vida, mas por causa dos seus possíveis efeitos colaterais (aumento da salivação, sudorese, náusea, bradicardia e hipotensão), é preciso que seja realizado em um ambiente com suporte de UTI e material para ressuscitação cardiopulmonar. Atropina precisa estar prontamente disponível em caso de bradicardia. A criança precisa ter sinais clínicos óbvios (ptose palpebral, sintomas bulbares), de outra forma, a interpretação correta do teste não é possível.[3]

Nas crianças com mais de 1 ano e peso menor que 34 kg é administrada inicialmente uma dose de teste de 0,5 mg, seguida de doses subsequentes de 1 mg, repetidas a cada minuto, até uma dose máxima de 5 mg. Nas crianças com mais de 1 ano e peso maior que 34 kg também é administrada uma dose de teste de 0,5 mg, mas seguida de doses subsequentes de 1 a 2 mg, repetidas a cada minuto, até uma dose máxima de 10 mg. Uma torneira de três vias precisa estar conectada ao acesso venoso, pois após cada dose é necessário um *flush* de soro fisiológico para garantir a administração completa da medicação.[28]

O teste é considerado positivo quando há melhora rápida, mas transitória, dos sinais clínicos monitorados, mais comumente a ptose palpebral. Com o consentimento adequado dos pais, fotografias pré e pós-teste são úteis para a documentação.[2] A melhora após o teste também pode ser vista em casos de síndromes miastênicas congênitas, na síndrome miastênica de Lambert-Eaton, doença do neurônio motor e miopatias que afetam a musculatura ocular.[25]

Outra opção para o teste farmacológico é o sulfato de neostigmina, na dose de 0,05 mg/kg por via intravenosa em dose única. Deve-se ter sempre os mesmos cuidados e precauções utilizados para o teste do edrofônio ao utilizar-se o sulfato de prostigmina, inclusive a disponibilidade imediata de atropina 20 mcg/kg por via intravenosa para reversão dos efeitos anticolinérgicos.

Nas crianças menores que 1 ano, pode se iniciar piridostigmina via oral com aumento gradual da dose em dias. Monitoriza-se a fraqueza muscular, a qual pode melhorar entre 30 e 60 minutos após a tomada.[3]

Imagem do tórax

A realização de tomografia computadorizada ou ressonância magnética é necessária para averiguar a presença de hiperplasia de timo ou timoma. Pela exposição à radiação, a ressonância é o exame de escolha nas crianças.[12,33]

Diagnósticos diferenciais

O diagnóstico da MGJ pode er bastante desafiador, e sempre deve se iniciar por quadro clínico compatível. Como suporte ao diagnóstico há testes sorológicos, eletrofisiológicos e testes clínicos (Figura 75.2)

Nos pacientes com ptose palpebral flutuante, particularmente quando há alternância entre os olhos, o diagnóstico é relativamente claro. Na presença de sinais oculares adicionais, bulbares ou de fraqueza muscular sistêmica, os principais diagnósticos diferenciais são listados na Tabela 75.1.

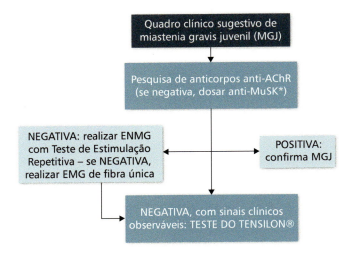

Figura 75.2 Algoritmo diagnóstico para a Miastenia Gravis Juvenil.
*Solicitação do anti-MuSK deve ser avaliada com cautela devido ao seu alto custo.
Fonte: Adaptada de Liew, 2013.[2]

Entre esses diagnósticos diferenciais, é importante enfatizar a síndrome miastênica de Eaton-Lambert (SMEL). A SMEL é uma doença autoimune paraneoplásica ou primária que afetada o terminal pré-sináptico da JNM. Os pacientes típicos são adultos de meia-idade com carcinoma pulmonar de pequenas células. Nos adultos jovens e nas crianças, a SMEL ocorre geralmente como uma doença autoimune primária. A descrição da SMEL na faixa etária pediátrica é bastante rara, com apenas doze casos relatados na literatura até o ano de 2014, sendo três deles associados com neoplasia.[34]

O quadro clínico é marcado por fraqueza muscular proximal em membros, hiporreflexia e disfunção autonômica. Tipicamente, a ENMG demonstra uma resposta incremental na amplitude do CMAP maior que 100% após estimulação a 50 Hz (facilitação pós-tetânica). Anticorpos anti-canal de cálcio foram positivos em cinco de seis crianças testadas (83%), número semelhante ao encontrado em adultos (85% a 90%).[34,35]

Em relação ao tratamento, a 3,4-diaminopiridina (3,4-DAP) e a guanidina aumentam a disponibilidade da ACh na fenda sináptica. Plasmaférese, corticoterapia, ciclosporina e azatioprina se mostraram úteis no controle dos sintomas. Inibidores da acetilcolinesterase (piridostigmina) foram ineficazes em crianças com SMEL quando usados em monoterapia.[34]

Tratamento

Os pacientes com MGJ, principalmente o grupo de crianças pré-púberes, apresentam diferenças importantes em relação a apresentação e curso clínico da doença. Contudo, por sua baixa prevalência, o padrão

Tabela 75.1 Diagnósticos diferenciais da miastenia gravis juvenil.		
Diagnósticos diferenciais	**Pistas clínicas**	**Seguimento diagnóstico**
Síndromes miastênicas congênitas	História familiar	Teste genético
	Início dos primeiros sintomas	
	Achados adicionais (escoliose, contraturas articulares)	
Miopatia congênita		CK
		Biópsia muscular
Miopatia mitocondrial	Acometimento de outros órgãos	Triagem metabólica
		Biópsia muscular
Distrofia miotônica	História familiar	ENMG
	Descargas miotônicas na ENMG	Teste genético
Síndrome miastênica de Lambert-Eaton	Reflexos osteotendíneos anormais*	Pesquisa para neoplasias
	Sintomas autonômicos	Anticorpo anticanal de cálcio
Doença de Fazio-Londe	Acometimento de outros nervos cranianos	Teste genético
Síndrome de Guillain-Barré	Sem melhora da fraqueza após repouso	ENMG
	Reflexos osteotendíneos diminuídos ou ausentes	Estudo do LCR
Botulismo	Sintomas autonômicos	Pesquisa da toxina

*Os reflexos osteotendíneosse encontram diminuídos ou abolidos, mas após contração voluntária do membro pode ocorrer recuperação do reflexo.

do tratamento adotado na MGJ ainda é o adaptado de pacientes adultos.[36] A escolha da estratégia terapêutica nessa população deve levar em conta preocupações específicas relacionadas ao efeito das medicações no crescimento e no desenvolvimento do sistema imune[3] (Figura 75.3 e Tabela 75.3). Caso seja cuidadosamente considerada a introdução de imunossupressão, a vacinação contra varicela deveria ser fortemente cogitada e um esquema de vacinação anual contra o vírus da influenza com vacinas com vírus inativado deveria ser implantado. O receio do uso das vacinas de vírus vivo atenuado nestes pacientes de MGJ deve ser cuidadosamente pesado, não sendo formalmente contraindicado quando impreterivelmente requerido.[12]

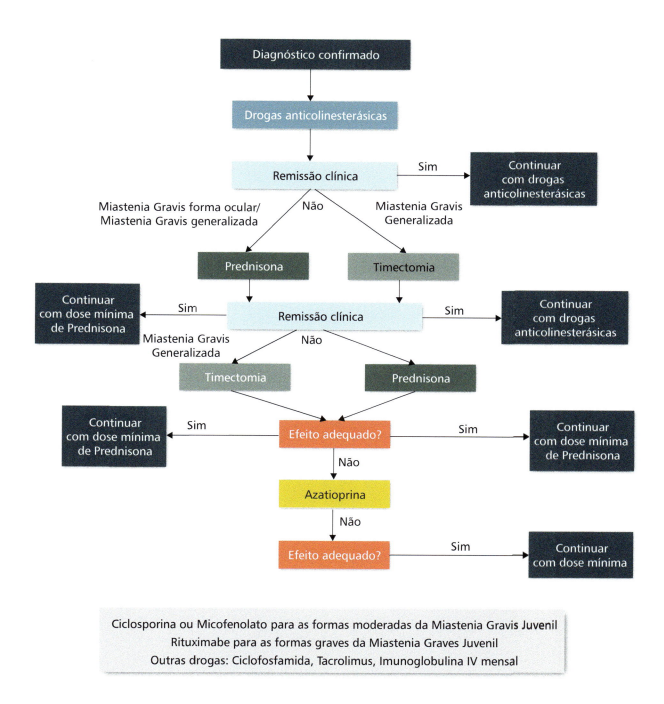

Figura 75.3 Algoritmo proposto para o tratamento da miastenia gravis juvenil.
Fonte: Adaptada de Arroyo, 2019.[37]

Tabela 75.2 Principais estratégias terapêuticas na miastenia gravis juvenil.

Tratamento	Dose	Indicações	Monitorização	Vantagens	Desvantagens e efeitos colaterais
Piridostigmina	0,5 a 2 mg/kg/dia, aumentada até 7 mg/kg/dia (dose máxima de 300 mg/dia). Dividida a cada 3 a 6 horas	Primeira linha de tratamento em todos os casos		Resposta rápida (15 a 30 minutos)	Efeitos colaterais muscarínicos: cólicas, diarreia, salivação excessiva, lacrimejamento e bradicardia
Corticoide	0,5 a 1 mg/kg (máximo de 30 mg/dia) em dias alternados, até 2 mg/kg/dia (máximo de 80 mg/dia).	Casos mais graves de fraqueza generalizada que não responderam completamente à piridostigmina	Pressão arterial, eletrólitos, glicemia, peso, sintomas psicóticos	Melhora ou remissão em 65 a 75% dos casos	Dispepsia, úlcera gástrica, hipertensão, hiperglicemia, catarata, retenção de fluidos e ganho de peso
Azatioprina	Iniciar 50 mg/dia, até dose terapêutica de 2 a 3 mg/kg/dia	Poupador de corticoide ou nos casos em que o corticoide é contraindicado, ineficaz ou pouco tolerado	Hemograma, perfil hepático	Bom perfil de tolerabilidade	10% apresentam febre, náusea e dor abdominal nas primeiras semanas. Leucopenia, hepatotoxicidade, neoplasias malignas com o uso prolongado. Teratogenicidade. 4 a 12 meses para início da resposta clínica
Micofenolato	500 mg/dia, aumentar para 1 g após 4 semanas. Dividida em 2 vezes ao dia	Título elevado de anticorpos, falha de outro imunomodulador	Pressão arterial, hemograma, perfil hepático, função renal, função cardiopulmonar	Início de resposta mais rápido do que a azatioprina	Diarreia, hemorragia gastrointestinal, neutropenia e aumento da taxa de infecções. 2 a 6 meses para início da resposta clínica
Ciclosporina	3 a 5 mg/kg/dia, dividida em 2 vezes ao dia	Título elevado de anticorpos, falha de outro imunomodulador	Pressão arterial, hemograma, eletrólitos, nível sérico de ciclosporina, perfil hepático, função renal, sintomas psicóticos	Início de resposta mais rápido que a azatioprina. Pode ser bem tolerado em pacientes refratários a outros tratamentos	Insuficiência renal, hipertensão, hirsutismo, cefaleia, encefalopatia e convulsões
Ciclofosfamida	500 mg/m² de superfície corpórea a cada mês	Falha de outro imunomodulador	Hemograma, perfil hepático, função renal	Resposta em casos refratários	Mielossupressão, cistite, alopecia, neoplasias malignas
IVIg	2 g/kg/dia, dividida em 2 a 5 dias	Pré-timectomia, crise miastênica ou piora importante dos sintomas	Hemograma, função renal, sinais vitais, condição respiratória	Melhora rápida	Melhora mais lenta do que na plasmaférese. Cefaleia, sintomas gripais, entre outros.
Plasmaférese	5 a 6 sessões, divididas em dias alternados	Pré-timectomia, crise miastênica ou piora importante dos sintomas	Eletrólitos	Melhora rápida	Complicações do acesso venoso como trombose venosa local. Pneumotórax, distúrbio eletrolítico e hipotensão
Timectomia		Em casos de fraqueza generalizada, principalmente se anti-AChR positivo		Maior chance de remissão após procedimento	Permanência hospitalar, complicações cirúrgicas

Fonte: Adaptada de Gadient, 2009.[38]

Inibidores da acetilcolinesterase (AChE)

O brometo de piridostigmina é geralmente o tratamento de primeira linha nos pacientes com MGJ. Os inibidores da AChE bloqueiam a hidrólise da ACh permitindo que ela permaneça ativa por mais tempo na fenda sináptica. A dose inicial é de 0,5 a 1 mg/kg/dia, dividida em cada 4 a 6 horas no período de vigília. A dose máxima é de 7 mg/kg/dia, com cada dose não podendo exceder 0,5-1,0 mg/kg/dose e não se ultrapassando 300-450 mg/dia; eventualmente pacientes adolescentes podem chegar a necessitar de doses de 600-1500 mg/dia divididas em 4 a 6 tomadas diárias.[36] Doses para neonatos não devem ultrapassar 5 mg/dose a cada 4-6 horas. A ptose palpebral costuma responder melhor aos inibidores de acetilcolinesterase do que a oftalmoparesia na MGJ.[37] Nas crianças anti-MuSK positivas, o uso de inibidores da AChE deve ser cauteloso devido ao risco de hipersensibilidade à ACh e pela frequente baixa resposta nesses pacientes.[17,37,39] Medicações anti-colinérgicas que não se ligam aos receptores nicotínicos, como a propantelina e o glicopirrônio, podem ser adjuvantes úteis para manejar estes sintomas e aumentar a tolerância ao uso do brometo de piridostigmina.[12] Deve-se ter mente que o uso associado de imunossupressão com corticosteroides diminui a biodisponibilidade dos inibidores de acetilcolinesterase.

Os possíveis efeitos colaterais dos inibidores da AChE incluem: cólicas abdominais, salivação excessiva, náusea, diarreia, sudorese, miose, broncoconstricção, bradicardia e hipotensão. No extremo desse espectro se encontra a crise colinérgica, na qual se soma as fasciculações musculares, fadiga, câimbras e aumento da secreção brônquica, com necessidade de internação em ambiente de UTI e suporte ventilatório.[25,37]

Em um cenário de crise miastênica devidamente manejada em ambiente de Unidade de Terapia Intensiva Pediátrica, pode-se utilizar o sulfato de neostigmina pela via intravenosa, intramuscular ou subcutânea (conforme a formulação disponível) na dose de 0,01 a 0,04 mg/kg/dose a cada 2 a 4 horas, em bolus de um minuto de duração, sempre tomando o cuidado de administrar-se no mínimo 30 minutos antes da dieta.

Imunossupressão e imunomodulação

A prednisona e a prednisolona são a terapia de primeira linha em pacientes com sintomas persistentes, particularmente quando a dose dos inibidores de AChE atinge mais que 1 mg/kg/dia em 4 tomadas diárias. Existem várias propostas de esquemas terapêuticos na literatura para MGJ. Tem-se a abordagem de introdução de doses crescentes, com dois modelos propostos: no primeiro inicia-se com 0,20-0,50 mg/kg/dia em uma tomada diária matutina e aumenta-se até a menor dose efetiva e no segundo utiliza-se a dose inicial de 0,5 a 1,0 mg/kg (máximo de 30 mg/dia em uma tomada matutina), podendo a dose ser aumentada até 2,0 mg/kg/dia (máximo de 60 a 80 mg/dia em uma tomada matutina).[3,37] E existe a abordagem de iniciar-se a administração diretamente com 1,0-2,0 mg/kg/dia, com dose máxima de 60 mg em uma única tomada matutina.[37] A administração em dias alternados é preferível com o intuito de diminuir os efeitos colaterais.[3,37] É recomendado que os pacientes que apresentam MGJ moderada ou severa com fraqueza generalizada importante ou sintomas respiratórios/bulbares permaneçam internados nas duas a quatro primeiras semanas do início da corticoterapia, pelo risco de piora do quadro nesse período induzida pelo corticoide, e que os inibidores de AChE sejam neste caso utilizados concomitantemente ao início da corticoterapia.[12] Por seu perfil de efeitos colaterais já conhecido, a corticoterapia deve ser mantida por um curto prazo, variando muito os períodos recomendados na literatura de manutenção de doses clinicamente efetivas após atingir-se o estado sintomático mínimo: 4-8 semanas[40] a 3-6 semanas,[37] embora possa demorar até 6 meses ou mais para atingir-se o efeito total do tratamento.[12] Após estes períodos, recomenda-se redução cuidadosa e lenta das doses de corticosteroides, por exemplo 5 mg a cada mês até atingir-se a dose de 15-20 mg/dias alternados e então reduzir 1 mg por mês até a mínima dose efetiva clinicamente ou mesmo a retirada total.[12] Deve-se estar atento durante a infância, especialmente na MGJ pré-púbere, aos seguintes efeitos colaterais: obesidade, retardo/inibição do crescimento, atraso puberal, anormalidades ósseas (osteoporose), doença do refluxo gastro-esofágico, hipertensão arterial sistêmica, intolerância aos carboidratos, diabetes *mellitus*, glaucoma, anormalidades psiquiátricas/comportamentais, distúrbios do sono e síndrome de fragilidade capilar periférica.[3,37] Deve-se utilizar a reposição de vitamina D de acordo com as diretrizes médicas locais/regionais e considerar-se solicitar periodicamente a densitometria óssea para prevenção da osteoporose, considerar a proteção gástrica com inibidores de bomba protônica, e fazer o monitoramento, a cada consulta médica, do peso, da velocidade de crescimento, da pressão arterial e dos aspectos do desenvolvimento psicológico.[12]

A azatioprina é outro agente imunossupressor, um análogo de purina que age pela supressão da proliferação de linfócitos T e B, usado na MGJ. É recomendado que todos os pacientes sejam rastreados previamente à introdução da azatioprina para determinação da atividade da enzima TPMT (tiopurina metiltransferase) devido ao risco de portadores de deficiência de atividade desta enzima desenvolverem severos efeitos colaterais relacionados à mielossupressão.[12] Entre os vários esquemas posológicos relatados na literatura, os mais comumente prescritos caracterizam-se por dose inicial recomendada de 0,5-1,0 mg/kg/dia, dividido em 1 a 2 tomadas diárias, aumentando-se 0,5 mg/kg/dia a cada 2-4 semanas até se alcançar 2,5 mg/kg/dia (dose máxima de 150 a 200 mg/dia), dividida em duas tomadas. Recomenda-se manter esta dose por um período de 10-12 meses e uma vez atingida a resposta terapêutica reduzir-se a mesma muito lentamente até 1,0 mg/kg/dia, dividida em 1-2 tomadas.[36,37] O tempo pode variar de três a doze meses para a resposta terapêutica inicial e até 24 meses para a resposta terapêutica máxima.[12,36,37] Os efeitos colaterais possíveis incluem: sintomas gripais, desconforto gastrointestinal, pancreatite, aumento de enzimas hepáticas e queda de cabelo. Leucopenia, anemia e plaquetopenia geralmente respondem à diminuição ou retirada da droga. Durante a terapia, contagem de leucócitos e enzimas hepáticas precisam ser monitorizadas regularmente, com periodicidade semanal nas primeiras 8 semanas de uso, e depois trimestralmente.[12] Períodos prolongados de terapia com azatioprina precisam ser avaliados com cautela pela associação do uso crônico dessa droga com linfoma de células T.[41]

A ciclosporina pode ser considerada terapia de segunda linha nos casos que apresentaram intolerância ou não responderam à azatioprina. Contudo, séries de casos sobre seu uso na MGJ ainda são escassos. A dose inicial recomendada é de 2,5 mg/kg/dia, dividida em 2 tomadas diárias, aumentando-se 0,5 mg//kg/dia a cada 2-3 meses até se atingir a resposta terapêutica adequada, jamais devendo-se ultrapassar 4 mg/kg/dia. Deve-se monitorar o nível sérico do indivíduo periodicamente, que deve ser entre 100-150 ng/mL. O tempo para o início da resposta terapêutica pode levar de 1 a 3 meses. Entre os principais efeitos colaterais, incluem-se: distúrbios gastrintestinais, nefrotoxicidade, hepatotoxicidade, hipertensão arterial sistêmica, hipercalemia, hipomagnesemia, tremores, hipertricose, cãimbras, miopatia tóxica e carcinogênese. Não se deve associar a ciclosporina a outras drogas imunossupressoras além dos corticosteroides e da azatioprina.[36,37]

O micofenolato mofetila, o qual seletivamente inibe a proliferação de células B e T atuando na via *de novo* da síntese das purinas, é uma alternativa possível às drogas imunossupressoras mais antigas, com um perfil de efeitos colaterais (distúrbios gastrointestinais, infecções de repetição, leucopenia, diabetes *mellitus* e raramente indução de leucoencefalopatia multifocal progressiva ou LEMP) mais brandos.[37,42,43] A dose inicial recomendada é de 600 mg/m² de superfície corporal, dividido em duas tomadas diárias, recomendando-se chegar a 1.000-1.500 mg em 2 tomadas diárias. O tempo de início de ação pode variar entre 2 e 12 meses.[37] Deve-se tomar cuidado com seu potencial teratogênico.[12]

O tacrolimus é um inibidor da enzima calcineurina que promove a modulação da atividade das células T ao mesmo tempo que modula a produção de anticorpos pelas células B e é outra alternativa terapêutica adotada mais recentemente na MGJ.[43,44] Recomenda-se iniciar com 1 mg/dia, sempre 1 hora antes ou 2 horas após as refeições, em 1 tomada diária, e aumentar 1 mg/dia a cada 5 dias, até atingir-se 3 mg/dia. Esta dose deve ser mantida por 1 ano no mínimo, sob cuidadosa supervisão dos níveis pressóricos, da função renal e hepática e vigilância de distúrbios psiquiátricos, para então começar-se a reduzi-la, 0,5 mg/dia a cada 2-4 semanas, até atingir uma dose de manutenção de 0,5-1,0 mg/dia em uma única tomada diária. O tempo de início de ação pode variar entre 1 e 3 meses.[42] Um estudo observacional de *et al.* em 13 pacientes portadores de MGJ observou que a adição do tacrolimus ao esquema terapêutico clássico com prednisona e anticolinesterásico não somente melhorou a pontuação nos escores de avaliação clínica da MGJ como também foi seguro e entre outros benefícios permitiu a descontinuação da prednisona em 76,9% dos pacientes após 1 ano.[42] Efeitos colaterais a serem monitorados são: hipertensão, cefaleia, tremor, insuficiência renal, indução de diabetes *mellitus*, diarreia, alto risco de infecções, e desenvolvimento de linfomas e neoplasias dermatológicas.[42]

A ciclofosfamida, assim como na miastenia gravis em adultos, raramente é usada na MGJ devido ao seu perfil de efeitos colaterais frequentemente grave (mielossupressão, cistite hemorrágica, alopecia, associação com neoplasias malignas, desencadeamento de crise de porfiria aguda).[36] A dose de manutenção é de 2-3 mg/kg/dia e o tempo para o início de ação pode levar de 2 a 6 meses.

O rituximabe mais recentemente também tem se apresentado como uma opção nos casos refratários de MGJ.[45] O primeiro registro de utilização deste anticorpo monoclonal anti-CD20 na MG humana foi em 2003, e os relatos de caso e estudos observacionais não param de crescer na literatura, ano após ano.[45,46] Na MGJ, relatos de caso de seu uso nas formas consideradas refratárias ao tratamento (falha terapêutica sintomática com o uso de corticoterapia e pelo menos duas drogas imunossupressoras associadas ao corticoide) têm aumentado com o tempo, mostrando que seu uso pode ser considerado seguro e eficaz nas formas refratárias de MGJ. Um relato de caso de 2 pacientes do sexo feminino por Koul *et al.*, uma soropositiva e uma soronegativa para anticorpo AChR, com a utilização do esquema de infusão de 375 mg/m² de superfície corporal por semana, durante 4 semanas, com doses suplementares em caso de recidiva sintomática e com controle laboratorial por meio da análise de painel de tipagem de subpopulações de linfócitos em sangue periférico a cada 3 meses, mostrou remissão clínica completa no caso anti-AChR negativo e melhora significativa no caso anti-AChR positivo.[46] O tempo de ação de cada dose de rituximabe demora de 1 a 3 meses, e as doses de 375 mg/m² de superfície corporal podem ser repetidas a critério clínico a cada 4 a 10 meses em caso de necessidade.[37] O rituximabe foi utilizado também em outro caso de MGJ pré-púbere refratária, inclusive já tendo sido submetido a timectomia, em uma criança de 6 anos com anticorpo anti-MusK positivo com grande sucesso terapêutico.[47]

A imunoglobulina humana intravenosa (IVIg) e a plasmaférese têm sido usadas como terapia de curto prazo em casos de sintomas miastênicos graves ou na crise miastênica. A IVIg atua pela inibição da ligação do complemento ao Complexo de Ataque à Membrana (MAC.), neutralização das citocinas patogênicas, sinalização negativa na via de *feedback* imunológico para a síntese de anticorpos, modulação da fagocitose mediada pela fração Fc dos receptores dos leucócitos e da função dos linfócitos T e é administrada em um período de 2 a 5 dias, em dose total de 2 g/kg (dose máxima de 150g), na crise miastênica, e em caráter excepcional em casos de MGJ refratários ou com intolerância severa ao tratamento imunossupressor, neste último caso com infusões a cada 4 a 8 semanas.[3,37] Efeitos colaterais incluem reações locais à infusão, *rash* cutâneo, cefaleia, hipertensão arterial, risco aumentado de trombose e de meningite asséptica.[48] A IVIg teve seu benefício comprovado no tratamento da crise miastênica quando comparada ao placebo na MGJ.[37]

A plasmaférese e a IVIg não possuem diferenças estatisticamente significativas no tratamento da crise miastênica na MGJ.[37] A plasmaférese atua na remoção dos anticorpos patogênicos da circulação sanguínea, e sugere-se que ela possa afetar também a proliferação e a função dos linfócitos.[12] Geralmente, cinco a sete sessões de plasmaférese são realizadas em dias alternados, cada troca correspondendo a 1-2 vezes o volume de plasma total (VPT) – aproximadamente 40-80 mL/kg, a depender do hematócrito – e há uma opinião compartilhada entre os especialsitas em MGJ relativa à sua maior rapidez de ação em relação à da IVIg e a sua efetividade, principalmente em casos de pacientes com MGJ soropositivos para anti-MuSK.[48] Efeitos colaterais principais são a hipotensão arterial, sudorese profusa, síncope, câimbras, hemorragias, arritmias cardíacas, crises epilépticas e alto risco de infecções.

Não há muitos estudos estabelecendo o benefício de protocolos terapêuticos combinados no tratamento da MGJ. Wang *et al.* estudaram 70 pacientes, 35 recebendo tratamento protocolar com metilprednisolona 15-20 mg/kg/dia de infusão intravenosa (dose máxima = 1.000 mg/dia) por 5 dias, seguido por prednisona 1-2 mg/kg/dia por 1-2 meses com redução gradual de 2,5-5 mg da dose a cada 15 dias, até atingir-se a dose mínima efetiva para controle sintomático, e compararam com outros 35 pacientes que antes de iniciarem este esquema eram submetidos à infusão de IVIg 0,4 g/kg/dia por 5 dias, tendo encontrado taxas de efetividade de tratamento respectivamente de 74,29% e de 94,29%, além de redução consistentes do tempo para ser atingido o alívio sintomático da MGJ e do tempo total de permanência hospitalar no segundo grupo submetido ao tratamento combinado.[40]

Outro tratamento para casos de MGJ refratárias que está sendo desenvolvido é o eculizumabe, que é um anticorpo monoclonal que tem como alvo a proteína C5 da via do complemento e inibe a lesão induzida no terminal da JNM pelo complemento. Um ensaio clínico em pacientes pediátricos está sendo desenvolvido recentemente (NCT03759366). Acredita-se que ele será mais útil na MGJ anti-AChR, visto que os anticorpos anti-MuSk são predominantemente IgG4, os quais não ativam as vias do complemento.[12]

Tratamento cirúrgico

O timo apresenta um papel já bastante conhecido na fisiopatologia da miastenia gravis. Por esse motivo, é observado melhora clínica significativa após a timectomia na maioria dos casos, assim como os níveis de remissão em alguns trabalhos costumam ser maiores nas crianças timectomizadas, principalmente quando o procedimento é realizado dentro ou a partir do primeiro ano do início dos sintomas.[49] A timectomia é recomendada o mais precocemente possível nos casos de fraqueza generalizada, porém é necessário que os pacientes estejam clinicamente estáveis, evitando possíveis complicações durante o período pós-operatório.[3] O timoma, a despeito de sua raridade na população pediátrica, é sempre uma indicação absoluta de timectomia nos pacientes com MGJ. Em pacientes com MGJ ocular soropositivos para anti-AChR que falham a vários esquemas de uso de imunossupressores e nos quais se pesa o risco de desenvolvimento de graves efeitos colaterais pelo seu uso crônico, há opiniões de especialistas favoráveis a considerar cuidadosamente a timectomia também como parte do tratamento.[12]

Estudos retrospectivos realizados em pacientes com MGJ soropositiva submetidos à timectomia, tanto pré-púbere quanto pós-púbere, relacionou menores taxas de remissão completa clínica após 5 anos, quando comparadas às mesmas taxas de remissão de MG pós-timectomia em adultos. Uma revisão sistemática de 16 estudos de timectomia em pacientes com MGJ, entretanto, revelou taxas de melhora clínica de 77% e remissão clínica de 29%.[29] Taxas menores, da ordem de 50%, em um seguimento de 3,5 anos foram encontradas em outro estudo mais recente que analisou 50 pacientes com MGJ, sendo que destes 62,5% eram soropositivos para anticorpos AChR, submetidos a videotoracoscopia à esquerda com ressecção estendida.[50] Estes resultados recomendam possivelmente a indicação de timectomia em pacientes com MGJ forma generalizada moderada ou grave, soropositiva para o anticorpo AChR, que não respondem adequadamente e/ou possuem dependência de doses elevadas de medicamentos sintomáticos e de imunossupressores e/ou evoluem com efeitos colaterais graves e incapacitantes com os mesmos tratamentos.[29,37] A influência da positividade do anticorpo anti-AChR necessita ser melhor determinada como indicativo de timectomia em pacientes com MGJ, visto que estudos antigos não conseguiram provar a correlação entre o status de positividade ou negatividade do anticorpo anti-AchR e a resposta à timectomia nestes pacientes.[29,51]

O *timing* mais apropriado para a realização da timectomia também não é objeto de consenso na literatura até o momento. Não está indicada a timectomia na MGJ imediatamente após o início dos sintomas, e vários estudos que analisaram as taxas de remissão estável completa pós-timectomia em pacientes com MGJ viram um maior benefício em pacientes pediátricos operados com mais de 12 meses de tempo de duração de enfermidade enquanto outros viram maiores benefícios da cirurgia se indicadas no primeiro ano de enfermidade.[9] Intervenções cirúrgicas dentro dos primeiros 24 meses após o início dos sintomas tem-se também relacionado com melhores prognósticos.[12] De modo interessante, apesar de vários trabalhos não conseguirem comprovar consistentemente melhores taxas de remissão clínica estável em pacientes com MGJ timectomizados quando comparado a controles não timectomizados, a análise de dados observacionais retrospectivos revelou taxas de remissão estável completa mais elevadas encontradas na faixa pré-púbere quando comparadas à faixa pós-púbere, o que poderia sustentar a indicação mais incisiva de timectomia na MGJ pré-púbere.[9] Outro dado muito interessante sustentado por vários estudos é que tanto o uso pregresso de imunossupressores pela faixa pós-púbere de pacientes com MGJ como a frequência da necessidade de uso de corticosteroides no período pós-operatório de pacientes com MGJ pré- e pós-púbere foram influências negativas para as taxas de remissão estável completa pós-timectomia.[9,29] Na fase neonatal, a timectomia é vista com muito mais cautela devido à maior taxa de remissão espontânea da MGJ pré-púbere e o temor de interferir com o tempo necessário para a maturação do sistema imune dependente do timo; entretanto, uma revisão recente de timectomia neonatal para doença cardíaca congênita mostrou que no curto prazo a taxa de infecções e de autoimunidade não aparentaram estar aumentadas na coorte de pacientes timectomizados comparativamente aos demais, embora estudos de longo prazo relativos a este tema ainda estejam para ser desenvolvidos.[12]

Catalano *et al.* em seu estudo transversal retrospectivo de 600 timectomias realizadas em pacientes com até 20 anos pontuaram ser o procedimento seguro para a faixa pediátrica, com mortalidade de 0% e taxa de complicações pós-operatórias de 14%, sendo as mais comuns complicações respiratórias (p.ex.: pneumotórax pequeno), infecciosas e necessidade de reoperação. O acesso toracoscópico esteve relacionado a um tempo menor de permanência hospitalar, não havendo diferenças estatisticamente significativas das taxas de complicações pós-operatórias entre pacientes submetidos à toracoscopia e toracotomia aberta.[52] Goldstein *et al.*, em outro estudo retrospectivo comparando timectomas abertas e por videotoracoscopia (VATS) indicadas para pacientes com MGJ, encontraram achado semelhante de redução do tempo de permanência hospitalar em pacientes submetidos à VATS, sem diferenças significativas entre os dois grupos quanto à severidade da doença pré e pós-procedimentos avaliada pela escala Quantitative Myasthenia Gravis Score (MGFA-QMG) e na redução da severidade da doença no seguimento pós-operatório.[53]

Em um estudo conduzido por Vázques-Roque *et al.* em uma coorte de 23 pacientes com MGJ submetidos à timectomia transesternal estendida, 22 encontravam-se sem medicação ou necessitando de doses menores de medicamentos para MGJ em um período de seguimento médio de 58,87 meses após o procedimento cirúrgico.[54]

Um outro estudo realizado somente com a aplicação da técnica toracoscópica da timectomia em 12 pacientes com MGJ anti-AChR mostrou também ser o procedimento seguro e aceitável, com 100% dos pacientes após uma mediana de 31 meses de seguimento evoluindo com melhora da enfermidade na classsificação de remissão clínica de De Filippi (Classe 3 ou melhor). Digno de nota deste trabalho foi que a patologia tímica não foi concordante com a observada na maior parte da literatura de MGJ: 59% com pacientes com timo normal, 33% com timo hiperplásico e 8% com timo atrófico.[55]

Nos pacientes anti-MuSK positivos, a timectomia geralmente é considerada ineficiente.[12] Contudo, tem sido relatado que em alguns indivíduos negativos para o anti-AChR possa haver benefício do procedimento, provavelmente por esses serem portadores do anti-AChR de baixa afinidade, o qual não é detectado no teste convencional.[56] O papel da cirurgia nos casos de dupla ou tripla seronegatividade é incerto.[12]

Prognóstico

É fundamental saber, a respeito da avaliação de prognóstico, as definições propostas pela Myasthenia Gravis Foundation of America quanto ao status pós-intervenção terapêutica do paciente (Figura 75.4). As taxas completas de remissão estável da MGJ em um

(Classificação do Estado Pós-Intervencional da Myasthenia Gravis Foundation of America)

- Remissão Estável Completa (REC): O paciente não tem tido sinais ou sintomas de MG pelo mínimo durante 1 ano e não recebeu nenhuma terapêutica para MG durante este tempo. Não há fraqueza de nenhum músculo ao exame cuidadoso por profissional habilitado na avaliação de doenças neuromusculares. Fraqueza isolada do fechamento da pálpebra é aceito.
- Remissão Farmacológica (RF): O mesmo critério para REC, exceto que o paciente continua a utilizar alguma forma de terapêutica para MG. Pacientes usando inibidores de acetilcolinesterase são excluídos desta categoria devido ao seu uso sugerir a presença de fraqueza muscular.
- Estado de Manifestação Mínima (EMM): O paciente não tem sintomas de limitações funcionais pela MG mas tem algum grau de fraqueza ao exame de determinados músculos. Esta classe reconhece que pacientes que de outra maneira preencheriam os critérios de REC ou RF têm fraqueza muscular que é somente detectável ao exame cuidadoso:
    a) EMM-0: O paciente não recebeu nenhuma forma de tratamento por no mínimo 1 ano.
    b) EMM-1: O paciente continua a receber alguma forma de imunossupressão, entretanto sem inibidores de colinesterase ou outro tratamento sintomático.
    c) EMM-2: O paciente recebeu somente inibidores de colinesterase em baixas doses (<120 mg piridostigmina/dia) por no mínimo 1 ano.
    d) EMM-3: O paciente recebeu inibidores de colinesterase ou outro tratamento sintomático e alguma forma de imunossupressão durante o ano anterior.
- Estado Melhorado (EM): Redução substancial nas manifestações clínicas pré-tratamento ou uma redução substancial sustentada nas medicações da MG conforme definido em protocolo. Em estudos prospectivos, este parâmetro deveria ser definido como uma redução específica no escore da escala QMG.
- Estado Inalterado (EI): Nenhuma mudança substancial nas manifestações clínicas pré-tratamento ou nenhuma redução substancial sustentada nas medicações da MG conforme definido em protocolo. Em estudos prospectivos, este parâmetro deveria ser definido como o valor máximo de mudança no escore da escala QMG.
- Estado Agravado (EA): Incremento substancial nas manifestações clínicas pré-tratamento ou um aumento substancial sustentado nas medicações da MG conforme definido em protocolo. Em estudos prospectivos, este parâmetro deveria ser definido como um incremento específico no escore da escala QMG.
- Exacerbação (E): Pacientes que preencheram critérios para REC, RF ou EMM, mas subsequentemente desenvolveram achados clínicos maiores que os permitidos por estes critérios.
- Morte (M): Pacientes que faleceram de MG, ou de complicações da terapia da MG ou dentro de 30 dias após a timectomia.

Figura 75.4 M.G.F.A.-P.I.S. ("M.G.F.A. – Post-Interventional Score")
Fonte: https://pubmed.ncbi.nlm.nih.gov/10891897/

cômputo geral são consideradas melhores do que as da MG de início na idade adulta, variando de 11% a 60% na literatura.[5] Em um estudo retrospectivo conduzido por Jastrzeebska et al., em uma coorte de 101 pacientes portadores de MGJ na qual 90,2% eram soropositivos para anticorpos Anti-AChR, foi observada uma taxa de remissão estável e completa de 30,9% e uma percepção qualificada como "boa" ao questionário Myathenia Gravis Activities of Daily Living (MG-ADL) em 77,8% dos pacientes.[57] Na revisão da Mayo Clinic de 2019, 88,8% dos pacientes pediátricos há no mínimo 1 ano de acompanhamento tiveram melhora clínica com o tratamento, e remissão clínica completa foi alcançada em 31,3% dos casos.[8] Fatores considerados de influência positiva na remissão clínica são o início pré-puberal e sintomas puramente ou predominantemente oculares; já a positividade do anticorpo anti-MuSK possui uma influência negativa sobre o prognóstico.[5,17] A influência da presença dos anticorpos anti-AChR sobre o prognóstico da enfermidade não é tão clara. Um estudo de pacientes de Taiwan portadores de MGJ mostrou taxas de remissão estáveis completas melhores e menor probabilidade de ocorrência de doenças autoimunes da tireoide concomitantes em pacientes negativos para o anticorpo anti-AChR; entretanto, estudos anteriores realizados em populações não asiáticas não mostraram diferenças nas taxas de remissão entre os pacientes seropositivos e seronegativos para anti-AChR.[5]

MIASTENIA GRAVIS NEONATAL

A miastenia gravis neonatal (MGN) se desenvolve em 10% a 20% dos filhos nascidos de mães miastênicas. Classicamente, a doença é causada pela transferência passiva para o feto de anticorpos anti-AChR maternos *in utero*.[58] O tratamento e tempo de doença maternos não parecem ser fatores preditores para a ocorrência e desfecho da doença neonatal.[59] Nos quadros os quais a genitora é negativa para anti-AChR, a detecção dos anticorpos anti-MuSK também tem sido relacionada com o aparecimento da MGN.[60] O risco do desenvolvimento de MGN nos recém-nascidos de mães com miastenia gravis anti-MuSK não é claro, mas parece ser menor do que nos casos de miastenia anti-AChR.[11]

Quadro clínico

Na MGN, o quadro clínico costuma se iniciar somente horas após o nascimento, sendo evidente nos dois primeiros dias. São observados achados de hipotonia, fraqueza global, diparesia facial, dificuldade de deglutição, sucção débil e choro fraco, com alguns casos evoluindo até mesmo para insuficiência respiratória. Contudo, os reflexos osteotendíneos costumam estar preservados. Ptose palpebral e oftalmoplegia não são comuns.[58] Raramente, fraqueza da musculatura bulbar e diparesia facial podem perdurar de forma sequelar.[61] Em comparação, o quadro relacionado ao anti-MuSK apresenta um comprometimento preferencialmente respiratório, o qual melhora completamente em um período menor que 1 mês.[33]

Apesar da MGN ser considerada uma condição benigna, altos títulos de anti-AChR maternos podem interromper a função do AChR fetal de forma precoce, com chance de desenvolvimento de artrogripose múltipla congênita (também descrita como MGN atípica).[62] Hiperpotassemia neonatal transitória também tem sido relatada em associação. A acinesia fetal grave durante os estágios iniciais do desenvolvimento muscular causa contraturas articulares com múltiplas deformidades, aumentando a chance de óbito intrauterino ou neonatal, parto prematuro e baixo peso ao nascer. Diminuição da movimentação fetal e polidrâmnio também são vistos nos casos mais graves.[58]

Tratamento e prognóstico

O ponto-chave do manejo dos pacientes com MGN continua sendo o suporte ventilatório. Agentes anticolinesterásicos por curto prazo também são utilizados, geralmente com boa resposta.[58] Por ser uma condição incomum, estudos clínicos para avaliação de propostas terapêuticas específicas para a MGN são de difícil realização. O uso de IVIg tem sido relatado na tentativa de controle de casos mais graves, porém com resultados variáveis.[63-65]

Recuperação completa é esperada em um período menor que 2 meses para 90% dos pacientes, com a grande maioria do restante apresentando melhora até os 4 meses.[62] Em raros casos, uma miopatia persistente tem sido descrita nestes cenários, parecendo originar-se da perda ou inativação do AChR em um momento crítico durante o desenvolvimento fetal e que tem sido denominada Síndrome da Inativação do AChR Fetal (SIRAF ou *FARIS*, em inglês).[12]

SÍNDROMES MIASTÊNICAS CONGÊNITAS

As síndromes miastênicas congênitas (SMC) compõem um grupo heterogêneo de doenças genéticas raras, caracterizadas pela disfunção da transmissão neuromuscular. Diferentemente da miastenia gravis e da síndrome de Lambert-Eaton, as SMC não representam um distúrbio autoimune. Os defeitos genéticos reconhecidos nessas formas de doença alteram proteínas específicas, que têm função de facilitar a eficiência da transmissão neuromuscular nas regiões pré-sinápticas, sinápticas ou pós-sinápticas.[66]

Assim como na miastenia gravis, o fenótipo típico é o de fraqueza muscular com fatigabilidade, porém a apresentação dos sintomas ocorre tipicamente ao nascimento ou durante os primeiros anos de vida. A exemplo de outras manifestações, são também descritos casos com redução dos movimentos fetais, hipotonia neonatal, atraso do desenvolvimento motor, artrogripose e oftalmoparesia.[48]

As SMC têm sido reconhecidas como entidades clínicas desde 1977, quando foi descrita pela primeira vez a deficiência de acetilcolinesterase (AChE) na fenda sináptica. Atualmente, mutações em cerca de 30 genes são descritas associadas ao desenvolvimento das SMC, entre essas, a maioria (85%) são identificadas como defeitos pós-sinápticos. O restante é dividido entre 10% e 5%, correspondentes às alterações nas regiões sinápticas e pré-sinápticas, respectivamente.[67]

Nos casos de SMC, a definição das diferentes síndromes genéticas permite o planejamento da proposta de tratamento, já que a escolha dos fármacos depende da fisiopatologia de base. Além disso, medicações que são benéficas em um grupo de síndromes podem induzir piora dos sintomas em um outro grupo, mesmo quando os fenótipos são semelhantes.

Epidemiologia

As SMC são entidades raras na população geral. Estudos recentes no Reino Unido apontam para uma prevalência aproximada de 0,92 a 0,38/100 mil em indivíduos com menos de 18 anos. Nessa estatística foram contabilizados os pacientes com diagnósticos geneticamente confirmados, representando cerca de 80% a 90% de todos os casos. Essa condição apresentou uma prevalência maior nas áreas próximas de grandes centros de doenças neuromusculares, sugerindo que essa seja uma condição subdiagnosticada.[68]

No Brasil, em estudo realizado com vinte e cinco pacientes de dezoito famílias independentes no sul do país, a prevalência mínima estimada para o estado foi de 0,18/100 mil. Nos casos com confirmação molecular, as mutações no gene *CHRNE* foram as mais encontradas, seguida por mutações no *DOK7*.[69]

Etiologia e patogênese

As SMC são causadas por defeitos genéticos que prejudicam a transmissão sináptica na JNM (Figura 75.5). De acordo com o local no qual se encontra a proteína envolvida, as SMC podem ser separadas em formas pré-sinápticas, sinápticas ou pós-sinápticas. Como já mencionado, os defeitos pós-sinápticos são responsáveis pela maior parte dos casos de SMC.[66]

Defeitos pré-sinápticos

A deficiência de colina acetiltransferase (ChAT) é a forma pré-sináptica de SMC mais comumente encontrada. A ChAT é uma enzima presente nos neurônios colinérgicos, responsável por catalisar a síntese de ACh por meio da acetil-CoA e colina. A gravidade do quadro clínico nesses casos tem sido associada à posição do resíduo mutante na estrutura da enzima, a qual pode afetar o

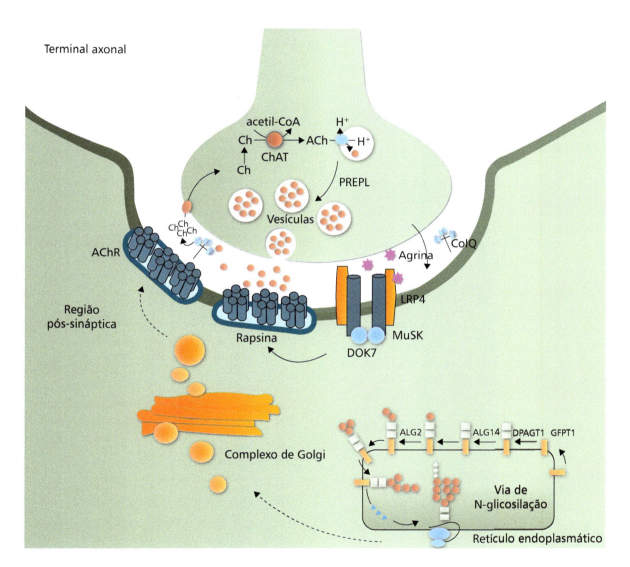

Figura 75.5 A junção neuromuscular e o espectro heterogêneo de mecanismos moleculares envolvidos nas SMCs. As SMCs podem ser resultado de anormalidades pré-sinápticas (ChAT, PREPL), anormalidades sinápticas e lâmina basal (COLQ, AGRN) e defeitos pós-sinápticos (subunidades do AChR, RAPSN, MUSK, LRP4, DOK7). De forma adicional, genes que codificam moléculas que não são restritas à JNM (*GFPT1, DPAGT1, ALG2* e *ALG14*) são representados no retículo endoplasmático em uma visão simplificada da via de N-glicosilação.

Fonte: Adaptada de Rodriguez Cruz, 2014.[66]

nível de expressão e da estabilidade estrutural da molécula, assim como sua atividade catalítica.[70]

Existem também relatos isolados de formas de SMC associadas a defeitos na SNAP25B, que é uma das proteínas responsáveis por iniciar o processo de exocitose da vesícula sináptica. Outra forma rara é a deficiência de sinaptotagmina 2, proteína com função de detectar o nível de cálcio no terminal axonal, regulando a fusão da membrana sináptica e liberação de neurotransmissores.[71,72]

Defeitos na lâmina basal sináptica

A subunidade Q da acetilcolinesterase (também conhecida como ColQ) representa uma estrutura "em cauda", semelhante ao colágeno, que é responsável pela ancoragem da AChE na lâmina basal sináptica. Mutações no gene COLQ resultam em menor atividade da AchE na fenda sináptica, e consequente prolongamento das correntes e potenciais de ação sinápticos devido ao aumento da permanência da ACh na fenda sináptica. As dobras juncionais também podem estar degeneradas, e a membrana pós ináptica se torna desorganizada como um todo, pelo excesso de fluxo de cálcio ionizado na fibra muscular.[73]

A laminina beta-2, codificada pelo gene LAMB2, é altamente expressa na lâmina basal da placa terminal, envolvida em ajustar o alinhamento do terminal axonal com a região pós-sináptica. Um único caso de SMC relacionada à laminina beta-2 é descrito, associado com malformações oculares e renais.[74]

Defeitos do receptor de acetilcolina (AChR)

Três diferentes formas de SMC são descritas relacionadas a defeitos genéticos do AChR. A mais frequente delas se dá pela diminuição do número total de receptores, e, a segunda, por anormalidades cinéticas do AChR. As formas de deficiência primária do AChR podem ocorrer por mutações em qualquer uma das subunidades do receptor, porém a maioria dos casos está relacionada a alterações da subunidade ε (épsilon), codificada pelo gene CHRNE, presente no braço curto do cromossomo 17. Nessas formas, anormalidades discretas na cinética do AChR também podem estar presentes.[48]

Os defeitos primários na cinética do AChR podem ser divididos em síndrome do canal lento e na síndrome do canal rápido. A síndrome do canal lento representa a única forma de SMC com padrão de herança dominante e resulta em um aumento na afinidade da ACh com o domínio de ligação do receptor, o que leva ao prolongamento dos potenciais de ação e das correntes sinápticas, junto com a lentificação da taxa de dissociação receptor-ligante. No fim, essas alterações acarretam uma abertura prolongada ou uma abertura espontânea (em alguns casos) do AChR, semelhante ao que ocorre na síndrome por defeito no COLQ. A sobrecarga catiônica sobrevinda desse processo causa uma miopatia por excitotoxicidade, com perda da integridade estrutural, o que explica os sintomas e a deterioração progressiva do quadro.[48]

A síndrome do canal rápido em geral é a forma mais grave de miastenia congênita. Representa um subtipo mais raro de defeito cinético do AChR, sendo a maioria dos casos transmitidos por herança autossômica recessiva. Diferentes mecanismos são implicados no desenvolvimento da síndrome. Esses processos levam principalmente à diminuição da afinidade do receptor com a ACh e ao comprometimento na eficiência ou instabilização na cinética dos canais iônicos. Ao contrário da síndrome do canal lento, a abertura do canal ocorre de forma anormalmente breve, com a corrente na placa terminal e o potencial de ação reduzidos.[75]

Defeitos no desenvolvimento e manutenção da placa terminal

Na atualidade, mutações em genes que codificam proteínas importantes nos mecanismos de sinapse muscular, a exemplo do MUSK, DOK7, RAPSN, LRP4 e AGRN, têm sido detectadas em pacientes com SMC. Os produtos desses genes apresentam papéis diversos relacionados à funcionalidade da placa terminal, sendo o sistema de sinalização agrina-LRP4-MuSK--Dok-7 essencial para a manutenção da junção neuromuscular.[48]

A agrina, codificada pelo gene AGRN, é liberada na fenda sináptica por meio do axônio terminal e se liga à proteína relacionada ao receptor de lipoproteína LRP4 na membrana pós-sináptica. O complexo agrina-LRP4, por sua vez, se acopla e ativa o MuSK. Essa ligação aprimora a função do MuSK, permitindo a fosforilação da proteína de acoplamento Dok-7, processo que permite a ativação completa do MuSK por meio da sua autofosforilação. Por fim, a ativação completa do MuSK induz a rapsina a concentrar os AChR na membrana pós-sináptica, além de aprimorar a expressão de genes responsáveis pela diferenciação pós-sináptica.[76]

Defeitos congênitos da glicosilação

A glicosilação é responsável por aprimorar e acrescer a solubilidade, o enovelamento, a estabilidade e o transporte intracelular dos peptídeos recém-codificados. Esse processo pode ocorrer tanto no complexo de Golgi (O-glicosilação), quanto no retículo endoplasmático (N-glicosilação). Alterações em quatro enzimas responsáveis por catalisar a glicosilação têm sido relacionadas ao desenvolvimento de SMC. São elas:[48]

- GFTP1 (glutamina-frutose-6-fostato transaminase).
- DPAGT1 (dolicol-fosfato N-acetilglicosamina fosfotransferase 1).
- ALG2 (alfa-1,3-manosiltransferase).
- ALG14 (subunidade UDP-N-acetilglicosamina-transferase). As proteínas glicosiladas estão difusamente presentes na placa terminal, e, nesses casos, a transmissão neuromuscular é comprometida por uma combinação de defeitos pré e pós-sinápticos.

Outras causas de síndromes miastênicas congênitas

As outras causas descritas de SMC são ainda mais raras, com apenas poucos casos relatados na literatura. Podem ser causa de SMC:[48]

- Síndrome da deleção do *PREPL*.
- Deficiência de plectina.
- Defeitos no canal de sódio disparado por voltagem NAV1.4 (mutação no gene *SCN4A*).
- Defeitos no transportador mitocondrial de citrato (mutação no gene *SLC25A1*).

Quadro clínico

Em geral os sintomas das SMC se manifestam nos dois primeiros anos de vida, apesar de, em alguns casos, as manifestações da doença se postergarem até a infância tardia, adolescência ou mesmo a vida adulta. No período neonatal a criança costuma se apresentar com hipotonia importante, ptose, oftalmoplegia, fraqueza bulbar (dificuldade de sucção) e desconforto respiratório. Artrogripose múltipla congênita pode estar presente nos casos mais graves que podem ter expressão da síndrome ainda intraútero. Crianças mais velhas podem ter intolerância ao exercício com ou sem atraso do desenvolvimento motor. Quando iniciados na adolescência, os sintomas podem ser sutis, com fraqueza muscular leve e ptose palpebral discreta.[66] Uma observação importante é o padrão de flutuação dos sintomas, que geralmente acontece no período de um dia, mas também pode ocorrer por meio de vários dias ou semanas. Amiotrofia progressiva, em conjunto com contraturas e escoliose, pode se desenvolver dependendo da gravidade do quadro. A musculatura esquelética é afetada, mas não há descrição de envolvimento do miocárdio. O desenvolvimento cognitivo costuma ser normal, mas deficiência intelectual é observada nas crianças com hipoxemia recorrente devida às crises de insuficiência respiratória,[66] ou em casos de defeitos graves de glicosilação (especialmente DAPGT1).

A suspeição clínica do tipo específico de SMC pode ser feita por meio de informações como: idade de início dos sintomas, presença ou não de oftalmoplegia, resposta a anticolinesterásicos e ocorrência de crises respiratórias. As características das principais SMC são encontradas na Tabela 75.3.

Diagnóstico

Em um primeiro momento, a dosagem de autoanticorpos (anti-AChR e anti-MuSK) pode ser realizada para distinção entre as SMC e a MGJ.[66] Somado a isso, algumas características clínicas podem ajudar nessa diferenciação: início ao nascimento, presença de história familiar ou consanguinidade, dismorfismos, ausência da resposta da oftalmoplegia ao tratamento e fraqueza à dorsiflexão do tornozelo são dados que direcionam o diagnóstico para as SMC.[68]

Os achados neurofisiológicos das SMC são semelhantes aos encontrados na MGJ. O TER mostra um padrão decremental maior que 10% no CMAP e a EMGFU se apresenta com aumento do *jitter* quando realizada em um músculo afetado. Contudo, esse aumento é tipicamente menos proeminente do que na MGJ.[68] CMAP duplo pode ser visto em casos de deficiência da AchE (por mutação do *COLQ*) e na síndrome do canal lento.[66]

O teste do Tensilon® também pode ser realizado de forma semelhante à descrita na seção de MGJ, porém é contraindicado no caso de suspeita de deficiência da AchE, pois pode haver piora considerável dos sintomas. É importante lembrar que um resultado negativo não exclui SMC, e um resultado positivo somente sugere defeito na transmissão neuromuscular, não ajudando na diferenciação entre MGJ e SMC.[66]

A biópsia muscular não tem indicação na investigação inicial das SMC e em geral só vai demostrar achados inespecíficos, como predomínio de fibra tipo I e atrofia de fibras tipo II. Uma exceção é o defeito congênito de glicosilação por mutação do *GFPT1*, o qual apresenta agregados tubulares na biópsia.[66] A função maior da biópsia muscular nesses casos seria como ferramenta na diferenciação das SMC com miopatias congênitas e distrofias musculares, já que algumas miopatias podem apresentar alguma melhora com os inibidores da AchE (principalmente a miopatia *central core*) ou mesmo aumento do *jitter* na EMGFU (no caso das miopatias mitocondriais).[68]

O diagnóstico final por análise genética é importante para individualizar o tratamento farmacológico, determinar o prognóstico e permitir aconselhamento genético adequado. A avaliação do conjunto de achados clínicos (Tabela 75.3) deve ser utilizada para guiar a solicitação de testes genéticos, sendo que a determinação da presença ou não de oftalmoplegia pode servir de passo inicial nesse processo.[66,68] Apesar da testagem genética sequencial, algumas mutações responsáveis por tipos incomuns de SMC podem permanecer ocultas. Nesses casos, o WES tem se mostrado peça fundamental

Tabela 75.3 Características e propostas de tratamento das principais síndromes miastênicas congênitas.

Síndrome	Gene	Idade de início	Características[48,68]	Oftalmoplegia	Tratamento[77]
Deficiência de ChAT	CHAT	< 2 anos	Episódios de crise respiratória, geralmente precipitados por infecção. Força muscular relativamente preservada entre as crises. Ptose palpebral é comum.	Ausente	Piridostigmina – geralmente 4 a 5 mg/kg/dia, dividido em 4 a 6 doses Se necessário: 3,4-DAP – iniciar 1 mg/kg/dia, dividido em 4 doses, até 20 a 80 mg/dia
Deficiência de AChE	COLQ	Principalmente ao nascimento	Quadro variável dependente dos graus de inatividade enzimática. A fraqueza muscular pode ser global, mas geralmente tem padrão de cinturas. Pode haver lenta dilatação pupilar após constrição por luz. Acometimento respiratório é comum com hipoventilação crônica e episódios de apneia. Piridostigmina pode piorar os sintomas.	Geralmente presente	Salbutamol – 2 a 6 anos = 0,1 mg/kg/dia (máx. – 2 mg/dia), dividido em 3 doses 6 a 12 anos = 2 mg/dia, dividido em 2 a 3 doses Peso de adulto = 4 mg/dia, dividido em 1 a 3 doses Efedrina – iniciar 1 mg/kg/dia, dividido em 3 doses, com aumento cuidadoso até 3 mg/kg/dia.
Deficiência no AChR	CHRNA1 CHRNB1 CHRND CHRNE	< 2 anos	Maioria das crianças com ptose palpebral e dificuldade de amamentação já no nascimento. A fraqueza muscular é de moderada a grave. Oftalmoplegia é grave e pode se tornar fixa. Pode haver piora durante quadros infecciosos, mas geralmente não há crise respiratória. O curso da doença é estável no longo prazo.	Grave	Piridostigmina – geralmente 4 a 5 mg/kg/dia, dividido em 4 a 6 doses (boa resposta) Se necessário: Salbutamol – 2 a 6 anos = 0,1 mg/kg/dia (máx. – 2 mg/dia), dividido em 3 doses 6 a 12 anos = 2 mg/dia, dividido em 2 a 3 doses Peso de adulto = 4 mg/dia, dividido em 1 a 3 doses 3,4-DAP – iniciar 1 mg/kg/dia, dividido em 4 doses, até 20 a 80 mg/dia
Síndrome do canal lento		Variável, do nascimento à idade adulta	Maioria dos pacientes na infância com fraqueza para flexão cervical. No início mais tardio, fraqueza dos membros superiores é mais proeminente (principalmente dos extensores distais). Ptose é discreta.	Ausente a moderada	Sulfato de quinidina – 15 a 60 mg/kg/dia, dividido em 4 a 6 doses Se efeitos colaterais: Fluoxetina – iniciar 5 a 10 mg/dia. Dose máxima em criança não é estabelecida
Síndrome do canal rápido		Nascimento	Forma mais grave de SMC. Insuficiência respiratória, dificuldade de sucção e hipotonia generalizada desde o nascimento. Ptose e oftalmoplegia são sempre presentes e graves.	Grave	Piridostigmina – geralmente 4 a 5 mg/kg/dia, dividido em 4 a 6 doses Se necessário: 3,4-DAP – iniciar 1 mg/kg/dia, dividido em 4 doses, até 20 a 80 mg/dia

Tabela 75.3 Características e propostas de tratamento das principais síndromes miastênicas congênitas. (Continuação)

Síndrome	Gene	Idade de início	Características[48,68]	Oftalmoplegia	Tratamento[77]
Rapsina	RAPSN	< 2 anos	Tipicamente, a criança já apresenta ao nascimento com dificuldade respiratória, sucção débil e hipotonia generalizada. Artrogripose leve é comum. Presença de dismorfismos faciais incluindo palato ogival e face alongada. Estrabismo e ptose palpebral são comuns, mas oftalmoplegia é muito rara. Crise respiratória é frequente.	Ausente	Piridostigmina – geralmente 4 a 5 mg/kg/dia, dividido em 4 a 6 doses Se necessário: 3,4-DAP – iniciar 1 mg/kg/dia, dividido em 4 doses, até 20 a 80 mg/dia
Dok-7	DOK7	2 a 4 anos	No quadro clássico, há deterioração da marcha em uma criança que alcançou normalmente os marcos do desenvolvimento motor. A fraqueza muscular tem padrão de distribuição de cinturas, com comprometimento da musculatura facial. Ptose palpebral é comum, mas não há oftalmoplegia. Atrofia da língua está presente em metade dos casos e ajuda na diferenciação entre outras SMCs. Piridostigmina pode piorar os sintomas.	Ausente	Salbutamol – 2 a 6 anos = 0.1 mg/kg/dia (máx. – 2 mg/dia), dividido em 3 doses 6 a 12 anos = 2 mg/dia, dividido em 2 a 3 doses Peso de adulto = 4 mg/dia, dividido em 1 a 3 doses Efedrina – iniciar 1 mg/kg/dia, dividido em 3 doses, com aumento cuidadoso até 3 mg/kg/dia. 3,4-DAP – iniciar 1 mg/kg/dia, dividido em 4 doses, até 20 a 80 mg/dia
Defeitos congênitos da glicosilação (GFPT1)	GFPT1	2 a 4 anos	O quadro mais comum é o da criança pré-escolar que inicia fraqueza muscular insidiosa com distribuição de cinturas. Musculatura craniobulbar é muito pouco afetada. O curso clínico é estável e geralmente não há períodos de descompensação.	Ausente	Piridostigmina – geralmente 4 a 5 mg/kg/dia, dividido em 4 a 6 doses

na complementação diagnóstica, apesar de esse exame ser ineficaz na identificação de deleções ou duplicações em grande escala (as quais podem ser detectadas pela hibridização genômica comparativa em microarranjos de DNA – CGH-array).[48]

Tratamento

Até o momento, o tratamento das SMC é apenas sintomático. O acompanhamento multidisciplinar deve ser semelhante ao de outras doenças neuromusculares crônicas. Deve-se dar atenção à avaliação periódica da capacidade vital. Valores menores que 40% devem indicar a realização de polissonografia.[66]

A terapia farmacológica nas SMC depende do tipo de defeito presente na JNM. Drogas usadas em alguns tipos de SMC podem levar à piora dos sintomas quando utilizadas em algumas outras formas específicas (a exemplo dos inibidores da AchE nos casos de deficiência da AchE).[66] É importante lembrar que alguns desses fármacos ainda apresentam disponibilidade limitada no Brasil, como é o caso da 3,4-DAP. Esquemas terapêuticos para as principais SMC são propostos na Tabela 75.3.

Os inibidores da AchE levam a um aumento da permanência da Ach na fenda sináptica por meio do bloqueio da hidrólise do Ach. O efeito na síndrome do canal lento e na deficiência de DoK-7 tende a ser transitório.[66] Os efeitos colaterais dos inibidores do AchE são descritos na seção de MGJ.

A 3,4-DAP bloqueia a saída do potássio no axônio teminal, permitindo uma maior entrada de íons cálcio na membrana pré-sináptica. Isso prolonga o potencial de ação pré-sináptico levando a uma maior liberação da Ach. Parestesia perioral e de extremidades pode ser referida no pico da dose. A dose máxima não deve ser excedida, em especial pelo aumento de risco de crises epilépticas.[68]

O salbutamol oral e a efedrina estimulam os receptores beta-2-adrenérgicos do músculo e estabilizam a arquitetura pós-sináptica. A melhora dos sintomas costuma se iniciar no primeiro mês de tratamento e alcança um platô depois de seis a nove meses. Os principais efeitos colaterais são insônia, tremores e efeitos cardíacos (taquicardia, palpitação e hipertensão). Seguimento da pressão arterial e controle com ECG são recomendados. Câimbras musculares são comuns quando o salbutamol é usado na deficiência de DoK-7.[68]

A fluoxetina e a quinidina são bloqueadores de canais e se ligam ao AChR quando ele se encontra aberto, reduzindo o tempo de abertura de canal. Esse mecanismo de ação apresenta efeito positivo na síndrome do canal lento, sendo que a fluoxetina em geral é a droga de escolha nesses casos, por seu melhor perfil de segurança. A quinidina pode prolongar o intervalo QT e deve ser monitorizada por meio de ECG e nível sérico da droga. Por sua vez, a fluoxetina deve ser evitada em crianças e adolescentes com sinais de depressão por aumento do risco de suicídio.[66]

BOTULISMO

O botulismo é uma forma rara de paralisia flácida aguda causada pela neurotoxina produzida pela bactéria *Clostridium botulinum*. É provável que o botulismo acompanhe a humanidade desde seu início, pois relatos de paralisia muscular fatal associada a dilatação pupilar são frequentes na história. A primeira investigação em busca da toxina patológica foi feita na década 1820, após centenas de casos relacionados à ingestão de salsicha na Alemanha.[78] Em 1895, na Bélgica, um surto de paralisia muscular após o consumo de presunto defumado levou à descoberta do *C. botulinum* por Émile Pierre-Marie van Ermengem, professor de bacteriologia da Universidade de Gante. O então recém-descoberto microrganismo foi nomeado por sua associação prévia com a salsicha (do latim, *botulus*).[79]

Contudo, o botulismo infantil só foi reconhecido em 1976, tipicamente afetando as crianças menores de 1 ano de idade. Essa forma de doença é atualmente a apresentação clínica mais comum do botulismo nos Estados Unidos, com 70 a 100 casos sendo reconhecidos todos os anos.[80]

No Brasil, a doença passou a ser de notificação compulsória a partir de 2001. Dados do Ministério da Saúde, colhidos entre os anos de 1999 e 2014, apontam para 275 o número de casos suspeitos na população geral, sendo 83 deles confirmados. Porém, a real incidência e distribuição dessa doença no país talvez não sejam precisas, pois ainda há uma baixa suspeição da doença pelos profissionais de saúde. Por exemplo, acredita-se que o botulismo possa ser responsável por até 5% de todos os casos de morte súbita em lactentes.[81]

Etiologia e patogênese

O *C. botulinum* é um bacilo Gram-positivo esporulante, obrigatoriamente anaeróbio, que está presente no solo e em sedimentos aquáticos. São conhecidos sete subtipos da bactéria, classificados de A a G, de acordo com a neurotoxina produzida. Somente os subtipos A, B, E e F causam doença em humanos. A maioria dos casos de botulismo infantil reconhecidos é provocada pelos subtipos A e B.[80]

Os esporos do *C. botulinum* são resistentes, sobrevivendo com facilidade na atmosfera a uma temperatura de 100 °C por cinco ou mais horas. Contudo, podem ser destruídos se aquecidos a 120 °C por cinco minutos. Quando as condições ambientais adequadas estão presentes, os esporos germinam e se tornam bacilos produtores de toxina. Esses parâmetros ambientais incluem: restrição da exposição ao oxigênio, água com baixa acidez (pH > 4,6) e temperatura entre 25 a 37 ºC.[82]

O botulismo na faixa etária pediátrica pode ser adquirido de várias maneiras. Classicamente, no botulismo infantil, os esporos do clostrídio são ingeridos por crianças menores de 1 ano, que apresentam uma formação imatura da flora intestinal. Uma carga mínima de 10 a 100 esporos é o suficiente para que eles germinem e se multipliquem, permitindo que a neurotoxina botulínica (BoNT) seja produzida e ganhe a circulação sanguínea.[83] A BoNT é uma das toxinas mais potentes conhecidas, com dose letal de apenas 0,4 nanograma/kg, sendo que o período de incubação do *C. botulinum* pode variar de 3 a 30 dias.[84]

O consumo de mel contaminado é uma forma clássica de ingesta de esporos no botulismo infantil, porém até 85% dos casos podem não ter história de exposição ao mel. Outros fatores de risco associados ao botulismo infantil incluem a diminuição do peristaltismo e proveniência de zona rural ou de locais próximos a construções. Alguns estudos indicam que o aleitamento materno também possa ser fator de risco para o botulismo infantil, mas esse se mantém um tópico controverso.[85] Outras formas possíveis de adquirir a doença são por infecção de ferida cutânea com produção local da toxina, assim como por ingesta da toxina pré-formada (botulismo de origem alimentar[86,87]).

Depois de ganhar a corrente sanguínea, a BoNT alcança a junção neuromuscular, onde se liga aos receptores colinérgicos da membrana pré-sináptica. Após a BoNT ser retomada na fenda pré-sináptica, ela hidrolisa proteínas do complexo SNARE, que são responsáveis por ancorar e fundir as vesículas contendo ACh à membrana pré-sináptica. Desta forma, a BoNT interrompe a formação do complexo fusão-exocitose, impedindo que a ACh seja liberada na fenda sináptica. Esse processo causa falha da transmissão neuromuscular, levando à paralisia flácida (Figura 75.6).[80]

Quadro clínico

Botulismo clássico e por ferimento

A apresentação clínica do botulismo adquirido por ferimento ou de origem alimentar (clássico) são semelhantes. Disfagia, diplopia, disartria e xerostomia se iniciam de forma aguda e progridem em um período de 12 a 36 horas. Uma anamnese mais detalhada pode revelar que o acometimento dos nervos cranianos superiores antecede ao dos inferiores. No botulismo de origem alimentar, sintomas gastrointestinais de náusea, vômitos, diarreia seguida de constipação podem anteceder o quadro neurológico (algo que não é observado no botulismo por ferimento). Nesses casos, o tempo de evolução da doença é dependente, em parte, da quantidade de toxina ingerida.[88]

Na avaliação dos nervos cranianos, é comum se observar ptose palpebral, paresia facial, diminuição do reflexo nauseoso, disfagia, disartria, fraqueza de língua e, ocasionalmente, nistagmo. Com a evolução do quadro, a fraqueza muscular se instala nos membros superiores, podendo progredir para os membros inferiores. Uma certa assimetria no padrão de fraqueza pode ser vista, mas não de forma marcante. Os reflexos osteotendíneos de início podem se encontrar normais ou diminuídos, mas se tornam ausentes com progressão da doença. Queixas sensitivas são incomuns, mas eventualmente pode haver relato de alteração da sensibilidade em face ou membros.[89]

Com a progressão da doença, pode haver início de dificuldade respiratória. A capacidade vital forçada é diminuída na maioria dos casos, sendo o suporte ventilatório necessário em uma porcentagem importante de pacientes. A duração da necessidade do suporte ventilatório é variável, dependendo da gravidade da doença e

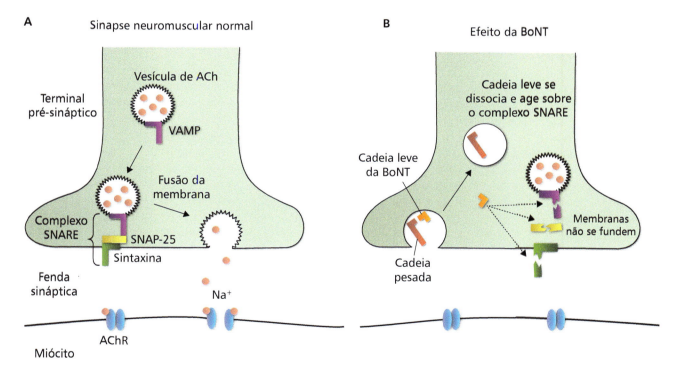

Figura 75.6 (A) Transmissão neuromuscular saudável. As vesículas contendo a acetilcolina (ACh) se ligam à membrana terminal pré-sináptica através do complexo SNARE, levando à fusão da membrana e a liberação da ACh na fenda sináptica. As moléculas de ACh se ligam a receptores nos miócitos, permitindo o influxo de sódio e a contração muscular. (B) Efeito da neurotoxina botulínica (BoNT). A BoNT se liga ao receptor da membrana pré-sináptica e sofre endocitose. A cadeia leve da BoNT se dissocia da cadeia pesada e se transloca no citoplasma, clivando proteínas específicas do complexo SNARE de acordo com o subtipo da neurotoxina. Subtipos A, C e E atacam o SNAP-25; subtipos B, D, F e G miram no VAMP (proteína de membrana associada à vesícula); por último, o subtipo C age sobre a sintaxina.
Fonte: Adaptada de Rosow LK, 2015.[80]

do sorotipo do clostrídio (sendo maior para o tipo A do que para o tipo B).[90]

A disfunção autonômica no botulismo afeta ambos os sistemas, simpático e parassimpático, por acometimento das sinapses pré-ganglionares. A perda da influência vagal no sistema cardiovascular pode levar a variações do nível pressórico, principalmente com hipotensão sem taquicardia e ausência de resposta vasomotora às mudanças posturais. Ainda podem ser observados íleo paralítico, variações da temperatura e retenção urinária. Classicamente, as pupilas se encontram midriáticas, com pobre reação à luz.[91]

Botulismo infantil

Nos lactentes menores de 1 ano, o primeiro sintoma do botulismo costuma ser constipação intestinal, a qual é seguida por um período de inapetência, dificuldade de sucção e letargia. Após esse período, as crianças iniciam perda do controle do segmento cefálico por acometimento da musculatura cervical, seguida por fraqueza e hipotonia descendente e simétrica. Por último, a musculatura diafragmática é comprometida, com metade dos pacientes necessitando de suporte ventilatório mecânico durante a internação hospitalar. Os reflexos osteotendíneos em geral são preservados.[80] O envolvimento simétrico dos nervos cranianos é notado com frequência, costumando apresentar-se com ptose palpebral, pupilas pouco reativas, diminuição do reflexo nauseoso e fraqueza facial.[92] Nos estágios avançados, distúrbios autonômicos podem estar presentes, como a diminuição da variação da frequência cardíaca.[93]

De uma forma isolada, os sinais e sintomas nesses casos podem ser bastante inespecíficos, o que leva a um número amplo de diagnósticos diferenciais. Pela apresentação com letargia, os primeiros diagnósticos a serem levantados comumente são infecção e sepse. Contudo, a criança geralmente se encontra afebril, e a pesquisa de infecção pelo estudo do líquor, urina ou hemocultura é negativa. Alterações metabólicas também precisam ser investigadas, incluindo causas de fácil reversão como desidratação e distúrbios eletrolíticos. Porém, em alguns casos, pode ser necessária a diferenciação com situações mais raras, a exemplo dos erros inatos do metabolismo. Outras condições neuromusculares como atrofia muscular espinhal, síndrome de Guillain-Barré, distrofias musculares e síndromes miastênicas podem apresentar sobreposição de achados com botulismo, eventualmente entrando como diagnósticos diferenciais.[85]

Diagnóstico

A confirmação laboratorial do botulismo é realizada pela detecção da toxina no sangue, nas fezes ou em material colhido do ferimento. O clostrídio é detectado nas fezes em até 60% dos pacientes com botulismo. A correlação clínica é importante, pois, de forma mais rara, o clostrídio também pode ser encontrado em amostra de fezes de indivíduos saudáveis. As porções de alimentos suspeitos, se disponíveis, devem ser testadas do mesmo modo.[88] A identificação da toxina e a definição do seu tipo também podem ser realizadas por meio de bioensaio com camundongos.[94]

A ENMG pode ajudar a corroborar a suspeita de botulismo, mas os achados eletromiográficos típicos podem levar até dez dias para se desenvolver, sendo que a EMGFU é mais sensível e específica que a ENMG convencional nesses casos. Os achados típicos incluem: diminuição do CMAP em pelo menos dois grupos musculares, resposta decremental com estímulos de baixa frequência (2 a 3 Hz), e resposta incremental após estimulação a 50 Hz (facilitação pós-tetânica).[88] Hipermagnesemia pode mimetizar os achados eletromiográficos do botulismo infantil.[83]

Tratamento

O cerne do tratamento do botulismo grave é o suporte clínico avançado, com ênfase à condição respiratória do paciente. A progressão da fraqueza muscular precisa ser observada de forma cuidadosa, indicando-se ventilação mecânica eletiva nos casos com risco para insuficiência respiratória, pois pacientes intubados de forma emergencial apresentam maior mortalidade.[88]

A administração de soro antibotulínico (SAB) deve ser considerada. O SAB neutraliza a toxina circulante no sangue, mas não tem efeito sobre as que já se ligaram ao terminal do axônio e foram internalizadas. Por isso, recomenda-se que o tratamento com SAB seja realizado o mais precocemente possível (até 7 dias), caso contrário, poderá não mais ser eficaz. Todos os casos devem ser notificados, e o soro deve ser solicitado à Central de Vigilância Epidemiológica/Centro de Referência do Botulismo. A dose recomendada é de uma ampola do SAB, diluída em solução fisiológica a 0,9%, na proporção de 1:10, infundida em cerca de 1 hora. A preferência é pelo soro polivalente, pois uma única cepa da bactéria pode produzir até dois tipos de toxina. O teste de sensibilidade cutânea pode ser realizado antes da infusão, já que a maioria das antitoxinas são de origem equina, e efeitos de reação alérgica grave podem acontecer em até 20% dos indivíduos.[88]

Nos casos de botulismo por ferimento, recomenda-se o uso de penicilina cristalina na dose de 300 mil UI/kg/dia, em doses fracionadas de 4 em 4 horas, via intravenosa, por 7 a 10 dias. O metronidazol também pode ser utilizado na dose 15mg/kg/dia, via intravenosa, de

6 em 6 horas. O desbridamento cirúrgico deve ser realizado nos casos de botulismo por ferimento, de preferência após o uso do SAB, mesmo quando a ferida tem bom aspecto. Antibióticos são usados para tratamento de infecções secundárias, mas aminoglicosídeos e clindamicina devem ser evitados, pois podem agravar o bloqueio neuromuscular.[81]

No botulismo infantil, o SAB de origem equina não é indicado. A preferência nesses casos é pela an- titoxina botulínica humana (BabyBIG®/BIG-IV, não disponível no Brasil).[83] A antibioticoterapia não é indicada no botulismo infantil, pois acredita-se que a lise de bactérias na luz intestinal, provocada pelo antibiótico, pode aumentar o nível de toxina circulante.[81]

Prognóstico

O botulismo tende a ter um bom prognóstico na dependência de um suporte clínico e hospitalar adequado. Mortes precoces em geral resultam da falha em reconhecer a gravidade da doença e retardo em iniciar a terapia específica.[81] A taxa de mortalidade é menor que 2% para todos os casos. A recuperação é progressiva à medida que o terminal do axônio se regenera, e a função diafragmática tende a se recuperar antes da recuperação total da musculatura dos membros. No botulismo infantil, as sequelas neurológicas são raras, mas um certo grau de hipotonia ainda pode ser observado no momento da alta hospitalar.[85]

REFERÊNCIAS BIBLIOGRÁFICAS

1. Karpati G, Hilton-Jones D, Griggs RC, Walton JN. Disorders of voluntary muscle. 8th ed. Cambridge: Cambridge University Press; 2010. p. xiv, 775 p.
2. Liew WK, Kang PB. Update on juvenile myasthenia gravis. Curr Opin Pediatr. 2013;25(6):694-700.
3. Della Marina A, Trippe H, Lutz S, Schara U. Juvenile myasthenia gravis: recommendations for diagnostic approaches and treatment. Neuropediatrics. 2014;45(2):75-83.
4. Hong Y, Skeie GO, Zisimopoulou P, Karagiorgou K, Tzartos SJ, Gao X, et al. Juvenile-onset myasthenia gravis: autoantibody status, clinical characteristics and genetic polymorphisms. J Neurol. 2017;264(5):955-62.
5. Chou CC, Su IC, Chou IJ, Lin JJ, Lan SY, Wang YS, et al. Correlation of anti-acetylcholine receptor antibody levels and long-term outcomes of juvenile myasthenia gravis in Taiwan: a case control study. BMC Neurol. 2019;19(1):170.
6. McGrogan A, Sneddon S, de Vries CS. The incidence of myasthenia gravis: a systematic literature review. Neuroepidemiology. 2010;34(3):171-83.
7. Parr JR, Andrew MJ, Finnis M, Beeson D, Vincent A, Jayawant S. How common is childhood myasthenia? The UK incidence and prevalence of autoimmune and congenital myasthenia. Arch Dis Child. 2014;99(6):539-42.
8. Mansukhani SA, Bothun ED, Diehl NN, Mohney BG. Incidence and ocular features of pediatric myasthenias. Am J Ophthalmol. 2019;200:242-9. P
9. Popperud TH, Boldingh MI, Rasmussen M, Kerty E. Juvenile myasthenia gravis in Norway: clinical characteristics, treatment, and long-term outcome in a nationwide population-based cohort. Eur J Paediatr Neurol. 2017;21(5):707-14.
10. Heckmann JM, Nel M. A unique subphenotype of myasthenia gravis. Ann N Y Acad Sci. 2018;1412(1):14-20.
11. Evoli A. Acquired myasthenia gravis in childhood. Curr Opin Neurol. 2010;23(5):536-40.
12. O'Connell K, Ramdas S, Palace J. Management of juvenile myasthenia gravis. Front Neurol. 2020;11:743.
13. Finnis MF, Jayawant S. Juvenile myasthenia gravis: a paediatric perspective. Autoimmune Dis. 2011;2011:404101.
14. Christensen PB, Jensen TS, Tsiropoulos I, Sorensen T, Kjaer M, Hojer-Pedersen E, et al. Associated autoimmune diseases in myasthenia gravis. A population-based study. Acta Neurol Scand. 1995;91(3):192-5.
15. Kanazawa M, Shimohata T, Tanaka K, Nishizawa M. Clinical features of patients with myasthenia gravis associated with autoimmune diseases. Eur J Neurol. 2007;14(12):1403-4.
16. Leite MI, Coutinho E, Lana-Peixoto M, Apostolos S, Waters P, Sato D, et al. Myasthenia gravis and neuromyelitis optica spectrum disorder: a multicenter study of 16 patients. Neurology. 2012;78(20):1601-7.
17. Gungor-Tuncer O, Orhan EK, Yilmaz V, Parman Y, Oflazer P, Saruhan-Direskeneli G, et al. Prepubertal anti-Musk positive myasthenia gravis with long remission. Neuromuscul Disord. 2014;24(1):36-9.
18. Popperud TH, Viken MK, Kerty E, Lie BA. Juvenile myasthenia gravis in Norway: HLA-DRB1*04:04 is positively associated with prepubertal onset. PLoS One. 2017;12(10):e0186383.
19. Nel M, Buys JM, Rautenbach R, Mowla S, Prince S, Heckmann JM. The African-387 C>T TGFB1 variant is functional and associates with the ophthalmoplegic complication in juvenile myasthenia gravis. J Hum Genet. 2016;61(4):307-16.
20. Jayam Trouth A, Dabi A, Solieman N, Kurukumbi M, Kalyanam J. Myasthenia gravis: a review. Autoimmune Dis. 2012;2012:874680.
21. Conti-Fine BM, Milani M, Kaminski HJ. Myasthenia gravis: past, present, and future. J Clin Invest. 2006;116(11):2843-54.
22. Luchanok U, Kaminski HJ. Ocular myasthenia: diagnostic and treatment recommendations and the evidence base. Curr Opin Neurol. 2008;21(1):8-15.
23. Vanikieti K, Lowwongngam K, Padungkiatsagul T, Visudtibhan A, Poonyathalang A. Juvenile ocular myasthenia gravis: presentation and outcome of a large cohort. Pediatr Neurol. 2018;87:36-41.

24. Anlar B. Juvenile myasthenia: diagnosis and treatment. Paediatr Drugs. 2000;2(3):161-9.
25. Sanders DB, Massey JM. Clinical features of myasthenia gravis. Handb Clin Neurol. 2008;91:229-52.
26. Godoy DA, Mello LJ, Masotti L, Di Napoli M. The myasthenic patient in crisis: an update of the management in Neurointensive Care Unit. Arq Neuropsiquiatr. 2013;71(9A):627-39.
27. Illa I, Cortes-Vicente E, Martinez MA, Gallardo E. Diagnostic utility of cortactin antibodies in myasthenia gravis. Ann N Y Acad Sci. 2018;1412(1):90-4.
28. Chiang LM, Darras BT, Kang PB. Juvenile myasthenia gravis. Muscle Nerve. 2009;39(4):423-31.
29. Madenci AL, Li GZ, Weil BR, Zurakowski D, Kang PB, Weldon CB. The role of thymectomy in the treatment of juvenile myasthenia gravis: a systematic review. Pediatr Surg Int. 2017;33(6):683-94.
30. Yan C, Li W, Song J, Feng X, Xi J, Lu J, et al. Cell-based versus enzyme-linked immunosorbent assay for the detection of acetylcholine receptor antibodies in chinese juvenile myasthenia gravis. Pediatr Neurol. 2019;98:74-9.
31. Pitt MC. Use of stimulated electromyography in the analysis of the neuromuscular junction in children. Muscle Nerve. 2017;56(5):841-7.
32. Bhatia S, Quinlan H, McCracken C, Price EW, Guglani L, Verma S. Serial Stimulated jitter analysis in juvenile myasthenia gravis. Muscle Nerve. 2018;58(5):729-32.
33. Behin A, Mayer M, Kassis-Makhoul B, Jugie M, Espil-Taris C, Ferrer X, et al. Severe neonatal myasthenia due to maternal anti-MuSK antibodies. Neuromuscul Disord. 2008;18(6):443-6.
34. Hajjar M, Markowitz J, Darras BT, Kissel JT, Srinivasan J, Jones HR. Lambert-Eaton syndrome, an unrecognized treatable pediatric neuromuscular disorder: three patients and literature review. Pediatr Neurol. 2014;50(1):11-7.
35. Morgan-Followell B, de Los Reyes E. Child neurology: diagnosis of Lambert-Eaton myasthenic syndrome in children. Neurology. 2013;80(21):e220-2.
36. Ionita CM, Acsadi G. Management of juvenile myasthenia gravis. Pediatr Neurol. 2013;48(2):95-104.
37. Arroyo HA. [Treatment of juvenile myasthenia gravis]. Medicina (B Aires). 2019;79(Suppl 3):71-6. Tratamiento de la miastenia gravis juvenil.
38. Gadient P, Bolton J, Puri V. Juvenile myasthenia gravis: three case reports and a literature review. J Child Neurol. 2009;24(5):584-90.
39. Punga AR, Flink R, Askmark H, Stalberg EV. Cholinergic neuromuscular hyperactivity in patients with myasthenia gravis seropositive for MuSK antibody. Muscle Nerve. 2006;34(1):111-5.
40. Wang MG, Huang XX, Yao D, An Q, Deng XQ. Effect of glucocorticoid combined with gamma globulin in treatment of children with myasthenia gravis and its effects on immune globulin and complement of children. Eur Rev Med Pharmacol Sci. 2016;20(11):2404-8.
41. McMillan HJ, Darras BT, Kang PB. Autoimmune neuromuscular disorders in childhood. Curr Treat Options Neurol. 2011;13(6):590-607.
42. Hehir MK, Burns TM, Alpers J, Conaway MR, Sawa M, Sanders DB. Mycophenolate mofetil in AChR-antibody-positive myasthenia gravis: outcomes in 102 patients. Muscle Nerve. 2010;41(5):593-8.
43. Cruz JL, Wolff ML, Vanderman AJ, Brown JN. The emerging role of tacrolimus in myasthenia gravis. Ther Adv Neurol Disord. 2015;8(2):92-103.
44. Liu C, Gui M, Cao Y, Lin J, Li Y, Ji S, et al. Tacrolimus improves symptoms of children with myasthenia gravis refractory to prednisone. Pediatr Neurol. 2017;77:42-7.
45. Iorio R, Damato V, Alboini PE, Evoli A. Efficacy and safety of rituximab for myasthenia gravis: a systematic review and meta-analysis. J Neurol. 2015;262(5):1115-9.
46. Koul R, Al-Futaisi A, Abdelrahim R, Mani R, Abdwani R, Al-Asmi A. Rituximab treatment in myasthaenia gravis: report of two paediatric cases. Sultan Qaboos Univ Med J. 2018;18(2):e223-e7.
47. Weger S, Appendino JP, Clark IH. Longstanding and refractory anti-muscle specific tyrosine kinase antibody-associated myasthenia gravis (Anti-MuSK-MG) in a child successfully treated with rituximab. J Binocul Vis Ocul Motil. 2019;69(1):26-9.
48. Engel AG, Shen XM, Selcen D, Sine SM. Congenital myasthenic syndromes: pathogenesis, diagnosis, and treatment. Lancet Neurol. 2015;14(4):420-34. P
49. Hennessey IA, Long AM, Hughes I, Humphrey G. Thymectomy for inducing remission in juvenile myasthenia gravis. Pediatr Surg Int. 2011;27(6):591-4.
50. Kim AG, Upah SA, Brandsema JF, Yum SW, Blinman TA. Thoracoscopic thymectomy for juvenile myasthenia gravis. Pediatr Surg Int. 2019;35(5):603-10.
51. Tracy MM, McRae W, Millichap JG. Graded response to thymectomy in children with myasthenia gravis. J Child Neurol. 2009;24(4):454-9.
52. Catalano MA, Mullan CW, Rich BS, Glick RD. Pediatric thymectomy: a study of national trends in demographics, short-term outcomes, and cost. Pediatr Surg Int. 2019;35(7):749-57.
53. Goldstein SD, Culbertson NT, Garrett D, Salazar JH, Van Arendonk K, McIltrot K, et al. Thymectomy for myasthenia gravis in children: a comparison of open and thoracoscopic approaches. J Pediatr Surg. 2015;50(1):92-7.
54. Vazquez-Roque FJ, Hernandez-Oliver MO, Medrano Plana Y, Castillo Vitlloch A, Fuentes Herrera L, Rivero-Valeron D. [Results of surgical treatment for juvenile myasthenia gravis]. Neurologia. 2017;32(3):137-42. Resultados del tratamiento quirurgico en la miastenia gravis juvenil.
55. Ashfaq A, Bernes SM, Weidler EM, Notrica DM. Outcomes of thoracoscopic thymectomy in patients with juvenile myasthenia gravis. J Pediatr Surg. 2016;51(7):1078-83.
56. Heng HS, Lim M, Absoud M, Austin C, Clarke D, Wraige E, et al. Outcome of children with acetylcholine receptor (AChR) antibody positive juvenile myasthenia gravis following thymectomy. Neuromuscul Disord. 2014;24(1):25-30.
57. Jastrzebska A, Jastrzebski M, Ryniewicz B, Kostera-Pruszczyk A. Treatment outcome in juvenile-onset myasthenia gravis. Muscle Nerve. 2019;59(5):549-54.
58. Vrinten C, van der Zwaag AM, Weinreich SS, Scholten RJ, Verschuuren JJ. Ephedrine for myasthenia gravis, neonatal myasthenia and the congenital myasthenic syndromes. Cochrane Database Syst Rev. 2014;12:CD010028.
59. Gveric-Ahmetasevic S, Colic A, Elvedji-Gasparovic V, Gveric T, Vukelic V. Can neonatal myasthenia gravis be predicted? J Perinat Med. 2008;36(6):503-6.

60. O'Carroll P, Bertorini TE, Jacob G, Mitchell CW, Graff J. Transient neonatal myasthenia gravis in a baby born to a mother with new--onset anti-MuSK-mediated myasthenia gravis. J Clin Neuromuscul Dis. 2009;11(2):69-71.
61. Jeannet PY, Marcoz JP, Kuntzer T, Roulet-Perez E. Isolated facial and bulbar paresis: a persistent manifestation of neonatal myasthenia gravis. Neurology. 2008;70(3):237-8.
62. Tellez-Zenteno JF, Hernandez-Ronquillo L, Salinas V, Estanol B, da Silva O. Myasthenia gravis and pregnancy: clinical implications and neonatal outcome. BMC Musculoskelet Disord. 2004;5:42.
63. Tagher RJ, Baumann R, Desai N. Failure of intravenously administered immunoglobulin in the treatment of neonatal myasthenia gravis. J Pediatr. 1999;134(2):233-5.
64. Bassan H, Muhlbaur B, Tomer A, Spirer Z. High-dose intravenous immunoglobulin in transient neonatal myasthenia gravis. Pediatr Neurol. 1998;18(2):181-3.
65. Bassan H, Spirer Z. Intravenous immunoglobulin in neonatal myasthenia gravis. J Pediatr. 1999;135(6):790.
66. Rodriguez Cruz PM, Palace J, Beeson D. Congenital myasthenic syndromes and the neuromuscular junction. Curr Opin Neurol. 2014;27(5):566-75.
67. Eymard B, Hantai D, Estournet B. Congenital myasthenic syndromes. Handb Clin Neurol. 2013;113:1469-80.
68. Finlayson S, Beeson D, Palace J. Congenital myasthenic syndromes: an update. Pract Neurol. 2013;13(2):80-91.
69. Mihaylova V, Scola RH, Gervini B, Lorenzoni PJ, Kay CK, Werneck LC, et al. Molecular characterisation of congenital myasthenic syndromes in Southern Brazil. J Neurol Neurosurg Psychiatry. 2010;81(9):973-7.
70. Schara U, Christen HJ, Durmus H, Hietala M, Krabetz K, Rodolico C, et al. Long-term follow-up in patients with congenital myasthenic syndrome due to CHAT mutations. Eur J Paediatr Neurol. 2010;14(4):326-33.
71. Shen XM, Selcen D, Brengman J, Engel AG. Mutant SNAP25B causes myasthenia, cortical hyperexcitability, ataxia, and intellectual disability. Neurology. 2014;83(24):2247-55.
72. Herrmann DN, Horvath R, Sowden JE, Gonzalez M, Sanchez-Mejias A, Guan Z, et al. Synaptotagmin 2 mutations cause an autosomal--dominant form of lambert-eaton myasthenic syndrome and nonprogressive motor neuropathy. Am J Hum Genet. 2014;95(3):332-9.
73. Mihaylova V, Muller JS, Vilchez JJ, Salih MA, Kabiraj MM, D'Amico A, et al. Clinical and molecular genetic findings in COLQ-mutant congenital myasthenic syndromes. Brain. 2008;131(Pt 3):747-59.
74. Maselli RA, Ng JJ, Anderson JA, Cagney O, Arredondo J, Williams C, et al. Mutations in LAMB2 causing a severe form of synaptic congenital myasthenic syndrome. J Med Genet. 2009;46(3):203-8.
75. Palace J, Lashley D, Bailey S, Jayawant S, Carr A, McConville J, et al. Clinical features in a series of fast channel congenital myasthenia syndrome. Neuromuscul Disord. 2012;22(2):112-7.
76. Burden SJ, Yumoto N, Zhang W. The role of MuSK in synapse formation and neuromuscular disease. Cold Spring Harb Perspect Biol. 2013;5(5):a009167.
77. Schara U, Della Marina A, Abicht A. Congenital myasthenic syndromes: current diagnostic and therapeutic approaches. Neuropediatrics. 2012;43(4):184-93.
78. Geiges ML. The history of botulism. Curr Probl Dermatol. 2002;30:77-93.
79. Erbguth FJ. Historical notes on botulism, Clostridium botulinum, botulinum toxin, and the idea of the therapeutic use of the toxin. Mov Disord. 2004;19(Suppl 8):2-6.
80. Rosow LK, Strober JB. Infant botulism: review and clinical update. Pediatr Neurol. 2015;52(5):487-92.
81. Brasil. Botulismo. Ministério da Saúde; 2014 [cited 29/11/2015]. Available from: http://portalsaude.saude.gov.br/index.php/o-ministerio/principal/secretarias/svs/botulismo.
82. Mandell GL, Bennett JE, Dolin R. Mandell, Douglas, and Bennett's principles and practice of infectious diseases. Philadelphia, PA: Churchill Livingstone/Elsevier; 2010. Available from: http://proxy.med.sc.edu/login?url=https://www.clinicalkey.com/dura/browse/bookChapter/3-s2.0-B9780443068393X0001X.
83. Radsel A, Andlovic A, Neubauer D, Osredkar D. Infant botulism: first two confirmed cases in Slovenia and literature review. Eur J Paediatr Neurol. 2013;17(6):651-6.
84. Domingo RM, Haller JS, Gruenthal M. Infant botulism: two recent cases and literature review. J Child Neurol. 2008;23(11):1336-46.
85. Brown N, Desai S. Infantile botulism: a case report and review. J Emerg Med. 2013;45(6):842-5.
86. Moreno E, Pannocchia C, Carricondo C. [Traumatic wound botulism]. Arch Argent Pediatr. 2014;112(2):e50-2. Botulismo por herida traumatica.
87. Brola W, Fudala M, Gacek S, Gruenpeter P. Food-borne botulism: still actual topic. BMJ Case Rep. 2013;2013.
88. Cherington M. Botulism: update and review. Semin Neurol. 2004;24(2):155-63.
89. Dembek ZF, Smith LA, Rusnak JM. Botulism: cause, effects, diagnosis, clinical and laboratory identification, and treatment modalities. Disaster Med Public Health Prep. 2007;1(2):122-34.
90. Witoonpanich R, Vichayanrat E, Tantisiriwit K, Wongtanate M, Sucharitchan N, Oranrigsupak P, et al. Survival analysis for respiratory failure in patients with food-borne botulism. Clin Toxicol (Phila). 2010;48(3):177-83.
91. Topakian R, Heibl C, Stieglbauer K, Dreer B, Nagl M, Knoflach P, et al. Quantitative autonomic testing in the management of botulism. J Neurol. 2009;256(5):803-9.
92. Thompson JA, Filloux FM, Van Orman CB, Swoboda K, Peterson P, Firth SD, et al. Infant botulism in the age of botulism immune globulin. Neurology. 2005;64(12):2029-32.
93. Patural H, Goffaux P, Paricio C, Emeriaud G, Teyssier G, Barthelemy JC, et al. Infant botulism intoxication and autonomic nervous system dysfunction. Anaerobe. 2009;15(5):197-200.
94. Rowlands RE, Ristori CA, Lopes GI, Paula AM, Sakuma H, Grigaliunas R, et al. Botulism in Brazil, 2000-2008: epidemiology, clinical findings and laboratory diagnosis. Rev Inst Med Trop Sao Paulo. 2010;52(4):183-6.

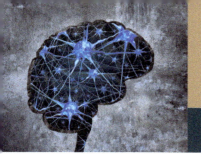

capítulo 76 | Miopatias

▸ Edmar Zanoteli
▸ Umbertina Conti Reed

◼ CONCEITO E CLASSIFICAÇÃO GERAL

Miopatias são doenças decorrentes de alterações da estrutura ou da função do músculo esquelético, com ou sem comprometimento do músculo cardíaco. As miopatias mais encontradas em crianças e abordadas pelo neurologista infantil são geneticamente determinadas, mas miopatias adquiridas também podem ocorrer, sendo mais comumente avaliadas por pediatras ou reumatologistas.

As miopatias adquiridas compreendem: doenças autoimunes de caráter inflamatório, tais como dermatomiosite e polimiosite; miosites infecciosas de etiologia viral e, mais raramente, de etiologia parasitária (triquinose, cisticercose) ou bacteriana; miopatias associadas a doenças endócrinas, doenças crônicas debilitantes e uso contínuo de certos medicamentos.

As miopatias geneticamente determinadas podem ser classificadas de acordo com critérios clínicos, tipo de herança, aspectos histopatológicos, mecanismos etiopatogênicos ou, mais recentemente, com base no defeito molecular. A classificação das miopatias baseadas no defeito molecular pode ser consultada no site *Online Mendelian Inheritance in Man* (omim.org) e no site da *World Muscle Society* (musclegenetable.fr), este último atualizado anualmente e publicado no periódico *Neuromuscular Disorders*. Nesta classificação, as miopatias hereditárias são divididas em diferentes categorias. São elas:

1. Distrofias musculares;
2. Distrofias musculares congênitas;
3. Miopatias congênitas;
4. Miopatias distais;
5. Outras miopatias;
6. Síndromes miotônicas;
7. Canalopatias musculares;
8. Hipertermia maligna;
9. Miopatias metabólicas.

Neste capítulo não abordaremos miopatias distais e outras miopatias, por serem predominantemente de ocorrência em adultos ou muito raras.

◼ ASPECTOS CLÍNICOS GERAIS

As manifestações clínicas correspondem àquelas da síndrome da unidade motora (ou síndrome motora periférica), tais como:

- Deficit de força muscular;
- Hipotonia muscular;
- Diminuição ou abolição dos reflexos tendinosos profundos.

Outras manifestações frequentemente observadas incluem:

- Atrofia ou hipotrofia muscular;
- Deformidades osteoesqueléticas (retrações articulares, escoliose, pé torto congênito, artrogripose);
- Insuficiência respiratória restritiva;
- Acometimento cardíaco.

Além do quadro clínico geral anteriormente descrito, alguns achados são considerados sugestivos do acometimento miopático (Figura 76.1):

- Predomínio proximal da fraqueza e da atrofia muscular;
- Hipertrofia ou pseudo-hipertrofia de panturrilhas e, mais raramente, de outros grupos musculares;
- Levantar miopático (sinal de Gowers);
- Marcha com báscula da bacia (anserina) e sinal da escápula "alada", principalmente em pacientes com distrofia muscular;
- Fenômeno miotônico em pacientes com distrofia miotônica e canalopatias musculares;
- Fraqueza da musculatura facial, principalmente em pacientes com distrofia fácio-escápulo-umeral, distrofia miotônica, miopatias congênitas e distrofia muscular congênita (DMC) com deficit de merosina (laminina alfa-2);
- Fraqueza da musculatura extrínseca ocular em pacientes com diferentes subtipos de miopatias congênitas, distrofia miotônica e miopatias mitocondriais;

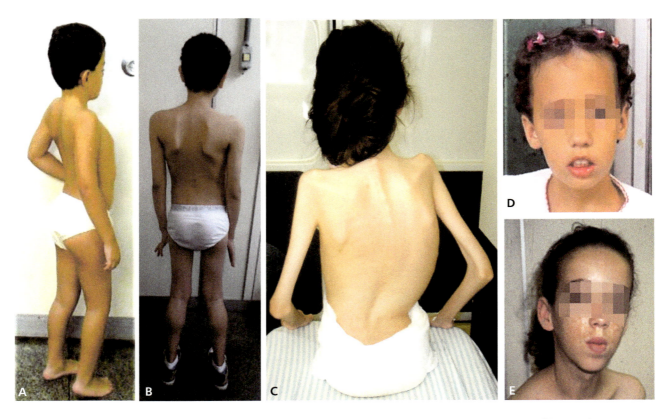

Figura 76.1 Alguns aspectos da caracterização fenotípica das miopatias. **(A)** Hiperlordose e retração fibrotendínea incipiente de aquileus. **(B)** Escápula alada, hipertrofia de panturrilhas e predomínio proximal da atrofia muscular. **(C)** Atrofia difusa, contraturas proximais e escoliose ao longo do curso progressivo de algumas miopatias. **(D** e **E)** Fraqueza e dismorfismo facial.

- Hiperextensibilidade articular, principalmente nas articulações distais, sugestiva das colagenopatias por deficiência de colágeno VI, mas também pode ocorrer em pacientes com outras formas de miopatias;
- Sinal de *dropped head* (cabeça caída) é sugestivo da DMC por deficiência de lamina A/C, podendo também ocorrer em pacientes com miopatias congênitas e mitocondriais.

Os sintomas primários do acometimento muscular, ou seja, fraqueza e hipotonia muscular, podem ser fixos (permanentes) ou flutuantes (episódicos), com evolução em surtos desencadeados por infecções, atividade física, tipo de alimentação e estresse. O curso flutuante ocorre principalmente, porém não exclusivamente, em pacientes com miopatia metabólica ou canalopatia muscular, os quais também podem apresentar surtos de intolerância aos exercícios, câimbras, mialgias e mioglobinúria (rabdomiólise).

O comprometimento de outros órgãos e sistemas também pode ocorrer em pacientes com miopatia. Em particular, o sistema nervoso central (SNC) pode estar afetado em indivíduos com distrofia muscular de Duchenne (DMD), distrofia muscular por defeitos de glicosilação da alfa-distroglicana (α-DG), distrofia miotônica e miopatia metabólica. Miocardiopatia ocorre mais comumente em pacientes com DMD e distrofia muscular de Becker (DMB), distrofia muscular de Emery-Dreifuss, distrofia muscular por mutação do gene da lamina A/C, distrofia miotônica, parte das distrofias musculares de cinturas e parte das miopatias metabólicas.

Por fim, em pacientes com miopatias pode existir suscetibilidade ao desenvolvimento de hipertermia maligna, principalmente naqueles com miopatia congênita por mutações do gene *RYR1* (receptor de rianodina).

Em particular, quando a doença muscular é de início precoce, intraútero, no recém-nascido ou no primeiro ano de vida, hipotonia e fraqueza muscular caracterizam a síndrome da criança hipotônica de causa primária, ou seja, por doença neuromuscular. Nessa circunstância, há aspectos peculiares do quadro clínico que podem indicar um diagnóstico específico entre as diferentes formas de doenças neuromusculares que integram a síndrome e que têm em comum atraso do desenvolvimento motor leve, moderado ou grave. Nesta última situação, a criança acometida pode não superar nenhuma etapa do desenvolvimento motor.

PRINCIPAIS ASPECTOS CLÍNICOS DA SÍNDROME DA CRIANÇA HIPOTÔNICA DE CAUSA MUSCULAR

- Quadro clínico grave, com dificuldade alimentar/respiratória ao nascimento e acometimento facial sugere, principalmente, DMC merosina negativa, distrofia miotônica congênita, alguns subtipos de DMC por alfa-distroglicanopatia, miopatia metabólica (glicogenose tipo II e defeitos da cadeia respiratória mitocondrial), miopatia nemalínica e miopatia miotubular, além de condições não miopáticas, como as síndromes miastênicas congênitas. Não existindo comprometimento facial, podem ser evocados os diagnósticos de DMC por deficiência do colágeno VI (Ullrich), DMC com deficit de lamina A/C, DMC por alfa-distroglicanopatia (alguns subtipos), além de condições não miopáticas, tais como a atrofia muscular espinhal (AME) tipo I e a rara forma hipomielínica de polineuropatia hereditária sensitivo-motora.

- Quadro clínico grave ou moderado ao nascimento com comprometimento da musculatura ocular, principalmente ptose palpebral, sugere miopatia mitocondrial, distrofia miotônica congênita, miopatia congênita miotubular/centronuclear, miopatia congênita *minicore*, além de síndromes miastênicas congênitas (Figura 76.2);

- Quadro clínico de intensidade moderada, que evolui com atraso motor, atrofia e retrações articulares precoces sugere diferentes formas de DMC, que serão discutidas adiante, além de outas doenças neuromusculares não miopáticas, principalmente os tipos II e III de AME. A ocorrência de atraso motor menos marcante e frequente aquisição de marcha independente sugere miopatia congênita (diferentes subtipos), além de doenças neuromusculares não miopáticas, tais como variadas formas de sín-

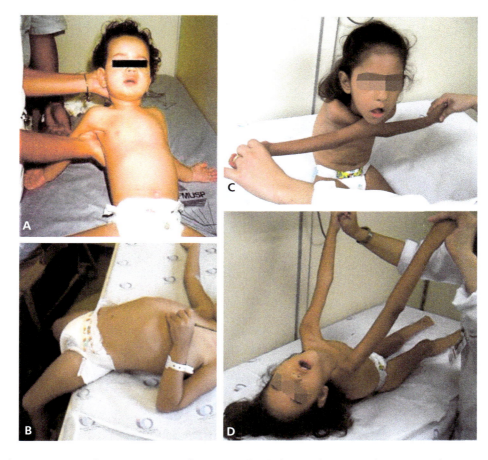

Figura 76.2 Alguns aspectos da caracterização fenotípica da síndrome da criança hipotônica de causa muscular. **(A e B)** Deficit de força muscular que impede movimentos antigravitários. **(C)** Falta de resistência à movimentação passiva dos músculos, sem que se formem ângulos articulares. **(D)** Retardo do desenvolvimento motor em criança de quatro anos de idade que, na manobra do arrasto, não estende a cabeça no prolongamento do tronco. (C e D) Dismorfismo facial e atrofia muscular.

dromes miastênicas congênitas e polineuropatias hereditárias sensitivo-motoras;
- Comprometimento associado do SNC sugere fortemente DMC por alfa-distroglicanopatia ou miopatia metabólica (glicogenose e miopatias mitocondriais);
- Artrogripose múltipla congênita e pé torto congênito podem estar presentes em qualquer subtipo de doença neuromuscular, dependendo da precocidade e gravidade do comprometimento intraútero;

PRINCIPAIS FENÓTIPOS

A seguir, serão apresentadas as principais características das miopatias mais comuns em crianças. A caracterização fenotípica precoce, por ocasião da primeira consulta, é de primordial importância, pois pode evitar exames desnecessários e direcionar a criança para o tratamento mais adequado.

Distrofias musculares

As distrofias musculares são caracterizadas pela histopatologia de caráter distrófico e pelo curso clínico progressivo. Incluem formas de herança ligada ao X, tais como DMD/DMB e Emery-Dreifuss; formas de herança autossômica dominante, tais como distrofia facioescapuloumerale subtipos mais raros de distrofia muscular de cinturas; e formas de herança autossômica recessiva, tais como a maior parte das distrofias musculares de cinturas e das DMC.

Tudo o que se conhece na atualidade sobre a etiopatogenia da maior parte das distrofias musculares deriva da identificação, no final da década de 1980, do gene da distrofina, e do reconhecimento, no início da década de 1990, de que a distrofina é o principal e maior componente do complexo distrofina-glicoproteínas associadas (CDG) do sarcolema.[3] Por meio da distrofina, o CDG estabelece ligação indireta entre a actina do citoesqueleto e a laminina da matriz extracelular, ligação esta fundamental para dar suporte e estabilidade mecânica à fibra muscular.[4]

À medida que prosseguiram os estudos sobre as funções do CDG e suas ligações com a matriz extracelular, novas formas de distrofias musculares foram sendo identificadas e, na atualidade, as pesquisas sobre as diferentes proteínas envolvidas no processo distrófico de degeneração muscular estão focadas em método avançados de espectrometria de massa e proteômica que consideram o CDG um "complexoma" (Figura 76.3).

A distrofina está localizada junto à face citoplasmática da membrana plasmática da célula muscular, ou sarcolema, e, em particular, em uma estrutura do citoesqueleto denominado costâmero. A partir de uma extensa rede de proteínas que interagem entre si, o costâmero fisicamente acopla o sarcolema com o disco Z das miofibrilas geradoras de força. Tanto em humanos como em modelos animais, a ausência de distrofina leva à desorganização do costâmero, fragilidade do sarcolema, fraqueza muscular e necrose, sendo a fragilidade e a necrose exacerbadas pelo estresse mecânico que melhora se o músculo for imobilizado ou se for corrigida a falta da distrofina.

Esses dados fornecem evidências convincentes de que a distrofina estabiliza o sarcolema contra as forças mecânicas provenientes da contração muscular ou estiramento e provê uma ligação estruturalmente forte entre o citoesqueleto e a matriz extracelular.[5] A ação estabilizadora da distrofina depende do seu papel essencial na montagem do CDG, também constituído por α-DG, β-DG, sarcoglicanas, sarcospan, alfa-distrobrevina-2, sintrofina e utrofina. O CDG, além do papel no estabelecimento do eixo citoesqueleto-sarcolema-matriz extracelular que une a unidade contrátil (actina) com a matriz extracelular (laminina), também é importante para ligações com uma variedade de proteínas, incluindo tubulina, vimentina, desmina, anexina, proteoglicanos e colágenos e, por essa razão, o conjunto é considerado um "complexoma".[7] As proteínas sarcolemais deste complexoma (distrofina, utrofina, distroglicanas, sarcoglicanas, sintrofina, distrobrevina e sarcospan) também mediam eventos de sinalização celular e fixam proteínas de superfície, críticas para o funcionamento do citoesqueleto subjacente.

A distrofina também tem sido considerada um sensor de tensão do sarcolema, além de o CDG agir ao longo de todo o desenvolvimento da fibra muscular, provavelmente através de interações com canais de cátions ativados por estiramento ou por meio da regulação de um mecanismo de sinalização ajustante, análogo à sinalização pela integrina. Tal influência seria importante não somente para o crescimento e diferenciação das fibras musculares, como também para mediar a proliferação ou fusão das células satélites na regeneração muscular.[8] Componentes do CDG, como sarcospan, distrobrevina e sintrofina não parecem ter ação essencial na mecânica da fibra muscular, mas funcionam como sítios de ligação para outras proteínas intracelulares com funções de sinalização, por exemplo, a disferlina, que seria mediadora do reparo do sarcolema.[8]

A participação do CDG na sinalização celular tem base na sua associação com várias proteínas envolvidas na transdução de sinal.[13] Por exemplo, alfa-sintrofina interage com a sintase neuronal de óxido nítrico, que por sua vez regula a vasodilatação durante o exercício. O CDG participa da sinalização laminina-dependente, por meio das ligações com a distroglicana que, por sua vez, apresenta outras numerosas e complexas ligações. A relação entre a função mecânica de estabilização do CDG e a função de transdução de sinais celulares, mais

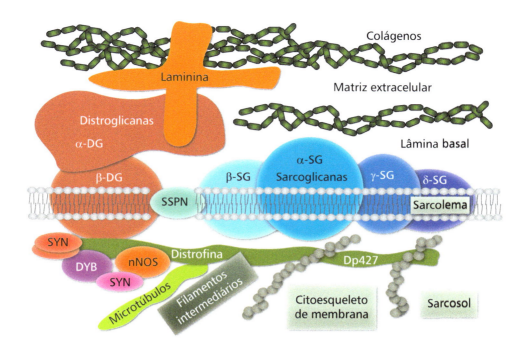

Figura 76.3 Perfil bioquímico e espectrométrico de massa do complexoma da distrofina do músculo esquelético.[6] Organização do CDG que, durante os ciclos repetidos de excitação-contração muscular, prove estabilidade mecânica ao sarcolema da fibra muscular, constituindo um eixo de ligação com a matriz extracelular. O CDG inclui: proteínas extracelulares [alfa-distroglicana (α-DG) e laminina]; proteínas sarcolemais [beta-distroglicana (β-DG), sarcoglicanas (SG) α, β, γ, δ e sarcospan (SSPN)]; proteínas do citosol [distrofina (Dp427), sintrofinas (SYN), distrobrevinas (DYB), actina cortical e enzima sintase neuronal de óxido nítrico (nNOS)]. As moléculas de colágeno se ligam ao CDG, por meio de interações com a laminina da matriz extracelular, e o citoesqueleto actínico, em conjunto com os microtúbulos e filamentos intermediários, forma a matriz intracelular da fibra muscular.

estudadas a partir de culturas e modelos animais do que em músculos *in vivo*, não está completamente clara, existindo dúvidas quanto ao principal papel do CDG e sobre qual alteração estaria envolvida no desencadeamento da patologia observada no músculo distrófico. Uma enorme quantidade de dados sobre a estrutura e função de distrofina, sarcoglicanas, laminina alfa-2, colágenos tipo IV e VI, distroglicanas, glicosiltransferases e integrina α7β1 acumulam-se desde a descoberta dessas proteínas,[9] e parte dessas ligações serão apresentadas no item correspondente às DMC e às distrofias musculares de cinturas.

Distrofinopatias ligadas ao X (Xp21.2)

A DMD é a miopatia mais encontrada em crianças, apresentando atualmente uma incidência de aproximadamente 1:5.000 meninos nascidos vivos. A DMD é de herança recessiva ligada ao X, é causada por mutações do gene que codifica a proteína distrofina, maior proteína do CDG.

Quando a anamnese permite identificar o tipo de herança ligada ao X, trata-se de um importante indicador para o diagnóstico. Devido aos altos níveis séricos de creatinoquinase (CK) ao nascimento e nos estágios pré-clínicos, não raramente o encaminhamento ao neurologista é feito pelo pediatra que, antes que se inicie a fraqueza muscular, solicita dosagem de enzimas hepáticas por uma queixa clínica genérica e as encontra persistentemente elevadas. Dependendo do tipo de mutação no gene da distrofina, manifesta-se o fenótipo mais benigno, DMB, que mostra uma incidência aproximada de 1:18.500 meninos nascidos vivos.[10]

Patogênese

A patogênese da DMD está centrada na alteração do CDG como estabilizador mecânico da fibra muscular, o que torna o sarcolema vulnerável ao rompimento devido aos efeitos da força gerada pela contração muscular. Alteração da regeneração, inflamação, comprometimento da adaptação vascular, apoptose e, finalmente, fibrose e substituição por tecido adiposo, são eventos secundários que contribuem para o processo de degeneração muscular.[11]

Os mediadores desses eventos secundários incluem redução drástica das glicoproteínas associadas à distrofina, danificação do acoplamento excitação-contração, alteração de tamponamento do cálcio luminal, aumento do influxo de Ca^{2+} via canais de Ca^{2+} do sarcolema e aumento dos níveis de degradação proteolítica.[12] Existem controvérsias a respeito de qual disfunção, se a desestabilização mecânica da fibra ou a alteração da sinalização celular, seria a mais afetada nas distrofinopatias.[8]

O cálcio intracelular é um mediador fundamental de vários processos reguladores no músculo esquelético. No músculo distrófico, a concentração de cálcio intracelular é elevada e várias fontes potenciais para a entrada de cálcio foram identificadas através de fissuras da membrana, quando o sarcolema é tensionado durante contrações;[8] vazamento através de canais catiônicos alterados, e alterações dos receptores de rianodina que podem deixar extravasar cálcio do retículo sarcoplasmático. Quando elevações anormais de cálcio intracelular se mantêm, as mitocôndrias sofrem alterações de permeabilidade, que podem causar apoptose mitocondrial, com liberação de citocromo c e ativação de caspases. O aumento da concentração de cálcio celular também modifica o mecanismo de acoplamento excitação-contração normal, além de afetar diretamente a função muscular, por meio do aumento da atividade de proteases dependentes de cálcio, como calpaínas que clivam proteínas miofibrilares. Outra consequência da disfunção mitocondrial é o aumento da produção de espécies reativas de oxigênio (ROS), o que pode agravar ainda mais o dano celular.

Finalmente, dada a localização do CDG no costâmero supõe-se que este pode contribuir, pelo menos em parte, para a "transmissão lateral de força" para a matriz extracelular e costâmeros das fibras musculares vizinhas, ao passo que forças longitudinais geradas nos sarcômeros são transmitidas ao longo das miofibrilas para baixo, do músculo ao tendão; a redução ou montagem incorreta da CDG faz com que ocorra perda da transmissão de força lateral no músculo, o que contribui para fraqueza muscular global e fragilidade da miofibra.[8]

Embora alterações de diâmetro das fibras musculares, nucleação central, ramificação, hipercontratilidade, inflamação, necrose e deposição de tecido adiposo estejam claramente relacionadas à distrofia muscular progressiva, o acúmulo dos componentes da matriz extracelular pode ser o indicador mais importante da fibrose miofibrilar e do declínio gradual da força muscular.[14]

Quadro clínico

A caracterização fenotípica da DMD é relativamente fácil (Figura 76.4A), já que o quadro clínico obedece a uma cronologia precisa:

- Quedas frequentes, dificuldade para correr e subir escadas, marcha digitigrada e hipertrofia das panturrilhas manifestam-se antes de 4 anos de idade, não sendo incomum queixas de retardo do desenvolvimento motor;
- Início da fraqueza muscular na cintura pélvica entre 3 e 4 anos de idade, caracterizada por acentuação da lordose lombar, marcha anserina e sinal de Gowers (levantar miopático);
- Início da fraqueza na cintura escapular entre 6 e 8 anos de idade;
- Incapacidade de marcha independente entre 8 e 12 anos de idade;
- Óbito na terceira ou quarta década, por insuficiência cardíaca ou respiratória.

Em adição, praticamente a totalidade dos pacientes com DMD apresentam miocardiopatia ao longo da vida, e 30% manifestam deficiência intelectual, transtornos do espectro autista ou outros distúrbios comportamentais. As primeiras manifestações clínicas de miocardiopatia surgem no final da primeira década da vida, ocorrendo inicialmente dilatação e hipertrofia do ventrículo esquerdo que progridem para cardiomiopatia dilatada. Arritmias e padrão de variabilidade da frequência cardíaca são comuns.

Em casos de DMB, a caracterização fenotípica é fácil quando se dispõe do dado de CK sérica elevada e de herança ligada ao sexo. Não havendo esses dados, deve ser feito o diagnóstico diferencial com outras formas de distrofia muscular, particularmente com distrofias de cinturas. Os primeiros sintomas de DMB ocorrem entre 5 e 15 anos de idade, porém uma parte dos pacientes permanece assintomática até a terceira ou quarta década, ou mesmo por toda a vida (Figura 76.4B). A perda de marcha na DMB ocorre após os 16 anos de idade. Aquelas crianças que apresentam perda de marcha entre os 13 e 16 anos de idade são classificadas como tendo uma forma intermediária entre DMD e DMB. Embora a velocidade de progressão do quadro clínico e a sobrevida sejam variáveis, o comprometimento cardíaco é limitante. Raramente, alguns pacientes têm quadro clínico caracterizado por episódios de cãibras e mialgia, miocardiopatia isolada ou, ainda mais raramente, nível elevado de CK como única manifestação.

Diagnóstico

Em pacientes com DMD, a mutação impede a produção de distrofina, por interromper o quadro de leitura do mRNA ou por introduzir um sinal de parada prematuro (*stop codon*). Nenhuma ou pouquíssima distrofina é produzida. Em pacientes com DMB, a tradução da distrofina não é interrompida prematuramente e continua até o sinal natural de parada no final do mRNA.

Miopatias

A biópsia muscular deve ser efetuada em centro especializado, visto que a microscopia óptica mostra apenas padrão distrófico, inespecífico do tipo de distrofia muscular, cuja intensidade varia de acordo com o tempo de evolução clínica do paciente: as fibras mostram variabilidade acentuada de diâmetro, aspectos de necrose, fagocitose e regeneração, além de proliferação peri/endomisial de tecido conetivo e substituição por tecido adiposo (Figura 76.5). Em pacientes com DMB os aspectos são variáveis, em geral menos intensos. Em vista do quadro histopatológico inespecífico, torna-se imprescindível a análise imuno-histoquímica (qualitativa) ou Western blot (quantitativa) da distrofina; a proteína está ausente em casos de DMD e deficiente em quantidade e qualidade em casos de DMB.

Apesar de DMD e DMB serem distrofias com alta frequência de mutações *de novo*, para fins de aconselhamento genético é fundamental, mesmo em casos isolados, a identificação de mães, assim como tias maternas e irmãs do paciente, que são portadoras da mutação. Hipertrofia de panturrilhas, sinais leves de miopatia, nível sérico de CK alterado e eventual comprometimento cardíaco podem ocorrer em mulheres portadoras.

Tratamento

O tratamento paliativo das distrofinopatias melhorou acentuadamente nas duas últimas décadas, o que se reflete em aumento da sobrevida, principalmente devido à adoção sistemática de corticoterapia, de métodos ventilatórios eficientes, tais como pressão positiva intermitente não invasiva noturna, e de abordagem precoce da miocardiopatia, bem antes que se torne sintomática. Apesar disso, o tratamento multidisciplinar está distante da uniformização que seria ideal para melhorar a qualidade de vida dos pacientes e familiares, bem como para facilitar a pesquisa do mecanismo de degeneração da fibra muscular e o encontro de terapêuticas eficazes. Até por volta de 1990, o paciente com DMD sofria perda progressiva das funções motoras que levava à incapacidade para a marcha no final da primeira década de vida e ao óbito por insuficiência respiratória ou cardíaca ao longo da segunda década ou logo após. Na atualidade, a maioria dos pacientes adequadamente tratados sobrevive na terceira ou quarta décadas de vida, sendo imperioso o preparo de equipes multidisciplinares de saúde para lidarem com a transição do paciente com DMD da adolescência à idade adulta e nela se manter com qualidade de vida.

Foi justamente a heterogeneidade do tratamento paliativo que levou pesquisadores dos maiores centros de estudo das doenças neuromusculares, principalmente norte-americanos e europeus, a elaborar um consen-

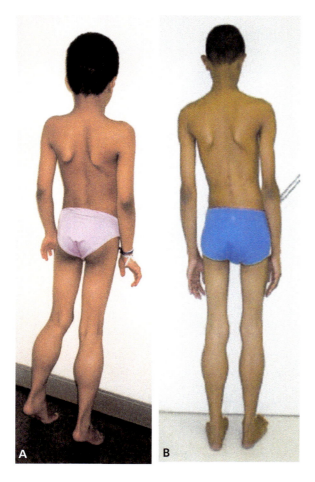

Figura 76.4 Diferença na progressão do quadro distrófico em pacientes com distrofinopatia. **(A)** Paciente com distrofia muscular de Duchenne no final da primeira década de vida. **(B)** Paciente com distrofia muscular de Becker no final da segunda década de vida.

Entretanto, a distrofina produzida é mais curta e parcialmente funcional porque, apesar de perder aminoácidos codificados pelos éxons que sofreram a mutação, ainda conserva os domínios críticos para a ligação com a F-actina e β-DG.[15]

O diagnóstico é efetuado por meio do teste molecular. Atualmente, a técnica mais usada é o MLPA, que detecta maior número de mutações por duplicação/deleção, abrangendo praticamente todos os éxons. Entretanto, em 30% dos pacientes que apresentam mutações de ponto ou duplicações/deleções muito pequenas, apenas o sequenciamento total do gene – Sanger ou de nova geração – pode detectar as variantes gênicas. Mesmo com a realização de testes moleculares avançados, em aproximadamente 5% dos pacientes a mutação não é identificada e, frente a quadro clínico típico, procede-se a biópsia muscular.

Capítulo 76

1749

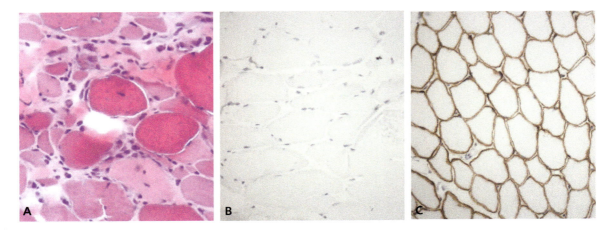

Figura 76.5 Aspectos histológicos na distrofia muscular de Duchenne. **(A)** Aspecto muscular distrófico, caracterizado pela presença de necrose de fibras musculares, fibras hipercontraídas, infiltração conjuntivo/gordurosa endomisial e intensa variação no tamanho das fibras (hematoxilina e eosina). **(B)** Ausência de imunomarcação para a proteína distrofina pela técnica de imunoperoxidase, em comparação com a marcação normal em uma biópsia de indivíduo sem distrofia muscular **(C)**.

so de cuidados paliativos que denominaram *DMD Care Considerations Working Group*.[1,2]

A corticoterapia para o tratamento de pacientes com DMD é adotada desde a década de 1980, embora ainda não esteja totalmente esclarecido o mecanismo de ação pelo qual ocorre o prolongamento do tempo de manutenção da marcha.[16-18] Segundo Goemans e Buyse,[19] trata-se de uma provável combinação de ação anti-inflamatória e imunossupressora e de interação com a expressão de genes envolvidos em síntese proteica, metabolismo do Ca^{+2} e autofagia.

Em pacientes com DMD, a corticoterapia deve ser iniciada entre 4 e 7 anos de idade, dependendo da estabilidade ou do ritmo de progressão em cada paciente, sendo, em geral, mantida após a perda da marcha para prevenir e reduzir cifoescoliose, insuficiência respiratória e, eventualmente, cardiomiopatia. Em pacientes com DMB, a corticoterapia pode ser iniciada nos casos em que é evidenciado um curso clínico rápido.

Os esquemas de corticoterapia utilizados são os seguintes:

1. Prednisona/prednisolona (0,75 mg/kg/d), por via oral (VO), uso contínuo; ou
2. Prednisona/prednisolona, VO, uso intermitente: 0,75 mg/kg/d, alternando 10 dias sim, 10 dias não; ou
3. Deflazacort: 0,9 mg/kg/d, VO, uso contínuo.

Os efeitos colaterais mais comuns incluem ganho de peso, retardo de crescimento e osteoporose, devendo ser avaliados em conjunto com endocrinologista, principalmente quanto ao manejo adequado da osteoporose.

Dependendo da intensidade dos efeitos colaterais, é efetuada redução de 25-30% da dose; decorrido um mês, se necessário, redução de mais 25% ou, em casos de esquema contínuo, recomenda-se passar para o esquema descontinuado (10 dias sim/10 não ou 10 dias sim/20 não).

Recentemente, o fármaco idebenona, que age como transportador de elétrons na cadeia oxidativa mitocondrial, portanto, aumentando indiretamente a disponibilidade de ATP, foi testado durante 1 ano, em estudo de fase III, multicêntrico, de pacientes com DMD de 10 a 18 anos de idade, que não mais estavam ou nunca haviam estado em corticoterapia. Houve desaceleração da perda de função respiratória, sugerindo que a idebenona possa ser uma opção terapêutica em pacientes que não toleram os efeitos colaterais da corticoterapia. Aguarda-se a liberação da droga para comercialização nos EUA e na Europa.[20]

Perspectivas terapêuticas

No momento atual, apesar do sucesso dos estudos pré-clínicos, a translação para pacientes com DMD, além de exigir cautela, tem gerado poucos frutos. Isto se deve em parte à ausência de metodologia uniforme para avaliar os resultados tanto em relação à eventual melhora funcional do paciente, quanto em relação à identificação de distrofina funcional na biópsia muscular. A função motora do paciente pode ser avaliada por diferentes métodos, entre os quais a medida da distância percorrida pelo paciente em 6 minutos e testes de função pulmonar. Já a repetição da biópsia muscular para quantificar a distrofina é um método limitado a músculos específicos e a períodos específicos da evolução, além de ser invasivo e não desejável em crianças.[21] Porém, com base na conhecida relação direta entre a quantidade de distrofina e a melhora do prognóstico, é fato que a quantificação da distrofina seria essencial para avaliar os resultados de eventuais tratamentos efetivos tanto de terapia gênica quanto de modificação da mutação por meio de *skipping* de éxons ou por meio da leitura do código genético através da supressão de um sinal de parada precoce (*stop codon*).[22]

Éxon *skipping*, supressão de mutação *nonsense*, regulação da proteína homóloga utrofina, terapia gênica e terapia celular são as modalidades de tratamento que atuam na substituição ou correção do defeito do gene e proteína envolvida. Os oligonucleotídeos antissenso (ONA) são sintetizados para se ligar de modo complementar a uma sequência específica do pré-mRNA de um ou mais éxons próximos à mutação. Assim, modifica-se o *splicing* e a leitura do código genético "saltando" estes éxons, transformando uma mutação fora de fase da DMD numa mutação em fase, tal como a da DMB, que permite a produção de distrofina que, embora truncada, seria parcialmente funcional. Em pacientes com DMD, 60-80% das mutações são suscetíveis ao processo, a maioria por *skipping* do éxon 51, 45 e 53. Diversos ONA com ação nesses éxons já foram incluídos em estudos fase 3 e fase 2b. Em 2014, Voit *et al.* publicaram os resultados do primeiro estudo fase 3, randomizado, duplo-cego, controlado, no qual 186 meninos receberam ONA ou placebo, por via subcutânea, por 48 semanas. No entanto, não houve melhora motora significativa.[24]

O ONA eteplirsen, oligômero do diamidato de fósforo, do subtipo morfolino (via EV), foi administrado por 120 semanas a oito pacientes e quatro controles; porém, apesar de aparente melhora funcional, não foi inicialmente liberado pela FDA, estando em andamento novas tentativas.[23] Recentemente, os autores publicaram o resultado da fase de extensão de 12 pacientes, até completar 3 anos de tratamento, e concluíram que, em relação à evolução natural da DMD, os pacientes tratados mantiveram a marcha por um tempo mais longo.[25]

Para 15% dos pacientes com DMD que têm mutação *nonsense*, está sendo comercializado o fármaco ataluren (PTC 124). Trata-se de um composto administrado por via oral que permite a leitura do código genético através de um *stop* codon prematuro (sinal de parada) no mRNA. Bushby *et al.*, em 2014, realizaram um estudo de fase 2b, randomizado, duplo-cego, placebo-controlado para avaliar a eficácia e a segurança de duas diferentes doses de ataluren em pacientes com aquele tipo de mutação.[26] Após 48 semanas, o teste funcional que mede a distância percorrida em 6 minutos mostrou diferença de 30 metros, em média, na comparação entre os pacientes que receberam o ataluren e aqueles que receberam o placebo. Esta lentificação da taxa de declínio da habilidade para marcha fez com que o fármaco recebesse liberação temporária de uso para pacientes com DMD que ainda mantêm a marcha, na União Europeia.[27] O medicamento já foi aprovado para comercialização no Brasil pela Anvisa, e aguarda liberação para uso nos EUA.

Distrofia facioescapuloumeral

A distrofia facioescapuloumeral é uma miopatia de herança autossômica dominante com prevalência aproximada de 1:15.000 a 1:20.000 e ampla variabilidade intrafamilial.[28]

A alteração molecular ocorre no *locus* 4q35 e consiste na diminuição de uma repetição, que existe no indivíduo sadio, de microssatélites de D4Z4 em sequência (3,3 kb). Quanto maior o fragmento deletado, mais grave é o comprometimento. Indivíduos sadios possuem pelo menos 11 repetições, às quais corresponde um fragmento de DNA > 38 kb, enquanto os afetados têm entre 1 e 10 repetições e fragmentos residuais de DNA de 10 a 38 kb. A diminuição da repetição D4Z4 somente é patogênica quando ocorre em combinação com uma determinada variante de DNA, localizada distalmente à repetição, denominada variante alélica A. A perda das repetições implica em diminuição da metilação e afrouxamento da estrutura da cromatina, permitindo a expressão do gene *DUX4*, normalmente reprimido, cujos transcritos permanecem estáveis somente na presença da variante A. O mecanismo pelo qual o transcrito DUX4, que é um fator de transcrição, é tóxico para as células musculares é complexo. Em resumo, induz apoptose e ativa a expressão de numerosos genes envolvidos em degeneração e atrofia muscular.[29] Em até 30% dos pacientes a mutação é *de novo*.

O fenótipo facioescapuloumeral também pode ser causado por mutações no gene *SMCHD1* (18p), devendo esta remota possibilidade ser lembrada diante de quadro clínico sugestivo da forma clássica com teste molecular negativo.[29]

Na maioria dos casos, que constituem a forma clássica, o início ocorre no final da primeira década de vida e ao longo da adolescência, manifestando-se, tal como o nome indica, por comprometimento da musculatura facial, escapular e umeral, com preservação relativa do músculo deltoide (Figura 76.6). O comprometimento da cintura pélvica é tardio, assim como o dos músculos dorsiflexores do pé. Contrariamente ao que ocorre em pacientes com outras distrofias musculares, o deficit de força tende a ser assimétrico. Insuficiência respiratória é rara, assim como comprometimento cardíaco.

A correlação entre genótipo e fenótipo baseia-se no dado de que pacientes com as maiores deleções da re-

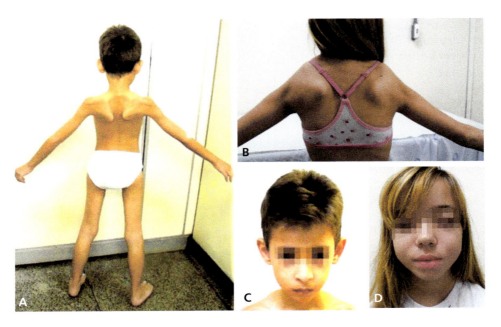

Figura 76.6 Caracterização fenotípica da distrofia fácio-escápulo-umeral. **(A e B)** Escápula alada. **(C e D)** Traços fisionômicos pobres. Observe a relativa preservação dos músculos deltoides e menor comprometimento de cintura pélvica.

petição D4Z4 (fragmento residual de 10-20 kb) são mais suscetíveis a apresentar incapacidade marcante (uso de cadeira de rodas, insuficiência respiratória) e precoce ao longo da evolução. Esses pacientes também mostram maior propensão para manifestarem outros comprometimentos além do muscular, tais como retinopatia e deficit auditivo.

Alterações vasculares da retina, do tipo retinopatia exsudativa (doença de Coats), ocorrem em 25% dos pacientes, mas apenas uma minoria apresenta sintomas visuais. As alterações podem ser progressivas e, em parte, podem ser tratadas, de modo que o exame oftalmológico deve ser repetido periodicamente. A prevalência de alterações audiométricas é muito baixa, calculando-se que cerca de 15% dos pacientes, provavelmente aqueles com as maiores deleções, as apresentam. Por isso, nesses pacientes, que comumente são crianças, recomenda-se teste audiométrico preventivo de alterações da linguagem e da aprendizagem, que deve ser repetido periodicamente até a idade escolar, pois o deficit auditivo pode se manifestar mais tardiamente.[28] Em pacientes com extensas deleções e início precoce, já foi descrita epilepsia e deficiência intelectual.[30]

O diagnóstico é sugerido pela herança, autossômica dominante, e pelo quadro clínico de acometimento muscular peculiar, sendo confirmado por meio de teste molecular, o que dispensa outros exames invasivos. Frente a um fenótipo característico, o achado de contração D4Z4 mostra altíssima sensibilidade e especificidade, dispensando investigação da presença da variante alélica A.[28] Quando as manifestações clínicas são atípicas, o teste genético pode incluir a pesquisa da variante alélica A ou de mutações no gene *SMCHD1*.

Em alguns pacientes, a fixação cirúrgica da escápula pode ser benéfica a fim de melhorar abdução e flexão dos braços, bem como reduzir a dor nos ombros.

Distrofias musculares congênitas

As DMC são um grupo de doenças altamente heterogêneas, tanto clínica como geneticamente. Clinicamente, manifestam-se ao nascimento ou no primeiro ano de vida, caracterizadas por hipotonia e fraqueza muscular, retardo do desenvolvimento motor, atrofia muscular e, ao longo do tempo, retrações fibrotendíneas e deformidades esqueléticas. Histopatologicamente obedecem ao um padrão distrófico inespecífico comum a todas as formas de distrofia muscular, caracterizado por variabilidade do calibre das fibras musculares, presença de fibras atróficas, proliferação de tecido fibroso endo/perimisial e de tecido adiposo, e degeneração, bem como alguma regeneração das fibras musculares.

A maioria das DMC mostra padrão de herança autossômica recessiva, porém já foram identificados subtipos com herança autossômica dominante.

Há poucas pesquisas de incidência e prevalência. Entre as mais recentes, um estudo epidemiológico em população sueca referiu prevalência de $6,3 \times 10^5$;[31] outro estudo, em população inglesa detectou prevalência de $0,76 \times 10^5$;[32] e, finalmente, um estudo recente em população italiana encontrou 0,563 × 10⁵.[33] Segundo Kang et al.,[34] estes dados sugerem que, ao menos em populações europeias, a prevalência deve situar-se em cerca de 1:100.000 e que os avanços recentes e contínuos no campo da genética molecular das DMC favorecerão a obtenção de dados mais precisos quanto à incidência e prevalência, sendo que a respeito de alguns dos subtipos, ocorre nítida influência regional.[35] Por exemplo, no Japão e na Coreia do Sul, a mutação ancestral fundadora do gene da fukutina está associada à DMC tipo Fukuyama. Em judeus Ashkenazi é suposta uma mutação fundadora para explicar o maior encontro de síndrome de Walker-Warburg (SWW) e, na população turca, encontra-se com maior frequência o haplótipo A200P no gene POMT1.[34]

Embora as DMC sejam reconhecidas desde o início do século passado, até meados da década de 1990, sua classificação era baseada nos diferentes aspectos clínicos, tais como maior ou menor gravidade e presença ou ausência de comprometimento associado ao SNC. Em 1994, a identificação genética da DMC com deficit de merosina (laminina alfa-2), caracterizada pela falta ou diminuição de merosina na matriz extracelular, inaugurou a caracterização molecular dos diferentes subtipos de DMC (Gene Table, disponível online: www.musclegenetable.fr).

Duas revisões recentes, a primeira de 2014, a respeito da abordagem clínica e exames subsidiários essenciais para o diagnóstico dos principais subtipos de DMC,[35] e a segunda, de 2015 que, além destes tópicos enfatiza os cuidados multidisciplinares a serem dispensados ao paciente, são leitura indispensável à atualização dos neurologistas sobre o assunto.[34] A Tabela 76.1 resume a classificação dos diferentes subtipos de DMC com base na Gene Table e na revisão de Bönnemann et al.[35]

Bönnemann et al.[35] consideram que a identificação molecular dos subtipos de DMC vem revelando que existe sobreposição entre DMC, miopatias congênitas e distrofia de cinturas. No primeiro caso, particularmente em relação às mutações dos genes RYR1 e SEPN2; no segundo caso, principalmente em relação às mutações de parte dos genes das α-DGpatias e, com menos frequência, em relação ao gene LAMA2. A complexidade clínica e genética das DMC origina diferentes esquemas classificatórios; inicialmente, utilizaram-se letras do alfabeto para classificar os subtipos musculares, o que não prosseguiu devido à rapidez dos avanços moleculares. Por exemplo, a DMC merosina-negativa, causada por mutação do gene LAMA2, primeiro subtipo molecular a ser identificado, é também referida como DMC1A.

Etiologia e patogênese

As formas mais frequentes de DMC decorrem de alterações funcionais do CDG do sarcolema e da matriz extracelular: DMC por deficiência de merosina (DMC1A); DMC colágeno-relacionadas, tipo Ullrich e Bethlem, por deficiência das diferentes subunidades do colágeno VI, e as DMC que são alfa-distroglicanopatias (α-DGpatias), causadas por deficiência de diferentes glicosiltransferases, enzimas que adicionam açúcares à α-DG.

O deficit de qualquer uma dessas proteínas altera a estabilidade mecânica do sarcolema da fibra muscular que, conforme já foi descrito, é determinada por uma

Tabela 76.1 Resumo da classificação dos subtipos de DMC.[35]			
Subtipo de DMC	**Gene**	**Locus**	**Proteína**
DMC merosina-negativa ou DMC1A	LAMA2	6q22-q23	Laminina alfa-2
Colagenopatias: Ullrich, Bethlem e formas intermediárias	COL6A1	21q22.3	Subunidade alfa-1 colágeno VI
	COL6A2	21q22.3	Subunidade alfa-2 colágeno VI
	COL6A3	2q37	Subunidade alfa-3 colágeno VI
DMC espinha rígida	SEPN1	1p36.13	Selenoproteína N1
	FHL1	Xq26.3	Proteína 1 do domínio LIM quatro e meio
DMC com deficiência de lamina A/C ou L/DMC	LMNA	1q.22	Lamina A/C
Alfa-distroglicanopatias			
DMC Fukuyama	FKTN	9q31-q33	Fukutina
DMC muscle-eye-brain (MEB)	POMGNT1	1p34.1	Proteína O-manosebeta1,2-N-acetilglucosaminil transferase
	FKRP	19q13.32	
	POMT2	14q24.3	Proteína fukutina-relacionada
	GMPPB	3p21.31	Proteína O-manosiltransferase 2
			GDP-manose pirofosforilase B

Tabela 76.1 Resumo da classificação dos subtipos de DMC.[35]			(Continuação)
Subtipo de DMC	Gene	Locus	Proteína
Síndrome de Walker-Warburg (SWW)	POMT1	9q34	Proteína O-manosiltransferase 1
	POMT2	14q24.3	Proteína-O-manosiltransferase 2
	FKRP	19q13.32	Proteína fukutina-relacionada
	FKTN	9q31-q33	Fukutina
	ISPD	7p21.2	Proteína contendo domínio de síntese de isoprenoides
	POMGNT2	3p22.1	Proteína O-manose N-acetilglucosaminiltransferase 2
	B3GNT1	11q13.2	Uridina 5'-difosfato-N-acetilglucosamina: beta-Gal beta-1,3-N-acetilglucosaminil transferase 1
DMC 1C	FKRP	19q13.32	Proteína fukutina-relacionada
DMC 1D	LARGE	22q12.3-q13.1	Glicosiltransferase-like
SWW/MEB	B3GALNT2	1q42.3	Beta-1,3-N-acetilgalactosaminil transferase 2
DMC com lisencefalia *cobblestone*	TMEM5	12q14.2	Proteína transmembrana 5
DMC com hipoglicosilação da α-DG	POMK	8p11.21	Proteína O-manosequinase
DMC ligada ao sexo com hipoglicosilação da α-DG	ALG13	Xq23	Uridina 5'-difosfato-N-acetilglucosamina
DMC com distúrbio congênito da glicosilação	DPM1	20q13.13	Subunidade catalítica da dolicol-fosfato manosiltransferase 1
DMC com distúrbio congênito da glicosilação	DPM2	9q34.13	Subunidade reguladora da dolicol-fosfato manosiltransferase polipeptídica 2
DMC com distúrbio congênito da glicosilação	DPM3		Dolicol-fosfato manosiltransferase 3
Outras formas de DMC			
DMC com deficiência de integrina α-7	ITGA7	12q13	Integrina α-7
DMC com anormalidades estruturais mitocondriais	CHKB	22q13	Colina quinase beta
DMC com polegares aduzidos	SYNE1	6q25.1-q25.2	Nesprina
DMC com deficit parcial de merosina		1q4.2	
DMC com hiperextensibilidade	?		?
DMC com lipodistrofia congênita generalizada 4	PTRF		Cavina-1
DMC com esteatose hepática e catarata de início na infância	TRAPPC11	4q35.1	Partícula 11 do complexo TRAPP (tráfego de vesículas)

cadeia de ligações que vão desde a unidade contrátil da fibra muscular até a lâmina basal e matriz extracelular (Figura 76.3). O primeiro elo desta cadeia é a proteína distrofina, que se liga à F-actina e à β-DG, proteína transmembrana que, por sua vez, liga-se à α-DG que se encontra justaposta ao lado externo do sarcolema. A α-DG, para proceder às suas ligações com os componentes da matriz extracelular, precisa ser glicosilada, o que ocorre por meio da ação de enzimas denominadas glicosiltransferases. Depois de glicosilada, a α-DG liga-se com diferentes proteínas da matriz extracelular, das quais a mais abundante é a laminina alfa-2 (merosina), que por sua vez estabelece ligações indiretas com a rede de miofibrilas formada pelas três unidades do colágeno VI.

Entretanto, há outros subtipos de DMC que decorrem de diferentes mecanismos fisiopatogênicos, tais como: alterações de proteínas da membrana nuclear (DMC por deficiência de lamina A/C e deficiência de nesprina), alterações de proteínas integrantes do complexo da unidade contrátil (DMC por deficiência de telotonina); alterações de enzimas citoplasmáticas (DMC tipo espinha rígida por deficiência de selenoproteína), e DMC com alterações mitocondriais que pode ser classificada também como miopatia metabólica.[35]

Com exceção da DMC com deficit de merosina, das DMC por deficiência de colágeno e de algumas alfa-DG-patias, os demais subtipos são bastante raros.

No estudo epidemiológico recente em população italiana[33] os subtipos mais frequentes de DMC foram: α-DGpatias (40,18%), DMC merosina-negativa (24,11%) e DMC por deficiência de colágeno VI (20,24%). Os subtipos devidos a mutações do gene da selenoproteína N1 e lamina A/C foram menos referidos (6,25% e 5,95%, respectivamente). No Japão, a DMC Fukuyama, associada à mutação ancestral da população japonesa, por inserção-retrotransposição no gene da glicosiltransferase fukutina, é a mais prevalente, seguida pela DMC por deficiência de colágeno VI, sendo rara a DMC merosina-negativa. Nos centros mais avançados de pesquisa em doenças neuromusculares do mundo, na Europa e nos EUA, é difícil precisar qual o subtipo de DMC mais prevalente, se α-DGpatias, DMC merosina-negativa ou DMC por deficiência de colágeno VI, visto que a pesquisa específica de um determinado subtipo de DMC pode influenciar a procura por um ou outro centro. No Brasil, nos grandes centros de estudo das doenças neuromusculares, devido à precariedade de acesso ao diagnóstico molecular, a DMC merosina-negativa, fenotipicamente característica, cuja confirmação diagnóstica prescinde do teste molecular, é o subtipo mais encontrado de DMC, seguido pela DMC por deficiência de colágeno VI. Os principais aspectos do quadro clínico e exames subsidiários nos pacientes com os subtipos mais frequentes de DMC serão apresentados a seguir.[35,36]

DMC merosina-deficiente (DMC-1A)

A laminina alfa-2 (merosina) é codificada pelo gene *LAMA2* em 6q22-q23, cujas mutações podem originar ausência total ou deficiência parcial de merosina. Os pacientes com a ausência total da proteína apresentam fenótipo muito grave e característico (Figura 76.7) que inclui:

- Intensa hipotonia e fraqueza muscular neonatal;
- Atraso das aquisições motoras (sentar sem apoio é a habilidade máxima);
- Atrofia muscular, contraturas e deformidades esqueléticas. A escoliose é de rápido aparecimento, nos primeiros anos de vida, contribuindo para o surgimento de insuficiência respiratória restritiva devido à fraqueza da musculatura intercostal;
- Paresia facial bilateral e face dismórfica com palato ogival são aspectos característicos;
- Nível de CK grande ou moderadamente aumentado, ao menos nos primeiros anos de vida;
- Neuroimagem evidenciando alteração difusa da substância branca cerebral (Figura 76.7C).

Ocasionalmente, há artrogripose, bem como dificuldade de sucção e respiração ao nascimento. Não há deficit cognitivo, embora uma parte dos pacientes ma-

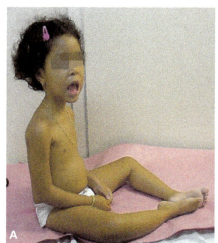
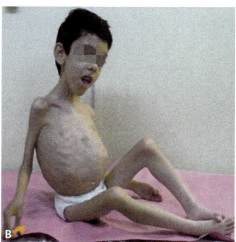
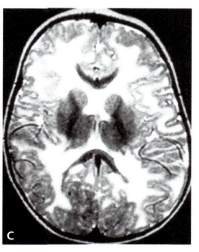

Figura 76.7 Aspectos clínicos de dois pacientes com distrofia muscular congênita merosina-negativa. **(A e B)** Dismorfismo facial e habilidade motora máxima de sentar sem apoio. **(B)** Quadro progressivo de acentuada atrofia muscular, contraturas e deformidade torácica. **(C)** Todos os pacientes apresentam alteração difusa da substância branca cerebral (imagem de RM ponderada em T2).

nifeste inteligência limítrofe. Entre 25% e 30% dos pacientes apresentam crises epilépticas de fácil controle. A alteração difusa da substância branca cerebral, persistente ao longo da vida, é atribuída à deficiência da laminina alfa-2 (merosina) na membrana basal dos vasos cerebrais. Parte dos pacientes apresentam displasia cortical, predominantemente de localização occipital.

O quadro clínico dos pacientes com deficit parcial de merosina pode ser tão grave como naqueles com deficit total, ou menos grave, com início ao longo da infância e permitindo a aquisição de marcha independente. Neste caso, trata-se de um fenótipo tipo distrofia muscular de cinturas, em geral por mutações *missense* da laminina alfa-2 (merosina), ao passo que na forma congênita as mutações levam à perda de função da proteína. Na análise imuno-histoquímica, a quantidade de merosina pode ser um fator prognóstico.

A anormalidade da substância branca é também observada nos pacientes com deficit parcial, podendo faltar em pacientes com início tardio das manifestações, quando adultos. Excepcionalmente, fenótipo mais benigno pode ocorrer mesmo em casos com deficit total de merosina, sendo também possível variabilidade intrafamilial.

Parte dos pacientes apresenta polineuropatia desmielinizante, que é devida à expressão alterada de laminina no endoneuro dos nervos periféricos. Também é possível o encontro de miocardiopatia ventricular esquerda, motivo pelo qual os pacientes devem ser submetidos a acompanhamento cardiológico ao longo da vida.

A biópsia muscular mostra o aspecto distrófico característico das distrofias musculares, marcadamente acentuado nos pacientes com deficit total de merosina, e o estudo imuno-histoquímico da merosina é facilmente efetuado, utilizando anticorpos comerciais que identificam diferentes fragmentos da merosina (80 e 300 kDa).

As mutações no gene *LAMA2* são muito variáveis. Correlações entre o tipo de mutação, a gravidade do quadro clínico e a quantidade de merosina na lâmina basal já foram estabelecidas. Entretanto, na forma grave com deficit total, o fenótipo clássico e a especificidade dos exames complementares dispensam o teste molecular na prática clínica. Nos casos com deficit parcial de merosina e fenótipo menos grave ou de início mais tardio, visto que a alteração difusa da substância branca também está presente, o principal diagnóstico diferencial é com α-DGpatias do tipo cinturas, e para a confirmação do diagnóstico deve-se dispor de estudo molecular.

O diagnóstico pré-natal é possível, quando requerido por pais que já têm um filho afetado. Embora trabalhoso, pode ser efetuado por meio de análise imuno-histoquímica da merosina nas vilosidades coriônicas, determinação da haplotipagem a partir da extração do DNA do líquido amniótico fetal e comparação com o DNA extraído de familiares, ou por pesquisa de mutação já identificada em outros afetados da família; é recomendável a combinação desses métodos. Na atualidade, em países que dispõem de testes moleculares, estes são efetuados em DNA de líquido amniótico, não sendo mais empregada a análise imuno-histoquímica da merosina nas vilosidades coriônicas.[37]

DMC associada a mutações do colágeno VI: fenótipos Ullrich e Bethlem

O colágeno VI forma uma rede de sustentação que fixa a matriz extracelular na lâmina basal. Também organiza os componentes de ambas, além de ter funções na adesão, proliferação, migração e sobrevida da fibra muscular.[9]

As mutações nas subunidades dos genes do colágeno VI, α1, α2 e α3 (21q22 e 2q37), originam DMC com amplo espectro de gravidade, composto por formas mais graves – ou DMC tipo Ullrich –, formas mais leves – ou miopatia de Bethlem – e formas intermediárias, dependendo do modo como os diferentes tipos de mutações, dominantes ou recessivas, interferem na estrutura supramolecular do colágeno VI e na organização das miofibrilas que o compõem. Todas as formas podem apresentar herança autossômica dominante ou recessiva, embora esta última seja mais rara em casos de Bethlem.

DMC do tipo Ullrich

Também chamada forma hipotônica-esclerótica, é a primeira ou segunda forma de DMC mais frequente na maioria das casuísticas. Caracteriza-se por hiperextensibilidade das articulações distais e predomínio proximal das contraturas (cotovelos, joelhos e quadril). Outros achados incluem calcanhar saliente, hiperidrose, cifoescoliose, dismorfismo facial e alterações cutâneas características, do tipo formação de queloides ou cicatrizes atróficas, estrias, pele de consistência aveludada nas palmas e solas, porém hiperqueratose folicular e aspecto micropapular nas demais regiões.[35] Muito frequentemente, porém não como regra, pacientes com fenótipo Ullrich não adquirem a marcha e desenvolvem escoliose ao longo dos primeiros anos de vida (Figura 8A-C). A insuficiência respiratória restritiva, que praticamente todos os pacientes manifestam, é peculiar devido ao comprometimento desproporcional do diafragma e hipoventilação predominantemente no período noturno.[35] Por volta dos 6 anos de idade, é comum observar redução da capacidade vital forçada a valores abaixo de 80% do predito.[34] O nível sérico de CK é variável, em geral moderadamente elevado, ocasionalmente normal.

A imagem por ressonância magnética (RM) muscular mostra padrão sugestivo, caracterizado por infiltração gordurosa difusa nos músculos das coxas, com relativa preservação do sartório, gracilis e adutores longos. A infiltração gordurosa adquire o aspecto de um anel de hipodensidade na periferia dos músculos (sinal do "sanduíche"), particularmente nos músculos vastos, os mais afetados, e outro achado frequente é peculiar do músculo reto femoral, que apresenta uma área central de sinal anormal dentro do músculo.[38]

A biópsia muscular, além do padrão distrófico inespecífico, costuma mostrar deficiência total ou parcial da expressão do colágeno VI no tecido muscular naqueles casos com quadro clínico mais grave. Contudo, expressão normal é comum. Redução ou ausência de colágeno VI em cultura de fibroblastos de pacientes com os fenótipos mais graves pode ser um indicador do prognóstico. Defeitos mitocondriais participam da etiopatogenia das deficiências do colágeno VI: à microscopia eletrônica (ME), as mitocôndrias mostram-se inchadas, com matriz hipodensa, cristas desorganizadas, inclusões paracristalinas e alterações apoptóticas, estando o retículo sarcoplasmático dilatado.[39]

DMC tipo Bethlem

A DMC tipo Bethlem mostra quadro clínico mais benigno, de início na primeira década de vida, com retrações em semiflexão dos dedos (Figura 8D) e padrão

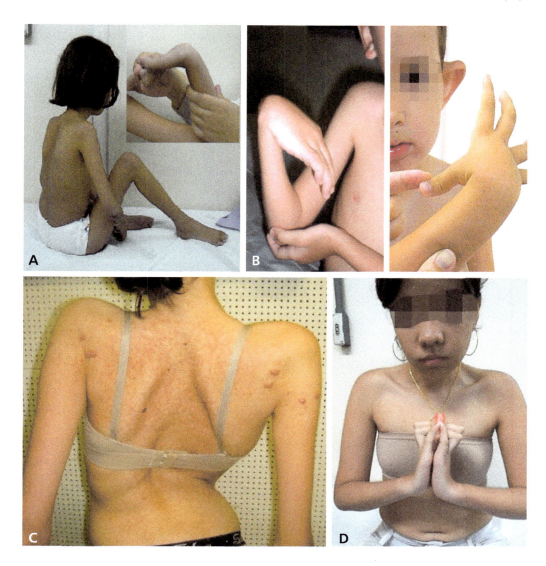

Figura 76.8 Aspectos fenotípicos de colagenopatias (colágeno VI). **(A)** Fenótipo Ullrich com curso progressivo. **(B)** Hiperextensibilidade distal. **(C)** Tendência à formação de queloides e hiperqueratose folicular. **(D)** Fenótipo Bethlem com contraturas em semiflexão dos dedos.

respiratório variável, porém distinto daquele da DMC tipo Ullrich, com menor comprometimento da capacidade vital forçada. Mais raramente, ocorre hipotonia congênita inespecífica com hiperextensibilidade articular, eventualmente luxação congênita do quadril, torcicolo e invalidez progressiva. A biópsia muscular mostra padrão distrófico ou inespecífico, motivo pelo qual também é usado o termo miopatia de Bethlem. A análise imuno-histoquímica pode ser normal.

O conceito de espectro clínico de gravidade Ullrich/Bethlem levou a diversos estudos de correlação geno-fenotípica que procuram reconhecer quais tipos de mutações associam-se aos fenótipos mais graves e aos fenótipos transacionais. Nesses estudos,[35,40] a repercussão da mutação na organização microestrutural do colágeno é analisada a partir de cultura de fibroblastos da pele, sendo enfatizado que mutações que envolvem o motivo Glicina-X-Y na extremidade N-terminal do domínio triplo helicoidal do colágeno VI associam-se à maior gravidade e ao espectro transicional. De um modo geral, em pacientes com fenótipos mais graves as mutações são predominantemente *de novo* com efeito dominante negativo ou recessivas do tipo *nonsense*, que impedem qualquer adesão das três cadeias. As mutações associadas a fenótipos mais leves são predominantemente de efeito dominante, pouco interferindo na microestrutura do colágeno.

Variabilidade intrafamilial quanto à gravidade da progressão e em membros de diferentes gerações pode ser explicada pela ocorrência de mecanismos epigenéticos, genes modificadores e "escapes" no sítio do *splicing*, além de mosaicismo parental para a mutação dominante. Este resulta em diferentes proporções de colágeno VI mutante e normal no progenitor e no filho afetado, com penetrância completa da mutação.[41] Este fenômeno imita o da antecipação genética, descrito em outras doenças neuromusculares, particularmente na distrofia miotônica, segundo o qual a gravidade do fenótipo aumenta em gerações subsequentes. A possibilidade de mosaicismo parental deve ser lembrada no aconselhamento genético de famílias em que a ocorrência de dois ou mais filhos afetados poderia erroneamente sugerir herança autossômica recessiva.[41] Também já foi encontrado mosaicismo para uma mutação *de novo* em um paciente.[41]

DMC por mutações do colágeno XII

Recentemente, o gene do colágeno XII também foi envolvido na gênese do fenótipo Bethlem da DMC.[42] Em duas famílias foram identificadas mutações de efeito dominante negativo em cinco pacientes com início do quadro desde o nascimento até a adolescência, fraqueza muscular de leve a moderada, de predomínio proximal e cervical, hiperextensibilidade de predomínio distal nem sempre presente, alterações cutâneas, contraturas musculares e, frequentemente, melhora dos sintomas ao longo da evolução. O nível sérico de CK variou de normal a moderadamente elevado e a biópsia muscular mostrou, tal como nos casos de DMC tipo Bethlem, aspectos distróficos leves ou inespecíficos. Porém, ainda há bom número de pacientes com fenótipo Bethlem que não apresentam mutações em genes conhecidos.[42] A maior ou menor gravidade do fenótipo está associada ao tipo de mutação e recentemente verificou-se que as mutações do gene do colágeno XII causam sobreposição de achados entre o comprometimento miopático e a síndrome de Ehlers-Danlos.[43]

O fenótipo Ullrich/Bethlem também pode existir na ausência de mutações nos genes do colágeno VI ou XII, como é o caso de uma forma de DMC tipo Ullrich em população franco-canadense que foi associada ao *locus* 3p23-21, sendo a proteína ainda desconhecida.[44]

DMC causadas por defeitos da glicosilação da α-DG

As conexões entre as células e a membrana basal são cruciais para uma variedade de eventos biológicos, tais como proliferação, migração, diferenciação e manutenção da integridade tecidual.[45] Distroglicana é um receptor altamente glicosilado da membrana basal que está envolvido na manutenção da integridade do músculo esquelético, bem como no desenvolvimento e função do SNC. Glicosiltransferases são enzimas requeridas para o amadurecimento da α-DG para que se torne funcionalmente receptora. Conforme já mencionado, a O-glicosilação da -DG, proteína imediatamente justaposta ao sarcolema, externamente à fibra muscular, permite a sua ligação à laminina alfa-2 e a outros componentes da matriz extracelular.[46,47]

Em 2002, quando o mecanismo das DMC por defeitos de glicosilação da α-DG começou a ser esclarecido, apenas seis glicosiltransferases haviam sido identificadas, e suas deficiências encontradas em pacientes com DMC e grave comprometimento malformativo do SNC, com ou sem deficiência intelectual associada (DMC1C), e em pacientes com formas de distrofias musculares de cinturas (Figura 76.9). Nos últimos 14 anos, o reconhecimento de novos genes, cujas mutações causam subtipos de DMC, permitiu identificar diversas glicosiltransferases e esclarecer o papel essencial da enzima LARGE na O-glicosilação da α-DG.[48]

A enzima LARGE é fundamental na ligação com a matriz extracelular, pois sintetiza uma repetição em cadeia de dissacarídeos ligados à O-manose de forma incomum: fosfato na posição 6, estrutura essencial à ligação entre a α-DG e a laminina. Recentemente, identificou-se outra glicosiltransferase, B4GAT1, essencial

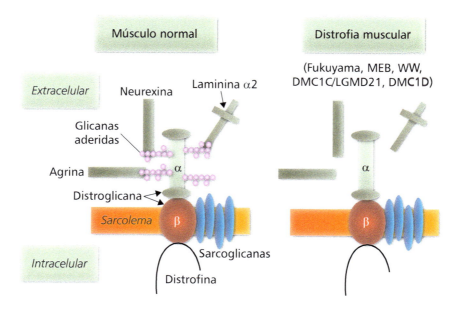

Figura 76.9 DMC por glicosilação anormal da alfa-distroglicana. Nos subtipos de DMC com comprometimento do SNC, a falta de diferentes glicosiltransferases impede a ligação da alfa-distroglicana com a matriz extracelular.
Fonte: Adaptada de Muntoni *et al.*, 2002.[49]

para a iniciação da repetição da cadeia de dissacárides promovida por LARGE.[50] Contudo, ainda não foram identificadas mutações patológicas da B4GAT1.

A expressão e a localização de cada glicosiltransferase são reguladas para sintetizar glicanas específicas para cada célula/tecido e para cada fase do desenvolvimento. A especificidade celular, tecidual e, portanto, funcional, ocorre via três estruturas centrais de O-manosil-glicanas, subdivididas em 23 subestruturas distintas. A biossíntese de O-manosil-glicanas é iniciada no retículo endoplasmático pelo complexo POMT1/POMT2 e, depois, pela POMGnT2 e outras glicosiltransferases que agem no aparelho de Golgi, onde as proteínas glicosiladas passam por maturação adicional (Figura 76.10).[51]

As glicosiltransferases que até o momento foram associadas a fenótipos de α-DGpatias são as seguintes: FKTN, FKRP, POMT1, POMT2, POMGnT1, GTDC2 (POMGnT2), LARGE, DPM1, DPM2, DPM3, ISPD, ALG13, TMEM5, B3GNT1, GMPPB, B3GALNT2 e POMK. Outras glicosiltransferases já foram reconhecidas, porém ainda sem a identificação de fenótipos clínicos associados. As mutações dos genes que codificam LARGE e outras glicosiltransferases originam subtipos de DMC, inclusive os mais graves (Fukuyama, *muscle-eye-brain* [MEB] e SWW), e de distrofias musculares de cinturas, que, em conjunto, recebem a denominação de α-DGpatias.[46,47]

O número de glicosiltransferases envolvidas na O-glicosilação da α-DG e suas diversas possibilidades de expressão regional e temporal ao longo do desenvolvimento explicam o espectro de variabilidade das malformações e da gravidade clínica observada nas diferentes α-DGpatias. A O-glicosilação da α-DG ocorre tanto no tecido muscular como em outros tecidos e, particularmente, no SNC, onde a α-DG localiza-se nas lâminas basais de interfaces formadas pelos astrócitos, tais como glia limitante pial e processos vasculares, bem como em alguns neurônios (hipocampais e córtex cerebelar). Por este motivo, as distrofias musculares dependentes dos distúrbios de O-glicosilação da α-DG podem apresentar-se em diferentes graus e combinações, desde comprometimento muscular puro até comprometimento grave do SNC, representado por distúrbios da migração (polimicrogiria, paquigiria e agiria).

Trata-se de um espectro clínico em que o comprometimento miopático pode apresentar diferentes graus de gravidade, hipertrofia frequente de grupos musculares e níveis moderadamente alterados ou normais de CK sérica, configurando subtipos de DMC ou de distrofias de cinturas. Da mesma forma, o comprometimento cerebral pode ser moderado, sem as graves alterações corticais anteriormente mencionadas: anormalidades pontocerebelares, comprometimento cerebelar (atrofia, displasia e cistos) e envolvimento da substância branca cerebral. É possível encontrar microcefalia e deficiência intelectual na ausência de alterações da neuroimagem e diferentes tipos de defeitos oculares podem ser identificados.

Nos últimos três anos, houve um incrível incremento do conhecimento sobre novas glicosiltransferases e fenótipos associados de DMC e foi também relatado fenótipo tipo MEB em duas irmãs com mutação primária

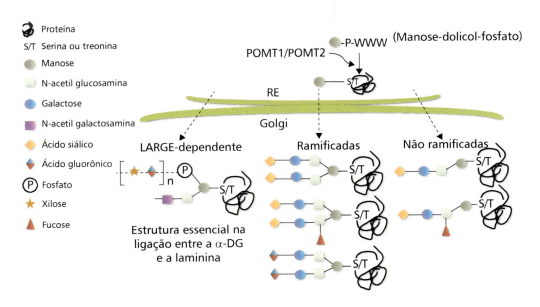

Figura 76.10 O-manosilação da alfa-distroglicana. A glicosiltransferase LARGE sintetiza uma repetição em cadeia de dissacarídeos ligados à O-manose de forma incomum: fosfato na posição 6. As glicosiltransferases POMT1 e POMT2 no retículo endoplasmático transferem manose da manose dolicol-fosfato (DPM) para as proteínas a serem glicosiladas (via O-ligação covalente com serinas e treoninas). Outras glicosiltransferases facilitam a formação de novas O-manosil-glicanas.
Fonte: Adaptada de Panin et al., 2014.[52]

da α-DG e não das glicosiltransferases,[53] que apresentavam associadamente leucoencefalopatia multicística.

A Tabela 76.2 mostra os principais fenótipos associados às mutações de cada gene que codifica as glicosiltransferases. A Tabela 76.3 mostra três fenótipos de DMC que têm a peculiaridade de serem causadas por mutações de glicosiltransferases (DPM 1, 2 e 3) envolvidas não na O-glicosilação, mas na N-glicosilação de proteínas, incluindo a transferrina sérica: esses fenótipos que combinam comprometimento muscular e encefalopático correlacionam as α-DGpatias com as encefalopatias conhecidas como distúrbios congênitos da glicosilação.[54]

Aspectos clínicos

As mutações em cada gene que codifica as glicosiltransferases identificada até o momento manifestam intensa heterogeneidade fenotípica (Tabela 76.2). Entre os genes das glicosiltransferases, o que está ligado à maior heterogeneidade clínica é o *FKRP* (proteína fukutina-relacionada). Mutações no gene *FKRP* originam fenótipos com amplo espectro de gravidade: SWW ou MEB; DMC com deficiência intelectual e cistos cerebelares; DMC com variadas displasias corticais, cerebelares e pontinas, sem comprometimento ocular; DMC-1C com fraqueza grave e SNC geralmente normal, e uma forma de distrofia muscular de cinturas, variando de fraqueza leve a quadro Duchenne-*like*. Recentemente, foi relatado que portadores heterozigotos podem ter fraqueza leve, hipertrofias e cardiopatia.[55]

Também, as mutações da fukutina, oferecem grande variabilidade fenotípica, além da DMC Fukuyama, devida à mutação do tipo ancestral da população japonesa (inserção com retrotransposição): SWW; síndrome de cinturas tipo 2M; DMC com hipotonia e fraqueza moderada, inteligência normal; DMC grave, deficit intelectual e IRM típica de DMC Fukuyama clássica, porém com grande duplicação intragênica, e hiperCKemia assintomática em paciente com biópsia com alterações miopáticas moderadas, α-DG indetectável e função ventricular esquerda levemente alterada, porém assintomática.[56] Pacientes com mutações do gene da fukutina devem ser particularmente assistidos quanto ao aparecimento de comprometimento cardíaco.

Identificar a variabilidade fenotípica das mutações de cada glicosiltransferase parece ser só uma questão de tempo. Mesmo as mutações mais raras, por exemplo, do gene *GMPPB*, vem gradativamente ampliando a lista de fenótipos possíveis (Tabela 76.2):[57] MEB; DMC com deficiência intelectual com ou sem comprometimento cerebelar; distrofia muscular de cinturas, com ou sem deficiência intelectual; síndrome miastênica congênita e rabdomiólise isolada.

Miocardiopatia é mais comumente observada em casos de mutação dos genes *FKRP* e *FKTN*. Entretanto,

Tabela 76.2 Distrofias por glicosilação anormal de α-DG. Primeiros genes de glicosiltransferase identificados e fenótipos definidos.

Locus, *gene*, proteína	Fenótipos dos defeitos de glicosilação da α-DG
9q31-q33, *FKTN*, fukutina	Fukuyama Walker-Warburg DMC com anomalias cerebrais e oculares DMC sem deficiência mental Cinturas 2M Cardiomiopatia dilatada
9q34.1, *POMT1*, proteína-O-manosiltransferase 1	Walker-Warburg DMC com anomalias cerebrais e oculares Cinturas 2K
14q24.3, *POMT2*, proteína-O-manosiltransferase 2	Walker-Warburg DMC com anomalias cerebrais e oculares Cinturas 2N DMC MEB
19q13.32, *FKRP*, proteína fukutina-relacionada	DMC com ou sem deficiência mental (DMC 1C) Walker-Warburg DMC com anomalias cerebrais e oculares Cinturas 2I MEB
1p34.1, *POMGnT1*, O-linked manose beta1,2-N-acetilglicosaminiltransferase	MEB DMC com deficiência mental Walker-Warburg DMC com anomalias cerebrais e oculares Cinturas 2O
22q12.3-q13.1, *LARGE*, glicosiltransferase-like	DMC com deficiência mental DMC com anomalias cerebrais e oculares
7p21.2, *ISPD*, isoprenoid synthase domain containing	Walker-Warburg DMC com anomalias cerebrais e oculares DMC pura Cinturas Comprometimento cerebelar isolado
3p22.1, *GTDC2* (*POMGnT2*), glicosiltransferase-like domain containing 2	Walker-Warburg DMC com anomalias cerebrais e oculares
11q13.2, *B3GNT1*, UDP-GlcNAc:betaGal beta-1,3-N-acetilglucosaminil-transferase 1	MEB/ Walker-Warburg
3p21.31, *GMPPB*, GDP-manose pirofosforilase B	MEB DMC com deficiência mental com ou sem comprometimento cerebelar Cinturas 2T com ou sem deficiência mental
1q42.3, *B3GALNT2*, Beta-1,3-N-acetilgalactosaminiltransferase 2	Walker-Warburg/MEB like
12q14.2, *TMEM5*, Proteína transmembrana 5	Walker-Warburg MEB
8p11.21, *POMK* (*ou SGK 196*), Proteína-O-manose quinase	Walker-Warburg DMC com deficit secundário de merosina, hipomielinização, diminuição da acuidade visual sem alterações oculares, leve deficit auditivo e deficiência mental

Tabela 76.3 DMC com comprometimento do SNC que sobrepõem defeitos da O-glicosilação das α-DG e distúrbios congênitos da N-glicosilação (CDG).

Locus, gene, proteína	Fenótipos dos defeitos de glicosilação da α-DG
20q13.13, DPM1, subunidade catalítica dolicol-fosfato manosil-transferase 1	DMC grave com microcefalia discreta e camptodactilia (um caso)
9q34.13, DPM2, subunidade reguladora dolicol-fosfato manosiltransferase polipeptídeo 2	DMC com DM grave, microcefalia, epilepsia mioclônica e hipoplasia cerebelar (3 casos)
1q22, DPM3, dolicol-fosfato manosiltransferase 3	DMC leve, episódios *stroke-like*, cardiomiopatia, cérebro e olhos normais, perfil de transferrina alterado sugerindo CDG (um caso)
Xq23, ALG13, UDP-N-acetil-glicosaminil-transferase	Quadro heterogêneo e grave: CDG-1, encefalopatia progressiva, malformações, dismorfismos, miopatia, fadiga, aumento de CK, miocardiopatia (6 casos, dois sobreviventes)

é potencialmente um risco em qualquer paciente com α-DGpatia, que devem ser submetidos a avaliação cardiológica periódica. Pacientes com mutações dos genes *FKRP*, *FKTN* (não ancestral) e *ISPD* podem ter inteligência normal, mas a grande maioria dos pacientes com α-DGpatia apresenta deficiência intelectual em grau variável, inclusive nos casos de distrofias musculares de cinturas.[35]

Entretanto, determinados fenótipos são mais comumente associados às mutações de genes específicos. Os fenótipos mais característicos e de fácil identificação e que, há anos, são familiares aos neurologistas infantis são: DMC Fukuyama, MEB e SWW, todas exibindo graves distúrbios do desenvolvimento cortical. Essas formas são conhecidas como DMC sindrômicas e associam quadro muscular, alterações oculares e graves malformações corticais.

A DMC Fukuyama, causada por mutação fundadora em ancestral da população japonesa, é a forma de DMC mais frequente no Japão. A maioria dos pacientes não adquire a marcha e manifesta deficit intelectual variável e epilepsia, porém poucas alterações oculares. A RM mostra polimicrogiria/paquigiria, (mais raramente lisencefalia tipo II), hipoplasia de tronco encefálico e alterações cerebelares, inclusive cistos. Existe sobreposição variável com as formas MEB e SWW, observando-se que estes fenótipos mais graves, inclusive com hidrocefalia e microftalmia, são mais frequentes quando a mutação é em heterozigose composta, com um dos alelos contendo a mutação ancestral e o outro uma mutação de ponto, do que quando a mutação ancestral ocorre em homozigose.[35,58]

A forma músculo-óculo-cerebral de DMC, mais conhecida pela sigla em inglês MEB, em sua forma habitual é causada preferencialmente por mutações do gene *POMGnT1*, mas também pode estar associada a mutações dos genes *FKRP*, *FKTN*, *ISPD*, *TMEM5* e outros genes de glicosiltransferases. Assim como na forma anterior, mostra fraqueza muscular, hipotonia e atraso global do desenvolvimento neurológico, porém o atraso motor também pode ser decorrente de espasticidade e de o paciente vir a apresentar reflexos exaltados com o decorrer da idade. O nível de CK costuma mostrar aumento considerável. O grau de deficit intelectual é variável. Os pacientes apresentam alterações oculares marcantes, tais como miopia grave, defeitos de câmara anterior (catarata, glaucoma), descolamento e hipoplasia retiniana. O complexo malformativo cortical é do tipo lisencefalia tipo II/paquigiria, além de alterações do tronco encefálico e cerebelares.[35,59]

A SWW pode ser causada por mutações de praticamente qualquer das glicosiltransferases, predominantemente *POMT1 POMT2*, *FKRP* e *ISPD*.[60] É importante salientar que há um número expressivo de casos, cerca de 60%, em que não foram identificadas mutações em nenhum dos genes de glicosiltransferases já descritas. É uma forma bastante grave de DMC, acarretando óbito nos dois primeiros anos de vida. Combina quadro miopático, deficit intelectual profundo, epilepsia, alterações oculares, principalmente microftalmia, e um complexo malformativo constituído por lisencefalia tipo II/paquigiria, hidrocefalia, encefalocele occipital e anomalias de tronco encefálico, bem como cerebelares.[61]

Diagnóstico

O diagnóstico das α-DGpatias é difícil em nosso meio. A neuroimagem é uma ferramenta auxiliar muito valiosa em pacientes com suspeita de α-DGpatia, mas evidentemente o método padrão-ouro é o sequenciamento de nova geração, utilizando painel específico para as α-DGpatias.

O comprometimento do SNC é identificado pela neuroimagem e representado principalmente pelo complexo *cobblestone*, que varia desde lisencefalia tipo II a paquigiria ou polimicrogiria focal, com predomínio frontal, acrescido ou não de hidrocefalia e encefalocele occipital. Entretanto, podem ocorrer displasias occipitais. As anormalidades características de fossa posterior são: hipoplasia de tronco encefálico, porém com tectum espessado, fusão de colículos, torção pontomesencefálica, fenda pontina ventral, hipoplasia pontocerebelar, anormalidades da foliação cerebelar e cistos cerebelares.[35] As alterações podem ser exclusivamente supratentoriais ou infratentoriais. Também pode ser constatada anormalidade focal ou difusa da substância branca cerebral que, ao contrário da DMC merosina-negativa, pode ser de caráter transitório e não costuma ocorrer nos pacientes que têm inteligência normal.[62]

Na biópsia muscular o anticorpo contra o epítopo glicosilado da α-DG detecta a hipoglicosilação sugerindo o diagnóstico que pode ser comprovado por testes moleculares, sequenciamento de nova geração e painéis de genes.

Os genes das glicosiltransferases geralmente mostram mutações de ponto, em homozigose, mas esporadicamente encontram-se deleções, inserções-deleções ou casos de heterozigose composta. A análise imuno-histoquímica nem sempre mostra correlação entre gravidade/tipo de mutação/quantidade de α-DG, mais comum em casos de mutações de *POMT1*, *POMT2* e *POMGNT1*. Mais raramente, podem ser utilizados testes de atividade enzimática em linfoblastos para identificar mutações dos genes *POMT1* ou *POMT2* e métodos de fluxocitometria para quantificar o grau de glicosilação da α-DG, identificada pelo IIH6 (anticorpo específico para o epítopo glicosilado da α-DG, portanto, marcador da glicosilação). O método tem também, além do valor diagnóstico, utilidade em pesquisa e no controle dos resultados de eventuais testes terapêuticos.[63]

Mesmo com a identificação nos últimos anos dos genes das numerosas glicosiltransferases aqui relacionadas e com o aumento de descrições de pacientes com mutações das glicosiltransferases já conhecidas, no cômputo total, cerca de um terço das α-DGpatias permanece sem diagnóstico molecular.

DMC lamina (LMNA)-relacionada ou L-CMD

As laminopatias incluem diversas miopatias que cursam com fenótipo Emery-Dreifuss ou, mais raramente, síndromes de cinturas. Em 2008, Quijano-Roy *et al.*[64] descreveram 15 pacientes (de 11 diferentes centros) com mutações *de novo* em heterozigose no gene da lamina A/C, proteína essencial de um complexo de proteínas da membrana nuclear, implicadas na estrutura, estabilidade e integridade da membrana nuclear. Esses 15 pacientes apresentavam fenótipo semelhante, caracterizado por:

- Início no primeiro ano da vida com fraqueza axial seletiva nos músculos extensores cervicais e em menor proporção nos flexores cervicais, ou seja, *dropped head* (Figura 76.11);
- Fraqueza muscular grave de predomínio proximal nos braços e distal nas pernas;
- Desenvolvimento motor gravemente comprometido ou aparecimento do sinal de *dropped head* depois de um período normal de desenvolvimento;

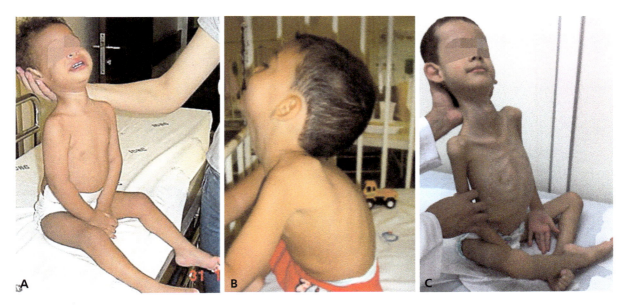

Figura 76.11 Caracterização fenotípica da DMC lamina-relacionada ou L-DMC (deficit de lamina A/C): sinal *dropped head* (cabeça caída). Os pacientes **A** e **B** adquiriram marcha independente por um período. O paciente **C** não adquiriu marcha.

- Comprometimento cérvico-axial rápido e progressivo seguido por estabilização motora variável, porém insuficiência respiratória restritiva constante;
- Possível arritmia cardíaca estando, portanto, indicado acompanhamento cardiológico periódico;
- Nível aumentado de CK e biópsia muscular de padrão variável (distrófico, infiltrado inflamatório, alterações nucleares, alterações da atividade oxidativa mitocondrial, inclusões citoplasmáticas, padrão neurogênico e desproporção do tipo de fibras).

Anteriormente à publicação, o fenótipo *dropped head* era encontrado em pacientes com miopatia congênita grave, selenoproteinopatia N ou síndrome miastênica congênita. Porém, desde a publicação de 2008, as mutações da lamina A/C originando esta forma de DMC passaram a ser relatadas com frequência, inclusive em pacientes brasileiros.[65]

As crianças acometidas apresentam acentuada lordose lombar e mantêm razoável flexão das coxas, o que permite por um tempo ação antigravitária. Na RM, os músculos relativamente poupados (craniais, psoas e antebraços) sugerem o diagnóstico.[35] As contraturas predominam em todos os segmentos dos membros inferiores, sendo menos proeminentes em cotovelos e dedos. Algumas crianças conseguem manter a marcha, adquirida com atraso, por um período variável, porém a perdem no decorrer da primeira década. O diagnóstico molecular evidencia mutações *de novo* de efeito dominante negativo, em heterozigose, existindo correlação entre o tipo de mutação e a forma de laminopatia, se congênita ou com fenótipo Emery-Dreifuss.[66]

Recentemente, foi referido que em uma criança com a forma congênita de laminopatia com *dropped head* e uma mutação *de novo* no gene da lamina A/C ainda não descrita, observou-se deficiência intelectual e alteração da substância branca cerebral.[67] Esse relato amplia o fenótipo das laminopatias congênitas e salienta a necessidade de que pacientes com fenótipo de *dropped head* e deficit intelectual sejam submetidos a exame de neuroimagem.

DMC associada a mutações do gene *SEPN1*: espinha rígida

O gene *SEPN1* (1p35-36) codifica a selenoproteína N1, enzima catalizadora em processos de oxidorredução, a qual está envolvida no metabolismo do selênio e, provavelmente, no amadurecimento muscular, tráfico intracelular, homeostase do cálcio e mecanismos antiestresse oxidativo. Mutações nesse gene originam uma forma de DMC rara, caracterizada pelo acometimento axial, ou seja, da musculatura da coluna, com limitação acentuada dos movimentos de flexão toracolombar e cervical (espinha rígida) a partir dos 10 anos de idade, em média.

A criança apresenta um atraso motor inicial, porém adquire e mantém a marcha independente; em algumas ocasiões, mostra hiperextensibilidade articular e aspecto geral delgado (atrófico). Contraturas são raras, o que pode ser considerado um dado sugestivo.[35] O comprometimento precoce da musculatura interna da coxa com a consequente atrofia pode ser notado ao exame físico. Ocorre escoliose progressiva, padrão de intensa atrofia com força relativamente conservada, acometimento facial leve ou moderado e variabilidade fenotípica quanto à gravidade bem como ao início da insuficiência respiratória restritiva que é muito limitante devido a ocorrer também comprometimento do diafragma. Devido à hipoventilação noturna e hipoxemia, a ventilação não invasiva costuma ser adotada precocemente, já no final da primeira década ou no início da segunda. A perda da deambulação é rara e a CK sérica pode estar normal ou elevada. A RM de músculos mostra envolvimento seletivo do sartório, bíceps femoral e adutor magno, estando poupado o músculo gracilis.[35,68] O diagnóstico diferencial deve ser feito com outras formas de DMC que causam comprometimento axial, tais como colagenopatias e laminopatias com fenótipo Emery-Dreifuss.

A biópsia muscular mostra focos de desorganização miofibrilar, *cores*, *minicores*, desproporção congênita do tipo de fibras e aspectos distróficos leves ou inespecíficos.[69]

Até o momento, não existem anticorpos comerciais para análise imuno-histoquímica, devendo o diagnóstico ser confirmado por meio de análise molecular. As mutações no gene *SEPN1* também estão associadas a outros fenótipos: miopatia congênita tipo multi-*minicore* (MMC) e miopatia desmina-relacionada com corpos de inclusão tipo Mallory.

O fenótipo de escoliose precoce pode ser encontrado em pacientes com mutações do gene *RYR1*, que originam as miopatias congênitas central *core* (MCC), MMC, centronuclear (MCN) e desproporção congênita do tipo de fibras (DCF), que serão revistas adiante. Em alguns desses casos, a biópsia muscular mostra aspectos distróficos, sendo então de caracterização mais difícil. Quando esses aspectos distróficos ocorrem, *cores* típicos não são tão evidentes e o quadro clínico revela uma mistura de DMC com miopatia congênita: hipotonia congênita, comprometimento facial e escoliose progressiva de início precoce com insuficiência respiratória. Raramente, o nível de CK encontra-se moderadamente elevado.[35]

O fenótipo espinha rígida foi também associado a mutações do gene da FHL1 (proteína 1 de quatro e meio domínios LIM), proteína altamente expressa no tecido muscular, com múltiplas funções, inclusive mediar interações entre fatores de transcrição e proteínas do citoesqueleto.[70] As mutações, herdadas com padrão ligado ao sexo, são associadas a diferentes miopatias, principalmente de predomínio escapuloumeral, fenótipo Emery-Dreifuss ou miopatia com corpos redutores.[71]

Aparentemente, embora haja quadros graves de início precoce, não há descrição de biópsia com padrão distrófico, de modo que não é clara a inserção desta forma de espinha rígida entre as DMC elencadas na *Gene Table*.

Outras formas de DMC

Além dos fenótipos já relatados, mais comumente observados em pacientes com DMC, outros fenótipos, possíveis *loci*, novas mutações, genes e produtos gênicos, bem como os respectivos mecanismos patogênicos, são periodicamente referidos na literatura médica.[73,74]

Dentre estes, destaca-se a descrição de 15 pacientes com quadro de DMC, deficiência intelectual grave, RM normal, nível de CK sérica variável, miocardiopatia, epilepsia, bem como alterações cutâneas tipo acantose *nigricans* e prurido, que apresentavam anormalidades estruturais das mitocôndrias e nos quais foi encontrada biossíntese alterada de fosfatidilcolina. Esse fosfolípide é o mais abundante na membrana celular dos eucariontes e está presente em todos os tecidos. As mutações foram identificadas no gene da colina-quinase (*CHKB*), que é a enzima responsável pelo primeiro passo da formação da fosfatidilcolina.[75]

As alterações mitocondriais assumem nestes casos uma distribuição específica, caracterizada por ausência de mitocôndrias na porção central da fibra muscular e mitocôndrias com notável aumento de tamanho na periferia da fibra (aspecto megaconial).

Pacientes com DMC e catarata também já foram relatados.[76] Portanto, ainda há fenótipos de DMC não explicados, o que torna altamente recomendável que frente a cada novo caso se proceda a um cuidadoso exame neurológico e físico, descrevendo os aspectos inusitados que possam significar um fenótipo específico a ser investigado por métodos moleculares.[35]

Exemplos de que a classificação dos subtipos de DMC está sempre em aberto são a inclusão na última *Gene Table* da DMC por mutações do gene *TRAPPC11*[77] e, na revisão de Bönnemann *et al.*, de 2014, da DMC por mutações do gene *PTFR*[78] (Tabela 76.1).

Mutações do complexo de proteínas de transporte TRAPP, que está envolvido com o tráfego intracelular do retículo endoplasmático ao Golgi, são raras e já estavam associadas com síndrome de cinturas. A forma com DMC que foi recentemente referida ocorreu em um único paciente, asiático, que apresentava deficit cognitivo limítrofe, fenótipo clínico de DMC moderada com CK elevado e biópsia muscular com aspectos distróficos, tendo desenvolvido catarata e esteatose hepática por volta dos 2 anos de idade.[77] A RM mostrava discreta alteração da substância branca periventricular.

Mutações no gene *PTRF*, que codifica a proteína cavina-1, pertencente ao complexo de cavéolas da membrana celular, causam lipodistrofia generalizada congênita tipo 4, associada com diferentes tipos de miopatia e comprometimento cardíaco variável. A lipodistrofia tipo 4 também pode acarretar em grau variável, alterações esqueléticas, acantose *nigricans*, hepatomegalia com esteatose hepática, diabetes *mellitus* e hiperlipidemia. O único paciente descrito com DMC foi uma criança de origem marroquina, com fenótipo de lipodistrofia leve. A DMC era de gravidade moderada, apesar de nível elevado de CK. O paciente apresentava fenômeno de *rippling*, desencadeado pela percussão muscular da musculatura dos membros, o que levou, inicialmente, à investigação de mutação do gene da caveolina-3. Os autores concluíram que em caso de miopatia associada com *rippling*, sem mutação do gene da caveolina-3, mutações do gene *PTRF* devem ser investigadas, particularmente em pacientes jovens que podem não ter desenvolvido ainda aspectos clínicos de lipodistrofia.[78]

Diagnóstico das diferentes formas de DMC

Em centros especializados que oferecem diagnóstico molecular por metodologia avançada, a biópsia muscular pode ser dispensada em casos absolutamente típicos, porém na maioria dos centros ainda é essencial, não somente para confirmar o padrão distrófico e eventuais alterações sugestivas de um ou outro subtipo (ex: DMC com espinha rígida), como também, e principalmente, para se proceder à análise imuno-histoquímica da proteína de cujo deficit ou ausência está se suspeitando. A análise imuno-histoquímica é de fundamental importância para o diagnóstico da DMC com deficiência de merosina e muito sugestiva para o diagnóstico das α-DGpatias nas quais se observa deficiência variável do epítopo glicosilado da α-DG e redução secundária de laminina alfa-2. Nos pacientes com DMC por deficiência do colágeno VI, a imuno-histoquímica mostra ou não o deficit, dependendo do tipo de mutação que, como foi referido, obedece a um mecanismo complexo.

A análise da CK traz contribuições para o diagnóstico diferencial das DMC, mostrando níveis elevados na DMC1A e na maioria das α-DGpatias, e resultados variáveis nas demais formas, sendo frequentemente normal em pacientes com DMC tipo espinha rígida.

A inclusão dos métodos de imagem, principalmente ultrassom e RM, na avaliação dos pacientes com doenças neuromusculares, a fim de verificar padrões sugestivos ou específicos de acometimento muscular em determinados subtipos, trouxe importantes e valiosas contribuições, já que se trata de um método isento de risco e confortável ao paciente. Já foi salientado que as colagenopatias e a DMC que levam a comprometimento axial (SEPN1, RYR1, lamina A/C) têm sido as mais beneficiadas pelo uso desses métodos diagnósticos, que nos pacientes em questão já podem ser classificados como padrão-ouro.[35,68,79,80]

Avaliação cardíaca inicial está indicada de modo geral para a maioria dos casos de distrofia muscular. Especificamente em pacientes com DMC, a avaliação deve ser repetida de modo periódico frente aos diagnósticos de DMC merosina-negativa, alfa-DGpatias e DMC por mutações da lamina A/C.

Em conclusão, os fenótipos específicos mais comuns de DMC foram salientados ao longo deste capítulo, sendo essencial enfatizar a importância do reconhecimento dos seguintes subtipos como para o primeiro passo do diagnóstico e para orientar os testes moleculares:

- DMC merosina-negativa, caracterizada pelo quadro grave, dismorfismo facial, habilidade máxima sentar, CK aumentada, alteração difusa da substância branca cerebral e imunomarcação ausente para a laminina alfa-2 (merosina) na biópsia muscular;
- Colagenopatias, caracterizadas por hiperextensibilidade distal, contraturas de predomínio proximal, alterações cutâneas, CK pouco alterada ou normal, IRM com anel de hipodensidade na periferia dos músculos vastos da coxa e área central de sinal anormal no músculo reto femoral, além de biópsia muscular com aspectos distróficos leves ou inespecíficos;
- Alfa-DGpatias, caracterizadas por combinação em diferentes graus de comprometimento muscular e do SNC (clinicamente ou através de neuroimagem) e ocular;
- Forma congênita de laminopatia (L-DMC), caracterizada por fraqueza da musculatura extensora cervical (sinal de *dropped head*).

Diagnóstico molecular

Normalmente, o diagnóstico molecular da DMC pode ser feito por meio de sequenciamento gênico (painéis gênicos ou sequenciamento completo do exoma), evitando submeter o paciente a uma biópsia muscular prévia. De um modo geral, a maior parte das mutações em pacientes com DMC são mutações de ponto ou pequenas inserções-deleções.

Uma vez obtido o diagnóstico molecular, mesmo que a mutação encontrada esteja claramente definida, deve ser verificada a sua congruência com o fenótipo em questão. Caso o fenótipo seja muito característico de uma determinada mutação e esta não for encontrada, deve-se rever a metodologia de sequenciamento aplicada, que pode não ter coberto determinados éxons ou não ter detectado deleções e rearranjos genômicos extensos e mutações intrônicas profundas.

Com certa frequência, podem ser encontradas variantes potencialmente patogênicas em mais de um gene relevante para aquele fenótipo e, em tal caso, Bönnemann et al.[35] sugerem o uso de algoritmos que incluam todos os dados clínicos e resultados de exames complementares disponíveis, a fim de ajudar na definição de qual variante tem maior probabilidade de ser patogênica. O reconhecimento da patogenicidade de uma variante pode ser particularmente complicado em casos em que é difícil a detecção de um segundo alelo (ex: DMC 1A e DMC por deficiência de colágeno VI) e em casos nos quais ocorrem mutações de efeito dominante negativo (deficiência de colágeno VI e de lamina A/C).

Tratamento paliativo

De modo geral, o tratamento multidisciplinar dos pacientes com DMC obedece aos mesmos parâmetros já mencionados para o tratamento da DMD. O tratamento paliativo multidisciplinar previne as complicações e melhora a qualidade de vida do paciente e de seus familiares, além de manter o paciente em melhores condições clínicas para que possa ser inserido em testes clínicos de novas terapias. Para este fim, o tipo de tratamento paliativo deve ser uniformizado entre os diferentes centros e seguir diretrizes amplamente divulgadas.[34,81]

Além dos princípios básicos do tratamento multidisciplinar das doenças neuromusculares, a prevenção e tratamento da insuficiência respiratória e das eventuais alterações cardíacas são fatores essenciais nas diferentes formas de DMC. Avaliação da função respiratória, oximetria e polissonografia devem ser realizadas periodicamente, a cada ano, a fim de detectar distúrbios respiratórios do sono e indicar precocemente métodos não invasivos de ventilação (BiPAP ou CPAP). Pacientes com DMC Ullrich, independentemente da idade, gravidade e tipo de reabilitação ventilatória, podem mostrar fraqueza diafragmática, que é indicadora de pior prognóstico e cuja variação representa um marco terapêutico para avaliar a resposta ao tratamento conservador e efetivo.

Perspectivas de tratamento futuro

Inúmeras pesquisas em modelos animais, culturas de tecidos e, muito raramente, em estudos clínicos, estão em andamento a fim de definir quais seriam as melhores abordagens terapêuticas para pacientes com DMC, particularmente merosinopatia (DMC1A), α-DGpatias e colagenopatias.[92]

A patogenia da DMC com deficiência de merosina é multifatorial, ou seja, com inflamação, fibrose e apoptose mais do que necrose. Dessa forma, tratamento farmacológico antiapoptose (minociclina, doxiciclina e omigapil) foi amplamente testado em modelos animais. No modelo animal, a losartana, antagonista do receptor tipo 1 da angiotensina II, aumenta força muscular, diminui fibrose e inibe apoptose. Assim, supõe-se que ativação do sistema renina-angiotensina, precocemente, contribuiria para a disfunção muscular e autonômica.[82]

No modelo animal, omigapil, inibidor de uma das vias que mediam a apoptose (GAPDH-Siah1), reduziu significantemente a porcentagem de fibrose, também indicando diminuição da apoptose.[83] Está em andamento no US National Institutes of Health (NIH) estudo com pacientes que recebem omigapil, a fim de estabelecer farmacocinética e doses.

Diversas outras perspectivas terapêuticas para a DMC merosina-negativa (DMC-1A) estão em estudo. Entre as derivadas dos estudos de modelos animais e culturas teciduais, destacam-se:[84,92]

- Em caso de mutação com *stop codon* prematuro, utilizar drogas que forçam a leitura através do sinal de parada;
- Hiperexpressar a laminina alfa-1 e a mini-agrina, outros componentes da matriz extracelular, a fim de que se liguem à α-DG em vez da merosina; a mini-agrina, devido ao pequeno tamanho, é facilmente inserida em vetor viral;
- Em modelos animais há estudos de terapia celular do camundongo normal para o afetado, por exemplo, transplante de medula óssea e transplante de células mesenquimais do tipo C90 (células mesenquimais miogênicas);
- Combater a apoptose da DMC por inativação gênica da proteína pró-apoptótica Bax ou hiperexpressão gênica da proteína anti-apoptótica Bcl-2;
- Inibição da ciclofilina-D que potencia o processo de degeneração mitocondrial decorrente da alteração da permeabilidade do sarcolema; inibidores da degradação de proteínas (MG-132) e hiperexpressão de precursor de IGF-1 músculo-específico, já que, no modelo animal, a expressão muscular do fator de crescimento insulina *like* 1 (IGF-1) melhora a distrofia;
- Oligonucleotídeos do tipo morfolinos que mediam *exon skipping*, sendo que a ação parece ser eficaz em fibras musculares de modelos animais (miotubos), opção esta que seria ideal para a DMC merosina-negativa, particularmente grave desde o nascimento ou no período pré-natal.[85]

O tratamento das α-DGpatias constitui uma ampla linha de pesquisa em desenvolvimento. Entretanto, quando ocorre malformação cortical, qualquer terapia somente seria efetiva se pudesse atuar muito precocemente, ainda na vida fetal.[86] Saber exatamente quais as glicanas essenciais, como sintetizar compostos doadores de glicanas e qual o risco do aumento de uma determinada glicana levar ao desequilíbrio de outras, já que há muitas glicoproteínas na lâmina basal, são questões ainda em aberto.

Provou-se que as glicosiltransferases LARGE e LARGE 2 restauram a glicosilação em cultura de células e sua hiperexpressão pode ser um caminho terapêutico. A administração dessas enzimas via terapia gênica poderia modular a expressão de LARGE e hiperregular outras glicosiltransferases, inclusive aquelas ainda não identificadas. Há modelos animais que reproduzem a distrofia por deficit de FKRP, a mais frequente entre as α-DGpatias, e que vão ajudar na pesquisa de novas terapias. Qiao *et al.* administraram o gene humano *FKRP* por meio de vetor viral (via sistêmica) a camundongos neonatos e com 9 meses de idade, verificando ampla expressão do gene, restauração da glicosilação da α-DG, tanto no músculo esquelético como no cardíaco, e melhora do padrão distrófico.[87]

Pesquisa-se ainda outra tecnologia de terapia gênica para corrigir a mutação do gene *FKRP* e restaurar a função da proteína no músculo; consiste em trans-*splicing* do RNA, pelo qual o éxon defeituoso seria substituído sem que se altere a regulação endógena e o padrão de expressão do gene em si.[86]

Quanto às colagenopatias, estão em pesquisa diversas perspectivas terapêuticas.[88] Nos pacientes, observou-se que o músculo afetado mostra regeneração muscular significante, remodelamento da matriz extracelular e inflamação mediada por macrófagos M2.[88] Na lâmina basal da matriz dos pacientes com fenótipo Ullrich, biglicana (proteoglicana), que interage com o colágeno VI, distroglicana e sarcoglicana estão secundariamente reduzidas; portanto, hiperexpressar biglicana e restaurar a ligação entre o sarcolema e a matriz extracelular é uma estratégia a considerar.

A primeira tentativa de translação de modelos experimentais a pacientes com Ullrich baseou-se na observação de que deficiência do colágeno VI na matriz extracelular leva à degeneração da fibra muscular via alteração da permeabilidade da membrana mitocondrial; esta, por sua vez compromete a autofagia e a remoção de mitocôndrias defeituosas, levando a colapso da membrana mitocondrial e liberação de fatores pró-apoptóticos implicados não somente na morte celular, como também na atrofia e lesão da fibra muscular.

A observação de que, em cultura de mioblastos de pacientes com Ullrich, as alterações mitocondriais podiam ser revertidas pela adição de ciclosporina, originou tentativa terapêutica em pacientes com ciclosporina A, por via oral: após 22 meses de tratamento, ocorreu melhora das alterações mitocondriais na biópsia muscular dos pacientes, aumento da regeneração e melhora significante da força muscular, porém a deterioração progressiva da função respiratória persistiu.[89]

Estudos em modelos animais mostram que dietas pobres em proteínas melhoram a capacidade de remoção das mitocôndrias alteradas, a partir do que um estudo clínico, na Itália, com pacientes com Bethlem ou Ullrich, maiores de 18 anos de idade, sem lesão hepática ou renal, está administrando durante 12 meses uma dieta de baixo conteúdo proteico, porém com valor calórico diário normal. Planeja-se biópsia muscular antes e após o período de 12 meses a fim de identificar marcadores proteicos da remoção eficiente de mitocôndrias lesadas. Procura-se também marcadores sanguíneos que possam substituir a biópsia muscular.

Os modelos animais demonstram a ocorrência de inflamação, principalmente mediada por macrófagos M2 e vias do complemento; portanto, há indicação para o desenvolvimento de estudos que analisem a resposta imunológica dos pacientes e a resposta a corticoides ou a fármacos que atenuam o complemento 3. Outra perspectiva consiste em estudar a autofagia defeituosa e a disfunção de organelas celulares que podem estar relacionadas à apoptose aumentada das células musculares de pacientes e modelos animais com mutações do colágeno VI. Há dúvidas quanto ao uso de drogas antiapoptóticas devido à ação pleiotrópica destes compostos; identificar modificadores dos passos iniciais da cadeia lesional *(upstream)* pode prover alvos terapêuticos mais específicos e potencialmente menos arriscados.[88] Ainda, considerando que produtos tóxicos (ROS) decorrentes do processo distrófico aumentam mais intensamente, comprometendo a função mitocondrial, quando se fornece um substrato da MAO, testes clínicos futuros poderão aventar tratamento com inibidores da MAO.

Recentemente, pesquisas vêm demonstrando uma possível via terapêutica para as DMC por deficiência do colágeno VI através do emprego de células-tronco humanas derivadas do tecido adiposo de pele de recém-nascidos.[90]

Entretanto, a abordagem direta para o tratamento das colagenopatias seria a terapia gênica em diferentes modalidades: com vetores carregando a sequência codificadora do gene; terapia *antissenso* para eliminar a mutação de efeito dominante e criar um estado funcional de haploinsuficiência que não se associe a manifestações clínicas; ou, ainda, em casos de mutações *nonsense* que originam *stop codons*, encontrar drogas que saltem o éxon defeituoso, forçando a leitura a partir do ponto de parada.

Paco *et al.* analisaram o transcriptoma de músculos de pacientes com Ullrich em comparação com controles normais e músculos de outras formas de distrofia com a finalidade de identificar vias moleculares predominantemente associadas à deficiência do colágeno VI e prover novo alvos terapêuticos.[91] Os resultados evidenciaram: 389 genes regulados diferentemente em relação aos normais; 718 genes expressos diferentemente em relação a músculos com distrofinopatia; porém, somente 29 genes estavam alterados em relação a outras DMC. Observaram também que vitamina C podia reverter a expressão alterada de alguns genes, primordialmente envolvidos com as vias metabólicas comprometidas, sugerindo que tal vitamina poderia ter efeito modulador benéfico em alguns aspectos da patologia das colagenopatias.

Finalmente, está em planejamento, com fomento da *Muscular Dystrohy UK* (http://www.musculardystrophyuk.org), uma nova perspectiva para pacientes Ullrich com mutações de efeito dominante (aproximadamente 50%). O estudo, coordenado por Francesco Muntoni, baseia-se no dado de que algumas mutações de efeito dominante não interferem sobre o total de colágeno produzido, mas impedem a adesão correta das miofibrilas de colágeno, com trabalhos demonstrando que uma cópia funcional do gene está apta a produzir colágeno suficiente para formar a rede miofibrilar de sustentação. A partir desses dados, ONA serão testados em células de cultura de pele. O objetivo é "silenciar" o gene com a mutação dominante a fim de que a segunda cópia, normal, funcione biomolecularmente e produza colágeno VI natural. Os autores consideram dois métodos de silenciamento: éxon *skipping* e uma nova técnica chamada RNA-interferência, ambos usando ONA para impedir que a cópia mutada produza proteína.

Em conclusão, os inúmeros progressos da última década no conhecimento da patogenia das diferentes formas de DMC têm permitido a pesquisa de terapias efetivas que, entretanto, em sua maioria, ainda não passaram dos estágios pré-clínicos. Apesar de tantos estudos promissores em andamento, o tratamento paliativo é básico e continuaria a sê-lo mesmo que já se dispusesse de terapias efetivas, sendo fundamental que cada paciente seja avaliado individualmente pela equipe multidisciplinar. É importante ressaltar que a caracterização fenotípica é essencial para orientar não somente o tipo de análise imuno-histoquímica a ser aplicada à biópsia muscular, como também o teste molecular quando disponível. Embora o diagnóstico molecular seja necessário para fins de aconselhamento genético e de diagnóstico pré-natal, ainda se encontra restrito a determinados centros de pesquisa e laboratórios privados, principalmente nos países em desenvolvimento.

Distrofia muscular com fenótipo Emery-Dreifuss

A distrofia muscular com fenótipo Emery-Dreifuss (ED) apresenta alta heterogeneidade genética e pode manifestar herança ligada ao X, autossômica dominante ou autossômica recessiva. Na maioria dos casos, as mutações ocorrem em genes que codificam diferentes proteínas da membrana interna do envelope nuclear, as quais participam de uma complexa rede multifuncional centrada na lamina nuclear.[93] As mutações nos diferentes genes associados às envelopatias nucleares podem resultar em comprometimento exclusivamente muscular ou de outras estruturas e sistemas (nervos periféricos, tecido adiposo e tecido ósseo).

O fenótipo ED característico consiste de fraqueza muscular, em geral não proeminente e pouco progressiva, acompanhada de retrações precoces da musculatura cervical e paravertebral, dos cotovelos e aquilianas, além de arritmias cardíacas em proporção variável de casos que podem causar bloqueio atrioventricular total e morte súbita. Os níveis séricos de CK podem ser normais ou levemente aumentados.

Na forma clássica de herança ligada ao sexo por mutações do gene da emerina, o início das manifestações clínicas ocorre em qualquer idade, predominantemente na primeira ou segunda décadas de vida. A fraqueza e atrofia muscular são de predomínio umeroperoneal, mais raramente pelvi-femoral, sendo característicos o deficit de extensão cervical e as retrações de cotovelos, músculos paravertebrais (Figura 76.12) e tendões aquileus. Em muitos casos, ocorre o característico fenótipo de espinha rígida associado a lordose lombar.

O acompanhamento cardiológico dos pacientes deve ser rigoroso devido ao risco de desenvolvimento de defeitos da condução cardíaca (arritmias de diferentes tipos e bloqueio atrioventricular). Tais achados podem surgir em qualquer idade, mais comumente em adolescentes ou adultos jovens, e com muita frequência levam à necessidade de implantação de marca-passo.

Ocasionalmente, anormalidades cardíacas ocorrem independentemente e também se manifestam nas mulheres portadoras.

A forma ED de herança autossômica dominante é associada a mutações do gene da lamina A/C. Embora seja semelhante à forma anterior, mostra menor incidência de distúrbios da condução cardíaca. Os distúrbios cardíacos podem ocorrer isoladamente, sem envolvimento muscular. A variabilidade inter e intrafamilial é acentuada e não há correlação entre o tipo de mutação e os diferentes fenótipos.[96]

Já a segunda forma de distrofia muscular de ED ligada ao sexo ocorre por mutações do gene da proteína quatro e meio do domínio LIM1 – proteína não pertencente ao complexo do envelope nuclear – (gene *FHL1*). Assim, é uma das formas de ED não associada a mutações em genes codificantes de proteínas do envelope nuclear. A LIM1 encontra-se expressa no núcleo somente em fases precoces do desenvolvimento, localizando-se posteriormente no citoplasma, onde tem ligações com a unidade contrátil; e exerce efeitos multifuncionais de sinalização, desenvolvimento do tecido muscular e manutenção da sua estrutura.[94] Mutações no *FHL1* já foram descritas em diferentes pacientes de diversas etnias, tendo início em qualquer idade, desde a infância até a adolescência. Além do fenótipo ED, pode ocorrer fraqueza do tipo cinturas e pode comprometer o músculo tibial anterior, causando pé caído. O comprometimento cardíaco, tanto arrítmico como hipertrófico, não é tão frequente como na forma clássica, porém pode existir comprometimento respiratório incapacitante. Em alguns pacientes foi também descrita disfonia por acometimento das cordas vocais. As mulheres portadoras podem ser assintomáticas ou manifestar comprometimento muscular leve e/ou comprometimento cardíaco isolado.[97]

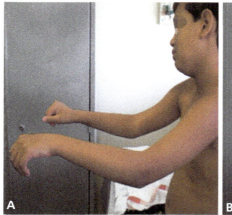 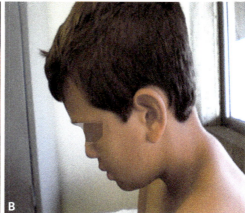

Figura 76.12 Características do fenótipo Emery-Dreifuss. **(A)** Contraturas de cotovelo. **(B)** Deficit de extensão cervical.

Recentemente, foi descrito fenótipo ED sem comprometimento cardíaco e com início das manifestações clínicas na infância ou na juventude em três pacientes que apresentavam mutações no gene da titina, ou seja, fora do contexto das nucleopatias do envelope nuclear.[95]

Frente a um paciente com fenótipo ED deve ser indicado teste molecular para miopatias, ou painel gênico ou sequenciamento completo do exoma. A biópsia muscular mostra alterações distróficas variáveis, podendo ser inclusive normal. Na forma relacionada a emerina, a análise imuno-histoquímica detecta redução acentuada na expressão desta proteína.

DISTROFIAS MUSCULARES DE CINTURAS

As distrofias musculares de cinturas (em inglês, *limb girdle muscular dystrophy*, sigla LGMD) mostram alta heterogeneidade genofenotípica e afetam predominantemente os músculos das cinturas escapular e pélvica e os músculos proximais dos membros, em geral poupando os músculos craniais, oculares e bulbares. O início se dá em qualquer época, desde a infância até a idade adulta. Comprometimento cardíaco e do SNC pode ocorrer em subtipos específicos.

As primeiras descrições clínicas remontam ao século XIX, e desde meados do século passado as LGMD foram consideradas uma categoria independente de distrofia muscular. Entretanto, somente em 1994, Bushby *et al.*, em simpósio do Centro Neuromuscular Europeu, propuseram a classificação em dois grandes grupos: LGMD1, de herança autossômica dominante e LGMD2, de herança autossômica recessiva. Dentro de cada grupo, atribuíram letras do alfabeto, conforme a ordem de identificação do *locus* genético, aos diferentes subtipos.[98]

As LGMD1, de herança autossômica dominante, permanecem em número restrito (Tabela 76.4), correspondendo a cerca de 10% das LGMD, mas as LGMD2, de herança autossômica recessiva, compõem na atualidade um grupo bastante extenso (Tabela 76.5). Devido ao grande número de formas já descritas, em 2018, uma nova classificação foi proposta. Assim, o grupo de herança au-

Tabela 76.4 Tipos e quadro clínico de distrofia de cinturas de membros de herança autossômica dominante (classificações nova e antiga).

Classificação nova/antiga	Proteína	CK	Padrão da fraqueza	Início	Características
D1 / 1D	DNAJB6	1-10X	LG, DM	> 40 anos	Pé caído
D2 / 1F	TNPO3	1-3X	LG, > MMII	1-58 anos	Curso lento a moderado, disfagia, aracnodactilia
D3	HNRNPDL				
D4	Calpaína-3				
D5	COL6A1				

LGMD, distrofia de cinturas; IR, insuficiência respiratória; LG, cinturas; UP, umeroperoneal; DM, miopatia distal; MMII, membros inferiores.
Fonte: Wicklund, 2019.

Tabela 76.5 Tipos de distrofia de cinturas de membros de herança autossômica recessiva (classificações nova e antiga), de acordo com a localização e função da proteína mutante.

Classificação nova / antiga	Proteína	Localização	Função
R1 / 2A	Calpaína 3	Citosol, sarcômero	Remodelamento do sarcômero
R2 / 2B	Disferlina	Sarcolema	Reparo da membrana e tráfego vesicular
R3-6 / 2C-F	γ, α, β, δ-sarcoglicanas	Sarcolema- CDG	Parte do CDG, suporte, estabilidade e integridade da membrana, sinalização celular
R7 / 2G	Teletonina	Sarcômero	Manutenção da estrutura do sarcômero, ancoragem da titina
R8 / 2H	Ligase E3-ubiquitina TRIM32	Citosol	Envolvida na via ubiquitina-proteossômica
R9 / 2I	Proteína fukutina-relacionada	Retículo endoplasmático?, Golgi?	Incerta, glicosilação da alfa-distroglicana
R10 / 2J	Titina	Sarcômero	Suporte mecânico do sarcômero, elasticidade, sinalização celular

Tabela 76.5 Tipos de distrofia de cinturas de membros de herança autossômica recessiva (classificações nova e antiga), de acordo com a localização e função da proteína mutante. *(Continuação)*

Classificação nova / antiga	Proteína	Localização	Função
R11 / 2K	POMT1	Retículo endoplasmático	Catalisa o 1º passo da O-manosilação da alfa-distroglicana
R12 / 2L	Anoctamina 5	Sarcolema	Função no canal de cloro cálcio-ativado, resselagem do sarcolema
R13 / 2M	Fukutina	Retículo endoplasmático?, Golgi?	Incerta, glicosilação da alfa-distroglicana
R14 / 2N	POMT2	Retículo endoplasmático	Catalisa o 1º passo da O-manosilação da alfa-distroglicana
R15 / 2O	POMGnT1	Retículo endoplasmático	Catalisa o 2º passo da O-manosilação da alfa-distroglicana
R16 / 2P	alfa-distroglicana	CDG (Sarcolema)	Conecta o interior da fibra com a matriz extracelular
R17 / 2Q	Plectina	Sarcômero	Sistema de ligação do sarcômero
R18 / 2R	Desmina	Citosol	
R19 / 2S	TRAPPC11	Citoplasma	Glicosilação da alfa-distroglicana
R20 / 2T	GMPPB		Glicosilação da alfa-distroglicana
R21 / 2Z	POGLUTI		
R22	COL6A1/2/3		
R23	LAMA2		
R24	POMGNT2		

Fonte: Wicklund, 2019.

tossômico dominante passou a ter a letra D e o grupo de herança recessiva, a letra R. Os diferentes subtipos são catalogados com números (Tabelas 76.4 e 76.5). Algumas formas incluídas na classificação antiga foram retiradas da classificação, ou por serem muita raras, ou por representarem, na verdade, formas já bem estabelecidas em outros grupos de miopatias. No decorrer deste capítulo, vamos ainda utilizar a nomenclatura antiga, a qual é bem mais conhecida e estabelecida na literatura.

Devido à dificuldade na terminologia, a prevalência geral é de difícil estimativa. Mahmood e Jiang, em sua revisão,[100] citam cifras da ordem de 2,23 a 5/100.000, uma frequência aproximada de 1/20.000 a 1/14.500 e uma frequência de portadores de 1/150. Entretanto, as diretrizes apresentadas pela Academia Americana de Neurologia sobre diagnóstico e tratamento das LGMD considera prevalência de 0,07 a 0,43/100.000 e enfatiza que determinadas etnias mostram prevalência mais alta para alguns subtipos.[99] Recentemente, um estudo de revisão canadense com metanálise sobre a epidemiologia das distrofias musculares relatou para as LGMD prevalência de 1,63/10.000.[101]

No Brasil, as formas mais frequentes são a deficiência de calpaina-3 e disferlina (30% cada), seguido pela deficiência das sarcoglicanas (22%), teletonina e FKRP.[102,103,108]

A distribuição das LGMD2 em grupos étnicos é bem definida, encontrando-se predomínio das calpainopatias no Brasil, na Oceania, na Europa oriental e na Ásia. Na Índia predominam as sarcoglicanopatias e no Japão há alta incidência de disferlinopatias, assim como nos EUA.[107] No norte da Europa há alta incidência de LGMD2I.[100]

As Tabelas 76.4 e 76.5 mostram uma síntese das classificações adotadas em revisões mais recentes. As tabelas incluem também um resumo do mecanismo etiopatogênico, de acordo com Mahmood e Jiang.[100]

Etiologia e patogênese

A etiopatogenia das LGMD é complexa e variável de acordo com os diferentes subtipos. Conforme já foi discutido em relação à DMD, as alterações que precedem ou promovem o processo distrófico são apenas parcialmente conhecidas: sinalização defeituosa, estresse oxidativo, resposta inflamatória, desregulação da autofagia, apoptose, e, finalmente, fibrose. No caso de distrofinopatias e sarcoglicanopatias, a instabilidade mecânica do sarcolema altera a localização da sintase neuronal de óxido nítrico (nNOS), desencadeando o processo distrófico, já que a nNOS é uma molécula sinalizadora, mensageira, cálcio-dependente, que transduz rapidamente eventos e interfere em diferentes funções. Assim, ocorre diminuição do fluxo sanguíneo e comprometimento da ativação das células satélites, que leva ao aumento da fadiga, estresse oxidativo e inflamação, aspectos integrantes da cascata citotóxica. Outro passo que induz à necrose muscular é o influxo de Ca^{2+}, embora ainda seja incerto o mecanismo pelo qual sinaliza a cascata fisiopatológica nas lesões musculares distróficas e secundárias.[105]

Em pesquisas que focam o "caminho" do Ca^{2+} através do sarcolema, retículo sarcoplasmático e mitocôndrias, a LGMD2A por mutações da calpaína 3, protease cálcio-ativada que atua na degradação das miofibrilas,[106] constitui um bom modelo.

Ademais, a reação inflamatória é central no processo lesional distrófico e persiste ao longo da evolução: neutrófilos, macrófagos e células T infiltram o músculo desde os estágios pré-clínicos. O balanço entre os macrófagos M1, pró-inflamatórios, e M2, anti-inflamatórios, é crítico para o processo de degeneração/regeneração muscular. A fibrose é o resultado final do processo inflamatório crônico, comprometendo a força residual e a elasticidade. Existem perspectivas terapêuticas com base na inibição da citocina TGFβ, envolvida nas vias que levam à fibrose.[104] A reação inflamatória é particularmente acentuada no músculo de pacientes com disferlinopatia: em 25% dos casos o diagnóstico inicial é de polimiosite. O papel do sistema imunitário na patogenia permanece obscuro: a ativação de vias sinalizadoras de degeneração e de atrogenes levaria à maior atrofia muscular. Em síntese, os principais mecanismos etiopatogênicos associados às LGMD podem ser assim resumidos (Figura 76.13):

1. Alteração de proteínas do CDG: sarcoglicanas (LGMD 2C-2F) e α-DG (LGMD 2P). As proteínas sarcoglicanas, α/β-distroglicanas e distrofina se interconectam em diferentes níveis e funções: manutenção da estabilidade do sarcolema, processamento pós-traducional, tráfego transmembrana, sinalização/transdução celular e outras. Cada sarcoglicana é glicosilada em resíduos de asparagina, sendo que as formas não glicosiladas de β- e δ-SG mostram estrutura e localização incorreta, além de tendência à agregação. As enzimas envolvidas na glicosilação das sarcoglicanas ainda não são conhecidas;
2. Alteração de proteínas envolvidas na manutenção da integridade da fibra em resposta a lesões repetidas (reparo do sarcolema e transdução): caveolina 3 (LGMD 1C), disferlina (LGMD 1B) e anoctamina 5 (LGMD 2L);
3. Enzimas que interferem no remodelamento do sarcômero sob condições de estresse: calpaína 3 (LGMD 2A) e TRIM32 (LGMD 2H);
4. Alteração de proteínas ligadas à manutenção da estrutura contrátil do sarcômero: miotilina (LGMD 1 A), desmina (LGMD 2R), calpaína 3 (LGMD 2A), teletonina (LGMD 2G), titina (LGMD 2J), plectina (LGMD 2Q);
5. Alteração de enzimas envolvidas na modificação pós-traducional de proteínas (glicosilação da α-DG): LGMD 2I (gene *FKRP*), 2K (gene *POMT1*), 2M (gene *FKTN*), 2N (gene *POMT2*), 2O (gene *POMGnT1*) e 2T (gene *GMPPB*); ver a discussão sobre α-DGpatias, inserida no tópico DMC.

Aspectos clínicos

A caracterização fenotípica das LGMD é difícil, devido à grande variabilidade de gravidade e idade de início. O fenótipo varia entre pacientes com o mesmo subtipo e entre membros da mesma família (Figura 76.14). Em crianças, as LGMD mais frequentes são: sarcoglicanopatias (2C a 2F), na seguinte ordem decrescente de frequência α, β, γ e δ; calpainopatia (2A); e alfa-distroglicanopatia por mutações do gene *FKRP* (2I). No conjunto, as sarcoglicanopatias representam 10-15% das LGMD2 e 70% das formas graves. Relativamente à idade, início precoce em crianças sugere sarcoglicanopatias ou alfa-distroglicanopatia, enquanto a tendência a se manifestar desde o fim da infância ao fim da adolescência sugere calpainopatia e disferlinopatia; já as LGMD1 têm tendência a se manifestar na terceira década.

De uma forma geral, a CK sérica mostra os maiores aumentos nas LGMD2. Comprometimento cardíaco e respiratório, quando existem, não são obrigatoriamente relacionados ao deficit motor. Em algumas formas de LGMD podem ocorrer de forma isolada: mioglobinúria, hiperCKemia assintomática e cardiomiopatia dilatada. Há diversos indicadores clínicos que podem auxiliar no diagnóstico diferencial entre os diferentes subtipos de LGMD:[109]

- **Escápula alada:** sarcoglicanopatias, calpainopatias e LGMD2I;
- **Hipertrofia de panturrilhas, coxas e língua:** sarcoglicanopatias e α-DGpatias;
- **Hipertrofia de deltoide:** disferlinopatias;
- **Complicações cardíacas:** miotilinopatia, laminopatia, desminopatias, teletoninopatia, LGMD2I, sarcoglicanopatias;
- **Complicações respiratórias:** LGMD2I (a insuficiência respiratória pode começar antes da limitação motora), miotilinopatia, sarcoglicanopatias e, mais raramente, calpainopatias.
- *Rippling*: consiste de ondulações que se propagam nos músculos, principalmente proximais, devido à

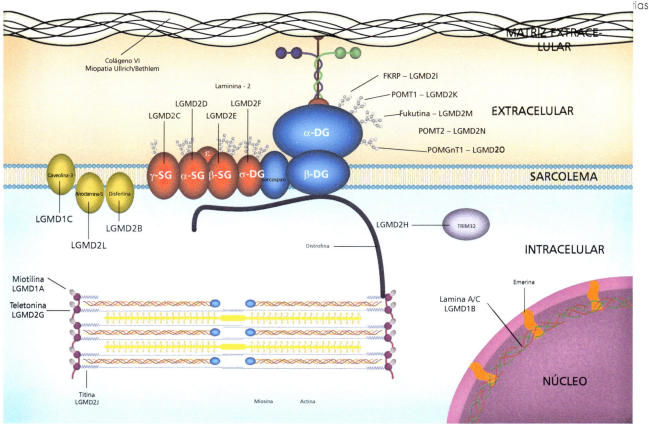

Figura 76.13 Mecanismos etiopatogênicos das principais síndromes de cinturas. Proteínas do complexo distrofina-glicoproteínas (CDG) do sarcolema e distrofia de cinturas associadas: sarcoglicanas (LGMD 2C-2F) e α-DG (LGMD 2P); Proteínas envolvidas na manutenção da integridade da fibra em resposta a lesões repetidas (reparo do sarcolema e transdução): caveolina 3 (LGMD 1C), disferlina (LGMD 1B) e anoctamina 5 (LGMD 2L); Enzimas que interferem no remodelamento do sarcômero sob condições de estresse: calpaína 3 (LGMD 2A) e TRIM32 (LGMD 2H); Proteínas ligadas à manutenção da estrutura contrátil do sarcômero: miotilina (LGMD 1A), desmina (LGMD 1D e 2R), calpaína 3 (LGMD 2A), teletonina (LGMD 2G), titina (LGMD 2J), plectina (LGMD 2Q); Enzimas envolvidas na modificação pós-traducional de proteínas (glicosilação da α-DG): LGMD 2I, 2K, 2M, 2N, 2O, 2T + 2P (mutação primária da α-DG); Proteína envolvida na estabilização da membrana nuclear e organização da localização e domínios da cromatina: lamina A/C (LGMD 1B).

Fonte: Adaptada de Moore et al., 2006.

contração de fibras musculares anormalmente sensíveis ao movimento solicitado ao paciente e à pressão muscular aplicada; o fenômeno é predominantemente associado com LGMD1C (caveolinopatia) (retirada da nova classificação de LGMD), supondo-se que a falta de caveolina 3 diminua a eficiência do acoplamento excitação/contração muscular.[108]

O modo de progressão também pode ser indicativo do subtipo de LGMD. Nos casos de início na infância, a progressão costuma ser mais rápida, ao passo que início no adolescente ou adulto jovem sugere quadro mais benigno.

Pacientes com LGMD1D (chaperona DNAJB6), LGMD2L (anoctamina) e LGMD2M (fukutina) mostram progressão mais lenta e mantêm a deambulação. Progressão mais rápida é observada em pacientes com disferlinopatia, sarcoglicanopatia e plectinopatia. Em pacientes com LGMD2G (teletonina) ou LGMD2L (anoctamina), pode-se observar progressão mais branda no sexo feminino, supondo-se que o estrógeno seria um fator protetor. Também γ-sarcoglicanopatia e teletoninopatia são mais graves em homens. Anoctaminopatias (LGMD2L), além de mais graves, também predominam em homens. Homens com calpainopatia são mais propensos à atrofia muscular do que mulheres e, apesar de não haver diferença na idade de início, apresentam evolução mais rápida, supondo-se que, além de fatores hormonais que interferem na massa muscular, as mulheres, por terem menor massa muscular, teriam menor perda muscular.[103,110]

O comprometimento cardíaco é muito frequente, acima de 80% em pacientes com LGMD1B (lamina A/C) e 1E/2R (desmina), podendo preceder a miopatia ou

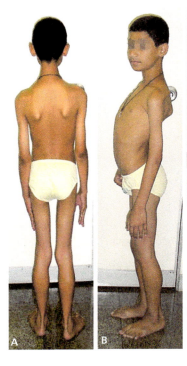
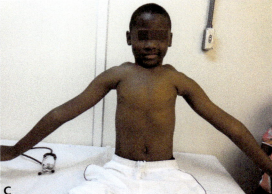
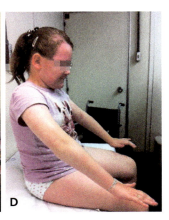

Figura 76.14 Distrofias musculares de cinturas. Aspectos fenotípicos variados. **(A** e **B)** Padrão miopático típico de síndrome de cinturas em paciente deambulante; **(C** e **D)** Fraqueza muscular progressiva que levou à perda da deambulação.

permanecer isolado. Arritmia cardíaca por fibrose do sistema de condução leva à indicação de implantação de marca-passo em 2/3 dos pacientes para prevenir morte súbita. Em pacientes com as sarcoglicanopatias LGMD2C e 2E, e naqueles com LGMD2I, observa-se cardiomiopatia dilatada ao longo do curso que pode ser correlacionada com mutações específicas. Além disso, cardiomiopatia dilatada isolada pode ser fenótipo alélico de mutações em outros genes que causam LGMD (p.ex.: caveolinopatia, teletoninopatia, titinopatia). Em pacientes com outros subtipos de LGMD, o comprometimento cardíaco é raro ou ocorre tardiamente ao longo do envelhecimento.

Em portadores heterozigotos para a mutação do *FKRP* (LGMD2I) pode ocorrer cardiopatia, hipertrofia de língua/panturrilhas e hiperCKemia.[114]

Métodos diagnósticos

Assim como ocorre nos casos de DMC, os exames de imagem identificam padrões específicos de comprometimento muscular que ajudam no diagnóstico diferencial, orientam o músculo mais indicado para a biópsia, além de permitir que se avalie a evolução e resultado de diferentes tratamentos.

Quando não se dispõe de testes moleculares, a biópsia muscular com análise imuno-histoquímica e por meio de Western blot de diversas proteínas envolvidas com a etiopatogenia das LGMD é o método padrão-ouro em casos de disferlinopatia, sarcoglicanopatias, caveolinopatia e teletoninopatia. A biópsia muscular mostra padrão distrófico inespecífico, com uma ou outra particularidade. Em casos de calpainopatia, Western blot e análise quantitativa das bandas de calpaína 3 são os métodos utilizados. Em α-DGpatias o achado é de hipomarcação ou ausência de marcação do epítopo glicosilado e deficit parcial de merosina na matriz extracelular.

Quanto aos testes moleculares, nas LGMD2 em geral, 10-15% das mutações são intrônicas, sendo recomendável pesquisar o mRNA de músculo fresco, pele ou monócitos.[100] No Brasil ocorrem mutações recorrentes em casos de LGMD2A, alfa-sarcoglicanopatia e LGMD2G.[102]

Apesar de sequenciamento de nova geração e outras técnicas moleculares estarem em constante aperfeiçoamento, os resultados salientam o dilema de como interpretar resultados ambíguos: os profissionais que solicitam os testes devem relacionar os resultados com o contexto clínico e histopatológico e lidar com questões éticas. Em um estudo que aplicou sequenciamento de nova geração a 58 pacientes com LGMD não classificada, que haviam sido anteriormente testados com outras metodologias genéticas, ainda assim 33% permaneceram sem diagnóstico molecular comprovado.[110] Os testes moleculares são muito dispendiosos, não amplamente disponíveis no Brasil e podem, ocasionalmente, não apresentar resultados conclusivos.

Tratamento paliativo

Além do enfoque multidisciplinar já amplamente descrito anteriormente, em pacientes com algumas das α-DGpatias, sarcoglicanopatias e disferlinopatias, a experiência clínica sugere que em períodos com curso rapidamente progressivo pode ser tentada corticoterapia.[111,112]

A identificação dos diferentes genes nas LGMD2 permitiu avanços na produção de modelos animais e na pesquisa dos mecanismos etiopatogênicos. O pequeno número de pacientes em algumas das LGMD torna imperativo estudos colaborativos para que finalmente se concretizem perspectivas terapêuticas.

Na atualidade, ainda não existe nenhum tratamento curativo para qualquer forma de LGMD do tipo 2, que são as mais comuns na prática clínica. Isso se deve em parte à raridade das LGMD, ao conhecimento incompleto de sua fisiopatologia, à heterogeneidade metodológica dos estudos sobre a história natural da doença e, finalmente, à falta de coortes padronizadas de pacientes. Faltam medidas e biomarcadores para avaliar resultados de estudos clínicos, já que estes não podem ser extrapolados dos estudos pré-clínicos.

Algumas das estratégias terapêuticas mais recentes incluem: terapia gênica com vetores virais, modificação do mRNA por meio de éxon *skipping* ou leitura do mRNA através de stop *códon*, terapia celular e tratamentos farmacológicos.[113]

Métodos de terapia gênica e celular focam-se nas sarcoglicanopatias porque as sarcoglicanas são proteínas pequenas com cDNA facilmente manipulável.[115] Em sua ampla revisão, Mahmood e Jiang[100] apresentam diferentes aspectos das perspectivas terapêuticas em pesquisa para as LGMD. Com base nos protocolos para DMD, ONA estão sendo propostos em pacientes com disferlinopatia. Preparados farmacológicos que atuem contra os diferentes passos do processo distrófico da fibra muscular estão sendo analisados relativamente às vias TGFβ na fibrose, na facilitação da reparação por fechamento do sarcolema nas disferlinopatias e para reduzir a nitrosilação do receptor de rianodina, alterado secundariamente em várias distrofias. Estudos clínicos sobre aumentar a massa muscular, utilizando reguladores positivos do crescimento muscular ou inibidores dos reguladores negativos (miostatina) por meio de anticorpos anti-miostatina mostraram tolerabilidade e eficácia, porém sem que se tenha obtido melhora clínica. Em pacientes com disferlinopatia, mecanismos anti-inflamatórios, tais como anticorpos monoclonais (rituximabe para bloquear ativação de linfócitos B), IG por via EV para prevenir o ataque de complemento e vitamina D3 que seria promotora de disferlina, aumentando a expressão em músculos e monócitos de portadores, estão sendo pesquisados.

Distrofia miotônica (Doença de Steinert)

A distrofia miotônica (DM), ou doença de Steinert, é uma miopatia de herança autossômica dominante caracterizada por miotonia, fraqueza muscular de predomínio nas porções distais dos membros e manifestações sistêmicas (catarata, endocrinopatias, cardiopatias, calvície precoce e outras) (Udd et al., 2012). É a miopatia mais frequente em adultos, apresentando prevalência de 1:7.500 a 1:10.500. Na forma mais comum de DM, também chamada de DM tipo 1, o defeito genético é uma repetição expandida do trinucleotídeo CTG na região 3' não traduzida do gene *DMPK* (19q13.3) o que acarreta uma falha na produção da proteína miotonina-quinase. Uma forma de DM com quadro clínico semelhante está associada à expansão do CCTG no íntron 1 do gene *ZNF9*, e é conhecida como DM tipo 2 (Udd et al., 2012).

O dado clínico mais sugestivo da DM é a ocorrência do fenômeno miotônico, ou seja, dificuldade de relaxamento após uma contração muscular vigorosa, por exemplo, no aperto de mãos ou no fechamento das pálpebras durante o espirro. As principais características clínicas em jovens e adultos são: calvície, catarata precoce, paresia facial, semiptose palpebral, atrofia dos músculos masseter, temporal e esternocleidomastoideo, e fraqueza de predomínio distal, ao contrário do que ocorre na maioria das miopatias. Essas características ocorrem de forma variável em indivíduos da mesma família e se acompanham de manifestações sistêmicas, isoladas ou em combinação, tais como: alterações cardíacas (bloqueio de condução, causa de morte súbita), endocrinológicas (diabetes, hipogonadismo), respiratórias (comprometimento restritivo), gastrointestinais (disfagia, obstipação), distúrbios do sono com hipoventilação, e alterações comportamentais, inclusive quadro demencial precoce.

O mecanismo molecular consiste na expansão de uma sequência de repetições do (CTGn) no *locus* 19q13.3, sendo que no indivíduo normal ocorrem até 50 repetições, e no afetado, de 50 a 3.000 ou mais repetições. A sequência de repetições é instável e tende a aumentar durante a gametogênese, portanto, em gerações sucessivas.[116] Tal fenômeno é conhecido como fenômeno de antecipação. As grandes expansões, acima de 1.000 ou mais repetições, são mais provavelmente transmitidas através da mãe, o que explica a ocorrência da forma congênita em bebês de mães portadoras.

Em ambos os casos, DM1 e DM2, não existe função conhecida para os genes implicados e a expansão das repetições localiza-se em porções não codificadoras do genoma. Na DM1 a porção expandida do gene está numa região que é transcrita em RNA mutante, mas não é traduzida para a proteína DMPK. O RNA mutante, contendo expansão citosina-uracila-guanina (CUG) a partir da expansão CTG do DNA, liga-se a proteínas reguladoras do *splicing* de mRNA de outros genes.[117]

Quando o quadro clínico tem início na primeira década da vida ou em adolescentes, a fraqueza tende a ser mais leve, porém com importante acometimento facial, transtornos comportamentais (ansiedade, transtorno opositor-desafiante) e de aprendizagem, déficit de atenção, alterações visuoespaciais. Nestes casos, o fenômeno miotônico e boa parte das manifestações sistêmicas não são leves ou não estão presentes, surgindo somente ao longo do crescimento. Essas formas são também denominadas de formas infantis ou juvenis e mostram perfil cognitivo dependente não somente da expansão do tripleto como também da herança ser materna ou paterna: no primeiro caso, observa-se em geral maior deficiência intelectual, ao passo que no segundo o QI pode situar-se nas faixas limítrofes.[118] O tamanho da expansão do tripleto CTG correlacione-se negativamente com o nível de QI global.[118]

Em relação às alterações comportamentais ou transtornos psiquiátricos, não se observa uma correlação entre o tamanho da expansão e a gravidade do transtorno ou o tipo de transmissão parental.[119]

A forma congênita da distrofia miotônica que acomete recém-nascidos de gestantes com a doença faz parte do diagnóstico diferencial da síndrome da criança hipotônica.[120] Ocorre em bebês nascidos de mães com distrofia miotônica do tipo DM1 que tanto podem apresentar manifestações clínicas de diferentes graus como podem estar assintomáticas. Em um trabalho canadense calculou-se incidência de 1 bebê com DM congênita em 47.619 nascidos vivos.[119] Os bebês acometidos apresentam espectro de gravidade variável:

- Início pré-natal com polidrâmnio e diminuição dos movimentos fetais;
- Manifestações perinatais, tais como hipotonia, dificuldade respiratória e para sugar, pés tortos e eventual artrogripose;
- Em casos mais leves, podem ocorrer pés tortos congênitos e acometimento facial, particularmente do segmento peribucal (boca em carpa) (Figura 76.15), atraso do desenvolvimento neurológico, porém sem necessidade de suporte alimentar e ventilatório.

A forma mais grave pode levar ao óbito, mas quando são superadas as dificuldades neonatais iniciais, os pacientes, apesar do atraso global, adquirem marcha independente. O quadro é relativamente estável na infância, sendo evidente acometimento facial, principalmente da musculatura orofaríngea, distúrbio da fala, principalmente disartria, deficit cognitivo variável com as características já descritas, inclusive de espectro autista, e distúrbios do sono. No início da adolescência surgem em maior ou menor grau as alterações sistêmicas próprias da distrofia miotônica do adulto.

Diagnóstico

Nos casos que exibem manifestações clínicas típicas da doença (paresia nas porções distais dos membros, miotonia e calvície) o diagnóstico clínico torna-se fácil. Nos casos subclínicos, ou nos parentes de indivíduos afetados, os melhores métodos para o diagnóstico são a eletroneuromiografia, que revela descargas miotônicas ao lado de potenciais miogênicos, e o exame ocular (*slit-lamp*) que evidencia a catarata. O diagnóstico definitivo é feito pelo estudo do DNA.

A RM do crânio não é um exame essencial para o diagnóstico, mas pode evidenciar áreas de hipersinal de substância branca, atrofia córtico-subcortical leve e hipoplasia de corpo caloso, sistema límbico, tronco encefálico e cerebelo.[121]

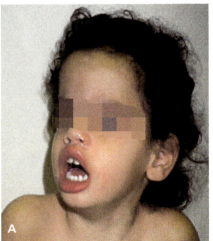 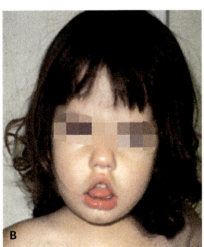 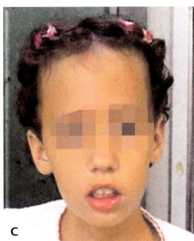

Figura 76.15 Caracterização fenotípica da distrofia miotônica congênita. **(A-C)** Acometimento facial, principalmente da musculatura peribucal (boca em "carpa").

O tratamento multidisciplinar, não somente de reabilitação, como também das manifestações multissistêmicas, principalmente as cardíacas, que podem levar a morte súbita, deve ser mantido ao longo da vida.

Com base no mecanismo etiopatogênico RNA-mediado, espera-se o desenvolvimento de perspectivas terapêuticas. A via mais concreta são oligonucleotídeos sintetizados para silenciar a sequência mutante, por exemplo, entre diversas opções, inibir o sequestro de RNA, ligando-se à expansão CUG do mRNA.[122]

Aconselhamento genético preventivo é essencial principalmente para mulheres com quadro multissistêmico que estejam em idade fértil, como também, de uma forma geral, por se tratar de uma doença greve com herança autossômica dominante, penetrância incompleta e fenômeno da antecipação.

MIOPATIAS CONGÊNITAS ESTRUTURAIS

As miopatias congênitas estruturais são doenças raras que se manifestam já ao nascimento ou no primeiro ano de vida, mostrando mínima ou nenhuma progressão do quadro motor. O quadro clínico é caracterizado por hipotonia, atrofia e fraqueza musculares, inicialmente de predomínio proximal e de grau altamente variável, bem como deformidades articulares (Figura 76.16). Em todos os tipos, ocorrem pelo menos três formas diferentes de manifestações: neonatal grave, início na infância e início na vida adulta. As miopatias congênitas estruturais são classificadas conforme a anormalidade estrutural observada nas fibras musculares pelo exame de biópsia muscular. Atualmente, dentre mais de 30 tipos, as mais frequentes são: miopatia centronuclear (MCN), miotubular (MMT) (subtipo da MCN), nemalínica (MN), central core (MCC), multi-minicore (MMC) e por desproporção congênita de fibras (DCF).

A fraqueza muscular predomina nos músculos proximais na maioria das vezes e, mais raramente, é axial ou de predomínio distal. Acometimento facial e ptose palpebral são aspectos sugestivos do diagnóstico e, embora exista atraso do desenvolvimento motor, a maioria dos pacientes alcança a marcha independente e mostra pouca progressão, motivo pelo qual esse grupo de miopatias foi anteriormente denominado de miopatias congênitas benignas. Entretanto, há formas graves que

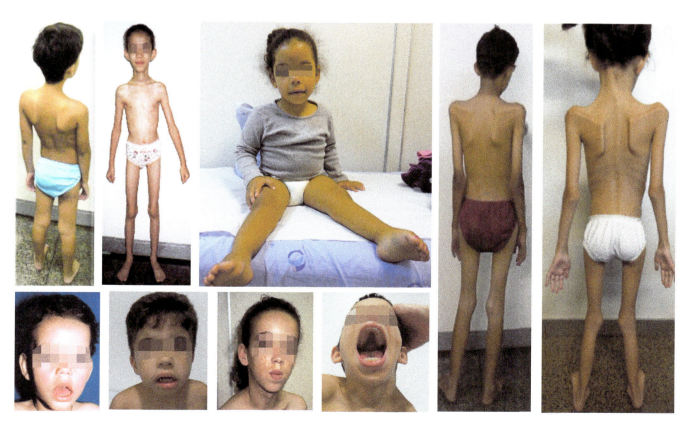

Figura 76.16 Comprometimento facial e palato ogival característicos da maioria das miopatias congênitas. Variabilidade fenotípica de moderada a grave e possível progressão para insuficiência respiratória.

Capítulo 76

acometem os músculos bulbares e respiratórios e levam à necessidade de suporte ventilatório.

Incidência e prevalência

Não há estudos conclusivos quanto a incidência e prevalências das miopatias congênitas estruturais, pois são condições raras e que para o diagnóstico dependem de exames complexos, tais como biopsia muscular e teste molecular.

Nos EUA, em 2011, um estudo em amostra pediátrica bem definida do sudeste do estado de Michigan revelou prevalência global de 1:26.000, sendo mais comuns as miopatias relacionadas ao gene receptor de rianodina (*RYR1*).[124]

Recentemente, na Grã-Bretanha, em um grande centro neuromuscular de Londres, de um total de 66 pacientes, 44 (66,7%) obtiveram o diagnóstico molecular, tendo sido constatadas as seguintes mutações: do *RYR1* em 26 pacientes (59,1%); *SEPN-1* e *ACTA-1* em sete pacientes, cada (15,9%); do *MTM1* em dois (4,5%) e dos *TPM3* e *NEB* em um paciente cada (2,3%). O diagnóstico histopatológico estava disponível em pouco mais de 80% dos pacientes, dos quais 53,7% receberam o diagnóstico de miopatia com *cores*, 16,7% de MN, 13% de MMT/MCN, 3,7% de DCF e 1,8% de miopatia com *cores* e bastonetes.[123]

Classificação

As miopatias congênitas estruturais podem ser classificadas conforme o substrato histopatológico básico em:[125]

1. Miopatias caracterizadas por *cores*: tais achados são diagnosticados na microscopia óptica em colorações que avaliam a atividade oxidativa (i.e. SDH e NADH); os *cores* são áreas de redução na atividade enzimática oxidativa e glicolítica, decorrentes de desarranjo de localização das mitocôndrias (Figura 76.17B). Na MCC, os focos são circundados por halo de coloração mais escura; são usualmente únicos e centrais, mas podem ser periféricos, e costumam se estender ao longo de boa parte do comprimento longitudinal das fibras. Na MMC, as falhas focais de ausência de atividade oxidativa aparecem como pequenas e múltiplas áreas de tamanho variado. É importante salientar que áreas desprovidas de mitocôndrias e de atividade oxidativa podem ser encontradas, de forma inespecífica, em outras miopatias. Na grande maioria dos casos de miopatias com *cores/minicores*, o gene envolvido é o *RYR1*.
2. Miopatias caracterizadas por núcleos dispostos centralmente, ou internalizados: a posição normal do núcleo na fibra muscular é subsarcolemal; a presença do núcleo centralizado em condições normais é observada em miotubos fetais, no período embrionário, ou em fibras em fase de regeneração (Figura 76.17C).
3. Miopatias caracterizadas por corpos nemalínicos: corpos nemalínicos são inclusões em forma ovoide ou de bastonete, localizadas preferencialmente na periferia da fibra muscular, sendo identificados, em particular, na coloração de tricrômico de Gomori (Figura 76.17A).
4. Desproporção de tipo de fibras: este diagnóstico histológico é considerado quando há um padrão de ocorrência de atrofia de fibras tipo I em que a diferença de diâmetro com as fibras tipo II corresponde a pelo menos 35-40% (Clarke et al., 2012) (Figura 76.17D). Diversas formas de miopatias congênitas apresentam tal achado, no entanto, quando a desproporção entre os tipos de fibras ocorre de forma isolada, sem outras alterações estruturais, a miopatia congênita é chamada de DCF.

Etiopatogenia

Os principais mecanismos etiopatogênicos dizem respeito a defeitos no acoplamento entre excitação e contração muscular que decorre, principalmente, de filamentos contráteis malformados (MN) ou de alteração da homeostase do cálcio ao nível da tríade (MCN, MCC).[126] A etiopatogenia das miopatias congênitas pode ser agrupada em diferentes mecanismos (Figura 76.18):

1. Alterações do remodelamento de membranas;
2. Alterações do acoplamento excitação/contração;
3. Defeitos da distribuição e função mitocondrial;
4. Defeitos da geração de força miofibrilar;
5. Alterações do controle do *turnover* das proteínas musculares: atrofia muscular e autofagocitose.

Quadro clínico

A recente revisão do Comitê Internacional de Cuidados Básicos em Miopatias Congênitas enumerou os aspectos clínicos considerados mais sugestivos da maioria das miopatias congênitas e a qual subtipo mais comumente se associam:[125]

- Fraqueza da musculatura facial: MN, MMT/MCN (genes *MTM1, DNM2, RYR1*), DCF;
- Oftalmoplegia: MMC e MCN (genes *MTM1, DNM2, RYR1*);
- Ptose palpebral: MCN (genes *MTM1, DNM2, RYR1*), MMC, MCC;
- Dismorfismo facial e palato ogival: MN, MMT/MCN, DCF;
- Comprometimento bulbar: MN, MMT e MCC/MMC (fenótipos mais graves);

Miopatias

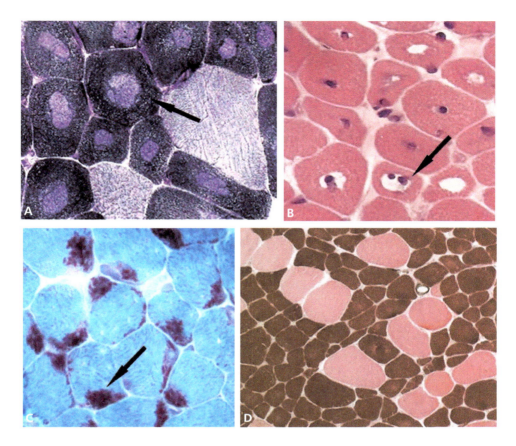

Figura 76.17 Principais alterações estruturais na biópsia muscular de pacientes com miopatias congênitas estruturais. **(A)** Presença de corpos nemalínicos (seta) na posição subsarcolemal na maioria das fibras musculares na miopatia nemalínica (tricrômio de Gomori). **(B)** Ausência de atividade oxidativa nas porções centrais das fibras musculares na miopatia do *core* central (NADH) (seta). **(C)** Núcleo posicionado anormalmente nas porções centrais da maioria das fibras musculares na miopatia centronuclear (seta) (hematoxilina e eosina). **(D)** Acentuada desproporção entre o tamanho das fibras do tipo 1 (escuras) e fibras do tipo 2 (claras) na miopatia por desproporção congênita de tipo de fibra (ATPase, pH9.4).

- Comprometimento respiratório ao nascimento: MN, MMT e MCC com fenótipo grave;
- Hipotonia congênita grave: MN, MMT e MCC com fenótipo grave;
- Hipotonia de predomínio axial: miopatias relacionadas ao *RYR1* e ao *SEPN1*;
- Luxação congênita de quadril: miopatias relacionadas ao *RYR1*;
- Pé torto congênito: MN, miopatias relacionadas ao *RYR1*;
- Artrogripose grave no contexto de acinesia fetal: MN (genes *ACTA-1, NEB, KLHL40*), miopatias relacionadas ao *RYR1* com fenótipo grave;
- Artrogripose distal: miopatias relacionadas aos genes *TPM2, MYH3, MYH8, TNNTI2* e *TNNT3*;
- Deformidades ortopédicas/escoliose: todas as miopatias congênitas;
- Espinha rígida: miopatia relacionada aos genes *SEPN1* e *RYR1*;
- Miocardiopatia: miopatias relacionadas com os genes da titina, miosina 7 e, mais raramente, da actina;
- Hipertermia maligna: miopatias relacionadas ao gene *RYR1*;

Miopatias com *cores*/multi-*minicores*

As miopatias com *cores* são mais comumente encontradas que as demais. A MCC é de herança autossômica dominante, mais raramente, recessiva. Tende a afetar predominantemente a cintura pélvica e apresenta em geral um curso estável ou lentamente progressivo. São achados comuns luxação congênita de quadril e deformidades esqueléticas (pés tortos). Também ocorre comprometimento axial e, ao longo do crescimento, pode ocorrer cifoescoliose.

Como a grande maioria desses pacientes apresentam mutações no gene do receptor do canal da rianodina

Capítulo 76

1779

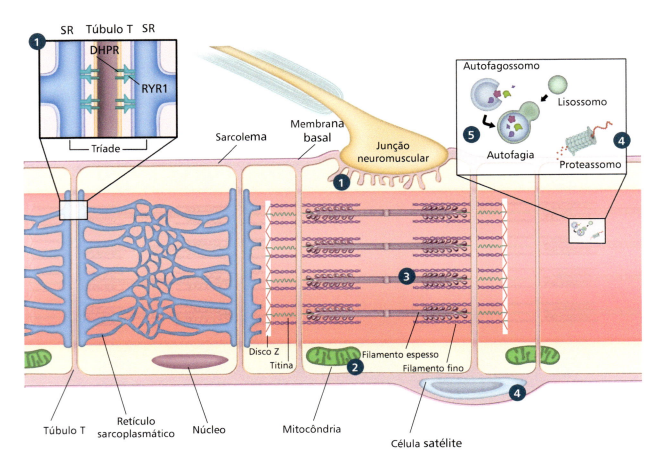

Figura 76.18 Representação esquemática ao nível celular da fibra muscular dos mecanismos fisiopatológicos envolvidos nas miopatias congênitas: (1) remodelamento, sarcolemal e de membranas intracelulares, e acoplamento excitação/contração; (2) distribuição e função mitocondrial; (3) geração de força miofibrilar; (4) atrofia; (5) autofagia.

Fonte: Adaptada de Ravenscroft et al., 2015.[127]

(*RYR1*), existe risco de hipertermia maligna, motivo pelo qual deve ser realizado o diagnóstico precoce. Historicamente, considera-se que mutações de efeito dominante no *RYR1*, de localização mais próxima ao C-terminal, se associam à miopatia, ao passo que as próximas ao N-terminal ou de localização central se associam à hipertermia maligna.[126] No entanto, mais recentemente, tem-se observado que nos casos de miopatia as mutações podem atingir toda a extensão do gene.

A MMC é de herança autossômica recessiva e também está usualmente associada a mutações no *RYR1*. Clinicamente, cursa com oftalmoparesia e predomínio da fraqueza em cintura escapular. Mas raramente, são identificadas mutações no *SEPN1* que, em conjunto com o *RYR1*, participa da homeostase do cálcio intracelular e da proteção contra o dano celular por mecanismo de oxidorredução. Nos casos de mutações no *SEPN1*, o fenótipo é de comprometimento axial, com fraqueza cervical, escoliose e insuficiência respiratória, com ou sem espinha rígida. O comprometimento da musculatura axial é desproporcional ao da musculatura apendicular, de modo que a maioria dos pacientes mantém a marcha independente.

Estudos com RM de músculos mostram que nos pacientes com mutações no *RYR1*, independentemente do modo de herança ou do tipo de alteração histopatológica, os músculos mais afetados incluem o bíceps braquial, em membros superiores; vasto lateral, sartório e adutor magno, nas coxas; e sóleo e gastrocnêmios, nas pernas.[131]

Pacientes com variantes no *RYR1* também podem apresentar surtos de rabdomiólise e hiperCKemia desencadeados por outros fatores que não indução anestésica, tais como atividade física e infecções.[132]

Por fim, uma rara manifestação associada com certas mutações do *RYR1* e com suscetibilidade à hipertermia maligna é a síndrome de King-Denborough, caracterizada por atraso do desenvolvimento motor, baixa estatura, criptorquidia, alterações esqueléticas (cifose, lordose, *pectus carinatum/excavatum*) e aspectos dismórficos. Frequentemente ocorre ptose palpebral e a biópsia costuma ser inespecífica.[133]

Miopatia nemalínica

A MN apresenta grande variabilidade genética e clínica. Pelos menos 12 genes já foram identificados até o momento, estando associados a MN, e cinco codificam proteínas ligadas ao complexo da unidade contrátil sarcomérica e proteínas relacionadas: alfa-actina, nebulina, tropomiosina 2, tropomiosina 3 e tropomiosina 4.[134] As mutações dos genes da alfa-actina e da nebulina são as mais encontradas. A herança pode ser autossômica dominante ou recessiva, dependendo do gene envolvido.

Existem diferentes formas clínicas: neonatal ou congênita grave, congênita intermediária, congênita típica, forma leve e forma do adulto. As duas primeiras formas são muito graves e o paciente depende de suporte respiratório no período neonatal. A forma congênita típica cursa com fraqueza generalizada, porém de predomínio proximal, e com comprometimento cervical frequente. Embora os pacientes consigam deambular com atraso e tenham deficit motor pouco progressivo, ocorre hipoventilação noturna e insuficiência respiratória, precocemente. Dismorfismo facial e esquelético são aspectos marcantes. A musculatura da coxa é difusamente afetada em pacientes com mutações do *ACTA1* ao passo que pacientes com mutações no *NEB* podem apresentar predomínio distal da fraqueza muscular.[126] A artrogripose pode estar associada a mutações dos genes *TPM2*, *NEB*, *TPM3* e *ACTA1*, e aos raros casos de mutações do gene *KLHL41*.

O nível sérico de CK encontra-se normal ou pouco alterado. O diagnóstico é primeiramente realizado pela biópsia muscular que mostra as características inclusões subsarcolemais em formato de bastonetes que se coram em vermelho na coloração de tricrômico de Gomori. Quando são de localização intranuclear, indicam um quadro clínico mais grave. Deve-se ter em mente que os bastonetes também podem aparecer como aspectos degenerativos da fibra muscular em diferentes situações, inclusive adquiridas. Após a confirmação da MN pela biópsia, o teste molecular pode ser realizado para identificar o tipo de mutação.

Entre as mutações de genes de identificação mais recente, a forma recessiva por mutações do gene da cofilina 2 (*CFL2*) mostra *minicores* e bastonetes.[126] A cofilina 2 é uma proteína que influencia a dinâmica da actina e sua interação com a tropomiosina.

Outra recente identificação é o gene *KBTBD13*, cuja função ainda não está esclarecida, que origina uma miopatia de herança autossômica dominante, que também apresenta *cores*, porém mal definidos ("pseudocores"), além de bastonetes.[126] O início ocorre na infância com fraqueza lentamente progressiva dos músculos cervicais e proximais, além de lentidão dos movimentos, não evidenciada em outras miopatias congênitas, o que denota provável defeito do acoplamento excitação/contração.

Miopatia miotubular/centronuclear

Miopatia miotubular

A MMT é de herança recessiva ligada ao X por mutações do gene *MTM1* (miotubularina), membro da família de genes das fosfatases fosfoinositídeo que são enzimas reguladoras do tráfego de membranas e vesículas entre organelas subcelulares.[127] Em diversas classificações, esta forma de miopatia é incluída no grupo das MCN. O quadro clínico da MMT é muito grave e a grande maioria dos meninos acometidos mostra dificuldade de sucção, deglutição e insuficiência respiratória desde o nascimento, sendo também frequentes o comprometimento facial e oftalmoparesia. A sobrevida depende de suporte respiratório. Em uma minoria de casos, o quadro é menos grave e a criança pode desenvolver a marcha. Um achado histológico bastante característico inclui núcleos das fibras musculares apresentando aspecto de um colar ou anel basofílico, internalizado, porém não centralizado.

O diagnóstico é fácil quando, além do quadro neonatal e dos achados típicos à biópsia muscular, existe história familiar de doença semelhante em primos ou tios maternos. De qualquer forma, considerando a necessidade premente de aconselhamento genético, está sempre indicado o teste molecular. As mutações mostram pouca correlação fenotípica, estando dispersas ao longo do gene. Raramente, as mulheres portadoras podem manifestar sinais clínicos da doença.

Miopatia centronuclear

A MCN ocorre em associação a mutações em principalmente três diferentes genes: *DNM2*, *BIN1* e *RYR1*. A dinamina 2 é uma grande GTPase envolvida com tráfego de membranas, endocitose e interação com actina e com a rede de microtúbulos filamentosos T-tubular.[135] O gene *BIN1* codifica a proteína anfifisina 2, que se liga a dinamina 2 durante a endocitose mediada pela clatrina, sendo essencial para a biogênese T-tubular. A ligação da anfifisina 2 com a dinamina 2 e com a tríade representada pela justaposição do túbulo T com o retículo sarcoplasmático medeia o mecanismo do acoplamento excitação/contração muscular e caracteriza a base etiopatogênica que associa a MCN às miopatias com formação de *cores*.[136]

Além dos núcleos internalizados, dispostos centralmente, a MCN pode apresentar padrões de coloração no método NADH-TR que ajuda a identificar os diferentes subtipos. Em cortes longitudinais notam-se núcleos aglomerados, dispostos em fileiras, e em casos de deficiência de dinamina 2 há um aspecto histopatológico característico formado por estrias, irradiando-se desde os núcleos centrais e que se coram por NADH-TR em cortes transversos. Predomínio e hipotrofia de fibras tipo I são comuns.

Quanto à idade de início e à gravidade, ocorre variação inter e intrafamilial, existindo desde formas neonatais graves até formas com acometimento lentamente progressivo das cinturas, face e flexores cervicais em adultos. O acometimento muscular é difuso, embora a RM mostre predomínio de acometimento distal. São comuns ptose palpebral e oftalmoplegia que, entretanto, podem ser de início tardio. Contraturas dos músculos mandibulares podem levar à restrição da abertura da boca. Em alguns pacientes, pés cavos estão associados com polineuropatia motora leve. A avaliação cardiológica deve ser realizada periodicamente.

Pacientes com mutações do gene da dinamina 2 têm em geral início mais tardio e curso mais leve, enquanto aqueles com mutações da anfifisina 1 mostram início congênito ou posteriormente e, em geral, quadro clínico mais limitante. As mutações do *RYR1* também originam fenótipo heterogêneo.[72,137]

Aspectos de MCN são ainda encontrados, em casos de mutações do gene da titina, com grave miocardiopatia, do *SPEG*, e do *CCDC78*, identificadas em uma única família com quadro de herança autossômica dominante, congênito, porém de predomínio distal.[129,130,137]

Desproporção congênita do tamanho das fibras musculares

A DCF corresponde a uma miopatia congênita de herança autossômica dominante ou recessiva, geneticamente heterogênea, já que se encontra associada a mutações dos genes *TPM3*, *ACTA1*, *RYR1*, *MYH7* e, mais raramente, *TPM2*.[128]

A caracterização histológica é controvertida, por se basear no achado de fibras do tipo I desproporcionalmente menores do que as do tipo II, sendo essa diferença variável entre 15 e 40%. Também ocorre predomínio de fibras tipo I que, apesar de ser frequente na maioria das miopatias congênitas de diferentes tipos, na DCF a variação no tamanho das fibras musculares não é acompanhada de alterações estruturais específicas. O quadro clínico corresponde ao das miopatias congênitas em geral, podendo apresentar curso não progressivo ou lentamente progressivo; é comum predomínio axial, escoliose e evolução para insuficiência respiratória desproporcional ao quadro de fraqueza muscular. Fraqueza facial e oftalmoparesia também são achados frequentes.

Diagnóstico

O nível sérico de CK nas miopatias congênitas estruturais é de pouca ajuda, sendo na maioria das vezes normal ou pouco aumentado. A eletroneuromiografia (ENMG) também é pouco útil, mas pode ajudar a diferenciar da síndrome miastênica congênita e de quadros neurogênicos.

A biópsia muscular é o exame fundamental para o diagnóstico. As anormalidades estruturais características dos principais subtipos de miopatias congênitas, já apresentadas anteriormente, são detectadas através de métodos de colorações específicas (Figura 76.17).

O diagnóstico molecular vem continuamente passando por aperfeiçoamentos tecnológicos, o que leva à frequente identificação de novos genes envolvidos com o fenótipo das miopatias congênitas. O grande desafio é determinar quais sequências genômicas são patogênicas e quais constituem polimorfismos,[125] particularmente em relação ao *RYR1* e ao *NEB*, que são genes grandes e com grande número de variantes de significado incerto. Bases de dados moleculares podem ajudar nessa identificação (http://www.lovd.nl/), assim como estudos genéticos dos familiares sadios. Colaboração entre clínico e geneticista é indispensável em determinados casos. Atualmente, está disponível no mercado testes genéticos amplos que analisam regiões codificadoras de grupos de genes envolvidos com miopatias, ou mais especificamente, com as miopatias congênitas. Eventualmente, a análise por sequenciamento de nova geração das regiões codificadoras de genes conhecidos do genoma (exoma) pode ser utilizada.

Tratamento paliativo

O tratamento paliativo obedece aos mesmos princípios gerais do tratamento multidisciplinar em pacientes com doença neuromuscular, já caracterizado anteriormente neste capítulo, devendo ser individualizado de acordo com o curso clínico e as necessidades de cada paciente.[138]

Perspectivas terapêuticas

A pesquisa pré-clínica em modelos animais (camundongo e zebrafish) e em linhagens celulares obtidas de tecidos de pacientes está muito desenvolvida, principalmente em relação às miopatias centronucleares. Entretanto, o esclarecimento da etiopatogenia das miopatias congênitas ainda depende de pesquisas em desenvolvimento que apontam perspectivas terapêuticas de diferentes categorias.[127]

- Terapia gênica e reposição enzimática da miotubularina (MMT);
- Modulação das vias relacionadas com atrofia, hipertrofia e autofagia (MMT/MCN);
- Ativação de células satélites (MN);

- Hiperexpressão de genes alternativos (actinopatias);
- Eventualmente, fármacos inibidores de acetilcolinesterase, sensibilizadores de Ca^{+2} e antioxidantes (MMT/MCN e MN).

A evidente sobreposição de mecanismos fisiopatológicos entre os vários subgrupos genéticos e estruturais de miopatias congênitas indica que algumas das terapias em estudo poderiam ser eficazes em grande parte das miopatias congênitas e em outras doenças neuromusculares.[127]

MIOPATIAS METABÓLICAS

As miopatias metabólicas são um grupo de doenças causadas por defeitos nas vias bioquímicas relacionadas à produção de ATP. Podem ser divididas em três grandes grupos: glicogenoses (Tabela 76.6), lipidoses (Tabela 76.7) e mitocondriopatias.[139] As miopatias mitocôndrias são discutidas em outra sessão deste livro.

Glicogenoses

Glicogenoses ("glycogen storage diseases" – GSD) são distúrbios do metabolismo dos carboidratos, e muitas de suas formas acometem o músculo esquelético (Tabela 76.7). Um grupo de pacientes cursa com sintomas fixos, normalmente progressivos, e com envolvimento multissistêmico, como nas deficiências de maltase ácida (GSDII, doença de Pompe), amilo-1,6-glucosidase (GSDIII, doença de Cori, Forbes) e amilo-1,4-1,6-transglucosidase (GSDIV, doença de Andersen). Outro grupo de pacientes desenvolve sintomas recorrentes caracterizados por fraqueza, cãibras, mialgia e mioglobinúria, normalmente relacionados à atividade física, com exame clínico normal entre as crises, como observados nas deficiências de miofosforilase (GSDV, doença de McArdle), fosfofrutoquinase (GSDVII, doença de Tarui), fosfoglicerato mutase (GSDX), e aldolase (GSDXII).[139]

A doença de Pompe (glicogenose tipo II) é causada por mutações no gene *GAA* (cromossomo 17) levando a deficiência da enzima alfa-glicosidase ácida (GAA), a qual é responsável pela quebra do glicogênio em glicose nos lisossomos.[140] O acúmulo de glicogênio nos lisossomos leva a disfunção em vários tecidos, tais como músculo esquelético e cardíaco, fígado e sistema nervoso. Há uma forma infantil, em que o diagnóstico é feito no primeiro ano de vida, e uma forma de início a partir do primeiro ano de vida, ou forma de início tardio. Recém-nascidos e lactentes com a doença de Pompe apresentam cardiomegalia, hipotonia, insuficiência respiratória, fraqueza muscular, hepatomegalia, aumento do tamanho da língua, dificuldades alimentares, atraso motor e de crescimento, e falecem, em média, antes do final do primeiro ano de vida devido a complicações cardiopulmonares. Na forma de início na infância ou na vida adulta a manifestação principal é fraqueza muscular lentamente progressiva de predomínio na cintura e muitas vezes em associação com comprometimento respiratório. O exame de escolha para triagem desses casos é a medida da atividade da enzima GAA usando gota seca de sangue em papel de filtro, mas o diagnóstico definitivo é obtido pela determinação da redução da atividade enzimática em cultura de fibroblasto, de leucócitos ou exame de DNA.

O tratamento medicamentoso é baseado na reposição enzimática IV usando uma GAA recombinante biologicamente ativa (alfa-glicosidase ácida, rhGAA). A dose padrão da terapia de reposição enzimática usada nos diversos estudos é de 20 mg/kg, administrada IV a cada 2 semanas. Além disso, quanto mais precoce for o início da terapia para a forma infantil, melhor é a resposta em retardar a progressão da doença.[141] A terapia de reposição enzimática administrada precocemente tem resultado em aumento da expectativa de vida. Algumas crianças com forma infantil desenvolvem

Tabela 76.6 Distúrbios de depósito de glicogênio (GSD) muscular.

Glicogenoses	Gene / deficiência enzimática	Manifestações clínicas chaves
GSD 0b	*GYSA1* / glicogênio sintetase muscular	Cardiomiopatia, intolerância ao exercício
GSD II/Pompe	*GAA* / alfa-glicosidade ácida	Cardiomiopatia, hipotonia, fraqueza muscular
GSD III/Forbes, Cori	*AGL* / enzima desramificadora de glicogênio	Cardiomiopatia, hepatomegalia, fraqueza muscular
GSD IV/Anderson	*GBE1* / enzima ramificadora de glicogênio	Cardiomiopatia, hepatomegalia, fraqueza muscular
GSD V/McArdle	*PYGM* / miofosforilase	Intolerância ao exercício, mialgia, fraqueza muscular
GSD VII/Tarui	*PFK* / fosfofrutoquinase	Intolerância ao exercício, anemia hemolítica, fraqueza muscular
GSD X	*PGAM2* / fosfoglicerato mutase	Intolerância ao exercício, mialgia, fraqueza muscular
GSD XII	*ALDOA* / aldolase A	Anemia hemolítica, fraqueza muscular
GSD XIII	*ENO3* / beta enolase	Intolerância ao exercício, mialgia, fraqueza muscular

Fonte: Manta *et al.*, 2021.[141]

anticorpos contra a terapia enzimática (CRIM-negativo), o que resulta em falha terapêutica.[141] Nesses casos, há necessidade de administração concomitante de imunossupressão. Embora a terapia de reposição enzimática possa ter efeito satisfatório para a cardiomiopatia e em reduzir o risco de morte em 99% dos bebês com a doença, os efeitos da terapia quanto aos marcos do desenvolvimento motor e ao risco de uso de ventilação invasiva são alcançados em uma proporção menor.[141] Muito possivelmente, o aumento da expectativa de vida elevaria o risco de tornar estas crianças dependentes de ventilação mecânica.

A doença de McArdle é a glicogenose mais frequente, apresenta herança autossômica recessiva e é causada pela deficiência da enzima miofosforilase (maltase ácida) devido a mutações no gene *PYGM* (cromossomo 11q13).[139] A doença se manifesta em crianças ou em adultos jovens com intolerância ao exercício. Os pacientes referem o aparecimento de cãibras e mialgia após a realização de atividades físicas curtas e intensas. Contraturas e fraqueza muscular podem acompanhar o quadro. Quase todos os pacientes apresentam o chamado fenômeno *second wind* que se caracteriza por alívio dos sintomas quando a atividade física é mantida em níveis mais brandos por pelo menos 10 minutos. A CK sérica encontra-se aumentada, mas pode ser normal no período intercrise. O teste isquêmico no antebraço mostra um aumento no nível de amônia sérica, mas sem aumento significativo do ácido lático. Na biópsia muscular encontram-se acúmulos subsarcolemais e intermiofibrilares de material PAS-positivo (glicogênio), com reação histoquímica negativa para miofosforilase. O estudo do gene *PYGM* detecta mutações em até 90% dos casos. Estudos observacionais e de coorte de pacientes com doença de McArdle tem sugerido que exercícios aeróbicos de rotina, de intensidade moderada, evitando atividades anaeróbicas extenuantes, podem aumentar o débito cardíaco e a função muscular, bem como ampliar o limiar para o desencadeamento de mialgia e cãibras.[141] Dieta rica em carboidratos e administração oral de sacarose antes de atividades físicas são indicadas para aumentar a tolerância aos exercícios.[141]

Lipidoses

A oxidação de ácido graxo é responsável por boa parte da energia responsável pela manutenção do músculo em repouso e do tônus muscular; na recuperação muscular após uma atividade física; e pela manutenção do funcionamento muscular durante períodos de atividade intensa e prolongada, na qual a demanda por ATP aumenta com o passar do tempo de atividade.[139] Os ácidos graxos não são usados no início do exercício, começando a sua importância após 30 minutos do exercício continuado, e, após 1 hora, eles representam a maior fonte de energia. Assim, defeitos no metabolismo dos lipídios causam sintomas após exercício prolongado. O metabolismo oxidativo requer inicialmente que esses ácidos graxos sejam mobilizados para a corrente sanguínea e, então, carreados para o meio intracelular e sucessivamente para o interior da mitocôndria. A membrana mitocondrial normal é impermeável aos ácidos graxos, sendo necessários, portanto, transportadores para este fim. O transporte é realizado por um sistema específico composto por carnitina, carnitina palmitoiltransferase 1 (CPT1) – parte externa da membrana – e carnitina palmitoiltransferase 2 (CPT2) – parte interna da membrana. A carnitina palmitiltransferase (CPT) é a enzima que liga a carnitina com ácidos graxos de cadeia longa, necessária ao transporte da carnitina para dentro da mitocôndria (CPT1) e para separar a carnitina do complexo com os ácidos graxos (CPT2). As desordens do metabolismo lipídico (lipidoses) se manifestam mais comumente com intolerância a exercícios e mioglobunúria, tanto em adultos quanto em crianças, e nem sempre cursam com depósito de lipídios visível na biópsia muscular. As principais lipidoses que se apresentam com miopatia isolada ocorrem devido à deficiência de CPT2, acil-CoA desidrogenase de cadeia muito longa (mais que 14 carbonos) e proteína trifuncional (Tabela 76.7).[139]

O envolvimento muscular e cardíaco é raro na deficiência de CPT1 ligado à oxidação dos ácidos graxos de cadeia longa. A deficiência de CPT2 é a anormalidade bioquímica mais comum do músculo e tem herança autossômica recessiva. A sintomatologia consiste em dor muscular e mioglobinúria após exercícios prolongados, jejum prolongado ou dieta rica em gorduras e pobre em carboidratos que depletam o glicogênio do músculo. Embora as dores e cãibras possam estar presentes desde a infância, a mioglobinúria é incomum antes da adolescência. Muitos pacientes podem apresentar mioglobinúria após exercícios prolongados, especialmente antes do café da manhã. As crises de mioglobinúria da deficiência CPT são mais graves do que nas desordens da glicólise, tendendo a causar lesão renal. A CK sérica é normal em repouso e aumenta bastante após exercícios prolongados e pode haver aumento de triglicerídeos e ácidos graxos no soro por estar prejudicada sua utilização. Na biópsia muscular, a análise bioquímica revela deficiência de CPT. O tratamento é feito com dieta rica em carboidratos e pobre em gorduras. Devem-se evitar exercícios prolongados que possam produzir mioglobinúria e usar barras de cereais durante exercícios. A forma hepatocardiomuscular, muito grave da deficiência de CPT, apresenta evolução fatal nos primeiros meses de vida por falência hepática, renal ou cardíaca. O estudo molecular revela mutações em genes distintos: o gene *CPT1B* é associado à deficiência de CPT1 e o gene *CPT2* à deficiência de CPT2.

Tabela 76.7 Miopatias metabólicas relacionadas a defeitos no transporte de carnitina, betaoxidação mitocondrial ou armazenamento de lipídio.

Gene	Deficiência enzimática	Processo envolvido	Manifestações clínicas chaves
ACADVL	Acil-CoA desidrogenase de cadeia muito longa	Betaoxidação	Hipoglicemia, hepatomegalia, cardiomiopatia, rabdomiólise pós-exercício
HADHA	3-hidroxi-acil-CoA desidrogenase de cadeia longa	Betaoxidação	Hipoglicemia, hepatomegalia, cardiomiopatia, rabdomiólise pós-exercício
HADHA, HADHB	Subunidades alfa ou beta da proteína trifuncional	Betaoxidação	Hipoglicemia, hepatomegalia, cardiomiopatia, rabdomiólise pós-exercício
ETFA, ETFB, ETFDH	Acil-CoA desidrogenase múltipla	Betaoxidação	Hipoglicemia, hepatomegalia, cardiomiopatia, fraqueza muscular
ACADS	Acil-CoA desidrogenase de cadeia curta	Betaoxidação	Hipotonia, fraqueza muscular, deficit de crescimento
SLC22A5	Deficiência primária sistêmica de carnitina	Transporte de carnitina	Hipoglicemia, hepatomegalia, cardiomiopatia
SLC25A20	Acil-carnitina translocase	Transporte de carnitina	Hipoglicemia, hepatomegalia, cardiomiopatia
CPT2	Carnitina palmitoil-transferase 2	Transporte de carnitina	Hipoglicemia, hepatomegalia, cardiomiopatia
CPT1A	Carnitina palmitoil-transferase 1A	Transporte de carnitina	Hipoglicemia, hepatomegalia, cardiomiopatia
LPIN1	Lipin-1	Biosíntese de triglicerídeos e fosfolipídios	Rabdomiólise pós-exercício, mialgia
ABHD5	Acil-transferase	Metabolismo triglicerídico	Eritroderma ictiosiforme congênita
PNPLA2	Lipase triglicerídica	Metabolismo triglicerídico	Hepatomegalia, miopatia

Fonte: Manta et al., 2021.[141]

A suplementação de L-carnitina é uma intervenção terapêutica eficaz no contexto de miopatias metabólicas relacionadas a defeitos no transporte de ácidos graxos à base de carnitina. Isso incluiu deficiência sistêmica primária de carnitina (SLC22A5), de carnitina acil-carnitina translocase (SLC25A20) e de carnitina palmitoil-transferase tipo 2 (CPT2).[141] Na deficiência de acil-coA desidrogenase de cadeia muito longa (ACADVL), ainda permanece controverso se a suplementação de L-carnitina é uma terapia apropriada. Algumas formas respondem bem a administração de riboflavina, tais como nas deficiências de ETFDH, ETFA, SLC52A1 e ACADS; a miopatia, nestes casos, pode ser completamente revertida. Além disso, as opções de tratamento para pacientes com distúrbios de oxidação de ácidos graxos estão centradas nos cuidados dietéticos, incluindo evitar o jejum, restrição dietética de gordura e suplementação de triglicerídeos de cadeia média.[141]

CANALOPATIAS OU SÍNDROMES MIOTÔNICAS BENIGNAS

As miotonias não distróficas benignas são doenças associadas a mutações dos canais iônicos musculares e, portanto, a alterações da excitabilidade da fibra muscular que disparam espontaneamente potenciais de ação musculares (miotonia). São caracterizadas clinicamente pelo fenômeno miotônico, com ausência ou mínima fraqueza muscular.

Os canais iônicos são proteínas especializadas em formar poros que permitem a passagem de determinados íons através da dupla camada lipídica da membrana celular. As mutações de genes que codificam os canais iônicos sensíveis à voltagem, expressos no músculo esquelético, alteram a excitabilidade elétrica do sarcolema e produzem dois fenótipos principais: miotonia e paralisia periódica. A alteração responsável pela miotonia decorre de um aumento da excitabilidade sarcolemal, por uma série de descargas após o término da transmissão sináptica na junção neuromuscular, que sustentam a liberação de Ca^{2+} do retículo sarcoplasmático, produzindo a contração involuntária. Por outro lado, redução da excitabilidade sarcolemal, que pode evoluir para uma falha completa da iniciação, do pico e da propagação do potencial de ação na junção mioneural, pode causar fraqueza ou perda total da contração, configurando o surto de paralisia periódica.[142-144] A Tabela 76.8 mostra

Tabela 76.8 Resumo dos fatores desencadeantes das diferentes formas de canalopatias do músculo esquelético e tipos de tratamento.

Tipos de canalopatia	Fatores desencadeantes	Tratamentos possíveis
Miotonia congênita	Frio (alguns pacientes)	Mexiletina, hidantoinatos, procainamida
Paramiotonia congênita	Frio	Mexiletina, hidantoinatos, procainamida
Outras canalopatias dos canais de sódio	Potássio (alguns pacientes)	Mexiletina, hidantoinatos, procainamida, acetazolamida
Paralisia periódica hipercalêmica	Potássio, repouso pós-exercício	Fase aguda: carboidratos, glicose. Acetazolamida, diclorofenamida
Paralisia periódica hipocalêmica	Carboidratos, repouso pós-exercício	Fase aguda: potássio VO, raramente EV. Potássio, acetazolamida, diclorofenamida, diuréticos poupadores de potássio
Síndrome de Andersen-Tawil	Repouso após exercício, carboidratos (alguns pacientes), potássio (alguns pacientes)	Fase aguda: potássio (se o surto ocorrer com hipocalêmica). Potássio (se o surto ocorrer com hipocalêmica), acetazolamida, diclorofenamida, diuréticos poupadores de potássio

Fonte: Heatwole et al., 2013.[145]

os fatores desencadeantes e os tipos de tratamentos habituais em pacientes com as diferentes canalopatias musculares. Os principais aspectos clínicos serão resumidos a seguir.[145]

Canalopatias ligadas a mutações do gene canal de cloro

As mutações do gene do canal de cloro (CLCN1, 7q35), dependendo do tipo, originam miotonia de herança autossômica dominante ou recessiva, respectivamente, miotonia de Thomsen e miotonia de Becker.

A miotonia de Thomsen é de início nos primeiros anos de vida e leva a um fenótipo considerado "atlético" devido à hipertrofia dos grupos musculares decorrente da atividade muscular persistente. O fenômeno miotônico predomina nos membros inferiores, mas é bem visível ao aperto de mãos ou durante o choro, podendo ser desencadeado por repouso, infecção ou estresse.

A miotomia de Becker tem início um pouco mais tardiamente, na primeira década, e os pacientes podem apresentar alguma fraqueza muscular. Embora o fenômeno miotônico predomine nos membros inferiores e interfira com a marcha, podem ocorrer episódios de fraqueza transitória em membros superiores com duração de segundos ou minutos. Em ambos os casos, o paciente tem fenômeno miotônico na ação e na estimulação mecânica (percussão) muscular, que pode ser em parte desencadeado pelo frio, melhorando com exercícios sustentados que resultam em aquecimento da musculatura (fenômeno do *warm-up*).

O diagnóstico é realizado pelo quadro clínico típico e pode ser confirmado por teste molecular. A ENMG, embora mostre traçado e som característico, é desnecessária frente à especificidade do quadro clínico.

Tratamento sintomático por meio de fármacos que reduzem a excitabilidade da membrana celular somente é empregado nos casos em que a miotonia causa incômodo considerável nas atividades da vida diária. Em crianças, há poucas opções para tratamento de alívio sintomático: carbamazepina e hidantoinatos são os medicamentos utilizados, já que a mexiletina não está disponível no mercado brasileiro. O tratamento com procainamida e quinina não é recomendável para crianças pequenas. A ranazolina é outro fármaco que está em estudo e tem menos efeitos colaterais que a mexiletina. Entretanto, ainda não está sendo efetivamente empregado.[146]

Canalopatias ligadas a mutações do gene do canal de sódio

As mutações do gene do canal de sódio (SCN4A, 17q23) são de herança autossômica dominante e geralmente levam a manifestações clínicas na primeira década da vida. Há diferentes tipos: paramiotonia congênita, paralisia periódica hipercalêmica e miotonia congênita responsiva à acetazolamida.

A paramiotonia congênita (doença de Eulenburg) mostra miotonia paradoxal, ou seja, que piora ao longo da repetição de movimentos, por exemplo, abrir e fechar os olhos. Não há hipertrofia muscular. O fenômeno miotônico predomina em mãos, face, língua e musculatura cervical. Frio e jejum são fatores desencadeantes e com o tempo há fraqueza muscular. Há risco potencial de laringoespasmo. Em alguns pacientes ocorrem episódios de fraqueza muscular que podem durar horas ou dias. O tratamento é o mesmo que foi referido para a miotonia congênita.

Na paralisia periódica hipercalêmica, ocorrem episódios de fraqueza de curta duração (1-2 horas), sem alterações da musculatura respiratória que, além dos mesmos fatores desencadeantes que a paramiotonia, também podem se manifestar após uma refeição rica em potássio. O paciente permanece normal entre os episódios, embora ao longo dos anos possa apresentar fraqueza muscular com distribuição em cinturas. Em associação, pode ocorrer fenômeno miotônico e paramiotonia. O nível sérico de potássio encontra-se normal ou aumentado. Os episódios podem melhorar com a ingestão de açúcar e carboidratos, sendo recomendável a prevenção dos fatores desencadeantes. Os pacientes são tratados preventivamente com acetazolamida, diclorofenamida ou tiazidas.

A miotonia congênita responsiva à acetazolamida tem início na primeira década de vida, sendo que os episódios de miotonia são desencadeados pela ingestão de potássio, por jejum e, ocasionalmente, pelo frio, podendo acompanhar-se de queixa de dor. Acometem músculos proximais, extraoculares e da mastigação. Não há fraqueza ou relação com exercícios, porém o paciente apresenta hipertrofia de grupos musculares e pode desenvolver episódios de rabdomiólise, existindo, portanto, alto risco anestésico, também sendo contraindicados medicamentos anticolinesterásicos. O tratamento consiste na administração de acetazolamida.

Canalopatias ligadas a mutações de genes do canal de cálcio

As mutações de genes do canal de cálcio (gene receptor de di-hidropiridato *CACNA1* em 1q32 ou gene *SCN4A* em 17q23) originam a paralisia periódica hipocalêmica, de herança autossômica dominante, que se inicia na adolescência, sendo mais comum em meninos. Os episódios de fraqueza são de longa duração (3 a 24 horas) e, embora alarmantes, apenas raramente levam a comprometimento respiratório ou bulbar. São desencadeados por alimentação rica em carboidratos, sono, estresse, álcool e repouso após exercícios prolongados. Com o passar do tempo, o paciente apresenta fraqueza de predomínio proximal. Durante o episódio devem ser administrados sais de potássio e o paciente deve ser monitorado clinicamente e com eletrocardiograma. Entre os episódios, o paciente não manifesta miotonia, exceto, eventualmente, nos músculos extraoculares. O tratamento preventivo inclui dieta pobre em sódio e carboidratos, além de acetazolamida ou diclorofenamida, espironolactona e triantereno, este último ainda não disponível no Brasil.

Canalopatias ligadas a mutações do gene do canal de potássio

Mutações no gene do canal de potássio (*KCNJ2*, 17q24) causam a síndrome de Andersen-Tawil, caracterizada por: surtos de paralisia periódica com nível normal, aumentado ou diminuído de potássio; arritmia ventricular com prolongamento do intervalo QT e aspectos dismórficos (baixa estatura, implantação baixa de orelhas, hipertelorismo, ponte nasal plana, micrognatia, clinodactilia, sindactilia). Os episódios de paralisia são desencadeados por repouso após exercício prolongado ou ingestão de carboidratos. O tratamento consiste na administração de sais de potássio – se o surto estiver associado com hipocalêmica –, acetazolamida, diclorofenamida e diuréticos poupadores de potássio.

Em adultos com tireotoxicose podem ocorrer episódios de paralisia hipocalêmica e, em parte deles, é encontrada mutação do gene *KCNJ18*, que configura uma particular predisposição aos episódios.

MIOPATIAS INFLAMATÓRIAS

As doenças comumente agrupadas entre as miopatias inflamatórias são a dermatomiosite (DM), a polimiosite (PM), a miosite com corpos de inclusão (MCI) e a miopatia necrotizante. A DM e a PM têm mecanismo patogênico primariamente autoimune, o que pode ser observado pela associação com outras doenças autoimunes e pelas evidências imuno-histoquímicas de miotoxicidade mediada por linfócitos T na PM e microangiopatia ativada pelo complemento na DM.[149] A miopatia necrotizante é na verdade um diagnóstico histológico inespecífico que ocorre relacionado a diversas causas, tais como o uso de estatinas, neoplasias e infecções virais. A MCI é uma forma de miopatia inflamatória associada com alterações degenerativas das fibras musculares, e que se manifesta após os 55 anos de idade; portanto, não será abordada neste capítulo. Dentre as miopatias inflamatórias juvenis, a forma mais comum é a DM, enquanto a PM é mais frequente no adulto.

Dermatomiosite

A DM é mais frequente em mulheres (2:1) e apresenta um pico de incidência na infância (5 a 14 anos) e outro na idade adulta. A incidência da DM varia de 1,2 a 17 casos novos por 1.000.000 de habitantes, com prevalência variando de 5 a 11 casos por 100.000 indivíduos. O comprometimento cutâneo diferencia a DM das demais formas de miopatias inflamatórias.[147] As alterações cutâneas consideradas patognomônicas incluem as pápulas de Gottron (lesões papulosas eritematosas sobre a face extensora das articulações interfalangeanas e/ou metacarpofalangeanas) e o sinal de Gottron (eritema macular violáceo com ou sem edema atingindo a porção dorsal das articulações interfalangeanas e metacarpofalangeanas, patela e maléolo lateral). As lesões cutâneas consideradas altamente características incluem o heliótropo (lesão arroxeada das pálpebras com ou sem edema periorbital), telangiectasias periungueais com ou sem aspecto distrófico da cutícula, eritema macular violáceo simétrico nas faces extensoras das mãos e dedos, das faces extensoras dos braços e antebraços, dos deltoides, da porção posterior dos ombros e cervical (sinal do xale), e porções anterior e superior do tórax (áreas em V).

O início da DM pode ser agudo (dias) ou insidioso (meses a anos). O sintoma fundamental é a fraqueza, principalmente dos músculos proximais.[148] Mialgia ocorre mais raramente. A manifestação mais frequente é a fraqueza muscular acompanhada de retrações articulares. Atrofia muscular ocorre em até 40% dos casos e tende a aparecer mais tardiamente no curso da doença. Em vários casos, envolvimento muscular orofaríngeo e respiratório pode causar disfagia e insuficiência respiratória.

Os sintomas clínicos gerais incluem febre, perda de peso e artralgias. Fenômeno de Raynaud é mais frequente em pacientes com DM idiopática e na DM associada com outras doenças do tecido conjuntivo. Envolvimento cardíaco inclui insuficiência cardíaca e disfunção diastólica ventricular. Doença pulmonar intersticial está comumente associada com anticorpos antissintetase. A forma de DM hipomiopática se refere aos casos em que há evidências laboratoriais de inflamação muscular, mas sem fraqueza muscular, enquanto a forma de DM amiopática se refere aos casos com acometimento cutâneo isolado.[150] Uma parte destes casos desenvolve comprometimento muscular no decorrer da evolução da doença.

A ENMG pode demonstrar anormalidades em até 90% dos casos, embora não específicas. Aumento da atividade espontânea e de inserção com fibrilação, descargas repetitivas complexas, ondas agudas positivas e potenciais polifásicos pequenos refletem algum comprometimento muscular. Com o curso da doença, devido à infiltração fibrosa do tecido muscular, o exame pode demonstrar redução da atividade de inserção.[147,148]

Na RM de músculos, sequências em T2 e STIR usualmente demonstram edema muscular simétrico, particularmente na musculatura dos membros, que se correlacionam com a atividade da doença. Nas sequências em T1, atrofia da musculatura em associação com infiltração gordurosa tende a ser observada na fase crônica da doença.

A biópsia muscular demonstra a presença de infiltrado inflamatório perimisial e perivascular, em associação com atrofia e sinais degenerativos das fibras musculares perifasciculares[147,148] (Figura 76.19). Elevação dos níveis séricos das enzimas musculares é o principal indicador de comprometimento muscular.[147] A dosagem sérica de CK é mais sensível na fase aguda da doença.

A DM é tradicionalmente considerada uma miopatia isquêmica causada por lesão de células endoteliais mediada por complemento (C5b-9) levando a depleção capilar, necrose de fibras musculares e atrofia preferencial de fibras perifasciculares.[148] No entanto, ainda não está claro como a via do complemento é ativada, e autoanticorpos dirigidos contra antígenos de células endoteliais nunca foram identificados. As células inflamatórias localizadas nas regiões perimisial e perivascular compreendem principalmente células B, macrófagos e células T CD4+.[147,150] A ativação de células T CD4+ parece envolver a expressão de receptores *Tolllike* (TLR) 4 e 9. Interleucina 17 (IL-17) é provavelmente responsável em facilitar a migração de células mononucleares para o músculo, bem como induzir a hiperregulação de antígenos de histocompatibilidade (MHC-I).[148] Acredita-se que a deposição de imunoglobulinas nos capilares intramusculares ative a cascata de complemento provocando a produção de citocinas e quimiocinas, que por sua vez regulam a expressão de moléculas de adesão nas células endoteliais, as quais conduzem o recrutamento de células B, T e macrófagos.

Autoanticorpos associados com miopatias inflamatórias são divididos em autoanticorpos específicos de miosites (AEM) e autoanticorpos associados com miosites (AAM), estes últimos ocorrendo também em doenças autoimunes sem miosite. Os principais AEM detectados na DM incluem anti-Mi-2, anti-CADM-140, anti-SAE, anti-p155/140, anti-Mj e anti-Jo1; enquanto que os principais AAM incluem anti-Ro-SSA, anti-U1RNP e anti-Pm/Scl.[147,151] Alguns autoanticorpos apresentam alta especificidade na DM, mas seu envolvimento na patogênese do dano muscular ainda não está claro. O mais reconhecido dentre os autoanticorpos na DM é o anti-Mi-2, que é direcionado contra um componente da NuRD (*nucleosome remodelling deacetylasecomplex*). A presença de anti-Mi-2 ocorre em 3-60% dos casos, sendo mais frequente nos adultos e raro na forma juvenil. Pacientes com anti-Mi-2 tendem a desenvolver alterações cutâneas típicas, acentuado aumento de CK e boa resposta ao tratamento imunossupressor; e estão menos frequentemente associados com doença pulmonar intersticial ou câncer. Vários outros autoanticorpos têm sido descritos em associação com DM, especialmente em associação com doença pulmonar intersticial e câncer. Quando ocorre a detecção de AAM na DM, devem-se investigar síndromes de sobreposição.

Vários polimorfismos têm sido relacionados com um aumento da suscetibilidade para DM, sendo que a maioria deles ocorre em genes ligados a processos inflamatórios, reforçando a posição central da inflamação na

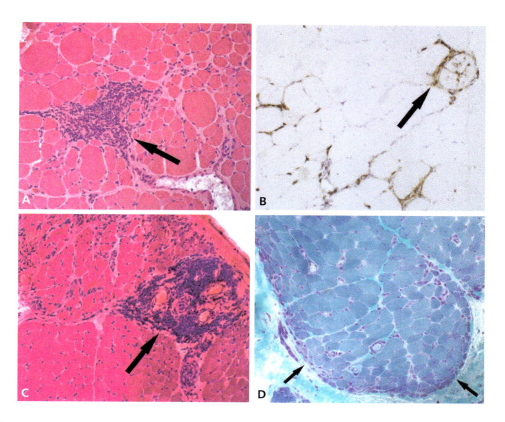

Figura 76.19 Aspectos histológicos musculares nas miopatias inflamatórias. **(A)** Infiltrado inflamatório endomisial (seta) na polimiosite (hematoxilina e eosina). **(B)** Presença de células CD8+ na região endomisial (seta), identificadas através de imunoperoxidase. **(C)** Infiltrado inflamatório perivascular (seta) na dermatomiosite (hematoxilina e eosina). **(D)** Atrofia de fibras musculares perifasciculares (setas) na dermatomiosite (tricrômio de Gomori).

etiologia da DM.[148,150] Dentre os polimorfismos descritos destaca-se o HLADQA1* 0501.Tem sido relatado um aumento na frequência de um polimorfismo A/G na região promotora do TNFα em pacientes com DM, o que levaria a um aumento da produção de TNFα. Outros polimorfismos têm sido descritos em diversos outros genes, tais como IL-10 e MHC.

Vários critérios para o diagnóstico da DM têm sido propostos. No entanto, nenhum deles foi devidamente validado até o momento. O critério mais tradicional e ainda muito usado foi o proposto por Bohan e Peter em 1975[152] (Tabela 76.9) e divide a DM em 4 formas: DM idiopática, DM juvenil, DM associada com câncer e DM associada com outras doenças do tecido conjuntivo.

O prognóstico da DM juvenil é variável.[149,154] Aproximadamente um terço dos pacientes apresenta um curso monocíclico, atingindo uma completa resolução do quadro dentro de dois anos, enquanto 50-60% dos pacientes desenvolvem uma forma crônica da doença com uma taxa de mortalidade de 2-3%. Calcinose ocorre em 20-40% dos casos, especialmente naqueles com diagnóstico tardio, envolvimento cardíaco e curso prolongado da doença.[149] Lipodistrofia ocorre em 10% dos casos e é caracterizada por perda progressiva do tecido subcutâneo.

Polimiosite

A PM ocorre mais frequentemente em mulheres e na vida adulta, sendo que na infância representa cerca de 4-8% das miopatias inflamatórias.[151] Clinicamente manifesta-se com fraqueza muscular proximal simétrica e progressiva, de intensidade variável, que se desenvolve em semanas a meses. Pode haver comprometimento orofaríngeo e disfagia. Ao lado do quadro clínico característico, o diagnóstico é baseado na dosagem de enzimas musculares e na biópsia muscular. A CK tende a aumentar acima de 10 vezes o valor de referência nos períodos de atividade da doença. As alterações patogênicas fundamentais na polimiosite incluem a presença predominante de células CD8+T invadindo fibras musculares não necróticas, interação destas células com antígenos apresentados por moléculas de superfície MHC-I e a subsequente citotoxicidade pela liberação de perforina.[148]

Tabela 76.9 Critérios diagnósticos para DM.[152,153]

- Fraqueza muscular proximal dos membros e dos flexores do pescoço, progredindo de semanas a meses;
- Elevação sérica de enzimas musculares;
- ENMG mostrando potenciais polifásicos curtos e pequenos, ondas agudas positivas, irritabilidade de inserção e descargas repetitivas de alta frequência;
- Anormalidades na biópsia muscular caracterizadas por degeneração, regeneração, necrose, fagocitose, atrofia perifascicular e infiltrado inflamatório perivascular.

Lesões cutâneas típicas, incluindo heliótropo e sinal/pápula de Gottron

Os critérios de exclusão incluem: doença neurológica periférica ou central, distrofias musculares, miosite infecciosa, miopatias metabólicas ou endócrinas e miastenia *gravis*.

Obs.: O diagnóstico de DM é considerado definitivo, provável e possível quando lesões cutâneas estão associadas com 3, 2 ou 1 dos critérios musculares, respectivamente.

Miosite pode ocorrer como parte de uma síndrome reumatológica de sobreposição em associação com outras doenças do tecido conectivo, tais como esclerodermia, doença mista do tecido conjuntivo, síndrome de Sjögren, lúpus eritematoso sistêmico e artrite reumatoide.[148,151] Fenômeno de Raynaud, doença pulmonar intersticial, artrite e *rash* malar são algumas das características clínicas. Nestes casos, a presença de doença pulmonar está associada com uma maior mortalidade.

Miosite relacionada a neoplasias são extremamente raras na infância.[148,151] No entanto, há necessidade de ampla investigação na presença de adenopatia e hepatoesplenomegalia associadas. As neoplasias mais frequentemente ligadas à miosite na infância incluem linfoma, leucemias e tumores sólidos.

Na síndrome antissintetase, a qual é associada com anticorpos contra uma das sintetases tRNA, a miosite é usualmente acompanhada por alterações sistêmicas, incluindo doença pulmonar intersticial, fenômeno de Raynaud, artropatia e alterações cutâneas.[148,151] A condição é usualmente resistente ao tratamento imunossupressor. O anticorpo antissintetase mais prevalente é o anti-Jo-1 (*anti-histidyl tRNA synthetase*), que está em aproximadamente 20% dos casos de PM e DM. Nestes casos são descritas alterações histológicas musculares preferencialmente nas regiões perimisiais em associação com a presença de células CD4+T perivasculares.

Tratamento

O tratamento de DM e PM envolve corticoterapia e outras formas de imunossupressão (azatioprina, metotrexato, ciclofosfamida, imunoglobulina), as quais são usadas para controlar a atividade da doença, prevenir mortalidade e reduzir complicações crônicas e calcinose.[147,148,154] Usualmente, recomenda-se como tratamento inicial a prednisona na dose de 1 a 2 mg/kg/dia, sendo reduzida após 2 a 4 semanas até uma dosagem mínima eficaz. Pacientes que demonstrem melhora clínica podem ser submetidos à redução da dose da corticoterapia a cada 2-4 semanas, até a retirada total da medicação após 10 a 12 meses do diagnóstico. Os critérios válidos para descontinuar a corticoterapia incluem melhora da força muscular, redução dos níveis das enzimas musculares e melhora do *rash* cutâneo. O uso de pulso intravenoso de metilprednisolona também pode ser usado, em uma dose diária de 30 mg/kg (3 a 5 doses), seguido de doses intermitentes semanais, especialmente nos casos mais graves. Metotrexato (7,5 a 20 mg/semana) é a droga imunossupressora mais usada depois dos corticoides e pode ser administrada em associação com corticoides e também isoladamente. A hidroxicloroquina pode ser utilizada especialmente nas formas mais leves e com manifestações cutâneas. Imunoglobulina IV (2g/kg/mês, durante 3 meses) é usada nos casos mais graves e refratários. O micofenolato de mofetil e tacrolimus também têm sido utilizados de forma eficaz. Ciclofosfamida é geralmente reservada para casos mais graves devido à alta frequência de efeitos colaterais. Os agentes biológicos, especialmente o rituximabe, têm sido utilizados com êxito em casos que não houve resposta à terapia convencional.

Os pacientes devem ser advertidos de que as manifestações cutâneas na DM podem ser desencadeadas ou agravadas pela exposição à luz ultravioleta, devendo, por esse motivo, evitar a luz solar e usar protetor solar. As manifestações cutâneas podem ser controladas através de aplicação tópica de corticosteroides e eventualmente inibidores de calcineurina (tacrolimus, pimecrolimus) e drogas antimalária (hidroxicloroquina), em associação com quinacrina nos casos mais resistentes.[147,154]

Ao lado do tratamento medicamentoso, os pacientes devem ser submetidos a um programa de reabilitação. A atividade física tem sido indicada em todos os casos.[147,154]

Miopatia inflamatória necrotizante

As miopatias inflamatórias necrotizantes são um grupo heterogêneo de miopatias adquiridas que são distintas da PM e da DM e que tendem a apresentar boa resposta ao tratamento imunossupressor.[148] Dentre as causas incluem malignidade, doença do tecido conjuntivo, infecções virais e aquelas associadas com autoanticorpos específicos, tais como anti-SRP, anti-HMGCR e antissintetase. Embora, usualmente não haja evidente reação inflamatória, a miopatia necrotizante é considerada de natureza autoimune devido à marcação aumentada para C5b-9 e MHC-I em alguns casos, pela associação com autoanticorpos e outras doenças imunológicas e devido à boa resposta ao tratamento imunossupressor. Histologicamente, reação macrofágica predomina em relação às células linfocitárias.

REFERÊNCIAS BIBLIOGRÁFICAS

1. Bushby K, Finkel R, Birnkrant DJ, Case LE, Clemens PR, Cripe L, et al. Diagnosis and management of Duchenne muscular dystrophy, part 1: diagnosis, and pharmacological and psychosocial management. Lancet Neurol. 2010;9(1):77-93.
2. Bushby K, Finkel R, Birnkrant DJ, Case LE, Clemens PR, Cripe L, et al. Diagnosis and management of Duchenne muscular dystrophy, part 2: implementation of multidisciplinary care. Lancet Neurol. 2010;9(2):177-89.
3. Hoffman EP, Brown RH Jr., Kunkel LM. Dystrophin: the protein product of the Duchenne muscular dystrophy locus. Cell. 1987;51(6):919-28.
4. Ervasti JM, Campbell KP. A role for the dystrophin-glycoprotein complex as a transmembrane linker between laminin and actin. J Cell Biol. 1993;122(4):809-23.
5. Ervasti JM, Ohlendieck K, Kahl SD, Gaver MG, Campbell KP. Deficiency of a glycoprotein component of the dystrophin complex in dystrophic muscle. Nature. 1990;345(6273):315-9.
6. Murphy S, Ohlendieck K. The biochemical and mass spectrometric profiling of the dystrophin complexome from skeletal muscle. Comput Struct Biotechnol J. 2016;14:20-7.
7. Holland A, Murphy S, Dowling P, Ohlendieck K. Pathoproteomic profiling of the skeletal muscle matrisome in dystrophinopathy associated myofibrosis. Proteomics. 2016;16(2):345-66.
8. Gumerson JD, Michele DE. The dystrophin-glycoprotein complex in the prevention of muscle damage. J Biomed Biotechnol. 2011;2011:210797.
9. Carmignac V, Durbeej M. Cell-matrix interactions in muscle disease. J Pathol. 2012;226(2):200-18.
10. Chung J, Smith AL, Hughes SC, Niizawa G, Abdel-Hamid HZ, Naylor EW, et al. Twenty-year follow-up of newborn screening for patients with muscular dystrophy. Muscle Nerve. 2016;53(4):570-8.
11. Deconinck N, Dan B. Pathophysiology of duchenne muscular dystrophy: current hypotheses. Pediatr Neurol. 2007;36(1):1-7.
12. Brinkmeier H, Ohlendieck K. Chaperoning heat shock proteins: proteomic analysis and relevance for normal and dystrophin-deficient muscle. Proteomics Clin Appl. 2014;8(11-12):875-95.
13. Judge LM, Haraguchiln M, Chamberlain JS. Dissecting the signaling and mechanical functions of the dystrophin-glycoprotein complex. J Cell Sci. 2006;119(Pt 8):1537-46.
14. Kharraz Y, Guerra J, Pessina P, Serrano AL, Munoz-Canoves P. Understanding the process of fibrosis in Duchenne muscular dystrophy. Biomed Res Int. 2014;2014:965631.
15. Aartsma-Rus A, Ginjaar IB, Bushby K. The importance of genetic diagnosis for Duchenne muscular dystrophy. J Med Genet. 2016;53(3):145-51.
16. Quattrocelli M, Zelikovich AS, Salamone IM, Fischer JA, McNally EM. Mechanisms and clinical applications of glucocorticoid steroids in muscular dystrophy. J Neuromuscul Dis. 2021;8(1):39-52.
17. Biggar WD, Harris VA, Eliasoph L, Alman B. Long-term benefits of deflazacort treatment for boys with Duchenne muscular dystrophy in their second decade. Neuromuscul Disord. 2006;16(4):249-55.
18. Bonifati MD, Ruzza G, Bonometto P, Berardinelli A, Gorni K, Orcesi S, et al. A multicenter, double-blind, randomized trial of deflazacort versus prednisone in Duchenne muscular dystrophy. Muscle Nerve. 2000;23(9):1344-7.
19. Goemans N, Buyse G. Current treatment and management of dystrophinopathies. Curr Treat Options Neurol. 2014;16(5):287.
20. Buyse GM, Voit T, Schara U, Straathof CS, D'Angelo MG, Bernert G, et al. Efficacy of idebenone on respiratory function in patients with Duchenne muscular dystrophy not using glucocorticoids (DELOS): a double-blind randomised placebo-controlled phase 3 trial. Lancet. 2015;385(9979):1748-57.
21. Hoffman EP, Connor EM. Orphan drug development in muscular dystrophy: update on two large clinical trials of dystrophin rescue therapies. Discov Med. 2013;16(89):233-9.
22. Hoffman E. A rebirth for drisapersen in Duchenne muscular dystrophy? Lancet Neurol. 2014;13(10):963-5.
23. Mendell JR, Rodino-Klapac LR, Sahenk Z, Roush K, Bird L, Lowes LP, et al. Eteplirsen for the treatment of Duchenne muscular dystrophy. Ann Neurol. 2013;74(5):637-47.
24. Voit T, Topaloglu H, Straub V, Muntoni F, Deconinck N, Campion G, et al. Safety and efficacy of drisapersen for the treatment of Duchenne muscular dystrophy (DEMAND II): an exploratory, randomised, placebo-controlled phase 2 study. Lancet Neurol. 2014;13(10):987-96.
25. Mendell JR, Goemans N, Lowes LP, Alfano LN, Berry K, Shao J, et al. Longitudinal effect of eteplirsen versus historical control on ambulation in Duchenne muscular dystrophy. Ann Neurol. 2016;79(2):257-71.

26. Bushby K, Finkel R, Wong B, Barohn R, Campbell C, Comi GP, et al. Ataluren treatment of patients with nonsense mutation dystrophinopathy. Muscle Nerve. 2014;50(4):477-87.
27. Haas M, Vlcek V, Balabanov P, Salmonson T, Bakchine S, Markey G, et al. European Medicines Agency review of ataluren for the treatment of ambulant patients aged 5 years and older with Duchenne muscular dystrophy resulting from a nonsense mutation in the dystrophin gene. Neuromuscul Disord. 2015;25(1):5-13.
28. Tawil R, Kissel JT, Heatwole C, Pandya S, Gronseth G, Benatar M, et al. Evidence-based guideline summary: evaluation, diagnosis, and management of facioscapulohumeral muscular dystrophy: report of the Guideline Development, Dissemination, and Implementation Subcommittee of the American Academy of Neurology and the Practice Issues Review Panel of the American Association of Neuromuscular & Electrodiagnostic Medicine. Neurology. 2015;85(4):357-64.
29. van der Maarel SM, Miller DG, Tawil R, Filippova GN, Tapscott SJ. Facioscapulohumeral muscular dystrophy: consequences of chromatin relaxation. Curr Opin Neurol. 2012;25(5):614-20.
30. Chen TH, Lai YH, Lee PL, Hsu JH, Goto K, Hayashi YK, et al. Infantile facioscapulohumeral muscular dystrophy revisited: expansion of clinical phenotypes in patients with a very short EcoRI fragment. Neuromuscul Disord. 2013;23(4):298-305.
31. Darin N, Tulinius M. Neuromuscular disorders in childhood: a descriptive epidemiological study from western Sweden. Neuromuscul Disord. 2000;10(1):1-9.
32. Norwood FL, Harling C, Chinnery PF, Eagle M, Bushby K, Straub V. Prevalence of genetic muscle disease in Northern England: in-depth analysis of a muscle clinic population. Brain. 2009;132(Pt 11):3175-86.
33. Graziano A, Bianco F, D'Amico A, Moroni I, Messina S, Bruno C, et al. Prevalence of congenital muscular dystrophy in Italy: a population study. Neurology. 2015;84(9):904-11.
34. Kang PB, Morrison L, Iannaccone ST, Graham RJ, Bonnemann CG, Rutkowski A, et al. Evidence-based guideline summary: evaluation, diagnosis, and management of congenital muscular dystrophy: report of the Guideline Development Subcommittee of the American Academy of Neurology and the Practice Issues Review Panel of the American Association of Neuromuscular & Electrodiagnostic Medicine. Neurology. 2015;84(13):1369-78.
35. Bonnemann CG, Wang CH, Quijano-Roy S, Deconinck N, Bertini E, Ferreiro A, et al. Diagnostic approach to the congenital muscular dystrophies. Neuromuscul Disord. 2014;24(4):289-311.
36. Reed UC. Congenital muscular dystrophy. Part I: a review of phenotypical and diagnostic aspects. Arq Neuropsiquiatr. 2009;67(1):144-68.
37. Xiong H, Tan D, Wang S, Song S, Yang H, Gao K, et al. Genotype/phenotype analysis in Chinese laminin-alpha2 deficient congenital muscular dystrophy patients. Clin Genet. 2015;87(3):233-43.
38. Mercuri E, Lampe A, Allsop J, Knight R, Pane M, Kinali M, et al. Muscle MRI in Ullrich congenital muscular dystrophy and Bethlem myopathy. Neuromuscul Disord. 2005;15(4):303-10.
39. Tagliavini F, Sardone F, Squarzoni S, Maraldi NM, Merlini L, Faldini C, et al. Ultrastructural changes in muscle cells of patients with collagen VI-related myopathies. Muscles Ligaments Tendons J. 2013;3(4):281-6.
40. Allamand V, Brinas L, Richard P, Stojkovic T, Quijano-Roy S, Bonne G. ColVI myopathies: where do we stand, where do we go? Skelet Muscle. 2011;1:30.
41. Yonekawa T, Nishino I. Ullrich congenital muscular dystrophy: clinicopathological features, natural history and pathomechanism(s). J Neurol Neurosurg Psychiatry. 2015;86(3):280-7.
42. Hicks D, Farsani GT, Laval S, Collins J, Sarkozy A, Martoni E, et al. Mutations in the collagen XII gene define a new form of extracellular matrix-related myopathy. Hum Mol Genet. 2014;23(9):2353-63.
43. Chiquet M, Birk DE, Bonnemann CG, Koch M. Collagen XII: protecting bone and muscle integrity by organizing collagen fibrils. Int J Biochem Cell Biol. 2014;53:51-4.
44. Tetreault M, Duquette A, Thiffault I, Bherer C, Jarry J, Loisel L, et al. A new form of congenital muscular dystrophy with joint hyperlaxity maps to 3p23-21. Brain. 2006;129(Pt 8):2077-84.
45. Yoshida-Moriguchi T, Campbell KP. Matriglycan: a novel polysaccharide that links dystroglycan to the basement membrane. Glycobiology. 2015;25(7):702-13.
46. Godfrey C, Foley AR, Clement E, Muntoni F. Dystroglycanopathies: coming into focus. Curr Opin Genet Dev. 2011;21(3):278-85.
47. Wells L. The o-mannosylation pathway: glycosyltransferases and proteins implicated in congenital muscular dystrophy. J Biol Chem. 2013;288(10):6930-5.
48. Meilleur KG, Zukosky K, Medne L, Fequiere P, Powell-Hamilton N, Winder TL, et al. Clinical, pathologic, and mutational spectrum of dystroglycanopathy caused by LARGE mutations. J Neuropathol Exp Neurol. 2014;73(5):425-41.
49. Muntoni F, Brockington M, Blake DJ, Torelli S, Brown SC. Defective glycosylation in muscular dystrophy. Lancet. 2002;360(9343):1419-21.
50. Praissman JL, Live DH, Wang S, Ramiah A, Chinoy ZS, Boons GJ, et al. B4GAT1 is the priming enzyme for the LARGE-dependent functional glycosylation of alpha-dystroglycan. Elife. 2014;3:e03943.
51. Praissman JL, Wells L. Mammalian O-mannosylation pathway: glycan structures, enzymes, and protein substrates. Biochemistry. 2014;53(19):3066-78.
52. Panin VM, Wells L. Protein O-mannosylation in metazoan organisms. Curr Protoc Protein Sci. 2014;75:12.
53. Geis T, Marquard K, Rodl T, Reihle C, Schirmer S, von Kalle T, et al. Homozygous dystroglycan mutation associated with a novel muscle-eye-brain disease-like phenotype with multicystic leucodystrophy. Neurogenetics. 2013;14(3-4):205-13.
54. Yang AC, Ng BG, Moore SA, Rush J, Waechter CJ, Raymond KM, et al. Congenital disorder of glycosylation due to DPM1 mutations presenting with dystroglycanopathy-type congenital muscular dystrophy. Mol Genet Metab. 2013;110(3):345-51.
55. Schottlaender LV, Petzold A, Wood N, Houlden H. Diagnostic clues and manifesting carriers in fukutin-related protein (FKRP) limb-girdle muscular dystrophy. J Neurol Sci. 2015;348(1-2):266-8.
56. Fiorillo C, Moro F, Astrea G, Morales MA, Baldacci J, Marchese M, et al. Novel mutations in the fukutin gene in a boy with asymptomatic hyperCKemia. Neuromuscul Disord. 2013;23(12):1010-5.

57. Cabrera-Serrano M, Ghaoui R, Ravenscroft G, Johnsen RD, Davis MR, Corbett A, et al. Expanding the phenotype of GMPPB mutations. Brain. 2015;138(Pt 4):836-44.
58. Kondo-Iida E, Kobayashi K, Watanabe M, Sasaki J, Kumagai T, Koide H, et al. Novel mutations and genotype-phenotype relationships in 107 families with Fukuyama-type congenital muscular dystrophy (FCMD). Hum Mol Genet. 1999;8(12):2303-9.
59. Yis U, Uyanik G, Rosendahl DM, Carman KB, Bayram E, Heise M, et al. Clinical, radiological, and genetic survey of patients with muscle-eye-brain disease caused by mutations in POMGNT1. Pediatr Neurol. 2014;50(5):491-7.
60. Roscioli T, Kamsteeg EJ, Buysse K, Maystadt I, van Reeuwijk J, van den Elzen C, et al. Mutations in ISPD cause Walker-Warburg syndrome and defective glycosylation of alpha-dystroglycan. Nat Genet. 2012;44(5):581-5.
61. van Reeuwijk J, Brunner HG, van Bokhoven H. Glyc-O-genetics of Walker-Warburg syndrome. Clin Genet. 2005;67(4):281-9.
62. Clement E, Mercuri E, Godfrey C, Smith J, Robb S, Kinali M, et al. Brain involvement in muscular dystrophies with defective dystroglycan glycosylation. Ann Neurol. 2008;64(5):573-82.
63. Stevens E, Torelli S, Tinsley J, Muntoni F. P2.14 The versatility of flow cytometry in the assessment of functional alpha-dystroglycan glycosylation. Neuromuscular Disorders. 2011;21(9-10):665.
64. Quijano-Roy S, Mbieleu B, Bönnemann CG, Jeannet PY, Colomer J, Clarke NF, et al. De novo LMNA mutations cause a new form of congenital muscular dystrophy. Ann Neurol. 2008;64(2):177-86.
65. Pasqualin LM, Reed UC, Costa TV, Quedas E, Albuquerque MA, Resende MB, et al. Congenital muscular dystrophy with dropped head linked to the LMNA gene in a Brazilian cohort. Pediatr Neurol. 2014;50(4):400-6.
66. Tan D, Yang H, Yuan Y, Bonnemann C, Chang X, Wang S, et al. Phenotype-genotype analysis of Chinese patients with early-onset LMNA-related muscular dystrophy. PLoS One. 2015;10(6):e0129699.
67. Bonati U, Bechtel N, Heinimann K, Rutz E, Schneider J, Frank S, et al. Congenital muscular dystrophy with dropped head phenotype and cognitive impairment due to a novel mutation in the LMNA gene. Neuromuscul Disord. 2014;24(6):529-32.
68. Mercuri E, Clements E, Offiah A, Pichiecchio A, Vasco G, Bianco F, et al. Muscle magnetic resonance imaging involvement in muscular dystrophies with rigidity of the spine. Ann Neurol. 2010;67(2):201-8.
69. Schara U, Kress W, Bonnemann CG, Breitbach-Faller N, Korenke CG, Schreiber G, et al. The phenotype and long-term follow-up in 11 patients with juvenile selenoprotein N1-related myopathy. Eur J Paediatr Neurol. 2008;12(3):224-30.
70. Shalaby S, Hayashi YK, Goto K, Ogawa M, Nonaka I, Noguchi S, et al. Rigid spine syndrome caused by a novel mutation in four-and-a--half LIM domain 1 gene (FHL1). Neuromuscul Disord. 2008;18(12):959-61.
71. Bertrand AT, Bönnemann CG, Bonne G. 199th ENMC international workshop: FHL1 related myopathies, June 7-9, 2013, Naarden, The Netherlands. Neuromuscul Disord. 2013;24(5):453-62.
72. Susman RD, Quijano-Roy S, Yang N, Webster R, Clarke NF, Dowling J, et al. Expanding the clinical, pathological and MRI phenotype of DNM2-related centronuclear myopathy. Neuromuscul Disord. 2010;20(4):229-37.
73. Vondracek P, Hermanova M, Vodickova K, Fajkusova L, Blakely EL, He L, et al. An unusual case of congenital muscular dystrophy with normal serum CK level, external ophtalmoplegia, and white matter changes on brain MRI. Eur J Paediatr Neurol. 2007;11(6):381-4.
74. Ferreiro A, Mezmezian M, Olive M, Herlicoviez D, Fardeau M, Richard P, et al. Telethonin-deficiency initially presenting as a congenital muscular dystrophy. Neuromuscul Disord. 2011;21(6):433-8.
75. Mitsuhashi S, Ohkuma A, Talim B, Karahashi M, Koumura T, Aoyama C, et al. A congenital muscular dystrophy with mitochondrial structural abnormalities caused by defective de novo phosphatidylcholine biosynthesis. Am J Hum Genet. 2011;88(6):845-51.
76. Reed UC, Tsanaclis AM, Vainzof M, Marie SK, Carvalho MS, Roizenblatt J, et al. Merosin-positive congenital muscular dystrophy in two siblings with cataract and slight mental retardation. Brain Dev. 1999;21(4):274-8.
77. Liang WC, Zhu W, Mitsuhashi S, Noguchi S, Sacher M, Ogawa M, et al. Congenital muscular dystrophy with fatty liver and infantile--onset cataract caused by TRAPPC11 mutations: broadening of the phenotype. Skelet Muscle. 2015;5:29.
78. Ardissone A, Bragato C, Caffi L, Blasevich F, Maestrini S, Bianchi ML, et al. Novel PTRF mutation in a child with mild myopathy and very mild congenital lipodystrophy. BMC Med Genet. 2013;14:89.
79. Kana V, Kellenberger CJ, Rushing EJ, Klein A. Muscle magnetic resonance imaging of the lower limbs: valuable diagnostic tool in the investigation of childhood neuromuscular disorders. Neuropediatrics. 2014;45(5):278-88.
80. Quijano-Roy S, Carlier RY. Muscle magnetic resonance imaging: a new diagnostic tool with promising avenues in therapeutic trials. Neuropediatrics. 2014;45(5):273-4.
81. Wang CH, Bonnemann CG, Rutkowski A, Sejersen T, Bellini J, Battista V, et al. Consensus statement on standard of care for congenital muscular dystrophies. J Child Neurol. 2010;25(12):1559-81.
82. Sabharwal R, Chapleau MW. Autonomic, locomotor and cardiac abnormalities in a mouse model of muscular dystrophy: targeting the renin-angiotensin system. Exp Physiol. 2014;99(4):627-31.
83. Yu Q, Sali A, Van der Meulen J, Creeden BK, Gordish-Dressman H, Rutkowski A, et al. Omigapil treatment decreases fibrosis and improves respiratory rate in dy^{2J} mouse model of congenital muscular dystrophy. PLoS One. 2013;8(6):e65468.
84. Gawlik KI, Durbeej M. Skeletal muscle laminin and MDC1A: pathogenesis and treatment strategies. Skelet Muscle. 2011;1(1):9.
85. Aoki Y, Nagata T, Yokota T, Nakamura A, Wood MJ, Partridge T, et al. Highly efficient in vivo delivery of PMO into regenerating myotubes and rescue in laminin-alpha2 chain-null congenital muscular dystrophy mice. Hum Mol Genet. 2013;22(24):4914-28.
86. Muntoni F, Torelli S, Wells DJ, Brown SC. Muscular dystrophies due to glycosylation defects: diagnosis and therapeutic strategies. Curr Opin Neurol. 2011;24(5):437-42.
87. Qiao C, Wang CH, Zhao C, Lu P, Awano H, Xiao B, et al. Muscle and heart function restoration in a limb girdle muscular dystrophy 2I (LGMD2I) mouse model by systemic FKRP gene delivery. Mol Ther. 2014;22(11):1890-9.
88. Paco S, Kalko SG, Jou C, Rodriguez MA, Corbera J, Muntoni F, et al. Gene expression profiling identifies molecular pathways associated with collagen VI deficiency and provides novel therapeutic targets. PLoS One. 2013;8(10):e77430.

89. Merlini L, Sabatelli P, Armaroli A, Gnudi S, Angelin A, Grumati P, et al. Cyclosporine A in Ullrich congenital muscular dystrophy: long-term results. Oxid Med Cell Longev. 2011;2011:139194.
90. Alexeev V, Arita M, Donahue A, Bonaldo P, Chu ML, Igoucheva O. Human adipose-derived stem cell transplantation as a potential therapy for collagen VI-related congenital muscular dystrophy. Stem Cell Res Ther. 2014;5(1):21.
91. Paco S, Casserras T, Rodriguez MA, Jou C, Puigdelloses M, Ortez CI, et al. Transcriptome analysis of Ullrich congenital muscular dystrophy fibroblasts reveals a disease extracellular matrix signature and key molecular regulators. PLoS One. 2015;10(12):e0145107.
92. Mercuri E, Muntoni F. Muscular dystrophies. Lancet. 2013;381(9869):845-60.
93. Mendez-Lopez I, Worman HJ. Inner nuclear membrane proteins: impact on human disease. Chromosoma. 2012;121(2):153-67.
94. Cowling BS, Cottle DL, Wilding BR, D'Arcy CE, Mitchell CA, McGrath MJ. Four and a half LIM protein 1 gene mutations cause four distinct human myopathies: a comprehensive review of the clinical, histological and pathological features. Neuromuscul Disord. 2011;21(4):237-51.
95. De Cid R, Ben Yaou R, Roudaut C, Charton K, Baulande S, Leturcq F, et al. A new titinopathy: childhood-juvenile onset Emery-Dreifuss-like phenotype without cardiomyopathy. Neurology. 2015;85(24):2126-35.
96. Bonne G, Mercuri E, Muchir A, Urtizberea A, Becane HM, Recan D, et al. Clinical and molecular genetic spectrum of autosomal dominant Emery-Dreifuss muscular dystrophy due to mutations of the lamin A/C gene. Ann Neurol. 2000;48(2):170-80.
97. Gueneau L, Bertrand AT, Jais JP, Salih MA, Stojkovic T, Wehnert M, et al. Mutations of the FHL1 gene cause Emery-Dreifuss muscular dystrophy. Am J Hum Genet. 2009;85(3):338-53.
98. Bushby KMD, Beckmann JS. 30th and 31st ENMC international workshops, Naarden, The Netherlands, Held 6-8 January 1995. Neuromuscul Disord. 1995;5(4):337-43.
99. Narayanaswami P, Weiss M, Selcen D, David W, Raynor E, Carter G, et al. Evidence-based guideline summary: diagnosis and treatment of limb-girdle and distal dystrophies: report of the guideline development subcommittee of the American Academy of Neurology and the practice issues review panel of the American Association of Neuromuscular & Electrodiagnostic Medicine. Neurology. 2014;83(16):1453-63.
100. Mahmood OA, Jiang XM. Limb-girdle muscular dystrophies: where next after six decades from the first proposal (Review). Mol Med Rep. 2014;9(5):1515-32.
101. Mah JK, Korngut L, Fiest KM, Dykeman J, Day LJ, Pringsheim T, et al. A systematic review and meta-analysis on the epidemiology of the muscular dystrophies. Can J Neurol Sci. 2016;43(1):163-77.
102. Zatz M, de Paula F, Starling A, Vainzof M. The 10 autosomal recessive limb-girdle muscular dystrophies. Neuromuscul Disord. 2003;13(7-8):532-44.
103. Winckler PB, da Silva AMS, Coimbra-Neto AR, Carvalho E, Cavalcanti EBU, Sobreira CFR, et al. Clinicogenetic lessons from 370 patients with autosomal recessive limb-girdle muscular dystrophy. Clin Genet. 2019 Oct;96(4):341-353.
104. Nigro V, Piluso G. Spectrum of muscular dystrophies associated with sarcolemmal-protein genetic defects. Biochim Biophys Acta. 2015;1852(4):585-93.
105. Angelini C, Tasca E, Nascimbeni AC, Fanin M. Muscle fatigue, nNOS and muscle fiber atrophy in limb girdle muscular dystrophy. Acta Myol. 2014;33(3):119-26.
106. Vallejo-Illarramendi A, Toral-Ojeda I, Aldanondo G, Lopez de Munain A. Dysregulation of calcium homeostasis in muscular dystrophies. Expert Rev Mol Med. 2014;16:e16.
107. Moore SA, Shilling CJ, Westra S, Wall C, Wicklund MP, Stolle C, et al. Limb-girdle muscular dystrophy in the United States. J Neuropathol Exp Neurol. 2006;65(10):995-1003.
108. Ullrich ND, Fischer D, Kornblum C, Walter MC, Niggli E, Zorzato F, et al. Alterations of excitation-contraction coupling and excitation coupled Ca(2+) entry in human myotubes carrying CAV3 mutations linked to rippling muscle. Hum Mutat. 2011;32(3):309-17.
109. Cotta A, Carvalho E, da-Cunha-Junior AL, Paim JF, Navarro MM, Valicek J, et al. Common recessive limb girdle muscular dystrophies differential diagnosis: why and how? Arq Neuropsiquiatr. 2014;72(9):721-34.
110. Kuhn M, Glaser D, Joshi PR, Zierz S, Wenninger S, Schoser B, et al. Utility of a next-generation sequencing-based gene panel investigation in German patients with genetically unclassified limb-girdle muscular dystrophy. J Neurol. 2016.
111. Albuquerque MA, Abath-Neto O, Maximino JR, Chadi G, Zanoteli E, Reed UC. Clinical aspects of patients with sarcoglycanopathies under steroids therapy. Arq Neuropsiquiatr. 2014;72(10):768-72.
112. Walter MC, Reilich P, Thiele S, Schessl J, Schreiber H, Reiners K, et al. Treatment of dysferlinopathy with deflazacort: a double-blind, placebo-controlled clinical trial. Orphanet J Rare Dis. 2013;8:26.
113. Straub V, Bertoli M. Where do we stand in trial readiness for autosomal recessive limb girdle muscular dystrophies? Neuromuscul Disord. 2016;26(2):111-25.
114. Schottlaender LV, Petzold A, Wood N, Houlden H. Diagnostic clues and manifesting carriers in fukutin-related protein (FKRP) limb-girdle muscular dystrophy. J Neurol Sci. 2015;348(1-2):266-8.
115. Bengtsson NE, Seto JT, Hall JK, Chamberlain JS, Odom GL. Progress and prospects of gene therapy clinical trials for the muscular dystrophies. Hum Mol Genet. 2016;25(1):9-17.
116. Turner C, Hilton-Jones D. Myotonic dystrophy: diagnosis, management and new therapies. Curr Opin Neurol. 2014;27(5):599-606.
117. Swinnen B, Robberecht W, Van Den Bosch L. RNA toxicity in non-coding repeat expansion disorders. EMBO J. 2020 Jan 2;39(1):e101112.
118. Douniol M, Jacquette A, Cohen D, Bodeau N, Rachidi L, Angeard N, et al. Psychiatric and cognitive phenotype of childhood myotonic dystrophy type 1. Dev Med Child Neurol. 2012;54(10):905-11.
119. Campbell C, Levin S, Siu VM, Venance S, Jacob P. Congenital myotonic dystrophy: Canadian population-based surveillance study. J Pediatr. 2013;163(1):120-5.e1-3.
120. Ekstrom AB, Hakenas-Plate L, Tulinius M, Wentz E. Cognition and adaptive skills in myotonic dystrophy type 1: a study of 55 individuals with congenital and childhood forms. Dev Med Child Neurol. 2009;51(12):982-90.

121. Meola G, Cardani R. Myotonic dystrophies: an update on clinical aspects, genetic, pathology, and molecular pathomechanisms. Biochim Biophys Acta. 2015;1852(4):594-606.
122. Ho G, Cardamone M, Farrar M. Congenital and childhood myotonic dystrophy: current aspects of disease and future directions. World J Clin Pediatr. 2015;4(4):66-80.
123. Maggi L, Scoto M, Cirak S, Robb SA, Klein A, Lillis S, et al. Congenital myopathies-clinical features and frequency of individual subtypes diagnosed over a 5-year period in the United Kingdom. Neuromuscul Disord. 2013;23(3):195-205.
124. Amburgey K, McNamara N, Bennett LR, McCormick ME, Acsadi G, Dowling JJ. Prevalence of congenital myopathies in a representative pediatric united states population. Ann Neurol. 2011;70(4):662-5.
125. North KN, Wang CH, Clarke N, Jungbluth H, Vainzof M, Dowling JJ, et al. Approach to the diagnosis of congenital myopathies. Neuromuscul Disord. 2014;24(2):97-116.
126. Nance JR, Dowling JJ, Gibbs EM, Bönnemann CG. Congenital myopathies: an update. Curr Neurol Neurosci Rep. 2012;12(2):165-74.
127. Ravenscroft G, Laing NG, Bönnemann CG. Pathophysiological concepts in the congenital myopathies: blurring the boundaries, sharpening the focus. Brain. 2015;138(Pt 2):246-68.
128. Clarke NF. Congenital fiber-type disproportion. Semin Pediatr Neurol. 2011;18(4):264-71.
129. Ceyhan-Birsoy O, Agrawal PB, Hidalgo C, Schmitz-Abe K, DeChene ET, Swanson LC, et al. Recessive truncating titin gene, TTN, mutations presenting as centronuclear myopathy. Neurology. 2013;81(14):1205-14.
130. Zhang G, Xu M, Huang T, Lin W, Chen J, Chen W, Chang X. Clinical and genetic analysis of a case with centrnuclear myopaty caused by SPEG gene mutation: a case report and literature review. BMC Pediatr. 2021;21(11):209.
131. Jungbluth H, Davis MR, Muller C, Counsell S, Allsop J, Chattopadhyay A, et al. Magnetic resonance imaging of muscle in congenital myopathies associated with RYR1 mutations. Neuromuscul Disord. 2004;14(12):785-90.
132. Snoeck M, van Engelen BG, Kusters B, Lammens M, Meijer R, Molenaar JP, et al. RYR1-related myopathies: a wide spectrum of phenotypes throughout life. Eur J Neurol. 2015;22(7):1094-112.
133. Dowling JJ, Lillis S, Amburgey K, Zhou H, Al-Sarraj S, Buk SJ, et al. King-Denborough syndrome with and without mutations in the skeletal muscle ryanodine receptor (RYR1) gene. Neuromuscul Disord. 2011;21(6):420-7.
134. Romero NB, Sandaradura SA, Clarke NF. Recent advances in nemaline myopathy. Curr Opin Neurol. 2013;26(5):519-26.
135. Romero NB, Bitoun M. Centronuclear myopathies. Semin Pediatr Neurol. 2011;18(4):250-6.
136. Dowling JJ, Lawlor MW, Dirksen RT. Triadopathies: an emerging class of skeletal muscle diseases. Neurotherapeutics. 2014;11(4):773-85.
137. Fattori F, Maggi L, Bruno C, Cassandrini D, Codemo V, Catteruccia M, et al. Centronuclear myopathies: genotype-phenotype correlation and frequency of defined genetic forms in an Italian cohort. J Neurol. 2015;262(7):1728-40.
138. Wang CH, Dowling JJ, North K, Schroth MK, Sejersen T, Shapiro F, et al. Consensus statement on standard of care for congenital myopathies. J Child Neurol. 2012;27(3):363-82.
139. Tobon A. Metabolic myopathies. Continuum (Minneap Minn). 2013;19(6 Muscle Disease):1571-97.
140. Dasouki M, Jawdat O, Almadhoun O, Pasnoor M, McVey AL, Abuzinadah A, et al. Pompe disease: literature review and case series. Neurol Clin. 2014;32(3):751-67.
141. Manta A, Spendiff S, Lochmüller H, Thompson R. Targeted therapies for metabolic myopathies related to glycogen storage and lipid metabolism: a systematic review and steps towards a 'Treatabolome'. J Neuromuscul Dis. 2021;8(3):401-17.
142. Cannon SC. Channelopathies of skeletal muscle excitability. Compr Physiol. 2015;5(2):761-90.
143. Raja Rayan DL, Hanna MG. Skeletal muscle channelopathies: nondystrophic myotonias and periodic paralysis. Curr Opin Neurol. 2010;23(5):466-76.
144. Spillane J, Kullmann DM, Hanna MG. Genetic neurological channelopathies: molecular genetics and clinical phenotypes. J Neurol Neurosurg Psychiatry. 2016;87(1):37-48.
145. Heatwole CR, Statland JM, Logigian EL. The diagnosis and treatment of myotonic disorders. Muscle Nerve. 2013;47(5):632-48.
146. Novak KR, Norman J, Mitchell JR, Pinter MJ, Rich MM. Sodium channel slow inactivation as a therapeutic target for myotonia congenita. Ann Neurol. 2015;77(2):320-32.
147. Iaccarino L, Ghirardello A, Bettio S, Zen M, Gatto M, Punzi L, et al. The clinical features, diagnosis and classification of dermatomyositis. J Autoimmun. 2014;48-49:122-7.
148. Luo YB, Mastaglia FL. Dermatomyositis, polymyositis and immune-mediated necrotising myopathies. Biochim Biophys Acta. 2015;1852(4):622-32.
149. Pagnini I, Vitale A, Selmi C, Cimaz R, Cantarini L. Idiopathic inflammatory myopathies: an update on classification and treatment with special focus on juvenile forms. Clin Rev Allergy Immunol. 2015 .
150. Pagnini 2016
151. Shah M, Mamyrova G, Targoff IN, Huber AM, Malley JD, Rice MM, et al. The clinical phenotypes of the Juvenile idiopathic inflammatory myopathies. Medicine (Baltimore). 2013;92(1):25-41.
152. Bohan A, Peter JB. Polymyositis and dermatomyositis (second of two parts). N Engl J Med. 1975;292(8):403-7.
153. Bohan A, Peter JB. Polymyositis and dermatomyositis (first of two parts). N Engl J Med. 1975;292(7):344-7.
154. Huber A, Feldman BM. An update on inflammatory myositis in children. Curr Opin Rheumatol. 2013;25(5):630-5.

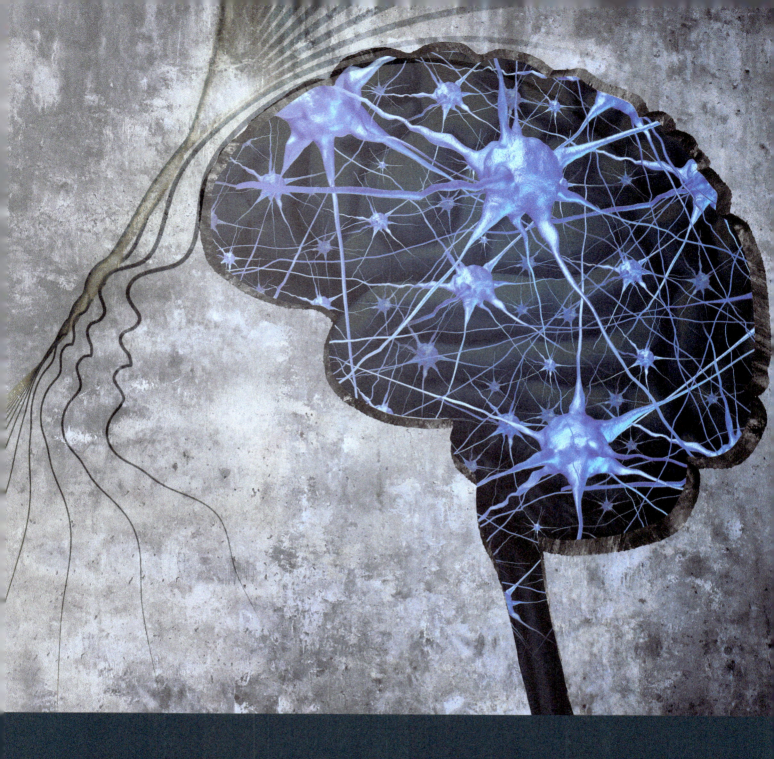

Seção 14 | MISCELÂNIA

Coordenador: Marcelo de Melo Aragão

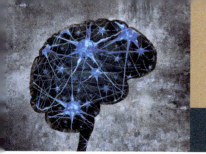

- Marcelo de Melo Aragão
- Marcos Devanir Silva da Costa
- Sergio Cavalheiro
- Marcelo Masruha Rodrigues

capítulo 77 | Traumatismo Cranioencefálico e Raquimedular

TRAUMATISMO CRANIOENCEFÁLICO

O trauma é a principal causa de morte em pessoas entre 1 e 44 anos.[1,2] O traumatismo cranioencefálico (TCE) é o principal determinante de mortalidade e incapacidade nesse grupo. Nos Estados Unidos, a incidência estimada de TCE em crianças é de 670/100.000.[3]

Há dois picos de incidência, sendo que o maior deles se dá na adolescência, cujas causas principais são os acidentes automobilísticos e as atividades esportivas. As quedas, acidentais ou não, são responsáveis por um segundo pico que ocorre durante os primeiros anos de vida. É duas vezes mais comum em meninos, diferença esta que se torna mais evidente conforme o aumento da idade.[4]

A adoção de protocolos e condutas padronizadas e os avanços na terapia intensiva neurológica têm contribuído para uma redução importante da mortalidade causada pelo TCE.

Fisiopatologia

O TCE é definido como lesão ou alteração da função encefálica decorrente de força externa. Esta pode ser transmitida por meio de impacto direto, aceleração ou desaceleração, penetração por objeto ou ondas sonoras provenientes de explosão.[5]

As lesões encefálicas podem ser divididas em dois subtipos: primárias, que ocorrem no momento do trauma, e secundárias, que acontecem imediatamente após o trauma e produzem efeitos que continuam por um longo período.[6]

Biomecânica

Em relação à biomecânica da lesão primária, podemos dividi-la inicialmente em carga estática e carga dinâmica. O mecanismo de carga estática ou quase estática ocorre quando a força aplicada ao crânio é lenta, acima de 200 milissegundos, levando à compressão ou esmagamento do mesmo. Incomum, é visto em casos de terremotos, desabamentos ou acidentes com máquinas.[7]

O mecanismo de carga dinâmica é o mais comum, no qual a força é aplicada em menos de 50 milissegundos. É dividido em forma impulsiva e forma de impacto. A forma impulsiva ocorre quando a cabeça é colocada em movimento indiretamente, em decorrência de impacto em outra região corporal, como ocorre nos acidentes automobilísticos em que o tronco está contido e a cabeça está livre, e na síndrome do bebê sacudido. Como o encéfalo e a caixa craniana têm densidades diferentes, quando submetidos à mesma força inercial, respondem de forma desigual. Esse descompasso de movimentos pode promover a ruptura de veias da superfície cerebral, bem como impacto e laceração do parênquima contra as estruturas rígidas do crânio. Além disso, a região central do encéfalo é relativamente fixa e a periferia apresenta maior amplitude de movimento, levando a cisalhamento dos axônios e estiramento dos vasos sanguíneos cerebrais, o que pode resultar em disfunção temporária ou até mesmo ruptura dessas estruturas, ocasionando a lesão axonal difusa (LAD) uma injúria por aceleração e desaceleração, representada na Figura 77.1.[7]

Na forma de impacto, a lesão encefálica decorre da força de contato e, em menor parte, da força inercial discutida anteriormente. Os efeitos da força de contato dependem de vários fatores, como o tamanho do objeto, a magnitude e a direção da força. Objetos maiores tendem a provocar fraturas lineares e objetos menores tendem a gerar perfuração. Do ponto de contato surgem ondas que percorrem o crânio e o parênquima, causan-

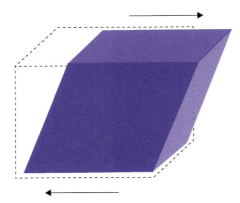

Figura 77.1 Deformação do encéfalo decorrente da força inercial. A figura pontilhada indica o encéfalo em repouso. Após o trauma, as camadas mais externas apresentam maior amplitude de movimento, enquanto as regiões mais profundas são fixas, ocorrendo estresse em cisalhamento, representado pela figura preenchida.

Fonte: Winn HR.; 2011.

do danos em áreas distantes. As crianças são mais sensíveis a esse tipo de lesão, uma vez que o crânio delas é mais deformável e absorve menos o impacto.[7]

Lesões primárias

Nesta seção, usaremos os conceitos de biomecânica já abordados para explicar os tipos de lesão primária comumente encontrados. Com frequência ocorrem em combinação, principalmente após trauma grave. Dividiremos em três grandes grupos: hematoma subperiosteal, fraturas do crânio, lesões focais e lesões difusas.

Hematoma subperiosteal

Os hematomas subperiosteais ocorrem entre o osso e o periósteo, e estão relacionados a trabalho de parto prolongado. Podem aparecer em qualquer região do crânio, mas são mais frequentes nas regiões parietais e ficam delimitados pelas suturas cranianas, podendo ser bilateral. A grande maioria é absorvida nos primeiros 15 dias de vida. Muito raramente, esses hematomas podem calcificar, o chamado cefalohematoma calcificado, o que necessita de tratamento cirúrgico (Figura 77.2).

Fraturas do crânio

As fraturas do crânio são muito frequentes na população pediátrica e ocorrem mesmo após trauma leve. Podem ser lineares, cominutivas ou diastáticas, ao longo de uma linha de sutura. São também classificadas em abertas ou fechadas, dependendo da presença de laceração da pele.

Embora a fratura por si só não traga grandes consequências, em cerca de 11% dos casos há afundamento de fragmento ósseo, o que pode causar lesão meníngea ou parenquimatosa.[7] Um tipo especial é o afundamento em "bola de ping-pong", no qual ocorre afundamento do crânio sem uma linha de fratura. Ocorre em menores de 1 ano devido à maleabilidade do crânio nesse período. Raramente está associada à lesão intracraniana,[8] porém pode causar crises epilépticas. São mais frequentemen-

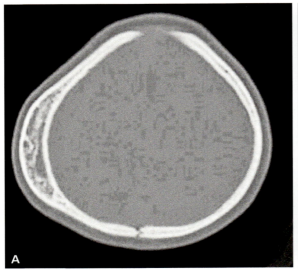
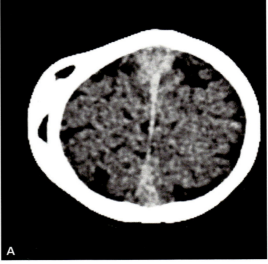

Figura 77.2 Cefalohematoma calcificado. **(A)** TC de crânio em janela óssea evidencia cefalohematoma calcificado em criança de 1 ano e 8 meses, nascida de parto normal, que apresenta abaulamento parietal direito desde o nascimento e que não houve absorção, evoluindo para calcificação. **(B)** Janela de parênquima, mostrando conteúdo de densidade inferior ao osso dentro do hematoma calcificado.

te vistas nas maternidades, podendo ser o resultado de um tocotraumatismo ou ocorrer de forma espontânea após um trabalho de parto prolongado.

Fraturas da base do crânio necessitam de força mais intensa e sua ocorrência pode levar à lesão da artéria carótida, com consequente dissecção ou formação de fístula carotídeo-cavernosa, raras em crianças. Fraturas múltiplas devem levar a suspeita de trauma não acidental.[7]

As lesões diastáticas são as que mais estão sujeitas a complicações secundárias, principalmente se durante a fratura ocorreu a laceração da dura-máter. Nesse tipo de fratura, a dura-máter pode se interpor ao traço de fratura, evitando que esta se consolide, produzindo um crescimento da fratura (growing fracture).

Lesões focais

Hematoma extradural

O hematoma epidural ou extradural (HED) é uma coleção de sangue localizado externamente à dura-máter. O mecanismo mais comum é o trauma na região temporal que leva a fratura óssea e lesão da artéria meníngea média. Por ser de origem arterial, tem crescimento rápido, atingindo seu pico em 6 a 8 horas. Em cerca de 10-40% dos casos a origem do HED é venosa, decorrente de lesão dos seios venosos durais. Este mecanismo é comum em crianças mais novas, pode ocorrer na região infratentorial e está menos associado a fratura.

O HED tem a forma biconvexa, pois o sangue fica contido nas fixações da dura às suturas. Classicamente, há perda de consciência breve no momento do trauma, seguida por intervalo com recuperação da mesma à medida que o hematoma se forma, e posterior rebaixamento pelo aumento da pressão intracraniana. Esse período é também conhecido como "intervalo lúcido". Diferente dos outros tipos, pacientes com HED e alteração da consciência geralmente têm bom prognóstico se tratados rapidamente.[7] Raramente os hematomas extradurais apresentam repercussões hemodinâmicas. Contudo, em lactentes, estas podem ocorrer.

Hematoma subdural

O hematoma subdural (HSD) é uma coleção de sangue no espaço entre a dura-máter e a aracnoide, causada por lesão das veias emissárias que por ali passam. A lesão desses vasos pode ocorrer pelo impacto direto sobre elas ou pela tração da força inercial. O HSD acumula-se lentamente, formando uma coleção em meia-lua, que pode estender-se por toda a convexidade do hemisfério. Pode ser bilateral, na fissura inter-hemisférica ou na tenda do cerebelo.

Crianças com macrocefalia por alargamento benigno do espaço subaracnoide são mais propensas ao desenvolvimento de HSD devido ao estiramento venoso. Ocasionalmente, após traumas leves, podem evoluir com este tipo de hematoma.

A taxa de mortalidade do HSD é maior em relação ao HED porque, frequentemente, há lesão encefálica associada. Em lactentes, deve sempre alertar sobre a possibilidade de trauma não acidental, principalmente se associado à hemorragia retiniana.[7]

Contusão encefálica

A contusão encefálica é composta de áreas hemorrágicas ao redor de pequenos vasos e tecido cerebral necrótico. Usualmente, a hemorragia inicia-se na superfície dos giros, que é onde ocorre o maior atrito entre o cérebro e as estruturas rígidas do crânio, por exemplo, assoalho da fossa anterior e asa maior do esfenoide.

Os mecanismos de formação das contusões podem ser decorrentes de agressão direta ao parênquima ou pelo movimento do encéfalo dentro da caixa craniana, que pode levar ao esmagamento do parênquima contra a base do crânio ou outras estruturas rígidas. Os locais mais comuns das contusões são a base do lobo frontal, o polo temporal e a região ao longo da foice (Figura 77.3).

Uma vez estabelecida a lesão, forma-se uma área de edema ao seu redor, com pico no terceiro dia. Depois disso, a tendência é ser absorvida, resultando em uma cicatriz atrófica local. A gravidade dos sintomas das contusões cerebrais varia muito, dependendo da localização e da intensidade do edema.[9]

Hemorragia subaracnóidea e intraventricular

A hemorragia subaracnóidea (HSA) é a forma mais comum de sangramento intracraniano no TCE. Resulta da lesão de pequenos vasos do córtex e sua localização mais comum é na convexidade do cérebro ou junto à foice e ao tentório. Embora muito comum, raramente é responsável por deterioração neurológica ou necessita de abordagem cirúrgica.

A hemorragia intraventricular é menos comum e carece de uma força mais intensa para sua ocorrência. O mecanismo é a ruptura das veias subependimárias do fórnix. Geralmente há presença de outras lesões associadas. A hemorragia intraventricular isolada é incomum, porém costuma apresentar bom prognóstico. Entretanto, hidrocefalia é uma complicação potencial.[10]

Ferimentos Penetrantes

Ferimentos penetrantes são lesões raras na população pediátrica, mas associadas a altas taxas de morbidade e mortalidade. Pode-se atribuir os ferimentos penetrantes a cinco grupos de causas: acidente com objeto cortante ou semicortante, acidentes em guerra, descarga acidental de arma de fogo, suicídio e homicídio. Acidentes com objetos cortantes ou semicortantes podem ser causados por objetos diferentes, muitas vezes disponíveis dentro de casa, como faca de cozinha, tesouras, chaves de fenda, ou podem ocor-

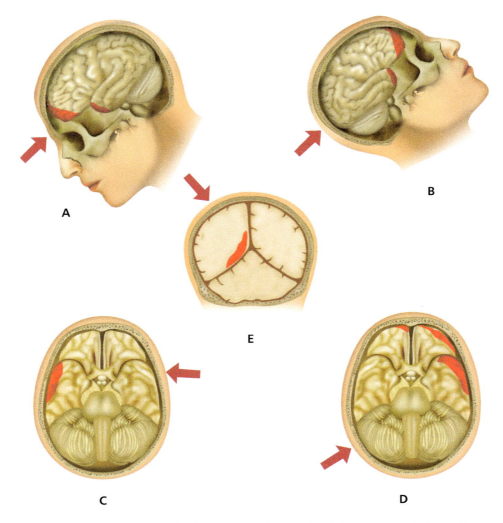

Figura 77.3 Mecanismos de contusão cerebral. As setas indicam o local de aplicação da força. **(A)** Contusão frontotemporal após trauma frontal. **(B)** Contusão frontotemporal decorrente de trauma occipital. **(C)** Contusão temporal secundária a trauma na região temporal contralateral (mecanismo de contragolpe). **(D)** Contusão frontotemporal por trauma occipitotemporal contralateral (mecanismo de contragolpe). **(E)** Contusão occipitotemporal medial causada por trauma no vértex.
Fonte: Ropper, Allan, et al. 2019.

rer em acidentes de carros pela projeção de partes do veículo durante o acidente. Armas de "brinquedo" pneumáticas também podem ser responsáveis por disparos acidentais, como flechas e outros objetos. Frequentemente há composição de diversas lesões associadas, como fraturas cominutivas, contusões, hematomas intraventriculares, subdurais ou extradurais, bem como edema cerebral.[11]

Lesões difusas

Concussão

A concussão é definida como disfunção neurológica transitória, desencadeada por trauma, caracterizada por perda breve da consciência, amnésia, confusão mental, crise epiléptica ou déficit neurológico focal. Trata-se de uma alteração funcional que resulta da força inercial, não sendo necessário impacto direto sobre o crânio. Assim como na lesão axonal difusa, o movimento diferencial de partes do encéfalo promove estresse por cisalhamento, causando disfunção da membrana celular e consequente alteração da homeostase neuronal, porém sem evidência de lesão macroscópica. Ela é mais comum durante a prática esportiva.[12]

Embora o termo concussão seja frequentemente usado como sinônimo de TCE leve, este último é uma classificação essencialmente clínica, conforme será mencionado adiante, e abrange também pacientes com outros tipos de lesão.

Lesão axonal difusa

A lesão axonal difusa (LAD) corresponde ao dano multifocal da substância branca provocado pelo cisalhamento dos tratos em decorrência da força inercial sobre o encéfalo. A concussão e a LAD correspondem aos extremos de um mesmo mecanismo fisiopatológico. A lesão do axolema e do citoesqueleto leva à interrupção do fluxo axoplasmático e desconexão.

Os locais mais frequentemente afetados são a junção da substância cinzenta com a substância branca, o corpo caloso, as regiões periventriculares e hipocampais, os pedúnculos cerebrais, o colículo superior e a formação reticular. Nos exames de imagem, pequenos focos de hemorragia são encontrados nessas topografias. A presença desses achados num paciente que se mantém comatoso após um TCE, na ausência de uma lesão com efeito de massa, é o cenário típico da LAD.[13]

Lesões secundárias

As lesões secundárias decorrem de processos bioquímicos que se iniciam após o trauma e permanecem por um longo período. Acrescentam dano adicional à lesão primária e sua prevenção é o maior desafio do neurointensivismo no TCE. Os principais mecanismos são: isquemia, hipóxia, edema cerebral, disfunção metabólica, excitotoxicidade e inflamação.[6]

A incidência de lesões isquêmicas em autópsias de pacientes com TCE grave é alta (cerca de 60-90%). O limiar crítico de fluxo sanguíneo cerebral (FSC), abaixo do qual há lesão tecidual, é de 15 mL/100 g/min no TCE, sendo maior do que no acidente vascular cerebral isquêmico. Vários fatores contribuem para o hipofluxo cerebral, incluindo lesão vascular, hipotensão sistêmica, aumento da pressão intracraniana (PIC), perda da autorregulação e vasoespasmo.[6] A autorregulação deficiente pode levar também à hiperemia cerebral, contribuindo para o aumento da PIC.[14]

A hipóxia tissular, definida como pressão de oxigênio no tecido nervoso menor que 15 mmHg, é frequente no TCE, gerando um desbalanço entre a oferta e o consumo de oxigênio. Ela depende principalmente de dois parâmetros: pressão parcial de oxigênio (PaO_2) e FSC.[6]

O edema cerebral no TCE é decorrente de dois mecanismos: quebra da barreira hematoencefálica (BHE), chamado de edema vasogênico, e edema intracelular ou citotóxico. A quebra da barreira ocorre por lesão da camada de células endoteliais, com consequente transferência de proteínas e água para o espaço intersticial. O edema citotóxico é caracterizado pelo acúmulo de água no interior dos neurônios e células da glia em razão do aumento da permeabilidade da membrana celular e depleção da energia necessária para o funcionamento das bombas iônicas.[6]

Uma vez que o metabolismo do tecido nervoso é aeróbico, transtornos da perfusão e da oxigenação cerebral frequentemente causam alterações metabólicas, que podem ser focais ou difusas. Inicialmente, devido ao efluxo maciço de íons e neurotransmissores que ocorre após o trauma, há aumento do metabolismo com o intuito de restaurar o equilíbrio iônico, o potencial de membrana e a recaptação de neurotransmissores. Esse processo ocorre nas regiões viáveis próximas às áreas de cisalhamento, contusões e hematomas, durando cerca de alguns dias. Após essa fase, o consumo de glicose diminui e assim permanece por algumas semanas, em concordância com a redução do metabolismo do cérebro comatoso.[6] A presença de alguns fatores pode aumentar ainda mais este desequilíbrio. Para cada grau de elevação da temperatura o metabolismo cerebral aumenta de 10-13%, o que pode ser deletério quando não há um aumento compensatório da perfusão cerebral. A presença da resposta simpática e adrenal ao trauma provoca hiperglicemia, que, por sua vez, induz o metabolismo anaeróbico, com consequente injúria celular pela acidose.[7]

A liberação de neurotransmissores excitatórios, em especial o glutamato, leva a uma cascata de eventos que culminam em excitotoxicidade. O glutamato ativa canais iônicos que permitem a passagem de cálcio e sódio para o interior da célula, o que causa edema e ativação de enzimas destrutivas, levando à morte celular. Além disso, estimulará a liberação de mais glutamato, gerando um ciclo vicioso.[6]

As lesões primárias e secundárias induzem a uma série de respostas inflamatórias, como liberação de citocinas, prostaglandinas, radicais livres e ativação do complemento. Ocorre, então, a mobilização de leucócitos e ativação das células da glia, que vão eliminar o tecido lesado e o adjacente, com posterior formação de tecido de reparação (gliose). Os mediadores inflamatórios promovem também vasoconstricção e obliteração da microvasculatura, assim como aumento da permeabilidade capilar e edema cerebral.[6]

Abordagem pré-hospitalar

A abordagem inicial de um paciente vítima de trauma deve seguir as diretrizes do *Pediatric Advanced Life Support* (PALS),[15] momento em que já se inicia a prevenção de lesões secundárias com o tratamento da hipoxemia e da hipotensão. O paciente deve ser transportado para um hospital com experiência no manejo de TCE em crianças.

Vias aéreas e respiração

A presença e a intensidade da hipoxemia tem relação direta com a mortalidade por TCE em crianças. A ventilação com bolsa-válvula-máscara ou a intubação orotraqueal podem ser usadas para manter a oxigenação adequada. Embora os estudos não mostrem diferenças no desfecho clínico entre os dois métodos, a intubação é indicada nas situações citadas na Tabela 77.1. Se optado por ventilação invasiva, o capnógrafo deve ser usado para a manutenção de normocapnia, uma vez que as alterações da pressão parcial de dióxido de carbono ($PaCO_2$) podem afetar a hemodinâmica cerebral.[16]

No manejo da via aérea, deve-se considerar a possibilidade de lesão cervical em todos os pacientes. A sequência rápida de intubação deve ser utilizada e é fundamental que se conheça os efeitos na pressão intracraniana e no sistema cardiovascular dos agentes escolhidos. A lidocaína está indicada como pré-medicação, pois previne o aumento da PIC durante a laringoscopia.[16]

Deve-se ter cautela em relação ao uso de sedativos como tiopental, propofol e midazolam em pacientes com hipovolemia devido ao risco de hipotensão e redução da pressão de perfusão cerebral (PPC). Neste caso, é recomendado o uso de etomidato ou cetamina. Durante muitos anos, a cetamina foi contraindicada em pacientes com TCE devido ao potencial aumento da PIC, o que não foi comprovado em estudos recentes. O uso de succinilcolina em pacientes com lesão cerebral é controverso, já que poderia causar elevação da PIC, sendo preferível o uso de rocurônio.[17]

Circulação

Assim como a hipóxia, a hipotensão arterial também possui efeitos deletérios e sua ocorrência eleva a mortalidade. Os pacientes com TCE são sensíveis às alterações da PA devido à autorregulação deficiente. A principal causa de choque é a hipovolemia. A ressuscitação volêmica deve ser realizada com solução salina isotônica. Os objetivos são a correção da hipotensão e dos demais sinais de choque. Na suspeita de hipertensão intracraniana associada, pode-se usar solução hipertônica, como o cloreto de sódio a 3%, embora não haja evidências de superioridade desta última.[16]

Tabela 77.1 Indicações de intubação orotraqueal no TCE.

- Hipoxemia não corrigida com a administração de oxigênio suplementar
- Apneia
- Hipercapnia
- Escala de coma de Glasgow ≤ 8
- Queda > 3 pontos na escala de coma de Glasgow
- Evidências de herniação
- Perda do reflexo de tosse

Nos pacientes com possibilidade de lesão medular e naqueles com bradicardia, sempre suspeitar de choque neurogênico. Nesse caso, além de ressuscitação volêmica, deve-se também administrar droga vasoativa.[16] Mais detalhes sobre o choque neurogênico são descritos na seção sobre trauma raquimedular.

A presença de hipertensão, bradicardia e irregularidade respiratória, conhecida como tríade de Cushing, sugere hipertensão intracraniana. Como esses pacientes em geral estão em ventilação mecânica, o último item frequentemente está ausente.

Exame neurológico e exposição

Nesse momento, o exame neurológico deve ser sucinto, com avaliação do nível de consciência, das pupilas e da motricidade. A escala de coma de Glasgow (ECG) foi adaptada para crianças que ainda não desenvolveram a fala (ver capítulo 2). É importante lembrar que o componente verbal pode ser afetado por medo ou desconforto e deve ser reavaliado quando o paciente estiver calmo. Todos os pacientes devem ser completamente expostos e, de especial relevância no TCE, está a pesquisa de lesões vertebrais e craniofaciais. Os sinais e sintomas de fratura de crânio são citados na Tabela 77.2.

Abordagem intra-hospitalar

Após a chegada ao hospital, deve-se obter a história e o exame físico detalhados. As informações podem ser prestadas por pessoas que presenciaram o evento, familiares, equipe de resgate ou pelo próprio paciente.

Tabela 77.2 Sinais de fratura do crânio.

- Laceração ou depressão do escalpo
- Depressão da borda supraorbitária
- Otorragia
- Hemotímpano
- Otoliquorreia
- Rinoliquorreia
- Equimose periorbitária bilateral (sinal do guaxinim)
- Equimose em região mastoidea (sinal de Battle)
- Lesão de nervo craniano
    - Anosmia
    - Perda visual
    - Alteração da motricidade ocular
    - Dormência em face
    - Paralisia facial
    - Hipoacusia, tontura ou nistagmo
    - Paralisia de hemilíngua

Detalhes da biomecânica indicam a quais tipos de força a criança foi submetida. Deve-se buscar também o estado do paciente imediatamente após o trauma, as anormalidades encontradas (perda de consciência, crise epiléptica, confusão mental, amnésia, cefaleia, vômitos, alteração visual e motora) e a sua duração. Para detalhes sobre o exame neurológico e a interpretação dos achados diante de um paciente com alteração da consciência, ver os capítulos 1 e 2.

O paciente, então, é submetido à estratificação de risco, que definirá se há necessidade de realização de investigação complementar e observação dentro do hospital. De acordo com a pontuação na ECG, o TCE é classificado como leve, moderado ou grave (Tabela 77.3).

Em todos os casos de TCE moderado e grave deve-se realizar exame de imagem. A grande dúvida é quando investigar o TCE leve, haja vista que somente em 1,2% a 5,2% dos casos a TC de crânio está alterada. Quando se considera apenas os casos que necessitam de internação hospitalar ou abordagem cirúrgica, este número torna-se ainda menor. Portanto, devido aos riscos da radiação ionizante, é essencial que se tenha uma ferramenta que complemente a ECG na seleção dos pacientes de maior risco.

Três grandes estudos prospectivos, CHALICE,[18] CATCH[19] e PECARN,[20] analisaram outras variáveis e propuseram algoritmos, todos com sensibilidade e valor preditivo negativo elevados, embora com algumas diferenças metodológicas que atrapalham a comparação entre eles. Um estudo recente avaliou a acurácia dos três algoritmos numa amostra de 1009 crianças com TCE e ECG entre 13 e 15. Deles, o único que foi capaz de identificar todos os casos de TCE clinicamente relevante (morte, necessidade de neurocirurgia, intubação por mais de 24 horas ou internação por mais de 48 horas) foi o PECARN, que também foi o segundo mais específico.[21] Ele divide os pacientes em três grupos: sem indicação de TC, indicação imediata de TC e um grupo no qual pode ser optado por realização de TC ou observação no hospital, conforme indicado nas Figuras 77.4 e 77.5 para crianças menores e maiores de 2 anos, respectivamente. Embora o estudo não cite o tempo de observação, sabe-se que o risco de hemorragia intracraniana após 6 horas é extremamente baixo.[22]

Imagem

A radiografia convencional é útil na identificação de fraturas do crânio. Entretanto, é um preditor fraco de lesão intracraniana, o que a torna um método não adequado na propedêutica do TCE.

A tomografia computadorizada (TC) é o método de imagem de escolha, pois está disponível na maioria dos locais, tem tempo de execução curto e acurácia elevada na detecção de fraturas e hemorragias intracranianas.[7] Além disso, ela permite avaliar a repercussão das lesões, como desvio de linha média (Figura 77.6) e apagamento de sulcos e cisternas (Figura 77.7). Portanto, tem a capacidade de identificar todos os pacientes que necessitam de abordagem cirúrgica.

Os equipamentos de monitorização e suporte do paciente grave são facilmente acomodados na sala de exame. Geralmente não é necessário o uso de contraste. A Tabela 77.4 descreve os principais achados tomográficos no TCE, muitos dos quais podem ser visualizados na Figura 77.8.

Em comparação à TC, a imagem por ressonância magnética (IRM) tem as desvantagens de necessitar de mais tempo para realização, ser inferior na visualização de fraturas e o manejo dos equipamentos de monitorização e suporte ser mais difícil. Entretanto, a IRM é superior na detecção de pequenas coleções subdurais ou extradurais e lesões parenquimatosas, principalmente no tronco encefálico. De relevância clínica está a observação de achados sugestivos de LAD, que frequentemente não são observados à TC (Figura 77.9). Portanto, a IRM geralmente é utilizada nas fases subaguda e crônica, quando o quadro clínico não é explicado pelos achados tomográficos.[23,24]

Na suspeita de lesão vascular (dissecção das artérias carótidas e vertebrais, fístula arteriovenosa e pseudoaneurisma), a angiografia digital é o exame padrão-ouro. Contudo, a angiorressonância é o exame inicial de escolha, pois é um método não invasivo e que não utiliza radiação ionizante. Além disso, ela também visualiza a parede do vaso e consegue identificar hematomas intramurais que não alteram seu lúmen.

Estudos recentes mostram que a imagem funcional (SPECT ou PET) pode complementar a IRM na definição do prognóstico, embora ainda seja pouco utilizada na prática clínica.[25]

Tratamento cirúrgico

No HED o prognóstico está diretamente relacionado com o tempo para a realização do procedimento cirúrgico. A craniotomia com drenagem da coleção e reparo dos vasos deve ser realizada imediatamente se houver alteração da consciência, sinais neurológicos focais ou desvio de linha média significativo (≥ 5 mm), ou volumes de hematoma maiores ou iguais a 30 mL. A monitorização da PIC geralmente não é necessária após a drenagem da coleção, exceto se a dura estiver tensa ou houver outras

---

Tabela 77.3 Classificação do TCE de acordo com a escala de coma de Glasgow.

- 14-15: TCE leve
- 9-13: TCE moderado
- 3-8: TCE grave

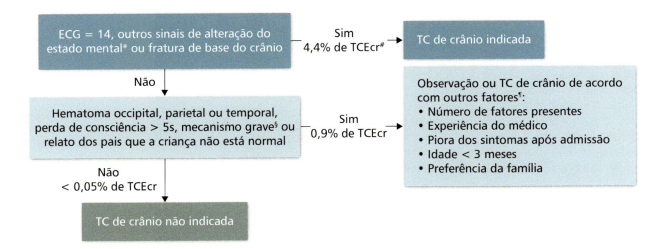

Figura 77.4 Algoritmo de investigação complementar para crianças menores de 2 anos.[20]
* Outros sinais de alteração do estado mental: agitação, sonolência, questionamento repetitivo ou alentecimento das respostas.
# TCEcr: TCE clinicamente relevante, definido como morte, necessidade de neurocirurgia, intubação por mais de 24 horas ou internação por mais de 48 horas.
§ Considera-se mecanismo grave queda acima de 1,5 m, impacto intenso por um objeto, atropelamento de pedestre ou ciclista sem capacete, acidente automobilístico com ejeção do paciente, morte de outro passageiro ou capotamento.
¶ Pacientes com apenas um dos fatores, por exemplo, perda de consciência isolada, têm baixo risco e pode-se optar pela não realização de TC de crânio.
Fonte: Kuppermann N, Holmes JF, Dayan PS, Hoyle JD Jr., Atabaki SM, Holubkov R, *et al.* 2009.

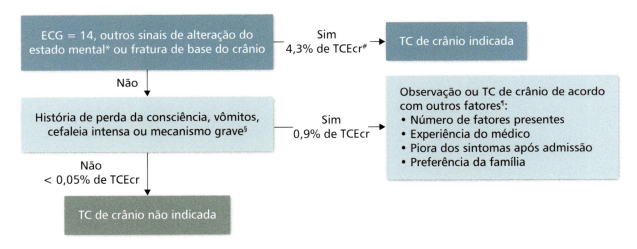

Figura 77.5 Algoritmo de investigação complementar para crianças maiores de 2 anos.[20]
* Outros sinais de alteração do estado mental: agitação, sonolência, questionamento repetitivo ou alentecimento das respostas.
# TCEcr: TCE clinicamente relevante, definido como morte, necessidade de neurocirurgia, intubação por mais de 24 horas ou internação por mais de 48 horas.
§ Considera-se mecanismo grave queda acima de 1,5 m, impacto intenso por um objeto, atropelamento de pedestre ou ciclista sem capacete, acidente automobilístico com ejeção do paciente, morte de outro passageiro ou capotamento.
¶ Pacientes com apenas um dos fatores, por exemplo, perda de consciência isolada, têm baixo risco e pode-se optar pela não realização de TC de crânio.
Fonte: Kuppermann N, Holmes JF, Dayan PS, Hoyle JD Jr., Atabaki SM, Holubkov R, *et al.* 2009.

lesões. O tratamento conservador com observação rigorosa está indicado na ausência desses sinais e espessura do hematoma menor que 10-15 mm. Em geral, as craniotomias devem ser amplas para expor toda extensão do hematoma e, principalmente, sua origem, no caso de lesão arterial. É preciso cautela nos casos de HED associado a fraturas cranianas que atravessam seios venosos, pois a hemostasia intraoperatória poderá ser desafiadora.[26]

Não há critérios definitivos a respeito do tratamento cirúrgico do HSD em crianças. Se o hematoma não for volumoso e a deterioração clínica decorrer de edema cerebral, o tratamento clínico da HIC está indi-

Traumatismo Cranioencefálico e Raquimedular

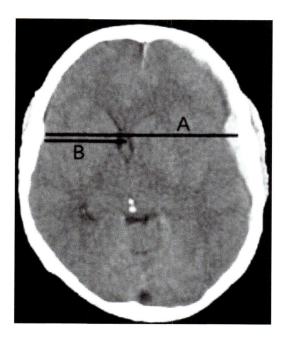

Figura 77.6 Método de quantificação do desvio de linha média26. A partir de uma imagem ao nível do forame de Monro, utiliza-se a fórmula (A/2) − B, onde A é a largura do espaço intracraniano e B é a distância entre o septo pelúcido e a tábua óssea.

Fonte: Bullock MR, Chesnut R, Ghajar J, et al. 2006.

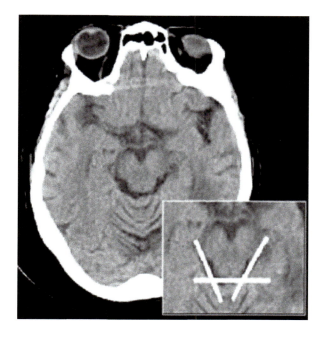

Figura 77.7 Método de avaliação das cisternas da base[26]. A presença de compressão das cisternas da base é um sinal de hipertensão intracraniana. Os espaços liquóricos ao redor do mesencéfalo podem ser divididos em três seguimentos, que podem estar parcial ou completamente obliterados.

Fonte: Bullock MR, Chesnut R, Ghajar J, et al. 2006.

Tabela 77.4 Principais achados tomográficos no TCE.

Lesão extra-axial	
HED	Coleção extra-axial hiperdensa biconvexa, que geralmente não cruza as suturas
HSD	Coleção extra-axial em formato de crescente. A densidade depende do tempo de evolução: aguda, hiperdensa; subaguda, isodensa; crônica, hipodensa
HSA	Hemorragia linear ou serpentiforme que preenche os sulcos e cisternas
HIV	Hemorragia no interior dos ventrículos formando um nível em relação ao líquor

Lesão intra-axial	
Contusão	Hemorragia cortical com edema perilesional. As lesões distribuem-se principalmente na área adjacente ao impacto e nas regiões próximas à superfície do crânio, como o polo temporal e a base do lobo frontal
LAD	Hemorragias petequeais na transição da substância branca com a cinzenta, no corpo caloso e no mesencéfalo
Edema cerebral	Apagamento de sulcos e cisternas, compressão dos ventrículos e perda da diferenciação córtico-subcortical

HED, hematoma extradural; HSD, hematoma subdural; HSA, hemorragia subaracnoidea; HIV, hemorragia intraventricular; LAD, lesão axonal difusa.

cado. No hematoma volumoso, geralmente maior que 10 mm, ou associado a desvio de linha média maior que 5 mm, deve-se realizar craniotomia e drenagem da coleção, com ou sem duroplastia. Igualmente ao HED, deve-se planejar uma craniotomia suficiente para expor todo o hematoma subdural. Na hemorragia decorrente de ruptura das veias emissárias pode ser difícil identificar o vaso responsável pela hemorragia. Mesmo após a drenagem pode ocorrer elevação da PIC, que deve ser monitorizada.[27]

O tratamento cirúrgico das lesões parenquimatosas está indicado em volumes maiores que 20 mL no lobo temporal e frontal, associadas a desvio de linha média maior que 5 mm, em pacientes com deterioração na ECG (6-8), ou pacientes com hematomas maiores que 50 mL em qualquer topografia.[28]

Nas lesões com efeito de massa importante, associadas a piora clínica ou elevação da PIC, deve-se realizar craniotomia e drenagem. Para detalhes sobre craniectomia descompressiva no tratamento de HIC refratária, ver seção específica à frente.[28]

As fraturas abertas com afundamento maior que a espessura da calvária ou acima de 1 cm necessitam de

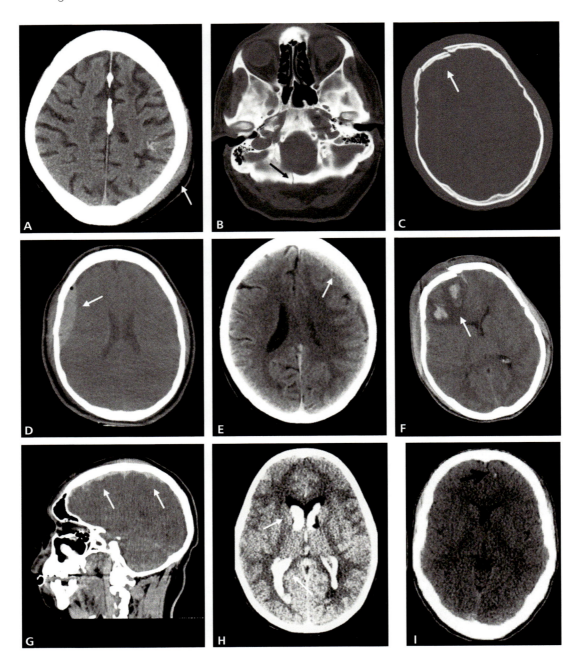

Figura 77.8 Principais achados tomográficos no TCE. **(A)** Hematoma subgaleal. **(B)** Fratura linear. **(C)** Fratura com afundamento. **(D)** Hematoma extradural. **(E)** Hematoma subdural. **(F)** Contusão cerebral. **(G)** Hemorragia subaracnoidea. **(H)** Hemorragia intraventricular. **(I)** Lesão axonal difusa.

Fonte: Imagens gentilmente cedidas pelo Dr. Aldo Maurici Araújo Alves – Departamento de Diagnóstico por Imagem – EPM-Unifesp.

elevação, desbridamento e antibioticoterapia. O tratamento conservador geralmente é indicado nas fraturas fechadas.[29] Exceção se faz nos casos de fratura em afundamento, também conhecidas como fratura em ping-pong, normalmente presente em recém-nascidos ou lactentes, secundária a tocotrauma ou quedas de plano elevado. Nesses casos, além do tratamento conservador, pode-se optar por correção da fratura por aspiração a vácuo. Dessa forma, pode-se obter um redução incruenta da fratura, diminuindo tempo de observação para uma possível de correção espontânea (Figura 77.10).[30]

Nas leões penetrantes, a abordagem e a estratégia cirúrgica dependerão da complexidade das lesões encontradas. Em geral, os princípios que envolvem o tratamento cirúrgico dessas lesões são:

Traumatismo Cranioencefálico e Raquimedular

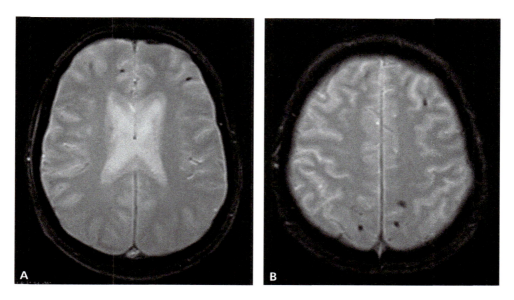

Figura 77.9 IRM de crânio de paciente com lesão axonal difusa. A sequência T2* (gradiente eco) mostra pequenos focos de hipossinal (hemorragia), com distribuição predominante na transição entre a substância cinzenta e a substância branca.

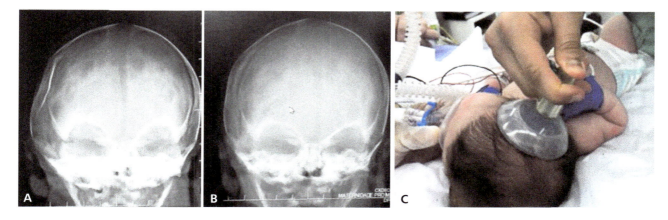

Figura 77.10 Fratura em afundamento do crânio. **(A)** Imagem de radiografia de crânio em AP de neonato que apresentou logo ao nascimento afundamento parietal direito. **(B)** Imagem de radiografia de controle após realização de correção incruenta por vácuo da fratura em afundamento ("ping-pong"). **(C)** Imagem do procedimento com máscara de reanimação neonatal acoplada ao crânio para realização de correção da fratura.

- Remover os corpos estranhos (ossos, projéteis, entre outros) para prevenir complicações secundárias como infecções, aneurismas pós-traumáticos e crises epilépticas.
- Remover tecido cerebral necrótico para prevenir hemorragias, edema e formação de tecido cicatricial.
- Eliminar efeito de massa, a partir da drenagem de hematomas.
- Reparo de lesões vasculares e implante de cateter para monitorização da PIC.

Tratamento neurointensivo

A profilaxia de lesão secundária no TCE é tão importante quanto o tratamento cirúrgico da lesão primária. Embora um grande número de mediadores de injúria tenha sido identificado em estudos experimentais, o uso de agentes que bloqueiam estas vias não demonstrou benefício em estudos clínicos. Portanto, o objetivo principal do tratamento intensivo é a prevenção da isquemia e hipóxia cerebral por meio do controle da PIC, da PA e dos gases sanguíneos.

Pressão intracraniana

Segundo a doutrina de Monro-Kellie, o crânio é uma estrutura rígida e seu volume interno é constante, sendo ocupado por três elementos: encéfalo (80%), sangue (10-12%) e líquor (8-10%). Quando há aumento de um deles, o volume de um ou mais dos outros deve diminuir, caso contrário haverá aumento da PIC. Uma lesão com efeito de massa, como um hematoma, não vai causar aumento da PIC inicialmente, pois os mecanismos compensatórios vão deslocar o líquor para o canal vertebral e o sangue venoso para as veias jugulares. Entretanto, uma vez esgotados esses mecanismos, um pequeno aumento da lesão vai levar à hipertensão intracraniana (HIC), que vai comprometer a perfusão cerebral, gerando isquemia e piora do edema. Finalmente, pode ocorrer herniação cerebral (Figura 77.11).

Alguns dados da literatura indicam as vantagens da monitorização da PIC no TCE grave em crianças: a ocorrência de HIC é frequente, a associação entre HIC e prognóstico ruim, e a correlação positiva entre controle da HIC e melhora do desfecho clínico.[31] Geralmente está indicada em pacientes com ECG ≤ 8. Entretanto, em pacientes com TCE leve a moderado, a monitorização pode ser indicada na presença de lesão com efeito de massa importante, nos quais a deterioração neurológica é iminente ou a avaliação clínica adequada não pode ser realizada por efeito de sedação ou bloqueio neuromuscular.[31] É importante salientar que HIC pode ocorrer mesmo na presença de fontanela aberta, sendo a palpação da mesma um instrumento pouco fidedigno da medida da PIC.[32]

As formas de monitorização da PIC estão ilustradas na Figura 77.12. A monitorização por meio do cateter intraventricular é o padrão-ouro e suas vantagens são: medida global da PIC, capacidade de recalibração, possibilidade de drenagem terapêutica do líquor e administração intratecal de medicação. As desvantagens são:

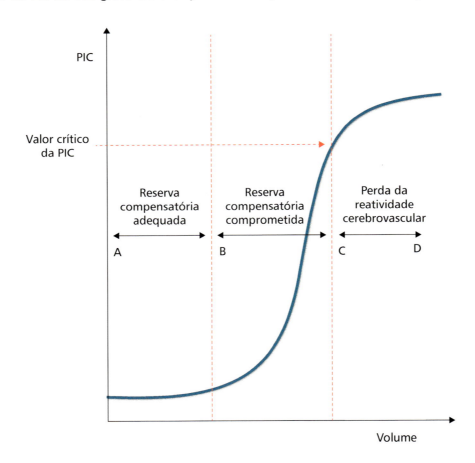

Figura 77.11 Gráfico mostrando a relação entre o volume e a pressão intracraniana (PIC). A curva possui três seguimentos: uma parte inicial que representa a reserva compensatória adequada (A-B), uma parte intermediária com aumento exponencial PIC, que corresponde à perda da reserva compensatória (B-C) e uma parte final na qual ocorre esgotamento da reatividade vascular em resposta à redução da pressão de perfusão cerebral (C-D).

Fonte: Smith, Martin. 2008.

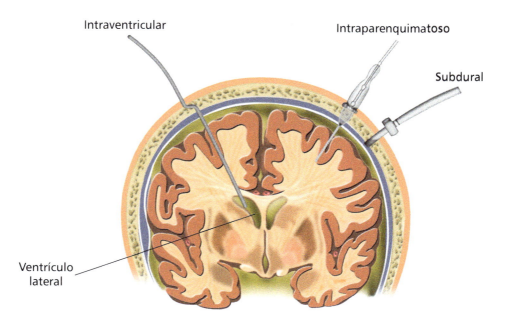

Figura 77.12 Técnicas de monitorização da pressão intracraniana.

Fonte: Kukreti, Vinay, Hadi Mohseni-Bod, and James Drake. 2014.

dificuldade de inserção em ventrículos deslocados ou comprimidos, medida inadequada por obstrução, risco de hemorragia e, principalmente, de infecção (este último em torno de 10%).[33]

O ponto de referência para medida da PIC é o meato acústico externo. Os cateteres posicionados no parênquima ou no espaço subdural têm como grande vantagem um risco menor de infecção e hemorragia.[34] Entretanto, como no TCE pode haver gradiente de pressão no interior do parênquima, sua medida pode não representar a pressão liquórica. Além disso, não permitem recalibração, embora a perda de precisão seja pequena ao longo do tempo (0,6 ± 0,9 mmHg após 5 dias).[35] Os métodos não invasivos de medida da PIC (Doppler transcraniano, medida da bainha do nervo óptico, teste de deslocamento da membrana timpânica e TC de crânio) não são acurados o suficiente para uso na prática clínica.[36]

A curva da PIC é gerada a partir da transmissão das ondas de pulso para os vasos sanguíneos cerebrais. É dividida em três picos ou componentes (Figura 77.13):[37]

- **P1:** geralmente o maior pico, corresponde ao pulso arterial transmitido ao plexo coroide.
- **P2 e P3:** são picos menores gerados a partir da transmissão do pulso venoso jugular às veias corticais.

À medida que a PIC se eleva, há aumento correspondente de P2 e P3, que podem se tornar maiores que P1, conferindo à curva uma morfologia triangular.

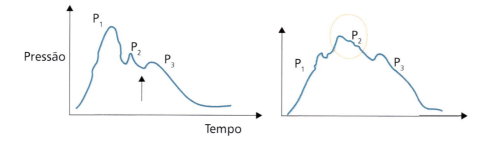

Figura 77.13 Gráfico representando a onda da PIC. A imagem à esquerda mostra uma onda normal; a seta indica o nó dicrótico, que se localiza entre P2 e P3. A imagem à direita mostra um aumento de P2, indicativo de redução da complacência cerebral.

Fonte: Cardoso ER, Rowan JO, Galbraith S. 1983.

O valor normal da PIC e o ponto de corte acima do qual deve-se iniciar tratamento não estão bem estabelecidos para crianças. Os estudos mostram que valores acima de 20 mmHg estão associados a pior prognóstico. O consenso sugere mantê-la abaixo deste valor.[31]

O algoritmo de tratamento da HIC é mostrado nas Figuras 77.14 e 77.15. A seguir, comentaremos cada passo.

Posicionamento da cabeça

Manter a cabeceira elevada a 30º reduz a PIC sem afetar a PPC. Entretanto, valores maiores que 40º podem reduzir a PPC. É recomendado também deixar o pescoço retificado no intuito de facilitar a drenagem venosa através das veias jugulares.

Sedação e analgesia

Dor e ansiedade podem aumentar o metabolismo cerebral e, consequentemente, a PIC. Não há nenhum estudo randomizado comparando os diferentes esquemas de sedação e analgesia. Benzodiazepínicos e opioides são os mais frequentemente utilizados. Os barbitúricos em dose sedativa (dose menor do que aquela necessária para indução do coma barbitúrico, conforme será mostrado a seguir) são uma opção. A infusão contínua de propofol é contraindicada pelo risco de acidose metabólica.[31]

Se a PIC continuar elevada, a despeito da sedação, pode-se lançar mão dos bloqueadores neuromusculares (BNM). Eles previnem a elevação da PIC que ocorre na presença de esforço, tosse e assincronia com a ventilação mecânica. Com o uso de BNM há maior risco de miopatia do doente crítico e hipoxemia em caso de extubação acidental.[31]

Drenagem de líquor

A drenagem de líquor a partir de derivação ventricular externa (DVE) é uma forma imediata, porém transitória, de redução da PIC. Pode ser realizada de forma contínua ou intermitente. Um estudo mostrou que a drenagem contínua foi associada a menor concentração de marcadores de lesão, menor valor médio da PIC e maior quantidade de líquor drenado.[38]

Terapia osmótica

Os agentes osmóticos são utilizados para reduzir o edema cerebral. Desde seu primeiro uso em 1962, o manitol se tornou uma das principais medidas no tratamento da HIC. Ele atua por meio de dois mecanismos. O primeiro deles, que ocorre imediatamente e dura cerca de 75 minutos, se dá pela redução da viscosidade sanguínea, a qual induz vasoconstrição pelo mecanismo de autorregulação. Assim, reduz o volume sanguíneo cerebral e a PIC. O segundo é pelo próprio gradiente osmótico, que transfere fluido do parênquima para o espaço intravascular, efeito que se inicia após 15-30 minutos e dura até 6 horas. Ele é administrado em *bolus* por via endovenosa na dose de 0,25 a 1 g/kg.

O manitol pode se acumular no parênquima onde há quebra da BHE, gerando um fluxo osmótico reverso e aumento rebote da PIC. Entretanto, isto ocorre quando ele está presente na circulação por longo período. Como também é um diurético osmótico, o manitol pode precipitar hipotensão, insuficiência renal e distúrbios hidroeletrolíticos, principalmente se osmolaridade sérica > 320 mOsm/l.

O uso de solução salina hipertônica a 3% tem ganhado força recentemente, com evidências mostrando que ela reduz a PIC e melhora o desfecho no TCE em crianças.[39,40] Diferentemente do manitol, ela preserva o volume intravascular e pode ser administrada na vigência de instabilidade hemodinâmica. Outros benefícios teóricos da solução salina hipertônica incluem restauração do potencial de repouso da membrana e do volume da célula, estímulo à liberação de peptídeo natriurético atrial, inibição da inflamação e aumento do débito cardíaco.[31] A tolerância ao aumento da osmolaridade é maior quando induzido pela solução salina do que pelo manitol, podendo chegar a 360 mOsm/l, embora também possua risco de insuficiência renal. Outros efeitos colaterais potenciais são: aumento rebote da PIC após suspensão de infusão contínua, mielinólise pontina e extrapontina, HSA, e acidose hiperclorêmica. Pode ser administrada em infusão contínua na dose de 0,1 a 1,0 mL/kg/h ou em *bolus* de 2 a 5 mL/kg em 10 a 20 minutos.

Hiperventilação

A hiperventilação é uma das medidas mais rápidas na redução da PIC. A queda da $PaCO_2$ provoca vasoconstrição cerebral, o que reduz o volume sanguíneo e a PIC. Entretanto, como diminui também o fluxo sanguíneo cerebral, pode agravar a isquemia que ocorre no TCE. Está indicada nos casos em que há herniação iminente ou HIC refratária. Nesta última situação, deve-se considerar o uso de monitorização avançada para avaliação de isquemia. O uso profilático de hiperventilação não está indicado.[31]

Barbitúricos

Os barbitúricos em altas doses (coma barbitúrico) diminuem a PIC por meio da redução do metabolismo cerebral. Deve ser realizado EEG contínuo e o objetivo é a manutenção do padrão de surto-supressão. Eles reduzem o débito cardíaco, a resistência vascular sistêmica e a PA, o que torna necessário monitorização e suporte hemodinâmico.

As drogas mais utilizadas são o pentobarbital e o tiopental. Há vários protocolos que utilizam doses di-

Traumatismo Cranioencefálico e Raquimedular

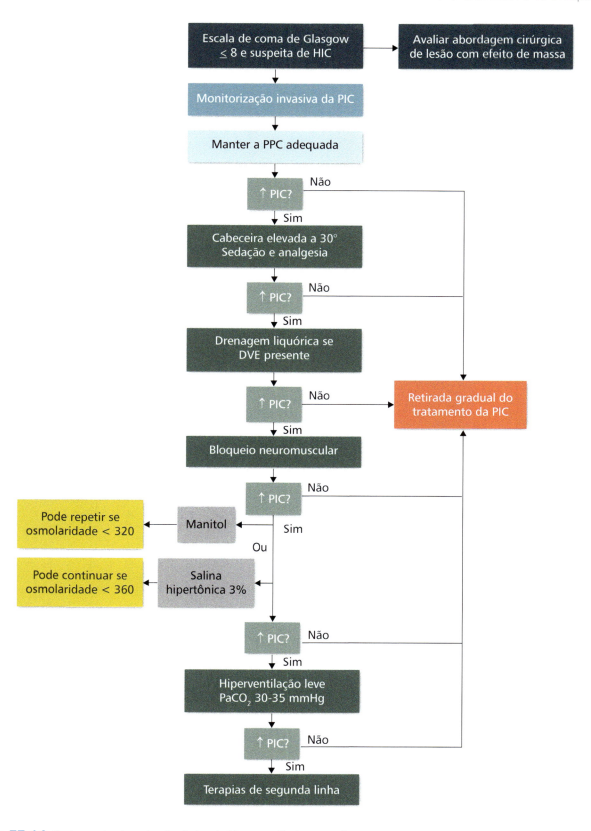

Figura 77.14 Tratamento de primeira linha da hipertensão intracraniana.
Abreviações: FSC, fluxo sanguíneo cerebral; PIC, pressão intracraniana; DVE, derivação ventricular externa.

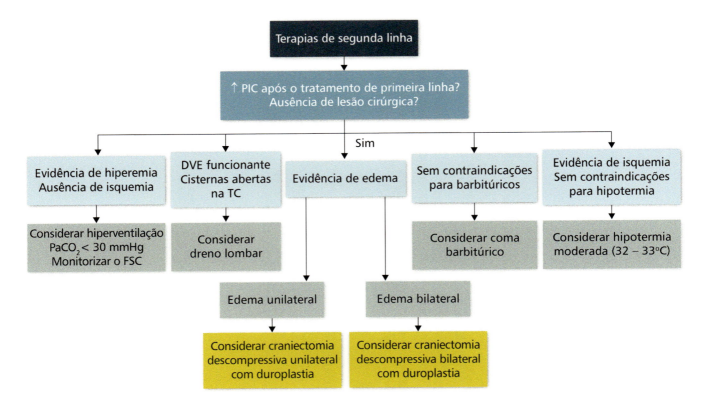

Figura 77.15 Tratamentos de segunda linha da hipertensão intracraniana.
Abreviações: FSC, fluxo sanguíneo cerebral; PIC, pressão intracraniana; DVE, derivação ventricular externa.

ferentes, sendo os mais comuns: pentobarbital 10 mg/kg em 30 minutos, seguido de 5 mg/kg/h por 3 horas e após 1 mg/kg/h contínuo; tiopental 3 a 5 mg/kg em *bolus*, seguido de *bolus* adicionais de 1 a 2 mg/kg a cada 3 a 5 minutos até a resposta clínica desejada, com dose máxima de 10 mg/kg. A seguir, manter infusão contínua de 3 a 5 mg/kg/h.[41,42]

Craniectomia descompressiva

A craniectomia descompressiva consiste na remoção de parte do crânio e plástica da dura-máter para acomodar o cérebro edemaciado. Pode ser realizada no momento da drenagem de um hematoma (craniectomia secundária) ou como tratamento de HIC refratária (craniectomia primária). Ela é eficaz na redução da PIC e deve ser considerada nos pacientes que mostram sinais de deterioração neurológica, herniação ou HIC refratária ao tratamento clínico. As principais complicações são hidrocefalia, herniação paradoxal, fístula liquórica, infecção, HED ou HSD e síndrome do trefinado.[31,43]

Corticosteroides

O tratamento com corticosteroides não reduz a PIC e a mortalidade no TCE em crianças. Está associado à supressão do cortisol endógeno e pode aumentar a incidência de complicações infecciosas.[31]

Pressão de perfusão cerebral

Isquemia global ou regional é causa importante de injúria secundária. A PPC, definida como a pressão arterial média (PAM) menos a PIC, é o gradiente pressórico responsável pelo FSC. Em condições normais, o FSC é acoplado à necessidade metabólica cerebral por meio da autorregulação. Conforme mencionado na seção sobre fisiopatologia, vários fatores contribuem para a redução do FSC. Com a possibilidade de monitorização invasiva da PAM e da PIC, a PPC pode ser manipulada na tentativa de se evitar isquemia cerebral. O valor ideal da PPC, entretanto, ainda não foi determinado. Além disso, sabe-se que este valor varia conforme a idade. O consenso sugere um limiar para tratamento entre 40 mmHg (lactentes) e 50 mmHg (adolescentes).[31]

Para a manutenção de uma PPC adequada deve-se reduzir a PIC, normalizar a PAM e a volemia. Se o tratamento não consegue controlar a PIC, drogas vasoativas são utilizadas para aumentar a PAM e manter a PPC. Contudo, como a autorregulação pode estar deficiente, o aumento da PAM pode elevar ainda mais a PIC. Se a criança estiver hipotensa, fluidos isotônicos e drogas vasoativas devem ser utilizados.

Controle da temperatura

A hipotermia terapêutica tem efeito neuroprotetor em modelos animais, pois reduz o metabolismo cerebral, a excitotoxicidade, a produção de radicais livres e a síntese de óxido nítrico. Estudos em crianças mostram que a hipotermia moderada (32-33 ºC) iniciada em 8 horas e mantida até 48 horas após TCE grave pode reduzir a PIC. Entretanto, não há diferença em relação a mortalidade ou sequelas neurológicas.[2,44] Um estudo fase III foi interrompido precocemente pois não houve diferença no desfecho clínico entre os pacientes submetidos a hipotermia ou normotermia.[45]

Embora não haja nenhum estudo que avalie o efeito da hipertermia no TCE em crianças, esta deve ser evitada, pois sabe-se que tem efeitos deletérios em outras condições neurológicas.[16]

Profilaxia de crise epiléptica

Crise epiléptica é uma complicação comum do TCE grave em crianças, ocorrendo em cerca de 10 a 20% dos pacientes. Os principais fatores de risco são: gravidade da lesão, trauma não acidental e idade menor que 3 anos.[46] Sua presença pode gerar hipóxia, aumento da demanda metabólica e da PIC. O uso de monitorização eletroencefalográfica contínua pode detectar crises sutis ou assintomáticas. O consenso sugere tratamento profilático por 7 dias nos pacientes com TCE grave.[31] Pelo perfil reduzido de efeitos colaterais e farmacocinética linear, o levetiracetam é o fármaco mais utilizado, embora não haja nenhum estudo comparativo com a fenitoína.

Novas técnicas de monitorização

Além das técnicas tradicionais de monitorização neurológica descritas anteriormente, novos métodos permitem detectar alterações metabólicas e cerebrovasculares após o TCE, bem como sistemas de medida de PIC não invasivos que determinam a curva de PIC por meio de sensor que mede a distensão elástica do crânio.[47]

No entanto, mais estudos são necessários para definir seu papel no manejo destes pacientes e sua relevância no desfecho clínico, especialmente na população pediátrica.[31]

Pressão tissular cerebral de oxigênio

A partir de um cateter inserido no parênquima pode-se medir a pressão tissular de oxigênio ($PtiO_2$). A manutenção de uma $PtiO_2$ adequada depende principalmente do FSC e da PaO_2.[48] O valor normal da $PtiO_2$ ainda não está definido. Estudos em animais sugerem 20 a 30 mmHg.[49] Valores menores que 10 mmHg estão associados a pior prognóstico no TCE em crianças.[50] O consenso sugere que, caso seja optado pela monitorização da $PtiO_2$, os valores desta devem ser mantidos acima de 10 mmHg.[31]

Microdiálise cerebral

O cateter de microdiálise possui uma membrana semipermeável que é alocada no parênquima cerebral. Ela permite a passagem de pequenas moléculas do interstício para o líquido que banha continuamente o cateter. Amostras desse líquido podem ser coletadas e analisadas para os vários metabólitos e neurotransmissores. Trata-se de uma técnica promissora, porém ainda é necessário estabelecer o seu papel no TCE em crianças.

Doppler transcraniano

O Doppler transcraniano (DTC) é um método não invasivo que permite avaliar a velocidade de fluxo dos grandes vasos cerebrais, especialmente da artéria cerebral média (ACM). A partir dela podem ser obtidos alguns parâmetros que refletem a hemodinâmica cerebral.

A resistência cerebrovascular tem relação direta com a PIC e pode ser avaliada pelo índice de pulsatilidade (IP). Entretanto, há pouca experiência no uso do IP em crianças e um estudo mostrou correlação ruim entre as duas variáveis (IP e PIC).[51]

A autorregulação é uma resposta fisiológica que altera o diâmetro dos vasos sanguíneos cerebrais em resposta às mudanças na PA com o objetivo de manter o FSC constante. O índice de autorregulação (IAR) foi desenvolvido para avaliar se a reatividade está intacta. Um IAR > 0,4 é considerado normal. Cerca de 40% das crianças com TCE grave tem a autorregulação deficitária, que está associado a pior prognóstico.[14]

Prognóstico

A mortalidade do TCE grave em crianças é de aproximadamente 20 a 30%.[52,53] Os sobreviventes têm risco desenvolver sequelas motoras, cognitivas e comportamentais. Várias escalas foram desenvolvidas para quantificar os déficits em diferentes domínios.[54] Os preditivos de mal prognóstico são: idade menor anos, ISS (do inglês, injury severity score) ≥ ? 5, presença de hipotensão, hipoxemia, hipote perglicemia na admissão, coagulopatia, crise elevação da PIC e diabetes insipidus.[52,53,55,56] de lesão com desvio importante das estrutu média, LAD ou edema cerebral difuso no imagem também sugerem prognóstico rui tadina acelera a recuperação de paciente TCE grave. Contudo, não há nenhuma rec população pediátrica.

Um ponto controverso na literatura é a persistência de sintomas ou alterações no exame neuropsicológico após TCE leve. A maioria das crianças com TCE leve vai apresentar algum sintoma nas primeiras semanas após o trauma, que geralmente melhora no final do primeiro mês. Alguns pacientes podem apresentar alterações cognitivas durante a fase aguda, com posterior recuperação na maioria dos casos. Uma pequena minoria continua apresentando dificuldades cognitivas e psicossociais meses após o evento. Nesses casos é possível que transtornos neurológicos, psiquiátricos ou familiares preexistentes e não diagnosticados possam estar presentes.[58,59]

TRAUMATISMO RAQUIMEDULAR

O traumatismo raquimedular (TRM) em crianças é incomum, sendo responsável por cerca de 4% das admissões por trauma na população pediátrica. Há predomínio do sexo masculino (2:1) e as principais causas são acidentes com veículos automotores, atividades esportivas e quedas.[60] Na avaliação desses pacientes deve-se levar em conta as modificações anatômicas e fisiológicas que ocorrem com o crescimento. Um alto índice de suspeição é necessário para que nenhuma lesão deixe de ser diagnosticada. O tratamento deve ser instituído rapidamente para prevenção de sequelas e óbito.

Biomecânica e classificação

A maioria das lesões ocorre na região cervical (0%).[60] As crianças menores de 8 anos são mais [suscetí]veis a lesões cervicais altas (C1-C3). Com o ama[durecim]ento da coluna vertebral, a partir dos 8 anos [há aum]ento de lesões cervicais baixas (C4-C7) e de [seg]mentos da coluna vertebral, padrão que se [asseme]lha [a]o do adulto.[60,61] Além disso, as crianças mais [novas têm m]aior risco de fraturas da placa de crescimen[to e lig]amentares. Em contrapartida, as fraturas [dos e]lementos posteriores são mais comuns [nos maio]res.[62] As características que justificam [essas diferenças estão] mostradas na Tabela 77.5.

[Os mecanismos] de lesão são: flexão, extensão, com[pressão, rotaç]ão ou uma combinação destes. De [acordo com eles] pode-se prever o tipo de lesão:[7]

- A hiperflexão é o mecanismo mais comum e pode causar fratura em cunha do corpo vertebral anterior e ruptura dos elementos posteriores.
- A hiperextensão pode comprimir os elementos posteriores e romper o ligamento longitudinal anterior.
- A carga axial pode causar fratura em explosão ou cominutiva do arco de C1 na coluna cervical superior ou do corpo vertebral nos demais segmentos.
- A rotação pode causar fratura ou deslocamento das facetas articulares. Essas lesões isoladas são incomuns e geralmente ocorrem em combinação com outros tipos.

A medula espinhal pode ser afetada por compressão extrínseca, distração dos elementos neurais ou isquemia.

De acordo com os achados radiológicos, as lesões são classificadas em: fraturas do corpo ou dos elementos posteriores com subluxação; fratura sem subluxação; subluxação sem fratura (lesão ligamentar pura); lesão da medula espinal sem fratura ou subluxação (SCIWORA, do inglês *spinal cord injury without radiographic abnormalities*). As fraturas com subluxação, as subluxações isoladas e a SCIWORA geralmente são instáveis. As fraturas isoladas podem ou não ser instáveis.[7]

História e exame físico

A maioria dos casos de TRM pode ser identificada a partir da história e do exame físico. Os elementos da história que sugerem TRM são a causa e o mecanismo do trauma e a presença de sintomas, mesmo que estes tenham se resolvido no momento da admissão. A tríade clássica é composta de dor local, espasmo muscular e redução da amplitude de movimento. Os demais sintomas dependem da presença e do nível de acometimento da medula espinhal ou das raízes nervosas. Os principais são: fraqueza, dormência, dor cervical ou lombar com irradiação para membros, parestesias, priapismo e incontinência urinária ou vesical. Deve-se suspeitar de TRM em todos os pacientes com trauma grave e naqueles em [que] há predisposição para lesão vertebral (Tabela 77.6).

Os principais elementos do exame físico são os sinais vitais, o exame da coluna e o exame neurológico.

Tabela 77.6 Condições que predispõem a TRM.[68]

- Síndrome de Down
- Síndrome de Klippel-Feil
- Síndrome de Larsen
- Síndrome de Morquio
- Cirurgia vertebral prévia
- Artrite vertebral

Sinais vitais

Apneia ou hipoventilação podem resultar de lesões que acometem os níveis medulares responsáveis pelo controle diafragmático (C3, C4, C5). Hipotensão, bradicardia e instabilidade térmica sugerem choque neurogênico, que ocorre devido a lesão da via simpática na medula espinhal, geralmente acima de T6.

Exame da coluna

Nesse momento o colar cervical pode ser retirado, caso não haja sintomas de lesão medular, e posteriormente recolocado até o final de toda investigação. A coluna deve ser palpada e mobilizada na pesquisa de dor, deformidade ou espasmo muscular.

Exame neurológico

As alterações de força muscular geralmente são acompanhadas de redução do tônus e dos reflexos profundos na fase aguda (em geral menos de 24 horas). Os reflexos superficiais (anal, bulbocavernoso e cremastérico) podem estar ausentes, o que indica o período inicial do choque medular. No segundo dia, os reflexos começam a retornar e, após um período de dias a semanas, ficam exaltados, juntamente com o aparecimento de espasticidade.[63] O nível sensitivo geralmente topografa o nível da lesão (Tabela 77.7).

Tabela 77.7 Topografia da lesão medular.[64]

Nível da lesão	Perda de função		
	Motor	Nível sensitivo*	Reflexos
Cervical			
C2		Occipício	
C3		Cartilagem tireoide	
C4	Respiração espontânea	Incisura supraesternal	
C5	Abdução e rotação externa do ombro	Abaixo da clavícula	Bicipital
		Região deltoide	
C6	Flexão do cotovelo e extensão do punho	Polegar	Braquiorradial
C7	Extensão do cotovelo	Segundo e terceiro dedos	Tricipital
C8	Flexão dos dedos	Quinto dedo e região medial da mão	
Torácico			
T1-T2	Músculos intercostais e abdominais		
T4		Linha mamilar	
T10		Umbigo	
Lombar			
L1		Região abaixo do ligamento inguinal	
L1-L2	Flexão do quadril		
L2-L3		Região medial da coxa	
L3	Adução do quadril		
L4	Abdução do quadril	Joelho	Patelar
L5	Dorsiflexão do pé	Região anterior da perna e dorso do pé	
Sacral			
S1		Lateral do pé	Aquileu
S1-S2	Flexão plantar		
S2-S4	Tônus do esfíncter retal	Região perianal	

* Para um melhor entendimento dos níveis sensitivos, ver a Figura 7.2.

A mielopatia é dita incompleta quando há preservação de alguma função neurológica distal à lesão e completa quando há abolição.[64] São reconhecidos 4 tipos de síndromes medulares incompletas, descritas a seguir.

Síndrome medular central

Lesão medular incompleta mais comum. O mecanismo do trauma geralmente envolve movimento de hiperextensão em indivíduos com algum estreitamento do canal cervical, adquirido (osteófitos) ou congênito. O trauma normalmente envolve impacto na região frontal do crânio em quedas ou acidentes automobilísticos. Esta síndrome pode ocorrer sem a presença de fratura ou listese.

A região centromedular é uma zona de fronteira vascular, o que proporciona maior suscetibilidade ao edema associado ao trauma. As fibras dos tratos longos são organizadas de forma somatotópica, de tal modo que as fibras associadas à inervação do membros superiores são mais mediais que as dos membros inferiores. Dessa forma, podemos entender a apresentação clínica desta síndrome que se caracteriza por predominância da fraqueza dos membros superiores em relação aos inferiores. Pode haver distúrbios sensitivos abaixo do nível da lesão e, frequentemente, disfunção esfincteriana (retenção urinária).

Síndrome medular anterior

É descrita também como síndrome da artéria espinal anterior. Pode ocorrer como resultado da oclusão da artéria espinhal anterior causada por compressão medular por meio de deslocamento de fragmento ósseo ou disco herniário traumático.

A apresentação clínica é de paraplegia ou, se lesão acima de C7, tetraplegia, com dissociação do déficit sensitivo abaixo do nível da lesão (déficit na sensibilidade térmica e dolorosa com preservação da propriocepção).

Esta síndrome apresenta o pior prognóstico dentro as lesões medulares incompletas, apenas 10-20% dos pacientes apresentam recuperação da função motora.

Síndrome de Brown-Séquard

Também conhecida como síndrome de hemissecção medular, foi descrita em 1849 por Brown-Séquard. Apresenta achados clínicos clássicos, mas raramente são encontrados. As manifestações ipsilaterais à lesão são: paralisia motora abaixo da lesão e perda da função da coluna posterior, ou seja, propriocepção e sensibilidade vibratória; as manifestações contralaterais são: perda da sensibilidade dolorosa e térmica iniciando dois níveis abaixo do nível da lesão e preservação da sensibilidade tátil.

Essa síndrome apresenta o melhor prognóstico dentre as lesões medulares incompletas e 90% dos pacientes apresentam a habilidade de deambular independentemente.

Síndrome medular posterior

Também conhecida como contusão cervical posterior, relativamente rara, apresenta-se como dor e parestesias (frequentemente em queimação) no pescoço, região proximal dos membros superiores e dorso.

Imagem

Alguns pacientes de baixo risco podem ser liberados sem investigação complementar (Tabela 77.8). Nos casos em que há suspeita de TRM, deve-se realizar exames radiológicos. A avaliação inicial deve incluir radiografias realizadas em três incidências (anteroposterior, perfil e transoral) da coluna cervical.[65] Um estudo de toda a coluna é necessário na suspeita de lesão toracolombar ou em trauma grave, visto que em 10% a 16% dos casos há lesões múltiplas e não contíguas.[7] A sensibilidade é de aproximadamente 90%.[66] A interpretação deve levar em conta a idade e a maturação anatômica do paciente. Achados normais em crianças mais novas podem, erroneamente, sugerir a presença de lesão (Tabela 77.9). O estudo dinâmico (em flexão e extensão) pode ser útil quando o quadro clínico ou exame estático sugerirem instabilidade cervical.

Tabela 77.8 Características dos pacientes que não necessitam de investigação complementar.[65]

- Mecanismo de baixo risco*
- Nenhuma dor em outro local que atrapalhe a percepção do paciente sobre o TRM
- Vigil, cooperativo e com a fala preservada
- Ausência de dor cervical ou limitação da movimentação
- Ausência de alteração neurológica pela história e exame físico

* Mecanismo que não seja acidente com veículo automotor, queda de altura maior que 3 metros e trauma não acidental.

Tabela 77.9 Variações da normalidade na radiografia simples em crianças.[69]

- Pseudosubluxação de C2 sobre C3
- Aumento da distância entre o atlas e o processo odontoide na incidência lateral (até 5 mm)
- Aumento da distância entre as massas laterais do atlas em relação ao processo odontoide na incidência transoral (até 6 mm)
- Sobreposição de C1 em relação ao processo odontoide no estudo em extensão
- Presença de sincondrose na base do odontoide
- Ausência da lordose cervical
- Região anterior do corpo em formato de cunha
- Ossificação incompleta dos elementos posteriores

A TC tem sensibilidade de 98% para lesões ósseas. Está indicada quando a radiografia simples for anormal ou não puder ser realizada adequadamente. Deve ser realizada também nos pacientes com alteração da consciência, juntamente com a TC de crânio.[65]

A IRM é o método de escolha para os pacientes com alteração dos exames neurológicos. É superior aos demais métodos na visualização de lesões medulares, ligamentares e protrusões discais.[65]

A Figura 77.16 sugere um algoritmo para investigação de pacientes com TRM.

SCIWORA

A lesão da medula espinhal sem anormalidade radiológica (SCIWORA) foi definida em 1982 para agrupar os pacientes que apresentavam clínica sugestiva de mielopatia resultante de trauma, nos quais os estudos de imagem (radiografia e TC) eram normais. A incidência desta condição varia consideravelmente entre os estudos (5-67%).[67] Há debate na literatura sobre qual seria a definição de SCIWORA após o advento da IRM, o que justifica a discrepância epidemiológica entre os estudos.

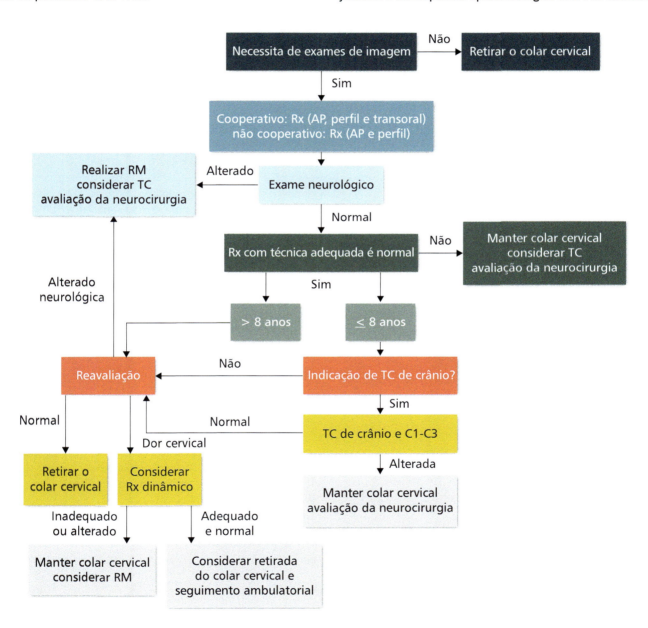

Figura 77.16 Algoritmo de investigação no TRM.
Abreviações: Rx: radiografia simples; AP: anteroposterior; TC: tomografia computadorizada.
Fonte: Chung, Seen, *et al.* 2011.

Ocorre predominantemente em crianças com menos de 9 anos, sendo a região cervical a mais acometida. A IRM pode evidenciar anormalidades neurais (transecção, hemorragia ou edema da medula espinal) e extraneurais (lesão ligamentar ou discal). A IRM pode ser normal em cerca de 35% dos pacientes com SCIWORA, principalmente naqueles com sintomas transitórios. Nesses casos, o prognóstico tende a ser bom.[67] Um exame inicial normal pode ser repetido após 1 semana, quando os sinais de hemorragia se tornam mais evidentes. Uma IRM de controle deve ser realizada após 3 a 6 meses nos casos de lesão medular, com o objetivo de avaliar o desenvolvimento de atrofia ou siringomielia.

Tratamento

A abordagem inicial do paciente vítima de trauma já foi comentada na seção sobre TCE. A imobilização cervical pré-hospitalar deve levar em conta a desproporção da cabeça em relação ao restante do corpo nas crianças menores de 8 anos. Nestes pacientes é necessário o uso de elevação torácica ou recesso occipital para manter o alinhamento adequado.[65]

O tratamento com metilprednisolona em dose elevada mostrou-se benéfico na redução de incapacidade em adultos com TRM. Entretanto, os estudos não incluíram pacientes com menos de 13 anos, o que gera discussão na literatura sobre o uso na população pediátrica.

O choque neurogênico resulta de redução do tônus simpático e consequente queda da resistência vascular periférica (choque distributivo). A hipotensão deve ser tratada agressivamente para prevenção de lesão isquêmica secundária. Pode ser refratária à expansão volêmica, necessitando do uso de droga vasoativa. Na presença de bradicardia associada, deve-se optar por droga com efeito beta-adrenérgico. Alguns procedimentos como aspiração e manipulação podem gerar resposta vagal, que pode ser prevenida com o uso de atropina.

A maioria das lesões pode ser tratada com redução fechada e imobilização externa. Exemplos de lesões que podem ser tratadas com imobilização externa são:

- Fratura de C1 (Jefferson) com mínima lesão ligamentar, sendo o ligamento transverso intacto (melhor forma de avaliar lesão ligamentar pela IRM), ou por meio da Regra de Spencer (deslocamento de C1 sobre C2 com menos de 7 mm, melhor forma de avaliar é por visão coronal na radiografia ou tomografia de coluna).
- Subluxação atlantoaxial.
- Fratura de odontoide com mínimo deslocamento (menor que 5 mm) ou angulação.
- Fratura traumática de C2 (Hangman).
- Fraturas subaxiais (C3-C7) exclusivamente ligamentares sem instabilidade ou lesões das colunas ósseas anteriores ou posteriores sem instabilidade ou deformidade cifótica.
- Fraturas em compressão toracolombar.
- Fraturas em explosão (*Burst Fractures*) da coluna toracolombar sem déficit neurológico ou instabilidade.
- SCIWORA.

As formas mais comuns de fixação externa para crianças são os colares Philadelphia infantis que podem ser usados para lesões cervicais. Eles têm menor estabilidade que outras modalidades de fixação, como o Halo-Vest, para fraturas da transição craniovertebral, mas igual eficácia para fraturas subaxiais (C3-C7). O fato de ser removível traz vantagens e desvantagens: a primeira porque facilita a higiene, mas, em contrapartida, pode ser retirado pela criança. Já o colar tipo Halo-Vest tem a desvantagem de necessitar de fixação craniana de pinos, mas promove uma estabilidade muito grande da transição craniovertebral.

Para fratura da região toracolombar com tratamento conservador, geralmente usa-se o colete de Jewett para adolescente e crianças maiores. No entanto, para os menores será necessário uso de coletes bivalvados, que devem ser confeccionados sob medida.

As indicações cirúrgicas são: correção de deformidade, estabilização de lesões instáveis e descompressão da medula espinhal.[65] Pacientes que apresentarem indicação para intervenção cirúrgica são aqueles com grande risco de instabilidade e, dessa forma, necessitarão de fixação com imobilização interna. No passado, diversas técnicas incluindo amarilhas foram usadas. Atualmente, a instrumentação com parafusos transarticulares, transpediculares, transmassa lateral ou transodontoide associados a hastes promovem uma maior estabilidade e fixação, diminuindo o tempo de imobilização pós-operatória.[11]

A reabilitação envolve uma equipe multidisciplinar. As principais complicações secundárias que devem ser avaliadas e tratadas são mostradas na Tabela 77.10.

Tabela 77.10 Complicações secundárias do TRM.

- Espasticidade
- Úlceras de decúbito
- Escoliose
- Complicações respiratórias
- Disautonomia
- Bexiga neurogênica
- Constipação intestinal

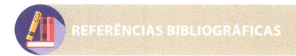

REFERÊNCIAS BIBLIOGRÁFICAS

1. Bruns J Jr., Hauser WA. The epidemiology of traumatic brain injury: a review. Epilepsia. 2003;44(Suppl 10):2-10.
2. Adelson PD, Ragheb J, Kanev P, Brockmeyer D, Beers SR, Brown SD, et al. Phase II clinical trial of moderate hypothermia after severe traumatic brain injury in children. Neurosurgery. 2005;56(4):740-54; discussion 54.
3. McCarthy ML, Serpi T, Kufera JA, Demeter LA, Paidas C. Factors influencing admission among children with a traumatic brain injury. Acad Emerg Med. 2002;9(7):684-93.
4. Keenan HT, Bratton SL. Epidemiology and outcomes of pediatric traumatic brain injury. Dev Neurosci. 2006;28(4-5):256-63.
5. Menon DK, Schwab K, Wright DW, Maas AI; Demographics, Clinical Assessment Working Group of the I, et al. Position statement: definition of traumatic brain injury. Arch Phys Med Rehabil. 2010;91(11):1637-40.
6. Werner C, Engelhard K. Pathophysiology of traumatic brain injury. Br J Anaesth. 2007;99(1):4-9.
7. Winn HR. Youmans neurological surgery. 6 ed. Philadelphia: Saunders; 2011. 4960 p.
8. Zia Z, Morris AM, Paw R. Ping-pong fracture. Emerg Med J. 2007;24(10):731.
9. Andrade AF, Paiva WS, Amorim RL, Figueiredo EG, Rusafa Neto E, Teixeira MJ. [The pathophysiological mechanisms following traumatic brain injury]. Rev Assoc Med Bras. 2009;55(1):75-81. Mecanismos de lesão cerebral no traumatismo cranioencefálico.
10. Lichenstein R, Glass TF, Quayle KS, Wootton-Gorges SL, Wisner DH, Miskin M, et al. Presentations and outcomes of children with intraventricular hemorrhages after blunt head trauma. Arch Pediatr Adolesc Med. 2012;166(8):725-31.
11. Haines SJ. In: Leland AA, Pollack IF, David AP, editors. Principles and practice of pediatric neurosurgery. New York: Thieme; 2008.
12. Scorza KA, Raleigh MF, O'Connor FG. Current concepts in concussion: evaluation and management. Am Fam Physician. 2012;85(2):123-32.
13. Smith DH, Meaney DF, Shull WH. Diffuse axonal injury in head trauma. J Head Trauma Rehabil. 2003;18(4):307-16.
14. Vavilala MS, Lee LA, Boddu K, Visco E, Newell DW, Zimmerman JJ, et al. Cerebral autoregulation in pediatric traumatic brain injury. Pediatr Crit Care Med. 2004;5(3):257-63.
15. Kleinman ME, Chameides L, Schexnayder SM, Samson RA, Hazinski MF, Atkins DL, et al. Part 14: pediatric advanced life support: 2010 American Heart Association Guidelines for Cardiopulmonary Resuscitation and Emergency Cardiovascular Care. Circulation. 2010;122(18 Suppl 3):876-908.
16. Huh JW, Raghupathi R. New concepts in treatment of pediatric traumatic brain injury. Anesthesiol Clin. 2009;27(2):213-40.
17. Bhalla T, Dewhirst E, Sawardekar A, Dairo O, Tobias JD. Perioperative management of the pediatric patient with traumatic brain injury. Paediatr Anaesth. 2012;22(7):627-40.
18. Dunning J, Daly JP, Lomas JP, Lecky F, Batchelor J, Mackway-Jones K, et al. Derivation of the children's head injury algorithm for the prediction of important clinical events decision rule for head injury in children. Arch Dis Child. 2006;91(11):885-91.
19. Osmond MH, Klassen TP, Wells GA, Correll R, Jarvis A, Joubert G, et al. CATCH: a clinical decision rule for the use of computed tomography in children with minor head injury. CMAJ. 2010;182(4):341-8.
20. Kuppermann N, Holmes JF, Dayan PS, Hoyle JD Jr., Atabaki SM, Holubkov R, et al. Identification of children at very low risk of clinically-important brain injuries after head trauma: a prospective cohort study. Lancet. 2009;374(9696):1160-70.
21. Easter JS, Bakes K, Dhaliwal J, Miller M, Caruso E, Haukoos JS. Comparison of PECARN, CATCH, and CHALICE rules for children with minor head injury: a prospective cohort study. Ann Emerg Med. 2014;64(2):145-52, 152 e1-5.
22. Hamilton M, Mrazik M, Johnson DW. Incidence of delayed intracranial hemorrhage in children after uncomplicated minor head injuries. Pediatrics. 2010;126(1):e33-9.
23. Orrison WW, Gentry LR, Stimac GK, Tarrel RM, Espinosa MC, Cobb LC. Blinded comparison of cranial CT and MR in closed head injury evaluation. AJNR Am J Neuroradiol. 1994 Feb;15(2):351-6.
24. Provenzale JM. Imaging of traumatic brain injury: a review of the recent medical literature. AJR Am J Roentgenol. 2010;194(1):16-9.
25. Lee B, Newberg A. Neuroimaging in traumatic brain imaging. NeuroRx. 2005;2(2):372-83.
26. Bullock MR, Chesnut R, Ghajar J, Gordon D, Hartl R, Newell DW, et al. Surgical management of acute epidural hematomas. Neurosurgery. 2006;58(3 Suppl):S7-15; discussion Si-iv. PubMed PMID: 16710967.
27. Bullock MR, Chesnut R, Ghajar J, Gordon D, Hartl R, Newell DW, et al. Surgical management of acute subdural hematomas. Neurosurgery. 2006 Mar;58(3 Suppl):S16-24; discussion Si-iv.
28. Bullock MR, Chesnut R, Ghajar J, Gordon D, Hartl R, Newell DW, et al. Surgical management of traumatic parenchymal lesions. Neurosurgery. 2006;58(3 Suppl):S25-46; discussion Si-iv
29. Bullock MR, Chesnut R, Ghajar J, Gordon D, Hartl R, Newell DW, et al. Surgical management of depressed cranial fractures. Neurosurgery. 2006;58(3 Suppl):S56-60; discussion Si-iv.
30. Hung KL, Liao HT, Huang JS. Rational management of simple depressed skull fractures in infants. J Neurosurg. 2005;103(1 Suppl):69-72.
31. Kochanek PM, Carney N, Adelson PD, Ashwal S, Bell MJ, Bratton S, et al. Guidelines for the acute medical management of severe traumatic brain injury in infants, children, and adolescents: second edition. Pediatr Crit Care Med. 2012;13(Suppl 1):1-82.
32. Kaiser AM, Whitelaw AG. Intracranial pressure estimation by palpation of the anterior fontanelle. Arch Dis Child. 1987;62(5):516-7.
33. Hagel S, Bruns T, Pletz MW, Engel C, Kalff R, Ewald C. External ventricular drain infections: risk factors and outcome. Interdiscip Perspect Infect Dis. 2014;2014:708531.
34. Anderson RC, Kan P, Klimo P, Brockmeyer DL, Walker ML, Kestle JR. Complications of intracranial pressure monitoring in children with head trauma. J Neurosurg. 2004;101(1 Suppl):53-8.
35. Czosnyka M, Czosnyka Z, Pickard JD. Laboratory testing of three intracranial pressure microtransducers: technical report. Neurosurgery. 1996;38(1):219-24.

36. Raboel PH, Bartek J Jr., Andresen M, Bellander BM, Romner B. Intracranial pressure monitoring: invasive versus non-invasive methods-a review. Crit Care Res Pract. 2012;2012:950393.
37. Cardoso ER, Rowan JO, Galbraith S. Analysis of the cerebrospinal fluid pulse wave in intracranial pressure. J Neurosurg. 1983;59(5):817-21.
38. Shore PM, Thomas NJ, Clark RS, Adelson PD, Wisniewski SR, Janesko KL, et al. Continuous versus intermittent cerebrospinal fluid drainage after severe traumatic brain injury in children: effect on biochemical markers. J Neurotrauma. 2004;21(9):1113-22.
39. Khanna S, Davis D, Peterson B, Fisher B, Tung H, O'Quigley J, et al. Use of hypertonic saline in the treatment of severe refractory posttraumatic intracranial hypertension in pediatric traumatic brain injury. Crit Care Med. 2000;28(4):1144-51.
40. Peterson B, Khanna S, Fisher B, Marshall L. Prolonged hypernatremia controls elevated intracranial pressure in head-injured pediatric patients. Crit Care Med. 2000;28(4):1136-43.
41. Eisenberg HM, Frankowski RF, Contant CF, Marshall LF, Walker MD. High-dose barbiturate control of elevated intracranial pressure in patients with severe head injury. J Neurosurg. 1988;69(1):15-23.
42. Huynh F, Mabasa VH, Ensom MH. A critical review: does thiopental continuous infusion warrant therapeutic drug monitoring in the critical care population? Ther Drug Monit. 2009;31(2):153-69.
43. Gopalakrishnan MS, Shanbhag NC, Shukla DP, Konar SK, Bhat DI, Devi BI. Complications of decompressive craniectomy. Front Neurol. 2018;9:977.
44. Hutchison JS, Ward RE, Lacroix J, Hebert PC, Barnes MA, Bohn DJ, et al. Hypothermia therapy after traumatic brain injury in children. N Engl J Med. 2008;358(23):2447-56.
45. Adelson PD, Wisniewski SR, Beca J, Brown SD, Bell M, Muizelaar JP, et al. Comparison of hypothermia and normothermia after severe traumatic brain injury in children (Cool Kids): a phase 3, randomised controlled trial. Lancet Neurol. 2013;12(6):546-53.
46. Arango JI, Deibert CP, Brown D, Bell M, Dvorchik I, Adelson PD. Posttraumatic seizures in children with severe traumatic brain injury. Childs Nerv Syst. 2012;28(11):1925-9.
47. Vilela GH, Cabella B, Mascarenhas S, Czosnyka M, Smielewski P, Dias C, et al. Validation of a new minimally invasive intracranial pressure monitoring method by direct comparison with an invasive technique. Acta Neurochir Suppl. 2016;122:97-100.
48. Rosenthal G, Hemphill JC 3rd, Sorani M, Martin C, Morabito D, Obrist WD, et al. Brain tissue oxygen tension is more indicative of oxygen diffusion than oxygen delivery and metabolism in patients with traumatic brain injury. Crit Care Med. 2008;36(6):1917-24.
49. Friess SH, Kilbaugh TJ, Huh JW. Advanced neuromonitoring and imaging in pediatric traumatic brain injury. Crit Care Res Pract. 2012;2012:361310.
50. Figaji AA, Zwane E, Thompson C, Fieggen AG, Argent AC, Le Roux PD, et al. Brain tissue oxygen tension monitoring in pediatric severe traumatic brain injury. Part 1: Relationship with outcome. Childs Nerv Syst. 2009;25(10):1325-33.
51. Figaji AA, Zwane E, Fieggen AG, Siesjo P, Peter JC. Transcranial doppler pulsatility index is not a reliable indicator of intracranial pressure in children with severe traumatic brain injury. Surg Neurol. 2009;72(4):389-94.
52. Ducrocq SC, Meyer PG, Orliaguet GA, Blanot S, Laurent-Vannier A, Renier D, et al. Epidemiology and early predictive factors of mortality and outcome in children with traumatic severe brain injury: experience of a French pediatric trauma center. Pediatr Crit Care Med. 2006;7(5):461-7.
53. Tude Melo JR, Di Rocco F, Blanot S, Oliveira-Filho J, Roujeau T, Sainte-Rose C, et al. Mortality in children with severe head trauma: predictive factors and proposal for a new predictive scale. Neurosurgery. 2010;67(6):1542-7.
54. McCauley SR, Wilde EA, Anderson VA, Bedell G, Beers SR, Campbell TF, et al. Recommendations for the use of common outcome measures in pediatric traumatic brain injury research. J Neurotrauma. 2012;29(4):678-705.
55. Chiaretti A, Piastra M, Pulitano S, Pietrini D, De Rosa G, Barbaro R, et al. Prognostic factors and outcome of children with severe head injury: an 8-year experience. Childs Nerv Syst. 2002;18(3-4):129-36.
56. Kan CH, Saffari M, Khoo TH. Prognostic factors of severe traumatic brain injury outcome in children aged 2-16 years at a major neurosurgical referral centre. Malays J Med Sci. 2009;16(4):25-33.
57. Aldrich EF, Eisenberg HM, Saydjari C, Luerssen TG, Foulkes MA, Jane JA, et al. Diffuse brain swelling in severely head-injured children. A report from the NIH Traumatic Coma Data Bank. J Neurosurg. 1992;76(3):450-4.
58. Thompson MD, Irby JW Jr. Recovery from mild head injury in pediatric populations. Semin Pediatr Neurol. 2003;10(2):130-9.
59. Babikian T, Satz P, Zaucha K, Light R, Lewis RS, Asarnow RF. The UCLA longitudinal study of neurocognitive outcomes following mild pediatric traumatic brain injury. J Int Neuropsychol Soc. 2011;17(5):886-95.
60. Cirak B, Ziegfeld S, Knight VM, Chang D, Avellino AM, Paidas CN. Spinal injuries in children. J Pediatr Surg. 2004;39(4):607-12.
61. Leonard JR, Jaffe DM, Kuppermann N, Olsen CS, Leonard JC; Pediatric Emergency Care Applied Research Network Cervical Spine Study Group. Cervical spine injury patterns in children. Pediatrics. 2014;133(5):e1179-88. PubMed PMID: 24777222.
62. Mortazavi M, Gore PA, Chang S, Tubbs RS, Theodore N. Pediatric cervical spine injuries: a comprehensive review. Childs Nerv Syst. 2011;27(5):705-17.
63. Ditunno JF, Little JW, Tessler A, Burns AS. Spinal shock revisited: a four-phase model. Spinal Cord. 2004;42(7):383-95.
64. Kirshblum SC, Burns SP, Biering-Sorensen F, Donovan W, Graves DE, Jha A, et al. International standards for neurological classification of spinal cord injury (revised 2011). J Spinal Cord Med. 2011;34(6):535-46.
65. Rozzelle CJ, Aarabi B, Dhall SS, Gelb DE, Hurlbert RJ, Ryken TC, et al. Management of pediatric cervical spine and spinal cord injuries. Neurosurgery. 2013;72(Suppl 2):205-26.
66. Nigrovic LE, Rogers AJ, Adelgais KM, Olsen CS, Leonard JR, Jaffe DM, et al. Utility of plain radiographs in detecting traumatic injuries of the cervical spine in children. Pediatr Emerg Care. 2012;28(5):426-32.
67. Pang D. Spinal cord injury without radiographic abnormality in children, 2 decades later. Neurosurgery. 2004;55(6):1325-42; discussion 42-3.
68. Ghanem I, El Hage S, Rachkidi R, Kharrat K, Dagher F, Kreichati G. Pediatric cervical spine instability. J Child Orthop. 2008;2(2):71-84.
69. Lustrin ES, Karakas SP, Ortiz AO, Cinnamon J, Castillo M, Vaheesan K, et al. Pediatric cervical spine: normal anatomy, variants, and trauma. Radiographics. 2003;23(3):539-60.

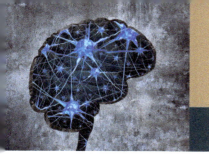

- Igor de Assis Franco
- Vitor Hugo Rocha Marussi
- Marcelo de Melo Aragão

capítulo 78 | Manifestações Neurológicas de Doenças Sistêmicas

MANIFESTAÇÕES NEUROLÓGICAS DAS DOENÇAS CARDIOVASCULARES

Cardiopatias congênitas

As anomalias congênitas do coração e dos grandes vasos são as mais frequentes entre as malformações congênitas graves. Sua incidência estimada é de 4 a 10 por 1.000 nascidos vivos.[1] Os avanços das técnicas cirúrgicas e da terapia intensiva têm reduzido drasticamente a mortalidade desses pacientes. Entretanto, várias alterações neurológicas entre os sobreviventes são descritas. Elas são classificadas em pré-operatórias e pós-operatórias, embora insultos cumulativos possam ocorrer ao longo desses períodos.

Alterações neurológicas pré-operatórias

Malformações cerebrais

A prevalência de malformações cerebrais é maior nos pacientes com cardiopatias congênitas em relação aos demais, sendo de, aproximadamente, 30%.[2] Algumas síndromes cromossômicas, como as trissomias do 13, 18 e 21, e a deleção 22q11, têm risco elevado para malformações combinadas. Além de fatores genéticos, a presença de cardiopatia prejudica o suprimento de oxigênio e nutrientes para o encéfalo, cursando com redução do crescimento e atraso da maturação. Um exemplo é a associação frequente de hipoplasia do ventrículo esquerdo e transposição dos grandes vasos com defeitos do fechamento da ínsula e polimicrogiria nessa topografia[3] (Figura 78.1).

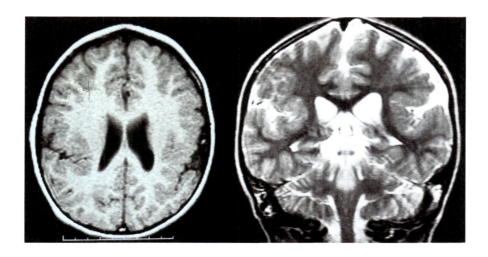

Figura 78.1 Polimicrogiria perisylviana bilateral num paciente com tetralogia de Fallot.

Lesões adquiridas

No período pós-natal, a manutenção de hipóxia e isquemia crônicas está associada a atrofia cerebral, leucomalácia periventricular e hemorragia da matriz germinativa. Embora as duas últimas condições sejam geralmente encontradas em prematuros, nos pacientes cardiopatas elas ocorrem com maior frequência mesmo naqueles nascidos a termo, o que pode estar relacionado com o atraso da maturação referido anteriormente.

A isquemia focal aguda é outra complicação frequente. Cerca de 30% dos casos de acidente vascular cerebral (AVC) isquêmico em crianças tem como causa as cardiopatias congênitas.[4] Pode ocorrer por um dos mecanismos descritos a seguir:

- **Trombose arterial:** em pacientes com cardiopatias cianogênicas há um estado pró-trombótico decorrente de alentecimento do fluxo sanguíneo, policitemia ou anemia microcítica.
- **Embolização de trombo intracavitário:** a presença de câmaras dilatadas ou disfuncionais predispõem à formação de trombos.
- **Embolização paradoxal:** a presença de *shunt* da direita para a esquerda permite que um trombo venoso atinja a circulação arterial sistêmica.
- **Lesão em zonas fronteiriças:** nas exacerbações de hipoxemia ou hipotensão pode ocorrer infarto nas regiões de fronteira vascular.
- **Durante cateterismo cardíaco:** os procedimentos diagnósticos ou terapêuticos invasivos predispõem a trombose.

As manifestações clínicas das cardiopatias congênitas são variáveis e incluem alterações da consciência, crises epilépticas, assimetria motora, hipo ou hipertonia, *jitteriness*, coreoatetose e sucção débil. Cerca de um terço dos pacientes apresenta microcefalia. A imagem por ressonância magnética (IRM) de crânio pré-operatória frequentemente está alterada e os achados são mostrados na Tabela 78.1.[5]

Tabela 78.1 Alterações na IRM realizada no período pré-operatório.

- Ventriculomegalia e aumento dos espaços extra-axiais
- Malformações
- Leucomalácia periventricular
- Infarto
- Hemorragia da matriz germinativa e subdural
- Pico de lactato na espectroscopia

Lesões secundárias ao procedimento cirúrgico

A disfunção neurológica que ocorre no período pós-operatório é causada principalmente por hipóxia, isquemia e reperfusão durante o procedimento. Em condições normais, o balanço entre a oferta e o consumo de oxigênio é mediado pela autorregulação do fluxo sanguíneo cerebral. Este mecanismo é suplantado pelas alterações hemodinâmicas e metabólicas que ocorrem na cirurgia cardíaca aberta com circulação extracorpórea. Os fatores precipitantes são múltiplos e vão determinar o tipo de lesão, que pode ser difusa (Tabela 78.2) ou focal (Tabela 78.3).[5]

As manifestações neurológicas são frequentes, embora com tendência a redução de incidência nos últimos anos. Podem ser sutis e sua identificação estar prejudicada por efeito de sedação. Acometem tanto o sistema nervoso central (SNC) quanto o periférico (SNP).

Manifestações precoces

Demora na recuperação da consciência

A demora na recuperação da consciência após o procedimento cirúrgico pode ser decorrente de redução do metabolismo e excreção das drogas sedativas em vigência de insuficiência hepática ou renal. Muitas vezes não tem causa definida. Nesses casos, deve-se suspeitar de lesão hipóxico-isquêmica e crises epilépticas.

Crise epiléptica

Crise epiléptica no período pós-operatório ocorre em até 20% dos pacientes. A causa pode ser metabólica ou estrutural. Entretanto, na maioria das vezes é indeterminada (*postpump seizures*). Nesses casos a distri-

Tabela 78.2 Determinantes intraoperatórios da oferta e do consumo global de oxigênio.

- Fatores que reduzem o consumo cerebral de oxigênio
  - Hipotermia
  - Medicações (p.ex., barbitúricos)
- Fatores que reduzem a oferta cerebral de oxigênio
  - Redução da pressão de perfusão cerebral
    - *Bypass* cardiopulmonar de baixo fluxo
    - Perfusão não pulsátil
    - Perda da autorregulação
    - Aumento da pressão venosa central
  - Redução da capacidade de carrear oxigênio
    - Hemodiluição
  - Redução da liberação de oxigênio para o tecido cerebral (aumento da afinidade pela hemoglobina)
    - Hipotermia
    - Alcalose

Tabela 78.3 Potenciais mecanismos para isquemia focal intraoperatória.

- Embolia
  - Proveniente do circuito de *bypass*
    - Material sintético
    - Êmbolo plaquetário
    - Êmbolo gasoso
  - Proveniente do campo cirúrgico
    - Êmbolo plaquetário
    - Êmbolo gasoso
    - Êmbolo gorduroso
  - Proveniente do sistema venoso
    - Veias sistêmicas
    - Veias pulmonares
- Trombose
  - Arterial: secundária a alterações vasculares inflamatórias
  - Venosa cerebral: secundária ao aumento da pressão venosa central

buição das crises é característica, com início de 24 a 48 horas após o procedimento e tendência a recorrer nos dias subsequentes (Figura 78.2).[5] Após esse período, geralmente se tem resolução do quadro.

As manifestações clínicas são fenômenos motores focais ou multifocais e alterações autonômicas, como taquicardia, hipertensão e midríase. Elas podem ser sutis, o que justifica o uso da monitorização eletroencefalográfica contínua. Após a exclusão de causa metabólica passível de correção, deve-se iniciar fármaco antiepiléptico em dose de ataque pela via intravenosa. É necessário cautela com o uso de fenobarbital e fenitoína em pacientes com disfunção miocárdica e distúrbios de condução, respectivamente. O prognóstico depende da etiologia: na ausência de lesão estrutural, geralmente é bom. Quando associada a isquemia cerebral a probabilidade de epilepsia subsequente é de 20% a 30%, sendo menor se ocorrer no período neonatal e como manifestação precoce do evento.[5]

Acidente vascular cerebral

O mecanismo do AVC que ocorre durante a cirurgia ou no pós-operatório precoce tem algumas peculiaridades. A circulação extracorpórea predispõe à formação de êmbolos particulados ou gasosos. A resposta inflamatória gerada pelo contato do sangue com a superfície artificial desencadeia ativação endotelial e trombose intravascular. Disfunção miocárdica, hipertensão pulmonar com estase de sangue nas câmaras direitas e sistema venoso, e a presença de tecido protético são fatores do pós-operatório que contribuem para formação de êmbolos.

A incidência de eventos isquêmicos no período perioperatório provavelmente é subestimada, pois os pacientes ainda estão sob efeito de sedação e os sintomas podem não ser notados. Um estudo utilizando IRM nos primeiros 14 dias do procedimento cirúrgico evidenciou imagens compatíveis com isquemia em 10% dos casos, sendo que metade ocorreu durante ou após o mesmo.[6]

Distúrbios do movimento

Os distúrbios do movimento são uma complicação rara, porém debilitante da cirurgia cardíaca. A coreoatetose é a forma mais comum (Capítulo 17), embora parkinsonismo e crises oculógiras possam também ocorrer. O início dos sintomas geralmente ocorre entre 2 e 7 dias após o procedimento. Irritabilidade e insônia são as primeiras manifestações. A discinesia acomete principalmente a musculatura distal e orofacial, melhora com o sono e piora com o

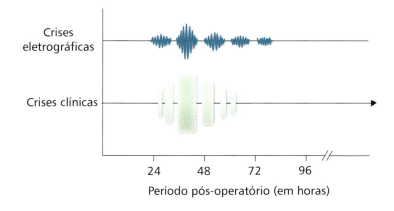

Figura 78.2 Diagrama do período de suscetibilidade a crises epilépticas no pós-operatório de cirurgias cardíacas com circulação extracorpórea.

estresse. Apraxia ocular e oral são frequentes. O diagnóstico diferencial é com a discinesia pelo uso de midazolam ou fentanil. Esta não cursa com alteração comportamental, é menos intensa e tem resolução mais rápida.

A fisiopatologia ainda não está bem definida. Suspeita-se que possa ser decorrente de perda neuronal no globo pálido externo. Os exames de imagem podem mostrar alterações não específicas, como atrofia cerebral. Quando os sintomas são leves, eles tendem a desaparecer ao longo de semanas a meses, porém nos casos graves costumam persistir indefinidamente, com mortalidade de 40%.[7] Com frequência são refratários ao tratamento medicamentoso, incluindo antidopaminérgicos, agonistas dopaminérgicos, benzodiazepínicos e fármacos antiepilépticos.

Mielopatia

A mielopatia é uma complicação rara da cirurgia cardíaca, ocorrendo em 0,4% a 1,5% dos casos, sendo a grande maioria após cirurgia para correção de coarctação da aorta. O mecanismo da lesão é isquemia nas zonas de fronteira vascular, principalmente na região torácica baixa. Cursa com paraparesia, com ou sem nível sensitivo e alteração esfincteriana.[5]

Lesões do sistema nervoso periférico

A imobilização prolongada após os procedimentos cardíacos predispõe a lesões do SNP por pressão ou tração. As plexopatias não são incomuns nesse contexto. O plexo braquial é vulnerável à tração durante a esternotomia, assim como nos procedimentos endovasculares em que o ombro é mantido em abdução. Geralmente ocorre neuropraxia do tronco inferior e o prognóstico é bom. O tronco superior pode ser lesado durante a punção de acesso venoso central no pescoço. Nesses casos a recuperação nem sempre é completa.

O plexo lombossacral pode ser comprimido por um hematoma retroperitoneal durante o cateterismo dos vasos femorais. Quando o hematoma se forma na região inguinal, a estrutura comprometida é o nervo femoral. Paralisia por pressão acomete principalmente os nervos fibular e ulnar. O mecanismo de lesão do nervo frênico ainda não foi completamente elucidado, porém pode estar relacionado à transecção ou exposição a baixas temperaturas. A paralisia do diafragma dificulta o desmame da ventilação mecânica.

A doença neuromuscular do paciente crítico pode ser precipitada por infecção, alterações metabólicas, uso de bloqueadores neuromusculares e corticosteroides. Manifesta-se com fraqueza e redução dos reflexos osteotendinosos. O espectro neuropatológico desta condição é variável, desde polineuropatia axonal até miopatia necrotizante.[5]

Manifestações tardias

As manifestações que ocorrem tardiamente após a correção cirúrgica de uma cardiopatia congênita podem ser decorrentes de lesões remotas, como atraso do desenvolvimento secundário a leucomalácia periventricular, ou de lesões agudas, principalmente isquêmicas.

Acidente vascular cerebral tardio

O risco de AVC isquêmico é 19 vezes maior em pacientes com cardiopatia congênita, principalmente naqueles submetidos a procedimento cirúrgico. A maioria dos eventos ocorre tardiamente.[8] O mecanismo mais comum é o tromboembolismo. A fonte pode ser o coração ou o sistema venoso sistêmico. A presença de aumento da pressão venosa, *shunt* direita-esquerda, prótese vascular, policitemia, microcitose (nos pacientes com cardiopatias cianogênicas) e coagulopatia (como na deficiência das proteínas C e S secundária a enteropatia perdedora de proteína que alguns pacientes desenvolvem) são os principais fatores de risco. Muitos desses estão presentes na cirurgia de Fontan. A apresentação clínica depende da área de infarto, podendo acometer as circulações anterior e posterior. A taxa de recorrência varia de 5% a 30% em 5 anos.[9]

Enxaqueca

A enxaqueca é uma complicação comum das cardiopatias congênitas.[10] A vasodilatação desencadeada por hipoxemia ou hipercapnia e a congestão venosa secundária a aumento da pressão nas câmaras direitas são os mecanismos mais prováveis. É importante lembrar que a cefaleia pode ser um sintoma de outras complicações potencialmente graves às quais esses pacientes são suscetíveis, como trombose venosa e abscesso cerebral.

Abscesso cerebral

O abscesso cerebral é uma complicação rara das cardiopatias congênitas. Entretanto, metade das crianças diagnosticadas com abscesso cerebral tem cardiopatia. O risco é maior nas cardiopatias cianogênicas e na presença de policitemia e *shunt* cardíaco, especialmente a tetralogia de Fallot. O pico de incidência ocorre entre 4 e 7 anos.

Durante os períodos de doença sistêmica e desidratação, a policitemia pode alterar a perfusão cerebral, com formação de áreas de isquemia. O *shunt* cardíaco permite que os microrganismos escapem do sistema de filtração pulmonar e cheguem às áreas de necrose do parênquima cerebral, onde vão desencadear cerebrite e abscesso.[5]

Mais detalhes sobre as manifestações clínicas, diagnóstico e tratamento do abscesso cerebral no Capítulo 61.

Alterações do desenvolvimento neurológico

Pacientes com cardiopatia congênita têm risco aumentado para transtornos do neurodesenvolvimento. Pode haver prejuízo na inteligência, linguagem, atenção, percepção visuoespacial, funções executivas, habilidade motora e socialização. A prevalência aumenta com a complexidade da cardiopatia e no contexto de uma síndrome genética. Os fatores de risco são mostrados na Tabela 78.4.[11] Os pacientes incluídos neste grupo devem ser avaliados com as ferramentas de rastreio para diagnóstico e intervenção precoces. A indicação de neuroimagem deve ser individualizada, pois o valor prognóstico das alterações encontradas ainda é incerto.

Cardiopatias adquiridas

Endocardite infecciosa

A endocardite infecciosa (EI) é rara em crianças, sendo responsável por uma em cada 1.280 internações ao ano nos Estados Unidos.[12] Sua epidemiologia está mudando nas últimas décadas, a partir da redução da incidência da valvopatia reumática e aumento da sobrevida dos pacientes com cardiopatia congênita, sendo esta a principal condição subjacente. Cerca de 15% a 30% dos pacientes com EI vão apresentar alguma complicação neurológica.[2] As mais comuns são AVC isquêmico, AVC hemorrágico e infecção do SNC. Entre as manifestações raras estão o infarto ou abscesso medular e a neuropatia isquêmica.

Fisiopatologia

A maioria das complicações neurológicas da EI decorrem de fenômenos embólicos. O SNC é o local mais frequente de embolização sintomática[13] e os êmbolos cerebrais afetam mais comumente o território da artéria cerebral média (ACM), sendo o AVC isquêmico decorrente da oclusão vascular.

O AVC hemorrágico tem dois mecanismos possíveis. O mais frequente é a necrose séptica com destruição da parede do vaso. O outro é a ruptura de um aneurisma micótico. Os aneurismas micóticos geralmente são pequenos e localizados nos ramos distais da ACM. Sua formação pode envolver necrose intraluminal ou embolização para os vasos da adventícia. A hemorragia intracraniana também pode ser secundária à transformação hemorrágica de um AVC isquêmico.

A expansão do processo infeccioso gerado a partir de um êmbolo séptico pode ocasionar abscesso cerebral, no caso de um vaso que irriga o parênquima, ou meningite, quando acomete um vaso meníngeo. A Figura 78.3 resume a fisiopatologia das complicações neurológicas da EI.[2] A Tabela 78.5 mostra os fatores que predispõem à embolização para o SNC.

Manifestações clínicas

Acidente vascular cerebral isquêmico

O AVC isquêmico é a complicação neurológica mais comum da EI. Geralmente envolve o córtex e ocorre na fase aguda da doença, antes do tratamento antimicrobiano ou durante os primeiros 10 dias do mesmo. A apresentação clínica mais comum é o déficit focal súbito num paciente com febre e fator de risco para EI. Êmbolos múltiplos são identificados nos exames de imagem em mais de 50% dos casos (Figura 78.4) e podem se manifestar com alteração da consciência.[2]

Durante a evolução de um paciente com AVC isquêmico secundário à EI, a piora clínica pode ser decorrente de vários mecanismos, entre eles: edema cerebral, transformação hemorrágica, novo evento isquêmico e desenvolvimento de abscesso cerebral. O pico do edema cerebral ocorre do terceiro ao quinto dia e pode ser sintomático nos casos de isquemia extensa.

A transformação hemorrágica ocorre em cerca de 40% dos casos.[14] Frequentemente é assintomática, embora hematomas volumosos possam contribuir para a deterioração clínica. A recorrência de evento isquêmico deve ser suspeitada quando há surgimento de um déficit novo. Dias ou semanas após o ictus, pode haver formação de um abscesso na região do infarto.

Acidente vascular cerebral hemorrágico

Assim como no AVC isquêmico, a manifestação mais frequente da hemorragia intracraniana é o déficit neu-

---

Tabela 78.4 Fatores de risco para transtornos do neurodesenvolvimento em pacientes com cardiopatia congênita.

Pacientes que necessitaram de cirurgia cardíaca aberta
Pacientes com cardiopatias cianogênicas que não necessitaram de cirurgia cardíaca aberta
Presença de cardiopatia congênita e um dos fatores abaixo:
- Prematuridade
- Atraso do desenvolvimento no primeiro ano de vida
- Síndrome genética
- História de uso de dispositivo mecânico para suporte hemodinâmico
- Transplante cardíaco
- Ressuscitação cardiopulmonar
- Internação prolongada (acima de 2 semanas após cirurgia)
- Crise epiléptica relacionada ao procedimento cirúrgico
- Microcefalia
- Alterações significativas na neuroimagem

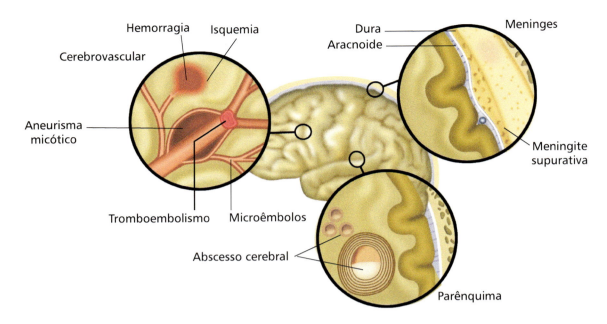

Figura 78.3 Fisiopatologia das complicações neurológicas da EI.
Fonte: Aminoff MJ, et a; 2014.

Tabela 78.5 Fatores de risco para embolização sistêmica na EI.

- Local da infecção
  - Válvulas do coração esquerdo, principalmente mitral
- Microrganismo
  - *Staphylococcus aureus, Streptococcus bovis, Candida albicans*
- Tempo de infecção
  - Primeiras 2 semanas do tratamento antimicrobiano
- Características da vegetação
  - Vegetação > 10 mm e móvel

---

rológico focal. Cefaleia, crise epiléptica e alteração da consciência também são comuns. Sinais de irritação meníngea sugerem sangramento para o espaço subaracnóideo.

Abscesso cerebral e meningite

O abscesso cerebral geralmente ocorre no contexto da EI aguda por *S. aureus*. A lesão pode ser um macroabscesso (> 1 cm) ou, mais frequentemente, múltiplos microabscessos, e manifestar-se com como déficit focal, cefaleia, crise epiléptica ou encefalopatia.

A meningite pode ser decorrente de um processo séptico no espaço subaracnóideo ou de uma reação inflamatória por lesão do parênquima adjacente. Nos casos de meningite purulenta por *S. aureus*, deve-se sempre suspeitar da presença concomitante de EI (cerca de 21%).[15]

Investigação complementar

Hemocultura e ecocardiografia

O diagnóstico de EI é baseado na identificação de um microrganismo típico na hemocultura, na presença de vegetação ou abscesso no ecocardiograma, ou ambos. As hemoculturas, idealmente três em sítios diferentes, devem ser coletadas antes da introdução de antibioticoterapia. A sensibilidade é variável, aproximadamente 64% a 92%. Em crianças, a ecocardiografia transtorácica é capaz de identificar vegetações em até 97% dos pacientes. Contudo, a janela transesofágica é mais sensível, especialmente nos pacientes com mais de 10 anos.[16]

Neuroimagem

Todos os pacientes com déficit neurológico agudo devem realizar TC ou IRM de crânio, sendo esta última mais

Manifestações Neurológicas de Doenças Sistêmicas

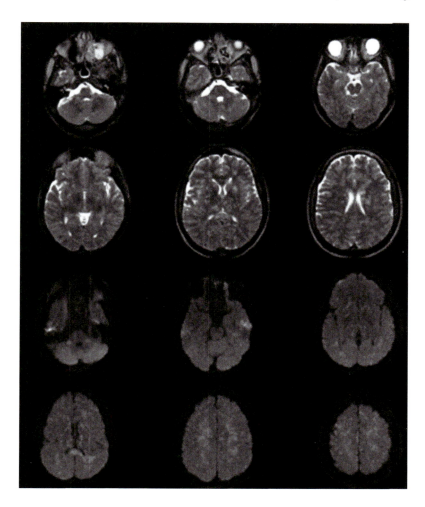

Figura 78.4 Imagem de endocardite infecciosa. Imagens em T2 e difusão mostrando múltiplos infartos cerebrais agudos, tanto infra quanto supratentoriais.

sensível na detecção de lesões isquêmicas pequenas. A impregnação pelo contraste sugere abscesso cerebral. A indicação de estudo de vasos é controversa na literatura. Alguns autores sugerem investigação não invasiva com angiorressonância magnética arterial de encéfalo para todos os casos de EI, enquanto outros indicam somente para os casos sintomáticos. Como os aneurismas micóticos acometem principalmente os ramos distais, com difícil detecção pela angiorressonância, a angiografia digital deve ser considerada quando houver hemorragia.

Punção lombar

Nos pacientes com EI, a punção lombar está indicada quando houver suspeita clínica de meningite ou hemorragia meníngea. A análise do líquor é útil na diferenciação entre meningite purulenta e meningite asséptica, assim como pode identificar o agente etiológico, embora seja menos sensível do que a hemocultura.

Tratamento

A principal medida no tratamento da EI é a terapia antimicrobiana. Ela deve ser iniciada após a coleta de hemocultura em todos os pacientes com AVC nos quais a EI é uma causa possível (mais detalhes sobre a terapia antimicrobiana você poderá encontrar no consenso sobre o tema).[16] Há redução acentuada do risco de embolização para o SNC após a primeira semana de terapia. Nos casos de EI associada a dispositivos intravasculares, é mandatória a retirada dos mesmos.

Os antiagregantes plaquetários não reduzem o risco de embolização e podem aumentar as complicações hemorrágicas. O mesmo ocorre com os anticoagulantes. Entretanto, nos casos de válvula metálica, deve-se pesar o risco de hemorragia com o risco de tromboembolismo. O tamanho do infarto, a presença de transformação hemorrágica e de aneurismas micóticos são fatores a serem considerados. Alguns autores sugerem interromper a anticoagulação por alguns dias e, a seguir, introduzir anticoagulação com heparina não fracionada, mantendo controle rigoroso do TTPA.[17]

Não há consenso com relação às indicações de drenagem do hematoma. Os aneurismas micóticos não rotos podem se resolver com a terapia antimicrobiana. O tratamento conservador está indicado nos aneurismas com alto risco cirúrgico (aneurismas que acometem toda a circunferência da artéria ou localizam-se em vaso proximal, cujo sacrifício pode trazer sequela neurológica). Recomenda-se realizar novo estudo angiográfico após 4 a 6 semanas para avaliar a resposta à terapia. Nos aneurismas rotos o tratamento cirúrgico ou endovascular é indicado. A escolha da modalidade vai depender do número, da topografia e da morfologia das lesões. A cirurgia é preferida em aneurisma único de localização periférica. Muitas vezes não há um colo bem definido, o que dificulta a clipagem, sendo necessário o uso de técnicas como o *wrapping* (reforço da parede do aneurisma por meio de revestimento com músculo ou de outros materiais sintéticos) e o *trapping* (isolamento do aneurisma por oclusão do vaso proximal e distal à lesão). Os aneurismas proximais ou múltiplos podem ser tratados pela via endovascular.[18]

O tratamento das complicações infecciosas requer antimicrobianos com boa penetração na barreira hematoencefálica. A duração da terapia é de 4 a 6 semanas na meningite e de 6 a 8 semanas no abscesso cerebral. Neste último, quando há coleção volumosa, é necessário proceder à drenagem cirúrgica.

Frequentemente o neurologista é chamado para avaliar se há contraindicação a cirurgia cardíaca num paciente com complicação neurológica decorrente de EI. Na presença de isquemia assintomática ou isquemia sintomática menor que 1,5 cm, a cirurgia pode ser realizada precocemente. Na vigência de infarto maior, não há consenso na literatura. Entretanto, a maioria recomenda aguardar pelo menos 2 semanas. Um período de 4 semanas também é necessário nos casos de hemorragia intracraniana.[15]

Prognóstico

A mortalidade da EI em crianças é de 12-21%.[19] As complicações neurológicas são frequentes e trazem morbidade significativa. Sua incidência reduz drasticamente após o início da antibioticoterapia, sendo fundamental a introdução precoce do tratamento.

Complicações neurológicas da parada cardiorrespiratória

Nos Estados Unidos ocorrem cerca de 16.000 casos de parada cardiorrespiratória (PCR) em crianças anualmente,[20] sendo a encefalopatia hipóxico-isquêmica (EHI) a sua complicação mais temida.

Fisiopatologia

A EHI ocorre devido à interrupção do fornecimento de nutrientes ao encéfalo, principalmente oxigênio e glicose, levanto à lesão irreversível. Durante a PCR, os níveis de oxigênio caem e o fluxo sanguíneo cerebral é interrompido, obrigando as células a utilizar o metabolismo anaeróbio. A glicólise anaeróbia leva ao acúmulo de hidrogênio e lactato, levando à acidose intracelular. O excesso de hidrogênio desloca o cálcio das proteínas intracelulares e aumenta sua concentração. A disfunção da bomba de sódio e potássio leva ao influxo de cálcio, contribuindo também para o acúmulo deste íon. Além disso, a hipoxemia resulta na liberação de neurotransmissores excitatórios, como o glutamato, que geram liberação de cálcio do retículo endoplasmático. Esse excesso de cálcio leva a vários processos deletérios, como ativação de fosfolipases, proteases, endonucleases, proteína quinase, calmodulina, e aumenta a liberação de glutamato por meio de *feedback positivo*. A restauração da circulação leva à formação de radicais livres de oxigênio (lesão por reperfusão).

Os mecanismos de morte neuronal são: necrose, apoptose e autofagia. A necrose é um processo caracterizado por insuficiência energética imediata com consequente perda da integridade da membrana, edema celular e resposta inflamatória adjacente. A apoptose é um processo que requer energia e síntese proteica. A célula sofre contração e condensação de suas estruturas, fragmenta-se e é fagocitada por células vizinhas ou macrófagos. Diferente da necrose, não cursa com inflamação. A autofagia é uma resposta adaptativa à falta de nutrientes e resulta na autodigestão de proteínas e organelas. Pode ser benéfica ou maléfica, dependendo do grau e duração do insulto.

Diferentes regiões cerebrais e populações neuronais específicas parecem mais suscetíveis à lesão hipóxico-isquêmica, provavelmente devido a maior atividade metabólica e localização em região de fronteira vascular. Os neurônios CA1 do hipocampo são os mais sensíveis a isquemia e sua lesão resulta em disfunção da memória. As células de Purkinje do cerebelo, os neurônios piramidais do neocórtex e os neurônios reticulares do tálamo são também comumente afetados. Fronteira vascular é a região de transição entre os territórios de irrigação dos grandes vasos intracranianos, onde a circulação é terminal e com menor perfusão. As regiões de fronteira cortical são: anterior, entre as artérias cerebrais anterior e média; posterior, entre as artérias cerebrais média e posterior. A região de fronteira interna ou subcortical localiza-se na junção entre os ramos corticais e profundos da circulação cerebral (Figura 78.5).[2]

Manifestações Neurológicas de Doenças Sistêmicas

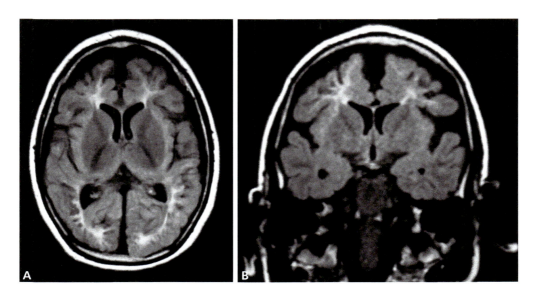

Figura 78.5 Lesões sequelares em territórios de fronteira vascular. A sequência FLAIR evidencia atrofia e hipersinal nos territórios de fronteira cortical anterior e posterior, bilateralmente, no plano axial **(A)**, e nas áreas de fronteira interna, acima dos ventrículos laterais, no plano coronal **(B)**.

Etiologia

As causas de PCR costumam ser divididas em intra-hospitalares e extra-hospitalares. O principal mecanismo de ambas é a hipoxemia, seguida pelo choque circulatório. Os pacientes internados geralmente têm doenças crônicas preexistentes. As principais causas da PCR que ocorre fora do hospital são citadas na Tabela 78.6.[5]

Síndrome da morte súbita do lactente

Pode ser definida como a morte súbita de crianças com idade inferior a 1 ano, que permanece sem explicação após extensa investigação (incluindo completa avaliação *post-mortem*, do cenário em que ocorreu o óbito e completa revisão da história clínica da criança).

Apresenta um pico de incidência entre 2 e 4 meses de idade (95% dos casos ocorrem até os 6 meses de idade). Essa condição é tão rara fora dessa faixa etária que diagnósticos alternativos devem ser buscados.

São considerados os seguintes fatores de risco:

- **Intrínsecos:** genéticos (sexo masculino, polimorfismos do gene que codifica a região promotora do transportador de serotonina); clínicos (prematuridade); ambientais (exposição perinatal ao tabaco, tabagismo parental, uso de álcool ou drogas pelos pais, baixo nível socioeconômico);
- **Extrínsecos:** sono em decúbito ventral; hábito de dividir o leito com um cuidador; infecções.

A principal explicação fisiopatológica para a síndrome da morte súbita do lactente é a imaturidade ou presença de anormalidades do tronco encefálico no controle cardiorrespiratório.

Afogamento

O afogamento é uma das causas mais comuns de EHI em crianças e pode ser definido como o processo resultante do comprometimento respiratório decorrente da submersão em um meio líquido.

Apresenta incidência bimodal, com um primeiro pico entre crianças menores de 5 anos de idade, onde 50% dos casos de afogamento ocorrem em piscinas residenciais. O segundo pico ocorre entre as idades de 16 a 20 anos, onde as causas se misturam e podem estar relacionadas a esportes aquáticos, uso de drogas ilícitas, álcool ou comportamentos de risco.

A fase inicial do evento é marcada por pânico intenso e necessidade de manter a cabeça fora da água. Após

Tabela 78.6 Principais etiologias da PCR fora do hospital.

Etiologia	Frequência (%)
Afogamento	27
Síndrome da morte súbita do lactente	20
Trauma	15
Doenças respiratórias	9
Sepse	9
Doenças cardíacas	6
Outras / desconhecida	14

o insucesso nessa tarefa, a vítima submerge e segura a respiração até um determinado momento, quando a necessidade de ar se torna imperativa. O fluido é inicialmente deglutido, porém, após vômito e aspiração, acaba chegando aos pulmões. Com alvéolos preenchidos ocorre piora da hipóxia, levando a colapso cardiovascular e lesão cerebral hipóxico-isquêmica.

Manifestações clínicas

As manifestações neurológicas precoces da EHI incluem alterações da consciência, crises epilépticas, distúrbios do movimento, disautonomia e, nos casos mais graves, morte encefálica.

Alterações da consciência

Alguns pacientes recuperam a consciência rapidamente após um episódio breve de PCR e geralmente têm uma recuperação completa. Entretanto, naqueles em que há lesão cerebral irreversível, o coma pode perdurar por dias ou semanas e tem relação direta com o prognóstico.

Uma condição rara é a lesão pós-isquêmica tardia, caracterizada por deterioração neurológica após um período de recuperação do coma, sintomas neuropsiquiátricos como delirium, mutismo acinético, parkinsonismo e hemiparesia dupla. A fisiopatologia não está bem estabelecida, porém envolve desmielinização. A IRM mostra hipersinal difuso da substância branca na sequência ponderada em T2 e restrição à difusão. A maioria dos pacientes se recupera em alguns meses, entretanto pode ser fatal em alguns casos.[21]

Crise epiléptica

Crises epilépticas são comuns na EHI, principalmente nos primeiros dias. Como boa parte dos pacientes vai estar sedada e sob efeito de bloqueadores neuromusculares, frequentemente as crises não são identificadas, o que justifica a monitorização eletroencefalográfica contínua.

A presença de crises epilépticas ou do estado de mal epiléptico (EME) pode contribuir para lesão secundária, o que justifica o seu tratamento. O EME está associado a prognóstico ruim, principalmente se mioclônico.

Distúrbios do movimento

O desenvolvimento de distúrbios do movimento como consequência da PCR é incomum, porém debilitante. Podem ser de vários tipos, incluindo mioclonia, parkinsonismo, coreia, distonia e tremor.

A mioclonia aguda ou precoce após PCR é caracteristicamente generalizada e se inicia nas primeiras 24 horas. O paciente está comatoso e apresenta movimentos intensos de flexão, que podem ser desencadeados por estímulos. Quando persiste por mais de 30 minutos é chamado de *status epilepticus* mioclônico, embora não haja evidências definitivas de que se trate de atividade epiléptica, podendo ter origem em estruturas subcorticais. O padrão do EEG é variável, porém frequentemente evidencia espículas ou poliespículas generalizadas, ou ainda surto-supressão. O *status epilepticus* mioclônico está associado a prognóstico ruim.[22]

A mioclonia crônica ou tardia após PCR, também conhecida como síndrome de Lance-Adams, ocorre depois de alguns dias ou semanas após o evento. Geralmente é desencadeada por ação ou estímulo externo e envolve os membros. Mioclonia negativa predispõe a quedas. Ataxia frequentemente está associada, o que dificulta a realização de tarefas motoras. Pode ter origem cortical ou subcortical, porém a fisiopatologia ainda não é conhecida.[22]

Outras formas de distúrbios do movimento que podem ocorrer após PCR são distonia, parkinsonismo e coreia, isoladamente ou em combinação. O início pode ser precoce ou, mais comumente, tardio. Estão relacionadas a lesão dos núcleos da base.

Disautonomia

Disautonomia está presente em aproximadamente 30% dos pacientes com EHI.[23] Manifesta-se como disfunção da homeostase da temperatura e dos sistemas cardiovascular e respiratório. Distonia concorre com frequência. Os sintomas se iniciam precocemente e podem durar meses. A fisiopatologia ainda não está definida, porém a suspeita é de desinibição dos centros autonômicos diencefálicos.

Prognóstico neurológico

O neurologista frequentemente é chamado para avaliar o prognóstico neurológico de crianças após PCR. A predição acurada é importante para guiar decisões éticas em relação ao tratamento. Deve-se lançar mão de dados da história, do exame neurológico e dos exames complementares (bioquímicos, neurofisiológicos e neuroimagem), que auxiliam na determinação de quão extenso foi o dano de um evento hipóxico-isquêmico e a probabilidade de recuperação sem incapacidade grave.

História

O local da PCR tem relação com a mortalidade, que é de aproximadamente 73% e 91% dentro e fora do hospital, respectivamente.[24] Alguns estudos mostram que a reanimação cardiopulmonar (RCP) prolongada está associada a desfecho neurológico ruim. Entretanto, há relatos de pacientes que tiveram recuperação neurológica boa após 30 a 60 minutos de RCP, quando a PCR ocorreu durante a internação e foi presenciada. Uma situação especial é nos casos de afogamento em água gelada, nos quais o prognóstico pode ser bom mesmo após 30 minutos de PCR.

Exame neurológico

O melhor preditor de desfecho neurológico é o exame físico. Entretanto, este consegue identificar principalmente os casos com prognóstico ruim, sendo limitado para determinar prognóstico bom. Uma pontuação menor que cinco na escala de coma de Glasgow (ECG) após 24 horas da PCR teve valor preditivo positivo (VPP) de 100% para desfecho neurológico ruim em um estudo. A ausência de resposta motora à dor no terceiro dia também esteve associada a mal prognóstico. Em pacientes adultos, a ausência do reflexo fotomotor, do reflexo córneo-palpebral ou uma resposta motora que não seja melhor que a postura em descerebração no terceiro dia estão sempre associados a desfecho neurológico ruim ou óbito.[24]

Contudo, deve-se levar em consideração alguns fatores que podem prejudicar a avaliação e gerar conclusões errôneas. Medicações sedativas e bloqueadores neuromusculares podem abolir os reflexos de tronco encefálico e a resposta motora. A presença de hipotermia também pode alterar a resposta motora.

Potencial evocado

A ausência bilateral do potencial evocado somatossensitivo após o primeiro ou terceiro dia tem VPP de 100% para desfecho neurológico ruim. A vantagem desse exame é que ele não sofre interferência de sedação.

O potencial evocado auditivo de tronco encefálico não é um bom método, pois não avalia o córtex e pode sofrer interferência em caso de lesão periférica, prejudicando a interpretação do exame. O potencial evocado visual também não se mostra útil para essa finalidade.[24]

Eletroencefalograma

O EEG pode contribuir com informações prognósticas, embora sua acurácia não seja tão boa quanto a do exame neurológico e do potencial evocado somatossensitivo. Alentecimento discreto com melhora rápida do padrão, presença de grafoelementos do sono e de reatividade estão associados a bom prognóstico, enquanto supressão da atividade elétrica cerebral, presença do padrão surto-supressão e de *status epilepticus*, e ausência de reatividade estão associados a mau prognóstico. Exames seriados ajudam a determinar se há melhora do padrão ao longo dos dias.[24] É importante lembrar da interferência de drogas sedativas.

Marcadores bioquímicos

Algumas proteínas sintetizadas por neurônios e células da glia são marcadores de lesão cerebral. Entre elas estão a proteína S-100B e a enolase neurônio específica (NSE, do inglês *neuron-specific enolase*). O pico plasmático é atingido em 19 e 37 horas para S-100B e NSE, respectivamente. Os níveis são significativamente maiores nos pacientes com desfecho neurológico ruim.[25]

Neuroimagem

Pacientes com EHI podem apresentar alterações na TC de crânio. Nos casos de EHI grave há perda da diferenciação entre a substância cinzenta (córtex e núcleos da base) e a substância branca, além de apagamento de sulcos e cisternas. Nos casos de grave comprometimento do parênquima supratentorial, com preservação do cerebelo, pode estar presente o sinal do cerebelo branco (Figura 78.6). Infarto nas regiões de fronteira vascular pode ocorrer na hipóxia leve e moderada. Entretanto, a TC frequentemente é normal nas primeiras 24 horas, sendo necessário repeti-la num segundo momento. As alterações difusas na TC de crânio têm VPP de 100% para desfecho neurológico ruim. Entretanto, o valor preditivo negativo (VPN) é baixo.

A IRM tem maior sensibilidade em relação à TC, especialmente com a sequência de difusão. Um estudo mostrou VPP (IRM anormal e prognóstico ruim) de 82%

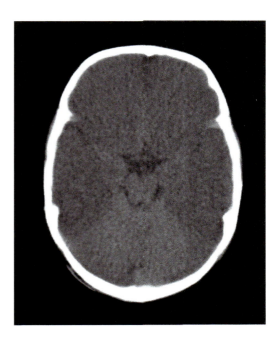

Figura 78.6 TC de crânio sem contraste evidencia o sinal do cerebelo branco em criança vítima de afogamento. A diferença de atenuação entre o cérebro e o cerebelo decorre da hipodensidade do parênquima supratentorial, causada por edema citotóxico secundário à injúria hipóxico-isquêmica, havendo perda da diferenciação entre as substâncias cinzenta e branca e apagamento dos sulcos.

e VPN (RM normal e prognóstico bom) de 86%. O exame obtém maior acurácia quando realizado entre o quarto e o sétimo dia (VPP 92%, VPN 100% e acurácia 93%).[26] Nesse trabalho, a IRM foi considerada anormal quando acometia mais de uma área de fronteira ou mais de um gânglio da base. Outro estudo também encontrou melhor acurácia da IRM entre o terceiro e o quarto dias em pacientes com afogamento.[26] A espectroscopia (redução do NAA ou Cr, aumento do lactato) após o terceiro dia também foi relacionada com desfecho ruim.

Tratamento

Os cuidados do paciente após a RCP incluem controle da PA, da temperatura, dos gases sanguíneos, da glicemia, dos eletrólitos e o tratamento das crises epilépticas. Até o momento, nenhum agente com potencial neuroprotetor se mostrou eficaz. A monitorização da pressão intracraniana (PIC) é controversa. A seguir discutiremos esses itens.

Pressão arterial e gases sanguíneos

Insuficiência circulatória é comum após a recuperação da circulação espontânea. Resulta de vários fatores, como atordoamento miocárdico, disfunção cardíaca neurogênica, insuficiência adrenal relativa e resposta inflamatória sistêmica. As flutuações da PA podem ser deletérias para o SNC. Entretanto, ainda não foi estabelecida a PA ideal, embora alguns autores sugiram que a hipertensão transitória do período imediato após a RCP possa ser benéfica. Uma ferramenta que tem sido usada para controle hemodinâmico e da temperatura é a ECMO (do inglês, *extracorporeal membrane oxygenation*), com estudos mostrando melhora do desfecho.[27]

As alterações dos gases sanguíneos são frequentes no período imediato após PCR. Está bem definido que a hipóxia piora o prognóstico. Estudos experimentais mostram que a hiperóxia também pode ser prejudicial, embora a relevância clínica desse achado ainda seja incerta.[28] Devido às alterações que provocam no tônus vascular, tanto a hipocapnia quanto a hipercapnia devem ser evitadas.

Controle da temperatura

A hipotermia precoce após PCR mostrou resultados favoráveis em neonatos. Entretanto, os estudos com crianças não mostraram diferença no prognóstico em relação à normotermia.[29] Inversamente, a hipertermia piora o desfecho neurológico e deve ser evitada.

Tratamento das crises epilépticas

As crises epilépticas aumentam o metabolismo cerebral e podem contribuir para lesão secundária, o que justifica o tratamento agressivo. A escolha da droga deve levar em consideração os efeitos colaterais, principalmente em relação ao sistema cardiovascular. O *status epilepticus* mioclônico geralmente apresenta difícil controle. O clonazepam é droga antimioclônica mais potente. Outras opções são o valproato, o levetiracetam e o propofol.[27]

Monitorização da pressão intracraniana

A monitorização da PIC em pacientes com EHI é controversa. O aumento da PIC é mais comum nos casos de afogamento e está associado a pior prognóstico. Entretanto, não há evidências de que o seu tratamento melhore o desfecho neurológico.[5] Além disso, há o receio de aumento na sobrevida às custas de incapacidade neurológica grave.

■ MANIFESTAÇÕES NEUROLÓGICAS DAS DOENÇAS GASTROINTESTINAIS

A associação entre doenças do aparelho digestivo e doenças neurológicas é bem conhecida. Os sintomas neurológicos raramente surgem como primeira manifestação clínica de uma doença gastrointestinal. Tanto o SNC quanto o SNP podem estar acometidos, o que torna em muitos casos o diagnóstico etiológico bastante desafiador.

Retocolite ulcerativa

A retocolite ulcerativa (RCU) é uma doença idiopática crônica que se caracteriza pela inflamação da camada mucosa do cólon. Acredita-se que a patogênese seja autoimune em indivíduos geneticamente suscetíveis, caracterizada por uma resposta imunológica desregulada da mucosa contra antígenos normalmente presentes no lúmen intestinal. O curso é geralmente remitente-recorrente e os sintomas são caracterizados por dor abdominal e diarreia sanguinolenta. O pico de incidência varia de 15 a 30 anos[30] e aproximadamente 20% dos pacientes com RCU desenvolvem os sintomas antes de 20 anos.[31]

Mecanismos autoimunes são os principais responsáveis pelo desenvolvimento dos sintomas neurológicos. No entanto, deficiência nutricional, infecções e outros processos também podem envolver secundariamente o sistema nervoso. A neuropatia periférica é a complicação neurológica mais frequente e sua etiologia parece ser multifatorial (deficiência nutricional, medicação, autoimune). O envolvimento do nervo periférico pode ser focal (mononeuropatia periférica, mononeuropatia craniana, plexopatia braquial), multifocal (mononeurite múltipla, neuropatia motora multifocal) ou generalizado (polineuropatia inflamatória desmielinizante aguda ou crônica).[32-36] Existem relatos de casos isolados de neuropatia periférica como primeira manifestação de RCU em crianças.[35] A neuropatia axonal é mais recorrente do que a desmielinizante na RCU. Dentre as mononeuropatias, a síndrome do túnel do carpo é a manifestação mais frequente.[33,36] A perda auditiva neurossensorial é descrita nos pacientes com diagnóstico de RCU, porém em muitos casos pode se apresentar de maneira subclínica e não ser referida pelo paciente.[37]

Além do papel da autoimunidade, o estado de hipercoagulabilidade está presente nos pacientes com RCU, levando a um aumento de 3 a 4 vezes no risco de eventos tromboembólicos. Aproximadamente 90% das complicações trombóticas nos pacientes com RCU estão restritas à periferia, porém eventos vasculares do SNC (AVC isquêmico, trombose venosa cerebral, embolias paradoxais) também podem estar presentes.[38-40] Como consequência de uma má absorção intestinal de ácido fólico ou depleção dessa vitamina pelas medicações utilizadas no tratamento da RCU, níveis séricos elevados de homocisteína poderão ser encontrados.[37]

Existem relatos de uma associação entre RCU e esclerose múltipla (EM).[41] Lesões de substância branca podem estar presentes na IRM em pacientes com RCU, porém ainda não é sabido se esses achados representam EM ou outro processo, seja ele de natureza isquêmica ou desmielinizante.[42,43] A vasculite cerebral associada à RCU é reconhecida, no entanto hiperintensidades da substância branca cerebral vistas nas sequências de IRM de crânio ponderadas em T2 são comuns em pacientes com doença intestinal inflamatória, mesmo sem sintomas neurológicos.[44] Miastenia gravis é uma complicação rara em pacientes com doença inflamatória intestinal, especialmente aqueles com RCU. Um mecanismo possível seria a produção de anticorpos contra o receptor de acetilcolina.[45,46]

O tratamento com medicamentos potentes, incluindo agentes inibidores do fator de necrose tumoral α (anti-TNF-α), podem causar complicações neurológicas. Pelo menos três medicamentos diferentes usados no tratamento das doenças inflamatórias intestinais (ciclosporina, metronidazol e sulfassalazina) foram relatados como fatores causais para neuropatia induzida por drogas. Neurotoxicidade está presente em 25% dos usuários de ciclosporina. A apresentação clínica desses pacientes inclui parestesias, tremores, ataxia, déficits motores, alteração da consciência e vários graus de distúrbios visuais e oculomotores. Possíveis mecanismos incluem toxicidade direta aos nervos periféricos ou efeito indireto por meio de fenômenos tromboembólicos que levam a neuropatia óptica isquêmica. A neuropatia periférica é um efeito colateral bem documentado do metronidazol, especialmente em dosagens diárias acima de 800 mg durante longos períodos de tempo. Neste caso, caracteriza-se por sintomas sensitivos (ataxia sensitiva) com ou sem resolução após a descontinuação. Menos de 5% dos doentes tratados com sulfassalazina apresentam neurotoxicidade.[47-49]

Doença de Crohn

A doença de Crohn (DC) é uma doença transmural do trato gastrointestinal, que pode afetá-lo desde a boca até o ânus. A doença envolve tipicamente o íleo, íleo e ceco ou íleo e todo o cólon. Em alguns casos pode estar restrita ao cólon, sendo então difícil distingui-la da RCU. A incidência de DC é aproximadamente 5 a 10 casos novos por 100.000 indivíduos/ano. Aproximadamente 20% a 25% dos casos são diagnosticados em menores de 18 anos. A fisiopatologia não é completamente definida, mas acredita-se que haja forte componente ambiental e genético.[50,51]

As manifestações clínicas mais frequentes da DC são dor abdominal, diarreia, perda de peso, sangramento retal, febre, fadiga, retardo do crescimento, dores articulares, náuseas e vômitos. Manifestações neurológicas podem preceder o aparecimento de sintomas gastrointestinais e tanto o SNP quanto o SNC podem estar acometidos. Assim como na RCU, mecanismos autoimunes são os principais responsáveis pelo desenvolvimento de sintomas neurológicos.[52,53] É necessário descartar causas secundárias, como déficits nutricionais e processos infecciosos. Semelhante à RCU, a DC pode apresentar neuropatia periférica como manifestação extraintestinal. A síndrome de Melkersson-Rosenthal, caracterizada por paralisia facial recorrente associada a edema orofacial intermitente e fissuras da língua, tem sido relatada em pacientes com DC.[54]

Pacientes com DC podem apresentar doenças cerebrovasculares que afetam tanto a circulação arterial (infartos lacunares e de grandes vasos) quanto a circulação venosa. Podem ocorrer em qualquer idade e sexo. As manifestações clínicas tendem a correlacionar-se com a atividade da doença. Respostas à terapia imunossupressora e também à anticoagulação têm sido relatadas, sugerindo que ambos os processos (hipercoagulabilidade e autoimunidade) desempenhem um papel importante na doença.[55,56]

Miopatia é relativamente rara na DC. Doença inflamatória generalizada do músculo, envolvimento muscular focal e miosites focais envolvendo principalmente o músculo gastrocnêmio têm sido descritas, principalmente na DC. Formação de abscesso no psoas ou outros músculos é uma complicação potencial, devendo ser investigada por meio de métodos complementares, na presença de dor em flancos, febre e leucocitose.[57,58] Outras manifestações neuromusculares incluem miosite granulomatosa e miastenia gravis.[59]

Mielopatia lentamente progressiva pode desenvolver-se nos pacientes com doença inflamatória intestinal, sendo mais frequente nos pacientes com DC. Acredita-se que a mielopatia seja secundária a deficiência de vitamina B12 que ocorre devido à ressecção cirúrgica do íleo terminal. Abscessos epidurais e subdurais podem ser secundários a fístula intestinal na DC. Nestes casos, os pacientes podem apresentar sinais de mielopatia ou síndrome da cauda equina. Os fatores predisponentes nestes doentes incluem tanto o tratamento imunossupressor quanto a presença de fístulas intra-abdominais ou retroperitoneais.[52,59,60]

Existem vários relatos de pacientes com DC que eventualmente desenvolveram sintomas semelhantes à EM, bem como relatos de pacientes diagnosticados com EM que desenvolveram DC.[37,45,61-63]

Doença celíaca

Indivíduos geneticamente suscetíveis (antígeno leucocitário humano DQ2.5 e DQ8) podem apresentar uma resposta imunológica anormal ao glúten ingerido (sensibilidade ao glúten), levando a um distúrbio relacionado ao glúten (DRG). A doença celíaca (DCE), ou enteropatia sensível ao glúten, é o DRG melhor caracterizado, porém é apenas uma das diversas desordens imunomediadas desencadeadas pela ingestão de glúten.[64]

A DCE pode apresentar-se em qualquer idade e caracterizar-se por uma grande variedade de sinais e sintomas clínicos que vão muito além do trato gastrointestinal. Em crianças, apresentações gastrointestinais incluem diarreia crônica, retardo do crescimento e distensão abdominal. As manifestações extraintestinais estão se tornando cada vez mais comuns e incluem numerosas doenças como a dermatite herpetiforme, anemia, hipoplasia do esmalte dentário, aftas orais recorrentes, baixa estatura, osteoporose, artrite, problemas neurológicos, elevação inexplicável de níveis de transaminases e infertilidade feminina.[65]

Complicações neurológicas incluindo ataxia, neuropatia periférica, epilepsia, enxaqueca, deficiência vitamínica, entre outros, estão presentes em até 22% dos pacientes adultos,[66] e alguns autores sugerem que o rastreio da DCE deva ser considerado sempre que a etiologia dessas doenças for desconhecida. Uma revisão da literatura pediátrica, conduzida por Lionetti et al., em 2010, demonstrou que crianças com DCE estão em risco de desenvolver complicações neurológicas, incluindo cefaleia, atraso do desenvolvimento, distúrbios de aprendizagem, ataxia, neuropatia periférica, epilepsia, encefalopatia e alteração da substância branca cerebral.[67,68] Há relatos de pseudotumor cerebral e paralisia facial recorrente em pacientes com DCE.[68] A coreia é uma manifestação neurológica rara e potencialmente reversível da DCE e deverá fazer parte do diagnóstico diferencial em qualquer idade, mesmo nos pacientes sem sintomas gastrointestinais. A resolução da coreia com dieta sem glúten correlaciona-se com a redução dos títulos de anticorpos. O diagnóstico precoce e a introdução de uma dieta sem glúten podem impedir sequelas neurológicas.[69]

Sem tratamento, os pacientes apresentam anticorpos circulantes para gliadina e para um ou mais tipos de transglutaminase (TG), permitindo o diagnóstico sorológico. Devido ao fato de muitos pacientes com manifestações neurológicas da sensibilidade ao glúten não apresentarem enteropatia em biópsias duodenais, os testes sorológicos devem ser inicialmente a base do diagnóstico,[64] principalmente nos pacientes que apresentam sintomas neurológicos como ataxia e atraso do crescimento não explicado por outras etiologias. O anticorpo mais fortemente relacionado com manifestações neurológicas é o TG.[70,71] Um estudo com 307 crianças com DCE concluiu que a frequência de descargas epilépticas evidenciadas ao EEG foi maior em relação aos controles saudáveis.[72] A IRM pode demonstrar presença de atrofia cerebelar, calcificações occipitais (epilepsia) e alterações da substância branca, que podem ser secundárias a isquemia ou processo inflamatório desmielinizante (Figura 78.7). O tratamento baseia-se na dieta isenta de glúten.[64,68]

Doença de Whipple

A doença de Whipple (DW) é uma doença multissistêmica rara causada pelo bacilo *Tropheryma whipplei*. Caracteriza-se por esteatorreia, dor abdominal, perda de peso, artrite migratória, linfadenopatia, alterações dermatológicas, cardíacas, pulmonares, oculares e neurológicas.[73,74] A idade média de início dos sintomas é aproximadamente 50 anos, porém há relatos de crianças acometidas, inclusive apresentando manifestações neurológicas.[75,76] Os homens são mais acometidos do que as mulheres e habitantes da zona rural apresentam maior risco de desenvolver a doença, provavelmente devido à presença do organismo no solo.[73]

O envolvimento neurológico pode ocorrer em até 40% dos pacientes, porém apenas 5% ocorrem na ausência de qualquer sintoma sistêmico, neste caso, denominando-se DW cerebral primária.[77,78] Demência de caráter progressivo é a complicação neurológica mais comum, porém outros sintomas neurológicos podem estar presentes como oftalmoplegia externa, paralisia do olhar vertical, mioclonia, epilepsia, ataxia, disfunção do hipotálamo (distúrbios do sono, hiperfagia, polidipsia) e meningite.[79-81] Miorritimia oculomastigatória é um distúrbio que se caracteriza por convergência rítmica dos olhos associada a contrações síncronas das pálpe-

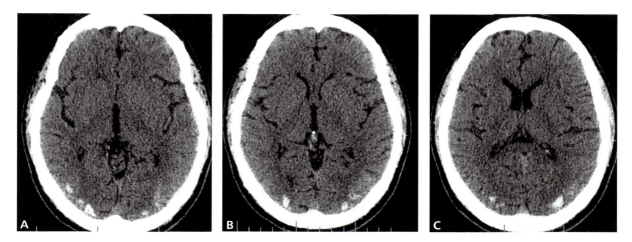

Figura 78.7 (A, B e C) Paciente de 18 anos com doença celíaca e epilepsia. TC de crânio com cortes axiais demonstra calcificações corticais occipitais, bilateralmente.

bras, queixo, face e pescoço, possivelmente causados por anormalidades do tegmento do tronco encefálico. Há relatos de miopatia e neuropatia periférica axonal em pacientes com diagnóstico de DW.[52,82]

Os achados laboratoriais na forma sistêmica incluem aumento da velocidade de hemossedimentação e enzimas hepáticas, baixos níveis séricos de potássio, cálcio, proteína, albumina e ferro, além de proteinúria, hematúria e esteatorreia. O líquor na DW com envolvimento do SNC pode apresentar aumento do nível de IgG e a presença de bandas oligoclonais. Na fase aguda da doença, pleocitose e hiperproteinorraquia podem estar presentes.[83]

O PCR para *T. whipplei* no sangue ou líquor deverá ser considerado na presença de um quadro clínico compatível. Em um estudo retrospectivo que analisou 18 pacientes com DW e infecção do SNC, a punção lombar foi realizada em 16 pacientes. A citologia do líquor foi normal em 62% dos pacientes e o PCR positivo para *T. whipplei* em 92% dos pacientes testados.[83]

A IRM deverá ser solicitada na presença de sinais e sintomas clínicos compatíveis com acometimento do SNC, porém a ausência de alterações não descarta o diagnóstico. As lesões podem envolver a substância branca e cinzenta, sem apresentar um padrão específico. Podem acometer o hipotálamo, tálamo, núcleos da base, corpos mamilares, quiasma óptico, tronco encefálico e apresentar atrofia difusa com ventriculomegalia. Uma alteração constante nas lesões é o realce ao contraste, porém não difere daqueles encontrados nas lesões inflamatórias e infecciosas.[84] O diagnóstico poderá ser confirmado também por biópsia de linfonodo abdominal nos casos com manifestações neurológicas sistêmicas secundárias da DW, demonstrando a presença do bacilo.[77]

Os pacientes com acometimento do SNC devem ser tratados na fase de indução com ceftriaxona ou meropenem durante 2 semanas, seguido por sulfametoxazol-trimetoprima na fase de manutenção durante um ano.[83] Nas primeiras semanas após o início do tratamento antibiótico, alguns pacientes podem desenvolver sintomas de recaída ou progressão da doença, como por exemplo, febre alta. Os pacientes que foram tratados inicialmente com terapia imunossupressora pensando-se em doença reumática e aqueles pacientes que apresentaram manifestações neurológicas centrais possuem um risco maior para o desenvolvimento da síndrome da reconstituição imune. Nesses casos, a terapia com corticosteroides poderá ser benéfica, porém são necessários mais estudos a esse respeito.[74,85]

Encefalopatia neurogastrointestinal mitocondrial

A encefalopatia neurogastrointestinal mitocondrial (MNGIE, do inglês *mitochondrial neurogastrointestinal encephalopathy*) é uma doença do metabolismo dos nucleotídeos de herança autossômica recessiva. Ocorre devido a mutações no gene *TYMP* (22q13. 32-qter), gerando uma perda da função da enzima timidina fosforilase. Consequentemente, há acúmulo de timidina e desoxiuridina nos tecidos e fluidos corporais, levando à replicação e reparação desequilibrada do DNA mitocondrial. MNGIE é também denominada síndrome POLIP, nome sugerido pelas iniciais das seguintes alterações: polineuropatia, oftalmoplegia, leucodistrofia e pseudo-obstrução intestinal.[44]

A idade média de início dos sintomas é 18 anos. No entanto, pode manifestar-se desde os 5 meses até acima dos 50 anos de idade.[86,87] O curso da doença é invariavelmente progressivo, levando à morte em uma idade média de 35 anos.[88]

Os sintomas iniciais são frequentemente gastrointestinais, oculares ou ambos. Os sintomas gastrointestinais caracterizam-se por disfagia, dor abdominal, cólica, náuseas recorrentes, vômitos, diarreia, má absorção, diverticulose e pseudo-obstrução. Em muitos pacientes, é evidente atraso do esvaziamento gástrico e alterações da motricidade intestinal, esofágica e faríngea. O distúrbio da motricidade gastrointestinal é causado por miopatia visceral e neuropatia visceral. Alguns pacientes podem apresentar sintomas hepáticos e evoluírem com cirrose. A disfunção hepática é frequentemente secundária à nutrição parenteral. Alterações oculares e visuais incluem oftalmoplegia externa crônica progressiva, ptose, neuropatia óptica e retinose pigmentar. Outros sinais e sintomas clínicos que podem estar presentes na MNGIE incluem disfunção autonômica, declínio cognitivo, neuralgia do trigêmeo, disartria, perda auditiva neurossensorial, neuropatia periférica e miopatia. A fraqueza muscular pode ser proximal, distal ou difusa. Arreflexia geralmente está presente.[44,88,89]

O diagnóstico baseia-se na presença de características clínicas compatíveis, leucodistrofia evidente na IRM de crânio (Figura 78.8), história familiar consistente com herança autossômica recessiva e níveis séricos elevados de timidina e desoxiuridina. O teste genético para identificar mutações patogênicas do *TYMP* pode ser feito em alguns centros.

Ainda não existe tratamento medicamentoso com eficácia comprovada em ensaios clínicos e estudos sobre reposição enzimática ainda estão em andamento.[90] O tratamento é de suporte, com foco na deglutição segura, nutrição adequada, tratamento da dor neuropática, fisioterapia para manter a mobilidade e monitoramento de complicações da dismotilidade intestinal e da presença de divertículos.[44]

Intoxicação por organofosforados

Organofosforados e carbamatos são potentes inibidores da acetilcolinesterase (ACE), capazes de causar um efeito colinérgico grave a partir da ingestão, exposição cutânea e inalação. No mundo, estima-se que três milhões de pessoas são expostas, com mais de 300.000 mortes a cada ano.[91,92] A contaminação geralmente ocorre por ingestão acidental ou intencional e pela exposição a pesticidas agrícolas. A maioria dos sintomas aparece dentro de 12 a 24 horas da exposição.

A intoxicação nas crianças pode ocorrer por meio da ingestão de pesticidas domésticos que se encontram em recipientes não rotulados ou mal armazenados. A contaminação também pode acontecer ao brincar em áreas recentemente expostas aos compostos organofosforados. Uma história de possível exposição associada a sinais e sintomas compatíveis muitas vezes leva ao diagnóstico.

O mecanismo de ação dos organofosforados constitui-se em uma ligação com a ACE, impedindo sua ação. Com consequência, ocorre aumento dos níveis de acetilcolina no sistema nervoso autônomo, junção neuromuscular e SNC. A acetilcolina é o principal neurotransmissor do sistema nervoso parassimpático,

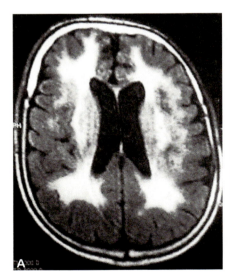
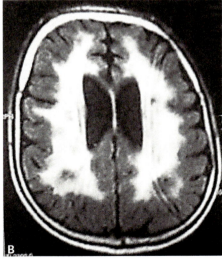

Figura 78.8 **(A e B)** MNGIE. Imagem axial FLAIR demonstrando hipersinal bilateral, difuso, confluente e simétrico na substância branca supratentorial, poupando as fibras em "U" subcorticais.

Fonte: Imagens gentilmente cedidas pelo Dr. Wladimir Bocca Vieira de Rezende Pinto – Setor de Doenças Neuromusculares da Disciplina de Neurologia Clínica – EPM –Unifesp.

atuando nos receptores colinérgicos nicotínicos (gânglios autonômicos) e muscarínicos (órgãos regulados pelo sistema nervoso parassimpático). Essa ligação é reversível nas fases iniciais, seguindo-se por uma ligação irreversível com a ACE.[93]

Os sintomas iniciais causados pela estimulação dos receptores muscarínicos (fase aguda) são diarreia, diurese excessiva, miose, broncoespasmo, broncorreia, bradicardia, vômitos, lacrimejamento e sialorreia. Às vezes, no entanto, pode ocorrer estimulação simpática dos receptores nicotínicos, podendo causar hipertensão, midríase, sudorese e taquicardia. A estimulação nicotínica da junção neuromuscular provoca fasciculações, fraqueza e paralisia, enquanto que a estimulação nicotínica no SNC provoca agitação, confusão, crises epilépticas, depressão respiratória e coma. O tratamento adequado envolve o uso de suporte ventilatório (quando necessário), atropina, benzodiazepínicos para tratar crises epilépticas e pralidoxima (reativador da colinesterase).[44]

A síndrome intermediária é um distúrbio que consiste em sintomas neuromusculares caracterizados por paralisia da musculatura respiratória, da musculatura proximal dos membros e flexora do pescoço e também em território de inervação de alguns nervos cranianos. Esses sintomas podem ocorrer dentro de 24 a 96 horas (1 a 4 dias) depois da síndrome de intoxicação aguda, particularmente nos indivíduos expostos a agentes organofosforados lipossolúveis.[44,94]

Polineuropatia tardia induzida por organofosforados pode ocorrer semanas após a exposição a alguns agentes (principalmente malation e clorpirifós), manifestando-se por parestesias dolorosas com padrão em botas e luvas, seguida de polineuropatia simétrica motora ascendente. Axonopatia é evidente por meio de eletroneuromiografia e de achados anatomopatológicos. A recuperação pode demorar muito, até vários anos, e, mesmo assim, ser incompleta.[44]

Hepatites

Complicações neurológicas são pouco frequentes nas hepatites virais agudas e crônicas, com exceção da hepatite C. Além da encefalopatia que ocorre no contexto da insuficiência hepática, deve-se destacar as neuropatias periféricas como uma das complicações neurológicas mais frequentes das hepatites virais.[95]

Hepatite A

Embora seja uma associação rara, a infecção pelo vírus da hepatite A pode desencadear a síndrome de Guillain-Barré, incluindo o subtipo denominado neuropatia axonal sensitivo-motora aguda (AMSAN, do inglês *acute motor and sensory axonal neuropathy*).[96]

Existem relatos de casos isolados sobre a associação de infecção pelo vírus da hepatite A e diversas manifestações neurológicas, como trombose venosa cerebral,[97] encefalopatia,[98,99] pseudotumor cerebral,[100] mielite transversa aguda[101,102] e encefalomielite disseminada aguda (ADEM),[103] opsoclonus e hiperreflexia vestibular.[104]

Hepatite B

A hepatite B pode raramente associar-se com a síndrome de Guillain-Barré.[95] Cerca de um terço dos casos de poliarterite nodosa está ligado com a infecção pelo vírus da hepatite B (HBV) e mais de 80% dos pacientes que apresentam essa associação têm neuropatia periférica. Apesar dos sinais clínicos serem indistinguíveis da poliarterite nodosa clássica, as manifestações da vasculite associada à infecção HBV podem ser mais graves. Suspeita-se que a deposição de imunocomplexos seja o principal mecanismo fisiopatológico.

O tratamento da hepatite B associada à neuropatia vasculítica deve ser especializado. Embora as terapias imunossupressoras possam levar ao aumento da replicação viral, dois estudos retrospectivos sugerem benefício com um pequeno curso de corticosteroides. Após a terapia com esteroides, alfa-interferon ou lamivudina podem ser utilizados por, pelo menos, 6 meses. Plasmaférese em geral é administrada concomitantemente, durante um período de 10 semanas. As recaídas são incomuns.[105,106] Outras possíveis complicações neurológicas incluem miosite viral aguda, neuropatia associada à vacinação para hepatite B (BCG), mielite aguda e ADEM.[95,107,108] Existem relatos de casos isolados da associação entre a recorrência de ADEM e reinfecção pelo HBV.[109,110]

Hepatite C

O vírus da hepatite C (HCV) é hepatotrópico e linfotrópico. A variedade de manifestações extra-hepáticas secundárias a infecção pelo HCV é explicada pelo linfotropismo. O SNC e o SNP podem ser afetados por meio de vários mecanismos, principalmente imunológicos, como consequência da proliferação de células B, circulação de citocinas e quimiocinas inflamatórias e crioglobulinemia (Tabela 78.7).[111] Além disso, o SNC é um sítio permissivo à replicação viral. A infecção crônica pelo HCV também acelera a aterosclerose por uma série de mecanismos que incluem a colonização e replicação dentro das paredes arteriais, citocinas inflamatórias, estresse oxidativo, endotoxemia, crioglobulinemia mista, hiper-homocisteinemia, hipoadiponectinemia, resistência à insulina e diabetes.[112] Logo, a hepatite C aumenta o risco de AVC. O tratamento com alfa-interferon parece reduzir esse risco.[95,113]

Tabela 78.7 Manifestações centrais e neuromusculares da infecção pelo HCV.[111]

Neurológicas
- AVC, AIT, síndromes lacunares
- Formas encefalopáticas agudas
- Leucoencefalopatia
- Encefalomielite

Mielite
- Cognitivas/neuropsiquiátricas
- Fadiga
- Distúrbios psiquiátricos
- Disfunção cognitiva

Neuropatias periféricas
- Polineuropatias axonais sensitivo-motoras
- Neuropatias sensitivas de fibras grossas
- Neuropatias sensitivas de fibras finas
- Polineuropatias axonais motoras
- Mononeuropatias
- Mononeuropatia múltipla
- Formas desmielinizantes

Miopatias
- Inflamatória
- Não inflamatória

Existe uma forte relação entre a infecção pelo HCV e crioglobulinemia. Crioglobulinas são imunoglobulinas monoclonais ou policlonais que se precipitam de forma reversível a temperaturas inferiores a 37 °C. Com base no tipo de imunoglobulina, são classificadas em tipo I (IgM monoclonal), tipo II (IgM monoclonal e IgG policlonal) e tipo III (IgM e IgG policlonal). As crioglobulinas tipo II e III são denominadas mistas, devido à presença de uma mistura de imunoglobulinas policlonais. Ao contrário do tipo I, os tipos II e III apresentam atividade do fator reumatoide. Infecção pelo HCV é uma causa comum de crioglobulinemia mista (tipos II ou III). Entre 50% e 80% dos pacientes com crioglobulinemia mista estão infectados com o HCV. A prevalência de crioglobulinas nos pacientes com infecção pelo HCV varia de 2% a 66%. Essas variações podem ser relacionadas com aspectos metodológicos, fatores geográficos, critérios de seleção e idade dos pacientes, duração da doença e presença de cirrose.[114]

Crioglobulinemia resulta em deposição de complexos imunes nos vasos de médio ou pequeno porte do endonervo, com consequente inflamação das paredes dos vasos e, finalmente, a oclusão de seu lúmen. Crioglobulinemia pode produzir uma mononeuropatia ou mononeuropatia múltipla em 17-60% dos pacientes. No cérebro, essa vasculite é muito menos frequente (cerca de 6%), porém pode causar AVC isquêmico ou hemorrágico, síndrome de encefalopatia posterior reversível (PRES) e encefalopatia.[95,115]

Além da crioglobulenemia, anticorpos antifosfolípides e anticitoplasma de neutrófilos podem ser responsáveis por trombose aguda dos vasos cerebrais. Os indivíduos com hepatite C também podem apresentar déficits cognitivos com prejuízo da função executiva e lesões típicas de doença de pequenos vasos (periventriculares e substância branca profunda), visualizadas na TC e na IRM de crânio nas sequências T2 e FLAIR (Figura 78.9).[95]

Desordens inflamatórias do SNC são menos frequentes, porém há relatos de casos de encefalite, encefalomielite com infiltrados perivasculares, ADEM e leucoencefalopatia multifocal progressiva.[116] Mielite é uma complicação pouco frequente da infecção pelo HCV, podendo ser aguda, subaguda ou recorrente, e manifestar-se como uma mielite transversa ou longitudinalmente extensa (Figura 78.10). Ataxia pode ocorrer como uma manifestação isolada.[114] Os doentes com hepatite C e mielite apresentam tipicamente anticorpos serológicos contra o HCV e RNA-HCV positivos, porém ausência de crioglobulinas e RNA-HCV no líquor. Acredita-se que o interferon possa causar ou agravar as complicações desmielinizantes centrais pelo vírus C, devido à ocorrência, em alguns casos, de neurite óptica e mielite após o início do tratamento.[95,114]

Cerca de metade dos pacientes infectados cronicamente pelo HCV queixa-se de fadiga, dificuldade de concentração, depressão e falta de memória. Esses sintomas contribuem para uma má qualidade de vida. Supõe-se que o mecanismo dessa síndrome inclua a ativação da micróglia, levando a um estado inflamatório crônico ou a um déficit serotoninérgico.[95]

Quase todos os tipos de neuropatia têm sido relatados em associação com HCV. Clinicamente, a neuropatia pode apresentar-se como uma polineuropatia sensitivo-motora simétrica distal, mononeuropatia múltipla ou mononeuropatia. Pode ser subaguda, crônica ou crônica agudizada. O tipo mais frequente é uma neuropatia axonal sensitiva, simétrica ou assimétrica, envolvendo tanto as fibras grossas (perda da sensibilidade vibratória, postural, reflexos de estiramento muscular e ataxia) quanto fibras finas (parestesias, dores neuropáticas ou ambas). Sintomas motores aparecem mais tarde no curso da doença e, geralmente, envolvem mais os membros inferiores do que os membros superiores.

Manifestações do SNC podem acompanhar a neuropatia. Púrpura dolorosa palpável devido a uma vasculite leucocitoclástica é vista frequentemente nos membros inferiores. A eletroneuromiografia pode demonstrar polineuropatia axonal sensitiva pura ou sensitivo-motora. O tipo e a gravidade da neuropatia dependem do me-

Manifestações Neurológicas de Doenças Sistêmicas

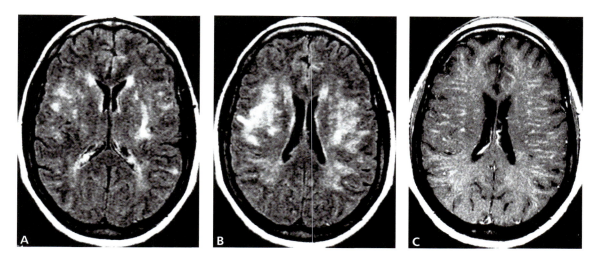

Figura 78.9 Paciente de 20 anos com hepatite C, apresentando confusão mental e crises epilépticas. As imagens axiais FLAIR **(A e B)** demonstram focos confluentes de hipersinal periventriculares e nos centros semiovais, bem como subcorticais frontoparietais, com impregnação linear pelo contraste, seguindo trajetos de vasos arteriais profundos **(C)**, sugestivo de vasculite.

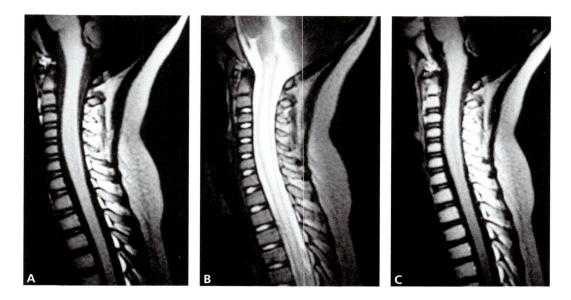

Figura 78.10 Mielite longitudinalmente extensa em paciente com hepatite C. Imagens no plano sagital de RM de medula cervical evidenciam, em T1 **(A)**, T2 **(B)** e T1 pós-gadolínio **(C)**, lesão hiperintensa extensa em T2 na região central da medula espinal cervical, sem impregnação evidente pelo gadolínio.

canismo patogênico presumido. Pacientes com crioglobulina positiva geralmente apresentam polineuropatia moderada a grave, enquanto os pacientes com crioglobulina negativa apresentaram mononeuropatia leve ou moderada e mononeurite múltipla.

Os pacientes com vasculite por poliarterite nodosa são mais propensos a apresentar um quadro grave e agudo de mononeuropatia múltipla envolvendo todas as extremidades. Neuropatia associada com crioglobulina positiva é acompanhada por baixos títulos de C4 e CH50 e títulos geralmente normais de C3. A dosagem do fator reumatoide pode resultar positiva. Esses achados não são frequentemente encontrados nos casos de neuropatias com crioglobulinas negativas.[95,114]

Miopatias são raras na infecção pelo HCV. Existem relatos de miopatias não inflamatórias (vacuolares e necrotizantes, provavelmente secundárias à vasculite levando à isquemia) e miopatias inflamatórias, como polimiosite e dermatomiosite.[95,114]

A maioria dos pacientes parece responder aos corticosteroides, ciclofosfamida, interferon isolado ou em combinação. Imunoglobulina e plasmaférese podem ser úteis em pacientes refratários.[95,114]

Hepatite E

A hepatite E é mais comum nos países em desenvolvimento, principalmente durante a gravidez e em hospedeiros imunocomprometidos (HIV e indivíduos transplantados). A prevalência de complicações neurológicas em países desenvolvidos gira em torno de 6%,[117] porém, segundo um estudo recente, essa prevalência pode estar subestimada e chegar a aproximadamente 30%.[118] Acredita-se que o tipo de genótipo do vírus da hepatite E seja importante, sendo encontrado o genótipo tipo 3 na maioria dos pacientes com manifestações neurológicas.[119]

Mialgia, síndrome de Guillain-Barré e a plexite braquial bilateral são manifestações neurológicas frequentes da hepatite E aguda. Outras complicações neurológicas são raras e incluem: encefalite, paralisia isolada de nervo craniano (VI, VII), mielite transversa, epilepsia, pseudotumor cerebral e miastenia gravis.[120] A maioria dos pacientes apresenta recuperação completa.

Os pacientes com hepatite E crônica podem apresentar como manifestações neurológicas: encefalite, encefalopatia, ataxia, polirradiculopatia e dor neuropática. O tratamento segue as recomendações gerais para cada doença (por exemplo, síndrome de Guillain-Barré, vasculite, ADEM) e inclui imunoglobulina, plasmaférese, esteroides e rituximabe, em associação com a terapia antiviral.[95,117]

Encefalopatia hepática

A encefalopatia hepática (EH), descrita pela primeira vez por Adams e Foley em 1952, é uma síndrome neurológica potencialmente reversível, caracterizada principalmente por alterações do nível e do conteúdo da consciência.[121] É classificada em três grandes grupos: tipo A, em que a EH é secundária à insuficiência hepática aguda; tipo B, em que a EH é causada por desvio portossistêmico na ausência de doença hepática intrínseca; e tipo C, em que a EH é secundária à cirrose hepática e hipertensão portal, com desvio portossistêmico. A EH do grupo C pode ainda ser subdividida em episódica (precipitada, espontânea, recorrente), persistente (leve, grave, dependente de tratamento) e mínima.[122,123]

Dentre as causas de insuficiência hepática aguda pode-se destacar a hepatite viral, ingestão de substâncias hepatotóxicas (p. ex., medicamentos), erros inatos do metabolismo, hepatite autoimune e síndrome de Reye. Medicamentos como acetaminofeno, isoniazida, eritromicina, tetraciclina, valproato de sódio e pimozida podem causar falência hepática aguda.[124] Causas de insuficiência hepática crônica incluem a doença de Wilson, atresia biliar, insuficiência cardíaca crônica, fibrose cística e a deficiência de alfa-1-antitripsina.[125] Nessas condições, a ingestão excessiva de proteína, hemorragia gastrointestinal ou a presença de infecções podem precipitar a encefalopatia hepática (Tabela 78.8).

A fisiopatologia parece envolver diversos fatores, incluindo níveis elevados de amônia, presença de falsos neurotransmissores e atividade gabaérgica aumentada. Evidências demonstram que a amônia pode comprometer a transmissão glutamatérgica, contribuindo para a depressão da atividade elétrica cerebral.[123]

Pacientes com EH podem apresentar uma vasta gama de manifestações clínicas que variam desde

Tabela 78.8 Fatores precipitantes da encefalopatia hepática.[255]

- Aumento da carga de nitrogênio
  - Hemorragia digestiva
  - Uremia
  - Excesso de ingestão proteica
  - Constipação
- Distúrbios hidroeletrolíticos
  - Hipocalemia
  - Alcalose metabólica
  - Hiponatremia
  - Hipovolemia
  - Hipóxia
  - Desidratação
- Infecção
  - Pele, trato urinário e respiratório
  - Peritonite bacteriana espontânea ou secundária
  - *Helicobacter pylori*
  - Hepatite viral
- Medicações e drogas
  - Benzodiazepínicos
  - Excesso de diuréticos
  - Narcóticos
  - Etanol
- Outros
  - *Shunts* portossistêmicos
  - Lesão hepática adicional (isquêmica, medicamentosa, tóxica)
  - Cirurgia
  - Trombose de veia porta
  - Hepatocarcinoma

mudanças sutis na atividade mental com distúrbios da memória, confusão mental, sonolência e, finalmente, evolução para torpor e coma. Muitas vezes os pacientes apresentam encefalopatia hepática mínima, caracterizada por quadro neurológico normal, exceto por dificuldades cognitivas leves geralmente associadas com déficits de atenção detectados apenas por testes neuropsicológicos.[123]

Segundo os critérios de West Haven, são considerados quatro os estágios clínicos da EH (Tabela 78.9). Sintomas iniciais são caracterizados por mal-estar, anorexia e vômitos podem preceder o quadro de alteração da consciência. Além das anormalidades neuropsiquiátricas, outras manifestações clínicas de doença hepática avançada podem ocorrer, como ascite, icterícia e hemorragia gastrointestinal por ruptura de varizes esofágicas.

Asterixis ou *flapping* pode ser um sintoma precoce. Rigidez extrapiramidal e movimentos coreiformes são frequentes em crianças. Ataxia, crises epilépticas, mioclonias e hiperventilação resultando em alcalose são frequentemente encontrados nos estágios avançados e indicam pior prognóstico. Posturas patológicas (descerebração e decorticação) podem estar presentes na fase terminal. O edema cerebral é a principal causa de morte.[126,127]

O EEG na encefalopatia hepática pode demonstrar alentecimento difuso e bilateral, com predomínio de ondas teta e/ou delta, assim como períodos de supressão, dependendo da gravidade da encefalopatia. A presença de ondas trifásicas típicas, de predomínio anterior, é um achado comum no EEG (Figura 78.11). O curso pode ser rapidamente letal ou flutuar consideravelmente, e os sintomas podem ser rapidamente reversíveis se o curso da doença hepática for favorável.[128]

A neuroimagem pode contribuir para o diagnóstico de EH. A TC de crânio pode ser normal ou revelar edema cerebral na fase aguda (Figura 78.12) e atrofia cerebral em casos crônicos. A IRM do encéfalo é mais sensível para demonstrar edema cerebral e resposta ao tratamento. Em pacientes cirróticos, a IRM pode demonstrar hiperintensidade típica do globo pálido bilateral nas imagens ponderadas em T1, provavelmente refletindo a deposição de manganês (Figura 78.13). No entanto, o hipersinal nos globos pálidos não se correlaciona com o estágio clínico da EH. A sequência FLAIR pode demonstrar hiperintensidade da substância branca hemisférica ou ao longo do trato corticoespinhal. A espectroscopia revela um padrão de diminuição do mioinositol e elevação do glutamato/glutamina.[123] Nos pacientes com elevação aguda dos níveis de amônia, frequentemente vistos na falência hepática aguda, a IRM de crânio pode demonstrar a presença de envolvimento do córtex cingulado e insular com presença de restrição à difusão nas respectivas áreas, indicando necrose cortical difusa secundária à hiperamonemia (Figura 78.14).[127]

O tratamento visa a manutenção da homeostase dos fluidos, glicose e eletrólitos, associado à correção ou remoção dos fatores precipitantes. Coagulopatia, edema cerebral, infecções e disfunção renal são complicações comuns que devem ser rapidamente reconhecidas. A utilização de lactulose constitui-se em uma ferramenta útil na redução da concentração de amônia no plasma por meio da redução de sua absorção pelo trato gastrointestinal e mudança da flora intestinal, com diminuição do crescimento de bactérias produtoras de amônia. O objetivo é promover 2 a 3 evacuações pastosas por dia. Cólica abdominal, diarreia e flatulência são os efeitos colaterais mais comuns. O antibiótico não absorvível rifaximina deve ser adicionado à lactulose com o intuito de reduzir novos episódios de EH. Caso não haja boa resposta à terapia inicial, neomicina e metronidazol devem ser acrescentados à terapia. O tratamento definitivo da encefalopatia hepática é o transplante hepático, principalmente para pacientes refratários, sem fatores desencadeantes e sem resposta à terapia medicamentosa.[129]

O manejo do edema cerebral agudo grave requer elevação da cabeceira a 30 graus, restrição de fluidos intravenosos, agentes hiperosmolares e, em casos selecionados, intubação orotraqueal e hiperventilação

Tabela 78.9 Graduação clínica da EH – critérios de West Haven.[255]	
Estágio	Alterações
0	Ausência de alterações clínicas (sem anormalidades de personalidade ou comportamento)
1	Períodos insignificantes de comprometimento da consciência. Déficits de atenção; dificuldade para somar ou subtrair; sonolência excessiva, insônia ou inversão do padrão de sono; euforia ou depressão (mais comumente a última)
2	Letargia ou apatia; desorientação; comportamento inadequado; comprometimento da fala
3	Rebaixamento importante do nível de consciência, estupor
4	Coma

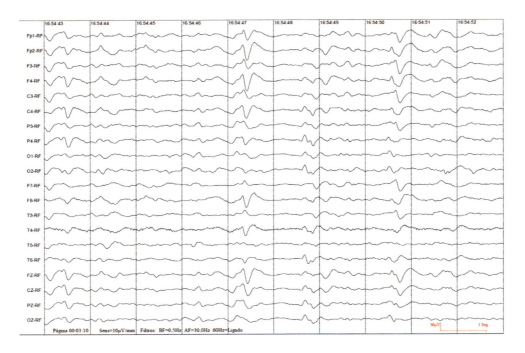

Figura 78.11 Eletroencefalograma mostrando ondas trifásicas em paciente com encefalopatia hepática.

Fonte: Imagem gentilmente cedida pela Dra. Nádia Iandoli de Oliveira Braga – Setor de Neurofisiologia Clínica da Disciplina de Neurologia Clínica da EPM-Unifesp.

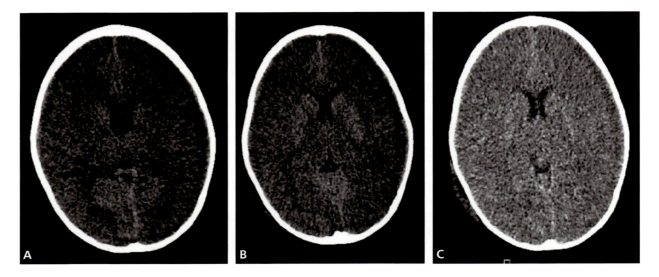

Figura 78.12 Edema cerebral difuso em criança com hiperamonemia secundária a insuficiência hepática no contexto de hepatite autoimune. **(A-C)** Cortes tomográficos axiais ao nível dos núcleos da base demonstram hipodensidade difusa do córtex e da substância branca subcortical nos hemisférios cerebrais, bem como de forma menos intensa nos núcleos da base, com apagamento de sulcos entre os giros corticais e leve colapso ventricular, caracterizando edema cerebral difuso.

visando uma PaCO2 entre 30-35 mmHg. O edema cerebral é mais bem controlado com manitol (0,25-0,5 g/kg), infundido rapidamente em 20 minutos, com intervalos de 4 a 6 horas. Manitol é contraindicado nos pacientes com síndrome hepatorrenal.[129]

Complicações neurológicas do transplante hepático

Transplante hepático (TH) é o tratamento de escolha para doença hepática crônica terminal em adultos

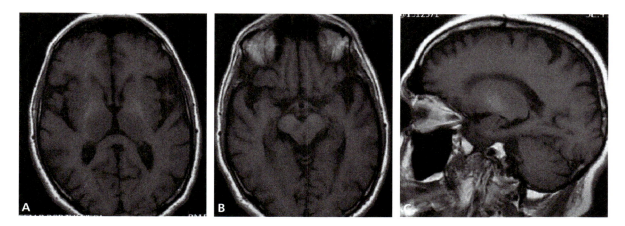

Figura 78.13 Paciente com cirrose hepática, hipertensão portal e *shunt* portossistêmico. IRM de encéfalo nos planos axial (**A** e **B**) e sagital (**C**), em ponderação T1, demonstram hipersinal bilateral e simétrico nos globos pálidos, núcleos subtalâmico e substância negra, decorrente de depósito de manganês.

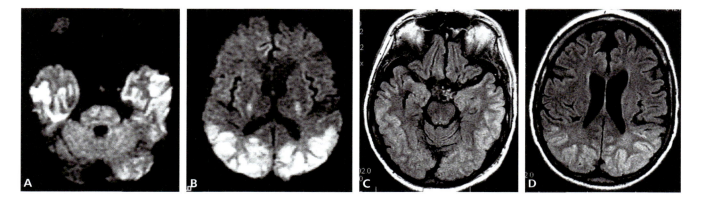

Figura 78.14 Encefalopatia hepática. Paciente com insuficiência hepática fulminante, em pré-operatório de transplante hepático, evoluindo com confusão mental e hiperamonemia. Imagens axiais das sequências de difusão (**A** e **B**) e FLAIR (**C** e **D**) demonstram restrição a difusão (edema citotóxico) e hipersinal na sequência FLAIR comprometendo o córtex e substância branca subcortical dos lobos temporais, parietais e occipitais, bem como no lobo frontal direito, além de comprometimento dos tratos corticoespinhais na projeção da cápsula interna.

e crianças. No entanto, apesar do grande avanço nas técnicas cirúrgicas, preservação de órgãos, imunossupressão e manejo perioperatório, muitas complicações podem ocorrer após o TH causando morbidade e mortalidade significativa.[130]

Vários fatores desempenham um papel na patogênese das complicações neurológicas secundárias ao TH, como problemas neurológicos pré-transplante, doença hepática primária, altas concentrações de creatinina, mau funcionamento do enxerto, distúrbios metabólicos e hidroeletrolíticos, hemorragia intracraniana, infarto cerebral, infecção e toxicidade pelos imunossupressores. A incidência de complicações neurológicas após o TH na faixa pediátrica varia entre 8% e 46%.[131,132]

A crise epiléptica é a **complicação neurológica mais comum após o TH, podendo ser focal ou generalizada, mais frequentemente do tipo tônico-clônica.**[133] As causas mais comuns de **crises epilépticas** incluem distúrbios metabólicos (eletrólitos, função hepática e renal), agentes imunossupressores (ciclosporina, tacrolimus), lesão cerebral hipóxico-isquêmica, lesões estruturais cerebrais (AVC isquêmico ou mais frequentemente hemorrágico) e infecções.[134] Elas podem ocorrer com ou sem lesões cerebrais estruturais evidenciadas na IRM de crânio e com ou sem alterações ao EEG.[133] Crises epilépticas após TH geralmente são autolimitadas, porém alguns pacientes podem desenvolver epilepsia refratária.[135]

Encefalopatia (15% a 33%),[130,136] síndrome PRES (1% a 6%),[137] mielinólise pontina central (2% a 3,5%) e cefaleia (6,1%)[132] podem estar presentes como complicações neurológicas do TH na criança. Outras manifestações neurológicas incluem AVC, meningite, síndromes cerebelares, manifestações neuropsiquiátricas, declínio cognitivo, distúrbios do sono, distúrbio de movimento (coreoatetose, tremores) e neuropatia periférica.[132]

A neuropatia periférica pode causar parestesia, disestesia, fraqueza e hiporreflexia. Geralmente resulta de pressão ou tração de nervos ou plexos principalmente nos pacientes restritos ao leito por longos períodos.[133] A síndrome cerebelar após o TH caracteriza-se por cefaleia, náuseas, vômitos, tontura, encefalopatia, nistagmo e ataxia. Há relatos da associação da síndrome cerebelar com o uso da ciclosporina.[132]

Avaliação neurológica pré-operatória de rotina e acompanhamento de perto após o transplante são necessários para detectar sinais precoces de complicações.[132]

Síndrome PRES

A encefalopatia posterior reversível (PRES, do inglês *posterior reversible encephalopathy syndrome*) é uma síndrome clínico-radiológica esporádica, de etiologia multifatorial. Sua incidência é desconhecida, porém tem sido descrita no mundo inteiro. Não apresenta predomínio entre os sexos, podendo afetar desde crianças até idosos.[138]

Existem vários fatores desencadeantes, como elevação abrupta da pressão arterial, insuficiência renal, terapia imunossupressora (principalmente em pacientes transplantados), eclâmpsia, doenças autoimunes, infecções e alguns relatos após hemotransfusão.[138]

Os sintomas típicos da PRES são: cefaleia, alteração da consciência, distúrbios visuais e crises epilépticas. A cefaleia é geralmente constante, não localizada, de intensidade moderada a grave e sem uma boa resposta a analgesia. As alterações da consciência podem variar desde sonolência leve até, em casos extremos, torpor ou coma. As crises epilépticas são frequentemente as manifestações iniciais, podendo ser focais ou generalizadas. Sintomas visuais precedendo o quadro sugerem acometimento do lobo occipital. Entre as alterações da percepção visual destacam-se os escotomas, hemianopsia e cegueira cortical. Hipertensão é um achado frequente, porém sua ausência não exclui o diagnóstico. Há relatos de acometimento medular cervical isolado.[139-143]

A IRM é o padrão-ouro para o diagnóstico. O aspecto típico na neuroimagem é o de lesões que predominam na região parieto-occipital de ambos os hemisférios, com hiperintensidade nas sequências ponderadas em T2 e FLAIR. A substância branca subcortical é sempre afetada e o envolvimento cortical é um achado frequente. As lesões geralmente não restringem a difusão, indicando edema vasogênico. Achados de imagem atípicos também podem estar presentes, como lesões unilaterais, assimétricas e localizadas em região frontal. Devido à possibilidade dos achados de imagem após crises epilépticas ou outras condições neurológicas serem semelhantes às observadas no PRES, repetição da neuroimagem pode ser necessária. Com o tratamento, espera-se a resolução dos achados de neuroimagem dentro de dias a semanas (Figura 78.15).[138]

O diagnóstico diferencial da PRES inclui doenças neurológicas graves, como AVC, encefalite, síndrome de vasoconstrição cerebral reversível, vasculite e estado de mal epiléptico. Estratégias no manejo clínico da PRES consistem em monitorização e controle da hipertensão arterial e remoção de outros fatores desencadeantes. O prognóstico é bom e a recorrência é rara.

DEFICIÊNCIAS NUTRICIONAIS

Para que o SNC e SNP desempenhem suas funções adequadamente é necessário um fornecimento constante de nutrientes. Os sinais e sintomas neurológicos geralmente são manifestações tardias dos quadros de desnutrição. Várias condições podem estar associadas com déficits nutricionais, tais como kwashiorkor, marasmo, idosos, moradores de rua, alcoólatras, doentes em nutrição parenteral prolongada ou inadequada, indivíduos com modismos alimentares ou aqueles que apresentam transtornos alimentares (anorexia e bulimia), doenças que resultam em má absorção (doença celíaca, doença inflamatória intestinal e espru tropical), anemia perniciosa e pacientes gastrectomizados. As características clínicas das principais deficiências nutricionais que cursam com sintomas neurológicos estão descritas na Tabela 78.10.[144]

MANIFESTAÇÕES NEUROLÓGICAS DAS DOENÇAS RENAIS

A maioria dos pacientes com doença renal aguda ou crônica (DRC) apresenta algum grau de disfunção neurológica do SNC, SNP ou ambos. As manifestações neurológicas podem ser consequência direta do estado urêmico ou serem secundárias a terapia de substituição renal. O reconhecimento precoce da disfunção neurológica pode proporcionar oportunidades para intervenção terapêutica e melhor prognóstico.

Encefalopatia

A encefalopatia urêmica pode estar presente nos quadros de insuficiência renal aguda e crônica. Clinicamente caracteriza-se por flutuação do nível de consciência, desorientação, comprometimento da atenção,

Manifestações Neurológicas de Doenças Sistêmicas

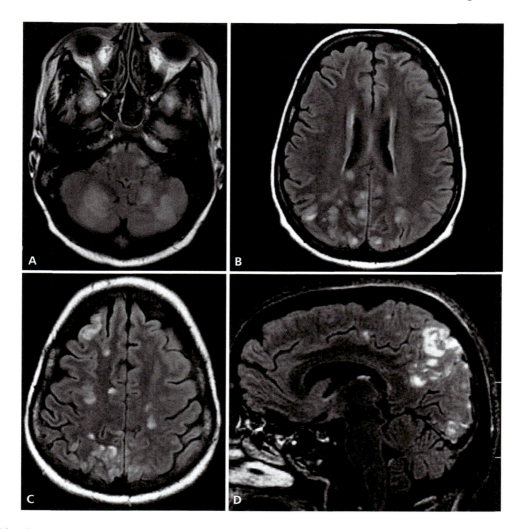

Figura 78.15 PRES. Paciente de 18 anos, com nefrite lúpica, em uso de imunossupressores, evolui com cefaleia súbita e alteração do nível de consciência. As imagens axiais (**A**, **B** e **C**) e sagital (**D**) FLAIR demonstram focos confluentes de hipersinal, dispersos na substância branca subcortical, com predomínio em território de circulação posterior (lobos parietais, occipitais e hemisférios cerebelares), poupando o córtex, sem efeito de massa e sem componente hemorrágico.

inversão do ciclo sono-vigília, cefaleia, asterixis, mioclonias e crises epilépticas. Eventualmente, na ausência de tratamento, torpor e coma subsequentemente ocorrem.

Pacientes com insuficiência renal frequentemente apresentam crises epilépticas por uremia, distúrbios eletrolíticos, encefalopatia hipertensiva ou intoxicação por medicamentos de eliminação renal. Outros sintomas incluem hipotonia, coreoatetose, nistagmo, ataxia, déficits focais transitórios (hemiparesia transitória, fasciculações, cegueira cortical), microcefalia, atraso do desenvolvimento e síndrome PRES. Esses sintomas não são específicos da encefalopatia urêmica, podendo estar presentes em outros distúrbios metabólicos, o que dificulta o diagnóstico. Outras causas de encefalopatia em pacientes urêmicos incluem diálise, deficiência de tiamina, toxicidade por drogas e rejeição a transplantes.[145-147]

A uremia pode associar-se a alterações do desenvolvimento cognitivo em crianças. Os achados neurológicos variam desde déficits neurológicos sutis, resultando em prejuízo do desempenho escolar, até crises epilépticas e deficiência intelectual grave. O desenvolvimento neurológico das crianças com DRC era habitualmente ruim, em grande parte relacionado à desnutrição e a exposição ao alumínio. Com a evolução do tratamento dessas crianças, o seu desenvolvimento neurológico tem melhorado substancialmente.[148]

A fisiopatologia da encefalopatia urêmica é pouco compreendida, porém acredita-se que ocorra acúmulo de metabólitos, distúrbios hormonais, alterações no metabolismo intermediário e mudanças na concentração de neurotransmissores excitatórios e inibitórios. Vários mecanismos podem estar associados à encefalopatia no

Tabela 78.10 Manifestações neurológicas das deficiências nutricionais.

Nutriente e testes laboratoriais	Características principais
Tiamina (vitamina B1) Atividade da transquetolase eritrocítica, dosagem sérica e urinária de tiamina	As manifestações clínicas da deficiência de tiamina variam com a idade do paciente e os órgãos envolvidos. Em adultos, a encefalopatia de Wernicke é caracterizada por alterações da motricidade ocular, ataxia e estado confusional. Em crianças, a deficiência de tiamina pode envolver o coração, o cérebro, ou ambos. Os pacientes com a forma cerebral apresentam vômitos, nistagmo, movimentos involuntários das extremidades e crises epilépticas, porém nenhum desses sintomas é específico. Devido ao fato da tríade clássica da encefalopatia de Wernicke não ser relevante em crianças e do alto custo dos exames laboratoriais, a neuroimagem é muito importante para o diagnóstico adequado. Beribéri é comum em países com uma elevada dependência de arroz branco cozido. A palavra significa "eu não posso, eu não posso" em cingalês, porém esta é apenas uma das várias teorias sobre sua origem. Na infância pode manifestar-se através de cardiopatia e meningite asséptica e no adulto por meio de neuropatia periférica, sendo denominada seca quando isolada e molhada quando associada à cardiomiopatia. Em adultos, os achados de imagem patognomônicos de encefalopatia de Wernicke são hiperintensidade na sequência ponderada em T2 nos corpos mamilares, substância cinzenta periaquedutal, tálamo periventricular e hipotálamo. Nas crianças, além das manifestações típicas do adulto, também podem ser encontradas alterações dos núcleos da base e lobos frontais (Figura 78.16).[44,144,256]
Niacina (vitamina B3) Excreção urinária dos metabólitos de niacina metilados	A pelagra é rara em países desenvolvidos. A deficiência de niacina é vista predominantemente em populações dependentes de milho como fonte primária de carboidrato. Pelagra não endêmica pode ser vista nos quadros de alcoolismo, adolescentes com anorexia nervosa, imunossuprimidos (HIV), má absorção e também pode ser encontrada na síndrome carcinoide, pois o triptofano é convertido em serotonina, em vez de ser usado na síntese de niacina. Isoniazida esgota o estoque de vitamina B6, um precursor do ácido nicotínico, podendo desencadear a pelagra. O excesso de aminoácidos neutros na dieta, tais como leucina, pode competir com triptofano reduzindo sua absorção, alterando a síntese de niacina a partir do triptofano. Síndrome de Hartnup é uma doença autossômica recessiva caracterizada pela síntese prejudicada de niacina a partir do triptofano resultando em sintomas pelagra-símile. As manifestações clínicas da deficiência da niacina são caracterizadas pela tríade dermatite, diarreia e demência. Manifestações neurológicas centrais incluem cefaleia, tontura, insônia, depressão e prejuízo da memória. Em casos graves, alucinação, demência e estado confusional com progressão para coma podem estar presentes e serem acompanhados por espasticidade e mioclonias. Os sintomas de neuropatia periférica são indistinguíveis dos quadros causados pela deficiência de vitamina B12. O tratamento é por reposição oral ou venosa de ácido nicotínico.[144]
Piridoxina (vitamina B6) Piridoxal fosfato no plasma, ácido pipecólico no plasma e urina e teste genético para a pesquisa da mutação no gene antiquitina	Vitamina B6 ou piridoxina sob a forma do seu composto ativo 5-piridoxal-fosfato é essencial para o correto funcionamento do SNC. A piridoxina é necessária para a descarboxilação de ácido glutâmico em GABA, um neurotransmissor inibitório essencial no córtex cerebral e sua deficiência causa aumento da excitabilidade neuronal e consequentemente das crises epilépticas. A deficiência de piridoxina pode ser adquirida (*bypass* jejunal, isoniazida, penicilamina) ou genética, como na dependência de piridoxina. Nos quadros adquiridos a neuropatia periférica é mais comum do que as crises epilépticas e caracteriza-se por polineuropatia periférica sensitivo-motora. A dependência de piridoxina caracteriza-se por crises epilépticas geralmente graves e recorrentes, que ocorrem logo após o nascimento ou frequentemente no útero.[257,258] A dosagem de ácido pipecólico no plasma e na urina auxilia no diagnóstico e o teste genético para a mutação do gene antiquitina confirma o diagnóstico.[204,259,260] Existe uma forma de início tardio de dependência de piridoxina em que os sintomas podem ocorrer em até 18 a 24 meses. O tratamento baseia-se na reposição de piridoxina, com preferência para o piridoxal fosfato. Apneia, hipotonia e polineuropatia sensitiva devido a lesão do gânglio da raiz dorsal podem ser observadas nos pacientes que utilizam doses acima de 200 mg.[261-263]
Ácido fólico (vitamina B9) Folato sérico, homocisteína plasmática, anemia megaloblástica	As manifestações neurológicas secundárias à deficiência de ácido fólico são raras e indistinguíveis das causadas por deficiência de vitamina B12. Sua deficiência também pode estar associada principalmente a defeitos do tubo neural e aterosclerose acelerada. A suplementação é importante principalmente em mulheres epilépticas planejando engravidar. O ácido folínico é utilizado na reversão da toxicidade pelo metotrexato.[44,144]

Manifestações Neurológicas de Doenças Sistêmicas

Tabela 78.10 Manifestações neurológicas das deficiências nutricionais. *(Continuação)*

Nutriente e testes laboratoriais	Características principais
Cobalamina (vitamina B12) Vitamina B12, ácido metilmalônico, homocisteína sérica, testes hematológicos (anemia, macrocitose, hipersegmentação de neutrófilos), anticorpo antifator intrínseco e anticélula parietal	Sintomas neurológicos associados à deficiência de cobalamina (vitamina B12) são reconhecidos há muitos anos, principalmente em adultos. Ingestão insuficiente de cobalamina ocorre predominantemente em crianças alimentadas exclusivamente com leite materno por mães vegetarianas estritas. Isso acontece devido ao fato de que os recém-nascidos têm um estoque corporal de vitamina B12 de aproximadamente 25 μg. Durante o primeiro mês de vida, cerca de 0,1 μg de vitamina B12/dia é necessário para a síntese de tecidos corporais. Assim, as reservas corporais de um recém-nascido normal podem durar aproximadamente 8 meses e ainda serem menores caso a mãe apresente deficiência de vitamina B12.[264-266] Duas formas de deficiência de fator intrínseco (anemia perniciosa) ocorrem na faixa etária pediátrica. Anemia perniciosa congênita é uma doença hereditária na qual a deficiência de fator intrínseco não está associada a outras anomalias gástricas estruturais ou funcionais, e os anticorpos antifator intrínseco não são detectados. Os sintomas geralmente começam antes dos 3 anos de idade. A anemia perniciosa juvenil apresenta sintomas semelhantes ao quadro do adulto. Estão presentes nesta condição atrofia gástrica, acloridria, anticorpos antifator intrínseco, anticélulas parietais e endocrinopatias. Geralmente manifesta-se na infância tardia ou adolescência. Crianças com deficiência de vitamina B12 apresentam-se frequentemente com quadros de irritabilidade, anorexia, déficit de crescimento, regressão do desenvolvimento, prejuízo do crescimento cerebral e neuropatia periférica. Atrofia cerebral e do nervo óptico, apatia, coma e hipotonia também podem ser vistos. Existem relatos de casos de distúrbios do movimento caracterizados por tremores e mioclonias envolvendo a face, língua e faringe com início após 48 horas do tratamento intramuscular com vitamina B12. Em crianças mais velhas, parestesia, ataxia, hiperreflexia, sinal de Babinski, clônus de aquileu e perda da sensibilidade vibratória distal e posicional são comuns.[264-267]
Cobre Cobre sérico e urinário, ceruloplasmina sérica, zinco sérico e urinário e alterações hematológicas (anemia sideroblástica, neutropenia, plaquetas frequentemente normais)	Causas reconhecidas de deficiência de cobre incluem cirurgia gástrica, nutrição parenteral total e ingestão excessiva de zinco. Em muitos casos a causa não é identificada. O zinco compete com o cobre diminuindo sua absorção no jejuno. A doença de Menkes é uma doença relacionada com a deficiência congênita de cobre caracterizada por um cabelo esparso e atraso do desenvolvimento na infância. A doença de Wilson caracteriza-se pela excreção biliar reduzida de cobre. Mielopatia ou mieloneuropatia manifestam-se por marcha espástica e ataxia sensitiva. Pé e mão caídos podem estar presentes.[44,144]
Tocoferol (vitamina E) Dosagem sérica de vitamina E	A vitamina E é um dos nutrientes antioxidantes lipossolúveis mais importantes. A deficiência grave de vitamina E pode ter um efeito severo sobre o SNC. Fibrose cística, doença colestática hepática crônica, abetalipoproteinemia, síndrome do intestino curto, síndrome da deficiência isolada de vitamina E e outras síndromes de má absorção podem causar vários graus de déficits neurológicos. Alterações neurológicas clássicas da deficiência de vitamina E são hiporreflexia ou arreflexia, ataxia progressiva, limitação do olhar vertical para cima e estrabismo, fraqueza muscular profunda e constrição do campo visual. Pacientes com deficiência grave, prolongada podem desenvolver cegueira completa, demência e arritmias cardíacas. Ataxia por deficiência de vitamina E é uma condição autossômica recessiva caracterizada por início na infância de sintomas semelhantes ao da ataxia de Friedreich. Cardiomiopatia e retinite pigmentar podem estar presentes. O tratamento deve ser adaptado para a causa subjacente da deficiência de vitamina E e pode incluir a suplementação vitamínica oral ou parenteral.[44,268]
Iodo Iodo urinário, TSH	O iodo é essencial para a função normal da tiroide, o que por sua vez, é necessária para o desenvolvimento neurológico normal intrauterino. A deficiência de iodo é a causa evitável mais comum de deficiência intelectual no mundo e ainda é endêmica na Ásia, África e América Latina, em áreas onde o sal de mesa iodado não é disponível. Acredita-se que as sequelas neurológicas são devido à diminuição do número de neurônios e à formação de sinapses aberrantes. "Cretinismo neurológico" refere-se a uma síndrome no recém-nascido secundária ao hipotireoidismo materno com predomínio de sintomas neurológicos. Caracteriza-se por uma tríade de deficiência intelectual, surdo-mudez e alteração motora caracterizada por rigidez e espasticidade. A persistência dos reflexos primitivos e perda de massa muscular proximal podem ocorrer. O feto é eutireoideo e sem bócio. "Cretinismo mixedematoso" é uma síndrome de hipotireoidismo fetal que ocorre no final da gravidez, que além dos sinais clássicos do hipotireoidismo resulta em deficiência cognitiva neonatal leve e distúrbios da fala e audição. Hipotireoidismo crônico também pode manifestar-se em todas as idades. As pessoas afetadas podem apresentar epilepsia, disfunção motora, demência, depressão, distúrbios de vigilância, planejamento visual e motor e raciocínio abstrato. Na fase escolar a deficiência de iodo pode levar ao comprometimento da capacidade de aprendizagem, causando letargia e apatia nas crianças, o que contribui para o aumento dos índices de repetência e evasão escolar.[44,269]

Tabela 78.10 Manifestações neurológicas das deficiências nutricionais.	*(Continuação)*
Nutriente e testes laboratoriais	**Características principais**
Zinco Níveis séricos de zinco	O zinco desempenha um papel na neurogênese, maturação e migração dos neurônios e na formação de sinapses. É encontrado em altas concentrações nas vesículas sinápticas de neurônios do hipocampo (que são centralmente envolvidos na aprendizagem e memória) e parece modular alguns neurotransmissores, incluindo os receptores de glutamato e ácido gama-aminobutírico (GABA). As fontes incluem carnes, frutos do mar e leite. A deficiência é vista principalmente em crianças de países em desenvolvimento, aquelas com má absorção ou em uma condição herdada denominada acrodermatite enteropática. Alopecia, dermatite e leuconiquia são sintomas comuns, e manifestações neurológicas incluem disgeusia, déficit visual e cognitivo.[44,269]
Retinol (vitamina A) Níveis séricos de vitamina A	A deficiência de vitamina A leva a xeroftalmia e, eventualmente, a destruição da córnea. A cegueira noturna é uma manifestação precoce causada pela diminuição da síntese do fotopigmento rodopsina na retina, evoluindo, caso não tratada, para restrição do campo visual, fotofobia e redução da acuidade visual. Pacientes desnutridos e aqueles que apresentam síndromes de má absorção, principalmente de gordura (vitaminas A, D, E, K) são os mais afetados. Pistas para o diagnóstico incluem manchas de Bitot (manchas esbranquiçadas de restos de queratina na conjuntiva), anormalidades da córnea e, ao final da doença, hipopigmentação da retina periférica. Eletrorretinografia mostra aumento dos limiares de fotorreceptores (bastonetes > cones) e potenciais ausentes em casos graves. Toxicidade da vitamina A é uma causa de síndrome de pseudotumor cerebral. Outros sintomas incluem pele seca, fadiga, irritabilidade e prurido (devido à lesão hepática). Os sintomas de toxicidade pela vitamina A também podem ocorrer depois de tratamento com ácido retinoico, utilizado no tratamento da leucemia promielocítica aguda.[44,144]

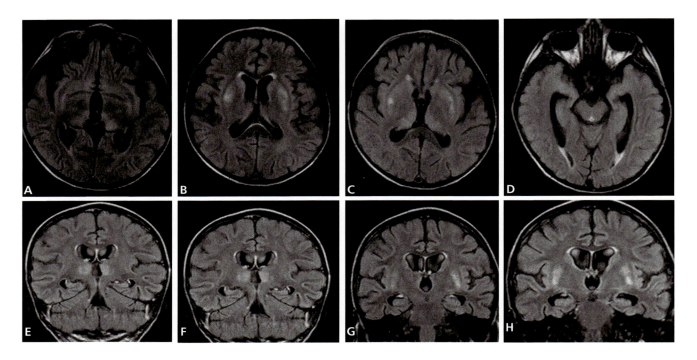

Figura 78.16 Encefalopatia de Wernicke. Paciente de 5 anos de idade, com o diagnóstico de doença de Crohn, em uso de nutrição parenteral prolongada, apresentando agudamente quadro de irritabilidade, ataxia e nistagmo. A imagens FLAIR no plano axial **(A, B, C e D)** e coronal **(E, F, G e H)** demonstram hipersinal bilateral e relativamente simétrico nos tálamos e putames, sem comprometimento significativo dos corpos mamilares e mesencéfalo. O paciente recuperou-se completamente após reposição de tiamina. A encefalopatia de Wernicke em crianças nem sempre se apresenta com o clássico comprometimento de tálamos, corpos mamilares, teto mesencefálico e substância cinzenta periaquedutal, típico de adultos. Pode haver envolvimento de lobo frontal, putames, córtex cerebral, núcleos de nervos cranianos, esplênio de corpo caloso e fórnix.

paciente com insuficiência renal (Tabela 78.11). Os sintomas da encefalopatia urêmica, embora dependentes da magnitude da insuficiência renal, são mais pronunciados com um rápido desenvolvimento de uremia. A insuficiência renal crônica tem um impacto semelhante no desenvolvimento da encefalopatia, porém o processo tende a ser menos grave. Nesses pacientes, as alterações agudas da função cognitiva estão frequentemente relacionadas com alterações metabólicas. Distúrbios eletrolíticos (hipercalcemia, hipofosfatemia, hiponatremia, hipermagnesemia) podem produzir depressão do SNC como manifestação neurológica principal.[147]

Uma variante rara da encefalopatia urêmica clássica é a síndrome da lesão aguda bilateral dos núcleos da base. Relatada inicialmente apenas em populações asiáticas, essa síndrome está fortemente associada com o desenvolvimento de uremia em pacientes com diabetes *mellitus* de longa data. É geralmente monofásica e habitualmente evolui com melhora tanto das manifestações clínicas quanto neurorradiológicas. Os pacientes desenvolvem parkinsonismo agudo, caracterizado por rigidez grave, bradicinesia, instabilidade postural e marcha parkinsoniana, na ausência do habitual tremor de repouso ou postural. Isso ocorre com frequência em conjunto com o início agudo de déficit cognitivo, incluindo letargia e confusão. Disartria, disfagia e movimentos involuntários, como discinesia orofacial, também podem ocorrer.

A neuroimagem revela hipodensidade bilateral nos núcleos da base vista na TC e áreas de hiperintensidade de sinal nas sequências FLAIR e T2 da RM (Figura 78.17). Do ponto de vista puramente neurológico, o prognóstico é bom, ocorrendo melhora com hemodiálise e tratamento de suporte. Infelizmente esses pacientes são muitas vezes gravemente doentes, com um prognóstico muito pobre, em geral secundário às complicações infecciosas.

Acredita-se que esta manifestação neurológica incomum de uremia ocorra devido a uma lesão crônica nos núcleos da base por alterações microangiopáticas e metabólicas secundárias ao diabetes *mellitus*. Este dano, por sua vez, pode tornar os núcleos da base ainda mais suscetíveis aos efeitos de neurotoxinas urêmicas.[149-151]

Estudos laboratoriais fornecem evidências de comprometimento da função renal, porém são de utilidade limitada na monitorização do desenvolvimento da encefalopatia. Além disso, a alteração da função renal não descarta outras causas de encefalopatia. Lesão estrutural deverá ser excluída em pacientes urêmicos que apresentaram crises epilépticas, especialmente quando focais ou recorrentes. O líquor é geralmente alterado, com pleocitose e hiperproteinorraquia, por vezes, superior a 100 mg/dL. O EEG mostra alentecimento difuso, com um excesso de ondas teta intermitentes ou contínuas e ondas delta que podem predominar na região frontal. Ondas trifásicas estão frequentemente presentes, com predomínio na região anterior. Complexos de ponta-onda bilaterais podem estar presentes tanto no EEG de repouso ou durante a fotoestimulação. O EEG torna-se cada vez mais lento com a progressão da encefalopatia, de modo que a atividade delta torna-se mais contínua. A neuroimagem é utilizada para excluir causas estruturais de encefalopatia.[147,152]

Os sintomas frequentemente melhoram com a correção do distúrbio metabólico. As crises epilépticas que ocorrem no contexto de uma encefalopatia urêmica podem necessitar de profilaxia. A escolha do fármaco antiepiléptico exige uma análise cuidadosa, principalmente em pacientes dialíticos. Fármacos antiepilépticos com novas estruturas moleculares, como o levetiracetam, topiramato e gabapentina, são altamente hidrossolúveis e apresentam baixa porcentagem de ligação com as proteínas plasmáticas, o que resulta na remoção por hemodiálise. Muitas vezes esses medicamentos necessitam de dosagem suplementar após uma sessão de diálise. Os fármacos antiepilépticos tradicionais, como fenitoína, ácido valproico e carbamazepina, apresentam alta porcentagem de ligação com as proteínas plasmáticas, com persistência de apenas uma pequena proporção do total do fármaco no estado livre (ativo). Essa característica reduz as alterações de concentração relacionadas com a diálise, favorecendo seu uso nos pacientes com doença renal. No entanto, pequenas reduções na concentração de proteína plasmática devido à albuminúria podem levar a um aumento significativo na fração livre do fármaco ativo, predispondo a quadros de intoxicação.[147,153,154]

Neuropatia óptica

A neuropatia óptica progressiva, unilateral ou bilateral, pode ocorrer ao longo de vários dias, às vezes como manifestação inicial da DRC avançada.[155] A per-

Tabela 78.11 Diagnóstico diferencial das encefalopatias e seus principais mecanismos.[147]

Encefalopatia	Mecanismo
Urêmica	Acúmulo de neurotoxinas
Distúrbios eletrolíticos	↑ cálcio, ↑ magnésio, ↓ fósforo, ↓ sódio
Wernicke	Deficiência de tiamina
Desequilíbrio da diálise	Edema cerebral secundário à rápida remoção de solutos osmoticamente ativos (ureia)
Hipertensiva/encefalopatia posterior reversível	
Rejeição	Descontrole da pressão arterial/falência da autorregulação
	Produção de citocinas

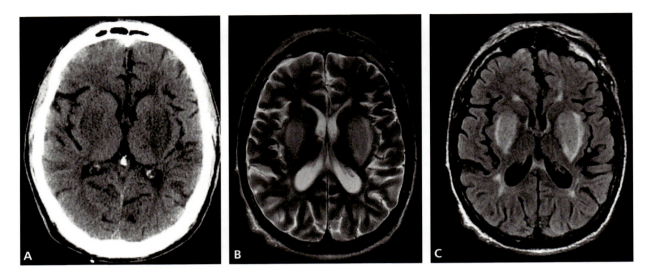

Figura 78.17 Encefalopatia urêmica. Paciente com insuficiência renal aguda, cefaleia, alterações visuais e coreia. **(A)** TC de crânio no plano axial demonstrando hipodensidade nos núcleos lentiformes. Imagens axiais de RM do encéfalo ponderadas em T2 **(B)** e FLAIR **(C)** demonstrando hipersinal bilateral e simétrico nos núcleos da base, presumivelmente relacionado a edema vasogênico.

da visual acompanha-se de defeito pupilar aferente. O tratamento imediato com hemodiálise e corticoterapia pode restaurar a visão em alguns pacientes.

A neuropatia óptica pode ser neurotóxica, isquêmica, inflamatória, relacionada a uso de medicações ou secundária a hipertensão intracraniana.[156] Hipotensão e anemia são fatores de risco importantes no paciente dialítico para o desenvolvimento de neuropatia óptica. Além do tratamento mencionado anteriormente, pode ser necessário hemotransfusão e infusão intravenosa de soro fisiológico. Crianças urêmicas também podem ser afetadas.[157] Arteriopatia urêmica calcificada também pode desempenhar um papel etiológico.[158]

Vários casos de neuropatia óptica isquêmica não arterítica relacionada à hemodiálise têm sido relatados. A fisiopatologia envolve o déficit de fornecimento de oxigênio ao nervo óptico, resultando em edema secundário a hipóxia, evoluindo para compressão do nervo no canal óptico e isquemia da cabeça do nervo óptico.[159] Os sintomas caracterizam-se por início súbito, unilateral e indolor de defeito do campo visual (habitualmente altitudinal), associado a defeito pupilar aferente, após hipotensão relativa. Essa complicação deve ser considerada quando se avalia opções de diálise, particularmente em pacientes com outros fatores de risco, tais como hipotensão, anemia e um passado de neuropatia óptica isquêmica anterior.[159]

Doenças cerebrovasculares

Pacientes com DRC apresentam um aumento do risco de AVC isquêmico e hemorrágico. Estima-se que o risco relativo seja em torno de 4 a 10 vezes maior quando comparado aos pacientes sem DRC.[160] Aterosclerose e insuficiência renal crônica apresentam vários fatores de risco em comum, como hipertensão, diabetes, dislipidemia e tabagismo. Elevação dos níveis de homocisteína é um fator de risco para aterosclerose[161] e hiper-homocisteinemia é prevalente em pacientes com doença renal crônica.[162] Anemia é um fator de risco independente para AVC e eventos cardiovasculares.[163]

O risco de hemorragias intracranianas, incluindo hematoma subdural, intraparenquimatoso e hemorragia subaracnóidea, é aumentado nos pacientes com doença renal. A uremia pode ocasionar disfunção plaquetária qualitativa com consequente alteração da sua agregabilidade, levando ao aumento da chance de sangramento.[164] Fatores de risco adicionais incluem hipertensão arterial, doença renal policística e a utilização de agentes antitrombóticos durante a hemodiálise e para prevenção de trombose de fístulas.[147] Existe um risco aumentado de desenvolvimento de malformações vasculares cerebrais (aneurismas saculares e dolicoectasias) nos pacientes com doença renal policística.[165]

A solicitação de neuroimagem deve ser considerada nos pacientes em diálise que apresentam encefalopatia, dado o maior risco de ocorrência de hematomas subdural agudo e crônico nesses indivíduos. Para os pacientes que apresentem hemorragia intracraniana, modalidades dialíticas alternativas, tais como diálise peritoneal ou livre de heparina, que não requerem o uso de anticoagulação sistêmica, podem ser opções.[147,166]

Síndrome do desequilíbrio da diálise

Relatada pela primeira vez em 1962 por Kennedy *et al.*,[167] a síndrome do desequilíbrio da diálise foi descrita como piora da confusão mental preexistente, cefaleia, e às vezes, espasmos musculares. Acreditava-se que a causa seria secundária ao atraso do clearance liquórico de ureia. Outros sintomas foram observados posteriormente, incluindo náuseas, vômitos, turvação visual, cãibras musculares, crises epilépticas e tremores.[168]

Os sintomas aparecem tipicamente no final de uma sessão de diálise, algumas vezes 8 a 24 horas após o procedimento dialítico, e diminuem ao longo de várias horas. Quando um estado confusional caracterizado por agitação se desenvolve, não é incomum que persista por vários dias. Muitos pacientes manifestam-se com exoftalmia e aumento da pressão intraocular, características que auxiliam no diagnóstico. Cefaleia é o sintoma mais frequentemente relatado pelos pacientes submetidos à diálise e episódios de enxaqueca podem ser precipitados durante ou após a hemodiálise em pacientes com enxaqueca preexistente. O diagnóstico diferencial deverá ser feito com o hematoma subdural, que às vezes apresenta sintomas similares.[169]

A síndrome quase sempre ocorre em pacientes submetidos à sua primeira hemodiálise por insuficiência renal e é improvável que se desenvolva em pacientes que possuem insuficiência renal crônica estável e que são submetidos à hemodiálise de manutenção.[170,171] Os métodos modernos de diálise renal têm alterado as características clínicas da síndrome. Casos ocasionais relatados antes de 1970 foram fatais com crises epilépticas e progressão para coma. Os sintomas relatados desde 1980, na maioria dos casos, foram leves e consistem em náuseas, fraqueza, cefaleia, fadiga e cãibras musculares.[172] A patogênese da síndrome do desequilíbrio da diálise envolve o gradiente osmótico que se desenvolve entre o plasma e o cérebro durante a diálise rápida, levando ao edema cerebral.[147]

Alterações estruturais nos exames de imagem não são frequentes, porém quando existentes podem demonstrar a presença do sinal do lentiforme bifurcado, secundário ao edema vasogênico dos núcleos da base[173] (Figura 78.18). Os sintomas tipicamente melhoram várias horas após a diálise e podem ser evitados por taxas mais lentas de diálise. O uso de volumes menores de dialisado e sessões mais frequentes de diálise no início da terapêutica têm reduzido a ocorrência desta complicação. Os doentes que omitem tratamentos de diálise também pode ter um risco aumentado, devido ao fato de apresentarem acúmulo de toxinas urêmicas com consequente desbalanço do gradiente osmótico após a diálise.[147,174]

Encefalopatia da diálise

A encefalopatia da diálise, também conhecida como demência da diálise, é uma doença fatal que complica a hemodiálise crônica, causada principalmente pelo acú-

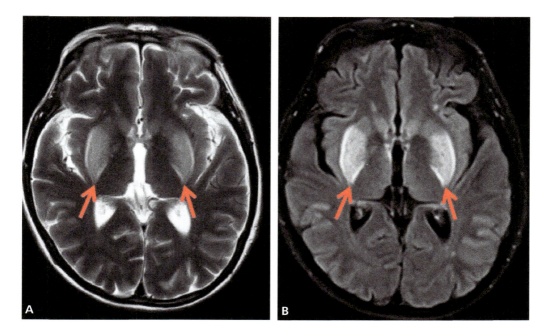

Figura 78.18 Síndrome do desequilíbrio dialítico. Paciente com insuficiência renal crônica dialítica secundária a diabetes *mellitus*, evolui com confusão mental, náuseas, vômitos e tremores. As imagens axiais em T2 **(A)** e FLAIR **(B)** demonstram hipersinal bilateral no núcleo lentiforme, com sinal do lentiforme bifurcado (*lentiform fork signal*) – setas vermelhas.

mulo de alumínio na substância cinzenta cerebral, resultante do alumínio presente no dialisado. Relatada pela primeira vez em 1972, a síndrome é atualmente rara devido às modificações dos métodos dialíticos.[175]

Há início subagudo de sintomas neurológicos, começando com disartria, disfagia e apraxia da fala. Inicialmente os sintomas são intermitentes e temporalmente associados com a diálise mas, eventualmente, eles se tornam prolongados e, em seguida, permanentes. Posteriormente, evoluem para distonia orofacial, asterixis e mioclonias generalizadas. Nos estágios finais da síndrome, crises epilépticas generalizadas tônico-clônicas e demência estão presentes.

Logo no início do curso da doença, o EEG demonstra surtos de atividade delta multifocal e de alta amplitude, com ondas agudas ou complexos ponta-onda intermitentes.[168] O líquor é geralmente normal, embora haja relatos de hiperproteinorraquia isolada. Acredita-se atualmente que a patogênese esteja relacionada com a intoxicação pelo alumínio. A síndrome clínica progride até a morte em 6 meses na maioria dos casos. O tratamento de escolha é a terapia de quelação com deferoxamina.[147,174]

Manifestações neuromusculares das doenças renais

Mononeuropatia

Os nervos periféricos são suscetíveis à compressão e isquemia focal em pacientes com DRC. Os nervos ulnar, mediano e femoral são os mais acometidos. A neuropatia do nervo ulnar, através de sua compressão no canal de Guyon, pode ser secundária à calcinose tumoral urêmica no punho. Essa condição caracteriza-se por calcificação extraóssea, podendo formar volumosas massas císticas de consistência elástica contendo depósitos de fosfato de cálcio.[176] As manifestações clínicas incluem fraqueza dos músculos intrínsecos da mão e perda sensitiva no território de inervação ulnar. Estudos de ENMG e de condução nervosa podem confirmar a área de compressão e documentar a extensão da lesão.

A neuropatia compressiva do nervo mediano no túnel do carpo é frequente. O mecanismo responsável pelo desenvolvimento da síndrome do túnel do carpo nesses pacientes não está completamente esclarecido. Fatores etiológicos, tais como a síndrome do sequestro vascular, expansão do volume extracelular e deposição de amiloide no túnel do carpo têm sido sugeridos, mas a causa precisa é desconhecida. As manifestações clínicas incluem fraqueza e atrofia da musculatura tenar, parestesia e dores envolvendo o território de inervação.[147] A abordagem cirúrgica costuma apresentar bons resultados, devendo-se coletar material por meio de biópsia para a pesquisa de amiloides.[177]

Neuropatia femoral aguda pode ocorrer durante o transplante renal e estar relacionada à compressão do nervo durante o ato operatório ou a isquemia do nervo. As manifestações clínicas mais frequentes incluem fraqueza da musculatura extensora do joelho e dor em região anterior da coxa e medial da panturrilha.[178] A incidência estimada é de 2% e o prognóstico depende do tipo e extensão da lesão.[178]

Polineuropatia urêmica

A neuropatia periférica secundária a uremia ocorre em 10-83% dos pacientes com insuficiência renal crônica em diálise e sua frequência tem diminuído após o transplante renal.[179,180] A neuropatia urêmica assemelha-se a outras neuropatias de etiologia metabólica. É mais frequente em homens do que em mulheres e em adultos do que crianças. As características clínicas mais presentes refletem o envolvimento de fibras grossas, com parestesias, redução dos reflexos profundos, alteração da sensibilidade vibratória, perda de massa muscular e fraqueza. Os pacientes também podem desenvolver manifestações autonômicas, com hipotensão postural, diminuição da sudorese, diarreia, constipação ou impotência.[181] Outros sintomas comuns incluem pernas inquietas e cãibras.

Em raros casos a polineuropatia exibe um curso clínico mais agudo, podendo apresentar-se de forma semelhante à síndrome de Guillain-Barré.[182] Acredita-se que esta variação na evolução esteja relacionada ao diabetes subjacente na maioria dos casos, o que pode piorar consideravelmente a neuropatia. Vasculite ou neuropatia secundária a diabetes deverão ser consideradas se mononeurite múltipla estiver presente como manifestação clínica.[174]

O diagnóstico deve ser considerado principalmente nos pacientes com doença renal em estágio final com uma creatinina igual ou superior a 5 mg/dL ou clearance de creatinina inferior a 12 mL/min. Estudos de condução nervosa demonstram resultados consistentes com uma polineuropatia axonal.[181] A neuropatia pode responder a adequação do procedimento de diálise ou ao transplante, porém é difícil prever o curso clínico em pacientes individuais.[183]

Miopatia urêmica

A miopatia urêmica é um achado frequente em pacientes com DRC em estágio final e normalmente apresenta-se em pacientes com taxa de filtração glomerular inferior a 25 mL/min. A progressão da miopatia ocorre tipicamente paralela à diminuição da função renal.[184] A prevalência global é estimada em 50% dos doentes em diálise.

A redução da eliminação das toxinas urêmicas, distúrbios do metabolismo da vitamina D, resistência à insulina, deficiência de carnitina e deficiências nutricionais têm sido propostos como possíveis mecanismos fisiopatológicos para miopatia urêmica.[185,186] As manifestações clínicas são fraqueza muscular com predomínio da musculatura proximal, perda de massa muscular, limitação para realização de exercícios de resistência e rápida fatigabilidade.[187] A eletroneuromiografia e biópsia muscular são muitas vezes normais. No entanto, a atrofia das fibras musculares do tipo II pode estar presente na biópsia muscular.[188,189] Alguns subgrupos de pacientes em diálise têm respondido favoravelmente após a suplementação com L-carnitina. Em estudo demonstrou-se que o transplante renal reduziu significativamente os sintomas no prazo de 2 meses, mas não restabeleceu plenamente a capacidade física.[184]

Fibrose sistêmica nefrogênica

A fibrose sistêmica nefrogênica ocorre após exposição aos meios de contraste a base de gadolínio na presença de insuficiência renal aguda grave ou crônica.[190] Apesar de não ser uma manifestação neurológica direta da doença renal, essa doença é de particular interesse para o neurologista, pois muitos pacientes com manifestações neurológicas da doença renal podem ser submetidos a estudos de IRM.

Os sintomas geralmente começam dentro de 2 meses da exposição ao gadolínio e incluem dor, pressão e queimação da pele associada com hiperemia e edema. Contraturas articulares graves e acentuada limitação da mobilidade podem estar presentes. O uso de meios de contraste a base de gadolínio devem ser contraindicados nos pacientes dialíticos e evitados naqueles pacientes que apresentarem taxa de filtração glomerular inferior a 30 mL/min.[147]

Complicações neurológicas do transplante renal

Existem poucos estudos sobre complicações neurológicas em pacientes pediátricos após o transplante renal. A incidência de complicações neurológicas após o transplante renal em adultos varia entre 10% e 21%. Em uma série de 115 pacientes pediátricos transplantados renais, 10 (8,7%) tiveram complicações neurológicas.[191]

As crises epilépticas são uma das complicações neurológicas graves mais frequentes após o transplante renal.[191-194] As várias causas incluem distúrbios metabólicos (distúrbios eletrolíticos como hiponatremia, hipocalcemia e hipomagnesemia, distúrbios renais e hepáticos), elevação súbita da pressão arterial, tratamento com agentes imunossupressores (ciclosporina, tacrolimus), lesão hipóxico-isquêmica, lesões cerebrais estruturais (AVC isquêmico ou hemorrágico) e infecções do SNC.[191-195]

Em crianças, a incidência de crises epilépticas após o transplante renal variou de 17-20% em dois estudos, um dos quais estava na era **pré-ciclosporina**[196] e o outro na era pré-tacrolimus.[197] A redução na incidência de crises epilépticas em outro estudo foi relacionada com avanços no campo do transplante de órgãos, melhorias nas técnicas cirúrgicas e cuidados perioperatórios.[191] De acordo com a literatura existente, a maioria das crises epilépticas é observada nos primeiros 3 meses após o transplante renal, sendo a crise generalizada tônico-clônica o tipo mais frequente.[191]

Cefaleia é uma complicação neurológica conhecida do transplante de órgãos, porém a incidência de cefaleia em crianças transplantadas renais não é bem descrita. Em um estudo com pacientes adultos que foram submetidos ao transplante renal, quase metade apresentou cefaleia.[198] As manifestações clínicas caracterizam-se por cefaleia nova ou agravamento da cefaleia primária. Acredita-se que imunossupressores como a ciclosporina e tacrolimus, com suas propriedades vasoativas, apresentem um papel no desenvolvimento da cefaleia, porém o mecanismo exato pelos quais induzem ou exacerbam a mesma ainda são desconhecidos.[191,199,200] Apesar da cefaleia pós-transplante ser considerada uma complicação leve, ela pode causar um efeito negativo significativo na qualidade de vida.[201] Há relatos isolados de desenvolvimento de pseudotumor cerebral em crianças transplantadas renais.[202] Além de cefaleias primárias, doenças como a PRES, AVC (arterial, venoso, isquêmico ou hemorrágico), meningite, encefalite, abscesso cerebral e tumores cerebrais podem levar ao desenvolvimento de cefaleia após o transplante renal.[203]

Tremor é descrito como uma complicação neurológica frequente após transplante de órgãos, presente em até 50% dos pacientes pediátricos transplantados renais que utilizaram tacrolimus.[204]

Outras complicações neurológicas relatadas após o transplante renal incluem AVC, encefalopatia, infecções do SNC, ataxia cerebelar, tumores cerebrais e neuropatia periférica.[203] O AVC pode ser isquêmico ou hemorrágico e pode envolver as artérias cerebrais ou seios venosos, com uma incidência de cerca de 8% em receptores de transplante renal.[205,206] Em crianças com síndrome nefrótica de longa data, particularmente em doentes com a síndrome nefrítica congênita do tipo finlandês, hiperlipidemia pode predispor à aterogênese precoce, aumentando assim a probabilidade de desenvolvimento de AVC isquêmico.[207]

Encefalopatia após o transplante renal pode ser multifatorial: drogas (inibidores da calcineurina, esteroides), distúrbios metabólicos, uremia e hipóxico-isquêmica. O linfoma não-Hodgkin constitui mais de 90% dos linfomas em transplantados renais. A maioria desses linfomas é de células B e sua proliferação está relacionada à infecção pelo vírus Epstein-Barr em pacientes cronicamente imunossuprimidos. O envolvimento extranodal após transplante de órgãos é frequente e em quase um quarto dos pacientes há o envolvimento do SNC (Figura 78.19). O envolvimento do rim transplantado também pode ocorrer, causando insuficiência renal. O grau de imunossupressão, idade (maior nos menores de 25 anos), tempo de transplante (maior no primeiro ano), raça (superior em caucasianos do que em afro-americanos) e estado sorológico em relação à infecção pelo vírus Epstein-Barr influenciam o risco de doença.[208]

O desenvolvimento de alterações do estado mental ou a presença de déficits neurológicos novos devem ser avaliados devido à possibilidade de envolvimento do SNC. Exames de imagem (TC ou IRM de crânio), análise do líquor (pesquisa de células neoplásicas e sorologia para o vírus Epstein-Barr) e biópsia cerebral geralmente levam ao diagnóstico. A IRM pode subestimar o grau do tumor. O uso de corticosteroides pode alterar a imagem e os achados histopatológicos, gerando dificuldade na interpretação diagnóstica. Com o advento dos regimes quimioterápicos modernos, houve uma mudança na história natural, com diminuição das metástases sistêmicas fora do SNC e maior sobrevida.[208]

Infecções do SNC (meningoencefalite ou abscesso cerebral) no contexto de transplantados renais são causadas principalmente por infecções oportunistas. Os agentes mais frequentes são fungos, especialmente

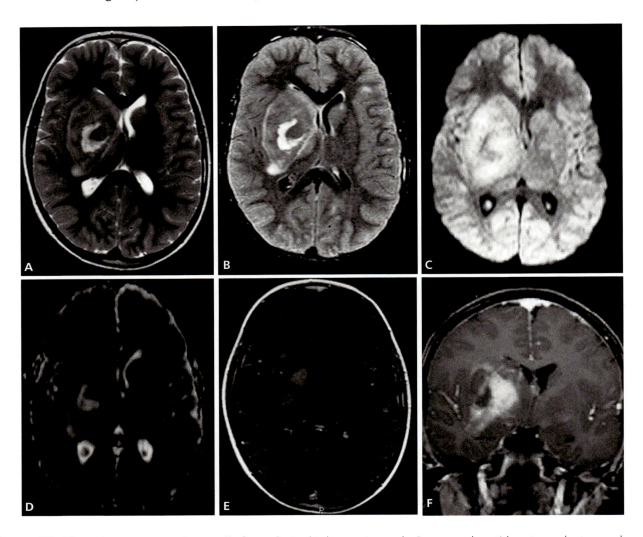

Figura 78.19 Linfoma primário do SNC (linfoma de Burkitt) em criança de 8 anos, submetida a transplante renal cerca de um ano antes. IRM do encéfalo no plano axial, ponderada em T2 **(A)**, FLAIR **(B)**, difusão **(C)**, mapa de difusão **(D)**, T1 pós-gadolínio **(E)** e no plano coronal ponderada em T1 pós-gadolínio, demonstrando lesão expansiva na profundidade cerebral direita, com baixo sinal em T2 e restrição a difusão das moléculas de água (denotando alta celularidade da lesão), com impregnação homogênea pelo meio de contraste de seu componente sólido e com discreto edema vasogênico adjacente e efeito de massa.

Fonte: Imagens gentilmente cedidas pelo Dr. Lázaro Luís Faria do Amaral – Medimagem – Hospital da Beneficência Portuguesa de São Paulo.

Aspergillus, *Cryptococcus* e *Candida*, embora haja relato de muitos outros organismos oportunistas. As infecções virais, tanto sistêmicas quanto confinadas ao SNC, ocorrem em pacientes transplantados renais. Os vírus mais prevalentes são citomegalovírus, vírus Epstein-Barr, vírus varicela-zóster e o vírus JC, causador de leucoencefalopatia multifocal progressiva. Outros patógenos incluem *Listeria monocytogenes*, *Toxoplasma gondii*, *Nocardia asteroides* e *Mycobacterium tuberculosis*.[203]

Neuropatia após o transplante renal pode ser secundária a compressão local dos troncos nervosos (como nervo femoral), levando à mononeuropatia, ou devido à uremia de longa data (nesse caso provocando polineuropatia), associação com diabetes *mellitus*, efeitos colaterais de medicamentos imunossupressores (inibidores da calcineurina) e síndrome de Guillain-Barré.[203]

MANIFESTAÇÕES NEUROLÓGICAS DOS DISTÚRBIOS ELETROLÍTICOS E DO EQUILÍBRIO ÁCIDO-BASE

Os distúrbios eletrolíticos e do equilíbrio ácido-base são resultantes de diferentes causas, como alterações renais, respiratórias, insuficiência cardíaca, insuficiência hepática e efeito de drogas. Alguns dos principais distúrbios serão brevemente discutidos.

Distúrbios do equilíbrio ácido-base

Várias causas de disfunção dos sistemas respiratório e renal podem gerar desequilíbrio ácido-base de forma independente ou em combinação (Tabela 78.12).[209-211]

Acidose respiratória

Ainda que as complicações hipóxico-isquêmicas do sistema nervoso sejam a principal preocupação em casos de insuficiência respiratória, o pronto reconhecimento de níveis anormais de pH e PCO_2 são importantes. A acidose respiratória é definida pela presença de acidemia (pH sérico < 7,36) secundária à elevação dos níveis $PaCO_2$ ($PaCO_2$ > 45 mmHg). A velocidade de instalação e a gravidade, tanto da hipercarbia como da acidose, influenciam no grau de envolvimento neurológico. Existem várias causas de acidose respiratória na criança, como hipoventilação (depressão do SNC por drogas, doenças neuromusculares), doença pulmonar intrínseca (pneumonia grave, edema pulmonar, hemorragia pulmonar), obstrução das vias aéreas superiores (laringotraqueobronquite ou crupe, aspiração de corpo estranho) e obstrução das vias aéreas inferiores (bronquiolite, asma).[211,212]

Os sinais e sintomas neurológicos são vistos com maior frequência nos casos de acidose respiratória quando comparado aos pacientes com acidose metabólica, devido ao fato do CO_2 se difundir com maior facilidade através da barreira hematoencefálica. Asterixis, sonolência, tremor e alterações cognitivas são os principais sinais e pioram à medida que a concentração sanguínea de íons de hidrogênio aumenta, concomitantemente ao aumento da $PaCO_2$. Se não tratada, a acidemia progressiva pode levar ao coma. Níveis de $PaCO_2$ acima de 50 mmHg geralmente resultam em alterações no fluxo sanguíneo cerebral, levando à vasodilatação cerebral e consequentemente elevação da pressão intracraniana. Sintomas secundários a hipertensão intracraniana incluem cefaleia com intensidade maior à noite ou durante as primeiras horas da manhã, confusão e distúrbios visuais, que vão desde turvação visual até a cegueira. Sinais anormais detectados durante a avaliação neurológica seriada incluem papiledema, atrofia óptica, elevação da pressão de abertura do líquido cefalorraquidiano, ou, em casos mais graves, os sinais indicativos de síndromes de herniação iminente, tais como anisocoria e sinais de liberação piramidal.

Alterações da arquitetura do sono são frequentemente encontradas em pacientes acidóticos e provavel-

Tabela 78.12 Manifestações neurológicas da acidose e alcalose.[211]

Acidose	Alcalose
• Sistema nervoso central	• Sistema nervoso central
▪ Sonolência	▪ Tontura
▪ Fadiga	▪ Vertigem
▪ Confusão	▪ Confusão
▪ Cefaleia	▪ Cefaleia
▪ Queixas visuais	▪ Zumbido
▪ Prejuízo da arquitetura do sono	▪ Embaçamento visual
▪ Asterixis	▪ Síncope
▪ Alteração visual	▪ Crises epilépticas
▪ Encefalopatia	▪ Ataxia
▪ Coma	▪ Sinal de Chvostek
▪ Aumento da pressão intracraniana	▪ Tremor
▪ Papiledema	▪ Encefalopatia
▪ Alteração do reflexo pupilar	▪ Coma
▪ Sinais de herniação	▪ Manifestações de crises epilépticas
• Sistema nervoso periférico	• Sistema nervoso periférico
▪ Tremor	▪ Mioclonia
	▪ Tetania
	▪ Tremor
	▪ Cãibras
	▪ Parestesia perioral e de membros

mente decorrem de uma causa subjacente de distúrbios respiratórios e do equilíbrio ácido-base. Muitas destas características clínicas melhoram com a correção da disfunção ventilatória e da hipercarbia. Essa correção deve ser gradual porque, devido à eliminação rápida de CO_2, o tempo pode ser insuficiente para excreção compensatória de bicarbonato, resultando em alcalose metabólica, manifestando-se por crises epilépticas.[209-211,213]

Alcalose respiratória

A alcalose respiratória ocorre quando o pH sérico é maior do que 7,44, principalmente devido à redução dos níveis de $PaCO_2$ (inferior a 35 mmHg). Esse distúrbio metabólico pode ocorrer a partir de qualquer forma de hiperventilação, levando a um deslocamento para a esquerda da curva de dissociação de oxigênio, diminuindo potencialmente o fluxo sanguíneo cerebral e gerando hipóxia tecidual. A alcalose pode desestabilizar o balanço sérico de cálcio iônico e fosfato, causando sintomas de hipocalcemia (tetania e desmaios) e hipofosfatemia (encefalopatia metabólica, disfunção hemática, anomalias da função leucocitária, trombocitopenia, alterações de contratilidade muscular, rabdomiólise e diminuição da contratilidade miocárdica).

Doenças neurológicas que porventura afetem o tronco encefálico também podem levar a alcalose associada à hiperventilação, tais como AVC, neoplasias, rombencefalite e a síndrome de Rett. Pacientes geralmente referem tontura, parestesia unilateral ou bilateral dos membros e da região perioral, cefaleia, cãibras, vertigem, e, de modo menos frequente, tremores, zumbido, turvação visual, ataxia, alteração do nível de consciência e síncope. Alcalose respiratória associada a hiperventilação pode reduzir o limiar de crises epilépticas em indivíduos suscetíveis como, por exemplo, nos pacientes com crises de ausência. O exame neurológico em geral não apresenta achados específicos. No entanto, o sinal de Chvostek é relatado em alguns indivíduos afetados. O alentecimento da atividade elétrica cerebral de base visto no EEG, com a presença de ondas teta e delta, ocorre na ausência de atividade epileptiforme.[209-211,213]

Acidose metabólica

A acidose metabólica decorre da depleção dos níveis séricos de bicarbonato ou aumento na produção de íons de hidrogênio, levando à acidemia. Existem duas formas principais, normalmente referidas como acidose metabólica com ânion gap (AG) normal (perda de bicarbonato ou acúmulo de cloro pelo sistema gastrointestinal) e acidose metabólica com AG elevado (lactato, sulfatos, corpos cetônicos etc.). A importância de se fazer essa distinção é fundamental na determinação do mecanismo subjacente (Tabela 78.13).[209,213,214]

Tabela 78.13 Causas comuns de acidose metabólica.[211]

Com ânion gap aumentado (>12 mEq)	Com ânion gap normal (<12 mEq)
• Toxina	• Gastrointestinal
▪ Metanol (Figura 78.20)	▪ Diarreia
▪ Paraldeído	▪ Fístula intestinal
▪ Etilenoglicol	▪ Shunt pancreático / ileostomia
▪ Cloreto de amônio	
• Medicações	• Renal
▪ Salicilato	▪ Acidose tubular renal
▪ Isoniazida	• Malignidade
▪ Excesso de ferro	▪ Mieloma múltiplo
▪ Metformina	▪ Outras causas de paraproteinemia
• Condições médicas	• Outros
▪ Cetoacidose diabética	▪ Medicações (inibidores da anidrase carbônica)
▪ Acidose láctica (várias causas)	▪ Toxicidade por lítio
▪ Uremia	▪ Administração excessiva de solução salina
▪ Cetoacidose alcoólica	

O AG é estimado a partir da diferença entre as concentrações séricas de cátions (Na^+ e K^+) e ânions (Cl^- e HCO_3^-) rotineiramente dosados. Pelo fato de não poder haver nenhuma diferença efetiva (pelo princípio da neutralidade elétrica), essa medida reflete os chamados íons "não mensuráveis". Normalmente essa diferença ou gap é representada pela porção ionizada dos ácidos fracos (A^-), principalmente a albumina, e em menor proporção, o fósforo. Quando o AG é maior do que o produzido a partir da albumina e do fósforo, outros ânions, como lactato ou corpos cetônicos, devem estar presentes em quantidades maiores do que as habituais. Na prática, o AG é calculado com a seguinte fórmula: $AG = (Na^+ + K^+) - (Cl^- + HCO_3^-)$. O valor de referência é 12 ± 4 mEq/L.[210,215] Existem três tipos de acidose metabólica com aumento do AG que merecem consideração especial:

▪ A acidose lática que ocorre devido ao acúmulo de lactato em consequência de diminuição da circulação periférica (tipo A) ou do uso de algumas drogas (AZT, biguanidas), insuficiência hepática ou infecção por malária (tipo B). Na acidose lática do tipo A, o uso de bicarbonato deve ser evitado, pois pode causar um desvio da curva de dissociação hemoglobina-oxigênio, piorando ainda mais a disponibilidade de oxigênio para os tecidos.[210,215] A acidose lática também pode ocorrer em crian-

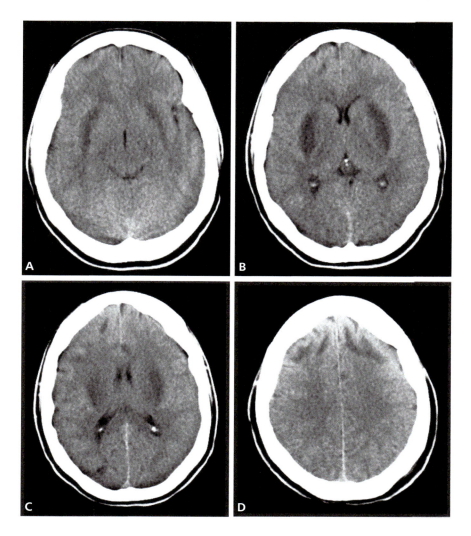

Figura 78.20 Intoxicação por metanol. Paciente de 20 anos ingeriu etanol de posto de combustível. TC de crânio com cortes axiais demonstra hipodensidade dos núcleos lentiformes, principalmente dos putames **(A, B e C)**, bem como focos hipodensos subcorticais frontais **(D)**.

Fonte: Imagens gentilmente cedidas pelo Dr. Rafael Marques Franco – São Paulo.

ças com síndrome do intestino curto devido à fermentação de carboidratos por supercrescimento de bactérias.[212]

- A cetoacidose (diabética, alcoólica ou por jejum prolongado) que ocorre pelo aumento do metabolismo de ácidos graxos e acúmulo de acetoacetato e beta-hidroxibutirato. O diabetes *mellitus* tipo 1 é a principal causa de cetoacidose em crianças.[210,215]
- A intoxicação por salicilatos pode cursar com acidose metabólica isolada (mais observada em crianças), com alcalose respiratória (estimulação do centro respiratório) e com um distúrbio misto de acidose metabólica e alcalose respiratória. O diagnóstico pode ser sugerido por história de náuseas, zumbidos e exposição a altas doses de aspirina. O tratamento deve ser feito com lavagem gástrica, administração de carvão ativado e alcalinização sanguínea e urinária com bicarbonato de sódio. Nos casos com insuficiência renal, o tratamento dialítico deve ser incluído.[215]

Os sintomas são inespecíficos e caracterizam-se por cefaleia, letargia, crises epilépticas, torpor e, em casos mais graves, coma. Além disso, durante os períodos de profunda acidose, hipóxia cerebral pode ocorrer secundariamente à falência cardiovascular. Sinais e sintomas de hipertensão intracraniana ocorrem com menos frequência quando a acidose é secundária a causa metabólica em vez de uma causa respiratória, como citado previamente, pois o desenvolvimento da acidose respiratória em geral é agudo.[209-211,213,214]

Alcalose metabólica

A alcalose metabólica é secundária ao aumento da concentração de bicarbonato (> 26 mmol/L).[211] Como mecanismo compensatório frequentemente coexiste com níveis elevados de PaCO$_2$, sendo necessário em alguns casos avaliar a resposta compensatória nos distúrbios simples a partir da seguinte fórmula: **PCO$_2$ (esperado) = 0,6 × BIC.**

A alcalose metabólica pode ocorrer após a administração excessiva de substâncias alcalinas, como acontece na síndrome do leite alcalino, ingestão não intencional, hiperadministração de bicarbonato no tratamento de acidose metabólica ou após a transfusão maciça de citrato contido nos produtos derivados do sangue, como na exsanguíneo transfusão. No entanto, a alcalose ocorre com mais frequência devido à perda de cloro. Isso ocorre mais comumente por perdas do trato gastrointestinal superior (vômitos ou aspiração nasogástrica) ou na urina (diuréticos, hiperaldosteronismo, defeitos congênitos da reabsorção de cloreto ou pós-hipercapnia). Mais raramente, perdas de cloreto no suor (visto entre os lactentes e crianças com fibrose cística) ou do trato gastrointestinal inferior (cloridorreia congênita) causam alcalose metabólica em pacientes pediátricos.[212]

Os sintomas neurológicos vistos no paciente com alcalose metabólica são semelhantes aos observados em outras formas de alcalose. Alcalemia grave (pH > 7,60) pode levar a cefaleia, tetania, crises epilépticas, letargia e coma. Há predisposição a arritmias, especialmente em pacientes com cardiopatias de base. A alcalemia deprime a respiração, com hipercapnia e possível ocorrência de hipóxia, além de causar prejuízo agudo da liberação de O$_2$ pela hemoglobina nos tecidos.[209-211,216]

Distúrbios eletrolíticos

Estado confusional, torpor, coma, crises epilépticas e, em alguns casos, déficits neurológicos focais podem ter como causa distúrbios eletrolíticos. Serão revisados aqui os principais achados e sintomas clínicos.

Hiponatremia

Denomina-se hiponatremia a presença de um nível sérico de sódio inferior a 135 mEq/L. É um dos distúrbios eletrolíticos mais frequentes nos hospitais, ocorrendo em cerca de 3% das crianças hospitalizadas. Em geral, a causa é encontrada com facilidade e a condição raramente é fatal. Entretanto, às vezes a causa pode não ser identificada e a mortalidade resultar de uma terapia inapropriada.[209]

Em circunstâncias normais, o corpo humano pode manter a concentração plasmática de sódio dentro da faixa normal (135 a 145 mEq/L), apesar das grandes flutuações na ingestão de líquidos. A principal defesa do organismo contra o desenvolvimento de hiponatremia é a capacidade do rim para gerar urina diluída e excretar água livre.

As principais razões para que as crianças desenvolvam hiponatremia englobam condições que comprometam a capacidade dos rins de excretar água livre. A hiponatremia geralmente ocorre nos casos de excesso de entrada da água, com ou sem perda de sódio, na presença de uma excreção de água livre prejudicada. Somente em circunstâncias extremas o excesso de entrada da água ou a perda de sódio isoladamente poderá levar a hiponatremia. É importante perceber que a concentração sérica de sódio não reflete o conteúdo corporal total de sódio com precisão. Pelo contrário, uma diminuição do sódio sérico reflete mais precisamente um aumento da água corporal total, e um aumento no sódio sérico reflete um déficit de água livre.[209] Para o tratamento adequado da hiponatremia é fundamental definir a osmolaridade sérica, classificando assim as hiponatremias em: hipertônica, hipotônica e isotônica.

A hiponatremia pode gerar influxo de água livre para o espaço intracelular, resultando em edema celular e consequentemente levar ao edema cerebral e encefalopatia. As manifestações clínicas da hiponatremia são principalmente neurológicas e relacionadas com edema cerebral secundário à hipo-osmolalidade. Os sintomas da encefalopatia hiponatrêmica variam substancialmente entre os indivíduos. O declínio abrupto do sódio sérico pode levar a mudanças rápidas nos fluidos, causando edema cerebral. Os indivíduos são em geral assintomáticos até que os níveis séricos de sódio caiam abaixo de 120 mmol/L. Quedas menores dos níveis de sódio, porém bruscas, estão associadas a deterioração clínica.

Nos casos leves, fadiga generalizada, náuseas, cefaleia, disgeusia, anorexia e câibras musculares são sintomas típicos. Se os níveis continuam a cair (por exemplo, 120 a 130 mmol/L), o agravamento desses sintomas pode acompanhar-se de vômitos, fasciculações, tremores e deterioração progressiva da cognição e orientação. Níveis potencialmente fatais de hiponatremia (isto é, < 115 mmol/L) que se apresentem de forma aguda são conhecidos por causar crises epilépticas focais e generalizadas e também levar ao coma. Sem tratamento, o edema cerebral progressivo pode levar a herniação cerebral.

Cuidado especial é necessário ao tratar este distúrbio eletrolítico. A reposição rápida pode levar à mielinólise central. Esta complicação neurológica geralmente apresenta-se com alteração cognitiva e diminuição do nível de consciência. No entanto, sinais localizatórios, tais como ataxia, hemiparesia e sinais de liberação piramidal podem ocorrer.

As crianças apresentam um risco particularmente elevado para o desenvolvimento de hiponatremia sintomática, desenvolvendo encefalopatia hiponatrêmica com concentrações séricas de sódio superiores à dos adultos e pior prognóstico, caso o tratamento não seja iniciado rapidamente. Isso parece ser devido à maior proporção cérebro-calota craniana em crianças, o que deixa menos espaço para a expansão do cérebro edemaciado.[209] O cérebro da criança atinge a dimensão adulta por volta dos 6 anos de idade, contudo o tamanho real do crânio não é alcançado até os 16 anos de idade. Além disso, dados em animais sugerem que crianças pré-púberes têm uma capacidade reduzida para regular o volume das células cerebrais, o que está relacionado à diminuição da extrusão de sódio celular devido aos baixos níveis de testosterona. Hipoxemia é um fator de risco para o desenvolvimento da encefalopatia hiponatrêmica, pois prejudica a habilidade do cérebro em adaptar-se à hiponatremia.[209]

Síndrome da secreção inapropriada de hormônio antidiurético

A síndrome da secreção inapropriada de hormônio antidiurético (SIADH, do inglês *syndrome of inappropriate antidiuretic hormone secretion*) é uma das causas mais comuns de hiponatremia no hospital e leva muitas vezes a hiponatremia grave (sódio plasmático < 120 mEq/L). É causada pela elevada secreção de hormônio antidiurético (HAD), na ausência de um estímulo osmótico ou hipovolêmico.

SIADH pode associar-se a uma variedade de doenças, embora na maioria das vezes esteja relacionada a doenças pulmonares, do SNC e ao uso de medicamentos (Tabela 78.14). Deve ser suspeitada em qualquer paciente com hiponatremia, hipo-osmolaridade e uma osmolaridade urinária acima de 100 mOsm/kg. A concentração de sódio na urina é geralmente superior a 40 mEq/L, a concentração de potássio no soro é normal, não há perturbação ácido-base e a concentração de ácido úrico é frequentemente baixa. Neste cenário, deve-se procurar fazer o diagnóstico diferencial com a síndrome cerebral perdedora de sal. A única diferença clínica é a volemia, que está normal na SIADH e reduzida na síndrome cerebral perdedora de sal. Sabendo da dificuldade em estabelecer um diagnóstico preciso de volemia no paciente neurológico, pode-se entender que a diferenciação entre as duas síndromes pode ser bastante difícil na prática. Este fato, aliado a uma compreensão incompleta da patogênese da síndrome cerebral perdedora de sal, tem levado alguns autores a questionar a existência desta última.[217]

Os sintomas geralmente são de curta duração e se resolvem com o tratamento da doença subjacente ou interrupção da medicação responsável. A restrição hídrica é a pedra angular da terapia, mas representa um método de correção lento e com frequência impraticável em bebês que recebem a maior parte de sua nutrição na forma líquida. Todos os fluidos intravenosos devem possuir uma solução com pelo menos a tonicidade de uma solução salina normal. Se isso não corrigir a concentração plasmática de sódio, cloreto de sódio a 3% pode ser administrado conforme necessário.

Se for preciso uma correção mais rápida da hiponatremia, poderá ser adicionado um diurético de alça em combinação com fluidos hipertônicos. Os agentes que produzem diabetes insipidus, como demeclociclina, po-

Tabela 78.14 Causas de SIADH.

- Doenças do sistema nervoso central
  - Infecções: meningite, encefalite e abscesso
  - Neoplasia
  - Vascular (acidente vascular cerebral, hemorragia subaracnoide)
  - Neurocirurgia
  - Hidrocefalia
  - Trauma
  - Doenças neurodegenerativas
- Doenças pulmonares
  - Pneumonia
  - Tuberculose
  - Asma
  - Ventilação com pressão positiva
  - Pneumotórax
  - Abscesso
- Neoplasias
  - Pulmão
  - Mama
  - Linfoma
  - Rins
  - Pâncreas
  - Sarcoma
- Medicações
  - Vincristina
  - Ciclofosfamida
  - Antidepressivos (fluoxetina, sertralina, amitriptilina)
  - Fármacos antiepilépticos (carbamazepina, oxcarbazepina, valproato)
- Outras
  - Porfiria idiopática
  - Psicose
  - Sarcoidose

dem ser usados se SIADH persistir por mais de 1 mês e não responder a restrição de líquidos, aumento da ingestão de sódio e diuréticos de alça. Os antagonistas do receptor de vasopressina 2 são uma terapia promissora, ainda em teste, embora não sejam aprovados para uso clínico.[209,218]

Hiponatremia no pós-operatório

Crianças saudáveis podem apresentar encefalopatia hiponatrêmica após procedimentos cirúrgicos de rotina. A hiponatremia no pós-operatório ocorre devido a uma combinação de estímulos não osmóticos para liberação de HAD, entre eles: depleção subclínica de volume, dor, náusea, estresse, condições que predispõem a formação de edema e administração de fluidos hipotônicos.

Os estímulos pós-operatórios não osmóticos para a liberação de HAD geralmente desaparecem no terceiro dia de pós-operatório, porém podem persistir até o quinto dia. Os principais fatores relacionados à hiponatremia nesse período são a dificuldade em reconhecer o comprometimento da capacidade para manter o balanço hídrico pelo paciente e a administração de fluidos hipotônicos.[209]

Intoxicação hídrica

A intoxicação por água é uma das causas mais comuns de hiponatremia sintomática em lactentes de baixo nível socioeconômico, devido à mistura ou complementação do leite com água. Nesses casos, a fome irá fazer com que a criança aceite a fórmula com baixo soluto, levando à intoxicação.

Os sintomas na apresentação geralmente são crises epilépticas, insuficiência respiratória e hipotermia. Crianças afetadas podem ser tratadas prontamente com uma correção parcial da hiponatremia por meio da administração de solução salina hipertônica ou normal. A hiponatremia é corrigida rapidamente a partir de uma diurese de água livre e, em muitas crianças, espontaneamente depois da retomada da alimentação normal. Com o tratamento adequado, o prognóstico geralmente é bom e sem sequelas neurológicas em longo prazo.[209]

Diuréticos

O uso de diuréticos é uma causa relativamente comum de hiponatremia em crianças. Ocorre principalmente em pacientes que utilizam diuréticos tiazídicos, levando à hiponatremia grave e sintomática. A hiponatremia pode ser tanto aguda quanto crônica. Entretanto, costuma se desenvolver nas primeiras semanas após o início da terapia. Diuréticos tiazídicos são utilizados frequentemente no manejo de estados edematosos e seus efeitos são sinérgicos com outras doenças subjacentes que causam hiponatremia. A ingestão excessiva de água também é um fator importante que contribui para o desenvolvimento da hiponatremia entre aqueles que recebem diuréticos.[209]

Desmielinização central

A lesão desmielinizante central é uma complicação rara, porém reconhecida da terapia para a encefalopatia hiponatrêmica. Os sintomas geralmente ocorrem vários dias após a correção da hiponatremia e podem se caracterizar por confusão, tetraplegia, paralisia pseudobulbar e síndrome do encarceramento. Muitos casos são assintomáticos.

As lesões são bem evidenciadas pela IRM após 2 semanas da correção da hiponatremia (Figura 28.21). Dados recentes demonstraram que a taxa de correção tem pouca ou nenhuma relação com o desenvolvimento de lesões desmielinizantes. Em vez disso, a magnitude absoluta da correção e as doenças subjacentes são os principais fatores contribuintes.[219] Doentes com hiponatremia que desenvolvem lesões desmielinizantes frequentemente apresentam: hipernatremia desencadeada inadvertidamente, níveis séricos de sódio corrigidos além de 25 mmol/L em 24 a 48 horas, algum evento hipóxico ou doença hepática grave. Como o risco de morte e dano neurológico permanente na hiponatremia sem tratamento excede em muito a possibilidade teórica de lesões desmielinizantes após a correção, os clínicos não devem hesitar em usar solução salina hipertônica em pacientes sintomáticos, porém respeitando os limites de segurança.[209]

Hipernatremia

A concentração plasmática de sódio e a osmolaridade sérica são controladas pela homeostase da água, mediada pela sede, vasopressina e pelos rins. Hipernatremia é um distúrbio hidroeletrolítico frequente, definido por uma concentração plasmática de sódio superior a 145 mmol/L. Pode ser causada por perda de água livre ou fluidos hipotônicos, ingesta inadequada de água ou administração de grandes quantidades de solutos hipertônicos. Pelo fato de, comumente, envolver um déficit de água mais que propriamente um excesso de sódio, a hipernatremia ocorre com mais frequência em grupos de pessoas nos quais a sede ou o acesso à água é comprometido. Destaca-se no grupo de alto risco pacientes com estado mental alterado, psiquiátricos, em ventilação mecânica, idosos e crianças.[220]

Nas crianças, a gastroenterite continua a ser uma importante causa de hipernatremia, mas é muito menos comum do que previamente descrita. Amamentação ineficaz é uma causa rara de hipernatremia, no entanto a incidência parece estar aumentando. Ocorre principal-

Manifestações Neurológicas de Doenças Sistêmicas

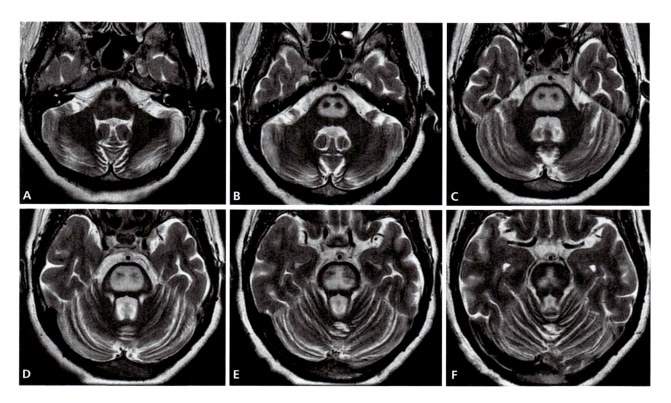

Figura 78.21 Mielinólise pontina. Paciente com cirrose hepática e distúrbio eletrolítico corrigido, evoluindo com confusão mental e tetraparesia. IRM de encéfalo no plano axial e ponderação T2 evidenciam hipersinal comprometendo a porção central da ponte, poupando os tratos corticoespinhais e tegmento pontino. Este aspecto é característico de desmielinização osmótica nessa topografia.

mente em mães primíparas e bem orientadas, que falham no reconhecimento de um quadro de desnutrição e desidratação progressivo. Complicações vasculares significativas foram relatadas nessas crianças.[209]

Por ser um soluto basicamente do extracelular, o sódio contribui para hipertonicidade do plasma, levando à movimentação de água pela membrana. Logo, o seu aumento plasmático leva à hiperosmolaridade hipertônica, causando desidratação celular devido à passagem de água das células para o fluido extracelular. A morbidade desse distúrbio varia de mínimas a graves, podendo causar o óbito. Isso é proporcional à gravidade do distúrbio e à velocidade de aumento do sódio sendo, entretanto, muitas vezes difícil de discernir a real contribuição da hipernatremia para o desfecho, devido ao envolvimento de outras comorbidades.[220]

O SNC frequentemente é envolvido em casos de hipernatremia. As manifestações clínicas descritas são diversas. Crianças com hipernatremia em geral se apresentam agitadas e com irritabilidade, mas esses sintomas podem progredir para letargia, apatia e coma. O exame neurológico frequentemente revela aumento do tônus, rigidez de nuca e reflexos vivos. Mioclonia, asterixis e coreia podem estar presentes. Crise epiléptica não é comum, exceto em casos de correção agressiva dos níveis séricos de sódio ou na reidratação. Quando ocorrem perdas intracelulares significativas e contínuas, há uma verdadeira tração mecânica sobre os vasos, podendo causar danos ao endotélio vascular e, consequentemente, hemorragia subaracnóidea, subdural e parenquimatosa, além de trombose venosa cerebral.[209,220]

A causa da hipernatremia é geralmente multifatorial e uma abordagem sistemática é necessária para determinar os fatores desencadeantes. O sódio sérico, a glicose e a osmolaridade devem ser medidos. Uma concentração sérica de sódio elevada sempre está associada com hiperosmolalidade e deve ser considerada anormal. Na prática clínica, encontramos as seguintes manifestações em um paciente muito desidratado com quadro neurológico proporcional a osmolaridade: maior que 320 mOsm/L há confusão mental, maior que 340 mOsm/L há um estado de coma e maior que 360 mOsm/L o paciente pode apresentar apneia.

Em casos de hiperglicemia significativa, a concentração de sódio estará diminuída devido à translocação associada de fluidos a partir do espaço intracelular para o extracelular. Uma vez diagnosticada a hipernatremia, deve ser realizada uma história detalhada incluindo a ingestão de líquidos para determinar se o mecanismo da sede está preservado, se houve restrição de fluidos ou se não há oferta adequada de fluidos intravenosos. Em pacientes nos quais a hipernatremia não tiver causa de base evidente, o principal exame é a osmolaridade urinária. A presença de uma urina adequadamente concentrada com osmolaridade entre 800 e 1400 mOsm/kg (que corresponde à densidade de 1025 a 1035 na urina) afasta a possibilidade de diabetes insipidus (DI). Urina com baixa osmolaridade (< 300 mOsm/kg) e baixa densidade atesta falência do sistema concentrador, levando à hipótese de DI. Além da medida direta da osmolalidade urinária, recomenda-se a aferição, em separado, das concentrações de sódio e potássio urinários que, multiplicadas por dois, dão um valor próximo da osmolalidade.[209,221]

Na hipernatremia persistente, por adaptação, as células nervosas produzem solutos proteicos de elevado peso molecular (osmóis idiogênicos), que têm a função de manter o volume celular constante e equilibrado, sem alterar a osmolaridade cerebral. Durante o tratamento da hipernatremia, esses osmóis diminuem lentamente, contraindicando a correção rápida deste distúrbio hidroeletrolítico. Quando se processam rápidas correções da hipernatremia, antes mesmo do desaparecimento dos osmóis idiogênicos, pode ocorrer intoxicação hídrica decorrente da passagem de água em excesso para o meio intracelular.[209]

Em pacientes com hipernatremia que se desenvolve em um período de horas, pode ser feita a correção rápida, melhorando o prognóstico sem aumentar os riscos de edema cerebral, pois os eletrólitos acumulados são rapidamente excluídos das células cerebrais. Contudo, a correção lenta é prudente quando a duração da hipernatremia for desconhecida ou longa, pois o acúmulo de solutos cerebrais ocorre num período de vários dias. A ideia central é reduzir os níveis de sódio em torno de 0,5 mEq/L/h ou 10 mEq/L/dia até atingir 145 mEq/L, diminuindo os riscos de edema cerebral e crises epilépticas.

Outros distúrbios eletrolíticos

Hipocalemia

A hipocalemia é definida por potássio sérico menor que 3,5 mEq/L e é secundária à internalização celular anormal do potássio (por efeito de insulina, catecolaminas, paralisia periódica hipocalêmica, alcalose e hipotermia) ou à excreção excessiva de potássio renal (hiper-reninemia, hiperaldosteronismo, acidose tubular renal, efeito de diuréticos, hipomagnesemia) ou extrarrenal (diarreia, diaforese). Os diagnósticos diferenciais são a síndrome de Bartter, hipertireoidismo, alcalose hipoclorêmica, hipomagnesemia e alcalose metabólica.

Os sintomas da hipocalemia podem ser divididos em sintomas do SNC e sintomas neuromusculares. As manifestações do SNC caracterizam-se por irritabilidade, confusão mental, letargia, apatia, alucinações e delírio. As manifestações neuromusculares caracterizam-se por fraqueza (predomínio da musculatura proximal e geralmente poupa os músculos inervados pelos pares cranianos), rabdomiólise, cãibra, parestesias, dor muscular, sinais de tetania latente, paralisia flácida e parada respiratória. Após a reposição de potássio geralmente há recuperação completa.[209,222]

Hipercalemia

A hipercalemia pode ser secundária a excesso de potássio corporal, como na doença de Addison, hipoaldosteronismo e insuficiência renal ou sem sobrecarga de potássio corporal (trauma, crise epilépticas, infarto muscular, uso de antagonistas adrenérgicos, acidose metabólica hiperclorêmica, intoxicação digitálica, uso de relaxantes musculares despolarizantes, paralisia periódica hipercalêmica).

As manifestações cardíacas da hipercalemia, como fibrilação ventricular ou assistolia, geralmente aparecem antes dos sintomas neurológicos. O principal sintoma neurológico relacionado à hipercalemia é a fraqueza muscular, porém ela raramente é de grau importante. Quando não há causa identificável de hipocalemia ou mesmo hipercalemia no contexto de fraqueza, deve-se pensar na possibilidade de paralisia periódica ou em tireoidopatia.[209,222]

Hipocalcemia

Definida por níveis séricos de cálcio < 7 mg/dL. Muitas vezes é assintomática, porque o cálcio iônico (fração que participa dos mecanismos neuromusculares) pode estar normal, apesar do cálcio total baixo. Face à abundância do cálcio no organismo, a hipocalcemia sempre significa falha nos mecanismos regulatórios e pode ter várias causas. Entre elas podemos citar a deposição de cálcio nos ossos ou tecidos (pancreatite, rabdomiólise, hiperfosfatemia), diminuição do paratormônio ou de seus efeitos (hipoparatireoidismo primário ou secundário, hipomagnesemia, deficiência de vitamina D, hiperparatireoidismo materno em recém-nascidos) e outras causas (baixo aporte enteral ou parenteral, sepse, pós--correção de acidose, pós-transfusão, uso de diuréticos).

Quando sintomática, predominam as manifestações neuromusculares, podendo-se observar desde abalos, tremores, espasmos musculares, clônus, fasciculações e crises epilépticas (principalmente em recém-nascidos), até manifestações cardiovasculares como hipotensão, bradicardia, bloqueios de condução e arritmias. Em crianças maiores pode-se notar tetania e os sinais clássicos de Trousseau e Chvostek.

A tetania é o sintoma mais comumente reconhecido da hipocalcemia no SNP. O fenômeno se origina no nervo periférico e é resultado da despolarização da membrana citoplasmática durante o potencial de ação de repouso, em razão da baixa concentração de cálcio. Dessa forma, são gerados potenciais de ação espontâneos, irregulares e repetitivos. Em casos avançados há relatos de estridor laríngeo e opistótono. Coreia e parkinsonismo podem ser encontrados em casos de hipocalcemia crônica. A calcificação dos núcleos da base é frequente em pacientes com hipoparatireoidismo crônico (Figura 78.22). O tratamento nos casos sintomáticos é com reposição venosa de gluconato de cálcio.[223]

Hipercalcemia

Definida por níveis séricos de cálcio > 11 mg/dL. Geralmente é assintomática, embora valores > 13 mg/dL estejam associados a alterações do estado mental (letargia, psicose), fraqueza muscular e arreflexia profunda, redução da peristalse e constipação, além de arritmias cardíacas. O ECG mostra encurtamento do intervalo QT. Outros achados que podem ser encontrados na hipercalcemia incluem cefaleia, mialgia, parkinsonismo, disartria, disfagia, ataxia e, raramente, crises epilépticas. A reversibilidade dos sintomas depende da gravidade da hipercalcemia.[223]

Hipomagnesemia

Hipomagnesemia em crianças ocorre em muitas situações clínicas, tais como policitemia, síndrome de má absorção, síndrome do intestino curto, filhos de mães

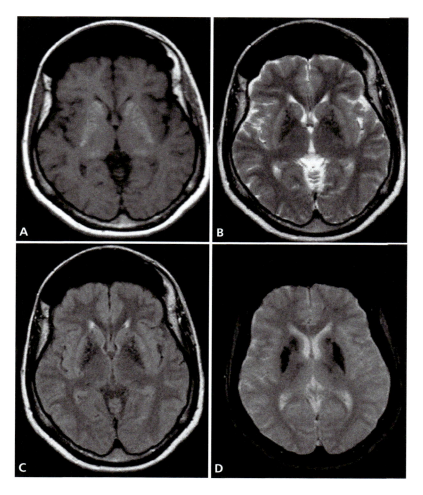

Figura 78.22 Paciente com hipoparatireoidismo. Imagens por RM de encéfalo no plano axial demonstram importante espessamento ósseo difuso da díploe, além de alteração de sinal dos núcleos da base, caracterizado por hipersinal espontâneo em T1 **(A)** e hipossinal em T2 **(B)** e FLAIR **(C)**, com marcado hipossinal na sequência gradiente-echo **(D)**, relacionado a calcificações.

diabéticas e a hipomagnesemia familiar. Com o avanço da genética molecular, uma série de doenças que cursam com hipomagnesemia familiar foram descritas, como hipomagnesemia dominante isolada com hipocalciúria, hipomagnesemia familiar com hipercalciúria e hipomagnesemia isolada recessiva com normocalciúria.

Hipomagnesemia familiar com hipocalcemia secundária foi relatada inicialmente com predominância em pacientes do sexo masculino, porém em estudos posteriores não houve predominância de sexo. Estudos confirmaram que hipomagnesemia familiar com hipocalcemia secundária é uma doença autossômica recessiva causada por mutações em um gene localizado na região cromossômica 9q22 denominado *TRPM6*. Na maioria dos casos, a hipomagnesemia primária é causada por um defeito seletivo da absorção de magnésio no intestino delgado. As manifestações clínicas típicas de hipomagnesemia primária com hipocalcemia secundária em crianças consistem em crises epilépticas recorrentes e tetania, refratárias à suplementação de cálcio e responsivas à terapia com magnésio. Outras manifestações clínicas da hipomagnesemia incluem desorientação, comportamento psicótico, movimentos involuntários, apatia, depressão, afasia e hemiparesia.[224,225]

MANIFESTAÇÕES NEUROLÓGICAS DAS DOENÇAS ENDÓCRINAS

O sistema nervoso e o sistema endócrino estão intimamente relacionados. As alterações hormonais podem causar diversas manifestações neurológicas, sendo fundamental o diagnóstico precoce para a recuperação completa do paciente. Inicialmente abordaremos as síndromes clínicas e, no final da seção, os achados de cada doença endócrina.

Cefaleia

Em algumas situações pode ser secundária a doença endócrina. A hipertensão intracraniana idiopática pode ser causada por insuficiência adrenal, hiperadrenalismo, hipertireoidismo e hipoparatireoidismo.[226] Quando a cefaleia se acompanha de hemianopsia bitemporal, galactorreia ou amenorreia, sugere o diagnóstico de macroadenoma hipofisário. Na apoplexia hipofisária, o macroadenoma pode se manifestar com cefaleia de início agudo associada a alteração da consciência, oftalmoparesia, perda visual e insuficiência adrenal.

Alteração da consciência

As alterações metabólicas devem entrar no diagnóstico diferencial do coma sem sinais focais. A cetoacidose diabética, ou o edema cerebral secundário ao seu tratamento, e a hipoglicemia são causas frequentes de alteração da consciência do pronto-socorro. Sonolência acompanhada de hiperpigmentação cutânea e hiponatremia hipovolêmica sem causa aparente pode ser decorrente de insuficiência adrenal.

Crise epiléptica ou tetania podem ocorrer na hipocalcemia e delirium hipoativo na hipercalcemia. Coma mixedematoso deve ser lembrado na presença de hipotermia. Uma causa rara de alteração da consciência, frequentemente acompanhada de crises epilépticas, é a encefalite de Hashimoto (encefalopatia responsiva a esteroide associada a tireoidite autoimune).[227]

Alterações da força e do tônus muscular

A hipoglicemia pode causar déficits neurológicos focais como, por exemplo, hemiparesia, simulando um evento vascular. As complicações periféricas do diabetes incluem radiculopatia, plexopatia, mononeuropatia, mononeuropatia múltipla e polineuropatia.

As doenças endócrinas devem fazer parte do diagnóstico diferencial das miopatias. Geralmente os sintomas sistêmicos já estão presentes, porém a fraqueza pode ser a manifestação inicial. Disfunção da tireoide (hipo ou hipertireoidismo), da paratireoide (hipo ou hiperparatireoidismo) e da adrenal (doença de Cushing, doença de Addison ou hiperaldosteronismo) podem causar miopatia endócrina. Os sintomas são mais proeminentes nos membros inferiores, a creatinofosfoquinase (CPK) é normal ou levemente aumentada e a biópsia muscular não demonstra alterações específicas. O prognóstico geralmente é favorável com o tratamento precoce da endocrinopatia. Diante de fraqueza muscular episódica, principalmente se acompanhada de hipocalemia, deve-se levantar a hipótese de paralisia periódica tireotóxica.[228]

O hipotireoidismo é uma causa importante de hipotonia neonatal. Hipotonia associada a obesidade, criptorquidia, hipogonadismo e deficiência intelectual sugere a síndrome de Prader-Willi.

Distúrbios do movimento

Uma síndrome extrapiramidal pode ocorrer na hipocalcemia, geralmente num contexto de hipoparatireoidismo ou pseudo-hipoparatireoidismo. Os exames de imagem mostram calcificações nos núcleos da base e córtex (Figura 78.22). Hipertireoidismo, doença de Addison, hiperglicemia e hipernatremia também são causas de coreoatetose. Hipoglicemia e hipertireoidismo devem entrar no diagnóstico diferencial do tremor essencial.

Alterações do desenvolvimento neurológico

Crianças com deficiência do hormônio do crescimento apresentam desempenho reduzido do ponto de vista cognitivo e motor em relação a crianças com baixa estatura idiopática. Há correlação dos achados clínicos com alterações na IRM de crânio, como redução de volume do corpo caloso, tálamo, globo pálido e hipocampo.[229]

O hipotireoidismo congênito cursa com atraso do desenvolvimento. A triagem neonatal possibilita o diagnóstico precoce, embora alterações sutis do desenvolvimento possam ocorrer mesmo nos pacientes tratados nos primeiros dias de vida.[230] A síndrome de Allan-Herndon-Dudley (mutação no gene *MCT8*) deve ser lembrada na investigação de meninos com hipotonia e atraso do desenvolvimento, especialmente se o heredograma sugerir herança ligada ao X. Os níveis séricos de T3 frequentemente estão muito aumentados.[231]

A síndrome de Cushing pode estar associada a disfunção cognitiva e alteração comportamental, mesmo após a resolução do hipercortisolismo. A exposição a corticosteroides está relacionada a atrofia cerebral potencialmente reversível. Deficiência intelectual pode estar presente na hiperplasia adrenal congênita.[232]

Em geral, pacientes com diabetes tipo 1 têm desempenho pior em testes cognitivos em relação aos controles.[233]

A Tabela 78.15 resume as manifestações neurológicas de cada doença endócrina.

MANIFESTAÇÕES NEUROLÓGICAS DAS DOENÇAS HEMATOLÓGICAS

Leucemia

O envolvimento do sistema nervoso na leucemia pode ocorrer por infiltração de células neoplásicas, infecção, hemorragia, leucostase ou como efeito colateral da terapia.

Disseminação meníngea

A leucemia linfocítica aguda e a leucemia mielomonocítica aguda estão associadas com incidência alta de invasão leptomeníngea, cujos sintomas são cefaleia, vômitos, alteração da consciência e crise epiléptica. Papiledema é o sinal mais frequente, mas pode haver também acometimento de nervos cranianos e irritação meníngea.

Os exames de imagem podem evidenciar hidrocefalia, infiltração dos nervos cranianos e realce meníngeo[234] (Figura 78.23). A análise do líquor é essencial na confirmação do diagnóstico, porém a pesquisa de blastos pode ser negativa em 10% dos casos, sendo necessário repetir o exame com coleta de um volume maior de líquor.[2] A pressão de abertura é frequentemente elevada e a glicorraquia reduzida. Entretanto, a proteinorraquia é frequentemente normal.[235]

Lesão tumoral parenquimatosa

A leucemia mieloide aguda pode originar tumores sólidos chamados de sarcomas granulocíticos ou cloromas (Figura 78.24). Ocorrem mais comumente no osso, podendo resultar em compressão medular, na órbita e na dura-máter. Raramente ocorrem no parênquima cerebral. Nos exames de imagem apresentam realce intenso e homogêneo.

Hemorragia e trombose

A etiologia da hemorragia intracraniana em pacientes com leucemia aguda é multifatorial e inclui coagulopatia,

Tabela 78.15 Manifestações neurológicas das doenças endócrinas.

- Hipotireoidismo
  - Hipotonia
  - Apneia
  - Sonolência
  - Deficiência intelectual
  - Atraso no fechamento de fontanelas
  - Perda auditiva neurossensorial
  - Miopatia
- Hipertireoidismo
  - Irritabilidade, desatenção
  - Pseudotumor cerebral
  - Oftalmoparesia e proptose
  - Distúrbios do movimento (**tremor e coreia**)
  - Miopatia e paralisia periódica
- Hipoparatireoidismo
  - Crise epiléptica
  - Pseudotumor cerebral
  - Distúrbios do movimento
  - Dor e cãibras musculares
- Hiperparatireoidismo
  - Encefalopatia
  - Fraqueza muscular
- Insuficiência adrenal
  - Fadiga
  - Pseudotumor cerebral
  - Fraqueza muscular
- Síndrome de Cushing
  - Cefaleia
  - Alterações cognitivas e comportamentais
  - Fraqueza muscular
- Diabetes *mellitus*
  - Confusão mental, coma e **crise epiléptica**
  - Déficit neurológico focal
  - Distúrbios do movimento
  - Radiculopatia, plexopatia, mononeuropatia, mononeuropatia múltipla, polineuropatia

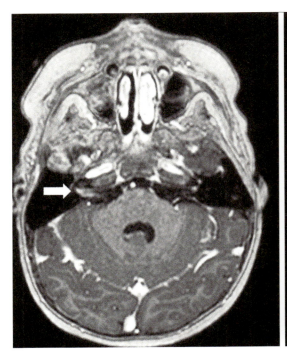
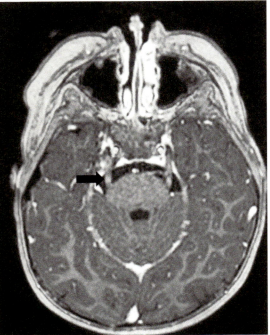

Figura 78.23 Disseminação leptomeníngea de LLA. Paciente com paralisia facial à direita. IRM mostrando realce do sétimo nervo à direita (seta branca), bem como do quinto nervo bilateralmente (seta preta).

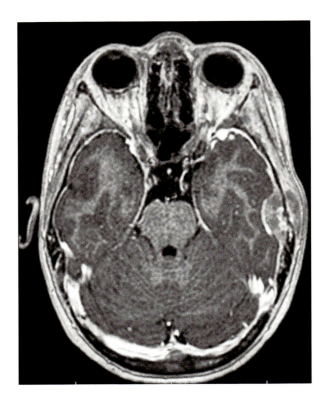

Figura 78.24 Sarcoma granulocítico meníngeo em região temporal esquerda.

plaquetopenia e injúria endotelial pela quimioterapia. Pacientes com leucemia promielocítica têm maior risco.[236] Na maioria das vezes, o sangramento é multifocal no parênquima, porém pode ocorrer também nos espaços subdural e subaracnóideo (Figura 78.25).

Infarto cerebral é bem menos frequente do que hemorragia e está relacionado principalmente com trombose venosa. Os fatores predisponentes são desidratação, leucostase, hipercoagulabilidade e uso de certos agentes, como a L-asparaginase.[237]

Leucostase

O aumento acentuado de leucócitos circulantes provoca hiperviscosidade sanguínea. Os sintomas são cefaleia, sonolência, confusão mental, zumbido e alterações visuais. A fundoscopia mostra papiledema, distensão venosa e hemorragias. A leucaférese promove melhora do quadro clínico.

Infecção

A infiltração da medula óssea em decorrência da leucemia ou a supressão da hematopoese induzida por drogas ou irradiação predispõe a infecções por vários agentes, incluindo vírus, bactérias e fungos. A presença de febre, cefaleia, alteração da consciência, déficit focal ou crise epiléptica deve alertar para a possibilidade de infecção no SNC.

Manifestações Neurológicas de Doenças Sistêmicas

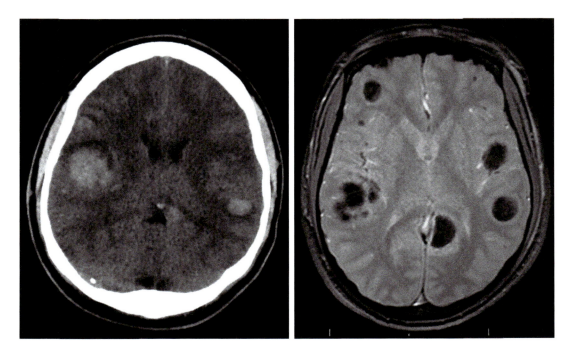

Figura 78.25 Múltiplos focos de hemorragia intraparenquimatosa num paciente com LLA, leucostase e plaquetopenia. Observe que as lesões são mais facilmente visualizadas na sequência gradiente-eco da IRM (imagem da direita) do que na TC (imagem da esquerda).

O diagnóstico geralmente não é simples, pois as complicações não infecciosas do tratamento podem ter apresentação clínica semelhante, como a síndrome PRES, a meningite induzida por drogas e a desmielinização osmótica. Uma investigação ampla com sorologias, culturas, punção lombar e IRM de encéfalo é geralmente necessária. A reação em cadeia da polimerase é um método de grande valor, principalmente na suspeita de encefalite viral.

Linfoma

O sistema nervoso geralmente é envolvido por meio da disseminação dos sítios nodais e extranodais. O linfoma primário do SNC é bem menos comum e representa 1% de todos os linfomas.[238] As complicações neurológicas resultam da invasão e compressão das estruturas ou das síndromes paraneoplásicas, que são mais frequentes nos casos de linfoma não-Hodgkin.

Envolvimento medular

Os depósitos extradurais resultam da disseminação de origem no espaço retroperitoneal ou mediastinal, com crescimento ao longo das raízes nervosas e passando pelos forames intervertebrais, ou pela invasão direta de uma vértebra acometida (Figura 78.26). A compressão arterial pode resultar em isquemia medular.

Metástase intramedular é rara. Mielopatia aguda ou subaguda pode ocorrer como efeito paraneoplásico. A apresentação clínica consiste de síndrome medular – sendo os níveis C5-T8 os mais acometidos – e radicular. A IRM pode mostrar processo expansivo com realce nas regiões paravertebral e epidural. O envolvimento vertebral é frequente.[239]

Disseminação leptomeníngea

A disseminação leptomeníngea do linfoma é relativamente frequente e se manifesta com sinais e sintomas multitopográficos envolvendo encéfalo, nervos cranianos, medula espinhal e raízes nervosas. A IRM pode mostrar realce meníngeo, nódulos no espaço subaracnóideo ou espessamento e realce de nervos e raízes.

A punção lombar pode mostrar aumento da pressão de abertura, pleocitose linfocítica, hiperproteinorraquia e hipoglicorraquia. Pleocitose eosinofílica pode ocorrer no linfoma de Hodgkin.[240] Assim como na meningite leucêmica, a pesquisa de células neoplásicas pode ser negativa, necessitando de novas punções.

Envolvimento encefálico

Ocorre por infiltração da base do crânio em continuidade com linfonodos cervicais acometidos ou por disseminação linfática. A apresentação clínica é variável

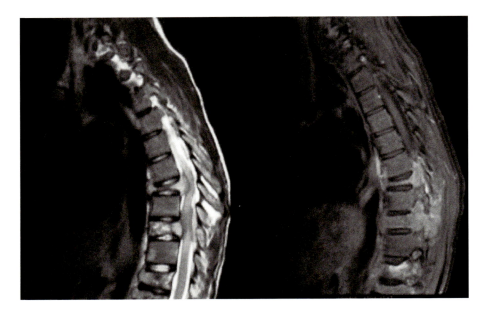

Figura 78.26 Compressão medular por linfoma. Nota-se lesões vertebrais com invasão do canal vertebral e compressão medular.

e depende da topografia e extensão das lesões. Frequentemente há disseminação leptomeníngea associada. O padrão de imagem é de lesões únicas ou múltiplas, com realce pelo contraste e localização periventricular ou superficial.[241] O envolvimento metastático do parênquima encefálico pelo linfoma é incomum.

Doenças hemorrágicas

Hemofilias

A gravidade das complicações hemorrágicas nos pacientes com hemofilia A está relacionada ao nível de atividade residual do fator VIII. Os pacientes com atividade menor que 1% (hemofilia grave) costumam apresentar hemorragia espontânea, principalmente em articulações e músculos.

A hemorragia intracraniana é uma das principais causas de morte. Ela pode ocorrer espontaneamente ou após trauma. A topografia do sangramento é variável, podendo localizar-se no parênquima ou nos espaços extradural, subdural e subaracnóideo. Devido às consequências do tratamento tardio, os pacientes com hemofilia devem ser tratados precocemente, mesmo após trauma leve, antes da realização do exame de imagem. A reposição do fator VIII deve ter como objetivo a manutenção de atividade próxima a 100%. Os procedimentos neurocirúrgicos não estão contraindicados, desde que a coagulação esteja adequada.[242] Epilepsia ocorre em 25% dos pacientes com hemorragia intracraniana.[2]

Lesões dos nervos periféricos são as complicações neurológicas mais frequentes, sendo a hemorragia intramuscular o principal mecanismo. O hematoma do ilíaco pode levar à compressão do nervo femoral e os hematomas dos membros superiores podem comprimir os nervos mediano, ulnar e radial. O comprometimento dos nervos pode ocorrer também por hemorragia subperiosteal ou por artropatia grave. A hemorragia intraneural é rara, porém pode ocorrer, por exemplo, no nervo ulnar, na topografia do túnel cubital.[2]

As complicações neurológicas da hemofilia B são semelhantes às da hemofilia A, como hemorragia intracraniana e neuropatia periférica.

Púrpura trombocitopênica idiopática

A hemorragia intracraniana é a complicação mais temida da púrpura trombocitopênica idiopática e pode ser a manifestação inicial da doença. Entretanto, ocorre em menos de 1% dos pacientes. Desses, mais de 90% apresentam menos de 20.000 plaquetas.[243] Frequentemente está associada a trauma. O tratamento consiste em transfusão de plaquetas, esplenectomia e imunoterapia.

Púrpura trombocitopênica trombótica (PTT) e síndrome hemolítico-urêmica (SHU)

A PTT é uma forma rara de anemia hemolítica microangiopática, trombocitopenia e insuficiência orgânica. Sua fisiopatologia envolve a deficiência hereditária ou adquirida de ADAMTS13. As manifestações neurológicas ocorrem em cerca de 60% dos pacientes, apresentam curso flutuante e incluem alteração da consciência, cefaleia, déficit focal e crise epiléptica. O mecanismo da disfunção neurológica é a oclusão vascular multifocal. A IRM pode mostrar imagens de infarto, hemorragia e PRES. Os sintomas apresentam boa resposta ao tratamento com plasmaférese e corticosteroide, embora metade dos pacientes permaneça com sequela neurológica.[244]

A SHU é caracterizada por anemia hemolítica microangiopática, trombocitopenia e insuficiência renal. A infecção por *E. coli* ou *Shigella*, produtoras da toxina shiga, é a causa mais comum. O acometimento neurológico ocorre em 20-25% dos pacientes e os sintomas são semelhantes aos da PTT, embora as crises epilépticas ocorram com maior frequência.[245] A fisiopatologia da lesão neuronal é controversa e pode ser decorrente de lesão endotelial pela toxina ou das alterações metabólicas sistêmicas. São descritos vários achados de imagem na SHU, incluindo isquemia e PRES. Entretanto, numa revisão de dez pacientes com manifestações neurológicas, a imagem foi normal em quatro e, nos pacientes com imagem alterada, um achado característico foi o envolvimento dos núcleos da base.[246] O tratamento geralmente consiste em suporte e correção das alterações metabólicas. O acometimento neurológico se resolve na maioria dos casos, embora déficits permanentes possam ocorrer em mais de 20% dos pacientes.[247]

Trombofilias

Trombofilia se refere a uma predisposição a trombose, incluindo o AVC. Pode ser genética ou adquirida. A prevalência de condições protrombóticas no AVC em crianças varia de 20% a 50%.[248] Uma revisão sistemática avaliou o *odds ratio* das principais trombofilias no primeiro episódio de AVC isquêmico ou trombose venosa cerebral em crianças, conforme mostrado na Tabela 78.16,[249] que também indica quais os testes a serem realizados na pesquisa de cada uma delas. Entretanto, ainda não há estudos na literatura sobre como a presença de trombofilia influencia no tratamento de crianças com AVC. A despeito disso, na prática clínica, a anticoagulação é o tratamento mais utilizado. A deficiência das proteínas C e S deve também ser investigada nos casos de púrpura fulminante e necrose cutânea induzida por cumarínico.[250]

Transplante de células tronco hematopoiéticas (TCTH)

O TCTH tem se tornado o tratamento de escolha para uma série de doenças neoplásicas e não neoplásicas. As complicações neurológicas são frequentes, com incidência entre 9,7% e 24%, sendo maior no transplante alogênico.[251] O diagnóstico diferencial deve incluir as causas infecciosas, medicamentosas, cerebrovasculares, neoplásicas e distúrbios metabólicos. Sua distribuição varia conforme o intervalo em relação ao procedimento.

As medicações utilizadas durante o condicionamento que frequentemente estão associadas a manifestações neurológicas são o bussulfano e os inibidores da calcineurina (ciclosporina e tacrolimus). O bussulfano em altas doses provoca crises epilépticas em 7,5% das crianças, o que justifica o uso profilático de fármacos antiepilépticos durante o período de administração. A fenitoína é a droga mais utilizada, embora os benzodiazepínicos e o levetiracetam sejam tão eficazes quanto ela e com menor potencial de interação medicamentosa.[252,253] Os inibidores da calcineurina podem causar uma série de efeitos colaterais relacionados ao sistema

Tabela 78.16 Trombofilias associadas a AVC em crianças.

Trombofilia	OR*	Método
Deficiência de antitrombina III	7,06	Dosagem plasmática[§¶]
Deficiência de proteína C	8,76	Dosagem plasmática[§v]
Deficiência de proteína S	3,20	Dosagem plasmática[§v]
Fator V de Leiden	3,26	Análise gênica
Mutação da protrombina	2,43	Análise gênica
Mutação da MTHFR[#]	1,58	Análise gênica
Anticorpos antifosfolípides	6,95	Pesquisa de anticoagulante lúpico, anticorpo anticardiolipina (IgM e IgG) e anticorpo anti-β2 glicoproteína I
Lipoproteína (a)	6,27	Dosagem plasmática
Trombofilias combinadas	11,86	

*OR: *odds ratio*. #MTHFR: metilenotetrahidrofolato redutase. §Os valores das proteínas C e S e da antitrombina III podem estar reduzidos na fase aguda do evento. ¶O valor da antitrombina III pode estar reduzido pelo uso de heparina. vOs valores das proteínas C e S podem estar reduzidos pelo uso de varfarina e na doença hepática grave.

nervoso, como cefaleia, tremor, alterações do sono e do humor, neuropatia periférica e PRES. Nessa fase inicial a hemorragia intracraniana é outra complicação frequente, principalmente na leucemia promielocítica.

Durante o período de neutropenia ocorre suscetibilidade a infecções virais, bacterianas e fúngicas. Os sintomas clássicos podem estar ausentes devido à resposta inflamatória débil. Portanto, um alto índice de suspeição é necessário. A frequência dos germes hospitalares reflete o padrão da instituição. Os vírus da família herpes são agentes comuns, embora a profilaxia tenha reduzido sua incidência nesse período. Outros agentes incluem *Listeria* e *Nocardia*. Após a recuperação da neutropenia o risco de infecção bacteriana se reduz. As infecções mais prevalentes nesse período são as virais (HSV-1, CMV, VZV), aspergilose invasiva e a neurotoxoplasmose. A leucoencefalopatia multifocal progressiva causada pelo vírus JC é rara, porém deve ser lembrada nos casos em que há acometimento da substância branca.

Uma complicação relevante do transplante alogênico é a doença do enxerto contra hospedeiro (DECH), um processo imunomediado que afeta vários sistemas. O envolvimento neurológico é raro e ocorre principalmente na forma crônica (após 100 dias do transplante). Uma série de manifestações estão associadas ao DECH, envolvendo tanto o SNC quanto o SNP, conforme mostrado na Tabela 78.17.[251] Para o diagnóstico é necessário que haja acometimento de outros órgãos. Os principais diagnósticos diferenciais são as causas tóxicas e infecciosas. O tratamento do DECH envolve aumento da imunossupressão.

Com a sobrevida prolongada dos pacientes submetidos a TCTH, as neoplasias secundárias estão se tornando mais frequentes. A incidência cumulativa em 15 anos do TCTH é de aproximadamente 3,3%, cerca de 20 vezes maior do que na população geral.[254] Em relação ao sistema nervoso, os mais comuns são os gliomas, o meningioma e o linfoma. Os principais fatores de risco são a radioterapia e a imunossupressão intensa no contexto da DECH.

Tabela 78.17 Manifestações neurológicas da DECH e seu diagnóstico diferencial.

Manifestação	Diagnóstico diferencial
Neuropatia imunomediada	Neuropatia induzida por drogas; recorrência da neoplasia hematológica com comprometimento de raízes, plexo e nervos
Miastenia gravis	Síndrome miastênica de Eaton-Lambert; síndrome miastênica congênita
Miosite	Miopatia metabólica; miopatia induzida por drogas
Vasculite	Doença cerebrovascular não imunomediada; vasculite infecciosa, pós-infecciosa ou induzida por drogas; leucoencefalopatia induzida por drogas e radiação
Doença desmielinizante	Outras doenças desmielinizantes (esclerose múltipla, encefalomielite disseminada aguda); infecções, leucoencefalopatia induzida por drogas e radiação
Encefalite	Infecção; neoplasia

REFERÊNCIAS BIBLIOGRÁFICAS

1. Marelli AJ, Mackie AS, Ionescu-Ittu R, Rahme E, Pilote L. Congenital heart disease in the general population: changing prevalence and age distribution. Circulation. 2007;115(2):163-72.
2. Aminoff MJ, Josephson SA. Aminoff's neurology and general medicine. 5th ed. London: Academic Press; 2014. 1392 p.
3. Licht DJ, Shera DM, Clancy RR, Wernovsky G, Montenegro LM, Nicolson SC, et al. Brain maturation is delayed in infants with complex congenital heart defects. J Thorac Cardiovasc Surg. 2009;137(3):529-36; discussion 36-7.
4. Roach ES, Golomb MR, Adams R, Biller J, Daniels S, Deveber G, et al. Management of stroke in infants and children: a scientific statement from a Special Writing Group of the American Heart Association Stroke Council and the Council on Cardiovascular Disease in the Young. Stroke. 2008;39(9):2644-91.
5. Swaiman KF, Ashwal S, Ferriero DM, Schor NF. Swaiman's pediatric neurology. 5th ed. Philadelphia: Saunders; 2012.
6. Chen J, Zimmerman RA, Jarvik GP, Nord AS, Clancy RR, Wernovsky G, et al. Perioperative stroke in infants undergoing open heart operations for congenital heart disease. Ann Thorac Surg. 2009;88(3):823-9.
7. du Plessis AJ, Bellinger DC, Gauvreau K, Plumb C, Newburger JW, Jonas RA, et al. Neurologic outcome of choreoathetoid encephalopathy after cardiac surgery. Pediatr Neurol. 2002;27(1):9-17.
8. Fox CK, Sidney S, Fullerton HJ. Community-based case-control study of childhood stroke risk associated with congenital heart disease. Stroke. 2015;46(2):336-40.

9. Rodan L, McCrindle BW, Manlhiot C, MacGregor DL, Askalan R, Moharir M, et al. Stroke recurrence in children with congenital heart disease. Ann Neurol. 2012 Jul;72(1):103-11.
10. Truong T, Slavin L, Kashani R, Higgins J, Puri A, Chowdhry M, et al. Prevalence of migraine headaches in patients with congenital heart disease. Am J Cardiol. 2008;101(3):396-400.
11. Marino BS, Lipkin PH, Newburger JW, Peacock G, Gerdes M, Gaynor JW, et al. Neurodevelopmental outcomes in children with congenital heart disease: evaluation and management: a scientific statement from the American Heart Association. Circulation. 2012;126(9):1143-72.
12. Ferrieri P, Gewitz MH, Gerber MA, Newburger JW, Dajani AS, Shulman ST, et al. Unique features of infective endocarditis in childhood. Circulation. 2002;105(17):2115-26.
13. Millaire A, Leroy O, Gaday V, de Groote P, Beuscart C, Goullard L, et al. Incidence and prognosis of embolic events and metastatic infections in infective endocarditis. Eur Heart J. 1997;18(4):677-84.
14. Cho IJ, Kim JS, Chang HJ, Kim YJ, Lee SC, Choi JH, et al. Prediction of hemorrhagic transformation following embolic stroke in patients with prosthetic valve endocarditis. J Cardiovasc Ultrasound. 2013;21(3):123-9.
15. Morris NA, Matiello M, Lyons JL, Samuels MA. Neurologic complications in infective endocarditis: identification, management, and impact on cardiac surgery. Neurohospitalist. 2014;4(4):213-22. P
16. Baltimore RS, Gewitz M, Baddour LM, Beerman LB, Jackson MA, Lockhart PB, et al. Infective endocarditis in childhood: 2015 update: a scientific statement from the American Heart Association. Circulation. 2015;132(15):1487-515.
17. Habib G, Lancellotti P, Antunes MJ, Bongiorni MG, Casalta JP, et al.; ESC Scientific Document Group. 2015 ESC Guidelines for the management of infective endocarditis: The Task Force for the Management of Infective Endocarditis of the European Society of Cardiology (ESC). Endorsed by: European Association for Cardio-Thoracic Surgery (EACTS), the European Association of Nuclear Medicine (EANM). Eur Heart J. 2015;36(44):3075-128.
18. Zanaty M, Chalouhi N, Starke RM, Tjoumakaris S, Gonzalez LF, Hasan D, et al. Endovascular treatment of cerebral mycotic aneurysm: a review of the literature and single center experience. Biomed Res Int. 2013;2013:151643.
19. Coward K, Tucker N, Darville T. Infective endocarditis in Arkansan children from 1990 through 2002. Pediatr Infect Dis J. 2003;22(12):1048-52.
20. Tress EE, Kochanek PM, Saladino RA, Manole MD. Cardiac arrest in children. J Emerg Trauma Shock. 2010;3(3):267-72.
21. Shprecher D, Mehta L. The syndrome of delayed post-hypoxic leukoencephalopathy. NeuroRehabilitation. 2010;26(1):65-72.
22. Venkatesan A, Frucht S. Movement disorders after resuscitation from cardiac arrest. Neurol Clin. 2006;24(1):123-32.
23. Kirk KA, Shoykhet M, Jeong JH, Tyler-Kabara EC, Henderson MJ, Bell MJ, et al. Dysautonomia after pediatric brain injury. Dev Med Child Neurol. 2012;54(8):759-64.
24. Abend NS, Licht DJ. Predicting outcome in children with hypoxic ischemic encephalopathy. Pediatr Crit Care Med. 2008;9(1):32-9.
25. Fink EL, Berger RP, Clark RS, Watson RS, Angus DC, Richichi R, et al. Serum biomarkers of brain injury to classify outcome after pediatric cardiac arrest*. Crit Care Med. 2014;42(3):664-74.
26. Christophe C, Fonteyne C, Ziereisen F, Christiaens F, Deltenre P, De Maertelaer V, et al. Value of MR imaging of the brain in children with hypoxic coma. AJNR Am J Neuroradiol. 2002;23(4):716-23.
27. Nolan JP, Neumar RW, Adrie C, Aibiki M, Berg RA, Bottiger BW, et al. Post-cardiac arrest syndrome: epidemiology, pathophysiology, treatment, and prognostication. A Scientific Statement from the International Liaison Committee on Resuscitation; the American Heart Association Emergency Cardiovascular Care Committee; the Council on Cardiovascular Surgery and Anesthesia; the Council on Cardiopulmonary, Perioperative, and Critical Care; the Council on Clinical Cardiology; the Council on Stroke. Resuscitation. 2008;79(3):350-79.
28. Bennett KS, Clark AE, Meert KL, Topjian AA, Schleien CL, Shaffner DH, et al. Early oxygenation and ventilation measurements after pediatric cardiac arrest: lack of association with outcome. Crit Care Med. 2013;41(6):1534-42.
29. Moler FW, Silverstein FS, Holubkov R, Slomine BS, Christensen JR, Nadkarni VM, et al. Therapeutic hypothermia after out-of-hospital cardiac arrest in children. N Engl J Med. 2015;372(20):1898-908.
30. Johnston RD, Logan RF. What is the peak age for onset of IBD? Inflamm Bowel Dis. 2008;14(Suppl 2):4-5.
31. Kappelman MD, Moore KR, Allen JK, Cook SF. Recent trends in the prevalence of Crohn's disease and ulcerative colitis in a commercially insured US population. Dig Dis Sci. 2013;58(2):519-25.
32. Lossos A, River Y, Eliakim A, Steiner I. Neurologic aspects of inflammatory bowel disease. Neurology. 1995;45(3 Pt 1):416-21.
33. Oliveira GR, Teles BCV, Brasil ÉF, Souza MHLP, Furtado LETA, de Castro-Costa CM, et al. Peripheral neuropathy and neurological disorders in an unselected Brazilian population-based cohort of IBD patients. Inflamm Bowel Dis. 2008;14(3):389-95.
34. Coert JH, Dellon AL. Neuropathy related to Crohn's disease treated by peripheral nerve decompression. Scand J Plast Reconstr Surg Hand Surg. 2003;37(4):243-4.
35. Greco F, Pavone P, Falsaperla R, Sorge G. Peripheral neuropathy as first sign of ulcerative colitis in a child. J Clin Gastroenterol. 2004;38(2):115-7.
36. Gondim FA, Brannagan TH, 3rd, Sander HW, Chin RL, Latov N. Peripheral neuropathy in patients with inflammatory bowel disease. Brain. 2005;128(Pt 4):867-79.
37. Scheid R, Teich N. Neurologic manifestations of ulcerative colitis. Eur J Neurol. 2007;14(5):483-93.
38. Miehsler W, Reinisch W, Valic E, Osterode W, Tillinger W, Feichtenschlager T, et al. Is inflammatory bowel disease an independent and disease specific risk factor for thromboembolism? Gut. 2004;53(4):542-8.
39. Talbot RW, Heppell J, Dozois RR, Beart RW, Jr. Vascular complications of inflammatory bowel disease. Mayo Clin Proc. 1986;61(2):140-5.
40. Salloum R, Alhalabi N, Almidani MA. A case of Syrian child with cerebral infarction as an extraintestinal manifestation of ulcerative colitis. Case Rep Gastrointest Med. 2019;2019:5984094.

41. Bernstein CN, Wajda A, Blanchard JF. The clustering of other chronic inflammatory diseases in inflammatory bowel disease: a population-based study. Gastroenterology. 2005;129(3):827-36.
42. de Lau LM, de Vries JM, van der Woude CJ, Kuipers EJ, Siepman DA, Sillevis Smitt PA, et al. Acute CNS white matter lesions in patients with inflammatory bowel disease. Inflamm Bowel Dis. 2009;15(4):576-80.
43. Alkhawajah MM, Caminero AB, Freeman HJ, Oger JJ. Multiple sclerosis and inflammatory bowel diseases: what we know and what we would need to know! Mult Scler. 2013;19(3):259-65.
44. Evans NE, Turner MR. Neurogastroentrology: an A to Z. Pract Neurol. 2011;11(4):220-30.
45. Ghezzi A, Zaffaroni M. Neurological manifestations of gastrointestinal disorders, with particular reference to the differential diagnosis of multiple sclerosis. Neurol Sci. 2001;22(Suppl 2):117-22.
46. Martin RW, Shah A. Myasthenia gravis coexistent with Crohn's disease. J Clin Gastroenterol. 1991;13(1):112-3.
47. Berden JH, Hoitsma AJ, Merx JL, Keyser A. Severe central-nervous-system toxicity associated with cyclosporin. Lancet. 1985;1(8422):219-20.
48. Porges Y, Blumen S, Fireman Z, Sternberg A, Zamir D. Cyclosporine-induced optic neuropathy, ophthalmoplegia, and nystagmus in a patient with Crohn disease. Am J Ophthalmol. 1998;126(4):607-9.
49. Watkinson G. Sulphasalazine: a review of 40 years' experience. Drugs. 1986;32(Suppl 1):1-11.
50. Adamiak T, Walkiewicz-Jedrzejczak D, Fish D, Brown C, Tung J, Khan K, et al. Incidence, clinical characteristics, and natural history of pediatric IBD in Wisconsin: a population-based epidemiological study. Inflamm Bowel Dis. 2013;19(6):1218-23.
51. Abramson O, Durant M, Mow W, Finley A, Kodali P, Wong A, et al. Incidence, prevalence, and time trends of pediatric inflammatory bowel disease in Northern California, 1996 to 2006. J Pediatr. 2010;157(2):233-9 e1.
52. Skeen MB. Neurologic manifestations of gastrointestinal disease. Neurol Clin. 2002;20(1):195-225, vii.
53. Pfeiffer RF. Neurologic presentations of gastrointestinal disease. Neurol Clin. 2010;28(1):75-87.
54. Ratzinger G, Sepp N, Vogetseder W, Tilg H. Cheilitis granulomatosa and Melkersson-Rosenthal syndrome: evaluation of gastrointestinal involvement and therapeutic regimens in a series of 14 patients. J Eur Acad Dermatol Venereol. 2007;21(8):1065-70.
55. Druschky A, Heckmann JG, Druschky K, Huk WJ, Erbguth F, Neundorfer B. Severe neurological complications of ulcerative colitis. J Clin Neurosci. 2002;9(1):84-6.
56. Schluter A, Krasnianski M, Krivokuca M, Spielmann RP, Neudecker S, Hirsch W. Magnetic resonance angiography in a patient with Crohn's disease associated cerebral vasculitis. Clin Neurol Neurosurg. 2004;106(2):110-3.
57. Christopoulos C, Savva S, Pylarinou S, Diakakis A, Papavassiliou E, Economopoulos P. Localised gastrocnemius myositis in Crohn's disease. Clin Rheumatol. 2003;22(2):143-5.
58. Berger P, Wolf R, Flierman A, den Dunnen WF, Hoekstra HJ. [Myositis as the first manifestation of an exacerbation of Crohn's disease]. Ned Tijdschr Geneeskd. 2007;151(23):1295-8. Myositis als eerste uiting van een exacerbatie van de ziekte van Crohn.
59. Wills A, Hovell CJ. Neurological complications of enteric disease. Gut. 1996;39(4):501-4.
60. Smith C, Kavar B. Extensive spinal epidural abscess as a complication of Crohn's disease. J Clin Neurosci. 2010;17(1):144-6.
61. Purrmann J, Arendt G, Cleveland S, Borchard F, Furst W, Gemsa R, et al. Association of Crohn's disease and multiple sclerosis. Is there a common background? J Clin Gastroenterol. 1992;14(1):43-6.
62. Buccino GP, Corrente G, Visintini D. Crohn's disease and multiple sclerosis: a single case report. Ital J Neurol Sci. 1994;15(6):303-6.
63. Kitchin LI, Knobler RL, Friedman LS. Crohn's disease in a patient with multiple sclerosis. J Clin Gastroenterol. 1991;13(3):331-4.
64. Jorge R, Aguiar C, Espinheira C, Trindade E, Maia AM, Sousa R. A pediatric case of gluten sensitivity with severe neurological presentation. Eur J Pediatr. 2014;173(12):1699-702.
65. Guandalini S, Assiri A. Celiac disease: a review. JAMA Pediatr. 2014;168(3):272-8. P
66. Briani C, Zara G, Alaedini A, Grassivaro F, Ruggero S, Toffanin E, et al. Neurological complications of celiac disease and autoimmune mechanisms: a prospective study. J Neuroimmunol. 2008;195(1-2):171-5.
67. Lionetti E, Francavilla R, Pavone P, Pavone L, Francavilla T, Pulvirenti A, et al. The neurology of coeliac disease in childhood: what is the evidence? A systematic review and meta-analysis. Dev Med Child Neurol. 2010;52(8):700-7.
68. Zelnik N, Pacht A, Obeid R, Lerner A. Range of neurologic disorders in patients with celiac disease. Pediatrics. 2004;113(6):1672-6.
69. Lefter S, Corcoran L, McAuliffe E, Khan R, Burke L, Regan M, et al. Coeliac disease presenting with chorea. Pract Neurol. 2020;20(2):144-7.
70. Hadjivassiliou M, Maki M, Sanders DS, Williamson CA, Grunewald RA, Woodroofe NM, et al. Autoantibody targeting of brain and intestinal transglutaminase in gluten ataxia. Neurology. 2006;66(3):373-7.
71. Hadjivassiliou M, Boscolo S, Davies-Jones GA, Grunewald RA, Not T, Sanders DS, et al. The humoral response in the pathogenesis of gluten ataxia. Neurology. 2002;58(8):1221-6.
72. Parisi P, Pietropaoli N, Ferretti A, Nenna R, Mastrogiorgio G, Del Pozzo M, et al. Role of the gluten-free diet on neurological-EEG findings and sleep disordered breathing in children with celiac disease. Seizure. 2015;25:181-3.
73. Dutly F, Altwegg M. Whipple's disease and "Tropheryma whippelii". Clin Microbiol Rev. 2001;14(3):561-83.
74. Schneider T, Moos V, Loddenkemper C, Marth T, Fenollar F, Raoult D. Whipple's disease: new aspects of pathogenesis and treatment. Lancet Infect Dis. 2008;8(3):179-90.
75. Anderson M. Neurology of Whipple's disease. J Neurol Neurosurg Psychiatry. 2000;68(1):2-5.
76. Brown AP, Lane JC, Murayama S, Vollmer DG. Whipple's disease presenting with isolated neurological symptoms. Case report. J Neurosurg. 1990;73(4):623-7.
77. Panegyres PK. Diagnosis and management of Whipple's disease of the brain. Pract Neurol. 2008;8(5):311-7.
78. Peters G, du Plessis DG, Humphrey PR. Cerebral Whipple's disease with a stroke-like presentation and cerebrovascular pathology. J Neurol Neurosurg Psychiatry. 2002;73(3):336-9.
79. Alba D, Molina F, Vazquez JJ. [Neurologic manifestations of Whipple disease]. An Med Interna. 1995;12(10):508-12. Manifestaciones neurologicas de la enfermedad de Whipple.

80. Jovic NS, Jovic JZ. [Neurologic disorders in Whipple's disease]. Srp Arh Celok Lek. 1996;124(3-4):98-102. Neuroloski poremecaji u Viplovoj bolesti.
81. Louis ED, Lynch T, Kaufmann P, Fahn S, Odel J. Diagnostic guidelines in central nervous system Whipple's disease. Ann Neurol. 1996;40(4):561-8.
82. Balducci C, Foresti S, Ciervo A, Mancini F, Nastasi G, Marzorati L, et al. Primary Whipple disease of the Central Nervous System presenting with rhombencephalitis. Int J Infect Dis. 2019;88:149-51.
83. Compain C, Sacre K, Puechal X, Klein I, Vital-Durand D, Houeto JL, et al. Central nervous system involvement in Whipple disease: clinical study of 18 patients and long-term follow-up. Medicine (Baltimore). 2013;92(6):324-30.
84. Zalonis I, Christidi F, Potagas C, Rentzos M, Evdokimidis I, Kararizou E. Central nervous system involvement as relapse in undiagnosed Whipple's Disease with atypical symptoms at onset. Open Neurol J. 2015;9:21-3.
85. Feurle GE, Moos V, Schinnerling K, Geelhaar A, Allers K, Biagi F, et al. The immune reconstitution inflammatory syndrome in whipple disease: a cohort study. Ann Intern Med. 2010;153(11):710-7. P
86. Garone C, Tadesse S, Hirano M. Clinical and genetic spectrum of mitochondrial neurogastrointestinal encephalomyopathy. Brain. 2011;134(Pt 11):3326-32.
87. Marti R, Verschuuren JJ, Buchman A, Hirano I, Tadesse S, van Kuilenburg AB, et al. Late-onset MNGIE due to partial loss of thymidine phosphorylase activity. Ann Neurol. 2005;58(4):649-52.
88. Scarpelli M, Ricciardi GK, Beltramello A, Zocca I, Calabria F, Russignan A, et al. The role of brain MRI in mitochondrial neurogastrointestinal encephalomyopathy. Neuroradiol J. 2013;26(5):520-30.
89. Coban G, Gokturk S, Yildirim E, Caliskan Z, Horasanli B, Akca HA. Mitochondrial neurogastrointestinal encephalomyopathy: imaging and clinical findings in three patients. Diagn Interv Radiol. 2013;19(3):191-4.
90. Bax BE, Levene M, Bain MD, Fairbanks LD, Filosto M, Kalkan Ucar S, et al. Erythrocyte encapsulated thymidine phosphorylase for the treatment of patients with mitochondrial neurogastrointestinal encephalomyopathy: study protocol for a multi-centre, multiple dose, open label trial. J Clin Med. 2019;8(8).
91. Eddleston M, Phillips MR. Self poisoning with pesticides. BMJ. 2004;328(7430):42-4.
92. Eyer P. The role of oximes in the management of organophosphorus pesticide poisoning. Toxicol Rev. 2003;22(3):165-90.
93. Sidell FR. Soman and sarin: clinical manifestations and treatment of accidental poisoning by organophosphates. Clin Toxicol. 1974;7(1):1-17.
94. De Bleecker J, Van den Neucker K, Colardyn F. Intermediate syndrome in organophosphorus poisoning: a prospective study. Crit Care Med. 1993;21(11):1706-11.
95. Ferro JM, Oliveira S. Neurologic manifestations of gastrointestinal and liver diseases. Curr Neurol Neurosci Rep. 2014;14(10):487.
96. Jo YS, Han SD, Choi JY, Kim IH, Kim YD, Na SJ. A case of acute motor and sensory axonal neuropathy following hepatitis a infection. J Korean Med Sci. 2013;28(12):1839-41.
97. Zis P, Kontogeorgi E, Karakalos D, Pavlopoulou D, Sevastianos VA. Cerebral venous thrombosis as an extrahepatic manifestation of acute anicteric hepatitis a infection. Case Rep Neurol Med. 2012;2012:120423.
98. Kwon DY, Kim JH, Koh SB, Park MH, Park KW. Reversible splenial lesion in adult hepatitis A virus associated encephalopathy. Acta Neurol Belg. 2010;110(2):214.
99. El-Khoury M, Naoushi H, Sawaya R, Aoun E, Nassar NT, Sharara AI. Reversible encephalopathy secondary to paratyphoid infection and concomitant acute Hepatitis A. South Med J. 2005;98(7):723-5.
100. Thapa R, Ghosh A, Mukherjee S. Childhood hepatitis A virus infection complicated by pseudotumor cerebri. South Med J. 2009;102(2):204-5.
101. Tyler KL, Gross RA, Cascino GD. Unusual viral causes of transverse myelitis: hepatitis A virus and cytomegalovirus. Neurology. 1986;36(6):855-8.
102. Breningstall GN, Belani KK. Acute transverse myelitis and brainstem encephalitis associated with hepatitis A infection. Pediatr Neurol. 1995;12(2):169-71.
103. Alehan FK, Kahveci S, Uslu Y, Yildirim T, Yilmaz B. Acute disseminated encephalomyelitis associated with hepatitis A virus infection. Ann Trop Paediatr. 2004;24(2):141-4.
104. Lee SU, Lee J, Kim HJ, Choi JY, Oh HJ, Kim JS. Vestibular hyperreflexia and opsoclonus in acute hepatitis a virus infection. Cerebellum. 2019;18(6):1151-3.
105. Guillevin L, Mahr A, Callard P, Godmer P, Pagnoux C, Leray E, et al. Hepatitis B virus-associated polyarteritis nodosa: clinical characteristics, outcome, and impact of treatment in 115 patients. Medicine (Baltimore). 2005;84(5):313-22.
106. Guillevin L, Lhote F, Cohen P, Jarrousse B, Lortholary O, Genereau T, et al. Corticosteroids plus pulse cyclophosphamide and plasma exchanges versus corticosteroids plus pulse cyclophosphamide alone in the treatment of polyarteritis nodosa and Churg-Strauss syndrome patients with factors predicting poor prognosis. A prospective, randomized trial in sixty-two patients. Arthritis Rheum. 1995;38(11):1638-45.
107. Wilmshurst JM, Macleod MJ, Hughes E, Hughes RA. Acute sensory neuropathy in an adolescent girl following BCG vaccination. Eur J Paediatr Neurol. 1999;3(6):277-9.
108. Tourbah A, Gout O, Liblau R, Lyon-Caen O, Bougniot C, Iba-Zizen MT, et al. Encephalitis after hepatitis B vaccination: recurrent disseminated encephalitis or MS? Neurology. 1999;53(2):396-401.
109. Lazibat I, Brinar V. Acute disseminated encephalomyelitis associated with hepatitis B virus reinfection: consequence or coincidence? Clin Neurol Neurosurg. 2013;115(Suppl 1):35-7.
110. Kinomoto K, Okamoto Y, Yuchi Y, Kuriyama M. Acute encephalomyelitis associated with acute viral hepatitis type B. Intern Med. 2009;48(4):241-3.
111. Monaco S, Ferrari S, Gajofatto A, Zanusso G, Mariotto S. HCV-related nervous system disorders. Clin Dev Immunol. 2012;2012:236148.

112. Adinolfi LE, Zampino R, Restivo L, Lonardo A, Guerrera B, Marrone A, et al. Chronic hepatitis C virus infection and atherosclerosis: clinical impact and mechanisms. World J Gastroenterol. 2014;20(13):3410-7.
113. He H, Kang R, Zhao Z. Hepatitis C virus infection and risk of stroke: a systematic review and meta-analysis. PLoS One. 2013;8(11):e81305.
114. Acharya JN, Pacheco VH. Neurologic complications of hepatitis C. Neurologist. 2008;14(3):151-6.
115. Ahmad D, Ilias Basha H, Towfiq B, Bachuwa G. Resolution of neurological deficits secondary to spontaneous intracranial haemorrhage and posterior reversible encephalopathy syndrome (PRES) in a patient with hepatitis C-associated cryoglobulinaemia: a role for plasmapheresis. BMJ Case Rep. 2014;2014.
116. Aung AK, Robinson J, Hey P, Lehmann M, Chow Y, Stark RJ, et al. Progressive multifocal leukoencephalopathy secondary to hepatitis C virus infection-related T-cell lymphopenia. Intern Med J. 2019;49(1):114-8.
117. Cheung MC, Maguire J, Carey I, Wendon J, Agarwal K. Review of the neurological manifestations of hepatitis E infection. Ann Hepatol. 2012;11(5):618-22.
118. Ripellino P, Pasi E, Melli G, Staedler C, Fraga M, Moradpour D, et al. Neurologic complications of acute hepatitis E virus infection. Neurol Neuroimmunol Neuroinflamm. 2020;7(1).
119. Deroux A, Brion JP, Hyerle L, Belbezier A, Vaillant M, Mosnier E, et al. Association between hepatitis E and neurological disorders: two case studies and literature review. J Clin Virol. 2014;60(1):60-2.
120. Wang L, Gao F, Lin G, Yuan Y, Huang Y, Hao H, et al. Association of hepatitis E virus infection and myasthenia gravis: a pilot study. J Hepatol. 2018;68(6):1318-20.
121. Adams RD, Foley JM. The neurological disorder associated with liver disease. Res Publ Assoc Res Nerv Ment Dis. 1953;32:198-237.
122. Kelly DA. Acute liver failure. Indian J Pediatr. 1999;66(1 Suppl):104-9.
123. Harris MK, Elliott D, Schwendimann RN, Minagar A, Jaffe SL. Neurologic presentations of hepatic disease. Neurol Clin. 2010;28(1):89-105.
124. Alonso EM, Sokol RJ, Hart J, Tyson RW, Narkewicz MR, Whitington PF. Fulminant hepatitis associated with centrilobular hepatic necrosis in young children. J Pediatr. 1995;127(6):888-94.
125. Lee WS, McKiernan P, Kelly DA. Etiology, outcome and prognostic indicators of childhood fulminant hepatic failure in the United kingdom. J Pediatr Gastroenterol Nutr. 2005;40(5):575-81.
126. Lidofsky SD, Bass NM, Prager MC, Washington DE, Read AE, Wright TL, et al. Intracranial pressure monitoring and liver transplantation for fulminant hepatic failure. Hepatology. 1992;16(1):1-7.
127. Alper G, Jarjour IT, Reyes JD, Towbin RB, Hirsch WL, Bergman I. Outcome of children with cerebral edema caused by fulminant hepatic failure. Pediatr Neurol. 1998;18(4):299-304.
128. Campagna F, Montagnese S, Schiff S, Biancardi A, Mapelli D, Angeli P, et al. Cognitive impairment and electroencephalographic alterations before and after liver transplantation: what is reversible? Liver Transpl. 2014;20(8):977-86.
129. Arya R, Gulati S, Deopujari S. Management of hepatic encephalopathy in children. Postgrad Med J. 2010;86(1011):34-41; quiz 40.
130. Erol I, Alehan F, Ozcay F, Canan O, Haberal M. Neurological complications of liver transplantation in pediatric patients: a single center experience. Pediatr Transplant. 2007;11(2):152-9.
131. Lee YJ, Yum MS, Kim EH, Choi HW, Oh SH, Kim DY, et al. Risk factors for neurological complications and their correlation with survival following pediatric liver transplantation. Pediatr Transplant. 2014;18(2):177-84.
132. Ghosh PS, Hupertz V, Ghosh D. Neurological complications following pediatric liver transplant. J Pediatr Gastroenterol Nutr. 2012;54(4):540-6.
133. Amodio P, Biancardi A, Montagnese S, Angeli P, Iannizzi P, Cillo U, et al. Neurological complications after orthotopic liver transplantation. Dig Liver Dis. 2007;39(8):740-7.
134. Bronster DJ, Emre S, Mor E, Sheiner P, Miller CM, Schwartz ME. Neurologic complications of orthotopic liver transplantation. Mt Sinai J Med. 1994;61(1):63-9.
135. Bechstein WO. Neurotoxicity of calcineurin inhibitors: impact and clinical management. Transpl Int. 2000;13(5):313-26.
136. Garg BP, Walsh LE, Pescovitz MD, Patel H, Chong S, Filo RS, et al. Neurologic complications of pediatric liver transplantation. Pediatr Neurol. 1993;9(6):444-8.
137. Singh N, Bonham A, Fukui M. Immunosuppressive-associated leukoencephalopathy in organ transplant recipients. Transplantation. 2000;69(4):467-72.
138. Roth C, Ferbert A. The posterior reversible encephalopathy syndrome: what's certain, what's new? Pract Neurol. 2011;11(3):136-44.
139. Fugate JE, Claassen DO, Cloft HJ, Kallmes DF, Kozak OS, Rabinstein AA. Posterior reversible encephalopathy syndrome: associated clinical and radiologic findings. Mayo Clin Proc. 2010;85(5):427-32.
140. Stott VL, Hurrell MA, Anderson TJ. Reversible posterior leukoencephalopathy syndrome: a misnomer reviewed. Intern Med J. 2005;35(2):83-90.
141. de Havenon A, Joos Z, Longenecker L, Shah L, Ansari S, Digre K. Posterior reversible encephalopathy syndrome with spinal cord involvement. Neurology. 2014;83(22):2002-6.
142. Covarrubias DJ, Luetmer PH, Campeau NG. Posterior reversible encephalopathy syndrome: prognostic utility of quantitative diffusion-weighted MR images. AJNR Am J Neuroradiol. 2002;23(6):1038-48.
143. Lysandropoulos AP, Rossetti AO. Postictal cortical visual impairment: a symptom of posterior reversible encephalopathy. Epilepsy Behav. 2010;17(2):276-7.
144. Kumar N. Neurologic presentations of nutritional deficiencies. Neurol Clin. 2010;28(1):107-70.
145. McGraw ME, Haka-Ikse K. Neurologic-developmental sequelae of chronic renal failure in infancy. J Pediatr. 1985;106(4):579-83.
146. Brouns R, De Deyn PP. Neurological complications in renal failure: a review. Clin Neurol Neurosurg. 2004;107(1):1-16.
147. Barrett KM. Neurologic manifestations of acute and chronic renal disease. Continuum (Minneap Minn). 2011;17(1 Neurologic Complications of Systematic Disease):45-55.

148. Lawry KW, Brouhard BH, Cunningham RJ. Cognitive functioning and school performance in children with renal failure. Pediatr Nephrol. 1994;8(3):326-9.
149. Mahajan PS, El Esnawi MA, Hussein SA, Al Maslamani NJ. Rare case of reversible acute symmetrical lesions of the bilateral Basal Ganglia associated with diabetic nephropathy and chronic renal failure. J Clin Imaging Sci. 2014;4:29.
150. Nishimura Y, Shibata K, Funaki T, Ito H, Ito E, Otsuka K. [A case of subacute parkinsonism presenting as bilateral basal ganglia legions by MRI in diabetic uremic syndrome]. Rinsho Shinkeigaku. 2013;53(3):217-23.
151. Wang HC, Brown P, Lees AJ. Acute movement disorders with bilateral basal ganglia lesions in uremia. Mov Disord. 1998;13(6):952-7.
152. Battaglia F, Quartarone A, Bagnato S, Rizzo V, Morgante F, Floccari F, et al. Brain dysfunction in uremia: a question of cortical hyperexcitability? Clin Neurophysiol. 2005;116(7):1507-14.
153. Israni RK, Kasbekar N, Haynes K, Berns JS. Use of antiepileptic drugs in patients with kidney disease. Semin Dial. 2006;19(5):408-16.
154. Lacerda G, Krummel T, Sabourdy C, Ryvlin P, Hirsch E. Optimizing therapy of seizures in patients with renal or hepatic dysfunction. Neurology. 2006;67(12 Suppl 4): 28-33.
155. Seo JW, Jeon DH, Kang Y, Lee DW, Lee HJ, Yoo WS, et al. A case of end-stage renal disease initially manifested with visual loss caused by uremic optic neuropathy. Hemodial Int. 2011;15(3):395-8.
156. Winkelmayer WC, Eigner M, Berger O, Grisold W, Leithner C. Optic neuropathy in uremia: an interdisciplinary emergency. Am J Kidney Dis. 2001;37(3):E23.
157. Basile C, Addabbo G, Montanaro A. Anterior ischemic optic neuropathy and dialysis: role of hypotension and anemia. J Nephrol. 2001;14(5):420-3.
158. Korzets A, Marashek I, Schwartz A, Rosenblatt I, Herman M, Ori Y. Ischemic optic neuropathy in dialyzed patients: a previously unrecognized manifestation of calcific uremic arteriolopathy. Am J Kidney Dis. 2004;44(6):e93-7.
159. Bartlett S, Cai A, Cairns H. Non-arteritic ischaemic optic neuropathy after first return to haemodialysis. BMJ Case Rep. 2011;2011.
160. Seliger SL, Gillen DL, Longstreth WT Jr., Kestenbaum B, Stehman-Breen CO. Elevated risk of stroke among patients with end-stage renal disease. Kidney Int. 2003;64(2):603-9.
161. Graham IM, Daly LE, Refsum HM, Robinson K, Brattstrom LE, Ueland PM, et al. Plasma homocysteine as a risk factor for vascular disease. The European Concerted Action Project. JAMA. 1997;277(22):1775-81.
162. Perna AF, Ingrosso D, Castaldo P, De Santo NG, Galletti P, Zappia V. Homocysteine, a new crucial element in the pathogenesis of uremic cardiovascular complications. Miner Electrolyte Metab. 1999;25(1-2):95-9.
163. Abramson JL, Jurkovitz CT, Vaccarino V, Weintraub WS, McClellan W. Chronic kidney disease, anemia, and incident stroke in a middle-aged, community-based population: the ARIC Study. Kidney Int. 2003;64(2):610-5.
164. Di Minno G, Martinez J, McKean ML, De La Rosa J, Burke JF, Murphy S. Platelet dysfunction in uremia. Multifaceted defect partially corrected by dialysis. Am J Med. 1985;79(5):552-9.
165. Graf S, Schischma A, Eberhardt KE, Istel R, Stiasny B, Schulze BD. Intracranial aneurysms and dolichoectasia in autosomal dominant polycystic kidney disease. Nephrol Dial Transplant. 2002;17(5):819-23.
166. Yorioka N, Oda H, Ogawa T, Taniguchi Y, Kushihata S, Takemasa A, et al. Continuous ambulatory peritoneal dialysis is superior to hemodialysis in chronic dialysis patients with cerebral hemorrhage. Nephron. 1994;67(3):365-6.
167. Kennedy AC, Linton AL, Eaton JC. Urea levels in cerebrospinal fluid after haemodialysis. Lancet. 1962;1(7226):410-1.
168. Mahoney CA, Arieff AI. Uremic encephalopathies: clinical, biochemical, and experimental features. Am J Kidney Dis. 1982;2(3):324-36.
169. Sengul G, Tuzun Y, Kadioglu HH, Aydin IH. Acute interhemispheric subdural hematoma due to hemodialysis: case report. Surg Neurol. 2005;64(Suppl 2):113-4.
170. Meyrier A, Blanc E, Reignier A, Richet G. Unusual aspects of the dialysis disequilibrium syndrome. Clin Nephrol. 1976;6(1):311-4.
171. Port FK, Johnson WJ, Klass DW. Prevention of dialysis disequilibrium syndrome by use of high sodium concentration in the dialysate. Kidney Int. 1973;3(5):327-33.
172. Harris CP, Townsend JJ. Dialysis disequilibrium syndrome. West J Med. 1989;151(1):52-5.
173. da Rocha AJ, Maia AC Jr., da Silva CJ, Sachetti SB. Lentiform fork sign in a child with dialysis disequilibrium syndrome: a transient MRI pattern which emphasizes neurologic consequence of metabolic acidosis. Clin Neurol Neurosurg. 2013;115(6):790-2.
174. Palmer CA. Neurologic manifestations of renal disease. Neurol Clin. 2002;20(1):23-34.
175. Liano F, Pascual J. Epidemiology of acute renal failure: a prospective, multicenter, community-based study. Madrid Acute Renal Failure Study Group. Kidney Int. 1996;50(3):811-8.
176. Garcia S, Cofan F, Combalia A, Campistol JM, Oppenheimer F, Ramon R. Compression of the ulnar nerve in Guyon's canal by uremic tumoral calcinosis. Arch Orthop Trauma Surg. 2000;120(3-4):228-30.
177. Said G. Uremic neuropathy. Handb Clin Neurol. 2013;115:607-12.
178. Vaziri ND, Barton CH, Ravikumar GR, Martin DC, Ness R, Saiki J. Femoral neuropathy: a complication of renal transplantation. Nephron. 1981;28(1):30-1.
179. Said G, Boudier L, Selva J, Zingraff J, Drueke T. Different patterns of uremic polyneuropathy: clinicopathologic study. Neurology. 1983;33(5):567-74.
180. Laaksonen S, Metsarinne K, Voipio-Pulkki LM, Falck B. Neurophysiologic parameters and symptoms in chronic renal failure. Muscle Nerve. 2002;25(6):884-90.
181. Krishnan AV, Kiernan MC. Uremic neuropathy: clinical features and new pathophysiological insights. Muscle Nerve. 2007;35(3):273-90.
182. Ropper AH. Accelerated neuropathy of renal failure. Arch Neurol. 1993;50(5):536-9.
183. Bolton CF, McKeown MJ, Chen R, Toth B, Remtulla H. Subacute uremic and diabetic polyneuropathy. Muscle Nerve. 1997;20(1):59-64.
184. Campistol JM. Uremic myopathy. Kidney Int. 2002;62(5):1901-13.
185. Kunis CL, Markowitz GS, Liu-Jarin X, Fisher PE, Frei GL, D'Agati VD. Painful myopathy and end-stage renal disease. Am J Kidney Dis. 2001;37(5):1098-104.

186. Fahal IH, Bell GM, Bone JM, Edwards RH. Physiological abnormalities of skeletal muscle in dialysis patients. Nephrol Dial Transplant. 1997;12(1):119-27.
187. Moore GE, Parsons DB, Stray-Gundersen J, Painter PL, Brinker KR, Mitchell JH. Uremic myopathy limits aerobic capacity in hemodialysis patients. Am J Kidney Dis. 1993;22(2):277-87.
188. Diesel W, Emms M, Knight BK, Noakes TD, Swanepoel CR, van Zyl Smit R, et al. Morphologic features of the myopathy associated with chronic renal failure. Am J Kidney Dis. 1993;22(5):677-84.
189. Lazaro RP, Fenichel GM, Kilroy AW, Saito A, Fleischer S. Cramps, muscle pain, and tubular aggregates. Arch Neurol. 1980;37(11):715-7.
190. Fine DM, Perazella MA. Nephrogenic systemic fibrosis: what the hospitalist needs to know. J Hosp Med. 2010;5(1):46-50.
191. Ghosh PS, Kwon C, Klein M, Corder J, Ghosh D. Neurologic complications following pediatric renal transplantation. J Child Neurol. 2014;29(6):793-8.
192. Estol CJ, Lopez O, Brenner RP, Martinez AJ. Seizures after liver transplantation: a clinicopathologic study. Neurology. 1989;39(10):1297-301.
193. Gilmore RL. Seizures and antiepileptic drug use in transplant patients. Neurol Clin. 1988;6(2):279-96.
194. Patchell RA. Neurological complications of organ transplantation. Ann Neurol. 1994;36(5):688-703.
195. Senzolo M, Ferronato C, Burra P. Neurologic complications after solid organ transplantation. Transpl Int. 2009;22(3):269-78.
196. McEnery PT, Nathan J, Bates SR, Daniels SR. Convulsions in children undergoing renal transplantation. J Pediatr. 1989;115(4):532-6.
197. Awan AQ, Lewis MA, Postlethwaite RJ, Webb NJ. Seizures following renal transplantation in childhood. Pediatr Nephrol. 1999;13(4):275-7.
198. Maggioni F, Mantovan MC, Rigotti P, Cadrobbi R, Mainardi F, Mampreso E, et al. Headache in kidney transplantation. J Headache Pain. 2009;10(6):455-60.
199. Rozen TD. Migraine headache: immunosuppressant therapy. Curr Treat Options Neurol. 2002;4(5):395-401.
200. Steiger MJ, Farrah T, Rolles K, Harvey P, Burroughs AK. Cyclosporin associated headache. J Neurol Neurosurg Psychiatry. 1994;57(10):1258-9.
201. Matas AJ, Halbert RJ, Barr ML, Helderman JH, Hricik DE, Pirsch JD, et al. Life satisfaction and adverse effects in renal transplant recipients: a longitudinal analysis. Clin Transplant. 2002;16(2):113-21.
202. Sheth KJ, Kivlin JD, Leichter HE, Pan CG, Multauf C. Pseudotumor cerebri with vision impairment in two children with renal transplantation. Pediatr Nephrol. 1994;8(1):91-3.
203. Ponticelli C, Campise MR. Neurological complications in kidney transplant recipients. J Nephrol. 2005;18(5):521-8.
204. Mills PB, Struys E, Jakobs C, Plecko B, Baxter P, Baumgartner M, et al. Mutations in antiquitin in individuals with pyridoxine-dependent seizures. Nat Med. 2006;12(3):307-9.
205. Howard RJ, Patton PR, Reed AI, Hemming AW, Van der Werf WJ, Pfaff WW, et al. The changing causes of graft loss and death after kidney transplantation. Transplantation. 2002;73(12):1923-8.
206. Pizzi M, Ng L. Neurologic complications of solid organ transplantation. Neurol Clin. 2017;35(4):809-23.
207. Valanne L, Qvist E, Jalanko H, Holmberg C, Pihko H. Neuroradiologic findings in children with renal transplantation under 5 years of age. Pediatr Transplant. 2004;8(1):44-51.
208. Smith JM, Rudser K, Gillen D, Kestenbaum B, Seliger S, Weiss N, et al. Risk of lymphoma after renal transplantation varies with time: an analysis of the United States Renal Data System. Transplantation. 2006;81(2):175-80.
209. Moritz ML, Ayus JC. Disorders of water metabolism in children: hyponatremia and hypernatremia. Pediatr Rev. 2002;23(11):371-80.
210. Carmody JB, Norwood VF. Paediatric acid-base disorders: a case-based review of procedures and pitfalls. Paediatr Child Health. 2013;18(1):29-32.
211. Yee AH, Rabinstein AA. Neurologic presentations of acid-base imbalance, electrolyte abnormalities, and endocrine emergencies. Neurol Clin. 2010;28(1):1-16.
212. Carmody JB, Norwood VF. A clinical approach to paediatric acid-base disorders. Postgrad Med J. 2012;88(1037):143-51.
213. Gooch MD. Identifying acid-base and electrolyte imbalances. Nurse Pract. 2015;40(8):37-42.
214. Hertig A, Rondeau E. [Metabolic and respiratory acidosis: physiopathology, diagnosis and treatment]. Rev Prat. 2012;62(6):823-8. Troubles de l'equilibre acido-basique et desordres hydro-electrolytiques.
215. Carmo LPdFd, Marques IDB, Titan S. Distúrbios do equilíbrio ácido-básico [updated 06/06/2010]. Available from: http://www.medicinanet.com.br/conteudos/revisoes/3332/disturbios_do_equilibrio_acido_basico.htm.
216. Fujii M, Suto H, Goto M, Miki Y, Asai N. [Water-electrolyte imbalance: reality in diagnosis and therapy (discussion)]. Nihon Naika Gakkai Zasshi. 2006;95(5):908-24.
217. Rocha PN. Hiponatremia: conceitos básicos e abordagem prática. Braz J Nephrol. 2011;33(2):248-60.
218. Feldman BJ, Rosenthal SM, Vargas GA, Fenwick RG, Huang EA, Matsuda-Abedini M, et al. Nephrogenic syndrome of inappropriate antidiuresis. N Engl J Med. 2005;352(18):1884-90.
219. Micieli A, Najeeb U, Kingston W. Central pontine (and extrapontine) myelinolysis despite appropriate sodium correction. Pract Neurol. 2020;20(1):64-5.
220. Mata LS, Gusmão D, Almeida ARP. Encefalopatia hemorrágica hipernatrêmica: relato de caso e revisão da literatura. Rev Bras Ter Intensiva. 2010;22(3):305-9.
221. Gusmão F, Abdulkader R. Hiponatremia 10/11/2008 [updated 10/11/2008]. Available from: http://www.medicinanet.com.br/conteudos/revisoes/1344/hipernatremia.htm.
222. Samuels MA, Seifter JL. Encephalopathies caused by electrolyte disorders. Semin Neurol. 2011;31(2):135-8.
223. Barbosa AP, Sztajnbok J. Distúrbios hidroeletrolíticos. J Pediatr. (Rio J.). 1999;75(2):223-233.
224. Dharnidharka VR, Carney PR. Isolated idiopathic hypomagnesemia presenting as aphasia and seizures. Pediatr Neurol. 2005;33(1):61-5.
225. Boulos MI, Shoamanesh A, Aviv RI, Gladstone DJ, Swartz RH. Severe hypomagnesemia associated with reversible subacute ataxia and cerebellar hyperintensities on MRI. Neurologist. 2012;18(4):223-5.
226. Yu J. Endocrine disorders and the neurologic manifestations. Ann Pediatr Endocrinol Metab. 2014;19(4):184-90.

227. Erol I, Saygi S, Alehan F. Hashimoto's encephalopathy in children and adolescents. Pediatr Neurol. 2011;45(6):420-2.
228. Lam L, Nair RJ, Tingle L. Thyrotoxic periodic paralysis. Proc (Bayl Univ Med Cent). 2006;19(2):126-9.
229. Webb EA, O'Reilly MA, Clayden JD, Seunarine KK, Chong WK, Dale N, et al. Effect of growth hormone deficiency on brain structure, motor function and cognition. Brain. 2012;135(Pt 1):216-27.
230. van der Sluijs Veer L, Kempers MJ, Wiedijk BM, Last BF, Grootenhuis MA, Vulsma T. Evaluation of cognitive and motor development in toddlers with congenital hypothyroidism diagnosed by neonatal screening. J Dev Behav Pediatr. 2012;33(8):633-40.
231. Schwartz CE, May MM, Carpenter NJ, Rogers RC, Martin J, Bialer MG, et al. Allan-Herndon-Dudley syndrome and the monocarboxylate transporter 8 (MCT8) gene. Am J Hum Genet. 2005;77(1):41-53.
232. Salpietro V, Polizzi A, Di Rosa G, Romeo AC, Dipasquale V, Morabito P, et al. Adrenal disorders and the paediatric brain: pathophysiological considerations and clinical implications. Int J Endocrinol. 2014;2014:282489.
233. Gaudieri PA, Chen R, Greer TF, Holmes CS. Cognitive function in children with type 1 diabetes: a meta-analysis. Diabetes Care. 2008;31(9):1892-7.
234. Ulu EM, Tore HG, Bayrak A, Gungor D, Coskun M. MRI of central nervous system abnormalities in childhood leukemia. Diagn Interv Radiol. 2009;15(2):86-92.
235. Barber A, Lovato J, Hill G, McLean TW. Measurement of cerebrospinal fluid protein is unnecessary in children with leukemia. Pediatr Blood Cancer. 2008;51(3):428-30.
236. Kim H, Lee JH, Choi SJ, Lee JH, Seol M, Lee YS, et al. Risk score model for fatal intracranial hemorrhage in acute leukemia. Leukemia. 2006;20(5):770-6.
237. Vazquez E, Lucaya J, Castellote A, Piqueras J, Sainz P, Olive T, et al. Neuroimaging in pediatric leukemia and lymphoma: differential diagnosis. Radiographics. 2002;22(6):1411-28.
238. Sierra del Rio M, Rousseau A, Soussain C, Ricard D, Hoang-Xuan K. Primary CNS lymphoma in immunocompetent patients. Oncologist. 2009;14(5):526-39.
239. Guermazi A, Brice P, de Kerviler EE, Ferme C, Hennequin C, Meignin V, et al. Extranodal Hodgkin disease: spectrum of disease. Radiographics. 2001;21(1):161-79.
240. Hollister D Jr., Clements M, Coleman M, Petito F. Eosinophilic meningitis in Hodgkin's disease. Report of a case and review of the literature. Arch Intern Med. 1983;143(3):590-2.
241. Haldorsen IS, Espeland A, Larsson EM. Central nervous system lymphoma: characteristic findings on traditional and advanced imaging. AJNR Am J Neuroradiol. 2011;32(6):984-92.
242. Furie B, Limentani SA, Rosenfield CG. A practical guide to the evaluation and treatment of hemophilia. Blood. 1994;84(1):3-9.
243. Psaila B, Petrovic A, Page LK, Menell J, Schonholz M, Bussel JB. Intracranial hemorrhage (ICH) in children with immune thrombocytopenia (ITP): study of 40 cases. Blood. 2009;114(23):4777-83.
244. Loirat C, Coppo P, Veyradier A. Thrombotic thrombocytopenic purpura in children. Curr Opin Pediatr. 2013;25(2):216-24.
245. Trachtman H, Austin C, Lewinski M, Stahl RA. Renal and neurological involvement in typical Shiga toxin-associated HUS. Nat Rev Nephrol. 2012;8(11):658-69.
246. Steinborn M, Leiz S, Rudisser K, Griebel M, Harder T, Hahn H. CT and MRI in haemolytic uraemic syndrome with central nervous system involvement: distribution of lesions and prognostic value of imaging findings. Pediatr Radiol. 2004;34(10):805-10.
247. Grisaru S. Management of hemolytic-uremic syndrome in children. Int J Nephrol Renovasc Dis. 2014;7:231-9.
248. Raffini L. Thrombophilia in children: who to test, how, when, and why? Hematology Am Soc Hematol Educ Program. 2008:228-35.
249. Kenet G, Lutkhoff LK, Albisetti M, Bernard T, Bonduel M, Brandao L, et al. Impact of thrombophilia on risk of arterial ischemic stroke or cerebral sinovenous thrombosis in neonates and children: a systematic review and meta-analysis of observational studies. Circulation. 2010;121(16):1838-47.
250. Chalmers E, Cooper P, Forman K, Grimley C, Khair K, Minford A, et al. Purpura fulminans: recognition, diagnosis and management. Arch Dis Child. 2011;96(11):1066-71.
251. Azik F, Yazal Erdem A, Tavil B, Bayram C, Tunc B, Uckan D. Neurological complications after allogeneic hematopoietic stem cell transplantation in children, a single center experience. Pediatr Transplant. 2014;18(4):405-11.
252. Chan KW, Mullen CA, Worth LL, Choroszy M, Koontz S, Tran H, et al. Lorazepam for seizure prophylaxis during high-dose busulfan administration. Bone Marrow Transplant. 2002;29(12):963-5.
253. Soni S, Skeens M, Termuhlen AM, Bajwa RP, Gross TG, Pai V. Levetiracetam for busulfan-induced seizure prophylaxis in children undergoing hematopoietic stem cell transplantation. Pediatr Blood Cancer. 2012;59(4):762-4.
254. Nelson AS, Ashton LJ, Vajdic CM, Le Marsney RE, Daniels B, Nivison-Smith I, et al. Second cancers and late mortality in Australian children treated by allogeneic HSCT for haematological malignancy. Leukemia. 2015;29(2):441-7.
255. Martins HS, Neto RAB, Neto AS, Velasco IT. Emergências Clínicas: abordagem prática. Barueri: Manole; 2014. 1348 p.
256. Kornreich L, Bron-Harlev E, Hoffmann C, Schwarz M, Konen O, Schoenfeld T, et al. Thiamine deficiency in infants: MR findings in the brain. Am Jf Neuroradiol. 2005;26(7):1668-74.
257. Haenggeli CA, Girardin E, Paunier L. Pyridoxine-dependent seizures, clinical and therapeutic aspects. Eur J Pediatr. 1991;150(7):452-5.
258. Gospe SM Jr., Hecht ST. Longitudinal MRI findings in pyridoxine-dependent seizures. Neurology. 1998;51(1):74-8.
259. Gospe SM Jr. Pyridoxine-dependent seizures: new genetic and biochemical clues to help with diagnosis and treatment. Curr Opin Neurol. 2006;19(2):148-53.
260. Plecko B, Paul K, Paschke E, Stoeckler-Ipsiroglu S, Struys E, Jakobs C, et al. Biochemical and molecular characterization of 18 patients with pyridoxine-dependent epilepsy and mutations of the antiquitin (ALDH7A1) gene. Hum Mutat. 2007;28(1):19-26.
261. Kroll JS. Pyridoxine for neonatal seizures: an unexpected danger. Dev Med Child Neurol. 1985;27(3):377-9.
262. Kuo MF, Wang HS. Pyridoxal phosphate-responsive epilepsy with resistance to pyridoxine. Pediatr Neurol. 2002;26(2):146-7.

263. Hoffmann GF, Schmitt B, Windfuhr M, Wagner N, Strehl H, Bagci S, et al. Pyridoxal 5'-phosphate may be curative in early-onset epileptic encephalopathy. J Inherit Metab Dis. 2007;30(1):96-9.
264. Grattan-Smith PJ, Wilcken B, Procopis PG, Wise GA. The neurological syndrome of infantile cobalamin deficiency: developmental regression and involuntary movements. Mov Disord. 1997;12(1):39-46.
265. de Souza A, Moloi MW. Involuntary movements due to vitamin B12 deficiency. Neurol Res. 2014;36(12):1121-8.
266. von Schenck U, Bender-Gotze C, Koletzko B. Persistence of neurological damage induced by dietary vitamin B-12 deficiency in infancy. Arch Dis Child. 1997;77(2):137-9.
267. Ozer EA, Turker M, Bakiler AR, Yaprak I, Ozturk C. Involuntary movements in infantile cobalamin deficiency appearing after treatment. Pediatr Neurol. 2001;25(1):81-3.
268. Tanyel MC, Mancano LD. Neurologic findings in vitamin E deficiency. Am Fam Physician. 1997;55(1):197-201.
269. Nyaradi A, Li J, Hickling S, Foster J, Oddy WH. The role of nutrition in children's neurocognitive development, from pregnancy through childhood. Front Hum Neurosci. 2013;7:97.

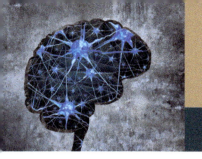

Sophie Marie Motta Metral
Marcelo de Melo Aragão
Karlyne Palhares Brum

capítulo 79 | Efeitos Adversos de Medicações e Intoxicações Exógenas

■ INTRODUÇÃO

Neste capítulo serão apresentados os efeitos colaterais dos medicamentos mais usados no cotidiano do neurologista infantil, os efeitos adversos no sistema nervoso relacionados a outras medicações da prática clínica geral, além de manifestações neurológicas decorrentes de intoxicações exógenas. A Organização Mundial da Saúde (OMS) define efeito adverso como "uma resposta a uma droga que é nociva e inesperada e ocorre em doses usadas habitualmente para profilaxia, diagnóstico ou tratamento de uma doença, ou para modificação de função fisiológica". Trata-se de um conteúdo de suma importância devido à frequência de efeitos adversos de medicações na faixa etária pediátrica, fato ilustrado por estudo retrospectivo brasileiro, demonstrando que antiepilépticos, sedativos, hipnóticos e antiparkinsonianos foram responsáveis por 15,2% das internações relacionadas a intoxicações e efeitos adversos em menores de 1 mês e 21,1% em crianças de 1 a 11 meses de idade.[1] Vale salientar que há particularidades pediátricas fisiológicas e farmacocinéticas mutáveis ao longo do tempo, que tornam esse grupo mais suscetível aos efeitos nocivos dos medicamentos. Em revisão sistemática brasileira, ressaltou-se que 12% das reações adversas a medicações em crianças hospitalizadas e 39% das que causaram hospitalizações foram fatais ou puseram em risco a vida dos pacientes.[2]

■ EFEITOS ADVERSOS DE MEDICAÇÕES COMUMENTE USADAS EM NEUROLOGIA INFANTIL

Antipsicóticos

Antipsicóticos são tradicionalmente usados para tratar psicoses agudas e esquizofrenia, porém também têm eficácia, por exemplo, no manejo sintomático da agitação e agressividade em diversos transtornos do comportamento e no transtorno do espectro autista.[3] Os antipsicóticos de primeira geração, como o haloperidol, também conhecidos como neurolépticos, típicos ou convencionais, têm maior potencial de causar efeitos colaterais extrapiramidais e discinesia tardia, diferentemente dos antipsicóticos de segunda geração ou atípicos, representados pela risperidona, aripiprazol e quetiapina, entre outros. Afora esta diferença, o perfil de efeitos adversos dessas medicações apresenta sobreposição considerável.[4]

Os medicamentos antipsicóticos, em sua maioria, têm como principal via de ação o bloqueio de receptores dopaminérgicos no hipotálamo e nas vias mesolímbica e nigroestriatal. Esses fármacos compartilham alguns efeitos colaterais, porém cada um tem um perfil único (Tabela 79.1).

Os efeitos adversos, de uma maneira geral, são atribuídos tanto à potência dopaminérgica da droga quanto a efeitos secundários devido às ações anticolinérgica, antiserotoninérgica e anti-histamínica, assim como decorrente do bloqueio de receptores alfa-adrenérgicos.[5] Deve-se considerar também a idade do paciente, já que crianças e adolescentes são mais suscetíveis ao ganho de peso, às alterações metabólicas e à sedação; já os idosos, são mais propensos à hipotensão ortostática, com quedas frequentes, e aos efeitos anticolinérgicos, com prejuízo cognitivo.[4]

Também há efeitos cardiotóxicos decorrentes de distúrbios da repolarização, mais frequentes em pacientes com doenças cardíacas preexistentes.[6] Outros efeitos colaterais frequentes são boca seca, constipação, distúrbios de acomodação visual e glaucoma de ângulo agudo, relacionados com os efeitos anticolinérgicos,

Tabela 79.1 Perfil de efeitos colaterais dos antipsicóticos mais usados em neurologia infantil.

Efeito adverso	Haloperidol	Clorpromazina	Risperidona	Clozapina	Olanzapina	Quetiapina	Aripiprazol
Efeitos anticolinérgicos	0	+++	0	+++	++	+/++	0
Parkinsonismo agudo	+++	+	++	0	0/+	0	+
Acatisia	+++	+	+	+	+	+	++
Discinesia tardia	++	++	0/+	0	0/+	0/+	0/+
Diabetes	0/+	+++	+	+++	+++	++	0/+
Ganho de peso	+	+++	++	+++	+++	++	0/+
Dislipidemia	0/+	+++	+	++	+++	++	0/+
Sialorreia	0	0	0	++	0	0	0
Neutropenia	0/+	0/+	0/+	+++	0/+	0/+	0/+
Hipotensão ortostática	0	++	+	++	+	++	0/+
Hiperprolactine-mia	++	+	+++	+	+	0	0
Aumento do intervalo QTc	0/+	0/+	+	++	0/+	+	0/+
Sedação	+	++	+	+/++	+++	+++	0/+
Crises epilépticas	0/+	0/+	0/+	++	0/+	0/+	0/+

0 nenhum efeito adverso; 0/+ mínimo/raro; + leve/ocorre esporadicamente; ++ moderado/ocorre frequentemente; +++ grave/ocorre frequentemente.

tendo como primeira opção de manejo a redução da dose do antipsicótico. Reações dermatológicas podem ocorrer, como exantema e fotodermatite.[5] Todos os antipsicóticos podem causar sedação, com frequência e intensidade variando amplamente entre os agentes. Nesse caso, recomenda-se mudar a dose para horário noturno ou diminuir a dose total diária.[7]

Vários antipsicóticos aumentam a liberação de prolactina, o que pode desencadear galactorreia, anovulação, disfunção sexual, ginecomastia e osteoporose no longo prazo. Exemplos de fármacos que induzem a liberação de prolactina são todos os antipsicóticos típicos e a risperidona, já aqueles que poupam a prolactina são a clozapina, quetiapina, ziprasidona e aripiprazol.[8] Recomenda-se interrogar sobre irregularidade menstrual, disfunção sexual ou galactorreia antes do tratamento. Não há consenso em se obter nível basal de prolactina, mas sim dosá-la a partir do início de algum sintoma. Em pacientes de maior risco para desenvolver osteoporose tende-se a usar agentes poupadores de prolactina. Se houver dúvida sobre outra doença causadora da hiperprolactinemia, é possível realizar a dosagem sérica da prolactina 3 a 4 dias após descontinuação da droga; nesse caso, se o agente antipsicótico for o causador, haverá queda importante dos níveis do hormônio.[4]

Praticamente todos os antipsicóticos têm o potencial de causar distúrbios do movimento relacionados à sua ação extrapiramidal e diretamente proporcionais à potência antidopaminérgica do fármaco.[5] *Parkinsonismo* geralmente desenvolve-se de maneira insidiosa e ocorre mais em mulheres e em idosos. Evidencia-se bradicinesia, rigidez, alteração da marcha e tremor. Para tratar esse efeito adverso pode ser suficiente diminuir a dose do antipsicótico. *Reações distônicas agudas* ocorrem geralmente durante os primeiros cinco dias de uso e são mais frequentes em pacientes jovens do sexo masculino, apresentando-se como distonia dos músculos orofaríngeos e laríngeos, discinesias faciais, crises oculógiras e movimentos coreiformes. O fator de risco mais importante para o desenvolvimento da distonia é a história prévia de reação adversa extrapiramidal.[4] Nesse contexto agudo, pode-se lançar mão do tratamento com fármacos anticolinérgicos, como o biperideno e a difenidramina parenterais. A *acatisia*, em geral, desenvolve-se ao longo de dias ou semanas, porém pode, também, ser aguda. A acatisia é caracterizada por sensação de inquietude, frequentemente com movimentos incansáveis e incapacidade de ficar parado. Os antipsicóticos de maior risco para esse efeito adverso são os de alta potência, como o haloperidol, e o aripiprazol. Por outro lado, clozapina, olanzapina e a quetiapina são considerados de baixo risco.[5] Nesse caso, os anticolinérgicos ajudam pouco no manejo, sendo necessário redução da dose do antipsicótico típico vigente ou troca para antipsicótico atípico. Tanto o parkinsonismo, como as reações distônicas agudas e a acatisia cessam quando da suspensão do medicamento em mais de 95% dos casos. Por outro lado, a *discinesia tardia* pode persistir por longos períodos ou até tornar-se permanente após a suspensão da droga.[4]

A discinesia tardia pode ocorrer após uso prolongado de antipsicóticos e é caracterizada por hipercinesia em musculatura orofacial, acatisia e distonia, além de movimentos balísticos, atetoides e coreiformes.[9] A discinesia tardia é mais comum e desenvolve-se mais precocemente em pacientes portadores de comorbidades neurológicas e em uso de neurolépticos potentes, como o haloperidol. Os sintomas podem piorar quando há descontinuação abrupta do fármaco. O tratamento desse efeito adverso consiste em redução progressiva da droga até a descontinuação completa, sendo frequentemente necessário o início de algum antipsicótico atípico, como a clozapina. Terapia adjuvante com benzodiazepínico, como o clonazepam, pode ajudar.[4]

A clozapina tem baixo potencial para causar efeitos colaterais extrapiramidais. Contudo, devido ao risco considerável de agranulocitose, deve ser realizada avaliação laboratorial semanalmente, sobretudo no início do tratamento. Essa droga também pode diminuir o limiar epiléptico em pacientes predispostos e precipitar crises epilépticas, além de ter o potencial de causar sialorreia. No que diz respeito à sialorreia, preparações tópicas com atropina podem ser usadas como tratamento. Outros antipsicóticos atípicos são livres desses efeitos adversos.[10]

Em relação aos efeitos metabólicos, sabe-se que praticamente todos os antipsicóticos têm o potencial de causar ganho de peso, principalmente entre jovens. Dislipidemia e redução da sensibilidade à insulina podem ocorrer independentemente do ganho de peso.[11] Dessa maneira, deve-se monitorar o paciente regularmente a respeito desses efeitos colaterais.

Outro efeito colateral raro, porém, grave, é a síndrome neuroléptica maligna, caracterizada por hipertermia, rigidez muscular, taquicardia e rebaixamento do nível de consciência. A creatinofosfoquinase frequentemente está elevada. A primeira medida a ser tomada é suspender o antipsicótico e drogas relacionadas, como a metoclopramida, assim como hidratação venosa e correção de distúrbios hidroeletrolíticos.[4] Os benzodiazepínicos podem ajudar, principalmente em pacientes agitados. O relaxante muscular dantrolene e a bromocriptina são agentes utilizados no tratamento em casos moderados a graves. A mortalidade em pacientes não tratados é alta, chegando a mais de 50%.[5]

Fármacos anticrises

Os efeitos adversos relacionados aos fármacos anticrises (FAEs) são comuns, podem ser graves e, frequentemente, são causa de **descontinuação da terapia medicamentosa** (Tabela 79.2). Nesse grupo, faz-se necessário entender mais a fundo os mecanismos desses efeitos colaterais, sumarizados a partir da *Classificação modificada de efeitos adversos de drogas da OMS*.[12] Assim, os FAEs podem causar cinco tipos de efeitos adversos: *tipo A*, agudo, relacionado às propriedades farmacológicas da droga; *tipo B*, idiossincrático, secundário à predisposição individual, tendo como exemplos variações genéticas ou imunológicas; *tipo C*, crônico, atribuído à dose cumulativa da droga; *tipo D*, tardio, relacionado à exposição pré-natal ao fármaco ou à carcinogênese; e, finalmente, *tipo E*, secundário a interações medicamentosas (Tabela 79.3).

Os efeitos adversos mais agudos, tipo A, em geral ocorrem no início do tratamento ou após aumento de dose e, frequentemente, são minimizados com o tempo ou com a redução da dose.[13,14] Várias dessas reações são compartilhadas pela grande maioria dos FAEs. As mais comuns são sonolência, fadiga, tontura, diplopia, irritabilidade e dificuldade de concentração. Efeitos sedativos são mais comuns e graves secundariamente ao uso de FAEs convencionais, como fenobarbital, primidona e benzodiazepínicos.[15] Distúrbios na coordenação também são compartilhados por todas as drogas de primeira geração, com destaque para carbamazepina, fenitoína, primidona e benzodiazepínicos. Esses efeitos também podem surgir em FAEs de segunda geração, observando-se maior risco com oxcarbazepina, topiramato e lamotrigina.[7] Disfunção cognitiva também é frequente durante o tratamento medicamentoso para epilepsia. Entre as drogas de primeira geração, barbitúricos e benzodiazepínicos apresentam pior perfil para a cognição, podendo piorar no contexto de politerapia. Já com os fármacos mais recentes, observa-se maior prejuízo na cognição com o topiramato.[16] No âmbito psiquiátrico, pode ocorrer agitação, irritabilidade, depressão e psicose.[2] O risco desses eventos é variável conforme o fármaco e aparentemente há importante influência individual, já que história prévia de distúrbio psiquiátrico parece ser relevante fator de risco para o desenvolvimento de tais efeitos adversos.[17] Dentre os medicamentos mais relacionados com efeitos adversos psiquiátricos, destacam-se o levetiracetam, a vigabatrina, os barbitúricos e a zonisamida.[18]

Os efeitos adversos ditos idiossincráticos, classificados pela OMS como tipo B, são aqueles que não podem ser atribuídos aos mecanismos de ação da droga e são decorrentes de predisposição individual, dificilmente previsíveis. Os mecanismos podem envolver dano celular direto pela droga ou seus metabólitos, além de reações de hipersensibilidade mediadas pelo sistema imunológico. São menos frequentes que os do tipo A e podem ser reversíveis com a descontinuação da me-

Tabela 79.2 Principais efeitos adversos dos FAEs usados mais comumente na prática do neurologista infantil.

Fármacos antiepilépticos de primeira geração

Fenobarbital	Relacionados à dose: ataxia, fadiga, sedação, depressão, dificuldade de atenção e memória
	Relacionados ao uso crônico: contratura de Dupuytren, deficiência de folato
	Idiossincráticos: agranulocitose, reações de hipersensibilidade, hepatotoxicidade, trombocitopenia
	Maior risco de alterações comportamentais em crianças: hiperatividade
Fenitoína	Relacionados à dose: nistagmo, ataxia, disartria; déficits de memória, atenção e concentração; bradicardia e bloqueio de condução atrioventricular
	Relacionados ao uso crônico: hipertrofia gengival, hirsutismo, hiperpigmentação, acne; anemia megaloblástica secundária à deficiência de folato, granulocitopenia e trombocitopenia; hipotireoidismo; atrofia cerebelar
	Idiossincráticos: reações de hipersensibilidade, mais frequentemente *rash* cutâneo
Carbamazepina	Relacionados à dose: náusea, cefaleia, tontura, sonolência, diplopia, nistagmo, ataxia, tremor
	Relacionados ao uso crônico: ganho de peso, diminuição da densidade mineral óssea, hiponatremia
	Idiossincráticos: reações de hipersensibilidade, síndrome semelhante ao lúpus, hepatotoxicidade
Valproato	Relacionados à dose: anorexia, náusea, vômitos, ganho de peso, elevação das enzimas hepáticas; tremor, sedação, ataxia; *rash* cutâneo
	Relacionados ao uso crônico: efeitos cognitivos, pseudoatrofia cerebral; cabelos finos e encaracolados, alopecia; irregularidade menstrual, síndrome dos ovários policísticos
	Idiossincráticos: plaquetopenia, leucopenia, redução do fator de von Willebrand, supressão de medula óssea; hepatotoxicidade, pancreatite
Benzodiazepínicos	Relacionados à dose: hipotensão arterial e depressão respiratória (administração EV rápida e em doses elevadas); agitação, sonolência, tremor, confusão e alucinações
	Relacionados ao uso crônico: hipotonia, sialorreia, ataxia, diplopia, transtornos cognitivo-comportamentais (hiperatividade, irritabilidade e agressividade); tolerância, com perda do efeito antiepiléptico
	Idiossincráticos: sem evidências para efeitos tóxicos hematológicos, hepáticos ou renais. Reação de hipersensibilidade é rara

Fármacos antiepilépticos de segunda geração

Oxcarbazepina	Relacionados à dose: sonolência, cefaleia, tontura, diplopia, fadiga, náusea, vômito, ataxia, tremor, *rash* cutâneo
	Relacionado ao uso crônico: hiponatremia, ganho de peso
	Idiossincráticos: reação de hipersensibilidade
Lamotrigina	Relacionados à dose: cefaleia, tontura, náusea, vômito, sonolência, diplopia, ataxia, tremor*, rash cutâneo
	Relacionado ao uso crônico: alopecia, insônia, ansiedade
	Idiossincráticos: reações de hipersensibilidade, linfoistiocitose hemofagocítica
Vigabatrina	Relacionados à dose: sonolência, tontura, fadiga, tremor, parestesia, ataxia, agitação, irritabilidade, perda visual periférica progressiva**
	Relacionado ao uso crônico: perda visual periférica progressiva**, anormalidades na IRM de encéfalo***
Topiramato	Relacionados à dose: tontura, sonolência, alentecimento psicomotor, parestesias, ataxia, dificuldade de concentração e memória, diminuição da fluência verbal, distúrbios psiquiátricos****
	Relacionado ao uso crônico: redução do peso, osteopenia e osteoporose, nefrolitíase, acidose metabólica, hipocalemia, hiperuricemia, glaucoma de ângulo estreito, hipertermia secundária a oligo-hidrose
Gabapentina	Relacionados à dose: sonolência, ataxia, náusea, fadiga, nistagmo e tremor; irritabilidade e agitação em crianças
	Idiossincráticos: ganho de peso
Levetiracetam	Relacionados à dose: sonolência, tontura, astenia, alteração comportamentais
	Relacionado ao uso crônico: irritabilidade, ansiedade, depressão, psicose

IRM: imagem por ressonância magnética. *O tremor é observado quando da associação da lamotrigina com o valproato. **A perda visual periférica progressiva secundária ao uso de vigabatrina é relacionada tanto a doses mais altas quanto ao uso prolongado, além disso, interroga-se um possível efeito idiossincrático, já que alguns indivíduos não apresentam esse efeito adverso, mesmo com uso prolongado. ***Anormalidades na IRM de encéfalo incluem hipersinal em T2 no tronco encefálico, núcleo denteado, globo pálido e tálamo. ****Os distúrbios psiquiátricos relacionados ao uso do topiramato incluem transtornos afetivos e psicóticos, além disso, parecem estar relacionados com a titulação rápida do fármaco.[19]

Tabela 79.3 Efeitos colaterais dos FAEs baseado na versão modificada de efeitos adversos de drogas da OMS.

	Definição	Exemplo	Prevenção	Manejo
Tipo A	Efeito adverso agudo, comum, relacionado ao mecanismo de ação da droga, previsível e reversível	Sonolência, fadiga, insônia, alteração comportamental, tontura, ataxia, diplopia	Individualizar perfil de efeitos adversos do FAE ao paciente, iniciar em baixas doses e titular progressivamente	Reduzir a dose, alterar a frequência de tomadas ou suspender o fármaco
Tipo B	Efeito adverso relacionado a predisposições individuais; incomum, surge nas primeiras semanas de tratamento, potencialmente grave, imprevisível e reversível	Reações de hipersensibilidade, anemia aplásica, hepatotoxicidade, pancreatite, glaucoma de ângulo fechado	Evitar FAEs específicos em populações de risco, iniciar em doses baixas, com aumentos lentamente progressivos	Suspender o fármaco com substituição de droga com menor risco de reação cruzada
Tipo C	Efeito adverso crônico consequente à dose cumulativa da droga, geralmente reversível	Diminuição da densidade mineral óssea, ganho ou perda de peso, hirsutismo, hipertrofia gengival, alopecia, alteração de campo visual	Selecionar FAE com maior potencial de tolerabilidade	Tratamento de reposição (cálcio, vitamina D, ácido fólico), descontinuação da droga
Tipo D	Efeito adverso relacionado à teratogenicidade ou à carcinogênese; incomum, dependente da dose e irreversível	Malformações, atraso do desenvolvimento e pseudolinfoma	Evitar valproato, fenobarbital e politerapia em mulheres em idade fértil	
Tipo E	Efeito adverso secundário a interações medicamentosas; comum, previsível e irreversível	Aumento do risco de *rash* com a associação de valproato à lamotrigina, escapes epilépticos após iniciar ACO, quando em uso de lamotrigina. Redução da efetividade da varfarina, quando em uso de carbamazepina	Evitar politerapia e escolher fármacos com baixo risco de interação	Ajustar dose conforme resposta clínica e, se necessário, dosar nível sérico dos FAEs

dicação. Os efeitos tipo B mais comuns são reações cutâneas, hematológicas, hepáticas ou pancreáticas. As erupções cutâneas são o efeito idiossincrático mais frequente e ocorrem em até 3% dos indivíduos que fazem uso de FAEs, tendo como manifestações mais comuns o exantema morbiliforme generalizado (50-95%) e a urticária (5-22%). Porém, podem ter um espectro de maior gravidade com condições potencialmente ameaçadoras à vida, como a síndrome de Stevens-Johnson, a necrólise epidérmica tóxica e a reação à droga com eosinofilia e sintomas sistêmicos.[20] Sabe-se que reações adversas cutâneas são mais frequentes com FAEs aromáticos, como fenitoína, fenobarbital, carbamazepina, oxcarbazepina e lamotrigina. Em revisão com 1980 pacientes, analisando o risco de desenvolver *rash* secundário a 15 diferentes FAEs, observou-se maiores taxas com fenitoína (5,9%), lamotrigina (4,8%) e carbamazepina (3,7%).

Por outro lado, os FAEs com menores taxas de indução foram levetiracetam (0,6%), gabapentina (0,3%) e valproato de sódio (0,7%).[21] A maioria dos exantemas surge no início do tratamento, por volta do terceiro ao vigésimo dia, remitindo ao suspender a suspensão da medicação.[22] Fatores de risco para reações cutâneas compreendem predisposição genética, extremos de idade, história de *rash* secundário a outras drogas, dose inicial alta e rápida titulação, além de doenças imunológicas concomitantes.[12] Em relação ao fator genético, destaca-se a população com ascendência asiática que possui o antígeno leucocitário humano HLA-B*1502 e consequente predisposição à síndrome de Stevens-Johnson e à necrólise epidérmica tóxica secundária ao uso de carbamazepina.[23] Vale ressaltar que reações cruzadas entre os fármacos também são comuns, especialmente na troca de um fármaco aromático por outro. Dessa forma, na vigência de reação cutânea a um FAE aromático, deve-se optar por outro com estrutura química diferente. No que se refere às reações hematológicas, os FAEs podem causar graus variados de discrasias sanguíneas, desde trombocitopenia, leucopenia ou anemia leves, até anemia aplásica e falência de medula óssea, sendo essas últimas mais raras. O FAE que possui maior associação com anemia aplásica é o felbamato.[24] Alterações hematológicas mais comuns apresentam maior incidência nos FAEs de primeira geração, o que leva à necessidade de monitorização hematológica frequente diante do uso de carbamazepina, fenitoína e ácido valproico.[25] Mais especificamente, em relação ao valproato, sabe-se que essa droga está relacionada a várias alterações na coagulação, como trombocitopenia, hipofibrinogenemia, deficiência de fator XIII e síndrome de von Willebrand adquirida. A plaquetopenia é a desordem da coagulação mais frequentemente associada ao valproato. Em geral, sua incidência varia de 3% a 40%, com relevância clínica em cerca de 10%.[26] Apesar de a plaquetopenia ser considerada por muitos um efeito adverso idiossincrático, parece haver relação com a dose do medicamento, dado que ocorre melhora na maioria dos casos após diminuição da dose ofertada.[27] Há controvérsias na literatura em relação ao potencial risco de sangramento perioperatório em pacientes que usam valproato. Não há recomendação formal de suspensão do fármaco, mas deve-se avaliar a hemostasia antes de procedimentos eletivos. A hepatotoxicidade relacionada aos FAEs pode ocorrer de modo isolado ou no contexto da reação à droga com eosinofilia e sintomas sistêmicos. Mais frequentemente, os FAEs causam elevação transitória e assintomática de enzimas hepáticas. Aumento da gama-glutamil transferase ocorre em 75% a 95% dos pacientes em uso de indutores enzimáticos, como carbamazepina e fenobarbital.[28] Em 2011, um consenso estabeleceu os critérios de lesão hepática induzida por droga:

1. Aumento do nível de alanina aminotransferase (ALT) maior que 3 vezes o limite superior da normalidade e níveis de bilirrubina total maior que 2 vezes o limite superior da normalidade;
2. Aumento do nível de ALT maior que 5 vezes o limite da normalidade; e
3. Aumento do nível de fosfatase alcalina maior que 2 vezes o limite superior da normalidade (especialmente quando associado com elevação no nível de gama-glutamil-transferase).[29]

Esses são critérios que podem guiar o médico-assistente, já que na prática é difícil de prever a injúria hepática antes desta estar plenamente instalada. Os FAEs cujo potencial de hepatotoxicidade é bem estabelecido são o valproato de sódio, a fenitoína, a carbamazepina e o felbamato. Sabe-se que na faixa etária pediátrica, politerapia, atraso no desenvolvimento, desordens metabólicas envolvendo, por exemplo, a betaoxidação, doença febril e estado de mal epiléptico aumentam o risco de hepatotoxicidade relacionada ao valproato de sódio.[30] Vale salientar que indivíduos portadores de doenças relacionadas ao gene POLG, como a síndrome de Alpers-Huttenlocher, possuem alto risco de falência hepática consequente à exposição ao valproato. Os FAEs podem exacerbar certas condições clínicas, como miastenia gravis e porfiria (Tabela 79.4).[31] Hiperamonemia também pode ser observada durante o uso do valproato, porém na grande maioria das vezes é assintomática e não impõe descontinuação do fármaco.[32] Por outro lado, a encefalopatia hiperamonêmica do ácido valproico é uma condição mais grave, configurando clinicamente um estado confusional agudo, que pode levar a coma e morte, sendo mais frequente no contexto de politerapia e com o uso concomitante de topiramato.[33] Outra complicação associada ao valproato é a pancreatite, com uma incidência estimada de 1 caso em 40.000. Tem como fatores de risco: idade menor que 20 anos, politerapia, encefalopatia crônica e hemodiálise.[12,34] A fenitoína induz aumento transitório assintomático de ALT em um quarto dos pacientes que fazem uso desse fármaco.[35] Injúria hepática grave, mais frequente nas primeiras 6 semanas de tratamento, está relacionada a predisposição genética, evidenciando-se maior incidência em negros e menor suscetibilidade em crianças. Além disso, a maioria dos casos está relacionada a reações de hipersensibilidade.[36,37] A carbamazepina provoca um aumento assintomático das enzimas hepáticas em 10% dos pacientes. Hepatotoxicidade grave é rara, não é dose-dependente e pode ocorrer nos primeiros 12 meses da terapia.[38] Di-

Tabela 79.4 Condições potencialmente exacerbadas por FAEs.	
Condição	**Fármaco antiepiléptico**
Miastenia gravis	PHT, GBP
Doenças mitocondriais	VPA (hepatotoxicidade em doenças relacionadas ao gene POLG1 e MERRF, encefalopatia hiperamonêmica na deficiência de ornitina transcarbamilase)
Porfiria	Principalmente: PB, PHT, CBZ, PRM, TPM, VPA, ESM, MDZ, ZNS
Depressão respiratória	PB, PRM, BZD

BZD, benzodiazepínico; CBZ, carbamazepina; GBP, gabapentina; MERRF, epilepsia mioclônica com fibras rotas vermelhas (do inglês, *myoclonic epilepsy with ragged red fibers*); PB, fenobarbital; PHT, fenitoína; PRM, primidona; TPM, topiramato; VPA, valproato; ZND, zonisamida.

ferentemente da fenitoína, apenas 30% a 40% dos casos de hepatotoxicidade relacionada à carbamazepina são associados a reações de hipersensibilidade.[28] O felbamato é um FAE pouco usado atualmente, sobretudo após evidência de anemia aplásica e falência hepática após comercialização da droga em larga escala.

No âmbito dos efeitos tipo C, observam-se reações adversas crônicas secundárias à exposição prolongada ao fármaco antiepiléptico. Em geral, são sintomas insidiosos e alguns podem ser reversíveis com a descontinuação da droga, enquanto outros são permanentes. Um bom exemplo desse grupo de efeitos adversos é a influência de certos FAEs sobre o peso corporal. Em consequência, pode haver um efeito cosmético indesejável e provável aumento do risco de diabetes *mellitus* e doenças cardiovasculares. Os FAEs associados a ganho de peso são ácido valproico, carbamazepina, vigabatrina e pregabalina.[39] Já aqueles que podem provocar perda de peso são topiramato, zonisamida, felbamato, estiripentol e rufinamida.[40] Outro efeito tipo C é a diminuição da densidade mineral óssea, mais associada ao uso de indutores enzimáticos. Vale destacar também os efeitos no campo visual consequentes do uso prolongado da vigabatrina, correspondendo a uma perda visual periférica irreversível e potencialmente progressiva com a continuidade da terapia. Em revisão sistemática, o risco relativo do comprometimento do campo visual secundário à vigabatrina foi de 4,0 (95% IC 2,9-5,5). Além disso, fatores de risco apontados foram idade avançada e maior dose média cumulativa da droga.[41] Também há efeitos tipo C relacionados a fenitoína, como hipertrofia gengival e hirsutismo, e ao valproato, como alopecia.

Os efeitos adversos tipo D incluem teratogenicidade e efeitos carcinogênicos. Sabe-se, atualmente, que a exposição pré-natal a FAEs vai além do potencial de teratogenicidade, já que pode determinar restrição do crescimento, prejuízo cognitivo e alterações comportamentais. O valproato representa o FAE com maior potencial teratogênico tanto para malformações congênitas maiores como para os efeitos cognitivos e comportamentais. Por outro lado, lamotrigina, levetiracetam e oxcarbazepina são associados a menor risco de efeitos adversos ao feto.[42] Quanto ao potencial risco de carcinogênese, ainda há poucas evidências para tal. Em modelo animal, foi descrito esse efeito relacionado ao fenobarbital e à fenitoína, porém sem relevância clínica estabelecida.[43] Uma condição associada ao uso crônico de fenitoína é o pseudolinfoma, evento raro que pode mimetizar um linfoma maligno e remite após descontinuação do fármaco.[44]

Os efeitos adversos tipo E são classificados como secundários à interação entre fármacos, situação muito frequente entre os FAEs, visto que muitos interferem em enzimas hepáticas metabolizadoras de drogas e são substrato dessas mesmas enzimas. As interações medicamentosas podem ser farmacocinéticas, que envolvem o metabolismo da droga e resultam em alteração na concentração sérica do fármaco, mas também podem ser farmacodinâmicas, ocorrendo no sítio de ação dos fármacos, sem influência no nível sérico.[45] Esses efeitos, em geral, são mais frequentes com os FAEs de primeira geração, como carbamazepina, fenitoína, fenobarbital e primidona, que são classificados como indutores enzimáticos. Por consequência, reduzem a concentração sérica e a eficácia de várias medicações, englobando anticoagulantes, antibióticos, imunossupressores, contraceptivos orais, medicações antineoplásicas, além de outros FAEs. Já a inibição enzimática é causada pelo valproato, que aumenta a concentração sérica de vários fármacos, como fenobarbital e lamotrigina.[46] Os FAEs de segunda geração, apesar de menor potencial de interação medicamentosa, não estão livres desse efeito adverso, sendo a maioria vulnerável à inibição e à indução enzimática. Destaca-se que oxcarbazepina, lamotrigina e topiramato podem diminuir o nível sérico de alguns anticoncepcionais orais.[14] De maneira geral, deve-se evitar a prescrição de FAEs com o mesmo mecanismo de ação, já que se potencializa a neurotoxicidade compartilhada pelos fármacos.[47]

Em relação à população pediátrica, especificamente, sabe-se que há maior vulnerabilidade aos efeitos adversos de uma maneira geral quando se compara aos adultos, bem como há diferenças no perfil de efeitos adversos de determinados FAEs. Esse último contexto é exemplificado por alterações comportamentais, como hiperatividade, insônia e agressividade, desencadeadas por benzodiazepínicos e barbitúricos, situação mais frequente em crianças.[48] Além disso, crianças são mais propensas a reações idiossincráticas, como reações de hipersensibilidade associadas à lamotrigina, e mais suscetíveis à hepatotoxicidade induzida pelo valproato, particularmente as menores de 2 anos.[12] A maior ocorrência de reações de hipersensibilidade relacionadas à lamotrigina é explicada pelo fato de que, em crianças, o sistema enzimático CYP é exacerbado quando comparado à metabolização por glicuronidação, sendo esta última responsável pela maior parte da metabolização da lamotrigina. Assim, a lamotrigina será metabolizada alternativamente via CYP, produzindo maior quantidade de areno-óxido intermediário, situação que pode justificar a maior incidência de *rash* na população pediátrica.[49] A hepatotoxicidade relacionada ao valproato é mais exacerbada em crianças em uso de mais de um indutor enzimático, situação que pode ser explicada pela maior produção do metabólito 4-en-VPA em crianças, decorrente da maior ativação e indução da CYP2C9 própria da faixa etária, com consequente maior produção do 4-en-VPA, que apresenta evidências de citotoxicidade.[50]

Nos últimos anos, observa-se maior interesse em verificar possíveis efeitos dos FAEs no neurodesenvolvimento, com evidências apontando para déficits cognitivos, motores e comportamentais, transitórios ou duradouros, relacionados à exposição a certos FAEs durante períodos críticos do desenvolvimento neurológico.[51] Atualmente, evidências sugerem que a exposição a vários FAEs no decorrer da gestação não influencia significativamente o QI (quociente de inteligência) da criança, após controlar para o QI materno, com exceção do valproato. Em revisão sistemática de 2014, demonstrou-se que crianças expostas durante a gestação ao valproato apresentaram prejuízo do desenvolvimento cognitivo, tanto durante a infância, quanto na idade escolar.[52] Em relação ao desenvolvimento motor, fenitoína e valproato foram implicados em atraso dos marcos motores e alteração na coordenação, enquanto carbamazepina, levetiracetam e lamotrigina não mostraram esse efeito.[52] Aumento da prevalência de transtorno do espectro autista foi observado em crianças expostas ao valproato durante a gestação, com prevalências variando de 3% a 15%.[53] Por outro lado, a análise da influência pós-natal de FAEs no neurodesenvolvimento é mais complexa, envolvendo fatores que se interpõem, como tipo de epilepsia, controle das crises epilépticas, doença neurológica de base, entre outros, tornando essa interpretação difícil.

Antidepressivos

Antidepressivos tricíclicos e tetracíclicos têm um perfil semelhante de efeitos colaterais. Seu mecanismo de ação é misto, podendo ser predominantemente inibidor da recaptação da serotonina, como a imipramina, ou predominantemente inibidor da recaptação da norepinefrina, como a desipramina. Muitas vezes o perfil de efeitos colaterais dessa classe limita seu uso, já que possui efeito anticolinérgico significativo, causando hipotensão ortostática, boca seca, constipação e retenção urinária. Além disso, bloqueiam também a histamina, cujos efeitos são sedação e ganho de peso. Podem, também, diminuir o limiar epileptogênico.[5] O efeito sedativo é mais comum com a amitriptilina; a imipramina tende a causar mais agitação e insônia. No início da terapia, é importante averiguar doença cardíaca preexistente e bloqueio atrioventricular, já que, devido ao seu efeito anti-alfa-1 adrenérgico, há predisposição dose-dependente para aumento do intervalo QTc, com consequente risco de arritmia.[54] Queixas frequentes são constipação intestinal, ganho de peso, boca seca, sudorese e visão turva, além de aumento da pressão intraocular. Efeitos adversos mais raros compreendem trombocitopenia, agranulocitose e icterícia colestática.[5]

Outra classe comumente usada na prática do neurologista infantil é a dos inibidores seletivos da recaptação da serotonina. Os efeitos colaterais mais comuns da classe são náuseas, diarreia, agitação, ansiedade, cefaleia, tremor, sonolência ou insônia e hiper-hidrose.[55] Geralmente surgem no início da terapia ou quando há aumento da dose.[16] Tais efeitos são observados com o uso de fluoxetina, citalopram, sertralina e paroxetina, sendo menos frequentes com esta última.[56]

Em relação aos inibidores da recaptação de serotonina e noradrenalina, sabe-se que são de uso limitado na faixa etária pediátrica, tendo como destaque a duloxetina, aprovada para o tratamento do transtorno de ansiedade generalizada pela agência nacional de saúde dos EUA, a *Food and Drugs Administration* (FDA), em crianças a partir dos 7 anos.[56] Uma vez que essa classe de medicação compartilha mecanismos de ação com os inibidores da recaptação da serotonina, também há efeitos colaterais em comum. Entretanto, adicionalmente, observa-se hipertensão como efeito colateral, devido à atividade noradrenérgica. Assim, é razoável obter uma pressão arterial de base e monitorá-la.[54]

No contexto pediátrico, ganham destaque três efeitos adversos de importância quanto à gravidade, secundários ao uso de antidepressivos: a síndrome de ativação comportamental, a síndrome serotoninérgica e o suicídio.[56] Em relação à primeira, as alterações comportamentais correspondem a um espectro de gravidade, desde agitação leve, insônia e irritabilidade, até hiperatividade mais severa, podendo configurar mania. Crianças mais jovens são mais suscetíveis a esse efeito adverso.[57]

A síndrome serotoninérgica é uma condição potencialmente fatal, devido ao excesso sináptico de serotonina. Caracteriza-se por confusão mental, sudorese, diarreia, hipertensão, hipertermia e taquicardia, podendo ser mais grave e ocasionar crises epilépticas, arritmia cardíaca e morte. O risco é muito baixo quando se faz uso de inibidores da recaptação de serotonina em monoterapia. Por outro lado, o risco aumenta consideravelmente quando são utilizados vários agentes serotoninérgicos.[56] Vale salientar que certas drogas recreacionais, como o popularmente conhecido "ecstasy" (3,4-metilenodioximetanfetamina), foram associadas à síndrome serotoninérgica em adolescentes que faziam uso de antidepressivos.[58]

Metanálises recentes apontaram um risco maior de ideação suicida em crianças e adolescentes que começaram tratamento com antidepressivos, sem aumento nos casos de suicídio de fato.[59] O mecanismo desse evento ainda é incerto, porém é aconselhável o monitoramento frequente, sendo sugerida avaliação médica semanal no primeiro mês do tratamento, a cada 2 semanas no mês seguinte e, após, mensalmente.

Todos os efeitos adversos relacionados aos antidepressivos diminuem ou cessam após redução da dose ou descontinuação da medicação.[56]

Psicoestimulantes

Os psicoestimulantes metilfenidato e lisdexanfetamina são tratamentos farmacológicos considerados de primeira linha para o transtorno do déficit de atenção e hiperatividade (TDAH). Esses medicamentos têm como mecanismo de ação principal o aumento da disponibilidade de dopamina e noradrenalina na fenda sináptica. Efeitos adversos graves relacionados são muito raros, sendo mais comuns distúrbios do sono, perda do apetite e redução do crescimento. Também há preocupação acerca de efeitos cardiovasculares, do impacto no cérebro em desenvolvimento e do risco de induzir comorbidades psiquiátricas.[60]

Em relação ao impacto no crescimento, alguns autores acreditam que seja decorrente da diminuição do apetite, outros advogam que há uma diminuição da secreção do hormônio do crescimento consequente ao aumento da dopamina na fenda sináptica. Entretanto, a fisiopatologia ainda não está esclarecida. Esse efeito no crescimento geralmente é discreto e não há diferença significativa na estatura final da fase adulta entre aqueles que fizeram uso dos psicoestimulantes e aqueles que não o fizeram. Recomenda-se a monitorização do crescimento por meio de curvas normatizadas a cada 6 meses durante o tratamento. É possível programar períodos de descontinuação da medicação, como nas férias escolares, porém existe o risco do reaparecimento dos sintomas da doença.[61]

No que se refere aos efeitos cardiovasculares, sabe-se que ocorre pequeno aumento na frequência cardíaca e pressão arterial a partir do uso desses fármacos, em consequência de seus efeitos simpaticomiméticos. Revisões sistemáticas apontam que eventos adversos sérios, como morte súbita ou arritmia ventricular, são extremamente raros, sem risco significativo em comparação à população geral.[62] Vale salientar que as evidências científicas atuais se baseiam no uso em curto e médio prazo, até 2 anos, não sendo claros até o momento os efeitos adversos no longo prazo. Também se faz necessário avaliar o risco em pacientes com comorbidades cardiovasculares, como hipertensão arterial sistêmica e síndrome metabólica.

Uma outra preocupação levantada diante do uso dos psicoestimulantes é a possível diminuição do limiar epiléptico em pacientes com epilepsia, informação que consta na bula desses medicamentos. Todavia, essa associação não é claramente estabelecida em trabalhos científicos. Além disso, o metilfenidato pode ser eficaz em crianças com TDAH e epilepsia.[60]

Atualmente, há considerações acerca do risco da emergência de distúrbios psiquiátricos a partir do uso de psicoestimulantes. O FDA contraindica o uso do metilfenidato quando o paciente apresenta tique ou quando há história familiar. Contudo, estudos realizados não corroboram essa associação. Metanálise reunindo 22 estudos com 2.385 crianças evidenciou que o risco de início ou exacerbação de tique foi semelhante ao placebo. Além disso, o tipo do psicoestimulante, a dose e a duração do tratamento também não tiveram impacto nem no surgimento do sintoma, nem no seu agravamento.[63]

A relação entre eventos psicóticos e administração de metilfenidato é aventada tendo em vista o aumento da disponibilidade de dopamina no sistema nervoso central (SNC), situação apontada em estudos de casos.[64,65] Entretanto, trabalhos científicos mais robustos não evidenciaram aumento do risco de eventos psicóticos decorrentes do início do tratamento com metilfenidato, incluindo indivíduos com passado de psicose.[66] Além disso, outro estudo de larga escala que avaliou crianças e adolescentes indicou aumento do risco de eventos psicóticos antes do início da medicação, levantando a possibilidade da associação entre sintomas psicóticos e o próprio TDAH.[67]

Em relação ao risco de suicídio, uma metanálise contemporânea aponta para diminuição do risco de tentativa de suicídio, destacando de fato a importância da adesão continuada à terapia medicamentosa, uma vez que esse efeito protetor não foi observado em pacientes com menos de 90 dias de tratamento.[68]

Sabe-se que o portador de TDAH tem maior risco de apresentar abuso de substâncias e comportamentos aditivos, como apostar e comprar compulsivamente, como demonstrou um recente estudo multicêntrico francês.[69] O uso prolongado de psicoestimulantes apresenta efeito protetor em relação ao abuso de substâncias, sublinhando-se que o tratamento precoce na infância tem impacto na redução desse comportamento na vida adulta.[70] Recomenda-se evitar o uso de medicações de curta duração em pacientes com história de abuso de substâncias, como preparações derivadas da anfetamina, já que há uma tendência ao uso inadequado, comparando-se com o metilfenidato.[71]

O uso de psicoestimulantes parece ter impacto no sono, apesar de o próprio TDAH cursar com distúrbio do sono como comorbidade. Metanálise realizada evidenciou que o tratamento medicamentoso levou a aumento na latência do sono, piora da sua eficiência e diminuição da sua duração.[72] Caso ocorra insônia após a introdução do fármaco, alguns ajustes devem ser feitos: implantar medidas de higiene do sono, evitar a administração no final do dia, optar por uma apresentação de curta duração ou, em último caso, trocar por medicação não estimulante.[73]

Medicamentos utilizados para tratar espasticidade

Um medicamento usado com frequência na prática do neurologista infantil, sobretudo no contexto da paralisia cerebral espástica ou de lesões medulares, é o baclofeno, um agonista do receptor GABA-B. Efeitos colaterais gerais relatados para essa droga são sonolência, hipotensão, náuseas, constipação e incontinência urinária. Também pode causar fadiga, hipotonia, cefaleia, tontura e piora de paresia prévia. Efeitos adversos raros são hipomania e desorientação. É recomendado monitorar a função hepática devido a potencial hepatotoxicidade. Além disso, é preciso ter atenção quando se prescreve baclofeno em fases de recuperação de injúria cerebral, já que há evidência de efeitos negativos da droga na plasticidade cerebral. A retirada rápida do fármaco é associada com piora da espasticidade, hipertermia, crises epilépticas e rebaixamento do nível de consciência. O desmame gradual diminui a chance de ocorrência de tais efeitos adversos.[74]

Outra medicação usada para tratar espasticidade é a tizanidina, um agonista noradrenérgico alfa-2 com ação central, que pode ter como efeitos colaterais frequentes: sonolência, xerostomia, náuseas e aumento de enzimas hepáticas. Mais raramente, podem ocorrer fadiga, insônia, desorientação, ataxia, alucinações, cefaleia e dor muscular. Como há o potencial de ocorrer hipotensão, a prescrição da tizanidina é contraindicada em pacientes já em uso de anti-hipertensivos. Também é conhecido que essa droga pode aumentar o intervalo QT.[75]

O diazepam, um benzodiazepínico com ação pós-sináptica no receptor GABA-A, também faz parte do arsenal medicamentoso para espasticidade. Vale salientar seu potencial de causar sonolência, dependência e tolerância. Outros possíveis efeitos adversos são fraqueza, ataxia e sialorreia.[76]

O dantrolene sódico é singular entre os medicamentos para tratamento da espasticidade, visto que possui ação periférica por meio da inibição da liberação de cálcio no retículo sarcoplasmático. Seus efeitos colaterais maiores são fraqueza e hepatotoxicidade. Quanto a este último, recomenda-se monitorar frequentemente a função hepática. Falência hepática irreversível já foi reportada, porém apenas em adultos. Outros efeitos adversos registrados são fadiga, irritabilidade, sonolência, anorexia, vômitos, diarreia e crises epilépticas.[74]

Tratamentos mais invasivos compreendem a injeção de toxina botulínica, a administração intratecal de baclofeno e a injeção com fenol ou álcool. Quanto à aplicação de toxina botulínica, um dos manejos mais utilizados para espasticidade focal, há dois diferentes subtipos, A e B, diferindo quanto ao nível de pureza e imunogenicidade. Essa droga tem como potenciais efeitos adversos fadiga, fraqueza excessiva, dor no local da aplicação e disseminação de maneira sistêmica, que pode ocasionar disfagia, se aplicada em região cervical ou em membros superiores, e incontinência urinária, se aplicada em membros inferiores. Geralmente esses efeitos são leves e transitórios. Se houver uma disseminação sistêmica mais importante, é possível observar sintomas semelhantes ao botulismo, como perda importante da força muscular, rouquidão, perda do controle urinário, além de dispneia, disfagia, visão dupla e ptose. Esse quadro semelhante ao botulismo pode iniciar-se desde horas da aplicação até semanas após. A toxina do tipo B tem mais tendência a causar efeitos colaterais autonômicos.[75] O desenvolvimento de imunorresistência à toxina também representa um problema em potencial, tendo como fatores de risco altas doses por aplicação e altas doses cumulativas, além de intervalos curtos entre as aplicações.[77] Como todo procedimento que envolve injeções, deve-se ter atenção com o risco de infecção e de sangramento local em pacientes em uso de terapia anticoagulante.

Em relação ao baclofeno intratecal, uma de suas vantagens seria evitar os sintomas sistêmicos causados pelo medicamento oral, já que é necessária uma dose menor para se obter os efeitos na espasticidade. Efeitos adversos são frequentemente relacionados com o dispositivo intratecal, podendo haver desregulação na bomba, tanto no sentido de um aumento excessivo na dose, com potencial de causar depressão respiratória e coma, quanto na diminuição abrupta na dose, podendo levar à piora da espasticidade, alterações na pressão arterial, e, em casos mais graves, rebaixamento do nível de consciência, hipertermia, rabdomiólise e coagulação intravascular disseminada. Outras complicações são infecção no sítio do dispositivo e fístula liquórica.[74]

No contexto da espasticidade refratária, pode-se lançar mão da aplicação do fenol a uma concentração de 3-6% ou do álcool a 30-50%, tendo ambos como consequência uma neurólise química. Efeitos colaterais em potencial são disfunção da bexiga urinária, disfunção intestinal e sexual, bem como hiperemia transitória e dor neuropática, esta última principalmente quando se aplica em nervos mistos. Na população pediátrica há pouca tolerância a esse tipo de abordagem, necessitando-se sedação.[75]

Medicamentos para tratamento da migrânea

No contexto do tratamento agudo da migrânea em crianças e adolescentes, vale ressaltar o uso dos triptanos. A maioria desses medicamentos são liberados pelo FDA para crianças a partir dos 12 anos (almotriptano, zolmitriptano e sumatriptano), sendo o rizatriptano recomendado a partir dos 6 anos. Essa classe de medicamentos deve ser evitada em pacientes com história de acidente vascular cerebral e doença vascular periférica, condições muito mais frequentes na população adulta. A pressão arterial deve ser aferida antes do início da terapia, a fim de verificar a presença de hipertensão não controlada. Na bula dos medicamentos desta classe há contraindicação para pacientes com migrânea hemiplégica ou migrânea basilar, porém estudos mostraram ausência de efeitos adversos importantes.[77] O risco do desenvolvimento da síndrome serotoninérgica quando da associação de triptanos com inibidores seletivos da recaptação da serotonina (ISRS) ou com inibidores da recaptação da serotonina e da norepinefrina (IRSN) é baixo. Essa relação é explicada pelo fato dos triptanos agirem nos receptores 5-HT1B e 5-HT1D, enquanto a síndrome serotoninérgica é decorrente da ativação exacerbada do receptor 5-HT2A.[79]

No que diz respeito à didroergotamina, as contraindicações são semelhantes às dos triptanos. Frequentemente ocasiona náuseas, sobretudo quando administrada por via endovenosa. Prescrever previamente antiemético é recomendado.[79]

Antagonistas dos receptores da dopamina, como proclorperazina, clorpromazina, prometazina e metoclopramida, podem ser úteis principalmente nas crianças e adolescentes que apresentam náuseas ou no status migranoso. A administração concomitante de difenidramina pode diminuir efeitos colaterais extrapiramidais. Hipotensão ortostática é um efeito colateral significativo da clorpromazina, que pode ser evitada com hidratação venosa e cautela ao se levantar. Outra consideração importante é a possibilidade de alargamento do intervalo QT. Assim, um eletrocardiograma é recomendado previamente.[78]

No âmbito do tratamento preventivo da enxaqueca na população pediátrica, destaca-se o uso de suplementos, muitas vezes como primeira linha, já que são facilmente toleráveis e com perfil de efeitos adversos favoráveis. A *riboflavina* (vitamina B2), desempenha função como cofator enzimático na cadeia transportadora de elétrons, sendo importante no metabolismo energético celular. Esse suplemento costuma ser bem tolerado, tendo como efeito colateral coloração alaranjada da urina. O *magnésio* também se apresenta como cofator mitocondrial, além de atuar na diminuição da hiperexcitabilidade neuronal. O efeito colateral mais importante do magnésio é a diarreia. Além disso, deve-se ter cuidado ao administrá-lo no contexto de doença renal ou doença da junção neuromuscular. A *coenzima Q10* segue a mesma linha de funcionalidade, apresenta boa tolerabilidade e deve ser utilizada com atenção em crianças com obstrução biliar ou insuficiência hepática. Já a *melatonina*, administrada, tem importante papel na manutenção do ritmo circadiano, com mecanismo ainda pouco esclarecido no contexto da migrânea. Efeitos adversos são mínimos, incluindo sonolência diurna.[78]

Dentre as medicações prescritas, destacam-se a amitriptilina, o propranolol, a flunarizina, o topiramato e o ácido valproico. Em relação aos efeitos adversos relacionados à amitriptilina, já abordados na seção de antidepressivos, destacam-se sonolência, anormalidades do ritmo cardíaco, xerostomia, constipação intestinal e retenção urinária. O propranolol é bem tolerado, mas pode causar fadiga, distúrbios do sono e tontura. O bloqueador de canal de cálcio flunarizina pode ocasionar sedação e ganho de peso. O topiramato tem como potenciais efeitos adversos prejuízo cognitivo, parestesias e perda de peso, além de efeitos mais significativos como glaucoma, nefrolitíase e teratogenicidade. Já o ácido valproico, mais detalhadamente abordado na seção de fármacos anticrises, apresenta extenso perfil de efeitos adversos, sublinhando-se alopecia, tremor, teratogenicidade, hepatotoxicidade, pancreatite, leucopenia e trombocitopenia.[77]

■ EFEITOS ADVERSOS NO SNC DE OUTRAS MEDICAÇÕES OU TRATAMENTOS UTILIZADOS NA PRÁTICA CLÍNICA

Tratamento oncológico

As complicações neurológicas resultantes do tratamento oncológico infantil são comuns e resultado do desfecho de um tratamento frequentemente multimodal, incluindo procedimentos cirúrgicos, *quimioterapia* (QT), *radioterapia* (RT), *transplante de células tronco hematopoiéticas* (TCTH) e *imunoterapia*; ou seja, cada modalidade com seus riscos de neurotoxicidade inerentes.

Com a evolução dos protocolos de tratamento, a sobrevida ao câncer infantil está aumentando e o papel do neurologista no reconhecimento e controle das consequências neurológicas agudas e crônicas secundárias ao tratamento está se tornando imprescindível. A prevenção, o reconhecimento precoce e o tratamento da neurotoxicidade associada à terapia antineoplásica são fundamentais para garantir que as crianças possam permanecer nos regimes terapêuticos mais eficazes, reduzindo os danos neurológicos e melhorando a qualidade de vida dos sobreviventes.

Quimioterapia

Os agentes quimioterápicos são amplamente utilizados no tratamento oncológico. Dessa forma, ressalta-se a importância do conhecimento de seus efeitos neurotóxicos, que são prevalentes e incluem, entre outros, neuropatia periférica, acidente vascular cerebral isquêmico (AVCI) e trombose venosa cerebral, encefalopatia, crises epilépticas, ataxia, mielopatia e déficit cognitivo (Tabela 79.5). Os efeitos colaterais frequentemente são dependentes da dose e do tempo de uso, o que pode justificar redução ou interrupção da terapia antineoplásica. No entanto, muitas das reações são idiossincráticas e imprevisíveis. Variam de sintomas leves e transitórios a graves, crônicos e incapacitantes.[80]

A neuropatia periférica é um efeito adverso comum de muitos fármacos quimioterápicos, especialmente a vincristina, e representa um fator crítico que limita a intensidade da dose da quimioterapia. Compromete fibras sensitivas e motoras, com padrão axonal nos estudos de condução nervosa. Os principais sintomas são fraqueza e perda de sensibilidade distal em membros inferiores.[81,82]

O comprometimento cognitivo foi observado em 15% a 80% dos pacientes que realizaram quimioterapia. É caracterizado por déficit de memória, redução da velocidade de processamento e disfunção executiva.[83,84] Vários mecanismos estão associados a essa condição: diminuição da neurogênese hipocampal, alteração da substância branca, resposta inflamatória, aumento do estresse oxidativo, lesão neurotóxica direta e alterações hormonais; entretanto, a fisiopatologia exata ainda não está bem definida.[85,86]

Tabela 79.5 Drogas antineoplásicas com toxicidade no sistema nervoso central e periférico.[83,84]

Quimioterapia	Efeitos colaterais neurológicos	Tempo de aparecimento e evolução dos sintomas
L-Asparginase	Encefalopatia, crises epilépticas, coma, déficits focais, hiperamonemia, cefaleia, trombose venosa cerebral	Encefalopatia tem início dentro de 24 horas após a administração e tende a melhorar após alguns dias
Bleomicina	Crises epilépticas, encefalopatia, alteração visual (principalmente quando em poliquimioterapia)	----------
Inibidores da calcineurina (ciclosporina, tacrolimus)	Crises epilépticas, PRES, cefaleia, leucoencefalopatia, psicose, catatonia, mutismo acinético, disartria, tremor postural, neuropatia periférica, coma	Geralmente após o início do medicamento, mas podem ocorrem meses ou anos depois
Clorambucil	Crises epilépticas, delírio, mioclonia, neuropatia, retinopatia	Início em horas a dias após exposição
Cladribina	Cefaleia, fraqueza generalizada, mielopatia, síndrome de Guillain-Barré	Início de mielopatia em 1-3 meses após exposição
Corticosteroides	PRES, miopatia, alterações de humor	Miopatia em 1 mês após início do tratamento
Ciclofosfamida	Encefalopatia com tontura, visão turva e crises epilépticas	Os sintomas são geralmente leves e reversíveis
Citarabina (Ara-C)	Crises epilépticas, cefaleia, PRES, síndrome cerebelar subaguda, encefalopatia, mielite transversa, neuropatia periférica	Maioria dos sintomas começam em horas a dias do início do tratamento (síndrome cerebelar: 6 a 8 dias; mielite transversa: 48 horas)
Doxorrubicina	Administração intratecal: necrose hemorrágica e isquemia cerebral	Limitado ao tempo de exposição
Etoposide	Cefaleia importante, crises epilépticas, encefalopatia	Durante ou após infusões IV em altas doses
Fludarabina	Perda visual (neurite óptica ou cegueira cortical), ataxia, tremor, crises epilépticas, lesões desmielinizantes no encéfalo e medula	Início durante o tratamento com resolução em até 2 meses após descontinuação
5-Fluoracil	Síndrome cerebelar aguda, cefaleia, crises epilépticas, encefalopatia, neuropatia óptica, distúrbios extrapiramidais, leucoencefalopatia	Normalmente se inicia durante a infusão e remite em semanas
Gencitabina	Cefaleia, crises epilépticas, PRES	Geralmente durante ou logo após a infusão

Tabela 79.5 Drogas antineoplásicas com toxicidade no sistema nervoso central e periférico.[83,84] (Continuação)

Quimioterapia	Efeitos colaterais neurológicos	Tempo de aparecimento e evolução dos sintomas
Ifosfamida	Encefalopatia, delírios, crises epilépticas, déficits motores focais, paralisia do nervo facial, afasia, mutismo, alucinações visuais, neuropatia sensitiva (rara)	Início durante a infusão ou até dias após esta; normalmente remite em 3 dias após interrupção
Imatinibe	Crises epilépticas, cefaleia, cãibras, mialgia, hemorragia intracraniana	Os sintomas desaparecem com a descontinuação
Interferons	Cefaleia, encefalopatia aguda, sonolência, distúrbios do movimento, depressão, mania, alterações visuais	Os sintomas surgem no início do tratamento e tendem a remitir lentamente com a descontinuação
Interleucinas	Fadiga, cefaleia, aumento da PIC, edema cerebral, déficits neurológicos focais, sintomas neuropsiquiátricos	Inicia no primeiro mês após o começo do tratamento e remite em semanas
Metotrexato	Crises epilépticas, cefaleia, déficits neurológicos focais transitórios, PRES, leucoencefalopatia, mielite transversa, meningite química, edema citotóxico transitório, dificuldade de aprendizagem progressiva, perda de memória, anormalidades na marcha, incontinência	Mielite transversa em 48 horas a 2 dias após a administração intratecal. Leucoencefalopatia geralmente dentro de 2 semanas após a administração (pode levar meses) Leucoencefalopatia crônica após 6 meses
À base de platina (cisplatina, carboplatina)	Neuropatia sensitiva, hipomagnesemia, fraqueza muscular, SIADH, ototoxicidade, ataxia, retenção urinária, dor musculoesquelética aguda. Cisplatina: crise epiléptica, AVC, encefalopatia, déficit focal, retinopatia	Normalmente a neuropatia periférica se inicia nos primeiros 2-6 meses de tratamento, piorando com o uso continuado, e persistindo por meses após a descontinuação, podendo evoluir com resolução incompleta dos sintomas
Rituximabe	Síndrome cerebelar, PRES, miosite	Cefaleia e tontura (durante a infusão)
Retinoides	Cefaleia, aumento da PIC, alteração visual para cores, crise oculógira, ataxia	Remite com a descontinuação
Taxanos (paclitaxel, docetaxel)	Neuropatia sensitiva ou sensitivo-motora, neuropatia óptica, crises epilépticas e encefalopatia	A neuropatia se inicia após 2 meses de tratamento e remite com a suspensão
Temozolamida	Aumento da permeabilidade da barreira hematoencefálica, cefaleia, exacerbação dos sintomas associados ao tumor	Transitório no início da terapia
Tiotepa	Crises epilépticas, tremores, cefaleia, turvação visual, tontura, encefalopatia, meningite química, mielopatia	Início aproximado em 2 dias após a administração
Inibidores de VEGF (Bevacizumabe, Sorafenibe, Sutinibe)	Encefalopatia crônica ou hipertensiva, PRES, síndrome extrapiramidal, comprometimento cognitivo, hemorragia intracraniana (bevacizumabe)	Rapidamente reversível com a descontinuação
Alcaloides da Vinca (vincristina, vimblastina, vinorelbina)	Ataxia, alucinações visuais, tremor, parkinsonismo, neuropatia sensitivo-motora, neuropatia óptica, SIADH, encefalopatia, crises epilépticas, cegueira cortical transitória	Início da neuropatia periférica nos primeiros 2 meses de tratamento, com piora com o uso continuado. Os efeitos podem ser duradouros ou com início tardio

PRES, síndrome de encefalopatia posterior reversível; PIC, pressão intracraniana; SIADH, síndrome da secreção inapropriada de hormônio antidiurético; VEGF, fator de crescimento endotelial vascular.

Radioterapia

A radioterapia (RT) craniana é um tratamento necessário para muitos tumores do SNC, bem como para algumas doenças hematológicas, apesar dos significativos efeitos colaterais neurológicos já conhecidos, sendo esta neurotoxicidade um dos principais fatores que limitam seu uso. Está relacionada a vasculopatia cerebral, neoplasia secundária e déficit cognitivo.[87]

Crianças que recebem RT craniana próxima ao polígono de Willis, como no tratamento do glioma de via óptica e do craniofaringioma, apresentam maior risco de desenvolvimento de arteriopatia pós-radiação, como a vasculopatia tipo moyamoya e AVCI;[88] a técnica mais recente de radioterapia por feixe de prótons reduziu sua incidência, mas ainda é relatada.[89] Pacientes com neurofibromatose tipo 1 são mais suscetíveis a esta complicação. O desenvolvimento da arteriopatia é um fenômeno tardio, ocorrendo anos após o início do tratamento.[87] Outra alteração vascular comum é o angioma cavernoso, com incidência relatada de 3-4% ao longo de 10 anos após a RT. Pode causar crise epiléptica ou hemorragia intraparenquimatosa.[90] Outro grupo, mais incomum neste contexto, é o dos aneurismas cerebrais.[90]

A síndrome de sonolência pós-radiação ocorre em crianças 3 a 12 semanas após a RT e consiste em sonolência, febre, anorexia, náuseas, vômitos, disfagia, ataxia cerebelar e alentecimento do eletroencefalograma (EEG). Essa síndrome geralmente tem duração de 3 a 14 dias, resolvendo-se espontaneamente.[91]

As neoplasias secundárias ocorrem tardiamente, com fator de risco relacionado a maior dose de radiação, sendo as mais comuns: o meningioma e o glioma de alto grau.[88]

Uma complicação frequente e com prejuízo significativo na qualidade de vida é a alteração cognitiva relacionada à RT. Ocorre anos após o tratamento e os principais fatores de risco são: maior dose de radiação e a idade precoce ao início da RT, principalmente em menores de 3 anos.[88] Portanto, o teste neuropsicológico anual é recomendado para todas as crianças que se submeteram a RT craniana.[87]

A RT pode acometer também a medula espinhal e o sistema nervoso periférico. A mielopatia de apresentação mais precoce é geralmente reversível, enquanto os sintomas de início tardio tendem a ser progressivos.[87] Os sintomas consistem em dor, perda sensitiva e fraqueza. A miopatia focal geralmente ocorre no local da radiação, causando fraqueza e espasmo muscular, podendo evoluir com fibrose e contraturas.[92]

Transplante de Células-tronco hematopoiéticas

A taxa de complicações neurológicas no TCTH é alta, variando de 10% a 60%, com maior destaque para o transplante alogênico não aparentado, seguido por transplante alogênico aparentado e, depois, autólogo. Essas complicações incluem infecção do SNC, crise epiléptica, AVC isquêmico ou hemorrágico e encefalopatia aguda.[88] Os efeitos colaterais dos medicamentos utilizados no paciente transplantado, particularmente inibidores da calcineurina, bussulfano e tiotepa, são comuns, tanto durante o condicionamento como após o TCTH.[93] Mais detalhes no Capítulo 78 (*Manifestações neurológicas das doenças sistêmicas*).

Imunoterapia

As imunoterapias estão surgindo como estratégias potencialmente eficazes para tratar alguns tipos de neoplasias na infância, particularmente em lesões recidivadas ou quimiorrefratárias. Contudo, podem trazer consigo neurotoxicidade substancial, que está apenas começando a ser reconhecida e estudada.

Os efeitos colaterais neurológicos das imunoterapias, incluindo anticorpos monoclonais, inibidores de *checkpoint* e células receptoras de antígenos quiméricos T (CAR-T), são comuns.[94] Os anticorpos monoclonais e imunoconjugados podem causar efeitos neurológicos em até 50% dos pacientes, provavelmente devido à liberação de citocinas.[94,95] Os medicamentos de imunoterapia comumente usados, como micofenolato, interferon (INF)-α, INF-β e interleucina-2, demonstraram ter efeitos colaterais neuropsiquiátricos, especialmente depressão[96] (Tabela 79.6).

Antibióticos

Os antibióticos estão entre os medicamentos mais rotineiramente utilizados em ambientes hospitalares e ambulatoriais. Vários efeitos colaterais neurológicos são relatados, podendo ser dependentes da dosagem ou de natureza idiossincrática.

A *penicilina* é conhecida por causar uma variedade de efeitos colaterais neuropsiquiátricos, desde mudanças comportamentais, até redução do limiar para crises epilépticas e encefalopatia.[97] Os riscos de neurotoxicidade da penicilina aumentam com o uso de doses mais elevadas, em pacientes com doença preexistente do SNC, idade avançada, insuficiência renal e dependendo da via de administração (intravenosa ou intratecal) e insuficiência renal.[98]

Em relação aos betalactâmicos, a encefalopatia induzida por piperacilina é caracterizada por mudanças comportamentais, confusão progressiva, disartria, crises tônico-clônicas bilaterais e tremor, comumente observados em pacientes com doença renal em estágio terminal.[98] Encefalopatia pode ocorrer também com ceftazidima e cefepima, geralmente no contexto de insuficiência renal (> 80%) e dose não corrigida da medicação.[99]

Tabela 79.6 Complicações do sistema nervoso secundário a medicações da terapia alvo ou imunomoduladoras.[94-96]

	Sintomas	Agentes	Mecanismo	Avaliação diagnóstica	Tratamento
Complicações do sistema nervoso central					
Encefalopatia aguda	Redução da atenção e do estado de alerta (sonolência a estupor), confusão mental e alucinações	Blinatumomabe, células CAR T, interferon-γ, (combinação, com RT), bortezomibe	Neurotoxicidade direta	Exames laboratoriais, triagem de infecção geral, LCR, EEG e RNM	Uso de esteroides e pausa ou retirada de drogas; tratamento sintomático.
Encefalopatia crônica	Função executiva, velocidade de processamento e memória (reduzidas)	Rituximabe, alemtuzumabe, brentuximabe	Leucoencefalopatia difusa	Testes laboratoriais, triagem de infecção geral, LCR (incluindo pressão) e ressonância magnética	Retirada do medicamento e reconstituição do sistema imunológico
Síndrome cerebelar	Tontura e ataxia	Bortezomibe, rituximabe, trastuzumabe	Toxicidade cerebelar ou vestibular (sem perda permanente de células)	RNM e LCR	Suspender a droga
Epilepsia	Crise epiléptica	Cetuximabe, panitumumabe, gefitinibe, erlotinibe, imatinibe, dasatinibe, blinatumomabe, enzalutamida	Perturbação eletrolítica (especialmente em metástases cerebrais); inibição de GABA	Testes laboratoriais, RNM, EEG e LCR	Suplementação de eletrólitos e inibidor de EGFR; interromper o uso de enzalutamida, restringir cuidadosamente o uso em pacientes com outras drogas pró-convulsivas, metástases cerebrais, acidente vascular cerebral, alcoolismo e crises epilépticas anteriores
Cefaleia: • Durante a infusão • Após a infusão		• Rituximabe, trastuzumabe • Cetuximabe, células CAR-T, ipilimumabe, imatinibe, dasatinibe, vemurafenibe, dabrafenibe, drogas antiangiogênicas (bevacizumabe e inibidores de RTK)	• Liberação de citocinas inflamatórias • Meningite asséptica, hipofisite e enxaqueca (possivelmente imunomediada); hipertensão arterial	LCR (com medição de pressão), RNM e avaliação da pressão arterial	• Aumento da pressão intracraniana e metástases (leptomeníngeas) • Progressão intracraniana (penetração ruim no SNC)	• Retirada sintomática e uso cuidadoso de esteroides com imunoterapias • Retirada sintomática; terapia anti-hipertensiva ou pausa da droga

Tabela 79.6 Complicações do sistema nervoso secundário a medicações da terapia alvo ou imunomoduladoras.[94-96]
(Continuação)

	Sintomas	Agentes	Mecanismo	Avaliação diagnóstica	Tratamento
Hipofisite	Fadiga e cefaleia	Ipilimumabe (ocorre em 18% dos pacientes com 5% dos pacientes ≥ grau 3)	Expressão de CTLA-4 em células hipofisárias (reação imune)	Detecção de anticorpo anti-CTLA-4, hormônios séricos e ressonância magnética	Retirada de drogas, reposição hormonal e raramente esteroides
LMP	Alteração comportamental, confusão mental e déficits focais	Rituximabe, alemtuzumabe, brentuximabe, infliximabe, efalizumabe, ibrutinibe	Imunossupressão de células T CD4 + ou CD8 + e efeitos tóxicos em oligodendrócitos	RNM, LCR e biópsia cerebral	Reconstituição imunológica
PRES	Cefaleia, confusão mental, alterações visuais e convulsões	Bevacizumabe, ipilimumabe, rituximabe, sirolimus, sorafenibe, sunitinibe, tacrolimos	Falha na autorregulação da pressão sanguínea cerebral, disfunção endotelial (quebra de BHE e edema), hipertensão arterial	Avaliação da pressão arterial, RNM, LCR e EEG	Descontinuar o fármaco, controle da pressão arterial a das crises epilépticas
AVC isquêmico	Déficit neurológico focal	Ipilimumabe, bevacizumabe	Maior inflamação dos vasos, alterações nas células endoteliais e distúrbio de coagulação	Ressonância magnética (com difusão), ultrassom e avaliação cardíaca	Descontinuar a terapia anticâncer, controle da pressão arterial, uso de esteroides e, eventualmente, tratamento cirúrgico
Hemorragia no SNC	Déficit neurológico focal transitório	Bevacizumabe, imatinibe (0,2–4% de frequência), ITKs, sirolimus, temsirolimus, everolimus, ridaforolimus	Alterações nas células endoteliais, distúrbio de coagulação e hipertensão arterial	TCC e coagulação	Eventualmente tratamento cirúrgico
Mielopatia	Fraqueza em membros inferiores, alteração sensitiva e perda de controle esfincteriano (vesical/anal)	Ipilimumabe	Mielite transversa	RNM e LCR	Descontinuar a droga e usar esteroides
Complicações do sistema nervoso periférico					
Neuropatia periférica: • Sensitiva ou motora		Bortezomibe, carfilzomibe, talidomida, lenalidomida, pomalidomida, ixazomibe, brentuximabe vedotina, trastuzumabe, trastuzumabe emtansinabe	Lesão dos gânglios da raiz dorsal; dano axonal (transporte)	Avaliação clínica, avaliação eletrofisiológica	Adaptar ou interromper o tratamento tóxico, uso de esteroides, IgG intravenosa e plasmaférese

Efeitos Adversos de Medicações e Intoxicações Exógenas

Tabela 79.6 Complicações do sistema nervoso secundário a medicações da terapia alvo ou imunomoduladoras.[94-96]

(Continuação)

	Sintomas	Agentes	Mecanismo	Avaliação diagnóstica	Tratamento
Síndrome de Guillain-Barré	Déficits sensitivos e motores	Ipilimumabe, pertuzumabe	Reatividade cruzada de células T ativadas contra células de Schwann (relacionadas à dose)	LCR e eletroneuromiografia	Imunoglobulina
Miopatia	Mialgias, cãibras musculares, fraqueza dos músculos proximais e extensores do pescoço	Brentuximabe, rituximabe, imatinibe, ipilimumabe, selumetinibe	Inflamação	Creatinoquinase sérica elevada e eletroneuromiografia	Sintomático, interromper a terapia anticâncer; sem esteroide
Miastenia	Ptose agravada pela atividade, diplopia, fraqueza e dificuldade respiratória	Ipilimumabe	Anticorpo negativo	Estimulação repetitiva, eletroneuromiografia, LCR e pesquisa de auto-anticorpos	Descontinuar o agente causador, a piridostigmina e o tratamento imunomodulador

BHE, barreira hematoencefálica; EEG, eletroencefalografia; EGFR, receptor do fator de crescimento epidérmico; GABA, ácido gama-aminobutírico; ITKs, inibidores da tirosina quinase; LCR, líquido cefalorraquidiano; LMP, leucoencefalopatia multifocal progressiva; PRES, síndrome de encefalopatia posterior reversível; RNM, ressonância nuclear magnética; RTK, receptor tirosina quinase; SIRI, síndrome inflamatória de reconstituição imune; TCC, tomografia computadorizada de crânio.

As fluoroquinolonas estão associadas a mais efeitos adversos relacionados ao SNC em comparação com outros tipos de antimicrobianos, sendo relatado: psicose, encefalopatia, crise epiléptica e mioclonia.[100] A ocorrência desses efeitos está relacionada à idade mais avançada, via de administração intravenosa, combinação de medicamentos e história pregressa de doenças neurológicas.[101,102]

Os efeitos colaterais comuns dos aminoglicosídeos envolvem ototoxicidade e nefrotoxicidade. Efeitos colaterais menos conhecidos incluem neuropatia periférica, encefalopatia e bloqueio neuromuscular, este último relevante nos pacientes com miastenia.[103]

Corticosteroides

Os glicocorticoides (GC) desempenham um papel importante na função e na homeostase do SNC. A exposição crônica a níveis suprafisiológicos de GC em crianças e adolescentes está associada a redução do volume cerebral, aumento da prevalência de doenças neuropsiquiátricas, comprometimento cognitivo e distúrbios do sono.[104-107]

Os GC chegam ao cérebro e se ligam a dois tipos de receptores intracelulares: os receptores de GC, que são expressos em neurônios cerebrais e células gliais; e os receptores mineralocorticoides, que são expressos principalmente em áreas límbicas do cérebro, como o hipocampo.[108]

Os efeitos de uma exposição mais crônica aos GC incluem a inibição do processo regenerativo de axônios dos neurônios do hipocampo e a redução no número desses neurônios.[109] Além disso, reduzem a expressão do fator neurotrófico derivado do cérebro,[110] que é necessário para a formação da memória, para o crescimento neuronal, sobrevivência e plasticidade sináptica.[111] Os GC também podem afetar a função cognitiva por meio de efeitos nos lobos frontais e no corpo amigdaloide.[112]

Prejuízo nas funções cognitivas

Os GC afetam a função cognitiva por meio de seus efeitos no hipocampo, uma área que é crítica para o processamento e armazenamento da memória. A exposição crônica a altas concentrações de cortisol pode causar déficits duradouros na atenção, no processamento visuoespacial, na memória, no raciocínio e na fluência verbal.[107,113] O déficit parece ser principalmente na evocação de informações, e não em sua aquisição.[114] Déficits cognitivos e de memória sutis podem persistir mesmo após o tratamento e resolução do hipercortisolismo.[115]

Transtornos do humor e sono

Aproximadamente metade dos pacientes com hipercortisolismo (espontâneo ou iatrogênico) desenvolvem algum transtorno do humor. Desde os mais sutis, como labilidade emocional e irritabilidade, até mania e psicose; a depressão é o transtorno de humor mais comumente apresentado. Os sintomas de humor podem persistir apesar do tratamento e da resolução do hipercortisolismo.[105,107]

Em relação ao impacto no sono, a duração do sono REM é diminuída em pacientes com hipercortisolismo.[116]

Redução de volume cerebral

Vários estudos examinaram os efeitos do excesso de GC nas estruturas cerebrais em humanos.[116-118] Em pacientes com síndrome de Cushing, os estudos de autópsia demonstram peso cerebral inferior, perda de volume cerebral e aumento ventricular;[119,120] já em estudos mais recentes, foi observado redução volumétrica do hipocampo,[118,121,122] associada a alteração de memória, sugerindo uma possível ligação entre a estrutura anatômica e a avaliação neuropsicológica.[121]

Os GC exógenos têm efeitos semelhantes aos dos GC endógenos na redução do volume cerebral.[123] Um estudo observou redução da densidade de neurônios e alteração no seu tamanho em neonatos expostos a doses de GC antenatais (betametasona), quando comparados com o grupo controle.[124]

O médico deve estar ciente e orientar os pacientes e familiares acerca das consequências potenciais do tratamento com GC no SNC, principalmente nos pacientes pediátricos. Destaca-se a importância do acompanhamento clínico após o início da terapia, especialmente com utilização de altas doses, para o monitoramento da pressão arterial, glicemia, lipidograma, densidade óssea, peso, sono, memória, mudança de humor e sintomas psiquiátricos.[125]

Anestésicos

O efeito da anestesia no cérebro em desenvolvimento é uma área de pesquisa e interesse ativos. Estudos em animais mostraram que medicações anestésicas e sedativas podem provocar danos ao cérebro em desenvolvimento e podem causar déficits comportamentais e cognitivos duradouros.[126,127]

Muitas pesquisas sobre os mecanismos de neurotoxicidade dos anestésicos se concentraram na apoptose relacionada ao estresse oxidativo, embora atualmente seja evidente que outros mecanismos possam estar envolvidos, como anormalidades na expressão, atividade e sinalização dos receptores N-metil-D-aspartato (NMDA) e ácido gama-aminobutírico (GABA), inflamação e desregulação de outras vias de crescimento e sobrevivência neuronal.[128-130]

Todas as classes de agentes anestésicos e sedativos comumente usados ligam-se ao receptor GABA ou ao receptor NMDA para produzir seus efeitos anestésicos e sedativos. Os agentes de ligação GABA incluem gases anestésicos voláteis, propofol, benzodiazepínicos, barbitúricos, etomidato e hidrato de cloral. Os agentes de ligação NMDA incluem óxido nitroso e cetamina.[131,132] Devido ao seu mecanismo de ação, interação e efeito na neurotransmissão normal, é plausível considerar que esses agentes possam ter efeitos na apoptose e na sinaptogênese do cérebro imaturo.

Enquanto estudos em animais evidenciam efeitos neurotóxicos dos medicamentos anestésicos, os estudos em humanos mostram resultados mistos e têm limitações importantes. Por esse motivo, o questionamento em relação aos efeitos no longo prazo no desenvolvimento neurológico em crianças submetidas a anestesia permanece obscuro.[133,134] A melhor evidência sugere que exposição única não está associada a efeitos prejudiciais no desempenho acadêmico, inteligência ou outros domínios cognitivos. Contudo, o efeito de exposições prolongadas ou múltiplas e populações potencialmente vulneráveis ainda permanece incerto.[135]

Os pacientes com doenças neuromusculares preexistentes estão sob risco de uma série de complicações pós-operatórias relacionadas a medicações anestésicas que são administradas no intraoperatório, com destaque para os *agentes bloqueadores neuromusculares (BNM) não despolarizantes*. Como esses pacientes tendem a apresentar em sua evolução clínica fraqueza muscular respiratória, tosse ineficaz para controle de secreção, disfunção bulbar, envolvimento cardíaco e doença pulmonar restritiva, o uso de BNM não despolarizantes pode gerar um risco adicional de insuficiência respiratória pós-operatória e necessidade de ventilação no longo prazo devido ao bloqueio residual secundário ao aumento da sensibilidade (pico e duração) da medicação, complicando o manejo desses pacientes.[136,137]

Em músculos desnervados ou imobilizados por muito tempo, ocorre aumento dos receptores colinérgicos e a ativação destes pela *succinilcolina*, um BNM despolarizante, podendo provocar hipercalemia, hipertermia maligna, rabdomiólise e parada cardíaca. Portanto, deve-se evitar esse fármaco em distrofias musculares e doenças do neurônio motor.

Séries de casos foram publicadas recentemente demonstrando que o *sugamadex*, um reversor do bloqueio neuromuscular induzido por rocurônio ou vecurônio, pode ser usado com segurança em pacientes com doença neuromuscular; o risco de bloqueio neuromuscular residual é quase eliminado quando este agente é administrado no intraoperatório.[138] Desta forma, destaca-se a importância da orientação e esclarecimento prévios por parte do neurologista acerca desses riscos, além de uma avaliação pré-operatória cuidadosa para reduzir a morbidade e mortalidade dos pacientes.

Opioides

Além do seu papel tradicional no tratamento da dor aguda e da dor terminal relacionada ao câncer, os opioides estão sendo cada vez mais utilizados em condições dolorosas crônicas. A dependência e o uso abusivo desses medicamentos são uma ameaça crescente, pois esses agentes estão a cada dia mais disponíveis para o público em geral.

Os efeitos colaterais dos opioides comumente relatados incluem náusea, vômito, constipação, tontura, sedação, depressão respiratória, tolerância medicamentosa e física. Desta forma, a redução da dose, a mudança para fármaco de meia-vida mais longa (por exemplo, substituir morfina por metadona) ou para uma via de administração alternativa, como a via tópica, podem trazer benefícios quando esses efeitos colaterais forem observados. Em contrapartida, uma triagem correta do paciente, uma educação adequada e o tratamento preventivo dos efeitos colaterais ajudarão a maximizar a eficácia desses medicamentos.[139]

Os opioides podem causar uma diminuição na eficiência do sono, com redução do período de sono REM e do tempo total de sono, além de sonolência e sedação devido à atividade anticolinérgica, podendo afetar gravemente a qualidade de vida e o nível de atividade diária.[140,141] Infelizmente, esses efeitos colaterais nem sempre podem ser diferenciados daqueles causados por doenças subjacentes, como câncer ou a própria dor.[2]

INTOXICAÇÕES EXÓGENAS

As exposições tóxicas ocorrem com frequência em crianças e adolescentes em todo o mundo, se tornado um importante problema de saúde pública, responsável por aproximadamente 45 mil mortes por ano e uma incidência de 1,8 casos por 100 mil habitantes.[142]

Os padrões comuns de intoxicação pediátrica consistem em ingestões exploratórias em crianças menores de 6 anos de idade e ingestões intencionais e uso de drogas recreativas em crianças mais velhas e adolescentes.[143] Em muitos casos, o agente tóxico é prontamente identificado, mas em uma importante parcela das exposições, não é fornecida história de envenenamento. Portanto, o índice de suspeita deve ser elevado se a criança estiver na faixa etária de "risco" (1 a 4 anos) ou tiver história prévia de intoxicação.[144]

Crianças, principalmente em idade pré-escolar, ficam uma parte significativa do seu tempo em casa, onde a exposição ao risco está associada ao acesso a substâncias tóxicas e medicamentos. A carência de conhecimento dos cuidadores sobre a toxicidade dos agentes, a negligência em relação aos riscos e a falta de supervisão e controle sobre o adequado armazenamento de produtos de limpeza e medicamentos aumenta o risco de exposição e contribuem para a ocorrência de envenenamento acidental na infância.[145,146]

Estudos brasileiros recentes que descrevem a epidemiologia da intoxicação aguda acidental em crianças e adolescentes são escassos e revelam em suas abordagens uma preponderância de acidentes domiciliares, no sexo masculino e em menores de 4 anos, envolvendo principalmente medicamentos e produtos de limpeza.[147-149] – o que transparece a falha de cuidados preventivos e ressalta a negligência domiciliar.

A avaliação rápida do estado mental, dos sinais vitais e das pupilas permite a classificação do paciente em um estado de excitação fisiológica (por exemplo, estimulação do SNC e aumento da temperatura, pressão arterial e frequência cardíaca e respiratória); depressão (estado mental deprimido e redução da temperatura, pressão arterial e frequência cardíaca e respiratória); ou estado fisiológico misto. Essa caracterização inicial ajuda a direcionar os esforços de estabilização e fornece uma pista para o agente etiológico (Tabela 79.7).[151] Na suspeita de intoxicação exógena, deve-se enviar material para estudo toxicológico.

O manejo ideal da criança com intoxicação aguda depende da(s) substância(s) específica(s) envolvida(s), da apresentação e da gravidade prevista da doença e o tempo decorrido entre a exposição e o surgimento dos sintomas. Os cuidados de suporte são a base da terapia e compreendem a proteção de via aérea, controle adequado da pressão arterial, frequência cardíaca, alteração no nível de consciência e tratamento de injúrias com risco de vida; esses cuidados podem envolver variavelmente a descontaminação (o método preferido em crianças é o uso do carvão ativado, mas é controverso no paciente assintomático; a lavagem gástrica, que por falta de evidência clínica nos estudos, tem sido cada vez menos recomendada), além da terapia com antídotos e técnicas aprimoradas de eliminação.[151,152]

Tabela 79.7 Síndromes mais comuns secundárias ao envenenamento e alguns antídotos utilizados.[150-152]

Síndromes	Estado mental	Pupilas	Sinais vitais	Outros sintomas	Exemplos de agentes tóxicos	Antídoto
Simpatomimético	Hiperalerta, alucinações, agitação	Midríase	Hipertermia, taquicardia, hipertensão, taquipneia	Diaforese, tremores, hiperreflexia, crises epilépticas	Cocaína, anfetaminas, efedrina, pseudoefedrina, teofilina, cafeína	Cocaína: bicarbonato de sódio
Anticolinérgico	Hiperalerta, alucinações, agitação e coma	Midríase	Hipertermia, taquicardia, hipertensão, hiperpneia	Rubor facial, ressecamento de mucosas, retenção urinária, redução do peristaltismo, mioclonia, coreoatetose, crise epiléptica	Anti-histamínicos, antidepressivos tricíclicos, ciclobenzaprina, antiparkinsonianos, antiespasmódicos, atropina, escopolamina	Antidepressivos tricíclicos: bicarbonato de sódio (1-2 mEq\kg em *bolus* IV, titulado com base no pH arterial)
Alucinógeno	Alucinações, despersonalização, sinestesia, agitação	Midríase (maioria)	Hipertermia, taquicardia, hipertensão, taquipneia	Nistagmo	LSD, anfetaminas (MDMA-ecstasy, MDEA)	
Opioide	Depressão do SNC, coma	Miose	Bradipneia, apneia, hipotermia, bradicardia, hipotensão	Hiporreflexia, edema pulmonar, marcas de agulha	Opioides (heroína, morfina, metadona, oxicodona), difenoxilato	Naloxone (0,4- 2mg IV, titulado conforme o efeito)
Sedativo-hipnótico	Depressão do SNC, confusão, estupor, coma	Variável	Geralmente normal, mas pode ter: hipotermia, bradicardia, hipotensão	Hiporreflexia	Benzodiazepínicos, barbitúricos, carisoprodol, álcoois (metanol), zolpidem	Bezodiazapínico: flumazenil (Dose inicial: 0,01 mg/kg máxima: 0,2 mg, podendo repetir a dosagem a cada minuto até a dose cumulativa máxima de 1 mg. Metanol: etanol 10% (ataque de 10mg\kg IV, manutenção de 1-2 mL\kg por hora IV)
Colinérgica	Confusão, coma	Miose	Bradicardia, hipertensão ou hipotensão, taquipneia ou Bradipneia	Sialorreia, incontinência fecal e urinaria, êmese, lacrimejamento, broncocosntrição, fasciculações e fraqueza muscular, crises epilépticas.	Inseticidas organofosforados e carbamatos, nicotina, pilocarpina, fisiostigmina, edrôfonio	Inseticida organofosforado e carbamato: atropina (*bolus* IV 0,02 mg\kg, mínima de 0,1 mg e máxima 0,5 mg para crianças e 1 mg para adolescentes)

Tabela 79.7 Síndromes mais comuns secundárias ao envenenamento e alguns antídotos utilizados.[150-152]

(Continuação)

Síndromes	Estado mental	Pupilas	Sinais vitais	Outros sintomas	Exemplos de agentes tóxicos	Antídoto
Colinérgica						Inseticidas organofosforados: cloreto de pralidoxima (infusão IV lenta de 20-40mg/kg, seguido de 5-10mg/kg por hora)
Serotoninérgica	Confusão mental, agitação, coma	Midríase	Hipertermia, taquicardia, hipertensão, taquipneia	Tremor, mioclonia, hiperreflexia, clônus, diaforese, rubor, rigidez	IMAOs isolados ou combinados: inibidores seletivos da recaptação de serotonina, meperidina, antidepressivos tricíclicos, L-triptofano	Antidepressivos tricíclicos: bicarbonato de sódio (1-2 mEq/kg em *bolus* IV, titulado com base no pH arterial)

LSD, dietilamida do ácido lisérgico; MDMA, metilenodioximetanfetamina; MDEA, metildietanolamina; IMAO, Inibidor da monoamina oxidase.

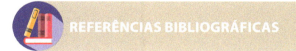

REFERÊNCIAS BIBLIOGRÁFICAS

1. Araújo LM, Bochner R. Análise das internações hospitalares de crianças menores de um ano relacionadas a intoxicações e efeitos adversos de medicamentos no Brasil. Rev Bras Epidemiol. 2008;11:4.
2. Santos Djanilson Barbosa dos, Coelho Helena Lutéscia Luna. Reações adversas a medicamentos em pediatria: uma revisão sistemática de estudos prospectivos. Rev. Bras. Saude Mater. Infant. Doi: 10.1590/S1519-38292004000400002.
3. Harrison JN, Cluxton-Keller F, Gross D. Antipsychotic medication prescribing trends in children and adolescents. J Pediatr Health Care. 2012;26(2):139-45
4. Stroup TS, Gray N. Management of common adverse effects of antipsychotic medications. World Psychiatry. 2018;17(3):341-356. doi:10.1002/wps.20567
5. Diener CH, Kastrup O. Neurological and general side effects of drug therapy. In: Neurological Disorders. Elsevier; 2003. p. 1507-24.
6. Stöllberger C, Huber JO, Finsterer J. Antipsychotic drugs and QT prolongation. Int Clin Psychopharmacol. 2005;20(5):243-51.
7. Sirven JI, Fife TD, Wingerchuk DM, Drazkowski JF. Second-generation antiepileptic drugs' impact on balance: a meta-analysis. Mayo Clin Proc. 2007;82:40-7.
8. Meltzer HY. Update on typical and atypical antipsychotic drugs. Annu Rev Med. 2013;64:393-406.
9. Hudepohl NS, Nasrallah HA. Antipsychotic drugs. Handb Clin Neurol. 2012;106:657-67.
10. Werner FM, Coveñas R. Safety of antipsychotic drugs: focus on therapeutic and adverse effects. Expert Opin Drug Saf. 2014;13(8):1031-42.
11. Siafis S, Tzachanis D, Samara M, Papazisis G. Antipsychotic drugs: from receptor-binding profiles to metabolic side effects. Curr Neuropharmacol. 2018;16(8):1210-23.
12. Zaccara G, Franciotta D, Perucca E. Idiosyncratic adverse reactions to antiepileptic drugs. Epilepsia. 2007;48:1223-44.
13. Perucca E, Meador KJ. Adverse effects of antiepileptic drugs. Acta Neurol Scand Suppl. 2005;181:30-35.
14. Perucca P, Gilliam FG. Adverse effects of antiepileptic drugs. Lancet Neurol. 2012 Sep;11(9):792-802. Erratum in: Lancet Neurol. 2012;11(9):746.
15. Kennedy GM, Lhatoo SD. CNS adverse events associated with antiepileptic drugs. CNS Drugs. 2008;22:739-60.
16. Loring DW, Marino S, Meador KJ. Neuropsychological and behavioral effects of antiepilepsy drugs. Neuropsychol Rev. 2007;17:413-25.
17. Mula M, Trimble MR, Yuen A, Liu RS, Sander JW. Psychiatric adverse events during levetiracetam therapy. Neurology. 2003;61:704-6.
18. Schmitz B. Effects of antiepileptic drugs on mood and behavior. Epilepsia. 2006;47(suppl 2):28-33.

19. Yacubian EMT, Contreras-Caicedo G, Ríos-Pohl L. Tratamento medicamentoso das epilepsias. São Paulo: Leitura Médica; 2014. 298 p.
20. Błaszczyk B, Lasoń W, Czuczwar SJ. Antiepileptic drugs and adverse skin reactions: an update. Pharmacol Rep. 2015;67(3):426-34.
21. Arif H, Buchsbaum R, Weintraub D, Koyfman S, Salas-Humara C, Bazil CW, et al. Comparison and predictors of rash associated with 15 antiepileptic drugs. Neurology. 2007;68(20):1701-9.
22. Mehta M, Shah J, Khakhkhar S, Hemavathi KG. Anticonvulsant hypersensitivity syndrome associated with carbamazepine administration: case series. J Pharmacol Pharmacother. 2014;5(1):59-62.
23. Chen P, Lin JJ, Lu CS, Ong CT, Hsieh PF, Yang CC, et al. Carbamazepine-induced toxic effects and HLA-B*1502 screening in Taiwan. N Engl J Med. 2011;364:1126-33.
24. Pellock JM, Faught E, Leppik IE, Shinnar S, Zupanc ML. Felbamate: consensus of current clinical experience. Epilepsy Res. 2006;71:89-101.
25. Verrotti A, Scaparrotta A, Grosso S, Chiarelli F, Coppola G. Anticonvulsant drugs and hematological disease. Neurol Sci. 2014;35(7):983-93.
26. Kumar R, Vidaurre J, Gedela S. Valproic acid-induced coagulopathy. Pediatr Neurol. 2019;98:25-30.
27. Delgado MR, Riela AR, Mills J, Browne R, Roach ES. Thrombocytopenia secondary to high valproate levels in children with epilepsy. J Child Neurol. 1994;9:311-4.
28. Vidaurre J, Gedela S, Yarosz S. Antiepileptic drugs and liver disease. Pediatr Neurol. 2017;77:23-36.
29. Robles-Diaz M, Lucena MI, Kaplowitz N, Stephens C, Medina-Cáliz I, González-Jimenez A, et al. Use of Hy's law and a new composite algorithm to predict acute liver failure in patients with drug-induced liver injury. Gastroenterology. 2014;147:109-118.e5.
30. Bryant AE 3rd, Dreifuss FE. Valproic acid hepatic fatalities. III. U.S. experience since 1986. Neurology. 1996;46:465-9.
31. Gaitatzis A, Sander JW. The long-term safety of antiepileptic drugs. CNS Drugs. 2013;27(6):435-55.
32. Nicolai J, Carr RB. The measurement of ammonia blood levels in patients taking valproic acid: looking for problems where they do not exist? Epilepsy Behav. 2008;12:494-6, discussion 497- 8.
33. Blackford MG, Do ST, Enlow TC, Reed MD. Valproic acid and topiramate induced hyperammonemic encephalopathy in a patient with normal serum carnitine. J Pediatr Pharmacol Ther. 2013;18:128-36.
34. Gerstner T, Büsing D, Bell N, Longin E, Kasper JM, Klostermann W, et al. Valproic acid-induced pancreatitis: 16 new cases and a review of the literature. J Gastroenterol. 2007;42:39-48.
35. Wall M, Baird-Lambert J, Buchanan N, Farrell G. Liver function tests in persons receiving anticonvulsant medications. Seizure. 1992;1:187-90.
36. Mullick FG, Ishak KG. Hepatic injury associated with diphenylhydantoin therapy. A clinicopathologic study of 20 cases. Am J Clin Pathol. 1980;74:442-52.
37. Sasaki E, Matsuo K, Iida A, Tsuneyama K, Fukami T, Nakajima M, et al. A novel mouse model for phenytoin-induced liver injury: involvement of immune-related factors and P450-mediated metabolism. Toxicol Sci. 2013;136:250-63.
38. Pellock JM. Carbamazepine side effects in children and adults. Epilepsia. 1987;28(suppl 3):S64-S70.
39. Jallon P, Picard F. Bodyweight gain and anticonvulsants: a comparative review. Drug Saf. 2001;24(13):969-78.
40. Biton V. Effect of antiepileptic drugs on bodyweight: overview and clinical implications for the treatment of epilepsy. CNS Drugs. 2003;17:781-9.
41. Maguire MJ, Hemming K, Wild JM, Hutton JL, Marson AG. Prevalence of visual field loss following exposure to vigabatrin therapy: a systematic review. Epilepsia. 2010;51(12):2423-31.
42. Tomson T, Battino D, Perucca E. Teratogenicity of antiepileptic drugs. Curr Opin Neurol. 2019;32(2):246-52.
43. Singh G, Driever PH, Sander JW. Cancer risk in people with epilepsy: the role of antiepileptic drugs. Brain 2005;128:7-17.
44. Riyaz N, Sasidharanpillai S, Aravindan KP, Nobin BK, Raghavan NT, Nikhila PK. Phenytoin induced cutaneous B cell pseudolymphoma. Indian J Dermatol. 2015;60(5):522.
45. Zaccara G, Perucca E. Interactions between antiepileptic drugs, and between antiepileptic drugs and other drugs. Epileptic Disorders. 2014;16(4):409-31.
46. Patsalos PN, Perucca E. Clinically important drug interactions in epilepsy: general features and interactions between antiepileptic drugs. Lancet Neurol. 2003;2:347-56.
47. Perucca E. Clinically relevant drug interactions with antiepileptic drugs. Br J Clin Pharmacol. 2006;61:246-55.
48. Kennedy GM, Lhatoo SD. CNS adverse events associated with antiepileptic drugs. CNS Drugs. 2008;22:739-60.
49. Anderson GD. Children versus adults: pharmacokinetic and adverse-effect differences. Epilepsia. 2002;43(Suppl 3):53-9.
50. Guerrini R, Zaccara G, la Marca G, Rosati A. Safety and tolerability of antiepileptic drug treatment in children with epilepsy. Drug Saf. 2012;35(7):519-33.
51. Meador KJ, Loring DW. Developmental effects of antiepileptic drugs and the need for improved regulations. Neurology. 2016;86:297-306.
52. Bromley R, Weston J, Adab N, Greenhalgh J, Sanniti A, McKay AJ, Tudur Smith C, Marson AG. Treatment for epilepsy in pregnancy: neurodevelopmental outcomes in the child. Cochrane Database of Systematic Reviews 2014, Issue 10. Art. No.: CD010236. DOI: 10.1002/14651858.
53. Kellogg M, Meador KJ. Neurodevelopmental effects of antiepileptic drugs. Neurochem Res. 2017;42(7):2065-70.
54. David DJ, Gourion D. Antidépresseurs et tolérance: déterminants et prise en charge des principaux effets indésirables [Antidepressant and tolerance: Determinants and management of major side effects]. Encephale. 2016;42(6):553-61.
55. Sabella D. Antidepressant medications. Am J Nurs. 2018;118(9):52-9.
56. Dwyer JB, Bloch MH. Antidepressants for pediatric patients. Curr Psychiatr. 2019;18(9):26-42F.
57. Safer DJ, Zito JM. Treatment-emergent adverse events from selective serotonin reuptake inhibitors by age group: children versus adolescents. J Child Adolesc Psychopharmacol. 2006;16(1-2):159-69.

58. Dobry Y, Rice T, Sher L. Ecstasy use and serotonin syndrome: a neglected danger to adolescents and young adults prescribed selective serotonin reuptake inhibitors. Int J Adolesc Med Health. 2013;25(3):193-9.
59. Hammad TA, Laughren T, Racoosin J. Suicidality in pediatric patients treated with antidepressant drugs. Arch Gen Psychiatry. 2006;63(3):332-9.
60. Groenman AP, Schweren LJS, Dietrich A, Hoekstra PJ. An update on the safety of psychostimulants for the treatment of attention--deficit/hyperactivity disorder. Expert Opin Drug Saf. 2017;16(4):455-64.
61. Harstad E, Weaver AL, Katusic SK, Colligan R, Kumar S, Chan E et al. ADHD, stimulant treatment, and growth: a longitudinal study. Pediatrics. 2014;134:e935-44.
62. Hennissen L, Bakker MJ, Banaschewski T, Carucci S, Coghill D, Danckaerts M, et al. Cardiovascular effects of stimulant and non--stimulant medication for children and adolescents with ADHD: a systematic review and meta-analysis of trials of methylphenidate, amphetamines and atomoxetine. CNS Drugs. 2017;31(3):199-215.
63. Cohen SC, Mulqueen JM, Ferracioli-Oda E, Stuckelman ZD, Coughlin C.G, et al. Meta-analysis: risk of tics associated with psychostimulant use in randomized, placebo-controlled trials. J Am Acad Child Adolesc Psychiatry. 2015;54(9):728-36.
64. Kraemer M, Uekermann J, Wiltfang J, Kis B. Methylphenidate-induced psychosis in adult attention-deficit/hyperactivity disorder: report of 3 new cases and review of the literature. Clin Neuropharmacol. 2010;33(4):204-6.
65. Ross RG. Psychotic and manic-like symptoms during stimulant treatment of attention deficit hyperactivity disorder. Am J Psychiatry. 2006;163:1149-52.
66. Hollis C, Chen Q, Chang Z, Quinn PD, Viktorin A, Lichtenstein P, et al. Methylphenidate and the risk of psychosis in adolescents and young adults: a population-based cohort study. Lancet Psychiatry. 2019;6(8):651-8.
67. Man KK, Coghill D, Chan EW, Lau WCY, Hollis C, Liddle E, et al. Methylphenidate and the risk of psychotic disorders and hallucinations in children and adolescents in a large health system. Transl Psychiatry. 2016;6(11):e956.
68. Liu WJ, Mao HJ, Hu LL, Song MF, Jiang HY, Zhang L. Attention-deficit/hyperactivity disorder medication and risk of suicide attempt: a meta-analysis of observational studies. Pharmacoepidemiol Drug Saf. 2020;29(11):1364-72.
69. Romo L, Ladner J, Kotbagi G, Morvan Y, Saleh D, Tavolacci MP, et al. Attention-deficit hyperactivity disorder and addictions (substance and behavioral): prevalence and characteristics in a multicenter study in France. J Behav Addict. 2018;7(3):743-51.
70. Chang Z, Lichtenstein P, Halldner L, D'Onofrio B, Serlachius E, Fazel S, et al. Stimulant ADHD medication and risk for substance abuse. J Child Psychol Psychiatry. 2014;55(8):878-85.
71. Harstad E, Levy S; Committee on Substance Abuse. Attention-deficit/hyperactivity disorder and substance abuse. Pediatrics. 2014 Jul;134(1):e293-301.
72. Kidwell KM, Van Dyk TR, Lundahl A, Nelson TD. Stimulant medications and sleep for youth with ADHD: a meta-analysis. Pediatrics. 2015;136(6):1144-53.
73. Graham J, Banaschewski T, Buitelaar J, Coghill D, Danckaerts M, Dittman RW, et al. European guidelines on managing adverse effects of medication for ADHD. Eur Child Adolesc Psychiatry. 2011;20:17-37.
74. Chang E, Ghosh N, Yanni D, Lee S, Alexandru D, Mozaffar T. A review of spasticity treatments: pharmacological and interventional approaches. Crit Rev Phys Rehabil Med. 2013;25(1-2):11-22.
75. Tilton A, Vargus-Adams J, Delgado MR. Pharmacologic treatment of spasticity in children. Semin Pediatr Neurol. 2010;17(4):261-7.
76. Quality Standards Subcommittee of the American Academy of Neurology and the Practice Committee of the Child Neurology Society; Delgado MR, Hirtz D, Aisen M, Fehlings DL, McLaughlin J, et al. Practice parameter: pharmacologic treatment of spasticity in children and adolescents with cerebral palsy (an evidence-based review): report of the Quality Standards Subcommittee of the American Academy of Neurology and the Practice Committee of the Child Neurology Society. Neurology. 2010;74(4):336-43.
77. Bellows S, Jankovic J. Immunogenicity associated with botulinum toxin treatment. Toxins (Basel). 2019;11(9):491.
78. Gelfand AA. Pediatric and adolescent headache. Continuum. 2018;24(4):1108-136.
79. Greene K, Irwin SL, Gelfand AA. Pediatric migraine: an update. Neurol Clin. 2019;37(4):815-33.
80. Vichaya EG, Chiu GS, Krukowski K, et al. Mechanisms of chemotherapy-induced behavioral toxicities. Front Neurosci. 2015;9:131.
81. Biller J, Ferro JM, editors. Handbook of clinical neurology. Vol. 121 (3rd series): Neurologic aspects of systemic disease part III. Amsterdam: Elsevier; 2014.
82. Soffietti R, Trevisan E, Rudà R. Neurologic complications of chemotherapy and other newer and experimental approaches. Handb Clin Neurol. 2014;121:1199-218. doi: 10.1016/B978-0-7020-4088-7.00080-8. PMID: 24365412.
83. Jones D, Vichaya EG, Wang XS, Sailors MH, Cleeland CS, Wefel JS. Acute cognitive impairment in patients with multiple myeloma undergoing autologous hematopoietic stem cell transplant. Cancer. 2013;119(23):4188-95.
84. Seretny M, Currie GL, Sena ES, Ramnarine S, Grant R, MacLeod MR, et al. Incidence, prevalence, and predictors of chemotherapy-induced peripheral neuropathy: a systematic review and meta-analysis. Pain. 2014;155(12):2461-70.
85. Seigers R, Timmermans J, van der Horn HJ, Vries EFJ, Dierckx RA, Visser L, et al. Methotrexate reduces hippocampal blood vessel density and activates microglia in rats but does not elevate central cytokine release. Behav Brain Res. 2010;207(2):265-72.
86. Mounier NM, Abdel-Maged AE, Wahdan SA, Gad AM, Azab SS. Chemotherapy-induced cognitive impairment (CICI): an overview of etiology and pathogenesis. Life Sci. 2020;258:118071.
87. Armstrong C, Sun LR. Neurological complex of pediatric cancer. Cancer Metastasis Rev. 2020;39:3-23.
88. Sun LR, Cooper S. Neurological complications of the treatment of pediatric neoplastic disorders. Pediatr Neurol. 2018;85:33-42.
89. Reynolds MR, Haydon DH, Caird J, Leonard JR. Radiation-induced moyamoya syndrome after proton beam therapy in the pediatric patient: a case series. Pediatr Neurosurg. 2016;51(6):297-301.
90. Gastelum E, Sear K, Hills N, Roddy E, Randazzo D, Chettout N, et al. Rates and characteristics of radiographically detected intracerebral cavernous malformations after cranial radiation therapy in pediatric cancer patients. J Child Neurol. 2015;30(7):842-9.

91. Aspesberro F, Milewski LS, Brogan TV. Acute central nervous system complications in pediatric hematopoietic stem cell patients. J Pediatr Intensive Care. 2014;3(3):169-81.
92. Abstracts from Muscle Study Group Annual Scientific Meeting: Neuromuscular Therapeutics: Bench to Bedside and Beyond, Snowbird Ski & Summer Resort, Snowbird, UT, September 23-25, 2017. Muscle Nerve. 2017;56(1):1-16.
93. Aspesberro F, Milewski LS, Brogan TV. Acute central nervous system complications in pediatric hematopoietic stem cell patients. J Pediatr Intensive Care. 2014;3(3):169-81.
94. Landi DB, Thompson EM, Ashley DM. Immunotherapy for pediatric brain tumors. Neuroimmunol Neuroinflammation 2018;5:29.
95. Wick W, Hertenstein A, Platten M. Neurological sequelae of cancer immunotherapies and targeted therapies. Lancet Oncol. 2016;17(12):e529-e541.
96. Schaefer M, Schmidt F, Folwaczny C, Lorenz R, Martin G, Schindlbeck N, et al. Adherence and mental side effects during hepatitis C treatment with interferon alfa and ribavirin in psychiatric risk groups. Hepatology. 2003;37(2):443-51.
97. Schliamser SE, Cars O, Norrby SR. Neurotoxicity of beta-lactam antibiotics: predisposing factors and pathogenesis. J Antimicrob Chemother. 1191;27(4)405-25.
98. Huang W, Hsu Y, Chu P, Lin S. Neurotoxicity associated with standard doses of piperacillin in an elderly patient with renal failure. Infection. 2009;37:374-6.
99. Deshayes S, Coquerel A, Verdon R. Neurological adverse effects attributable to beta-lactam antibiotics: a literature review. Drug Saf. 2017;40(12):1171-98.
100. Kiangkitiwan B, Doppalapudi A, Fonder M, Solberg K, Bohner B. Levofloxacin-induced delirium with psychotic features. Gen Hosp Psychiatry. 2008;30(4):381-3.
101. Tandan M, Cormican M, Vellinga A. Adverse events of fluoroquinolones vs. other antimicrobials prescribed in primary care: a systematic review and meta-analysis of randomized controlled trials. Int J Antimicrob Agents. 2018;52(5):529-40.
102. Haiping L, Ziqiang J, Qina Z, Yuhua D. Adverse reactions of fluoroquinolones to central nervous system and rational drug use in nursing care. Pak J Pharm Sci. 2019;32(1(Special)):427-32.
103. Grill MF, Maganti RK. Neurotoxic effects associated with antibiotic use: management Considerations. Br J Clin Pharmacol. 2011;72(3):381-93.
104. Stuart FA, Segal TY, Keady S. Adverse psychological effects of corticosteroids in children and adolescents. Arch Dis Child. 2005;90(5):500-6.
105. Andela CD, van Haalen FM, Ragnarsson O, Papakokkinou E, Johannsson G, Santos A, et al. Mechanisms in endocrinology: Cushing's syndrome causes irreversible effects on the human brain: a systematic review of structural and functional magnetic resonance imaging studies. Eur J Endocrinol. 2015;173(1):1-14.
106. Pivonello R, Simeoli C, De Martino MC, Cozzolino A, De Leo M, Iacuaniello D, et al. Neuropsychiatric disorders in Cushing's syndrome. Front Neurosci. 2015;9:129.
107. Wolf OT, Atsak P, de Quervain DJ, Roozendaal B, Wingenfeld K. Stress and memory: a selective review on recent developments in the understanding of stress hormone effects on memory and their clinical relevance. J Neuroendocrinol. 2016;28(8):10.1111/jne.12353.
108. Kloet ER, Otte C, Kumsta R, Kok L, Hillegers MHJ, Hasselmann H, et al. Stress and depression: a crucial role of the mineralocorticoid receptor. J Neuroendocrinol. 2016;28(8):10.1111/jne.12379.
109. Scheff SW, Cotman CW. Chronic glucocorticoid therapy alters axon sprouting in the hippocampal dentate gyrus. Exp Neurol. 1982;76(3):644-54.
110. Chen H, Lombès M, Le Menuet D. Glucocorticoid receptor represses brain-derived neurotrophic factor expression in neuron-like cells. Mol Brain. 2017;10(1):12.
111. Radecki DT, Brown LM, Martinez J, Teyler TJ. BDNF protects against stress-induced impairments in spatial learning and memory and LTP. Hippocampus. 2005;15(2):246-53.
112. Lupien SJ, Maheu F, Tu M, Fiocco A, Schramek TE. The effects of stress and stress hormones on human cognition: implications for the field of brain and cognition. Brain Cogn. 2007;65(3):209-37.
113. Starkman MN, Giordani B, Berent S, Schork MA, Schteingart DE. Elevated cortisol levels in Cushing's disease are associated with cognitive decrements. Psychosom Med. 2001;63(6):985-93.
114. Jameison K, Dinan TG. Glucocorticoids and cognitive function: from physiology to pathophysiology. Hum Psychopharmacol. 2001;16(4):293-302.
115. León-Carrión J, Atutxa AM, Mangas MA, Soto-Moreno A, Pumar A, Leon-Justel A, et al. A clinical profile of memory impairment in humans due to endogenous glucocorticoid excess. Clin Endocrinol (Oxf). 2009;70(2):192-200.
116. Andela CD, van Haalen FM, Ragnarsson O, et al. Mechanisms In Endocrinology: Cushing's syndrome causes irreversible effects on the human brain: a systematic review of structural and functional magnetic resonance imaging studies. Eur J Endocrinol. 2015;173(1):1-14.
117. Mirescu C, Peters JD, Noiman L, Gould E. Sleep deprivation inhibits adult neurogenesis in the hippocampus by elevating glucocorticoids. Proc Natl Acad Sci U S A. 2006;103(50):19170-5.
118. Bauduin SEEC, van der Wee NJA, van der Werff SJA. Structural brain abnormalities in Cushing's syndrome. Curr Opin Endocrinol Diabetes Obes. 2018;25(4):285-9.
119. Merke DP, Giedd JN, Keil MF, Mehlinger SL, Wiggs EA, Holzer S, et al. Children experience cognitive decline despite reversal of brain atrophy one year after resolution of Cushing syndrome. J Clin Endocrinol Metab. 2005;90(5):2531-6.
120. Bourdeau I, Bard C, Noël B, Leclerc I, Cordeau M, Bélair M, et al. Loss of brain volume in endogenous Cushing's syndrome and its reversibility after correction of hypercortisolism. J Clin Endocrinol Metab. 2002;87(5):1949-54.
121. Starkman MN, Gebarski SS, Berent S, Schteingart DE. Hippocampal formation volume, memory dysfunction, and cortisol levels in patients with Cushing's syndrome. Biol Psychiatry. 1992;32(9):756-65.
122. Burkhardt T, Lüdecke D, Spies L, Wittmann L, Westphal M, Flitsch J. Hippocampal and cerebellar atrophy in patients with Cushing's disease. Neurosurg Focus. 2015;39(5):E5.

123. Zanardi VA, Magna LA, Costallat LT. Cerebral atrophy related to corticotherapy in systemic lupus erythematosus (SLE). Clin Rheumatol. 2001;20(4):245-50.
124. Tijsseling D, Wijnberger LD, Derks JB, Velthoven CTJ, Vries WB, Bel F, et al. Effects of antenatal glucocorticoid therapy on hippocampal histology of preterm infants. PLoS One. 2012;7(3):e33369.
125. Fietta P, Fietta P, Delsante G. Central nervous system effects of natural and synthetic glucocorticoids. Psychiatry Clin Neurosci. 2009;63(5):613-22.
126. Istaphanous GK, Loepke AW. General anesthetics and the developing brain. Curr Opin Anaesthesiol. 2009;22(3):368-73.
127. Yon JH, Daniel-Johnson J, Carter LB, Jevtovic-Todorovic V. Anesthesia induces neuronal cell death in the developing rat brain via the intrinsic and extrinsic apoptotic pathways. Neuroscience. 2005;135(3):815-27.
128. Bai X, Yan Y, Canfield S, Muravyeva MY, Kikuchi C, Zaja I, et al. Ketamine enhances human neural stem cell proliferation and induces neuronal apoptosis via reactive oxygen species-mediated mitochondrial pathway. Anesth Analg. 2013;116(4):869-80.
129. Hofacer RD, Deng M, Ward CG, Joseph B, Hughes EA, Jiang C, et al. Cell age-specific vulnerability of neurons to anesthetic toxicity. Ann Neurol. 2013;73(6):695-704.
130. Johnson SA, Young C, Olney JW. Isoflurane-induced neuroapoptosis in the developing brain of nonhypoglycemic mice. J Neurosurg Anesthesiol. 2008;20(1):21-8.
131. Olsen EA, Brambrink AM. Anesthetic neurotoxicity in the newborn and infant. Curr Opin Anaesthesiol. 2013;26(5):535-42.
132. Istaphanous GK, Ward CG, Loepke AW. The impact of the perioperative period on neurocognitive development, with a focus on pharmacological concerns. Best Pract Res Clin Anaesthesiol. 2010;24(3):433-49.
133. Zhang H, Du L, Du Z, Jiang H, Han D, Li Q. Association between childhood exposure to single general anesthesia and neurodevelopment: a systematic review and meta-analysis of cohort study. J Anesth. 2015;29(5):749-57.
134. DiMaggio C, Sun LS, Ing C, Li G. Pediatric anesthesia and neurodevelopmental impairments: a Bayesian meta-analysis. J Neurosurg Anesthesiol. 2012;24(4):376-81.
135. Andropoulos DB. Effect of anesthesia on the developing brain: infant and fetus. Fetal Diagn Ther. 2018;43(1):1-11.
136. Racca F, Mongini T, Wolfler A, et al. Recommendations for anesthesia and perioperative management of patients with neuromuscular disorders. Minerva Anesthesiol. 2013;79(4):419-33.
137. Klingler W, Lehmann-Horn F, Jurkat-Rott K. Complications of anaesthesia in neuromuscular disorders. Neuromusc Disord 2015;15:195-206.
138. Katz JA, Murphy GS. Anesthetic consideration for neuromuscular diseases. Curr Opin Anaesthesiol. 2017;30(3):435-440.
139. Benyamin R, Trescot AM, Datta S, Buenaventura R, Adlaka R, Sehgal N, et al. Opioid complications and side effects. Pain Physician. 2008;11(2 Suppl):105-20.
140. Kurz A, Sessler DI. Opioid-induced bowel dysfunction: pathophysiology and potential new therapies. Drugs. 2003;63(7):649-71.
141. Vella-Brincat J, Macleod AD. Adverse effects of opioids on the central nervous systems of palliative care patients. J Pain Palliat Care Pharmacother. 2007;21(1):15-25.
142. World Health Organization. World Report on Child Injury Prevention. Geneva: WHO; 2008.
143. Gummin DD, Mowry JB, Beuhler MC, Spyker DA, Brooks DE, Dibert KW, et al. 2018 Annual Report of the American Association of Poison Control Centers' National Poison Data System (NPDS): 36th Annual Report [published correction appears in Clin Toxicol (Phila). 2019 Dec;57(12):e1]. Clin Toxicol (Phila). 2019;57(12):1220-413.
144. Mofenson HC, Greensher J. The unknown poison. Pediatrics. 1974;54(3):336-42.
145. Schmertmann M, Williamson A, Black D, Wilson L. Risk factors for unintentional poisoning in children aged 1-3 years in NSW Australia: a case-control study. BMC Pediatr. 2013;13:88.
146. Soori H. Developmental risk factors for unintentional childhood poisoning. Saudi Med J. 2001;22:227-30.
147. Fook SM, Azevedo EF, Costa MM, Feitosa IL, Bragagnoli G, Mariz SR. Avaliação das intoxicações por domissanitários em uma cidade do Nordeste do Brasil. Cad Saude Publica. 2013;29:1041-5.
148. Domingos SM, Borghesan NB, Merino MF, Higarashi IH. Poison-related hospitalizations of children aged 0-14 at a teaching hospital in Southern Brazil, 2006-2011. Epidemiol Serv Saude. 2016;25:343-50.
149. Vilaça L, Volpe FM, Ladeira RM. Accidental poisoning in children and adolescents admitted to a referral toxicology department of a Brazilian emergency hospital. Rev Paul Pediatr. 2019;38:e2018096.
150. Linden CH. General considerations in the evaluation and treatment of poisoning. In: Rippe JM, Irwin RS, Fink MP, Cerra FB, editors. Intensive care medicine. Boston: Little Brown and Company; 1996. p.1455.
151. Linden CH. General considerations in the evaluation and treatment of poisoning. In: Rippe JM, Irwin RS, Fink MP, Cerra FB, editors. Intensive care medicine. Boston: Little Brown and Company; 1996. p.1455.
152. Clinical policy for the initial approach to patients presenting with acute toxic ingestion or dermal or inhalation exposure. American College of Emergency Physicians. Ann Emerg Med. 1995;25(4):570-85.

Índice Remissivo

Obs.: números em *itálico* indicam figuras; números em **negrito** indicam em quadros e tabelas.

A

Abetalipoproteinemia, 164
Abscessos cerebrais, 1293
Acidemia
   isovalérica, 969
   metilmalônica, 968
   propiônica, 967
Acidente
   vascular cerebral, 934
      arterial isquêmico perinatal agudo, 306
      isquêmico, 305
         perinatal presumido, **310**
            TC de crânio evidencia transformação hemorrágica, 315
      perinatal
         prognóstico dos, 311
         perinatal presumido, 310
      sequela de, IRM, *308*
Acidúria
   3 hidroxi isobutírica, 973
   3 metilglutacônica, 972
   glutárica tipo 1, 971
      paciente portador de, *971*
   L2-hidroxiglutárica, 973
Acroparestesias, 1160
Actigrafia, 733
Adenilossuccinase, deficiência de, 1062
Adição passiva, 375
Afasias, 513
Afecção (ões)
   da substância branca encefálica
com padrão alternativo ao hipomielinizante, *922*
      cerebelar, 173
Agrupamentos das anomalias congênitas, 892
Alargamento das fissuras laterais com hipoplasia do opérculo temporal e frontal, sequência axial T2 e sagital T1, *972*
Álcool, 381
Alestesia, **142**
Alodínia, **142**
Alopecia, 970
Alteração (ões)
   pupilares em pacientes com lesão em diferentes regiões do encéfalo, *51*
   sensoriais, padrões de distribuição corporal das, *143*
   visuais, 181
Alucinações do sono, **754**
Amaurose congênita de Leber, 185
Amônia, metabolismo da, *1011*
Amplitude, 8
Analgesia, **142**
Anartrestesia, **142**
Anestesia, **142**
Aneuploidias, 886
Anfetaminas, 380
Angiomatose sistêmica de Ullmann, 1506
Angioqueratoma na doença de Fabry, *1161*
Ângulo
   calcanhar-orelha, sequência de movimentos na manobra para, *37*
   poplíteo, *37*
Anisocoria fisiológica, 210
Anoftalmia, 438
Anomalia(s)
   congênitas

maiores *versus* menores, 893
origem, 891
cromossômica, 885
numéricas, 885
da junção craniocervical, 476
do disco óptico em *morning glory*, 194
do eixo hipotálamo-hipofisário, 432
isolada do septo-pelúcido, 432
Anormalidade(s)
cromossômicas
numéricas, alterações do sistema nervosa nas, **886**
estruturais, 886
alterações do sistema nervosa nas, **888**
holoprosencefálicas, classificação de, **430**
sensoriais, termos utilizados para descrição de, **142**
Anosmia, causas, 180
Anóxia perinatal, *299*
Anserina, 7
Ansiedade pediátrica, benzodiazepínicos no tratamento da, **571**
Ansiolíticos, 568
Anticonvulsivantes, 576
Antidepressivos, 563
classes dos, **563-564**
Antipsicóticos, 557
efeitos
adversos dos, **561**
clínicos relacionados ao antagonismo de receptores pelos, **559**
Apalestesia, **142**
Aplasia de músculos faciais, 219,
Apneia
central, 761
obstrutiva do sono, 763
Apoplexia hipofisária, 191
Apraxia, 514
da abertura ocular, 56
fonoarticulatória do desenvolvimento, 510
oculomotora congênita, 209
Aprendizagem, transtornos específicos da, 549
Array, 873
genômico, 242
exame de, 872
Arrinencefalia, 430
Arrinia, 430
Arterial Spin Label, 1090
Aspergilose, 1309
Astereognosia, **142**
Astério, 241
Ataxia(s), 161, 934

adquiridas, 173
na infância, causas, **174**
autossômicas recessivas, 161, **165**
Cayman, 166, 171
com apraxia oculomotora, 164
com deficiência isolada da vitamina E, 164
congênitas, 170
autossômicas dominantes, 171
ligadas ao X, 170
de Friedreich, 161
sinais e sintomas observados nos pacientes com, **164**
sinais neurológicas obervadas na, 163
episódicas, 169
espástica autossômica recessiva de Charlevoix-Saguenay, 165
espásticas, **168**
hereditárias, classificação das, 163
ligadas ao X, 169
mitocrondriais, 169
mais comuns, **169**
recessivas mais comuns, **169**
Ataxia-telangiectasia, 164
Atetose, 830
Atrofia
atópica, *19*
cortical difusa, *984*
de cintura escapular, *97*
do vérmis cerebelar superior, IRM, *167*
óptica
compressiva, 191
congênita, 184
tipo 1, 190
Automatismos, 14
Avaliação dismorfológica, roteiro de, **895-896**
Axônio
das células mitrais e tufadas, 179
dos neurônios olfatórios, 179

B

Balanço
hidroeletrolítico, 300
passivo, 104
Balismo, 830
Bebês hipotônicos, 105
Bexiga neurogênica, 151
Bregma, 241
Breve Questionário sobre o Sono na Infância, *781*
Broncoscopia, 228

C

Cabeça, circunferência ao nascer, 4
Câibras, 119
Calcaneante, 7
Campos visuais, 18
Canabidiol
    Doses e adminissração, **673**
Canal craniofaríngeo, persistência do, **437**
Candidíase, 1308
Caput succedaneum, 367
Carbamazepina, 577
    doses e admninistrção, **673**
Carcinoma do plexo coroide, 1469
Cariótipo
    exame do, 870
    indicações para o exame, **869**
Cartão de Rosenbaum, *18*
Catabolismo, 916
    da hemoglobina, 339
Catálogo de Doenças Genéticas Humanas do OMIM, **910**
Catarata congênita, causas de, **182**
Catatonia, 55
Cefaleias, 691
    diário de, *703*
    na infância e adolescência *red fags* no diagnóstico das, **704**
Cefalocele, 467
Céfalo-hematoma, 367
    aguda binocular, 185
    congênita, 182
    cortical, 192
Cell-free DNA, 883
Cerebelites, 173
Cerebelo
    anatomia do, 162
    malformações do, **406**
Ciclo da bilirrubina, 339
Cisticercose, 1313
Cisto
    aracnoide, 469
    dermoide, 472
    epidermoide, 473
    neuroentérico, 474
Citomegalovirose, 350
Classificação
    da International Continence, **154**
    de Brodsky, *768*
    de Mallampati modificada, *767*
    urodinâmica, **153**
Clobazam, doses e administração, **673**
Clonazepam, **673**
Clônus do pé, técnica para para a pesquisa do, *14*
Coagulopatia iatrogênica, 320
Cocaína, 380,
Coloboma, 439
    ocular, 184
Coluna vertebral, alterações cutâneas na, *5*
Coma
    causa dos achados da história e do exame físico que sugerem a, **48**
    desfechos possíveis após, *58*
    desvios conjugados e não conjugados do olhar no paciente em, 53
    dignóstico topográfico do, *46*
    investigação complementar dos pacientes em, **56**
    movimentos oculares espontâneos nos pacientes em, **52**
    na faixa etária pediáatrica, **47**
    respostas oculares reflexas dos pacientes em, *54*
Coma, 45
Comissuras cerebrais, desenvolvimento das, *442*
Complexo
    cobblestone, doenças do, 460
    piruvato desidrogenase, **1088**
Comportamento
    adaptativo, 23
    de linguagem, 23
    motor, 23
    pessoal-social, 23
Condrodisplasia rizomélica punctata, espectro, **1233**
Conexões talamocorticais, **136**
Consciência, alterações da, 45
Contraturas musculres, 119
Contusão cerebral, 368
Convergência ocular, alterações da, 209
Coordenação em crianças cooperativas, *11*
Coreia
    causas de coreia na faixa etária pediátrica, **831**
    de Sydenham, 832
    fisiológica, 830
    hereditária benigna, 832,
    induzida por medicações, **835**
    pós-circulação extracorpórea, **834**
Coriomeningite linfocítia, 361
Coriorretinite por toxoplasmose, *19*
Córnea verticilata, 1161
Córtex cerebral, distúrbios do desenvolvimento do, 449

Corticais superiores, 6
Crânio
    alterações da forma do, 241
    crescimento do, anatomia e fisiologia do, 241
    distúrbios do desenvolvimento do, 467
    forma do, 241
Craniofaringioma, 1469
Craniossinostose, 163
    características diagnósticas, *269*
    formas comuns de, *264*
    lambdoide e a PD, diferenciação entre, *272*
    não sindrômica, **266-267**
    sindrômica, **268**
Craniotabes, 4
Criptococose, 1305
Crise
    convulsiva, 279
        neonatais em proporção de sua prevalência, *280*
    eletrográfica sem manifestação clínica em recém-nascido com três dias de vida, *285*
    epiléptica, 63
        afebril no pronto-socorro, abordagem do paciente com, *66*
        fármacos associados à indução de, **64**
        febril, 67
        não provocada, 63
        provocada, causas, 63
        reflexa, 63
        tipos, classificação, *65*
    neonatais, roteiro diagnóstico para investigação, *286*
Cromatina, 868
Cromossomo
    20 em anel, 639
    dicêntrico, *889*
    em anel, *889*

D
Defeito (s)
    de campo visual e localização das lesões nas vias ópticas, relação entre, **182**
    no metabolismo de carboidratos, 127
    no metabolismo de lipídios, 127
    no metabolismo dos carboidratos, 121
    no metabolismo lipídico associados à miopatia, **123**
    no metabolismo lipídico, 121
    que afetam uma única enzima peroxissomal, 1231
Deficiência(s)
    3 HHMGCOA, 974
    da biossíntese de esfingolipídios, 1168
    da enzima AGAT, 1032
    da enzima GAMT, 1031
    de arginase, 1023
    de ASL, 1022
    de ASS1, 1022
    de biotinidase, 970, *970,* 984
    de citrina, 1023
    de CPS1 e NAGs, 1021
    de di-hidrofolato redutase, 985
    de Esfingomielinase Ácida, 1165
    de ORNT1, 1023
    de OTC, 1021
    de saposinas, 1159
    de sulfito oxidase, 966
    de SUOX, paciente com deficiência, *967*
    de vitamina K, 319
    intelectual, 485
ligada ao X, 499
    isolada dos complexos da cadeia respiratória mitocondrial, 1095
    no transportador de creatina cerebral, 1032
    nutricionais, manifestções neurológicas, **1848-850**
Deformidades cranianas posicionais, 270
Deglutição, dificuldade de, causas, **229**
Deleções cromossômicas intersticial, 887
Delirium, 45
Densidade vsacular na substância branca, 306
Dependência de piridoxina, 982
Dermátomos
    do corpo humano, *137*
    inervados pelos ramos do nervo trigêmeo, *21*
Descarboxilase de L-aminoácidos aromáticos, 997
paciente com deficiência de, *998*
Desenvolvimento
    atraso do, 79
        avaliação do, 80
        causas, **80**
        motor, 80
    atraso e regressão do, 79
    atraso global do, 80
        abordagem dos pacientes com, *81*
    neurológico, 79
        causas de pseudorregressão do, **920**
    pseudo-regressão do, 83
    regressão no, 83
Desenvolvimento, atraso global do, 485
Desvio(s)
    conjugados e não conjugados do olhar no paciente em coma, 53
    vertical dos olhos desconjugado, 209

Diário
  de cefaleia *703*
  do sono, **787**
Diastematomielia, 401
Diátese hemorrágica, 319
Diazepam, **674**
Diplomielia, 401
Disartrofonia, 514, **515**
Disautonomias, **142**
Disbasia, 6
Discinesia paroxística, epilepsia e, 656
Disestesia, **142**
Disfunção (ões)
  cerebral aguda
    respostas após estímulo doloroso em paciente com, *55*
  motora, 214
  sensitiva, 217
Disgenesia segmentar espinal, 401
Disordens do espectro fetal alcoólico, 491
Displasia (s)
  "em boné", 420, *421*
  cortical focal, 451
  da junção diencéfalo-mesencefálica, *409*
  septo-óptica, 431, *432*
  septo-óptica plus com esquizencefalia, *464*
Disrafismo espinal complexo, 400
Distonia, 835
  de etiologia genética, **843-848**
Distrofia(s)
  miotônica, 111
  mitônica de Steinert, 121
  miotônica tipo 1, 121
  miotônica tipo 2, 121
  musculares, 126
    congênitas, 111
    que cursam com intolerância ao exercício, **126**
Distúrbio(s)
  autonômicos 131
  congênitos da glicosilação, 1047, 1047
  da comunicação na infância, 507
  da degradação de monoaminas, 999
  da linguagem, 507, 511
  da neurotransmissão gabaérgica, 1000
  da neurotransmissão glicinérgica, 1002
  da sucção e deglutição, 228
  de movimento, irrigação laboratorial nos, **934**
  do ciclo da ueia, 1009
  do desenvolvimento
    da coluna vertebral, 389
    do crânio, 467
    do mesencéfalo, 405
    do romboencéfalo, 405
    da medula espinal, 389
    das meninges, 467
    do córtex cerebral, 449,
    do crânio, 467
    do prosencéfalo dorsal, **439**
    do Prosencéfalo, 425
    do tubo neural, 389
  do espectro alcoólico fetal, 257
  do espectro da neuromielite óptica, 1375
  do metabolismo, 334
    da biotina, 969
    da prina, **1059-1061**
    das vitaminas, **977**
    de neurotransmissores, **993**
    dos ácidos orgânicos, **967**
    dos aminoácidos e de ácidos orgânicos, 959
    monoaminérgico padrão metabólico dos, **1005**
    dos aminoácidos, 961
    da biotina, 969
    e glicogenoses, 1035
  do movimento, 819
    induzidos por drogsas, **859**
    psicogênicos, 850
  do sono, 727
  dos nervos cranianos e do sistema visual, 179
  eletrolíticos e do equilíbrio ácido-base
manifestções neurológicas, 1857
  miotônicos, *124, 127*
  motores do sono na infância, 756
  pupilares, 210
  respiratório do soo na infância, 761
  sensitivos, 131
DNA mitocondrial, 1077, *1095*
Doença (s)
  associadas à agenesia do corpo caloso, *443*
  associadas à disfunção dos peroxissomos
classificação, **1230**
  autossômicas recessivas, 917
  carenciais
    relacionadas com as vitaminas, 979
  causadas por príons, 1310
  cromossômicas, 868
  da junção neuromuscular, 109
  da junção neuromuscular, 1715
  da substância branca assocadas a ataxias, 173

de Niemann-Pick, 1164
de Chagas, 359
de Charcot-Marie-Tooth, 109
de Fabry, 1159
de Farber, 1164
de Gaucher, 1155
de Hartnup, 966
de Krabbe, 1156
de Menkes, *1204*
de Moyamoya, 1607
de Pompe, 112
de Refsum, 165
de Steinert, 111
degenertivas, 1237
desmielinizantes, 1333
do complexo cobblestone, 460
do xarope de bordo, 962
dos gânglios da base responsiva à biotina e tiamina, 970
genéticas que cursam com hepatomegalia, dignóstico diferencial de, **954**
genômicas, 868
hematológicas, manifestções neurológicas, 1867
infecciosas, 1253
inflamatórias, 1421
lisossomais, 121, 127
lisossomais associadas à miopatia, **123**
metabólicas, 173
mitocondriais, 121, 127, 1077
    classificação, **1093**
    manifestações de acordo com os tecidos envolvidos, **1080**
    relacionadas a mutações do DNAmit, 1090
    tratamento, 1104
neurológica
    manifestções neurológicas, 1866
neuromuscular que cursam com ptose palpebral ou oftalmoplegia, **99**
ocular da tireoide, 191
peroxissomais, 1229
que comprometem a junção neuromuscular, 206
que cursam com cãibras, rigidez muscular e intolerância ao exercício, *120*
recessivas ligadas ao cromossomo-X, 917
renais, manifestações neurológicas de, 1846
retinianas, 186
sistêmicas, manifestações neurológicas de, 1823,
Dor
crônica, 571
vias de, 133

Droga (s)
de abuso, 379
distúrbios do movimento induzidos por, **859**
efeitos teratogênicos de, 375
recreacionais, 379
Duplicação
cromossômica direta, *888*
hipofisária, *436*
Duplicação, 887

E

Ectopia do lobo posterior da hipófise, 435
Eixo somatossensorial do sistema nervoso, *140*
Eletroneuromiografia dinâmica durante sucção e deglutição, 228
Embriogênese, 389
Encefalite (s)
autoimunes, 1409
herpética, 1266
pelo citomegalovírus, 1273
pelo coronavírus, 1276
pelo vírus Epstein-Barr, 1272
pelo vírus varicela-zoster, 1274
Encefalomalácia multicística, 297
Encefalomielite disseminada aguda, 1333, 1339
Encefalomiopatia mitocondrial neurogastrointestinal, 1105
Encefalopatia
aguda, **933**
    de origem metabólica por períodos etários, etiologia, **933**
    investigação subsidiária inicial dos pacientes com, **933**
bilirrubínica, 337
crônica, 918
    abordagem dos EIM que cursam com, *919*
    investigação inicial dos pacientes com, **920**
epilépticas, 921
epilépticas e do desenvolvimento, 635
epiléptico-discinéticas, 643
estática, 79
evolutiva, 79
glicínica, 965
hipoglicêmica, 333
hipóxico-isquêmica, 289, *295*, 315
    avaliação eletroencefalográfica, 293
    estádios de, **292**
metabólicas, 333
progressiva, **83**
    causas, **84**

Enterovírus, 1279
Enterovírus, 360
Enurese noturna, 754
Enxaqueca
   hemiplégica familiar e epilepsia, 657
   oftalmoplégica, IRM de crânio de paciente com, *202*
   retiniana, 187
   vestibular, 225
      critérios diagnósticos da, **225**
Ependimoma, 1463
Ependimoma, 1463, *1466*
   do assoalho médio, 1467
   do recesso lateral, *1468*
Epilepsia (s), 921, 982
   ausência da infância, 595
   ausência juvenil, 597
   autolimitadas da infância, 604
   autolimitadas neonatais e do lactente, 613
   classificação, esquema diagnóstico para, *66*
   com crises tônicoclônicas generalizadas apenas ao despertar, 599
   com ausências mioclônicas, 596
   com crises hemsféricas, 627
   com crises mioclônico-atônicas, 594
   com sintomas vestibulares, 226
   de ausência da infância, 595
   de origem metabólica de acordo com sua patogenia, **923**
   do córtex posterior, 624
   do lobo frontal, 621
   do lobo temporal, 622
   esquema de classificação, 281
   FACs utilizados no trtamento profilático das, **68-69**
   focais estruturais, 619
   focais genéticas, 603
   generalizadas genéticas, 591
   genética com crises febris *plus*, 597
   mioclônica do lactente, 594
   mioclônica juvenil, 597
   parieto-occipital, 624
   terapias cetogênicas no tratamento da, 683
Equilíbrio estático, 6
Erro inato do metabolismo, 915
   associados a AVC, 934
   causas tratáveis, **924-932**
   classificação dos, 916
   com manifestações neurológias, 917
   com manifestações psiquiátricas, **944-945**
      consequências primárias dos, *915*
   em que o quadro de ataxia é proeminente, 935-940
   em que o quadro de distonia, coreoatetose e/ou síndrome parkinsoniana são proeminentes, **942-943**
   manifestações extraneurológicas, 945
   que apresentam alterações
      cardíacas, **952**
      dermatológicas, **948**
      endócrinas, **953**
      gastrointestinais, 949
      hepáticas, **950**
      nefropatias, **951**
      ósseas, **951**
      pulmonares, 953
      reumatológicas, 952
      vasculares, **953**
   que cursam com epilepsia, **923**
   relacionados com viaminas, *983*
Escala
   de coma de Glasgow modificada, **49**
   de Distúrbios do Sono em Crianças, **782**
   de sonolência de EPWORTH, 786
Esclerose
   lateral amiotrófica, 1247
   múltipla, 1356
   tuberosa, 1493, *1495*
Escoliose congênita progressiva, *422*
Escoliose, *163*
Espasmos, 119
Espasmo *nutans,* 824
Espectro da síndrome da notocorda fendida, 400
Esquistossomose, 1316
Esquizencefalia, 463
Estabilizador de humor, 574
Estado
   de consciência mínima, 57
   de mal epilépico, 63, 72
      exames complementares para investigação etiológica do, **73**
      generalizado tônico-clônico, 73
         tratamento do, *75*
      não convulsivo, 76
   mental, 6
   vegetativo, 57
Estática, 6
   avaliação da *7*
Estereognosia, 12
Estereotipias motoras, 828
Estrias transversais na ponte, *167*
Estruturas infratentoriais, formação das, *408*

Estupor, **45**
Etossuximida, **674**
Euplodias, 885
Exame (s)
   citogenômicos, comparação, **874**
   de Array genômico, 109
   genéticos, 867
      cobetura dos, 884
   moleculares, 875, **882**
   neurológico, 6
      do paiente
         com disfunção do trato urinário inferior, *155*
      do recém-nascido, 31
         sistematização do, **31**
      evolutivo
      materiais utilizados no, *25*
      padrões etários normais, **26-27**
   tradicional, organizaçõ do, **6**
Exercício, distrofias musculares que cursam com intolerância ao, **126**
Exsanguineotransfusão, indicações, **343**

F

Falha autonômica, *150*
Fármaco (s)
   anticrise, 375, 663
   antidepressivos, 378, *565*
   associados à indução de crises epilépticas, **64**
   estimulação do neurotrnsmissor inibitório, 660
   -inibição de canais de cálcio, 667
   inibição de inibição de neurotransmissores excitatórios, 668
   inibidores do canal de sódio, 663
   interação com proteínss SV 2A, 671
Fenilcetonúria, 961
Fenitoína, **674**
Fenobarbital, **675**
Fenômeno
   de Bell, 52
   de Marcus Gunn, 197
   miotônico em língua, *97*
   paroxístico, diagnósticos possíveis para paciente com, *67*
Fibra nervosas
   classificações fisiológicas e funções das, *135*
   sensações anormais causadas por comprometimento de tipos de, **136**
   sensitivas, classificação das, **134**
FISH
   base da técnica, *871*
   exame de, 870
Fístula
   dural congênita do seio cavernoso, angiografia evidencia, *322f*
   perilinfática, 226
Fontanela
   abaulamento acentuado da, 5
   fechmento da, 4
   nome e localização das, *241*
   tempo de obliteração por ossificação das, 242
Fraqueza
   alterações nos principais exames complementares de acordo com o diagnóstico topográfico da, **102**
   da musculatura mímica e face alongada, *112*
   facial, 218
      causas, 218t
      congênita, 219
      pós-natal, 220
   muscular, 87
      de apresentação aguda, causas, **96**
      diagnóstico topográfico, **92-93**
Fratura (s)
   craniana, 369
   deprimida, 368
   do crânio, 367
   lineares, 367
Frutose, erros inatos do metbolismo da, 1039
Função(ões)
   sensoriais corticais, 12
   visual, comprometimento
      agudo, causas , 187
      progressivo da, causas, 193
Fundo-de-olho normal, *19*
Fundoscopia, 18

G

GABA (ácido gama-aminobutírico), 1000
   distúrbios da degradação do, 1001
Gabapentina, **675**
Gagueira, 511
Galactose, 1035
Galactosemia, 1036
Gangliosidose
   GM1, 1151, *1152*
   GM2, 1154
Gene
   do cromosso X associados à disgenesia cerebelar, **171**

envolvidos na dinâmica da vesícula sináptica, 651
envolvidos na sinalização celular pós-sináptica, 653
loci associados às ACC recessivas, **171**
OPHN1, 170
que codificam transportadores, 652
SLC9A6, 170
SUCLA2, paciente com mutação no, 1102
TK2, paciente com mutação no, *1101*
Glicoesfingolipídios, defeitos em, 1050,
Glicogenoses, 112, 1040
associadas à miopatia, **122**
Glicosilação, distúrbios congênitos da, 1047
Gliomas, 1448
Gnosia tátil, 12
Grafanestesia, **142**
Grafestesia, 12
Grupo muscular, avaliação funcional de, **95**

H

Hematoma subgaleal, 367
Hemimegalencefalia, 458
Hemiparesia, 91
Hemofilia, 320
Hemorragia
cerebelar, 316
da matriz germinativa
relacionada à prematuridade
trtamento, 326
intra e extr-axiais em neonato a termo
tratamento, 328
intracraniana, 313
em criança sacudida, *322*
neonatal, locis, **314**
intraparenquimatosa cerebelar traumática em RT, *317*
intraparenquimatosa idiopática, 315
peri-intraventricular, 317
relacionada à prematuridade, 316
talâmica evidenciada na IRM de crânio, *316*
Herpes simples, 354
Heteroploidias, 885
Heterotopia
neuronais, 453
nodular subependimária, *457*
subtipos de, **435**
Hidranencefalia, 297
Hidrocefalia, 208, 248, 1529
causas de, **252**
comunicante, 248

não comunicante, 248
Hiperalgesia, **142**
Hipercalcemia, 344
Hiperglicinemia não cetótica, **965**
Hipermagnesemia, 344
Hipersinal subcortical, sequências axial e coronal T2 demonstrando, *973*
Hipersonia, 582, 775
Hipertelorismo, 895
Hipertensão
arterial sistêmica, 222
intracraniana, 1511
ortostática, *160*
causas, **149**
Hiperventilação neurogênica central, *50*
Hipnograma, *729*
Hipnóticos, insônia e os, 581
Hipoalgesia, **142**
Hipoatenuação, 307
Hipocalcemia, 343
Hipoestesia, **142**
Hipófise, 434
duplicação da, 435
Hipoglicemia, 193
Hipomagneseia, 344,
Hipomelanos de Ito, 1502, **1503**
Hipopalestesia, **142**
Hipopituitarismo congênito, **433**
Hipoplasia
congênita do nervo óptico, **182**
de músculos faciais, 219
do músculo depressor do ângulo da boca a esquerda, *219*
do nervo óptico, *183*
pontocerebelar, 417
Hipoplasia, 173
de músculos faciais, 219
Hiposmia, causas, 180
Hipotensão
ortostática, tratamento medicamentoso da, **152**
postual, 144
condições que podem exacerbar a, **151**
Hipotermia terapêutica, 300
dúvidas frequentes, **302**
Hipotonia
alterações ao exame físico sugestivas de, **105**
características da, **106**
características do exame neurológico dos pacientes com, **106**
causas

mistas, **107**
que podem cursar com dificuldade respiratória neonatal, **110**
central
  associadas a doenças sistêmicas, 107
  em recém-nascido a termo, *108*
  não sindrômica, 109
erros inatos do metabolismo que cursam com, **107**
periférica, 109
Hipotrofia muscular global, *112*
Histiocitose de células de Langerhans, *168*
Histiocitose, 174
HIV, 357
Holoprosencefalia, 426
  alobar, 429
  natimorto com, *427*
  septo-pré-óptica, 430
Homocistinúria, 964
Homúnculo sensitivo, *141*

I

IMPDH, 1064
Imunodeficiência humana adquirida, 357
Infarto(s)
  focais, 297
  multifocais, 297
  venoso presumido, 310
Infecção (ões)
  bacterianas, 1287
  congênitas, 347
  fúngicas, 1305
  por micobactérias, 1301
  por protozoários e helmintos, 1310
  por *T. gondii,* tratamento, **1312**
  virais, 1253
Inserção, 889
Insônia, 736
  na infância e adolescência, fármacos utilizados no tratamento da, **583**
Intolerância ao exercício, 120
Intoxicaçções exógenas, 1881
Inversão
  cromossômica, *890*
  paracêntrica, *890*
Isocromossomo, 888
Isoenzima da CYP450, interações medicamentosas relacionadas às, **562**
Isotermognosia, **142**

J

Jitteriness, 822
Junção craniocervical, anomalias da, 476

K

Kernicterus, 342

L

Labirintite supurativa, 225
Lactente (s)
  com macrocefalia secundária à hidrocefalia de grau moderado, *254*
  hipotônico, 103
  síndrome mioclônica do, 594
  universo de, *252*
Lambda, 241
Lamotrigina, 577
Lamotrigina, 675, 676
Lesão (9ões)
  cerebral
    parassagital, 296
    secundária à hipoglicemia neonatal, *336*
  da medula espinal, 369
  de plexo braquial, 370
  epileptogênica, 63
  na região da junção diencéfalo-mesencéfalo, *55*
  nas síndromes medulares sensoriais, locis das, *144*
  neurológicas e os padrões respiratórios anormais, relção emtre, *50*
  por radicais livres de oxigênio, 334
  que afetam as vias somatossensitivas, localização das, **146**
  traumáticas, 367
Leucemia linfoblástica deficiência de tiamina ressonância magnética de paciente com, 42
Leucinose, 962
Leucodistrofia, 1177
  de células globoides, 1156
  e outras leucoencefalopatias metabólicas de origem genética, **1209-1224**
  metacromática, 1157
Leucoencefalopatia com envolvimento do tronco cerebral, 1089
Leucomalácia periventricular, 296, *296, 298*
Língua
  normal, *97*
  percussão da, *97*
Lipofuscinose ceroide neuronal, 1109
  quadro clínico, **1112-1120**

Lipoma(s)
    espinais, 394
    intracraniano, 471
Lisencefalia, 454, 459
tipos, **458**
Lítio, 575

M

Macrocefalia, 5, 242
    associada ao alargamento idiopático benigno do espço subacracnóideo frontal, 246
    associada ao alargamento idiopático, 246
    causada pelo aumento do volume do encéfalo, 242
    causas, 249
    circunferência ao nascer, 4
    de origem não megalencefálica, 246
    lactente com, IRM de crânio de, *251*
    síndromes dismórficas asscidas, **250-251**
Malária congênita, 360
Malformação (ões)
    cerebelares, 172
    císticas da fossa posterior, 412, **414**
        da medula espinal, **403**
    da proliferação glial, **407**
    de Chiari, 476
    de Dandy-Walker, 412, *413*, 905
    do cerebelo, **406**
    macroftálmicas, 439
    secundárias aos defeitos de padronização rostrocaudal, 407
    vasculares cerebrais, 1599
    vasculares intracranianas, 321
Mancha vermelho-cereja na doença de Tay-Sachs, *1154*
Manobra (s)
    da beira da cama, 36
    da beira do leito, *10*
    de propulsão dos membros inferiores, 37
    de tração dos membros superiores, *105*
    de tração, 104
        dos membros superiores, 25
    do cachecol, 36
    do echarpe, 36
    do paraquedas, *10*
    do rechaço dos membros inferiores, 36
    do retorno em flexão dos membros superiores, 36
    do retorno dos membros superiores à flexão, 36
    dos olhos de boneca, 51
Manometria faringo-esofágica, 228

Mãos em garra, *1134*
Marcha
    ceifante, 7
    da ataxia cerebelar, 7
    miopática, 7
Marcha, 6
    ceifante, 7
    em pequenos passos, 7
    em tesoura, 7
    escavante, 7
    espástica, 7
    miopática, 7
    parkinsoniana, 8
Material
    genético comprometimento e as respectivas categorias de doenças e exames genéticos, 867
    germinativa
        drenagem venosa da, 321
        no estudo ultrassonográfico, diferentes graus da, *324*
Mcrocefalia
    associada a alargamento benigno e idiopático, IRM de lactente com, *251*
    causas, **249**
    síndromes dismórficas associadas à, **250-251**
Medicação, efeitos adversos de, **1881**
Medula espinal
anatomia da, *138*
malformações da, **403**
Meduloblastoma, 1458, *1460, 1462, 1463*
Megalencefalia, 242, 246
    anatômica, 246
    displásica, 453
    metabólica, 246
Melanose neurocutânea, 1500
Meninges, distúrbios do desenvolvimento do, 467
Meningite(s)
    sequela de, 225
    virais, 1253
Meningocele
    craniana, 467
    dorsal, 401,
    sacral anterior, 398
Meningoencefalocele, 467
Metadona, 380
Metilfenidato, 380
Método neurológico, 3, *4*
Miastenia gravis juvenil, estratégicas terapêuticas, **1724**
Micção mecanismo, *153*

Microcefalia
   avaliação dos pacientes com, *256*
   causas, **255**
   classificação baseada nos achados de RM, **257**
   metabólica, 258
   pacientes com ,avalação dos, *256*
   sindrômica, 257
   vera, 256
Microcefalia, 252
   baseada nos achaps de RM, **257**
   metabólica, 258
Midazolam, dose e administração, **677**
Mielite, 1278
pelo coronavírus, 1276
Mielocele, 391
   cervcal, 393
Mielocistocele
   cervcal, 393
   terminal, 398
Mielomeningocele, 391, *392*
Migrânea
   ataques de, medicamentos utilizados parao tratamento dos, **710**
   mecanismos fisiopatogênicos da, 706
   síndromes episódicas da infância associadas à, 705
Mioclonia, 840
classificação, **852**
do sono neonatal benigna, 823
sintomáticas, causas, **853**
Mioglobinúria, 119
Miopatia(s), 1743
   agravada pelo potássio, 123
   congênitas, 111, **112**
   de Steinert, 111
   defeitos no metabolismo lipídico associados à, **123**
   doenças lisossomais associadas à, **123**
   flutuante, 123
   metabólica, 112
   metabólicas que cursam com intolerância ao exercício, diagnósstico diferecial das, *956*
   inflamatórias, 1787
   metabólicas, 1783
Miotonia, 119
   centronuclear, histopatologia e genes envolvidos, **125**
   com desproporção de fibrosa, histopatologia e genes envolvidos, **125**
   congênitas, 125
      classificação e seus fenótipos clínicos, **125**
   core, histopatologia e genes envolvidos, **125**

   não distróficas, 122
permanente, 124
Mitocondriopatias, 121
MLPA (*Multiplex Ligation-dependent Probe Amplification*), exame de, 872
Monoparesia, 91
Monoplegia, 91
Morte encefálica, 45,58
   diagnóstico, fluxograma para, *59*
   pressão arterial acima da qual é possível realizar o protocolo de, **60**
Mosaicismo cromossômico, 868
Motricidade
   estática, 6
   marcha, 6
   ocular, 20, 194
      extrínseca, 49
Movimento (s)
   involuntários, 10
   oculares, classificação, 195
Mucolipidoses, 1169, *1171*
Mucopolissacaridose, 1127
   apresentação clínica, alterações metabólicas e genes envolvidos ma, **1113**
   forma neuronopata, *1129*
Musculatura esquelética, doenças que comprometem a, 206
Músculos responsáveis pela motricidade ocular extrínseca, ação dos, *20*
Mutação (ões)
   COL4A1 e COL4A2, 320
   do gene da anidrase carbônica 8, 171
   do gene KCNJ10, 171
   do gene NEUROD1, 171
   do gene VLDLR, 171
Mutismo
   acinético, 52
   seletivo, 515

N

Necrose neuronal seletiva, 295
Nervo(s)
   acessório, 227
   auditivo, 222
   cranianos, 16
      bulbares, 227
      função, **17**
   facial, 217
   glossofaríngeo, 227

hipoglosso, 227
periférco s, territórios cutâneos de inervação dos, *145*
trigêmeo, alterações do, 214
vago, 227
vestibular, 222
Neuralgia glossofaríngea, 229
Neurite
  óptica, 187
  vestibular, 225
Neurocisticercose, *1315*
  critérios diagnósticos para, 1314
Neurofibromatose, 1489, *1491*
Neurologia infantil
  anomalias cromossômicas comuns em, 885
  bancos de dados em genética médica de interesse para o, 908
  síndromes dismórficas comuns em, 885
Neurônios olfatórios, 179
Neuronopatias
  motoras, 109, 1615
  periféricas, 109, 1633
Neuropatia
  óptica, 187
    compressiva, 193
    genética, 189
    hereditária de Leber, 189, *190*
    tóxica, 194
    traumática, 189
  periférica, 979
Neuropatologia de hemorragia cerebelar neontal, **316**
Neuropsicofarmacologia, 557
Neurotransmissores, distúrbios do metabolismo de, 993
Neurulação, 390
N-Glicosilação, defeitos na, 1048
Nistagmo, 211
  adquirido, 214
    tipos, descrição dos, **215-216**
    tratamento farmacológico do, *217*
  pesquisa e estudo do, 21
  induzido por drogas, 212
  infantil, 212
    familiar, 213
    idiopático, **213**
  latente, 213
  movimentos oculares anormais que podem mimetizar, **212**
  pesquisa e estudo do, 21
  sensorial ou ocular, 213

Nitrazepam, dose e administração, **677**
Normocefalia, 264f

O

Obnubilação, 45
Oclusão da artéria central da retina, 186
Oftalmopatia de Graves, 191
Oftalmoplegia
  adquirida
    aguda, causas, **201**
    crônica, causas, **201**
    do abducente, 203
    do nervo oculomotor.. sinsi localizatórios, **202**
    do nervo troclear, sinais localizatórios e etiologia, **203**
    do troclear, 203
    do oculomotor, 199
    do nervo abducente. sinais localizatórios e etiologia, **204**
  congênita, 197
    combinada, 198
  externa crônica progressiva, doenças associadas, 207
  externa progressiva, 206
Olfato, alterações do, 179
Oligossacaridoses, 1127
Opacificação corneana, 1135
Ossificação das suturas e fontanelas, tempo de obliteração, **242**
Osteodiastase occipital, 368
Otite média
  aguda, 225
  com efusão, 226
  complicação de, 222
Oxcarbazepina, dose e administração, **677**
OXPHOS, papel primário específico para biogênese de, *1091*

P

Padrão de surto-supressão, EEG em margem bipolr longitudinal, *966*
Papiloma do plexo coroide, **1468**
Paraecovírus, 360
Paralisia
  braquial de Erb-Duchenne, recém-nscido com, *7*
  cerebral, 797
    descrição topográfica na, *801*
    protocolo australiano para vigilância de quadril em crianças com, *805*

de Bell, 220
de Erb-Duchenne, 370
de Klumpke, 370
de múltiplos nervos cranianos, 230
desconjugadas do olhar, 209
do nervo glossofaríngeo, 229
do nervo hipoglosso, 230
do nervo vago, 229
do olhar horizontal, 422
-facial, crianças com, sinais e sintomas indicativos de investigação, **220**
periférica, 218
    facial adquirida, 372
    periódica hipercalêmica, 124
    periódica sensível ao potássio, 124
    supranuclear do olhar, 207
    supranuclear do olhar conjugado horizontal, 207
    supranuclear do olhar conjugado vertical, 208
    total do plexo braquial, 370, 1
Paramiotonia congênita, 122
Paraparesia, 94
Paraplegia, 94
espásticas hereditárias, 1237
Parassonia
    aspectos clínicos, **749**
    na infância, 748
Parestesia, **142**
Parkinsonismo
    em epilepsias genéticas de início na infância, 646
    epiléptico-discinéticas, 643
Parvovírus B19, 361
Pé cavo, *163*
Pelagra, 981
Perampanel, dose e administração, **677**
Perda
    progressiva da visão, 193
    sensorial, 138
    visual de origem psicogênica, 194
    visual aguda, algoritmo par ainvestigação de, *188*
Perímetro cefálico, 243, 244, 245, 248
Peroxissomos, 1229
Pirimidinas, distúrbios do metabolismo de, 1053
Pirimidinas, 1068
Plagiocefalia deformacional
    fatores de risco para o desenvolvimento de, 271
    formas comuns de, *264*
    gravidade, 273
    lateral e posterior, visualização a partir do vértice, *272*

visualização a partir do vértice da, 273
Plataforma
    GENE TESTS
        síndrome de Pitt-Hopkins na, *911*
        tela inicial, 910
    OMIM
        tela da, *909*
POLG-Related Disorders, 1086
Polimicrogiria, 461
Pool de dinucleotideos do DNA mitocondrial, *1100*
Porencefalia, 297
Postura de batáquio, *105*
PPRS1, 1062
Preensão palmar, *40*
Propedêutica neurológica, 3
Propriocepção consciente, 12
Prosencéfalo, distúrbios do desenvolvimento do, 425
Prova
    calcanhar-joelho, 10, 11
    calórica, 51
    das marionetes, 10, 11
    de Barré, *9*
    de Mingazzinni para os membros inferiores, *9*
    de Mingazzinni para os membros superiores, *9*
    de Romberg, 6, *7*
    do desvio pronador, *9*
    dos braços estendidos, *9*
    índex-nariz, 10, *11*
PRPP 1, *1061*
Pseudo-hipertrofia de panturrilhas, em paciente com distrofia de Duchenne, *100*
Pseudo-regressão do desenvolvimento, 83
    do desenvolvimento neurológico
causas, **84**
Pseudotumor
    cerebral, 1521
    orbitário, 207
        bilateral, *208*
Ptério, 241
Ptose palpebral, 195
    bilateral, 1093
    em paciente com síndrome miastênica congênita, *111*
Pupila
    anatomia da inervação simpática da, 196
    de Argyll-Robertson, 211
    tônica, 210
        causas, **211**
Purina, distúrbios do metabolismo de, 1053

Q
Qustionário
- de Hábitos de Sono das Crianças, **783**
- Pediátrico do Sono, **785**

R

Rabdomiólise, 127
Rash cutâneo, 970, 1288
Rasopatias, 902
Reação
- consensual, 21
- de Magnus-De Kleijn, 16, *17*
- de Moro, 14, *17*
- de preensão palmar e plantar, 16, *17*
- de sucção, 15, *17*
- fisiológicas intermediadas pela cobalamina e pelo ácido fólico, 980
- primitivas, *17*
- tônico-cervical assimétrica, 16
- transitórias, 14, 17

Recém-nascido
- atitude e movimentação espontânea, 34
- avaliação
  - da retificação do corpo, *35*
  - da sustentação da cabeça, *35*
- com paralisia facial periférica, *33*
- estados complementares do, **32t**
- exame do crânio e da coluna vertebral, 32
- exame neurológico do, 31
- manobra do echarpe, *36*
- motricidade, 34
- posturas nas diversas idades gestacionais, *35*
- retificação do corpo, 34
- sustentação da cabeça, 34
- tônus muscular, 34

Receptor
- livre e encapsulados, desenhos esquemático de, *133*
- sensorial, clasificação dos, 134

Reflexo
- aquileu, *13*
- bicipital, *13*
- braquiorradial, pesquisa dos, *38*
- córneo-palpebral, 52
- cutâneo-abdominais, *15*
- cutâneo-plantar, *15*
- da deglutição, 227
- da micção, 151
- da proura ou dos pontos cardeais
- pesquisa do, *40*
  - da verocidade, pesquisa do, *40*
- de armazenamento, *153*
- de *blinking,* 186
- de Galant, *41*
- de micção, *153*
- de Moro, pesquisa do, *40*
- do piscamento, 16
- fotomotor indireto, 21
- oculocefálico, 51
- osteotendíneos, 105
- patelar, pesquisa dos, *38*
- primitivos, *40*
- profundos, 37
  - pesquisa dos, *38*
  - sistema de gradação dos, **12**
    - superficiais, 37
    - vestíbulo-ocular, 51

Refsum infantil, 1231
Respiração de Cheyne-Stokes, *50*
Rigidez de nuca, 24
RNAm, tradução do, **877**
Rombencefalossinapse, 173, 410, *412*
Rubéola, 352
Rufinamida, dose e administração, **677**

S

Sarcoidose, 191
Seio
- cavernoso, estruturas do, *205*
- dérmico dorsal, 392

Semiotécnica da manobra do rechaço dos membros inferiores, *38*
Sensibilidade, 11
- dolorosa, 11
- térmica, 11
- vibratória, 11

Septo pelúcido, ausência de, anomalias relacionadas à, **432**

Sequência
- axiais em difusão, 963
- axial T2 e coronal T2, *969*
- de Möbius, 410
- de Pierre-Robin, 893

Sequenciamento
- completo do exoma, 880
- de painel de gentes, 879
- de Sanger, 878, *879*
- do genoma completo, 880

exame em larga escala, 878
gênico, 878
Shuddering, 824
Sífilis congênita, 355
Sinal (is)
    da perna contralateral de Brudzinski, 24
    de Babinski, *15*
    de Brudzinski, *242*
    de Gowers, *98*
    de Lasègue, *24*
    de Romberg, 6
    do canivete, 90
    do dente molar, *168*
    meningorradiculares, 23
    neurológicos observadas na ataxia de Friedreich, *163*
Síncope, 719
Síndrome (s)
    alcoólica fetal, paciente com, *263*
    associadas a anticorpos anti-MOG, 1388
    CASK, 170
    CHARGE, 893
    clínicas isoladas, 1340
    da deficiência de serina, 1003
    da morte súbita do lactente, 776
    da taquicardia postural ortostátic, 719
    da taquicardia postural ortostática, 719, 722
    das pernas inquietas, 758
    de Angelman, 498, 901
    de Baggio-Yoshinari, 1300
    de Brégeat, 1506
    de Bloch-Sulzberger, 1501, *1502*
    de Brown, 98
        à direita, *200*
    de Claude, **94**
    de Cockayne, 907, *908*
    de Collet-Sicard, 231
    de Cornélia de Lange, 901
        critérios clínicos, **903**
    de Costello, 904
    de Cross, 1506
    de Dandy-Walker, 172
        síndromes neurológicas definidas que incluem a, **172**
    de defciênci de creatina cerebral, 1029
    de deleção do 4p-, 898
    de Doose, 638,
    de Down, 497, 897
    de Dravet, 638
    de Duane, 410
    de epilepsias generalizadas genéticas, 592
    de Gomez-Lopez-Hernandez, 906, *907*
    de Gorlin-Goltz, 1504
    de Gradenigo, 204
    de Heimler, 1231
    de herniação encefálica, *46*
    de Joubert, 172, 415
        desordens relacionadas, **172**
        IRM de crânio de paciente com, *168*
    de Kabuki, 905, *905*
    de Kallmann, 437
    de Kleine Levin, 775
    de Klippel-Trénaunay-Weber, 1498, *1499*
    de Leigh, 1087
    de Lennox-Gastaut, 638
    de McCune-Albright, 1505
    de Mafucci, 1505
    de Marinesco-Sjögren, 166
    de MELAS, *1095*
    de microdeleção do cromossomo 22q11.2, 898
    de Millard-Gubler, 94t
    de Möbius, 219
    de Morsier, 183
    de Noonan, 903
        mãe e filho com diagnóstico da, *903*
    de Ohtahara, 637
    de Parinaud, **94**
    de Patau, 894
    de Peutz-Jeghers, 1504
    de PHACE, 1507
    de Poretti-Boltshauser, *418*
    de Prader-Willi, 498, **901, 902**
    de Ramsay-Hunt, 221
    de regressão caudal, 39
    de Rubinstein-Taybi, 907
    de Sjögren-Larsson, *1194*
    de Smith-Magenis, 899
    de Sotos, 905, *906*
    de Sturge-Weber, 1497, *1498*
    de Tapia, 231
    de Tolosa-Hunt, 205
    de tronco encefálico, **94**
    de Vernet, 231
    de Villaret, 231
    de von Hippel-Lindau, 1499,
    de Wallenberg, **94,** 217
    de Weber, **94**
    de Williams, *900*
    de Williams-Beuren, 899

de Wolf-Hirschhorn, 898
de Zellweger, 1231
dismórficas, 894
dismórficas comuns em neurologia infantil, 885
do ângulo pontocerebelar, 231
do cativeiro, 56
do forame jugular, 231
do lactente hipotônico, 87, 102
    abordagem diagnóstica, *116*
    causas neuromusculares da, **110**
do neurônio motor inferior, 90
    dignóstico, **90**
do neurônio motor superior, 90
    dignóstico, **90**
do nevo epidémico, 1506
do seio cavernoso, 204
dismórficas comuns em neurologia infantil, 885
e Sandifer, 826
Edwards, 894
epilépticas, 279
    do período neonatal com etiologia específica, **282-284**
fetal do valproato, 376, **494**
genética
    conceito, 892
    manifestações neurológicas assciadas às, 891
L1, **253**
neurocutâneas, 1489
que apresentam microcefalia como uma de suas características, **259**
que envolvem os nervos cranianos bulbares, **230**
radiologica isolada, critérios diagnósticos da, **1368**
um e meio, **54**
Wyburn-Mason, 1507, 1
Sinergismo entre hipoglicemia e hipoxemia cerebral, 334
Sintelencefalia, *431*
Sinus pericranii, 475
Sistema(s)
    de derivação ventricular temporizados
comparação entre, **328**
    de gradação da força muscular de acordo com o Medical Research Council, **8**
    nervoso autônomo, 140
    olfatório, 179
    sensorial, 131
    vestibular, 222
    visual, 181
Socromossomo, 889
Sono
    ciclos do, 729
    em crianças, 730
    inadequado, 739
    na prática pediátrica, escalas e questionamentos, 732
    não-REM, 728
    normal, 727
    REM, 728
Sonolência, **45**
    excessiva, 771
Spasmus nutans, 213
Substâncias psicoativas, uso materno de, 322
Sucção, 227
    dificuldade de, causas, **229**
Surdez
    de condução, 22
    neurossensorial, 22
Sutura
    nome e localização das, *241*
    tempo de obliteração por ossificação das, 242

T

Tabaco, 381
Talonante, 7
Técnica
    rgola pendente, 23
    da campimetria por confrontação, 18
    de aferição do perímetro cefálico no recém-nascido, 5
    de citogenética molecular, anormalidades cromossômicas detectáveis por, **892**
    para a pesquisa do clônus de pé, *14*
    supino, 23
Telangiectasias conjuntivas, pacientes com ataxia-telangiectasia, apresentando, *166*
Terapia (s)
    cetogênicas no tratamento da epilepsia, 683
    para facilitar o armazenamento de urina da bexiga, **156**
Teratoma sacrococcígeo, 399
Termoanestesia, **142**
Teste (s)
    de múltiplas latências do sono, 732
    de Rinne, 22
    de Weber, 22
    do balanço ativo, 36
    do olhinho, 182
    do pezinho no Brasil, 960
    genéticos na investigação das encefalopatias epilépticas, **658**
pinhole, 186

Tetraidrocanabinol, 379
Tetraparesia, 94
Tetraplegia, 94
Tiques, classificação, **827**
Tirosinemia, 962
Tocotraumatismo, 320
Tônus, 9
   axial em flexão e extensão, 38f
   muscular
      em criança com doença de Werdnig-Hoffmann, avaliação, *106*
      exame do, 104
      no recém-nascido, 34
   muscular na infância, 103
Topiramato, dose e administração, **678**
Torcicolo, paroxístico benigno, 825
Torpor, **45**
Toxoplasmose, 347, 1310
   congênita, *348*
Tração dos membros superiores, 24
Transformação hemorrágica de um infarto arterial preexistente, 315
Translocação, 890
   recíproca, *891*
   robertsoniana, *891*
Transtorno (s)
   da comunicação social, 509
   da fala, 510
   da fluência, 511
   da gratificação, 826
   de ansiedade, 568
      medicamentos, **570**
   de tique, 826
   do déficit de atenção e hiperatividade
      estimulantes e o, 578
      farmaologia dos psicoestmulantes utiizados no tratamento do, 580
   do déficit de atenção e hiperatividade, 541
   do espectro do autismo, 521
      medicações utilizadas para comorbidades associadas ao, **534**
      neurobiologia do, 530
      específicos da aprendizagem, 549
Trato
   piramidal, *88*
   urinário inferior, neurofisiologia do, 151
Trauma (s), 226
   cranianos, 320
   do parto, 219
Traumatismo
   cranioencefálico, 1799
   raquimedular, 1816
Tremor, 853
   exemplos de, **856**
Trissomia
   do 18, 894
   do cromossomo 13, 894
Trombocitopenia
   aloimune fetal, 319
   aloimune neonatal, 319
Trombofilias hereditárias, 320
Tromboflebite
   séptica, tratamento, 205
   séptica dos seios cavernosos, IRM, *206*
Trombose
   de seio sagital, *309*
   de seio venoso, 307
   de seios venosos, 204
      cerebrais, 315
   venosa
      perinatais, *308*
      venosa cerebral, 305, 1581
Tuberculose, 1301
Congênnita, 359
Tubulinopatia, *420*
Tumor (es)
   cerebrais congênicos, 321
   de células germinativas, 1472
   do plexo coroide, 1468
   do SNC, classificação e gaduação, 1443
   medulares, 1474
   teratoide, 1469

U

Unidade motora, *89*

V

Valproato, síndrome fetal do, 376
Valproato de sódio, 576
   dose e administração, **678**
Vasculites, 1421
Velocidade dos movimentos voluntários, 8
Vertigem
   como sequela da meningite, 225
   em crianças e adolescentes, lgoritmo para avaliação, *224*
   paroxística benigna da infância, 223
Via
   espinocerebelar, *139*

espinotalâmica, *139*
olfatórias, anatomia das 179
ópticas, 181, *181*
sensitivas ascendentes, *139*
Videofluoroscopia, 228
Videonasofibroscopia, 228
Vigabatrina, 194
    dose e administração, **678**
Vírus
    associados a doença neurológica, **1254**
    causadores de doenças neurológicas, **1260-1064**
    da imunodeficiência humana, 1283
    da Zika, 356
Vitamina (s)
    e suas fonte alimentares, 978
    e suas fonte alimentares, *978*

hidrossolúveis, 978
Volume, alterações da forma do, 241

 X

Xantomatose cerebrotendínea, IRM, *167*
Videofluoroscopia, 228
Videonasofibroscopia, 228
Vigabatrina, 194
    dose e administração, **678**

 X

Xantomatose cerebrotendínea, 165
    IRM, *167*

 Z

Zicavírus, 356